NOUVEAUX ÉLÉMENTS

DE

PHARMACIE

LIBRAIRIE J.-B. BAILLIÈRE et FILS

3661-97. — CORBEIL. Imprimerie ÉD. CRÉTÉ.

NOUVEAUX ÉLÉMENTS

DE

PHARMACIE

PAR

A. ANDOUARD

PROFESSEUR A L'ÉCOLE DE PLEIN EXERCICE DE MÉDECINE ET DE PHARMACIE DE NANTES
CORRESPONDANT DE L'ACADÉMIE DE MÉDECINE

CINQUIÈME ÉDITION REVUE ET AUGMENTÉE

Avec 232 figures intercalées dans le texte

PARIS

LIBRAIRIE J.-B. BAILLIÈRE ET FILS

19, rue Hautefeuille, près du boulevard Saint-Germain

1898

PRÉFACE

La cinquième édition que je présente aujourd'hui à la jeunesse des Écoles a été l'objet d'une revision complète et elle est marquée d'une réforme dont le moment m'a semblé venu : la notation atomique y est seule employée.

Les avantages, pour l'étude, de la classification des médicaments précédemment adoptée ayant reçu maintenant la consécration du temps, le plan de l'ouvrage n'a subi que des modifications de détail, ayant surtout pour objet un groupement plus rigoureux, basé sur la fonction chimique.

Les tendances médicales que je notais, il y a cinq ans, se sont encore accentuées depuis. Les admirables découvertes de Pasteur dominent toute la thérapeutique actuelle. Chacun, en médecine comme en chirurgie, est avant tout soucieux d'anéantir ou tout au moins de frapper de stérilité les microbes considérés comme les générateurs des maladies. De cette préoccupation légitime et générale sont nés et naissent chaque jour des antiseptiques, dont la nomenclature est loin d'être fermée. Cet envahissement rapide et ininterrompu ne m'a pas permis de garder complètement, à l'égard des médicaments nouveaux, la réserve que je m'étais imposée dans la précédente édition. J'en ai inscrit un grand nombre, sans vouloir pour cela me porter garant du jugement définitif qui les atteindra plus tard. Mon seul but a été d'esquisser l'état présent de la matière médicale, en ce qui concerne les médicaments de nature chimique. Voici, dans leur ensemble, la distribution des divers chapitres de ce livre et la justification de l'ordre suivant lequel ils sont disposés.

On définit ordinairement la pharmacie : *l'art de préparer les médicaments.*

Il serait plus exact de l'appeler *la science des médicaments et de leur préparation*, car le pharmacien ne doit pas seulement savoir manipuler les substances médicinales, il doit connaître tout ce qui a trait à leurs propriétés physiques et chimiques, aux altérations et aux falsifications dont elles peuvent être l'objet.

Cette dernière partie de la science pharmaceutique est même la plus importante. En effet, sans la connaissance approfondie de la composition des substances et des réactions qu'elles peuvent subir et engendrer, le médecin ne pourra formuler avec sécurité, et le pharmacien, manquant de guide dans le choix des méthodes de préparation, ne saura prévoir les actions de contact, ni prévenir les décompositions qui en sont la conséquence.

Le Codex de 1866 donnait le nom de médicament à *toute substance introduite dans l'économie, en vue de remédier à un état de maladie.*

Le nombre des médicaments successivement inscrits dans la matière médicale est considérable. On les dit *officinaux* ou *magistraux*, suivant qu'on les prépare à l'avance ou seulement à l'instant du besoin; *simples* ou *composés*, selon qu'ils sont formés d'une ou de plusieurs substances; enfin, ils sont *internes* ou *externes*, d'après l'usage auquel on les destine.

Les pharmacologistes ont réparti ces médicaments en groupes nombreux, fondés soit sur leurs propriétés médicinales, soit sur leurs affinités pharmaceutiques. Je n'adopte pas la première classification, parce qu'elle a le défaut de placer les uns près des autres les produits les plus disparates au point de vue du genre. La seconde me paraît préférable, mais j'écarte également les nomenclatures jusqu'à présent proposées. Elles n'ont servi qu'à compliquer l'étude, en introduisant dans la science une foule de termes inutiles, alors qu'en matière d'enseignement on doit s'efforcer de simplifier.

Je regarde la chimie comme la meilleure base de classification pharmaceutique et je partage les médicaments en deux séries, suivant que leur composition chimique est connue d'une manière *complète* ou seulement d'une manière *approximative*.

Ces deux classes répondent à celles des *médicaments chimiques* et *galéniques*, autrefois usitées, mais elles ont un sens plus exact. En outre, je les ai placées dans un ordre inverse de celui qui est généralement adopté. Il est logique de procéder du simple au composé; on ne peut interpréter facilement les phénomènes chimiques, dont les mélanges doivent être le siège, si l'on n'est familiarisé d'avance avec les métamorphoses que peuvent éprouver leurs éléments.

Dans la première série, les médicaments sont distribués d'après leur fonction chimique, seul lien qu'ils offrent entre eux. J'ai réuni dans un premier chapitre les opérations pharmaceutiques les plus importantes. Je décris ensuite les *corps simples*, puis les *composés minéraux binaires et ternaires*, enfin les *composés de nature organique*. Cette disposition a pour avantage d'être claire et de rappeler à la mémoire la fonction de chaque substance, dans l'ordre chimique.

Pour grouper les produits de la deuxième série, j'ai choisi comme base le véhicule employé à leur préparation. Après avoir tracé les préceptes qui doivent présider à la récolte et à la dessiccation des substances végétales ou animales, je passe successivement en revue les *poudres*, les *pulpes*, les *sucs* et les *espèces*, puis les médicaments obtenus par l'intermédiaire de l'*eau*, de l'*alcool*, de la *glycérine*, de l'*éther*, des *corps gras*, des *essences*, du *vin*, du *vinaigre*, et de la *bière*.

Les chapitres suivants sont consacrés aux médicaments à la composition desquels concourent tous les autres : *pilules, capsules, liniments* et *fumigations*. Enfin, j'en ai réservé un aux tissus médicamenteux, dont l'usage est incessant aujourd'hui ; puis, un dernier aux sérums thérapeutiques, à la préparation desquels le pharmacien a tout intérêt à ne pas rester étranger.

Dans chaque subdivision j'analyse les produits les plus importants. Leur préparation est l'objet d'une description très condensée, mais toujours minutieuse. J'indique, en premier lieu, le procédé inscrit au Codex, que tout praticien doit savoir ; et lorsque le formulaire légal est muet, je choisis, parmi les moyens préconisés, celui qui me paraît le meilleur. Convaincu que la connaissance des autres procédés a son utilité, même lorsqu'ils sont un peu défectueux, j'en donne quelques-uns à la suite, en indiquant leurs avantages et leurs inconvénients respectifs.

D'un autre côté, le pharmacien doit être à même de vérifier l'identité de tous les médicaments simples et de les purifier, quand ils ne sont pas irréprochables sous ce rapport.

Afin de répondre à ces divers besoins, j'ai donné des détails circonstanciés sur les *caractères* des médicaments, sur leur *purification* et sur la recherche des principales *fraudes* auxquelles ils sont exposés.

Un dernier paragraphe contient les notions relatives à leur usage, à l'historique abrégé de leurs applications et aux altérations qu'ils subissent, quand leur emploi n'est pas immédiat.

Je me suis efforcé d'accumuler dans ce traité le plus grand nombre de faits possibles. J'y ai consigné toutes les formules du Codex et beaucoup d'autres que recommandent leur ancienneté ou leur usage fréquent. Pour le compléter, j'ai mis à contribution les pharmacopées les plus estimées et les publications périodiques françaises et étrangères, afin qu'il résume, dans la mesure du possible, les dernières conquêtes de la science pharmaceutique.

Je souhaite que les étudiants trouvent dans sa lecture un secours efficace pour la préparation de leurs examens. Mais je voudrais aussi qu'il pût leur inspirer le désir de donner aux opérations du laboratoire, quand ils exerceront, tout le développement dont elles sont susceptibles, en leur démontrant combien sont simples la plupart de celles qu'ils auront à effectuer. Sans doute l'industrie réduit de plus en plus le rôle du pharmacien, en ce qui touche la fabrication des produits chimiques. Elle offre maintenant la plupart de ces produits, dans l'état de pureté, à des conditions matérielles qui lui en assurent le monopole. Il en est cependant encore un certain nombre que le praticien a bénéfice à produire dans son officine. Dans tous les cas, ceux dont il ne doit sous aucun prétexte abandonner la confection à des mains étrangères, ce sont les médicaments dits *galéniques*. La vérification de leur valeur curative, par l'analyse chimique, étant la plupart du temps impraticable, la sécurité des malades, celle du pharmacien lui-même et la tranquillité de sa conscience exigent impérieusement qu'il fasse procéder sous sa surveillance constante, avec des matières premières choisies par lui et d'après les méthodes les meilleures, à la préparation de tous les médicaments composés, quels qu'ils soient. Aucun raisonnement ne peut prévaloir contre cette vérité. Il résulte d'ailleurs de cette manière de faire une régularité dans les produits et une sûreté d'action toujours appréciées, qui procurent au praticien une estime et une considération auxquelles ne peut jamais prétendre celui qui s'affranchit du devoir professionnel.

Nantes, le 15 août 1897.

A. ANDOUARD.

TABLE DES MATIÈRES

LIVRE II

MÉDICAMENTS DE COMPOSITION CHIMIQUE COMPLEXE ET SOUVENT PEU DÉFINIE

CLASSIFICATION DES MÉDICAMENTS.

MÉDICAMENTS de composition chimique simple et définie.

MINÉRAUX
- Corps simples. .... { Corps neutres.
- Corps composés. ...... { Acides minéraux.
  Alcalis et oxydes métalliques.
  Sels.

ORGANIQUES
- Acides organiques.
- Bases organiques.
- Sels.
- Alcools et dérivés.
- Aldéhydes et acétones.
- Amides, ferments solubles.
- Carbures d'hydrogène.
- Ethers.
- Phénols et dérivés.

MÉDICAMENTS de composition chimique complexe et souvent peu définie.

POUDRES.
PULPES.

SUCS.
- Animaux.
- Végétaux
  - Aqueux .... { Acides.
    Sucrés.
    Extractifs.
  - Gommeux.
  - Résineux .... { Laiteux.
    Térébenthines.
    Résines proprement dites.
    Baumes.
  - Huileux.
  - Essences.

ESPÈCES.

MÉDICAMENTS PRÉPARÉS AVEC

L'EAU ....
- Apozèmes.
- Bains.
- Bouillons.
- Cataplasmes.
- Collyres.
- Conserves, chocolats.
- Eaux distillées.
- Electuaires, confections, opiats.
- Emulsions, loochs.
- Extraits aqueux.
- Gargarismes, collutoires.
- Gelées.
- Injections, lavements.
- Lotions, fomentations.
- Mellites.
- Mucilages.
- Pâtes.
- Potions.
- Saccharures.
- Sirops.
- Tablettes, pastilles.
- Tisanes.

L'ALCOOL ....
- Teintures alcooliques.
- Alcoolats.
- Extraits alcooliques.

LA GLYCÉRINE .... Glycérés.

L'ÉTHER .... { Teintures éthérées.
  Extraits éthérés.

LES CORPS GRAS ......
- Cérats.
- Ecussons.
- Emplâtres.
- Huiles médicinales.
- Onguents.
- Pommades.
- Sparadraps.
- Suppositoires.

LES ESSENCES .... { Myrolés.
  Oléosaccharures.

LE VIN .... Vins médicinaux.
LE VINAIGRE .... Vinaigres médicinaux.
LA BIÈRE .... Bières médicinales.

PILULES.
CAPSULES, CACHETS MÉDICAMENTEUX.
LINIMENTS.
FUMIGATIONS.
COTONS ET TISSUS MÉDICAMENTEUX.
SÉRUMS THÉRAPEUTIQUES.

ÉQUIVALENTS ET POIDS ATOMIQUES
des corps simples.

CORPS SIMPLES.	SYMBOLE.	ÉQUIVALENT.	POIDS ATOMIQUE.
Aluminium	Al	13.75	27.5
Antimoine	Sb	122	122
Argent	Ag	108	108
Arsenic	As	75	75
Azote	Az	14	14
Baryum	Ba	68	137
Bismuth	Bi	210	210
Bore	Bo	11	11
Brome	Br	80	80
Cadmium	Cd	56	112
Calcium	Ca	20	40
Carbone	C	6	12
Chlore	Cl	35.5	35.5
Chrome	Cr	26.3	52.4
Cobalt	Co	29.5	59
Cuivre	Cu	31.75	63.5
Étain	Sn	59	118
Fer	Fe	28	56
Fluor	Fl	19	19
Iode	I	127	127
Lithium	Li	7	7
Magnésium	Mg	12	24
Manganèse	Mn	27.5	55
Mercure	Hg	100	200
Molybdène	Mo	48	96
Nickel	Ni	29.5	59
Or	Au	98.5	197
Oxygène	O	8	16
Phosphore	P	31	31
Platine	Pt	98.5	197
Plomb	Pb	103.5	207
Potassium	K	39.1	39.1
Silicium	Si	14	28
Sodium	Na	23	23
Soufre	S	16	32
Strontium	Sr	43.75	87.5
Thallium	Tl	204	204
Titane	Ti	25	50
Tungstène	Tu	92	184
Uranium	U	60	120
Vanadium	V	51.4	51.4
Zinc	Zn	32.5	65

Table de solubilité de quelques médicaments.

UNE PARTIE EST SOLUBLE dans :	EAU à 15°.	EAU à 100°.	ALCOOL à 90°.	ÉTHER.	CHLORO-FORME.	GLYCÉRINE D = 1,142.
Acétate de plomb neutre...	1.69	»	8	»	»	5
Acide arsénieux opaque ...	80	9	140.83	»	»	5
— arsénique..........	2	»	»	»	»	5
— benzoïque..........	400	12.03	2.40	3.18	»	10
— borique cristallisé...	30	3.5	16	»	»	10
— citrique............	0.75	0.50	1.89	44.15	»	toute prop.
— oxalique...........	8.71	1	6.8	78.9	»	7.50
— phénique..........	16	»	toute prop.	toute prop.	»	très soluble.
— salicylique.........	413.22	12.6	2.37	1.98	»	»
— tartrique..........	0.66	0.50	2.43	250	»	toute prop.
Arséniate de plomb.......	4	»	60	»	»	2
Azotate d'argent	1	0.50	10	»	»	toute prop.
— de baryte.........	20	2.84	insoluble.	»	»	»
— de plomb........	7.5	»	insoluble.	»	»	»
— de potasse........	3.94	0.4	»	»	15	25
— de strychnine.....	90	3	60	insoluble.	»	»
Baryte hydratée cristallisée.	25	10	insoluble.	»	»	1.66
Borate de soude prismatiq.	22	2	insoluble.	»	»	toute prop.
Brome..................	30.09	»	soluble.	très soluble.	facil. solub.	4
Bromure de potassium.....	très soluble.	»	peu soluble.	insoluble.	»	insoluble.
Camphre................	840	»	0.83(alc.80°)	soluble.	soluble.	5
Carbonate d'ammoniaque...	3.6	»	insoluble.	insoluble.	insoluble.	5
— de potasse........	0.92	»	insoluble.	insoluble.	»	»
— de potasse (bi) cristal.	4	décomposé.	»	»	»	1.02
— de soude cristallisé..	2	0.22	»	»	»	12.50
— de soude (bi)	13	décomposé.	»	»	»	»
Chaux..................	781	1270	»	»	»	30.3
Chlorate de potasse	16.6	1.66	»	»	»	»
— de soude........	3	0.5	»	»	»	5
Chlorhydrate d'ammoniaq.	2.72	1	8.3	»	»	5
— de morphine.....	20	1	soluble.	»	»	insoluble.
Chloroforme.............	100	»	toute prop.	toute prop.	»	10
Chlorure de baryum......	2.5	1.3	»	»	»	13.33
— de mercure (bi)..	15.2	1.85	3.61	4.10	»	5
— de sodium.......	2.79	2.47	»	»	»	décomposé.
Chromate de potasse (bi)..	10	»	décomposé.	insoluble.	»	toute prop.
Créosote...............	80 à 90	»	facil. solub.	»	»	3.73
Cyanure de mercure......	8	2.7	20	»	»	3.12
— de potassium.....	très soluble.	»	83	»	»	insoluble.
Éther officinal à 0,720.....	9	»	toute prop.	»	»	52.63
Iode...................	7000	»	très soluble.	très soluble.	très soluble.	»
Iodoforme...............	insoluble.	»	très soluble.	»	»	2.50
Iodure de potassium......	0.71	0.45	18	»	»	»
Oxalate (bi) de potasse	40	5.55	insoluble.	»	»	décomposé.
Permanganate de potasse..	15.15	»	décomposé.	»	»	»
Phosphate de soude cristall.	4	2	»	»	»	»
Santonine...............	diffic. solub.	250	44	70	5	»
Soude pure..............	1	»	facil. solub.	»	»	toute prop.
Sucre de canne..........	0.45	0.2	111	insoluble.	»	»
— de lait............	5	2.5	insoluble.	insoluble.	»	»
Sulfate d'alumine et de po-tasse (alun).......	10.5	0.3	insoluble.	insoluble.	»	2.50
— d'atropine........	soluble.	»	»	»	»	3.03
— de chaux..........	382	400	»	»	»	»
— de cinchonidine.....	96	»	»	»	»	14.92
— de cinchonine basiq..	65	14	»	»	60	3.33
— de cuivre cristallisé..	4	2	»	»	»	4
— de fer cristallisé	2	0.3	»	»	»	»
— de magnésie.......	1	0.15	»	»	»	»
— de potasse.........	9.46	3.79	»	»	»	»
— de quinidine........	110	»	»	»	»	»
— de quinine ordinaire basique	755	30.76	80(alc. à 80°)	»	»	36.36
— de quinine neutre...	10.9	»	32	»	»	»
— de soude..........	2.8	0.5	insoluble.	»	»	0.86
— de strychnine off....	10	2	75	»	»	4.44
— de zinc...........	0.74	0.15	insoluble.	»	»	»
Tannate de quinine	peu soluble.	»	très soluble.	»	»	200
Tannin.................	peu soluble.	»	soluble.	peu soluble.	»	2
Tartrate d'antimoine et de potasse (émétique).	14	1.8	»	»	»	18.18
— borico-potassique....	0.75	0.25	»	»	»	»
— de potasse acide.....	250	15.01	»	»	»	»
— de potasse neutre ..	4	toute prop.	»	»	»	»
— de potasse et soude..	1.2	toute prop.	insoluble.	»	»	»
Urée...................	1	»	5	très peu sol.	»	2
Valérianate de quinine.....	110	40	6	très peu sol.	»	»

ÉLÉMENTS
DE PHARMACIE

LIVRE PREMIER
MÉDICAMENTS DE COMPOSITION CHIMIQUE SIMPLE ET DÉFINIE

CHAPITRE PREMIER

MANIPULATIONS PHARMACEUTIQUES

Les manipulations auxquelles on a recours, pour préparer ou pour analyser les médicaments, sont très variées. Les principales sont au nombre de vingt-cinq ; elles seront décrites dans l'ordre suivant :

1. Section.	10. Congélation.	18. Fusion.
2. Pulvérisation.	11. Évaporation.	19. Carbonisation.
3. Tamisation.	12. Vaporisation.	20. Calcination.
4. Dilution.	13. Distillation.	21. Incinération.
5. Pulpation.	14. Cristallisation.	22. Réduction.
6. Expression.	15. Dessiccation.	23. Fermentation.
7. Dissolution.	16. Trochiscation.	24. Dialyse.
8. Clarification.	17. Torréfaction.	25. Pesage, mesurage.
9. Lavage.		

§ 1. SECTION.

La *section* a pour objet la division des substances médicamenteuses, au moyen d'un instrument tranchant.

Fig. 1. — Coupe-racines à lame convexe.   Fig. 2. — Coupe-racines à lame concave, de Deschamps

On l'exécute en coupant ces substances avec des couteaux, des haches ou des ciseaux, suivant la résistance qu'elles offrent à la division.

On construit, pour la section des racines, des couteaux particuliers d'une grande puissance, composés de deux lames tranchantes, dont l'inférieure est fixe, tandis que la supérieure est mobile. Différentes formes sont données à ces lames; les plus usitées et les plus commodes sont représentées dans les figures 1 et 2.

§ 2. PULVÉRISATION.

On donne le nom de *pulvérisation* à l'opération à l'aide de laquelle on réduit les médicaments en particules plus ou moins ténues.

Plusieurs moyens conduisent à ce résultat, et leur variété est imposée par la nature même des substances à pulvériser. Ceux qu'on emploie en pharmacie sont au nombre de neuf, répartis en deux groupes, suivant qu'ils sont d'ordre mécanique ou d'ordre chimique.

I. — MOYENS MÉCANIQUES.

A. CONTUSION. — On appelle *contusion* la division que l'on effectue en frappant énergiquement avec un pilon une substance placée dans un mortier (fig. 3, 4, 5).

Le mortier doit être de nature telle qu'il ne soit pas attaqué par le corps à mettre en poudre. On le choisit de préférence en fer, quand il s'agit de pulvériser des matières sèches et dures, les racines, les écorces, les semences, et même les feuilles et les fleurs. On le prend en marbre ou en

Fig. 3 et 4. — Mortiers.

porcelaine, lorsque les substances sont friables, comme le sucre, la gomme et la plupart des sels. Il n'est pas prudent de se servir de mortiers de laiton ; il s'en détache facilement des parcelles d'alliage, qui se mélangent à la poudre. Enfin, les médicaments acides et ceux qui attaquent les métaux doivent être pulvérisés dans des mortiers de porcelaine, de biscuit ou de verre.

Les pilons sont généralement de même nature que les mortiers ; cependant, on frappe avec des pilons de bois ou de porcelaine dans les mortiers de marbre. Lorsqu'ils sont de bois, on les façonne avec les essences les plus compactes et les plus dures : buis, gaïac, etc. Leur forme est peu variée ; on les termine le plus souvent par un renflement piriforme, quel-

quefois par un prolongement sphérique ou cylindrique, ou par des lames
tranchantes et divergentes. Ces modifications
sont indiquées par la texture des matières à
contuser.

Lorsque les poudres qu'on prépare sont dangereuses à respirer, on couvre le mortier avec
un cône de peau souple, exactement adapté sur

Fig. 5. — Pilerie mécanique. Trépan tournant.

Fig. 6. — Mortier couvert.

ses bords ou sur un couvercle spécial et percé d'un trou au sommet, pour
le passage du pilon (fig. 6). La même précaution convient également lors-

Fig. 7. — Pilerie à 2 mortiers.

qu'on opère sur des substances légères et inoffensives ; dans tous les cas,
elle s'oppose à la déperdition du produit.

Pendant la contusion, les chocs répétés du pilon échauffent le mortier et son contenu. Cette opération n'est donc pas applicable aux médicaments que ramollit facilement la chaleur.

B. Frottement. — On pulvérise par frottement, en les promenant sur un tamis, les substances faciles à désagréger : la céruse, le carbonate de magnésium et l'agaric blanc, par exemple. Cette méthode ne comporte qu'un très petit nombre d'applications.

C. Mouture. — La *mouture* est la pulvérisation obtenue à l'aide d'un instrument appelé moulin (fig. 8). Elle est réservée aux semences, principalement à celles qui contiennent de l'huile, et qui ne se pulvériseraient pas facilement par les autres méthodes.

La construction des moulins est très différente, suivant leur appropriation; mais leur pièce principale consiste toujours en deux surfaces rugueuses, dont l'une peut être fixe et l'autre mobile, ou qui tournent toutes deux en sens inverse. Les aspérités de ces sur-

Fig. 8. — Moulin pour produits friables.

Fig. 9. — Molette M et tablette pour porphyriser.

faces sont formées par des dents ou par des arêtes tranchantes. Ce dernier genre convient aux semences huileuses mieux que le premier; il n'exerce pas une pression aussi forte et il ne provoque pas l'expulsion de l'huile.

D. Porphyrisation. — La *porphyrisation* est une trituration prolongée, qui se fait sur une pierre dure (*porphyre*), au moyen d'un instrument nommé *molette* (fig. 9). Elle a pour but de donner aux poudres déjà obtenues un degré de ténuité très grand, et elle convient surtout aux substances minérales.

La tablette sur laquelle on pratique la porphyrisation est en pierre très dure, en marbre ou en verre. Il faut que la matière dont elle est formée soit nécessairement plus dure que la substance à porphyriser, et qu'elle ne puisse être attaquée par celle-ci.

Quant à la molette, c'est un pilon raccourci, de même nature que la tablette, et dont l'extrémité inférieure doit être un peu convexe; autrement construite, elle chasserait la poudre devant elle sans la saisir. Pour faciliter son action, souvent on humecte la poudre avec de l'eau ou avec un autre liquide approprié. Ce moyen n'est bon qu'autant que l'eau ne peut ni dissoudre, ni altérer le médicament. L'huile a été proposée pour remplacer l'eau, mais elle doit être absolument rejetée, car il est souvent impossible ensuite de la séparer de la poudre, à laquelle elle communique une odeur et une saveur désagréables.

E. Pulvérisation par intermède. — On appelle ainsi la pulvérisation dans laquelle on interpose les particules d'un corps étranger entre celles des corps à diviser. L'intermédiaire peut être *solide, liquide, gazeux.*

a. Intermédiaire gazeux. — On a recours à un intermédiaire gazeux, qui est habituellement l'air atmosphérique, lorsque l'on veut pulvériser le soufre ou le calomel. Si l'on fait arriver ces corps, en vapeurs, dans des chambres d'assez vaste capacité, les vapeurs se condensent au contact de l'air froid et se déposent en poudre d'une grande ténuité.

b. Intermédiaire liquide. — Un certain nombre de médicaments ne peuvent être divisés qu'à l'aide d'un intermédiaire liquide. Le riz, le salep, la noix vomique et les substances douées d'une grande élasticité exigent l'intervention de l'eau ; pour le camphre, on prend de l'alcool ou de l'éther ; avec le phosphore, les dissolutions salines réussissent mieux que l'eau pure.

La même méthode est souvent appliquée à la pulvérisation des sels cristallisés : chlorure d'ammonium, nitrate de potassium, etc. On dissout ces produits dans la plus petite quantité d'eau possible et l'on en trouble la cristallisation par une agitation soutenue, qui donne une poudre d'une ténuité satisfaisante.

c. Intermédiaire solide. — On pulvérise avec du sucre ou un sel soluble : l'or, l'argent, l'étain, préalablement laminés. Quand la division est complète, on traite le mélange par l'eau bouillante, qui dissout l'intermédiaire, et on recueille la poudre sur un filtre.

Si les métaux sont facilement fusibles, on peut les diviser en les introduisant, fondus, dans une boîte sphérique, rugueuse et frottée de craie, à laquelle on imprime un mouvement rapide et continu.

Avec le sucre également, on met en poudre la vanille, la muscade, les semences huileuses et toutes les substances de consistance molle, qu'on ne peut sécher sans les altérer. Dans ces différents cas, le sucre reste mélangé au médicament.

F. Rasion ; limation.— Ces dénominations sont appliquées à la division faite au moyen de la râpe ou de la lime.

Les corps qu'on pulvérise ainsi sont ceux qui possèdent une grande élasticité, tels sont : les bois, la noix vomique, la fève Saint-Ignace, le camphre, les métaux mous, comme l'étain, ou fibreux et tenaces, comme le fer. La rasion ne peut fournir qu'une poudre relativement grossière. La limation donne un produit un peu plus ténu.

G. Trituration. — La *trituration* consiste à broyer les matières sous le pilon, en imprimant à celui-ci un mouvement circulaire, dans le mortier. . Elle est employée à la division des corps friables, parmi lesquels on peut ranger un certain nombre de sels, et aussi à la pulvérisation des résines et des gommes-résines, qui s'aggloméreraient en s'échauffant, par la contusion.

II. — Moyens chimiques.

A. Efflorescence. — Les sels qui renferment un certain nombre de molécules d'eau et qui sont efflorescents, sont pulvérisés par un artifice très simple. Il suffit de faciliter leur efflorescence, en les exposant au soleil, ou à l'air sec et tiède d'une étuve peu chauffée. Ils se transforment en une poudre très ténue, représentant un sel moins hydraté, ou un sel anhydre, suivant leur nature et la température à laquelle ils ont été exposés.

B. Précipitation. — Le meilleur moyen de mettre en poudre impalpable un sel insoluble dans l'eau est de le préparer par précipitation chimique. En mélangeant, par exemple, une dissolution d'azotate mercureux à une dissolution de chlorure de sodium, on obtient du chlorure mercureux dans le plus grand état de division possible. Il en est de même du soufre, de l'oxyde mercurique, de l'iodure de plomb et de tous les sels fournis par la précipitation, lorsqu'ils n'affectent pas l'état gélatineux. On ne doit pas oublier que cette méthode fournit tantôt des hydrates, tantôt des anhydrides.

C. Réduction. — Ce procédé est rarement applicable. Cependant, c'est celui qui donne du fer d'une grande ténuité, lorsqu'on chauffe le sesquioxyde de ce métal dans un courant d'hydrogène.

§ 3. TAMISATION, CRIBRATION.

La *tamisation* est le complément obligé de la pulvérisation. Son but est de donner aux poudres une ténuité déterminée, en les faisant passer au travers d'instruments nommés *tamis*.

Un tamis est un tronçon de cylindre, à large diamètre et à faible hauteur, formé par deux cercles en bois mince, entre lesquels on tend des tissus à mailles plus ou moins serrées. Lorsque les mailles sont très écartées, le tamis prend le nom de *crible*, et la tamisation celui de *cribration*.

Fig. 10. — Tamis à tambour.

Les tamis fins sont faits avec des tissus de laiton, de crin ou de soie ; les cribles, avec de la peau percée de trous, ou avec des toiles métalliques en fil de fer ou de laiton. On les distingue entre eux par des numéros indiquant le nombre de mailles qu'ils présentent par pouce ($0^m,027$ car.). Les tamis de soie sont parfois aussi désignés comme il suit : 00 (140 mailles) ; 0 (120 mailles) ; n° 1 (100 mailles) ; n° 2 (90 mailles) ; n° 3 (80 mailles) ; etc.

Lorsqu'on veut tamiser une poudre, on imprime au tamis un mouvement de va-et-vient, en le promenant doucement sur une surface horizontale.

On a soin d'éviter les chocs, ils feraient passer une poudre plus grossière à travers les mailles du tamis.

Pour la tamisation des poudres très ténues ou dangereuses à respirer, dont on tient à éviter la dispersion dans l'atmosphère du laboratoire, on fait entrer, à frottement, le tamis T (fig. 10) dans un cylindre clos inférieurement B, appelé *tambour*, où se rassemble la poudre tamisée ; puis on lui superpose un couvercle C, qui le ferme hermétiquement. A l'aide de cette précaution, la tamisation se fait sans perte et, de plus, elle est sans danger pour l'opérateur.

§ 4. DILUTION.

La *dilution* consiste à délayer une poudre dans de l'eau, à laisser reposer pendant quelques instants, pour permettre aux particules les plus grossières de se précipiter, et à décanter dans un autre vase, celles qui sont encore en suspension. On recueille alors celles-ci, par filtration ou par décantation. Quant à la poudre grossière, on la porphyrise de nouveau, s'il y a lieu de lui faire subir une deuxième dilution.

Cette opération sert à isoler les poudres de ténuité différente, qui proviennent de la porphyrisation. Elle ne peut être appliquée qu'à la séparation des poudres minérales auxquelles l'eau ne fait éprouver aucune décomposition : bol d'Arménie, cinabre, hématite, etc.

§ 5. PULPATION.

On désigne sous le nom de *pulpation* l'opération à l'aide de laquelle on transforme en pâte les végétaux succulents, en séparant leur parenchyme des parties fibreuses et membraneuses.

On pulpe de trois manières : 1° on râpe les racines, les tubercules et les fruits dont la consistance est très ferme, comme les pommes de terre, les oignons, les betteraves, les coings, etc ;

2° Quand on opère sur des substances molles, on se contente, après les avoir contusées, s'il y a lieu, de les écraser sur un tamis de crin, avec une spatule de forme particulière nommée *pulpoire*. Dans ce cas sont les feuilles et les fleurs des plantes fraiches, ainsi que les fruits naturellement mous ;

3° On ramollit, à l'aide de la vapeur d'eau ou de l'eau bouillante, les végétaux desséchés et ceux dont on veut éliminer certains principes par la chaleur. On pulpe ensuite, par un des premiers procédés. (Voy. *Pulpes*.)

§ 6. EXPRESSION.

L'*expression* est une action mécanique ayant pour effet d'expulser les liquides des corps qui en sont imprégnés.

Quand elle n'exige pas l'intervention d'une grande force, on l'exécute en serrant dans les mains la substance à exprimer, ou en l'enfermant dans une toile, à laquelle on fait subir une torsion prolongée. Si ces moyens sont insuffisants, on a recours à des instruments bien connus sous le nom de *presses* (fig. 11 et 12), et dont la puissance est plus ou moins considérable, suivant leur construction.

Plusieurs précautions sont nécessaires pour assurer le fonctionnement satisfaisant d'une presse. Il faut :

Fig. 11. — Presse à percussion.

Fig. 12. — Presse-teinture de Collas.

1° *Étendre la matière en une couche d'égale épaisseur dans toutes ses parties, afin que la pression soit uniforme partout ;*

2° *Placer cette matière exactement au centre du plateau inférieur, pour ne pas fausser la vis ;*

3° *Augmenter lentement la pression, pour éviter la rupture des toiles qui enveloppent la substance ;*

4° *Chauffer les plateaux métalliques de la presse, en les plongeant dans l'eau bouillante, quand il est nécessaire de fluidifier des corps visqueux, comme le beurre de muscade, l'huile de ricin ;*

5° *Avoir soin de choisir des plateaux inattaquables par les corps pressés.*

§ 7. DISSOLUTION.

La *dissolution*, ou *solution*, est l'opération qui consiste à désagréger les médicaments, au moyen de liquides jouissant de la propriété de diviser à l'infini leurs molécules. Ces liquides prennent le nom de *dissolvants* ou de *véhicules*. Le mélange est nommé *soluté*.

Autrefois, le mot *dissolution* désignait plus particulièrement l'opération dans laquelle le corps dissous subit une métamorphose chimique, ainsi qu'il arrive, par exemple, quand on mélange le mercure avec l'acide azotique ; et le mot *solution* était employé dans les cas où la substance n'éprouve qu'une modification physique, ce qui semble avoir lieu pour les solutions de gomme ou de sucre dans l'eau. Cette division ne peut être maintenue aujourd'hui. Les solutions d'ordre purement physique sont très peu nombreuses et, la plupart du temps, il est difficile de distinguer nettement la dissolution de la combinaison. Les deux phénomènes ont généralement pour signe commun un effet thermique. Pour la dissolution compliquée d'une action chimique, cet effet est la somme algébrique de l'absorption de chaleur due au travail de liquéfaction et de dilatation du corps dissous, et du dégagement réciproque imputable à la combinaison de ce corps avec son dissolvant. La quantité de chaleur dégagée peut être inférieure, égale ou supérieure à celle qui est absorbée. On constate, dans le premier cas, un abaissement de température, une élévation dans le troisième, tandis qu'aucune manifestation thermique n'a lieu dans le deuxième cas, où les deux effets se compensent.

La dissolution peut être obtenue par six procédés distincts, auxquels on donne les noms de : *solution*, *macération*, *lixiviation*, *infusion*, *digestion* et *décoction*.

A. SOLUTION. — Il y a *solution* toutes les fois qu'un corps disparaît dans un liquide, sans en troubler la limpidité. Le produit de l'opération est souvent appelé *solutum* ou *soluté*.

Pour faciliter la solution d'un corps *solide*, on le divise, le plus possible, et l'on agite constamment, dans un mortier (fig. 13, 14) ou dans un flacon, la poudre et son dissolvant, afin de mélanger le liquide saturé à celui qui ne l'est pas.

On réussit également bien en plaçant le médicament dans une toile ou sur un diaphragme perforé, que l'on maintient à la surface du dissolvant. Dans ce cas, les portions supérieures du liquide acquièrent, en se saturant, plus de densité ; elles tombent au fond du vase, en faisant remonter à la surface les parties du liquide les moins

Fig. 13 et 14. — Mortiers pour solutions.

chargées, partant les plus propres à opérer la solution. Il s'établit ainsi un courant, qui tourne au profit de la rapidité de l'opération.

On accélère encore la solution en chauffant le dissolvant, car la solubilité croît généralement avec la température. Quelques substances, cependant, ne se dissolvent pas sensiblement mieux à chaud qu'à froid : ainsi le chlorure de sodium ; d'autres même, telles que le sulfate de sodium, sont moins solubles à 100° qu'à une plus basse température.

Les corps très solubles ou volatils doivent être dissous à froid. Il en est de même de ceux qu'il faut traiter par des dissolvants altérables par la chaleur, tels que le vin et le vinaigre.

La solution des *liquides* est généralement très facile. On la fait à froid et par le simple mélange du liquide à son dissolvant.

S'il s'agit de dissoudre des *gaz*, les préceptes changent. La solubilité des fluides gazeux obéit à d'autres lois que celle des solides, et les seules conditions qui puissent la favoriser sont : *l'abaissement de la température* du dissolvant, et la *pression* exercée sur le gaz à dissoudre.

Coefficient de partage. — Quand on cherche à enlever à un liquide une substance tenue par lui en dissolution, en se servant pour cela d'un autre liquide insoluble ou peu soluble dans le premier, il est nécessaire de ne pas oublier que la substance ne se dissout jamais intégralement dans un seul des deux liquides en présence. Ceux-ci se partagent le corps soluble, en raison de leur pouvoir dissolvant respectif et d'après une relation simple, formulée comme il suit par MM. Berthelot et Jungfleisch :

Si un corps soluble est sollicité par deux liquides différents et non miscibles l'un à l'autre, les quantités dissoutes par un même volume des deux liqueurs sont entre elles dans un rapport constant.

Ce rapport prend le nom de *coefficient de partage*. Il est indépendant des volumes relatifs des deux dissolvants; il varie, suivant une progression lente, avec la température et la concentration finale des dissolvants.

B. Macération. — La *macération* est l'immersion plus ou moins prolongée des médicaments dans les liquides *froids*, susceptibles de leur enlever leurs principes solubles. Le produit prend le nom de *maceratum* ou *macéré*.

Il n'y a que deux règles à observer pour bien exécuter une macération : diviser autant que possible le corps à traiter ; prolonger son contact avec le dissolvant, d'autant plus qu'il est moins facile à dissoudre.

Cette opération convient aux substances très solubles ou altérables par la chaleur, ainsi qu'à celles qui céderaient, à chaud, des principes que l'on veut éviter de dissoudre ; enfin, à toutes les matières qui doivent être épuisées par des liquides, dont on ne peut sans inconvénient élever la température.

Méthode de Cadet. — On donne ce nom à une méthode qui associe l'expression à la macération. On pourrait l'appeler *macération fractionnée*. Pour la mettre en pratique, on fait macérer les poudres avec le double de leur poids de liquide, pendant vingt-quatre heures, et on exprime ; on remet macérer pendant le même temps la poudre déjà traitée ; on exprime de nouveau et l'on recommence une troisième fois, s'il est nécessaire.

L'avantage de ce procédé est de fournir des dissolutions très concentrées. Son principal inconvénient tient à la perte du dissolvant, pendant l'expression, ce qui le rend impraticable avec des liquides très volatils. D'un autre côté, lorsqu'on se sert de l'eau, il ne faut pas trop prolonger l'opération, sinon les liquides sont exposés à fermenter, pendant les chaleurs de l'été surtout.

C. Lixiviation. — On nomme *lixiviation* l'opération dans laquelle on fait passer un liquide à travers une couche épaisse du médicament dont on veut enlever les principes solubles.

Empruntée à l'industrie, qui s'en servait depuis longtemps, la lixiviation a été appliquée aux manipulations pharmaceutiques par MM. Boullay, qui lui donnèrent le nom de *méthode de déplacement*. En la nommant ainsi, ils croyaient qu'un liquide versé sur celui qui imprègne la poudre peut le chasser, le déplacer en un mot, sans s'y mélanger. L'inexactitude de ce fait a été reconnue par Soubeiran, puis par Guilliermond et confirmée par Adrian, Deschamps et Desnoix. Des expériences nombreuses ont prouvé que des liquides superposés se mêlent inévitablement et d'autant plus vite qu'ils sont plus solubles l'un dans l'autre et qu'il y a moins de différence entre leurs densités. Malgré ce défaut, la lixiviation rend chaque jour les plus grands services à l'art pharmaceutique.

L'appareil à lessiver le plus employé (fig. 15) est un cylindre en étain, en fer-blanc ou en cuivre étamé, d'une longueur quatre fois plus grande que son diamètre, et terminé inférieurement par un cône muni d'un robinet R. Un diaphragme percé de trous, D, supporte le médicament; un second diaphragme semblable, A, est posé à la surface de la poudre. Un couvercle, C, ferme au besoin le cylindre.

Le diaphragme supérieur maintient la poudre et empêche sa surface de se creuser sous le poids du liquide qu'on verse. Quant au robinet, il sert à modérer l'écoulement du liquide, ou à le suspendre, suivant les circonstances.

Cet instrument a reçu de nombreuses modifications, dans sa forme et dans ses dimensions. On lui substitue souvent une allonge cylindrique en verre (fig. 16), bouchée ou non, et portant en bas un robinet, qu'on remplace souvent par un simple tampon de coton cardé. Parfois même il suffit d'un tube de verre étiré en pointe et présentant un diamètre de 1 à 2 centimètres.

Plusieurs précautions sont essentielles au succès de la lixiviation. En général, il faut d'abord faire, avec la substance à lessiver, une poudre qui ne soit ni ténue, ni grossière, puis tasser cette poudre modérément dans l'appareil. Avec une poudre fine, ou

Fig. 15. — Appareil à déplacement (*).

Fig. 16. Appareil simplifié.

fortement tassée, on produit un écoulement trop lent, quelquefois presque nul. Une poudre grossière, ou insuffisamment tassée, laisse marcher l'opération trop rapidement et garde une partie des principes qu'elle doit céder.

Le tassement doit être très uniforme; inégal, il permet au liquide de se frayer, dans les parties les moins pressées, des chemins qu'il parcourt alors exclusivement, sans imprégner ou tout au moins sans épuiser certaines portions de la poudre.

Quand on lessive avec de l'alcool, de l'éther ou du chloroforme, on a moins à se préoccuper de ces inconvénients; l'opération marche en général très régulièrement. Mais quand on se sert de l'eau, la poudre se gonfle au contact du liquide et la compression qui en résulte entrave parfois complètement la lixiviation. Ces difficultés réunies font que cette manipulation ne réussit qu'entre des mains exercées. Elles obligent à connaître

(*) A, diaphragme déposé sur la poudre. D, diaphragme supportant la poudre. C, couvercle du cylindre R, clé pour régler l'écoulement.

le degré de tassement et de ténuité nécessaire à chaque poudre ; la pratique seule familiarise avec ces détails.

Dausse a proposé une modification heureuse au procédé primitif de lixiviation : elle consiste à laisser macérer la poudre pendant plusieurs heures avec la moitié de son poids d'eau froide, avant de la tasser dans l'appareil à déplacement. Soubeiran a généralisé cette méthode et le Codex de 1886 l'avait adoptée.

Mouchon la prescrit également, mais il augmente la proportion du liquide, de manière à obtenir une pâte coulante. En opérant ainsi, on provoque le gonflement anticipé de la poudre : on chasse l'air qui lui est adhérent et qui s'opposerait plus tard à son imprégnation ; on obtient enfin, quand on verse la pâte dans le cylindre, un tassement aussi régulier que possible et qui met à l'abri des fausses voies. Cette manœuvre très simple diminue beaucoup les chances défavorables de la lixiviation ; on devrait toujours y recourir et prolonger la macération pendant au moins 12 heures. Le mélange doit être agité fréquemment, afin qu'aucune parcelle de poudre n'échappe à l'imprégnation. Il ne doit pas être assez fluide pour permettre la séparation des particules de ténuité ou de densité différentes ; cependant il doit contenir assez d'eau pour que chaque

Fig. 17. — Filtre-presse   Fig. 18. — Appareil à déplacement
       Réal.   de Berjot (*).

fragment prenne un gonflement maximum et que le tout puisse couler lentement, quand on le verse dans l'allonge.

Une dernière précaution consiste à modérer l'écoulement du liquide qui s'échappe de l'appareil à lixiviation. Ce liquide doit tomber goutte à goutte, pour que la solution soit aussi concentrée que possible. On règle aisément sa chute, lorsque l'allonge est fermée par une clé. A défaut de cette disposition, il est possible d'obtenir le même résultat en obturant l'orifice inférieur avec un bouchon de liège portant une entaille latérale.

Quand les poudres médicamenteuses renferment une forte proportion de principe mucilagineux (rhubarbe, noix vomique), on peut les mélanger de

(*) A, récipient. B, allonge contenant la poudre à lessiver et fermant la tubulure t. P, pompe aspirante fixée dans la tubulure t'.

sable ou de paille hachée, pour les traiter par déplacement ; néanmoins, leur lessivage est toujours fort difficile à réaliser.

Ce qui se passe dans la lixiviation est facile à interpréter. Les premières portions de liquide déposées sur la poudre la pénètrent et se chargent de ses principes. A mesure qu'elle descend dans l'appareil, cette solution rencontrant d'autre poudre lui soustrait aussi ses éléments solubles, jusqu'à ce qu'elle en soit saturée. Si on verse alors une nouvelle quantité du dissolvant sur la première, celle-ci quitte la poudre et s'échappe par l'orifice inférieur du cylindre. La liqueur qui passe d'abord est fortement colorée, indice de la grande quantité de matière qu'elle tient en dissolution ; les fractions suivantes sont moins chargées et vont en s'appauvrissant très rapidement.

On a cherché à utiliser la *pression*, pour rendre la lixiviation plus prompte et plus complète. Le premier essai dans ce sens a été fait par le comte

Fig. 19. — Trompe à eau.

Fig. 20. — Appareil à déplacement de Payen (*).

Réal, qui surmontait l'appareil à déplacement d'un long tube, dans lequel il mit de l'eau d'abord et plus tard du mercure, pour rendre l'instrument moins embarrassant (fig. 17). Depuis, plusieurs praticiens ont recommandé de comprimer le liquide avec de la vapeur d'eau ou avec une pompe foulante. Mais il ne semble pas que ces innovations aient tenu toutes leurs promesses ; en accélérant le passage du liquide, la pression atténue l'action du dissolvant ; aussi son intervention est-elle à peu près abandonnée.

D'autres pharmacologistes ont pensé qu'il serait avantageux de diminuer la pression, dans le vase où l'on reçoit le produit du lessivage. On y parvient en déterminant une aspiration, qui peut avoir son utilité dans les cas où l'on opère avec des liquides un peu visqueux, mais à laquelle on

(*) A, allonge. B. récipient chauffé dans un bain-marie, C. D, ballon condensateur. *t*, tube de communication entre les ballons. *t'*, tube de sûreté.

peut faire les mêmes reproches qu'à l'augmentation de pression. Lorsque, cependant, cette précaution est nettement indiquée, on la réalise commodément soit avec l'appareil de Berjot (fig. 18) soit en reliant le flacon récipient à une trompe à eau (fig. 19) ou à mercure, qui en raréfie l'air intérieur.

Quel que soit, d'ailleurs, le soin que l'on prenne en lessivant une poudre végétale, on ne parvient jamais à lui soustraire tout ce qu'elle renferme de soluble. Cette insuffisance, qui est encore bien plus marquée dans les autres procédés de dissolution, n'enlève pas à celui-ci sa supériorité sur les premiers.

La lixiviation est presque toujours faite à froid ; mais on la pratique aussi avec des liquides chauds et même bouillants. Si ces liquides sont très volatils, on évite leur déperdition par l'emploi de l'appareil de Payen (fig. 20), où la même fraction du dissolvant successivement vaporisée, puis condensée, passe sur la poudre autant de fois qu'il est nécessaire pour l'épuiser.

Cet instrument a été modifié dans ses détails par MM. Kopp, Maumené, Cazeneuve et Caillol, Barbier, Guérin, etc.

L'appareil de M. Guérin (fig. 21) est un perfectionnement de celui de M. Barbier. Il est composé : 1° d'un ballon à large col B, qui reçoit le liquide livixiateur ; 2° d'une allonge A, renfermant la substance à épuiser ; 3° d'un récipient sphérique V, à trois tubulures ; 4° d'un réfrigérant composé d'une allonge surmontée d'un tube à boules contenant du mercure et enveloppée d'une cloche bitubulée, où circule un courant d'eau froide. Un tube droit T, de fort calibre, destiné à l'ascension des vapeurs, débouche dans le ballon B, traverse l'allonge A, le récipient V et s'engage, sans contact, dans l'allonge condensatrice, où il pénètre de 4 à 5 centimètres.

Le liquide du ballon B, réduit en vapeurs, monte jusqu'au réfrigérant, ruisselle sur les parois de l'allonge et tombe dans le récipient V, directement relié à l'allonge A.

Tout l'appareil est exempt de caoutchouc ; la tubulure supérieure du récipient V, ainsi que l'extrémité inférieure de l'allonge du réfrigérant, sont rodées à l'émeri et se juxtaposent en m ; une bandelette de toile silicatée suffit pour en assurer le maintien.

D. INFUSION. — L'*infusion* est une macération faite avec de l'eau bouillante, et dont la durée a pour limite celle du refroidissement du liquide.

On la fait en plaçant le médicament dans un vase qui soit mauvais conducteur de la chaleur et en le recouvrant d'eau en ébullition, qu'on laisse refroidir après avoir fermé le vase. La liqueur obtenue se nomme *infusum* ou *infusé*.

La température communiquée au médicament, dans cette opération, est environ de 75 à 80°, par suite du refroidissement instantané du liquide, au contact du vase et de son contenu.

Ce moyen de dissolution est un des plus employés. On l'applique avantageusement aux substances faciles à pénétrer, comme les feuilles et les fleurs et, en général, à toutes les substances aromatiques. On peut l'étendre au traitement des corps compacts (écorces, racines, semences), si on prend soin de diviser ceux-ci préalablement.

E. DIGESTION. — La *digestion* est une infusion *prolongée*, faite à une tęm-

Fig. 21. — Appareil à déplacement continu de M. Guérin.

pérature inférieure à celle de l'ébullition du dissolvant. Le produit qu'elle fournit est appelé *digestum* ou *digesté*.

On recourt à la digestion toutes les fois qu'on doit agir sur des matières

-difficilement perméables, où qu'on veut dissoudre des principes sur lesquels l'infusion simple n'aurait pas assez d'action. On introduit, dans un vase approprié, le médicament et son dissolvant et on les chauffe à une température déterminée, soit à l'étuve, soit au bain-marie, et même quelquefois à feu nu.

Quand on se sert de liquides volatils, la digestion se fait dans un matras, que l'on met en communication avec un serpentin en verre (fig. 22) ou avec tout autre appareil propre à condenser les vapeurs produites. Une des plus simples dispositions qu'on puisse adopter, en pareil cas, est celle qui est représentée dans la figure 23 et qui a été indiquée par Soubeiran

F. DÉCOCTION. — Par *décoction* on entend l'opération dans laquelle on

Fig. 22. — Réfrigérant en verre.   Fig. 23. — Appareil à digestion (*).

met les médicaments en contact plus ou moins prolongé avec un liquide maintenu à l'ébullition. La solution que l'on obtient est appelé *decoctum* ou *décocté*.

Lorsque l'opération est faite à l'air libre, la température du mélange est celle de l'ébullition du dissolvant. S'il est nécessaire de fournir au médicament plus de chaleur, on opère en vase clos et la température s'élève alors, grâce à la pression exercée par la vapeur captive.

La décoction est réservée aux substances compactes et à celles dont les principes ne se dissolvent pas sans l'intervention persistante de la chaleur; dans cette catégorie sont les matières amylacées, résineuses et quelques produits mucilagineux. Son efficacité est naturellement favorisée par la division des corps à traiter.

Tous les instruments conviennent pour faire une décoction avec de l'eau. Mais, quand on emploie un liquide dont le prix est élevé, tel que l'alcool ou l'éther, il est bon de faire usage d'appareils condensateurs semblables à ceux qui servent à la digestion, pour éviter la déperdition des vapeurs.

(* M, matras chauffé au bain de sable. R, réfrigérant destiné à condenser les vapeurs.

La décoction enlève aux médicaments tous leurs principes solubles à chaud et elle en laisse déposer une partie, pendant le refroidissement. Elle donne donc des liqueurs troubles, difficiles à clarifier par repos et décantation, et dont la composition est sujette à varier, par suite du dépôt qu'elles abandonnent. Ce mode de dissolution était autrefois le plus fréquemment employé. Depuis qu'on connaît mieux la composition des végétaux et les transformations chimiques de leurs éléments, on n'en fait usage que dans les cas où il est inévitable. Il entraîne fatalement l'oxydation de certaines matières organiques, facilitée par la température élevée à laquelle il les tient longtemps en présence de l'air; il coagule les substances albuminoïdes, dissipe les produits volatils et, sans doute, on peut lui imputer bien d'autres altérations, qui nous échappent dans l'état actuel de nos connaissances.

§ 8. CLARIFICATION.

On nomme *clarification* la manipulation à l'aide de laquelle on sépare un liquide des matières solides qu'il tient en suspension.

On clarifie par trois procédés, qui sont : la *décantation*, la *filtration* et la *coagulation*.

A. DÉCANTATION. — *Décanter*, c'est isoler un liquide du produit insoluble qu'il a laissé déposer.

Lorsque le précipité est lourd, on décante aisément la liqueur surnageante, en inclinant le vase qui la contient. Mais si le précipité est à peu près de même densité que le liquide auquel il est mélangé, il se détache du fond du vase à la plus légère agitation et la décantation devient impossible. On se sert alors du *siphon*, pour effectuer la séparation.

Le *siphon* est un tube recourbé, à deux branches inégales (fig. 24). Pour le faire fonctionner, on plonge sa courte branche dans le liquide et on aspire par l'extrémité libre de la plus grande. Dès que le liquide aspiré a dépassé le point C, l'écoulement commence, et il continue tant qu'il y a du liquide pour l'alimenter. Cet écoulement tient à ce que la pression est diminuée, dans la grande branche, du poids de la colonne d'eau CB, qui représente la différence du niveau des liquides dans le siphon et dans le flacon. Il n'est donc pas *nécessaire*, comme on le croit souvent, que les deux branches du siphon soient d'inégale longueur, pour que celui-ci puisse être amorcé. Il suffit que l'extrémité libre du siphon se trouve sur un plan inférieur à la surface du liquide contenu dans le flacon.

Quand les liquides ne peuvent, sans danger pour l'opérateur, pénétrer dans la bouche pendant l'aspiration, on en remplit préalablement le siphon pour l'amorcer. Au siphon simple on substitue, dans le même but, le siphon de Bunten (fig. 25), dans la boule duquel on verse d'abord de l'eau; ou encore celui qui porte, soudé à sa longue branche, un tube coudé, avec lequel on pratique impunément l'aspiration (fig. 26).

Un autre moyen permet la décantation des liquides qui répandent des vapeurs irrespirables. On ferme le flacon qui les contient, avec un bouchon percé de deux trous (fig. 27). Dans un de ces trous, on introduit un petit tube coudé T, dans l'autre un siphon S, que l'on amorce en soufflant par le tube T, jusqu'à ce que commence l'écoulement.

Si l'on veut décanter des quantités peu considérables de liquide, on emploie la *pipette*, c'est-à-dire un tube présentant un renflement cylin-

Fig. 24. — Siphon simple.   Fig. 25. — Siphon de Bunten.   Fig. 26. — Siphon à branche.

drique ou sphérique, et effilé à l'une de ses extrémités (fig. 28). En aspirant par l'ouverture supérieure, on fait monter le liquide dans la pipette, où on le retient par l'application immédiate du doigt sur le même orifice. Pour vider l'instrument, on n'a qu'à soulever le doigt, le liquide s'échappe aussitôt.

Les liquides ont-ils un volume plus faible encore, on se contente d'y plonger le bout d'une mèche de coton, dont on laisse pendre l'autre extrémité ; cette mèche fait l'office de siphon, par capillarité. Une étroite bande de toile ou de papier sans colle, un seul fil même, peut remplacer la mèche de coton.

B. Filtration. — La *filtration* est un mode de clarification résultant du passage des liquides à travers des substances poreuses, nommées *filtres*, qui retiennent les corps solides à leur surface. Les matières susceptibles de servir de filtre sont très nombreuses.

Fig. 27. — Siphon monté.   Fig. 28. — Pipettes.

1° **Filtres de papier.** — Ces filtres sont les plus employés. On les fait avec du *papier sans colle*, *gris* ou *blanc*, ou avec du *papier suédois*. Le papier gris filtre rapidement, mais il a le défaut de céder aux liqueurs des matières colorantes et souvent du fer et de la chaux. Le papier suédois est le moins poreux et il filtre par conséquent avec plus d'exactitude ; en outre, il est formé de cellulose presque pure et, par suite, il convient à la filtration de tous les liquides; tandis que les deux autres sont fréquemment chargés de sulfate ou de carbonate de chaux, d'oxyde de fer et parfois de substances organiques solubles. Ils ont besoin, dans certains cas, d'être lavés à l'eau distillée bouillante et même à l'acide chlorhydrique ou à l'acide fluorhydrique, avant de pouvoir être employés.

On donne au papier une forme conique et, le plus souvent, on y fait de nombreux plis longitudinaux, destinés à diminuer ses points de contact avec l'entonnoir (fig. 29). Mais s'il s'agit de recueillir un précipité, on emploie de préférence des filtres sans plis, que l'on obtient en ouvrant une feuille de papier pliée en quatre (fig. 30). Ces derniers débitent beaucoup moins de liquide que les premiers, dans le même temps, à cause de leur adhérence aux entonnoirs.

Lorsqu'on doit filtrer des précipités très ténus, il est parfois commode de verser

Fig. 29. — Filtre plissé.   Fig. 30. — Filtre sans plis.

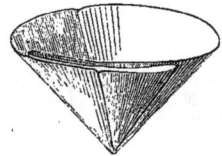

préalablement sur le filtre une bouillie très fluide de papier à filtrer, que l'on a lavé d'abord à l'eau régale, puis à l'eau distillée. La pâte de papier vient obstruer les pores du filtre et rend la clarification parfaite.

Les filtres ne doivent jamais dépasser les bords de l'entonnoir sur lequel on les dépose. De plus, il faut les enfoncer suffisamment pour que leur pointe ne soit pas trop large et ne se déchire pas sous la pression du liquide, mais non pas de manière à boucher trop complètement la douille de l'entonnoir, ce qui aurait pour effet de ralentir l'opération. Divers moyens ont été proposés en vue d'accélérer la filtration au papier, qui est parfois assez lente.

M. Dublanc conseille de placer le filtre dans un cône de toile métallique de même forme que lui, qui l'isole de l'entonnoir. Pour qu'il rendît de véritables services, il faudrait que ce cône fût construit avec un métal inaltérable, tel que le platine. Le moyen n'est pas très pratique.

En Angleterre, aux États-Unis et en Allemagne, on fabrique des entonnoirs portant des cannelures intérieures droites ou en spirale (fig. 31, 32).

M. Picard applique avec soin un filtre sans plis sur un entonnoir exactement conique et il le mouille avec le doigt, pour chasser l'air interposé entre le verre et le papier (fig. 33). A l'aide d'un tube en caoutchouc, il réunit l'entonnoir à un tube de verre long et étroit, recourbé circulairement à sa partie supérieure. Le tout est placé verticalement et fonctionne comme un aspirateur, en produisant une filtration dix à douze fois plus rapide que la filtration ordinaire.

La filtration des liquides qui craignent le contact de l'air ou qui sont très volatils se fait commodément dans le filtre dit de Riouffe, inventé par Donavan (fig. 34). Ce filtre est placé dans un entonnoir muni d'un couvercle, dans lequel on a ménagé trois ouvertures. L'une de ces ouvertures livre passage à un tube en S, par lequel on introduit la liqueur à filtrer; la seconde est fermée par un bouchon, que l'on soulève pour laisser échapper l'air déplacé par le liquide, la troisième reçoit un tube qui sert à prévenir

Fig. 31 et 32.— Entonnoirs cannelés.   Fig. 33. — Filtre Picard.   Fig. 34. — Filtre Riouffe.

un excès de pression dans le flacon, en mettant celui-ci en communication avec l'entonnoir.

Enfin, pour les huiles et les liquides visqueux, on construit des entonnoirs

Fig. 35. — Entonnoir à eau bouillante.   Fig. 36. — Filtre pour liquides visqueux.

doubles (fig. 35, 36) dans l'intervalle desquels on fait circuler de l'eau chaude ou de la vapeur d'eau qui, élevant leur température, augmente la fluidité des liquides et facilite leur filtration.

Lorsque la consistance du liquide ou la présence d'un précipité abondant mettent obstacle à la filtration, le plus sûr moyen de l'accélérer est de placer l'entonnoir sur un flacon fermé par un bouchon à deux trous et dans lequel on fait le vide au moyen de la trompe à eau déjà mentionnée.

Filtres renforcés. — Tous les filtres de papier ont le défaut de résister faiblement à la pression. Il n'en est plus ainsi quand ils ont été mouillés pendant quelques instants avec de l'acide azotique de densité 1,42, puis lavés à l'eau. Ils deviennent alors dix fois plus solides, sans perdre leurs propriétés filtrantes; en cet état ils sont particulièrement propres à recueillir les précipités qui doivent être enlevés du filtre encore humides.

2° **Filtres de tissus.** — La filtration des liquides épais comme les sirops, ou dont la quantité est trop considérable pour passer facilement à travers le papier, se fait sur des tissus de laine, de chanvre ou de coton.

Fig. 37. — Toile tendue sur un châssis.   Fig. 38-39. — Chausses.

Les filtres de chanvre ou de coton sont de simples carrés de toile, que l'on tend modérément sur des châssis hérissés de pointes (fig. 37).

Les filtres de laine prennent différents noms, suivant leur forme :

a. L'*étamine* ou *blanchet* est un carré d'étoffe de laine, que l'on dresse sur un châssis, comme les toiles.

b. La *chausse*, autrefois appelée *chausse d'Hippocrate*, est un cône allongé (fig. 38). Un fil attaché dans l'intérieur, au sommet du cône, permet de le relever (fig. 39), pour mettre le liquide en contact avec les parties supérieures de l'étoffe, moins engorgées que les autres par les impuretés qui se sont déposées.

c. Le *filtre Taylor* est un sac de laine ou de coton serré, de 2 mètres de longueur sur 30 centimètres de largeur. Un lien fixé à l'intérieur sert à remonter le fond du sac, comme dans la chausse. On enveloppe le sac dans un panier ou dans un étui de toile forte, de 1 mètre de longueur, et on place le tout dans un cylindre de cuivre, qui s'oppose à l'évaporation et au refroidissement. Ce filtre débite très rapidement et trouve son emploi principalement dans l'industrie.

Les filtres de laine ne peuvent servir à la clarification des liqueurs alcalines, car ces liqueurs les détruisent.

Desmarets a combiné les filtrations à la toile et au papier, de façon à utiliser celle-ci dans les opérations en grand. Il lave du papier sans colle dans de l'eau pure et le réduit en bouillie ; il exprime la pâte obtenue, la délaie dans le liquide à clarifier et jette le tout sur une toile ou sur une étamine. La pulpe de papier se dépose sur le tissu et donne, au bout de quelques instants, une filtration parfaite et qui est en même temps assez rapide. On reverse sur le filtre les premiers produits passés, lorsqu'ils sont troubles.

Tous ces filtres sont assez promptement obstrués, quand les liquides qui les traversent tiennent en suspension beaucoup de particules insolubles. M. Dufour a cherché à remédier à cet inconvénient en renversant le sens

Fig. 40. — Filtre Dufour.

du courant filtrant. Son appareil (fig. 40) est composé d'une rondelle de papier ou de molleton, serrée entre une cuvette et un disque de même diamètre. Le disque est échancré d'un côté, en forme de bec, et muni d'une grille en métal inoxydable, qui recouvre la rondelle et la maintient. Le liquide à filtrer, versé par l'entonnoir, remplit d'abord la cuvette, puis il sort de bas en haut, à travers le filtre, avec une rapidité proportionnée à la hauteur du tube à entonnoir. Pour terminer l'opération, il suffit de faire basculer la cuvette, qui se vide alors complètement.

3° **Filtre de coton cardé.** — Pour la filtration de très petites quantités de liquides, on se sert fréquemment de coton cardé, que l'on place au fond d'un entonnoir en le tassant modérément. Le meilleur moyen d'obtenir un tassement régulier est d'aspirer fortement le tampon avec la bouche, par la douille de l'entonnoir.

La charpie peut, dans bien des cas, remplacer le coton cardé.

4° **Filtres de fulmi-coton**. — M. Bœttger recommande le fulmi-coton pour la filtration des liquides qui s'altèrent au contact des matières organiques. Ce moyen peut servir à clarifier la solution de permanganate de potassium, par exemple, et un certain nombre d'acides.

5° **Filtres de verre**. — Les acides concentrés, les alcalis caustiques et tous les liquides qui attaquent les filtres de nature organique, peuvent être filtrés sur du verre pilé. A cet effet, on obstrue la douille d'un entonnoir avec quelques fragments de verre un peu gros, on recouvre ces fragments avec du verre un peu plus divisé, et sur le tout on dépose une couche de verre en poudre.

Il est plus commode de faire usage du *coton de verre* ou *glaswolle*, verre étiré en fils d'une ténuité extrême, que l'on foule aisément dans les entonnoirs et qui offre l'avantage d'une assez longue durée.

6° **Filtres divers**. — On fait servir encore à la clarification des liquides et spécialement à celle de l'eau : le charbon, le sable, les pierres poreuses, l'amiante, le feutre, la laine, les éponges, etc. A part les pierres poreuses, ces filtres ne trouvent guère leur place dans le laboratoire du pharmacien ; ils sont employés surtout par l'industrie.

Il en est autrement de la *peau de mouton* préparée, communément appelée *peau de chamois*. Un fragment de cette peau, dégraissé par une solution faible de carbonate de sodium et lavé à l'eau froide, laisse filtrer rapidement les teintures, les sirops et même les mucilages. Sa durée est assez longue, si on le lave soigneusement après chaque opération.

C. CLARIFICATION PAR COAGULATION. — La *clarification par coagulation* est basée sur la propriété que possèdent certains corps solubles dans l'eau de se solidifier, lorsqu'on les chauffe ou qu'on les précipite par une autre substance. Les agents le plus habituellement employés dans ce sens sont : l'*albumine animale*, l'*albumine végétale*, la *gélatine*, la *colle de poisson*.

L'**albumine animale** est empruntée tantôt à l'œuf des gallinacés, tantôt au sérum du sang de bœuf.

Le *blanc d'œuf* suffit pour toutes les opérations qui sont pratiquées en petit. On le délaie dans une faible quantité du liquide à clarifier, de manière à dissoudre l'albumine en brisant les cellules qui la renferment, mais sans produire une mousse trop considérable. Le meilleur moyen pour cela consiste à le forcer à passer à travers une toile un peu serrée. On verse la solution dans le reste du liquide et on chauffe doucement. Quand la température atteint 75°, l'albumine devient insoluble ; elle emprisonne, en se solidifiant, les impuretés du liquide et les amène à la surface, sous forme d'une écume légère.

Au lieu de mélanger la solution albumineuse au liquide froid, on peut la verser, par parties et d'un peu haut, pendant l'ébullition. La clarification se fait encore en vertu du même principe, seulement elle est beaucoup plus imparfaite que dans le premier cas, la coagulation, trop brusque, ne laissant pas à l'albumine le temps de se mettre en rapport avec tout le liquide.

On a recours au *sang de bœuf défibriné*, lorsqu'il s'agit de clarifier de grandes quantités de liqueurs, comme cela a lieu dans l'épuration industrielle du sucre.

L'albumine végétale se trouve dans tous les sucs extraits à froid des plantes vertes et elle les clarifie, quand on les porte à l'ébullition, comme le ferait l'albumine animale.

La **gélatine** et la **colle de poisson** servent à la dépuration des vins blancs. Pour les vins rouges, on emploie de préférence le *blanc d'œuf*; il forme avec le tannin du vin une combinaison insoluble, qui se précipite en entraînant les corps en suspension.

Certains sucs, tels que ceux des fruits acides, sont clarifiés spontanément par la coagulation de l'*acide pectique* qui s'y forme.

§ 9. LAVAGE.

Sous le nom de *lavage* (1) et quelquefois de *lotion*, on désigne l'opération au moyen de laquelle on enlève aux précipités chimiques les solutions des corps étrangers, dont ils sont imprégnés au moment de leur précipitation.

Ce lavage est fait par *décantation* ou par *filtration* et, souvent, par les deux moyens réunis.

Pour laver par *filtration*, on jette le précipité sur un filtre sans plis, puis on le recouvre avec le liquide laveur. Dès que celui-ci s'est *complètement*

Fig. 41. — Flacon laveur.

écoulé, on remplit à nouveau le filtre et on répète plusieurs fois cette affusion. Le lavage est complet, quand le liquide filtré n'indique plus aux réactifs la présence du corps à éliminer, ou qu'il ne laisse pas de résidu fixe, lorsqu'on en évapore quelques gouttes sur une lame de platine. Il est important de ne remettre du liquide sur le filtre qu'après l'écoulement *total* de celui qu'on y avait versé précédemment; sans cela, le lavage est beaucoup plus lent. Il suit de là que l'usage des appareils inventés pour le lavage *continu* des précipités est défectueux. Il exige un temps très long et l'emploi d'une quantité plus considérable de liquide.

Le lavage intermittent se fait aisément à l'aide de flacons spéciaux. On construit un appareil de ce genre en fermant un matras (fig. 41), avec un bouchon muni de deux tubes coudés. Quand on souffle en A, la pression augmente dans le matras et le liquide, s'échappant par le tube B, est dirigé à volonté sur tous les points du filtre.

Les liquides chauds donnent des lavages plus complets et plus rapides que les liquides froids. Néanmoins, le lavage par filtration étant une véri-

(1) La même dénomination s'applique également à l'opération purement mécanique au moyen de laquelle on dépouille les végétaux de la terre ou des impuretés qui les recouvrent, opération qui n'a rien de commun avec le lavage des précipités chimiques.

table lixiviation est presque toujours imparfait; on ne peut l'utiliser avec sécurité, que si l'on opère sur des poids faibles de précipité.

Lorsqu'on veut laver une masse un peu considérable, il vaut mieux recourir à la *décantation* : on délaie le précipité dans un volume suffisant de liquide, on le laisse se déposer et on l'isole en inclinant convenablement le vase qui le contient. En répétant ces opérations un certain nombre de fois, on arrive à un lavage très exact.

§ 10. SOLIDIFICATION. CONGÉLATION.

On appelle *solidification* le phénomène qui est produit quand un liquide passe à l'état solide, et spécialement *congélation* la solidification réalisée à des températures inférieures à 0 degré.

On se sert de la congélation non seulement pour solidifier les corps,

Fig. 42. — Appareil Carré pour la production de la glace (*).

mais aussi pour séparer d'un mélange les produits qui ne cessent pas d'être fluides, quand on les refroidit dans une limite déterminée.

L'abaissement artificiel de la température est encore utilisé dans la distillation, pour assurer la condensation des liquides très volatils. On lui demande aussi la conservation des produits qui ne supportent pas, sans se vaporiser ou sans se décomposer, une température de quelques degrés au-dessus de zéro. Dans ces deux cas, on fait une *réfrigération* et non une congélation véritable.

L'eau est le liquide qu'on solidifie le plus fréquemment. Un grand nombre d'appareils ont été proposés pour la fabrication de la glace ; un des plus

(*) A, Chaudière contenant de l'ammoniaque liquide. B, condensateur. D, réfrigérant rempli d'eau froide, d, cylindre mobile placé dans le condensateur et contenant l'eau à congeler. EE', tubes de communication entre la chaudière et le condensateur. g, thermomètre. h, ouverture pour l'introduction de l'ammoniaque.

simples est celui de M. Carré (fig. 42), qui a pour principe le froid produit
par la volatilisation de l'ammoniaque.

Pour faire fonctionner cet appareil, on chauffe pendant quelques instants
la chaudière A sur un petit four-
neau ; l'ammoniaque se volatilise et
se condense dans le réservoir B. En
plongeant alors la chaudière dans
le réfrigérant D, on détermine le
retour de l'ammoniaque à son point
de départ, grâce au vide produit
pendant la première partie de
l'opération. La chaleur nécessaire
à cette seconde vaporisation est
empruntée au cylindre mobile *d*,
dont l'abaissement de température
amène rapidement la solidification
de l'eau qu'il contient.

M. Vincent obtient le même résultat en vaporisant du chlorure
de méthyle dans un vase à double
fond, où l'on met la substance à
refroidir. M. Pictet a utilisé l'acide
sulfureux liquide, M. Tellier l'oxyde
de méthyle, M. Cailletet l'acide
carbonique liquide. L'appareil de
ce dernier inventeur, représenté
figure 43, permet la fabrication
rapide de la glace et les opérations de laboratoire où il est nécessaire de produire un fort abaissement de température.

Fig. 43. — Cryogène de M. Cailletet.

Lorsqu'on ne possède aucun de ces instruments, on peut faire de la
glace, ou abaisser la température à un degré déterminé, au moyen d'un
des mélanges ci-après :

Sulfate de sodium pulvérisé..........	4	de + 10° à — 8°
Acide sulfurique à 36°..............	3	
Chlorure d'ammonium..............	5	
Nitrate de potassium..............	5	de + 10° à — 12°
Eau............................	16	
Nitrate d'ammonium..............	1	de + 10° à — 16°
Eau............................	1	
Sulfate de sodium................	8	de + 10° à — 17°
Acide chlorhydrique.	5	
Neige ou glace pilée..............	2	de 0° à — 20°
Sel marin......................	1	
Phosphate de sodium...	9	de + 10° à — 29°
Acide azotique..................	4	

§ 11. ÉVAPORATION.

L'*évaporation* est une opération qui consiste à volatiliser des liquides tenant en dissolution des principes médicamenteux, que l'on veut concentrer sous un moindre volume, ou dissiper entièrement.

On en distingue trois modes : *évaporation spontanée, évaporation dans le vide, évaporation par la chaleur.*

1° L'ÉVAPORATION SPONTANÉE est celle qui se produit quand on abandonne à l'air libre un liquide volatil. Elle est d'autant plus prompte que l'*air* est *plus sec, plus chaud, plus rapidement renouvelé,* et que le liquide offre une plus large surface à son action. Il est nécessaire de recouvrir les liquides qu'on évapore par cette méthode, avec un papier ou une toile métallique, qui les préserve de la poussière sans empêcher leur volatilisation.

Cette opération est sûre et rapide, quand elle porte sur des liquides très volatils, tels que l'alcool, l'éther, le chloroforme. Elle est très lente avec l'eau ; et il ne faut pas oublier que, dans ce milieu, certains médicaments peuvent éprouver des altérations profondes, au contact de l'air.

Il est souvent commode de l'effectuer sous une cloche, en plaçant, à côté de la capsule qui contient le liquide à évaporer, une substance pouvant absorber les vapeurs, à mesure qu'elles se produisent. L'acide sulfurique, le chlorure de calcium, la chaux, s'emparent facilement de la vapeur d'eau. Liebermann a indiqué la paraffine comme très propre à absorber les vapeurs d'éther, de chloroforme, de sulfure de carbone ou de benzine.

2° L'ÉVAPORATION DANS LE VIDE est obtenue en plaçant les liqueurs à évaporer dans un appareil fermé, où l'on fait le vide au moyen de la machine pneumatique, par la condensation de la vapeur d'eau dont on le remplit tout d'abord, ou à l'aide d'une trompe.

Les bénéfices de cette méthode sont d'éviter l'élévation de la température et la présence de l'oxygène, causes principales de la décomposition des produits organiques, et de rendre l'évaporation plus prompte que par tous les autres moyens.

Quand on évapore sous la cloche de la machine pneumatique, on place à côté du liquide : de la chaux vive, du chlorure de calcium, de la potasse caustique, ou toute autre substance susceptible d'absorber les vapeurs, comme dans le cas précédent.

3° L'ÉVAPORATION PAR LA CHALEUR est réalisée de plusieurs manières :

a. Si les liquides sont faciles à volatiliser ou altérables par la chaleur, on en met une couche mince dans des vases peu profonds, que l'on dispose dans une étuve chauffée à 40° environ.

b. On chauffe, au bain-marie ou à la vapeur d'eau, ceux qui peuvent supporter une température de 100°.

c. Enfin, on évapore à feu nu ceux que la chaleur ne décompose pas.

Hempel a proposé d'évaporer les liquides par le rayonnement d'une flamme annulaire disposée de manière à lécher leur surface. On évite ainsi les projections qui se produisent, quand on chauffe à feu nu, et l'opération marche six fois plus rapidement qu'au bain-marie.

Les évaporations se font dans des vases de verre, de porcelaine, de fer, de cuivre, de plomb, d'argent, de platine, selon les propriétés chimiques des liqueurs à traiter.

§ 12. VAPORISATION.

La *vaporisation* est, comme l'opération précédente, une transformation des corps en vapeurs.

Mais la vaporisation et l'évaporation diffèrent, pratiquement, en ce que la première a pour but l'emploi des vapeurs obtenues, et la deuxième celui du résidu. Elles diffèrent aussi en ce que la vaporisation peut être subie par les corps solides et par les liquides, tandis que les liquides seuls peuvent être évaporés.

§ 13. DISTILLATION.

On nomme *distillation* l'opération qui consiste à isoler les corps volatils de ceux qui ne le sont pas, ou qui le sont à un moindre degré.

Son invention est généralement attribuée aux Arabes, en particulier à Geber, qui vivait au VII° siècle. On a prétendu aussi qu'Aristote, Hippocrate, Pline, Galien et d'autres l'avaient connue.

Les anciens pharmacologistes distinguaient trois espèces de distillation :

Distillation *per ascensum*, qu'on faisait dans les alambics ;

Distillation *per latus*, ou à la cornue ;

Distillation *per descensum*, dans laquelle on obligeait les vapeurs à se diriger de haut en bas, comme on le faisait pour la préparation du zinc, d'après la méthode anglaise. Ces dénominations sont tombées en désuétude et la distillation *per descensum*, très défectueuse dans son principe, n'est plus appliquée à la préparation des médicaments. On emploie aujourd'hui cinq modes de distillation, appelés : *distillation simple, cohobation, rectification, distillation fractionnée, distillation sèche* ou *sublimation*.

A. **Distillation simple.** — 1° A L'ALAMBIC. — Un *alambic* (fig. 44) est un appareil en cuivre étamé, formé de plusieurs pièces, dont l'une C porte le nom de *cucurbite* et reçoit le liquide à distiller ; la seconde, ou *chapiteau* A, est placée sur la première et conduit les vapeurs, par un large tube recourbé, dans le serpentin S, où elles se condensent. Le serpentin est un tube d'étain contourné en spirale, et entouré d'eau froide constamment renouvelée. Une quatrième pièce B, appelée *bain-marie*, se met à volonté entre le chapiteau et la cucurbite, dans laquelle elle pénètre profondément. Elle sert à la distillation des liquides plus volatils que l'eau, et à celle des plantes qu'on traite par la vapeur (1).

Pour se servir de l'alambic, on remplit la cucurbite, au plus au deux

(1) Voy. EAUX DISTILLÉES.

tiers, avec le liquide à distiller. On ajuste le chapiteau sur la cucurbite et
sur le serpentin, puis on assujettit
des bandes de toile ou de papier,
sur toutes les jointures, avec de la
colle d'amidon ou de farine, de
manière à obtenir une fermeture
exacte.

Des condensateurs de formes diverses ont été proposés par Gadda,
Mitscherlich, Schrader, Kolle, etc.,
pour remplacer le serpentin, qui
est d'un nettoyage difficile. Mais
ces appareils ne condensent pas
plus exactement les vapeurs ; aussi
leur usage est-il assez restreint.

Fig. 44. — Alambic (*).

2° A LA CORNUE. — La distillation à la cornue repose sur le même principe
que la précédente, et l'appareil dans lequel on l'exécute (fig. 45) offre une

Fig. 45. — Appareil distillatoire (**).

grande analogie avec l'alambic. Il se compose d'une cornue C en verre,
en grès ou en porcelaine, suivant la nature des corps à distiller; on y

Fig. 46. — Réfrigérant de Liebig (***).

adapte une allonge A, suivie d'un récipient R, dans lequel s'achève la condensation commencée dans l'allonge et facilitée par un arrosage continu à

(*) C, cucurbite. V, tubulure pour introduire les liquides dans la cucurbite. B, bain-marie. A, chapiteau.
T, tubulure pour introduire les liquides dans le bain-marie. S, serpentin. E, entonnoir conduisant l'eau
froide au fond du réfrigérant. D, trop-plein. O, bec d'écoulement du serpentin. R, clé pour enlever l'eau du
réfrigérant.
(**) C, cornue. A, allonge. B, ballon récipient.
(***) TT', tube de verre dans lequel passent les vapeurs à condenser. C, manchon métallique rempli d'eau
froide qu'on introduit par l'entonnoir E, et qui s'échappe par le tube recourbé S.

l'eau froide. Un tube, fixé dans la tubulure du récipient, est destiné à mettre la pression intérieure de l'appareil en équilibre avec celle de l'atmosphère ; souvent aussi il sert à conduire, dans une cheminée d'appel, les produits gazeux de la distillation, quand ils sont nuisibles.

On peut remplacer avantageusement l'allonge par le réfrigérant de Liebig (fig. 46), ou par celui de Cloez (fig. 47), c'est-à-dire par un cylindre de zinc, de laiton, ou de verre C, dans lequel un tube de verre TT' livre passage aux vapeurs à condenser et se trouve entouré d'eau froide, qu'on introduit en E et qui sort en S.

Pour la condensation des vapeurs dangereuses à respirer ou volatiles à une basse température, il est bon de prendre pour récipient un flacon allongé ou un matras, que l'on plonge dans un mélange réfrigérant (*page 26*).

Deux précautions doivent être prises, dans les opérations à la cornue : 1° ne pas chauffer trop de liquide à la fois, de peur que l'ébullition n'en projette dans l'allonge quelques gouttes, qui se mêleraient ensuite au produit distillé ; 2° mettre dans la cornue des fils de platine ou quelques fragments de pierre ponce, ou de verre, parfois même de petites rondelles de liège, pour faciliter l'ébullition, qui est toujours inégale et accompagnée de soubresauts dans les vases de verre.

Si l'on a besoin de distiller à des températures inférieures à 100°, on immerge la cornue dans un bain-marie, à la surface duquel on verse une couche d'huile, qui s'oppose à l'évaporation de l'eau, et on observe la température à l'aide d'un thermomètre placé dans le bain-marie. Ce dispositif est insuffisant lorsqu'il s'agit de distiller les liquides au-dessous de leur point d'ébullition. Dans ce cas on a recours à des appareils où l'on peut réaliser un vide partiel. Celui de M. Égrot (fig. 48) remplit ce but ; on le chauffe à la vapeur ou au bain-marie. Pour recueillir les produits distillés dans le vide, M. G. Berlemont construit un petit instrument d'une adaptation facile et qui permet de répartir le liquide en trois récipients distincts (fig. 49).

Veut-on, au contraire, atteindre des températures supérieures à 100°, on remplace l'eau du bain-marie par du sable fin ou par des dissolutions salines. Voici l'indication des températures qu'on peut obtenir en se servant des solutions saturées de quelques sels :

Fig. 47. — Manchon de verre avec serpentin de Cloez.

Carbonate de sodium	104°,6
Chlorure de sodium	108 ,4
Nitrate de potassium	115 ,9
— de sodium	121
Carbonate de potassium	135
Nitrate de calcium	151
Chlorure de calcium	179 ,5
Nitrate d'ammonium	180

Avec un bain de mercure, on peut aller jusqu'à 150° ; avec l'acide sulfurique, jusqu'à 200° ; avec les huiles ou la paraffine, jusqu'à 300° ; avec l'alliage fusible de d'Arcet, on atteint le rouge sombre.

B. **Cohobation**. — La cohobation est une opération qui consiste à chauffer une seconde et même une troisième fois le liquide distillé, avec le résidu

Fig. 48. — Appareil Égrot pour distiller
dans le vide.

Fig. 49. — Appareil Berlemont,
pour recueillir les liquides distillés dans le vide.

de la première opération ou avec une nouvelle quantité de substance. Elle s'applique principalement à la distillation des plantes.

C. **Rectification**. — La rectification est une distillation lente, qu'on fait subir aux liquides, pour les purifier. Elle est généralement effectuée à la cornue.

D. **Distillation fractionnée**. — Quand on veut séparer plusieurs liquides mélangés, dont le point d'ébullition n'est pas le même, on les distille en plongeant un thermomètre dans la vapeur. Chaque fois que la température s'élève, pendant l'ébullition, on change le récipient et, de cette manière, on isole les divers éléments du mélange.

La séparation n'est jamais complète. On la rend un peu plus exacte, en faisant communiquer le générateur et le réfrigérant au moyen de tubes à plusieurs boules, imaginés par Wurtz et perfectionnés par divers chimistes, notamment par Lebel et Henninger, Barillot, etc. Ces tubes (fig. 50 et 51) favorisent le départ des vapeurs les plus volatiles, en provoquant la condensation des autres, qui retombent incessamment dans le liquide en ébullition, jusqu'au moment où l'élévation de la température permet leur passage dans le récipient.

MM. Claudon et Morin ont remplacé le tube à boule par un appareil métallique, à colonne, qui donne d'excellents résultats et qui abrège considérablement les opérations (fig. 52). Plus récemment, M. Lebel a préconisé un serpentin surbaissé, avec lequel il a obtenu les mêmes résultats qu'avec les colonnes (fig. 53).

Fig. 50. — Tube à boules de Wurtz.   Fig. 51. — Tube de Barillot pour distillation fractionnée

E. **Distillation sèche ou sublimation.** — La distillation des corps solides prend ordinairement le nom de *sublimation*. On l'effectue le plus souvent dans des matras de verre, ou dans des cornues de grès ou de porcelaine. La condensation des vapeurs étant presque toujours facile ne nécessite pas l'emploi du réfrigérant ; on couvre imparfaitement les matras, on bouche à demi les cornues et cela suffit.

§ 14. CRISTALLISATION.

La *cristallisation* est le phénomène qui s'accomplit quand un corps prend l'état solide, en affectant une forme géométrique déterminée. On la produit *par dissolution*, *par fusion* et *par volatilisation*.

1° **Par dissolution.** — Ce mode est celui qui permet le plus grand nombre de cristallisations, aussi est-il le plus employé. On le pratique de plusieurs manières.

a. On abandonne la dissolution à l'évaporation spontanée ou à l'étuve. C'est le procédé qui fournit les plus beaux cristaux.

b. On fait dissoudre les corps, jusqu'à refus, dans les liqueurs bouillantes. La cristallisation a lieu pendant le refroidissement, en vertu de la moindre solubilité du produit à une basse température.

c. On concentre les dissolutions trop étendues, jusqu'à ce qu'elles aient acquis une consistance convenable, qui est spéciale à chaque substance. Elles cristallisent alors plus ou moins promptement, au repos.

Les cristaux volumineux ne se forment que dans des dissolutions peu

Fig. 52. — Appareil métallique à colonne de MM. Claudon et Morin.

concentrées et qui s'évaporent avec beaucoup de lenteur. Par contre, les cristaux très fins se produisent quand on agite vivement une liqueur très chargée, au moment où elle va se prendre en masse. Une table, dressée par MM. Finot et Bertrand, indique la densité que doit avoir la solution d'un grand nombre de sels, pour fournir une belle cristallisation.

Lorsqu'une dissolution reste à l'état de sursaturation, il suffit pour provoquer immédiatement la cristallisation, d'y projeter un cristal de la même nature que ceux dont elle saturée.

2° Par fusion. — On fait cristalliser par fusion les corps auxquels on ne connaît pas de dissolvant neutre, tels que les métaux, les alliages, et ceux dont on veut modifier la forme cristalline, comme le soufre. Pour y parvenir, on fait fondre ces corps au feu, dans un creuset ou dans tout autre vase, et on laisse refroidir lentement. Dès qu'il s'est formé une croûte solide à la surface, on la perce et on fait écouler la partie encore liquide. On trouve les cristaux au fond du creuset et sur ses parois.

3° Par volatilisation. — Quand on veut faire cristalliser un corps par sublimation, on l'introduit dans un matras ou dans une cornue, que l'on chauffe au bain de sable. L'opération terminée, on brise la cornue ou le matras, et on enlève les cristaux qui tapissent la voûte. Ce moyen est employé pour faire cristalliser le calomel et [plusieurs autres chlorures métalliques, les sels ammoniacaux, etc.

Fig. 53. — Tube de Lebel pour distillation fractionnée.

§ 15. DESSICCATION.

La *dessiccation* a pour objet d'enlever aux médicaments l'eau dont ils sont imprégnés. On la pratique de plusieurs manières.

1° Tantôt on sèche à l'air libre et à la température ordinaire. On se borne alors à étaler les substances en couche mince, après les avoir divisées, et à renouveler fréquemment les surfaces en contact avec l'air. C'est ainsi qu'on dessèche le sesquioxyde de fer hydraté et la plupart des plantes (1).

2° On comprime dans du papier non collé les sels qui ne peuvent, sans être effleuris, subir l'action de l'air sec. Dans cette catégorie sont : les sels de sodium en général, le sulfate de magnésium, le tartrate double de potassium et de sodium, etc.

3° Les sels que la chaleur altère sont exposés, sous une cloche, à l'action dessiccative de l'acide sulfurique concentré ou de toute autre substance avide d'eau (fig. 54).

4° Lorsque les médicaments supportent, sans altération, une température de 100 à 200°, on les sèche dans des chambres de capacité quelconque, où circule un courant d'air chaud et que l'on nomme *étuves*. L'étuve à huile de Gay-Lussac (fig. 55) est suffisante quand on n'opère que sur de petites proportions de matière. Dans le cas contraire, on construit des chambres en maçonnerie, d'une disposition spéciale, pourvues d'un foyer avec lequel elles n'ont aucune communication. Les produits de la combustion sont dirigés dans plusieurs tuyaux de tôle qui, parcourant l'étuve

(1) Voy. livre II.

horizontalement, en échauffent l'intérieur, sans permettre aux cendres de se répandre sur les objets que l'on dessèche. L'air doit traverser l'étuve avec une certaine lenteur, autrement il produirait un refroidissement préjudiciable à la dessiccation. On conçoit d'ailleurs qu'une étuve doive offrir un aménagement différent, suivant les besoins pour lesquels elle est établie.

5° On peut aussi sécher en les soumettant directement au feu, dans des

Fig. 54. — Appareil pour dessécher au moyen de l'acide sulfurique.

Fig. 55. — Étuve de Gay-Lussac (*).

vases appropriés, toutes les matières que ne décompose pas une haute température.

6° Levallois a établi qu'on peut sécher les plantes, au moins partiellement, en les immergeant dans une solution de chlorure de calcium ou de chlorure de magnésium. La durée de l'immersion varie de 20 à 60 heures au plus, suivant la nature du végétal. Ce procédé offre de l'intérêt pour la dessiccation des plantes aromatiques, dont il conserve le parfum sans altération.

§ 16. TROCHISCATION.

On donne le nom de *trochiscation* à la manipulation au moyen de laquelle on divise, en petites masses coniques, les précipités encore humides de l'eau qui a servi à leur lavage. On fait subir cette opération à quelques poudres minérales, afin de hâter leur dessiccation.

Pour trochisquer, on place la pâte à diviser dans un entonnoir en verre ou en fer-blanc, que l'on introduit dans une planchette percée. En frappant légèrement sur la planchette, on détache de l'entonnoir de petits cônes, qu'on reçoit sur des feuilles de papier sans colle et qui portent le nom de *trochisques*. On fait sécher ces trochisques à l'étuve.

(*) E, entonnoir pour l'introduction de l'huile dans le double fond. O, ouverture pour la sortie de l'air aturé d'humidité. T, thermomètre.

§ 17. TORRÉFACTION.

La *torréfaction* consiste à soumettre à une chaleur modérée, pendant un temps généralement court, les corps que l'on veut priver d'eau, ou dont on veut modifier certains principes.

Cette opération n'est appliquée qu'aux matières organiques, sur lesquelles elle produit des effets très différents. On s'en sert pour développer l'arome du café, pour enlever au cacao l'odeur de moisi communiquée par le terrage, pour faire perdre à la rhubarbe ses propriétés purgatives, etc.

On torréfie les médicaments en les chauffant sur une plaque métallique, dans une capsule, ou dans un cylindre fermé tournant sur son axe. Il est indispensable d'agiter sans cesse la matière, pour empêcher qu'elle ne reçoive, en certains points, un excès de chaleur susceptible d'amener sa décomposition partielle.

§ 18. FUSION.

On nomme *fusion*, et quelquefois *liquéfaction*, l'opération dans laquelle on fait passer un médicament de l'état solide à l'état liquide, en le chauffant à une température convenable.

On réserve plus spécialement la deuxième dénomination à l'action de la chaleur sur les matières végétales ou animales fusibles : résines, graisses, etc. Cette opération est très simple et elle n'exige d'autre précaution que celle d'élever aussi peu que possible la température du corps à liquéfier.

Appliquée aux sels, la **fusion** est dite *aqueuse* ou *ignée*.

La *fusion aqueuse* a lieu quand on chauffe un sel renfermant de l'eau de cristallisation. C'est une véritable dissolution du sel, dans l'eau qui s'y trouve combinée.

La *fusion ignée* est la fusion des sels qui sont anhydres, soit naturellement, soit par suite d'une fusion aqueuse prolongée ou d'une dessiccation complète.

Cette opération est pratiquée, le plus souvent, dans des creusets de terre ou de métal, parfois dans des capsules d'argent ou de platine. Le choix à faire entre ces différents vases est dicté par les propriétés du corps à fondre. Quant à la température de la fusion, elle est invariable pour chaque substance et ne doit jamais être dépassée. Si l'on chauffait notablement au-dessus de ce point, on déterminerait souvent la volatilisation ou la décomposition des produits.

§ 19. CARBONISATION.

Carboniser, c'est mettre à découvert tout ou partie du carbone contenu dans une matière organique, en la chauffant en vase clos pendant un temps assez prolongé.

Lorsqu'on soumet un médicament à cette opération, la haute température à laquelle on le porte n'épargne guère que le charbon et les substances minérales fixes ; les autres éléments se volatilisent pour la plupart. Il est nécessaire d'opérer dans des vases bien fermés (creusets, capsules, cornues), sans quoi le carbone lui-même serait brûlé par l'oxygène de l'air.

Le bois est à peu près la seule substance que l'on carbonise aujourd'hui, pour les besoins de la pharmacie.

§ 20. CALCINATION, GRILLAGE.

La *calcination* a pour but de modifier profondément la composition des substances minérales. On la réalise en chauffant ces substances à une température très élevée, et souvent à l'air libre.

C'est par la calcination qu'on transforme le tartrate acide de potassium en carbonate du même métal, le sulfate ou l'oxalate ferreux en sesquioxyde de fer, l'iodate de potassium en iodure de potassium.

Quand elle exige l'intervention de l'air, elle prend le nom de *grillage*. On grille les sulfures métalliques, pour les convertir en sulfates et en oxydes.

§ 21. INCINÉRATION.

On donne spécialement le nom d'*incinération* à la calcination que l'on fait éprouver aux matières organisées, pour en extraire les substances minérales (*cendres*) qui s'y trouvent contenues.

Pour incinérer un corps, on le chauffe au rouge sombre ou au rouge vif, à l'air libre ou dans un courant d'air, selon sa nature. L'oxygène brûle le carbone et l'hydrogène des composés; l'azote est dégagé; il ne reste que les matières minérales fixes, ou volatiles à une température supérieure à celle à laquelle on a opéré.

Un grand nombre de substances ne brûlent que très lentement ; on active leur combustion en y ajoutant, quand cela est sans inconvénient, du chlorate de potassium, de l'azotate de potassium, d'ammonium ou d'urée, de l'acide sulfurique, etc. On peut également diriger un courant d'oxygène sur la matière à incinérer, au moment où elle est portée au rouge ; c'est même le meilleur moyen de hâter l'opération.

L'incinération est employée pour extraire le phosphate de calcium des os, le carbonate de potassium des plantes herbacées terrestres, le carbonate de sodium des algues marines, etc.

§ 22. RÉDUCTION.

La *réduction* est une opération qui consiste à soustraire de l'oxygène aux composés, soit pour abaisser leur degré d'oxydation, soit pour les désoxyder entièrement. On fait une réduction, lorsqu'on transforme l'acide sulfurique SO^3 en acide sulfureux SO^2, la litharge PbO en plomb métallique Pb, les sulfates en sulfures, etc.

Pour réduire un sel ou un oxyde, on le chauffe à une haute température, en présence d'un corps susceptible de lui enlever de l'oxygène et qu'on nomme *réducteur*.

Les agents de réduction le plus employés sont le carbone et l'hydrogène, qui forment, avec l'oxygène des composés, de l'oxyde de carbone, de l'acide carbonique et de l'eau.

La chaleur peut aussi, à elle seule, jouer le rôle de réducteur, vis-à-vis des combinaisons facilement décomposables, telles que les oxydes des métaux des dernières sections.

§ 23. FERMENTATION.

Pasteur a nommé *fermentation* le phénomène qui s'accomplit lorsqu'un composé organique est transformé en corps, généralement plus simples, par un *ferment* toujours dépourvu de chlorophylle, qui vit de la vie anaérobie au milieu du liquide fermentescible.

Les *ferments* sont des organismes unicellulaires, dont le rôle est encore enveloppé d'obscurité. On y distingue deux groupes principaux :

1° Les *Levures* ou Saccharomycètes (*Saccharomyces*) ;

2° Les *Bactéries* ou Schizomycètes (*Micrococcus, Bacterium, Bacillus, Vibrio, Spirillum, Spirochæte*).

Placés sur les confins des champignons et des algues inférieurs, ces microbes sont rangés par les naturalistes tantôt dans l'une, tantôt dans l'autre famille. En général, cependant, on considère les levures comme des champignons et les bactéries comme des algues.

A côté des fermentations intimement liées à la vie des ferments, on place des transformations chimiques analogues, provoquées par des principes solubles, émanés d'organismes vivants, mais susceptibles d'agir après en avoir été isolés. On donne à ces métamorphoses le nom de *fermentations indirectes*, et aux agents qui les produisent ceux de *diastases*, de *zymases*, de *ferments solubles* ou de *ferments indirects*. Les plus importants de ces ferments solubles sont : la *diastase*, l'*émulsine*, la *myrosine*, l'*invertine*, la *pepsine*, la *pancréatine*, la *ptyaline*, la *papaïne*.

Le mécanisme des transformations qu'ils opèrent est, à l'heure actuelle, au moins aussi impénétrable que celui des dédoublements dus aux ferments figurés. On incline à croire qu'ils contractent tout d'abord, avec la substance fermentescible, une combinaison que l'eau détruit ensuite, en les régénérant. Cette interprétation hypothétique se trouve fortifiée par les travaux de Wurtz sur la papaïne.

Les fermentations intéressant la pharmacie seront étudiées avec les corps qu'elles servent à produire ou à dédoubler. Seule, la fermentation alcoolique mérite ici une mention particulière, parce que ses fréquentes applications peuvent la faire regarder comme une opération générale.

Fermentation alcoolique. — La *fermentation alcoolique* est celle que subissent les matières sucrées, sous l'influence de ferments végétaux, notamment de la levure de bière (*Saccharomyces cerevisiæ*). Elle consiste, essentiellement, dans la transformation du sucre en alcool et en acide carbonique (Voy. *Glucose*).

Pour la produire, on délaie de la levure de bière dans une solution de la substance fermentescible, et on expose le mélange *à une température de 25 à 30°*. Les proportions les plus convenables pour obtenir une fermentation rapide sont les suivantes :

Sucre... 16
Eau... 80
Levure en pâte.. 4

Les dernières expériences de Dumas ont démontré que cette opération est susceptible d'être régularisée et mesurée, à la manière d'une réaction chimique. Voici les conclusions de l'illustre savant :

« La durée de la fermentation alcoolique est exactement proportionnelle à la quantité de sucre contenue dans le liquide ;

» Sa marche est plus lente dans l'obscurité et dans le vide ;

» Pendant la fermentation, il ne se produit pas d'oxydation. Au contraire, le soufre se change en hydrogène sulfuré ;

» Les gaz neutres ne modifient pas le pouvoir de la levure ;

» Les acides très affaiblis ne le changent pas ; mais, à dose élevée, ils le détruisent ;

» Les alcalis très affaiblis retardent la fermentation ; plus abondants, ils la suppriment ;

» Les carbonates alcalins ne l'empêchent qu'à dose très élevée ;

» Les carbonates terreux ne l'arrêtent pas ;

» Les sels neutres de potassium et ceux de quelques autres bases lui laissent son allure naturelle ;

» Le borax neutralise l'action de la levure sur le sucre. »

On sait, depuis longtemps, que la fermentation est entravée par : le chlore, l'iode, le tannin, la glycérine, la créosote, l'acide phénique, l'alcool, les essences de térébenthine et de citron, les sulfites, les bisulfites, le chlorure mercurique et un grand nombre d'autres sels métalliques.

§ 24. DIALYSE.

La *dialyse* est une opération proposée par Graham, pour séparer les substances cristallisables (*cristalloïdes*) des substances incristallisables (*colloïdes*) avec lesquelles elles se trouvent mélangées dans une dissolution. On la pratique au moyen d'un appareil nommé *dialyseur* (fig. 56).

Le dialyseur est composé de deux vases ; l'un sert de récipient et supporte l'autre, qui est la pièce principale et qu'on nomme *tambour*. Le tambour (fig. 57) est un manchon pouvant affecter différentes formes et dont l'extrémité inférieure est fermée par une feuille de parchemin végétal.

Lorsqu'on veut employer cet appareil, on fait préalablement macérer le parchemin dans l'eau, pendant 10 à 12 heures et, quand il est devenu translucide, on le tend soigneusement sur le tambour, en le serrant avec un fil. On met de l'eau distillée dans le récipient, on y plonge la partie inférieure du tambour, puis on verse sur le parchemin la liqueur à dialyser. Pour que la dialyse soit rapide, il faut que la hauteur du liquide déposé sur le parchemin n'excède pas 12 millimètres. De plus, l'eau du récipient doit être en assez grande quantité, ou plusieurs fois renouvelée pendant l'opération. Dans ces conditions, 24 heures à peu près suffisent pour dialyser un liquide.

Un filtre de papier parchemin est un dialyseur très pratique et à grande surface.

Tous les cristalloïdes (sels, alcaloïdes, sucres, etc.) traversent facilement le parchemin végétal, qui, au contraire, ne livre pas passage aux

Fig. 56. — Dialyseur.   Fig. 57. — Tambour du dialyseur.

colloïdes, tels que la gélatine, le caramel ou l'albumine. Cette loi souffre toutefois exception pour certaines substances incristallisables, en petit nombre d'ailleurs. Ainsi, la gomme, le tannin et la dextrine se diffusent à travers le parchemin, mais avec une très grande lenteur.

La dialyse n'a pas encore été utilement appliquée à la préparation des médicaments, mais il est probable qu'elle le sera dans l'avenir. Dès à présent, elle sert à l'analyse de quelques produits et elle méritait, à ce titre, une courte mention.

§ 25. PESAGE, MESURAGE.

La connaissance exacte des anciens poids et mesures et de ceux qui sont encore en usage chez les différentes nations n'est pas indispensable, aujourd'hui que le système métrique est universellement répandu et qu'il a été adopté, en principe, par l'Europe entière. Cependant, comme elle est nécessaire pour l'intelligence des anciens livres et des pharmacopées étrangères, voici, sous forme de tableaux, des notions empruntées sur ce sujet au Codex français et à diverses autres sources.

Rapport de la livre métrique et de l'ancienne livre poids de marc avec le gramme.

	VALEUR DE LA LIVRE	
	métrique.	poids de marc.
	gr.	gr.
2 livres....................................	1000.00	979.01
1 livre ou 16 onces..........................	500.00	489.51
1/2 livre ou 8 onces.........................	250.00	244.75
1/4 de livre ou 4 onces......................	125.00	122.38
1 once......................................	31.25	30.59
1/2 once ou 4 gros..........................	15.62	15.30
2 gros......................................	7.81	7.65
1 gros ou 72 grains.........................	3.90	3.82
2 scrupules ou 48 grains....................	2.60	2.55
1/2 gros ou 36 grains.......................	1.95	1.91
1 scrupule ou 24 grains.....................	1.30	1.27
1 grain.....................................	0.054	0.053

Rapport des différents poids médicinaux étrangers avec le poids du gramme.

	LIVRE. Gr.	ONCE. Gr.	GROS. Gr.	SCRUP. Gr.	GRAIN. Gr.
Autriche	420.009	35.001	4.375	1.458	0.073
Belgique	375.000	31.250	3.906	1.302	0.065
Hollande					
Amérique (livre Troy)	373.246	31.104	3.888	1.295	0.065
Angleterre (livre avoir du poids)	453.592	28.340	3.888	1.296	0.065
Bavière	360.000	30.00	3.750	1.25	0.063
Russie	358.322	29.860	3.732	1.244	0.062

	LIVRE. Gr.	ONCE. Gr.	GROS. Gr.	SCRUP. Gr.	GRAIN. Gr.
Prusse					
Saxe					
Norwège	357.854	29.812	3.727	1.242	0.062
Nuremberg					
Wurtemberg					
Berne	356.778	29.715	3.714	1.238	0.062
Suède	356.437	29.686	3.711	1.237	0.062
Hambourg	350.784	29.232	3.654	1.218	0.061
Hanovre					
Espagne	345.072	28.756	3.595	1.198	0.050
Portugal	344.190	28.683	3.585	1.195	0.050
Rome	339.151	28.263	3.533	1.177	0.049

Les pharmacopées anglaise et américaine font usage de mesures de capacité spéciales :

	ÉTATS-UNIS. Litres.	ÉTATS-UNIS. Grammes.	ANGLETERRE. Litres.	ANGLETERRE. Grammes.
Gallon = 8 pintes	3.785	3785	4.543	4543
Quart	0.946	946	1.135	1135
Pinte = 16 onces fluides	0.473144	473.144	0.567936	567.936
Once fluide	0.029571	29.571	0.028896	28.896
Drachme	0.003696	3.606	0.003549	3.549
Scrupule fluide	0.001232	1.232	»	»
Minime	0.0000616	0.0616	0.000059	0.059

Évaluation en poids des cuillerées, verrées, etc. :

	Grammes.
Une cuillerée à café d'eau équivaut à	5
— à dessert —	10
— ordinaire —	15
Une verrée équivaut à 10 cuillerées ordinaires, ou	150
Un œuf de poule récemment pondu pèse, terme moyen	64
— le blanc seul —	40
— le jaune seul —	20

Dosage par gouttes. — Il est d'usage, en médecine, de doser par gouttes un grand nombre de médicaments ; cet usage est regrettable à plus d'un titre. En effet, les conditions d'échappement étant les mêmes, le poids des gouttes varie d'après la densité et la cohésion des liquides, sans qu'il soit possible de déterminer, *à priori*, l'étendue de ces variations. Ce poids dépend encore du diamètre du tube d'écoulement, de la température des liqueurs et de la pression qu'elles supportent. Ces remarques suffisent pour établir que le dosage par gouttes expose à des écarts considérables, quand on le fait au hasard.

Réveil s'est attaché à le régulariser. Il a démontré que le poids d'une

Fig. 58, 59, 60, 61, 62. — Compte-gouttes de Lebaigue.

goutte de liquide, les autres influences étant négligées, est lié au *diamètre extérieur* du tube qui lui livre passage, l'action du diamètre intérieur se bornant à accélérer ou à retarder l'écoulement. Comme conséquence de ce fait, il a proposé l'usage du *compte-gouttes* de Salleron, construit sur ces principes et qui, à la température de 15°, fournit des gouttes d'eau pesant exactement 5 centigrammes.

Depuis, Lebaigue a confirmé l'affirmation de Réveil, relativement à l'influence du diamètre extérieur du tube d'écoulement et, de plus, il a prouvé que ce diamètre doit être rigoureusement de 3 millimètres, pour

Fig. 63. — Compte-gouttes posimétrique.

Fig. 64. — Compte-gouttes posimétrique.

donner des gouttes d'eau du poids de 5 centigrammes. Quand le diamètre d'écoulement dépasse cette dimension, le poids des gouttes s'élève sensiblement de 13 milligrammes par millimètre d'augmentation de diamètre. Les instruments construits d'après ces données (fig. 58, 59, 60, 61, 62) sont d'un usage commode et d'une grande exactitude lorsque, suivant l'observation de Lebaigue, on a soin de tenir leur tube capillaire très propre à l'extérieur. Malheureusement, ces compte-gouttes ne sont pas dans toutes les mains (1). En outre, l'adoption par le Codex d'un compte-gouttes titré suppose, chez le médecin, une mémoire assez heureuse pour retenir le poids d'une goutte de chaque médicament. Il est donc vrai de dire, que *la prescription médicale par gouttes est défectueuse et devrait toujours être remplacée par la prescription en poids*, la seule qui ne puisse donner lieu à des erreurs de mesure.

M. A. Jannin a cependant fait faire au dosage par gouttes un progrès qui tend à effacer l'inconvénient ci-dessus. Son compte-gouttes *posimétrique* (fig. 63 et 64) est un flacon dont le col est percé de deux trous communiquant avec deux rainures tracées dans le bouchon. L'un de ces trous, H, sert à l'entrée de l'air dans le flacon; à l'autre on adapte un ajutage en métal argenté ou en caoutchouc durci G, qui livre passage au liquide à mesurer. Cet instrument présente sur les précédents deux avantages : il ne laisse pas le liquide remonter sur les bords exté-

Fig. 65. — Compte-gouttes filtre Léard.
Fig. 66. — Compte-gouttes Mann et Hilgen.

rieurs de l'ajutage, grâce au cône très ouvert qui termine celui-ci; en second lieu, il donne, avec un liquide d'une densité quelconque, des gouttes pesant exactement 5 centigrammes, pour peu que l'on augmente convenablement le diamètre de l'extrémité du cône, ainsi que l'a réalisé M. Jannin.

Parmi les similaires d'invention plus récente encore, il y a lieu de citer le *compte-gouttes-filtre* de Léard (fig. 65), qui donne des gouttes toujours très limpides, ce qui est avantageux particulièrement en oculistique, et celui de Mann et Hilgen (fig. 66), recommandable par la simplicité de sa construction et par la facilité de son nettoyage.

(1) Il n'est pas indispensable pour le pharmacien de se servir de ces instruments. On peut se contenter de noter, sur les flacons, le volume et le poids de 20 gouttes du liquide qu'ils renferment. Mais, comme chaque goulot laisse tomber des gouttes d'un poids différent, il faut modifier cette indication toutes les fois qu'on change le médicament de flacon. L'usage d'un compte-gouttes bien calibré est encore préférable de beaucoup.

Poids des gouttes obtenues avec le compte-gouttes normal à + 15°.

	Poids de 1 goutte.	Nombre pour 1 gr.
Acide acétique cristallisable D = 1,0635	0.0181	55
— azotique officinal D = 1,390	0.0434	23
— — alcoolisé (alcool nitrique)	0.0185	54
— chlorhydrique officinal D = 1,171	0.0476	21
— cyanhydrique médicinal au 1/200e	0.0500	20
— phénique (acide, 1 p.; alcool à 90°, 1 p,)	0.0200	50
— sulfurique officinal D = 1,843	0.0384	26
— — dilué au 1/20e	0.0500	20
— alcoolisé (eau de Rabel)	0.0185	54
Alcool à 90° D = 0,8339	0.0164	61
— à 80° D = 0,8638	0.0178	56
— à 60° D = 0,9133	0.0192	52
Alcoolature d'aconit (feuille)	0.0189	53
— — (racine)	0.0189	53
Ammoniaque liquide officinale D = 0,925	0.0454	22
Chloroforme D = 1,500	0.0178	56
Chlorure (per) de fer, solution officinale D = 1,26	0.0500	20
Créosote du hêtre D = 1,067	0.0232	43
Éther acétique D = 0,915	0.0172	58
— officinal D = 0,720	0.0111	90
— alcoolisé (liq. d'Hoffmann)	0.0139	72
Glycérine officinale D = 1,242	0.0400	25
Gouttes amères de Baumé	0.0189	53
— noires anglaises	0.0270	37
Huile de croton	0.0208	48
— phosphorée	0.0208	48
— volatile de menthe	0.0200	50
— — de pétrole	0.0175	57
— — de térébenthine D = 0,864	0.0185	54
Laudanum de Rousseau	0.0285	35
— de Sydenham	0.0303	33
Liqueur de Fowler au 1/100e	0.0434	23
Soluté de chloral au tiers	0.0322	31
— de chlorhydrate de morphine 1/20e et 1/100e	0.0500	20
— d'azotate d'argent au 1/8e, au 1/4, à PE	0.0500	20
— de sulfate d'atropine au 1/100e et au 1/1000e	0.0500	20
— — de strychnine —	0.0500	20
— — de zinc — et saturé.	0.0500	20
Teinture d'aconit (feuille)	0.0189	53
— — (racine)	0.0189	53
— de belladone	0.0189	53
— de cantharide	0.0175	57
— de castoréum	0.0175	57
— — éthérée	0.0721	82
— de colchique (bulbe)	0.0189	53
— — (semence)	0.0189	53
— de digitale	0.0189	53
— d'extrait d'opium	0.0189	53
— d'iode	0.0164	61
— de noix vomique	0.0175	57
— d'opium camphré (élixir parégorique)	0.0192	52
— de scille	0.0189	53
— de valériane	0.0189	53
Vin de colchique (bulbe)	0.0303	33
— — (semence)	0.0303	33
— Grenache D = 1,028	0.0303	33
Vinaigre, à 8 p. 100 d'acide réel	0.0384	26
— scilitique	0.0384	26

Températures. — Le thermomètre exclusivement adopté par le Codex, pour l'évaluation des températures, est le thermomètre centigrade. Les thermomètres de Réaumur et de Fahrenheit étant encore en usage dans plusieurs contrées, le tableau ci-après permettra de convertir leurs indications en degrés du thermomètre centigrade.

Tableau comparatif des thermomètres centigrade, Réaumur, et Fahrenheit.

CENTIGRADE.	RÉAUMUR.	FAHRENHEIT.	CENTIGRADE.	RÉAUMUR.	FAHRENHEIT.
— 20°	— 16°	— 4°	+ 55°	+ 44°	+ 131°
— 15	— 20	+ 5	60	48	140
— 10	— 8	14	65	52	149
— 5	— 4	23	70	56	158
0	0	32	75	60	167
+ 5	+ 4	41	80	64	176
10	8	50	85	68	185
15	12	59	90	72	194
20	16	58	95	76	203
25	20	77	100	80	212
30	24	86	105	84	221
35	28	95	110	88	230
40	32	104	115	92	239
45	36	113	120	96	248
50	40	122			

Densités. — On se sert, pour déterminer rapidement la densité des liquides, de plusieurs instruments, qui sont : l'*Aréomètre de Baumé*, le *Densimètre de Brisson* et l'*Alcoomètre centésimal de Gay-Lussac*.

L'*aréomètre de Baumé* est un instrument à graduation arbitraire, dont l'usage devrait être abandonné. Ses indications ne figurent pas au Codex de 1884; il est à désirer qu'elles disparaissent de tous les livres scientifiques.

Le **densimètre**, inventé par Brisson, est de forme analogue à celle des aréomètres de Baumé et gradué de telle sorte, que le chiffre marqué à son point d'affleurement dans un liquide représente la densité de celui-ci. Il suffit à tous les besoins.

On conserve encore cependant, pour l'essai de l'alcool, un aréomètre spécial, que Gay-Lussac, son inventeur, a nommé **alcoomètre centésimal**. L'alcoomètre diffère du densimètre, en ce qu'au lieu de fournir la densité du liquide alcoolique dans lequel on le plonge, il indique les *volumes* d'eau et d'alcool absolu dont celui-ci est formé. Lorsqu'il affleure par exemple à 80 degrés, cela veut dire que 100 centimètres cubes de l'alcool essayé se composent de 80 centimètres cubes d'alcool absolu et de 20 centimètres cubes d'eau. Il est divisé en 100 parties : le 0 placé au bas de la tige correspond à l'affleurement de l'appareil dans l'eau distillée à 15°, et le 100ᵉ degré correspond à l'affleurement dans l'alcool anhydre. On obtient les degrés intermédiaires en immergeant l'alcoomètre dans des mélanges d'eau et d'alcool contenant 90, 80, 70, etc., du premier liquide, pour 10, 20, 30, etc., du second.

Les indications de l'alcoomètre centésimal ne sont exactes qu'à la température de 15° ; prises à des températures différentes elles nécessitent des corrections, qu'on effectue au moyen de tables calculées par Gay-Lussac (V. *Alcool*).

Tableau des densités à + 12°,5, correspondant aux degrés de l'aréomètre de Baumé, avec le poids du litre du liquide pesé dans l'air, sous la pression de 0ᵐ,760 et à la même température. (Cette table peut servir à + 15° et à toute température voisine.)

POIDS DU LITRE DANS LE VIDE ou densité à + 12°,5.	DEGRÉS Aréométriques.	POIDS DU LITRE DANS L'AIR à + 12°,5.	POIDS DU LITRE DANS LE VIDE ou densité à + 12°,5.	DEGRÉS Aréométriques.	POIDS DU LITRE DANS L'AIR à + 12°,5.	POIDS DU LITRE DANS LE VIDE ou densité à + 12°,5.	DEGRÉS Aréométriques.	POIDS DU LITRE DANS L'AIR à + 12°,5.
0.99949	0	998,404	1.211	26	1210	1.537	52	1536
1.0061	1	1005	1.221	27	1220	1.5535	53	1552
1.0131	2	1012	1.231	28	1230	1.570	54	1569
1.0201	3	1019	1.2415	29	1240,5	1.587	55	1586
1.0271	4	1026	1.252	30	1251	1.604	56	1603
1.0341	5	1033	1.263	31	1262	1.621	57	1620
1.0411	6	1040	1.2735	32	1272,5	1.639	58	1638
1.0486	7	1047,5	1.284	33	1283	1.6575	59	1656
1.0561	8	1055	1.296	34	1295	1.676	60	1675
1.0641	9	1063	1.307	35	1306	1.6949	61	1694
1.0716	10	1070,5	1.319	36	1318	1.7149	62	1714
1.0791	11	1078	1.331	37	1330	1.7249	63	1734
1.0871	12	1086	1.343	38	1342	1.7554	64	1754
1.0951	13	1094	1.355	39	1354	1.7764	65	1775
1.1031	14	1102	1.367	40	1366	1.7979	66	1797
1.11164	15	1110,57	1.380	41	1379	1.8299	67	1819
1.1201	16	1119	1.393	42	1392	1.8424	68	1841
1.1286	17	1127,5	1.406	43	1405	1.8659	69	1865
1.1371	18	1136	1.4195	44	1418,5	1.8899	70	1889
1.1461	19	1145	1.4335	45	1432,5	1.9149	71	1914
1.1551	20	1154	1.4475	46	1446,5	1.9389	72	1938
1.164	21	1163	1.4615	47	1460,5	1.9649	73	1964
1.173	22	1172	1.476	48	1475	1.9909	74	1990
1.1825	23	1181,5	1.491	49	1490	2.01793	75	2017
1.192	24	1191	1.506	50	1505			
1.2015	25	1200,5	1.5215	51	1520,5			

Correspoudance des degrés de l'alcoomètre centésimal avec les densités.

DEGRÉS CENTÉSIMAUX.	DENSITÉS CORRESPONDANTES.	DEGRÉS CENTÉSIMAUX.	DENSITÉS CORRESPONDANTES.	DEGRÉS CENTÉSIMAUX.	DENSITÉS CORRESPONDANTES.	DEGRÉS CENTÉSIMAUX.	DENSITÉS CORRESPONDANTES.
0	1.000	26	0.970	52	0.931	78	0.870
1	0.998	27	0.969	53	0.929	79	0.867
2	0.997	28	0.968	54	0.927	80	0.864
3	0.996	29	0.967	55	0.925	81	0.862
4	0.994	30	0.966	56	0.923	82	0.859
5	0.993	31	0.965	57	0.921	83	0.856
6	0.991	32	0.963	58	0.918	84	0.853
7	0.990	33	0.962	59	0.916	85	0.850
8	0.989	34	0.961	60	0.914	86	0.847
9	0.988	35	0.959	61	0.912	87	0.844
10	0.987	36	0.958	62	0.910	88	0.841
11	0.985	37	0.957	63	0.907	89	0.838
12	0.984	38	0.955	64	0.905	90	0.835
13	0.983	39	0.954	65	0.903	91	0.831
14	0.982	40	0.952	66	0.900	92	0.828
15	0.981	41	0.951	67	0.898	93	0.824
16	0.980	42	0.949	68	0.896	94	0 820
17	0.979	43	0.947	69	0.893	95	0.817
18	0.978	44	0.946	70	0.891	96	0.813
19	0.977	45	0.944	71	0.888	97	0.809
20	0.976	46	0.942	72	0.886	98	0.804
21	0.975	47	0.940	73	0.883	99	0.799
22	0.974	48	0.938	74	0.880	100	0.795
23	0.973	49	0.937	75	0.878		
24	0.972	50	0.935	76	0.875		
25	0.971	51	0.933	77	0.873		

CHAPITRE II

—

I. CORPS SIMPLES

§ 1. ANTIMOINE. Sb. = 120.

Mentionné pour la première fois au xvᵉ siècle, dans les écrits de Basile Valentin.

Préparation. — Elle est industrielle et consiste à griller le sulfure d'antimoine et à réduire l'oxysulfure produit avec du charbon imprégné de carbonate de sodium.

Purification. — On rencontre souvent dans l'antimoine du commerce : du *fer*, du *plomb*, du *cuivre*, du *soufre* et de l'*arsenic*. Un grand nombre de moyens ont été donnés pour le purifier ; voici les principaux :

1º *Procédé de Liebig.* — On introduit dans un creuset de terre, après mélange exact :

Antimoine du commerce pulvérisé...................	1600 gr.
Sulfure d'antimoine naturel pulvérisé...............	100
Carbonate de sodium sec..........................	200

On chauffe au rouge, pour obtenir la fusion ; on laisse refroidir le creuset ; on en retire le culot d'antimoine, que l'on pulvérise et qu'on soumet à une fusion prolongée pendant deux heures, avec son poids de carbonate de sodium (*Codex*).

2º Lefort accuse le procédé Liebig de ne pas enlever l'arsenic en totalité. Il préfère oxyder l'antimoine avec le double de son poids d'acide azotique, laver l'acide antimonique obtenu, et le réduire en le chauffant avec du sucre.

3º On obtient de l'antimoine chimiquement pur, en chauffant au rouge :

Oxychlorure d'antimoine............................	100
Carbonate de sodium sec...........................	80
Charbon...	20
	(*Artus.*)

Propriétés physiques et chimiques. — L'antimoine est blanc, légèrement bleuâtre. Densité 6,72. Il offre, à sa surface, des traces de cristallisation en forme de feuilles de fougère. Il fond vers 460° ; il se volatilise lentement, à la chaleur blanche, dans un courant d'hydrogène. Il est très cassant et facile à pulvériser.

L'antimoine ne se combine pas à froid à l'oxygène, il se conserve sans altération dans l'air et dans l'eau ; mais il s'oxyde rapidement, quand on le fond au contact de l'air. Les acides minéraux étendus ne l'attaquent pas, à l'exception de l'acide azotique, qui le change en acide antimonique, sans le dissoudre. Il décompose l'eau à la température rouge, mais avec difficulté.

Essai. — L'antimoine est quelquefois mélangé de *fer*, de *plomb*, de *cuivre*, de *soufre* et d'*arsenic*.

Pour constater la présence de ces corps étrangers, on attaque le métal par l'acide azotique étendu et on filtre, pour séparer l'antimoine, qui s'est déposé sous forme d'acide antimonique. La liqueur précipite :

Par le chlorure de baryum, si elle contient de l'acide sulfurique provenant de l'oxydation du *soufre* ;

Par l'acide sulfurique, si elle contient du *plomb* ;

Par le ferrocyanure de potassium, si elle tient en dissolution du *fer* (opérer sur un liquide faiblement acide) ;

Elle est colorée en bleu par l'ammoniaque, quand il s'y trouve du *cuivre* ;

Elle donne des taches d'arsenic, dans l'appareil de Marsh, si elle est *arsenicale*.

Pharmacologie. — L'antimoine a été appliqué au traitement des maladies par Basile Valentin, d'abord, et presque aussitôt par Paracelse. Vanté outre mesure par le premier de ces alchimistes, qui, dans son enthousiasme, le nommait *une des sept merveilles du monde*, il ne tarda pas à tomber dans un discrédit général, à la suite d'accidents dus peut-être à l'arsenic, qu'on y rencontre souvent. Un arrêt du parlement défendit même, en 1566, d'employer les antimoniaux en médecine et, pendant un siècle que dura la proscription, une lutte ardente divisa les médecins, au sujet de ces médicaments. La guérison de Louis XIV, en 1658, par l'un des remèdes prohibés (*émétique*), rendit à l'antimoine la faveur qu'il a conservée depuis.

Au XVIIᵉ siècle, on l'administrait comme purgatif, sous forme de petites balles, religieusement conservées dans les familles et qu'on appelait *pilules perpétuelles*. On en façonnait aussi des gobelets, auxquels on donnait les noms de *coupes émétiques* et de *calices vomitoires*. Dans ces gobelets on faisait macérer du vin blanc, qui acquérait des propriétés émétiques, par suite d'une dissolution légère d'antimoine, provoquée par la crème de tartre du vin. Ce médicament, de composition très variable, se montrait peu constant dans ses effets.

La médecine n'a plus recours à l'antimoine libre. Mais elle se fait de puissants auxiliaires d'un certain nombre des combinaisons de ce métal, au premier rang desquelles il faut placer l'*émétique* et le *kermès*.

§ 2. ARGENT. Ag. = 108.

Préparation. — Elle a pour principe la conversion des métaux du minerai en chlorures, au moyen d'un grillage avec du chlorure de sodium ; leur mise en liberté par le fer, en présence du mercure qui s'en empare ; enfin la distillation de l'amalgame obtenu qui chasse le mercure, et la coupellation qui, éliminant le cuivre, laisse l'argent comme résidu.

Purification. — L'argent est souvent allié à du *cuivre*, dont on peut le séparer par divers procédés :

1° On dissout les métaux dans l'acide azotique et on précipite la dissolution par l'acide chlorhydrique. Le précipité est lavé avec soin, séché et calciné dans un creuset de terre, avec la moitié de son poids de carbonate de sodium anhydre. Il se forme du chlorure de sodium, l'acide carbonique se dégage et l'argent pur se réunit au fond du creuset :

$$CO^3Na^2 + 2\,AgCl = 2NaCl + Ag^2 + CO^2 + O.$$

2° On dissout l'alliage dans l'acide azotique, et on sature l'excès d'acide avec de la craie exempte de chlorure. Pour précipiter le cuivre, on porte la liqueur à l'ébullition et on y ajoute une nouvelle quantité de craie. Quand le ferrocyanure de potassium n'indique plus la présence du cuivre, on filtre, pour séparer le carbonate de cuivre. La liqueur contient des nitrates d'argent et de calcium qu'on précipite, à l'ébullition, par le carbonate de sodium. Le mélange de carbonate de calcium et d'argent, qui en résulte, donne, par calcination, de l'argent métallique et du carbonate calcaire. On lave le produit à l'acide chlorhydrique étendu, puis à l'eau distillée, et on le fond avec du borax. (*Grœger.*)

Propriétés physiques et chimiques. — L'argent est le plus blanc des métaux. Il est très malléable, très ductile et assez tenace ; mais il a peu de dureté. Sa densité est 10,53. Il fond vers 1000° et se volatilise rapidement, dans un courant de gaz. Lorsqu'il est fondu, il dissout 22 fois son volume d'oxygène, qu'il laisse dégager intégralement pendant le refroidissement.

Il est inaltérable, même au rouge ; il faut, pour l'oxyder, le soumettre à l'action du chalumeau à gaz oxygène et hydrogène. Il ne décompose l'eau que difficilement et aux températures les plus élevées. Son meilleur dissolvant est l'acide azotique. Les acides sulfurique et chlorhydrique ne l'attaquent que s'ils sont concentrés et bouillants. Les alcalis caustiques ne l'altèrent pas ; aussi a-t-on recours aux vases d'argent pour fondre ces alcalis, leurs carbonates et leurs azotates.

Essai. — Pour s'assurer que l'argent ne contient pas de *cuivre*, on le dissout dans de l'acide azotique et on sursature par un grand excès d'ammoniaque. La liqueur prend une teinte bleue, s'il y a du cuivre ; elle reste incolore, dans le cas contraire.

Pharmacologie. — La croyance aux propriétés médicinales de l'argent métallique est née chez les Arabes et s'est éteinte avec le xviie siècle. Paul d'Égine prétend que le simple contact de l'argent est propre à guérir les piqûres du scorpion. Avicenne indique la limaille d'argent comme remède aux palpitations du cœur et à la fétidité de l'haleine. Enfin au xviie siècle, lors de l'invasion de l'astrologie dans le domaine de la médecine, on fit de l'argent un spécifique des maladies cérébrales et, en vertu des *correspondances* alors admises entre la tête et le satellite de la terre, on lui donna les noms de *Lune* et de *Diane*, qu'il a conservés longtemps.

L'argent ne sert maintenant, en pharmacie, qu'à former une enveloppe protectrice à la surface des pilules et à préparer les sels argentiques.

§ 3. BISMUTH. Bi. = 210.

Préparation. — Le bismuth se rencontrant presque toujours à l'état natif, il suffit, pour le préparer, de chauffer son minerai dans des tuyaux de fonte légèrement inclinés.

Le métal coule dans les récipients disposés pour le recevoir, laissant dans les cylindres sa gangue quartzeuse infusible.

Purification. — Le bismuth renferme habituellement du *fer*, du *plomb*, du *nickel*, de l'*argent*, du *cuivre*, du *soufre* et de l'*arsenic*. Pour le purifier, il ne suffit pas de le fondre avec du nitrate de potassium. Il vaut mieux recourir au procédé suivant, donné par Méhu :

Dans un vase à large surface, on chauffe le métal à une température sensiblement plus élevée que celle de son point de fusion, jusqu'à ce qu'on ait oxydé le quart de la matière. Le soufre et l'arsenic se volatilisent à l'état d'acide sulfureux et d'acide arsénieux. On laisse refroidir, on pulvérise la masse métallique et on y mélange l'oxyde de bismuth qui la recouvrait, plus du carbonate de potassium (1) exempt de sulfates, du charbon et du savon desséché. On introduit ce mélange dans un creuset de terre, que l'on achève de remplir avec du charbon végétal en poudre et bien lavé. On ferme le creuset avec son couvercle et on le maintient, pendant une heure environ, à la température du rouge vif. On trouve au fond du creuset, après refroidissement, un alliage de bismuth et de potassium. On débarrasse cet alliage du métal alcalin, en le tenant en fusion dans un vase large et plat, de terre ou de fer ; le potassium s'oxyde ; on rejette sur les bords du vase la potasse formée et on cesse de chauffer, quand la surface du métal commence à se couvrir d'une couche jaune d'oxyde de bismuth.

Une seule opération ne suffit pas toujours pour purifier le bismuth ; souvent il en faut une seconde.

Propriétés physiques et chimiques. — Le bismuth présente un reflet rougeâtre. Il cristallise facilement, par fusion, en rhomboèdres, qui se recouvrent d'une mince pellicule d'oxyde offrant de riches teintes irisées. Sa densité est 9,8 et elle diminue par la pression (*Scheerer* et *Marchand*). Il fond à 264° et il se volatilise à 30° du pyromètre. Lorsqu'il est pur, il est malléable à chaud ; vers 100°, il se laisse ployer, en faisant entendre le *cri* de l'étain (*C. Méhu*).

L'air sec ne l'altère pas, mais il se ternit à l'air humide et il s'oxyde rapidement quand on le chauffe. Les acides étendus le dissolvent lentement ; concentrés, ils l'attaquent avec vivacité. L'eau décompose toutes ces dissolutions ; il se forme un sel basique, insoluble, et un sel neutre qui reste dissous.

Essai. — Lorsqu'on veut vérifier la pureté du bismuth, on le dissout dans l'acide azotique et on ajoute beaucoup d'eau à la solution. Le bismuth est précipité en grande partie. On filtre ; on fait passer un courant d'acide sulfhydrique dans la liqueur et, dans le précipité sulfuré qui se dépose, on recherche l'*arsenic*, le *plomb* et le *cuivre*.

On enlève au précipité le sulfure d'*arsenic*, au moyen du sulfure d'ammonium, qui le dissout, et on le précipite avec un peu d'acide chlorhydrique, pour le caractériser.

Le reste du précipité, dissous dans l'acide azotique, fournit avec l'acide sulfurique un précipité blanc, s'il y a du *plomb*, et se colore en bleu, par un excès d'ammoniaque, s'il y a du *cuivre*.

La liqueur, séparée du précipité fourni par l'acide sulfhydrique, forme avec le sulfure d'ammonium un précipité noir, si elle contient du *fer* (*Bolley*).

(1) 1/4 du poids du métal primitivement employé.

Pharmacologie. — Le bismuth métallique n'est point employé en pharmacie; mais il fournit des médicaments importants: *nitrate, salicylate*, etc.

§ 4. BROME. Br. = 80.

Découvert en 1826 par Balard.

Préparation. — 1° Pour préparer le brome, dans les laboratoires, on décompose le bromure de potassium par l'acide sulfurique et le bioxyde de manganèse.

On introduit le bromure et l'oxyde dans une cornue disposée sur un bain de sable (fig. 67) et à laquelle on adapte une allonge, puis un récipient bien refroidi. On verse peu à peu, sur le mélange, l'acide sulfurique étendu de la

Fig. 67. — Appareil pour la préparation du brome.

moitié de son poids d'eau, et on chauffe doucement. Le brome se condense dans le récipient, avec un peu d'eau; on le sèche en le distillant sur du chlorure de calcium.

Il se forme, dans cette opération, des sulfates de potassium et de manganèse, et le brome devient libre :

$$2KBr + MnO^2 + 2SO^4H^2 = SO^4K^2 + SO^4Mn + 2H^2O + Br^2.$$

2° L'industrie retire le brome des eaux-mères des cendres de varech ou des marais salants. Lorsqu'on a précipité l'iode dissous dans ces eaux-mères, on convertit en bromure de calcium, au moyen d'un lait de chaux, le bromure de magnésium, qui se décomposerait pendant l'ébullition des liqueurs. On concentre et on distille le produit avec de l'acide sulfurique et du bioxyde de manganèse.

Purification. — Lorsque le brome a été préparé avec un bromure mélangé de chlorure, ce qui est fréquent dans l'industrie, il contient du *chlore*.

Pour l'en débarrasser, on le sature avec de l'hydrate de baryte; on obtient un mélange de chlorure, de bromure et de bromate de baryum, que l'on chauffe au rouge, pour convertir le bromate en bromure. Le produit de la calcination est formé de chlorure et de bromure de baryum; on le traite par l'alcool, qui ne dissout que le dernier sel et l'abandonne ensuite par évaporation. Avec ce bromure on peut préparer du brome très pur.

Propriétés physiques et chimiques. — Le brome est un liquide rouge foncé, dont les vapeurs sont irritantes et douées d'une odeur désagréable rappelant celle du chlore. Sa densité est 2,99 à 15°; celle de sa vapeur 5,54. Il se solidifie à — 24°,5 (*Baumhauer*) ; il commence à donner des vapeurs rouges au-dessus de 0° et il bout à 63°. L'eau en dissout 3,1 p. 100 de son poids à + 15°. Il est plus soluble dans l'alcool, soluble en toutes proportions dans l'éther, le chloroforme, la benzine, le sulfure de carbone.

Comme le chlore, il est avide d'hydrogène, mais à un moindre degré ; en revanche, il a plus d'affinité que lui pour l'oxygène. En présence de l'eau, c'est un oxydant énergique et, par suite, un décolorant et un désinfectant. Le chlore le chasse de ses combinaisons; à son tour, il déplace l'iode.

Il colore l'amidon en rouge orangé. Il donne, avec l'azotate d'argent, un précipité blanc sale de bromure d'argent, *peu soluble dans l'ammoniaque*. Ces deux réactions le distinguent du chlore.

Essai. — Le brome qui n'a pas été purifié peut contenir du *chlore*, de l'*iode*, et quelquefois du *bromoforme* $CHBr^3$.

Pour déceler la présence du *chlore*, on sature le brome par la baryte ; on calcine le produit, après dessiccation, et on épuise le résidu par l'alcool, qui ne dissout pas le chlorure de baryum.

On recherche l'*iode* en combinant le brome à la potasse et en décomposant le produit par un acide faible, en présence d'un peu d'empois, qui bleuit, s'il y a de l'iode.

On peut aussi saturer le brome impur par la potasse et faire bouillir la solution avec du bichromate de potassium : l'*iode* est précipité. On le sépare et on distille le liquide avec de l'acide sulfurique dilué : le *brome* passe dans le récipient, le *chlore* est resté en solution, on le précipite avec le nitrate d'argent (*Dechan*).

Quant au *bromoforme*, on le met en évidence par le moyen suivant : On distille le brome, sans dépasser la température de 63° : s'il y a un résidu, on y ajoute une solution concentrée de potasse caustique et on chauffe *légèrement;* il se dégage de l'oxyde de carbone, si le brome renfermait du bromoforme (*Bolley*).

Pharmacologie. — Le brome est vénéneux à l'égal du chlore. Il tache l'épiderme en jaune et le mortifie; il attaque aussi toutes les matières organiques. En solution aqueuse ou alcoolique, il a été proposé successivement comme destructeur des fausses membranes (*Ozanam*) et comme désinfectant (*Lowig, Duflos*). Alvaro Reynoso a cru trouver en lui un antidote du curare et du venin de la vipère ; il n'est malheureusement pas démontré qu'il neutralise réellement ces poisons. Il est plus usité en médecine sous forme de combinaisons métalliques qu'à l'état libre.

Sous le nom de *brome solide*, on prépare, en Allemagne, comme désinfectant, des cubes ou des baguettes de terre à infusoires imprégnée de 75 p. 100 de brome. Une baguette pesant 20 grammes suffit pour désinfecter un espace de 4 mètres cubes, en six heures.

L'*eau bromée* est un réactif commode pour déceler la présence de l'iode dans bien des cas. Elle peut servir également à la recherche de l'acide phénique et des alcaloïdes en solution (*Landolt*). (V. *ces médicaments.*)

EAU BROMÉE.		On agite vivement, à plusieurs reprises,
Eau distillée.................	1000 gr.	et on décante quand l'eau est saturée.
Brome pur.....................	48	

§ 5. CARBONE. = 12.

Le diamant ne fait plus partie, comme autrefois, de la matière médicale ; mais on se sert fréquemment, en pharmacie, du carbone impur fourni par la carbonisation du bois, des os d'animaux et de quelques autres substances organisées.

A. — CHARBON VÉGÉTAL.

Préparation. — On introduit, dans un creuset de terre, des fragments de *bois non résineux*. On comble les vides avec de la poudre de charbon ordinaire, dont on ajoute une quantité suffisante pour former une couche de 2 ou 3 centimètres, au-dessus du bois. On lute le couvercle du creuset et on chauffe au rouge, pendant une heure environ. On laisse refroidir le creuset, et on enferme les fragments de charbon dans un flacon bouché (*Codex*).

Propriétés physiques et chimiques. — Le charbon végétal est amorphe, insoluble dans tous les dissolvants neutres, mauvais conducteur de la chaleur et de l'électricité, à moins qu'il n'ait été porté à une très haute température (*braise*). Il a pour densité 1,57 environ. Exposé à l'air libre, il attire rapidement 10 à 12 p. 100 d'eau. Il contient, en outre, de 1 à 5 p. 100 de sels minéraux riches en carbonates de potassium et de calcium, plus un peu d'hydrogène, qu'on ne peut lui enlever que par une calcination prolongée au rouge vif.

Il absorbe les gaz, en proportion d'autant plus considérable que ces fluides sont plus solubles dans l'eau. Il précipite l'iode de ses dissolutions dans l'iodure de potassium et il s'empare également du phosphore, des matières colorantes, d'un grand nombre de sels métalliques, de quelques résines et des alcalis végétaux. Il est important de se rappeler cette propriété, dans la préparation des alcaloïdes et surtout dans les recherches de chimie légale.

Le charbon ne contracte pas de combinaison à froid ; mais, à la température rouge il forme, avec l'oxygène, de l'oxyde de carbone ou de l'acide carbonique ; avec le soufre, du sulfure de carbone, et avec l'azote, du cyanogène, en présence des alcalis. Aidé de la chaleur, il réduit presque tous les composés oxygénés. Si la réduction est facile, il se dégage de l'acide carbonique ; exige-t-elle une température très élevée, il ne se produit que de l'oxyde de carbone.

Essai. — Le charbon végétal imparfaitement calciné peut contenir des *produits organiques*. Pour s'assurer de sa pureté, on en projette un fragment dans une solution bouillante de potasse caustique, qui doit rester incolore après cette épreuve.

Une autre portion, fortement chauffée dans un tube bouché, ne doit pas fournir de produits empyreumatiques.

B. — CHARBON ANIMAL.

Charbon d'os, noir animal, noir d'os.

Préparation. — Le noir animal est obtenu, dans l'industrie, par la calcination en vase à peu près clos, des os d'animaux préalablement dégraissés. Lorsque la carbonisation est complète, on laisse refroidir le produit, on le concasse au moulin, et on le passe au crible, pour séparer le *noir en grain* du *noir en poudre*.

Purification. — 1° Le charbon animal ne peut être employé en pharmacie tel qu'il est livré par le commerce, parce qu'il contient souvent des principes organiques, dont l'odeur et la saveur sont extrêmement désagréables, et des *sulfures* et *cyanures* de *calcium* et de *fer*.

On le purifie de la manière suivante :

Noir animal pulvérisé.	1000 gr.
Eau distillée.	4000
Acide chlorhydrique officinal.	1000

Le noir étant délayé dans l'eau, on y ajoute l'acide peu à peu et en agitant constamment. Après douze heures de contact, on décante, on lave le résidu à l'eau distillée chaude, jusqu'à cessation de réaction acide et de précipité par l'azotate d'argent. On égoutte alors le charbon, on le sèche à 150°, on le passe au tamis de soie n° 100, et on l'enferme dans un flacon bouché (*Codex*).

L'acide chlorhydrique enlève au noir animal les sulfures et cyanures métalliques et une partie du carbonate et du phosphate calcaires qu'il contient. L'eau bouillante entraîne ensuite cette dissolution, en même temps que la matière animale, qui est soluble.

2° Suivant M. Grœger, on obtient un charbon doué d'un pouvoir décolorant intense, en lavant le charbon d'os, à l'ébullition, d'abord avec de l'eau contenant 5 p. 100 de carbonate de sodium; puis avec de l'acide chlorhydrique, qu'on renouvelle aussi longtemps qu'il se trouble par l'ammoniaque. Le produit de cette opération est léger et se trouve formé de charbon à peu près complètement dépouillé de matière minérale.

Propriétés physiques et chimiques. — Le charbon animal est amorphe, comme le charbon de bois, mais, à l'inverse de celui-ci il renferme peu de carbone et beaucoup d'éléments minéraux, quand il n'a pas été purifié. De plus, il retient près de 1 p. 100 d'azote, tandis que le premier recèle de l'hydrogène. Sa composition est, en moyenne, la suivante :

Charbon et matière organique.	10.8
Sels solubles dans l'eau.	0.8
Résidu siliceux.	2.8
Alumine et oxyde de fer.	0.7
Phosphates de calcium et de magnésium.	81.7
Carbonate de calcium.	3.0
Perte.	0.2
(Bobierre.) Total	100.0

Le charbon animal est moins propre à condenser les gaz qu'à s'emparer des matières colorantes. On sait, depuis Lowitz (1813), que sa puissance décolorante est beaucoup plus considérable que celle du charbon végétal.

Pharmacologie. — La pharmacie tire parti de la faculté absorbante du *charbon de bois*, du pouvoir décolorant du *charbon animal*, des propriétés spéciales des *charbons d'éponge* et de *fucus*, et du produit complexe fourni par la fumée de bois et désigné sous le nom de *suie*.

CHARBON VÉGÉTAL. — Le charbon végétal, destiné à servir de médicament, doit être préparé suivant les indications du Codex. On rejette d'une manière absolue le charbon dont l'origine est industrielle, particulièrement celui qui provient de la *carbonisation en meules*, et qui renferme presque toujours des matières empyreumatiques. S'il faut en croire M. Belloc, le peuplier est le seul bois convenable pour la préparation du charbon médicinal, les autres bois donnant tous des produits irritants pour l'estomac. M. Belloc recommande, en outre, de faire macérer, pendant trois ou quatre jours, dans de l'eau froide, le charbon préalablement pulvérisé, pour le dépouiller des composés minéraux qu'il contient. D'autres pensent qu'il est utile de le laver à l'eau bouillante, ou même à l'acide azotique. Ces précautions n'ont point un caractère indispensable, tant est faible la proportion des sels qu'on trouve dans le charbon végétal. Contrairement à l'opinion de M. Belloc, on peut dire aussi que tous les bois blancs, légers et dépourvus de résine, valent celui du peuplier pour cette préparation.

Le charbon de bois, retenant aisément dans ses pores les fluides gazeux, sert à la désinfection de l'haleine et des plaies fétides, ainsi qu'à l'absorption des gaz, qui se forment dans l'estomac. On le prescrit le plus souvent en poudre *demi-fine* (tamis 80), pour l'usage interne, à la dose de 1 à 2 cuillerées à bouche à chaque repas ; et comme il perd beaucoup de son pouvoir absorbant, quand il est humide, on l'enveloppe dans du pain azyme, pour le faire pénétrer sec dans l'estomac. On en fait aussi des tablettes, des pilules, des injections, des lavements et des poudres dentifrices. Dans tous ces médicaments, son pouvoir absorbant est nul ; ses pores se trouvent entièrement obstrués ; il ne peut agir que mécaniquement. Pour faciliter les pansements au charbon, Le Perdriel plaçait, entre deux feuilles de papier sans colle, un carré de mousseline, sur lequel il avait préalablement fixé, avec de la gomme, du charbon très divisé (tamis 120). La *charpie* et le *papier carbonifères*, employés dans le même but, sont plus absorbants.

A défaut d'agent plus efficace, le charbon végétal peut aider à combattre les empoisonnements par les sels métalliques et par les alcaloïdes. Il est prudent, toutefois, de ne pas accorder une confiance illimitée à la propriété qu'il possède d'absorber ces poisons.

CHARBON ANIMAL. — Le charbon animal n'est employé en pharmacie que pour décolorer les solutions médicamenteuses. Il est à peine utile de dire qu'avant de l'affecter à cet usage, il est indispensable de le débarrasser, par un lavage soigneux, des produits capables d'altérer la saveur des liquides auxquels on le mélange. Sa puissance décolorante est plus grande à chaud qu'à froid et elle s'exerce mieux dans des liqueurs neutres que dans des liqueurs alcalines. On ne doit jamais le mettre en contact avec des solutions acides, car il modifierait leur composition, en leur cédant de la chaux. Il ne faut pas oublier non plus, dans les opérations pharmaceutiques, que sa faculté absorbante s'étend aux combinaisons salines et aux alcalis végétaux.

On admet, généralement, que le lavage à l'acide chlorhydrique exalte son pouvoir décolorant, en augmentant sa porosité. Collas affirme, au contraire, que l'intervention de l'acide est ici plus nuisible qu'avantageuse. Pour lui, le phosphate de calcium partage les propriétés décolorantes du charbon, et le soustraire au noir animal, c'est affaiblir l'efficacité de ce dernier. En conséquence, il conseille de purifier le charbon d'os par un simple lavage à l'eau pure.

ÉPONGE TORRÉFIÉE. — On prépare ce médicament en torréfiant, dans un cylindre métallique, des éponges *fines dépoudrées et non lavées* (1), jusqu'à ce qu'elles aient perdu le quart de leur poids (*Codex*).

Si l'opération a été bien conduite, les éponges ont pris une couleur brun noirâtre et, suivant Guibourt, l'iode et la chaux, enfermés dans leurs tissus, ont produit de l'iodure de calcium. Une trop haute température décomposerait l'iodure, en volatilisant l'iode; elle changerait en sulfures les sulfates contenus dans l'éponge et donnerait naissance à des cyanures. Il y a donc une très grande différence entre les produits de la torréfaction, suivant la manière dont ils ont été chauffés.

CHARBON DE FUCUS. — On a cherché à introduire dans la matière médicale les charbons de fucus, qui sont à peu près inusités aujourd'hui. Leur composition n'est pas sans analogie avec celle des éponges torréfiées; on y trouve plus ou moins d'iode, suivant le végétal qui les a fournis.

SUIE. — La suie est du noir de fumée imprégné, dans des proportions très faibles et on ne peut plus variables, de tous les produits de la décomposition ignée du bois : sels ammoniacaux, acide acétique, matières empyreumatiques, créosote, etc. Braconnot en a retiré une substance huileuse, jaune et amère, à laquelle il a donné le nom d'*asboline*. On trouve de l'*arsenic* dans celle qui provient de la combustion de la houille (*Macadam*).

POUDRE DE CHARBON.

On pulvérise le charbon végétal dans un mortier couvert, et on passe au tamis de soie n° 120.

Pour l'usage interne, on prépare une poudre moins ténue (tamis de soie n° 80), dont on sépare les sels solubles, par un lavage à l'eau. (*Codex*.)

POUDRE D'ÉPONGE TORRÉFIÉE.

On pulvérise les éponges torréfiées, et on passe la poudre au tamis n° 100.
(*Codex*.)

POUDRE DENTIFRICE AU CHARBON ET AU QUINQUINA.

Charbon végétal pulvérisé...... 200 gr.
Poudre de quinquina gris...... 100
Essence de menthe poivrée..... 1
(*Codex*.)

TABLETTES DE CHARBON.

Charbon végétal pulvérisé..... 200 gr.
Sucre pulvérisé............... 200
Mucilage de gomme adragante. 50
Faites des tablettes de 1 gr., dont chacune contiendra 50 centigr. de charbon. (*Codex*.)

(1) On peut laver les éponges à l'eau froide, et même à l'eau chaude, sans craindre de leur enlever l'iode, qui s'y trouve à l'état de combinaison insoluble.

On se servait autrefois de la suie à titre de vermifuge, d'antiherpétique et d'antiophtalmique ; on en préparait une décoction, un extrait, des teintures, des collyres, des pommades, etc. On y a fort peu recours aujourd'hui ; cependant, elle fait encore partie des gouttes amères de Baumé, médicament inscrit au Codex depuis 1866.

§ 6. CHLORE. Cl = 35,4.

Découvert en 1774 par Scheele, pharmacien suédois.

Préparation. — 1° *Procédé de Scheele.* — On obtient le chlore en décomposant l'acide chlorhydrique par le bioxyde de manganèse.

On introduit l'oxyde dans un matras B, dont le bouchon porte un tube de sûreté S et un tube de dégagement D (fig. 68). On verse l'acide par le tube de sûreté : la réaction commence à froid ; pour la terminer, on

Fig. 68. — Appareil pour la préparation du chlore.

chauffe légèrement. En sortant du matras, le gaz passe dans un flacon laveur L, où il se dépouille de l'acide chlorhydrique qu'il a pu entraîner. Il se rend ensuite dans des flacons de Woolf FF, remplis aux trois quarts d'eau distillée maintenue à une température aussi rapprochée que possible de + 12°. Pour se mettre à l'abri du dégagement qui suit la saturation de l'eau, on termine l'appareil par une éprouvette E, dans laquelle on met un lait de chaux destiné à retenir le chlore en excès (*Codex*).

Lorsqu'on veut recueillir le chlore à l'état gazeux, on le dessèche en le faisant passer sur du chlorure de calcium, et on le reçoit dans un flacon bien sec, que l'on bouche aussitôt qu'il en est rempli.

La formation du chlore, dans cette opération, est due au dédoublement de l'acide chlorhydrique, dont l'hydrogène se combine à l'oxygène du bioxyde de manganèse, pour former de l'eau, tandis que le chlore s'unit en partie au métal et en partie se dégage :

$$MnO^2 + 4HCl = MnCl^2 + 2H^2O + Cl^2.$$

400 gr. d'acide et **100 gr.** de bioxyde donnent environ 24 litres de chlore.

2° *Procédé de Berthollet.* — On peut aussi décomposer le sel marin par l'acide sulfurique, en présence du bioxyde de manganèse. Il se forme de l'acide chlorhydrique, qui est détruit par le bioxyde, comme dans l'équation précédente :

$$2NaCl + MnO^2 + 2SO^4H^2 = SO^4Na^2 + SO^4Mn + 2H^2O + Cl^2.$$

Propriétés physiques et chimiques. — Le chlore est un gaz jaune verdâtre, d'une odeur suffocante et très dangereux à respirer. Il a pour densité 2,44 à la température de 0°. Ce gaz devient liquide sous une pression de 6 atmosphères, ou à — 35°, sous la pression ordinaire. Un litre d'eau à + 12° en dissout 1^{lit},5 *(Berthelot)* ; la solubilité du gaz décroît au-dessous et au-dessus de cette température ; l'ébullition le chasse entièrement de sa dissolution.

Le chlore se combine, avec énergie et souvent avec dégagement de lumière, à la plupart des métalloïdes et des métaux. Sa propriété principale est sa grande affinité pour l'hydrogène, dont il s'empare partout où il le rencontre. C'est pour cette raison qu'il décompose l'acide sulfhydrique, en mettant du soufre en liberté, et qu'il joue le rôle d'oxydant en présence de l'eau :

$$H^2S + Cl^2 = 2HCl + S. \qquad 2FeO + H^2O + Cl^2 = Fe^2O^3 + 2HCl.$$

La solution aqueuse, refroidie à 0°, dépose des cristaux jaunâtres, cubiques *(Ditte)*, d'un hydrate à 5 molécules d'eau : $Cl + 5H^2O$. A la température ordinaire, elle s'altère rapidement, surtout si on l'expose à la lumière du soleil ; l'eau est dissociée, son hydrogène fait avec le chlore de l'acide chlorhydrique, et l'oxygène devient libre :

$$H^2O + Cl^2 = 2HCl + O.$$

Il y a, en même temps, production d'acide chlorique *(Popper)*.

Le réactif du chlore est l'azotate d'argent, qui donne, à son contact, un précipité blanc, caillebotté, de chlorure d'argent, *soluble dans l'ammoniaque* et *se colorant en violet sous l'influence des rayons solaires.*

Pharmacologie. — Le chlore est le plus puissant agent de décoloration et de désinfection connu; il possède, en outre, le pouvoir de suspendre la fermentation putride. Ses propriétés désinfectantes ont été signalées en 1785 par Hallé, confirmées par Fourcroy en 1791, et plus tard seulement par Guyton de Morveau, qui s'en est cependant attribué la découverte.

L'action désorganisatrice qu'il exerce sur toutes les substances organiques semblait promettre à la thérapeutique un médicament précieux, pour le traitement des maladies dont la cause est microbienne. Mais l'irritation violente qu'il provoque si facilement, quand on le respire ou qu'on boit sa sa solution aqueuse, oblige à n'en administrer que des quantités insuffisantes pour la destruction du principe morbifique. De plus, il perd sans doute rapidement toute action, en se transformant en chlorure, au milieu des liquides alcalins de l'économie. Pour les mêmes motifs, on ne saurait continuer à le regarder comme un utile contrepoison de la strychnine, des acides sulfhydrique et cyanhydrique, et du sulfure d'ammonium. On conteste également son action sur les organismes répandus dans l'air ; néanmoins, les fumigations chlorées sont toujours au nombre des moyens employés pour assainir les appartements.

Le chlore peut rendre quelques services en applications externes. En 1846, Roux a proposé de panser les plaies avec de la charpie imprégnée de ce gaz par un contact de vingt-quatre heures en vase clos.

On a reconnu à l'*eau chlorée* des propriétés antipsoriques et antiparasitaires ; toutefois, on lui préfère en général les hypochlorites, dont l'action est moins vive. Cette solution sert principalement de réactif dans les laboratoires, à la condition de n'être pas altérée. On retarde sa décomposition en l'enfermant dans des flacons bien bouchés, qu'on recouvre de papier noir, ou qu'on place dans un lieu inaccessible à la lumière.

FUMIGATION GUYTONIENNE.	
Chlorure de sodium pulvérisé... 250 gr.	
Bioxyde de manganèse......... 250	
Acide sulfurique du commerce.. 700	
Eau.............................. 500	

On mêle avec soin le chlorure et le bi- | oxyde, on délaie le mélange dans l'eau, et on y ajoute l'acide sulfurique.

La quantité de chlore fournie par les substances indiquées dans la formule ci-dessus est suffisante pour une pièce d'environ 100 mètres cubes de capacité. (*Codex.*)

§ 7. ÉTAIN. Sn = 118.

Préparation. 1° La *cassitérite*, ou bioxyde d'étain naturel, est le minerai qui fournit ce métal. On la grille dans un four à réverbère, on lave le produit et on le fond avec du charbon.

2° On obtient l'étain chimiquement pur, en réduisant l'acide stannique par le charbon, dans un creuset brasqué.

Purification. — L'étain de premier jet est presque toujours allié au *fer*, au *cuivre*, au *zinc*, au *plomb*, au *bismuth*, à l'*antimoine* et à l'*arsenic*.

Pour le purifier, on le fond dans un courant d'air ménagé, qui oxyde les autres métaux ; ou bien on le soumet à la liquation : l'étain pur coule le premier, les alliages restent sur la sole du fourneau.

Propriétés physiques et chimiques. — L'étain est brillant et d'un blanc d'argent, très malléable et peu tenace. Frotté à la main, il présente une odeur désagréable. Il a pour densité 7,28 et il fond à 228°. Il cristallise dans le système cubique et dans celui du prisme à base carrée ; il est dimorphe.

Il ne s'oxyde pas à froid, mais il s'empare rapidement de l'oxygène, quand on le chauffe. Il décompose l'eau à la température rouge. Les alcalis le dissolvent en donnant naissance à de l'hydrogène. Les acides le dissolvent également, à l'exception de l'acide azotique qui le transforme en acide métastannique insoluble. La solution de chlorure de sodium l'attaque, surtout à chaud et en présence des acides, ce qui se produit journellement dans la préparation des aliments.

Essai. — Pour vérifier la pureté de l'étain, on le traite par l'acide azotique étendu, qui dissout tous les autres métaux, à l'exception de l'*antimoine*.

Pour isoler le *plomb*, on verse un peu d'acide sulfurique dans la liqueur filtrée : il se produit un précipité blanc de sulfate de plomb.

Le *bismuth* se précipite à l'état d'azotate basique, lorsqu'on ajoute beaucoup d'eau à la solution acide.

S'il y a du *cuivre* et du *fer*, la liqueur est colorée en bleu par un excès d'ammoniaque, en même temps qu'il se dépose du sesquioxyde de fer hydraté.

L'*arsenic* et l'*antimoine* peuvent être précipités par l'hydrogène sulfuré, puis caractérisés dans l'appareil de Marsh.

Pharmacologie. — L'étain, autrefois *Jupiter*, a été préconisé comme vermifuge, par Paracelse, et son usage s'est prolongé jusqu'à nos jours. On l'a presque toujours employé à l'état de limaille, seul ou associé à d'autres médicaments. Cependant au temps de Fourcroy, on administrait, à titre d'anthelminthique, du vin sucré qu'on avait laissé séjourner pendant vingt-quatre heures dans un vase d'étain.

L'étain est inerte par lui-même et doit ses propriétés médicinales aux combinaisons salines qu'il forme, au contact des acides sécrétés dans les voies digestives. Il a presque disparu aujourd'hui de la matière médicale.

Appliqué sur une tache d'encre, avec de l'oxalate de potassium, il favorise l'action de l'acide oxalique sur le sel de fer.

On en fabrique des couvercles destinés à fermer les pots, les cruches, etc., usités dans les laboratoires. Lorsque le métal est allié au plomb, il arrive infailliblement que le couvercle est oxydé. Du carbonate, ou un autre sel de plomb, peut alors tomber dans les médicaments et leur communiquer des propriétés nuisibles. Il est nécessaire de vérifier la composition de ces couvercles et celle de tous les instruments en étain usités dans les pharmacies.

POUDRE D'ÉTAIN.

La consistance molle de l'étain ne permet pas de le pulvériser au mortier. On le divise à la lime, lorsqu'on veut le transformer en limaille. Mais s'il faut le pulvériser plus finement, on est forcé de recourir à l'un des artifices suivants :

1° On verse de l'étain fondu dans un mortier de fer fortement chauffé, et on agite vivement, jusqu'à solidification du métal.
(*Codex.*)

2° On met, dans le mortier, du sel marin en fusion en même temps que l'étain. La température restant longtemps élevée, la division de l'étain est plus complète. Le sel est enlevé ensuite avec de l'eau bouillante.

3° On triture des feuilles d'étain avec du sulfate de potassium, qu'on soustrait après l'opération, en lavant le produit. Mais l'étain laminé, contenant du plomb, ne doit pas servir de médicament.

Quel que soit le procédé employé, on termine toujours la pulvérisation en passant la poudre au tamis de soie.

ÉLECTUAIRE D'ÉTAIN.

Poudre d'étain................. 10 gr.
Miel blanc.................... 10

§ 8. FER. Fe = 56.

Préparation. — La préparation du fer est nécessairement industrielle et consiste dans la réduction du sesquioxyde de fer par le charbon ou, mieux, par l'oxyde de carbone auquel il donne naissance :

$$Fe^2O^3 + 3CO = Fe^2 + 3CO^2.$$

On la fait par la *méthode catalane* (au bois), qui donne directement du fer doux, ou par la *méthode des hauts fourneaux* (à la houille), qui fournit la fonte. Au moyen d'une oxydation ménagée, nommée *affinage*, on enlève à la fonte la plus grande partie de son carbone, et on la convertit en fer doux, le seul employé en pharmacie.

Propriétés physiques et chimiques. — Le fer est gris bleuâtre, doué d'une odeur faible et d'une saveur métallique. Il est malléable, ductile et très tenace, attirable à l'aimant et susceptible d'absorber les gaz en proportion notable, à la température rouge. Sa densité est 7,8. Il fond vers 1500° environ et il cristallise en cubes ou en octaèdres, pendant le refroidissement.

L'oxygène sec ne peut l'oxyder qu'au rouge. Mais, dans l'air humide, la combinaison se fait à la température ordinaire, en produisant du sesquioxyde de fer hydraté (*rouille*) $2Fe^2O^3,3H^2O$.

Le fer décompose à froid la plupart des acides, en dégageant de l'hydrogène. Les acides azotique et acétique concentrés, l'ammoniaque, la potasse et l'alcool le rendent *passif*. Aussi, ne décompose-t-il ni une solution alcoolique d'azotate de cuivre, ni une solution de cuivre dans l'ammoniaque. Les métalloïdes et les autres métaux s'unissent aisément à lui.

Le fer doux le mieux préparé n'est jamais pur ; il contient habituellement du *carbone*, du *soufre*, du *phosphore*, du *silicium*, de l'*arsenic* et quelquefois du *cuivre*.

Pharmacologie. — Le fer (*Mars* des alchimistes) a été employé de toute antiquité, à titre de remède. Mais la faveur universelle et légitime dont il jouit actuellement, ne date que des travaux publiés par Sydenham, à la fin du xviie siècle. Le nombre des produits qu'il fournit à la matière médicale, à l'état libre et surtout en combinaison, est considérable. Ce nombre sera probablement réduit par les progrès de la thérapeutique, sans que cette élimination rationnelle porte atteinte à l'importance du fer en tant que médicament.

La pharmacie prépare deux espèces de fer métallique, connues sous les dénominations de *limaille de fer* et de *fer réduit*.

A. — LIMAILLE DE FER.

Préparation. — On obtient la limaille de fer, en soumettant du fer doux à l'action d'une lime d'acier. La poudre qui en résulte est grossière, brillante et complètement attirable à l'aimant.

Pour avoir la *limaille de fer porphyrisée*, on broie sur un porphyre, par petites quantités et à sec, la limaille de fer préparée (*Codex*).

Le produit a perdu, en grande partie, l'éclat métallique et a pris une apparence terne ; il est très oxydable et il demande à être conservé dans des flacons secs et bien bouchés.

Essai. — La limaille de fer contient inévitablement toutes les impuretés du fer doux, plus du *sesquioxyde de fer* ou de l'*oxyde salin*, lorsqu'elle n'a pas été préservée des influences oxydantes.

On y constate la présence de l'*arsenic*, avec l'appareil de Marsh, et celle du *cuivre* en dissolvant le métal dans un acide et en précipitant la solution par un excès d'ammoniaque ; la liqueur devient bleue, si elle renferme du cuivre.

Le *phosphore* et le *soufre* s'oxydent et se dissolvent, quand on traite le fer par l'eau régale. On les reconnaît à leurs réactions propres.

Le *carbone* et le *silicium* restent comme résidu, quand on dissout le fer dans de l'acide sulfurique étendu.

B. — Fer réduit.

L'idée de préparer le fer métallique, en réduisant par l'hydrogène l'un de ses oxydes, est due à Quévenne. Le fer que l'on obtient par cette méthode doit être très divisé, d'un *gris foncé* et non pas noir, comme l'est souvent celui du commerce. Il est très oxydable et fortement attirable à l'aimant ; il devient incandescent, quand on le touche avec un corps en ignition. On le croyait chimiquement pur, tout d'abord, mais il résulte des analyses de Dusart que le fer réduit le mieux préparé ne renferme que 87 p. 100 au plus de fer métallique. Le reste est constitué par un oxyde Fe^2O, irréductible par l'hydrogène, et par les corps étrangers qui peuvent se trouver mêlés au sesquioxyde de fer.

Pour obvier à ce défaut de pureté, Collas emploie un procédé de réduction, qui consiste à précipiter par un courant électrique la solution d'un sel ferreux et qui fournit un produit supérieur au fer réduit par l'hydrogène. Voici les opérations au moyen desquelles on obtient ces deux médicaments.

a. Fer réduit par l'hydrogène. — **Préparation.** — On prend du sesquioxyde de fer obtenu par la précipitation du *perchlorure de fer au moyen de l'ammoniaque* ; on le dessèche complètement et on l'introduit dans un tube de fer ou de porcelaine communiquant, d'un côté avec une source d'hydrogène *pur et sec*, et de l'autre avec un tube effilé (fig. 69). Ce tube étant disposé horizontalement sur un fourneau, on y fait passer l'hydrogène et, quand l'air est entièrement expulsé, on chauffe au rouge obscur. Le peroxyde de fer est décomposé et ramené à l'état métallique ; il y a en même temps production d'eau, qui s'échappe en vapeur par le tube effilé :

$$Fe^2O^3 + 3H^2 = Fe^2 + 3H^2O.$$

Il est *important* que l'hydrogène soit exempt d'acides sulfureux et sulfhydrique, dont la présence amènerait la formation de sulfure de fer. Il est *essentiel* aussi de bien régler la température : si la réduction a lieu au-dessous du *rouge obscur*, le produit est noir et pyrophorique ; si elle est effectuée au *rouge vif*, les particules métalliques s'agglutinent, et le fer n'a ni la ténuité, ni la solubilité voulues.

L'opération est terminée quand la vapeur d'eau cesse de se dégager de l'appareil. On laisse refroidir le fer au milieu du courant d'hydrogène, et on l'enferme dans des flacons bien bouchés (*Codex*).

Il faut éviter de se servir, pour cette opération, d'oxyde de fer préparé avec le sulfate ferreux, car cet oxyde retient un peu de sulfate basique de fer, que l'hydrogène change en sulfure.

Lorsque l'hydrogène n'est pas préparé avec du zinc et de l'acide sulfurique purs, il peut être mélangé d'hydrogènes arsénié, sulfuré, phosphoré, silicié et carboné, qui abandonnent au fer réduit leurs éléments électronégatifs. Pour avoir du gaz très pur, Bouis, Vée et Baudrimont conseillent de le faire passer successivement dans de l'eau régale R, dans une solution

Fig. 69. — Appareil pour la préparation du fer réduit par l'hydrogène.

de potasse caustique P, sur des fragments de potasse ou de chaux vive C, dans une solution de nitrate d'argent A, qui accuse sa pureté, enfin sur de la pierre ponce imprégnée d'acide sulfurique concentré S ou sur du chlorure de calcium, qui le dessèchent entièrement. Il est plus simple et très efficace de faire traverser à l'hydrogène impur une solution de permanganate de potassium divisée en deux flacons, dans l'un desquels on l'acidule avec de l'acide sulfurique, tandis que dans l'autre on met un peu de lessive de soude. J. Regnault a fait remarquer que ces précautions sont sans effet, si le dégagement gazeux est trop rapide et si la pierre ponce n'a pas été préalablement calcinée, pour détruire les poussières organiques qui la recouvrent et qui peuvent réduire l'acide sulfurique en acide sulfureux.

Bien préparé, le produit est d'un *gris de fer* et entièrement soluble dans les acides. Celui qui est noir est un mélange de fer, de protoxyde et d'oxyde magnétique (*Moissan*).

Il devient incandescent lorsqu'on le touche avec un corps enflammé (*Magnus*).

Il s'unit, à froid, à l'oxyde de carbone, en produisant du *ferro-carbonyle* $Fe(CO)^5$, liquide jaunâtre, combustible à 103°, très toxique.

On ne peut admettre, comme succédanés du fer réduit, ni le produit de la calcination de l'acétate de fer (*Fer de Henry*), ni celui de la calcination de l'oxalate de fer (*Magnus*). Tous deux sont impurs ; le dernier, notamment, renferme parfois du ferro-carbonyle.

Essai. — Si le fer réduit est bien pur, il se dissout dans l'acide chlorhydrique, en dégageant de l'hydrogène complètement *inodore*. La solution donne avec le ferrocyanure de potassium un précipité *blanc*, qui devient bleu au contact de l'air.

Un gramme de fer pur donne, au contact de l'acide chlorhydrique dilué, 398 centimètres cubes d'hydrogène, dans les conditions normales de température et de pression. On opère sur le mercure, dans une cloche graduée.

La recherche des éléments étrangers qu'il peut contenir doit être faite comme pour la limaille de fer. Les poudres inertes que la fraude aurait pu y mélanger resteraient insolubles dans l'acide chlorhydrique (*bioxyde de manganèse, ardoise, plombagine*, etc.). On les caractériserait facilement à l'aide du microscope et de quelques réactifs chimiques.

Le microscope décèlerait également la présence de la *limaille de fer*. Quant au *ferro-carbonyle*, il suffira pour l'isoler, de chauffer le produit au-dessus de 100°. Le gaz dégagé fournira par dissociation de l'oxyde de carbone, ou, par combustion, de l'acide carbonique.

b. FER RÉDUIT PAR L'ÉLECTRICITÉ. — Pour préparer ce médicament, Collas faisait passer un courant électrique faible à travers une solution de chlorure ferreux pur et marquant 35° Baumé. Le fer se dépose sur des plaques d'acier plongées dans la liqueur et mises en communication avec le pôle négatif de la pile ; on le sèche rapidement et on le porphyrise. Il faut éviter que le liquide ne contienne du chlorure d'ammonium, car alors le fer pourrait retenir jusqu'à 160 fois son volume d'hydrogène occlus (*Cailletet*).

Le fer réduit par l'électricité est gris et brillant ; il est très oxydable, sans être pyrophorique, et beaucoup plus soluble dans les acides dilués que le fer réduit par l'hydrogène. Sa pureté est presque absolue ; Byasson n'a pu y découvrir ni soufre, ni arsenic, ni silicium, ni antimoine ; il n'y a trouvé, à l'analyse, qu'une quantité insignifiante de carbone. Ce produit offre donc, sur le fer réduit par l'hydrogène, une supériorité marquée, au point de vue de la pureté chimique et, conséquemment, de la valeur médicinale.

§ 9. IODE. I. = 127.

Découvert par Courtois en 1811.

Préparation. — 1° On peut obtenir l'iode par un procédé analogue à celui qui fournit le chlore et le brome, en décomposant un iodure alcalin par l'acide sulfurique et le bioxyde de manganèse, dans un appareil distillatoire (fig. 70). L'iode se condense dans le récipient et il reste dans la cornue un mélange de sulfates de potassium et de manganèse :

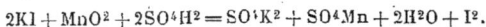

$$2KI + MnO^2 + 2SO^4H^2 = SO^4K^2 + SO^4Mn + 2H^2O + I^2.$$

2° Lorsqu'on fait bouillir une solution d'iodure alcalin avec du perchlorure de fer, l'iode est précipité d'après l'équation suivante :

$$2NaI + Fe^2Cl^6 = 2NaCl + 2FeCl^2 + I^2.$$

On enlève l'iode au moyen du sulfure de carbone, que l'on retire par distillation au bain-marie, à 55°.

Ce qui rend ce procédé intéressant, c'est qu'il ne décompose pas les bromures métalliques.

3° On dissout 25 p. d'iodure alcalin dans 50 p. d'eau, et on y ajoute peu à peu 25 p. d'acide sulfurique pur et 7 p. de bichromate de potassium pulvérisé. On agite vivement, et l'iode se précipite presque en totalité (*Luchs*).

4° On prépare l'iode industriellement, en faisant passer un courant de chlore dans les

Fig. 70. — Appareil pour la préparation de l'iode.

eaux-mères des soudes de varech, privées de sulfates et de chlorures et marquant 25° à l'aréomètre Baumé :

$$KI + Cl = KCl + I.$$

On a soin d'arrêter le courant de chlore, dès que la précipitation de l'iode est complète ; un excès de gaz redissoudrait le précipité, sous forme de chlorure (*Barruel*).

5° L'iode peut être extrait de l'azotate de sodium naturel du Chili, qui le contient à l'état d'iodure et à l'état d'iodate formé aux dépens du premier, au cours de la nitrification (*A. Müntz*). On précipite l'iodate par le bisulfite de sodium, et l'iodure par le chlore.

6° En 1852, M. Tissier a proposé de distiller des fucus marins séchés et comprimés, dans des cornues chauffées au rouge sombre. Suivant l'auteur, on ne perd pas d'iode par ce procédé, et on obtient en plus : du goudron, de l'ammoniaque, de l'acide acétique, un gaz applicable à l'éclairage, et un charbon pouvant servir à décolorer ou à désinfecter. Le même procédé a été réédité par M. Stenford, en 1871.

7° Suivant MM. Pellieux et Allary, on a 7 à 9 fois plus d'iode par l'osmose du jus fermenté de varechs frais, que par l'incinération.

Quand l'iode *brut* a été obtenu par un des moyens ci-dessus, on le sèche à l'étuve, ou mieux par compression, et on le sublime dans des cornues de grès chauffées au bain de sable. Il s'attache, en paillettes cristallines, à la voûte des récipients.

Purification. — Pour avoir de l'iode parfaitement pur, on sature celui du commerce avec de la potasse, on traite sa solution aqueuse par un excès de chlore, qui redissout l'iode d'abord précipité. A cette dissolution, on ajoute un poids d'iodure de potassium trois fois plus fort que celui qui a été primitivement employé ; l'iode se précipite, on le lave avec soin et on le dessèche (*Millon*).

Propriétés physiques et chimiques. — L'iode cristallise en octaèdres aigus orthorhombiques, très aplatis et offrant l'éclat métallique. Son odeur est analogue à celles du chlore et du brome. Sa densité est 4,49 à l'état solide, et 8,71 à l'état gazeux. Il répand des vapeurs à la température ordinaire; il fond à 113°; à 180° il entre en ébullition. L'eau n'en dissout que $\frac{1}{6000}$ de son poids. Il est beaucoup plus soluble dans l'alcool, l'éther, le chloroforme, la benzine, le sulfure de carbone et les huiles grasses. Les iodures alcalins en solution le dissolvent aussi, probablement sans s'y combiner, car il est facile de le leur enlever au moyen de l'alcool ou de ses autres dissolvants.

La solution est brune, quand le dissolvant est miscible à l'eau, et violette lorsqu'il n'y est pas miscible.

L'iode attaque facilement les métaux et les matières organiques. Il a moins d'affinité pour l'hydrogène, et plus d'affinité pour l'oxygène que le chlore et le brome. Comme eux il est décolorant et désinfectant. Il fait aussi fonction d'oxydant, en présence de l'eau et, sous l'influence de la lumière solaire, il décompose l'eau à froid, mais très lentement, en formant de l'acide iodhydrique :

$$H^2O + I^2 = 2IH + O.$$

Le charbon le précipite de toutes les dissolutions dans lesquelles il est à l'état libre, et il le retient avec une énergie qui ne peut être vaincue que par l'intervention d'une puissante affinité chimique.

Son réactif le plus sensible est l'amidon, avec lequel il forme une laque insoluble, d'un bleu foncé, connue sous le nom peu exact d'*iodure d'amidon.* Avec l'azotate d'argent, il donne naissance à un précipité d'iodure d'argent, jaune et *insoluble dans l'ammoniaque.*

Essai. — L'iode du commerce est fréquemment impur. On y a trouvé : pe l'*eau*, du *chlore*, du *brome*, du *bioxyde de manganèse*, de l'*ardoise*, de la *houille*, de la *plombagine*, même des *chlorures de calcium* et de *magnésium.*

Pour y doser l'*eau*, dont il contient souvent plus de 10 p. 100, on en combine environ 2 grammes avec 16 grammes de mercure, on sèche l'iodure formé et on le pèse. Si cette pesée ne représente pas la somme des composants, la différence entre elle et cette somme indique la quantité d'eau dont l'iode se trouve imprégné (*Bolley*).

On isole le *chlore* en dissolvant l'iode dans une solution de potasse caustique, qu'on acidule et qu'on précipite par l'azotate d'argent. S'il y a du chlore, le précipité cède à l'ammoniaque du chlorure d'argent, qu'on met en évidence en le précipitant de nouveau par l'acide azotique.

Le *brome* est décelé par l'eau chlorée, dans la solution dont on a préalablement éliminé l'iode.

Les *sels solubles* (chlorures, etc)., sont faciles à caractériser, en traitant l'iode par l'eau distillée et la solution par les réactifs.

Le *bioxyde de manganèse* et les *autres substances insolubles* peuvent être découvertes par l'intermédiaire de la chaleur et de l'alcool. L'iode pur doit se volatiliser entièrement, quand on le chauffe, et se dissoudre sans résidu dans l'alcool.

Tous ces moyens sont exacts ; mais pour avoir des données précises sur le degré de pureté de l'iode, il n'est pas toujours nécessaire de constater la nature des substances qui s'y trouvent mélangées ; il suffit de doser le métalloïde même, et c'est à quoi l'on parvient rapidement par l'une des méthodes ci-dessous.

1° *Procédé de Bobierre.* — Bobierre applique au titrage de l'iode le procédé de Mohr, qu'il a modifié de manière à le rendre plus sensible. Voici son manuel opératoire :

On fait une liqueur normale d'arsénite de sodium, en dissolvant 4ᵍʳ,95 d'acide arsénieux et 15ᵍʳ,50 de bicarbonate de sodium dans l'eau nécessaire pour avoir 1 litre de solution. On mesure, dans un flacon à l'émeri, 10 centimètres cubes de cette liqueur, 5 centimètres cubes d'une solution un peu concentrée de bicarbonate de sodium et 4 centimètres cubes de benzine incolore.

D'un autre côté, on prend un poids quelconque d'iode bien pur, qu'on dissout dans 100 centimètres cubes de solution concentrée d'iodure de potassium, et l'on en remplit une burette graduée. En faisant tomber, goutte à goutte, la liqueur iodée dans l'arsénite et en agitant vivement, on transforme l'acide arsénieux en acide arsénique. Lorsque l'oxydation est complète, une trace d'iode colore la benzine en rose, et la liqueur aqueuse prend une teinte jaunâtre.

Un second essai, fait sur l'iode à titrer employé sous le même poids, indique la richesse du produit, les volumes de solution nécessaires pour oxyder l'arsénite alcalin étant *inversement proportionnels* à la quantité d'iode qu'il s'agit de connaître.

2° *Procédé de Bunsen.* — Bunsen prend une solution titrée d'acide sulfureux et l'oxyde avec l'iode à essayer :

$$SO^2 + 2H^2O + I^2 = SO^4H^2 + 2IH.$$

Lorsqu'il n'y a plus d'acide sulfureux à changer en acide sulfurique, la moindre trace d'iode ajouté colore en bleu l'empois d'amidon mis dans la liqueur pour attester la fin de l'opération.

Pharmacologie. — Introduit dans la matière médicale, en 1819, par Coindet, de Genève, l'iode est un des médicaments le plus employés aujourd'hui, tant à l'état libre qu'en combinaison. Il est toxique, mais à un plus faible degré que le chlore ou le brome. C'est encore un des antidotes supposés du curare et du venin des serpents, contre lesquels il est sans action.

Lorsqu'on l'administre à l'intérieur, il doit être nécessairement dissous, car il est irritant et même caustique. Ses solutions dans l'alcool (*teinture d'iode*) ou dans les iodures alcalins remplissent presque toutes les indications. Cependant, Personne et Berthé ont proposé l'usage de l'*huile iodée*, et M. Renault celui de l'*albumine iodée*, comme succédanés de l'huile de foie de morue. MM. Socquet et Guilliermond recommandent les solutions d'iode faites à la faveur du tannin, d'après la méthode de M. Debauque, d'Anvers (*solutions iodotanniques*). On le donne aussi sous forme de sirops (*sirops de lait iodé* et de *raifort iodé*). On le dissout avantageusement, suivant le conseil de Boinet, dans des liquides servant habituellement de

boisson, tels que le lait, le café, le vin ou la bière ; ou bien on le mélange
à des aliments solides, par exemple à du chocolat, à du pain, ou à des
biscuits. Pour toutes ces préparations, Boinet préfère l'emploi de l'iode pur
à celui des combinaisons naturelles que forme ce médicament dans les végétaux ; il se sert principalement de la poudre du *fucus vesiculosus*. Enfin,
l'iode est un des éléments constants d'un certain nombre d'eaux minérales naturelles (V. *Eaux minérales*), de l'air et de toutes les plantes d'eau
douce (*Chatin*). Aussitôt qu'il a été ingéré, il se combine aux alcalis et peut-
être aux principes organiques, qu'il rencontre dans les voies digestives ; on
le trouve, dans le sang, à l'état d'iodure de sodium.

On pratique parfois des inhalations de vapeur d'iode. Pour cela, on
aspire l'air contenu dans un flacon à deux tubulures, dans lequel on a
placé, soit quelques paillettes d'iode, soit un mélange d'iodure et d'iodate
de potassium et d'acide sulfurique dilué. L'iode se trouve mis en liberté,
dans ce mélange, par suite de la formation de sulfate de potassium :

$$IO^3K + 5KI + 3SO^4H^2 = 3SO^4K^2 + 3H^2O + 3I^2.$$

On utilise, à l'extérieur, ses propriétés irritantes et antiseptiques. Avec
ses solutions dans l'alcool ou dans les iodures alcalins, on prépare des gargarismes, des collyres, des injections, des lotions, des pommades, des glycérés,
dont la composition peut varier à l'infini. L'iode produit sur l'épiderme
une tache brune, qui s'efface lentement à l'air, par évaporation, ou instantanément, au contact d'une dissolution d'ammoniaque, d'hyposulfite de
sodium, d'iodure ou de cyanure de potassium.

La teinture d'iode et les autres solutions iodées provoquent sur la peau
une irritation douloureuse, voire même la vésication. A ces liquides, Méhu
a substitué un produit d'une action plus douce, qu'il nomme *coton iodé*.
Pour préparer le coton iodé, il chauffe, au bain-marie presque bouillant,
dans un flacon bouché :

> Coton cardé séché à l'étuve............................ 25 gr.
> Iode finement pulvérisé................................ 2
> (*Codex.*)

Au bout d'une heure au plus, le coton a pris la teinte du café torréfié,
en fixant une proportion d'iode qui peut s'élever à 10 p. 100, et qu'il est
susceptible de perdre graduellement à l'air, en se décolorant entièrement.
Appliqué sur la peau, il lui offre incessamment de l'iode en vapeur, c'est-
à-dire sous la forme qui favorise le plus sa pénétration à travers l'épiderme.
De plus, il ne cause aucune irritation, s'il n'a pas été recouvert d'un tissu
susceptible de supprimer d'une manière absolue la vaporisation de l'iode.
Il peut donc remplacer efficacement la teinture d'iode, de même que les
sachets iodés, dont on faisait usage autrefois.

Dannecy réalise autrement les applications d'iode. Il badigeonne la
partie malade avec une solution composée de :

> Iodure de potassium................................. 10 gr.
> Iodate de potassium................................. 1
> Eau... 50

Lorsque la couche appliquée est sèche, on la recouvre de la solution ci-après, en se servant d'un autre pinceau :

Acide citrique	10 gr.
Eau distillée	50

De nombreux médicaments organiques iodés sont employés aujourd'hui (*aristols, iodol, iodopyrine, europhène, iodophérine,* etc.). Lorsqu'on a besoin de caractériser dans l'un d'eux la présence de l'iode, on en met une parcelle dans un tube bouché, avec quelques gouttes d'acide sulfurique, et on chauffe : il se dégage d'abondantes vapeurs d'iode (*Thoms*).

L'iode est mis à nu immédiatement et le mélange est des plus caustiques.

M. Eymonnet a modifié la méthode précédente en imprégnant du papier sans colle avec des solutions d'iodure et d'iodate de potassium additionnées d'acide tartrique. Pour s'en servir, on trempe dans l'eau le système des feuilles préparées ; l'iode devient libre. L'auteur assure que le médicament est bien toléré, quoique son action soit beaucoup plus intense que celle des autres topiques iodés.

Lorsqu'on veut faire disparaître la douleur causée par une application d'iode, ou les taches qui sont la conséquence de son contact avec la peau, on y réussit instantanément avec une solution de sulfite ou d'hyposulfite alcalin. M. Carles préfère la solution de monosulfure de sodium contenant de 1 à 10 p. 100 de sel.

EAU IODÉE.

Iode	0gr,20
Iodure de potassium	0 40
Eau distillée	1000 00
Pour boisson. (*Lugol.*)	

INJECTION IODÉE.

Teinture d'iode	100 gr.
Eau tiède	200
Mêlez et filtrez. (*Velpeau.*)	

On fait souvent usage de cette injection sans la filtrer ; elle contient alors les 7/10mes de l'iode en suspension, lorsque la teinture d'iode est récemment préparée; la proportion de l'iode précipité par l'eau décroît en raison directe de l'ancienneté de la teinture, suivant la remarque de Guibourt. Cette diminution tient à la formation progressive, dans la teinture, d'acide iodhydrique, qui fait entrer en dissolution une quantité d'iode toujours croissante.

Au lieu de filtrer ce mélange, il serait plus rationnel de n'y introduire que le poids d'iode susceptible de rester dissous après l'addition de l'eau. On obtient ce résultat en se servant de la formule suivante donnée par M. Falières :

Teinture d'iode	3 gr.
Alcool à 90°	7
Eau tiède	20

IODE CAUSTIQUE.

Iode	1 gr.
Iodure de potassium	1
Eau	2
(*Lugol.*)	

POMMADE D'IODURE DE POTASSIUM IODURÉ.

Iode	2 gr.
Iodure de potassium	10
Axonge benzoïnée	80
Eau distillée	10
(*Codex.*)	

SOLUTÉ D'IODE IODURÉ.

Iode	5 gr.
Iodure de potassium	5
Alcool à 90°	50
Eau distillée	90
(*Codex.*)	

TEINTURE D'IODE.

Iode	10 gr.
Alcool à 90°	120
Dissolvez et filtrez. (*Codex.*)	

Au lieu de dissoudre l'iode par trituration, il est plus commode et plus rapide de le mettre dans un nouet de tarlatane, que l'on suspend à la surface de l'alcool, de telle sorte qu'il y plonge à peine. La dissolution exige environ une heure (*Gareau*). L'alcool doit être bien rectifié. Celui qui contient de l'acétone communique à la teinture des propriétés irritantes, qui impressionnent péniblement la partie malade et même les yeux.

La teinture d'iode est la première préparation iodée dont on ait fait usage en médecine ; elle renferme le treizième de son, poids d'iode. Sa couleur est d'un rouge tellement foncé qu'elle paraît noire. Quand on mélange de l'eau à cette teinture, on en précipite la plus grande partie de l'iode ; mais on peut prévenir cette précipitation en ajoutant à la liqueur un peu d'iodure de potassium.

La teinture d'iode s'altère rapidement. L'iode, qui n'était d'abord que dissous, entre bientôt en combinaison avec son dissolvant et produit de l'acide iodhydrique et probablement un peu d'éther iodhydrique. La chaleur accélère cette transformation ; aussi doit-on toujours préparer le médicament *à froid*.

On peut prévenir la formation de l'acide iodhydrique en ajoutant à la teinture 1/130me d'iodate de potassium, qui se décompose au contact de l'acide et en régénère l'iode (*J. Casthelaz*) :

$$IO^3K + 6IH = KI + 3H^2O + 3I^2.$$

On vérifie le titre et la pureté de la teinture d'iode par les méthodes qui servent à l'essai de l'iode (page 67).

§ 10. MERCURE. Hg. = 200.

Préparation. — Le principal minerai de mercure est le sulfure appelé *cinabre*. Suivant sa nature, on le traite de deux façons différentes :

1° Lorsque le minerai n'est pas calcaire, on le grille dans un courant d'air ; le soufre est changé en acide sulfureux, le mercure distille et se condense dans des appareils appropriés :

$$HgS + O^2 = Hg + SO^2.$$

2° Si le minerai est calcaire, on se borne à le calciner dans des cornues en terre ; le calcium s'empare du soufre et le mercure devient libre.

Purification. — Le mercure tient presque toujours en dissolution du *zinc*, de l'*étain*, du *cuivre*, du *plomb*, ou du *bismuth*. Plusieurs méthodes permettent de le séparer plus ou moins complètement de ces métaux.

1° On introduit dans un flacon :

Mercure du commerce.............................	2000 gr.
Acide azotique officinal............................	20
Eau..	40

On prolonge le contact pendant 24 heures, en agitant fréquemment la masse. Au bout de ce temps, on enlève par décantation la solution surnageante, qui emporte avec elle les métaux étrangers ; on lave à grande eau le mercure ainsi purifié, et on le fait sécher avec soin (*Codex*).

2° On purifie aussi le mercure en le distillant dans une cornue de terre, au col de laquelle on attache un tube de toile, que l'on tient constamment humide pendant l'opération (fig. 71).

3° Ce dernier moyen ne donne de mercure chimiquement pur, que si on opère dans le vide, ou si on répète nombre de fois la distillation. Le suivant a été proposé, par M. Vincenzo Riatti, comme préférable à tous les autres :

On prépare du nitrate acide de mercure, dans une capsule de porcelaine, en ayant soin de bien étendre le sel sur les parois de la capsule. On y ajoute le mercure à purifier, en quantité telle que la hauteur du ménisque mercuriel ne dépasse pas 1 centimètre, et on chauffe. Le mercure est bientôt animé d'un mouvement vertical régulier, qui met toutes ses parties en contact avec le sel acide et qui produit une purification complète. L'auteur a purifié de cette façon 100 grammes de mercure en vingt minutes.

4° M. Crafts se borne à faire passer un courant d'air pendant quarante-huit heures dans le métal à purifier, au moyen d'une aspiration continue. Le résultat est bon.

Propriétés physiques et chimiques. — Le mercure est liquide à la température ordinaire, solide à — 39°. Sa densité est 13,59 à 0° ; celle de sa vapeur 6,97. Il ne bout qu'à 350° du thermomètre à air, mais la tension de sa vapeur est sensible à 0° et même après la solidification du métal (*Merget*). Lorsqu'il est pur et qu'on le projette sur une surface plane et *sèche*, il se divise en globules arrondis et indépendants les uns des autres. Est-il allié à d'autres métaux, ses globules ont une forme allongée, qui trahit son impureté. Toutefois, ce caractère n'a pas une grande valeur.

Le mercure est insoluble dans l'eau. Cependant l'eau distillée, qui a bouilli pendant quelques heures avec ce métal, en garde une quantité qu'on peut rendre sensible par les réactifs. Quand on se sert d'eau commune, la solution est plus chargée encore. Sans doute, dans ce dernier

Fig. 71. — Appareil pour la purification du mercure (*).

cas, les chlorures de l'eau ont cédé une partie de leur chlore au mercure et ont ensuite dissous le chlorure formé. Dans le premier cas, on admet que le mercure est à l'état métallique en suspension dans l'eau. Lecanu le supposait à l'état d'oxyde mercurique, ce qui est improbable.

A la température ordinaire, l'oxygène ne se combine que très faiblement au mercure; l'oxydation n'est rapide qu'à 300 ou 350°. Ce métal ne décompose l'eau à aucune température. L'acide azotique concentré l'attaque à froid; l'acide sulfurique monohydraté le dissout à chaud. L'acide chlorhydrique ne le dissout pas sensiblement. Il se combine avec facilité au soufre, au chlore, au brome, à l'iode et à la plupart des métaux, même à froid.

Les dissolutions salines des métaux précieux sont réduites par les vapeurs mercurielles, dont elles constituent le réactif le plus sensible. Pour s'en servir, on trace quelques traits à la plume, sur une feuille de papier ordinaire, avec une solution d'azotate d'argent ammoniacal, ou mieux de chlorure de palladium ou de platine, que n'altère pas la lumière; les traits noircissent, quand on les expose aux vapeurs du mercure. A l'aide de ce réactif, on peut constater que la vaporisation du mercure n'est pas interrompue à — 44°, et que les vapeurs émises ont un pouvoir diffusif considérable, puisqu'on les retrouve au plafond de locaux très vastes et très

(*) C, cornue contenant le mercure et dont le col est engagé dans un tube de toile arrosé par le siphon. S. S', siphon servant de trop-plein.

élevés, dans lesquels on a placé du mercure en assez faible proportion. Le charbon et le platine condensent les vapeurs mercurielles, qui traversent au contraire, avec une extrême facilité, les corps poreux tels que le bois, la porcelaine dégourdie, etc. (*Merget*).

Essai. — On peut vérifier la pureté du mercure en constatant qu'il ne laisse pas de résidu, quand on le volatilise. Il est plus sûr de le dissoudre dans l'acide azotique, d'évaporer à sec et de chercher à caractériser les métaux étrangers, par les méthodes analytiques ordinaires, après avoir calciné le résidu, pour volatiliser l'oxyde mercurique produit.

Pharmacologie. — Le mercure a été connu des Grecs et des Romains, mais ce sont les médecins arabes qui lui ont fait prendre rang dans la matière médicale. Redoutant son action vénéneuse, qui ne leur avait point échappé, ils ne s'en servaient guère qu'à l'extérieur. On leur attribue l'invention des pommades mercurielles.

Le mercure métallique paraît avoir été administré pour la première fois à l'intérieur par Jean de Vigo, qui vivait au XVIe siècle, et depuis cette époque il n'a cessé de figurer dans tous les formulaires. Il est généralement inoffensif, quand on en prend une grande quantité à la fois, tandis qu'à doses faibles il a souvent produit des accidents. Son innocuité, dans le premier cas, peut s'expliquer par la moindre durée de son séjour dans le tube digestif. On ne sait pas encore, d'une manière bien certaine, ce qu'il devient au contact prolongé des liquides de l'économie. Guibourt croyait à son oxydation. Mialhe admet sa conversion en chlorure mercurique, qui se dissout dans les chlorures alcalins ou, suivant d'autres, dans les principes albuminoïdes. Enfin, Rabuteau professe qu'il est absorbé en nature, et d'autant plus vite qu'il est plus divisé; il assimile ainsi ce phénomène à celui de la pénétration des vapeurs mercurielles à travers la peau.

A l'état de vapeur, le mercure est toxique pour tous les animaux, d'où son emploi comme parasiticide. On s'en sert conséquemment pour soustraire les plantes aux ravages des insectes; à cet effet, on en place quelques globules au fond des vases qui contiennent les végétaux à préserver.

Les préparations pharmaceutiques à base de mercure métallique sont très nombreuses. Parmi les plus usitées se trouvent : les *pilules bleues*, celles de *Belloste*, de *Plenck*, de *Sédillot* et de *Lagneau*; les *pommades*, les *cérats*, et les *onguents mercuriels*, l'*emplâtre de Vigo*. La décoction aqueuse de mercure ou *eau mercurielle*, vermifuge autrefois renommé, est rarement prescrite aujourd'hui.

EMPLATRE MERCURIEL.

Emplâtre de Vigo cum mercurio.

Emplâtre simple..............	2000 gr.
Cire jaune....................	100
Colophane....................	100
Bdellium	30
Gomme ammoniaque purifiée..	30
Oliban.......................	30
Myrrhe.......................	30
Safran.......................	20 gr.
Mercure......................	600
Styrax liquide purifié........	300
Térébenthine du mélèze.......	100
Huile volatile de lavande......	10

On pulvérise le bdellium, l'oliban, la myrrhe et le safran; d'autre part, on triture, dans un mortier de fer légèrement chauffé, le mercure, le styrax, la térébenthine et l'essence de lavande, jusqu'à disparition complète des globules métalliques. On liquéfie l'emplâtre simple avec la cire, la colophane et la gomme ammoniaque. On ajoute les substances pulvérisées et, quand l'emplâtre a pris, par refroidissement, la consistance d'une pommade molle, on y incorpore, par l'agitation, le mélange mercuriel. (Codex.) Sa densité est au moins égale à 1,405 :

EMPLATRE RÉSOLUTIF.
Emplâtre des 4 fondants.

Emplâtre de savon	100 gr.
— de ciguë	100
— diachylon gommé	100
— mercuriel	100

On liquéfie à une douce chaleur, et on mélange par agitation. (Codex.)

PILULES DE BÉLLOSTE.

Mercure pur	60 gr.
Miel blanc	60

Poudre d'aloès.............. 60 gr.
— de poivre noir... 10
— de rhubarbe.......... 30
— de scammonée d'Alep.. 20

Divisez en pilules de 20 centigr. Chaque pilule contient 5 centigr. de mercure et 5 centigr. d'aloès. (Codex.)

PILULES BLEUES.
Pilules mercurielles simples.

Mercure purifié	5 gr.
Conserve de rose	7gr,50
Poudre de réglisse	2 50

Divisez en 100 pilules, dont chacune contient 5 centigr. de mercure. (Codex.)

PILULES DE SÉDILLOT.

Pommade mercurielle	30 gr.
Savon médicinal pulvérisé	20
Poudre de réglisse	10

Divisez en pilules de 0gr,20. Chaque pilule contient 5 centigr. de mercure. (Codex.)

§ 11. OR = 197.

Préparation. — On rencontre presque toujours l'or à l'état natif. Pour l'isoler des roches ou des sables qui le contiennent, on avait autrefois recours au lavage, puis à l'amalgamation, et on distillait pour séparer l'or du mercure.

Aujourd'hui, on se sert du cyanure de potassium, qui dissout l'or en formant un cyanure double $(CAz)^2AuK$, dont on précipite l'or au moyen du zinc.

Propriétés physiques et chimiques. — L'or est jaune par réflexion et vert par transparence, mou et peu tenace, il tient le premier rang parmi les métaux, pour la ductilité et la malléabilité. Sa densité est 19,5. Il fond à 1045° et il paraît alors vert; il cristallise en octaèdres en se refroidissant.

Il est entièrement inoxydable à l'air, à froid et à chaud. Les acides minéraux concentrés ne l'attaquent pas, même à l'ébullition; mais il se dissout avec facilité dans l'eau régale. Le chlore et le brome le dissolvent faiblement. Le soufre ne s'y combine à aucune température. Il est rapidement dissous par les solutions des cyanures alcalins et de l'iodure d'ammonium.

Purification. — L'or du commerce est presque pur; il ne contient que des traces très faibles de cuivre, de zinc ou d'argent. Pour le purifier complètement, on le soumet à la coupellation, ou bien on le dissout dans l'eau régale, et on précipite la solution par un réducteur : sulfate de fer, acide oxalique, etc.

Pharmacologie. — Il est peu de substances qui aient eu le privilège d'exciter, au même degré que l'or, les recherches des anciens médecins et auxquelles on ait gratuitement concédé plus de propriétés. On s'en servait déjà au viiie siècle, car Geber voyait dans l'emploi de sa *teinture* un moyen d'éloigner la vieillesse. Plus tard, Avicenne lui accorda le pouvoir de dissiper la tristesse, aussi bien que la faiblesse de la vue. Mais sa réputation médicinale a été faite principalement par les alchimistes, qui s'obstinèrent à l'envi à le regarder comme un remède universel. Ils lui donnaient le nom de *Soleil* et ils l'introduisaient dans une foule de médicaments, qui recevaient par suite la qualification de *solaires*. L'or faisait partie de la *confection d'hyacinthe*, de la *confection alkermès*, de la *poudre de joie*, de la *poudre pannonique*, de la *poudre antiépileptique de Guttète*, etc. Au XVIᵉ siècle, on le portait en amulette, pour chasser la mélancolie et pour préserver de la lèpre. Souvent aussi, on le chauffait au rouge, et on l'*éteignait* dans des tisanes, dont on pensait augmenter ainsi l'efficacité. Sous la forme de *limaille* il a été anciennement recommandé comme contrepoison du mercure et de l'aimant, qui passait alors pour vénéneux.

De ces merveilleuses propriétés et de bien d'autres, il ne reste rien aujourd'hui, bien qu'on ait tenté d'en rajeunir un certain nombre, au commencement de ce siècle. L'or métallique est inerte et la pharmacie n'en fait usage que bien rarement, pour *dorer les pilules*.

§ 12. OXYGÈNE. O = 16.

Découvert en 1774, par Priestley et isolé, presque en même temps, par Scheele.

Préparation. — On peut obtenir l'oxygène par de nombreux procédés.

1° On introduit du chlorate de potassium fondu dans une petite cornue de verre (fig. 72), à laquelle on adapte un tube recourbé propre à conduire le gaz dans un flacon laveur, puis dans des flacons remplis d'eau et ren-

Fig. 72. — Appareil pour la préparation de l'oxygène (*).

versés sur la cuve hydropneumatique. On chauffe graduellement à feu nu : le sel fond et le gaz, qui se dégage, vient se rendre dans les flacons. On modère le feu, si le dégagement est trop rapide, et on pousse l'opération jusqu'à ce qu'il ne s'échappe plus de gaz.

100 gr. de chlorate donnent 27 litres 37 centilitres d'oxygène, soit, en poids, 39 p. 100.

En se décomposant, le sel abandonne tout son oxygène et se change en chlorure de potassium :

$$ClO^3K = KCl + O^3.$$

(*) C, cornue contenant le chlorate de potassium. L, flacon laveur dont l'eau est destinée à retenir le chlore que fournit quelquefois la décomposition du chlorate. F, récipient.

L'orsqu'on ne chauffe que la partie inférieure de la cornue, le sel en fusion ne tarde pas à s'épaissir et le dégagement se ralentit ou même s'arrête. Ce phénomène tient à ce que le chlorate non décomposé absorbe une partie de l'oxygène mis en liberté et se convertit en perchlorate, qui est plus stable que lui :

$$2ClO^3K = KCl + ClO^4K + O^2.$$

Il faut alors élever la température, bien qu'avec ménagement, pour éviter les explosions : le perchlorate se résout à son tour en oxygène et en chlorure de potassium :

$$ClO^4K = KCl + 2O^2.$$

Si on chauffait trop fortement le chlorate de potassium, il deviendrait incandescent et il produirait la rupture de l'appareil, en abandonnant brusquement tout son oxygène. On rend sa décomposition beaucoup plus facile, en le mélangeant à du bioxyde de manganèse, de l'oxyde noir de cuivre ou du sesquioxyde de fer. L'action est si vive, avec ce dernier, qu'elle est dangereuse; il préférable de se servir de bioxyde de manganèse. Le mélange ne fond pas, si la proportion de bioxyde est suffisante, et le dédoublement du chlorate ainsi additionné s'effectue régulièrement à une température peu élevée, sans produire de perchlorate. Dans cette opération, l'oxyde de manganèse devient alternativement acide permanganique et oxyde moins oxygéné, sous l'influence de la chaleur, en abandonnant la plus grande partie de l'oxygène d'abord fixé par lui (*Jungfleisch*). Il faut être en garde contre les explosions, qui résulteraient de la présence de matières combustibles dans le bioxyde de manganèse. Pour les éviter, J. Regnauld conseille les précautions suivantes :

a. Calciner le bioxyde de manganèse avant de l'employer.

b. Prendre un poids de bioxyde égal au poids du chlorate de potassium, et mélanger le tout *exactement*.

c. Chauffer le mélange *aussi doucement que possible*.

d. Ne prendre que du chlorate *sec* et dont on a vérifié la pureté.

e. S'assurer qu'on n'a pas mélangé ou substitué au bioxyde : du *sulfure d'antimoine* ou de la *plombagine*, qui provoqueraient des explosions redoutables.

Le Codex de 1884 adopte ce procédé, mais il ne mélange au chlorate que la moitié de son poids de bioxyde de manganèse.

Le gaz obtenu contient presque toujours du chlore et doit être lavé.

2° On décompose le bioxyde de mercure par la chaleur ; il se dédouble en métal et en oxygène (*Priestley*) :

$$HgO = Hg + O.$$

3° On fait agir l'acide sulfurique étendu d'eau sur le bioxyde de manganèse ; il se produit du sulfate de manganèse, de l'eau et de l'oxygène (*Scheele*) :

$$MnO^2 + SO^4H^2 = SO^4Mn + H^2O + O.$$

4° La solution d'hypochlorite de calcium, chauffée avec une très petite quantité de chlorure de cobalt, donne encore de l'oxygène; il se forme en même temps du chlorure de calcium (*Fleitmann*) :

$$(ClO)^2Ca = CaCl^2 + O^2.$$

5° On obtient *à froid* un dégagement régulier d'oxygène très pur, en plaçant dans une cornue de l'acide azotique dilué, puis un mélange à poids égaux de bioxyde de plomb et de bioxyde de baryum. Il y a formation d'eau oxygénée qui, se trouvant ensuite décomposée par le bioxyde de plomb, abandonne de l'oxygène (*Boettger*).

6° On met dans un matras : eau oxygénée 1 kil., acide sulfurique (1 : 5) 300 gram. et, dans le mélange, on fait arriver par un tube effilé et recourbé une solution de permanganate de potassium (1 : 16) : 56 gram. de permanganate donnent 20 litres d'oxygène.

7° M. Bardet introduit dans un flacon 50 gr. de bioxyde de baryum, 60 gr. de permanganate de potassium et un peu d'eau : il se dégage 15 litres d'oxygène faiblement ozonisé, pouvant être employé directement en inhalations.

8° *Procédé de Boussingault.* — On chauffe, au rouge sombre, de la baryte caustique *pure* (*Brin*), dans un courant d'air dépouillé d'acide carbonique; elle est changée en bioxyde. On porte alors la température à 700°; le bioxyde redevient protoxyde et de l'oxygène se dégage :

$$BaO + O = BaO^2 \qquad BaO^2 = BaO + O.$$

Ce procédé, devenu industriel, fournit aujourd'hui l'oxygène qui est livré, à l'état comprimé, dans des tubes en fonte et à des conditions très économiques.

9° M. Denigès mélange 2 à 3 cc. de solution concentrée de sulfate de cuivre à 40 cc. de lessive des savonniers étendue d'autant d'eau et porte le tout à l'ébullition. Dans le liquide il fait alors tomber 10 cc. de brome, goutte à goutte; l'oxygène se dégage régulièrment :

$$Br^2 + 2NaOH = 2NaBr + H^2O + O.$$

Propriétés physiques et chimiques. — L'oxygène est un gaz incolore, sans odeur ni saveur et dont la densité est 1,056. Il a été liquéfié, presque en même temps, par M. Cailletet puis par M. Pictet, en opérant à — 140° environ, sous une pression de 300 atmosphères. Un litre d'eau à + 20° en dissout 28 cc. (0^{gr},04) ; un litre d'alcool peut en dissoudre 280 cc. à + 15°. Le litre d'oxygène pèse 1^{gr},43, dans les conditions normales de température et de pression.

Ce gaz est l'agent par excellence de la combustion; il oxyde à peu près tous les corps, à chaud ou à froid. C'est à ses propriétés comburantes qu'il faut imputer la plupart des altérations qu'éprouvent les médicaments, pendant leur préparation et pendant le temps de leur conservation.

Soumis à l'action du phosphore ou de l'étincelle électrique, il acquiert une odeur spéciale et une énergie bien supérieure à celle de l'oxygène ordinaire. On le nomme alors *ozone* (O³). L'ozone oxyde l'iode, le soufre, le phosphore, l'arsenic, la plupart des métaux, l'ammoniaque et les matières organiques, lorsqu'il est *humide*. Il décompose l'iodure de potassium sec, et il change en iodate de potassium celui qui est dissous. Vu sous une épaisseur suffisante, il est coloré en bleu azur à toutes les tensions; il est beaucoup plus facile à liquéfier que l'oxygène et un peu moins que l'acide carbonique (*Hautefeuille* et *Chappuis*).

Les huiles fixes et les essences ozonisent l'oxygène en l'absorbant. L'éther, l'alcool absolu, les solutions alcooliques de camphre et de quelques résines produisent le même effet, au contact de l'air et des rayons solaires. Les huiles de foie de morue et de croton forment même assez d'ozone pour donner naissance à de l'eau oxygénée, quand on les met en présence de l'eau (*Schœnhein*).

Pharmacologie. — Priestley venait à peine de découvrir l'oxygène, que déjà il proposait de l'employer comme médicament. On essaya successivement l'efficacité de ce gaz dans le traitement de l'asphyxie, des fièvres et des affections pulmonaires. Des insuccès répétés, dus en grande partie à des applications inopportunes, ne tardèrent pas à détruire les espérances primitivement conçues, et l'oxygène fut même condamné comme irritant et nuisible. Lavoisier et Séguin, et après eux Regnault et Reiset, prouvèrent aisément qu'il n'est pas nuisible et que, pour être irritant, il faut qu'il soit impur. Mais c'est surtout aux expériences de Demarquay et Leconte, qu'il doit d'avoir retrouvé du crédit dans la pratique médicale.

Il résulte de ces expériences, que l'oxygène mis en rapport avec les plaies y produit une vive excitation ; que l'homme peut impunément et pendant longtemps en respirer de 20 à 40 litres par jour, et qu'il n'y a même aucun inconvénient à en injecter dans les veines et dans les cavités muqueuses ou séreuses. On s'en sert aujourd'hui à l'*état gazeux*, soit en applications topiques, soit en inhalations et sous forme de *dissolution aqueuse* sursaturée.

Fig. 73. — Appareil de Limousin pour préparer l'oxygène médicinal.

Pour produire l'oxygène nécessaire aux besoins de la thérapeutique, Limousin a construit un appareil portatif très simple (fig. 73). Cet appareil se compose d'une cornue en acier, dans laquelle on introduit un mélange de chlorate de potassium et de bioxyde de manganèse, et qu'on chauffe au moyen d'une lampe à alcool. Au sortir de la cornue, le gaz traverse une solution alcaline placée dans un flacon tubulé, et se rend dans un récipient de caoutchouc. Lorsqu'on veut pratiquer des inhalations, on sépare le récipient du générateur et on aspire directement le gaz, en prenant encore la précaution de le faire passer dans un flacon renfermant de l'eau.

L'oxygène est l'agent le plus énergique et le plus utile à employer, pour combattre l'asphyxie et les empoisonnements par le chloroforme, l'éther, le chloral, l'opium et ses alcalis, l'oxyde de carbone et les acides sulfhydrique et cyanhydrique.

La *solution aqueuse d'oxygène*, préparée pour la première fois vers la fin du XVIII° siècle et improprement nommée *eau oxygénée*, fut regardée à l'origine comme un remède des plus puissants. Cette opinion n'a rien de surprenant, si l'on considère qu'à l'époque où elle a été formulée, on accordait aux médicaments une action proportionnelle à la quantité d'oxygène qu'ils contiennent. Les progrès de la chimie pathologique ont réduit cette appréciation à ses justes limites, et la solution d'oxygène n'est utilisée actuellement qu'à titre de léger stimulant de la digestion. Limousin la préparait en comprimant, à 7 ou 8 atmosphères, de l'oxygène dans de l'eau. Il est à peine besoin de faire remarquer que ce médicament, simple dissolution d'oxygène, est bien différent de l'eau oxygénée des chimistes. H^2O^2, qui est une combinaison.

Quant à l'*ozone*, son étude est encore trop incomplète pour que la médecine ait pu tirer parti de ses propriétés. On sait qu'il est irritant et même toxique, à haute dose, pour les animaux; mais le rôle, sans doute important, qu'il joue dans l'organisme est peu connu. Toutefois, les expériences de Schœnbein, de Lewisson, de Schmidt, ont établi déjà que l'oxygène, dans le sang, se comporte comme s'il était ozonisé.

L'ozone est sans doute un agent purificateur dans l'air atmosphérique. On le croit antiseptique; cependant plusieurs microbes pathogènes peuvent impunément braver sa présence.

La solution d'ozone dans la glycérine (*glycozone*) a été préconisée comme désinfectant. Elle est probablement peu active.

§ 13. PHOSPHORE. P = 31.

Découvert en 1669, par Brandt.

Préparation. — 1° Le phosphore est extrait du phosphate calcaire des os, au moyen d'un procédé indiqué, en 1769, par Gahn et Scheele et consistant, sommairement, dans la transformation de ce phosphate en métaphosphate de calcium et dans la réduction du métaphosphate par le charbon.

. On calcine des os de mouton, pour en détruire l'osséine ; on pulvérise le résidu et on le délaie dans de l'eau. On y ajoute alors, peu à peu et en agitant sans cesse, les trois quarts de son poids d'acide sulfurique concentré. Le phosphate et le carbonate calcaires des os sont décomposés : le premier cède à l'acide sulfurique les deux tiers de sa base et se change en phosphate acide, pendant que le carbonate perd son acide carbonique et forme aussi du sulfate de calcium :

$$CO^3Ca + (PO^4)^2Ca^3 + 3SO^4H^2 = (PO^4)^2H^4Ca + 3SO^4Ca + H^2O + CO^2.$$

Le mélange s'épaissit promptement, par suite de l'hydratation du sulfate de calcium ; on y met un peu d'eau, pour lui conserver une consistance demi-liquide. Au bout de 24 heures, on le délaie dans de l'eau bouillante et on le jette sur une toile, qui retient le sulfate et laisse passer la dissolution de phosphate acide de calcium. On lave le sulfate à l'eau bouillante, sur la toile, on réunit toutes les liqueurs et on les évapore aux trois quarts, dans un vase de plomb. On sépare le dépôt de sulfate de calcium qui se produit, et on concentre jusqu'à consistance sirupeuse. Il se dépose encore du sulfate de calcium, que l'on isole, comme le premier, par décantation.

La liqueur contient à ce moment du phosphate acide de calcium à peu près pur ; on y mélange un quart de son poids de charbon de bois pulvérisé, puis on dessèche la matière dans un vase de fonte, au rouge obscur, jusqu'à ce qu'il se dégage des vapeurs de phosphore. Le phosphate acide de calcium est converti en métaphosphate :

$$(PO^4)^2H^4Ca = (PO^3)^2Ca + 2H^2O.$$

On retire alors le mélange du feu, et on en remplit aux trois quarts une cornue de grès recouverte d'un lut réfractaire. On adapte au col de la cornue un tube de cuivre, dont l'extrémité libre plonge dans un récipient métallique tubulé, à moitié rempli d'eau et placé lui-même dans un vase contenant de l'eau froide. On chauffe avec précaution, pour ne pas briser la cornue, et quand la température s'est élevée au rouge vif, on entretient un feu soutenu. Il distille d'abord une partie de l'eau, que la dessiccation n'a pu chasser ; puis le reste se décompose et ses éléments, s'unissant au phosphore et au charbon, produisent de l'oxyde de carbone, de l'hydrogène carboné, enfin de l'hydrogène phosphoré, dont l'apparition annonce la réduction de l'acide phosphorique. L'hydrogène phosphoré, prenant feu au contact de l'air, enflamme les autres gaz et la combustion qu'il produit sert à régler la conduite du feu, qu'on éteint dès que cesse le dégagement gazeux.

Dans cette dernière partie de l'opération, le carbone réduit la moitié de l'acide phosphorique ; l'autre moitié reste dans la cornue, à l'état de pyrophosphate de calcium.

$$2(PO^3)^2Ca + 5C = P^2O^7Ca^2 + 5CO + P^2.$$

En résumé, le phosphate tricalcique des os est d'abord changé en *phosphate acide*, par l'acide sulfurique ; le phosphate acide devient *métaphosphate*, par calcination ; et celui-ci enfin se dédouble, au rouge, en présence du charbon, en *phosphore* et en *pyrophosphate de calcium*.

2° Wœhler conseille d'ajouter du sable au mélange de charbon et de phosphate de calcium. La silice se combinant à la chaux met *tout* le phosphore en liberté.

Purification. — Au sortir du récipient, le phosphore est mélangé de charbon et d'autres impuretés entraînées à la distillation. Pour le purifier, on le fond sous l'eau chaude, après y avoir ajouté du noir animal, s'il est coloré, puis on le filtre en le forçant à passer à travers une peau de chamois ou une pierre poreuse.

On peut aussi le distiller dans un courant d'hydrogène ; ce moyen est le meilleur, mais il offre des dangers, qui nécessitent de sévères précautions.

Propriétés physiques et chimiques. — Le phosphore est incolore et transparent, solide, mais facile à rayer avec l'ongle. Son odeur faiblement alliacée est due, d'après Schœnbein, à l'ozone et à l'acide phosphoreux, qu'il produit au contact de l'air. Sa densité est 1,83 ; celle de sa vapeur 4,35. Il fond à 44°,2 et bout à 250° ; il se vaporise bien au-dessous de son point d'ébullition, car il émet des vapeurs dans le vide et distille avec l'eau, quand on les chauffe ensemble. Il est lumineux dans l'obscurité, en présence de l'oxygène dilué.

Le phosphore cristallise en dodécaèdres rhomboïdaux. Il est un peu soluble dans l'éther, les huiles fixes, les essences, et bien plus dans le sulfure de carbone, qui en prend des quantités considérables.

Conservé sous l'eau, à la lumière diffuse, il devient *blanc* et opaque, probablement parce que sa surface est attaquée par l'oxygène dissous dans l'eau (*E. Baudrimont*). Chauffé à 70° et projeté vivement dans de l'eau à 0°, il devient *noir* (*Thénard*) (cette couleur est due à la présence d'un phosphure métallique). Soumis à l'influence des rayons solaires et surtout des rayons violets, ou à l'action prolongée d'une température de 240°, il devient *rouge*. A cet état il a pour densité 1,96 ; il est infusible et insoluble dans les dissolvants du phosphore blanc; aussi n'est-il pas vénéneux. Porté à 447°, il redevient phosphore ordinaire (*Hittorf*). Il n'est pas toujours amorphe, comme on l'avait cru d'abord. Il donne des cristaux rhomboédriques d'un noir violacé, quand on le chauffe dans le vide, à 530°. Il cristallise également dans le plomb en fusion.

Le *phosphore ordinaire* possède une très grande affinité pour l'oxygène. Il s'y combine, même à froid, avec une telle vivacité, qu'on ne peut le maintenir longtemps hors de l'eau, sans qu'il s'enflamme. Il prend feu au contact du chlore et fait explosion avec le brome et le soufre. C'est un *réducteur* puissant. Il se dissout, à l'ébullition, dans la potasse caustique, en dégageant de l'hydrogène phosphoré.

Le *phosphore rouge* a les mêmes affinités, mais à un degré infiniment plus faible.

Essai. — On rencontre quelquefois, dans le phosphore, de l'*arsenic*, et plus rarement du *soufre*.

Pour s'assurer de la présence de ces métalloïdes, on oxyde le phosphore par l'acide azotique pur et on filtre. La liqueur donne un précipité *jaune* avec l'hydrogène sulfuré, si elle contient de l'*arsenic*, et un précipité *blanc* avec le chlorure de baryum, si elle renferme du *soufre*.

Pharmacologie. — On attribue à Kunckel (xvii° siècle) l'idée d'appliquer le phosphore au traitement des maladies; il administrait cette substance divisée dans des pilules, qu'il nommait *pilules lumineuses*. Cette forme pharmaceutique était mauvaise, en raison de la combustibilité du phosphore, et les anciens pharmacologistes ne méconnurent point la nécessité de la remplacer par des dissolutions. Ils effectuaient ces dissolutions au moyen de l'alcool, de l'éther, des essences, et des corps gras solides et liquides. Le *phosphore liquide* de Lémery était le produit de la macération du phosphore dans l'essence de girofle. Plus tard, on se servit, dans le même but, de l'acide acétique, de l'huile animale de Dippel, du chloroforme et du sulfure de carbone.

La solution éthérée proposée par Hoffmann, en 1732, a été pendant longtemps la plus usitée. Elle est avec raison abandonnée aujourd'hui, parce que la vaporisation facile de l'éther peut modifier son titre et provoquer la précipitation d'une partie du phosphore. La meilleure de toutes les préparations de phosphore est l'*huile phosphorée*, dont on peut garantir le dosage et l'inaltérabilité, depuis les recherches de Méhu. On la donne à l'intérieur, en capsules ou en potions, et on la fait également servir aux usages externes.

Sous la modification rouge, le phosphore serait un médicament inerte.

Le phosphore ordinaire est un violent poison. Il trouble l'hématose, soit en s'oxydant directement aux dépens du sang, soit en se transformant en hydrogène phosphoré, à la faveur de l'alcalinité de ce liquide. Plusieurs substances ont été indiquées pour combattre son action toxique.

Admettant qu'il peut s'oxyder dans le tube digestif, Poggiale conseille de saturer par la *magnésie hydratée*, et Gubler par *l'eau de chaux* les acides produits dans cette hypothèse. Gubler recommande, en outre, l'emploi du *charbon* et même celui de *l'huile*, qui est pourtant un dissolvant du phosphore.

Personne a préconisé l'usage de *l'essence de térébenthine* basé sur ce fait, signalé par Vauquelin, qu'en présence de cette essence le phosphore ne peut s'oxyder. Niée par Curie et Vigier, l'efficacité de ce moyen a été affirmée de nouveau par Kœhler et Schimpf, en 1872. Mais au lieu de croire, avec Personne, que l'essence de térébenthine se borne à préserver le sang de la désoxydation, ces derniers attribuent ses effets à la production d'un composé cristallisable et inoffensif qu'elle formerait avec le phosphore et auquel, ils ont donné le nom d'*acide térébintho-phosphoreux*.

MM. Eulenberg et Vohl ont conclu, d'expériences nouvelles, que le *charbon animal* jouit de la propriété d'absorber le phosphore. Ils font prendre ce contrepoison en pilules, dont l'excipient est un mucilage de gomme adragante, et ils pensent que, sous cette forme, le charbon peut conserver son pouvoir absorbant pendant plusieurs années. C'est bien peu probable.

Le phosphore rouge n'est pas vénéneux.

POUDRE DE PHOSPHORE.

On pulvérise le phosphore au moyen d'un intermédiaire liquide. Lercy le faisait fondre sous l'eau, dans un petit flacon bouché avec soin, qu'il agitait ensuite jusqu'à refroidissement complet.

Casaseca préférait à l'emploi de l'eau celui de l'alcool concentré.

Bœttger ayant remarqué qu'une solution d'urée fournit une poudre bien plus ténue que l'eau pure, Blondlot a établi qu'il ne faut point attribuer à l'urée seule une propriété qui appartient aussi à tous les sels et même à toutes les substances solubles. Le phénomène se trouve donc réduit à une simple question de viscosité du liquide pulvérisateur.

HUILE PHOSPHORÉE.

Phosphore blanc............... 1 gr.
Huile d'amande douce décolorée.. 95
Éther officinal.................. 5

On met l'huile dans un flacon à l'émeri, d'une capacité telle qu'il soit rempli aux neuf dixièmes ; on ajoute le phosphore et on chauffe peu à peu au bain-marie, jusque vers 80°. Quand la dissolution est complète, on laisse refroidir et on ajoute l'éther.
(Codex.)

Méhu, qui a donné cette formule, a proposé de décolorer l'huile en la chauffant pendant un quart d'heure à 150°, puis pendant dix minutes entre 200 et 250°. L'huile d'amande (douce ou amère) devient incolore; celle des amandes de pêche ou d'abricot reste colorée. La proportion du phosphore, indiquée au *Codex* précédent, a été réduite de moitié; il ne s'en dépose plus, quelle que soit la durée de la conservation du médicament. Enfin, l'éther empêche la phosphorescence du produit, partant son oxydation.

Pour l'usage interne, on prépare une huile au millième comme il suit :
Huile phosphorée au centième.... 10 gr.
Huile d'amande douce décolorée. 90
(Codex.)

POTION PHOSPHORÉE.

Huile phosphorée à 1/1000...... 0gr,10
Sirop de gomme............... 30
Eau distillée de menthe........ 30

On introduit d'abord dans une fiole le sirop de gomme, on y ajoute l'huile phosphorée et on agite fortement: on complète le mélange par l'addition de l'eau de menthe. L'huile monte au bout de peu de temps à la surface du liquide; aussi est-il nécessaire d'agiter vivement la potion, au moment de l'administrer. (C. *Méhu*.)

§ 14. SOUFRE. S = 32.

Préparation. — La préparation du soufre est tout industrielle ; elle se résume en deux distillations successives. La première, qui se fait sur les lieux de récolte, est très imparfaite et laisse de 5 à 10 p. 100 de terre dans le produit. La seconde donne du soufre pur et sous deux formes différentes. Si l'opération marche lentement et n'est pas de longue durée, le soufre est pulvérulent et nommé *fleur de soufre*. La distillation est-elle vive et prolongée, les parois de la chambre de condensation s'échauffent et le soufre fond ; on le coule dans des moules coniques et on lui donne le nom de *soufre en canons*.

Propriétés physiques et chimiques. — Le soufre est solide, inodore, insipide, de couleur jaune clair, mauvais conducteur de la chaleur et de l'électricité. Il est dimorphe ; il cristallise, par fusion, en *prismes rhomboïdaux obliques* et, par dissolution, en *octaèdres orthorhombiques*. Sa densité est comprise entre 1,93 est 2,087 ; celle de sa vapeur est 6,66 à 500° et 2,22 à 1000° (*H. Sainte-Claire Deville* et *Troost*).

Le soufre fond de 113° à 120°, suivant sa nature ; vers 150°, il devient jaune foncé ; à 190° rouge orangé ; à 260°, il est brun ; à 440°, il entre en ébullition. D'après M. Berthelot, le soufre est jaune à toutes les températures et, lorsqu'il acquiert des teintes foncées, c'est qu'il n'est pas pur. Vers 200°, il devient visqueux : si, en cet état, on le refroidit brusquement dans l'eau, il reste transparent et élastique pendant un certain temps, et il porte le nom de *soufre mou*.

Il est insoluble dans l'eau, à peine soluble dans l'alcool, un peu plus soluble dans l'éther, la benzine, l'acide acétique (*Liebermann*), les huiles fixes et les huiles essentielles. Ses meilleurs dissolvants sont : le sulfure de carbone, qui en prend 38%, à 15° et 181 %, à 55° (*Cossa*), et les huiles lourdes de houille, qui en dissolvent une quantité pour ainsi dire illimitée (*J. Pelouze*). Il devient en grande partie insoluble, quand on le chauffe à 170°. Porté rapidement à 180° sur une plaque de terre, à l'intérieur d'un bain d'air en tôle, il est phosphorescent (*K. Heumann*).

Il possède une grande affinité pour l'oxygène ; il forme, en brûlant, de l'acide sulfureux. Il se combine avec la même facilité à la plupart des métalloïdes et des métaux ; c'est le plus puissant minéralisateur de la nature. Mélangé à froid à la lessive de soude et à l'ammoniaque, il donne naissance à un hyposulfite, à un monosulfure et à un polysulfure alcalin (*Filhol* et *Senderens*).

Essai. — Le soufre du commerce peut contenir des *matières minérales* ou *organiques*, de l'*acide sulfurique* et de l'*arsenic*.

S'il renferme des *matières minérales*, il laisse un résidu fixe, quand on le chauffe sur une lame de platine. Mélangé de *matières organiques*, il fournit un produit charbonneux, quand on le calcine dans un tube bouché.

Pour y reconnaître la présence de l'*acide sulfurique*, on le traite par l'eau bouillante ; la liqueur rougit le tournesol bleu et donne un précipité blanc avec le chlorure de baryum, si elle a dissous de l'acide sulfurique.

On isole l'*arsenic* en faisant digérer le soufre avec de l'ammoniaque liquide. La liqueur, évaporée, abandonne un résidu solide, dans le cas où le soufre est arsenical ; elle ne laisse rien, s'il est pur. Sursaturée par l'acide chlorhydrique, elle fournit un précipité jaune, lorsqu'elle contient du sulfure d'arsenic.

Pharmacologie. — Le soufre a été employé comme prophylactique, dans les temps les plus anciens. Il en est parlé dans la *Genèse* et on lit dans Homère, que *ses vapeurs salutaires détruisent le germe de nos maux*. Hippocrate, Galien et après eux les médecins de toutes les époques l'ont conseillé dans le traitement d'une foule de maladies et sous les formes les plus variées.

Il a pour propriétés d'être stimulant et altérant, à petites doses, laxatif et même purgatif, à doses plus élevées. Il est toxique pour les organismes inférieurs; on s'en sert pour détruire les parasites végétaux et animaux de l'homme, particulièrement le sarcopte de la gale et les vers intestinaux. On pense qu'il agit en formant avec les alcalis de nos humeurs des sulfures, qui se transforment ensuite dans l'économie en hyposulfites, en sulfites et en sulfates.

Trois espèces de soufre sont usitées en pharmacie : le *soufre sublimé*, le *soufre lavé* et le *soufre précipité*. Leurs applications sont extrêmement nombreuses; on en fait des poudres composées, des électuaires, des tablettes, des pilules, des pommades, et des solutions dans les huiles fixes et dans les huiles volatiles (Voy. *Myrolés*).

1° Soufré sublimé. — Sous cette dénomination, on désigne la fleur de soufre du commerce. Ce produit est formé de petites utricules, qui se sont imprégnées d'acide sulfureux, dans les chambres de condensation. En présence de l'oxygène humide de l'air, l'acide sulfureux devient acide sulfurique; aussi le soufre sublimé manifeste-t-il toujours des propriétés acides. Pour ce motif, il ne peut servir qu'à des usages externes : il est irritant et parasiticide.

2° Soufre lavé. — Pour priver le soufre sublimé de l'acide sulfurique dont il est imprégné, on le soumet à un lavage continu. On en fait, avec de l'eau distillée froide, une pâte molle, que l'on délaie ensuite dans de l'eau bouillante. On laisse déposer, on décante le liquide qui surnage et on le remplace par de nouvelle eau chaude. On répète ces opérations jusqu'à ce que l'eau de lavage ne rougisse plus le papier de tournesol; on jette alors le soufre sur une toile, on le fait sécher et on le passe au tamis de soie n° 100 (*Codex*).

Le soufre lavé est celui qui est le plus souvent prescrit, tant à l'intérieur qu'à l'extérieur, Il a été adopté par le Codex.

3° Soufre précipité. — Le Codex le prépare comme il suit :

Monosulfure de sodium cristallisé............	240 gr.
Soufre sublimé	128
Eau distillée............................:..............:..........	200

On dissout le monosulfure et le soufre dans l'eau, à l'ébullition. On dilue la solution à 4 litres et on y verse peu à peu, en agitant sans cesse, 230 grammes d'acide chlorhydrique officinal étendu préalablement de 900 grammes d'eau. Lorsque le mélange est devenu fortement acide, on lave le précipité à l'eau bouillante, tant que l'eau de lavage trouble la solution de nitrate d'argent, et on sèche à l'air.

$$Na^2S^5 + 2HCl = 2NaCl + H^2S + 2S^2.$$

Il est essentiel, dans cette opération, de verser l'*acide dans le sulfure*, de ne mettre que de petites quantités d'acide à la fois, et d'agiter vivement le mélange. En versant le sulfure dans l'acide, on obtiendrait du polysulfure d'hydrogène, au lieu d'un dépôt de soufre. Il faut éviter aussi de se servir d'acide chlorhydrique et de polysulfure de potassium du commerce, qui sont toujours ferrugineux et qui fourniraient un précipité rougeâtre.

Le soufre précipité est plus divisé que les précédents et de couleur presque blanche. On y trouve du *soufre nacré*, de M. Gernez. Il possède, au moment de sa préparation et longtemps encore après, une odeur propre, due à la présence d'une petite quantité d'acide sulfhydrique ou d'un autre sulfure d'hydrogène, que des lavages multipliés ne peuvent lui soustraire. Il est beaucoup plus actif que le soufre lavé, par suite de sa composition spéciale. En admettant qu'il perde un peu de cette activité avec le temps, il lui reste toujours l'avantage de sa grande ténuité. Il peut convenir aussi bien dans la médication interne que dans la médication externe, et l'on ne saurait dire pourquoi il est à peu près inusité.

ÉLECTUAIRE DE SOUFRE.

Soufre sublimé et lavé........	50 gr.
Miel blanc....................	50

TABLETTES DE SOUFRE.

Soufre sublimé et lavé........	100 gr.
Sucre blanc...................	900
Gomme adragante..............	10
Eau de fleur d'oranger.........	90

Faites des tablettes du poids de 1 gr., dont chacune contiendra 10 centigr. de soufre. (*Codex*.)

GLYCÉRÉ DE SOUFRE.

Soufre sublimé et lavé........	10 gr.
Glycéré d'amidon,.............	40

(*Codex*.)

POMMADE SOUFRÉE.

Soufre sublimé et lavé.........	15 gr.
Huile d'amande douce..........	10
Axonge benzoïnée.............	30

(*Codex*.)

POMMADE D'HELMÉRICH.

Soufre sublimé et lavé........	10 gr.
Carbonate de potassium.......	5
Eau distillée..................	5
Huile d'amande douce	5
Axonge.......................	35

(*Codex*.)

CÉRAT SOUFRÉ.

Soufre sublimé et lavé........	20 gr.
Huile d'amande douce..........	10
Cérat de Galien...............	100

(*Codex*.)

§ 15. ZINC. Zn = 66.

Préparation. — On extrait le zinc de son sulfure (*blende*) et de son carbonate (*smithsonite*). On grille ces deux minerais, qui se transforment en oxyde, et on réduit l'oxyde par le charbon, à une haute température, dans des appareils distillatoires.

Purification. — Le zinc du commerce renferme souvent : du *plomb*, du *fer*, du *cuivre*, de l'*étain*, de l'*antimoine*, du *cadmium*, du *soufre*, et de l'*arsenic*.

On le sépare des *métaux* étrangers en le distillant de nouveau.

Mais le meilleur moyen d'obtenir le métal très pur est de réduire de l'oxyde de zinc pur par le charbon.

Propriétés physiques et chimiques. — A l'état pur, le zinc est blanc bleuâtre, un peu mou, malléable et peu tenace. Sa densité est 6,86 quand

il a été fondu, et 7,21 s'il a été laminé. Il fond à 410° et distille à 940°.
Inaltérable à l'air sec, il est rapidement oxydé par l'air humide, qui le
transforme en hydrocarbonate. Il brûle au rouge avec une flamme verte,
et il décompose l'eau à la même température. Il se dissout à froid dans les
acides étendus, et à l'ébullition dans les dissolutions de potasse et de
soude caustiques et dans les liquides salés, avec dégagement d'hydrogène
dans tous les cas.

Essai. — On s'assure que le zinc ne contient pas de *métaux étrangers*,
en le dissolvant dans un acide et en précipitant la liqueur par le ferrocyanure de potassium et par le sulfhydrate d'ammoniaque. Les précipités
doivent rester parfaitement *blancs* au contact de l'air, si le métal est pur.

La présence de l'*arsenic* et celle de l'antimoine sont attestées par les
taches caractéristiques que donne le zinc, traité par l'acide sulfurique pur
et dilué, dans l'appareil de Marsh.

Pharmacologie. — Le zinc métallique sert fréquemment en pharmacie
à la préparation de l'hydrogène, mais il n'a pas d'emploi thérapeutique
direct. Par contre, ses combinaisons font partie d'un grand nombre de
médicaments.

CHAPITRE III

II. CORPS NEUTRES

§ 1. EAU. $H^2O = 18$

L'eau existe partout dans la nature, libre ou en combinaison, mais jamais à l'état de pureté. En tombant sur la terre et pendant le séjour qu'elle fait à sa surface ou dans ses profondeurs, elle dissout des gaz, des principes minéraux et des matières organiques. Les eaux naturelles sont nommées *météoriques*, lorsqu'elles proviennent de la neige ou de pluie qui n'a pas encore touché le sol ; on les appelle *telluriques*, quand elles coulent sur la croûte terrestre.

Les *eaux météoriques* renferment peu de matériaux fixes ; cependant elles sont loin d'être pures. Elles dérobent à l'air qu'elles traversent, ses éléments gazeux, du carbonate et de l'azotate d'ammonium, des traces de sels minéraux, de l'iode (M. *Chatin*) et des poussières organisées, dont la présence est une cause d'altération incessante, en été surtout. On n'en fait pas usage habituellement en pharmacie.

Les *eaux telluriques* offrent une composition très variable, suivant leur origine et suivant la nature des terrains qu'elles parcourent. On les divise en *eaux douces* et en *eaux minérales*, d'après l'espèce et la proportion des principes qu'elles tiennent dissous. Les eaux comprises dans ces deux groupes sont utilisées en pharmacie, dans des circonstances nombreuses.

Enfin, on emploie aussi à la préparation des médicaments l'eau privée d'éléments étrangers par la distillation et rendue pure, sinon chimiquement, du moins suffisamment pour les besoins auxquels elle doit satisfaire.

A. Eau distillée.

Préparation. — On prépare l'eau distillée, en condensant de l'eau réduite en vapeurs dans un appareil distillatoire quelconque, le plus souvent dans un alambic (page 29). Pour obtenir de l'eau très pure, l'opérateur doit se conformer aux précautions ci-après :

1° Distiller de l'eau aussi peu chargée que possible de matières salines ;

2° Rejeter les premières parties condensées, qui contiennent : de l'oxygène, de l'azote, de l'acide carbonique, et souvent de l'ammoniaque ou des sels ammoniacaux (1) ;

(1) Lorsque, dans une opération continue, on remplit plusieurs fois de suite l'alambic, il est indispensable de rejeter à chaque fois les premiers produits distillés.

3° Cesser l'opération, lorsqu'il reste encore dans la cucurbite un quart du liquide primitivement employé. En dépassant cette limite, les matières organiques et les sels fixes, déposés sur les parois de l'alambic par l'évaporation de l'eau, se trouveraient portés à une température assez élevée pour fournir des produits volatils de décomposition, qui viendraient souiller l'eau distillée ;

4° Quand on est obligé de distiller de l'eau contenant une forte proportion de carbonate acide de calcium, on paralyse le dégagement continu de l'acide carbonique du sel, en mettant un peu de lait de chaux dans l'alambic, suivant le conseil de Guéranger ;

5° Pelletier a recommandé d'ajouter du phosphate acide de calcium aux eaux qui contiennent des produits azotés, afin de prévenir la volatilisation de l'ammoniaque, qui suivrait la décomposition de ces produits. Le Codex conseille l'addition de $0^{gr},10$ de sulfate d'aluminium, par litre, et le rejet des premiers litres condensés, pour éviter l'ammoniaque.

Propriétés physiques et chimiques. — L'eau pure est insipide, inodore et incolore, quand elle est vue en petite masse. Solide à 0°, elle est liquide depuis cette température jusqu'à celle de 100°, où elle entre en vapeur, sous la pression de $0^m,76$. Sa densité, représentée par 1, à la température de 4°, sert de terme de comparaison à celle de tous les corps solides et liquides. La densité de sa vapeur est 0,622. Placée sur un corps chauffé à 171°, elle prend l'*état sphéroïdal* et ne touche pas à la surface chauffée. A la température de 1200°, elle subit la *dissociation;* son hydrogène se sépare de l'oxygène (*H. Sainte-Claire Deville*).

C'est le dissolvant par excellence ; on peut dire qu'il n'est presque pas de substance absolument insoluble dans l'eau. Elle s'empare des gaz comme des solides et des liquides, avec cette différence, que les gaz y sont d'autant plus solubles que sa température est plus basse, tandis qu'à très peu d'exceptions près, la solubilité des liquides et des solides croît avec la température.

L'eau est neutre aux réactifs colorés. Elle se combine aux acides, aux bases et aux sels, et cette indifférence est son principal caractère chimique. Elle intervient, d'une manière nécessaire, dans un très grand nombre de réactions.

Essai. — Lorsqu'elle est pure, l'eau distillée ne laisse pas de résidu, quand on en évapore quelques gouttes sur une lame de platine. En outre, elle ne donne aucun précipité avec les réactifs suivants :

Eau de chaux, acétate basique de plomb, réactifs de l'acide carbonique ;

Azotate d'argent, réactif de l'acide chlorhydrique et des chlorures ;

Chlorure de baryum, réactif des sulfates ;

Chlorure mercurique, réactif de Nessler, réactifs de l'ammoniaque ;

Oxalate d'ammonium, réactif de la chaux ;

Permanganate de potassium acidulé, à l'ébullition, réactif des substances organiques.

B. EAUX DOUCES.

On réunit, sous la dénomination d'*eaux douces*, les eaux de *sources*, de rivières, de *lacs*, d'*étangs* et de *puits*. Les substances qu'on y rencontre normalement sont : les gaz atmosphériques, des sels alcalins, calcaires et magnésiens, du fer, du manganèse, de l'aluminium, de la silice et des matières organiques.

Les eaux de sources et de rivières sont généralement les plus pures. Les eaux dormantes des lacs et des étangs contiennent toujours des matières organiques, produites par la décomposition des végétaux qui s'y développent. Quant aux eaux de puits, elles sont fréquemment *séléniteuses*, c'est-à-dire qu'elles renferment du sulfate de calcium, en quantité suffisante pour qu'elles soient *lourdes* à l'estomac. On y trouve aussi, près des habitations, des matières organiques, des azotites et des azotates alcalins, de la gélatine au voisinage des cimetières (*Lefort*), partout, enfin, des micro-organismes variés.

Quelle que soit leur origine, les eaux douces peuvent recevoir, dans des circonstances déterminées, des applications pharmaceutiques, quand elles sont *légères* et *potables*, ce qu'on reconnaît aux caractères suivants :

Une *eau potable* est fraîche, limpide, sans odeur ;

Elle possède une saveur très faible, agréable, ni fade, ni salée, ni douceâtre ;

Elle contient, environ, $0^{gr},50$ de matières solides par litre, correspondant au maximum, à : des traces de nitrites seulement ; $0^{gr},05$ de chlorures alcalins ; $0^{gr},10$ de sulfates alcalins et terreux ; $0^{gr},06$ d'azotate de potassium ; $0^{gr},05$ de silicates alcalins ; $0^{gr},30$ de carbonate acide de calcium ;

Elle contient de l'air en dissolution, environ 30 à 40 cent. cubes par litre, dont 5 à 6 d'oxygène pur ;

Elle ne renferme pas de matières organiques, ou elle n'en renferme que des traces ;

On ne doit y trouver ni acide azoteux en proportion notable, ni ammoniaque, ni acide sulfhydrique ;

Elle doit tenir en suspension très peu de micro-organismes, qui ne doivent pas être pathogènes ;

Elle dissout le savon, sans former de grumeaux ;

Elle cuit les légumes, en les ramollissant.

En ce qui concerne les matières organiques, il est à noter qu'aucune eau n'en est absolument exempte, si ce n'est peut-être l'eau de certaines sources, au moment de son émergence. Le point essentiel, pour qu'une eau soit salubre, est qu'elle renferme une proportion très faible de produits organiques *non putrescibles*.

Il est également très rare qu'une eau douce ne recèle pas des traces d'ammoniaque et d'acide nitreux, les fermentations nitreuse et ammoniacale se rencontrant partout.

Essai — L'essai d'une eau potable consiste, principalement, à s'assurer que cette eau ne contient pas de *sels calcaires* en excès, de *matières organiques*, d'*azotites*, d'*azotates* ou de *chlore* en quantité notable.

Les *matières organiques* sont accusées indistinctement par le permanganate de potassium, qu'elles décolorent, et par le chlorure d'or, qu'elles réduisent, à l'ébullition. Celles qui sont d'origine animale sont réputées plus nuisibles que celles qui proviennent des végétaux.

Pour savoir si elles sont susceptibles de rendre l'eau malsaine, M. de Chaumont conseille de doser par les hydrosulfites, suivant la méthode de MM. Schutzenberger et Gérardin, l'oxygène contenu dans l'eau à l'instant de la prise d'essai, puis après un séjour dans un vase fermé. Toute eau dont l'oxygène disparaît, dans cette dernière condition, renferme des éléments putrescibles.

E. Baudrimont a proposé un moyen simple, pour déterminer si les matières organiques proviennent d'infiltrations émanées de *fosses d'aisances*. Il agite 50cc d'eau suspecte avec 25cc d'éther, employés en deux fois, il décante et il évapore l'éther au bain-marie. Le résidu de cette opération offre une odeur non douteuse de matière fécale, dans le cas où l'eau se trouve souillée par des produits de cette nature.

Pour déterminer l'existence et la nature des *micro-organismes* en suspension dans une eau douce, on y dissolvait à l'origine de l'acide osmique, à froid (*Certes*), ou du chlorure mercurique à la température de 70°. Les microbes, rapidement détruits, tombaient au fond du liquide. On les rassemblait dans la pointe d'un tube effilé, d'où il était facile de les extraire pour les étudier sous le microscope. Cette méthode conduit à des résultats de très peu de valeur; elle est à peu près abandonnée.

Le seul moyen d'obtenir des renseignements utiles, sur le nombre et sur la qualité des microgermes d'une eau quelconque, est d'ensemencer avec quelques gouttes de cette eau, préalablement étendue de 100, de 500 ou de 1000 fois son volume d'eau stérilisée, une solution de gélatine ou de gélose que l'on étale, encore tiède, sur des plaques, dans des tubes ou dans des fioles à large base. Dans ce milieu solide, chaque microbe se développe isolément; on peut aisément compter le nombre des colonies développées et procéder ensuite à leur examen microscopique, à leur coloration et à l'étude des actions chimiques qu'elles peuvent exercer. Cette branche de la science bactériologique a pris aujourd'hui un tel développement, qu'il n'est pas possible de la résumer brièvement. Il faut consulter à son sujet les traités spéciaux.

On dose le *chlore* au moyen d'une solution titrée de nitrate d'argent.

On s'assure de l'existence des *nitrites*, en ajoutant à 10cc d'eau, acidulée par une goutte d'acide sulfurique à 1/4, une goutte de solution saturée d'acide sulfanilique, puis une goutte de solution de sulfate de naphtylamine. Le mélange prend une teinte rose, croissant jusqu'au rouge, quand l'eau contient un millionième d'acide nitreux.

Pour les *nitrates*, on mélange à quelques gouttes de l'eau à essayer, deux gouttes d'une solution saturée de brucine, puis un peu d'acide sulfurique : le mélange devient rose s'il y a des nitrates dissous. Avec la diphénylamine et l'acide sulfurique en excès, le liquide devient bleu, dans les mêmes conditions.

Le *bicarbonate de calcium* est reconnu : 1° par l'ébullition, qui chasse l'excès d'acide carbonique et qui précipite du carbonate neutre de calcium (1) ; 2° par l'eau de chaux, qui s'empare de la moitié de l'acide carbonique et forme du carbonate neutre insoluble ; 3° par la teinture de campêche, qui prend une teinte violette en sa présence.

Le *sulfate de calcium* communique aux eaux qui en renferment la propriété de précipiter abondamment par le chlorure de baryum, par l'oxalate d'ammonium et par la solution alcoolique de savon.

Sur cette dernière réaction, déjà étudiée par Clarke, en 1847, Boutron et Boudet ont établi une méthode générale d'analyse des eaux douces, à laquelle ils ont donné le nom d'*hydrotimétrie*.

Hydrotimétrie. — Les essais hydrotimétriques sont fondés sur ce fait que 1 décigramme de savon donne à un litre d'eau distillée la propriété de fournir, par l'agitation, une mousse persistante ; alors qu'une eau chargée de sels de calcium et de magnésium exige, pour produire le même phénomène, une quantité de savon plus considérable et proportionnelle au poids de ces sels.

On exécute l'analyse au moyen d'une dissolution titrée de savon et d'une burette marquant 22°, pour une capacité de 2cc,4. Une division supplémentaire, placée au-dessus du zéro (fig. 74), n'est pas comptée dans les essais ; elle représente la quantité de savon qui serait nécessaire pour réaliser la formation de la mousse, dans l'eau à essayer, si cette eau était pure.

Pour préparer la liqueur hydrotimétrique, on prend (2) :

Savon amygdalin.................................... 10 gr.
Alcool à 90°....................................... 160
On fait bouillir, on filtre et on ajoute :
Eau distillée...................................... 100

Cette dissolution est titrée avec une liqueur contenant, par litre, 0gr,25 de chlorure de calcium fondu, ou 0gr,59 d'azotate de baryum ; 40 cent. cub. de la liqueur d'épreuve doivent décomposer 22 divisions de solution de savon.

Pour faire l'essai d'une eau douce, on en mesure 40 c. c. dans un flacon jaugé (fig. 75) ; on y verse goutte à goutte la liqueur hydrotimétrique, en agitant vivement le flacon après chaque addition, et l'on s'arrête dès qu'on

(1) Une eau séléniteuse se trouble aussi à l'ébullition, lorsqu'elle est saturée de sulfate de calcium ou ramenée à un faible volume, par évaporation.

(2) Dibdin dissout le savon dans l'alcool méthylique étendu de 2 volumes d'eau et il y ajoute un excès d'ammoniaque, pour assurer sa conservation.

M. Guichard propose une formule toute différente :

Acide oléique du commerce............... 300 cc.
Soude normale........................... 300 — (12 gr. soude caust.)
Alcool à 95°............................ 1500

On mélange à froid et on filtre. Cette liqueur est employée comme celle de Boutron et Boudet.

a obtenu une mousse de 1/2 centimètre d'épaisseur, se maintenant pendant 10 minutes.

Le nombre des degrés hydrotimétriques, atteint dans l'essai, indique celui des décigrammes de savon que neutralise un litre d'eau analysée et, *approximativement*, le nombre de centigrammes de sels terreux qu'elle contient sous le même volume. Par exemple, un litre d'eau titrant 10° hydrotimétriques renferme environ $0^{gr},10$ de sels calcaires et magnésiens et précipite 1 gr. de savon.

Les indications de l'hydrotimètre ne sont plus exactes au-dessus de 22°. Pour ne pas dépasser cette limite, on ajoute, aux eaux fortement chargées

Fig. 74. — Hydrotimètre.   Fig. 75. — Flacon jaugé.

de sels terreux, de l'eau distillée, dont on tient compte dans l'appréciation du résultat. G. Buchner a observé aussi que la température influe beaucoup sur le résultat; la mousse qui persiste cinq minutes, à 15°, se dissipe en une minute en été, pendant un temps très chaud, même en présence d'un grand excès de liqueur hydrotimétrique.

D'autres renseignements analytiques peuvent être fournis par l'hydrotimètre; toutefois ils n'ont qu'une valeur approximative et il vaut mieux les demander aux méthodes exactes.

Pharmacologie. — Dans les temps anciens, l'eau était regardée comme propre à la guérison de toutes les maladies. Hippocrate prescrit de ne pas administrer autre chose, pendant trois jours, dans certaines fièvres; Galien veut même qu'on en donne au malade jusqu'à suffocation. Au dix-huitième siècle, Hancocke y voyait un fébrifuge plus efficace que le quinquina, et il va jusqu'à la considérer comme un sûr préservatif de la peste. D'autres affirment qu'elle triomphe de l'asthme, de la goutte et de la rage, aussi bien que de la mélancolie et du penchant au suicide. Pour Hoffmann, l'eau est le *remède universel*.

Aujourd'hui, l'eau n'est plus un médicament. Mais on s'en sert dans un grand nombre d'opérations pharmaceutiques, qu'il serait sans intérêt d'énumérer. Pour tous ces usages, il importe de ne prendre que de l'eau distillée, ou de l'eau douce, dont on ait soigneusement contrôlé la pureté.

Coupe du filtre.   Fig. 76. — Filtre Chamberland (*).   Filtre en place.

En ce qui concerne spécialement l'eau distillée, il ne faut pas oublier la facilité avec laquelle elle dissout l'air et les vapeurs des laboratoires. Pour la conserver pure, il faut donc l'enfermer, *aussitôt préparée*, dans des vases *pleins* et *bien bouchés*, en ayant soin d'éviter qu'elle n'ait le contact de clés ou d'autres accessoires en plomb. Effectivement, l'eau distillée attaque le plomb, lorsqu'elle est aérée. Le maximum d'action a lieu pour une eau contenant 2 vol. d'acide carbonique et 1 vol. d'oxygène, rapports néces-saires pour convertir le métal en carbonate (Müller).

(*) A, bougie de porcelaine à travers laquelle filtre l'eau. B, ouverture de la bougie par laquelle sort l'eau filtrée. C, écrou maintenant la bougie dans le tube métallique. D, tube en métal renfermant la bougie. E, espace rempli par l'eau.

Quant à l'eau douce, on ne doit l'employer qu'après l'avoir soigneusement clarifiée. Le meilleur moyen d'y parvenir est de la filtrer dans l'un des appareils perfectionnés qu'offre l'industrie, en particulier dans celui de M. Chamberland (fig. 76) : l'eau, sortie du robinet en E, remplit le tube métallique D, traverse la bougie de porcelaine dégourdie A et coule par l'orifice B, entièrement dépouillée des impuretés et même des microbes qu'elle tenait en suspension, lorsque la bougie est suffisamment compacte et *récemment stérilisée*. Les recherches de M. Miquel, consécutives à beaucoup d'autres, ont en effet démontré que les bougies de porcelaine retiennent les microbes pendant un temps d'autant moins long que les eaux à filtrer sont moins pures. Ainsi, une eau de source peut encore sortir stérile d'une bougie en service depuis un mois, alors que celle d'un fleuve passera souillée, au bout de 8 jours, et qu'une eau très chargée de bactéries en conservera après avoir traversé un filtre qui aura seulement 48 heures d'usage. La conséquence à déduire de ces faits est qu'il ne faut filtrer au filtre Chamberland que des eaux déjà clarifiées. M. Miquel a vu qu'en obligeant une eau très impure à franchir une colonne de $0^m,10$ de hauteur, formée de sable ($0^m,07$) et de charbon animal ($0^m,03$), avant d'atteindre la bougie de porcelaine, elle-même entourée de

Fig. 77. — Stérilisateur Levassort.

sable, l'eau passait stérile pendant 12 jours au moins. On peut donc obtenir de l'eau presque exempte de microbes en lui faisant traverser successivement une *couche de charbon* animal, puis un filtre Chamberland, que l'on stérilise une fois ou deux par mois.

Pour cette stérilisation, M. Guinochet conseille de faire passer par les bougies une solution de permanganate de potassium à 1 p. 1000, puis une solution de sulfate de sodium à 1 p. 20. On lave ensuite à l'eau pure.

A la bougie de porcelaine d'argile, M. Garros a proposé de substituer la bougie de porcelaine d'amiante qui, selon lui, aurait pour avantages un débit plus rapide et une action stérilisante plus parfaite. Ses défauts sont les mêmes que ceux de la bougie primitive, elle est très fragile et elle finit par se laisser pénétrer par les bactéries.

L'obligation de stériliser fréquemment les filtres de porcelaine et la crainte qu'une fêlure imperceptible ne leur enlève toute efficacité les font souvent remplacer par le chauffage de l'eau à 120°, qui détruit radicalement les germes qu'elle peut contenir. Des appareils variés ont été construits dans ce but. Celui qui est représenté par la figure 77 peut donner en une fois, suivant sa capacité, de 8 à 35 litres d'eau pure et limpide, car elle est filtrée à travers de l'amiante, au sortir de l'autoclave. C'est un instrument pratique pour le laboratoire du pharmacien, où désormais l'eau stérilisée est un agent indispensable.

C. Eaux minérales.

Les eaux minérales, qui seraient plus exactement nommées *eaux médicinales*, sont caractérisées par l'action qu'elles exercent sur l'organisme. Elles sont généralement plus chargées de principes fixes que les eaux douces.

On les dit *froides*, quand leur température n'excède pas 20°, *thermales*, quand elle dépasse 28°. Quelquefois, on nomme *tempérées* celles dont la température est comprise entre 20 et 30°. L'eau la plus chaude de France est celle de la source du Par, à Chaudesaigues (Cantal) : elle marque 81°,5. Il en existe, en Islande, dont la température dépasse 100°.

Leur composition est extrêmement variée : on y rencontre des éléments minéraux très nombreux, des gaz et des matières organiques particulières. A cette diversité, au point de vue chimique, répond une divergence parfois considérable dans les propriétés médicinales. Malgré ces différences, les transitions sont souvent si peu sensibles, qu'on ne saurait, dans l'état actuel de la science, dresser une classification rigoureuse des eaux minérales. Ce travail a cependant plusieurs fois été tenté ; on a pris, pour guide du groupement, tantôt la chimie, tantôt la géologie ou la thérapeutique. Bien que toutes les classifications proposées soient plus ou moins défectueuses, celles qui sont basées sur la chimie sont les plus généralement acceptées.

La plus récente, due au Dr A. Gautier, répartit les eaux minérales en neuf groupes, sous les dénominations d'eaux : *acidules, alcalines, sulfureuses, chlorurées, bromurées* et *iodurées, sulfatées, ferrugineuses, phosphatées, arsenicales*. Chacun de ces groupes est partagé en sections plus ou moins nombreuses, d'après la nature des principaux éléments dissous. L'ensemble de cette classification est conservé ici ; on en a éliminé seulement quelques subdivisions faisant double emploi, en ce sens que leur titre conduisait à inscrire les mêmes eaux minérales dans deux d'entre elles, ce qui a l'inconvénient de faire perdre de vue le caractère principal de ces eaux.

I. Eaux acidules ou carboniques. — Elles se distinguent par un excès d'acide carbonique (parfois plus de 1000 cent. cubes par litre) et par une faible minéralisation. Leur saveur est aigrelette ou légèrement alcaline. Toutes sont froides et viennent des terrains primitifs. Grâce aux carbonates qu'elles contiennent, elles perdent leur gaz carbonique, à l'air, plus lentement que l'eau qui en est saturée artificiellement. On peut y faire deux groupes :

1° **Eaux acidules alcalines.** — On y trouve jusqu'à 1 gramme de carbonate acide de sodium par litre. Elles bleuissent légèrement le tournesol. Elles sont très peu nombreuses.

<table>
<tr><td colspan="2" align="center">**EAU DE SAINT-PARDOUX.**
Allier.</td><td colspan="2" align="center">**EAU DE SOULZMATT.**
Alsace.</td></tr>
<tr><td></td><td>lit.</td><td></td><td>gr.</td></tr>
<tr><td>Acide carbonique..................</td><td>1.248</td><td>Acide carbonique libre... ....</td><td>1.946</td></tr>
<tr><td></td><td>gr.</td><td></td><td></td></tr>
<tr><td>Bicarbonate de calcium......... }</td><td rowspan="2">0.0287</td><td>Bicarbonate de sodium.............</td><td>0.957</td></tr>
<tr><td>— magnésium .... }</td><td>— lithium.............</td><td>0.020</td></tr>
<tr><td>— sodium anhydre..</td><td>0.0254</td><td>— calcium...........</td><td>0.431</td></tr>
<tr><td>Sulfate de sodium............. }</td><td rowspan="2">0.0100</td><td>— magnésium.........</td><td>0.313</td></tr>
<tr><td>— calcium............. }</td><td>Sulfate de potassium...............</td><td>0.148</td></tr>
<tr><td>Chlorure de sodium............. }</td><td rowspan="2">0.0300</td><td>— sodium...................</td><td>0.023</td></tr>
<tr><td>— magnésium......... }</td><td>Chlorure de sodium................</td><td>0.071</td></tr>
<tr><td>Silicate de calcium............. }</td><td rowspan="2">0.0700</td><td>Borate de sodium..................</td><td>0.066</td></tr>
<tr><td>— d'aluminium... ...... }</td><td>Silice ....</td><td>0.063</td></tr>
<tr><td>Crénate de fer...................</td><td>0.0200</td><td align="right">Total......</td><td>1.092</td></tr>
<tr><td align="right">Total......</td><td>0.1841</td><td align="center">(*A. Béchamp.*)</td><td></td></tr>
<tr><td align="center">(*Poggiale.*)</td><td></td><td></td><td></td></tr>
</table>

2° **Eaux acidules calcaires.** — Cette qualification s'applique à la presque totalité des eaux acidules : *Bondonneau, Châteldon, Condillac, Pougues, Renaison, Saint-Galmier*, etc., dont plusieurs sont parfois rangées à tort parmi les acidules alcalines :

<table>
<tr><td colspan="2" align="center">**EAU DE SAINT-GALMIER.**
Source Fonfort.</td><td colspan="2" align="center">**EAU DE CONDILLAC.**
Source Anastasie.</td></tr>
<tr><td></td><td>lit.</td><td></td><td>lit.</td></tr>
<tr><td>Acide carbonique libre.............</td><td>1.20</td><td>Acide carbonique libre.............</td><td>0.548</td></tr>
<tr><td></td><td>gr.</td><td></td><td>gr.</td></tr>
<tr><td>Bicarbonate de calcium......... }</td><td rowspan="2">1.037</td><td>Bicarbonate de calcium............</td><td>1.359</td></tr>
<tr><td>— magnésium...... }</td><td>— sodium.... ......</td><td>0.166</td></tr>
<tr><td>— sodium...........</td><td>0.238</td><td>— magnésium........</td><td>0.035</td></tr>
<tr><td>— strontium........</td><td>0.007</td><td>Sulfate de sodium..................</td><td>0.175</td></tr>
<tr><td>— fer............. }</td><td rowspan="2">0.009</td><td>— calcium...............</td><td>0.053</td></tr>
<tr><td>— manganèse...... }</td><td>Chlorure de sodium............. }</td><td rowspan="2">0.150</td></tr>
<tr><td>Sulfate de sodium.............</td><td>0.079</td><td>— calcium .... }</td></tr>
<tr><td>— calcium...............</td><td>0.180</td><td>Sel de potassium............... }</td><td rowspan="2">*traces*</td></tr>
<tr><td>Azotate de magnésium............</td><td>0.060</td><td>Iodure, azotate................. .. }</td></tr>
<tr><td>Chlorure de sodium...............</td><td>0.216</td><td>Silicate de calcium et d'aluminium.</td><td>0.245</td></tr>
<tr><td>Phosphate soluble.................</td><td>*traces*</td><td>Oxyde de fer crénaté et carbonaté...</td><td>0.010</td></tr>
<tr><td>Matière organique non azotée......</td><td>0.024</td><td>Matière organique..................</td><td>*traces*</td></tr>
<tr><td>Acide silicique et alumine.........</td><td>0.036</td><td align="right">Total.......</td><td>2.193</td></tr>
<tr><td align="right">Total......</td><td>1.886</td><td align="center">(*O. Henry.*)</td><td></td></tr>
<tr><td align="center">(*O. Henry.*)</td><td></td><td></td><td></td></tr>
</table>

II. **Eaux alcalines.** — On désigne sous ce nom les eaux à réaction manifestement alcaline. Elles ont une saveur désagréable, qui, lorsqu'elles sont gazeuses, se manifeste surtout après le dégagement de l'acide carbonique.

Elles sont froides ou thermales et, de même que les eaux acidules, elles sourdent des terrains primitifs. Leur alcalinité est due tantôt au silicate de sodium (*Plombières*), ou au carbonate neutre de sodium, tantôt encore au sesquicarbonate de sodium (*quelques lacs d'Égypte et de Hongrie*), ou bien au carbonate acide de sodium, comme à Vichy, à Ems, à Vals, etc.

M. Chatin a démontré la présence de l'iode dans les eaux de Vals et de Vichy.

En confirmant ce résultat (1873), M. de Gouvenain a isolé, des eaux de Vichy, du brome et du fluor en quantité plus forte que celle de l'iode. Suivant ses analyses, la source de la Grande-Grille contient, par litre, $0^{gr},0008$ de brome, et $0^{gr},0076$ de fluor ; et, dans le dépôt calcaire abandonné par la même eau, se trouvent : de l'arsenic, du cuivre, du cobalt, du zinc, de l'alumine et du manganèse. Le dépôt de la source de l'Hôpital fournit beaucoup d'arsenic, un peu de cuivre, mais pas de plomb. Le même auteur a constaté également, dans les eaux de Néris, la présence de l'iode, du brome et du fluor. Le fluor seul a été dosé ; l'eau en renferme $0^{gr},00614$ par litre, soit 1,6 p. 100 du poids total des sels solubles, proportion qui n'a été observée dans aucune autre eau minérale.

Les eaux alcalines, qui sont riches en acide carbonique libre, ont été souvent, pour ce motif, rangées parmi les eaux acidules, dont elles s'éloignent cependant beaucoup par leur composition chimique. On y fait quatre subdivisions :

1° **Eaux alcalines fortes** : Carbonate acide de sodium, de 4 à 10 gr. par litre : Cusset, Vals (Vivaraises n°ˢ 7 et 9, Désirée), Ems, Vichy (Célestins, Hôpital), etc.

EAU DE VICHY. Célestins.		EAU DE VALS. Vivaraise n° 9.	
	gr.		gr.
Acide carbonique libre..............	1.049	Acide carbonique libre............	1.434
Bicarbonate de sodium.............	5.103	Bicarbonate de sodium............	7.224
— potassium.........	0.135	— potassium........	0.210
— magnésium........	0.828	— calcium	0.291
— strontium........	0.005	— magnésium........	0.258
— calcium...........	0.462	— lithium...........	0.019
— protox. de fer.....	0.004	— fer et manganèse...	0.022
— — manganèse.	*traces*	Sulfate de sodium.................	0.034
Sulfate de sodium.................	0.291	— potassium..............	0.042
Phosphate de sodium..............	0.091	Chlorure de sodium...............	0.092
Arséniate de sodium..............	0.002	— potassium.............	0.116
Borate de sodium.................	*traces*	Silice............................	0.106
Chlorure de sodium...............	0.534	Total......	9.848
Silice............................	0.060	(*Glénard.*)	
Mat. organiq. bitumineuse.........	*traces*		
Total......	8.064		
(*Bouquet.*)			

2° **Eaux alcalines faibles** : Carbonate acide de sodium, de 2 à 4 gr. par litre : Vals (Pauline, Saint-Jean), Vichy (Lucas, Brosson).

EAU DE VALS. Source Saint-Jean.	gr.
Acide carbonique libre	0.425
Bicarbonate de calcium	0.310
— magnésium	0.120
— sodium	1.480
— potassium	0.040
— lithium	indice
— protoxyde de fer avec trace de manganèse....	0.008
Arséniate de sodium	t. sensible
Iodure alcalin	indice
Chlorure de sodium et potassium	0.060
Sulfate de sodium	0.054
— calcium	0.070
Alumine	0.011
Matière organique	indéterm.
Total pour 1 litre....	2.576
(O. Henry.)	

EAU DE VICHY. Source Lucas.	gr.
Acide carbonique libre	1.751
Bicarbonate de sodium	2.004
— potassium	0.282
— magnésium	0.275
— calcium	0.545
— strontium	0.005
— protox. de fer.....	0.004
— — manganèse.	traces
Sulfate de sodium	0.291
Phosphate de sodium	0.070
Arséniate de sodium	0.002
Borate de sodium	traces
Chlorure de sodium	0.518
Silice	0.050
Mat. organiq. bitumineuse........	traces
Total	5.797
(Bouquet.)	

3° Eaux silicatées sodiques : *Plombières, Mont-Dore.*

EAU DE PLOMBIÈRES. Source des Dames.	gr.
Acide carbonique total	0.0610
— — libre	0.0207
Bicarbonate de sodium	0.0610
— lithium	traces
— calcium	0.0318
— magnésium	0.0059
— ferreux	0.0010
Sulfate de sodium	0.0900
Chlorure de sodium	0.0099
Arséniate disodique	0.00025
Silice	0.0518
Silicate de sodium	0.0309
Matière organique	0.0080
Total	0.37225
(Willm.)	

EAU DU MONT-DORE. Source du Pavillon.	gr.
Oxygène	0.7700
Azote	10.4500
Acide carbonique libre	0.3810
Bicarbonate de sodium	0.5452
— potassium	0.0309
— rubidium ....)	
— cœsium .... (	traces
— lithium	traces
— calcium	0.3142
— magnésium	0.1676
— ferreux	0.0250
— manganeux	traces
Chlorure de sodium	0.3630
Sulfate de sodium	0.0761
Arséniate de sodium	0.0009
Iodure.. (de sodium	traces
Fluorure (	
Acide silicique	0.1686
Alumine	0.0094
Mat. organiq. bitumineuse........	traces
Total......	13.3019
Lefort.)	

4° Eaux alcalines chlorurées : *Royat, Saint-Nectaire.*

EAU DE ROYAT. La Commune.	gr.
Acide carbonique libre	1.395
Bicarbonate de sodium	1.169
— potassium	0.207
— lithium	0.059
— calcium	1.118
— magnésium	0.500
— ferreux	0.074
Sulfate de sodium	1.164
Chlorure de sodium	1.672
Arséniate de fer	0.008
Silice	0.103
Total pour 1 litre...	7.469
(Willm.)	

EAU DE SAINT-NECTAIRE. Source Gubler.	gr.
Acide carbonique libre	1.108
Bicarbonate de sodium	3.287
— potassium	0.351
— calcium	0.416
— magnésium	0.293
— ferreux	0.020
Sulfate de sodium	0.151
Chlorure de sodium	2.645
— lithium	0.055
Phosphate de sodium	traces
Arséniate disodique	0.0025
Silice	0.120
Matière organique	traces
Total.......	8.4485
(Truchot.)	

III. Eaux ferrugineuses. — Les *eaux ferrugineuses* sont celles qui contiennent assez de fer pour rendre dominantes les propriétés médicinales de
ce métal. On les reconnaît à leur saveur métallique, au dépôt ocreux qu'elles
abandonnent au contact de l'air, au précipité bleu foncé qu'elles donnent
avec le ferricyanure de potassium. Elles renferment rarement de l'hydrogène sulfuré, souvent du manganèse, presque toujours de l'arsenic. Elles
sont presque toutes froides ; on cite, par exception, l'eau de Luxeuil, qui
marque 35°.

Les eaux ferrugineuses sont très répandues sur le globe ; elles émergent
des terrains secondaires ou de transition. On les range en trois groupes :
eaux carbonatées, eaux crénatées, eaux sulfatées.

a. **Eaux ferrugineuses carbonatées.** — Ce sont les plus nombreuses.
Le fer s'y trouve à l'état de carbonate acide de protoxyde, souvent avec
excès d'acide carbonique, qui les rend mousseuses. Leur saveur est plus
agréable que celle des autres eaux ferrugineuses.

Limpides à leur source, elles se troublent promptement à l'air ; l'acide
carbonique s'échappant, le carbonate ferreux se dépose, absorbe de l'oxygène et se convertit en sesquioxyde de fer hydraté. Lorsqu'elles contiennent
des carbonates alcalins ou terreux, elles conservent plus longtemps leur
acide carbonique. On range dans ce groupe les eaux de Spa, Orezza, Soultz-
bach, Sylvanès, Saint-Julien, Oriol, Pyrmont, Préfailles, La Malou, etc.

EAU DE SPA. *Source Pouhon.*		EAU D'OREZZA. *Source d'en bas.*	
	lit.		lit.
Acide carbonique.................	1.170	Acide carbonique.................	1.248
		Air............................	0.011
	gr.		gr.
Carbonate de fer................	0.0927	Carbonate de fer.................	0.128
— sodium.............	0.0959	— calcium.............	0.602
— calcium...........	0.0795	— magnésium..........	0.074
— magnésium........	0.0331	— lithium.............	
— aluminium........	0.0033	— manganèse.........	traces
Chlorure de sodium.............	0.0216	— cobalt.............	
Silice.........................	0.0298	Sulfate de calcium..............	0.021
Perte.........................	0.0016	Chlorure de potassium..........	0.014
Total pour 1 litre......	0.3575	— sodium.............	
(*Monheim.*)		Alumine.......................	0.006
		Acide silicique	0.004
		Acide arsénique................	
		Fluorure de calcium............	tracés
		Matière organique.............	
		Total pour 1 litre......	0.849
		(*Poggiale.*)	

b. **Eaux ferrugineuses crénatées.** — On comprend sous cette désignation les eaux dans lesquelles le fer semble uni à un acide d'origine
organique, nommé par Berzélius *acide crénique.*

On suppose que cet acide se forme, aux dépens des matières ulmiques
des terrains tourbeux, de la manière suivante. Les matières organiques se
trouvant fréquemment, dans ces terrains, en présence de sesquioxyde de
fer hydraté, le réduisent à l'état de protoxyde et, s'appropriant l'oxygène

mis en liberté, elles donnent naissance à l'acide crénique, lequel s'unit aussitôt à l'oxyde ferreux. Suivant Berzélius, l'acide crénique est jaune, amorphe, soluble dans l'eau et dans l'alcool. Au contact de l'air, il s'oxyde et se transforme en *acide apocrénique;* celui-ci est brun et à peine soluble dans l'eau. L'un et l'autre sont encore assez peu étudiés, mais certainement analogues à l'*acide ulmique* ayant pour composition : $C^6H^6O^3$ (*Mulder*).

Le fer se trouve à l'état de protoxyde dans les eaux crénatées. Il y est toujours accompagné d'un excès d'acide carbonique libre, ce qui permet de douter qu'il soit réellement combiné à l'acide organique.

Parmi les eaux regardées comme crénatées sont celles de Provins, Forges, Bussang, Porla, etc. On les reconnaît à ce que le nitrate d'argent y produit une coloration violette particulière, et quelquefois un précipité de même nuance.

EAU DE BUSSANG.	
Salmade.	
	gr.
Acide carbonique libre............	1.7886
Bicarbonate de calcium........ .	0.3798
— de magnésium...	0.1771
— ferreux.............	0.0080
— de manganèse.......	0.0029
Arséniate de fer.................	0.0012
Phosphate,borate,fluorure calcique.	*traces*
Acide silicique...........	0.0041
Alumine.......	0.0012
Bicarbonate de sodium	0.6285
— potassium........	0.0612
— lithium.......... .	0.0061
Sulfate de sodium................	0.1337
Chlorure de sodium..............	0.0836
Total pour 1 litre......	3.3360
(*Willm.*)	

EAU DE FORGES.	
Source cardinale.	
	lit.
Acide carbonique libre...........	0.225
Azote avec oxygène..............	*traces*
	gr.
Bicarbonate de magnésium........	0.0761
Crénate de protoxyde de fer......	0.0980
— manganèse...	*traces*
— potassium.............	0.0020
Sulfate de calcium............-.	0.0400
— sodium..............	0.0060
Chlorure de sodium	0.0120
— magnésium...........	0.0030
Sel ammoniacal (carbonate ?).....	*traces*
Total pour 1 litre......	0.2371
(*Girardin* et *Morin.*)	

c. **Eaux ferrugineuses sulfatées.** — Eaux plus rares que les précédentes ; on ne cite guère que celles de Passy et d'Auteuil, près Paris, de Cransac (Aveyron), et de Bléville (Seine-Inférieure).

EAU D'AUTEUIL.	
	gr.
Sulfate de protoxyde de fer et d'aluminium...........	0.7150
— calcium......	0.7400
— strontium......	*traces*
— magnésium....	0.1100
— sodium.........-......	0.2920
— aluminium, potassium et ammonium..............	0.0510
Sel de manganèse................	0.0140
Azotate de potassium............	*traces*
Acide silicique...·..............	0.1400
Arsenic........................	*sensible*
Matière organique et perte........	0.0730
Total pour 1 litre......	2.1350
(*O. Henry père.*)	

EAU DE CRANSAC.	
Source Basse.	
	lit.
Acide carbonique libre...........	0.0175
Sulfate de magnésium........... ..	1.7920
— calcium............·...	1.5640
— aluminium...........	0.2800
— manganèse..........	0.0158
— nickel................	0.0007
— potassium et sodium..	0.2230
— lithium, rubidium, zinc.	*traces*
Chlorure de sodium..............	0.0151
Silice.........................	0.0790
Acides borique et phosphorique...	*traces*
Total pour 1 litre......	3.9696
(*Willm.*)	
Le fer n'est pas constant dans cette eau.	

Elles sont beaucoup plus chargées de fer que les eaux carbonatées et crénatées, et d'une saveur bien plus désagréable. Le fer s'y trouve à l'état de sulfate de protoxyde. Exposées à l'air, elles déposent un sulfate basique de sesquioxyde de fer insoluble et retiennent un sulfate ferroso-ferrique qui s'altère plus lentement.

IV. EAUX SULFUREUSES. — Très nombreuses en France, ces eaux sont caractérisées par leur odeur et leur saveur d'œufs pourris, et par le précipité noir qu'elles donnent avec les dissolutions des sels de plomb. On en fait généralement deux groupes, sous les dénominations d'*eaux sulfureuses naturelles* et d'*eaux sulfureuses accidentelles*. Les premières peuvent être subdivisées en : *Eaux sulfureuses proprement dites, Eaux sulfhydriquées, Eaux sulfhydriquées chlorosulfatées, Eaux sulfureuses dégénérées.*

a. **Eaux sulfureuses proprement dites.** — Ces eaux sont presque toutes thermales ; celles de Labassère, par exception, marquent 12° au thermomètre. On les rencontre en abondance dans les Pyrénées, où elles sourdent des terrains primitifs.

Elles sont alcalines, généralement limpides, incolores ou à peine jaunâtres. Leur composition est assez uniforme. La somme des principes fixes qu'elles contiennent dépasse rarement 40 centigrammes pour 1000 grammes. Elles ont pour élément actif le monosulfure de sodium, dont la proportion varie de 1 à 8 centigrammes par litre d'eau. Ce sulfure est accompagné de carbonate et de silicate de sodium, souvent avec excès d'acide silicique, comme dans les Eaux-Bonnes. Quelques-unes renferment de l'iode ; dans celle d'Olette, M. Bouis a rencontré de l'acide borique ; on trouve enfin, dans un grand nombre, une matière organique azotée nommée *barégine*. Obtenue par évaporation, la barégine est jaune, en partie soluble dans l'eau, d'où elle est précipitée par les sels de plomb et d'argent. Elle contient, ainsi que les eaux de Barèges, de l'arsenic, à l'état d'arséniate et de sulfo-arséniate alcalin (*Schlagdenhauffen*).

Les tuyaux et les réservoirs où séjournent les eaux sulfureuses sont fréquemment encombrés par une substance gélatineuse blanchâtre, rose, verte, rouge ou noire, qu'on appelle *glairine*. Cette matière est azotée et contient de la silice, dans une proportion qui s'élève parfois à 80 p. 100 de son poids. On la regarde comme de la barégine altérée. Des recherches récentes, sur la glairine des eaux de Molitg, ont conduit M. Béchamp à regarder cette substance comme un agrégat de ferments organisés (*microzymas*), producteurs d'alcool et d'acide acétique, et capables d'évoluer en bactéries.

Quelques eaux sulfureuses deviennent laiteuses en présence de l'air. Ce phénomène est attribué, par Wurtz, à l'acide silicique, qui provoque l'oxydation du sulfure alcalin des eaux, sature la soude formée et laisse déposer du soufre. Filhol en a donné (1873) une autre interprétation ; voici les déductions que l'on peut tirer de ses recherches :

Les eaux qui contiennent de l'*acide sulfhydrique libre* sont décomposées par l'oxygène de l'air, avec formation d'un dépôt de *soufre* seulement.

Quand elles sont minéralisées par le *monosulfure de sodium*, la majeure partie du sulfure est convertie en sulfate de sodium, sans dépôt de soufre, à la température ordinaire et lorsque l'eau présente une surface peu étendue. Mais si l'acide carbonique intervient dans la réaction, les eaux blanchissent ; il se produit, d'abord, du sulfhydrate de sodium :

$$2Na^2S + H^2O + CO^2 = CO^3Na^2 + 2NaHS.$$

Le sulfhydrate est changé ensuite en polysulfure, par oxydation :

$$2NaHS + O = Na^2S^2 + H^2O.$$

Et le polysulfure donne, en présence de l'acide carbonique et de l'eau : du carbonate de sodium, de l'hydrogène sulfuré, plus un précipité de soufre :

$$Na^2S^2 + H^2O + CO^2 = CO^3Na^2 + H^2S + S.$$

Dans les eaux dont la température est inférieure à 50° se développent souvent des conferves très déliées, appelées *sulfuraires* par Fontan.

Les sulfuraires sont des *beggiatoa ;* elles ne contiennent pas de chlorophylle et doivent être rapprochées des bactéries. Elles sont remplies de granulations de soufre mou, représentant 80 à 95 p. 100 de leur poids. M. Winogradski donne le nom de *sulfobactéries* à ces organismes et à ceux qui jouissent des propriétés suivantes : 1° ils oxydent l'hydrogène sulfuré et ils en séparent du soufre mou, qui se dépose dans leurs cellules ; 2° ils oxydent ce soufre et en font de l'acide sulfurique, immédiatement neutralisé par les carbonates ; 3° ils meurent promptement dans un milieu privé de soufre ; 4° ils ne réduisent pas le sulfate de calcium en produisant de l'acide sulfhydrique ; cette réduction est le fait de la putréfaction préalable d'une matière organique existant dans l'eau. M. Winogradski assimile l'oxydation du soufre, dans les sulfobactéries, à l'acte respiratoire qui engendre l'acide carbonique chez les végétaux.

Certaines sources sulfureuses dégagent un gaz jusqu'ici considéré comme étant de l'azote; telles sont les eaux de *Panticosa* (Espagne), de *Salut* (Bagnères-de-Bigorre) et de *Cauterets*. Les médecins espagnols ont donné à ces eaux le nom d'*azoades*.

M. Ch. Bouchard a extrait des eaux de Cauterets des gaz dans lesquels M. Troost a déterminé, en plus de l'azote : de l'*argon* et de l'*hélium* dans la source de la Raillère; de l'*hélium* à l'un des deux griffons de la source du Bois; de l'*hélium* et probablement un autre élément inconnu au griffon du Bois, dont la température est la plus basse.

EAU DE BAGNÈRES-DE-LUCHON.
Source la Reine.

	gr.
Sulfure de sodium	0.0508
— fer	0.0022
— manganèse	0.0028
Chlorure de sodium	0.0624
Sulfate de potassium	0.0092
— sodium	0.0312
— calcium	0.0312

Silicate de sodium	*traces*
— calcium	0.0102
— magnésium	0.0048
— aluminium	0.0255
Carbonate de sodium	*traces*
Silice libre	0.0209
Matière organique	*non dosée*
Total pour 1 litre	0.2512
(Filhol.)	

EAU DE CAUTERETS.
Source des Espagnols.

gr.

Sulfure de sodium...................	0.0219
Hyposulfite de sodium............	0.0158
Silicate de sodium.................	0.0245
— magnésium.............	0.0021
— calcium................	0.0134
Silice en excès...................	0.0476

Sulfate de sodium.................	0.0320
— potassium...............	0.0068
Chlorure de sodium..............	0.0682
— lithium	
Ammoniaque..................	*traces*
Sulfarséniate de sodium.........	
Matière organique................	0.0120
Total pour 1 litre......	0.2893

(*Willm.*)

b. Eaux sulfhydriquées. — On y trouve de l'acide sulfhydrique libre ou très faiblement combiné et, généralement, une proportion notable de silicates alcalins. Principales sources : *Aix-en-Savoie,* *Allevard, Bagnols* (Lozère), *Moligt,* etc.

EAU D'AIX-LES-BAINS.
Savoie.

gr.

Acide sulfhydrique...............	0.041
Azote.........................	0.032
Acide carbonique libre...........	0.026
Chlorure de sodium..............	0.008
— potassium............	0.017
Sulfate de calcium...............	0.016
— sodium.................	0 096
— magnésium............	0.035
Carbonate de calcium et de magnésium...	0.174
Oxyde de fer (et manganèse).......	0.009
Alumine........................	0.055
Glairine........................	*traces*
Total......	0.430

(*Bonjean.*)

EAU D'ALLEVARD.
Isère.

cc.

Acide sulfhydrique libre...........	24.75
— carbonique..................	97.00
Azote...........................	41.00

gr.

Carbonate de calcium..............	0.305
— magnésium.............	0.900
— ferreux...............	*traces*
Sulfate de sodium................	0.585
— magnésium.............	0.523
— calcium..	0.298
— aluminium..	*traces*
Chlorure de sodium................	0.513
— magnésium.............	0.061
— aluminium.............	*traces*
Acide silicique	0.005
Matière bitumineuse..............	*traces*
Glairine........................	*traces*
Total......	2.240

(*Dupasquier.*)

c. Eaux sulfhydriquées chlorosulfatées. — Elles sont chaudes, pour la plupart ; caractérisées, tout à la fois, par la présence de l'acide sulfhydrique et par une assez forte proportion de chlorures et de sulfates alcalins et alcalino-terreux.

On peut citer dans ce groupe les eaux d'*Aix-la-Chapelle* (Allemagne), *Archena* (Espagne), *Tercis* (Landes), *Uriage*, etc.

EAU D'AIX-LA-CHAPELLE.

Acide sulfhydrique...............	0.31
— carbonique...	30.89
Azote......,....................	66.98
Hydrogène protocarboné....... ..	1.82
Total......	100.00

gr.

Chlorure de sodium..............	2.6394
Monosulfure de sodium..........	0.0095
Bromure de sodium...............	0.0036
Iodure de sodium............... ...	0.0005
Carbonate de sodium.............	0.6504

Sulfate de sodium..............	0.2827
— potassium...........	0.1544
Carbonate de calcium	0.1585
— magnésium...........	0.0514
— lithium.............	0.0002
— ferreux.............	0.0095
— strontium...........	0.0002
Silice......................... ..	0.0661
Matière organique................	0.0751
Carbonate de manganèse........	
Phosphate d'alumine............	*traces*
Fluorure de calcium et d'ammon.	
Total......	4.1015

(*Liebig.*)

EAU D'URIAGE.				
Isère.		Sulfate de calcium		1.520
	gr.	— magnésium		0.604
Acide sulfhydrique	0.011	— sodium		1.187
— carbonique libre	0.006	Bicarbonate de sodium		0.555
Azote	0.024	Hyposulfite de sodium		*traces*
Chlorure de sodium	6.056	Arséniate de sodium		0.002
— potassium	0.400	Sulfure de fer		*traces*
— lithium	0.007	Silice		0.079
— rubidium	*traces*	Matière organique		*traces*
Iodure de sodium	*traces*	Total		10.451
		(Lefort.)		

d. **Eaux sulfureuses accidentelles.** — Les *eaux sulfureuses acciden-telles* se forment dans les couches superficielles du sol. Elles doivent leur sulfuration à la réduction de leurs sulfates par les matières organiques des terrains qu'elles traversent.

Le plus souvent elles sont froides, très riches en substances salines et ammoniacales, d'après les travaux de J. Bouis.

EAU DE SAINT-AMAND.		**EAU D'ENGHIEN.**	
Nord.		*Source Colte.*	
	gr.		gr.
Sulfate de calcium	0.841	Azote	0.019560
— magnésium	0.128	Acide carbonique libre	0.119580
— sodium	0.170	— sulfhydrique libre	0.025541
Carbonate de calcium	0.045	Carbonate de calcium	0.217850
— magnésium	0.101	— magnésium	0.016766
Chlorure de sodium	0.018	Sulfate de potassium	0.008903
— magnésium	0.077	— sodium	0.050310
Acide silicique	0.928	— calcium	0.319093
Acide sulfhydrique	*traces*	— magnésium	0.090514
Matière organique, fer	*traces*	— aluminium	0.039045
Total	1.408	Chlorure de sodium	0.039287
(Kuhlmann.)		Acide silicique	0.028782
		Oxyde de fer	*traces*
		Matière organique	*indéterm.*
		Total pour 1 litre	0.975201
		(De Puisaye et Leconte.)	

e. **Eaux sulfureuses dégénérées.** — A côté des eaux qui précèdent, M. A. Gautier réserve une place aux eaux qu'il considère comme ayant été primitivement sulfureuses et qui sont devenues sulfatées, par oxydation. En même temps, les principes organiques ont été convertis en azotates. De cette nature serait l'eau d'Olette, source *Cerola* (Pyrénées-Orientales).

V. EAUX CHLORURÉES. — Elles doivent leur nom à la proportion élevée de chlorures qu'elles contiennent. A ces chlorures sont parfois associés des bromures et des iodures, en proportion suffisante pour justifier leur usage médical et même l'extraction du brome et de l'iode. Leur saveur est salée, leur composition chimique presque toujours très complexe. M. Grandeau a signalé l'existence du *cæsium* et celle du *rubidium* dans l'eau de Bour-bonne-les-Bains. M. de Gouvenain a dosé, dans celle de Bourbon-l'Archambault, $0^{gr},00268$ de *fluor*, par litre. Souvent aussi on y rencontre du chlorure de lithium. M. A. Gautier les partage en cinq sections.

a. **Eaux chlorurées chaudes.** — Principales sources : Baden, Balaruc, Bourbon-l'Archambault, Bourbon-Lancy, Bourbonne-les-Bains, Kissingen, Kreuznach, Luxeuil, Wiesbaden.

EAU DE BALARUC.

	gr.
Acide carbonique libre..........	0.0984
	cc.
Azote et oxygène...............	13.420

	gr.
Chlorure de sodium.............	7.0450
— lithium..............	0.0070
— magnésium..........	0.8890
— cuivre......	0,0007
Sulfate de potassium............	0.1460
— calcium..............	0.9960
Carbonate acide de calcium......	0.8360
— — magnésium ..	0.2170
Acide silicique.............	0.0230
— borique...................	0.0080
Oxyde ferrique.................	0.0010
Bromures, nitrates.............	traces
Alumine, acide phosphorique, manganèse.....................	0.0010
Total.....	10.1697

(*Béchamp* et *A. Gautier.*)

EAU DE BOURBON-L'ARCHAMBAULT.
Source Chaude.

Acide carbonique libre............ 170cc.

	gr.
Chlorure de sodium...............	2.240
— potassium..............	traces
— calcium, magnésium...	0.070
Bromure alcalin...................	0.025
Carbonate acide de calcium.......	0.507
— — magnésium	0.470
— — sodium	0.367
Sulfate de potassium..............	0.011
— sodium et calcium.......	0.220
Silicate de calcium et alumine......	0.370
— sodium	0.060
Oxyde de fer (crénaté)............	0.017
Matière organique................	traces
Total......	4.357

(*O. Henry.*)

b. **Eaux chlorurées froides.** — Principales sources : Dax, Dieuze, Hambourg, Niederbronn, Salies-de-Béarn, Salins (*Jura*), Salins-Moutiers (*Savoie*), plus les eaux de toutes les mers.

OCÉAN ATLANTIQUE.

	gr.
Chlorure de sodium.............	25.10
— potassium..........	0.50
— magnésium.........	3.50
Sulfate de magnésium....	5.78
— calcium	0.15
Carbonate de magnésium........	0.18
— calcium	0.02
— potassium..........	0.23
Iodure, bromure.............. }	
Matière organique............. }	traces
Eau et perte....................	964.54
Total pour 1 litre......	1000.00

(*Forchammer.*)

EAU DE SALIES-DE-BÉARN.
Source du Bayâa.

	gr.
Acide carbonique libre..........	0.0189
— — combiné......	0.2976
Chlorure de sodium.............	245.4492
— potassium........ ...	2.3040
— lithium.............	0.0174
— rubidium..........	traces
Bromure de sodium.............	0.1617
Iodure........................	traces
Sulfate de calcium..............	2.7404
— magnésium..........	3.5758
— sodium..............	0.6674
Silice et alumine...............	0.1840
Carbonate de calcium............	0.2699
— magnésium.......	0.0302
— fer...........	0.0420
Matière organique, pertes......	0.7614
Total......	256.2404

(*Willm.*)

Les eaux de toutes les mers ne sont pas également salées. La Méditerranée contient, par litre : 27gr,22 de chlorure de sodium et 6gr,14 de chlorure de magnésium. Les autres sont moins chargées de chlorure sodique : *mer Noire :* 18 grammes ; *mer Baltique :* de 5 à 18 grammes ; *mer Caspienne :* 6 grammes ; toujours pour 1 litre d'eau.

c. **Eaux chlorosulfatées.** — Les eaux de ce groupe ont pour éléments dominants des chlorures et des sulfates ; elles sont par conséquent susceptibles d'être classées aussi bien parmi les chlorurées que parmi les sulfatées. Presque toutes sont étrangères ; on cite, au nombre des plus réputées :

Canstadt (*Prusse*), Cheltenham (*Angleterre*), Friedrichshall (*Allemagne*), Ydes (*Cantal*).

EAU DE FRIEDRICHSALL.

	gr.
Acide carbonique libre.............	0.420
Chlorure de sodium................	7.956
— magnésium.............	3.939
Sulfate de potassium.............	0.198
— sodium................	6.056
— calcium...............	1.346
— magnésium.............	5.180

Carbonate acide de calcium.......	0.147
— — magnésium...	0.519
Acide silicique....................	*traces*
Bromures..........................	0.114
Alumine............................	
Acide phosphorique..............	*traces*
Manganèse	
Total......	25.294
(*Liebig*.)	

d. **Eaux chlorocarbonatées.** — Très peu de sources à ranger dans cette section, qui est caractérisée par la présence d'une quantité notable de carbonates alcalino-terreux. Voici la mieux définie :

EAU DE CHATEL-GUYON.

	gr.
Acide carbonique libre.............	1.445
Chlorure de sodium...............	0.754
— lithium.................	0.017
— potassium..............	0.058
— magnésium.............	1.429
Sulfate de sodium.................	0.619

Carbonate acide de calcium........	3.488
— — magnésium.....	0.303
— — fer.............	0.017
Acide silicique....................	0.195
Alumine...........................	
Acide phosphorique..............	*traces*
Manganèse......................	
Total......	9.288

e. **Eaux chlorolithinées.** — Bien qu'il y ait du chlorure de lithium dans la plupart des eaux chlorurées, M. A. Gautier a fait un groupe à part de celles qui en renferment une proportion notable. Elles sont en petit nombre.

Dans la source lithinée de *Maizières* (Côte-d'Or), M. Ch. Moureu vient de démontrer la présence de l'*argon* et celle de l'*hélium*. La proportion des deux gaz serait comprise entre 1/10 et 1/15 du volume gazeux total.

EAU DE BOURBONNE-LES-BAINS.

	gr.
Chlorure de sodium	5.2020
— lithium................	0.0887
— potassium.............	0.1992
— magnésium.	0.0538
— calcium...............	0.0785
Sulfate de calcium................	1.3930
Carbonate acide de calcium.......	0.0990
— — magnésium ...	0.0420
Acide silicique..,.................	0.0748
Oxyde ferrique...................	0.0016
Bromures.........................	0.0644
Total......	1.1970
(*Willm*.)	

EAU DE SANTENAY.

	gr.
Acide carbonique libre............	0.129
Chlorure de sodium......	5.231
— lithium...............	0.087
— potassium.............	0.195
Sulfate de sodium................	2.196
— calcium..	0.852
— magnésium............	0.172
Carbonate acide de calcium........	0.292
— — fer.............	0.015
Acide silicique....................	0.034
Total......	9.211
(*A. Carnot*.)	

VI. EAUX SULFATÉES. — Elles sont presque toutes froides et assez chargées de sulfates pour être laxatives et même généralement purgatives. On les subdivise, d'après le sulfate prédominant, en eaux sulfatées *sodiques*, *magnésiennes* et *calciques*.

a. **Eaux sulfatées sodiques.** — Elles sont souvent un peu alcalines, en même temps que purgatives. Les plus appréciées sont : *Carlsbad* et *Marienbad* (Bohême), *Carabaña* (Espagne), *Miers* (Lot), *Rubinat* (Espagne).

EAU DE MARIENBAD.

Acide carbonique total............	983cc.

	gr.
Sulfate de sodium...............	4.7094
— calcium...............	0.0649
Chlorure de sodium....	1.4669
Carbonate de sodium.	1.5125
— lithium...............	0.0058
— calcium....	0.0890
— strontium..........	0.0017
— magnésium......:...	0.4635
— fer.................	0.0451
— manganèse.........	0.0050
Phosphate d'aluminium.......... ..	0.0070
— calcium	0.0023
Silice..........................	0.0883
Total......	8.6114

(*Kerston*.)

EAU DE MIERS.

Acide carbonique.................	*lég.exc.*

	gr.
Sulfate de sodium............... ..	2.675
— calcium...............	0.945
Carbonate acide de calcium......	0.208
— — magnésium...	0.120
— — sodium......	0.071
Chlorure de magnésium..........:	0.750
— sodium....:.........	0.020
Acide silicique....................	0.480
Alumine........................:	0.087
Oxyde de fer.....................	0.005
Matière organique...............	0.060
Total......	5.371

(*Henry et Boullay*.)

b. **Eaux sulfatées magnésiennes.** — Ce sont les plus richement minéralisées de toute cette classe, par suite les plus purgatives. Presque toujours elles sont sodiques en même temps que magnésiennes. On fait un usage de plus en plus considérable de celles qui viennent d'*Epsom*, de *Cruzy*, d'*Hunyadi-Janos*, de *Montmirail* (Vaucluse), de *Pullna*, de *Saidschutz*, de *Sedlitz*, etc.

EAU DE CRUZY.

	gr.
Oxygène	0.001
Azote..:....................	0.018
Acide carbonique................	0.140
Sulfate de magnésium...........	24.720
Carbonate de sodium..........	0.231
— magnésium........	0.170
— calcium	0.650
Chlorure de sodium.:...........	1.161
— potassium.........	0.050
Silicate de sodium..............	0.021
Carbonate ferreux.............. ..	0.210
Total......	27.372

(*A. Gautier*.)

EAU DE SEDLITZ.

	gr.
Acide carbonique,................	0.450
Sulfate de magnésium...........	20.810
— sodium..............	5.180
— potassium............	0.570
— calcium	0.830
Chlorure de magnésium..........	0.138
Carbonate de magnésium........	0.036
— calcium..........	0.760
— strontium..........	0.008
Silice libre et combinée........ }	
Carbonate de sodium.......... }	0.007
Alumine et oxyde de manganèse.)	
Total pour 1 litre.	26.369

(*Steinmann*.)

c. **Eaux sulfatées calciques.** — Beaucoup moins fortement minéralisées que les précédentes. Elles sont diurétiques et laxatives. Les plus renommées sourdent à *Aulus* (Ariège), *Capvern* (Hautes-Pyrénées), *Contrexéville* (Vosges), *Encausse* (Haute-Garonne).

EAU D'AULUS.

	gr.
Acide carbonique libre.	0.045
Sulfate de calcium..........	1.815
— sodium.............	0.025
— magnésium..........	0.197
Carbonate de magnésium........	0.011
— calcium ...:.........	0.101
Chlorure de sodium...........	0.003
— magnésium..........	0.003
Carbonate ferreux..............	0.008
Silice..........................	0.024
Total......	2.186

(*Willm*.)

EAU DE VITTEL.

Source Salée.

	gr.
Acide carbonique combiné........	0.2835
Sulfate de calcium...............	1.4215
— magnésium..........	0.8216
— lithium	*traces*
Chlorure de sodium.............	0.0155
Carbonate de calcium............	0.3188
— magnésium.........	0.0028
— ferreux...........	0.0004
Alumine, phosphate, fluor.......	*traces*
Silice............:.............	0.0019
Silicate de sodium..............	0.0342
— potassium......,.....	0.0110
Matière organique, perte........	0.0118
Total......	2.6410

(*Willm*.)

VII. EAUX BROMO-IODURÉES. — Toutes les eaux qui recèlent quelques centigrammes d'iodure ou de bromure alcalins peuvent être rangées dans ce groupe. Elles sont très nombreuses, car on retrouve ces sels dans la plupart des eaux minérales qui formaient l'ancienne classe des *Eaux salines*, aujourd'hui sectionnée en eaux chlorurées, sulfatées et bromo-iodurées.

Quelques-unes de ces eaux sont exclusivement *bromurées* : *Montmorot*, *Salies*, *Salins*, *Kissingen*, *Kreuznach*, *Nauheim* (Prusse), etc.

D'autres ne contiennent que des iodures : *Saxon* (Suisse), *Tœplitz* (Bohême), *Voghera* (Italie).

Ailleurs, les deux genres de sels se trouvent mélangés : *Heilbronn* (Bavière), *Challes* (Savoie).

EAU DE CHALLES.
Source Principale 10°,5.

	gr.
Titre sulfhydrométrique	0.2127
Acide carbonique	0.0674
Azote	2⁴cc,8

	gr.
Carbonate de calcium	0.0772
— magnésium	0.0496
Dépôt pour 1 litre	0.1268
Silice	0.0227
Alumine	0.0059
Sulfhydrate de sodium	0.3594
Carbonate de sodium	0.5952
Sulfate de sodium	0.0638
Chlorure de sodium	0.1554
Bromure de sodium	0.00876
Iodure de sodium	0.01235
Total pour 1 litre	1.21851

(*E. Willm.*)

EAU DE SAXON.

	gr.
Iodure calcique et magnésique	0.110
Bromure — —	0.041
Chlorure de sodium	0.019
Carbonate acide de calcium	0.320
— — magnésium	0.029
Sesquioxyde de fer	0.004
Silice, alumine	0.050
Sulfate de calcium	0.020
— sodium	0.061
— magnésium	0.290
Matière organique azotée	*traces*
Total	0.944

(*O. Henry.*)

VIII. EAUX PHOSPHATÉES. — Le phosphate calcaire a été rencontré dans beaucoup d'eaux minérales, mais en proportion très faible. Lorsque cette proportion approche de 200 milligrammes par litre, l'eau qui la fournit peut être dite phosphatée. On ne peut guère citer actuellement, dans ce cas, que l'eau de *Viry-Châtillon* (Seine-et-Oise).

EAU DE VIRY-CHATILLON.
Source du Pied-de-fer d'Aigremont.

	cc.
Acide carbonique	86.49

	gr.
Phosphate tricalcique	0.179
Carbonate acide de calcium	0.219
— — magnésium	0.023
Azotate de calcium	0.042

Sulfate de calcium	0.032
Chlorure de sodium	0.041
— potassium	*traces*
Silice	0.019
Matière organique	0.002
Total	0.505

(*E. Bourgoin.*)

IX. EAUX ARSENICALES. — L'arsenic fait partie de presque toutes les eaux minérales ferrugineuses et d'un grand nombre d'eaux salines. Mais, pour qu'une eau reçoive la qualification d'*arsenicale*, il faut qu'elle tienne, par litre, plusieurs milligrammes d'arsenic, qui s'y trouve, souvent peut-être, à l'état d'arsénite ferreux. La mieux caractérisée, à cet égard, est l'eau de la Bourboule, source Perrière, dont voici la composition :

EAU DE LA BOURBOULE.

	gr.		
Acide carbonique libre	0.7555	Carbonate acide de potassium	0.2365
Arséniate de sodium	0.0155	— — lithium	0.0379
Silice	0.1128	Chlorure de sodium	3.1501
Carbonate acide de calcium	0.1529	Sulfate de sodium	0.2038
— — magnésium	0.0651	Acide borique, iode	(
— — fer	0.0054	Matière organique	) traces
— — sodium	1.8642	Total	5.0005
		(Willm.)	

Pharmacologie. — Les eaux minérales ont toujours occupé une place importante en thérapeutique. Les anciens les désignaient souvent par le nom d'une divinité, et ils se plaisaient à rattacher à des causes surnaturelles leurs propriétés médicinales. Les temps sont loin où on les regardait comme des sécrétions d'un être organisé et où on leur accordait une sorte de vitalité. Les conquêtes modernes de la chimie et de la physiologie ont, depuis longtemps déjà, porté la lumière sur bien des points de leur histoire médicale, qui cependant reste encore incomplète. Pour ce qui est de leur origine, elle est toujours due à des infiltrations, qui se produisent à la surface de la terre et particulièrement sur les montagnes.

Leur valeur thérapeutique est plus appréciée que jamais. On les administre en boissons, en gargarismes, en lotions, en bains, en douches, en injections et, sous forme de poussière, en inhalations.

L'usage toujours croissant de ces utiles remèdes devait inspirer le désir de les employer loin des lieux d'origine. Mais les eaux transportées jouissent-elles bien de toutes les propriétés qu'elles avaient au griffon? Évidemment non, car elles n'ont pas la même composition chimique dans les deux cas :

Les *eaux thermales* perdent leur température initiale, et ce refroidissement peut causer des mouvements moléculaires capables de modifier l'état primitif d'agrégation des éléments combinés ;

Les *eaux acidules* ou *alcalines* et toutes celles qui renferment de l'acide carbonique, abandonnant ce gaz peu à peu, laissent déposer tout ou partie des substances minérales qu'il avait dissoutes ;

Les *eaux ferrugineuses bicarbonatées* éprouvent la même altération ; leur protoxyde de fer se précipite, par le fait du dégagement de l'acide carbonique, et se convertit en sesquioxyde. Les *eaux crénatées* se conservent peut-être un peu mieux. Celles qui sont *sulfatées* déposent rapidement de l'oxyde ferrique, au contact de l'air, et changent incessamment de titre ;

Dans les *eaux sulfureuses*, l'hydrogène sulfuré libre et le monosulfure de sodium s'oxydent et deviennent inactifs ;

Enfin, les *matières organiques* s'altèrent avec le temps et réduisent partiellement les sulfates en sulfures, qui produisent à leur tour de l'hydrogène sulfuré. Cette réduction est facile à constater sur une eau minérale non sulfureuse, mise en bouteille depuis plusieurs mois.

Indépendamment des altérations connues, combien d'autres, encore ignorées, concourent à modifier la constitution primitive des eaux transportées. Une foule de réactions lentes et mal définies entraînent des échanges multiples entre les divers éléments qui minéralisent les eaux.

Ces déplacements moléculaires doivent avoir pour conséquence une modification plus ou moins profonde des vertus médicinales. Aussi a-t-on souvent remarqué que les eaux minérales, actives et facilement supportées à leur point d'émergence sont, après un séjour prolongé en bouteilles, lourdes, indigestes et fréquemment inertes. Si elles n'ont pas ce dernier défaut, il est rare qu'elles échappent au premier; c'est là une règle qui malheureusement ne souffre guère d'exception que pour quelques eaux salines sulfatées. Ajoutons que le peu de soins dont trop souvent on entoure leur mise en bouteilles, les souille fréquemment d'une multitude de germes suspects, dont elles devraient être exemptes.

EAUX MINÉRALES ARTIFICIELLES.

L'utilité des eaux minérales naturelles et la difficulté de leur conservation ont fait naître, au XVIIe siècle, l'industrie des eaux minérales artificielles. Deux Anglais, Jenning et Howart, prirent les premiers un brevet pour la fabrication des eaux ferrugineuses. Mais ces imitations, imparfaites il est vrai, n'eurent pas une longue faveur; elles tombèrent promptement dans un oubli à peu près complet, d'où elles ne furent tirées que longtemps après, par Struve.

Au moment de leur réapparition, les eaux minérales factices excitèrent un engouement peu justifié. On leur attribua une supériorité considérable

Générateur. Épurateur. Gazomètre.   Saturateur.   Clés pour tirage.

Fig. 78. — Appareil François, pour la préparation continue de l'eau gazeuse.

sur les eaux naturelles; tandis que leur seul avantage est d'être, par suite de leur préparation instantanée, momentanément à l'abri des altérations chimiques auxquelles celles-ci sont exposées. De plus, on leur reprochera longtemps, sans doute, de ne pas représenter exactement la composition des eaux naturelles. Car, si les progrès de l'analyse chimique tendent à révéler de plus en plus fidèlement le nombre et la nature des éléments minéraux en solution dans l'eau, elle est encore impuissante à déterminer, d'une manière certaine, le groupement de ces éléments entre eux. Et, en admettant même que l'on puisse prétendre à la solution de ce problème, il est une difficulté qui restera probablement insurmontable, c'est celle de reproduire les matières organiques, dont le rôle est peut-être important, dans la plupart des eaux minérales naturelles.

La fabrication des eaux minérales artificielles ne semble donc pas avoir beaucoup d'avenir. Les pharmacopées regorgent de formules presque toutes abandonnées aujourd'hui, par suite de la facilité du transport des eaux naturelles. Quelques-unes de ces formules ont cependant été inscrites au Codex. Ce sont, pour la plupart, des dissolutions de sels dans de l'eau sursaturée d'acide carbonique, au moyen de la pression. Elles répondent,

Fig. 79. — Appareil François, pour la préparation de l'eau gazeuse.

en tant qu'effet, aux eaux les plus employées de chacune des neuf classes étudiées ci-dessus.

Les règles à suivre, dans la préparation des eaux minérales artificielles sont les suivantes :

1° Employer de l'eau potable de bonne qualité, à l'exclusion des eaux séléniteuses ;

2° Stériliser l'eau préalablement, en la chauffant en vase clos, à 150° ;

3° Laver avec soin l'acide carbonique, pour qu'il ne contienne pas d'acide étranger ;

4° Dissoudre les sels solubles dans une petite quantité d'eau, ou dans la totalité de celle qui doit être chargée d'acide carbonique ;

5° Quand les sels sont des carbonates solubles seulement dans l'acide carbonique, on les forme par double décomposition, dans la bouteille même et on les soumet à l'action dissolvante de l'acide carbonique, qui s'exerce alors avec plus de facilité.

EAU GAZEUSE.

Plus connue sous le nom impropre d'*eau de Seltz*, l'eau gazeuse est une simple dissolution d'acide carbonique dans l'eau, favorisée par une pression de 7 à 10 atmosphères.

Cette pression était obtenue, à l'origine, à l'aide d'une pompe aspirante et foulante, qui prenait l'acide carbonique dans un gazomètre et le comprimait dans l'eau à saturer. Barruel et Vernaut proposèrent de comprimer le gaz par lui-même, en mettant son générateur en communication avec le vase où se trouve l'eau qui doit le dissoudre. L'appareil de Barruel et Vernaut a été simplifié par Savaresse, François, Ozouf, Greffier, etc., son système est généralement adopté maintenant (fig. 78 et 79).

Un assez grand nombre d'appareils portatifs, basés sur le même principe, ont été inventés pour la préparation de l'eau gazeuse dans les ménages. De ces appareils, ceux-là seulement sont bons, dans lesquels l'acide carbonique est produit en dehors du liquide qu'on veut saturer. Il faut les préférer à ceux qui laissent, dans l'eau gazeuse, les substances destinées à engendrer l'acide

Fig. 80. — Renversement des siphons, pour le chargement de l'acide ou saturation.
(Société *la Carbonique française.*)

carbonique et qui fournissent une boisson purgative, au lieu d'eau seulement gazeuse.

L'industrie livre aujourd'hui, à des conditions avantageuses, de l'acide carbonique liquide, avec lequel on peut aisément saturer des siphons et des récipients de toute espèce. Un appareil tel que celui de la Société *la Carbonique française* (fig. 80), beaucoup moins encombrant que les précédents, permet un remplissage rapide et commode.

L'eau gazeuse remplace les eaux naturelles acidules. On l'enferme dans des bouteilles bouchées en liège, ou mieux dans des vases siphoïdes, dont la construction ne permet pas la déperdition de l'acide carbonique. Bien qu'introduite sous une pression de 10 atmosphères, l'eau contenue dans ces vases ne tient en dissolution que 4 ou 5 volumes d'acide carbonique. Pour en dissoudre davantage, il faudrait laisser longtemps le gaz en contact avec l'eau, et agiter fréquemment le mélange.

En mettant 80 grammes de sirop de limon dans chaque bouteille, avant d'y introduire l'eau chargée d'acide carbonique, on obtient la boisson désignée sous le nom de *limonade gazeuse.*

PRINCIPALES EAUX MINÉRALES NATURELLES

ACIDULES	ALCALINES	Bondonneau	Drôme.
		Châteldon	Puy-de-Dôme.
		Renaison	Loire.
		Soultzmatt	Alsace.
	CALCAIRES	Condillac	Drôme.
		Pougues	Nièvre.
		Saint-Galmier	Loire.
		Saint-Pardoux	Allier.
ALCALINES	CHLORO-SODIQUES	Royat	Puy-de-Dôme.
		Saint-Nectaire	Puy-de-Dôme.
	FAIBLES	Néris	Allier.
		Vals	Ardèche.
		Vichy	Allier.
	FORTES	Cusset	Allier.
		Ems	Nassau.
		Vals	Ardèche.
		Vichy	Allier.
	SILICATÉES SODIQUES	Mont-Dore	Puy-de-Dôme.
		Plombières	Vosges.
ARSENICALES		La Bourboule	Puy-de-Dôme.
BROMURÉES, IO-DURÉES	BROMURÉES	Montmorot	Jura.
		Salies-de-Béarn	Basses-Pyrénées.
	IODURÉES	Saxon	Suisse.
		Tœplitz	Bohême.
	BROMO-IODURÉES	Challes	Savoie.
CHLORURÉES	CHAUDES	Balaruc	Hérault.
		Bourbon-l'Archambault	Allier.
		Kissingen	Bavière.
		Luxeuil	Haute-Saône.
	FROIDES	Dieuze	Meurthe-et-Moselle.
		Mers	Algérie.
		Niederbronn	Alsace.
		Salies-de-Béarn	Basses-Pyrénées.
		Salins	Jura.
	CHLORO-CARBONATÉES	Châtel-Guyon	Puy-de-Dôme.
	CHLORO-LITHINÉES	Bourbonne-les-Bains	Haute-Marne.
		Santenay	Côte-d'Or.
	CHLORO-SULFATÉES	Cheltenham	Angleterre.
		Friedrichsall	Allemagne.
		Ydes	Cantal.
FERRUGINEUSES	CARBONATÉES	Orezza	Corse.
		Préfailles	Loire-Inférieure.
		Soultzbach	Alsace.
		Spa	Belgique.
	CRÉNATÉES	Bussang	Vosges.
		Forges	Seine-Inférieure.
		Provins	Seine-et-Marne.
		Porla	Suède.
	SULFATÉES	Auteuil	Seine.
		Bléville	Seine-Inférieure.
PHOSPHATÉES		Cransac	Aveyron.
		Viry-Châtillon	Seine-et-Oise.
SULFATÉES	CALCIQUES	Aulus	Ariège.
		Capvern	Hautes-Pyrénées.
		Contrexéville	Vosges.
		Vittel	Vosges.
	MAGNÉSIENNES	Cruzy	Hérault.
		Epsom	Angleterre.
		Montmirail	Vaucluse.
		Pullna	Bohême.
		Sedlitz	Angleterre.
	SODIQUES	Carlsbad	Bohême.
		Marienbad	Bohême.
		Rubinat	Espagne.
SULFUREUSES	PROPREMENT DITES	Amélie-les-Bains	Pyrénées-Orientales.
		Bagnères-de-Bigorre	Hautes-Pyrénées.
		Bagnères-de-Luchon	Haute Garonne.
		Barèges	Hautes-Pyrénées.
		Cauterets	Hautes-Pyrénées.
		Eaux-Bonnes	Basses-Pyrénées.
		Labassère	Allier.
	SULFHYDRIQUÉES	Aix	Savoie.
		Bagnols	Lozère.
		Le Vernet	Pyrénées-Orientales.
	SULFHYDRIQUÉES-CHLORO-SULFATÉES	Aix-la-Chapelle	Prusse.
		Uriage	Isère.
	ACCIDENTELLES	Allevard	Isère.
		Enghien	Seine-et-Oise.

§ 2. EAU OXYGÉNÉE. $H^2O^2 = 34$.
Bioxyde d'hydrogène.

Découverte par Thénard, en 1818.

Préparation. — L'eau oxygénée peut être obtenue à l'état de pureté en décomposant, par l'acide sulfurique à 1/5, le bioxyde de baryum précipité :

$$BaO^2H^2 + SO^4H^2 = SO^4Ba + H^2O^2.$$

La réaction est réitérée autant de fois qu'il est nécessaire pour concentrer convenablement le produit; on termine en éliminant l'acide sulfurique par la baryte (*Thomsen*).

Purification. — L'eau oxygénée du commerce est peu chargée; en outre, il s'y trouve souvent de l'alumine. Pour la concentrer et la purifier en même temps, Wolffenstein l'évapore doucement à l'air libre et il agite ensuite avec de l'éther, suivant le procédé de Schiloff, après addition d'un peu d'alcali. L'éther dissout l'eau oxygénée; on le chasse par évaporation et on distille dans le vide, à 85° au plus. L'eau oxygénée est condensée à l'état de pureté.

Propriétés physiques et chimiques. — L'eau oxygénée est sirupeuse, incolore, inodore et douée de saveur métallique. Elle fournit 475 fois son volume d'oxygène. Densité 1,49 (Spring). Elle est instable, cependant on peut la distiller sans décomposition, tant que sa concentration ne dépasse pas 150 volumes d'oxygène (*Hanriot*). Plus chargée, elle se résout, à l'ébullition, en eau et en oxygène.

Elle blanchit la peau et la désorganise. Elle oxyde l'arsenic, certains acides, oxydes et sels (BaO, CaO, SrO, CuO, PbS, SO², IH, etc.). Elle provoque, en se décomposant aussi, la réduction de l'ozone, des oxydes d'argent, de plomb (PbO²), de mercure, etc. Elle est dédoublée en eau et en oxygène par le charbon divisé, par les métaux précieux, la fibrine, la myosine et quelques tissus vivants; tandis que l'albumine, le lait, l'urine, les graisses, les sucres, les diastases, l'amidon, les jus de fruits, etc., sont sans action sur elle (*P. Bert* et *P. Regnard*).

On reconnaît sa présence aux caractères suivants :

Au contact de l'acide chromique, elle forme une combinaison d'un beau bleu : Cr^2O^7. H^2O^2, soluble dans l'éther et instable (*Berthelot*);

Ses solutions diluées, additionnées d'iodure de potassium, de sulfate ferreux et d'empois d'amidon, prennent une teinte bleue;

Les mêmes solutions sont également colorées en bleu par une trace de sulfate ferreux et quelques gouttes de teinture de gaïac;

Réactif de Bach. — 5ᶜᶜ d'une solution contenant, par litre, 0ᵍʳ,03 de bichromate de potassium et 0ᵍʳ,25 d'aniline, additionnés de 1 goutte d'une solution d'acide oxalique à 5 p. 100 et de 5ᶜᶜ d'eau oxygénée, prennent une teinte rouge plus ou moins vive, suivant la saturation du liquide et en présence des composés qui empêchent ses autres réactions caractéristiques.

Essai. — La vérification de l'eau oxygénée destinée aux usages médicaux comporte la recherche des *acides* employés à sa préparation ou à sa conservation, celle de la *baryte*, et le dosage de l'*oxygène* qu'elle peut céder.

Pour déceler l'*acide sulfurique*, il faut y ajouter une solution de chlorure de baryum, après l'avoir acidulée par l'acide chlorhydrique. Elle reste limpide, si elle est pure. Le nitrate d'argent révélerait l'*acide chlorhydrique*.

Le dosage de l'*oxygène* peut être effectué de deux manières :

1° On fait passer dans un tube gradué plein de mercure et renversé sur le même métal, d'abord 5^{cc} d'eau oxygénée, puis $0^{gr},50$ de bioxyde de manganèse pulvérisé enveloppé dans du papier sans colle. Lorsque le dégagement gazeux a cessé, ce qui demande un certain temps, on refroidit le tube en le plongeant dans l'eau et on mesure le volume de l'oxygène : il doit être d'au moins 50 centimètres cubes.

2° On prépare une solution contenant, par litre, $3^{gr},162$ de permanganate de potassium. Dans un vase à saturation, on met 2^{cc} d'eau oxygénée, 300^{cc} d'eau et 5^{cc} d'acide sulfurique. On verse alors avec une burette graduée, en agitant sans cesse, la solution manganique, jusqu'à coloration rose persistante. Chaque centimètre cube de liqueur employée correspond à $0^{gr},0017$ d'eau oxygénée (*Ebell*). Connaissant le poids du bioxyde contenu, il est facile de déterminer celui de l'oxygène qu'il peut dégager.

Pharmacologie. — L'eau oxygénée est entrée récemment dans la thérapeutique. Les expériences de MM. Miquel, Paul Bert et P. Regnard ayant démontré qu'à la dose de quelques gouttes elle détruit les ferments figurés, on a aussitôt essayé de l'appliquer au pansement des plaies. MM. Péan et Baldy ont reconnu, d'autre part, qu'elle remplace avantageusement l'alcool et l'acide phénique et qu'on peut l'administrer à l'intérieur sans inconvénient. Elle n'est ni toxique, ni odorante, et son application n'est pas douloureuse. Son action destructive ne s'étend pas à tous les microbes, mais on la regarde cependant comme un antiseptique extrêmement puissant et susceptible d'une foule d'usages.

Pour les besoins de la médecine, elle a été inscrite au supplément du Codex (1895) sous le nom de *Soluté officinal d'eau oxygénée au dixième*, c'est-à-dire contenant 10 volumes d'oxygène combiné.

M. Sonnerat conseille de la conserver, en y ajoutant 10 grammes d'acide sulfurique par litre. Au moment du besoin, on en élimine l'acide sulfurique avec une solution titrée de baryte, employée en quantité exactement suffisante. On s'assure, avec un sulfate alcalin, s'il n'y a pas de baryte dans le médicament.

L'acide acétique, le chloral, le chloroforme, la glycérine, l'alcool éthylique surtout la préservent également bien de toute altération (*Kingzett*).

§ 3. PROTOXYDE D'AZOTE. $Az^2O = 44$.

Oxyde azoteux. — Gaz hilarant.

Découvert par Priestley, en 1776.

Préparation. — Le protoxyde d'azote prend naissance, quand on décompose l'azotate d'ammonium par la chaleur.

On met dans une cornue (fig. 81) l'azotate, *bien desséché;* on chauffe *dou-cement.* Le sel fond à 108° ; il se décompose, à 250°, en eau et en protoxyde d'azote :

$$AzO^3AzH^4 = 2H^2O + Az^2O.$$

Si la température atteint 300°, il se produit aussi de l'azote, de l'oxygène, du bioxyde d'azote, de l'hypoazotide et de l'ammoniaque; il peut même y avoir explosion. Il est prudent de placer un thermomètre dans le sel en fusion et de régler, sur ses indications, la conduite du feu.

Purification. — Quel que soit le soin avec lequel on prépare le pro-toxyde d'azote, il contient toujours les produits ci-dessus désignés. On le

Fig. 81. — Appareil pour la préparation du protoxyde d'azote.

purifie en le faisant passer sur de la pierre ponce imprégnée de potasse caustique, qui retient le chlore et les acides, puis sur des cristaux de sulfate ferreux mouillés, qui absorbent le bioxyde d'azote et l'hypoazotide, enfin dans l'eau distillée, qui dissout l'ammoniaque. On recueille le produit sur l'eau ou sur le mercure.

Propriétés physiques et chimiques. — Le protoxyde d'azote est un gaz incolore, sans odeur, doué d'une saveur légèrement sucrée. Il est liquéfiable à 0°, sous la pression de 30 atmosphères, et il peut être main-tenu liquide assez longtemps, dans des vases ouverts.

On obtient facilement sa solidification en le refroidissant à — 100°, ou en faisant passer un rapide courant d'air à travers ce gaz liquéfié (*Wills*). Exposé à l'influence de l'électricité, il devient fortement lumineux, dès que sa pression est égale au plus à 2 millimètres de mercure (*Sarazin*). Sa den-sité est 1,52. L'eau en dissout 1 volume à 5°; l'alcool, 4 volumes à 0° (*Carius*); l'éther, 8 volumes à — 12° (*Limousin*).

Le protoxyde d'azote n'est pas comburant; il n'entretient la combustion qu'à la condition d'être décomposé par une température élevée. A ce titre, il est impropre à la respiration animale. Il forme avec l'eau un hydrate, $Az^2O.6H^2O$. Sa composition en fait l'anhydride de l'acide hypoazoteux $Az^2O^2H^2$.

Pharmacologie. — Le protoxyde d'azote est le premier anesthésique connu. En 1790, H. Davy l'expérimenta sur lui-même et, constatant qu'il produit une ivresse agréable, accompagnée d'insensibilité physique, il conclut qu'on pourrait s'en servir avec avantage dans quelques opérations chirurgicales. Cette opinion fut défendue par Wells, en 1844, et ruinée presque aussitôt, à la suite d'une expérience publique mal réussie. Vers 1864, l'étude de l'anesthésie par le gaz hilarant fut reprise en Amérique. Elle eut pour résultat la confirmation des premiers essais, à savoir que les inhalations de protoxyde d'azote procurent un sommeil de courte durée, qui paraît exempt de danger, lorsque le gaz est pur.

M. Hermann soutient, au contraire, que cet anesthésique n'est inoffensif qu'à la condition d'être mélangé d'oxygène ; et il le regarde comme d'autant plus dangereux, que l'enivrement consécutif à son absorption ne prémunit pas contre l'asphyxie.

Paul Bert a démontré qu'on peut obtenir une anesthésie indéfiniment prolongée, sans risque d'asphyxie, en faisant respirer de l'oxygène en même temps que le protoxyde d'azote.

M. de Saint-Martin préconise l'emploi d'un mélange de : 85 litres de protoxyde d'azote, 15 litres d'oxygène, et 6 à 7 grammes de chloroforme. L'anesthésie est rapide et sans période d'excitation.

Dans tous les cas, M. Cazeneuve recommande de préparer le protoxyde d'azote à l'avance et de le laisser séjourner sur l'eau, pour en séparer les traces d'hypoazotide que les lavages sont impuissants à lui enlever.

En dehors de ses applications comme hypnotique, le protoxyde d'azote n'a pas été fréquemment employé en médecine. Cependant, en 1832, Sérullas avait conseillé sa *solution aqueuse*, comme succédané de l'eau saturée d'oxygène, dans le traitement de la période asphyxique du choléra. Plus récemment (1869), Limousin a proposé l'usage de la même solution saturée, à titre de stimulant de la digestion. Il a signalé, en outre, comme intéressant l'anesthésie locale, la rapidité avec laquelle s'évapore la solution éthérée de protoxyde d'azote, et l'action sédative qu'exerce sur les dents cariées un mélange de cette solution et d'alcool à 90°.

CHAPITRE IV

III. ACIDES MINÉRAUX

§ 1. ACIDE ARSÉNIEUX. $As^2O^3 = 198$.

Connu vers le xie siècle.

Préparation. — Elle est industrielle et consiste à griller le *mispickel* FeAsS, dans des moufles que traverse un courant d'air. On condense les vapeurs d'acide arsénieux dans des chambres divisées en compartiments superposés.

Purification. — L'acide provenant du grillage peut contenir de l'oxyde antimonieux et du soufre. Pour le purifier, on y mélange de la potasse caustique et on le sublime dans des cylindres de fonte, sur les parois desquels l'acide arsénieux se dépose en masses transparentes comme le verre.

Propriétés physiques et chimiques. — Vitreux au moment de sa préparation, l'acide arsénieux ne [tarde pas à devenir opaque comme de la porcelaine. Ses propriétés sont différentes sous ces deux états.

L'*acide vitreux* est amorphe et il a pour densité 3,74. Il se dissout dans 27 parties d'eau froide et dans 9 parties d'eau bouillante. Il est plus soluble dans l'alcool absolu que dans l'alcool faible.

L'*acide opaque* cristallise en octaèdres réguliers, au-dessous de 200°, et en prismes orthorhombiques au-dessus de 250°. Il est dimorphe. Sa densité est 3,70. Il est moins soluble que le premier, car il exige 80 parties d'eau froide pour se dissoudre. Mais l'alcool faible le dissout mieux que l'alcool concentré, à froid ou à chaud.

A froid, l'acide vitreux est transformé lentement en acide opaque, avec perte de chaleur. L'ammoniaque et l'acide chlorhydrique en font autant, et chaque cristal formé, pendant le refroidissement de la solution chlorhydrique, est annoncé par une émission de lumière (*H. Rose*). Sa forme stable est l'octaèdre régulier. Quand on chauffe l'acide opaque, on le ramène à l'état vitreux.

Il se volatilise, sans fondre, au-dessus de 250°. La densité de sa vapeur est 13,85 (*Mitscherlich*). Cette vapeur est complètement inodore, quand on la produit sur une brique chauffée ; elle a une forte odeur d'ail, quand elle est formée au contact d'un charbon incandescent. On a d'abord attribué cette odeur à la vapeur du métalloïde mis en liberté par le charbon. Mais l'arsenic volatilisé dans une atmosphère d'azote étant inodore, on suppose maintenant que l'odeur alliacée est due à un oxyde indéterminé, qui prend naissance pendant la vaporisation.

L'acide arsénieux est un acide faible. Il est indécomposable par la chaleur, mais facilement réductible au rouge obscur, par le carbone, l'hydrogène, le phosphore et quelques métaux. Les oxydants le changent avec facilité en acide arsénique :

$$As^2O^3 + 2I^2 + 2H^2O = As^2O^5 + 4IH.$$

Lorsqu'on sature sa solution dans l'eau par l'ammoniaque, elle fournit avec l'azotate d'argent un précipité *jaune* d'arsénite d'argent et, avec le sulfate de cuivre, un précipité *vert* d'arsénite de cuivre (*vert de Scheele*), soluble dans les acides. L'hydrogène sulfuré forme, dans sa solution *acidulée* par l'acide chlorhydrique, un précipité *jaune* de sulfure d'arsenic, soluble dans les alcalis et dans les sulfures alcalins. Chauffé avec un acétate alcalin, dans un tube bouché, il dégage du cacodyle, $As(CH^3)^2$ dont l'odeur fétide est caractéristique. Quand on ajoute à sa solution du chlorure d'étain et un excès d'acide chlorhydrique concentré, il se fait un dépôt brun d'arsenic métallique (*Bettendorf*).

Essai. — L'acide arsénieux contient quelquefois du *sulfure d'arsenic* ou de l'*oxyde d'antimoine* et, lorsqu'il a perdu l'état vitreux, la fraude y mélange des *sels de calcium* et de *baryum*.

Pour rechercher le *sulfure d'arsenic*, on chauffe une petite quantité d'acide arsénieux, dans une capsule de porcelaine recouverte d'une capsule semblable. L'acide est sulfuré, si le produit de la sublimation est rouge ou d'un jaune rougeâtre. On peut aussi le traiter par l'ammoniaque, qui dissout le sulfure et le laisse déposer quand on neutralise la solution par l'acide chlorhydrique.

L'*oxyde d'antimoine* peut être dissous dans l'acide chlorhydrique ; il donne alors, avec l'acide sulfhydrique, un précipité rouge orangé, tandis que celui de l'arsenic est jaune.

On constate sa falsification par les *sulfates calcaire* et *barytique* et par les autres matières fixes, en le chauffant dans un tube ouvert aux deux extrémités, ou dans une petite capsule. Il doit se volatiliser sans résidu, s'il est pur. Lorsqu'on fait cet essai, il ne faut pas négliger de se garantir des vapeurs d'acide arsénieux, qui sont très vénéneuses.

Pharmacologie. — L'acide arsénieux paraît avoir été cité, pour la première fois, dans les ouvrages de Geber ; mais son emploi, dans la Chine et dans l'Inde, est peut-être encore plus ancien.

C'est un poison malheureusement trop célèbre et, à l'état anhydre, c'est un caustique puissant. Son action n'est point désorganisatrice, comme celle de ses congénères. Il cautérise parce qu'il met obstacle à la nutrition des cellules qu'il a pénétrées ; celles-ci deviennent alors des corps étrangers, dont les tissus vivants se débarrassent par inflammation. Les principales préparations corrosives dont il fait partie sont : le *liniment arsenical de Swédiaur*, et les *poudres escharotiques* de *Frère Côme*, de *Rousselot*, de *Justamond*, de *Dupuytren* et d'*Antoine Dubois*. Il sert aussi de caustique dentaire, soit seul, soit associé à un sel de morphine.

On l'administre à l'intérieur, sous forme de solution aqueuse, de pilules ou de granules, aux doses maxima de 1 à 5 milligrammes à la fois, et de 5 à 10 milligrammes par jour. Il est toxique pour l'homme, à des doses variant de 3 à 15 centigrammes. La *solution du docteur Boudin* et les *pilules asiatiques* comptent parmi les plus employés de ces médicaments. Trousseau a introduit l'usage de désigner les pilules arsenicales sous le nom de *pilules de Dioscoride*, pour dissimuler leur composition. La même dénomination est appliquée aux granules arsenicaux.

Les meilleurs antidotes de l'acide arsénieux sont l'hydrate de sesquioxyde de fer et surtout l'hydrate de magnésie (*Bussy*), avec lesquels il forme des combinaisons insolubles dans l'eau, mais *solubles dans les acides*. Pour éviter cette dissolution, qui pourrait s'effectuer au contact des acides des voies digestives, il est nécessaire d'employer un grand excès d'oxyde métallique. En outre, M. Carles recommande de ne jamais mélanger de *sucre* à l'hydrate magnésien, car, d'après ses expériences, l'eau sucrée dissout facilement l'arsénite de magnésium et elle s'oppose même à sa formation.

POUDRE ESCHAROTIQUE ARSENICALE.
Poudre de Frère Côme.

Acide arsénieux pulvérisé........	1 gr.
Sulfure rouge de mercure pulv...	5
Éponge torréfiée pulvérisée......	2

Cette poudre contient 1/8 de son poids d'acide arsénieux. (*Codex*.)

SOLUTÉ D'ACIDE ARSÉNIEUX.
Liqueur de Boudin.

| Acide arsénieux.............. | 1 gr. |
| Eau distillée................ | 1000 |

On fait bouillir, jusqu'à dissolution complète de l'acide arsénieux; après refroidissement, on rétablit le poids de 1000 gr. de liquide. (*Codex*.)

On abrège beaucoup l'opération en dissolvant l'acide dans de l'alcool, qu'on chasse ensuite, par ébullition, après l'avoir mélangé avec l'eau distillée.

PILULES ARSENICALES.
Pilules asiatiques.

	gr.
Acide arsénieux porphyrisé.......	0.05
Poivre noir pulvérisé.............	0.50
Gomme arabique pulvérisée.......	0.10
Eau distillée....................	q. s.

Pour 10 pilules, dont chacune contient 5 milligr. d'acide arsénieux. (*Codex*.)

GRANULES DE DIOSCORIDE.

	gr.
Acide arsénieux..................	0.10
Sucre de lait....................	4.00
Poudre de gomme.................	1.00
Mellite simple...................	q. s.

Pour 100 granules. Chaque granule contient 1 milligr. d'acide arsénieux. (*Codex*.)

$$\text{§ 2. ACIDE ARSÉNIQUE. } As^2O^5 = 230 - AsO\!\!<^{OH}_{OH}\!\!>\!OH = 142.$$

Découvert par Scheele, en 1775.

Préparation. — On obtient l'acide arsénique en oxydant l'acide arsénieux par l'eau régale, dans un appareil distillatoire. On prend :

Acide arsénieux....................................	14 gr.
— chlorhydrique à 1,20........	11
— azotique à 1,25.............................	112

On chauffe au bain de sable et, quand l'acide arsénieux est dissous, on dessèche le produit et on élève peu à peu sa température au rouge sombre.

Propriétés physiques et chimiques. — L'acide arsénique anhydre est blanc et *poreux*, quand il n'a pas été fortement chauffé, *vitreux* s'il a été fondu. Sous ce dernier état, sa densité est 3,73 (*Karsten*) et il se dissout très lentement dans l'eau. Il est tribasique, et ses combinaisons sont stables. La chaleur rouge le décompose en acide arsénieux et en oxygène.

Lorsqu'on fait cristalliser sa solution aqueuse, il se dépose un hydrate $2AsO^4H^3 + H^2O$, qu'on peut déshydrater entièrement par la chaleur. On obtient alors successivement trois hydrates : $AsO^4H^3 — As^2O^7H^4 — AsO^3H$ — analogues à ceux de l'acide phosphorique, au point de vue de la composition, mais ayant tous la faculté de saturer trois molécules de base, en présence de l'eau. Il n'y a, par conséquent, que des ortho-arséniates.

L'acide arsénique est facilement réduit en acide arsénieux par l'acide sulfureux; l'hydrogène à l'état naissant le transforme en hydrure d'arsenic, mais plus difficilement que l'acide arsénieux. L'hydrogène sulfuré précipite de ses solutions, après un contact assez prolongé, un mélange de soufre, de trisulfure et de pentasulfure d'arsenic. Le pentasulfure est d'autant plus abondant que le liquide est plus acide, le courant d'hydrogène sulfuré plus rapide et la température plus basse. L'acide arsénique est réduit plus aisément que les arséniates et il est plus facile d'obtenir un pentasulfure qu'un trisulfure (*Brauner* et *Tomicen*).

Sa solution, neutralisée par l'ammoniaque, donne : avec l'azotate d'argent, un précipité *rouge brique* d'arséniate d'argent ; avec le sulfate de cuivre, un précipité *bleuâtre* d'arséniate de cuivre ; avec l'ammoniaque et le sulfate de magnésium, un précipité *blanc* d'arséniate ammoniaco-magnésien ; avec le chlorure d'étain, un précipité *brun* d'arsenic métallique.

Pharmacologie. — L'acide arsénique est un poison moins violent que l'acide arsénieux, quand il est dilué (*Wœhler* et *Frerichs*). Appliqué sur la peau, à l'état concentré, il y produit rapidement des ampoules. On n'utilise en médecine que ses combinaisons salines.

§ 3. ACIDE AZOTIQUE. $AzO^2.OH = 63$.
Acide nitrique ; eau-forte.

Découvert par Geber, au VIIIe siècle.

Préparation. — On le prépare en décomposant les azotates de potassium ou de sodium par l'acide sufurique :

Nitrate de potassium pulvérisé.....................	1000 gr.
Acide sulfurique concentré........................	1000

On met le sel dans une cornue de verre (fig. 82) ; on y verse l'acide, au moyen d'un tube qui doit descendre jusque dans la panse de la cornue et qu'on retire avec précaution, de manière à ne pas répandre d'acide dans l'intérieur du col. On adapte à la cornue un récipient refroidi ; on chauffe doucement d'abord, puis un peu plus vers la fin de l'opération, jusqu'à ce qu'il ne distille plus rien. On obtient ainsi 350 grammes d'acide nitrique impur.

Une seule molécule d'acide suffit à la décomposition de deux molécules d'azotate ; on en fait intervenir deux, pour éviter l'élévation de la température, qui détruirait une partie de l'acide azotique. Il se produit du sulfate acide de potassium et l'acide azotique devient libre :

$$AzO^3K + SO^4H^2 = SO^4HK + AzO^3H.$$

L'acide ne doit distiller que goutte à goutte, sans quoi il se produirait un boursouflement susceptible de faire passer dans le récipient tout le liquide de la cornue. Des vapeurs rouges d'hypoazotide se produisent au début ; elles sont dues à la déshydratation des premières portions d'acide azotique par l'excès d'acide sulfurique ; puis l'acide distille incolore ; enfin, les mêmes vapeurs rouges marquent la fin de la réaction ; à ce moment, elles ont pour cause l'élévation de la température.

Purification. — L'acide azotique du commerce contient, presque toujours : de l'*acide sulfurique*, entraîné à la distillation ; de l'*acide chlorhy-*

Fig. 82. — Appareil pour la préparation de l'acide azotique.

drique, cédé par les chlorures que renferment les azotates ; des *produits nitreux*, dus à la décomposition partielle de l'acide azotique ; des *sels fixes*, quand il a été mélangé d'eau ; de l'*iode*, s'il provient de l'azotate de sodium naturel.

Pour le priver d'*acide sulfurique*, on y ajoute un peu d'azotate de baryum, qui forme du sulfate de baryum insoluble :

$$SO^4H^2 + (AzO^3)^2Ba = SO^4Ba + 2AzO^3H.$$

On précipite l'*acide chlorhydrique*, avec l'azotate d'argent, à l'état de chlorure d'argent :

$$HCl + AzO^3Ag = AgCl + AzO^3H.$$

Pour enlever les *produits nitreux*, on chauffe l'acide et on y fait passer un courant d'acide carbonique sec.

Les *sels*, et l'*iode* qui se trouve à l'état d'acide iodique, n'étant pas volatils, sont séparés par une simple distillation.

Propriétés physiques et chimiques. — L'acide azotique monohydraté est un liquide incolore, d'une odeur suffocante, qui répand à l'air des vapeurs blanches abondantes. Il est monobasique. Densité = 1,52. Il se solidifie à — 49°; il bout à 86°.

La lumière le décompose, à froid, en produisant de l'eau, de l'oxygène et de l'hypoazotide, qui colore en jaune le reste de l'acide. La chaleur agit de la même manière ; la décomposition se fait à la température de l'ébullition et elle continue, jusqu'à ce que l'acide qui distille ait pour composition approchée $AzO^3H.2H^2O$, *acide quadrihydraté* de Dalton, contesté par Roscoe. En même temps, la température s'élève et elle se fixe, d'une manière à peu près constante, à 123°, à la fin de l'opération. De même, si on distille de l'acide dilué, son point d'ébullition s'élève graduellement jusque vers 123°.

La facile réduction de l'acide azotique en fait un oxydant des plus énergiques. Il oxyde presque tous les métalloïdes ; mais il n'attaque les métaux que s'il est dilué. Font exception à cette règle les métaux très oxydables, comme le potassium et le sodium. Son action sur le fer est particulière : il le rend *passif*, c'est-à-dire inattaquable par l'acide azotique étendu d'eau. Il tache en jaune les substances albuminoïdes. Il détruit toutes les matières colorantes.

Ses réactifs principaux sont : la *brucine*, qu'il colore en rouge ; le *sulfate ferreux*, qu'il colore en brun ; le *sulfate de diphénylamine*, qu'il colore en bleu foncé ; le *sulfate de paratoluidine* qui, à son contact, devient bleu, puis violet, rouge et finalement brun jaunâtre. Moins sensible que la brucine et la diphénylamine, la paratoluidine a sur elles l'avantage de n'être pas colorée par les acides azoteux, chlorique, bromique et iodique. Il précipite les solutions d'aricine et de cinchonamine (*Arnaud*).

Essai. — L'acide azotique pur ne laisse *aucun résidu*, quand on l'évapore sur une lame de platine.

Étendu d'eau, il ne se trouble ni par les acides chlorhydrique et sulfurique, s'il ne contient pas d'*azotate d'argent* ou de *baryum*, ni par ces mêmes azotates, s'il ne s'y trouve point d'*acide chlorhydrique* ou *sulfurique*.

La présence des *produits nitreux* est manifestée par la teinte jaune qu'ils lui communiquent.

Pour savoir s'il renferme de l'*iode*, on ajoute à 10 c.c. d'acide dilué à 30 p. 100 un peu d'étain métallique, on chauffe légèrement, on laisse reposer une minute. L'iode rendu libre est alors dissous par agitation avec le chloroforme.

Pharmacologie. — L'acide azotique monohydraté est un poison énergique et un caustique violent. Ses meilleurs antidotes sont la magnésie et la chaux, ou leurs carbonates. La médecine utilise quelquefois ses propriétés cathérétiques ; elle fait un plus fréquent usage de l'acide dilué.

ACIDE AZOTIQUE OFFICINAL. $AzO^3H.2H^2O = 99$. — Le Codex a donné la qualification d'*officinal* à l'acide azotique monohydraté additionné de deux molécules d'eau.

Pour l'obtenir on introduit, dans un flacon bouché, 2000 grammes d'acide du commerce à 1,39. On y verse goutte à goutte une solution saturée d'azotate d'argent, jusqu'à cessation de précipité, puis 20 grammes d'azotate de baryum en poudre : on remue énergiquement et on laisse en contact pendant douze heures, en agitant de temps en temps. Quand le liquide, éclairci, n'est plus troublé par les azotates de baryum et d'argent, on le distille presque sans résidu, après y avoir introduit 20 grammes de bichromate de potassium pur, ou 10 grammes d'urée (*Codex*).

L'acide ainsi préparé doit être à peine coloré. Il pèse 1,39 à + 15°, il bout à 119° et il contient 54,5 p. 100 d'acide anhydre, ou 63,6 p. 100 d'acide monohydraté.

Son action topique est celle de l'acide monohydraté. Étendu de beaucoup d'eau, il est employé comme astringent, en lotion, en tisane, en gargarisme, etc. Il sert à préparer la *pommade oxygénée*, l'*alcool nitrique*, et la *limonade nitrique*, improprement nommée autrefois *eau oxygénée*. C'est, de plus, un réactif et un agent de dissolution d'un usage journalier, dans la préparation des produits chimiques.

ACIDE AZOTIQUE ALCOOLISÉ.
Alcool nitrique. Esprit de nitre dulcifié.

Acide azotique officinal.......	78 gr.
Eau distillée..................	22
Alcool à 90°..................	300

On verse peu à peu l'acide sur l'alcool, préalablement introduit dans un flacon à l'émeri. On débouche de temps en temps, pendant deux ou trois jours, pour donner issue aux gaz que l'action chimique développe. (*Codex.*)

L'alcool nitrique est un mélange d'alcool, d'acide nitrique et des produits d'altération du premier par le second. Parmi ces produits se trouve l'éther azoteux, qui communique au médicament une odeur agréable.

M. Peyrusson le regarde comme un excellent désinfectant

LIMONADE NITRIQUE.

Acide nitrique officinal au 10ᵉ..	20 gr.
Eau distillée...................	875
Sirop de sucre.................	125
(*Codex.*)	

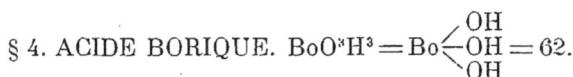

$$\S\ 4.\ \text{ACIDE BORIQUE. } BoO^3H^3 = Bo\!\!\diagdown_{\substack{\diagup OH\\OH\\\diagdown OH}} = 62.$$

Sel sédatif de Homberg.

Découvert, en 1702, par Homberg.

Préparation. — 1° Dans les laboratoires, on extrait l'acide borique du borate du sodium, au moyen de l'acide chlorhydrique.

On dissout, à chaud, le borax, dans trois fois son poids d'eau distillée. On mélange à la solution un léger excès d'acide chlorhydrique. L'acide borique cristallise pendant le refroidissement ; on fait écouler l'eau mère, on lave les cristaux à l'eau froide et on les sèche dans du papier sans colle.

Dans cette opération, l'acide chlorhydrique déplace l'acide borique et forme du chlorure de sodium :

$$Bo^4O^7Na^2 + 2HCl + 5H^2O = 2NaCl + 4Bo(OH)^3.$$

On ne peut retirer des eaux mères l'acide borique qu'elles contiennent, parce que le chlorure de sodium se déposerait en même temps que lui.

2° On peut se contenter de purifier l'acide borique naturel, en le faisant cristalliser à plusieurs reprises.

Propriétés physiques et chimiques. — L'acide borique cristallise en paillettes nacrées, incolores, grasses au toucher, douées d'une saveur faible. Sa densité est 1,48. Il se dissout, à + 10°, dans 35 parties d'eau, dans un peu moins d'alcool et dans 4 parties de glycérine (*Hooper*). Avec la glycérine concentrée, on peut obtenir, en chauffant à 46°, une solution gélatineuse, très soluble dans l'eau, contenant 68 p. 100 d'acide borique. Quand on porte sa dissolution aqueuse à l'ébullition, il est entraîné mécaniquement par l'eau qui se vaporise. Sa solution alcoolique offre le même phénomène, à un degré plus marqué encore ; de plus, elle brûle avec une flamme verte caractéristique. Sa solution dans l'eau colore le tournesol en rouge vineux, que la glycérine et mieux encore la mannite (*Klein*), font passer au rouge pelure d'oignon. De même, la tropéoline, insensible à l'acide borique seul ou mêlé de glycérine, se teinte en rouge, dès qu'on y ajoute de la mannite (*Prunier*).

La magnésie calcinée augmente sa solubilité. En le faisant bouillir avec autant de fois $1^{gr},25$ de magnésie calcinée qu'il y a de fois 10 grammes d'acide en plus de la quantité normale de 40 grammes par litre, on obtient une solution pouvant contenir jusqu'à 12 p. 100 d'acide, par suite de la formation d'un hexaborate avec excès d'acide (*Puaux*).

Chauffé à 100°, il perd la moitié de son eau de cristallisation ; au rouge, il devient anhydre, subit la fusion ignée, puis se volatilise sans décomposition. *Anhydre*, il est vitreux et amorphe ; et si on l'expose à l'air humide, il absorbe de l'eau et se couvre d'une poussière blanche d'acide hydraté.

L'acide borique a des affinités faibles ; cependant sa stabilité lui permet de déplacer les acides les plus énergiques, quand ils sont plus volatils que lui.

Aucun métalloïde ne le décompose. Mais le charbon et le chlore *réunis* le convertissent en chlorure de bore et en oxyde de carbone :

$$Bo^2O^3 + 3Cl^2 + C^3 = 2BoCl^3 + 3CO.$$

Le réactif le plus sensible de l'acide borique *libre* est la flamme du gaz d'éclairage, à laquelle il communique une magnifique teinte verte. Le résultat est meilleur encore, si on porte dans la flamme du gaz une pâte composée de la substance à vérifier, de fluorure alcalin et d'acide sulfurique.

Le papier de curcuma, trempé dans sa solution acidulée par l'acide chlorhydrique (*Bidaud*) et séché, devient brun, puis d'un gris bleu, si on le touche avec l'ammoniaque (*Schlumberger*).

Essai. — L'acide mal préparé peut contenir de la *chaux*, de la *soude*, des traces d'*acides sulfurique* et *chlorhydrique*, ou de l'*albumine*, qui est trop souvent employée à la clarification des liquides au milieu desquels il cristallise.

La présence des principes minéraux est facile à déceler par les réactifs usuels.

Pour savoir si les cristaux sont *albumineux*, il suffit d'en calciner quelques centigrammes sur une lame de platine : le produit fondu est *noir*, en raison du carbone mis à nu par la destruction ignée de l'albumine.

Pharmacologie. — Au dire de Homberg, l'acide borique est un calmant très efficace. La thérapeutique moderne lui conteste cette propriété. Mais elle l'emploie, à l'état libre ou en combinaison avec les bases, en raison de son action antiseptique. On l'applique au pansement des plaies et aux traitements externes, dans lesquels on fait intervenir des agents antifermentescibles. Il semble appelé à jouer un rôle utile, dans la thérapeutique des affections microbiennes.

Pour tous ces usages, il importe de se servir d'acide exempt d'albumine ; c'est une des raisons pour lesquelles le pharmacien doit préparer lui-même l'acide borique destiné aux besoins de son officine.

Jusqu'ici ce médicament était réputé inoffensif. M. Lemoine le juge moins favorablement et le croit susceptible de provoquer de l'urticaire générale et des éruptions rubéoleuses, accompagnées de nausées constantes, de vomissements, de céphalalgie intense et d'insomnie.

La pulvérisation de l'acide borique présente quelque difficulté. On la rend facile en frottant l'acide avec la main sur un tamis (*Communeau*), ou en agitant vivement et jusqu'à refroidissement sa solution bouillante et saturée (*Yernaux*).

§ 5. ACIDE BROMHYDRIQUE. HBr = 81.

Découvert par Balard.

Préparation. — Le Codex de 1884 prescrit les procédés suivants, pour obtenir l'acide anhydre et sa dissolution :

Acide anhydre.

Paraffine..	Environ 300 gr.
Brome...	— 100

La paraffine, divisée en fragments, est introduite dans une cornue tubulée placée sur un bain de sable. Un entonnoir à robinet, bouché à l'émeri, traverse la tubulure. Au col de la cornue on adapte : un tube en U, un tube à boules contenant de l'eau, un second tube en U rempli d'un mélange de phosphore rouge et de fragments de verre mouillés, un tube à dégagement.

Le brome est mis dans l'entonnoir et recouvert d'un peu d'eau. On chauffe jusqu'à 180°, puis on laisse tomber le brome, goutte à goutte, sur la paraffine. Il se produit aussitôt un dégagement très régulier d'acide bromhydrique.

Acide bromhydrique dissous ; acide bromhydrique officinal.

Bromure de baryum pur cristallisé.................	50 gr.
Eau distillée.....................................	100
Acide sulfurique officinal.........................	15

Le bromure est dissous dans l'eau ; on y ajoute alors l'acide, étendu de 30 grammes d'eau distillée ; on agite et on laisse au repos pendant six heures. On sépare le sulfate de baryum par un filtre, qu'on lave avec 30 grammes d'eau. Le liquide total est ensuite introduit dans une cornue tubulée, dont le col pénètre dans un ballon à long col ; on le distille, au bain de sable, presque intégralement. La solution distillée est amenée à la densité 1,077, par dilution.

Propriétés physiques et chimiques. — L'*acide bromhydrique anhydre* est un gaz incolore, suffocant, fumant au contact de l'air. Il est extrêmement soluble dans l'eau. Densité : 2,71. On peut le liquéfier à — 69° et le solidifier à — 73°. Le chlore le décompose, à froid; l'iode ne le dédouble pas. Vers 0°, il forme un hydrate cristallisé : $HBr.2H^2O$, qui perd facilement de l'acide anhydre pour devenir $HBr.5H^2O$, bouillant à 126°.

La *solution officinale* est incolore, inodore, très limpide. Elle contient, en poids, 10 p. 100 d'acide gazeux. Elle ne doit être troublée ni par l'acide sulfurique, ni par le chlorure de baryum.

Pharmacologie. — L'acide bromhydrique n'est pas employé directement, en médecine. Il sert uniquement à la préparation de quelques bromhydrates. L'acide officinal doit être conservé à l'abri de la lumière, qui le colore en mettant le brome en liberté.

§ 6. ACIDE CARBONIQUE. $CO^2 = 44$.

Découvert par Van Helmont, en 1648.

Préparation. — 1° On décompose le carbonate de calcium par l'acide chlorhydrique, dans un flacon à deux tubulures, qui communique avec un premier flacon contenant un peu d'eau, puis avec une série de flacons de Woolf (fig. 83), ou avec des cloches disposées sur le mercure, suivant

Fig. 83. — Appareil pour la préparation de l'acide carbonique.

qu'on veut recueillir l'acide carbonique à l'état de dissolution ou à l'état de gaz. On verse peu à peu l'acide chlorhydrique par le tube à entonnoir; l'acide carbonique se dégage d'une façon régulière. Pour l'avoir sec, on le fait passer sur du chlorure de calcium fondu et concassé.

L'action de l'acide chlorhydrique sur le marbre produit du chlorure de calcium, qui reste dissous, et de l'acide carbonique qui s'échappe :

$$CO^3Ca + 2HCl = CaCl^2 + CO^2 + H^2O.$$

2° L'industrie prépare l'acide carbonique au moyen de l'acide sulfurique et de la craie. Il y a, dans ce cas, formation de sulfate de calcium :

$$CO^3Ca + SO^4H^2 = SO^4Ca + H^2O + CO^2.$$

Cette méthode exige qu'on agite fréquemment le mélange producteur d'acide carbonique, afin d'empêcher que le sulfate de calcium ne forme, à la surface de la craie, une couche imperméable à l'acide sulfurique, et n'interrompe le dégagement gazeux.

Propriétés physiques et chimiques. — Gaz incolore, inodore, et d'une saveur légèrement piquante. Il a pour densité 1,53. On peut le liquéfier à 0°, en le comprimant à 30 atmosphères, et le solidifier à — 87°. L'eau en dissout son volume, à la pression normale, et elle peut s'y combiner. L'hydrate normal $CO^3H^2 = CO<^{OH}_{OH}$, qui correspond aux carbonates, représente un acide bibasique non isolé. Mais on connaît les hydrates : $CO^2.6H^2O$ (*Villard*) et $CO^2.8H^2O$ (*Wroblewski*). Le gaz carbonique est trois fois plus soluble dans l'alcool que dans l'eau, aux mêmes températures.

Presque tous les acides le chassent de ses combinaisons. Une température de 1300° le dissocie en oxygène et en oxyde de carbone. A la chaleur rouge, il est réduit par l'hydrogène et par le carbone ; à froid, l'hydrogène naissant le convertit en acide formique, en présence des alcalis :

$$CO^2 + KOH + H^2 = CHO.OK + H^2O.$$
$$CO^2 + H^2 = CO + H^2O$$
$$CO^2 + C = 2CO.$$

En présence de l'eau, il dissout rapidement les carbonates de calcium, de magnésium et de fer ; il dissout aussi le phosphate tricalcique, qu'il convertit en phosphate acide de calcium.

Pharmacologie. — L'acide carbonique *gazeux* est un anesthésique dont les propriétés ont été signalées, à la fin du siècle dernier, par Ingenhousz, Bergmann, Chaptal et quelques autres praticiens. Il provoque le sommeil et l'insensibilité, lorsqu'on le respire ; et sans croire, avec Ozanam, que ce soit le meilleur des anesthésiques, on ne peut nier les services qu'il est susceptible de rendre, en applications locales, telles que douches, bains ou injections. Trousseau attribuait à ses effets sédatifs l'influence bienfaisante, sur les plaies, du *cataplasme de levure de bière*. Peut-être faut-il rapporter à la même cause l'action antiémétique de l'*eau gazeuse*, de la *potion de Rivière* et des *vins mousseux*, et le calme que le séjour dans les étables fait éprouver à certains malades.

Les injections d'acide carbonique gazeux sont faciles à donner au moyen de l'appareil de Fordos. Cet appareil (fig. 84) est composé d'une carafe A, dans laquelle on place, d'abord 30 grammes d'acide tartrique en cristaux gros comme des noisettes, puis 30 grammes de bicarbonate de sodium pulvérisé, et sur le tout, 250 grammes d'eau. On ferme la carafe avec un tube en étain B percé de trous et contenant au fond, une couche de marbre recouverte d'une couche plus épaisse de fragments d'éponge. Le gaz produit dans la carafe se purifie en traversant le tube d'étain et s'échappe par un tube de caoutchouc terminé par une canule, qui sert à diriger le courant gazeux.

L'acide carbonique n'est pas vénéneux, mais il produit l'asphyxie, en entravant l'acte respiratoire. Aussi doit-on le mélanger à beaucoup d'air, pour les inhalations. On a proposé d'utiliser son action cicatrisante et germicide, en lavant les plaies avec de l'*eau gazeuse*. Ce pansement n'est pas

Fig. 84. — Appareil gazo-injecteur de Fordos.

usuel et, du reste, le gaz n'est microbicide que s'il est fortement comprimé.

L'industrie fabrique de grandes quantités d'acide carbonique et le livre dans des tubes de fer forgé, dont le maniement facile va multiplier les applications de cet utile antiseptique.

§ 7. ACIDE CHLORHYDRIQUE. HCl = 36,50.
Acide muriatique, acide hydrochlorique, esprit de sel.

Connu des alchimistes.

Préparation. — 1° On obtient l'acide chlorhydrique en faisant agir l'acide sulfurique sur le sel marin.

Sel marin purifié et décrépité (1)...................	1560 gr.
Acide sulfurique pur à 1,84......................	2500
Eau distillée......................................	800

On introduit le sel dans un matras placé sur un bain de sable et communiquant avec un flacon de lavage, contenant 100 grammes d'eau (2), puis avec deux flacons, dans chacun desquels il y aura 600 grammes

(1) Lorsque le sel marin n'a pas été purifié, on le fond pour détruire les matières organiques et les azotates terreux qu'il renferme et dont la décomposition introduirait, dans l'acide chlorhydrique, de l'acide sulfureux et des produits nitrés.
(2) On recueille l'acide chlorhydrique sur le mercure, au sortir du flacon laveur, quand on a besoin de l'avoir à l'état gazeux.

d'eau distillée (fig. 85). Ces flacons doivent avoir au moins *un tiers* de leur capacité libre, en raison de l'augmentation de volume qu'éprouve le liquide, à mesure qu'il se sature. On les entoure d'eau, que l'on maintient froide pendant toute la durée de l'opération (pour favoriser la dissolution du gaz). Enfin, les tubes abducteurs plongeront *à peine* dans le liquide, afin de mettre l'acide immédiatement en contact avec l'eau la moins saturée.

L'appareil étant ainsi disposé, on verse peu à peu, par le tube de sûreté,

Fig. 85. — Appareil pour la préparation de l'acide chlorhydrique dissous.

l'acide sulfurique étendu d'eau et on chauffe doucement, jusqu'à ce qu'il n'y ait plus de dégagement. L'eau du second et celle du troisième flacon sont converties en une solution d'acide chlorhydrique incolore et très pure, qui devra marquer 1,17 au densimètre (*Codex*).

L'acide sulfurique forme, d'abord, avec la moitié du sel marin, du sulfate acide de sodium et de l'acide chlorhydrique :

$$NaCl + SO^4H^2 = SO^4HNa + HCl.$$

L'action s'arrête là, si la température est peu élevée. Mais, en chauffant davantage, le sulfate acide peut réagir sur un excès de chlorure de sodium et devenir sulfate neutre, en mettant en liberté la totalité de l'acide chlorhydrique :

$$SO^4HNa + NaCl = SO^4Na^2 + HCl.$$

2° On prépare économiquement l'acide chlorhydrique, en plaçant celui du commerce dans un matras, où l'on fait arriver *très lentement* de l'acide sulfurique concentré. Le gaz chlorhydrique se dégage parce que l'acide sulfurique s'empare de l'eau dans laquelle il est dissous. On le condense dans de l'eau distillée, comme il est dit plus haut.

Purification. — L'acide chlorhydrique du commerce est coloré en janne par du *perchlorure de fer* enlevé aux cylindres dans lesquels on a opéré. On peut y trouver, en outre, des *acides sulfureux* et *sulfurique*, du *chlore*, de l'*arsenic*, des *sels* fournis par l'eau employée à sa condensation, du *sélénium* et, quelquefois, des *matières organiques*.

On le débarrasse du *fer*, des *sels* et des *produits organiques*, par une distillation ménagée, en prenant le soin de refroidir le flacon laveur.

Le *chlore* se dégage, dès qu'on chauffe l'acide chlorhydrique. On met de côté les produits distillés, tant qu'ils accusent la présence du chlore.

On enlève l'*acide sulfurique* en même temps que l'*acide sulfureux* et l'*acide arsénieux*. Pour cela, on ajoute à l'acide chlorhydrique un peu de bioxyde de manganèse ou de chlorate de potassium; il se dégage du chlore, qui convertit l'acide sulfureux en acide sulfurique et l'acide arsénieux en acide arsénique :

$$2HCl + SO^2 + MnO^2 = MnCl^2 + SO^4H^2. \qquad As^2O^3 + 2Cl^2 + 2H^2O = 4HCl + As^2O^5.$$

Il n'y a qu'à distiller avec précaution en dirigeant les vapeurs sur du cuivre, ou à précipiter les acides sulfurique et arsénique par le chlorure de baryum.

Plusieurs autres moyens permettent de séparer l'*arsenic*.

1° On mélange à 1 litre d'acide chlorhydrique 4 à 5 grammes d'hypophosphite de potassium dissous dans un peu d'eau. Au bout d'une heure ou deux, le liquide devient jaune, puis brun et laisse déposer de l'arsenic. On décante, après quarante-huit heures, et on distille *presque* à siccité. Le chlore est éliminé aussi dans cette opération (*Engel*).

2° On étend l'acide avec de l'eau, pour l'amener à une densité de 1,23; on y plonge des lames de cuivre bien décapées, qu'on laisse digérer pendant vingt-quatre heures, à la température de 30°. Après ce temps, on nettoie les lames de cuivre et on les remet digérer dans l'acide. Cette seconde digestion achève de précipiter l'arsenic sur le cuivre. Elle précipite aussi le thallium, s'il y en a; de plus, elle réduit le chlorure ferrique en chlorure ferreux (*Duflos*). L'étain agit de la même manière (*Bettendorff*), mais il ne réussit que si la densité de l'acide est supérieure à 1,12, car alors l'arsenic y est à l'état de chlorure. Quand la densité est inférieure à 1,12, c'est de l'acide arsénieux qui se trouve dans l'acide et, dans ce cas, on peut le précipiter par l'hydrogène sulfuré, mais non par le cuivre ou l'étain.

3° On ajoute à l'acide chlorhydrique quelques millièmes de sulfure de baryum; il se précipite du sulfure d'arsenic, qui est fixe :

$$2AsCl^3 + 3BaS = As^2S^3 + 3BaCl^2.$$

Pour précipiter le *sélénium*, il suffit de faire passer dans l'acide chlorhydrique un courant d'acide sulfureux, ou d'y verser un peu de chlorure stanneux dissous.

Propriétés physiques et chimiques. — L'acide chlorhydrique est un gaz incolore, très irritant, donnant des fumées blanches au contact de l'air humide. Densité : 1,24. Il se liquéfie à 0°, sous la pression de 26 atmosphères, ou à la température de — 80° sous la pression ordinaire. L'eau en dissout 480 fois son volume, à la température de 15°; la solution a pour densité 1,21. C'est un acide puissant, monobasique, et qui n'est décomposé ni par la chaleur ni par le plus grand nombre des métalloïdes. Presque tous les métaux l'attaquent; ils lui enlèvent le chlore et mettent l'hydrogène en liberté

L'eau forme avec l'acide chlorhydrique un hydrate cristallisable $HCl.2H^2O$, qui prend naissance à — 25° et fond à — 18° (*I. Pierre* et *Puchot*). M. Berthelot a déduit de ses expériences calorimétriques l'existence d'un hydrate $HCl.6H^2O$, stable à la température ordinaire et déjà indiqué par Bineau. On connaît encore les hydrates $HCl.3H^2O$ et $HCl.4H^2O$ (*Pickering*); puis $HCl.8H^2O$, que l'on produit en distillant l'acide plus concentré, vers 110°.

L'acide *officinal* contient 34,4 p. 100 d'acide gazeux.

Quand on mélange la solution d'acide chlorhydrique à l'acide azotique, il y a décomposition partielle des deux liquides et formation de chlore et d'hypoazotide ; le produit prend le nom d'*eau régale* :

$$AzO^3H + HCl = AzO^2 + Cl + H^2O.$$

L'*eau régale* a la propriété de dissoudre les métaux inattaquables par les acides chlorhydrique et azotique, par exemple l'or et le platine. C'est, de plus, un oxydant énergique.

On reconnaît l'acide chlorhydrique au moyen du nitrate d'argent, qui forme avec lui un chlorure blanc, insoluble dans les acides, soluble dans l'ammoniaque et noircissant à la lumière. En outre, un papier trempé dans une solution de baies d'airelle dans l'alcool amylique, devient rose au contact du même acide (*Uffelman*). Enfin, il colore en *bleu*, puis en *rose*, une solution d'aniline et d'orthotoluidine acidulée par l'acide acétique dilué (*Villiers*).

Essai. — L'acide chlorhydrique dissous et pur est incolore ; son essai doit porter sur tous les corps dont on le purifie :

Il laisse un résidu, par évaporation, quand il contient des *sels* ou des *matières organiques*.

Il précipite en bleu le ferrocyanure de potassium, s'il est *ferrugineux*.

Il décolore le permanganate de potassium et l'indigo, lorsqu'il renferme du *chlore*, de l'*acide sulfureux* ou des *produits nitreux*.

Il donne un précipité blanc avec le chlorure de baryum, dans le cas où il est mélangé d'*acide sulfurique*.

Le chlorure stanneux indique la présence du *sélénium*.

Enfin il forme, après dilution, un précipité jaune avec l'acide sulfhydrique, et un précipité brun avec l'hypophosphite de potassium (*Engel*), s'il a dissous de l'*arsenic*.

Pharmacologie. — On ne se sert pas, en pharmacie, d'acide chlorhydrique *gazeux*. En 1773, Guyton de Morveau proposa de l'employer comme désinfectant. Cette application illogique ne survécut pas longtemps à la découverte du chlore, ainsi que l'avait pressenti Guyton de Morveau lui-même.

La *solution* d'acide chlorhydrique est un poison irritant d'une grande énergie. Les carbonates alcalins, en solution étendue, la magnésie et les carbonates calcaire et magnésien sont les agents les plus propres à neutraliser ses effets toxiques. Lorsqu'elle est concentrée, elle est caustique à la manière des acides sulfurique et azotique, sans avoir toutefois la même intensité d'action. Diluée dans l'eau ou dans l'alcool, elle est astringente et rafraîchissante ; on en fait une limonade, des gargarismes, des collutoires, des bains, des lotions et des injections. Elle facilite la digestion des matières protéiques ; on l'administre mélangée à de l'eau, à du vin ordinaire, ou à du vin médicamenteux, pour suppléer à l'insuffisance du suc gastrique. Liebig conseille d'en ajouter une petite quantité aux bouillons alimentaires, afin d'augmenter leur richesse en produits albuminoïdes et en phosphate de calcium.

L'*eau régale*, beaucoup plus active que l'acide chlorhydrique, ne sert que sous la forme de bain. On la prépare suivant plusieurs proportions, dont la plus usitée est la suivante :

Acide azotique officinal............................ 80 gr.
Eau distillée...................................... 20
Acide chlorhydrique à 1,17......................... 300
(*Codex.*)

POTION ANTIDYSPEPTIQUE.

Acide chlorhydrique à 1,17..... 1 gr.
Sirop thébaïque............... 30
Vin de quinquina au bordeaux. 100
(*Malherbe.*)

Cette formule est une modification de celle qui a été proposée primitivement par M. Caron, et qui contenait de 2 à 6 gr. d'acide, pour les mêmes proportions de vin et de sirop.

§ 8. ACIDE CHROMIQUE. $CrO^3 = 100$.

Découvert par Vauquelin en 1797.

Préparation. — 1° On obtient l'acide chromique en décomposant le bichromate de potassium par l'acide sulfurique :

Bichromate de potassium cristallisé............... 1000 gr.
Eau.. 10000
Acide sulfurique à 1,84.......................... 20000

On met le sel et l'eau dans une terrine de grès vernissée, et on fait dissoudre au bain-marie. On verse l'acide sulfurique dans le liquide encore chaud, en n'ajoutant que de petites quantités à la fois et en agitant vivement avec une baguette de verre. On laisse reposer le mélange pendant 24 heures ; l'acide chromique cristallise. On décante avec soin la liqueur acide et quand, par une inclinaison convenable, on a fait écouler la plus grande partie de l'eau mère, on détache les cristaux avec une carte de corne, et on les fait égoutter sur un entonnoir imparfaitement bouché par des fragments de verre. Pour les sécher, on les dépose sur une brique poreuse, dans une étuve chauffée à 35°.

Il se produit, dans cette opération, du sulfate acide de potassium et de l'acide chromique libre :

$$Cr^2O^7K^2 + 2SO^4H^2 = 2SO^4HK + 2CrO^3 + H^2O.$$

2° On délaie 100 p. de chromate de baryum dans 100 p. d'eau bouillante, et l'on ajoute 140 p. d'acide nitrique. On ajoute encore 200 p. d'eau, on fait bouillir et on laisse cristalliser, par refroidissement, la majeure partie du nitrate de baryum. On décante et on concentre le liquide jusqu'au volume de l'acide nitrique employé ; presque tout le nitrate resté en dissolution se précipite. Après le refroidissement, on trouve des cristaux d'acide chromique ne contenant plus que $0^{gr},50$ de nitrate de baryum. On chasse l'excès d'acide nitrique, en évaporant presque à sec et en ajoutant de l'eau à plusieurs reprises au résidu, jusqu'à ce qu'il ne se dégage plus d'acide. On peut enfin éliminer les dernières traces de baryte, en les précipitant à l'ébullition, par l'acide sulfurique, et en expulsant comme ci-dessus l'acide nitrique introduit par cette purification dans la liqueur (*Duvillier*).

Purification. — L'acide chromique retient fréquemment de 8 à 20 p. 100 d'*acide sulfurique*, et des traces de *sulfate acide de potassium.*

Pour le purifier, on ajoute à sa solution aqueuse du chromate de baryum, qui précipite l'acide sulfurique, sous forme de sulfate de baryum, et qui lui substitue, dans la liqueur, une proportion équivalente d'acide chromique. On décante la solution et on l'évapore, pour avoir de l'acide chromique pur et hydraté.

M. Moissan conseille le procédé suivant : on fait fondre l'acide chromique dans une capsule de platine, à un feu *très modéré.* L'eau se dégage d'abord, puis la masse fond; l'acide sulfurique surnage et se volatilise en grande partie. On coule alors le tout sur de la porcelaine : l'acide sulfurique tombe le premier; on déplace la capsule au fur et à mesure que coule le liquide; la solidification est très rapide et l'on obtient ainsi des baguettes rouges d'acide chromique. On les concasse rapidement, on choisit les fragments exempts d'acide sulfurique et on les enferme dans des flacons bien secs. L'acide obtenu est *anhydre.*

Propriétés physiques et chimiques. — L'acide chromique cristallise en aiguilles rouges, qui paraissent anhydres. Il est inodore, déliquescent et très soluble dans l'alcool. Sa saveur est désagréable. Il teint la peau en jaune. Sa densité est 2,78. Il noircit, quand on le chauffe, et redevient rouge par le refroidissement. A 175° il entre en fusion. Au-dessus de cette température, il se décompose en sesquioxyde de chrome et en oxygène :

$$2CrO^3 = Cr^2O^3 + 3O.$$

C'est un oxydant énergique. Il transforme l'oxyde de carbone en acide carbonique et l'hydrogène en eau (*Ludwig*). Mis en contact avec de l'alcool anhydre, il l'enflamme et devient incandescent. Sa dissolution dans l'alcool étendu est décomposée par la chaleur et par la lumière. Toutes les matières organiques le réduisent en sesquioxyde de chrome. L'acide sulfurique concentré le dissout à froid ; à chaud, il le décompose en formant du sulfate de sesquioxyde de chrome :

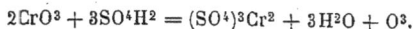

$$2CrO^3 + 3SO^4H^2 = (SO^4)^3Cr^2 + 3H^2O + O^3.$$

L'acide chlorhydrique dissous le change en sesquichlorure de chrome et abandonne en même temps du chlore :

$$2CrO^3 + 12HCl = Cr^2Cl^6 + 6H^2O + 3Cl^2.$$

L'acide chlorhydrique gazeux attaque l'acide chromique libre ou combiné, en donnant des vapeurs rouges caractéristiques d'acide chlorochromique CrO^2Cl^2 (*Moissan*). Dissous dans l'eau, l'acide chromique s'hydrate et fournit alors des cristaux d'un rouge orangé, ayant pour composition CrO^4H^2 (*Moissan*).

Pharmacologie. — L'acide chromique solide ou en solution concentrée est le plus violent des escharotiques. Lorsqu'il est déposé sur les tissus vivants, il les attaque, les noircit et les désorganise, en produisant une élévation notable de température. Il agit, dans ce cas, comme un oxydant ou, d'après Gubler, comme un déshydratant. Il n'est affecté qu'à des usages externes.

· Lorsqu'on le destine à produire la cautérisation, on emploie soit les cristaux, soit la *solution officinale* du Codex, qui contient la moitié de son poids d'acide cristallisé. Pour se servir du liquide, on fait usage d'une baguette de verre ou d'un pinceau d'amiante, car il carboniserait, en peu d'instants, la charpie et les autres matières organiques. En solution étendue, l'acide chromique n'est qu'astringent. Sous cette forme, on l'applique à la conservation des pièces anatomiques, qu'il durcit. Son pouvoir coagulant est dix fois plus considérable que celui de l'acide phénique. Il constitue dès lors un excellent réactif de l'albumine. C'est aussi l'agent le plus efficace pour préserver les liquides de l'invasion des infusoires (*Dougall*).

Ses contre-poisons sont les alcalis, le lait et le blanc d'œuf. Gubler pensait que de l'eau chargée d'amidon et fortement sucrée remplirait le même but.

SOLUTION OFFICINALE D'ACIDE CHROMIQUE.

Acide chromique cristallisé.... 100 gr.
Eau distillée................. 100

Le liquide marque 1,47 à la température de + 15° (*Codex*).

§ 9. ACIDE CYANHYDRIQUE. CAzH. CyH. H—C ≡ Az = 27.

Acide prussique, nitrile formique, méthanenitrile. ·

Découvert en 1792 par Scheele. Il est très répandu dans la nature : il existe dans un très grand nombre de plantes (*Jorissen*), dans les produits de la fermentation bactérienne des albuminoïdes à l'abri de l'air (*Gautier* et *Etard*), dans le venin du crapaud (*Calmels*), dans un myriapode du genre *Fontaria*, etc.

Préparation. — 1° *Procédé de Pessina.*

Ferrocyanure de potassium....................... 10 gr.
Acide sulfurique officinal....................... 5
Eau distillée................................... 150

On introduit le ferrocyanure (en poudre) et le mélange d'acide et d'eau dans un ballon, que l'on met en communication avec un réfrigérant de Liebig, dont l'extrémité plonge dans un flacon gradué entouré d'eau froide, et qui contient 60 centimètres cubes d'eau distillée. On distille doucement et l'on s'arrête, quand le volume du liquide recueilli est de 100 centimètres cubes. On mélange par agitation.

La réaction qui fournit l'acide cyanhydrique, dans cette préparation, est celle-ci :

$$2Fe(CAz)^6K^4 + 3SO^4H^2 = 3SO^4K^2 + Fe(CAz)^6K^2Fe + 6CAzH$$

Pour titrer le produit, on en met 1 centimètre cube dans un vase à saturation, avec 2 centimètres cubes de solution de potasse caustique au dixième, quelques gouttes de solution de chlorure de sodium et 6 à 7 centimètres cubes d'eau distillée. Dans ce mélange on verse goutte à goutte, au moyen d'une burette graduée, une solution décime d'azotate d'argent (azotate 1,79 p. 100), jusqu'à formation d'un trouble persistant. Chaque centimètre cube de liqueur argentique équivaut à $0^{gr},0054$ d'acide cyanhydrique. On calcule alors ce qu'il faut ajouter d'eau pour avoir une solution contenant, en volume, 1 p. 100 d'acide cyanhydrique (*Codex*).

2° *Procédé de Gay-Lussac, modifié par Bussy et Buignet.* On décompose le cyanure de mercure par l'acide chlorhydrique :

Cyanure de mercure..................................	100 gr.
Chlorure d'ammonium...............................	45
Acide chlorhydrique à 1,17.......................	90

On réduit les deux sels en poudre fine et on en fait un mélange intime, que l'on introduit dans une petite cornue de verre tubulée (fig. 86). A cette cornue on adapte un tube de $0^m,50$ de longueur sur $0^m,015$ de diamètre, dont on remplit le premier tiers avec du marbre blanc, et le reste avec du chlorure de calcium fondu. Un petit tube coudé termine l'appareil et pénètre dans un matras à long col, entouré d'un mélange réfrigérant. L'appareil étant ainsi disposé et les bouchons hermétiquement joints, on verse l'acide par la tubulure de la cornue et on bouche. On chauffe lentement ; l'acide cyanhydrique se dégage en abondance et se condense dans le tube horizontal. On promène, à distance, un charbon ardent dans toute la longueur de ce tube, pour chasser l'acide dans le récipient, et on s'arrête dès que, le liquide étant en pleine ébullition dans la cornue, on ne voit plus de vapeur se condenser à l'extrémité du tube horizontal. Le tube abducteur ne doit pas plonger dans l'acide cyanhydrique du récipient, de peur d'absorption à la fin de l'opération.

Théoriquement, l'acide chlorhydrique forme, en agissant sur le cyanure de mercure, du chlorure mercurique et met l'acide cyanhydrique en liberté :

$$(CAz)^2Hg + 2HCl = HgCl^2 + 2CAzH.$$

Mais, en réalité, un tiers de l'acide prussique se combine au chlorure de mercure et ne se dégage pas. Le sel ammoniacal ajouté par Bussy et Buignet, s'unissant au chlorure mercurique, a pour effet de rendre libre la totalité de l'acide.

3° *Procédé de Vauquelin.* On fait passer un courant d'acide sulfhydrique bien sec sur du cyanure de mercure pulvérisé placé, dans un tube horizontal. Il y a production de sulfure de mercure et d'acide prussique :

$$(CAz)^2Hg + H^2S = HgS + 2CAzH.$$

4° *Procédé de Clarke.* Ce procédé permet de préparer l'acide cyanhydrique sans le concours de la chaleur. On met dans une fiole, qui en doit être remplie, une solution de 9 parties d'acide tartrique dans 60 parties d'eau ; on y ajoute 4 parties de cyanure de potassium bien pur, on bouche avec soin et on agite légèrement. Il se dépose du bitartrate de potassium, dont il se dissout seulement des traces avec l'acide cyanhydrique :

$$CAzK + C^4H^6O^6 = C^4H^5KO^6 + CAzH.$$

Propriétés physiques et chimiques. — L'acide cyanhydrique est un liquide incolore, très mobile, dont l'odeur rappelle celle de l'essence d'amande amère. Sa densité est 0,70 à + 7° ; celle de sa vapeur est 0,96. Il se solidifie à — 14° et il bout à + 26°. L'eau, l'alcool et l'éther le dissolvent en toutes proportions. Sa dissolution dans l'eau produit un abaissement de température de 7°,75 à 9°,75 suivant les proportions respectives de l'eau et

de l'acide, et une contraction de volume (*Bussy* et *Buignet*). Il brûle avec
une flamme violacée.

Ses affinités sont faibles ; l'acide carbonique même le chasse de ses combinaisons. Il se décompose promptement, surtout à la lumière, en produisant plusieurs composés, au nombre desquels on trouve de l'ammoniaque,
de l'acide tricyanhydrique $Cy^3H^3 = 3(H-C\equiv Az)$, des azulmines et de
l'acide azulmique (*Lange*, *Wippermann*).

On lui connaît un autre polymère, l'*adénine* $C^5H^5Az^5 = 5(H-C\equiv Az)$,

Fig. 86. — Appareil pour la préparation de l'acide cyanhydrique.

commun dans l'organisme animal et qu'on retrouve dans le thé, dans la
levure de bière, etc.

Une trace d'un acide minéral énergique aide à sa conservation. Suivant
M. A. Gautier, il serait inaltérable, s'il était absolument pur et anhydre.
Les acides puissants le convertissent en acide formique et en ammoniaque,
en fixant sur lui deux molécules d'eau :

$$CAzH + 2H^2O = CH^2O^2 + AzH^3.$$

L'acide cyanhydrique a plusieurs réactifs. Il donne, avec les sels d'argent,
un précipité *blanc*, soluble dans l'ammoniaque. Il ne précipite pas, à l'état
libre, les sels de fer ; mais il y forme, en présence de la potasse caustique,
un précipité *bleu* de cyanure de fer, mêlé d'oxyde ferrique, et dont la couleur foncée apparaît, quand on dissout l'oxyde dans l'acide chlorhydrique.
Quelques gouttes de sa dissolution, chauffées avec une goutte de sulfure
d'ammonium, jusqu'à décoloration, produisent du sulfocyanate d'ammonium, qui communique une teinte *rouge* sang aux sels de peroxyde de fer.
Schœnbein a indiqué, en outre, la résine de gaïac, comme un réactif d'une
grande sensibilité. Du papier imprégné d'une solution alcoolique de cette
résine (3 p. 100), puis d'une solution de sulfate de cuivre (2/1000ᵉ) devient
bleu, dans une atmosphère contenant un quarante millionième d'acide
cyanhydrique. Ce réactif serait précieux, s'il était exclusivement propre à
l'acide cyanhydrique. Il perd beaucoup de son importance, depuis que
Lebaigue a démontré qu'il est coloré par un assez grand nombre de corps
oxydants.

Quand on chauffe une solution de cyanure alcalin avec quelques gouttes de solution d'azotite de potassium, trois gouttes de protochlorure de fer et assez d'acide sulfurique dilué pour dissoudre le sel ferreux basique précipité, on change le cyanure en nitro-prussiate. Pour le caractériser, on élimine l'excès de fer par quelques gouttes d'ammoniaque, on filtre et on ajoute quelques gouttes de sulfure d'ammonium incolore et très dilué : le liquide prend alors une teinte violette, passant du bleu au vert et au violet (*Vortmann*).

Pharmacologie. — L'acide cyanhydrique est un poison redoutable, dont l'action sur l'hématose est instantanée. Il n'a pas de véritable antidote. Le chlore et l'ammoniaque, proposés comme tels, formeraient avec lui, s'ils pouvaient l'atteindre dans le sang, du chlorure de cyanogène et du cyanure d'ammonium, également vénéneux. L'oxygène et le sulfate de fer sont des antagonistes plus rationnels, mais bien peu efficaces.

Hufeland et Magendie sont les promoteurs de l'emploi médical de l'acide cyanhydrique. Ce médicament est un calmant actif, qu'on n'administre qu'à doses très faibles : V à XV gouttes par jour. Le Codex prescrit, comme *acide officinal*, sa solution au 100°. Il est généralement administré en potion, ou en solution dans du sirop de sucre. Plus rarement il sert à l'extérieur, en solution ou en pommade. Les eaux distillées de laurier-cerise et d'amande amère lui doivent leur efficacité. Il existe aussi dans le suc des fleurs du pêcher, dans le looch blanc, dans le sirop d'orgeat, dans l'essence d'amande amère qui n'a pas été purifiée, etc.

L'acide cyanhydrique doit être conservé à l'abri de la lumière et rejeté dès que se manifeste sa décomposition. Suivant M. A. Petit, on peut le rendre presque inaltérable, en le diluant de telle sorte que la solution ne contienne qu'un millième de son poids d'acide anhydre. Ce fait mérite de fixer l'attention des praticiens.

§ 10. ACIDE FLUORHYDRIQUE. HFl — HF = 20.

Découvert en 1771 par Scheele, qui le nomme *acide fluorique*.

Préparation. — Dans une cornue de plomb, reliée à un tube en U de même nature plongeant dans de la glace et contenant un peu d'eau, on chauffe 1 p. de fluorure de calcium avec 3 p. d'acide sulfurique, sans dépasser 300°. Quand la décomposition est complète, on enferme la solution condensée dans le tube refroidi dans des flacons de gutta-percha :

$$CaFl^2 + SO^4H^2 = SO^4Ca + 2HFl.$$

Purification. — Le liquide ainsi obtenu est souillé par des traces d'acides fluosilicique, sulfureux, sulfurique et sulfhydrique. On le purifie et on le concentre en même temps en le distillant de nouveau, après en avoir saturé le quart seulement avec du carbonate de potassium. Le tube de condensation doit être refroidi vers — 10° ou — 15°.

Propriétés physiques et chimiques. — L'acide fluorhydrique non rectifié est une solution contenant environ 20 p. 100 d'acide anhydre.

Purifié, il en contient 36 p. 100, et il représente l'hydrate HFl. $2H^2O$. Dans les deux cas, c'est un liquide incolore, très acide, et doué d'une saveur insupportable.

Il existe aussi un hydrate HFl.H^2O, cristallisable et correspondant à 52 p. 100 d'acide anhydre. Quand on chauffe cet hydrate ou une solution très faible d'acide fluorhydrique, la première perd de l'acide anhydre, la seconde de l'eau, et toutes deux donnent l'hydrate HFl.$2H^2O$, qui bout à 128°.

Parmi les métalloïdes, cet acide attaque seulement le bore et le silicium. Il dissout tous les métaux communs, le plomb et le fer lentement, en dégageant de l'hydrogène. Son principal caractère est de décomposer la silice libre ou combinée, en produisant de l'acide hydrofluosilicique :

$$SiO^2 + 6HFl = SiFl^4.2HFl + 2H^2O.$$

Anhydre, il n'éthérifie pas l'alcool absolu bouillant, sous la pression ordinaire. L'éthérification commence à 140°, faiblement, elle s'accentue à 170°. Mais elle n'est rapide qu'à 210-220° (*Meslans*).

La solution fluorhydrique décompose beaucoup de matières organiques. Appliquée sur la peau, elle cause des douleurs intolérables, lorsque, par évaporation, elle a mis de l'acide concentré au contact de l'épiderme ; il peut même alors se former des ulcères très rebelles à la guérison.

Pharmacologie. — L'acide fluorhydrique est un antiseptique très énergique ; il entrave tout développement dans un liquide bactérien à la dose de 1/10000 (*Chevy*) et même de 1/15000 (*A. Martin*). Aussi peut-on utilement employer au lavage des plaies des solutions de cet acide à 1/1000 et même à 1/500. D'autre part, M. Effront et M. Sorel ont démontré qu'il excite la multiplication des levures, dans certaines conditions. L'industrie des liquides fermentés tire parti de cette double propriété.

Une solution fluorhydrique à 1/4000 ou à 1/5000 est un eupeptique aussi actif que l'acide chlorhydrique (*Lépine*).

A l'état gazeux, il paraît efficace contre la tuberculose et la diphtérie. On pratique les inhalations en faisant respirer aux malades soit de l'air, soit de l'acide carbonique ayant traversé une solution d'acide fluorhydrique à 10 ou 15 p. 100. Elles sont bien supportées, lorsque le médicament est exempt d'acides sulfureux et sulfhydrique.

§ 11. ACIDE IODIQUE. $IO^3H = 176$.

Découvert presque en même temps par Davy et par Gay-Lussac (1813).

Préparation. — 1° On obtient l'acide iodique en oxydant l'iode par le chlorate de potassium. On fait chauffer, à l'ébullition, dans un matras :

Iode..	80 gr.
Chlorate de potassium.............................	75
Eau distillée..	400
Acide azotique.....................................	1

Quand l'iode a disparu et qu'il ne se dégage plus de chlore, on verse dans la liqueur une dissolution de 90 grammes d'azotate de baryum, qui précipite l'acide iodique à l'état d'iodate. On lave avec soin le précipité, on le délaie dans 150 grammes d'eau, à laquelle on ajoute 40 grammes d'acide sulfurique, et on fait bouillir pour éviter la décomposition. On sépare par filtration le sulfate de baryum, on concentre et on laisse cristalliser l'acide odique (*Millon*).

L'acide azotique n'intervient que pour commencer la réaction ; il déplace un peu d'acide chlorique, qui est réduit par l'iode et dégage du chlore. L'acide iodique, qui a pris naissance, agit à son tour sur le chlorate de potassium, dont il chasse tout le chlore :

$$ClO^3K + I = IO^3K + Cl.$$

2° On prépare aussi l'acide iodique en oxydant l'iode par l'acide azotique, ou en faisant dissoudre ce métalloïde dans de la potasse caustique (V. *Iodure de potassium*).

Purification. — Souvent l'acide iodique est accompagné d'acide sulfurique. On sépare ce dernier en faisant agir l'iodate de baryum à l'ébullition, sur l'acide impur. Il se dépose du sulfate de baryum.

Propriétés physiques et chimiques. — L'acide iodique hydraté cristallise en prismes rhomboïdaux droits, d'une densité de 4,62. Il est très soluble dans l'eau, insoluble dans l'alcool absolu, l'éther, le chloroforme et le sulfure de carbone.

Chauffé à 175°, l'acide monohydraté devient anhydre ; il se décompose, au rouge sombre, en iode et en oxygène. Il oxyde énergiquement, à froid, en solution concentrée ou étendue, le soufre, l'arsenic et le phosphore, même le phosphore rouge, et il les convertit en acides arsénique et phosphorique. Il change le carbone en acide carbonique, entre 160 et 180° (*Ditte*). L'acide sulfureux et, en général, tous les corps réducteurs le réduisent facilement.

Pharmacologie. — L'acide iodique est peu usité en médecine. Cependant, sa solution à 5 p. 100 arrête les vomissements et les hémorrhagies. On peut aussi employer, comme caustique, les crayons qui en contiennent (*Ruhemann*). On a également préconisé l'emploi de ses combinaisons avec la strychnine et les alcalis minéraux. Il sert de réactif à la morphine.

§ 12. ACIDE PHOSPHORIQUE. $PO^4H^3 = PO \left\langle\begin{array}{l}OH\\OH\\OH\end{array}\right. = 98.$

Acide orthophosphorique. Acide phosphorique normal.

Découvert, en 1740, par Margraff.

Préparation. — 1° On obtient l'acide orthophosphorique, en faisant agir l'acide azotique étendu d'eau sur le phosphore rouge :

Phosphore rouge entier.............................. 10 gr.
Acide nitrique officinal.............................. 66
Eau distillée....................................... 44

On introduit le mélange d'acide et d'eau, D. = 1,24, dans une cornue bouchée à l'émeri, à laquelle on adapte un récipient entouré d'eau froide (fig. 87). La tubulure du récipient doit être munie d'un long tube, destiné à donner issue aux vapeurs non condensées.

On coupe le phosphore en 6 ou 8 fragments, qu'on introduit dans la cornue et l'on chauffe doucement, jusqu'à ce que la totalité du métalloïde ait disparu dans l'acide. Lorsque le phosphore est entièrement dissous, on verse dans la cornue l'acide azotique, qui s'est condensé dans le récipient, et on distille de nouveau. Le liquide qui reste enfin dans la cornue est concentré, dans une capsule de platine, en consistance de sirop épais, sans dépasser la température de 180°. Le produit est ensuite étendu d'eau, jusqu'à ce qu'il marque 1,35 au densimètre (*Codex*).

Dans la première partie de l'opération, le phosphore est oxydé et con-

Fig. 87. — Appareil pour la préparation de l'acide phosphorique.

verti en acide phosphorique et en acide phosphoreux. C'est pour compléter la transformation de ce dernier, qu'on verse l'acide azotique du récipient dans la cornue. Enfin, on concentre les liqueurs, dans le but d'en chasser entièrement l'acide nitrique qu'elles contiennent. L'oxydation de l'acide phosphoreux produit souvent un dégagement subit de vapeurs nitreuses, susceptible de déterminer la rupture de l'appareil. Pour écarter ce danger, on chauffe très doucement, dans la deuxième partie de l'opération.

2° On traite par l'eau le perchlorure de phosphore, qui fournit de l'acide chlorhydrique et de l'acide phosphorique ; on évapore, pour chasser le premier :

$$PCl^5 + 4H^2O = PO^4H^3 + 5HCl.$$

3° On peut obtenir, à froid, de l'acide phosphorique, en mélangeant dans un matras : acide azotique (D = 1.42), 365 grammes ; eau, 365 grammes ; brome, 4 centigrammes ; iode, 0gr,65 ; phosphore, 62 grammes. On refroidit le matras, quand l'action devient trop vive ; l'opération est achevée en vingt-quatre heures (*Markoe*). On dilue ensuite à 1,35.

Il n'est pas nécessaire d'employer à la fois l'iode et le brome, l'un ou l'autre suffit. Avec 0gr,10 ou 0gr,30 d'iode seul, on parvient au même résultat, mais plus lentement.

4° On chauffe du phosphate mono-ammonique (privé d'arsenic par H^2S) avec un excès d'acide chlorhydrique. Du chlorure d'ammonium cristallise par refroidissement. Le liquide surnageant est chauffé doucement dans une capsule de porcelaine et additionné de petites quantités d'acide azotique, pour chasser l'ammoniaque et l'acide chlorhydrique. Quand ce dernier a disparu, on achève l'évaporation dans une capsule de platine et on fait bouillir le liquide sirupeux avec un peu d'eau pendant quelques instants (*Joly*). On ramène à 1.35.

5° Dans une capsule en plomb ou en platine, on met de l'acide fluorhydrique étendu de son poids d'eau et on y projette peu à peu du phosphate tricalcique, en agitant sans cesse :

$$(PO^4)^2Ca^3 + 6HFl = 3CaFl^2 + PO^4H^3.$$

On laisse digérer, pendant quelques heures, on décante le liquide et on évapore à la densité voulue (*Nicolas*).

Propriétés physiques et chimiques. — L'acide phosphorique officinal est un liquide sirupeux, incolore, inodore, d'une saveur très acide mais non désagréable. Il est soluble en toutes proportions dans l'eau. Il cristallise, très lentement, en prismes rhomboïdaux droits, lorsqu'on chasse par la chaleur l'excès d'eau qu'il contient. Il se volatilise difficilement au rouge. Il est tribasique.

Chauffé à 213°, il perd de l'eau et il devient *acide pyrophosphorique* $P^2O^7H^4$. A une plus haute température, l'acide pyrophosphorique se déshydrate lui-même et se change en *acide métaphosphorique* PO^3H. La chaleur ne parvient pas à donner de l'anhydride.

L'acide phosphorique attaque le verre et la porcelaine. Le charbon le réduit, au rouge sombre. Ses traits caractéristiques sont de ne précipiter ni l'albumine, ni le chlorure de baryum ; de précipiter l'eau de baryte ; de donner, avec l'azotate d'argent, un précipité *jaune* de phosphate d'argent soluble dans l'ammoniaque et dans l'acide azotique. Pour que cette dernière réaction se produise, il faut que l'acide soit saturé par une base.

Essai. — L'acide phosphorique mal préparé, ou fait avec de l'acide azotique impur, peut contenir les *acides azotique, sulfurique, chlorhydrique, pyrophosphorique, métaphosphorique, phosphoreux;* de l'*ammoniaque*, du *plomb* et de l'*arsenic*.

Les *acides chlorhydrique* et *sulfurique* sont accusés par l'azotate d'argent et par le chlorure de baryum, avec lesquels ils forment des précipités *blancs*.

L'*acide pyrophosphorique*, neutralisé, donne avec le nitrate d'argent un précipité *blanc*. L'*acide métaphosphorique* coagule l'albumine et précipite, en *blanc*, à l'état libre, le nitrate d'argent et le chlorure de baryum.

L'*acide azotique* peut être décelé par un des moyens indiqués à l'essai de l'acide sulfurique (p. 150).

On reconnaît l'*acide phosphoreux*, en chauffant l'acide suspect avec une solution d'acide sulfureux. Il se produit de l'hydrogène sulfuré qui, décomposé par l'excès d'acide sulfureux, dépose du soufre (*Wœhler*).

Pour attester la présence de l'*ammoniaque*, on sature l'acide avec un excès de soude et on chauffe. Les vapeurs, qui s'échappent, ramènent au bleu le papier de tournesol rouge.

On recherche l'*arsenic* et le *plomb*, au moyen de l'hydrogène sulfuré, qui fournit en liqueur acidulée par l'acide chlorhydrique : avec le premier, un précipité *jaune*, et avec le second, un précipité *noir*.

Pharmacologie. — L'acide phosphorique est un médicament plus employé sous forme de combinaison qu'à l'état libre. Concentré, il est caustique. Lorsqu'il est étendu d'eau, il passe cependant pour moins irritant que les autres acides minéraux, dont il a, d'ailleurs, les propriétés générales; de plus, il est d'une assimilation très rapide, parce qu'il ne coagule pas l'albumine. On le donne quelquefois en pilules (*pilules aphrodisiaques de Wulzer*), mais le plus souvent en solution dans l'eau, dans une tisane, dans une potion ou dans un sirop, à la dose de 1 à 5 gr. par jour, pour un adulte. Pour préparer ces médicaments, on se sert d'une liqueur marquant 1,35 au densimètre et désignée au Codex sous le nom d'*acide phosphorique officinal*. Cette solution contient environ 50 p. 100 d'acide PO^4H^3, correspondant à $36^{gr},4$ d'acide anhydre.

<table>
<tr><td colspan="2">**LIMONADE PHOSPHORIQUE.**</td><td colspan="2">**SIROP D'ACIDE PHOSPHORIQUE.**</td></tr>
<tr><td>Acide phosphorique officinal dilué au 10°</td><td>20 gr.</td><td>Acide phosphorique à 1,44</td><td>17 gr.</td></tr>
<tr><td>Eau</td><td>875</td><td>Sirop de sucre</td><td>1000</td></tr>
<tr><td>Sirop de sucre</td><td>125</td><td>30 gr. de sirop contiennent 50 centigr.</td><td></td></tr>
<tr><td></td><td>(*Codex.*)</td><td>d'acide phosphorique officinal. (*Guibourt.*)</td><td></td></tr>
</table>

§ 13. ACIDE SULFHYDRIQUE. $H^2S = 34$.
Hydrogène sulfuré.

Découvert par Scheele, en 1777.

Préparation. — 1° On prépare l'acide sulfhydrique, en attaquant le sulfure d'antimoine par l'acide chlorhydrique :

> Sulfure d'antimoine pulvérisé............... 100 gr.
> Sable fin, siliceux........................... 50
> Acide chlorhydrique du commerce............ 400

On chauffe doucement les deux substances, dans un matras muni d'un tube de sûreté et posé sur un bain de sable (fig. 88). Le gaz passe dans un flacon contenant de l'eau, destinée à retenir l'acide chlorhydrique entraîné ; on peut ensuite le recueillir sur l'eau. Quand on veut l'avoir en dissolution, on met, à la suite du laveur, une série de flacons de Woolf, aux trois quarts remplis d'eau distillée *bouillie* et *refroidie à l'abri de l'air*. De la lessive des savonniers, placée dans une éprouvette, à l'extrémité de l'appareil, absorbe le gaz qui n'est pas dissous. Malgré cette précaution, il est prudent d'opérer dans un endroit très aéré, afin de se soustraire à l'action délétère du gaz sulfhydrique (*Codex*).

En agissant sur le sulfure d'antimoine, l'acide chlorhydrique produit du chlorure d'antimoine et de l'hydrogène sulfuré :

$$Sb^2S^3 + 6HCl = 2SbCl^3 + 3H^2S.$$

2° On peut obtenir l'acide sulfhydrique, à froid, en décomposant le sulfure de fer par l'acide sulfurique étendu, dans un flacon bitubulé (fig. 89). Le sulfure est converti en sulfate ferreux, que l'eau dissout, et le gaz sulfhydrique se dégage :

$$FeS + SO^4H^2 = SO^4Fe + H^2S.$$

Le sulfure de fer contenant presque toujours du fer métallique, il se produit, au contact de l'acide sulfurique, de l'hydrogène en même temps que de l'acide sulfhydrique. Ce procédé ne peut donc être employé que dans les cas où il n'est pas nécessaire de compter sur la pureté du gaz.

Propriétés physiques et chimiques. — L'acide sulfhydrique est gazeux, incolore et il a une odeur d'œufs pourris. Il est liquide sous la pression de 17 atmosphères, à la température ordinaire, et solide à — 85°,5 (*Faraday*). Sa densité est 1,19. Un litre d'eau en dissout 4^l,37 à 0°, et 2^l,90 à + 20°. L'alcool peut en dissoudre près de 18 fois son volume, à 0°.

Fig. 88. — Appareil pour la préparation de l'acide sulfhydrique.

Il forme, avec l'eau, un hydrate instable : $H^2S.6H^2O$, qui ne peut exister qu'au-dessous de 0°.

L'hydrogène sulfuré est un acide peu énergique. L'oxygène *sec* ne le décompose qu'au rouge, en produisant de l'acide sulfureux et de l'eau :

$$H^2S + O^3 = SO^2 + H^2O.$$

En présence d'une quantité insuffisante d'oxygène, l'acide sulfureux se trouve réduit par l'acide sulfhydrique non brûlé ; du soufre se dépose :

$$SO^2 + 2H^2S = 2H^2O + 3S.$$

Quand l'oxygène est humide, la décomposition se fait à froid, d'où l'altération facile de la solution sulfhydrique :

$$H^2S + O = H^2O + S.$$

Et si la réaction se passe au sein d'un corps poreux, dans un tissu par exemple, le soufre déposé s'oxyde et devient de l'acide sulfurique (*Dumas*) :

$$H^2S + 2O^2 = SO^4H^2.$$

Le chlore, le brome et l'iode décomposent, à froid, l'hydrogène sulfuré :

$$H^2S + I^2 = 2IH + S.$$

Dupasquier a basé sur cette propriété une méthode d'analyse des eaux minérales sulfurées, connue sous le nom de *sulfhydrométrie.*

Pharmacologie. — L'acide sulfhydrique jouit des propriétés stimulantes du soufre et il les possède même à un plus haut degré. On le fait respirer, avec ménagement, aux malades, dans les stations d'eaux minérales. D'autres fois on le donne en lavement, dilué dans une grande quantité d'acide carbonique pur. Il est vénéneux à très faible dose et, pour combattre son action sur les globules du sang, on a préconisé les inhalations de chlore. A cet antidote, qui ne peut être que dangereux ou impuis-

Fig. 89. — Appareil pour la préparation de l'acide sulfhydrique.

sant (V. *Chlore*), il est rationnel de substituer l'oxygène, dont l'efficacité est réelle et l'emploi inoffensif.

On fait usage de l'acide sulfhydrique, dans les laboratoires, comme agent de réduction et de sulfuration.

Sa solution aqueuse sert à imiter les eaux sulfureuses naturelles et à caractériser la plupart des combinaisons métalliques. On a voulu en faire un contrepoison de l'acide arsénieux et de plusieurs métaux; mais ses qualités toxiques empêchent d'y recourir avec sécurité. Elle est éminemment oxydable et dépose du soufre, au bout d'un temps très court. Pour ralentir sa décomposition, il faut, suivant le conseil de Lepage, ajouter à l'eau distillée 25 à 50 p. 100 de son poids de glycérine bien pure, avant de la saturer par l'acide sulfhydrique. Ainsi préparée, cette solution peut être conservée pendant plus d'une année, non pas intacte, mais encore très chargée.

§ 14. ACIDE SULFUREUX. $SO^2 = 64$.

Préparation. — On prépare l'acide sulfureux en réduisant l'acide sulfurique au moyen du cuivre, du mercure, du soufre, du charbon ou de la sciure de bois.

Le mercure fournit une réaction moins vive et plus régulière que celle de la plupart des autres substances et, surtout, que celle du cuivre. On l'introduit, avec l'acide, dans un matras à la suite duquel on place un flacon laveur, puis un récipient disposé sur la cuve à mercure, et l'on chauffe doucement. Il se forme du sulfate mercurique et il se dégage de l'acide sulfureux :

$$Hg + 2SO^4H^2 = SO^4Hg + SO^2 + 2H^2O.$$

Lorsqu'on veut avoir une dissolution d'acide sulfureux, on fait communiquer le flacon laveur L avec un ou plusieurs flacons de Woolf à moitié remplis d'eau distillée *bouillie* (fig. 90). Le tube T, qui amène le gaz, pénètre jusqu'au fond du flacon et celui-ci est entouré d'eau froide, destinée à favoriser la saturation du liquide intérieur, en abaissant sa température. Un flacon F termine l'appareil et contient de l'eau, ou mieux une solution alcaline, qui s'empare de l'acide en excès.

Le bois et le charbon fournissent l'acide sulfureux plus économiquement que les métaux; mais le gaz qu'ils donnent est mêlé d'acide carbonique et même d'oxyde de carbone et d'hydrogène carboné :

$$C + 2SO^4H^2 = CO^2 + 2SO^2 + 2H^2O.$$

Il résulte de là, que le produit ne convient qu'aux opérations dans lesquelles la présence des gaz précités n'offre aucun inconvénient, par exemple à la préparation des sulfites et de l'acide sulfureux dissous.

Propriétés physiques et chimiques. — Le gaz acide sulfureux est incolore, suffocant, d'une odeur caractéristique. Sa densité est 2,234. Il se liquéfie à — 8°, et devient solide à — 75°.

L'hydrogène le réduit au rouge sombre; en produisant du soufre, ou de l'acide sulfhydrique, si la température n'est pas trop élevée :

$$SO^2 + 2H^2 = 2H^2O + S.$$

Si l'hydrogène est à l'état naissant, la réduction a lieu à froid, avec production d'hydrogène sulfuré :

$$SO^2 + 3H^2 = 2H^2O + H^2S.$$

L'eau en dissout environ 50 fois son volume à + 15°, et l'alcool 115 fois son volume à + 20°. La solution aqueuse saturée a pour densité 1,04. L'acide sulfureux forme avec l'eau un seul hydrate certain $SO^2.9H^2O$ (*I. Pierre*), décomposé à la température de 4°. L'acide dissous est bibasique; mais l'hydrate $SO^3H^2 = SO <^{OH}_{OH}$, qui représente sa capacité de saturation, n'a pas été isolé.

L'acide sulfureux fait fonction de réducteur vis-à-vis de nombreux composés oxygénés. C'est ainsi qu'il est converti en acide sulfurique au contact du bioxyde de plomb, du permanganate de potassium et des acides azotique, arsénique, iodique et phosphoreux. On ignore encore si c'est à son oxydabilité qu'il doit d'être décolorant; comme il ne détruit pas, immédiatement du moins, les matières colorantes, quelques chimistes admettent qu'il forme avec elles des combinaisons incolores. Mais, en présence de l'air, l'acide sulfureux devient acide sulfurique et l'eau oxygénée, qui se forme en même temps, détruit sans retour la matière colorante.

La solution d'acide sulfureux est oxydée par l'oxygène de l'air et changée en solution sulfurique. Lœw croit qu'elle est également décomposée par la lumière solaire : une partie de l'acide sulfureux est transformée en acide sulfurique, aux dépens de l'autre, et du soufre se dépose.

On peut reconnaître sa présence dans l'air, en exposant à son contact une baguette de verre trempée dans une solution saturée d'azotate de cadmium diluée au 20° avec une solution d'aniline à 2 p. 1000 et acidulée, au moment de l'emploi, avec 1 p. 100 d'acide acétique. La baguette se

Fig. 90. — Appareil pour la préparation de l'acide sulfureux dissous.

recouvre d'un enduit blanc, qui présente au microscope des lamelles hexagonales très régulières (*Denigès*).

Pharmacologie. — L'acide sulfureux *gazeux* a été de tout temps employé en médecine, comme antiseptique et comme prophylactique des maladies contagieuses, car c'est à lui qu'il faut rapporter ce que les premiers médecins disaient des vapeurs du soufre. Il est tellement irritant qu'on ne l'a utilisé tout d'abord que pour les usages externes : traitement de la gale et des autres affections parasitaires, désinfection des locaux malsains (20 gr. de soufre par mètre cube d'air). Sous ce dernier rapport, il est supérieur au chlore gazeux, dans une atmosphère humide (*Melhausen*). Depuis quelques années, on essaie de le faire servir, en inhalations, au traitement de la phtisie. On a tenté aussi, sans grand succès, d'injecter sous la peau de la vaseline liquide saturée d'acide sulfureux.

La *solution aqueuse* jouit des propriétés parasiticides de l'acide anhydre ; elle a été quelquefois aussi administrée à l'intérieur. Comme désinfectant

M. Gamgee lui préfère la solution alcoolique qui, sous le même volume, renferme beaucoup plus d'acide sulfureux.

§ 15. ACIDE SULFURIQUE. $SO^4H^2 = SO^2 <^{OH}_{OH} = 98.$

Huile de vitriol.

Sa découverte remonte au xe siècle. Mais l'observation relative à sa formation par la combustion du soufre est d'Angelo Sala (xviie siècle).

Préparation. — L'industrie prépare l'acide sulfurique en oxydant l'acide sulfureux par l'acide azotique, en présence de l'air. et de la vapeur d'eau, dans des chambres de plomb. L'action chimique dans laquelle il prend naissance est très complexe et diversement interprétable. En voici les phases essentielles.

Lorsque le gaz sulfureux et l'acide azotique se rencontrent, ils forment du *sulfate acide de nitrosyle* (acide nitroso-sulfurique) : $SO^2 <^{OH}_{OAzO}$ et son anhydride $S^2O^9Az^2$ (*cristaux des chambres de plomb, anhydrosulfate de nitrosyle*), que l'eau décompose en acides sulfurique et azoteux :

$$SO^2 <^{OH}_{OAzO} + H^2O = SO^2 <^{OH}_{OH} + AzO^2H.$$

$$S^2O^9Az^2 + 3H^2O = 2SO^2 <^{OH}_{OH} + 2AzO^2H.$$

Les cristaux $S^2O^9Az^2$ n'apparaissent que là où l'eau est insuffisante. Quand ils ont été décomposés par elle, de même que le sulfate acide de nitrosyle, l'acide azoteux qui en résulte s'unit à l'acide sulfureux et à l'oxygène, qui circulent dans les appareils, et régénère le sulfate acide de nitrosyle :

$$AzO^2H + SO^2 + O = SO^2 <^{OH}_{OAzO}.$$

Il peut se former aussi du bioxyde d'azote :

$$2SO^2 <^{OH}_{OAzO} + SO^2 + 2H^2O = 2SO^2 <^{OH}_{OH} + 2AzO.$$

Et ce bioxyde se transforme en sulfate acide de nitrosyle, dont le dédoublement fournit de nouvel acide sulfurique, sans perte sensible d'acide azotique :

$$2AzO + 2SO^2 + H^2O + 3O = 2SO^2 <^{OH}_{OAzO}.$$

Purification. — On trouve habituellement dans l'acide sulfurique du commerce : des *sulfates de plomb et d'étain*, des *produits nitreux*, de l'*acide sulfureux*, de l'*acide chlorhydrique*, de l'*acide fluorhydrique*, de l'*arsenic* et quelquefois du *sélénium*. Voici le procédé indiqué par le Codex pour sa purification.

On introduit 1000 grammes d'acide du commerce et 10 grammes de sulfate d'ammonium, dans une cornue de verre, dans laquelle on a préalablement placé trois ou quatre spirales de fil de platine, ou quelques fragments de silex à bords anguleux. On adapte à la cornue, sans bouchon ni lut, un ballon de verre ; on la recouvre d'un couvercle en tôle, pour la préserver du refroidissement, et on la chauffe, sur ses parois latérales *seulement*, au moyen d'une grille annulaire spéciale (fig. 91). A l'aide de ces précautions, l'acide sulfurique distille sans soubresauts et, par conséquent, sans danger pour l'opérateur.

Dès que l'on a recueilli le dixième, environ, du liquide, on remplace le récipient par un autre ballon sec et chaud et l'on met de côté le produit distillé, qui renferme les *acides sulfureux* et *chlorhydrique*.

On poursuit enfin la distillation, jusqu'à ce qu'on ait obtenu à peu près les deux tiers du liquide soumis à l'expérience. L'acide condensé, dans

Fig. 91. — Appareil pour distiller l'acide sulfurique.

cette dernière partie de l'opération, est pur. Celui qui reste dans la cornue retient l'*arsenic* (1) et les *sulfates métalliques*.

Le sulfate d'ammonium a pour effet de détruire les produits [nitreux, avec lesquels il forme : de l'eau, de l'acide sulfurique et de l'azote qui se dégage (*Pelouze*) :

$$SO^4H^2 + Az^2O^3 + SO^4(AzH^4)^2 = 2SO^4H^2 + 3H^2O + 2Az^2.$$

Pour chasser l'*acide fluorhydrique*, on chauffe pendant deux jours, au bain de sable et à une température voisine de son point d'ébullition, l'acide sulfurique étendu de deux fois son volume d'eau. On remplace l'eau à mesure de son évaporation. L'acide fluorhydrique se volatilise (*Nicklès*).

S'il y a du *sélénium*, on ajoute à l'acide environ 4 fois son volume d'eau ; on filtre la liqueur refroidie, pour en séparer le sulfate de plomb ; on y mélange une dissolution d'acide sulfureux. L'acide prend une teinte jaune orange, qui passe au rouge, et il laisse déposer des flocons rouges de sélénium, qu'on enlève par filtration (*Personne*).

Il est prudent de ne pas rectifier plus d'un kilogramme d'acide à la fois ; avec une plus grande quantité, l'ébullition produit des soubresauts qui rendent l'opération dangereuse.

Propriétés physiques et chimiques. — L'acide sulfurique est un

(1) L'arsenic ne reste dans la cornue qu'autant qu'il est à l'état d'*acide arsénique*. Or, cette condition n'est sûrement remplie que dans le cas où l'acide sulfurique contient des produits nitreux. S'il n'en contient pas, il faut le chauffer avec un peu d'acide azotique, pour oxyder l'acide arsénieux qui, sans cette précaution, pourrait distiller avec lui (*Bussy* et *Buignet*).

liquide oléagineux et incolore, dont la densité est 1,84. Suivant Marignac, l'acide réputé pur retient 1/12 de molécule d'eau en excès, que ne peut lui faire perdre la distillation ; le véritable acide monohydraté, obtenu par cristallisation, fond à + 10°,5 et bout à 338°. Il n'émet pas de vapeurs sensibles à la température ordinaire.

Cet acide est bibasique et il a pour formule $SO^4H^2 = SO^2 <^{OH}_{OH}$. Son énergie est considérable : il chasse presque tous les acides de leurs combinaisons. Il est extrêmement avide d'eau ; quand on le mélange à ce liquide, on observe une élévation de température qui peut dépasser 100° et, en même temps, une contraction de volume. Il y a alors combinaison et formation d'un second hydrate $SO^4H^2 + H^2O$, susceptible de cristalliser à + 8°,5 (*acide glacial*). L'existence d'un troisième hydrate $SO^4H^2 + 2H^2O$, correspondant au maximum de contraction, est probable, sans être entièrement démontrée.

La chaleur, le soufre, le phosphore et la plupart des métaux le réduisent en acide sulfureux :

$$2SO^4H^2 + S = 3SO^2 + 2H^2O.$$

Il charbonne les matières organiques, en les déshydratant.

Son réactif est la baryte, avec laquelle il donne un sulfate insoluble dans l'eau et dans les acides concentrés. Afin de caractériser plus complètement ce sulfate, on le calcine avec du charbon ; il en résulte du sulfure de baryum et de l'oxyde de carbone :

$$SO^4Ba + 2C^2 = BaS + 4CO.$$

Et pour s'assurer que le résidu est du sulfure de baryum, on le traite par de l'acide chlorhydrique ; il se dégage de l'hydrogène sulfuré :

$$BaS + 2HCl = BaCl^2 + H^2S.$$

Essai. — La vérification de la pureté de l'acide sulfurique comprend une série de recherches :

Le *plomb* et l'*étain* sont dénoncés par l'hydrogène sulfuré, avec lequel ils donnent un précipité noir, dans une *solution étendue*.

L'*arsenic* fournit avec le même réactif un précipité jaune, soluble dans les alcalis et dans les sulfures alcalins.

La présence des *produits nitreux* peut être attestée de plusieurs manières :

1° On projette un peu de sulfate de protoxyde de fer en poudre dans l'acide à essayer : celui-ci reste incolore, quand il est pur, et il prend une teinte *rose* ou *brune*, s'il est nitreux ou sélénieux. Pour décider de la nature de l'impureté, on chauffe : la coloration disparaît si elle est due à de l'hypoazotide ; elle persiste quand elle provient du sélénium, qui alors se dépose (*Lunge*) ;

2° On touche un cristal de brucine ou de narcotine avec l'acide sulfurique ; le cristal jaunit à peine avec l'acide pur, tandis qu'il devient *rouge sang* au contact des produits nitrés ;

3° On mélange à l'acide un peu d'empois d'amidon imprégné d'iodure de potassium : il y a coloration *bleue*, en présence de l'hypoazotide ;

4° En chauffant l'acide sulfurique nitré avec de la tournure de cuivre, on fait naître des *vapeurs rutilantes*

5° On met dans un verre de montre 1 centimètre cube d'acide sulfurique pur, auquel on ajoute, goutte à goutte, 1 demi-centimètre cube de sulfate d'aniline, préparé avec 10 gouttes d'aniline pour 50 centimètres cubes d'acide sulfurique étendu de 6 p. d'eau. On agite, avec ce mélange, quelques gouttes de l'acide à essayer, puis on souffle à la surface du liquide. On voit apparaître des franges d'un rouge d'autant plus foncé qu'il y a plus de produits nitrés en présence. Ce réactif est d'une sensibilité extrême (*Braun*);

6° L'acide sulfurique nitreux décolore l'indigo et colore en bleu la diphénylamine.

L'acide sélénifère donne les mêmes réactions que l'acide nitreux. Aussi, pour les distinguer, est-il nécessaire de recourir toujours à la brucine, qui n'est pas colorée par le sélénium (*Lunge*).

L'*ammoniaque* y est décelée par le réactif de Nessler, qui colore le liquide en rouge orangé.

L'*acide chlorhydrique* est facilement mis en évidence par le nitrate d'argent, qu'il précipite en blanc.

Dilué, puis porté à l'ébullition, il attaque le verre, s'il contient de l'*acide fluorhydrique*.

Pour constater la présence du *sélénium*, on procède comme il est dit à la *purification* de l'acide.

Quant à l'*acide sulfureux*, on le convertit en hydrogène sulfuré, en mettant un fragment de zinc *pur* et une trace de chlorure de platine dans l'acide sulfurique. Cette transformation est révélée par la teinte noire que prend un papier imprégné d'acétate de plomb et placé au-dessus du liquide.

Pharmacologie. — L'acide sulfurique concentré (*officinal*) désorganise instantanément les tissus ; mais sa fluidité en rend l'usage difficile pour les cautérisations. A l'imitation de Rust, Velpeau remédiait à cet inconvénient, en mélangeant à l'acide la moitié de son poids de safran pulvérisé (*caustique safrano-sulfurique*); Ricord remplaçait le safran par le charbon (*caustique carbo-sulfurique*) ; d'autres préfèrent les poudres de guimauve ou de réglisse, qui ne laissent pas couler l'acide, comme le fait le charbon. Aucune de ces substances ne remplit aussi bien le but que le safran.

Étendu d'eau, l'acide sulfurique est un astringent dont on faisait abus autrefois. Les pharmacopées anciennes sont encombrées de formules de tisanes, de sirops, de potions, de gargarismes, de collutoires, de lotions, de liniments et de pommades à base d'acide sulfurique. Ce médicament faisait partie d'une foule d'*élixirs acides*, dont les plus renommés sont ceux de *Haller*, de *Schulz*, de *Dippel* et de *Mynsicht*, l'*eau de Rabel* et l'*eau de Théden*. Quelques-unes de ces préparations sont encore usitées aujourd'hui.

L'acide sulfurique est un poison redoutable, dont l'action est si rapide qu'il est difficile de la combattre en temps utile. Les substances les plus propres à neutraliser ses effets sont la chaux éteinte, la magnésie et leurs carbonates.

On doit le conserver dans des flacons secs, bouchés en verre et parfaitement clos, attendu qu'il est très hygrométrique et que le liège et les poussières organiques de l'air le colorent en brun.

ACIDE SULFURIQUE DILUÉ.

Acide sulfurique officinal....... 100 gr.
Eau distillée.................. 900
Versez l'acide peu à peu dans l'eau, en agitant sans cesse, et non pas l'eau dans l'acide. (*Codex.*)

LIMONADE SULFURIQUE.

Acide sulfurique dilué au 10°..   20 gr.
Eau.......................   875
Sirop de sucre...............   125
(*Codex.*)

EAU DE RABEL.

Acide sulfurique alcoolisé, alcool
sulfurique.

Acide sulfurique officinal......   400 gr.
Alcool à 90°.................   300
Pétales de coquelicot.........   4

On met l'alcool dans un matras, on y verse l'acide sulfurique, par petites quantités et en agitant le mélange, puis on ajoute les pétales de coquelicot. On laisse macérer pendant quatre jours, on filtre et on conserve dans un flacon bouché à l'émeri. (*Codex.*)

Par suite de l'action de l'acide sulfurique sur l'alcool, ce médicament contient, aussitôt sa préparation, des traces d'acide sulfovinique $SO^4H.C^2H^5$, dont la proportion augmente lentement, de manière à éthérifier 7,2 p. 100 de l'acide sulfurique en sept mois (*Gautherand*). Plus tard, se mêle à l'acide sulfovinique un peu d'éther vinique, dont la présence est sensible à l'odorat.

L'eau de Rabel était connue de Beccher et d'Astruc, avant d'être vulgarisée par l'empirique dont elle a conservé le nom.

CHAPITRE V

IV. — ALCALIS ET OXYDES MÉTALLIQUES.

§ 1. AMMONIAQUE. AzH³ = 17.
Alcali volatil.

Préparé pour la première fois à l'état de pureté par Priestley.

Préparation. — 1° On obtient le gaz ammoniac, en décomposant le chlorure d'ammonium par la chaux :

Chlorure d'ammonium en poudre.................... 2000 gr.
Chaux éteinte...................................... 2000

On mélange les deux poudres, rapidement et aussi exactement que possible, et on les introduit dans une cornue de grès lutée, communiquant avec un flacon laveur, dans lequel on a mis 100 grammes de lessive des savonniers. On chauffe légèrement la cornue, pour faciliter le dégagement de l'ammoniaque, puis on élève graduellement la température, jusqu'à ce

Fig. 92. — Appareil pour la préparation de l'ammoniaque.

qu'il ne se dégage plus rien. On recueille le gaz sur le mercure, après l'avoir desséché, s'il est nécessaire, en le faisant passer sur de la potasse caustique.

Ammoniaque liquide officinale. Ammoniaque pure. — Quand on veut avoir l'ammoniaque dissoute, on chauffe au bain de sable, dans un grand matras, 1500 grammes d'ammoniaque liquide du commerce et on dispose, à la suite du laveur, deux flacons de Woolf, contenant chacun 1000 grammes d'eau distillée (fig. 92). Les tubes qui amènent le gaz doivent plonger jusqu'à la partie inférieure du liquide, parce que c'est là que se trouvera toujours l'eau la moins saturée, la solution d'ammoniaque étant plus légère que l'eau pure. On refroidit constamment les flacons de Woolf, pour éviter l'élévation de température produite par la condensation du gaz et qui serait nuisible à la saturation du liquide. Il convient enfin que les flacons ne soient pas remplis à plus de moitié de leur capacité, au moment où commence l'opération, à cause de l'augmentation de volume que fait éprouver à l'eau la dissolution du gaz ammoniac. On retire du deuxième flacon une solution d'ammoniaque très pure, qui doit marquer 0,925 au densimètre. Le dernier contient de l'ammoniaque faible, qu'on peut employer au lieu d'eau pure, dans une opération suivante (*Codex*).

La réaction qui, dans ces circonstances, produit l'ammoniaque, est la conversion du chlorure d'ammonium en chlorure de calcium; il se dégage de l'eau en même temps que le gaz ammoniac :

$$2 AzH^4Cl + CaO = CaCl^2 + 2 AzH^3 + H^2O.$$

La chaux est ici en excès et elle forme un oxychlorure $CaO.CaCl^2$, qui empêche le gaz d'être retenu par le chlorure de calcium produit.

Propriétés physiques et chimiques. — Le *gaz ammoniac* est incolore et très irritant. Sa densité est 0,59. Il devient liquide à — 34°, il prend l'état solide à — 75°, par évaporation dans le vide. L'eau en dissout 1147 fois son volume à 0°, et 785 volumes à + 15°. L'alcool absolu absorbe 108gr,5 d'ammoniaque, par litre (*Delépine*). L'éther le dissout également bien. Il a la propriété d'éteindre les corps en combustion.

Il s'unit facilement aux acides, en formant parfois des composés pluri-ammoniacaux :

$$HCl.4AzH^3 — HCl.7AzH^3. \ (Troost.) \qquad AzO^3.AzH^4.2AzH^3. \ (Raoult.)$$

La chaleur rouge le dédouble en azote et en hydrogène. Il peut brûler dans l'oxygène pur. Le chlore le décompose à froid, en dégageant de l'azote :

$$4 AzH^3 + Cl^3 = 3 AzH^4Cl + Az.$$

Le charbon l'attaque, à la température rouge, en produisant du cyanure d'ammonium et de l'hydrogène :

$$C + 2 AzH^3 = CAz.AzH^4 + H^2.$$

L'*ammoniaque liquide officinale* est incolore et dégage incessamment du gaz ammoniac, à la température ordinaire; elle a pour densité 0,925 et elle contient le cinquième de son poids de gaz ammoniac. Saturée à + 14°, elle marque 0,88 au densimètre et elle renferme 20 p. 100 de gaz ammoniac, en poids. Exposée à l'air, elle perd peu à peu toute l'ammoniaque qui s'y trouve dissoute. L'expulsion du gaz est plus rapide, quand on opère dans le vide ou avec le concours de la chaleur; elle est totale à la température de 100°. L'ammoniaque ne semble donc pas former de combinaison avec l'eau, à la température ordinaire. Mais, à — 38°, on peut faire cristalliser un hydrate instable : $AzH^3.H^2O = AzH^4.OH$.

Au contact de l'iode, l'ammoniaque forme un iodure fulminant AzI^3. Elle dissout le cuivre, à froid et en présence de l'air, en s'oxydant elle-même. Il se produit de l'*oxyde cuproammonique* $CuO.4\,AzH^2.4H^2O$, de l'azotite cuproammonique, etc., qui lui communiquent la propriété de dissoudre la cellulose.

La présence de l'ammoniaque, dans une liqueur, est facilement accusée par le chlorure mercurique, qui forme avec l'alcali un précipité blanc de *chloramidure de mercure* $HgCl^2.Az^2H^4Hg$. Nessler donne, comme un réactif beaucoup plus sensible, la solution d'iodomercurate de potassium (1). Quelques centimètres cubes de cette solution, mélangés à une liqueur contenant soit de l'ammoniaque libre, soit un sel ammonique, produisent une coloration jaune ou d'un rouge brun, suivant la proportion d'ammoniaque en présence.

Un papier trempé dans une solution aqueuse de fuchsine, rendue jaune par addition d'acide sulfurique, puis séché, devient rouge carmin par l'action du gaz ammoniac.

Essai. — L'ammoniaque liquide du commerce n'est jamais pure. Elle est colorée en jaune par des *matières organiques ;* elle contient tous les *sels* qui se trouvent dissous dans l'eau employée à sa préparation et, parfois, de l'*acide carbonique*, du *plomb*, du *cuivre*, des *bases pyridiques* et des *dérivés d'aniline* et de *toluidine*.

Préparée avec de l'eau distillée, elle ne laisse *pas de résidu*, quand on l'évapore sur une lame de platine.

Neutralisée par un excès d'acide azotique, elle précipite par l'azotate d'argent, si elle renferme des *chlorures*, et par l'azotate de baryum, si elle contient des *sulfates*.

Elle donne un précipité blanc avec l'eau de chaux, quand elle est *carbonatée ;* un précipité blanc avec l'oxalate d'ammonium, si elle recèle de la *chaux ;* et un précipité noir avec l'acide sulfhydrique, dans le cas où elle tient en dissolution du *plomb* ou du *cuivre*.

L'iodure double de bismuth et de potassium y fait naître un précipité rouge vif, si elle contient des bases pyridiques (*Ost, Prunier*).

Sursaturée par un acide, elle devient rose, s'il s'y trouve de l'*aniline* ou un de ses homologues.

Pharmacologie. — Le gaz ammoniac rend peu de services à l'art médical. Cependant, il peut être utile pour combattre la syncope, le vertige et l'asphyxie par l'acide carbonique.

Sa *solution aqueuse* est irritante ou caustique, suivant sa concentration et

---

(1) Pour préparer ce réactif, on dissout dans 1 demi-litre d'eau distillée 62^{gr},50 d'iodure de potassium ; on verse dans la liqueur une solution chaude et concentrée de sublimé corrosif, jusqu'à ce qu'il se précipite un peu d'iodure de mercure qui ne se dissolve pas par l'agitation. On ajoute alors 150 grammes de potasse caustique dissoute dans son poids d'eau, et on complète avec de l'eau distillée le volume de 1 litre. On abandonne à elle-même, pendant plusieurs jours, la liqueur qui est ordinairement brune et, quand elle s'est décolorée, on la décante dans des flacons bouchés à l'émeri.

suivant son mode d'emploi. Lorsqu'elle est saturée, elle produit très rapidement la vésication, soit qu'on s'en serve à l'état de pureté, mélangée à de l'*huile*, ou dissimulée dans l'*eau de Luce* (1) ou dans la *pommade de Gondret*. Plus étendue, elle n'est que rubéfiante ; c'est ainsi qu'elle agit dans l'*eau sédative*, le *liniment ammoniacal* et le *baume opodeldoch*.

Elle est efficace contre les suites des piqûres d'insectes. On l'avait regardée comme un spécifique contre le venin de la vipère, sur lequel elle paraît malheureusement sans action. A l'intérieur, on l'administre en potion ou dans un autre breuvage, à titre de stimulant diffusible, ou pour dissiper l'ivresse et le météorisme des bestiaux. Elle fait partie d'un grand nombre d'anciennes formules de remèdes internes, parmi lesquels on a conservé l'*alcool ammoniacal*, l'*esprit volatil aromatique de Sylvius*, les *gouttes céphaliques anglaises* et quelques autres.

Employée sans ménagement, elle est toxique. Ses antidotes sont les acides dilués.

On ne doit affecter aux usages pharmaceutiques que la solution d'ammoniaque pure et non les solutions du commerce, fréquemment préparées avec les produits des usines à gaz et renfermant des bases susceptibles d'être colorées en rouge par les acides.

EAU SÉDATIVE.

Ammoniaque liquide à 0,92...	60 gr.
Alcool camphré..............	10
Chlorure de sodium..........	60
Eau distillée................	1000

On fait dissoudre le sel dans l'eau, on ajoute l'alcool camphré, puis l'ammoniaque. (*Codex.*)

ALCOOLAT AROMATIQUE AMMONIACAL.

Écorces fraîches d'orange.....	100 gr.
— de citron....	100
Vanille......................	30
Cannelle de Ceylan..........	15
Girofles	10
Chlorhydrate d'ammoniaque. .	500
Carbonate de potassium.......	500
Eau de cannelle.............	500
Alcool à 80°.................	500

On incise les écorces d'orange et de citron, ainsi que la vanille ; on concasse la cannelle et les girofles et on introduit le tout dans une cornue de verre, avec le sel ammoniac, l'eau de cannelle et l'alcool. On laisse macérer pendant trois ou quatre jours, en agitant de temps en temps. On ajoute le carbonate de potassium, on mélange exactement, et après quelques heures on distille au bain-marie, pour retirer 500 gr. d'alcoolat aromatique.

Cet alcoolat se colore promptement à la lumière. Il faut le conserver dans des flacons de petite capacité, bouchés à l'émeri. (*Codex.*)

POMMADE DE GONDRET.
Pommade ammoniacale.

Suif de mouton...............	10 gr.
Axonge......................	10
Ammoniaque liquide à 0,92....	20

On liquéfie les corps gras dans un flacon à l'émeri. Quand ils sont en partie refroidis, on ajoute l'ammoniaque, on agite vivement et on plonge dans l'eau froide, pour hâter le refroidissement. (*Codex*).

Pour que cette préparation réussisse, il faut que l'ammoniaque n'ait pas une densité supérieure à 0,92.

LINIMENT AMMONIACAL.

Huile d'amande douce.........	30 gr.
Ammoniaque liquide..........	10
	(*Codex.*)

M. Alcock recommande de substituer l'huile de sésame à l'huile d'amande ; le mélange reste émulsionné, pendant au moins trois mois, et ne manifeste aucune altération.

LINIMENT AMMONIACAL CAMPHRÉ.

Huile camphrée..............	30 gr.
Ammoniaque liquide...........	10
	(*Codex.*)

BAUME OPODELDOCH.

Savon *animal* desséché.......	128 gr.
Camphre....................	96
Ammoniaque liquide........	40
Huile volatile de romarin.....	24
— de thym	8
Alcool à 90°.................	1000

(1) L'eau de Luce est également employée à l'intérieur.

On fait dissoudre le savon dans l'alcool au bain-marie, on ajoute le camphre et on filtre rapidement. On plonge dans l'eau chaude le vase qui contient le liquide filtré; on y verse les essences et l'ammoniaque. On maintient le mélange liquide et on le divise dans des flacons bien secs, qu'on bouche avec du liège entouré d'une feuille d'étain. (*Codex.*)

Dietrich obtient un baume à peu près incolore et dépourvu de cristaux étoilés, en remplaçant le savon animal par du savon dialysé.

BAUME OPODELDOCH LIQUIDE.

Savon *médicinal* desséché....	100 gr.
Camphre pulvérisé..........	90
Huile volatile de romarin....	20
—. de thym.......	10
Ammoniaque liquide.........	80
Alcool à 80°................	1000

Manuel opératoire semblable à celui du baume solide. (*Codex.*)

M. Delamare préfère, avec raison, opérer à froid. Il introduit, dans un récipient de verre, le savon séché et râpé; il verse dessus 142 gr. d'eau chaude et il dissout par agitation. Deux jours après, il ajoute 858 gr. alcool à 90° puis le camphre, les essences et l'ammoniaque. Il filtre pour terminer.

§ 2. CHAUX. CaO = 56.

Préparation. — Pour préparer la chaux vive, on décompose par la chaleur le carbonate de calcium.

On casse du marbre blanc en petits fragments que l'on place, alternativement avec des charbons, sur une grille, dans le laboratoire d'un fourneau à réverbère muni d'un bon tirage. On allume le feu par dessous et on maintient le carbonate à la température rouge, jusqu'à ce qu'il soit complètement décomposé. Lorsque le fourneau est presque refroidi, on enlève les fragments de chaux et on les enferme rapidement dans des flacons bien bouchés.

Propriétés physiques et chimiques. — La chaux est très blanche, fusible et même volatilisable vers 3000° (*Moissan*). Densité : 3,18 environ.

Elle est très avide d'eau et elle produit, au contact de ce liquide, un *hydrate* CaO^2H^2, dont la formation est accompagnée d'une élévation de température pouvant aller jusqu'à 300°. Elle devient alors pulvérulente et prend les noms de *chaux éteinte* et de *chaux délitée*. En cet état, elle est plus soluble dans l'eau froide que dans l'eau chaude : il faut 778 p. d'eau à 15°, et 1270 p. d'eau à 100° pour en dissoudre une partie. Sa densité est 2,3. Elle manifeste, dans les réactions chimiques, les propriétés des bases fortes. Elle s'unit facilement à l'acide carbonique et à tous les acides. Elle se combine également au sucre de canne, et le composé auquel elle donne naissance (*saccharate de chaux*) est moins soluble à chaud qu'à froid. Tous les alcools polyatomiques exaltent, comme le sucre, la solubilité de la chaux.

Pharmacologie. — La pharmacie utilise la *chaux vive* et son *hydrate*.

La *chaux vive* est caustique. A ce titre, elle fait partie de médicaments déjà cités (*poudre de Vienne, caustique de Filhos*) et elle sert à préparer plusieurs *poudres épilatoires* et quelques produits chimiques.

L'*hydrate de chaux*, beaucoup moins irritant, est plus fréquemment employé à l'extérieur, et le seul qui puisse servir de remède interne. Il a des propriétés antiacides, qu'on recherche dans l'*eau de chaux*, dans le *sirop de chaux* et dans le *lait de chaux*. Quand on a besoin de ses effets topiques, on a recours au *liniment calcaire*, ou encore à l'*eau de chaux*, avec laquelle on fait souvent des lotions ou des injections. Enfin, on peut attribuer à la chaux hydratée une valeur réelle, comme contre poison des acides en général. Avant d'en faire usage, il est indispensable de la laver avec soin à l'eau pure, pour lui enlever la potasse caustique qu'elle contient presque toujours, et qui a pour origine soit la cendre du charbon, soit le carbonate avec lequel on l'a préparée.

EAU DE CHAUX.

Pour faire de l'eau de chaux, on délite de la chaux vive et on l'agite avec 40 fois son poids d'eau, pour lui enlever la potasse libre qu'elle peut contenir. On laisse reposer le liquide, on le décante et on le rejette. Puis on verse, sur la chaux ainsi lavée, 100 fois au moins son poids d'eau distillée. On laisse en contact pendant quelques heures, en ayant soin d'agiter de temps à autre, et on abandonne au repos. La liqueur éclaircie et décantée est l'*eau de chaux médicinale*. (*Codex.*)

L'eau de chaux contient $1^{gr},285$ de chaux caustique par litre. Elle absorbe rapidement l'acide carbonique de l'air et se recouvre d'une couche mince de carbonate de calcium. On doit la tenir dans des flacons pleins et bien bouchés et, pour plus de sûreté, laisser un excès de chaux non dissoute au fond des flacons.

On la nommait autrefois *eau de chaux seconde*, pour indiquer qu'il ne fallait pas faire usage de la première eau versée sur la chaux. Obtenue d'après le procédé du Codex, elle retient des traces de chlorures, qui la rendent impropre à certaines préparations. Pour avoir de l'eau de chaux exempte de ces sels, on lave la chaux jusqu'à ce que le nitrate d'argent forme dans l'eau de lavage un précipité complètement soluble dans l'acide nitrique.

En dehors des cas où elle est employée seule, l'eau de chaux sert à la préparation du *sirop de chaux*, du *liniment calcaire* et de l'*eau phagédénique*. Elle peut préserver le lait de la fermentation acide et des développements mycodermiques. M. Dauverné la regarde comme le meilleur calmant des douleurs qu'occasionnent les piqûres des abeilles, des guêpes et des frelons.

LINIMENT CALCAIRE.

Liniment oléo-calcaire, savon calcaire.

Huile d'amande douce......... 100 gr.
Eau de chaux.... 100

On agite vivement le mélange, dans un flacon bouché. (*Codex.*)

§ 3. OXYDES DE FER.

Parmi les oxydes du fer, le sesquioxyde et l'oxyde ferroso-ferrique sont seuls employés en nature par le pharmacien. Le protoxyde, très instable à l'état libre, ne sert qu'en combinaison.

A. — SESQUIOXYDE DE FER. $Fe^2O^3 = 160$.

Cinq produits distincts, représentant du sesquioxyde de fer plus ou moins pur, sont usités en pharmacie; deux sont *anhydres : le colcothar* et le *safran de Mars astringent;* trois sont *hydratés : le safran de Mars apéritif,* l'*hydrate colloïdal*, le *sesquioxyde précipité.*

1°. — *Variétés anhydres.*

a. — COLCOTHAR.

Préparation. — 1° On dessèche, dans une bassine de fonte, du sulfate ferreux purifié; on met le résidu dans un creuset de terre et l'on chauffe au rouge vif, jusqu'à ce qu'il ne se dégage plus de vapeurs. On pulvérise la masse refroidie, on la lave à l'eau bouillante, jusqu'à ce que les eaux de lavage n'entraînent plus rien, et on la porphyrise.

Le sulfate de fer se trouve décomposé par la chaleur; une partie de l'acide sulfurique se dégage à l'état anhydre, l'autre à l'état d'acide sulfureux, après avoir cédé de l'oxygène au protoxyde de fer :

$$2SO^4Fe = Fe^2O^3 + SO^3 + SO^2.$$

Si la calcination n'a pas été suffisamment prolongée, il reste du sulfate de sesquioxyde de fer non décomposé, qu'on enlève par les lavages. Dans tous les cas, un peu de sulfate basique prend naissance et demeure mélangé au colcothar, en raison de son insolubilité.

2° M. Vogel prépare le sesquioxyde de fer anhydre en calcinant l'oxalate ferreux au contact de l'air, sur une plaque de tôle ou dans une capsule de porcelaine. Il obtient un oxyde très divisé et plus soluble que le précédent, parce qu'il n'a pas été porté à une aussi haute température.

Propriétés physiques et chimiques. — Le colcothar est amorphe, d'un beau rouge, insoluble dans l'eau et dans tous les liquides neutres, non volatil.

Il est inaltérable à l'air. A la chaleur blanche, il perd de l'oxygène et se change en oxyde magnétique Fe^3O^4. A la température du rouge sombre, l'hydrogène et le charbon le réduisent facilement. A froid, les matières organiques le ramènent à l'état de protoxyde, en présence de l'eau. Il se dissout lentement dans les acides, qu'il sature moins bien que le protoxyde de fer.

b. — SAFRAN DE MARS ASTRINGENT.

Préparation. — Pour préparer le safran de Mars astringent des anciennes pharmacopées, on calcine au rouge le safran de Mars apéritif ou l'oxyde des battitures et on porphyrise le produit.

Propriétés physiques et chimiques. — Le safran de Mars astringent est du sesquioxyde de fer anhydre. Il est très peu attaquable par les acides, et il possède toutes les autres propriétés du colcothar. On y trouve parfois du protoxyde de fer, provenant du safran de Mars apéritif employé à sa préparation.

2°. — *Variétés hydratées.*

a. — SAFRAN DE MARS APÉRITIF.

Oxyde de fer hydraté.

Préparation. — On préparait autrefois le safran de Mars apéritif, en exposant la limaille de fer à la rosée du mois de mai. On a recours aujourd'hui à un procédé d'une exécution plus rapide et indépendant des saisons. On prend :

Sulfate ferreux cristallisé........................	100 gr.
Carbonate de sodium pur cristallisé..............	1200
Eau distillée....:...........................	14000

On fait dissoudre séparément les deux sels et on filtre les liquides. On verse par petites parties la solution du carbonate dans celle du sulfate, en agitant pour favoriser la réaction. Il se dépose un précipité blanc de carbonate de fer, qu'on lave *à froid* par décantation et qu'on sèche sur des toiles à la *température ordinaire* et à *l'air libre*, en ayant soin de l'agiter fréquemment pour l'oxyder (*Codex*).

La double décomposition fournit du sulfate de sodium et du carbonate de protoxyde de fer :

$$SO^4Fe + CO^3Na^2 = SO^4Na^2 + CO^3Fe.$$

Au contact de l'air et de l'eau aérée qui sert à le laver, le carbonate ferreux absorbe de l'oxygène, perd de l'acide carbonique et se convertit en oxyde salin, puis en peroxyde de fer qui reste hydraté. Ces transformations sont marquées par le changement de couleur du précipité qui, d'abord blanc, devient vert, puis noir et enfin jaune rougeâtre. On doit faire à froid les lavages et la dessiccation, pour prévenir la déshydratation de l'oxyde.

Propriétés physiques et chimiques. — Le safran de Mars apéritif est de l'hydrate de peroxyde de fer mélangé de carbonate ferreux en proportion généralement faible, mais d'autant plus accusée que le produit a été séché plus promptement. C'est donc à tort qu'on lui donne souvent le nom de *carbonate de fer.*

Il est amorphe, rouge brun, insipide, insoluble dans l'eau et facilement soluble dans les acides.

Essai. — Le safran de Mars apéritif est quelquefois fraudé avec du *colcothar,* de l'*ocre* ou de la *brique en poudre.*

On y reconnaît la présence du *colcothar* à la difficulté qu'offre sa dissolution dans l'acide chlorhydrique; celle de l'*ocre* et de la *brique*, à leur insolubilité dans le même acide.

b. — HYDRATE FERRIQUE COLLOIDAL. $Fe^2O^3.H^2O = 178.$

Sesquioxyde de fer soluble, fer dialysé.

Préparation. — 1° On dialyse une solution de sesquichlorure de fer additionnée d'un peu d'ammoniaque (*Graham*). Le liquide qui ne traverse pas le septum se colore en rouge foncé et finit par être composé de sesquioxyde de fer monohydraté, accompagné d'une très petite proportion de chlorure ferrique (1 p. 116, *Magnier de la Source*).

2° On obtient le même composé en faisant longuement bouillir une solution diluée d'acétate de sesquioxyde de fer (*Péan de St-Gilles*).

Propriétés physiques et chimiques. — L'hydrate ferrique colloïdal en solution est un liquide dichroïque, d'un rouge foncé, presque insipide.

Il n'est précipité ni par l'eau, pure ou sucrée, ni par l'alcool. Mais les acides énergiques, les sulfates, le chlorure de sodium le troublent immédiatement. Il n'est pas réellement dissous et il ne présente pas les réactions des sels ferriques.

c. — SESQUIOXYDE DE FER BIHYDRATÉ. $Fe^2O^3.2H^2O = 196.$

Hydrate ferrique.

Préparation. — 1° On pèse séparément :

Perchlorure de fer officinal...................... 1000 gr.
Ammoniaque liquide officinale.................... 400

On verse, en agitant sans cesse, la solution de perchlorure de fer étendue de 50 parties d'eau, dans l'ammoniaque diluée de 5 fois son poids d'eau. Il se forme un précipité rougeâtre, gélatineux, qu'on lave par décantation, jusqu'à ce que l'eau de lavage ne précipite plus le nitrate d'argent acidulé par l'acide nitrique (*Codex*).

L'ammoniaque forme, avec le chlore, du chlorure d'ammonium, et l'oxyde ferrique se dépose :

$$Fe^2Cl^6 + 6AzH^3 + 5H^2O = Fe^2O^3.2H^2O + 6AzH^4Cl.$$

La précipitation ne doit jamais être faite avec la potasse ou la soude, car, dans ce cas, le précipité retient un peu d'alcali, que les lavages ne peuvent lui enlever. Le même inconvénient se produit avec l'ammoniaque, mais à un degré bien moindre. Soubeiran préfère le bicarbonate de potassium qui, dit-il, fournit un oxyde plus pur.

2° On fait une dissolution de chlorure ferreux cristallisé, d'une densité de 1,21. Si cette liqueur précipite par le chlorure de baryum, on y ajoute peu à peu assez de ce réactif pour que, filtrée de nouveau, elle ne précipite plus. On verse la solution sur de l'acide azotique *exempt d'acide sulfurique* (1), et on chauffe doucement, à 50°, pendant une demi-heure.

On étend la liqueur ferrique de 50 à 60 fois son volume d'eau distillée tiède, et on la sature par un léger excès d'ammoniaque liquide pure, *privée de sulfate d'ammonium* et diluée dans 5 fois son volume d'eau. On verse, sur un filtre de papier, le liquide salin tenant en suspension l'hydrate ferrique gélatineux. On lave à l'eau distillée tiède le précipité retenu sur le filtre, jusqu'à ce que l'eau passe insipide ; puis on continue le lavage avec de l'eau distillée, acidulée par 1 ou 2 millièmes d'acide chlorhydrique *pur*, jusqu'au moment où le liquide filtré, qui d'abord a pris une saveur salée, passe légèrement coloré en jaune rougeâtre et devienne presque insipide. La filtration se ralentit beaucoup, dès que l'hydrate ferrique cesse d'être alcalin. On laisse égoutter le filtre pendant trois jours.

L'hydrate ferrique forme alors une masse adhérente au filtre et qu'il est facile d'en retirer tout d'une pièce, en retournant l'entonnoir au-dessus d'une assiette. On fait sécher cette masse à l'air libre sur du papier buvard, reposant lui-même sur des briques sèches, jusqu'à ce qu'elle ne retienne plus que 80 centièmes d'eau. 70 gr. de fer métallique doivent donner 500 gr. d'*hydrate ferrique stable* et très soluble dans les acides affaiblis (*Jeannel*).

2° On mélange des poids égaux de sirop de sucre, et d'une solution de perchlorure de fer contenant 15 p. 100 de métal. On y ajoute une solution de soude caustique, jusqu'à ce que le précipité formé d'abord se redissolve ; on filtre, on étend la liqueur d'une grande quantité d'eau, et on porte à l'ébullition. Si on y introduit alors du chlorure de sodium, le sesquioxyde de fer se précipite sous sa modification soluble. On le recueille sur un filtre, on le lave et on le sèche au bain-marie (*Kœhler* et *Hornemann*).

Propriétés physiques et chimiques. — Le bihydrate de peroxyde de fer (*trihydrate* pour plusieurs chimistes) est gélatineux, brun, terne et insoluble dans l'eau. Il se dissout rapidement dans les acides dilués et dans le sirop de sucre, au moment de sa préparation ; mais 24 heures suffisent pour diminuer sa solubilité dans les acides et pour le rendre à peu près insoluble dans le sirop de sucre (*Duquesnel*). Quand on le conserve plus longtemps, il perd sa légèreté, en même temps que 1/2 mol. d'eau (*Lefort*) et, suivant Wittstein, il prend peu à peu la forme cristalline. M. Leroy rattache sa déshydratation uniquement aux variations de température,

(1) 40 cent. cubes d'acide azotique à 1,36 suffisent pour oxyder 175 cent. cubes de la solution de chlorure ferreux. Un excès d'acide azotique n'offre aucun inconvénient.

sans admettre que le temps et la lumière puissent avoir de l'influence sur ce phénomène. En conséquence, il conseille de tenir à la cave le sesqui-oxyde de fer hydraté, pour retarder autant que possible son altération.

Lorsqu'on met cet hydrate en contact avec une trace d'acide sulfurique ou avec de l'ammoniaque ou de l'eau contenant un sulfate, il devient inso-luble dans les acides faibles. Pour l'obtenir au maximum de solubilité, il faut l'extraire du perchlorure de fer pur, et le laver avec de l'eau distillée à laquelle on a ajouté 1 à 2 millièmes d'acide chlorhydrique (*Jeannel*). Pré-cipité par le chlorure de sodium, en présence du sucre, il est soluble dans l'eau pure ou sucrée et dans la glycérine. Ces solutions sont insipides (*Kœhler* et *Hornemann*).

Séché dans le vide, il se déshydrate partiellement et sa décomposition produit : $2Fe^2O^3.3H^2O$. L'eau bouillante lui prend 1 mol. d'eau; il acquiert une teinte rouge et il devient moins soluble dans les acides, par le fait de cette soustraction. Chauffé au rouge sombre, il entre subitement en incan-descence et il passe à l'état anhydre.

B. — Oxyde ferroso-ferrique. $Fe^3O^4 = 232$.

Oxyde noir de fer, Ethiops martial.

Préparation. — 1° *Procédé de Cavezzali.* — On obtient l'oxyde ferroso-ferrique en oxydant la limaille de fer, en présence de l'air et de l'eau, à la température ordinaire.

On sépare, par lévigation, l'oxyde de la limaille non attaquée, puis on sèche rapidement le produit.

2° On arrive plus vite et plus sûrement au même résultat, en décomposant une solu-tion bouillante de carbonate de sodium par une dissolution contenant molécules égales de sulfate de protoxyde et de sulfate de sesquioxyde de fer. L'oxyde ferroso-ferrique se dépose, du sulfate de sodium se dissout et l'acide carbonique s'échappe (*Soubeiran*)

$$SO^4Fe + (SO^4)^3Fe^2 + 4CO^3Na^2 = 4SO^4Na^2 + Fe^3O^4 + 4CO^2.$$

La soude caustique et l'ammoniaque peuvent remplacer le carbonate sodique. Le pro-duit est plus beau quand il a été préparé à l'ébullition que précipité à froid. En outre, il faut verser le liquide ferroso-ferrique dans la solution alcaline et non pas faire l'in-verse, qui mettrait en liberté d'abord le sesquioxyde de fer.

Pour rendre la dessiccation plus prompte, Geiger a proposé de délayer l'oxyde dans de l'alcool, qui s'évapore plus vite que l'eau.

Propriétés physiques et chimiques. — L'oxyde ferroso-ferrique est une poudre noire, amorphe, attirable à l'aimant, soluble aisément et sans effervescence dans les acides. Il est formé, comme l'oxyde magnétique na-turel par l'union du protoxyde et du peroxyde de fer: $Fe^3O^4 = FeO.Fe^2O^3$. Il contient une molécule d'eau, quand il a été obtenu par précipitation. Chauffé au-dessus de 90°, il se déshydrate et il se convertit en oxyde ferrique (*Lefort*).

Préparé par le procédé de Cavezzali, il n'est pas pur. Il contient du ses-quioxyde de fer, dont la formation est inévitable pendant sa préparation et sa dessiccation, et, en outre, un peu d'ammoniaque due à la combinaison de l'azote de l'air avec l'hydrogène naissant. Il est pur, au contraire, s'il est obtenu par le procédé de Soubeiran, et sa composition est constante.

Pharmacologie. — Les oxydes du fer comptent parmi les médicaments les plus anciens. Ils ont été employés à toutes les époques, à peu près sans discernement et, au commencement de ce siècle, on accordait au safran de Mars astringent autant d'efficacité qu'au safran de Mars apéritif. Il est facile actuellement de préciser leur valeur médicinale relative, en s'appuyant sur ce principe qu'un médicament est, en général, d'autant plus actif qu'il est plus soluble. Le plus assimilable des suroxydes de fer est l'hydrate ferrique gélatineux, qui se dissout avec une facilité remarquable dans les acides. Le safran de Mars apéritif et l'oxyde ferroso-ferrique doivent être placés au second rang et à peu près sur la même ligne. Quant au colcothar et au safran de Mars astringent, leur insolubilité devrait les faire rejeter de la pratique médicale.

Le *colcothar* entre néanmoins dans la composition de l'*emplâtre de Canet* et dans celle d'un grand nombre de vieilles préparations, avec raison oubliées. Le *safran de Mars astringent* paraît rayé de tous les formulaires, et ce n'est que justice.

L'*hydrate de peroxyde de fer gélatineux* mériterait de remplacer un grand nombre de ferrugineux moins assimilables que lui. Il est insipide et, par conséquent, facilement accepté par les malades. Pour lui assurer son efficacité maximum, il est important d'éviter tout ce qui peut provoquer sa déshydratation.

Actuellement, il ne sert guère qu'à la préparation de quelques sels ferriques (tartrate, citrate, etc.). Il a été proposé par Bunsen comme contre-poison de l'acide arsénieux, avec lequel il forme un arsénite insoluble. Lorsqu'on le réserve à ce dernier usage, il faut, comme l'indique le Codex, le conserver sous l'eau distillée, dans un lieu dont la température ne soit pas supérieure à $+ 12°$. Cette précaution a pour but d'éloigner les modifications moléculaires que lui fait éprouver l'élévation de la température et par suite desquelles il se combine difficilement à l'acide arsénieux ; mais elle ne peut les prévenir totalement ; aussi est-il nécessaire de renouveler de temps à autre l'hydrate ferrique destiné à combattre l'intoxication arsenicale.

Le *safran de Mars apéritif*, improprement désigné quelquefois par le nom de *sous-carbonate de fer*, est un médicament qui n'est efficace que si on l'a préparé avec soin, c'est-à-dire en évitant de le déshydrater. Il faisait autrefois partie de formules nombreuses de poudres composées, de pilules, d'électuaires, etc. On le donne encore fréquemment en nature ou en pilules, généralement mélangé à d'autres substances médicamenteuses (*Bol ferrugineux de Velpeau*). Il sert à préparer le *Chocolat ferrugineux*.

L'*oxyde ferroso-ferrique* est regardé par quelques praticiens comme préférable au safran de Mars apéritif, parce qu'il fournit directement au suc gastrique du protoxyde de fer. Il est, comme celui-ci, employé sous forme de poudre, de pilules, de tablettes ou d'électuaires. On le trouve dans les pilules de *Vogel*, de *Swédiaur* et de *Vicq d'Azyr*.

L'*hydrate colloïdal* est une préparation probablement sans valeur médicinale. Il n'est pas à recommander.

On a proposé récemment l'usage d'une combinaison de sucre et d'oxyde de fer, à laquelle on donne le nom de *saccharate de fer*. Pour préparer ce médicament, M. Hager ajoute une petite quantité d'ammoniaque à l'hydrate ferrique gélatineux, pris sous un poids connu, et il fait dissoudre le mélange, à chaud, dans du sirop de sucre.

M. Duquesnel a donné la formule d'un sirop de saccharate de fer, qu'on prépare de la manière suivante :

> Solution de perchlorure de fer à 1,26.................   5 gr.
> Sirop de sucre......................................   100
> Solution de soude caustique 1/10....................   Q. S.

On mélange le perchlorure au sirop et on y ajoute goutte à goutte la solution de soude, jusqu'à ce que la liqueur offre une réaction légèrement alcaline. Une cuillerée à bouche de ce sirop contient 16 centigr. de fer métallique, plus un peu de chlorure de sodium formé par la décomposition du perchlorure de fer.

Si l'on veut administrer le saccharate de fer à l'état pur et sec, on additionne son sirop d'un grand excès d'alcool à 90°. Il se fait un précipité rougeâtre, qu'on lave à l'alcool et qu'on dessèche. Le saccharate de fer sec est très soluble dans l'eau ; il contient environ 20 p. 100 d'oxyde de fer et présente une saveur légèrement sucrée, mais non ferrugineuse. Sa solution est d'un rouge foncé ; elle ne donne pas toutes les réactions des sels de fer (*Duquesnel*). L'oxyde de fer doit y être colloïdal.

EMPLATRE DE CANET.

Emplâtre simple............. 100 gr.
— diachylon gommé... 100
Cire jaune................. 100
Huile d'olive.............. 100
Colcothar.................. 100

On porphyrise le colcothar avec la moitié de l'huile, on fait liquéfier les emplâtres et la cire avec le reste de l'huile. On ajoute le colcothar et on remue, jusqu'à ce que la masse emplastique soit entièrement refroidie. (*Codex*.)

CHOCOLAT FERRUGINEUX.

Chocolat simple.............. 990 gr.
Safran de Mars apéritif,...... 10

Ce produit ne doit pas être préparé longtemps à l'avance. (*Codex*.)

§ 4. MAGNÉSIE. MgO = 40.

Préparation. — La magnésie est extraite de son hydrocarbonate, par calcination.

On prend de grands creusets, ou mieux des vases de terre non vernissés nommés *camions* (fig. 93). On renverse deux de ces vases l'un sur l'autre, on les assujettit au moyen d'un fil de fer, et on pratique une ouverture dans le fond du vase supérieur. On introduit par cette ouverture de l'hydrocarbonate de magnésium pulvérisé et on chauffe, au *rouge naissant*, dans un fourneau. On évite une trop haute température, qui rendrait la magnésie plus dense et moins facilement soluble dans les acides.

La magnésie est suffisamment calcinée lorsque, projetée après refroidissement, dans de l'eau acidulée par l'acide sulfurique, elle s'y dissout sans effervescence (*Codex*).

Pendant la calcination, les éléments du carbonate de magnésium sont dissociés par la chaleur; l'acide carbonique et l'eau s'échappent par l'ouverture du vase supérieur:

$$4MgO.3CO^2.4H^2O = 4MgO + 3CO^2 + 4H^2O.$$

Il est habituellement recommandé de ne pas mettre de fer en contact avec la magnésie, pendant la calcination, de peur de colorer le produit. M. Vée s'est assuré que cette coloration ne se manifeste que si la température est très élevée. Aussi conseille-t-il de remplacer les vases en terre, employés jusqu'ici, par des cornues en tôles rectangulaires et très surbaissées, avec lesquelles la marche de l'opération est plus rapide. La décomposition commence à 200° et s'achève au rouge obscur, en une heure et demie. Le produit est aussi léger que le carbonate de magnésium et d'une solubilité instantanée dans les acides étendus, ce qui tient au peu de temps pendant lequel il a été exposé au feu..

Fig. 93. — Camions pour calciner le carbonate de magnésium.

Propriétés physiques et chimiques. — La magnésie pure est très blanche, infusible, sans odeur ni saveur. Préparée comme il vient d'être dit, sa densité est 2,3. Elle devient 3,19 à 350°; 3,24 au rouge sombre; 3,57 au rouge blanc et 3,80 au four électrique (3500° environ). A cette dernière température, elle fond et distille aussitôt. Sa distillation devient très rapide avec un courant de 1000 ampères et 80 volts (Moissan).

L'eau froide la dissout mieux que l'eau bouillante. Exposée à l'air, elle absorbe facilement la vapeur d'eau, en formant un hydrate MgO^2H^2, qui s'empare lentement ensuite de l'acide carbonique.

Essai. — L'essai de la magnésie comporte : l'appréciation de sa solubilité dans les acides, et la recherche de l'*acide carbonique*, de la *silice*, de l'*alumine*, du *fer* et de la *chaux*, qui peuvent y être mélangés. M. Vée a indiqué une méthode rapide pour atteindre ce résultat.

On prend 1 gr. de magnésie calcinée, que l'on dissout dans de l'acide sulfurique étendu d'eau, en notant la facilité avec laquelle se fait la dissolution. On conclut à la présence de l'*acide carbonique*, si la solution est accompagnée d'effervescence, et à celle de l'*acide silicique*, s'il se dépose un résidu insoluble.

On ajoute ensuite assez d'eau pour avoir 100 gr. de liqueur, qu'on divise en deux parties égales. Dans l'une de ces parties on verse 50 gr. d'alcool à 90°, qui précipite du *sulfate de calcium*, si la magnésie est calcaire. L'autre partie est sursaturée par l'ammoniaque, qui déplace l'*alumine* et l'*oxyde de fer*. Il reste à peser les précipités, si l'on veut connaître la proportion des éléments étrangers à la magnésie.

Pharmacologie. — La magnésie a été introduite par Hoffmann dans la matière médicale. Elle ne semble pas avoir été connue avant le commencement du XVIII° siècle, époque à laquelle on la donnait, comme une panacée, sous le nom de *poudre du comte de Palme*. Elle est laxative et même purgative à haute dose, sans doute à cause des combinaisons qu'elle forme en saturant les acides des voies digestives. Son action peut donc être favorisée par l'ingestion de boissons acidules, et retardée, annulée même par celle de boissons alcalines.

On estimait beaucoup autrefois un produit d'origine anglaise, nommé *magnésie de Henry*, qui est doux au toucher, très dense et peu soluble dans les acides. Collas est parvenu à imiter ce produit, en faisant avec le carbonate de magnésium et de l'eau une pâte ferme, qu'il sèche à l'étuve et qu'il calcine à une haute température, dans des creusets où elle a été fortement tassée. Dans le même but, le *Codex* prescrit la calcination du carbonate obtenu par précipitation dans l'eau bouillante. La magnésie légère est plus efficace, en raison de sa solubilité; elle doit être préférée à celle-ci, mais l'*hydrate de magnésie* vaut mieux encore.

HYDRATE DE MAGNÉSIE. $MgO^2H^2 = 58$.

On a donné longtemps ce nom à la magnésie incomplètement hydratée et carbonatée, que l'on obtient par une exposition plus ou moins prolongée à l'air humide.

Le *Codex* prépare la magnésie hydratée suivant le procédé de Vée, qui donne en peu de temps une hydratation parfaite. Ce procédé consiste à faire bouillir la magnésie calcinée avec vingt fois son poids d'eau, pendant vingt minutes. On jette sur une toile, on laisse égoutter et on sèche dans une étuve chauffée à 50°, jusqu'à cessation de perte de poids.

M. G. Fleury préfère précipiter la solution bouillante de sulfate de magnésium par la soude caustique, laver l'hydrate précipité et le sécher à une douce température.

L'hydrate de magnésie contient 31 p. 100 d'eau et une proportion insignifiante d'acide carbonique. Il bleuit le tournesol rouge et il sature bien les acides. Il est préférable à la magnésie calcinée, pour les usages médicaux; il est plus soluble dans les acides, il n'a pas le défaut de s'agréger en masses dures, quand on le conserve, et son action est plus douce. On le donne en nature, en potion, mêlé à du chocolat, ou simplement délayé dans de l'eau (*lait de magnésie*). Il jouit de la propriété de durcir le baume de copahu et quelques autres térébenthines.

Mieux que tous les autres oxydes, il convient pour arrêter les accidents consécutifs aux empoisonnements par les acides. C'est aussi le meilleur antidote de l'arsenic (*Bussy*). Mais, pour qu'il soit efficace, il est important de ne point y associer de sucre. Non seulement l'arsenic ne se combine pas à la magnésie, en présence du sucre, mais l'eau sucrée dissout l'arsénite de magnésium. Le concours du sucre est au contraire utile, quand la magnésie est destinée à servir de contrepoison aux sels d'antimoine, de cuivre, de plomb et de mercure. Le sucrate de magnésie décompose rapidement ces sels, et le sucre peut même jouer le rôle de réducteur vis-à-vis des combinaisons du cuivre, du mercure, etc. Sous ce rapport, le miel serait encore supérieur au sucre (*Carles*).

Il importe de conserver, dans des flacons bien bouchés, la magnésie et son hydrate ; pour les empêcher d'absorber l'acide carbonique et l'humidité de l'air.

POTION A LA MAGNÉSIE.

Médecine blanche.

Magnésie calcinée........	8 gr.
Sucre blanc...................	50
Eau.,.......................	40
Eau de fleur d'oranger........	20

On porte à l'ébullition l'eau dans laquelle on a délayé la magnésie ; on retire du feu, on ajoute le sucre et l'eau de fleur d'oranger, et on passe à travers un tamis de soie peu serré. (*Codex*.)

§ 5. OXYDE MERCURIQUE. HgO = 216.
Bioxyde de mercure.

Préparation. — 1° Voie sèche. — *Oxyde rouge, précipité rouge.* — On introduit dans un matras :

Mercure pur........................	100 gr.
Acide nitrique officinal.............	80
Eau distillée.......................	20

On chauffe au bain de sable tiède (fig. 94), jusqu'à ce que le métal soit entièrement dissous. On augmente alors la chaleur, pour vaporiser le liquide. Quand le nitrate de mercure est desséché, on élève encore la température. On s'arrête, quand on ne voit plus se dégager de vapeurs nitreuses, et on enlève l'oxyde après refroidissement (*Codex*).

Dès que le mercure est mis en contact avec l'acide azotique, il le réduit et il se convertit en oxydes mercureux et mercurique, qui se combinent à l'acide excédant. La calcination décompose ensuite les azotates ; elle en dégage l'acide azotique, qui fait passer au maximum d'oxydation l'azotate mercureux. Lorsqu'elle est terminée, il ne reste que de l'oxyde mercurique dans le matras. On reconnaît que la décomposition est totale à la suppression des vapeurs nitreuses et à la facilité avec laquelle on peut introduire une baguette de verre dans la couche d'oxyde. Quand la baguette ne peut être enfoncée sans effort dans la matière, celle-ci contient encore de l'azotate de mercure. Si on chauffe trop longtemps ou trop fortement le matras, il y a perte d'oxyde de mercure, qui se trouve partiellement réduit en oxygène et en métal. Il faut se garder avec plus de soin encore de ne pas élever assez la température, car une partie du nitrate échapperait à la décomposition et rendrait le produit caustique.

2° Voie humide. — *Oxyde jaune.* — On l'obtient par précipitation :

Chlorure mercurique......................	100 gr.
Eau distillée........................	3000
Potasse caustique à l'alcool..........	60

Le chlorure est dissous dans les deux tiers de l'eau, la potasse dans l'autre tiers. On verse alors la solution mercurielle dans la liqueur alcaline, en agitant sans cesse. On lave l'oxyde par décantation, jusqu'à ce que l'azotate d'argent ne trouble plus l'eau de lavage ; on recueille le précipité sur un filtre sans plis et on le sèche à une douce chaleur (*Codex*) :

$$HgCl^2 + 2KOH = HgO + 2KCl + H^2O.$$

Propriétés physiques et chimiques. — L'oxyde mercurique est de couleur *rouge brique*, lorsqu'il a été préparé par la voie sèche, et d'un *jaune vif*, quand il a été obtenu par voie humide. Densité : 11,29.

L'*oxyde rouge* est cristallin et il prend une teinte orangée, quand on le porphyrise. Il devient rouge vif, puis noir, si on le chauffe.

L'*oxyde jaune* est amorphe. Il est anhydre, comme le premier. Tous deux exigent, pour se dissoudre, 20000 parties d'eau (*Wallace*).

La lumière décompose l'oxyde mercurique et le colore en noir. Une température de 400° dissocie ses éléments : HgO = Hg + O.

C'est un oxydant énergique, qui est réduit avec facilité par tous les corps avides d'oxygène. Toutefois, l'oxyde jaune a des affinités plus vives que l'oxyde rouge, ce qui tient à sa plus grande division. Il est plus facilement attaqué par le chlore que ce dernier; il se combine, *à froid*, à l'acide oxalique et à l'ammoniaque, avec laquelle il forme de l'*hydrate d'oxyde de dimercurammonium* (AzHg²)²O.3H²O.

Essai. — L'oxyde mercurique peut être fraudé par l'*ocre*, la *brique* ou le *minium*.

Comme il est *entièrement volatilisable* par la chaleur, il suffit de le chauffer dans un tube, pour constater sa pureté.

S'il contenait du nitrate mercurique, il n'y aurait qu'à le chauffer dans un tube, pour apercevoir des vapeurs rutilantes.

Fig. 94. — Appareil pour la préparation de l'oxyde mercurique.

Pharmacologie. — L'oxyde mercurique paraît avoir été connu de Geber, mais il n'a guère été employé comme médicament avant le xvi° siècle. A cette époque, on le trouve dans les *pilules* du corsaire *Barberousse* et dans plusieurs autres préparations également destinées à être administrées à l'intérieur. Il est irritant, cathérétique même et exclusivement réservé aujourd'hui aux usages externes. Il fait partie des *pommades ophtalmiques* de *Lyon*, de *Régent*, de *Desault*, de *Saint-Yves* et de la *veuve Farnier*, de l'*onguent brun* et de bien d'autres topiques.

C'est l'oxyde rouge qui sert presque toujours, par tradition sans doute plutôt que par calcul, à préparer les médicaments à base d'oxyde mercurique. Il faut, avant de l'employer, le porphyriser avec soin, sinon il perd beaucoup de sa valeur thérapeutique.

L'oxyde jaune a pris rang depuis quelques années dans la matière médicale, mais il n'est pas assez employé. On devrait le substituer partout à l'oxyde rouge, auquel il est très supérieur par la constance de ses effets et par l'énergie qu'il doit à sa ténuité extrême et invariable. Actuellement, il est presque exclusivement réservé à la confection des pommades ophtalmiques. C'est aussi le principe actif de l'*eau phagédénique*. Il doit être d'un beau jaune. Une couleur foncée indique un mélange d'*oxychlorure de mercure* et doit le faire rejeter.

Les pommades et les onguents, qui renferment de l'oxyde mercurique, changent de couleur au bout d'un certain temps. Cette modification tient à la combinaison de l'oxyde avec les corps gras ou à sa réduction par les mêmes composés.

POMMADE DE LYON.

Vaseline...................... 15 gr.
Oxyde rouge de mercure porphyr. 1
On prépare de la même manière la *pommade avec l'oxyde jaune de mercure*. (*Codex*.)

POMMADE DE RÉGENT.

Vaseline...................... 18.00
Oxyde rouge de mercure porphyr. 1.00
Acétate de plomb cristallisé.... 1.00
Camphre pulvérisé.............. 0.10
(*Codex*.)

§ 6. OXYDES DE PLOMB.

Des cinq oxydes du plomb, deux seulement, la *litharge* et le *minium*, servent à la préparation de quelques médicaments.

A. — PROTOXYDE DE PLOMB. $PbO = 223$.
Litharge, massicot.

Préparation. — La préparation du protoxyde de plomb est industrielle : elle consiste à chauffer le métal au contact de l'air, ou à décomposer son carbonate par la chaleur.

Lorsque l'oxyde de plomb n'est pas chauffé à la température de sa fusion, il est pulvérulent et il porte le nom de *massicot*. S'il a été fondu, il prend celui de *litharge* et il présente une apparence cristalline.

Propriétés physiques et chimiques. — Le protoxyde de plomb est solide, fusible à la chaleur rouge et susceptible de cristalliser en octaèdres à base rhombe, pendant le refroidissement. Quand il est en fusion, il absorbe de l'oxygène, qu'il abandonne en reprenant l'état solide (*Le Blanc*). Il est tantôt jaune (*litharge d'argent*), tantôt rouge (*litharge d'or*). La modification jaune cristallise en prismes orthorhombiques; $D = 9,29$. Elle devient rouge par le frottement et par la pression. La modification rouge cristallise en prismes à base carrée; $D = 9,12$ (*Geuther*). Il forme avec l'eau un hydrate PbO^2H^2 soluble dans 7000 fois son poids d'eau distillée, mais insoluble dans de l'eau chargée d'un sel quelconque. Son meilleur dissolvant est l'acide azotique dilué.

Il se comporte comme une base vis-à-vis des acides, et comme un acide vis-à-vis des bases fortes. Il s'unit aisément à la potasse, à la chaux, à la baryte, etc. A une haute température, il attaque les matières siliceuses; si on le fond dans un creuset de terre, celui-ci est promptement percé, par suite de la formation d'un silicate de plomb fusible. A la température rouge, l'hydrogène et le charbon le réduisent avec facilité.

Essai. — La litharge contient souvent de l'*acide carbonique*, du *fer*, du *cuivre* et, par fraude, du *carbonate de calcium*, du *sable*, de l'*ocre*, ou de la *brique en poudre*.

Elle renferme un *carbonate*, quand elle fait effervescence avec les acides; de l'*ocre*, du *sable* ou de la *brique*, si elle n'est pas entièrement soluble dans l'acide azotique étendu.

Pour savoir si elle est *ferrugineuse* ou *cuivreuse*, on la dissout dans de l'acide azotique, et on précipite le plomb par l'acide sulfurique. Un excès d'ammoniaque, versé dans la liqueur filtrée, précipite l'oxyde de *fer* et redissout l'oxyde de *cuivre*, en prenant une teinte d'un bleu foncé.

On recherche la *chaux*, en précipitant par l'hydrogène sulfuré la solution azotique de la litharge; on filtre pour séparer le sulfure de plomb, et on essaie la liqueur par l'oxalate d'ammonium, qui précipite les sels de calcium.

B. — Minium. $Pb^3O^4 = PbO^2.2PbO = 685$.

Préparation. — On prépare le minium en chauffant le massicot à une température de 300° au plus. Le produit varie dans sa composition, suivant la durée de l'opération; cependant, en général, il répond à la formule Pb^3O^4.

Propriétés physiques et chimiques. — Le minium possède une couleur d'un rouge vif, qui devient plus foncé sous l'influence de la chaleur. Il est insoluble dans l'eau. La chaleur rouge le convertit en protoxyde de plomb. L'acide azotique le dédouble en protoxyde et en acide plombique :

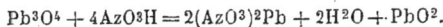

$$Pb^3O^4 + 4AzO^3H = 2(AzO^3)^2Pb + 2H^2O + PbO^2.$$

Il se dissout partiellement dans l'acide acétique concentré et dans l'acide phosphorique, totalement dans l'acide azotique additionné de sucre ou d'alcool, qui le réduisent (*Fordos* et *Gélis*). La lumière le noircit.

Essai. — Le minium est l'objet des mêmes falsifications que la litharge. Son essai s'effectue de la manière suivante :

1° On calcine le minium à la température rouge; le résidu est *jaune* (PbO) si le produit est pur, et *rouge* s'il est mélangé d'*oxyde de fer*, d'*ocre* ou de *brique ;*

2° On le traite par une dissolution d'acétate *neutre* de plomb, qui dissout le protoxyde et laisse l'acide plombique, dont la couleur *brune* doit être franche;

3° On fait bouillir le minium avec de l'eau sucrée légèrement aiguisée d'acide azotique ; il se dissout entièrement s'il est pur.

La présence des autres substances pourrait être constatée à l'aide des moyens indiqués à l'essai de la litharge.

Pharmacologie. — La *litharge* sert en pharmacie à la préparation de l'*extrait de Saturne* et de l'*emplâtre simple ;* mais elle n'est pas usitée à l'état libre. Sa poudre était autrefois employée comme ophtalmique, et elle entrait dans la composition de cataplasmes résolutifs.

Le *minium* peut remplacer la litharge, dans l'emplâtre simple, tout en lui étant inférieur au point de vue de la rapidité de son action sur les graisses. On en fait des pommades et il sert également à préparer le *papier chimique*, l'*emplâtre fondant* et l'*emplâtre de Nuremberg.*

On a, depuis longtemps, renoncé à l'usage interne de ces oxydes, qui sont vénéneux et dont néanmoins on se servait fréquemment dans l'ancienne médecine.

EMPLATRE CÉROÈNE.

Poix de Bourgogne............	400 gr.
— noire.................	100
Cire jaune.................	100
Suif de mouton.............	50
Bol d'Arménie préparé........	100
Myrrhe pulvérisée.............	20
Encens pulvérisé.............	20
Minium pulvérisé.............	20

(Codex.)

EMPLATRE DE MINIUM CAMPHRÉ.

Emplâtre de Nuremberg.

Emplâtre simple..............	600 gr.
Cire jaune..................	300
Huile d'olive............... .	100
Minium......................	150
Camphre pulvérisé...........	12

(Codex.)

PAPIER CHIMIQUE.

Huile d'olive.................	2000 gr.
Minium pulvérisé............	1000
Cire jaune..................	60

On chauffe l'huile dans une bassine d'une grande capacité et à un feu assez vif. Quand elle commence à répandre des vapeurs, on y ajoute le minium, en agitant. Lorsque la tuméfaction s'est apaisée, on continue d'agiter le mélange sur le feu, jusqu'à ce qu'il se produise un dernier boursouflement, qu'il faut surveiller, car il se répand alors une fumée qu'il est prudent d'éviter. On retire du feu, en continuant d'agiter jusqu'au moment où il se forme une écume blanchâtre. On ajoute la cire, et on agite encore quelques instants après sa fusion.

Le papier destiné à recevoir cette composition emplastique doit être du papier mousseline, rendu imperméable avec le mélange suivant :

Huile de lin.................	1000 gr.
Ail épluché et coupé menu...	100
Essence de térébenthine......	800
Oxyde de fer rouge porphyr.	400
Céruse broyée à l'huile......	150

On met l'huile et l'ail dans une grande bassine sur un feu doux, et on chauffe jusqu'à ce que l'ail soit très brun, en remuant sans cesse, pour chasser l'humidité ; on passe à travers un linge. On remet l'huile ainsi préparée sur le feu, avec les autres substances, on agite le mélange et on l'étend avec une éponge, sur le papier, qu'on laisse sécher ensuite pendant quinze jours, suspendu sur des baguettes.

Quand le papier est sec, on applique sur l'une de ses surfaces la composition emplastique chaude, à l'aide d'un pinceau ou d'un appareil quelconque approprié à cet usage. *(Codex.)*

§ 7. HYDRATE DE POTASSE. KOH = 56. 10.

Potasse caustique, pierre à cautères.

Préparation. — 1° La préparation de la potasse caustique est basée sur la décomposition du carbonate de potassium par la chaux :

Carbonate de potassium..........................	1000 gr.
Chaux vive......................................	500
Eau..	12000

On éteint la chaux et on la délaie dans 5 à 6 fois son poids d'eau. Le reste du liquide sert à dissoudre le carbonate de potassium ; on fait bouillir la solution dans une chaudière de fer et on y ajoute le lait de chaux, par petites quantités à la fois, de manière à ne pas interrompre l'ébullition. On agite le mélange avec une spatule de fer, et on maintient la liqueur bouillante, pendant une demi-heure, en remplaçant l'eau qui s'évapore.

A ce terme, une portion du liquide, étendue de son volume d'eau et filtrée, ne doit plus être troublée par l'addition de quelques gouttes d'eau de chaux. S'il en est autrement, on continue l'ébullition, jusqu'à décomposition complète du carbonate de potassium.

On jette la masse sur des toiles, pour séparer le carbonate de calcium, qu'on lave avec soin. On réunit les liqueurs claires, on les évapore rapidement à siccité, dans une bassine d'argent, et on chauffe fortement le produit, jusqu'à ce qu'il éprouve la fusion ignée. La matière en fusion est coulée sur des plaques métalliques (*Codex*).

Pendant l'ébullition, la chaux s'est unie à l'acide du carbonate de potassium :

$$CO^3K^2 + CaO^2H^2 = CO^3Ca + 2KOH.$$

Il est à remarquer que cet échange n'est possible qu'en présence de beaucoup d'eau (*Descroizilles*). Dans les liqueurs concentrées, au contraire, ce serait la potasse qui enlèverait l'acide carbonique à la chaux.

Lorsqu'on essaie la solution alcaline, pour savoir si elle ne contient plus de carbonate de potassium, il faut avoir soin de la diluer. Autrement la potasse pourrait précipiter la chaux du réactif, en la déshydratant, et faire croire à la présence de carbonate de potassium, alors que ce sel serait entièrement décomposé.

2° On précipite exactement une solution de sulfate de potassium par de la baryte; du sulfate de baryum se dépose et de l'hydrate de potasse reste dissous :

$$SO^4K^2 + BaO^2H^2 = SO^4Ba + 2KOH.$$

3° On met dans un flacon, que l'on bouche hermétiquement :

Carbonate de potassium	10 gr.
Chaux récemment éteinte, lavée et séchée	10
Eau distillée	120

On agite fréquemment, pendant quelques jours, et on décante. Ce procédé, fondé sur la même réaction que celui du Codex, est commode dans les laboratoires.

4° On calcine au rouge un mélange d'azotate de potassium et de tournure de cuivre divisée. On lessive le produit, qui est formé de potasse et d'oxyde cuivrique, et on filtre pour séparer ce dernier (*Wœhler*).

5° On triture 1 p. de nitrate de potassium avec 2 ou 3 p. de limaille de fer, et l'on chauffe le mélange dans un vase de fer, à la température rouge. La masse devient rouge en quelques instants; quand elle est refroidie, on la traite par l'eau, on laisse reposer et on décante. La solution peut être employée telle qu'elle est, ou évaporée, si l'on veut avoir de la potasse solide (*Pollacci*).

Purification. — La potasse obtenue par le procédé du Codex porte le nom de *potasse à la chaux*. Elle peut contenir, lorsqu'elle a été préparée avec du carbonate de potassium impur, du *chlorure de potassium*, du *sulfate*, de l'*azotate* et du *silicate de potassium*, de la *chaux*, et du *carbonate de potassium*, qui s'est reformé pendant l'évaporation.

Pour la purifier, on la divise grossièrement, on la met en macération avec son poids d'alcool à 90°, dans un vase de verre bien bouché, et l'on agite fréquemment pour favoriser la dissolution. Après quarante-huit heures, on décante la partie liquide et on verse la même quantité d'alcool sur le résidu. On décante, après le même temps, et on fait un troisième traitement semblable. On réunit les solutions alcooliques, on les laisse déposer dans un flacon étroit et bien bouché ; on décante le liquide clair et on le distille dans une cornue de verre, jusqu'à moitié de son volume. On achève la concentration dans une capsule d'argent.

Sur la fin de l'opération, le liquide prend une teinte rougeâtre foncée ; quelques instants après, on voit apparaître à la surface une matière noire charbonneuse, qu'il faut enlever avec soin, pour qu'elle ne colore pas le produit (*Codex*).

Ainsi purifiée, la potasse est nommée *potasse à l'alcool*. Elle n'est pas encore chimiquement pure. Elle a retenu un peu de chlorure et de nitrate de potassium dissous par l'alcool; de plus, elle est toujours carbonatée. Un moyen pratique d'avoir un hydrate d'une pureté absolue est de traiter du carbonate de potassium pur par de la chaux éteinte pure et bien lavée. Il est plus facile et plus sûr encore de décomposer l'eau par le potassium et d'évaporer la dissolution obtenue. C'est ainsi qu'opère l'industrie actuellement.

Propriétés physiques et chimiques. — L'hydrate de potassium est solide, blanc, onctueux au toucher. Il fond au rouge sombre et se volatilise au rouge blanc. Sa densité est 2,1. Il est déliquescent et soluble dans l'alcool; la dissolution a lieu avec dégagement de chaleur. Il peut absorber jusqu'à 50 p. 100 d'eau, sans perdre l'état solide. En présence de deux molécules d'eau, il donne un hydrate cristallisable $KOH.2H^2O$.

C'est un des alcalis les plus puissants. Il est très avide d'acide carbonique et, comme toutes les bases alcalines, il verdit le sirop de violettes, ramène au bleu le tournesol rougi par un acide et brunit le curcuma. Il dissout l'épiderme et la plupart des matières organisées. Il attaque le verre et la porcelaine, en s'emparant de la silice et de l'alumine. Presque tous les métalloïdes le décomposent. A la chaleur rouge, le charbon et quelques métaux le réduisent.

Fig. 95. — Lingotière.

Essai. — La potasse pure doit se dissoudre *sans résidu* dans l'eau et dans l'alcool. Elle ne fait pas effervescence, quand on la sature par l'acide azotique et la liqueur ne précipite ni l'azotate d'argent ni l'azotate de baryum, si elle ne contient ni *chlorure* ni *sulfate*.

Calcinée dans un creuset d'argent, elle ne perd de son poids, que si elle a été frauduleusement additionnée d'*eau*.

Pharmacologie. — La potasse doit à ses propriétés désorganisatrices le nom de *pierre à cautère*. Elle attaque violemment la peau, la dessèche et la dissout, en formant une eschare molle et translucide. Pour faciliter son emploi, on la façonne en *pastilles* et en *cylindres* d'un petit volume. Quand on veut faire les pastilles, on verse la potasse en fusion, goutte à goutte, sur un marbre, au moyen d'une cuiller d'argent munie d'un bec. On prépare les cylindres, en coulant la potasse fondue dans des lingotières métalliques (fig. 95).

Employée comme caustique, la potasse se dissout dans l'eau qu'elle soustrait aux tissus, et elle produit une eschare beaucoup plus large que le diamètre du fragment cautérisant. On corrige ce défaut en la divisant avec de la chaux vive, comme cela a lieu pour la préparation de la *poudre de Vienne* et du *caustique de Filhos*.

On ne la donne pas à l'intérieur, à cause de ses propriétés irritantes : elle est avantageusement remplacée par son carbonate, qui possède les mêmes qualités médicinales sans avoir ses inconvénients. Lorsqu'elle a été ingérée à dose toxique, on essaie de conjurer les accidents qu'elle détermine, en administrant de l'eau vinaigrée ou tout autre acide dilué; mais presque toujours le remède arrive trop tard, tant est prompte l'action dissolvante de l'alcali.

POUDRE DE VIENNE.
Caustique de Vienne. .

Potasse à la chaux........	50 gr.
Chaux vive......	60

On pulvérise séparément les deux substances, dans un mortier de fer chauffé; on les mélange, et on enferme la poudre dans de petits flacons bien secs et parfaitement bouchés. (*Codex.*)

Quand la potasse contient de l'eau en excès, elle fond à la chaleur du mortier, ce qui rend l'opération moins facile. En outre, elle se trouve alors en quantité trop faible dans la poudre et, dans ce cas, J. Regnauld propose de renverser les proportions du mélange.

CAUSTIQUE DE FILHOS.

Potasse à la chaux...........	100 gr.
Chaux vive pulvérisée........	20

On fond la potasse, on y ajoute la chaux, et on coule dans des tubes de plomb de différents diamètres, ou dans des lingotières. Dans ce dernier cas, il faut que les cylindres soient immédiatement enveloppés de gutta-percha. On conserve ces deux sortes de cylindres dans des tubes de verre remplis de chaux vive et fermés. (*Codex.*)

§ 8. HYDRATE DE SOUDE. NaOH = 40.
Soude caustique.

Préparation. — 1° On prépare, exactement comme la potasse, la *soude à la chaux* et la *soude à l'alcool*, en substituant le carbonate de sodium au carbonate de potassium, dans les opérations. On a pour produit de l'hydrate de sodium et du carbonate de calcium.

$$CO^3Na^2 + CaO^2H^2 = CO^3Ca + 2NaOH.$$

2° On peut également attaquer l'eau par le sodium et évaporer rapidement à siccité la dissolution.

Propriétés physiques et chimiques. — La soude caustique a les mêmes propriétés physiques et chimiques que l'hydrate de potassium. Elle diffère cependant de celui-ci en ce que le carbonate qu'elle forme, par exposition à l'air, devient *sec* et *pulvérulent* à la longue, au lieu d'être déliquescent comme le carbonate de potassium. ·

Essai. — Semblable à celui de la potasse caustique.

Pharmacologie. — En médecine, l'hydrate de sodium n'est pas employé à l'état solide, bien qu'il soit escharotique au même degré que la pierre à cautère. Mais on fait usage, dans quelques opérations pharmaceutiques, de sa solution concentrée, connue sous le nom de *lessive des savonniers*.

LESSIVE DES SAVONNIERS. — Pour préparer cette solution, on prend :

Carbonate de sodium *sec* du commerce........... ...	500 gr.
Chaux vive.....................................	400
Eau... .	6000

On éteint la chaux, on la délaie dans l'eau, on y ajoute le carbonate de sodium et on fait bouillir le mélange pendant une demi-heure, dans une chaudière de fer, en agitant continuellement et en remplaçant l'eau qui s'évapore.

On essaie de temps en temps la liqueur, comme dans la préparation de la potasse à la chaux, et quand la soude a perdu tout son acide carbonique, on jette le tout sur une toile. On lave exactement le résidu, on réunit les solutions et on les évapore rapidement dans une bassine d'argent, jusqu'à ce que le liquide, *bouillant*, marque 1,28 au densimètre (*Codex*).

Cette lessive contient environ 29 p. 100 de soude hydratée, correspondant à 23 grammes d'oxyde de sodium anhydre. Elle renferme, en outre, les sels étrangers qui se trouvaient dans le carbonate de sodium, s'il n'était pas pur, et ceux de l'eau employée à le dissoudre. Elle est presque toujours colorée. Pour l'avoir entièrement blanche, il faut l'évaporer à siccité, fondre la soude et la redissoudre dans le poids d'eau nécessaire pour que la dissolution *froide* ait une densité de 1,33. On la conserve dans des flacons fermés par de bons bouchons de liège trempés dans la cire ou dans la paraffine fondue.

§ 9. OXYDE DE ZINC. ZnO = 81.
Fleurs de zinc, laine philosophique, pompholyx.

Préparation. — 1° VOIE SÈCHE. — On introduit du zinc exempt d'arsenic dans un creuset d'un litre de capacité, que l'on dispose dans un fourneau, sous un angle de 45°, et que l'on couvre incomplètement, de manière à laisser accès à l'air. On porte le creuset au rouge : le zinc fond, se volatilise, s'oxyde, et l'oxyde vient se déposer dans la partie supérieure du creuset, sous forme de flocons lanugineux. On enlève l'oxyde à mesure qu'il se produit, on le laisse refroidir, on le passe au tamis de crin n° 1 et on l'enferme dans un flacon bouché (*Codex*).

2° VOIE HUMIDE. — On remplit un creuset de terre avec de l'hydrocarbonate de zinc obtenu par précipitation (Voy. *Carbonate de zinc*) et on le chauffe au rouge sombre, jusqu'à ce qu'une petite quantité de matière, puisée au centre de la masse et délayée dans l'eau, ne fasse plus effervescence avec l'acide sulfurique étendu. On laisse refroidir le creuset et on conserve l'oxyde obtenu dans un flacon bouché (*Codex*).

La calcination transforme le carbonate de zinc en oxyde ; on doit la faire à la température du rouge obscur ; au rouge vif, l'oxyde prend souvent une teinte jaune, en s'emparant du fer des creusets.

Purification. — Lorsque l'oxyde de zinc est *arsenical*, on le purifie en le calcinant avec 3 p. 100 d'azotate de potassium pulvérisé. L'arsenic passe à l'état d'arséniate alcalin, qu'on enlève par des lavages (*Falières*).

Propriétés physiques et chimiques. — L'oxyde de zinc est anhydre, blanc à froid et jaune quand on le chauffe, insoluble dans l'eau et soluble *sans effervescence* dans les acides. Il est léger et lanugineux, lorsqu'il a été obtenu par voie sèche ; lourd et pulvérulent, quand il a été préparé par voie humide. La moindre trace de fer lui communique une teinte jaune. Il a pour densité 5,60.

La chaleur ne le décompose pas, mais, à une haute température, il est réduit par l'hydrogène et par le charbon. Il forme avec l'eau un hydrate représenté par la formule ZnO^2H^2. Cet oxyde est une base faible et susceptible de jouer le rôle d'acide vis-à-vis des alcalis minéraux. Il se dissout facilement, surtout lorsqu'il est hydraté, dans la potasse, la soude et l'ammoniaque, en donnant naissance à des combinaisons appelées *zincates*.

Essai. — L'oxyde de zinc est quelquefois *ferrugineux* ou *arsenical*. De plus, on l'a falsifié avec du *carbonate de calcium*, du *talc* et de la *fécule*.

Pour s'assurer de sa pureté, on le dissout dans l'acide sulfurique; la liqueur donne : un précipité bleu avec le ferrocyanure de potassium, si elle contient du *fer*; un précipité blanc avec l'oxalate d'ammonium, si elle renferme de la *chaux*; des taches dans l'appareil de Marsh, si elle est *arsenicale*.

Le *talc* ne se dissout pas dans les acides; et l'*amidon*, enlevé au moyen de l'eau bouillante, se reconnaît à la teinte bleue qu'il prend au contact de l'iode, ou par l'examen microscopique de l'oxyde non chauffé.

Pharmacologie. — L'oxyde de zinc, nommé *pompholyx* par Galien et par Dioscoride, n'était employé dans l'antiquité qu'aux usages externes. Plus tard, on le préconisa, sous le nom de *lune fixée*, comme un antiépileptique puissant, et on le fit entrer dans un grand nombre de formules, à titre d'antispasmodique et d'astringent. Au nombre de ces formules sont les *pilules de Méglin*, encore usitées aujourd'hui, et une foule de poudres et de pommades ophtalmiques et antiherpétiques, abandonnées pour la plupart.

L'oxyde de zinc *hydraté*, saturant bien les acides, peut être employé à les neutraliser, soit à l'intérieur, soit à l'extérieur. Il pourrait également servir d'antidote à l'acide arsénieux.

La *tuthie* ou *cadmie des fourneaux*, si fréquemment inscrite dans les anciennes pharmacopées, était un oxyde de zinc impur, recueilli dans les fours où l'on préparait le zinc métallique. On en faisait un succédané de l'oxyde pur. On a cessé de recourir à son emploi, à cause de la variabilité de sa composition et de l'arsenic qu'on y rencontre souvent.

GLYCÉRÉ D'OXYDE DE ZINC.

Oxyde de zinc par voie sèche... 10 gr.
Glycéré d'amidon............. 20
(Codex.)

PILULES DE JUSQUIAME ET DE VALÉRIANE COMPOSÉES.
Pilules de Méglin.

	gr.
Extrait alcoolique de jusquiame...	0,50
— de valériane....	0,50
Oxyde de zinc par voie sèche.....	0,50

Faites 10 pilules. Chaque pilule contient 5 centigr. de chacun des médicaments qui la composent. *(Codex.)*

POMMADE D'OXYDE DE ZINC.

Oxyde de zinc................. 10 gr.
Axonge benzoïnée......... 90
(Codex.)

POUDRE D'OXYDE DE ZINC AMYLACÉE.

Oxyde de zinc................. 10 gr.
Amidon pulvérisé............. 90
(Cazenave.)

CHAPITRE VI

V. — SELS MINÉRAUX.

I. — ANTIMONIATES.

ANTIMONIATE ACIDE DE POTASSIUM.
$$SbO^4H^2K.SbO^4H^3 = 412,1.$$
Oxyde blanc d'antimoine, antimoine diaphorétique.

Préparation. — On obtient l'antimoniate acide de potassium, en oxydant au rouge, par le nitrate de potassium, l'antimoine métallique :

Antimoine purifié	1000 gr.
Nitrate de potassium	2000

On fait de ces substances un mélange exact, que l'on projette, par petites portions, dans un creuset préalablement chauffé au rouge. Lorsque celui-ci en est presque rempli, on le couvre et on le maintient rouge pendant une demi-heure. On enlève ensuite la matière pâteuse et on la laisse refroidir. On la porphyrise, puis on la lave par décantation, avec dix fois son poids d'eau employée en trois reprises; lorsque l'eau de lavage ne contient plus d'azotate, on sèche à l'étuve (*Codex*).

Dans cette opération, l'azotate de potassium se décompose et transforme l'antimoine en acide antimonique, qui s'unit à la potasse. Le produit contenu dans le creuset est formé d'antimoniate, d'azotate et d'azotite de potassium. L'azotate et l'azotite sont entraînés par l'eau de lavage; quant à l'antimoniate, il est dédoublé en antimoniate neutre, qui se dissout, et en antimoniate acide insoluble.

Propriétés physiques et chimiques. — L'antimoniate acide de potassium est hydraté, blanc, amorphe, insoluble dans l'eau et dans les acides, formé par un mélange d'antimoniate acide et d'acide antimonique hydraté. Il se dissout dans les solutions alcalines. La chaleur le déshydrate.

Pharmacologie. — On emploie l'antimoine diaphorétique, en poudre, ou divisé dans une potion. Il fait partie de la *poudre incisive de Stahl*, de la *poudre cornachine* ou *des trois diables*, etc. Son action physiologique est analogue à celle des antimoniaux en général et très faible, en raison du peu de solubilité du médicament.

II. — ARSÉNIATES.

§ 1. ARSÉNIATE FERREUX.
$$AsO^4HFe = 196.$$

Préparation. — L'opération consiste à décomposer l'arséniate de sodium par le sulfate ferreux :

1° Arséniate de sodium cristallisé...................	50 gr.
Eau distillée....................................	500
2° Sulfate ferreux pur cristallisé....................	10
Eau distillée................................	100

Les deux solutions étant mélangées, l'arséniate ferreux se précipite. On le lave à l'eau distillée, on le sèche rapidement et on le conserve dans des flacons bien bouchés (*Codex*).

La quantité d'arséniate de sodium indiquée ci-dessus est beaucoup trop forte; il suffit de 22^{gr},45 de ce sel pour précipiter 10 grammes de sulfate ferreux cristallisé.

Propriétés physiques et chimiques. — L'arséniate de fer est amorphe, hydraté, d'un vert pâle au moment de sa précipitation, plus foncé ensuite, à cause de l'oxydation partielle qu'il subit en se desséchant. A 100°, il perd de l'eau et il prend une teinte encore plus sombre. Il est soluble dans les acides et dans l'ammoniaque. Sa composition est variable suivant la durée de sa dessiccation.

Pharmacologie. — A cause de son peu de solubilité, l'arséniate ferreux est moins actif que les arséniates alcalins; il possède cependant une efficacité incontestable. Il est employé sous forme de pilules, à des doses plus élevées que les arséniates solubles : 1 à 20 centigrammes par jour.

§ 2. ARSÉNIATE ACIDE DE POTASSIUM.
$$AsO^4H^2K = 180,1.$$
Sel arsenical de Macquer.

Préparation. — Pour préparer l'arséniate de potassium, on oxyde l'acide arsénieux au moyen du nitrate de potassium. On chauffe, au rouge, dans un creuset de grès, un mélange finement pulvérisé de :

Acide arsénieux.....................................	500 gr.
Nitrate de potassium...............................	500

Lorsqu'il ne se dégage plus de vapeurs, on laisse refroidir, on traite le produit par l'eau bouillante, on filtre et on fait cristalliser par évaporation.

Quand les eaux-mères ne rougissent plus le tournesol, elles ne fournissent plus de sel cristallisable. Évaporées à siccité, elles laissent un résidu blanc, pulvérulent, déliquescent, qui est un arséniate contenant plus de potasse que le précédent.

Propriétés physiques et chimiques. — L'arséniate de potassium cristallise en octaèdres à base carrée. Il est très soluble dans l'eau; sa dissolution rougit le tournesol et elle ne précipite pas les sels terreux. Il est inaltérable à l'air. Macquer le nommait improprement *sel neutre* arsenical. Quand il est déliquescent, il contient de l'arséniate dipotassique AsO^4HK^2.

Pharmacologie. — L'arséniate de potassium remplace l'acide arsénieux, dont il a les propriétés médicinales. Il est extrêmement vénéneux; on l'administre, le plus souvent, en solution dans l'eau ou dans un sirop. Il est très important de ne pas le substituer, à poids égal, à l'arséniate de sodium, parce qu'il contient presque deux fois plus d'arsenic que celui-ci (41,67 p. 100). Il est, d'ailleurs, peu usité.

§ 3. ARSÉNIATE DE SODIUM.
$$AsO^4HNa^2 + 7H^2O = 312.$$

Préparation. — 1° VOIE SÈCHE. — On produit l'arséniate de sodium, en oxydant l'acide arsénieux par l'azotate de sodium. On pulvérise et on mélange exactement :

Azotate de sodium.....................	200 gr.
Acide arsénieux	116

On chauffe au rouge, dans un creuset de Hesse, et on traite le résidu par l'eau. On verse dans la liqueur du carbonate de sodium en solution, jusqu'à réaction alcaline prononcée; on fait évaporer et on laisse cristalliser. Si les eaux-mères ne sont point alcalines, on y ajoute du carbonate de sodium, pour pouvoir les faire cristalliser de nouveau (*Codex*).

2° VOIE HUMIDE. — M. Falières conseille un procédé infiniment plus rapide. Il prend :

Cobalt arsenical	15 gr.
Chlorate de sodium.................................	10.65
Eau distillée....................................... .	40.00
Acide azotique........................	X gouttes.

Le tout est mis dans un matras; la réaction est un peu tumultueuse, au début, et terminée en quelques instants. On chauffe à 50 ou 60°, pour dissiper l'odeur du chlore, on filtre et on ajoute 16 à 18 gr. de carbonate de sodium dissous dans 35 à 40 gr. d'eau distillée. On fait cristalliser par évaporation, on lave rapidement les cristaux et on les sèche à l'air libre.

Dans cette opération, l'acide chlorique est mis en liberté par l'acide azotique et il oxyde l'arsenic, qui se combine ensuite à la soude. On rejette les eaux-mères et avec elles un peu de chlorure de sodium, qui a pris naissance en même temps que l'arséniate alcalin.

Propriétés physiques et chimiques. — L'arséniate de sodium est un sel blanc, à gros prismes, soluble dans moins de quatre fois son poids d'eau froide et dont la réaction est alcaline. Formé au-dessous de 16°, il contient douze molécules d'eau de cristallisation; il n'en a plus que sept, quand il s'est déposé au-dessus de 20°. Sa composition n'est pas constante dans le premier cas, parce qu'il perd graduellement son eau de cristallisation. On peut la lui restituer en le plaçant sous une cloche, au dessus d'un vase plein d'eau, après l'avoir pulvérisé. En dix jours environ, il a repris son hydratation primitive (*G. Fleury*). Suivant M. Lescœur, celui qui renferme sept molécules d'eau n'est pas efflorescent et, pour l'obtenir à ce degré d'hydratation, il suffit de sécher à l'air libre, à froid, après l'avoir mis en poudre très ténue, celui qui est plus hydraté.

Pharmacologie. — L'arséniate de sodium est, comme l'arséniate de potassium, un médicament très toxique et dont les effets sont rapides, par suite de sa grande solubilité. On le donne en solution, en sirop, ou en pilules, à raison de 1 à 3 milligrammes par jour. Il sert aussi à préparer la *liqueur de Pearson.*

Celui qui renferme douze molécules d'eau de cristallisation, étant efflorescent, offre une composition très variable, suivant les conditions et la durée de sa conservation ; il ne doit pas être employé.

Pour éviter la confusion possible entre les deux sels hydratés, M. Falières a proposé de substituer à l'arséniate du Codex *l'arséniate double de potassium et de sodium*, dont la composition : $AsO^4HKNa+8H^2O$ n'est pas modifiée par les influences atmosphériques. Voici comment il conseille de préparer ce sel double :

Cobalt arsenical pulvérisé.......................... 15 gr.
Chlorate de potassium.............................. 12
Eau distillée...................................... 40
Acide azotique 1

Quand la réaction est terminée, on chauffe à 60°, jusqu'à disparition de l'odeur du chlore, et on ajoute la solution suivante :

Carbonate de sodium cristallisé..................... 18 gr.
Eau distillée...................................... 40

On fait évaporer la liqueur et on l'abandonne à cristallisation.

L'arséniate double de potassium et de sodium est inaltérable à l'air. Il peut remplacer avec avantage les arséniates précédents.

LIQUEUR DE PEARSON.

Arséniate de sodium cristallisé. 1 gr.
Eau distillée................ 600.00
(*Codex.*)

PAPIER ARSENICAL.

Arséniate de sodium cristallisé. 1 gr.
Eau distillée................ 30

On fait absorber la solution par une feuille de papier à filtrer dit de Berzélius, qu'on divise en 20 cigarettes.

Chaque cigarette contient 5 centigr. d'arséniate. (*Codex.*)

III. — ARSÉNITES.

Les arsénites de fer, de quinine et de strychnine ont été proposés comme médicaments, mais ils ont à peine marqué leur passage dans la thérapeutique. Il n'en est pas de même de l'arsénite de potassium, qui fait la base d'un médicament inscrit dans toutes les pharmacopées.

ARSÉNITE DE POTASSIUM.

Il existe plusieurs arsénites de potassium. Celui qui est usité en pharmacie est un sel déliquescent, presque incristallisable et dont la réaction est alcaline. Il est difficile à conserver et à doser, tant il est hygrométrique. On ne l'emploie pas à l'état solide, mais il sert à préparer une solution connue sous le nom de *liqueur de Fowler* et le *savon arsenical de Bécœur*. Il répond à la formule $As^2O^32K^2O$, ou plutôt AsO^3HK^2, d'après les éléments qui le composent et par analogie avec les phosphites.

LIQUEUR DE FOWLER.

Acide arsénieux..............	1 gr.
Carbonate de potassium......	1
Eau distillée................	95
Alcoolat de mélisse composé..	3

On pulvérise l'acide arsénieux, on le mêle au carbonate de potassium et à l'eau, et l'on fait bouillir dans un ballon de verre, jusqu'à ce que l'acide arsénieux soit dissous complètement. On ajoute l'alcoolat de mélisse à la liqueur, quand elle est refroidie, puis une quantité d'eau suffisante pour que le tout représente exactement 100 gr. et on filtre.

La liqueur contient 1 centième de son poids d'acide arsénieux. (*Codex.*)

On peut abréger la durée de cette opération en se conformant aux indications suivantes :

On pulvérise l'acide arsénieux et le carbonate de potassium, on les mélange et on les introduit dans un tube de verre. On y ajoute quelques gouttes d'eau et on chauffe à la flamme de l'alcool. La matière se liquéfie rapidement et elle donne une solution complète, quand on la fait bouillir avec l'eau. La fin de la préparation est la même que dans le procédé du Codex. (*Hager.*)

M. Garreaud préfère suivre un procédé imité de celui de Traub. Il mélange, à froid, 10 gr. d'anhydride arsénieux et 145 c.c. de solution normale de potasse ; il filtre, après dissolution, et il ajoute le reste de l'eau et l'alcoolat de mélisse. Le produit possède une alcalinité rigoureuse.

La liqueur de Fowler n'a pas une composition constante. La proportion d'acide arsénieux combiné y est d'autant plus forte que l'ébullition a été plus prolongée (*Buignet*). En outre, elle change de titre avec le temps ; elle s'appauvrit en acide arsénieux. La cause de cet affaiblissement semble résider dans l'alcoolat que contient la solution. (*Bretet.*)

Très souvent, le médicament est envahi par une moisissure (*Hygrocrocis arsenicus*), qui l'altère promptement.

M. Vollant conseille la substitution de 10 0/0 de glycérine à autant d'eau, pour arrêter le développement des champignons.

IV. — AZOTATES.

§ 1. AZOTATE D'AMMONIUM. $AzO^3AzH^4 = 80$.

Préparation. — On obtient l'azotate d'ammonium en saturant de l'acide azotique étendu par de l'ammoniaque en léger excès. On concentre la dissolution, qui cristallise par refroidissement.

Propriétés physiques et chimiques. — L'azotate d'ammonium est anhydre, cristallisé en prismes droits, incolores, inodores et d'une saveur piquante. Il est déliquescent et insoluble dans l'alcool. Il fond à 159° ; à 186°, il se décompose en eau et en protoxyde d'azote, avec dissociation partielle en acide azotique et en ammoniaque (*Veley*).

Une température plus élevée le réduit en azote, bioxyde d'azote, hypoazotide et ammoniaque. A 150°, l'acide sulfurique concentré le dédouble en eau et en protoxyde d'azote. Il brûle, quand on le projette sur des charbons incandescents, et il active la combustion des matières organiques.

Pharmacologie. — L'azotate d'ammonium a été recommandé pour ses propriétés diurétiques. Il est à peu près sans emplois médicaux, mais il sert à préparer le protoxyde d'azote.

§ 2. AZOTATE D'ARGENT. $AzO^3Ag = 170$.
Nitrate d'argent.

Préparation. — 1° On obtient le nitrate d'argent, en oxydant l'argent par l'acide azotique :

    Argent pur.. 100 gr.
    Acide azotique 150
    Eau distillée... 50

On chauffe légèrement au bain de sable, dans une capsule de porcelaine, jusqu'à dissolution complète ; le nitrate d'argent se dépose pendant le refroidissement. On réunit tous les cristaux sur un entonnoir, on les laisse égoutter ; puis on les fait cristalliser de nouveau, dans l'eau distillée, pour les priver d'acide (*Codex*).

2° On peut, dans cette opération, remplacer l'argent pur par de l'argent monnayé. On obtient alors un mélange d'azotates d'argent et de cuivre, dont on sépare le cuivre par un des moyens suivants :

a. On évapore la liqueur à siccité et on tient le résidu en fusion, pendant quelques instants. L'azotate de cuivre est décomposé et laisse de l'oxyde cuivrique insoluble. On traite par l'eau distillée, on filtre pour isoler l'oxyde de cuivre et on fait cristalliser.

b. On prend un quart de la solution cupro-argentique et on en précipite les oxydes métalliques, par la potasse. On lave le précipité, puis on le fait digérer à chaud dans les 3/4 de la liqueur qui n'ont pas été touchés : l'oxyde d'argent précipite l'oxyde de cuivre. La solution incolore, étant filtrée et concentrée, fournit de l'azotate d'argent pur.

Propriétés physiques et chimiques. — L'azotate d'argent cristallise en lames rhomboïdales incolores (orthorhombiques), anhydres, neutres aux réactifs colorés. Il se dissout avec facilité dans son poids d'eau froide et dans la moitié de son poids d'eau bouillante, dans dix fois son poids d'alcool froid et dans quatre fois son poids d'alcool bouillant. Il est légèrement soluble dans l'acide chlorhydrique et dans les chlorures alcalins. Sa densité est 4,35. Il est inaltérable à l'air.

Il fond aisément vers 200° et il fuse sur les charbons incandescents. La chaleur rouge le réduit en azotite, puis en argent métallique. Les matières organiques le réduisent également ; aussi tache-t-il la peau en noir. De plus, il coagule les albuminoïdes. L'hydrogène le décompose lentement. La lumière ne semble avoir d'action sur lui qu'en présence des matières organiques ; sous l'influence des rayons solaires, sa solution noircit rapidement. Le chlore, le brome, l'iode et leurs combinaisons le décomposent.

Essai. — L'azotate d'argent est souvent *acide*, par suite de l'usage général, qui consiste à le préparer avec un excès d'acide azotique, pour faciliter sa cristallisation. On y trouve quelquefois de l'*azotate de cuivre*, provenant d'une purification incomplète, et de l'*azotate de potassium* ajouté par fraude.

On constate la présence de l'*acide azotique* au moyen du papier de tournesol bleu, qu'il rougit.

Pour l'*azotate de cuivre*, le réactif est toujours l'ammoniaque, dont un excès communique une teinte bleue à la solution du nitrate.

Quand on veut mettre en évidence l'*azotate de potassium*, on porte au rouge, dans une capsule de porcelaine, 1 gramme du nitrate d'agrent suspect et on ajoute au résidu refroidi quelques gouttes d'eau distillée. Si la liqueur est alcaline, il y a de l'azotate de potassium dans le sel d'argent. Cette réaction est due à la conversion de l'azotate alcalin en hydrate de potassium, par l'argent réduit (*Pollacci*).

Pharmacologie. — L'azotate d'argent était connu des Arabes et il n'a jamais cessé d'être employé en médecine. C'est un des cathérétiques les plus utiles, mais sa réputation, comme médicament interne, est peut-être hors de proportion avec les services réels qu'il rend à la thérapeutique. Il est très difficilement assimilable ; il se convertit en chlorure d'argent, au contact du suc gastrique, et il pénètre à dose faible dans le sang, après s'être dissous dans les chlorures alcalins qu'il rencontre ; la plus grande partie reste dans l'intestin, à l'état de sulfure d'argent. Son élimination est très lente ; il séjourne longtemps dans les tissus et il s'y réduit. De là la coloration violacée, indélébile, que communique à la peau l'usage prolongé de ce sel, et les dépôts d'argent métallique trouvés dans les organes de sujets qui avaient cessé depuis plusieurs années tout traitement argentique. La difficulté de son absorption, jointe à son action caustique et à l'imperméabilité de l'eschare qui en résulte, limite ses effets toxiques aux désordres qu'il produit sur les parois gastro-intestinales. On n'a donc jamais à le poursuivre par des agents chimiques, dans l'appareil circulatoire ; mais, quand il est nécessaire de le neutraliser dans les voies digestives, on a recours aux oxydes et aux chlorures alcalins et terreux, qui le décomposent.

On mélangeait autrefois à ce médicament son poids de nitre, dans le but de tempérer son action. Boerhaave employait ce mélange comme purgatif ; il le prescrivait en pilules, divisé dans de la mie de pain ; ce sont ces mêmes pilules, qu'au dix-huitième siècle on nommait *pilules lunaires*. L'usage des pilules de nitrate d'argent pur ou mitigé s'est perpétué, jusqu'à l'époque actuelle, et leur préparation a souvent préoccupé les praticiens. Les uns redoutent l'action réductrice que peuvent exercer sur le sel d'argent les matières organiques, les extraits par exemple ; les autres craignent la chloruration que lui fait éprouver le sel marin contenu dans la mie de pain. Pour remédier au premier de ces inconvénients, Mialhe dissout le nitrate d'argent dans quatre fois son poids de chlorure de sodium, puis il en fait une masse pilulaire, avec de l'amidon et un mucilage de gomme arabique. Ce moyen doit faciliter l'absorption du médicament. Vée a cru résoudre le problème, en prenant pour excipient des pilules d'azotate d'argent, la *silice* et la gomme adragante. En Allemagne, on donne la préférence à une marne nommée *bol blanc*, et que Déniau avait proposé de remplacer par le *kaolin* ou par la *terre de pipe*. Les pilules préparées avec ces substances minérales contiennent du nitrate d'argent non altéré, mais elles ont le grave inconvénient d'être très dures et, partant, peu divisibles dans les liquides du tube digestif. Est-il d'ailleurs si nécessaire de préserver rigoureusement le sel d'argent de toute chloruration avant de l'administrer, alors que, dès son introduction dans l'estomac, il est transformé en chlorure ?

La solution aqueuse de nitrate d'argent sert quelquefois à préparer des lavements. Pour empêcher que cette solution ne soit décomposée par le métal des seringues, M. Delioux dissout le nitrate dans de l'albumine et il y ajoute un peu de chlorure de sodium, qui assure l'intégrité de la dissolution. Déniau conseille de préparer cette liqueur avec le bromure de potassium au lieu du chlorure de sodium. Cette substitution, qui garantit au même degré la stabilité du médicament, diminue sa saveur métallique, dans une mesure suffisante pour qu'il soit possible alors de le prescrire sous forme de potion.

Lorsqu'on veut utiliser ses propriétés topiques, on fait avec le nitrate d'argent des solutions, des pommades, et des cylindres qui portent le nom de *nitrate d'argent fondu* ou de *pierre infernale*.

Les solutions doivent être préparées avec de l'*eau distillée*, les eaux douces contenant des chlorures, qui précipiteraient une partie de l'argent mis en leur présence. Elles peuvent être conservées longtemps, sans altération, quand on prend soin de les soustraire aux rayons lumineux. Les pommades prennent assez vite une teinte grise, qui témoigne de la réduction du sel argentique par le corps gras ; cette réduction inévitable amoindrit l'efficacité du médicament et elle oblige à ne le préparer qu'au moment du besoin.

La *pierre infernale* est du nitrate d'argent fondu et coulé en baguettes cylindriques, dans une lingotière préalablement chauffée et graissée

Fig. 96. — Lingotière.

légèrement (fig. 96). Elle est noire ou blanche à l'extérieur ; sa cassure est cristalline ou rayonnée. Les premiers cylindres coulés sont *blancs;* ceux qui proviennent de la fusion des débris des opérations précédentes sont *noirs.* Quand on veut leur donner cette dernière nuance, on réduit partiellement le sel d'argent, au moyen d'une fusion prolongée, ou par l'addition d'une petite quantité de graisse ; d'autres fois, on y laisse un peu d'azotate de cuivre, qui fournit de l'oxyde cuivrique, sous l'influence de la chaleur. Pour avoir des cylindres parfaitement *blancs,* on se sert d'une lingotière platinée ou frottée de talc, et de nitrate d'argent non altéré.

Très souvent on remplace la pierre infernale, qui est fragile, par des cylindres d'azotates d'argent et de potassium, dont la solidité est beaucoup plus grande. D'après Regnauld, les meilleures proportions à prendre pour les préparer sont : 1/10 azotate de potassium et 9/10 azotate d'argent. Le Codex a adopté cette formule.

Les anciens médecins croyaient la pierre infernale moins active que le nitrate cristallisé ; ils la donnaient, en conséquence, à dose plus élevée à l'intérieur, sous les noms de *Catharticum lunare*, *Magisterium hydragogum*, etc. Son action n'est ni plus faible ni plus forte que celle du nitrate avec lequel on la prépare ; mais l'avantage qu'on trouve quelquefois à se servir de nitrate fondu, c'est qu'il n'est jamais acide. Son impureté habituelle consiste en des traces d'azotite d'argent, quand il a été trop fortement chauffé.

COLLYRE A L'AZOTATE D'ARGENT.

	gr.
Azotate d'argent	0.05
Eau distillée	30.00

INJECTION AU NITRATE D'ARGENT.

Azotate d'argent	1 à 2 gr.
Eau distillée	500

(*Ricord.*)

POTION A L'AZOTATE D'ARGENT.

	gr.
Azotate d'argent cristallisé	0.50
Bromure de potassium	1.25
Eau distillée de menthe	100.00
Sirop de sucre	120.00
Eau distillée	780.00
Blanc d'œuf	N° 1.

20 gr. de cette potion contiennent 1 centigr. d'azotate d'argent cristallisé. (*Déniau.*)

§ 3. AZOTATE BASIQUE DE BISMUTH.
$$AzO^4Bi + H^2O = 306.$$
Sous-nitrate de bismuth, Blanc de fard.

Préparation. — La préparation du sous-azotate de bismuth, longtemps restée secrète, a été divulguée par Lémery. Elle consiste à dissoudre le bismuth dans l'acide azotique et à précipiter la liqueur par un excès d'eau.

Bismuth purifié	200 gr.
Acide nitrique officinal	460
Eau distillée	440

On met l'eau et l'acide dans un matras et on y ajoute peu à peu le métal réduit en poudre grossière. Lorsque l'effervescence a cessé, on porte le liquide à l'ébullition, pour que la dissolution soit complète. On laisse déposer, on décante, on évapore dans une capsule de porcelaine, jusqu'à réduction aux deux tiers, et on laisse cristalliser. On lave ensuite les cristaux avec de l'acide étendu au cinquième, on les égoutte et on les broie avec 4 fois leur poids d'eau, puis on verse la bouillie dans 20 parties d'eau bouillante, en agitant vivement. Le précipité est lavé sur une toile avec 5 parties d'eau distillée ; on le presse et on le sèche à une douce chaleur (*Codex*) (1).

Dans cette opération, le bismuth s'oxyde aux dépens de l'acide azotique ; il y a formation d'un azotate neutre $(AzO^3)^3Bi + 5H^2O$, soluble dans l'acide

---

(1) Ce procédé est à peu de chose près celui qui a été indiqué par Duflos et préconisé par MM. Schlagdenhauffen et Reeb. La différence réside en ce que ces derniers auteurs versent l'eau bouillante sur les cristaux et qu'ils ne lavent le nitrate précipité qu'avec 2 p. d'eau seulement.

azotique étendu, et dégagement d'abondantes vapeurs rutilantes. On concentre les liqueurs, pour chasser la majeure partie de l'acide en excès ; on diminue ainsi la quantité d'eau nécessaire à la précipitation du nitrate basique. Au moment où on mélange le nitrate neutre avec l'eau, celle-ci dépose un nitrate basique et retient du nitrate neutre, qui reste dissous à la faveur de l'acide devenu libre. Après la décantation, on sature avec précaution les eaux-mères par l'ammoniaque (1), en ayant soin de s'arrêter assez à temps, pour que les liqueurs restent encore un peu acides. Il se précipite de l'oxyde de bismuth, retenant une proportion variable d'acide azotique. On réserve cet oxyde pour une nouvelle opération.

Lorsqu'on prépare le sous-azotate de bismuth, il faut éviter, avec le plus grand soin, de faire usage d'eau calcaire. L'eau *sulfatée*, surtout, donne un produit lourd, jaunâtre et sec au toucher, tandis que celui que l'on obtient avec l'eau pure est blanc, onctueux et léger. On doit également s'interdire de saturer l'acidité de la solution métallique avec l'ammoniaque ou le carbonate de sodium, qui produirait la précipitation du plomb et de la chaux pouvant exister dans le liquide (*A. Riche*).

Propriétés physiques et chimiques. — Le sous-azotate de bismuth est caséeux, au moment de sa précipitation, et il prend rapidement la forme d'écailles nacrées et brillantes. Il est insoluble dans l'eau, qu'il rend acide, soluble sans *effervescence* dans l'acide azotique dilué. Lorsqu'on le chauffe à 100°, il se déshydrate. A 260° il abandonne tout son acide azotique et il laisse pour résidu de l'oxyde de bismuth.

L'eau, même froide, le décompose ; elle lui enlève de l'azotate neutre et le rend plus basique. Aussi ne doit-on pas trop prolonger son lavage, pendant sa préparation, à peine de le rendre lourd et moins soluble dans les acides. A l'ébullition, sa décomposition est beaucoup plus rapide. La lumière le noircit peu à peu, en présence des matières organiques. S'il est humide, la coloration est presque instantanée. Sa composition est généralement représentée par $AzO^4Bi + H^2O$. Cependant, elle doit varier notablement, suivant la méthode et les soins affectés à sa préparation.

Essai. — Le sous-nitrate de bismuth, préparé avec du bismuth impur, peut contenir du *fer*, du *plomb*, du *cuivre*, de l'*arsenic* ou de l'*antimoine* et du *sulfate basique de bismuth*. Quand on y mélange le produit de la précipitation des eaux-mères, on y trouve du *carbonate* ou du *chlorure de bismuth*. Enfin la fraude y introduit parfois de l'*amidon*, du *sulfate* et du *phosphate de calcium.*

Fer. — Le sous-nitrate, dissous dans l'acide chlorhydrique, donne un précipité bleu avec le ferrocyanure de potassium.

Plomb. — La même solution précipite en blanc avec l'acide sulfurique. .

Cuivre. — La liqueur, additionnée d'un excès d'ammoniaque, prend une teinte bleue.

Arsenic et antimoine. — Le nitrate de bismuth chauffé avec de l'acide

_____

(1) Les carbonates de sodium et d'ammonium peuvent remplacer l'ammoniaque : le précipité se trouve alors formé de carbonate de bismuth, au lieu d'oxyde.

sulfurique, jusqu'à cessation de vapeurs nitreuses, et introduit dans l'appareil de Marsh, y donne des taches arsenicales ou antimoniales faciles à caractériser.

Carbonates. — Le nitrate fait effervescence avec les acides.

Chlorures. — La solution, acidulée par l'acide nitrique, donne avec le nitrate d'argent un précipité blanc, soluble dans l'ammoniaque.

Amidon. — On fait bouillir le nitrate avec un peu d'eau, on filtre. La liqueur est colorée en bleu par la teinture d'iode.

Sulfate de bismuth. — On fait bouillir le sous-nitrate avec une solution de bicarbonate de potassium pur. La liqueur, filtrée, contient du sulfate de potassium et précipite par le chlorure de baryum (*Méhu*).

Sulfate de calcium. — En calcinant le nitrate avec du carbonate de sodium, sur un charbon, on obtient du sulfure de calcium, qui dégage de l'hydrogène sulfuré, quand on le traite par un acide ; la solution précipite en blanc par l'oxalate d'ammonium.

Phosphate de calcium. — Pour découvrir la présence du phosphate de calcium, Roussin dissout, à chaud, 1 gramme de sous-nitrate dans 5 grammes d'acide azotique et 1 gramme d'acide tartrique. Quand la dissolution est opérée, il ajoute à la liqueur un excès de carbonate de potassium. Si le sel de bismuth est pur, le précipité formé par le carbonate se dissout dans l'excès du réactif, en présence de l'acide tartrique, et la liqueur reste transparente, même à l'ébullition. Si le nitrate est mélangé de phosphate de calcium, celui-ci ne se dissout pas; on l'isole pour le caractériser par le molybdate d'ammonium.

Titrage. — Bien préparé, le sous-nitrate de bismuth doit contenir 17,42 p. 100 d'acide azotique anhydre. Pour s'assurer qu'il a bien ce titre, on peut recourir à la méthode suivante, indiquée par E. Baudrimont.

1° On prépare une liqueur A, contenant exactement, par litre, 9^{gr},074 d'*acide sulfurique monohydraté*, à la température de 15° : chaque centimètre cube correspond à 1 centigramme d'acide azotique anhydre.

2° On fait une autre liqueur B, renfermant 7^{gr},407 de *soude caustique pure*, par litre. Cette liqueur sature, à volume égal, la liqueur A.

3° On pèse ensuite 1 gramme du sous-nitrate de bismuth à essayer, préalablement réduit en poudre ténue. On l'introduit dans un matras jaugé à 100 centimètres cubes, avec 20 centimètres cubes de liqueur B, plus 30 centimètres cubes d'eau distillée; puis on maintient le tout à l'ébullition, pendant dix minutes. La soude, s'emparant de l'acide azotique, met en liberté l'oxyde de bismuth et l'acalinité de la liqueur diminue.

On laisse alors refroidir le matras et on le remplit d'eau distillée, jusqu'au trait de jauge, en le plongeant dans de l'eau fraîche, pour ramener le liquide à la température de 15°. On agite ensuite et on sépare l'oxyde de bismuth, par filtration. Alors on prélève 50 centimètres cubes du liquide alcalin, auquel on ajoute quelques gouttes de teinture de tournesol, et que l'on titre au moyen de la liqueur A. On s'arrête lorsque le tournesol a pris, d'une manière stable, la teinte rouge clair. D'après le volume de liqueur A versée, on calcule la quantité de soude libre et, par suite, la proportion d'acide azotique entré en combinaison.

Tout nitrate basique de bismuth titrant moins de 17 p. 100 d'acide azotique anhydre doit être considéré comme impur.

Pharmacologie. — Le sous-nitrate de bismuth est un antiacide précieux, dont la médecine emprunte sans cesse le secours. Son usage régulier ne remonte pas au delà de la fin du siècle dernier. Lorsqu'on l'introduit dans le tube digestif, il est à peine absorbé ; mais il se décompose, au contact de l'hydrogène sulfuré qu'il rencontre dans l'intestin : il produit du sulfure de bismuth et il met en liberté de l'acide azotique, auquel il doit ses effets topiques (*Regnauld, Gosselin* et *Héret*). On l'administre souvent en nature et sous forme de potions, de pilules et de tablettes. Quesneville a proposé de le donner en bouillie, dans l'état où il se trouve au moment de sa préparation. Il est peut-être alors plus actif, parce que sa cohérence est moins grande qu'après sa dessiccation. Introduit par la voie stomacale, il n'est pas vénéneux ; on le prescrit à des doses énormes, telles que 30, 60 et même 100 grammes, sans qu'il en soit résulté d'inconvénients. L'action toxique, observée par Orfila et par d'autres expérimentateurs, doit probablement être attribuée à l'emploi d'un nitrate neutre ou moins basique que le sel officinal. Elle se manifeste aussi quand on fait pénétrer le sel dans l'économie par injection hypodermique. Il agit alors comme les dérivés du mercure et de l'antimoine (*Dalché, Villejean*).

Appliqué sur les plaies, il agit comme désinfectant. On l'emploie seul, mélangé à l'amidon et à d'autres poudres médicamenteuses ; on le divise encore soit dans une pommade, soit dans un glycéré.

Il faut le conserver à l'abri des émanations sulfurées, qui le noircissent.

TABLETTES DE SOUS-NITRATE DE BISMUTH.	
Sous-nitrate de bismuth..... 100 gr.	Faites des tablettes du poids de 1 gr. Chaque tablette contient 10 centigr. de sous-nitrate de bismuth.
Sucre blanc................. 900	Conservez dans un flacon bouché, à l'abri de la lumière (*Codex.*)
Mucilage de gomme adragante. 90	

§ 4. AZOTATES DE MERCURE.

On connaît un assez grand nombre de combinaisons du mercure avec l'acide azotique. Celles qui intéressent la pharmacie sont l'*azotate mercureux*, l'*azotate mercurique* et le sel basique nommé *turbith nitreux*.

A. AZOTATE MERCUREUX.

$$(AzO^3)^2 Hg^2 + 2H^2O = 560.$$

Azotate de protoxyde de mercure.

Préparation. — L'azotate mercureux se forme toutes les fois qu'on met un excès de mercure en contact, à froid, avec de l'acide azotique. On introduit dans une capsule.

Mercure.. 100 gr.
Acide nitrique officinal......................... 100
Eau distillée.................................... 50

On abandonne l'opération à elle-même, dans un lieu frais. Au bout de deux ou trois jours, on enlève les cristaux qui sont formés et on les lave, sur un entonnoir, avec un peu d'acide nitrique étendu. On les égoutte et on les enferme dans un vase bien bouché, à l'abri de la lumière (*Codex*).

Il est nécessaire de ne pas prolonger le contact du mercure et de l'azotate cristallisé, qui deviendrait basique.

Propriétés physiques et chimiques. — L'azotate mercureux affecte la forme de prismes courts ou de tables incolores, appartenant au système clinorhombique. Il fond à 70° ; une plus haute température le décompose en oxyde mercurique et en produits nitrés.

Il se dissout dans environ son poids d'eau. Employée en excès, l'eau froide le décompose et produit un azotate basique *blanc ;* si elle est bouillante, elle donne un azotate basique *jaune,* qui se dépose, et de l'azotate neutre qui reste en solution.

B. TURBITH NITREUX.

$$AzO^3\text{-}Hg\text{-}Hg\text{-}OH = 479.$$

Préparation. — On prend de l'azotate mercureux lavé et bien égoutté, on le pulvérise aussi finement que possible, et on le délaie dans 10 fois son poids d'eau bouillante. La transformation est rapide : il se dissout du nitrate neutre, et du nitrate bibasique reste au fond du liquide. On décante, on lave le dépôt à l'eau froide et on le fait sécher (*Codex*).

Il est bon de ne pas trop prolonger les lavages ; l'eau modifierait peu à peu la composition du turbith nitreux, en lui soustrayant de l'acide azotique, jusqu'à mettre en liberté du mercure métallique.

Propriétés physiques et chimiques. — Le turbith nitreux est jaune pâle, un peu verdâtre, amorphe, pulvérulent. Il est soluble dans l'acide azotique, insoluble dans l'eau, qui n'agit sur lui qu'en augmentant sa basicité. Les alcalis le noircissent.

C. AZOTATE MERCURIQUE.
Nitrate acide de mercure, azotate de bioxyde de mercure.

Préparation.—L'azotate mercurique prend naissance, quand on chauffe le mercure avec l'acide nitrique :

Mercure.. 100 gr.
Acide nitrique officinal......................... 165
Eau distillée.................................... 85

On évapore la dissolution, jusqu'à ce qu'elle soit réduite à 225 grammes (*Codex*).

Propriétés chimiques et physiques. — L'azotate mercurique du Codex est un liquide dense, sirupeux, incolore. Si on le concentre, il abandonne des cristaux d'azotate à 1/2 mol. d'eau. La liqueur qui a fourni ces cristaux contient de l'azotate susceptible de cristalliser à 15° avec 8 mol. d'eau et qui correspond à la formule $(AzO^3)^2Hg + 8H^2O$.

La chaleur le décompose entièrement. L'eau le décompose également; si elle est en grande quantité, elle en fait un azotate tribasique : $(AzO^3)^2Hg.2HgO + H^2O$, qui est jaune et qui porte, dans quelques formulaires, le nom de turbith nitreux, bien qu'il ne soit pas le véritable turbith nitreux des anciens pharmacologistes.

Pharmacologie. — L'*azotate mercureux* est rarement employé en médecine. On l'a cependant administré quelquefois, à l'intérieur, sous la forme pilulaire. Son action locale est celle d'un cathérétique. Pour en faire usage, on dissout le sel dans de l'eau fortement aiguisée d'acide azotique, dont on se sert ensuite comme caustique et comme antiparasitaire.

Lorsqu'on verse de l'ammoniaque dans sa solution, il se forme un précipité noir, qu'on distribuait autrefois en pharmacie, sous le nom de *mercure soluble d'Hahnemann*. Ce produit, variable dans sa composition, est inusité depuis longtemps.

Quant à l'*azotate mercurique*, c'est un caustique violent, dont l'application est très douloureuse. Il est employé en nature, pour les cautérisations, et il fait la base de la *pommade citrine* et de l'*eau mercurielle*. Sa densité est 2,24. Le chlorure de sodium ne doit pas le troubler.

§ 5. AZOTATE DE POTASSIUM. $AzO^3K = 101,1$.
Nitre, sel de nitre.

Préparation. — On trouve le nitre, à l'état d'efflorescence, dans plusieurs contrées du globe. Pour l'isoler, on lessive les terres salpêtrées et on évapore les solutions.

Dans les pays où il n'existe pas à l'état naturel, on le demande aux nitrières artificielles, au lessivage des vieux plâtras, ou à la décomposition de l'azotate de sodium naturel par le chlorure de potassium :

$$AzO^3Na + KCl = AzO^3K + NaCl.$$

Dans le sol, comme dans les nitrières artificielles, le nitre se forme sous l'influence d'un ferment organisé, agissant sur les matières organiques et sur l'ammoniaque. L'activité maximum du ferment se manifeste à la température de 37°, dans un milieu faiblement alcalin et aéré (*Schlœsing* et *Müntz*).

Purification. — Le nitrate de potassium du commerce est souvent mélangé de chlorure de sodium. Pour séparer ces deux sels, on fait bouillir leur dissolution : le chlorure, moins soluble à chaud, cristallise et le nitre reste dissous. Pendant le refroidissement des liqueurs, le phénomène inverse se produit : le nitrate cristallise et le chlorure de sodium, que n'aurait pas entièrement enlevé l'ébullition, reste dans les eaux-mères.

Propriétés physiques et chimiques. — L'azotate de potassium cristallise en longs prismes rhomboïdaux à 6 pans, anhydres, presque toujours cannelés et retenant un peu d'eau interposée. Il peut affecter aussi la forme rhomboédrique; il est dimorphe. Il est incolore et inodore; sa saveur est d'abord fraîche, puis amère et piquante. Sa densité est 1,93. Il est insoluble dans l'alcool; 100 p. d'eau en dissolvent 13 p. à 0°, 85 p. à 15° et 246 p. à 100°.

L'air, sec ou humide, ne l'altère pas. Il fond vers 350°. Chauffé au rouge, il perd de l'oxygène et se change en azotite de potassium, que la chaleur blanche décompose à son tour, en potasse, en oxygène et en azote :

$$AzO^3K = AzO^2K + O \qquad\qquad 2AzO^2K = K^2O + Az^2 + O^3.$$

L'azotate de potassium fuse sur les charbons incandescents. En qualité d'oxydant énergique, il facilite la combustion des matières organiques; il détone même souvent, quand on chauffe leur mélange. Les acides plus fixes que l'acide azotique le décomposent tous.

MM. Gayon et Dupetit ont découvert que certains microbes anaérobies le transforment en nitrite et qu'un autre microbe, également anaérobie, le réduit en azote et en ammoniaque, en produisant un dégagement gazeux énergique.

Essai. — On trouve dans le sel de nitre du commerce : de l'*azotate de sodium*, des *chlorures* et des *sulfates alcalins*, de la *chaux* et de la *magnésie*.

On constate la présence de l'*azotate de sodium*, par l'antimoniate de potassium,

Celle des *sulfates*, par le chlorure de baryum,

Celle des *chlorures*, par le nitrate d'argent,

Celle de la *chaux*, par l'oxalate d'ammonium,

Celle de la *magnésie* enfin, par le chlorure d'ammonium, l'ammoniaque et le phosphate de sodium, employés dans l'ordre de leur énumération.

Tous ces réactifs fournissent des précipités *blancs*, faciles à caractériser.

Pharmacologie. — Le nitrate de potassium est un remède autrefois vanté dans le traitement d'une foule de maladies. Il est encore d'un usage fréquent aujourd'hui, surtout comme diurétique. On l'administre, le plus souvent, en solution dans une tisane ou dans du vin, quelquefois en poudre ou en pilules, à des doses variant de $0^{gr},50$ à 10 grammes par jour. Au delà de 10 grammes, son usage n'est pas toujours sans danger.

Il sert à rendre combustibles les cigarettes médicamenteuses. On en fait aussi des fumigations, en brûlant du papier sans colle imprégné de sa solution saturée (*papier nitré*). Dans ce cas, il agit comme source d'oxygène. Il existe dans l'ancienne formule du *sel de Guindre* et dans celles des *poudres diurétique, tempérante de Stahl*, de *Dover*, etc. Pris à forte dose et en une seule fois, il est toxique; la même quantité, ingérée par fraction, est généralement tolérée. On ne lui connaît pas d'antidote chimique.

On désignait anciennement, sous le nom de *cristal minéral* ou de *sel de prunelle*, du nitre fondu et coulé en plaques épaisses. On lui faisait subir ce traitement, pour le purifier des azotates terreux, qui se décomposent par la chaleur. Obtenu avec du nitrate purifié, il ne diffère de ce sel, qu'en ce qu'il ne renferme pas d'eau d'interposition.

CARTON FUMIGATOIRE.
Carton antiasthmatique.

Papier gris sans colle......... 120 gr.
Poudre de nitrate de potassium.. 60
— de belladone 5
— stramoine............. 5
— digitale.............. 5
— lobélie enflée......... 5
— phellandrie aquatique. 5
— myrrhe.............. 10
— oliban 10

On fait tremper le papier dans l'eau, pour le ramollir ; on l'égoutte et on pile pour avoir une pâte bien homogène, à laquelle on incorpore les poudres préalablement mélangées avec soin. On étend ensuite le produit dans des moules de fer-blanc, en le tassant aussi régulièrement que possible ; on le sèche à l'étuve et on le divise en 36 morceaux rectangulaires. (*Codex.*)

PAPIER NITRÉ.

On trempe des feuilles de papier sans colle dans une solution saturée à froid de nitrate de potassium, et on fait sécher.
(*Codex.*)

POUDRE DIURÉTIQUE.

Poudre de nitrate de potassium. 10 gr.
— gomme arabique.... 60
— guimauve.......... 10
— réglisse............ 20
— sucre de lait........ 60
(*Codex.*)

V. — BORATES.

A différentes époques, on a cherché à introduire dans la matière médicale les borates d'ammonium, de potassium, de sodium et de mercure. Le borate de sodium seul est encore employé aujourd'hui. .

BIBORATE DE SODIUM.
$$Bo^4O^7Na^2 + 10H^2O = 382.$$
Borax, borate de soude.

Préparation. — On trouve le borax dans les eaux de certains lacs de l'Asie. On le retire, par évaporation, de ces eaux et on le purifie d'une matière grasse qui l'accompagne, en le traitant par de l'eau de chaux, avec laquelle cette matière forme un composé insoluble. Le produit est nommé *borax naturel*.

Le plus souvent, on fait du *borax artificiel*, en saturant l'acide borique naturel avec du carbonate de sodium. On purifie le sel par plusieurs cristallisations successives. Si l'on prend soin que la liqueur ne marque, après concentration, que 1,17 au densimètre, les cristaux sont *prismatiques*. La liqueur marque-t-elle 1,25, on obtient des cristaux *octaédriques*, tant que sa température est au-dessus de 56° ; au-dessous de 56°, les cristaux qui se déposent sont *prismatiques*. En changeant de cristallisoir, au moment opportun, on peut donc obtenir les deux espèces de cristaux avec la même solution.

Propriétés physiques et chimiques. — Le borax *prismatique* contient 47,61 p. 100 d'eau ; il se dissout dans son poids de glycérine, à froid (*Gandolphe*), et la réaction du liquide est celle des *acides forts* (Prunier). Il se dissout également dans 12 p. d'eau à 20° et dans 2 p. d'eau bouillante ; il est insoluble dans l'alcool. Efflorescent dans l'air sec, il est inaltérable dans l'air humide. Sa densité est 1,74. Lorsqu'on le fond, il se boursoufle beaucoup.

Le borax *octaédrique* ne contient que 30,83 p. 100 d'eau. Il est inaltérable dans l'air sec, mais il devient opaque dans l'air humide. Il est un peu moins soluble dans l'eau que le premier, et il se boursoufle moins quand on le fond. Sa densité est 1,81.

Chauffé au rouge, le borax devient anhydre. Lorsqu'on porte à l'ébullition sa solution aqueuse additionnée de soufre, il se décompose et il donne de l'hyposulfite et du polysulfure de sodium (*Barreswill*). Les acides en éliminent facilement l'acide borique. Il dissout la fibrine, l'albumine, la caséine et l'acide urique.

Sa présence entrave un certain nombre de fermentations, parmi lesquelles sont les fermentations alcoolique et putride (*Dumas*).

Essai. — Le borax peut contenir, naturellement ou frauduleusement : du *carbonate* ou du *sulfate de sodium*, du *borate de calcium* et plus rarement du *plomb*.

Mêlé de *carbonate*, il fait effervescence avec les acides.

Les *sulfates* y sont décelés par le chlorure de baryum, en solution acide.

La *chaux* en serait précipitée par l'oxalate d'ammonium, en solution acétique.

Le *plomb* donnerait un sulfure noir, au contact de l'hydrogène sulfuré.

Pharmacologie. — Le borate de sodium est un alcalin et un diurétique, dont l'action est plus douce que celle des oxydes et des carbonates alcalins. Il parcourt l'appareil circulatoire sans se décomposer. On le prescrit quelquefois sous forme de sirop. Plus fréquemment on l'applique sur la peau ou sur les muqueuses, en poudre, en solution, en collyre, en gargarisme, en collutoire ou en pommade, à titre de modificateur et d'antiputride.

Son importance médicale a grandi, depuis que Dumas a révélé ses propriétés antiseptiques. On conçoit aujourd'hui le rôle qu'il joue dans le traitement du muguet et des autres affections engendrées par le développement d'un microphyte : il détruit ou tout au moins il paralyse l'organisme parasite. Mais, dans ces différents cas, le borax est presque toujours associé à un alcool polyatomique (miel, glycérine, etc.), avec lequel il contracte une combinaison particulière très active, dont fait foi la manière dont elle se comporte avec les réactifs colorés. Il s'oppose aussi très efficacement à la fermentation putride. L'urine normale, dans laquelle on a dissous 1/150 de borax, est très réfractaire à la putréfaction; celle qui en contient 1/100 est imputrescible (*Rabuteau* et *Papillon*). On a tenté de le faire servir à la conservation des viandes. Il remplit parfaitement le but, mais la chair ainsi conservée n'est pas propre aux usages alimentaires.

Le borax officinal est le borax *prismatique*. Il est bon de ne pas y substituer, sous le même poids, le borax octaédrique, qui, moins hydraté, est conséquemment plus actif.

Jaenicke a recommandé spécialement, comme antiseptique, un *tétraborate de sodium*, nommé aussi *boricine* et *boro-borax*, que l'on obtient en dissolvant dans de l'eau distillée parties égales de borax et d'acide borique. Le sel est neutre, cristallisable, soluble dans 6 p. d'eau froide et dans 3,5 p. d'eau à 35°.

COLLUTOIRE BORATÉ.

Borate de sodium pulvérisé... 5 gr.
Miel rosat....................... 20

(*Codex.*)

GARGARISME BORATÉ.

Pétales secs de rose rouge... 10 gr.
Eau distillée bouillante...... 250
Borate de sodium 5
Miel rosat..................., 50

(*Codex.*)

TABLETTES DE BORATE DE SODIUM.

gr.
Borate de sodium pulvérisé... 100.00
Sucre pulvérisé.............. 900 00
Gomme adragante............. 2.50
Eau distillée................ 60.00
Teinture de benjoin.......... 10.00

Faites des tablettes du poids de 1 gr. qui contiendront 0 gr. 10 de borate de sodium (*Codex*).

VI. — BROMURES.

§ 1. BROMURE D'AMMONIUM. AzH⁴Br = 98.

Préparation. — On obtient aisément le bromure d'ammonium, en versant peu à peu du brome pur dans la solution aqueuse d'ammoniaque. On agite continuellement, pour favoriser la combinaison, et l'on s'arrête lorsque la liqueur reste teintée par la dernière addition de brome. Quelques gouttes d'ammoniaque suffisent alors pour décolorer la solution, que l'on concentre ensuite pour la faire cristalliser.

Propriétés physiques et chimiques. — Le bromure d'ammonium affecte la forme de prismes incolores, très solubles dans l'eau, peu solubles dans l'alcool. Légèrement chauffé, il se volatilise sans fondre. L'air le jaunit en le décomposant : du brome est mis en liberté, puis il se forme un peu d'acide bromhydrique.

Pharmacologie. — Le bromure d'ammonium est un calmant analogue au bromure de potassium. Il peut être donné en dissolution dans l'eau ou dans un sirop. On ne doit appliquer aux usages pharmaceutiques que le sel exempt d'iode et non altéré par l'action de l'air.

On a préconisé un *bromure double d'ammonium et de rubidium*, contre l'épilepsie. C'est une poudre blanche, cristalline et soluble dans l'eau, que l'on administre en potion.

§ 2. BROMURE FERREUX. FeBr² = 216.

Préparation. — Le bromure *hydraté* est seul employé en pharmacie. Pour préparer sa *solution officinale*, on introduit dans un matras :

Eau distillée....... .... 100 gr.
Brome.... .... 40 (ou 13ᶜᶜ,4).
Limaille de fer................................... 20

La limaille ne doit être ajoutée que par fractions. On chauffe légèrement, pour compléter la réaction et, quand elle est terminée, on verse dans un flacon à l'émeri la solution et le fer non dissous. Cette solution contient le tiers de son poids de bromure ferreux (*Codex*).

Propriétés physiques et chimiques. — *Anhydre*, le bromure ferreux est cristallin, très fusible et d'un jaune pâle. Il se dissout rapidement dans l'eau, en donnant une solution peu colorée, qui ne tarde pas à s'oxyder au contact de l'air.

Essai. — Le sel doit être entièrement *volatil*. En outre, il ne doit contenir, ni *iode*, ni *chlore*. (Pour leur recherche, voir *Bromure de potassium*.)

Le sel *hydraté* est vert, très soluble dans l'eau et très altérable à l'air. Il offre, d'ailleurs, une grande analogie de propriétés avec le chlorure ferreux.

Pharmacologie. —Le bromure ferreux hydraté est employé depuis peu en médecine. Il est aussi altérable que le protochlorure du même métal et, dès lors, il convient de le préparer au moment du besoin. On peut l'administrer en pilules, en dragées, ou dissimulé dans un sirop, qui le préserve longtemps de l'influence de l'oygène atmosphérique.

PILULES DE BROMURE FERREUX.
Solution officinale de bromure

ferreux...... .... 15 gr.
Limaille de fer porphyrisée..... 0.10
Gomme arabique pulvérisée:... q. s.
Réglisse pulvérisée............ q. s.

On évapore la solution, en présence du fer, jusqu'à réduction à un tiers, on y incorpore aussitôt la gomme et la réglisse et on divise la masse en 100 pilules, contenant chacune 5 centigr. de bromure ferreux. (*Codex*.)

§ 3. BROMURE DE LITHIUM. LiBr = 87.

Préparation. — Dans une dissolution de bromure de fer, encore chaude, on introduit du carbonate de lithium (38 gr. de carbonate, pour 80 gr. de brome employé); on chauffe, pour achever la réaction, on filtre et on évapore à siccité. Le produit, coulé sous forme de plaques, est enfermé de suite dans des flacons secs et bien bouchés (*Soc. de ph. de Paris*).

Propriétés physiques et chimiques. — Le bromure de lithium est incolore et déliquescent. L'air ne l'altère pas. Il supporte, sans décomposition, l'action d'une température assez élevée.

Pharmacologie. — Mêmes applications et mêmes formes pharmaceutiques que les bromures alcalins.

§ 4. BROMURE DE POTASSIUM. KBr = 119,10.

Préparation. — 1° On fait dissoudre de la potasse caustique dans quinze fois son poids d'eau et l'on place la solution dans un vase étroit et allongé. On fait arriver du brome peu à peu, à l'aide d'un entonnoir effilé, dans les couches inférieures de la solution alcaline, et on mélange les deux liquides en agitant la masse. On continue à ajouter du brome, jusqu'à ce que la liqueur reste faiblement colorée en jaune, et on évapore à siccité, dans une capsule de porcelaine. On met le résidu dans une bassine en fonte et on le maintient au rouge obscur pendant quelques minutes. On redissout dans l'eau distillée et on fait cristalliser (*Codex*).

En se combinant à la potasse, le brome forme du bromure et du bromate de potassium :

$$6KOH + 3Br^2 = BrO^3K + 5KBr + 3H^2O.$$

Lorsqu'on calcine ce mélange, on transforme le bromate en bromure, en chassant l'oxygène :

$$BrO^3K = KBr + O^3.$$

2º M. Falières a trouvé une méthode aussi ingénieuse que rapide, pour faire du bromur
de potassium chimiquement pur :

On commence par purifier le brome, en l'agitant à plusieurs reprises avec le cinquièm
de son poids d'une solution aqueuse contenant 10 p. 100 de bromure de potassium, qu
n'a pas besoin d'être pur. Au contact du bromure, le chlore que peut renfermer l
brome produit du chlorure de potassium et met du brome en liberté. Le chlorure alcalir
reste en dissolution dans l'eau. Pour savoir si la purification est totale, on prend un
petite quantité de la solution aqueuse surnageante, on la chauffe jusqu'à décoloration, e
on y ajoute un peu de nitrate d'argent. S'il se dépose un précipité jaune de bromur
d'argent, incomplètement soluble dans l'ammoniaque, on en conclut que le brome es
privé de chlorure ; mais si le précipité est entièrement soluble dans l'ammoniaque, i
n'est formé que de chlorure d'argent, ce qui indique que le bromure n'était pas en pro
portion suffisante pour absorber le chlore. On introduit de nouveaux cristaux de bro
mure dans la liqueur, tant qu'il n'y en a pas en excès. Lorsque la réaction est terminée, le brome ne retient plus que de l'iode, qu'on éliminera à la fin de l'opération. Or
prend alors :

Brome purifié	80 gr.
Carbonate acide de potassium pur	100
Eau distillée	500
Ammoniaque liquide à 0,875	30

On introduit le carbonate acide et l'eau distillée dans un flacon fermé par un bouchon
de liège muni d'un tube à entonnoir, *qui ne pénètre pas dans le liquide*. On ajoute le
brome et, quand le dégagement d'acide carbonique a cessé, on verse peu à peu la solution bromurée dans l'ammoniaque étendue de 3 fois son poids d'eau distillée. On évapore
à siccité, dans une capsule de porcelaine ; on maintient le résidu à une température
peu élevée, jusqu'à ce qu'il ne se dégage plus de vapeurs blanches, puis on le fait fondre
à la chaleur rouge. Le produit, dissous dans l'eau distillée et privé d'iode par le procédé
de Baudrimont (V. *Purification*), fournit, par cristallisation, du bromure de potassium
parfaitement pur.

Lorsqu'on verse le brome dans la solution de bicarbonate, il se dégage des torrents
d'acide carbonique et il se forme du bromure et du bromate de potassium. Toutefois, la
décomposition n'est pas complète ; il reste dans la liqueur un peu de carbonate alcalin,
que le brome n'attaque même pas à chaud. C'est pour le décomposer qu'on ajoute de
l'ammoniaque; il se produit du bromure d'ammonium, qui donne par double échange,
quand on chauffe le sel desséché, du bromure de potassium et du carbonate d'ammonium. Le carbonate ammoniacal se volatilise, et la fusion transforme le bromate en
bromure de potassium.

Purification. — Le bromure de potassium du commerce étant souvent
préparé avec du brome et de la potasse impurs et par des procédés impar-
faits, peut contenir de l'*iodure* et du *chlorure de potassium*, de la *potasse
libre* ou *carbonatée*, du *sulfate* et du *bromate de potassium* et, quelquefois, de
l'*azotate de sodium*.

Baudrimont a proposé de chasser l'*iode*, en dissolvant le bromure dans
l'eau distillée et en y versant, à l'ébullition, de l'eau bromée, jusqu'à ce que
la liqueur, agitée avec du sulfure de carbone et quelques gouttes d'eau
bromée, ne colore plus en violet le sulfure. Le brome déplace l'iode et,
comme on a dû en employer un excès, on évapore à siccité, pour volatiliser
le brome libre, puis on dissout le sel et on le fait cristalliser de nouveau.

Ce procédé, aussi simple que sûr, a été recommandé depuis par Bobierre,
Herbelin et Falières, mais il n'atteint que l'iodure de potassium. Et, comme
il est impossible d'enlever au bromure les autres sels qui peuvent y être
mélangés, il vaut mieux préparer du bromure pur par l'excellente méthode de M. Falières, que de purifier d'une manière incomplète le sel du
commerce.

Propriétés physiques et chimiques. — Le bromure de potassium cristallise en cubes anhydres, incolores, d'une saveur piquante et salée. Densité : 2,697. Il est très soluble dans l'eau, un peu soluble dans l'alcool. Lorsqu'on le chauffe, il décrépite. Il fond au rouge et il peut être volatilisé à une température plus élevée. Le chlore le décompose et en élimine le brome.

Essai. — M. Falières a tracé un tableau presque complet de la recherche des composés que peut renfermer le bromure de potassium impur :

Iodure de potassium. — On fait bouillir une dissolution du bromure à essayer avec quelques gouttes de perchlorure de fer, et on y plonge une petite bande de papier amidonné. Le papier bleuit, s'il y a de l'iodure.

Chlorure de potassium. — On dissout 1 gramme de bromure dans 30 grammes d'eau distillée ; on y ajoute une solution de 1^{gr},427 d'azotate d'argent et on agite. Quand le liquide est éclairci, on y verse une goutte d'une solution de nitrate d'argent : il doit rester liquide, si le bromure est pur, tandis qu'il se trouble s'il contient du chlorure de potassium (1).

Lorsqu'il y a très peu de chlorure, il vaut mieux dissoudre dans l'ammoniaque le précipité argentique, filtrer, chasser l'ammoniaque à l'ébullition et l'argent par l'hydrogène sulfuré. Le liquide, filtré de nouveau, est distillé avec un peu d'acide sulfurique et de permanganate de potassium. On recueille les vapeurs dans une solution refroidie d'acétate d'aniline et d'orthotoluidine, dans laquelle il se forme un précipité *bleu*, puis *rose*, s'il y a du chlore dans le bromure (*Villiers*).

Potasse, carbonate de potassium. — On projette dans la solution du bromure un très petit cristal d'iode. La liqueur devient jaune si le sel est pur, et reste incolore s'il est mélangé de potasse libre ou carbonatée.

Bromate de potassium. — On traite le bromure par l'acide chlorhydrique concentré, qui prend une teinte jaune verdâtre, en présence du bromate de potassium. L'acide acétique pur suffit au même résultat.

Sulfate de potassium. — Les sels de baryum donnent un précipité blanc, insoluble dans les acides, avec le bromure mêlé de sulfates. Ce réactif peut aussi servir à déceler le carbonate de potassium, mais, dans ce cas, le précipité est soluble dans l'acide chlorhydrique.

Azotate de sodium. — Le bromure mélangé d'azotate donne des vapeurs rutilantes d'hypoazotide, au contact de l'acide sulfurique concentré. Pur, il ne fournit que des vapeurs blanches d'acide bromhydrique et une petite quantité de vapeurs de brome, d'un jaune rougeâtre. Cette réaction n'est pas très sensible. Il est plus sûr de recourir à la diphénylamine.

M. Prunier a fait observer qu'un mélange de chlorure et d'iodure de

---

(1) Lorsqu'on veut connaître la proportion de chlorure mélangée au bromure, on prépare une *liqueur bromométrique*, en dissolvant 0^{gr},852 de nitrate d'argent dans 100 cent. cubes d'eau distillée. On prend la liqueur contenant 1 gr. de bromure et 1^{gr},427 d'azotate d'argent et, lorsqu'elle s'est éclaircie, on y verse goutte à goutte la liqueur bromométrique, au moyen d'une burette graduée, jusqu'à ce que la solution ne se trouble plus par le réactif. Le nombre de centimètres cubes employés à opérer une précipitation complète indique la proportion de chlorure. Si, par exemple, on a versé 12 cent. cubes de liqueur bromométrique, le bromure contient 12 p. 100 de chlorure de potassium.

potassium à molécules égales donnera le même poids de précipité argentique que le bromure pur. Il faut donc s'assurer que ce précipité est du bromure d'argent, exempt d'iodure et de chlorure. Il faut, de même, rechercher la présence du sodium, dont le faible poids atomique permettrait de dissimuler 14 p. 100 d'un sel étranger bien choisi. C'est une analyse complète, à laquelle on doit procéder.

Pharmacologie. — Le bromure de potassium a pris depuis quelques années une place importante dans la thérapeutique. Il a des propriétés sédatives et même anesthésiques très-marquées ; on le donne aussi comme fondant. Il est employé en solution dans l'eau, dans une potion ou dans un sirop, en pommades, et quelquefois en dragées ou en pilules. Cette dernière forme pharmaceutique ne lui convient pas aussi bien, parce qu'il est hygrométrique. Trousseau le faisait mélanger à du beurre, avec du chlorure et de l'iodure de potassium, pour remplacer l'huile de foie de morue. On le trouve dans un grand nombre d'eaux minérales naturelles.

Il ne faut pas l'associer aux sels de morphine, dans les solutions ; il précipiterait du bromhydrate de morphine peu soluble (*Kunz*).

SIROP DE BROMURE DE POTASSIUM.

Bromure de potassium........	50 gr.
Eau.........................:	50
Sirop d'écorce d'orange amère.	900

20 gr. de sirop contiennent 1 gr. de bromure alcalin (*Codex*).

§ 5. BROMURE DE SODIUM. NaBr = 204.

Préparation. — On sature, dans un appareil de Woolf, de l'ammoniaque pure par du brome, que l'on fait tomber goutte à goutte. On fait cristalliser le bromure d'ammonium, pour le séparer de l'iodure d'ammonium plus soluble, qui reste dans les eaux-mères. On décompose ensuite ce bromure par de la soude caustique ou par du carbonate de sodium exempt de chlorure et de sulfate (*Casthelaz*).

Propriétés physiques et chimiques. — Le bromure de sodium cristallise en cubes anhydres, blancs, d'une saveur piquante et salée. Il est très soluble dans l'eau, soluble dans l'alcool. Suivant Mitscherlich, celui qui cristallise au-dessous de 20° forme des tables hexagonales contenant deux molécules d'eau.

Essai. — Semblable à celui du bromure de potassium.

Pharmacologie. — Le bromure de sodium est sédatif comme le précédent et peut être prescrit de la même manière. Il paraît mieux toléré que celui-ci, à doses élevées, et il ne produit pas comme lui l'affaiblissement musculaire (*Rabuteau*).

§ 6. BROMURE DE STRONTIUM. SrBr² + 6H²O = 355,5.

Préparation. — On délaie 100 grammes de carbonate de strontium dans assez d'eau distillée pour former une bouillie fluide. Ensuite on y verse, peu à peu et en agitant, 1000 grammes d'acide bromhydrique officinal. Vers la fin de l'opération, on chauffe à l'ébullition, pour terminer la saturation de l'acide. On s'assure que le liquide ne rougit plus le tournesol ; s'il en est autrement, on ajoute du carbonate de strontium et on chauffe de nouveau, pour obtenir la neutralité. On filtre et on évapore jusqu'à ce que le point d'ébullition soit égal à 118°. On laisse cristalliser, on essaie les cristaux et on les sèche à l'air (*Codex*).

Propriétés physiques et chimiques. — Ce sel cristallise en aiguilles déliées, efflorescentes, facilement fusibles et devenant alors anhydres sans décomposition. Le bromure anhydre est soluble dans son poids d'eau froide et dans moins de la moitié de son poids d'eau bouillante. L'alcool en dissout 64 p. 100 de son poids ; cette solution dépose, avec le temps, une combinaison représentée par : $2SrBr^2.5$ ($C^2H^6.OH$) (*Fouza-Diacon*).

Essai. — Le bromure de strontium peut contenir du *chlorure de baryum* ou *de calcium.*

Le baryum est précipité en versant dans la solution acétique du bromure une solution de chromate de strontium.

Le chlore et le calcium sont reconnus à leurs caractères propres.

Pharmacologie. — Germain Sée a conseillé l'usage de ce bromure comme antiépileptique et antidyspeptique. On l'administre en solution dans l'eau ou dans un sirop, aux doses de 2 à 4 grammes et même à 10 ou 15 grammes par jour. Il n'est pas toxique. C'est le bromure cristallisé qui doit être employé.

VII. — CARBONATES.

§ 1. SESQUICARBONATE D'AMMONIUM.
$$(CO^3)^3(AzH^4)^4H^2 = 254.$$
Alcali volatil concret, sel volatil d'Angleterre.

Préparation, — Pour préparer le sesquicarbonate d'ammonium, on décompose le chlorure d'ammonium par le carbonate de calcium.

On pulvérise les deux sels et on chauffe modérément leur mélange, dans une cornue de grès communiquant avec un récipient refroidi. Il se forme du sesquicarbonate d'ammonium, de l'ammoniaque et du chlorure de calcium :

$$6AzH^4Cl + 3CO^3Ca = 3CaCl^2 + 2AzH^3 + (CO^3)^3(AzH^4)^4H^2.$$

Propriétés physiques et chimiques. — Le sesquicarbonate d'ammonium est anhydre, blanc, fortement alcalin, soluble dans 4 p. d'eau froide. Il cristallise en prismes rhomboïdaux droits hydratés ($2H^2O$), très volatils, d'une odeur ammoniacale et irritante, d'une saveur piquante et caustique.

Quand on le dissout dans très peu d'eau, il se dédouble en carbonate neutre et en carbonate acide d'ammonium, qui cristallise :

$$(CO^3)^3(AzH^4)^4H^2 = CO^3(AzH^4)^2 + 2(CO^3(AzH^4)H).$$

Exposé à l'air, il s'altère rapidement : il perd de l'eau et de l'ammoniaque et il se convertit en carbonate acide; avec le temps, il finit par se volatiliser entièrement. Si on le chauffe, il se décompose en partie, et en partie se volatilise.

Pharmacologie. — Le sesquicarbonate d'ammonium est un des médicaments le plus anciennement connus. Considéré comme remède interne, il est alcalin et stimulant aux doses de $0^{gr}05$ à 2 grammes par 24 heures; il peut aussi faire fonction d'émétique. On le donne en pilules, ou en solution dans une potion ou dans un sirop. Il fait partie de quelques médicaments composés, entre autres de l'*alcoolat aromatique ammoniacal de Sylvius.*

Lorsqu'on l'applique à l'état pulvérulent sur la peau, il détermine une vive irritation ou même la vésication, suivant la durée du contact. On utilise encore ses propriétés irritantes, en faisant respirer ses vapeurs. Le *sel volatil anglais* n'est pas autre chose que du carbonate d'ammonium. Quand on l'arrose avec de l'ammoniaque liquide et qu'on aromatise le mélange avec des essences, il prend le nom de *sel de Preston.*

Il y a plusieurs siècles, on se servait en médecine de produits complexes, chargés de carbonate d'ammonium empyreumatique et fournis par la distillation de la corne de cerf et de la soie crue. Le Codex de 1866 avait conservé les premiers de ces produits, c'est-à-dire le *sel volatil,* l'*esprit volatil* et l'*huile volatile de corne de cerf;* celui de 1884 les a rayés. L'*esprit de soie crue* est abandonné depuis plus longtemps encore.

SEL VOLATIL DE CORNE DE CERF.

On place, dans un fourneau à réverbère, une cornue remplie de fragments de corne de cerf, et on y adapte une allonge et un récipient. On chauffe, à 100° seulement tout d'abord; il distille une liqueur aqueuse, qu'on rejette. Quand elle cesse de se produire, on refroidit l'allonge et le récipient, on augmente le feu de manière à porter graduellement la cornue au rouge et on maintient cette température, jusqu'à ce qu'il ne passe plus rien à la distillation. On laisse refroidir l'appareil et on retire : le *sel volatil,* l'*esprit volatil* et l'*huile volatile de corne de cerf.*

Le *sel volatil de corne de cerf* s'est déposé dans l'allonge et dans le récipient. On le détache à l'aide d'une tige de fer et on le renferme dans des flacons bien bouchés. On le conserve à l'abri de la lumière, qui le noircit.

Il est formé de sesquicarbonate d'ammonium, mêlé d'un peu de bicarbonate et d'huile pyrogénée.

L'*esprit volatil de corne de cerf* est le liquide aqueux qui se trouve dans le ballon et que surnage l'huile volatile. On l'isole de celle-ci, en jetant le tout sur un filtre mouillé, qui ne laisse passer que l'esprit volatil; puis on le rectifie, en le distillant dans une cornue de verre. On arrête l'opération, quand le produit condensé équivaut aux trois quarts du liquide introduit primitivement dans la cornue.

L'esprit volatil est une solution complexe, dans laquelle domine le carbonate d'ammonium. On y trouve, en outre, du sulfure et du cyanure d'ammonium, des ammoniaques composées, etc. La lumière le colore assez rapidement.

L'*huile volatile de corne de cerf* est enlevée du filtre sur lequel on l'a recueillie et distillée au bain de sable, jusqu'à ce qu'elle ait fourni le quart de son poids de liquide.

Elle est incolore et alcaline. Elle contient plusieurs carbures d'hydrogène, au nombre desquels se trouve la benzine, et des ammoniaques composées : méthylamine, éthylamine, triéthylamine, aniline, picoline, pyridine, etc. Elle est colorée en brun par la lumière, comme l'esprit volatil et, comme lui, elle doit être redistillée, dès qu'elle cesse d'être incolore.

§ 2. CARBONATE DE CALCIUM. $CO^3Ca = 100$.

Carbonate de chaux précipité, craie préparée.

Préparation. — On obtient le carbonate de calcium par la double décomposition du chlorure de calcium et du carbonate de sodium :

Chlorure de calcium fondu... 100 gr.
Carbonate de sodium cristallisé...................................... 260

On dissout séparément les deux sels dans un litre d'eau, on filtre les solutions et on les mélange. Le carbonate de calcium se dépose; on le lave par décantation, jusqu'à ce que les eaux de lavage ne précipitent plus par le nitrate d'argent, et on le sèche (*Codex*).

Il est indispensable d'opérer avec des liqueurs froides. A chaud, le carbonate calcaire serait cristallin, partant moins divisé.

Propriétés physiques et chimiques. — Amorphe, blanc et insoluble dans l'eau pure, le carbonate de calcium est soluble dans l'eau chargée d'acide carbonique et il se dissout avec effervescence dans les acides. Il fond sans altération, quand on le chauffe fortement en vase clos, et il présente alors, après refroidissement, toutes les propriétés du marbre (*Hall*).

L'air est sans action sur lui. La chaleur rouge le décompose, en lui faisant perdre son acide carbonique. Porté à la même température, avec du sulfate d'ammonium, il est transformé en sulfate de calcium.

Essai. — Le carbonate de calcium ne doit pas être *ferrugineux*. Pour s'en assurer, on le dissout dans l'acide chlorhydrique; la solution ne doit pas noircir avec le sulfure d'ammonium, ni bleuir avec le ferrocyanure de potassium.

Elle ne doit pas non plus être troublée ni colorée par l'ammoniaque (*magnésium*, *cuivre*, etc.).

Pharmacologie. — Le carbonate de calcium est un absorbant des acides, qu'on administre en nature, seul ou mélangé à d'autres médicaments. Souvent on lui substitue à tort la *craie pulvérisée et lavée*, qui n'a pas le même degré de pureté.

La médecine employait autrefois une foule de produits contenant plus ou moins de carbonate de calcium, tels que : les *écailles d'huître*, les *coquilles d'œufs* et de *limaçon*, les *concrétions stomacales de l'écrevisse*, le *corail*, la *nacre*, les *cendres d'animaux* (*hérisson*, *lièvre*, *taupe*, *hirondelle*, *roitelet*, etc.). On pulvérisait ces cendres, après les avoir lavées. D'autres fois on les dissolvait dans du vinaigre et on précipitait la chaux par le carbonate de potassium; le produit prenait alors le nom de *magistère de nacre*, *magistère d'yeux d'écrevisse* etc.

POUDRE DENTIFRICE ALCALINE.	**MIXTURA CRETÆ.**

Carbonate de calcium........	100 gr.	
Hydrocarbonate de magnésium.	100	
Poudre de quinquina gris.....	100	
Essence de menthe poivrée....	1	
(Codex.)		

(*Brit. Pharm.*)

	gr.
Carbonate de calcium..........	7.09
Gomme arabique pulvérisée....	7.09
Sirop simple..................	18.85
Eau distillée de cannelle........	282.62

§ 3. CARBONATE FERREUX. $CO^3Fe = 116$.

Préparation. — Pour obtenir le carbonate ferreux, on verse une solution de sulfate ferreux dans une solution de carbonate de sodium : le carbonate ferreux se précipite et le sulfate de sodium reste en dissolution :

$$SO^4Fe + CO^3Na^2 = CO^3Fe + SO^4Na^2.$$

Pour prévenir l'oxydation du carbonate ferreux, qui est immédiate dans l'eau pure et aérée, on fait bouillir ce liquide et on y ajoute 1/20 de son poids de sucre. Dans ces conditions, le carbonate est moins rapidement altéré (*Klauer*).

Propriétés physiques et chimiques. — Préparé par précipitation, le carbonate ferreux est amorphe. Il est blanc quand il est pur; vert, puis noir (Fe^3O^4), puis rouge, s'il a eu le contact prolongé de l'air; il est alors transformé en sesquioxyde de fer. L'eau pure ne le dissout pas, mais il est soluble dans l'eau saturée d'acide carbonique; c'est à cet état qu'il existe dans la plupart des eaux minérales ferrugineuses naturelles.

Pharmacologie. — Le carbonate ferreux est un des sels de fer le plus solubles dans les acides faibles. Il a été introduit dans la thérapeutique par le Dr Becker, qui, le premier, se préoccupa de le préserver de toute oxydation. On le prescrit en pilules, seule forme médicamenteuse sous laquelle il soit susceptible de conservation prolongée. Les formules données par Blaud et par Vallet sont encore les plus suivies, pour la préparation de ces pilules.

Au lieu de préparer à l'avance le carbonate ferreux, on le précipite quelquefois au moment de l'employer. Le malade agite ensemble, dans un verre, des volumes égaux de solutions titrées de sulfate de fer et de bicarbonate de sodium, puis il boit rapidement le mélange, avant que le carbonate ferreux précipité n'ait eu le temps de s'oxyder. On a proposé aussi de faire prendre séparément le sulfate de fer et le bicarbonate de sodium, de manière à réaliser, dans l'estomac, la formation du carbonate ferreux; mais, dans ce cas, la double décomposition n'est pas aussi sûrement totale que dans le premier.

Les pilules de Blaud contiennent un léger excès de carbonate de potassium. Elles sont plus altérables que celles de Vallet. Dans les unes comme dans les autres, du reste, le carbonate est graduellement remplacé par l'oxyde Fe^3O^4 et même par Fe^2O^3, si la préparation n'a pas été faite et conservée avec soin.

PILULES DE BLAUD.

Sulfate ferreux desséché et pulvérisé...................... 30 gr.
Carbonate de potassium desséché...................... 30
Gomme arabique en poudre.... 5
Eau............................ 30
Sirop simple.................. 15

On fait dissoudre, dans une capsule de porcelaine, à la chaleur du bain-marie, la gomme dans la quantité d'eau prescrite; on ajoute le sirop et le sulfate de fer. On agite pour rendre le mélange homogène; on ajoute le carbonate de potassium pulvérisé, en remuant constamment avec une spatule de fer, et on continue de chauffer, jusqu'à ce que la masse ait acquis une consistance pilulaire plutôt dure que molle. On retire du feu et on divise la masse en 200 pilules, qu'on argente après dessiccation à l'étuve. On les renferme dans des flacons bien bouchés.

Chaque pilule pèse environ 40 centigr. (*Codex*).

PILULES DE VALLET.

Sulfate ferreux cristallisé .... 100 gr.
Carbonate de sodium cristallisé...................... 120
Miel blanc.................... 30
Sucre de lait................. 30
Sucre blanc.................. Q. S.

On fait dissoudre à chaud le sulfate de fer dans suffisante quantité d'eau contenant 1/20 de son poids de sucre et privée d'air par l'ébullition. On opère de même la solution du carbonate de sodium dans de l'eau non aérée et sucrée. On réunit les deux liquides dans un flacon bouché, qui en soit presque entièrement rempli. On agite, puis on laisse reposer pour opérer la précipitation du carbonate de fer hydraté. On décante le liquide surnageant et on le remplace par de nouvelle eau sucrée et privée d'air. On continue ce lavage, en vase clos, jusqu'à ce que le liquide n'enlève plus de sel alcalin.

On décante une dernière fois ; on jette le carbonate de fer sur une toile serrée imprégnée de sirop de sucre : on exprime graduellement et fortement, et on met le carbonate dans une capsule avec le miel. Le mélange se liquéfie par l'action du miel sur l'eau contenue dans le carbonate. On ajoute le sucre de lait et on concentre très promptement au bain-marie, jusqu'à consistance d'extrait.

Pour faire les pilules, on met 3 p. du composé ci-dessus avec 1 p. de poudre de réglisse et l'on en forme des pilules de 25 centigrammes, qui doivent être conservées dans des flacons bien bouchés (*Codex*).

M. Tanret a rencontré, dans une masse pilulaire de cette nature, une combinaison (*sucro-carbonate de fer*) ayant pour composition : $(C^{12}H^{22}O^{11})^3(CO^3Fe)^2$.

§ 4. CARBONATE DE LITHIUM. $CO^3Li^2 = 74$.

Préparation. — La préparation du carbonate de lithium consiste à précipiter par un carbonate alcalin la solution d'un sel de lithium.

On dissout, dans l'eau distillée, du sulfate ou de l'azotate de lithium et, dans cette liqueur, on verse une solution de carbonate de sodium. Il se forme du carbonate de lithium, qui se dépose, et du sulfate ou de l'azotate de sodium, qui reste dissous :

$$SO^4Li^2 + CO^3Na^2 = CO^3Li^2 + SO^4Na^2.$$

Il faut laver longtemps le précipité, qui retient énergiquement une petite quantité des sels contenus dans la dissolution.

Purification. — Le carbonate de lithium, préparé par précipitation, est presque toujours mélangé de sels de sodium. Pour le purifier, on le délaie dans l'eau et on fait passer un courant d'acide carbonique, qui le dissout. On abandonne la solution à l'air libre, elle perd peu à peu son acide carbonique et le carbonate de lithium se précipite, à l'état pur et cristallin (*Duquesnel*).

Propriétés physiques et chimiques. — Le carbonate de lithium est blanc, cristallisable, peu soluble dans l'eau ; 1 litre d'eau pure en dissout environ 12 grammes, à toutes les températures. Il est plus soluble dans l'eau saturée d'acide carbonique : 1 litre d'eau gazeuse peut en dissoudre 52^{gr},50.

Il fond au rouge et, lorsqu'on le maintient à cette température, il perd plus des 4/5 de son acide carbonique ; cette décomposition commence même avant que le sel ne soit en fusion. Par sa décomposition ignée et par sa plus grande solubilité dans l'acide carbonique, le carbonate de lithium s'éloigne des carbonates de potassium et de sodium et il se rapproche des carbonates de calcium et de magnésium.

Essai. — Le carbonate de lithium mal préparé peut contenir des *sulfates* et des *chlorures alcalins* ou *terreux*. La fraude y a mélangé du *sucre de lait (Schlagdenhauffen)*.

Pour reconnaître sa pureté, on le dissout dans l'acide azotique et on ajoute à la liqueur du chlorure de baryum et du nitrate d'argent. Il se produit un précipité blanc, dans le cas où le sel de lithium renferme un *sulfate* ou un *chlorure alcalin*.

Lorsqu'on chauffe le carbonate de lithium, il reste blanc, s'il est pur; il noircit, s'il est additionné de *sucre de lait* ou de toute autre *substance organique*.

Enfin, sa solution azotique diluée ne doit précipiter ni par les carbonates alcalins, ni par les acides tartrique et oxalique (absence de *chaux*, de *magnésie*, etc).

Pharmacologie. — Inscrit dans la matière médicale par Lipowitz et Ure, le carbonate de lithium est un excellent dissolvant de l'acide urique. A ce titre il a été préconisé par Garrod contre la gravelle, la goutte et les calculs urinaires. Il est administré à faibles doses, parce que son poids moléculaire est peu élevé. Mais lorsque le cas l'exige, on peut en augmenter la proportion; il est peu vénéneux. On le donne soit en nature, soit en dissolution dans l'eau gazeuse. La solution est parfois lente et incomplète. Pour la rendre immédiate, M. Carles conseille de triturer le carbonate de lithium avec du sucre ou avec du bicarbonate de sodium.

CARBONATE DE LITHIUM.
EFFERVESCENT.

Acide citrique.................. 40 gr.
Bicarbonate de sodium........ 50
Carbonate de lithium............ 10
On mélange et on chauffe le tout, à 100°,

jusqu'à ce que la substance prenne la forme granulaire. A l'aide d'un tamis, on sépare des granules de grosseur convenable et uniforme, que l'on conserve dans des flacons bien fermés (*Soc. de ph. de Paris*).

§ 5. CARBONATE DE MAGNÉSIUM.
$$4MgO.3CO^2 + 4H^2O = 364.$$
Magnésie blanche.

Préparation. — Pour préparer le carbonate de magnésium, on précipite la solution d'un sel magnésien par du carbonate de sodium.

On fait bouillir une solution de sulfate de magnésium et on y ajoute, en continuant l'ébullition, une solution de carbonate sodique. La magnésie se précipite, à l'état de carbonate basique, et il se dégage un peu d'acide carbonique.

Si on opérait à froid, une partie de la magnésie resterait en solution, sous forme de carbonate acide; de plus, le produit aurait une composition différente, qu'exprime la formule : $5MgO.4CO^2 + 5H^2O$ (*Fritzsche*).

Propriétés physiques et chimiques. — Le carbonate de magnésium est amorphe, blanc, insoluble dans l'eau. Il se dissout dans 5761 p. d'eau chargée d'acide carbonique à 1 atmosphère, sans former de carbonate acide bien certain. Quand on chauffe cette solution et qu'on la soumet à l'évaporation spontanée, elle abandonne des cristaux aciculaires de carbonate trihydraté : $CO^3Mg + 3H^2O$ (*Attfield*).

Il est inaltérable à l'air. On peut le maintenir dans l'eau en ébullition, sans le décomposer. La chaleur lui fait perdre son acide carbonique et le convertit en magnésie anhydre. Il renferme un excès de magnésie et il peut être considéré comme une combinaison d'hydrate et de carbonate de magnésium : $3CO^3Mg$. $MgO^2H^2 + 3H^2O$.

Essai. — L'essai du carbonate de magnésium s'effectue comme celui de la magnésie calcinée. Il comporte, en outre, l'appréciation de la quantité d'*oxyde* que le sel peut fournir par calcination. Cette proportion doit être environ de 43 p. 100.

Pharmacologie. — Le carbonate de magnésium offre les propriétés antiacides et purgatives de la magnésie calcinée et des carbonates alcalins. On le donne à dose deux fois plus forte que son oxyde, en poudre ou en tablettes. Dissous dans l'eau gazeuse, il sert à préparer l'*eau magnésienne* et quelques *eaux minérales artificielles*.

EAU MAGNÉSIENNE.
Magnésie liquide.

Sulfate de magnésium......... 53 gr.
Carbonate de sodium cristallisé. 10

On fait dissoudre séparément les deux sels, dans une quantité d'eau suffisante, et on filtre. On met la solution de sulfate de magnésium dans une capsule de porcelaine, puis on porte à l'ébullition ; on ajoute la solution de carbonate de sodium et on fait bouillir, jusqu'à ce qu'il ne se dégage plus d'acide carbonique. On laisse déposer, on décante la liqueur surnageante et on lave avec soin le précipité d'hydrocarbonate de magnésium. On délaie ensuite ce précipité dans 650 grammes d'eau, puis on introduit le mélange liquide dans l'appareil à eaux minérales, pour le saturer d'acide carbonique. Après l'avoir laissé, pendant vingt-quatre heures, en contact avec un excès de ce gaz, on le retire de l'appareil; on le

passe à travers une étoffe de laine pour en séparer la partie indissoute, on remet dans l'appareil le liquide filtré et on le sursature d'acide carbonique ; puis on met en bouteilles.

L'eau magnésienne ainsi préparée contient 20 grammes d'hydrocarbonate de magnésium (*Codex*).

POUDRE DE MAGNÉSIE BLANCHE.

On frotte sur un tamis de crin n° 2 des pains d'hydrocarbonate de magnésium, jusqu'à ce que tout ait passé (*Codex*).

TABLETTES DE MAGNÉSIE.

Hydrocarbonate de magnésium. 200 gr.
Sucre blanc.................. 800
Mucilage de gomme adragante.. 120

Faites des tablettes du poids de 1 gr., dont chacune contient 30 centigr. d'hydrocarbonate de magnésium (*Codex*).

§ 6. CARBONATE DE MANGANÈSE.
$CO^3Mn = 115.2$.

Préparation. — On prépare le carbonate de manganèse, en décomposant le sulfate de manganèse par le carbonate de sodium.

Sulfate de manganèse cristallisé............................. 200 gr.
Carbonate de sodium cristallisé............................. 260

On dissout séparément les deux sels dans l'eau chaude. On filtre les solutions et on les mélange. Le carbonate de manganèse produit se dépose ; on le lave à l'eau chaude, par décantation, jusqu'à ce que l'eau ne soit plus troublée par le chlorure de baryum, et on le sèche (*Codex*).

Propriétés physiques et chimiques. — Le carbonate de manganèse est blanc rosé, soluble dans 8000 p. d'eau froide et dans 4000 p. d'eau chargée d'acide carbonique, soluble en totalité dans les acides. Suivant M. Prior, il contient 13,50 p. 100 d'eau d'hydratation : $CO^3Mn + H^2O$. Mais s'il a été lavé avec de l'eau trop chaude, ou séché à trop haute température, sa composition doit être analogue à celle du carbonate magnésien. Il se conserve à l'air, sans altération. La chaleur le décompose en protoxyde de manganèse et en acide carbonique ; la dissociation commence dès la température de 70° (*L. Joulin*). Si on le mouille avec un peu d'acide azotique, avant la calcination, il est transformé en bioxyde de manganèse.

Essai. — Le carbonate manganeux contient quelquefois du *fer*.

Dans ce cas, sa dissolution dans l'acide chlorhydrique donne un précipité *bleu* avec le ferrocyanure de potassium, au lieu du précipité blanc rosé, qui est caractéristique du sel pur.

Pharmacologie. — Le carbonate de manganèse a été proposé comme succédané ou comme auxiliaire des sels ferrugineux. Il est stable et très soluble dans les acides faibles. On le donne en poudre, en pastilles, ou en pilules.

§ 7. CARBONATE DE PLOMB.

$$(CO^3Pb)^2.Pb(OH)^2 = \begin{matrix} CO^2 < \\ CO^2 < \end{matrix} \begin{matrix} Pb-OH \\ Pb \\ Pb-OH \end{matrix} = 743.$$

Céruse.

Préparation. — 1° On obtient le carbonate de plomb, en décomposant une solution d'acétate neutre de plomb par une solution de carbonate de sodium. Il y a formation d'acétate de sodium et de carbonate de plomb :

$$(CH^3 - CO^2)^2Pb + CO^3Na^2 = CO^3Pb + 2(CH^3 - CO^2Na).$$

Acétate de plomb.   Acétate de sodium.

Le carbonate de plomb se dépose ; on le recueille sur un filtre, on le lave et on le fait sécher.

2° *Procédé de Clichy* ou *de Thénard.* On fait passer un courant d'acide carbonique dans une solution d'acétate basique de plomb ; il se précipite du carbonate de plomb et il reste dans les liqueurs de l'acétate neutre, qu'on transforme à nouveau en acétate basique :

$$(CH^3 - CO^2)^2 Pb.2PbO + 2CO^2 = 2CO^3Pb + (CH^3 - CO^2)^2Pb.$$

Acétate basique de plomb.   Acétate neutre de plomb.

Ce procédé est à peu près délaissé.

3° *Fabrication hollandaise.* — On dispose des lames de plomb dans des pots, au fond desquels on a placé du vinaigre et que l'on a rangés dans du fumier en fermentation. Le plomb s'oxyde et se convertit en acétate basique, que transforme en céruse l'acide carbonique fourni par le fumier.

On simplifie cette méthode, actuellement, en dirigeant de l'acide carbonique sur de la litharge mouillée avec une solution d'acétate plombique ou d'acide acétique.

Propriétés physiques et chimiques. — Le carbonate de plomb est une poudre blanche, amorphe, insoluble dans l'eau distillée, un peu soluble dans l'eau qui contient de l'acide carbonique. Il est anhydre, quand il est pur, mais, en général, il n'en est point ainsi dans le produit commercial. La céruse est ordinairement un mélange de carbonate de plomb et d'oxyde de plomb hydraté, représenté par la formule : $PbO^2H^2.2CO^3Pb$.

Quand on la chauffe, elle perd son acide carbonique et elle est changée en litharge. Si le chauffage est fait à l'air libre et à une température insuffisante pour fondre l'oxyde de plomb, la céruse est transformée en une poudre d'un rouge vif et plus clair que la teinte du minium, à laquelle on donne le nom de *mine orange*.

Essai. — La céruse du commerce est fréquemment fraudée par l'addition des *sulfates de calcium*, de *baryum* et de *plomb*, par celle de la *craie*, du *carbonate de zinc*, ou des *cendres d'os*.

On reconnaît la présence des *sulfates*, en traitant la céruse par l'acide azotique étendu, qui ne les dissout pas, ou qui les dissout à peine.

Pour déceler le *carbonate de calcium*, on dissout le sel de plomb dans l'acide azotique dilué, on élimine le plomb par l'hydrogène sulfuré, on filtre et, dans la liqueur, on précipite la chaux avec l'oxalate d'ammonium.

L'*oxyde de zinc* doit être également cherché dans la solution azotique privée de plomb par l'acide sulfhydrique. On le précipite par un alcali; il est soluble dans un excès de réactif. On le caractérise ensuite.

Lorsque le précipité ne se dissout pas dans un excès d'alcali et que la solution nitrique, évaporée à siccité, cède à l'alcool un composé déliquescent (*phosphate acide de calcium*), on conclut à la présence des *cendres d'os*.

En dehors de ces substances, la céruse peut encore contenir de l'*oxyde* ou de l'*acétate de plomb*. Le moyen le plus rapide de vérifier sa pureté est de doser son acide carbonique, dont la proportion doit être de 16,38 p. 100 du poids du sel.

Pharmacologie. — La céruse est plus employée en pharmacie que le carbonate de plomb pur. Elle est vénéneuse, comme tous les sels de plomb, aussi est-elle exclusivement affectée aux usages externes, sous forme de pommade (*onguent blanc de Rhazès*), d'emplâtre (*emplâtre de céruse*) ou de liniment (*liniment d'Anderson*).

POUDRE DE CÉRUSE.

On met un tamis de crin n° 2 sur une feuille de papier, on frotte successivement les fragments de céruse, jusqu'à ce que tout ait passé (*Codex*).

Après l'opération, il est nécessaire de laver le tamis avec de l'eau fortement vinaigrée, pour le débarrasser de la céruse adhérente.

POMMADE DE CARBONATE DE PLOMB.

Onguent blanc de Rhazès.

Carbonate de plomb............ 10 gr.
Axonge benzoïnée............. 50

Cette pommade rancit très promptement; elle ne doit être préparée qu'au moment du besoin (*Codex*).

---

§ 8. CARBONATES DE POTASSIUM.

La pharmacie utilise deux combinaisons de la potasse avec l'acide carbonique : le carbonate neutre et le carbonate acide.

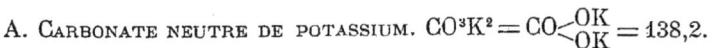

A. CARBONATE NEUTRE DE POTASSIUM. $CO^3K^2 = CO<^{OK}_{OK} = 138,2.$

Préparation. — 1° Pour obtenir pur le carbonate neutre de potassium, on calcine le carbonate acide dans un creuset de platine. Il se dégage de l'acide carbonique et de l'eau, et il reste du carbonate neutre dans le creuset :

$$2CO^3HK = CO^3K^2 + H^2O + CO^2.$$

2° On décompose par la chaleur le bioxalate de potassium purifié. Le sel est converti en carbonate neutre de potassium, par élimination d'eau, d'oxygène et d'oxyde de carbone :

$$2C^2O^4HK = CO^3K^2 + 3CO + H^2O + O.$$

3° On porte au rouge, dans une chaudière de fonte, de la crème de tartre. Quand le résidu noir obtenu ne dégage plus de vapeurs, on le dissout dans l'eau, on filtre et on évapore à siccité. Le produit porte le nom de *sel de tartre*. Il est à peu près pur.

4° L'industrie retire le carbonate de potassium des cendres des végétaux terrestres.

On lessive ces cendres avec de l'eau, on concentre la dissolution, pour en éliminer les sulfates, chlorures, etc., qu'elle contient, puis on chasse l'eau par évaporation. Le sel ainsi obtenu est très impur (*potasse perlasse, potasse de Russie, potasse d'Amérique*, etc.).

Purification. — Lorsqu'on veut se servir du carbonate de potassium du commerce, il faut le purifier, car il renferme des *sulfates*, des *chlorures*, de la *chaux*, de l'*alumine*, des *oxydes de fer* et de *manganèse*, de la *silice*, etc.

Pour le séparer de ces composés, on l'expose sur un entonnoir, à l'action de l'air humide d'une cave. Le carbonate, déliquescent, absorbe l'humidité, et il coule dans les récipients disposés pour le recevoir. Les autres sels, moins solubles, restent en majeure partie sur l'entonnoir. La solution de carbonate est ensuite amenée à siccité, dans une capsule d'argent.

On peut abréger cette purification par le moyen suivant : on dissout le carbonate impur dans son poids d'eau, on filtre la liqueur et on la concentre, jusqu'à ce qu'elle marque 1,5 au densimètre. On laisse à ce moment cristalliser les sels étrangers, puis on achève l'évaporation.

Le produit n'est pas absolument pur dans les deux cas.

Propriétés physiques et chimiques. — Le carbonate neutre de potassium est anhydre, amorphe, déliquescent et insoluble dans l'alcool. Il fond au rouge. Quand il est hydraté, il cristallise en tables rhomboïdales contenant 20,65 p. 100 d'eau.

La chaleur seule ne le décompose pas ; mais, à la température rouge, il est réduit par le charbon. Sa réaction est très alcaline.

Essai. — Le carbonate neutre de potassium pur se dissout intégralement dans son poids d'eau distillée. La solution, acidulée par l'acide azotique en excès, ne donne aucun précipité avec les nitrates d'argent et de baryum, avec l'oxalate d'ammonium ou avec le sulfate d'ammonium, ce qui revient à dire qu'elle ne contient ni *chlorure*, ni *sulfate*, ni *chaux*, ni *métal étranger*.

Non acidulée, elle est troublée par les nitrates d'argent et de baryum. Avec le premier réactif, le précipité est *gris* s'il y a excès de carbonate alcalin ; il est *blanc* dans le cas contraire, ou d'un *jaune clair* si les solutions sont concentrées. Le carbonate acide de potassium donne les mêmes précipités que le sel d'argent en excès, ce qui permet de déceler sa présence dans le carbonate neutre (*Bohlig*).

B. Carbonate acide de potassium $CO^3HK = CO<^{OK}_{OH} = 100,1.$

Bicarbonate de potassium.

Préparation. — 1° On prépare le carbonate acide de potassium, en dirigeant un courant d'acide carbonique pur dans une solution de carbonate neutre de potassium, marquant 1,21 au densimètre.

Le tube qui amène l'acide carbonique (fig. 97) doit être large, pour pouvoir être débouché facilement, dans le cas où les cristaux formés

Fig. 97. — Appareil pour la préparation du carbonate acide de potassium (*).

viendraient à l'engorger. Lorsque le gaz n'est plus absorbé, on enlève les cristaux qui se sont déposés, on les égoutte, on les lave avec une petite quantité de solution froide et saturée de carbonate acide de potassium et on les fait sécher.

En évaporant les eaux-mères, *au-dessous de* 100°, on obtient une nouvelle quantité de carbonate acide de potassium.

2° On peut aussi saturer d'acide carbonique le carbonate spongieux et charbonneux, que fournit la calcination de la crème de tartre. On humecte la masse, pour faciliter l'absorption de l'acide carbonique. Lorsque l'opération est terminée, on dissout le carbonate acide dans de l'eau tiède et on le fait cristalliser (*Whœler*).

Propriétés physiques et chimiques. — Le carbonate acide de potassium cristallise en prismes rhomboïdaux obliques. Il se dissout dans moins de 3 fois son poids d'eau froide et dans 1300 fois son poids d'alcool bouillant.

Il est inaltérable à l'air. Son action sur les réactifs colorés est celle des alcalis. Chauffé à 100° il se convertit en carbonate neutre, en perdant de l'eau et de l'acide carbonique. Sa solution aqueuse dissout le fer et les carbonates de calcium et de magnésium. Quand on la fait bouillir, on change lentement le carbonate acide de potassium en sesquicarbonate, puis en carbonate neutre.

Essai. — Le carbonate acide de potassium du commerce peut contenir du *carbonate neutre de potassium*, et les *chlorures*, les *sulfates*, etc., qui souillent fréquemment le carbonate neutre.

Quand il est mélangé de *carbonate neutre*, il précipite les sels de calcium et de magnésium.

Sa solution, sursaturée par l'acide azotique, doit se comporter comme celle du carbonate neutre, vis-à-vis des autres réactifs.

Pharmacologie. — Le *carbonate neutre de potassium* est un sel irritant, presque caustique et, pour cette raison, plus propre aux usages externes qu'aux usages internes. Il fait cependant partie des *gouttes amères de Baumé*, de l'*élixir tonique amer de Gendrin* et des *tisanes de Récamier* et de *Mascagni*. Mais, dans tous ces médicaments, il est très dilué.

Ses applications topiques consistent en lotions, en bains et en pommades, au nombre desquelles se trouve la pommade d'Helmérich, déjà citée.

Les anciens pharmacologistes donnaient le nom d'*huile de tartre par défaillance* au liquide sirupeux, qui résulte de la déliquescence du carbonate de potassium neutre. Ils employaient encore deux carbonates impurs, qu'on obtenait en calcinant le nitrate de potassium avec du charbon (*nitre fixé par le charbon*), ou avec la crème de tartre (*nitre fixé par le tartre*). Le nitre fixé par le charbon contenait presque toujours de l'azotite de potassium. Dans le nitre fixé par le tartre, il y avait du cyanure de potassium (*Guibourt*). Ces trois produits sont depuis longtemps inusités.

Il en est de même du carbonate que l'on retirait, d'après les conseils de Tachenius, des cendres de plantes médicinales et qui portait, suivant son origine, les noms de *sel d'absinthe*, de *sel de centaurée*, de *sel de genêt*, etc. On ne le trouve inscrit que dans les formules de médicaments déjà anciens.

Le *carbonate acide de potassium* est, à dose égale, bien plus faiblement alcalin que le carbonate neutre, dont il a d'ailleurs l'action physiologique. C'est un des éléments de la *potion antiémétique de Rivière* et de l'*eau alcaline gazeuse*. Il sert aussi à préparer un certain nombre de produits chimiques médicamenteux. Si l'on considère son inaltérabilité et la facilité avec laquelle on le prépare à l'état pur, on est amené à penser qu'il pourrait avoir plus d'emplois pharmaceutiques.

ÉLIXIR TONIQUE.

Extrait de cascarille.......... 5 gr.
— d'absinthe.......... .. 5
— de gentiane........... 5
— . de myrrhe............ 5
Fleurs sèches de camomille.... 6
Écorce d'orange amère......... 10
Carbonate neutre de potassium. 15
Eau distillée de menthe....... 250

Faites macérer pendant 2 jours et filtrez.
(*Gendrin.*)

POTION DE RIVIÈRE.
(*Potion gazeuse.*)
Nº 1. *Potion alcaline.*

Carbonate acide de potassium... 2 gr.
Eau..................... 50
Sirop de sucre............... 15
Nº 2. *Potion acide.*

Acide citrique................ 2 gr.
Eau..................... 50
Sirop d'acide citrique aromatisé au citron.................... 15
(*Codex.*)

§ 9. CARBONATES DE SODIUM.

On fait usage en pharmacie du carbonate neutre et du carbonate acide de sodium.

A. CARBONATE NEUTRE DE SODIUM.

$$CO^3Na^2 + 10H^2O = CO{<}^{ONa}_{ONa} + 10H^2O = 286.$$

Préparation. — 1° On peut extraire le carbonate neutre de sodium des végétaux qui vivent dans la mer.

On incinère les algues marines et on lessive les cendres qui en résultent. Les liqueurs sont décantées et mises à cristalliser après évaporation.

2° *Procédé Leblanc.* On chauffe, dans un four spécial, un mélange de sulfate de sodium anhydre, de houille et de carbonate de calcium desséché. On obtient du carbonate neutre de sodium, du sulfure et de l'oxysulfure de calcium, et de l'acide carbonique, qui se dégage :

$$CO^3Ca + SO^4Na^2 + C^2 = CO^3Na^2 + CaS + 2CO^2.$$

On concasse la soude brute obtenue, on la lessive avec de l'eau bouillante et on fait cristalliser.

3° On décompose une solution de chlorure de sodium par une solution de carbonate acide d'ammonium. Il se dépose du carbonate acide de sodium, qu'on change en carbonate neutre par calcination (*Turck, Schlœsing et Rolland, Solvay*).

4° On calcine un mélange de sulfate de sodium et de charbon. Le sulfure de sodium produit est traité par l'acide carbonique et fournit du carbonate neutre de sodium.

Purification. — Le carbonate neutre de sodium du commerce contient ordinairement du *sulfate* et du *chlorure de sodium*.

Pour le purifier, on le dissout dans deux fois et demie son poids d'eau chaude, on filtre la liqueur et on la laisse cristalliser. Après 24 heures, on égoutte les cristaux, on les essuie dans du papier sans colle et, dès qu'ils commencent à s'effleurir, on les enferme dans des flacons bien bouchés (*Codex*).

Les eaux-mères fournissent, par évaporation, de nouveaux cristaux. Quand elles refusent de cristalliser, elles contiennent de la soude caustique provenant du sel employé. On les laisse exposées à l'air, dont elles absorbent l'acide carbonique, et elles fournissent encore du carbonate neutre de sodium.

Propriétés physiques et chimiques. — Le carbonate neutre de sodium cristallise en gros prismes rhomboïdaux obliques, contenant 62,94 p. 100 d'eau. 100 parties d'eau froide dissolvent 62,5 p. de ces cristaux ; à 100°, elles en dissolvent 454 p. Densité : 1,46.

Le carbonate de sodium est alcalin aux réactifs. Il s'effleurit à l'air, en perdant seulement la moitié de son eau de cristallisation. Maintenu à 34°, il subit la fusion aqueuse. A 100°, il devient anhydre; il fond au rouge vif, sans se décomposer. Lorsqu'il est anhydre, il forme plusieurs hydrates, dont les mieux définis contiennent 3,5,6,7 et 10 molécules d'eau.

Essai. — La vérification de la pureté du carbonate neutre de sodium doit être faite de la même manière que celle du carbonate neutre de potassium.

B. Carbonate acide de sodium. $CO^3HNa = CO{<}^{ONa}_{OH} = 84$.

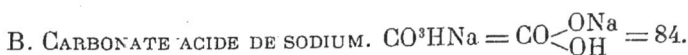

Bicarbonate de sodium.

Préparation. — 1° Pour obtenir le carbonate acide de sodium, on sature d'acide carbonique des cristaux humides de carbonate neutre de la même base.

On prend un vase de grès ou de verre, long et étroit, muni à sa partie inférieure d'un diaphragme percé de trous, placé à peu de distance du fond (fig. 98). Ce vase devra porter deux tubulures latérales, disposées, l'une immédiatement au-dessous du diaphragme, l'autre très près du fond.

Fig. 98. — Appareil pour la préparation du carbonate acide de sodium.

Sur le diaphragme, on place le carbonate neutre de sodium, cassé en fragments de la grosseur du pouce ; on adapte au vase un couvercle portant une douille, afin de pouvoir, au moyen d'un tube, conduire l'acide carbonique, qui n'est pas absorbé, dans un second vase contenant également du carbonate neutre. On lute le couvercle avec des bandes de papier collé. On place, dans la tubulure inférieure, un tube de verre courbé à angle droit, destiné à faire écouler, sans démonter l'appareil, le liquide qui s'accumule pendant l'opération : il suffit pour cela de diriger en bas l'ouverture de la branche libre. Lorsqu'au contraire l'ouverture est dirigée en haut, le liquide cesse de couler et l'intérieur de l'appareil n'est plus en communication avec l'air.

La tubulure placée immédiatement au-dessous du diaphragme porte également un tube, qui établit la communication avec la source d'acide carbonique. Le dégagement du gaz doit être lent et régulier.

Comme le carbonate cristallisé contient beaucoup plus d'eau que le carbonate acide produit, on voit, à mesure que la transformation s'opère, cette eau s'écouler sous forme d'une solution saturée de carbonate neutre, qui vient occuper le fond du vase. On la soutire de temps en temps, à l'aide du tube mobile.

On reconnaît que la totalité du sel neutre a été converti en carbonate acide, à ce que le gaz cesse d'être absorbé, puis à ce que l'eau commence à s'écouler des cristaux contenus dans le second vase. On met alors, sur des claies garnies de papier, le carbonate acide de sodium et on le fait sécher à l'étuve, à 30 ou 40° au plus.

2° On peut avoir le carbonate acide de sodium en gros cristaux en faisant passer de l'acide carbonique, jusqu'à refus, dans une solution de carbonate neutre.

Propriétés physiques et chimiques. — Le carbonate acide de sodium cristallise en prismes rectangulaires, solubles dans 10 fois leur poids d'eau froide. Il a une saveur urineuse et salée. Densité : 2,16.

On le conserve sans altération dans l'air sec; mais, dans l'air humide, il absorbe de l'eau, perd de l'acide carbonique et redevient carbonate neutre : $CO^3Na^2 + 5H^2O$.

Chauffé à 70°, il se décompose, en perdant la moitié de son acide carbonique. A 100°, la transformation est très rapide, il se fait du sesquicarbonate, puis du carbonate neutre.

Il ne trouble pas, à froid, la solution des sels calcaires et magnésiens.

Essai. — Le carbonate acide de sodium impur peut contenir : des *chlorures*, des *sulfates* et du *carbonate neutre de sodium*.

Quand il est exempt de *sulfates* et de *chlorures*, il ne précipite ni le chlorure de baryum, ni l'azotate d'argent, après avoir été saturé par l'acide azotique pur.

Fig. 99. — Appareil pour l'essai du carbonate acide de sodium.

Pour s'assurer qu'il ne contient pas de *carbonate neutre*, on dose son acide carbonique. A cet effet, on en introduit 5 gr. dans un tube communiquant avec une éprouvette graduée pleine d'eau, à la surface de laquelle on a placé un peu d'huile (fig. 99). On chauffe; la moitié de l'acide carbonique doit se dégager; on mesure le gaz, *après refroidissement*, dans la cloche graduée. Si le sel est pur, on obtient 0^{lit},65 d'acide carbonique, et seulement 0^{lit},27 s'il est à l'état de sesquicarbonate (*Payen*).

Pharmacologie. — Le *carbonate neutre de sodium* est un peu moins irritant que le sel de potassium correspondant; néanmoins, il n'a guère que des applications externes : lotions, bains, pommades, etc. Les *pommades alca-*

lines d'Alibert et des *frères Mahon* lui doivent, en partie, leurs propriétés médicinales. On le prescrivait autrefois à l'intérieur, en pilules et en potions aujourd'hui inusitées. Il fait encore partie de la *teinture de gentiane composée* ou *élixir amer de Peyrilhe*.

Le *carbonate acide de sodium* est l'alcalin le plus employé en médecine. Son action est plus douce que celle de tous ses congénères. Les phénomènes physiologiques qui s'accomplissent sous son influence, dans l'organisme, paraissent être une accélération notable des combustions, coïncidant avec une activité plus grande de la circulation.

On administre le carbonate acide de sodium, en poudre ou en solution. Il sert à préparer l'eau gazeuse, dans les ménages, l'*eau minérale alcaline artificielle*, le *soda-water*, les *tablettes de Vichy*, les *soda-powders* et, en général, toutes les poudres effervescentes. Lorsqu'on l'introduit dans un médicament, il faut éviter avec soin de le chauffer, de crainte de provoquer sa décomposition.

BAIN ALCALIN.

Carbonate neutre de sodium. . 250 gr.
Pour un bain. (*Codex*.)

BAIN DIT DE PLOMBIÈRES.

Carbonate neutre de sodium. . . 100 gr.
Chlorure de sodium. 20
Sulfate de sodium. 60
Carbonate acide de sodium. . . . 20
Gélatine pulvérisée. 100

On mélange les sels et on les enferme dans un flacon. On délivre la gélatine à part. Pour préparer le bain, on met tremper la gélatine dans 500 gr. d'eau froide, pendant une heure. On achève la dissolution, au moyen de la chaleur, et l'on verse successivement, dans la baignoire, la liqueur gélatineuse et les sels contenus dans le flacon. (*Codex*.)

BAIN DIT DE VICHY.

Carbonate acide de sodium. . . . . 500 gr.
Pour un bain. (*Codex*.)

EAU ALCALINE GAZEUSE.

	gr.
Carbonate acide de sodium. . . .	3.12
— de potassium.	0.23
Sulfate de magnésium.	0.35
Chlorure de sodium.	0.08
Eau gazeuse.	650.00

On fait dissoudre les sels dans une petite quantité d'eau, on verse la solution dans une bouteille de 65 centilitres, que l'on remplit d'eau gazeuse. (*Codex*.) Cette eau peut être employée dans les circonstances où l'on prescrit les eaux de Vichy, de Vals, etc.

POUDRE GAZOGÈNE NEUTRE.

Carbonate acide de sodium pulvérisé. . . . . 2 gr.

Pour 1 dose, que l'on enveloppe dans du papier bleu.

Acide tartrique pulvérisé. . . . . . . 2 gr.

Pour 1 dose, que l'on enveloppe dans du papier blanc. (*Codex*.)

Pour faire usage de cette poudre, on dissout une dose d'acide tartrique dans un grand verre, rempli d'eau jusqu'au tiers de sa capacité; on y jette le contenu d'un paquet de carbonate acide et l'on boit aussitôt. Le liquide est acide, au moment où on le boit, mais il devient neutre lorsque la décomposition du carbonate est complète et que l'acide carbonique en est éliminé.

POUDRE GAZOGÈNE ALCALINE.

Soda-powders.

Carbonate de sodium acide pulvérisé. 2 gr.
Pour 1 paquet, que l'on enveloppe dans du papier bleu.

Acide tartrique pulvérisé. 1ᵍʳ,30
Pour 1 paquet, que l'on enveloppe dans du papier blanc.

On fait usage de ces poudres, de la même manière que des précédentes. Le liquide qui résulte du mélange paraît acide, quand on le boit; mais, en réalité, il contient environ 50 centigr. de carbonate non décomposé. (*Codex*.)

EAU ACIDULE BICARBONATÉE.

Soda-water.

Carbonate acide de sodium. . . . 1 gr.
Eau gazeuse. 650

On dissout le carbonate acide de sodium dans une petite quantité d'eau, on filtre la solution et on remplit avec de l'eau gazeuse. (*Codex*.)

**TABLETTES DE BICARBONATE
DE SODIUM.**

Tablettes de Vichy ou de d'Arcet.

Carbonate acide de sodium....	25 gr.
Sucre blanc...................	975
Mucilage de gomme adragante.	90

Faites des tablettes du poids de 1 gr.
Chaque tablette contient 25 milligr. de carbonate acide de sodium. (*Codex.*)

Lorsqu'on veut aromatiser ces tablettes, on incorpore à la masse ci-dessus les proportions d'essence ci-après :

	gr.
Essence d'anis...................	0.25
— de citron.....	0.30
— de menthe...............	0.20
— de fleur d'oranger.......	0.10
— de rose...................	0.10
Teinture de vanille	0.60

§ 10. CARBONATE DE STRONTIUM. $CO^3Sr = CO<_O^O>Sr = 147,5.$

Préparation. — On dissout le nitrate de strontium pur du commerce dans 10 fois son poids d'eau distillée; on ajoute, peu à peu et en agitant, un soluté de bichromate de potassium, jusqu'à précipitation complète de la baryte, sous forme de chromate, et légère coloration jaune de la liqueur. Après vingt-quatre heures de repos, on filtre; on mélange au liquide un soluté d'acide sulfureux et on chauffe au voisinage de 100°, jusqu'à disparition de la couleur jaune de l'acide chromique et production de la teinte verte des sels de sesquioxyde de chrome. On porte à l'ébullition, pour chasser l'excès d'acide sulfureux. A la liqueur bouillante on ajoute du carbonate de strontium; on soutient l'ébullition jusqu'à précipitation complète de l'oxyde de chrome et on filtre. On précipite ensuite le strontium par une solution de carbonate neutre de sodium, on lave le précipité et on le sèche (*Codex*).

Propriétés physiques et chimiques. — Ce carbonate est amorphe, blanc, anhydre et insoluble dans l'eau.

Essai. — Il ne doit contenir : ni *baryte*, ni *sel de chrome*, ni *chaux*.

On s'assure qu'il ne contient pas de *baryte* en versant, dans sa solution acétique, du chromate de strontium, qui ne doit pas la troubler.

Le *chrome* se déposerait à l'état de sulfure noir, au contact du sulfhydrate d'ammoniaque.

La *chaux* serait reconnue au précipité blanc, soluble dans les acides minéraux, qu'elle formerait *immédiatement*, au contact de l'acide oxalique libre ou saturé.

Pharmacologie. — Laborde et Sée ont été les promoteurs de l'emploi du carbonate de strontium en thérapeutique. Ils ont démontré qu'il est inoffensif, quand il est exempt de baryte. On en peut administrer sans inconvénient jusqu'à 2 grammes par jour, pendant longtemps.

Le carbonate de strontium sert encore à la préparation de tous les autres sels du même métal.

§ 11. CARBONATE DE ZINC. $(CO^3Zn)^3(Zn(OH)^2)^5 + H^2O = 888.$

Hydrocarbonate de zinc, sous-carbonate de zinc.

Préparation. — Elle est analogue à celle de l'hydrocarbonate de magnésium :

Sulfate de zinc pur cristallisé.................·.............	200 gr.
Carbonate neutre de sodium pur cristallisé................	220
Eau distillée...	2000

On dissout chaque sel dans 1 litre d'eau. On porte à l'ébullition la solution de carbonate de sodium et on y verse, peu à peu et en agitant sans cesse, la solution de sulfate de zinc : il se dégage de l'acide carbonique et il se dépose de l'hydrocarbonate de zinc. On fait bouillir un quart d'heure, on laisse reposer, puis on lave le précipité, par décantation, jusqu'à cessation de précipité par le chlorure de baryum. On égoutte alors le précipité sur une toile, on le sèche à 50°, on le pulvérise et on le garde dans un flacon bouché (*Codex*).

Propriétés physiques et chimiques. — L'hydrocarbonate de zinc est une poudre blanche, amorphe et insoluble dans l'eau. Il contient 73 p. 100 d'oxyde de zinc.

Chauffé graduellement, il se déshydrate, puis il perd tout son acide carbonique et se trouve converti en oxyde anhydre.

Essai. — Ce sel peut contenir du *fer*, du *cuivre*, etc.

On vérifie sa pureté en le dissolvant dans l'acide chlorhydrique et en additionnant la solution de sulfure d'ammonium : le sulfure de zinc précipité doit être entièrement *blanc*.

On peut se contenter de constater qu'il laisse, à la calcination, 73 p. 100 d'oxyde de zinc.

Pharmacologie. — L'hydrocarbonate de zinc pourrait remplacer l'oxyde correspondant, dans la plupart des applications de celui-ci. Il est inusité ; il ne sert qu'à la préparation de l'oxyde de zinc.

VIII. — CHLORATES.

§ 1. CHLORATE DE POTASSIUM. $ClO^3K = 122,6.$

Découvert par Berthollet, en 1786.

Préparation. — 1° Le chlorate de potassium peut être obtenu en décomposant une solution de potasse ou de carbonate neutre de potassium par un courant de chlore.

On fait passer le gaz dans une solution de potasse caustique d'une densité de 1,40, jusqu'à ce que la liqueur ait acquis une couleur jaune foncée. Le tube qui amène le chlore doit avoir un *large* diamètre, pour n'être pas obstrué par les cristaux de chlorate qui peuvent s'y former (fig. 100). Il se fait du chlorure et du chlorate de potassium, qui se déposent ensemble :

Fig. 100. — Préparation du chlorate de potassium.

$$6KOH + 3Cl^2 = 5KCl + ClO^3K + 3H^2O.$$

Quand la saturation est complète, on décante pour isoler les cristaux, puis on fait bouillir la liqueur, dans laquelle se trouvent : du chlorure de potassium, un peu de chlorate et beaucoup d'hypochlorite de potassium. L'hypochlorite fournit, à l'ébullition, du chlorate et du chlorure de potassium. On cesse de chauffer, quand les vapeurs n'ont plus l'odeur du chlore, on laisse cristalliser et on rejette les eaux-mères.

On réunit le produit des deux cristallisations, on le dissout dans deux fois son poids d'eau bouillante et on laisse refroidir. Le chlorate cristallise et le chlorure, qui s'y trouvait mélangé, reste presque totalement en dissolution. On purifie le premier par de nouvelles cristallisations, tant qu'il contient du chlorure de potassium.

2° Dans l'industrie, on dirige un courant de chlore dans un lait de chaux. On obtient une solution d'hypochlorite de calcium qui, par l'ébullition, donne du chlorure et du chlorate de calcium. En mélangeant ensuite au chlorate de calcium du chlorure de potassium, on produit, par double décomposition, du chlorure de calcium et du chlorate de potassium :

$$3(ClO)^2Ca = 2CaCl^2 + (ClO^3)^2Ca. \qquad (ClO^3)^2Ca + 2KCl = CaCl^2 + 2ClO^3K.$$

Cette opération réussit également bien, quand on fait agir le chlore sur un mélange de chlorure de potassium et de chaux délayé dans l'eau.

3° La magnésie et l'oxyde de zinc (*Baeyer*) peuvent remplacer la chaux.

4° L'industrie utilise maintenant l'oxydation du chlorure de potassium, par un courant électrique, proposée par Kolbe. La solution est chauffée de 45 à 55°, pour changer en chlorate les hypochlorites, s'il s'en produit. Il se forme également du perchlorate. Le chlorate cristallise immédiatement (*Gallet de Montlaur*).

Propriétés physiques et chimiques. — Le chlorate de potassium est anhydre, cristallisé en lames hexagonales incolores. Il se dissout dans 17 p. d'eau froide, dans moins de 2 p. d'eau bouillante et dans 30 p. de glycérine; il est insoluble dans l'alcool. L'air est sans action sur lui. Il fond au-dessous de 400°. Quand on le chauffe au-dessus de cette température, il se décompose en chlorure de potassium et en oxygène.

Cette décomposition est facilitée par la présence de la plupart des oxydes métalliques. Elle donne beaucoup de chlore avec les oxydes acides et même avec l'alumine. L'iode et les iodures alcalins le décomposent de la même manière :

$$ClO^3K + I = IO^3K + Cl.$$

Il fuse sur les charbons incandescents. L'instabilité de son acide en fait un oxydant énergique. Aussi détone-t-il, quand on le chauffe ou qu'on le frappe, après l'avoir mélangé à quelque matière combustible. L'acide sulfurique le décompose, à froid, en dégageant des vapeurs jaunes de peroxyde de chlore. Cette réaction est caractéristique.

Essai. — Le chlorate de potassium du commerce contient presque toujours du *chlorure de potassium*, provenant d'un défaut de purification. On y trouve rarement des sels étrangers, pourtant on y a mêlé quelquefois du *nitrate* et du *carbonate acide de potassium*. Il peut arriver aussi qu'il soit arsenical (*L. Garnier*).

Le chlorate pur ne donne aucun précipité avec le nitrate d'argent. Il en fournit, au contraire, quand il renferme du *chlorure de potassium*.

Le *carbonate acide de potassium* se reconnaît à l'effervescence qu'il produit avec les acides, et le *nitrate de potassium* à la coloration brune, qu'il communique au sulfate de fer, en présence de l'acide sulfurique.

Pour y déceler l'*arsenic*, il faut le décomposer par l'acide chlorhydrique, après l'avoir additionné d'eau, changer ensuite le chlorure produit en sulfate, au moyen de l'acide sulfurique, et introduire la solution dans l'appareil de Marsh.

Pharmacologie. — Le chlorate de potassium est un spécifique des stomatites, en général, et des stomatites métalliques en particulier. Il est en même temps diurétique et modérateur de la circulation. Son absorption est extrêmement rapide; moins de cinq minutes suffisent pour le faire passer dans l'urine et dans la salive. Il a été introduit, en 1796, dans la matière médicale, en qualité d'agent d'oxydation; on admettait alors qu'il cède tout son oxygène à l'économie, et cette croyance dominait encore la thérapeutique, il y a 30 ans. A son contact, il est vrai, le sang devient rutilant; mais ce phénomène n'est pas produit par la réduction du chlorate, car à diverses reprises on a prouvé que ce sel traverse le système circulatoire sans éprouver d'altération (*Gustin, Isambert, Rabuteau*, etc.).

On administre le chlorate de potassium en solution dans l'eau, en potion et en tablettes. Swédiaur prescrivait fréquemment sa solution aqueuse, sous le nom de *tisane oxygénée*. Il sert encore en gargarismes, en collutoire, et sous forme d'applications topiques. Lui-même est toxique et doit être administré avec prudence. Il faut éviter de lui associer les iodures de potassium et de fer, car le mélange de ces sels produit de l'iodate de potassium, qui est vénéneux (*Melsens*), plus de l'iode libre, dont l'action est également très irritante.

Lorsqu'on le manipule, on ne doit point oublier qu'il forme des mélanges détonants avec toutes les substances combustibles. En conséquence, il ne faut l'incorporer, aux poudres sèches, par trituration, qu'en prenant les plus grandes précautions, pour éviter les chocs et l'échauffement du mélange.

GARGARISME AVEC LE CHLORATE DE POTASSIUM.

Chlorate de potassium...... .   5 gr.
Eau distillée................ 250
Sirop de mûres..............   50
(*Codex.*)

TABLETTES DE CHLORATE DE POTASSIUM.

                                gr.
Chlorate de potassium pulvérisé. 100.00
Sucre blanc 900.00
Gomme adragante.............   10.00
Eau aromatisée au baume de
  Tolu.......................   90.00
Faites des tablettes du poids de 1 gr. dont chacune contiendra 10 centigr. de chlorate de potassium. (*Codex.*)

§ 2. CHLORATE DE SODIUM. $ClO^3Na = 106,50$.

Préparation. — 1° On fait passer un excès de chlore, dans une solution concentrée de soude caustique ou de carbonate de sodium. L'opération est conduite comme pour le chlorate de potassium et elle s'appuie sur les mêmes transformations chimiques.

2° On décompose une solution de chlorate de potassium par le tartrate acide ou par l'hydrofluosilicate de sodium. On obtient du bitartrate ou de l'hydrofluosilicate de potassium et du chlorate de sodium.

Propriétés physiques et chimiques. — Le chlorate de sodium est un sel blanc, soluble dans trois fois son poids d'eau froide et dans l'alcool. Ses propriétés chimiques sont celles du chlorate de potassium.

Pharmacologie. — On l'emploie comme succédané du chlorate de potassium. Sa solubilité plus grande semble l'indiquer comme préférable à celui-ci, pour les applications topiques : cependant il est peu usité.

IX. — CHLORURES.

§ 1. CHLORURE D'AMMONIUM. $AzH^4Cl = 53,5$.

Chlorhydrate d'ammoniaque, sel ammoniac.

Préparation. — Le chlorure d'ammonium est préparé par l'industrie d'après plusieurs procédés. Les plus usités sont les suivants :

1º On décompose le sulfate d'ammonium par le chlorure de sodium, à l'aide de la chaleur :

$$SO^4(AzH^4)^2 + 2NaCl = 2AzH^4Cl + SO^4Na^2.$$

2º On sature de l'acide chlorhydrique avec le carbonate d'ammonium, qui provient des eaux d'épuration du gaz ou des vidanges.

Purification. — Lorsque le sel est coloré, on le purifie en le sublimant dans des matras ou dans des pots, à la partie supérieure desquels il se condense.

Propriétés physiques et chimiques. — Le chlorure d'ammonium est anhydre, blanc, inodore, d'une saveur piquante et amère. Il cristallise en octaèdres, en cubes, le plus souvent agrégés en longues aiguilles groupées comme des barbes de plume. Il est soluble dans son poids d'eau bouillante, dans 2,72 p. d'eau à 18º,7 et dans 8 p. d'alcool. Il se volatilise un peu au-dessous du rouge sombre. Sa densité est 1,45.

La chaleur ne le décompose pas. Les métaux des premières sections lui dérobent le chlore et dégagent de l'ammoniaque et de l'hydrogène. Les oxydes l'attaquent presque tous et forment des chlorures métalliques, de l'azote et de l'eau. Sa solution aqueuse dissout l'oxyde de zinc.

Essai. — Le sel ammoniac pur est incolore, neutre aux réactifs colorés et complètement volatil.

Sa solution ne précipite ni les sels de baryum, ni le sulfure ou l'oxalate d'ammonium, s'il ne contient pas de *sulfate*, de *métal lourd* ou de *chaux*.

Pharmacologie. — Le sel ammoniac est un stimulant et un résolutif énergique, dont l'usage est très ancien. Il a joui d'une certaine vogue, comme fébrifuge. On le donne à l'intérieur, en pilules, en cachets ($0^{gr},25$), en tisane ou en potion, à dose toujours faible (1 à 2 gr. ; au plus 3 ou 4 gr. par jour), car à dose élevée il est vénéneux. Il existe dans la formule du *vin antiscorbutique*. On en fait, pour l'extérieur, des lotions, des collyres, des gargarismes, des cataplasmes et des pommades. Son action physiologique est celle d'un stimulant et d'un liquéfiant ; le sang mis en contact avec lui devient rutilant et ne se coagule pas. Il ne paraît pas se décomposer en traversant l'économie (*Rabuteau*).

Son élasticité le rend difficile à pulvériser par contusion ; on le divise au moyen de la râpe ou, mieux, en faisant, à l'ébullition, une solution aqueuse saturée, qu'on agite sans cesse pendant son refroidissement. Le sel se dépose en cristaux très ténus.

§ 2. CHLORURE D'ANTIMOINE. $SbCl^3 = 226,50$.
Beurre d'antimoine.

Préparation. — 1° On prend le résidu de la préparation de l'acide sulfhydrique (V. p. 143), on le décante dans une capsule de porcelaine et on l'évapore, sous une cheminée à fort tirage, jusqu'à ce qu'une goutte, posée sur une lame de verre, se solidifie par refroidissement.

On verse alors la liqueur dans une cornue de verre munie d'une allonge et d'un récipient bien secs. On chauffe au bain de sable et on distille presque à siccité. On évite l'obstruction du col de la cornue ou de l'allonge, en chauffant avec un charbon ardent les endroits où s'opère quelquefois la solidification du chlorure. La masse cristalline, condensée dans le récipient, est souvent surnagée par une petite quantité de liquide, qu'on sépare par décantation ; ensuite on fait fondre le chlorure et on le coule dans des flacons à large ouverture, que l'on bouche avec des bouchons paraffinés (*Codex*).

Propriétés physiques et chimiques. — Le chlorure d'antimoine est transparent et incolore. Il cristallise en tétraèdres, fusibles à 73°,2 et volatils à 225°. Lorsqu'il est fondu, sa densité est 2,67. La densité de sa vapeur est 8,10. Il est déliquescent et il se dissout, sans décomposition, dans 1, 2 à 3 molécules d'*eau*.

Une grande quantité d'eau le décompose : il se précipite un oxychlorure blanc, insoluble, autrefois nommé *Poudre d'Algaroth* et dont la composition varie avec les conditions de sa formation. Le précipité obtenu avec 1 molécule de chlorure et 2 à 5 molécules d'eau froide a pour composition $SbOCl$; si l'eau est bouillante, l'oxychlorure est représenté par la formule $Sb^4O^5Cl^2$; enfin, l'eau froide, employée en proportion supérieure à celle qui précède, donne l'oxychlorure $Sb^2O^3.2SbOCl$, ou des mélanges multiples de ce composé et d'oxyde Sb^2O^3 (*Sabanejeff*). Quand on y ajoute de l'acide tartrique, la solution de chlorure d'antimoine n'est pas troublée par l'eau.

2° On obtient plus rapidement du chlorure d'antimoine, en faisant passer du chlore sur de l'antimoine en grenaille placé dans une cornue, que l'on chauffe légèrement, pour faciliter la volatilisation du chlorure produit. Soubeiran recommande ce procédé.

Pharmacologie. — Le chlorure d'antimoine est vénéneux et caustique; comme le chlorure de zinc, il désorganise facilement les tissus. Son application provoque de vives douleurs. On l'emploie seul et presque toujours à l'état *liquide*. Pour l'obtenir sous cette forme, on met le chlorure solide dans un entonnoir de verre, que l'on place sous une cloche, à côté d'un vase plein d'eau. Le chlorure ne tarde pas à se liquéfier, sans se décomposer, car il n'absorbe que la quantité d'eau nécessaire à sa dissolution.

On conserve ce médicament dans des flacons bien bouchés, pour qu'il ne s'empare pas de l'humidité de l'air. Jamais on n'en fait usage à l'intérieur;

mais, s'il a servi à commettre un empoisonnement, on peut neutraliser ses effets toxiques au moyen du tannin, du sulfure de fer hydraté ou de la magnésie hydratée et sucrée. Il faisait autrefois partie du caustique nommé *Pâte antimoniale de Canquoin.*

La *Poudre d'Algaroth* était anciennement préparée en délayant du chlorure d'antimoine dans 40 fois son poids d'eau. Le précipité, lavé et séché, servait de vomitif au xvii⁰ siècle, sous le nom de *Poudre émétique;* plus tard il fut employé à la préparation du *tartre stibié.*

§ 3. CHLORURE DE CALCIUM. $CaCl^2 = 111$.

Préparation. — On obtient le chlorure de calcium, en saturant l'acide chlorhydrique par le carbonate de calcium.

On étend de l'acide chlorhydrique avec son volume d'eau et on projette du carbonate de calcium, peu à peu, pour éviter une trop vive effervescence. Quand la réaction est terminée, on filtre et on concentre la solution, jusqu'à ce qu'elle marque 1,38 au densimètre ; elle donne de beaux cristaux par le refroidissement.

Si on évapore la liqueur à siccité, on obtient le *chlorure de calcium desséché.*

Pour avoir le *chlorure de calcium fondu,* on introduit le sel desséché, dans un creuset de terre ; on lui fait subir la fusion ignée, puis on le coule sur un marbre poli (*Codex*).

La formation du chlorure de calcium est accompagnée, dans cette préparation, d'un dégagement d'acide carbonique :

$$CO^2Ca + 2HCl = CaCl^2 + H^2O + CO^2.$$

Propriétés physiques et chimiques. — Le *chlorure de calcium cristallisé* se présente sous la forme de prismes à 6 pans, incolores, d'une saveur amère et contenant 49,64 p. 100 d'eau : $CaCl^2 + 6H^2O$. Il abaisse notablement la température de l'eau dans laquelle on le dissout et, quand on le mélange avec de la neige, il produit un froid suffisant pour congeler le mercure.

Il perd, dans le vide, les deux tiers de son eau de cristallisation. Quand on le chauffe, il subit la fusion aqueuse et il abandonne 16,43 p. 100 d'eau à 200° (*chlorure desséché*) ; il ne devient anhydre qu'au rouge, en éprouvant la fusion ignée. La chaleur ne le décompose pas.

Le *chlorure de calcium anhydre* est blanc, extrêmement déliquescent et très soluble dans l'alcool. Il absorbe plus que son poids d'ammoniaque, en formant une combinaison représentée par la formule $CaCl^2.8AzH^3$; aussi ne peut-il servir à la dessiccation de ce gaz. Il est phosphorescent.

Essai. — Le chlorure de calcium pur est incolore et neutre aux réactifs. Il ne perd pas de son poids, quand on le chauffe après l'avoir fondu. Il ne précipite ni par l'ammoniaque ni par l'hydrogène sulfuré.

Pharmacologie. — Le chlorure de calcium *cristallisé* est seul et bien rarement employé en pharmacie, à titre de médicament. Il a été vanté par

Fourcroy, comme antiscrofuleux, et par d'autres, comme stimulant. C'est aussi un purgatif inusité. On le fait servir à la préparation des eaux minérales artificielles.

Le chlorure *desséché* $CaCl^2 + 4H^2O$ et le chlorure *fondu* $CaCl^2$ trouvent des applications fréquentes dans plusieurs opérations chimiques, principalement dans la dessiccation des liquides et des gaz, l'ammoniaque exceptée.

On conserve ces chlorures dans des flacons bouchés avec soin, afin qu'ils n'absorbent pas l'humidité de l'air.

§ 4. CHLORURES DE FER.

Il existe deux chlorures de fer : $FeCl^2$ et Fe^2Cl^6, correspondant aux oxydes du même métal. Tous les deux sont rangés parmi les médicaments.

A. CHLORURE FERREUX. $FeCl^2 + 4H^2O = 199$.
Protochlorure de fer.

Préparation. — 1° VOIE HUMIDE. — Pour préparer le protochlorure de fer, on chauffe doucement :

> Tournure de fer ou pointes de Paris................. 100 gr.
> Acide chlorhydrique officinal......................... 300

Quand la saturation est complète, on filtre et on évapore rapidement, jusqu'à ce que la solution marque 1,38 au densimètre. On laisse cristalliser, on égoutte les cristaux, on les lave à l'eau distillée bouillie, puis on les sèche dans du papier sans colle (*Codex*).

2° VOIE SÈCHE. — Le meilleur procédé, pour avoir du chlorure ferreux pur et anhydre consiste à diriger un courant de gaz chlorhydrique sec sur du fer porté au rouge, dans un tube de porcelaine.

Propriétés physiques et chimiques. — Le chlorure ferreux *anhydre* est blanc, solide, volatil, très soluble dans l'eau et dans l'alcool. Il s'hydrate facilement et il cristallise alors en prismes rhomboïdaux obliques verdâtres, qui renferment 36,15 p. 100 d'eau : $FeCl^2 + 4H^2O$. La chaleur lui fait perdre cette eau d'hydratation.

Il forme, avec l'ammoniaque, une combinaison qui répond à la formule $FeCl^2.12AzH^3$. Il est difficile de le conserver intact, car il s'empare avidement de l'oxygène et de l'humidité atmosphérique ; on doit l'enfermer dans des flacons bien bouchés.

B. CHLORURE FERRIQUE. $Fe^2Cl^6 = 325$.
Sesquichlorure de fer, perchlorure de fer.

Préparation. — 1° VOIE HUMIDE. — *Procédé de M. Adrian :*

> Tournure de fer ou pointes de Paris................. 1000 gr.
> Acide chlorhydrique officinal......................... 3000

On procède comme dans la préparation du chlorure ferreux et on dissout les cristaux dans assez d'eau distillée pour que la solution marque 1,10 au densimètre.

On introduit la liqueur dans les flacons d'un appareil de Woolf (fig. 101), et on y fait passer un courant de chlore. On arrête l'opération quand le protochlorure est totalement converti en perchlorure, ce qui a lieu lorsque le ferricyanure de potassium ne le précipite plus.

Pour saturer le chlore libre, on ajoute peu à peu et *sans excès* une solution de chlorure ferreux (*Bouilhon*). Il n'y a plus ensuite qu'à ramener le liquide à la densité de 1,26 en y versant de l'eau distillée (*Codex*).

L'action chimique, qui donne naissance au perchlorure de fer, est des plus simples ; elle se borne à la fixation du chlore sur le protochlorure de fer. Au moment de l'émission des premières bulles de gaz, la solution de chlorure ferreux, qui est *verte*, prend une teinte plus foncée ; elle est *noire*, quand la moitié du protochlorure est passée à l'état de sesquichlorure de fer ; puis sa nuance se dégrade, à mesure que la chloruration s'achève, et elle devient *safranée* à la fin de l'opération. Le courant qui traverse la liqueur ne doit pas être trop rapide, car la solution s'échaufferait d'une manière nuisible à la réaction et beaucoup de gaz se dégagerait sans se combiner. Il est bon, du reste, afin d'éviter cet échauffement, de refroidir constamment les flacons qui contiennent le chlorure à transformer.

Lorsqu'on veut avoir du chlorure ferrique *cristallisé*, on évapore la solution du Codex. La liqueur, moyennement concentrée, fournit des cristaux jaunes, représentant un hydrate à 39,92 p. 100 d'eau : $Fe^2Cl^6 + 12H^2O$; amenée à consistance sirupeuse, elle donne des cristaux d'un rouge brun : $Fe^2Cl^6 + 6H^2O$, moins hydratés, mais plus déliquescents.

2° Jeannel préfère dissoudre 94,05 d'hydrate de peroxyde de fer contenant 75 p. 100 d'eau et complètement exempt de sulfate, dans 100 d'acide chlorhydrique pesant 1,16. La solution se fait à froid, par trituration, avec dégagement de chaleur ; elle marque 1,26 au densimètre et possède toutes les propriétés de celle du Codex.
Ce procédé est celui qui fournit le plus facilement du chlorure ferrique neutre.
3° VOIE SÈCHE. — Quand on fait passer du chlore sec sur du fer chauffé au rouge, la combinaison se fait avec incandescence et fournit du perchlorure *anhydre*.

Propriétés physiques et chimiques. — Le chlorure ferrique *anhydre* est en lames violacées, brillantes, volatiles au-dessus de 100°. Il est soluble dans l'eau, l'alcool et l'éther, et même déliquescent. Ses solutions alcoolique et éthérée sont décomposées par la lumière solaire ; le perchlorure est converti en protochlorure, qui reste dissous dans l'alcool, mais qui se précipite de la liqueur éthérée.

Hydraté, il répond à des formules qui diffèrent, selon la manière dont il a été préparé : Fe^2Cl^6. $5H^2O$ rouge orangé ; Fe^2Cl^6. $6H^2O$; Fe^2Cl^6. $12H^2O$. Il fond, en cet état, à 42°, à 35°, ou à 31°, suivant son hydratation.

L'eau le décompose à une haute température ; il se forme de l'acide chlorhydrique et de l'oxyde ferrique cristallisé :

$$Fe^2Cl^6 + 3H^2O = Fe^2O^3 + 6HCl.$$

A la température rouge, l'oxygène le détruit également. L'hydrogène, le fer, le zinc, le sucre, l'alcool, l'éther et la plupart des autres agents réducteurs le transforment en chlorure ferreux.

Il coagule l'albumine, et il se combine à l'ammoniaque, comme le proto-chlorure.

Sa solution aqueuse, dissout le peroxyde de fer, avec lequel elle forme un oxychlorure. Elle est inaltérable, quand elle est concentrée ; telle est celle du Codex. Diluée, elle est dissociée à la température ordinaire et plus rapidement si on la chauffe au-dessus de 50°. Elle dépose alors de l'oxychlorure Fe^2Cl^6. $6Fe^2O^3$. $9H^2O$ (*Rœser*).

Pharmacologie. — Le *protochlorure de fer* a été proposé à diverses repri-ses, comme médicament, mais son introduction définitive dans la thérapeuti-

Fig. 101. — Appareil pour la préparation du perchlorure de fer.

que est récente. Les travaux de Rabuteau ont affirmé sa valeur médicinale.

Rabuteau a établi expérimentalement que c'est sous forme de proto-chlorure que le fer pénètre dans le sang, lorsqu'on administre le chlorure ferrique, le fer métallique ou l'un de ses oxydes. Il y a donc avantage à se servir de ce sel, qui est directement et promptement absorbé, tandis que le chlorure ferrique a besoin d'être réduit et que les ferrugineux insolubles doivent se combiner à l'acide chlorhydrique du suc gastrique, avant d'être assimilés. En outre, ce composé est inoffensif et il ne coagule ni le sang ni l'albumine ; bien loin de là, il augmente la fluidité du sang. Son seul incon-vénient est son oxydabilité. Mais on peut le préserver de toute altération, en l'enfermant dans des pilules soigneusement enrobées, ou en le dissol-vant dans une liqueur sucrée ou alcoolique, qui agit vis-à-vis de lui comme un agent de réduction. On le fait aussi entrer dans la composition de quel-ques eaux minérales ferrugineuses artificielles.

Sous le nom de *fleurs martiales*, on employait autrefois, à titre de fébrifuge, un mélange de protochlorure de fer et de sel ammoniac, à l'usage duquel on a depuis longtemps renoncé.

Le *perchlorure de fer* est l'astringent le plus puissant de la matière médicale ; on a sans cesse recours à ses propriétés hémostatiques. Il coagule la sérine du sang et l'albumine de l'œuf, mais le coagulum est aisément redissous par un excès de perchlorure. Il est donc utile de le diluer, lorsqu'on veut s'en servir pour combattre les hémorrhagies. On l'emploie en pilules et en dissolution dans du sirop de sucre ou dans une liqueur alcoolique éthérée (*Teinture de Bestuchef*). Dans ces solutions, il est vite converti en chlorure ferreux, circonstance favorable à son efficacité, d'après Rabuteau. Pour tous les usages externes et souvent pour les préparations destinées à l'intérieur, on se sert de chlorure ferrique en solution aqueuse. La solution très concentrée, marquant 1,43 au densimètre, est un véritable caustique, dont l'usage a été abandonné.

La *solution officinale* du Codex, plus diluée, est moins irritante et peut remplir les mêmes indications. Cette solution doit être limpide et d'un jaune rougeâtre. Sa densité est 1,27. Elle contient 26 p. 100 de chlorure anhydre et elle ne doit renfermer ni *acide libre*, ni *chlore libre*, ni *chlorure ferreux*. Cependant, quand on termine sa préparation en saturant l'excès de chlore par le chlorure ferreux, on y introduit forcément ce composé, mais en proportion si faible, qu'il n'y a pas lieu de s'en préoccuper. Le chlore devient assez promptement acide chlorhydrique, dans cette solution. Pour savoir si elle en contient, on verse, après l'avoir diluée, une goutte de solution de phénol à 1 p. 100 : le mélange ne se colore pas si le perchlorure est très acide ; il manifeste une coloration passagère, s'il est légèrement acide ; il prend rapidement une teinte foncée, quand le perchlorure est neutre et qu'on augmente sa proportion dans le mélange.

Si l'on a besoin de diminuer sa concentration, dans des proportions déterminées, on peut recourir au tableau dressé par M. Adrian à cet effet :

SOLUTION OFFICINALE	+	EAU DISTILLÉE	donnent	SOLUTION MARQUANT :
20 gr.		5 gr		1.21 = 25° Baumé.
20 —		10 —		1.16 = 20° —
20 —		20 —		1.11 = 15° —
20 —		40 —		1.07 = 10° —

Lorsqu'on veut adoucir l'action corrosive de ce médicament sur les dents, Sager conseille d'y mélanger de la glycérine ou du sirop de sucre, puis du lait de vache.

Jeannel a proposé de remplacer la solution officinale de perchlorure de fer, par une liqueur contenant 5 mol. de peroxyde de fer pour 1 mol. de perchlorure, à laquelle il donne le nom de *chloroxyde ferrique*. Il prépare ce produit en dissolvant 522 p. d'hydrate ferrique à 75 p. 100 d'eau, dans 100 p. d'acide chlorhydrique d'une densité de 1,15. Suivant l'auteur, les avantages du chloroxyde ferrique sont d'avoir une saveur moins désagréable que celle du perchlorure de fer, d'être plus astringent que ce chlorure, sans être aussi caustique, et de coaguler plus efficacement le sang et l'albumine, sans redissoudre le coagulum. Il ne perd pas sa solubilité, quand on le dessèche à 40°, et sa poudre constitue un excellent topique pour les plaies de mauvaise nature.

Sous le nom d'*albuminate de fer*, on a préconisé une combinaison soluble d'albumine et d'oxyde ferrique. Pour obtenir un produit de composition constante, il faut saturer de sel marin une solution d'albumine, puis y verser un excès de perchlorure de fer dissous. L'albuminate de fer précipité est lavé à l'eau salée, pressé et desséché. Il contient environ 5 p. 100 d'oxyde ferrique (*Diehl*).

PILULES DE CHLORURE FERREUX.

Chlorure ferreux desséché......	1ᵉʳ
Poudre de gomme...............	0.50
— de réglisse...............	0.50
Eau...........................	q. s.

Pour 10 pilules, que l'on enrobe comme les pilules d'iodure de fer. (*Codex.*)

SIROP DE CHLORURE FERREUX.

Sirop de gomme...............	800 gr.
— de fleurs d'oranger......	175
Eau de fleurs d'oranger.......	20
Chlorure ferreux sec...........	5

20 gr. de sirop contiennent 10 centigr. de sel ferreux. (*Soc. de ph..de Paris.*)

TEINTURE DE BESTUCHEF.

Perchlorure de fer cristallisé...	1 gr.
Liqueur d'Hoffmann...........	7

(*Codex de* 1837.)

Ce médicament était célèbre au commencement du dix-huitième siècle, sous les noms d'*élixir d'or* et de *gouttes d'or du général de la Mothe*. La lumière le décolore; le chlorure ferrique passe à l'état de chlorure ferreux, il se forme de l'acide chlorhydrique et, dès lors, de l'éther chlorhydrique. Au contact de l'air, le sel ferrique dépose du sesquioxyde de fer. C'est un médicament défectueux.

§ 5. CHLORURE DE MAGNÉSIUM. MgCl² = 203.

Préparation. — Pour obtenir ce chlorure, on sature de l'acide chlorhydrique, étendu de deux fois son poids d'eau, par un léger excès de carbonate de magnésium. On chauffe légèrement, pour terminer la saturation. Le liquide dépose de la silice, de l'oxyde de fer, de l'alumine. On le filtre et on l'évapore, jusqu'à ce qu'il marque 1,88 au densimètre. On l'introduit alors dans un flacon à large ouverture et on laisse cristalliser, par refroidissement.

La décomposition du carbonate magnésien par l'acide chlorhydrique fournit du chlorure de magnésium, de l'eau et de l'acide carbonique :

$$4MgO.3CO^2 + 8HCl = 4MgCl^2 + 4H^2O + 3CO^2.$$

Propriétés physiques et chimiques. — Le chlorure de magnésium hydraté est un des sels les plus déliquescents que l'on connaisse. L'alcool en dissout la moitié de son poids. Sa saveur est très amère. Il cristallise en prismes clinorhombiques, qu'on ne peut dessécher sans les décomposer; il suffit même de les faire bouillir avec de l'eau, pour les convertir en acide chlorhydrique et en magnésie :

$$MgCl^2 + H^2O = MgO + 2HCl.$$

De là la présence de l'acide chlorhydrique dans l'eau distillée préparée avec des eaux qui contiennent ce chlorure.

Pharmacologie. — Les propriétés médicinales du chlorure de magnésium sont analogues à celles des chlorures alcalins. Hahnemann et Chevallier lui attribuent une action purgative à la fois plus forte et plus douce que celle du sulfate de magnésium. On ne le met pas souvent à contribution cependant ; il ne sert guère qu'à la préparation d'un petit nombre d'eaux minérales artificielles.

§ 6. CHLORURES DE MERCURE.

La pharmacie utilise les deux combinaisons du chlore avec le mercure : Hg^2Cl^2 chlorure mercureux, et $HgCl^2$ chlorure mercurique.

A. CHLORURE MERCUREUX. $Hg^2Cl^2 = 471$.
Protochlorure de mercure, calomel, calomélas, mercure doux.

Mentionné pour la première fois par Béguin, en 1608.

Préparation. — 1° VOIE SÈCHE. — CALOMEL CRISTALLISÉ. On prépare le

Fig. 102. — **Appareil pour la préparation du calomel cristallisé.**

Fig. 103. — Appareil pour la préparation du calomel dit à la vapeur.

chlorure mercureux, en combinant 1 mol. de mercure à 1 mol. de chlorure mercurique. On broie dans un mortier, avec un peu d'eau :

Chlorure mercurique....... .... 400 gr.
Mercure 300

On triture, jusqu'à disparition complète du métal ; on sèche le mélange à l'étuve et on l'introduit dans un matras à fond plat, que l'on en remplit à moitié. On place le matras dans un bain de sable (fig. 102) et on sublime, en ménageant la chaleur. Le calomel cristallise à la partie supérieure du matras (*Codex*).

La formation du chlorure mercureux résulte de l'union directe du mercure métallique au chlorure mercurique :

$$HgCl^2 + Hg = Hg^2Cl^2.$$

Au lieu de chlorure mercurique, on peut employer le sulfate, qui donne, par trituration avec du mercure, du sulfate mercureux. En sublimant un mélange de ce sulfate mercureux et de chlorure de sodium, on a; par double décomposition, du calomel et du sulfate de sodium (*Planche*) :

$$SO^4Hg^2 + 2NaCl = Hg^2Cl^2 + SO^4Na^2.$$

2° CALOMEL A LA VAPEUR. — Le premier procédé pour la préparation du calomel à la vapeur est dû à Howard et à J. Jewel. Il consistait à faire pénétrer en même temps, dans un large récipient, des vapeurs d'eau et de chlorure mercureux. Divisé par la vapeur d'eau, le calomel se déposait alors en poudre impalpable.

Soubeiran a démontré que l'intermédiaire de la vapeur d'eau est inutile, quand on reçoit les vapeurs mercurielles dans des récipients de grande capacité ; l'air suffit à condenser et à diviser le chlorure mercureux. Cette simplification a été adoptée par le Codex, qui opère ainsi qu'il suit :

On introduit du chlorure mercureux en fragments, dans un tube de terre fermé à une extrémité et recouvert d'un lut argileux. On place ce tube dans un fournéau allongé, disposé près d'une grande fontaine de grès destinée à servir de récipient (fig. 103). Celle-ci est percée, aux deux tiers de sa hauteur, d'un orifice circulaire, dans lequel l'extrémité ouverte du tube pénètre à frottement. On lute la jointure ; on lute également le couvercle de la fontaine, après y avoir pratiqué une petite ouverture, pour la sortie de l'air dilaté.

Le récipient doit être aussi rapproché que possible du fournéau, pou. éviter que le chlorure ne se condense à l'extrémité du tube ; pour la même même raison, celle-ci ne doit pas dépasser la paroi interne du récipient. Enfin, pour soustraire le récipient à la chaleur du fourneau, on bouche avec de la terre l'ouverture qui donne passage au tube, et on interpose deux diaphragmes métalliques, entre le récipient et le fourneau.

On chauffe le tube au rouge sombre, d'*abord dans la partie la plus voisine du récipient*, puis peu à peu dans toute sa longueur. Quand la volatilisation du protochlorure est complète, on délute l'appareil et on recueille le calomel (*Codex*).

3° VOIE HUMIDE. — PRÉCIPITÉ BLANC.

Azotate mercureux cristallisé.... .... 100 gr.
Acide chlorhydrique officinal...................... · 50

On broie, dans un mortier de porcelaine, les cristaux d'azotate mercureux et on les dissout dans de l'acide azotique officinal dilué au 10ᵉ, étendu de 4 fois son poids d'eau. Puis on verse, dans la solution, l'acide chlorhydrique. Il se forme un précipité de chlorure mercureux ; on le lave par décantation, avec de l'eau distillée tiède, on l'égoutte sur une toile et on le sèche à l'étuve (*Codex*).

La décomposition du nitrate mercureux par l'acide chlorhydrique produit du chlorure mercureux et met en liberté de l'acide azotique :

$$(AzO^3)^2Hg^2 + 2HCl = Hg^2Cl^2 + 2AzO^3H.$$

On peut, dans l'opération précédente, se servir de sel marin au lieu d'acide chlorhydrique. Mais il faut alors agir sur des liqueurs fortement acidulées par l'acide nitrique, autrement il se déposerait du nitrate basique de mercure, qu'on ne pourrait enlever par les lavages. L'acide chlorhydrique est préférable.

Purification. — Lorsque le calomel a été préparé par sublimation, il est toujours mélangé d'un peu de *chlorure mercurique*. Il est très important de le séparer de ce dernier, qui est vénéneux. On y parvient aisément, en lavant à l'eau distillée bouillante le calomel porphyrisé, jusqu'à ce que les eaux de lavage ne précipitent ni par l'hydrogène sulfuré, ni par l'ammoniaque.

Propriétés physiques et chimiques. — Le chlorure mercureux est blanc, inodore, insipide. Il cristallise en prismes à 4 pans demi-translucides et il se volatilise, sans fondre, entre 440° et 500° (*Marignac*). Sa densité est 7,14; celle de sa vapeur 8,35. Il est insoluble dans l'eau, fusible et volatil.

Le contact prolongé de l'eau en ébullition le change en chlorure mercurique et du mercure se dépose. Guibourt attribue à tort cette réaction à l'oxygène dissous dans l'eau. La lumière le décompose aussi ; sous son influence, il devient jaune, puis gris longtemps après ; une partie du sel est alors dédoublée en métal et en chlorure mercurique. Les alcalis le colorent en noir. Les chlorures et les carbonates alcalins dissous le font passer à l'état de sel mercurique, ainsi que les acides azotique et chlorhydrique bouillants. Traité par une solution d'iodure de potassium, il se convertit en iodure mercureux et même en iodure mercurique, s'il y a un excès d'iodure alcalin. L'albumine paraît le transformer en chlorure mercurique. En présence de l'acide cyanhydrique, il donne du cyanure de mercure, du mercure métallique et de l'acide chlorhydrique (*Scheele*). Bussy et Buignet admettaient une réaction différente, transformant le calomel en mercure et en chlorure mercurique. C'est l'interprétation de Scheele qui est exacte.

Essai. — Le calomel obtenu par voie sèche contient du *chlorure mercurique*, lorsqu'il a été incomplètement lavé. En outre, il peut être frauduleusement mélangé de *sulfate de baryum*, de *sels calcaires* ou d'autres poudres blanches et pesantes.

Pour savoir s'il contient du *chlorure mercurique*, on le traite par l'eau distillée bouillante et on filtre. La liqueur ne précipite par aucun réactif, si le calomel est pur ; tandis que, dans le cas contraire, elle donne : avec l'ammoniaque un précipité *blanc*, avec l'eau de chaux un précipité *jaune*, avec l'acide sulfhydrique un précipité *noir*. On peut aussi déposer un peu de calomel sur une lame de fer poli et l'arroser avec une goutte d'alcool ou d'éther. La lame noircit, même en présence de 1/50000 de sublimé corrosif (*Bonnewyn*). L'éther, agité en plus grande quantité avec du calomel impur, noircit au contact de l'acide sulfhydrique.

On recherche les *sels étrangers* en chauffant, dans une petite capsule, le calomel suspect, qui doit se volatiliser entièrement, quand il n'est pas falsifié. S'il laisse un résidu, on soumet celui-ci à l'analyse.

B. Chlorure mercurique. — $HgCl^2 = 271$.
Bichlorure de mercure, sublimé corrosif.

Connu des Arabes ; Geber a décrit sa préparation au vIII° siècle.

Préparation. — 1° Voie sèche. — La préparation du chlorure mercurique consiste à décomposer le sulfate mercurique par le chlorure de sodium. On pulvérise séparément :

Sulfate mercurique............	500 gr.
Chlorure de sodium décrépité	500

On mélange ces substances et on en remplit à moitié des matras à fond plat, que l'on dispose dans un bain de sable et qu'on recouvre jusqu'au col. On chauffe quelques heures après seulement et, tant que de la vapeur d'eau se dégage, on laisse les matras ouverts. Quand l'humidité est tout à fait dissipée, on enlève assez de sable pour découvrir la moitié supérieure de chaque matras, on pose sur leur orifice une petite capsule et on augmente le feu. L'alimentation du foyer réclame les plus grands soins ; et lorsque, pour consolider le pain, on élève la température, vers la fin de l'opération, on ne doit jamais la soutenir trop longtemps de suite ; il faut, alternativement, l'abaisser et l'augmenter, afin d'éviter la dispersion du chlorure à l'extérieur. Si cet accident a lieu, malgré les précautions prises, on dégarnit immédiatement les matras du sable qui les recouvre. C'est là le moment qui exige le plus d'attention et qui offre le plus de danger pour l'opérateur. Pour terminer, on recouvre les matras de sable chaud et on les laisse refroidir lentement, de crainte de rupture. Lorsqu'ils sont froids, on les casse avec précaution et on détache les pains de sublimé corrosif (*Codex*).

L'échange qui se fait, entre les éléments du sulfate mercurique et ceux du chlorure de sodium, est analogue à celui qui fournit le calomel :

$$SO^4Hg + 2NaCl = HgCl^2 + SO^4Na^2.$$

On ajoutait autrefois du bioxyde de manganèse au mélange, pour prévenir la formation d'un peu de calomel, qui se produirait si le sulfate de mercure n'était pas entièrement au maximum d'oxydation. J. Regnauld fait observer que l'efficacité de ce moyen n'est pas prouvée ; il vaut mieux s'assurer de la pureté du sulfate mercurique avant de l'employer (V. *Sulfate mercurique*).

2° On prépare industriellement le chlorure mercurique en faisant passer un courant de chlore sur du mercure chauffé.

3° Voie humide. — On peut encore l'obtenir en dissolvant du mercure dans l'eau régale et en faisant cristalliser.

Propriétés physiques et chimiques. — Le chlorure mercurique est blanc, transparent, d'une saveur métallique excessivement désagréable. Obtenu par voie sèche, il cristallise en *octaèdres* à base rectangle ; préparé par voie humide, il est en *prismes* rhomboïdaux droits. Il a pour densité 5,32 et sa vapeur 9,42. Il fond vers 265°, il bout à 295°. Il exige, pour se dissoudre : 15 p. d'eau à + 10° ; 1,85 p. d'eau bouillante ; 3,61 p. d'alcool à 90° froid ; 1,5 p. d'alcool bouillant, 4 p. d'éther et 13,33 p. de glycérine. Il est soluble dans les chlorures alcalins, le chlorure d'ammonium et l'acide chlorhydrique. Il présente, comme l'acide arsénieux, l'état vitreux et l'état opaque (*Personne*). Il devient phosphorescent par trituration (*Ménière*). L'air et la lumière n'altèrent point le chlorure mercurique sec. Mais sa dissolution aqueuse, exposée aux rayons solaires, devient acide et dépose du chlorure mercureux. L'ammoniaque le précipite à l'état de *chloramidure de mercure* blanc $HgCl^2.Az^2H^4Hg$:

$$2HgCl^2 + 4AzH^3 = 2AzH^4Cl + HgCl^2.Az^2H^4Hg.$$

Il cède du chlore à la plupart des métaux. Les matières organiques le réduisent en chlorure mercureux. L'albumine forme avec lui un composé insoluble dans l'eau, *soluble dans un excès d'albumine* et dans les chlorures alcalins.

Essai. — Le chlorure mercurique est rarement fraudé. S'il l'était, on pourrait le séparer des corps étrangers, en mettant à profit sa solubilité dans l'éther et sa volatilité.

Pharmacologie. — Le *chlorure mercureux* porte en pharmacie trois noms, qui correspondent à ses origines différentes ; on le nomme *Mercure doux, Calomel à la vapeur* ou *Précipité blanc*.

Le *mercure doux* est celui qu'on prépare en porphyrisant le chlorure cristallisé. Il a été nommé *Calomélas* par Mayerne, en souvenir d'un nègre qui l'avait aidé à découvrir son mode de préparation. Il est inusité, en tant que médicament, de même que la *panacée mercurielle* des anciennes pharmacopées, qui n'était autre chose que du mercure doux, auquel on avait fait subir 5 ou 6 sublimations. Il ne sert qu'à préparer le calomel à la vapeur.

Le *calomel à la vapeur* est pulvérulent et très ténu, mais sa poudre a quelque chose de cristallin. Il est purgatif et vermifuge, on le dit aussi *altérant*. Pour Mialhe, son action médicinale est liée à sa transformation en chlorure mercurique, au contact des chlorures alcalins de l'économie. Jeannel fait jouer le même rôle aux carbonates alcalins. Rabuteau admet sa conversion en mercure métallique et en chlorure mercurique ; mais, de plus, il croit que ce dernier sel se résout à son tour en mercure métallique, et que c'est à cet état que le calomel agit sur l'organisme.

Des trois modifications du chlorure mercureux, le calomel à la vapeur est la plus employée en pharmacie. On l'administre en nature, en tablettes, en pilules, ou incorporé à de la pâte de biscuit ou à du chocolat. Il fait partie d'un nombre considérable de formules, parmi lesquelles on peut citer : la *poudre de Godernaux*, la *poudre mercurielle arsenicale de Dupuytren*, les *bols de Chaussier*, les *pilules mineures d'Hoffmann*, les *pilules fondantes de Veickard*, etc. On en fait quelquefois des fumigations.

Lorsqu'on le suspend dans un looch blanc, il est changé en cyanure mercurique, en présence de l'acide cyanhydrique fourni par les amandes amères. Les eaux distillées de laurier-cerise et d'amande amère produisent le même résultat. Il est donc prudent de ne pas l'associer à ces médicaments, non plus qu'à des composés alcalins. M. Vulpius s'est assuré qu'un mélange de calomel, de bicarbonate de sodium et de sucre de canne contient, au bout de trois mois, une forte proportion de chlorure mercurique. Suivant M. Jolly, le sucre brut renfermant de l'hydrate de chaux aurait la même influence. La chloruration du calomel, dans ces conditions, est due à l'intervention de l'eau absorbée par le sucre de canne ; car, en remplaçant ce dernier par le sucre de lait, qui n'est pas hygrométrique, la formation du sublimé corrosif, dans le mélange, est à peine sensible au bout du même temps. Il n'en reste pas moins établi qu'il est dangereux de mélanger, à l'avance, du calomel à des substances alcalines.

Il est également incompatible avec le bromure de potassium, qui le transforme en grande partie en bromure mercureux (*Vigier*).

Le *précipité blanc* est beaucoup plus divisé que le calomel et, dès lors, plus actif. On le repousse habituellement et bien à tort de la médication interne, sous prétexte qu'il renferme des nitrates de mercure et de l'acide azotique. Ce défaut de pureté n'existe que dans les produits mal préparés; le précipité blanc retient un peu d'eau interposée, mais il est *pur*, quand il a été obtenu au moyen de l'acide chlorhydrique et bien lavé. En dépit de cette vérité, on ne fait appel qu'à ses effets topiques : on l'emploie en pommades, en injections et sous forme de collyres secs.

Pour conserver intact le chlorure mercureux, il faut le soustraire à l'influence des rayons lumineux, qui le décomposent.

Le *sublimé corrosif* ou *chlorure mercurique* était déjà au nombre des médicaments usités chez les Arabes, mais sa réputation, comme antisyphilitique, ne date que du xvi⁰ siècle. Son nom révèle ses propriétés caustiques. Lorsqu'on l'applique sur la peau, en quantité un peu considérable, il détermine une escharification douloureuse, dont la médecine ne tire pas souvent parti. Mais ses solutions plus ou moins diluées sont précieuses, pour le traitement des affections cutanées et pour la destruction des parasites végétaux et animaux. Administré à l'intérieur, il se comporte tout autrement que le calomel, car il ne produit pas la salivation. Sa puissance médicatrice est considérable et, comme il est toxique à très faible dose, il demande à être manié avec prudence et dosé avec rigueur. L'albumine est son meilleur antidote, à la condition de n'être pas employée en trop forte proportion, car un excès d'albumine redissout le précipité formé d'abord. Il faut un blanc d'œuf pour neutraliser 25 centigrammes de sublimé corrosif (*Peschier*). On doit d'ailleurs provoquer le vomissement du composé albumineux avant qu'il n'ait pu être dissous.

Ce médicament revêt toute espèce de formes pharmaceutiques. C'est le principe actif des *liqueurs de Van Swieten* et de *Gowland*, de l'*eau phagédénique*, des *pommades de Cirillo* et de *Græfe*, des *pilules majeures d'Hoffmann*, des *pilules de Dupuytren*, de *Cullerier*, etc. Il entrait autrefois dans là composition du *sirop de Portal;* le Codex l'a rayé avec raison de cette formule. L'usage de ce médicament pouvait avoir des inconvénients sinon des dangers, dans la médecine des enfants, lorsque le sirop était nouvellement préparé ; et, s'il était fait depuis longtemps, le chlorure mercurique, se trouvant réduit, n'avait plus d'action. Dans les deux cas, la suppression du sel mercurique était indiquée.

Malgré cette facile réduction du sublimé corrosif par les substances organiques, souvent, pour modérer son action irritante, on l'unit à des préparations riches en matières extractives, telles que des sirops composés ou des extraits. Dans le même but, on le dissout dans du lait ou bien on le mêle à de la pâte de biscuit. Dans tous ces médicaments, il se résout en calomel, puis en mercure métallique, au bout d'un temps, qui est très court pour le *sirop de Cuisinier*, mais qui paraît plus long pour les *pilules de Dupuytren* et pour plusieurs autres produits. Il est néanmoins utile de ne préparer ces mélanges qu'au moment de s'en servir.

Mialhe a proposé de combiner le chlorure mercurique à l'albumine et à un chlorure alcalin, avant de l'administrer à l'intérieur, de telle sorte qu'il n'ait rien à emprunter aux organes digestifs pour se dissoudre et pour pénétrer dans le torrent circulatoire. D'autres ont préconisé l'emploi des chlorures doubles de *mercure et de morphine*, de *mercure et de quinine*, qu'on obtient en versant une solution concentrée de sublimé corrosif dans des solutions de chlorhydrates de morphine ou de quinine. Ces combinaisons sont inusitées. Mais quand on a besoin de dissoudre, dans une faible quantité d'eau, une forte proportion de chlorure mercurique, on y ajoute du sel ammoniac, qui forme avec lui un chlorure double très soluble, nommé jadis *sel Alembroth, sel de sagesse:* $HgCl^2 . 2AzH^4Cl + H^2O$.

On applique fréquemment les dissolutions aqueuses ou alcooliques de sublimé corrosif à la conservation des matières végétales et animales, qu'elles préservent des insectes et de la putréfaction. Il est antiseptique.

COLLYRE SEC AU CALOMEL.

Calomel à la vapeur	10 gr.
Sucre en poudre	10

(*Codex.*)

POMMADE DE CALOMEL.

Calomel	10 gr.
Axonge benzoïnée	90

(*Codex.*)

BAIN DE SUBLIMÉ CORROSIF.

Chlorure mercurique	20 gr.
Chlorure d'ammonium	20
Eau distillée	200

(*Codex.*)

EAU PHAGÉDÉNIQUE.

	gr.
Chlorure mercurique	0.40
Eau de chaux	120 00

(*Codex.*)

TABLETTES DE CALOMEL.

Calomel à la vapeur	5 gr.
Sucre blanc	90
Carmin n° 40	0.05
Mucilage de gomme adragante..	10

Faites des tablettes du poids de 1 gr. dont chacune contiendra 5 centigr. de calomel. (*Codex.*)

LIQUEUR DE VAN SWIETEN.

Chlorure mercurique	1 gr.
Eau distillée	900
Alcool à 80°	100

PILULES DE DUPUYTREN.

	gr.
Chlorure mercurique porphyrisé.	0.10
Extrait d'opium	0.20
Extrait de gaïac	0.40

Divisez en 10 pilules. Chaque pilule contient 1 centigr. de chlorure et 2 centigr. d'extrait d'opium. (*Codex.*)

§ 7. CHLORURE D'OR. AuCl³ = 303,50.
Perchlorure d'or, chlorure aurique.

Préparation. — Pour préparer le chlorure d'or, on chauffe doucement dans un matras, au bain de sable :

Or laminé...	10 gr.
Acide azotique officinal..............................	8
— chlorhydrique officinal........................	40
Eau distillée...	2

Lorsque le métal a complètement disparu, on verse dans une capsule de porcelaine la dissolution, puis on l'évapore au bain de sable, pour en chasser l'eau et l'excès d'acide. Dès que des traces de chlore commencent à se dégager, on retire la capsule du feu. Le sel se prend, par le refroidissement complet, en une masse solide et cristalline, qu'on introduit immédiatement dans un flacon à l'émeri (*Codex*).

Propriétés physiques et chimiques. — Le résultat de l'action de l'eau régale sur l'or est un composé de chlorure d'or et d'acide chlorhydrique. Ce sel cristallise en prismes quadrilatères jaunes, très déliquescents et solubles dans l'éther. Chauffé, comme il est dit au procédé de préparation ci-dessus, il perd l'acide chlorhydrique combiné. Sa solution aqueuse est décomposée par la lumière, par la peau, qu'elle colore en violet, par le phosphore, l'acide sulfureux, la plupart des métaux et par toutes les matières organiques.

Il forme des sels doubles avec les chlorures alcalins.

Pharmacologie. — Le chlorure d'or est peu employé en pharmacie. Il peut servir de réactif des matières organiques, pour l'essai des eaux potables. C'est un poison corrosif. Il ne saurait avoir beaucoup d'usages externes, à cause de sa réduction facile. Dissous dans l'eau régale, il constitue le *caustique de Récamier*.

On lui préfère le *chlorure d'or* et *de sodium*, qui est plus stable.

§ 8. CHLORURE D'OR ET DE SODIUM AuCl³.NaCl + 2H²O = 398.
Chloraurate de sodium.

Préparation. — On introduit, dans un matras, de l'or et de l'eau régale, en mêmes proportions que pour préparer le chlorure d'or. On évapore la solution en consistance sirupeuse, on ajoute au liquide son volume d'eau, puis 3 grammes de chlorure de sodium, en agitant avec une baguette de verre. On concentre d'abord au bain de sable, puis au bain-marie à siccité. Si on veut obtenir le sel cristallisé, il suffit d'évaporer la solution à pellicule et de laisser refroidir (*Codex*).

Propriétés physiques et chimiques. — Le chlorure d'or et de sodium cristallise en longs prismes à 4 pans, d'un beau jaune. Il est très soluble dans l'eau et inaltérable à l'air. Les matières organiques le réduisent, comme le chlorure aurique.

100 p. de ce sel desséché donnent, par calcination : 49,66 p. d'or métallique.

Pharmacologie. — Le chlorure d'or et de sodium est donné à l'intérieur, comme antisyphilitique, sous forme de pilules ou de sirop. On en
fait des pommades, pour les usages externes. Tous ces médicaments doivent être préparés à mesure de leur emploi, car le sel d'or y est promptement réduit.

§ 9. CHLORURE DE SODIUM. NaCl = 58,50.
Sel gemme, sel marin, sel de cuisine.

Préparation. — Le chlorure de sodium est retiré des eaux de la mer ou des mines
terrestres. Quand il a cette dernière origine, il porte le nom de *sel gemme.*
Le commerce le livre à l'état brut ou raffiné, mais presque toujours mélangé de *chlorure de magnésium*, d'*eau* et parfois de *matières organiques.*

Purification. — Pour purifier le sel marin, on le dissout dans de
l'eau et on ajoute, goutte à goutte, à la liqueur, une solution de carbonate de sodium, tant qu'il se forme un précipité. On élimine ainsi les chlorures déliquescents mélangés au sel. On filtre, on évapore la solution dans
une capsule de porcelaine et on enlève avec une écumoire les cristaux
qui se forment par l'évaporation. On recueille ces cristaux sur un entonnoir, on les laisse égoutter et on les lave avec une petite quantité d'eau
distillée, puis on les fait sécher.

Si l'on veut seulement détruire les matières organiques et dessécher le
sel, on le chauffe dans une chaudière de fonte, en l'agitant fréquemment.

Le produit est appelé *sel marin décrépité (Codex).*

Propriétés physiques et chimiques. — Le chlorure de sodium est
anhydre, incolore, cristallisé en cubes, dont la densité est 2,15 et qui retiennent un peu d'eau interposée entre leurs feuillets. Sa saveur est salée
et moins amère que celle du chlorure de potassium.

L'alcool anhydre ne le dissout pas, mais l'alcool affaibli en prend d'autant plus qu'il est plus aqueux. Il est à peu près aussi soluble dans l'eau *à
froid qu'à chaud*, car 100 p. de ce liquide en dissolvent 36 p. à 15° et
39,61 p. à 100°. Chauffé au rouge, il entre en fusion et il se réduit en
vapeurs à la chaleur blanche.

Essai. — Le chlorure de sodium non purifié peut contenir des *sulfates*,
du *chlorure de magnésium*, de la *chaux*, du *fer* et de l'*iode.*

Les *sulfates* peuvent être décelés par le chlorure de baryum ; le *chlorure
de magnésium*, par le carbonate de sodium ; la *chaux*, par l'oxalate d'ammonium ; le *fer*, par le ferrocyanure de potassium.

Pour découvrir l'*iode*, on dissout le sel dans une quantité d'eau aussi
faible que possible, on y ajoute quelques gouttes d'acide sulfurique et on
touche avec le liquide un papier imprégné d'empois d'amidon. L'empois ne
tarde pas à bleuir, s'il y a de l'iode.

Pharmacologie. — Le chlorure de sodium est depuis longtemps regardé
comme un médicament. Au xviₑ siècle, il était recommandé contre la peste

et la fièvre. Peu à peu on en fit usage dans presque toutes les maladies et on le considéra comme un antidote des poisons végétaux, du virus rabique et de tous les venins. Stahl, devenu sceptique en vieillissant, ne prescrivait plus d'autre remède que quelques grains de cette substance, dans la plupart des maladies.

Si la thérapeutique actuelle n'accepte pas à l'égard du sel marin toutes les croyances du passé, elle le tient néanmoins pour un utile auxiliaire, dans un grand nombre de cas. Le sang en renferme normalement de 4 à 5 millièmes de son poids, et cette proportion ne peut diminuer sans qu'il en résulte des perturbations plus ou moins graves dans la santé. Son rôle, dans ce liquide, est des plus importants ; il augmente le nombre des globules sanguins et, conséquemment, les combustions qui entretiennent la vie. Sous son influence, le sang prend une couleur rutilante, la chaleur animale s'élève et la sécrétion gastrique devient plus abondante et plus acide (*Rabuteau*). Il favorise la dissolution du phosphate de calcium dans l'estomac (*Sabelin* et *Dorogow*). Ces propriétés justifient son emploi dans l'alimentation et dans le traitement de la phtisie, du choléra, de quelques affections gastriques ou intestinales, etc. On le donne à l'intérieur en nature, en pilules et, sous forme de dissolution, dans les eaux minérales naturelles ou artificielles (1). A dose peu élevée (30 à 40 grammes), il est purgatif, mais sa saveur désagréable empêche de l'administrer autrement qu'en lavement.

En applications externes, il est irritant ; il sert à préparer des lotions, des collyres et des bains, qui sont souvent appelés à remplacer les bains d'eau de mer, dont ils ne représentent cependant la composition que d'une manière très imparfaite.

Avec le chlorure de sodium on fait, dans les laboratoires, l'acide chlorhydrique et plusieurs autres produits chimiques et pharmaceutiques.

BAIN DE SEL MARIN.

Sel marin.................. 5.000 gr.
Pour un bain.   (*Codex.*)
Si l'on veut avoir un bain se rapprochant le plus possible du *bain de mer*, on emploie le résidu de l'évaporation de 250 litres d'eau de mer, qu'on ajoute à l'eau d'un bain ordinaire.

§ 10. CHLORURE DE ZINC. $ZnCl^2 = 136$.
Beurre de zinc.

Préparation. — La préparation du chlorure de zinc consiste à dissoudre le zinc dans l'acide chlorhydrique. On fait agir, à froid, le métal sur de l'acide chlorhydrique pesant 1,17 et étendu de 2 fois son volume d'eau. Lorsque tout dégagement gazeux cesse, il doit rester un peu de métal non dissous. On décante le liquide, après repos, et on l'introduit dans un vase de forme allongée. On dirige à travers la solution un courant de chlore, en agitant souvent le liquide. Le chlorure ferreux, qui se trouve mélangé au chlorure de zinc, est bientôt changé en chlorure ferrique. La solution est alors chauffée dans des capsules, pour chasser tout l'excès de chlore.

Dans la liqueur portée ensuite à l'ébullition, on ajoute, par fractions, de l'oxyde de zinc, 1/100 environ du poids du zinc ; le chlorure ferrique est changé en chlorure de

(1) Les aliments salés remplacent avantageusement tous ces produits. Il faut se garder d'ailleurs d'abuser du sel marin, qui n'est point absolument inoffensif.

zinc et de l'oxyde ferrique se dépose. On décante, on filtre au besoin sur de l'amiante, et on évapore les liqueurs, jusqu'à ce qu'on puisse les couler en plaques. La combinaison du zinc avec l'acide chlorhydrique est accompagnée d'un dégagement d'hydrogène :

$$Zn + 2HCl = ZnCl^2 + H^2.$$

Propriétés physiques et chimiques. — Le chlorure de zinc est blanc, anhydre, difficilement cristallisable, fusible au-dessous de 500°, volatil au rouge. Il est déliquescent ; c'est un des sels les plus avides d'eau que l'on connaisse. Il forme avec ce liquide au moins trois hydrates, dont deux sont cristallisables : $ZnCl^2,3H^2O$ — $ZnCl^2, 2H^2O$ — $(ZnCl^2)^2,3H^2O$ (*Engel*). Sa solution dans l'eau dissout l'oxyde de zinc, avec lequel il forme un oxychlorure d'une très grande dureté, servant fréquemment de mastic dentaire.

Il se dissout dans l'alcool anhydre et, si on chauffe, il le déshydrate et il le convertit en éther ordinaire.

L'oxygène le décompose, à la température du rouge.

Essai. — Le *fer* et un peu d'*oxyde de zinc* sont à peu près les seuls corps étrangers que l'on rencontre habituellement dans le chlorure de zinc. On reconnaît le fer au précipité *bleu* qu'il donne avec le ferrocyanure de potassium ; l'*oxyde de zinc*, à ce que la solution dans l'eau est trouble.

Pharmacologie. — Le chlorure de zinc est réputé antispasmodique, à petites doses ; mais il est inusité. A hautes doses, il est vénéneux. Il a pour principaux antidotes les carbonates alcalins et le sulfure de fer hydraté.

C'est un excellent caustique. Il attaque lentement l'épiderme, mais il, agit avec promptitude sur la peau dénudée. Pour le manier facilement, Canquoin l'incorporait à de la pâte de farine de froment. M. Sommé a proposé de le mélanger au gluten, qui donne un produit peu déliquescent au contact de l'air. En 1860, M. Sommé, mettant à profit une observation de Robiquet, a préparé des cylindres caustiques, en mélangeant du chlorure de zinc à son poids de gutta-percha ramollie dans l'alcool bouillant. On conserve ces crayons dans des flacons bouchés, au milieu de chaux vive en poudre.

On emploie encore le chlorure de zinc en injections, pour conserver les cadavres.

SOLUTION POUR CONSERVER LES CADAVRES.

Chlorure de zinc fondu........ 100 gr.
Eau distillée.................. 200

On dissout, en ajoutant à l'eau la quantité strictement nécessaire d'acide chlorhydrique (environ 3 gr.) pour dissoudre l'oxyde de zinc contenu dans le chlorure fondu. Le liquide marque 1,33 au densimètre.

PATE DE CANQUOIN.
Caustique au chlorure de zinc.

Chlorure de zinc................ 32 gr.
Farine de froment séchée...... 24
Oxyde de zinc.................. 8
Eau distillée..................; 4

On fait dissoudre le sel dans l'eau ; ou ajoute la farine et l'oxyde, et on fait une pâte serrée, qu'on étend en plaques de l'épaisseur d'une pièce de dix centimes environ. On la divise en flèches ou autrement, et on la sèche à 100°.

Cette préparation doit être conservée dans un flacon bouché contenant de la chaux vive. (*Codex.*)

La pâte de Canquoin durcit assez rapidement en vase clos, et elle absorbe de l'humidité à l'air libre.

M. de Beck propose la formule suivante, lorsque la pâte doit être conservée longtemps :

Chlorure de zinc............... 150 gr.
Farine de blé.....: 148
Glycéré d'amidon.........: 30

M. Carles préfère le mélange ci-après, qui donne un produit peu hygrométrique et d'une souplesse durable :

Chlorure de zinc fondu........ 10 gr.
Alcool à 60°................:.... 2
Farine de froment............. 15

La pâte, étendue au rouleau, est séchée à l'air, pendant quelques heures, et enfermée dans un flacon.
M. Balland conseille la modification suivante :

Chlorure de zinc............... 10 gr.
Eau............................ 10
Amidon........................ 10 à 20

On dissout au mortier le chlorure dans l'eau ; on ajoute peu à peu l'amidon et on verse la pâte, pendant qu'elle est fluide, dans un flacon à large ouverture. Au moment du besoin, on en retire la quantité voulue et, avec les doigts saupoudrés d'amidon, on lui donne la forme convenable. Ce mélange peut être conservé sans altération.

X. — CYANURES.

§ 1. CYANURE FERROSO-FERRIQUE
$$(Cy^6Fe)^3 2Fe^2 = 860.$$
Bleu de Prusse, ferrocyanure de fer.

Découvert par Diesbach et Dippel, en 1704.

Préparation. — On produit le bleu de Prusse pur en précipitant le perchlorure de fer par le ferrocyanure de potassium.

On étend de 4 fois son volume d'eau la solution officinale de perchlorure de fer et on y verse une solution de ferrocyanure de potassium au dixième, tant qu'il se forme un précipité. On recueille le dépôt sur un filtre, on le lave à plusieurs reprises et on le sèche à l'étuve (*Codex*).

Le ferrocyanure, en présence du perchlorure de fer, produit du cyanure ferroso-ferrique et du chlorure de potassium :

$$3(Cy^6Fe)K^4 + 2Fe^2Cl^6 = 12KCl + (Cy^6Fe)^3 2Fe^2.$$

Propriétés physiques et chimiques. — Le bleu de Prusse est amorphe, d'un bleu foncé, insoluble dans l'eau, dans l'alcool et dans les acides étendus. Il renferme 15,85 p. 100 d'eau, qu'on ne peut lui enlever sans l'altérer.

Une température de 200° le décompose, en chassant son eau d'hydratation. Ce cyanure, mis en contact avec les acides chlorhydrique ou sulfurique, pendant vingt-quatre à quarante-huit heures, devient soluble dans l'acide oxalique. Il se dissout également dans une solution de ferrocyanure de potassium.

Pharmacologie. — Le cyanure ferroso-ferrique a été conseillé, à titre de fébrifuge et d'antiépileptique, mais il est probablement inerte, à raison de son insolubilité. Il sert à préparer le cyanure de mercure.

§ 2. CYANURE MERCURIQUE. $(CAz)^2Hg = 252.$
Cyanure de mercure.

Préparation. — 1° On obtient le cyanure de mercure en décomposant le bleu de Prusse par l'oxyde mercurique. On prend :

Oxyde mercurique............................. ....   30 gr.
Bleu de Prusse officinal...........................   40
Eau distillée.. 460

Après avoir porphyrisé finement l'oxyde et le bleu de Prusse, on les
mélange dans une capsule de porcelaine, on ajoute 250 grammes d'eau et
on fait bouillir. Lorsque la substance présente une couleur brune, on filtre
et on soumet le résidu à l'ébullition avec le reste de l'eau, pendant quelques
instants. On filtre et on évapore le mélange des deux dissolutions. Aussitôt
qu'une légère pellicule apparaît à la surface du liquide, on cesse de chauffer
et on abandonne à cristallisation. On égoutte les cristaux dans un entonnoir et on les sèche à l'étuve (*Codex*).

Dans cette opération, le fer s'oxyde aux dépens de l'oxyde mercurique
et le cyanogène s'unit au mercure. Il se dépose un mélange d'oxyde ferreux et ferrique. Lorsque la réaction est complète, la solution est incolore.
Si elle est colorée, elle contient un peu de fer; et quand elle fournit des
cristaux agglomérés en choux-fleurs, elle renferme un excès d'oxyde
mercurique. On la débarrasse du fer, en la chauffant avec un peu
d'oxyde mercurique. S'il y a excès de mercure, on le précipite au moyen
d'un courant d'hydrogène sulfuré.

2° On produit encore du cyanure de mercure en faisant bouillir :

Ferrocyanure de potassium ....   2 gr.
Sulfate mercurique............................   3
Eau.. 15

La liqueur, filtrée et évaporée à siccité, donne un mélange de cyanure de mercure, de
cyanure de fer et de sulfate de potassium, qu'on traite par l'alcool pour avoir le cyanure
de mercure.

Propriétés physiques et chimiques. — Le cyanure de mercure
cristallise en prismes à base carrée, anhydres, inodores et transparents.
Il est soluble dans 8 p. d'eau froide, dans 3 p. d'eau bouillante, dans
4 p. de glycérine et dans 2 p. d'alcool à + 15°. Sa saveur est très désagréable. Quand on le chauffe, on le dédouble en mercure métallique et en
cyanogène :

$$(CAz)^2Hg = Hg + 2CAz.$$

Sa stabilité est très grande. Il n'a pas toutes les réactions des combinaisons mercurielles : il se dissout dans la potasse bouillante et dans l'acide
nitrique : il ne précipite point par les alcalis, l'ammoniaque, l'iodure de
potassium, les sels d'argent et de fer; l'acide sulfurique dilué ne le décompose pas ; il l'attaque, au contraire, lorsqu'il est chaud et concentré. Les
acides chlorhydrique, iodhydrique et sulfhydrique le décomposent, en
dégageant de l'acide prussique. Il forme de nombreux cyanures doubles.

Pharmacologie. — Le cyanure de mercure est antiseptique et très
vénéneux. Son pouvoir antiseptique est supérieur à celui du chlorure mercurique, mais il n'est guère utilisé.

Il a été proposé pour remplacer, comme antisyphilitique, le sublimé
corrosif, sur lequel il a l'avantage d'être moins aisément réduit par les

médicaments végétaux. On en prépare des solutions (*liqueur antisyphilitique de Chaussier*), des pilules et des pommades, dont il est fait peu d'usage en médecine. Son principal emploi a trait à la préparation de l'acide cyanhydrique.

§ 3. CYANURE DE POTASSIUM. CAzK = 65,1

Préparation. — 1° Voie sèche. — On obtient le cyanure de potassium, en calcinant le ferrocyanure du même métal.

On pulvérise le ferrocyanure, on le sèche à l'étuve et on le chauffe graduellement, au rouge, dans un creuset de fonte muni de son couvercle. On arrête l'opération, dès qu'il n'y a plus de dégagement gazeux.

La matière liquide est du cyanure de potassium fondu, tenant en suspension du carbure de fer. Pour séparer ce carbure, on filtre sur une toile métallique, que l'on pose au-dessus d'un second creuset chauffé dans un fourneau. Le cyanure se prend par le refroidissement en une sorte d'émail blanc, à structure cristalline. Les impuretés occupent le fond du creuset; on rejette tout ce qui n'est pas absolument blanc (*Codex*).

L'action de la chaleur sur le ferrocyanure donne du cyanure de potassium, du carbure de fer et de l'azote qui se dégage :

$$(CAz)^6FeK^4 = 4CAzK + FeC^2 + Az^2.$$

Il faut éviter de chauffer trop, car on pourrait décomposer une partie du cyanure de potassium. On doit craindre plus encore de ne pas chauffer assez, car une partie du ferrocyanure ne serait pas décomposée et ne pourrait être ultérieurement séparée du cyanure potassique. On ne peut employer la dissolution dans l'eau, pour purifier le cyanure de potassium, qui se décomposerait pendant l'évaporation.

2° Pour éviter la destruction partielle du cyanogène, on fond le ferrocyanure au *rouge sombre*, avec 3/8 de son poids de carbonate de potassium (*Clemm*). Les deux sels doivent être parfaitement *desséchés* et privés de sulfate de potassium, qui donnerait naissance à du sulfure ou à de l'hyposulfite. Le produit brut est ensuite traité par le sulfure de carbone, qui dissout le cyanure seul et le laisse cristalliser par évaporation spontanée (*Loughlin*).

3° Voie humide. — On fait passer un courant d'acide cyanhydrique sec et gazeux dans une solution *alcoolique* de potasse caustique. On exprime les cristaux, qui se déposent, et on les sèche au bain-marie (*Wiggers*). Ce procédé est commode dans les laboratoires.

Propriétés physiques et chimiques. — Le cyanure de potassium cristallise en cubes ou en octaèdres réguliers, anhydres, blancs, déliquescents, solubles dans l'alcool faible et presque insolubles dans l'alcool absolu. Il est probablement inodore dans le vide, mais il répand à l'air l'odeur de l'acide cyanhydrique, parce qu'il est transformé en carbonate de potassium, par l'action combinée de l'acide carbonique et de l'eau atmosphérique :

$$2CAzK + H^2O + CO^2 = CO^3K^2 + 2CAzH.$$

Sa solution aqueuse éprouve la même altération, à la température ordinaire; et lorsqu'on la fait bouillir, le cyanure s'unit à 2 molécules d'eau et se convertit en ammoniaque et en formiate de potassium :

$$CAzK + 2H^2O = CHO^2K + AzH^3.$$

La chaleur fait éprouver au cyanure de potassium la fusion ignée, mais elle ne parvient que très difficilement à le décomposer. L'iode s'y combine, en donnant naissance à un composé cristallisable, nommé *iodocyanure de potassium* et représenté par la formule $KI.4CAzI + 4H^2O$.

Le permanganate de potassium donne, au contact du cyanure du même métal, de l'urée, plus les acides carbonique, azoteux, azotique, oxalique et formique. Si le milieu est alcalin, il se fait beaucoup d'azotite et peu d'urée, tandis que la réaction inverse a lieu, si le liquide est additionné d'acide sulfurique (*E. Baudrimont*).

Essai. — Le cyanure de potassium du commerce contient fréquemment des *sulfures, chlorures, carbonates* et *sulfates alcalins*, du *prussiate de potassium*, du *sulfocyanate*, du *formiate* ou du *cyanate de potassium* et de *l'acide silicique*. On constate la présence de ces composés par les moyens suivants :

Chlorures. — On calcine le cyanure avec un peu d'azotate d'ammonium et 3 fois son poids de carbonate d'ammonium. Le résidu, dissous et acidulé par l'acide azotique, donne, avec l'azotate d'argent, un précipité blanc soluble dans l'ammoniaque, s'il renferme un chlorure.

Sulfures. — L'acétate de plomb fournit un précipité brun.

Carbonates. — On dissout le cyanure dans de l'alcool faible : le résidu fait effervescence avec les acides.

Sulfates. — La solution de cyanure, acidulée par l'acide chlorhydrique et traitée par le chlorure de baryum, donne un précipité blanc, insoluble dans les acides.

Prussiate de potassium. — La solution fournit un précipité bleu avec un sel ferrique.

Sulfocyanate de potassium. — La liqueur, additionnée d'acide chlorhydrique et de perchlorure de fer, prend une teinte rouge.

Formiate de potassium. — Le cyanure, chauffé au rouge dans un creuset de porcelaine, devient noir. D'autre part, sa dissolution, bouillie avec du chlorure mercurique, le change en calomel, puis en mercure.

Cyanate de potassium. — La solution du cyanure, dans de l'alcool d'une densité de 0,85, fait effervescence avec l'acide chlorhydrique.

Acide silicique. — On dissout le cyanure dans de l'eau distillée, on y ajoute un excès d'acide chlorhydrique et on évapore à siccité. Le produit, traité par l'eau, laisse un résidu insoluble.

Si l'on veut seulement apprécier d'une manière approximative la pureté du cyanure, on se sert du procédé suivant, donné par Fordos et Gélis :

On dissout $0^{gr},50$ de cyanure dans un peu d'eau; on y ajoute 180 cenitmètres cubes d'eau gazeuse, pour saturer la potasse libre qu'il peut contenir, et de l'eau distillée, pour donner à la solution le volume de 1 litre.

On verse peu à peu, dans cette liqueur, une solution de 97 centigrammes d'iode dans 27 grammes d'alcool. Si le cyanure est pur, la liqueur absorbe les 97 centigrammes avant de se colorer; s'il est impur, la coloration se produit avant ce terme, et le poids du cyanure réel est proportionnel au volume de solution d'iode employée.

Pharmacologie. — Le cyanure de potassium est un sédatif énergique, introduit dans la matière médicale par Robiquet et par Villermé. Il agit par l'acide cyanhydrique qu'il fournit et son action est excessivement prompte, puisque les acides les plus faibles peuvent le décomposer; aussi doit-on le considérer comme un poison des plus redoutables. Il est assez rarement employé à l'intérieur, en potion ou en pilules, à la dose de 5 à 20 centigrammes au plus, par jour. On le prescrit plus souvent pour l'extérieur, en solution et en pommade. Il ne faut pas, pour les usages médicaux, le dissoudre dans l'eau de laurier-cerise; cette solution se trouble peu de temps après sa préparation; elle abandonne un précipité jaune (*benzoïne*) et devient ammoniacale, par suite de la décomposition de l'acide cyanhydrique.

M. Kossa considère le permanganate de potassium comme son meilleur antidote. Il conseille d'administrer, le plus tôt possible, 300 à 500 centimètres cubes d'une solution qui en contienne de 3 à 5 p. 100.

§ 4. CYANURE DE ZINC. $(CAz)^2Zn = 117$.

Préparation. — On dissout séparément, dans de l'eau distillée, du sulfate de zinc pur et du cyanure de potassium. On mélange les deux liqueurs, qui, par double échange, fournissent du cyanure de zinc insoluble et du sulfate de potassium, qui reste en dissolution. On laisse déposer et on décante. On lave le précipité, par décantation, à l'eau distillée bouillante. On le laisse égoutter et on le sèche, sur une assiette, à l'étuve (*Codex*).

Propriétés physiques et chimiques. — Le cyanure de zinc est blanc, amorphe, insoluble dans l'eau et dans l'alcool. La chaleur le change en carbure de zinc. Il se combine facilement aux autres cyanures, pour former des sels doubles.

Pharmacologie. — Le cyanure de zinc est réputé antispasmodique et anthelminthique. C'est un médicament encore peu étudié et d'une efficacité douteuse. Il fait partie des *pilules calmantes de Vogt* et de *Rosenstiel*, et des *poudres calmantes de Henning* et de *Hildenbrand*. Dose habituelle : de 5 à 10 centigrammes.

XI. — HYPOCHLORITES.

§ 1. HYPOCHLORITE DE CALCIUM IMPUR.
$$Ca^5H^6O^6Cl^4 = 2(CaOCl^2.H^2O) + Ca(OH)^2 = 364.$$
Chlorure de chaux.

Préparation. — On obtient l'hypochlorite impur et communément appelé *chlorure de chaux* en faisant passer un courant de chlore dans un lait de chaux ou sur de la chaux éteinte pulvérisée. Il se produit du chlorure et de l'hypochlorite de calcium, qui s'unissent à de l'hydrate de chaux.

La réaction doit être faite en présence d'un excès de chaux et avec lenteur, pour éviter l'élévation de la température et, par suite, la formation du chlorate de calcium.

Propriétés physiques et chimiques. — Le chlorure de chaux du commerce est une poudre blanche et amorphe, douée d'une faible odeur de chlore. Balard le considérait comme un mélange de chlorure et d'hypochlorite. M. Kolb n'admet pas cette constitution. Selon lui, le chlorure de chaux contient de l'eau et doit être représenté par la formule : $Ca^3H^6O^6.Cl^4$,

qui renferme probablement l'oxychlorure $Ca < ^{OCl}_{Cl}$ et le composé $Ca < ^{OCl}_{OH}$

Ce composé est très peu stable. La chaleur le convertit en chlorate ; il suffit de chauffer vers 40°, si le produit est riche en chlore, et à 80° ou 90°, s'il est pauvre :

$$3(Ca^3H^6O^6.Cl^4) = (ClO^3)^2Ca + 5CaCl^2 + 3CaO^2H^2 + 6H^2O.$$

Sa solution est un peu moins altérable ; elle ne donne du chlorate qu'à l'ébullition, et elle dégage alors du chlore et de l'oxygène.

La lumière solaire agit comme la chaleur, à l'intensité près, sur le chlorure sec ou dissous ; sous son influence, il se fait du chlorite, en même temps que du chlorate (*Kolb, Riche*).

Au contact de l'eau, le chlorure sec se dédouble de la manière suivante :

$$Ca^3H^6O^6.Cl^4 = CaO^2H^2 + CaCl^2 + (ClO)^2Ca + 2H^2O.$$

Le chlore ne l'altère pas, à la température ordinaire, tandis qu'il transforme le chlorure dissous en chlorure de calcium et en acide hypochloreux.

L'acide carbonique décompose le chlorure sec, en éliminant du chlore ; dans le chlorure liquide, il produit de l'acide hypochloreux.

Le bioxyde de manganèse et les oxydes ferrique, cuivrique et mercurique, introduits dans le chlorure liquide, l'attaquent à froid, avec dégagement d'oxygène.

Essai. — CHLOROMÉTRIE. 1° *Procédé de Gay-Lussac.* La détermination de la richesse en chlore du chlorure de chaux et des autres hypochlorites repose sur ce principe, que l'acide arsénieux est changé en acide arsénique, au contact du chlore et de l'eau :

$$As^2O^3 + 2H^2O + 2Cl^2 = As^2O^5 + 4HCl.$$

On fait une *liqueur arsénieuse normale*, en dissolvant $4^{gr},44$ d'acide arsénieux dans 2 à 3 décilitres d'acide chlorhydrique étendu de son volume d'eau et en complétant ensuite le volume de 1 litre.

D'un autre côté, on délaie 10 grammes d'hypochlorite dans de l'eau distillée, on décante le liquide clair et on lave le résidu avec de l'eau, jusqu'à ce qu'on ait 1 litre de dissolution.

On met alors 10 c. cub. de liqueur arsénieuse normale dans un vase à saturation (*fig.* 97), on la colore avec deux ou trois gouttes de sulfate d'indigo et on y verse, goutte à goutte, la solution d'hypochlorite, avec une burette divisée en dixièmes de centimètre cube. Tant qu'il reste de l'acide arsénieux à transformer en acide arsénique, la liqueur est bleue; mais dès que cette transformation est achevée, l'hypochlorite agit sur l'indigo et le décolore. L'opération est terminée, lorsque la liqueur arsénieuse prend une teinte jaune.

Il est bon de contrôler cette analyse par une ou plusieurs autres, en prenant la précaution de ne colorer la liqueur arsénieuse que vers la fin de l'essai, pour ne pas augmenter le titre chlorométrique du chiffre des degrés inévitablement absorbés par l'indigo, au cours de l'opération.

Il reste à calculer la quantité de chlore contenue dans l'hypochlorite d'après le nombre des divisions de la burette employées dans l'analyse. Or, la liqueur arsénieuse est titrée de telle sorte qu'elle doive être oxydée

Fig. 104. — Chloromètre de Gay-Lussac.

par son volume de chlore. Si donc les 10 c. c. employés décomposent 100 divisions ou 10 c. c. de solution d'hypochlorite, cela indique que l'hypochlorite contient 1 litre de chlore pour 10 gr., ou 100 litres par kilogramme. On dit alors qu'il marque 100 *degrés chlorométriques*.

Mais si la solution arsénieuse a détruit plus de 100 divisions d'hypochlorite, la richesse de celui-ci est en raison inverse du nombre des divisions. Ainsi, un hypochlorite, dont il aurait fallu 125 divisions pour décolorer 10 c. cub. de liqueur normale, contiendrait $\frac{12,5}{10} = \frac{1000}{x} = 800$ c. c. de chlore par 10 gr., soit 80 litres de chlore par kilogramme. Il ne titrerait, par conséquent, que 80 degrés chlorométriques.

2° *Procédé Fordos et Gélis.* — Sous l'influence de la lumière, les hypochlorites se transforment partiellement en chlorites, qui n'oxydent plus l'acide arsénieux, et dont la présence abaisse par conséquent le titre chlorométrique. Fordos et Gélis évitent cet inconvénient, en remplaçant l'acide arsénieux par l'hyposulfite de sodium, que les chlorites décomposent comme le font les hypochlorites.

Leur *solution normale* correspond à la liqueur arsénieuse normale et contient, par litre : 2^{fr},77 d'hyposulfite de sodium. On opère comme dans le procédé de Gay-Lussac, à cela près qu'on ajoute 100 gr. d'eau aux 10 c. cub. de solution d'hyposulfite, et qu'on acidule légèrement le mélange avec de l'acide chlorhydrique, au moment de s'en servir.

3° *Procédé Lunge.* — Il est basé sur la décomposition de l'acide hypochloreux par l'eau oxygénée :

$$ClOH + H^2O^2 = HCl + H^2O + O^2.$$

L'opération est exécutée dans un uréomètre quelconque. On y introduit 5 c. c. d'une solution de 10 gr. de chlorure de chaux dans 250 c. c. d'eau, puis 2 c. c. d'eau oxygénée à 10 volumes environ. On agite et on mesure le gaz dégagé ; il est exactement égal à celui du chlore actif. Chaque centimètre cube d'oxygène correspond à 5 degrés chlorométriques français.

Pharmacologie. — L'usage médical du chlorure de chaux est antérieur à celui des autres hypochlorites ; il remonte à la fin du siècle dernier. Alors comme aujourd'hui, on utilisait ses propriétés antiputrides et désinfectantes. On l'appliquait au lavage des plaies fétides, ainsi qu'à l'assainissement des locaux malsains et des objets contaminés par les malades. Le meilleur moyen de faire une fumigation chlorée consiste à décomposer le chlorure de chaux par un acide dilué. On en met un ou plusieurs kilogrammes dans un nouet, que l'on immerge en partie dans l'acide chlorhydrique à 25 p. 100.

Son action physiologique est analogue à celle de ses congénères, il fournit de l'oxygène et il se convertit en chlorure de calcium. Il est toxique, au même degré que les hypochlorites de sodium et de potassium. Comme eux aussi, il pourrait combattre les empoisonnements par l'acide sulfhydrique et par les sulfures alcalins, s'il n'était vénéneux à dose peu élevée. On ne l'emploie pas à l'état sec ; on se sert du *chlorure de chaux liquide*, dont le Codex indique la préparation d'après la formule suivante :

Chlorure de chaux sec..................................... 100 gr.
Eau.. 4500

On triture le chlorure dans un mortier de porcelaine, avec une partie de l'eau ; quand il est bien divisé, on sépare, par décantation, les parties les plus ténues. On délaie le dépôt dans une nouvelle portion d'eau, on décante encore et ainsi de suite, jusqu'à ce qu'on ait parfaitement divisé le chlorure et employé toute l'eau prescrite. On mélange les liquides, on les filtre et on conserve dans des vases bien bouchés, que l'on tient dans un lieu frais, à l'abri de la lumière.

Cette solution doit titrer *exactement* 200° chlorométriques et contenir, par conséquent, 2 fois son volume de chlore. Elle est plus irritante que la solution d'hypochlorite de sodium

§ 2. HYPOCHLORITE DE POTASSIUM. ClOK = 90,63.

Préparation. — 1° On fait traverser, par un courant de chlore, une solution *étendue* de carbonate neutre de potassium ou de potasse caustique. Il se forme du chlorure et de l'hypochlorite de potassium :

$$CO^3K^2 + Cl^2 = KCl + ClOK + CO^2.$$

2° Pour le préparer à l'état de pureté, on décompose une solution de chlorure de chaux par une solution de carbonate de potassium, ou bien on combine directement la potasse à l'acide hypochloreux.

Propriétés physiques et chimiques. — L'hypochlorite de potassium est très peu stable ; il se décompose sous l'influence de la lumière et des acides les plus faibles, en fournissant du chlore. Il jouit d'un grand pouvoir décolorant et désinfectant.

Pharmacologie. — La solution d'hypochlorite de potassium, que l'on obtient en dirigeant du chlore dans une solution de carbonate de potassium, est connue sous le nom d'*eau de Javel*. On pourrait utiliser en médecine ses propriétés désinfectantes et antiseptiques, mais on lui préfère ordinairement les hypochlorites de sodium et de calcium.

§ 3. HYPOCHLORITE DE SODIUM. ClONa = 74,50.
Chlorure de soude, liqueur de Labarraque.

Préparation. — 1° On obtient l'hypochlorite de sodium, par double décomposition du chlorure de chaux et du carbonate de sodium :

Chlorure de chaux sec à 90°.............................	100 gr.
Carbonate de sodium cristallisé..........................	200
Eau...	4500

On délaie le chlorure de chaux, peu à peu et en décantant souvent, dans les deux tiers de l'eau. On dissout le carbonate dans le reste du liquide ; on mélange les dissolutions, on laisse déposer et on filtre (*Codex*).

Il se produit du carbonate de calcium, qui se dépose, de l'hypochlorite et du chlorure de sodium, qui restent en solution :

Pour avoir le sel à l'état solide, on évapore rapidement sa dissolution.

2° On peut obtenir l'hypochlorite de sodium, en saturant de chlore une solution dilué : d'hydrate ou de carbonate de sodium.

Propriétés physiques et chimiques. — L'hypochlorite de sodium a les mêmes propriétés que l'hypochlorite de potassium.

Pharmacologie. — Ce médicament a été préconisé par Labarraque, qui le préparait en saturant, au moyen du chlore, une solution de carbonate de sodium. Le produit obtenu par cette méthode est variable dans sa composition ; il est avantageusement remplacé par celui que fournit le procédé du Codex et qui est un mélange plus constant de chlorure et d'hypochlorite de sodium. On y introduit un léger excès de carbonate alcalin, pour aider à sa conservation.

L'hypochlorite de sodium agit comme stimulant, à faible dose, tandis qu'à dose élevée il est irritant et vénéneux. Il fournit du chlore, au contact des acides de l'estomac, et il se transforme en chlorure de sodium, pendant son passage à travers l'économie. On l'emploie rarement à l'intérieur ; mais, de tous les hypochlorites, c'est celui dont l'action topique est la plus douce et la plus recherchée. Il sert au pansement et à la désinfection des plaies, ainsi qu'à la destruction des parasites végétaux et animaux. C'est encore un antidote *théorique* de l'acide sulfhydrique et des sulfures.

Pour remplir ces indications, on a recours à la *liqueur de Labarraque*, que l'on emploie pure ou diluée, en lavage, en gargarisme, en injection, etc. Cette liqueur doit contenir 2 fois son volume de chlore. On la conserve dans des vases bien bouchés, que l'on place dans un lieu frais.

A la dose de 15 litres, pour un grand bain, elle est efficace pour décolorer la peau noircie par le plomb (*C. Méhu*).

XII. — HYPOPHOSPHITES.

§ 1. HYPOPHOSPHITE DE CALCIUM.
$$(\overline{P}O^2H^2)^2Ca = 170.$$

Préparation. — On prépare ce sel, en faisant bouillir un lait de chaux pure avec du phosphore. On remplace l'eau, à mesure qu'elle s'évapore et on s'arrête lorsque le phosphore est dissous. Il s'est formé de l'hypophosphite de calcium et du triphosphure bihydrique s'est dégagé (*Janssen*). On laisse refroidir la liqueur, on la filtre et on y fait passer un courant d'acide carbonique, pour précipiter la chaux en excès. On filtre de nouveau et on concentre, *à la température de* 60°, pour faire cristalliser.

Propriétés physiques et chimiques. — L'hypophosphite de calcium cristallise en prismes rectangulaires, à 4 pans, brillants et flexibles. Il est inaltérable à l'air, soluble dans l'eau, insoluble dans l'alcool.

Lorsqu'on le chauffe, il décrépite fortement, il dégage de l'hydrogène phosphoré spontanément inflammable et il devient du phosphate de calcium.

Pharmacologie. — L'hypophosphite de calcium possède les mêmes propriétés que l'hypophosphite de sodium et il est employé de la même manière.

SIROP D'HYPOPHOSPHITE DE CALCIUM.

Hypophosphite de calcium.... 5 gr.
Sirop de fleur d'oranger....... 50
— de sucre à froid....., .. 415

Opérez par simple solution.
20 grammes de ce sirop contiennent 20 centigrammes d'hypophosphite de calcium.

§ 2. HYPOPHOSPHITE DE FER.
$$(PO^2H^2)^2Fe = 186.$$

Préparation. — On obtient cet hypophosphite en dissolvant la limaille de fer dans l'acide hypophosphoreux. On évapore dans le vide, pour faire cristalliser.

Propriétés physiques et chimiques. — L'hypophosphite de fer est cristallin, verdâtre, soluble dans l'eau. Il se décompose facilement à l'air. La chaleur l'altère instantanément.

Pharmacologie. — Il a été proposé comme un succédané des hypophosphites alcalins. Son altérabilité en fait généralement délaisser l'usage.

§ 3. HYPOPHOSPHITE DE SODIUM.
$$PO^2H^2Na = 88.$$

Préparation. — Dans une solution d'hypophosphite de calcium, on verse une solution de carbonate de sodium. On filtre, pour séparer le carbonate calcaire qui se dépose, et on évapore avec précaution, à une température de 50° au plus.

Propriétés physiques et chimiques. — L'hypophosphite de sodium cristallise en tables nacrées à 4 pans, solubles dans l'eau et dans l'alcool. La chaleur le décompose avec facilité; à 100° il détone souvent avec violence, par suite de la présence de triphosphure bihydrique produit dans la préparation de l'hypophosphite de calcium. On prévient la formation de ce triphosphure, en ajoutant de l'alcool pur au lait de chaux destiné à fournir l'hypophosphite calcaire.

Pharmacologie. — L'hypophosphite de sodium est administré en solution dans l'eau ou dans un sirop. On l'a préconisé comme agent curatif de la phtisie. Il se comporte, dans l'économie, à la manière des oxydants; il multiplie les globules sanguins et il augmente la calorification d'une façon intense et très rapide. On lui attribue une influence considérable sur l'évolution des dents.

Le Codex en fait un sirop, dont la composition est identique à celle du sirop d'hypophosphite de calcium. (V. page 247.)

XIII. — HYPOSULFITES.

La médecine employait autrefois les hyposulfites de calcium, de potassium, de mercure et de sodium, de mercure et d'ammonium. Elle n'a plus recours, à présent, qu'à l'hyposulfite de sodium.

HYPOSULFITE DE SODIUM.
$$S^2O^5Na^2 + 5H^2O = SO^2 \Big\langle {}^{ONa}_{SNa} + 5H^2O = 248.$$

Thiosulfate de sodium.

Découvert en 1802 par Vauquelin.

Préparation. — *Procédé de M. Faget.* — On obtient l'hyposulfite de sodium en dissolvant du soufre dans une solution de sulfite neutre de sodium :

Carbonate neutre de sodium cristallisé.	320 gr.
Eau distillée	640
Soufre sublimé	40

On fait dissoudre le carbonate dans l'eau, on partage la solution en deux parties égales et on sature l'une d'elles avec un excès d'acide sulfureux. On introduit cette solution dans un matras, on y ajoute l'autre partie et on fait bouillir pour obtenir un sulfite *bien neutre*. On met alors le soufre, qui se dissout dans la liqueur. Quand celle-ci en est saturée, à l'ébullition, on filtre et on concentre pour faire cristalliser.

L'hyposulfite résulte de la combinaison du soufre avec le sulfite neutre :

$$SO^3Na^2 + S = S^2O^3Na^2.$$

Propriétés physiques et chimiques. — L'hyposulfite de sodium cristallise en prismes rhomboïdaux obliques terminés en biseaux. Il est très soluble dans l'eau, insoluble dans l'alcool. Sa saveur est amère et très désagréable. L'air ne l'altère point. Desséché dans le vide, il devient anhydre (*Letts*). Quand on le chauffe, il subit la fusion aqueuse et il se convertit en sulfate et en pentasulfure de sodium :

$$4S^2O^3Na^2 = 3SO^4Na^2 + Na^2S^5.$$

Les acides minéraux le détruisent : il se dépose du soufre et il se dégage de l'acide sulfureux. Il ne précipite, à froid, ni l'argent ni le plomb; il dissout au contraire leurs sels insolubles. Les oxydants le changent en sulfate, sauf l'iode, qui le transforme en tétrathionate de sodium.

Essai. — Il consiste à rechercher le *sulfate* de sodium, qui se forme parfois pendant la préparation, le *carbonate* et le *sulfite* de même métal, qui peuvent avoir été employés en excès.

Le *sulfate* serait accusé par le chlorure de baryum; le *sulfite* par l'iode, qui le change en sulfate précipitable par le baryum; le *carbonate* par l'eau de baryte, qu'elle troublerait.

Pharmacologie. — L'hyposulfite de sodium est un antiputride plus énergique que les sulfites, sur lesquels il a encore l'avantage d'être inaltérable, très soluble et d'une saveur moins désagréable. On le donne à l'intérieur, en poudre ou en solution dans une tisane ou dans une potion. A dose élevée, il est purgatif. Il se transforme en sulfate de sodium, en traversant l'économie. Son élimination est soumise aux mêmes lois que celle des sulfites.

Sucquet a démontré qu'il peut mettre obstacle à la putréfaction des cadavres; mais son influence est temporaire; il n'agit plus, quand il est passé à l'état de sulfate.

XIV. — IODURES.

§ 1. IODURE D'AMMONIUM. AzH⁴I = 145.
Iodhydrate d'ammoniaque.

Préparation. — On décompose exactement une solution d'iodure de fer par une solution de carbonate d'ammonium. Il se produit du carbonate de fer insoluble et de l'iodure d'ammonium, qui reste dissous.

On filtre, pour séparer le carbonate de fer, on évapore à consistance sirupeuse et on laisse cristalliser. Pour que le sel soit parfaitement ncolore, il faut rendre la liqueur ammoniacale, surtout au moment de la cristallisation. .

Propriétés physiques et chimiques. — L'iodure d'ammonium es blanc, quand il est pur. Il cristallise en cubes anhydres, déliquescents solubles dans l'alcool et d'une saveur très désagréable. Il se sublime sans altération, quand on le chauffe à l'abri de l'oxygène.

Le simple contact de l'air le décompose ; il abandonne de l'iode et il se colore en jaune, puis en brun. L'acide carbonique n'est peut-être pas étranger à cette altération. Tous les acides en éliminent l'iode.

Essai. — L'iodure d'ammonium doit se volatiliser entièrement, quand on le chauffe:

1 gramme d'iodure sec doit produire $1^{gr},595$ d'iodure d'argent, avec $1^{gr},145$ de nitrate d'argent.

Pharmacologie. — L'iodure d'ammonium est un médicament très actif, sans doute en raison de la facilité avec laquelle il cède de l'iode. On l'emploie comme les iodures alcalins, en solution ou en pommade, mais à doses généralement plus faibles : $0^{gr},25$ à 1 gramme. Il est propre à la guérison des engelures (*C. Méhu*). Il est difficile à préserver de l'oxygène et de l'humidité atmosphériques.

§ 2. IODURE DE CALCIUM. $CaI^2 = 294$.

Préparation. — 1° On prépare l'iodure de calcium en décomposant, par le carbonate du même métal, l'iodure ferreux additionné d'un excès d'iode :

Fil de fer fin...................................	56 gr.
Iode..	381
Carbonate de calcium...........................	150

Le fer est introduit dans un matras, avec 1,200 grammes d'eau distillée. On y ajoute, peu à peu, 254 grammes d'iode et, quand la réaction est terminée, on filtre la liqueur et on y dissout le reste de l'iode. On projette alors, par fraction, dans ce liquide, le carbonate de calcium et on chauffe légèrement, jusqu'à ce que cesse l'effervescence et que le précipité ferrique soit complet. Lorsque la solution est éclaircie par le repos, on la décante, on lave le précipité, tant qu'il contient de l'iodure calcique, on filtre et on évapore jusqu'à formation d'une pellicule dense, à la surface du liquide bouillant. On coule à cet instant, dans une capsule à fond plat, d'où on enlève, après refroidissement, les plaques d'iodure de calcium (*Rother*).

2° On délaie du monosulfure de calcium dans de l'eau et on y projette peu à peu de l'iode, jusqu'à ce que la liqueur prenne une coloration qui ne disparaisse plus par l'agitation. On ajoute alors un peu de chaux, on filtre et on évapore à siccité. L'iodure est calciné dans un creuset de porcelaine, que l'on place dans un creuset de terre, en remplissant les vides avec du poussier de charbon. On chauffe pendant une demi-heure.

Propriétés physiques et chimiques. — L'iodure de calcium forme de larges lames nacrées, lorsqu'il a été calciné. Il est blanc, déliquescent, soluble dans l'alcool. Exposé à l'air, il se décompose à froid et plus vite à chaud, en abandonnant de l'iode, qui le colore en jaune.

Pharmacologie. — L'iodure de calcium a, sur les précédents, l'avantage de contenir plus d'iode sous un même poids. Il peut remplacer l'iodure de potassium, dans la plupart des cas. Il est peu employé, en raison de sa grande altérabilité.

Deschamps a proposé l'emploi d'une solution d'iodure calcique au centième, qu'on prépare ainsi qu'il suit. On pèse dans un flacon :

Iode	5 gr.
Limaille de fer	3
Eau	54.18

On agite et, quand l'iodure de fer est entièrement formé, on prend :

	gr.
Chaux vive	1.30
Eau	50.00

On éteint la chaux, on la délaie dans l'eau et on l'ajoute à la solution d'iodure de fer. On agite de nouveau le flacon, on laisse reposer, et on filtre.

§ 3. IODURE DE FER. $FeI^2 = 310$.
Protoiodure de fer, iodure ferreux.

Préparation. — On obtient l'iodure de fer en faisant agir l'iode sur le fer, en présence de l'eau. On pèse exactement :

Iode	80 gr.
Tournure de fer	20
Eau distillée	100

On introduit dans un ballon l'eau et la tournure de fer; on ajoute l'iode par parties, en agitant de temps à autre le mélange; on chauffe légèrement et on filtre la liqueur, dès qu'elle ne présente plus que la teinte verte propre aux sels ferreux solubles. On évapore rapidement cette dissolution, après y avoir introduit quelques lames de fer. On arrête la concentration dès que le liquide, déposé sur un corps froid, se solidifie. L'iodure est coulé sur une assiette et, quand il est pris en masse cristalline, on le brise en fragments, que l'on enferme dans des flacons à l'émeri bien secs.

Propriétés physiques et chimiques. — L'iodure de fer anhydre est blanc, quand il est très pur, mais ordinairement vert, par suite d'une légère altération. Il cristallise difficilement et il attire l'humidité de l'air. Sa saveur est styptique.

La chaleur le décompose : l'iode se volatilise et il reste du fer attirable à l'aimant. Il forme avec l'eau un hydrate, dont la composition est $FeI^2 + 4H^2O$. L'air humide l'oxyde avec rapidité et le colore en brun; l'oxyde de fer, qui se produit alors, se combine peut-être à l'iodure non décomposé, en faisant un oxyiodure.

Pharmacologie. — L'iodure ferreux est un médicament très usité, qui jouit des propriétés médicinales du fer et de l'iode.

L'iodure *solide* sert encore quelquefois à confectionner des pilules, des tablettes, des chocolats et des pommades. Il est essentiel qu'il ne soit pas altéré au moment où on l'emploie, c'est-à-dire qu'il doit être *entièrement soluble* dans l'eau et de couleur *verte*. Mais il est si difficile de le préserver de toute oxydation, quand on le conserve et même pendant sa préparation, que son usage expose à des mécomptes presque inévitables. On recommande de le redissoudre, quand il est en partie décomposé, et d'évaporer la liqueur à siccité. Il serait plus rationnel de renoncer à l'employer sous cette forme.

Dupasquier a proposé le premier de le remplacer par une solution titrée, qu'il nommait *solution normale de protoiodure de fer*. Pour obtenir cette liqueur, on introduit dans un flacon bouché à l'émeri :

	gr.
Iode	37.87
Fil de fer coupé	75.50
Eau distillée	400.00

La réaction est complète au bout de quelques jours; on peut, du reste, abréger sa durée, en plongeant le flacon, jusqu'à décoloration, dans de l'eau à 80°. Cette solution contient environ le dixième de son poids d'iodure de fer; on la filtre, quand on veut en faire usage, car elle s'altère très rapidement, malgré l'excès de fer métallique avec lequel on la laisse en contact.

Deschamps et Huraut-Moutillard pensaient avoir réalisé un perfectionnement, en donnant des formules dans lesquelles la proportion de l'iodure de fer s'élevait au quart ou au tiers du poids du liquide. Mais leurs produits sont aussi altérables que celui de Dupasquier. Ces formules perdent d'ailleurs beaucoup de leur intérêt, quand on sait qu'on peut, en quelques instants, préparer une solution d'iodure ferreux pure et à un degré de concentration quelconque. Si pourtant il est nécessaire d'avoir sous la main une solution d'iodure de fer faite à l'avance, on la préservera de l'altération causée par l'air, en y ajoutant un peu de sulfure de fer hydraté, qui la maintient incolore (*Carles*), ou en la préparant d'après la formule donnée par M. Van de Velde :

Iode	20 gr.
Limaille de fer	10
Eau distillée	30
Glycérine	15

On fait réagir l'iode sur le fer, en présence de l'eau; on filtre la solution dans une capsule contenant la glycérine. On pèse la capsule et son contenu, puis on la chauffe au bain-marie, en agitant continuellement, jusqu'à que son poids ait diminué de 25 grammes. On obtient ainsi une solution d'iodure ferreux dans la glycérine, qui reste inaltérable pendant un temps très long et qui peut servir à la préparation des autres médicaments à base d'iodure ferreux.

De toutes les préparations d'iodure de fer, le sirop est la meilleure, au point de vue de l'intégrité du principe actif. Les pilules, soigneusement faites, se conservent également; mais, à raison du temps nécessaire pour leur fabrication, l'iodure ferreux n'y est pas toujours aussi exempt d'altération que dans le sirop.

On a recommandé d'additionner d'hyposulfite de sodium, le sirop altéré, pour lui rendre sa teinte primitive. Ce moyen n'est pas bon, il produit un dépôt de soufre, qui trouble le sirop.

Clemons Parrish conseille de boucher les flacons contenant le sirop d'iodure ferreux avec du liège paraffiné, qui ne cède pas de tannin au sirop.

M. Carles pense que l'alcalinité communiquée au sirop d'iodure de fer, par la chaux dissoute dans l'eau, ou associée au sucre, et par l'albumine, s'il en a été employé à la clarification du sirop simple contenu dans le sirop de gomme, est une des causes d'altération du produit. Il propose de neutraliser cette alcalinité par l'acide citrique, ajouté dans la proportion ci-après :

	gr.
Sirop de gomme...	1000.00
— de fleur d'oranger............	300.00
Acide citrique..	1.50
Solution d'iodure ferreux (33 p. 100)	25.00

20 grammes de sirop renferment 10 centigrammes d'iodure ferreux, comme dans la formule du Codex.

PILULES D'IODURE FERREUX.
Selon la formule de Blancard.

	gr.
Iode..............................	4.10
Limaille de fer pur...............	2.00
Eau distillée.....................	6.00
Miel blanc.......................	5.00

On met, dans un ballon de verre, l'eau, l'iode et le fer; on agite vivement, puis on bouche le ballon. Dès que la liqueur est devenue verdâtre, on la filtre au-dessus d'une capsule tarée contenant le miel. On lave le ballon et le filtre avec 10 gr. d'eau légèrement miellée, et on évapore les liqueurs réunies, jusqu'à ce qu'elles soient réduites à 10 gr. On ajoute à ce produit, lorsqu'il est presque entièrement refroidi, un mélange à parties égales de poudres de réglisse et de guimauve, en quantité suffisante pour former une masse homogène, qu'on divise en 100 pilules.

Pour mettre ces pilules à l'abri de l'action de l'air, on les jette, à mesure qu'on les fait, dans du fer porphyrisé; puis on les recouvre d'une solution concentrée de résine mastic et de baume de Tolu dans l'éther. Après l'entière dessiccation du vernis résineux, on renferme les pilules dans les flacons de verre, qu'on bouche hermétiquement (*Codex*).

Chaque pilule contient environ 5 centigrammes d'iodure de fer et 1 centigramme de fer porphyrisé.

Le procédé de préparation des pilules de Blancard a l'inconvénient d'exiger une évaporation un peu longue. Plusieurs praticiens ont cherché à écarter cette cause d'altération en réduisant la quantité d'eau employée, de manière à diminuer le temps de l'évaporation (*Mayet, Denique*), ou, ce qui est mieux encore, à n'avoir pas besoin de chauffer (*Perrens, Herbelin*).

Magnes-Lahens a fait, en 1873, de nouvelles recherches sur ce médicament, et il résume ainsi les conditions nécessaires pour le bien préparer :

1o Employer une proportion d'eau très faible, pour abréger l'évaporation;

2o Éviter la filtration, qui altère l'iodure et en fait perdre une partie;

3o Mettre un excès de fer, pour préserver l'iodure pendant et après la confection des pilules;

4o Substituer un mélange de gomme et de sucre au miel, qui est acide, aqueux et hygrométrique;

5o Préférer la gomme arabique à la gomme adragante, parce qu'elle donne une masse moins élastique et plus solide;

6o Se servir de capsules de fer plutôt

que de vases de verre ou de porcelaine ; 7° Opérer l'évaporation à 50 ou 60° au plus, et enrober avec soin les pilules.

La formule qu'il propose est la suivante :

	gr.
Iode..................................	4.1
Limaille de fer.....................	1.9
Sucre de canne....................	2.5
Gomme arabique	2.5
Eau distillée.......................	2.5

On chauffe l'iode et le fer avec l'eau, dans une petite capsule de fer ; dès que la réaction est terminée, on ajoute la gomme et le sucre et on porte la température à 50°, en agitant sans cesse, jusqu'à ce que la matière ne coule plus, quand on la prend avec la spatule. Pour achever la préparation, on incorpore à la pâte iodo-ferrée 5 gr. de poudre de réglisse, et on divise en 100 pilules, qu'on roule dans de la poudre de gomme et qu'on revêt enfin de baume de Tolu.

Si l'on veut imiter les dragées de Gille, on remplace la poudre de réglisse par 7gr,50 de gomme arabique pulvérisée, et on chauffe légèrement ; la masse ne doit pas être dure, elle se diviserait difficilement. Cette formule est meilleure encore que la première ; les dragées dissoutes dans l'eau, plusieurs mois après leur préparation, donnent une solution incolore ; l'iodure n'y est donc pas altéré.

SIROP D'IODURE FERREUX.

	gr.
Iode..........................	4.10
Limaille de fer............	2.00
Eau distillée.	10.00
Sirop de gomme.............	785.00
— de fleur d'oranger........	200.00

On met l'iode dans un petit ballon de verre avec l'eau distillée ; on ajoute la limaille de fer, par parties et en agitant chaque fois ; on laisse la réaction s'opérer pendant quelques instants, puis on chauffe doucement, jusqu'à ce que la liqueur ait acquis la couleur propre aux protosels de fer.

D'autre part, on pèse dans un flacon taré les sirops de gomme et de fleur d'oranger ; on filtre sur ce mélange la solution d'iodure de fer, et on lave le filtre avec une quantité d'eau suffisante pour compléter 1000 gr. On agite et on conserve à l'abri de la lumière.

20 gr. de ce sirop contiennent 10 centigr. d'iodure de fer (*Codex*).

Essai. — 1° On pèse 10 gr. de sirop, on étend à 50 cc. avec de l'eau distillée, on y ajoute 4 cc. de solution décinormale d'azotate d'argent, 5 cc. d'acide azotique au dixième et 3 ou 4 cc. d'une solution de sulfate de fer et d'ammonium à 10 p. 100. On laisse ensuite tomber dans le mélange, goutte à goutte, une solution décinormale de sulfocyanate de potassium. Si le sirop renferme la quantité prescrite d'iodure de fer, il faudra au plus 0cc,8 de sulfocyanate pour que le mélange soit rouge. S'il en faut davantage, le sirop n'est pas au titre voulu (*Bourquelot*).

2° Dans un tube à essai on verse environ 8 grammes de sirop et 2 cc. de solution de chlorate de potassium à 5 p. 100. On chauffe, jusqu'à coloration rouge ocreuse, on laisse froidir, on ajoute 5 cc. de chloroforme pur, on agite et on décante. Dans la solution chloroformique additionnée d'eau, on dose l'iode par l'hyposulfite de sodium (*Giouchino Griggi*).

§ 4. IODURE DE LITHIUM LiI = 134.

Préparation. — Pour préparer l'iodure de lithium, il faut faire agir le carbonate de lithium soit sur l'acide iodhydrique, soit sur un iodure tel que l'iodure de fer. Voici le manuel opératoire à suivre, dans ce dernier cas :

Iode	127 gr.
Limaille de fer....................................	35
Carbonate de lithium.............................	38
Eau distillée......................................	300

On fait d'abord la solution d'iodure de fer, avec la totalité de l'eau ci-dessus indiquée. Pendant que la liqueur est encore chaude, on y ajoute le carbonate de lithium et on porte le tout à l'ébullition, pour compléter le double échange qui doit se produire. La solution définitive doit être légèrement alcaline ; on la filtre, on l'évapore à siccité, puis on coule en plaques l'iodure de lithium fondu (*Soc. de Ph. de Paris*).

Propriétés physiques et chimiques. — Obtenu comme il vient d'être dit, ou cristallisé à la température de 15°, l'iodure de lithium est anhydre. Cristallisé à une température plus basse, il a pour composition

LiI + 3H²O. Dans les deux conditions, il est incolore, très soluble dans l'eau et dans l'alcool et même déliquescent.

Pharmacologie. — L'iodure de lithium est un succédané de l'iodure de potassium, dont il peut recevoir la plupart des applications. Il est encore peu usité.

§ 5. IODURES DE MERCURE.

Le mercure peut contracter avec l'iode deux combinaisons : Hg^2I^2 et HgI^2, qui correspondent aux chlorures du même métal et qui toutes deux sont des médicaments.

A. Iodure mercureux. $Hg^2I^2 = 654$.
Protoiodure de mercure.

Préparation. — 1° Voie sèche. — *Procédé Berthemot.* On fait agir directement l'iode sur le mercure.

On triture ensemble, dans un mortier de porcelaine, avec la quantité d'alcool strictement nécessaire pour faire une pâte coulante :

Mercure...	10 gr.
Iode...	6

On continue la trituration, jusqu'à ce que le mercure ait entièrement disparu. On introduit l'iodure dans un matras, on le lave à l'alcool bouillant et on le fait sécher (*Codex*).

Il se forme, tout d'abord, de l'iodure mercurique, qui est peu à peu converti en iodure mercureux, par l'excès de mercure. L'alcool a pour mission de faciliter la combinaison, en dissolvant l'iode, et de prévenir l'échauffement trop considérable de la matière, qui, sans son action, pourrait être violemment projetée hors du mortier. Pour cette raison aussi, il est bon de n'opérer que sur de petites quantités de substances. Au lieu de le laver ensuite à l'alcool bouillant, pour le priver d'iodure mercurique, M. Williams le fait bouillir avec une solution concentrée de sel marin, qui donne le même résultat.

2° M. Yvon prépare de l'iodure mercureux pur et *cristallisé*, en mettant des vapeurs d'iode en présence d'un excès de vapeurs de mercure. Pour cela il introduit du mercure dans un matras, au centre duquel il suspend un tube contenant l'iode. Le matras est scellé et chauffé au bain de sable, à une température de 250° au plus. Lorsque cette limite est atteinte, on retire du bain de sable le matras, dont la partie supérieure se trouve tapissée de cristaux d'un beau rouge, qui deviennent jaunes en se refroidissant. Le produit contient parfois un peu de mercure libre.

3° Voie humide. — Il est défectueux de préparer l'iodure mercureux avec des solutions d'azotate ou d'acétate mercureux dans l'eau. Lefort conseille de précipiter par l'iodure de potassium une solution de *pyrophosphate de sodium et d'acétate mercureux*.

On dissout à chaud 60 gr. de pyrophosphate de sodium pur dans 300 gr. d'eau distillée. On délaie, dans la solution refroidie, 30 gr. d'acétate mercureux et on laisse le mélange réagir, à la température ordinaire, pendant plusieurs heures, en l'agitant de temps à autre. La solution doit être complète, si les sels sont purs; on l'étend de son volume d'eau distillée, puis on la décompose par une solution de 30 gr. d'iodure de potassium.

L'acétate mercureux contenant presque toujours de l'acétate mercurique, il se forme

un peu d'iodure mercurique. Ce procédé ne dispense donc pas de laver le produit à l'alco
bouillant.

4° M. François chauffe, à dissolution : 50 gr. iodure mercurique, 100 gr. aniline
200 gr. alcool 90°. On filtre et on laisse cristalliser pendant quelques jours l'iodure (
diphénylmercurodiammonium qui s'est formé. On filtre à nouveau et on ajoute au liquid
filtré 350 gr. éther à 65°. Il se dépose des cristaux jaunes d'iodure mercureux, qu'on lav
à l'alcool bouillant et à l'éther. Les eaux-mères additionnées encore d'éther donnent (
nouveaux cristaux, plusieurs fois de suite. Mais le rendement est très faible.

Propriétés physiques et chimiques. — L'iodure mercureux d
Codex est amorphe, d'un vert jaunâtre, insoluble dans l'eau et dan
l'alcool. L'iodure cristallisé est jaune, il affecte généralement la forme d
lames flexibles, appartenant au système tétragonal (*Des Cloiseaux*). Lors
qu'on le chauffe, il prend, dès la température de 70°, une teinte rouge
qui atteint son maximum d'intensité vers 220°. A ce terme les cristau:
se ramollissent, puis à 290° ils fondent et le liquide noir qui en résult
entre en ébullition à 310° (*Yvon*). Chauffé *lentement*, il se transforme er
iodure mercurique, et il abandonne du mercure. La lumière le colore er
vert foncé, puis en noir.

Les iodures alcalins le dissolvent, après l'avoir changé en iodure mer
curique et en mercure métallique. Les chlorures alcalins opèrent la même
transformation, mais moins complètement.

Essai. — L'iodure mercureux pur doit être complètement *volatil*.
Traité par l'alcool bouillant, il ne lui cède pas d'*iodure mercurique*, qu
se reconnaîtrait à sa couleur rouge, après évaporation de l'alcool.

B. Iodure mercurique $HgI^2 = 454$.
Biiodure de mercure, deutoiodure de mercure.

Préparation. — L'iodure mercurique est préparé par double décomposition du chlorure mercurique et de l'iodure de potassium.

On fait dissoudre séparément dans de l'eau :

Chlorure mercurique .... 80 gr.
Iodure de potassium....................... 100

On mélange les liqueurs. Il se produit un précipité rouge éclatant
d'iodure mercurique, qu'on lave à l'eau distillée et qu'on fait sécher à une
douce chaleur et à l'abri de la lumière (*Codex*) :

$$HgCl^2 + 2KI = HgI^2 + 2KCl.$$

Lorsqu'on verse le chlorure dans l'iodure, le précipité qui s'est formé
se dissout d'abord, en donnant un iodure double de mercure et de
potassium. Un excès de chlorure détruit cet iodure double et précipite
l'iodure mercurique.

Si on verse la solution d'iodure dans celle du chlorure, il se produit
entre les deux sels une combinaison insoluble, et le précipité n'a qu'une
couleur rose pâle. De nouvelles affusions d'iodure de potassium décomposent le chlorure mercuriel, et le précipité finit par acquérir une teinte
aussi vive que dans le cas précédent.

Pour faire de l'iodure mercurique pur, il est donc nécessaire d'employer un excès d'iodure alcalin. Mais cet excès doit être très faible, autrement il y a perte d'iodure mercurique, par dissolution. Les proportions indiquées au Codex laissent un peu d'iodure potassique dans les liqueurs et remplissent par conséquent le but.

Propriétés physiques et chimiques. — L'iodure mercurique précipité est une poudre d'un rouge vif. Un litre d'eau en dissout environ 4 centigrammes, à 15° (*E. Bourgoin*). Il se dissout mieux dans l'alcool, dans les acides et dans les iodures et les chlorures alcalins. Les cristaux formés, pendant le refroidissement de la solution chlorhydrique, ont un éclat adamantin très vif (*Köhler*).

Les matières grasses dissolvent très bien l'iodure mercurique : à froid, l'huile de ricin en retient 2 p. 100, l'huile de noix 1,30 p. 100, l'huile d'œillette 1,20 p. 100, les huiles d'olive et d'amande 0,4 p. 100, l'axonge 0,45 p. 100. L'iodure de potassium exalte le pouvoir dissolvant des huiles. La vaseline ne peut garder, à froid, que 0,25 p. 100 d'iodure ; la benzine a le même pouvoir dissolvant que l'huile d'amande (*C. Méhu*).

L'iodure mercurique est dimorphe : quand il se dépose d'une dissolution bouillante d'iodure de potassium, il est en *octaèdres* aigus à base carrée et d'un beau *rouge ;* fondu et sublimé, il donne des *prismes* rhomboïdaux droits, qui sont *jaunes*, mais qui deviennent rouges par le frottement ou par le refroidissement. La lumière le noircit. Il fond à 238°.

L'iodure mercurique forme avec le chlorure mercurique deux combinaisons (*chloro-iodures*), dont l'une est incolore : $HgI^2.2HgCl^2$ (*Liebig*), et l'autre jaune : $HgI^2.HgCl^2$ (*Boullay*). Avec l'iodure de potassium, il fait un iodomercurate incristallisable : $HgI^2.2KI$; et un iodomercurate stable et susceptible de cristalliser : $HgI^2.KI$.

Essai. — L'iodure mercurique est pur, s'il se volatilise entièrement par la chaleur, s'il se dissout sans résidu dans l'alcool et dans l'iodure de potassium.

Pharmacologie. — L'*iodure mercureux* est un poison irritant qui, à faibles doses, ne manifeste que ses propriétés altérantes. On l'emploie presque exclusivement en pilules (dose de $0^{gr},05$ à $0^{gr},40$ par jour) et en pommades. Il contient généralement un excès de mercure métallique, quand il a été préparé par le procédé du Codex. Avant de s'assimiler à l'économie, il se métamorphose en chlorure mercurique (*Mialhe*) ou en mercure métallique (*Rabuteau*).

L'*iodure mercurique* est bien plus vénéneux que le protoiodure. Appliqué sur la peau, il est violemment irritant, caustique même. Il fait partie de la *pommade escharotique de Cazenave* et de la *pommade contre le goître* de *R. Grant*. A l'intérieur, il agit de la même manière que l'iodure mercureux. On l'administre en pilules et en solution dans l'alcool, l'éther ou l'iodure de potassium (dose de $0^{gr},01$ à $0^{gr},10$ par jour). D'après les recherches de Méhu, on pourra l'utiliser aussi sous forme de solution dans les matières grasses. Le *sirop* et les *pilules de Gibert* ont pour base l'iodure double de mercure et de potassium.

.. Les iodures de mercure doivent être conservés à l'abri de la lumière, qui les décompose.

Boutigny a introduit dans la thérapeutique un sel qu'il nomme *iodure de chlorure mercureux* et qu'il obtient en exposant du calomel aux vapeurs de l'iode, ou en ajoutant de l'iode à du calomel chauffé à son point de volatilisation. On suit généralement, pour la préparation de ce produit, le procédé de Gobley, qui consiste à chauffer au bain de sable, jusqu'à fusion seulement, un mélange de 6 p. de calomel et de 2 p. d'iode. L'iodure de chlorure mercureux est rouge et contient, en proportions variables, du calomel, du chlorure et de l'iodure mercuriques.

PILULES D'IODURE MERCUREUX OPIACÉES.

	gr.
Iodure mercureux...............	0.5
Extrait d'opium.................	0.2
Poudre de réglisse..............	0.5
Miel........................	Q.S.

Divisez en 10 pilules.
Chaque pilule contient 5 centigr. de protoiodure et 2 centigr. d'extrait d'opium (*Codex*).

SIROP DE GIBERT.

Iodure mercurique...........	1 gr.
Iodure de potassium........	50
Eau distillée................	50
Sirop simple.................	2000

Une cuillerée à bouche de sirop contient environ 1 centigr. d'iodure mercurique.

§ 6. IODURE DE PLOMB. PbI² = 461.

Préparation. — On prépare l'iodure de plomb, en précipitant l'azotate de plomb par l'iodure de potassium :

Azotate de plomb....................................	100 gr.
Iodure de potassium................................	100
Eau distillée..	2000

On dissout séparément les deux sels dans de l'eau distillée. On verse, à froid et par petites parties, la solution d'azotate dans celle d'iodure. On lave le précipité à l'eau distillée froide et on le sèche à l'étuve (*Codex*).

L'azotate de plomb, décomposé par l'iodure alcalin, donne du nitrate de potassium, qui reste en solution, et de l'iodure de plomb, qui se dépose :

$$(AzO^3)^2Pb + 2KI = 2AzO^3K + PbI^2.$$

Quand on substitue l'acétate de plomb à l'azotate, le précipité est pâle et contient de l'oxyde de plomb. Il faut le laver à l'acide acétique pour enlever l'oxyde.

M. Gaffard remplace l'iodure potassique par l'iodure de fer. Huraut emploie l'iodure de calcium. Ce dernier moyen est très bon ; le premier exige des lavages à l'acide acétique, pour dissoudre l'oxyde de fer mêlé à l'iodure de plomb.

Propriétés physiques et chimiques. — L'iodure de plomb est d'un beau jaune, amorphe quand il a été précipité. Il fond à une haute température et prend alors un aspect rouge brun. Il se dissout dans 1235 parties d'eau froide et dans 194 parties d'eau bouillante ; en se refroidissant, la liqueur abandonne des paillettes hexagonales d'iodure d'un jaune éclatant. L'acétate de sodium ou de potassium le dissout également ; une solution saturée et bouillante de l'un de ces sels, additionnée de quelques gouttes d'acide acétique, dissout environ 40 p. 100 de son poids d'iodure de plomb. Cette propriété, signalée par Boudet, permet de préparer rapidement l'iodure cristallisé (*Tommasi*).

L'iodure de plomb se décompose lorsqu'on le chauffe à l'air. Il se dissout avec facilité dans une solution de chlorure d'ammonium ou d'iodure de potassium, en formant des sels doubles. L'iodure double de potassium et de plomb précipite certains alcaloïdes (*Prunier*). Il fait, avec l'oxyde de plomb, plusieurs oxyiodures. Les rayons solaires *directs* le décolorent en présence de l'air, quand il est humide : il perd de l'iode et il produit de l'oxyde et du carbonate de plomb (*Werner Schmid*).

Essai. — L'iodure de plomb du commerce peut être mélangé de *chromate* et d'*oxyde de plomb*.

Lorsque l'iodure contient de l'*oxyde de plomb*, il prend une teinte plus vive, quand on le mouille avec de l'acide acétique. En outre, il ne se dissout plus entièrement dans l'eau bouillante. Le poids du résidu insoluble indique la proportion du mélange (*Carles*).

Pour reconnaître la présence du *chromate de plomb*, on triture 1 gramme de l'iodure à essayer avec 2 grammes de chlorure d'ammonium et avec une quantité d'eau suffisante pour faire une pâte. Le mélange se décolore si l'iodure est pur, et il reste jaune s'il y a du chromate de plomb (*Lepage*).

Pharmacologie. — L'iodure de plomb étant peu soluble, son action est faible et même contestée. Il n'est cependant pas inerte, peut-être en raison de la facilité avec laquelle les acides les moins énergiques en éliminent partiellement l'iode.

On ne l'emploie qu'en pommade et, pour le rendre plus actif, on peut le dissoudre dans l'iodure de potassium ou dans l'acétate de sodium.

GLYCÉRÉ D'IODURE DE PLOMB.		**POMMADE D'IODURE DE PLOMB.**	
Solut. saturée d'acét. sodique.	15 c.c.	Iodure de plomb	10 gr.
Glycérine	25 c.c.	Axonge benzoïnée	90
Iodure de plomb	0gr,4	(*Codex*).	
Eau de rose	qq. goutt.		
(*Tommasi*).			

§ 7. IODURE DE POTASSIUM. KI = 166,1.

Préparation. — 1° *Procédé de Turner.* — On introduit, peu à peu et en agitant, de l'iode pulvérisé dans une solution de potasse caustique marquant 1,16 au densimètre. Lorsque la liqueur reste colorée par un excès d'iode, on la décolore avec un peu de potasse. Elle contient alors de l'iodure et de l'iodate de potassium :

$$6KOH + 3I^2 = IO^3K + 5KI + 3H^2O.$$

On évapore à siccité dans une bassine de fonte, et on chauffe jusqu'à fusion tranquille. L'iodate est décomposé, il perd de l'oxygène et il se change en iodure de potassium. La matière est traitée par l'eau; la solution filtrée est concentrée et mise à cristalliser (*Codex*).

Il est important que la potasse ne soit pas mélangée de soude, car l'iodure de sodium se convertirait en carbonate de sodium, pendant la calcination ; il perdrait de l'iode, même à froid, en présence de l'air.

2° *Procédé de Baup et Caillot.* — On prépare l'iodure de potassium, en précipitant une solution d'iodure de fer par une solution de carbonate de potassium :
On chauffe, dans une capsule de porcelaine et jusqu'à décoloration :

Iode..	100 gr.
Tournure de fer......................................	30
Eau distillée...	500

On filtre la dissolution d'iodure de fer, on lave le résidu avec de l'eau distillée, qu'on ajoute ensuite au produit filtré. On verse, dans ces solutions réunies, du carbonate de potassium dissous, tant qu'il se forme un précipité; les doses ci-dessus exigent environ 80 gr. de carbonate. On sépare le précipité par filtration; on le lave avec soin et on évapore à siccité, dans une chaudière de fonte. On redissout le produit dans de l'eau, on filtre et on évapore pour faire cristalliser. Les eaux-mères fournissent de nouveaux cristaux. L'iode attaque le fer, en présence de l'eau, et l'iodure de fer produit donne, avec le carbonate alcalin, de l'iodure de potassium soluble et du carbonate de fer insoluble:

$$FeI^2 + CO^3K^2 = CO^3Fe + 2KI.$$

3° *Procédé Barbet-Lartigue.* — On fait passer un courant d'hydrogène sulfuré dans un flacon contenant, en proportions convenables, de l'eau, de l'iode et du carbonate de potassium. L'iode se combine au potassium, et l'acide sulfhydrique réduit l'iodate, qui s'est formé en même temps que l'iodure de potassium. Le moyen est bon, mais il oblige à produire une grande quantité d'hydrogène sulfuré.

4° Dorvault conseille le procédé proposé par Liebig et consistant à décomposer l'iodure de calcium par le sulfate de potassium. On élimine le sulfate de calcium par l'alcool :

$$SO^4K^2 + CaI^2 = SO^4Ca + 2KI.$$

Propriétés physiques et chimiques. — L'iodure de potassium est anhydre, incolore, d'une saveur salée désagréable. Il cristallise en cubes transparents, quand il est pur, opaques s'il est mêlé de carbonate de potassium. Il se dissout dans les trois quarts de son poids d'eau froide, dans 18 grammes d'alcool à 90° froid, dans 6 fois son poids du même alcool bouillant et dans 2,5 parties de glycérine. Il produit, en se dissolvant dans l'eau, un abaissement de température qui peut aller jusqu'à — 24°. Sa densité est sensiblement égale à 3,0.

A la température du rouge, il fond sans altération et il se volatilise, à la chaleur blanche, en répandant d'épaisses fumées. La chaleur ne le décompose pas.

Le chlore et le brome agissent sur lui en mettant l'iode en liberté. Les acides, même très dilués, le décomposent au contact de l'air : hors de la présence de l'oxygène ils sont sans action (*Payen*). La lumière solaire et l'humidité activent la décomposition.

La solution aqueuse d'iodure de potassium dissout facilement l'iode, en donnant naissance à des produits bruns, généralement considérés comme des mélanges. Cependant, quand on évapore, sur l'acide sulfurique, une solution d'iodure de potassium saturée d'iode, elle donne des cubes d'un bleu très foncé, ayant pour composition KI^3 (*Stillingflee* et *Johnson*).

Essai. — 1gr. d'iodure de potassium pur et sec doit précipiter 1^{gr},025 d'azotate d'argent en formant $1^{gr},414$ d'iodure d'argent. Il n'en est pas toujours ainsi, parce qu'on trouve souvent dans l'iodure du commerce : du chlorure, du *bromure*, du *carbonate* ou de l'*iodate de potassium*, quelquefois de l'*iodure de sodium*.

Chlorure de potassium. — Pour découvrir le chlorure de potassium, on précipite une solution de l'iodure suspect par un excès d'azotate d'argent; on traite le précipité par l'ammoniaque, qui dissout le chlorure d'argent, à l'exclusion de l'iodure d'argent. En saturant ensuite la liqueur ammoniacale par un acide, on reforme, s'il y a du chlore, un précipité de chlorure d'argent, insoluble dans l'acide azotique et que la lumière noircit.

Carbonate de potassium. — On isole ce sel en dissolvant l'iodure de potassium dans de l'alcool. Le carbonate reste comme résidu ; on le caractérise en l'arrosant avec un acide, qui détermine une effervescence due au dégagement de l'acide carbonique. Presque toujours l'iodure du commerce contient du carbonate de potassium, que l'on y ajoute pour lui communiquer une opacité recherchée. La fraude n'existe que si la proportion de carbonate excède 1 à 3 p. 100.

Iodate de potassium. — La solution d'iodure est colorée en rouge par l'acide acétique (*Codex*), ou mieux par l'acide tartrique (*Robinson et Rollin*). Si on veut doser l'iodate, on enlève l'iodure par l'alcool, on calcine le résidu et on précipite par le nitrate d'argent l'iodure qui reste.

Bromure de potassium. — Pour reconnaître la présence du bromure de potassium, Personne ajoute à la solution de l'iodure à essayer du sulfate de cuivre, et il y fait passer un courant d'acide sulfureux. L'iode se précipite à l'état d'iodure cuivreux. On filtre et on verse dans la liqueur quelques gouttes d'eau chlorée, qui la colorent en jaune, si elle contient du bromure de potassium. On rend plus sensible la présence du brome, en ajoutant du chloroforme ou de l'éther, qui le dissolvent et prennent une teinte jaune.

Lepage a fondé une méthode de recherche du brome dans l'iodure de potassium sur la propriété que possède le chlorure mercurique de précipiter l'iode à l'exclusion du brome. Voici comment il conseille d'opérer :

On fait dissoudre, séparément, 1 gr. d'iodure de potassium dans 30 gr. d'eau distillée et 1 gr. de sublimé corrosif dans 20 gr. d'eau distillée. A l'aide d'une burette graduée, on verse la liqueur mercurielle dans la solution d'iodure, jusqu'à ce qu'il ne se produise plus de précipité. Si l'iodure est pur, il faut au moins 16 centimètres cubes de solution mercurielle pour obtenir ce résultat; quand il suffit d'un plus faible volume, il y a du bromure dans l'iodure de potassium.

Si l'on veut isoler le brome, on filtre la liqueur, on la concentre et on la fait bouillir avec quelques gouttes de perchlorure de fer, pour en chasser entièrement l'iode. On filtre encore, on y mélange un peu d'eau chlorée et on agite avec un dissolvant du brome, qui se colore.

On s'assure qu'il n'y a pas de *sel de sodium*, au moyen de pyroantimoniate de potassium, qui ne doit pas troubler la solution de l'iodure pur. S'il y en a, le dosage par le nitrate d'argent est inexact. Il en serait de même en présence de la *chaux*, de la *magnésie* ou de toute autre base, dont l'absence doit d'abord être constatée (*L. Prunier*).

Titrage. — 1° Lorsque l'essai qualitatif, qui précède, a démontré, dans l'iodure de potassium, la présence d'un ou de plusieurs sels étrangers, il est important de déterminer la proportion de ceux-ci, afin d'éviter l'emploi d'un médicament impur. La méthode suivante, indiquée par Personne, conduit rapidement au résultat cherché :

On dissout dans de l'eau distillée : chlorure mercurique pur et sec 13^{gr},55, chlorure de sodium ou de potassium pur et sec 6 grammes, puis on porte à 1 litre le volume de la solution.

D'un autre côté, on fait également un litre de solution avec 33^{gr},20 de l'iodure à titrer, puis de l'eau distillée.

Si l'iodure est pur, des volumes égaux des deux liqueurs donnent un mélange incolore, contenant du chlorure et de l'iodomercurate de potassium :

$$4KI + HgCl^2 = 2KCl + HgI^2.2KI.$$

L'essai se fait de la manière suivante :

On place, dans un vase à saturation, 10 centimètres cubes de la solution d'iodure à titrer, puis on y verse, au moyen d'une burette graduée, goutte à goutte et *en agitant sans cesse*, la solution mercurique ci-dessus, jusqu'à formation d'un précipité rose persistant. Le nombre de dixièmes de centimètre cube employés à produire ce trouble donne exactement la richesse de l'iodure analysé. C'est-à-dire que si les 10 centimètres cubes de solution iodurée ont exigé 9^{cc},2 de solution mercurique, le sel contient 92 p. 100 d'iodure de potassium pur.

Pour que l'essai donne des résultats constants, M. Carles pense qu'il est nécessaire de dissoudre dans l'alcool à 17°,5 l'iodure alcalin et le chlorure mercurique.

2° M. Falières préfère l'analyse par le perchlorure de fer (*Duflos*), modifiée comme il suit :

On fait d'abord une *liqueur normale iodée* :

Iode pur...	0^{gr},764
Iodure de potassium.................................	1
Eau distillée.......................	Q. S. pour faire 100 c. c.

Chaque dixième de centimètre cube de liqueur correspond à 1 milligramme d'iodure de potassium réel.

On prépare, en outre, une *liqueur décime* :

Liqueur normale iodée..............................	10 c. c.
Eau distillée...	90

D'un autre côté, on fait une solution d'hyposulfite de sodium à 3/1000 et on détermine le volume qu'il en faut employer pour décolorer 10 centimètres cubes de liqueur normale iodée.

Alors on introduit dans un petit ballon 0^{gr},10 de l'iodure à essayer et 2 à 3 grammes de solution officinale de perchlorure de fer. Au ballon est adapté ensuite un tube recourbé, dont l'extrémité taillée en biseau plonge au fond d'un verre, où l'on a mis 4 ou 5 grammes de chloroforme et le volume exact de solution d'hyposulfite qui est transformé en tétrathionate par 10 centimètres cubes de liqueur normale iodée. On fait bouillir ; l'iode passe dans le chloroforme ; on descend ensuite le verre, les dernières traces d'iode sont absorbées par l'hyposulfite.

Quand il n'en distille plus, on retire le verre, après avoir lavé l'extrémité du tube, puis on agite vivement, pour décolorer le chloroforme. Pour terminer, on verse avec une burette graduée la liqueur décime, jusqu'à coloration légère du chloroforme, ou de la solution d'hyposulfite additionnée d'empois d'amidon.

Le nombre de divisions de liqueur décime qu'il faut employer mesure l'impureté du sel titré. Si, par exemple, il a été versé en dernier lieu 7°°,3 de liqueur décime d'iode, l'iodure essayé contient : 100 — 7,3 = 92,7 p. 100 d'iodure réel.

Pharmacologie. — L'iodure de potassium est un excitant général et un résolutif des plus employés en thérapeutique. On l'administre presque toujours en solution dans une tisane, dans une potion ou dans un sirop ; plus rarement en pilules. Il sert à préparer, pour les usages externes, des collyres, des injections, des bains, des pommades et des glycérés nombreux. On a fréquemment recours à son intervention pour dissoudre l'iode, que l'on veut utiliser comme topique ou introduire dans l'appareil digestif.

Les pommades à l'iodure potassique prennent rapidement une teinte jaune : les graisses rancissent, et les acides qui en résultent, aidés de l'acide carbonique de l'air, déplacent de l'iode, suivant les faits observés par Payen. On masque cette altération, en ajoutant aux pommades iodurées un peu de carbonate de potassium ou d'hyposulfite de sodium, qui s'emparent de l'iode, au moment de son élimination.

GLYCÉRÉ D'IODURE DE POTASSIUM.

Iodure de potassium............ 4 gr.
Eau distillée.................. 4
Glycéré d'amidon............... 22
On fait dissoudre l'iodure dans son poids d'eau, et on l'ajoute au glycéré (Codex).

POMMADE D'IODURE DE POTASSIUM.

Iodure de potassium............ 10 gr.
Axonge benzoïnée............... 80
Eau distillée.................. 10

On dissout l'iodure dans l'eau et on triture avec l'axonge, pour avoir une pommade homogène (Codex).

SIROP D'IODURE DE POTASSIUM.

Iodure de potassium............ 25 gr.
Eau distillée.................. 25
Sirop d'écorce d'orange amère.. 950
20 gr. de ce sirop contiennent 50 centigr. d'iodure de potassium (Codex).

XV. — PERMANGANATES.

PERMANGANATE DE POTASSIUM. $MnO^4K = 158,3$.

Caméléon violet.

Préparation. — On prépare le permanganate de potassium en oxydant, au rouge, au moyen du chlorate de potassium, un mélange de bioxyde de manganèse et de potasse caustique. On prend ·

Bioxyde de manganèse... 40 gr.
Chlorate de potassium.. 35
Potasse caustique.. 50

On pulvérise finement les deux premières substances et on en fait un mélange intime. Puis on dissout la potasse dans le moins d'eau possible et on verse cette solution sur le mélange précédent. On introduit la masse dans un creuset de fer; on la chauffe en l'agitant, jusqu'à ce qu'elle soit sèche et que la température se soit élevée au rouge obscur. On maintient cette température pendant une heure et on laisse refroidir. On pulvérise le produit, puis on le traite dans un ballon de verre, par 2 litres d'eau bouillante. On laisse reposer, on décante le liquide clair, on le filtre sur de l'amiante ou sur du verre pilé, on le neutralise par l'acide nitrique très étendu, ou on y fait passer un courant de chlore ou d'acide carbonique et on évapore à une douce chaleur. Le permanganate cristallise; on sèche les cristaux sur une brique et on les enferme dans un flacon bouché à l'émeri, qu'on place à l'abri de la lumière.

La formation du permanganate est expliquée par les deux équations ci-après :

$$MnO^2 + O + K^2O = MnO^4K^2 \qquad 2MnO^4K^2 + O + CO^2 = 2MnO^4K + CO^3K^2.$$

Propriétés physiques et chimiques. — Le permanganate de potassium cristallise en prismes orthorhombiques souvent volumineux, presque noirs et présentant des reflets métalliques. Il se dissout dans 15 fois son poids d'eau froide ; la solution est inaltérable, quand on la conserve dans des vases bouchés à l'émeri.

C'est un oxydant énergique, que détruisent les matières organiques, les sulfures (*L. Prunier*) et tous les corps oxydables, en le transformant en oxyde intermédiaire Mn^2O^4 ou plutôt en manganite de potassium (*Morawski* et *Stingl*). Il détone, quand on le chauffe avec du soufre ou du phosphore. Il verdit au contact des alcalis, en passant à l'état de manganate.

Pharmacologie. — Le permanganate de potassium est un désinfectant et un antiseptique très actif, introduit en 1861, par Condy, dans la matière médicale. Appliqué sur les plaies, à l'état pulvérulent ou en solution concentrée, il est caustique. On emploie plus ordinairement sa solution diluée, pour lavage, pour gargarisme et pour injection.

Son usage est incompatible avec celui des substances alcalines ou organiques. Aussi est-il douteux qu'il puisse manifester ses propriétés oxydantes jusque dans l'appareil circulatoire, quand on l'introduit dans l'estomac; il doit être entièrement réduit au contact des parois du tube digestif et, dès lors, son action se trouve limitée à celle du manganèse qu'il contient. On s'en sert peu pour l'usage interne. En Angleterre, on désigne sous le nom d'*eau ozonisée*, une solution de 2 grammes de permanganate de potassium dans 1 litre d'eau.

Essai. — Le permanganate de potassium contient parfois du *chlorure* et du *sulfate* alcalins, ou de la *chaux*.

Le *chlorure* est indiqué par le nitrate d'argent.

La recherche de l'*acide sulfurique* et celle de la *chaux* exigent qu'on transforme le permanganate en chlorure, au moyen de l'acide chlorhydrique. On les caractérise ensuite par les réactifs habituels.

Les solutions de ce médicament ne peuvent être conservées que dans des flacons bouchés à l'émeri; les bouchons de liège les décomposeraient. Elles peuvent servir d'antidote à la morphine (*Moor*), de réactif comme de destructeur des matières organiques dans les eaux douces, et d'agent d'épuration pour l'alcool, les sucres, les filtres de porcelaine, etc.

LOTION DÉSINFECTANTE.

Permanganate de potassium..   1 gr.
Eau......................... 1000

Les taches faites sur les linges par cette solution peuvent être facilement enlevées avec de l'eau contenant 1/100 d'acide chlorhydrique.

INJECTION ANTIPUTRIDE.

Permanganate de potassium..   1 gr.
Eau distillée................. 100

(*Mallez.*)

XVI. — PHOSPHATES.

§ 1. PHOSPHATES DE CALCIUM.

A. — PHOSPHATE TRICALCIQUE.

$$(PO^4)^3Ca^3 = 310.$$

Phosphate de calcium basique, Phosphate de chaux.

Préparation. — On retire le phosphate tricalcique des os des animaux, en précipitant par l'ammoniaque leur dissolution dans un acide :

Os calcinés.. 500 gr.
Acide chlorhydrique officinal...................... 800
Ammoniaque liquide officinale .... Q. S.

On pulvérise les os, on les passe au tamis de crin n° 1 et on les traite par l'acide chlorhydrique étendu, de manière à former une pâte liquide. On agite souvent. Au bout de quelques jours de contact on délaie dans 5 ou 6 litres d'eau, on laisse reposer et on filtre.

On verse, dans le liquide obtenu, une quantité d'ammoniaque suffisante pour lui communiquer une réaction alcaline; il se précipite du phosphate de calcium. On porte à l'ébullition, pendant une minute; on décante, on lave le dépôt à l'eau chaude et à plusieurs reprises, puis on le fait sécher (*Codex*).

Les os, mis en présence de l'acide chlorhydrique, lui cèdent du phosphate de calcium, qui se dissout, et du carbonate de calcium, qui perd son acide carbonique et se transforme en chlorure. Lorsqu'à cette solution on ajoute de l'ammoniaque exempte de carbonate, le phosphate calcaire se précipite, tandis que le chlorure de calcium reste dans la liqueur. On porte à l'ébullition, pour faciliter le lavage du phosphate, en détruisant son état gélatineux.

En étudiant ce manuel opératoire, M. Cornélis a constaté que si l'ammoniaque employée à la précipitation n'est pas concentrée, le sel qui se dépose est du phosphate bicalcique. Il importe, par conséquent, de ne pas diluer la solution chlorhydrique au delà des indications du Codex, de ne pas diluer l'ammoniaque, enfin d'opérer rapidement la précipitation, si l'on veut obtenir du phosphate tricalcique exempt de phosphate bicalcique.

Propriétés physiques et chimiques. — Le phosphate tricalcique, improprement appelé parfois phosphate basique, est blanc, amorphe, insoluble dans l'eau. Il est attaqué par les acides les plus faibles, même par l'acide carbonique, et transformé en phosphate monocalcique :

$$(PO^4)^2Ca^3 + 4HCl = 2CaCl^2 + (PO^4)^2H^4Ca.$$

Le même dédoublement se produit au contact de l'eau bouillante. Il est très sensible avec le phosphate exempt de carbonate (*Bourgoin*). Un long séjour sous l'eau froide provoque une décomposition semblable.

La solubilité du phosphate tricalcique est d'autant plus grande que sa cohésion est plus faible : calciné à une haute température, il se dissout très lentement dans les acides dilués, alors qu'il y disparaît instantanément, lorsqu'il est gélatineux. Sous ce dernier état, l'eau froide elle-même l'attaque et le convertit en phosphate moins basique.

B. — Phosphate bicalcique.

$PO^4HCa + 2H^2O = 172.$

Phosphate neutre de calcium.

Préparation. — 1° Pour préparer ce phosphate, on dissout séparément, dans q. s. d'eau distillée :

Chlorure de calcium cristallisé	65 gr.
Phosphate de sodium	100
Acide chlorhydrique officinal	3 c. c.

La solution du phosphate doit mesurer 700 cent. cubes; celle du chlorure 300 cent. cubes. On ajoute l'acide chlorhydrique à la première, on mélange les deux liqueurs, en ayant soin d'agiter de temps en temps. Lorsque le précipité est déposé, on le lave par décantation, jusqu'à ce que l'eau de lavage ne contienne plus de chlorure alcalin. A ce moment, on jette le phosphate sur une toile et, quand il est égoutté, on le sèche à l'air libre ou à l'étuve (*Codex*).

Lorsqu'on substitue au chlorure de calcium cristallisé du chlorure fondu (32 gr.), il est indispensable de neutraliser exactement la solution par l'acide chlorhydrique, en raison de l'oxychlorure qui s'y trouve contenu.

2° Suivant M. Cornélis, on peut préparer le phosphate bicalcique avec la solution chlorhydrique des os calcinés. Il suffit pour cela d'y ajouter 4 à 5 fois son volume d'eau et d'y verser, peu à peu et *lentement*, de l'ammoniaque diluée dans 150 fois son poids d'eau. Le précipité est entièrement composé de phosphate bicalcique.

Propriétés physiques et chimiques. — Le phosphate bicalcique est blanc, cristallin et insoluble dans l'eau. Il contient 20,93 pour 100 d'eau de cristallisation, qu'il ne perd qu'à la température de 115°.

Les acides lui font éprouver la même transformation qu'au sel tricalcique.

C. — PHOSPHATE MONOCALCIQUE.
$$(PO^4)^2H^4Ca+2H^2O=270.$$
Phosphate acide de calcium.

Préparation. — 1° Le Codex prescrit l'opération suivante :

Os calcinés..	600 gr.
Acide sulfurique officinal.....................	500
Eau distillée......................................	Q. S.

On délaie, dans deux fois leur poids d'eau, les os préalablement pulvé-risés ; on y mélange peu à peu l'acide sulfurique, en agitant sans cesse, puis de l'eau, pour empêcher la masse de durcir. Le manuel opératoire est le même que pour la préparation du phosphore. Seulement, lorsqu'on a séparé le sulfate calcaire déposé après la première évaporation, on concentre le liquide, à consistance sirupeuse, et on laisse cristalliser.

2° *Procédé de Fourcroy et Vauquelin.* — Le meilleur moyen d'obtenir du phosphate monocalcique pur consiste à dissoudre, dans l'acide phosphorique dilué, le phosphate bicalcique ou le phosphate tricalcique :

Phosphate bicalcique.............................	100 gr.
Acide phosphorique médicinal (D = 1.45).............	91

Ou bien :

Phosphate tricalcique.............................	100 gr.
Acide phosphorique médicinal (D = 1.45).............	127

On délaie, à *froid*, le phosphate dans l'acide, puis on dessèche le produit sous une cloche, au-dessus d'un vase contenant de l'acide sulfurique, si on veut l'avoir à l'état solide.

Le phosphate monocalcique étant hygrométrique, il est plus commode d'en faire immédiatement une solution titrée. En ajoutant, par exemple, 370 gr. d'eau au produit obtenu avec le sel bicalcique, ou 600 gr. à celui qui donne le sel tricalcique, on fait, dans les deux cas, une solution qui contient sensiblement le quart de son poids de phosphate monocalcique anhydre et qui peut servir ensuite à la préparation des solutions plus diluées.

3° Le phosphate monocalcique est généralement mélangé de sulfate de calcium et d'acide phosphorique libre. Pour éviter ces deux défauts, M. Cornélis conseille d'opérer comme il suit : Au lieu de concentrer à consistance sirupeuse, comme l'indique le Codex, on évapore beaucoup moins et on ajoute au liquide 10 p. 100 d'alcool à 94° ; on précipite ainsi le sulfate calcique. On laisse reposer pendant quelques jours, on filtre et on ajoute un peu de phosphate bicalcique, pour saturer l'acide phosphorique libre. Une filtration nouvelle sépare l'excès de phosphate bicalcique ; on évapore ensuite et on laisse cristalliser.

Propriétés physiques et chimiques. — Le phosphate monocalcique, préparé par évaporation spontanée de sa dissolution, cristallise en lames nacrées, déliquescentes, douées d'une saveur non désagréable. Il contient 52,59 p. 100 d'acide phosphorique et 20,74 p. 100 de chaux. Mais sa composition chimique ne répond à la formule ci-dessus, que s'il a été fait par la méthode de Fourcroy et Vauquelin. Retiré des os, il garde toujours un excès d'acide phosphorique, même s'il est cristallisé (*Pointet*).

Il vaut donc mieux le préparer par saturation de l'acide phosphorique, au moyen du phosphate bicalcique.

La chaleur l'altère très rapidement. Lorsqu'on fait bouillir sa dissolution elle dépose du phosphate bicalcique et il reste dans l'eau un phosphate acide, dont l'acide et la base sont dans le rapport de 3 à 2 (sesquiphosphate) et qui n'est pas décomposé par la prolongation de l'ébullition.

Essai. — On trouve quelquefois, dans les phosphates calcaires du commerce, du *carbonate de calcium*, de l'*oxychlorure de plomb* dû à l'emploi de vases de plomb dans le traitement des os calcinés (*Duquesnel*), de l'*acide sulfurique*, s'il en a été employé un excès dans la préparation, et de l'*arséniate de calcium*.

Lorsqu'ils contiennent du *carbonate calcaire*, ils font effervescence avec les acides.

Pour y attester la présence du *plomb*, on les dissout dans l'acide chlorhydrique ; la liqueur, additionnée d'acide sulfhydrique, ne précipite pas si le phosphate est pur, tandis que, dans le cas contraire, elle laisse déposer du sulfure de plomb (*Duquesnel*).

L'*acide sulfurique* serait facilement décelé par le chlorure de baryum.

Pour découvrir l'*arsenic*, il faudrait traiter le phosphate suspect par l'acide sulfurique pur et analyser la solution acide au moyen de l'appareil de Marsh.

D. — Glycérophosphate de calcium.

$$C^3H^7PCaO^6 + 2H^2O = PO \begin{cases} O \\ O \end{cases} Ca \\ OC^3H^5 \begin{cases} OH \\ OH \end{cases} + 2H^2O = 277$$

Découvert par Pelouze, en 1846.

Préparation. — On chauffe à 150°, dans un appareil à reflux, du phosphate bicalcique avec son poids d'acide phosphorique et un excès de glycérine (environ 2 fois le poids de l'acide phosphorique employé). Dès qu'il se forme des vapeurs d'acroléine, on éteint le feu ; le produit doit être peu coloré (nuance crème), il brunirait si on chauffait davantage. On dissout dans l'eau la masse refroidie et on précipite par l'alcool le glycérophosphate produit, que l'on sèche et que l'on conserve dans des flacons bouchés. (*G. Prunier*).

Propriétés physiques et chimiques. — Poudre blanche, légère, inaltérable à l'air, soluble dans 18 à 20 p. d'eau froide, moins soluble à l'ébullition, qui donne un précipité floconneux de glycérophosphate soluble à froid.

Ses solutions aqueuses sont rapidement envahies par des microgermes nombreux, qui décomposent le sel. On ne peut les conserver que dans des tubes stérilisés et scellés à la lampe.

Chauffé à 170°, il devient partiellement insoluble.

Essai. — Le glycérophosphate de calcium doit se dissoudre, à froid, dans moins de 20 fois son poids d'eau, et la solution doit être *neutre*.

Cette solution ne précipite ni le chlorure de baryum, ni le nitrate d'argent, ni la liqueur magnésienne.

Elle donne, en solution nitrique, un précipité *blanc* avec le molybdate d'ammonium, même à chaud.

Traitée par un excès d'alcool, elle dépose tout le glycérophosphate qu'elle contient. La liqueur, filtrée, ne fournit aucun résidu par évaporation.

Pharmacologie. — Les phosphates calcaires sont des médicaments réparateurs, dont l'importance est généralement admise. On ne connaît, d'une manière bien précise, que leur influence sur le développement des os et sur la consolidation des fractures; mais on sait qu'ils exercent une action favorable sur la nutrition en général et, si leur crédit a été parfois ébranlé, cela tient peut-être uniquement à un mode d'emploi défectueux.

Phosphate tricalcique. — Le phosphate le plus habituellement prescrit est le phosphate *tricalcique desséché* et pulvérulent. Il pénètre dans le sang à la faveur des acides et, lorsqu'il est ingéré en proportion un peu forte, il agit d'abord comme absorbant. On l'administre seul ou mélangé avec d'autres médicaments, comme dans la *poudre de James*, dans la *décoction blanche* et dans un certain nombre de poudres absorbantes. Mêlé au carbonate de calcium, il constitue presque entièrement la *corne de cerf calcinée*, l'*ivoire brûlé*, les *os calcinés* et l'*album græcum* des anciens pharmacologistes (1). Sous cette forme il n'a ni son maximum de solubilité, ni par conséquent sa plus grande intensité d'action.

Possoz, Collas et Lebaigue ont, avec raison, proposé l'usage du phosphate calcaire *hydraté*, qui est beaucoup plus soluble que le précédent dans les acides faibles. Pour préparer cet hydrate, Collas précipite par le carbonate de sodium la solution acide des os calcinés. Il lave avec soin le précipité et il l'enferme, après l'avoir égoutté, dans un sac de toile mouillé et taré, qu'il place entre deux fragments de plâtre bien secs. Le précipité est ainsi abandonné jusqu'à ce qu'il ait perdu assez d'eau pour contenir le *tiers* de son poids de sels calcaires. En cet état, il n'adhère pas aux doigts et il se conserve bien, dans un flacon bouché en liège. Ce produit n'est pas du phosphate de calcium pur, mais un mélange de phosphate et de carbonate calcaires, identique à celui qui compose les os. Au point de vue médical, il est néanmoins supérieur au phosphate tricalcique desséché, en raison de sa solubilité.

Mieux vaut encore le produit *gélatineux*, qui résulte de la précipitation par le phosphate de sodium, du chlorure de calcium additionné d'ammoniaque. Lorsqu'il contient de 85 à 90 p. 100 d'eau, cet hydrate est infiniment plus soluble dans les acides faibles, que toutes les autres variétés de phosphate tricalcique. Il est, en outre, dépourvu de saveur et il peut sans difficulté être pris en cet état par les malades. Il est à désirer que la thérapeutique l'adopte, de préférence même à celui qui a été séché à basse

(1) Excréments de chiens exclusivement nourris d'os et privés de boissons.

température et qui, devenu anhydre, est beaucoup moins soluble que le sel gélatineux.

Phosphate bicalcique. — Le phosphate bicalcique est moins absorbant et plus stimulant que le précédent, parce qu'il contient moins de chaux et plus d'acide phosphorique que lui. Il se recommande par sa stabilité et par sa solubilité dans les acides. Il n'est pas assez employé.

Phosphate monocalcique. — Le phosphate monocalcique est très apprécié, depuis un certain nombre d'années. Il existe, en dissolution, dans la plupart des vins, dans quelques eaux douces et dans les liquides qui ont été en contact plus ou moins prolongé avec des os, tels que les bouillons médicinaux ou alimentaires. On le rencontre un peu partout dans l'économie humaine, ce qui laisse à penser qu'il y remplit sans doute un rôle important. Plus que les deux autres phosphates calciques, il paraît susceptible de contribuer à la nutrition générale et d'entretenir, dans la cellule, une excitation probablement indispensable. La nature végétale ne peut pas plus s'en passer que le règne animal : il est un collaborateur nécessaire au développement et à l'existence de tous les êtres vivants.

Son emploi, comme médicament, est donc des plus rationnels ; on a du reste constaté, depuis longtemps, son efficacité dans la consolidation des fractures. On le prescrit rarement en nature, néanmoins il est largement entré dans la pratique journalière, grâce aux médicaments connus sous les dénominations plus ou moins exactes de *biphosphate, lacto-phosphate* et *chlorhydro-phosphate de calcium.* C'est effectivement lui qui forme l'élément actif de ces produits, dans lesquels il n'est associé qu'au lactate et au chlorure de calcium. Il serait logique, par conséquent, de le substituer aux mélanges qui en contiennent.

Il peut être administré en solution dans l'eau ou dans un sirop. Comme il est très altérable par la chaleur, il faut avoir soin de toujours le dissoudre dans des liquides froids. Il est également bon de ne pas y mélanger des sels tels que les sulfates, les tartrates ou les phosphates alcalins, qui forment, à son contact, des composés insolubles, susceptibles d'entrainer parfois une partie de l'acide phosphorique. Sous ce rapport, le vin est un véhicule défectueux pour le phosphate monocalcique.

M. Cornélis a proposé de lui substituer un phosphate basique $3P^2O^5.4CaO$, obtenu en précipitant par l'alcool concentré la solution de phosphate monocalcique, au lieu de la faire cristalliser. Ce sel est bien moins hygrométrique que le phosphate monocalcique. L'eau le dédouble en sel monométallique et en sel bimétallique.

Le *glycérophosphate de calcium* est un tonique stimulant et reconstituant très employé, bien qu'il ait pris place depuis peu dans la matière médicale. On le fait prendre en nature, en solution dans l'eau pure ou chargée d'acide carbonique, et sous forme de sirop, de pastilles au chocolat, etc.

Les solutions dans l'eau ont une saveur un peu terreuse et ne peuvent être conservées longtemps ; le sel tend à s'y transformer en phosphate. Il est prudent de les préparer en petite quantité.

DÉCOCTION BLANCHE DE SYDENHAM.
(Apozème blanc).

Phosphate tricalcique..........	10 gr.
Mie de pain de froment........	20
Gomme arabique pulvérisée....	10
Sucre blanc...................	60
Eau de fleur d'oranger........	10
Eau distillée.................	Q. S.

On triture, dans un mortier de marbre, la corne de cerf et la gomme ; on ajoute la mie de pain et on triture de nouveau, pour avoir un mélange exact. On met celui-ci sur le feu, avec un peu plus d'un litre d'eau ; on chauffe, en agitant continuellement, jusqu'à l'ébullition, que l'on entretient doucement pendant un quart d'heure. On passe avec une légère expression, à travers une passoire très fine ; on fait dissoudre le sucre et on aromatise avec l'eau de fleur d'oranger. Les quantités ci-dessus doivent donner un litre de décoction blanche (Codex.)

La formule primitive de ce médicament ne contenait pas de gomme. Cette substance a été proposée tout d'abord pour remplacer la mie de pain, qui communique à la décoction blanche une altérabilité très grande. Soubeiran pensait que cet inconvénient n'est pas sans compensation, l'acidité de la mie de pain favorisant la dissolution du phosphate de calcium. Guibourt recommande au contraire sa suppression. Le Codex a conservé la mie de pain et adopté l'addition de la gomme arabique.

M. Bourgoin pense que ni la gomme ni la mie de pain n'ont d'influence sur la dissolution du phosphate calcaire ; ces deux substances (la première surtout) ne font que maintenir la stabilité de l'émulsion et accroître la quantité de chaux dissoute. Préparée avec la corne de cerf calcinée, ainsi qu'on le faisait autrefois, la décoction blanche contient le phosphate à l'état de suspension. Si on substitue le phosphate tricalcique à la corne de cerf, une proportion notable d'acide phosphorique entre en dissolution.

D'après M. Barnouvin, l'acide fourni par la mie de pain est l'acide lactique. Celui-ci peut, dès lors, dissoudre aisément un peu de phosphate calcaire.

M. Tanret produit le phosphate tricalcique en décomposant du phosphate monocalcique par du saccharate de calcium. Il faut 10 gr. de phosphate monobasique et 5 gr. de chaux vive pour obtenir les 10 gr. de phosphate tricalcique de la formule du Codex. L'opération doit être faite à froid, dans ce cas, le sucre servant à dissoudre la chaux. Le phosphate tricalcique obtenu est gélatineux et reste longtemps en suspension.

SIROP DE PHOSPHATE MONOCALCIQUE.

On opère comme pour le sirop de chlorhydro-phosphate de calcium, en remplaçant l'acide chlorhydrique par l'acide phosphorique officinal à 1.35 de densité (Codex).

Une cuillerée à bouche de sirop contient 50 centigr. de phosphate anhydre.

SOLUTION DE CHLORHYDRO-PHOSPHATE DE CALCIUM.

Phosphate bicalcique..........	25 gr.
Acide chlorhydrique (D = 1.17)..	15.50
Eau distillée.................	980.00

Dissolvez à froid.

Une cuillerée à bouche de la solution correspond à 50 centigr. de phosphate bicalcique.

SIROP DE CHLORHYDRO-PHOSPHATE DE CALCIUM.

	gr.
Phosphate bicalcique.........	12.50
Acide chlorhydrique officinal...	Q. S.
Eau distillée.........	340.00
Sucre blanc..................	630.00
Alcoolature de citron.........	10.00

On divise le phosphate dans l'eau, on y ajoute la quantité d'acide strictement nécessaire pour dissoudre le sel (environ 8 gr.). On ajoute à la solution le sucre, grossièrement pulvérisé ; on le fait dissoudre à une douce chaleur, on passe et, quand le sirop est refroidi, on y mélange l'alcoolature (Codex.)

20 gr. de sirop contiennent 25 centigr. de phosphate bicalcique.

SIROP DE LACTO-PHOSPHATE DE CALCIUM.

On procède comme il est dit au sirop de chlorhydro-phosphate de calcium, en substituant à l'acide chlorhydrique une solution d'acide lactique d'une densité de 1,21 (14 gr. environ) (Codex).

Si on chauffe trop, le sirop laisse déposer du phosphate bicalcique. Le mieux est de mélanger la solution de lactate calcaire au sirop presque froid.

§ 2. PHOSPHATE FERROSO-FERRIQUE.

Préparation. — On prépare le phosphate ferroso-ferrique, en exposant à l'air le phosphate ferreux récemment précipité.

Sulfate de fer cristallisé	100 gr.
Phosphate de sodium bimétallique	300
Eau distillée	3000

On fait dissoudre séparément chacun des sels, dans la moitié de l'eau prescrite. On verse peu à peu la solution du phosphate dans la solution ferrugineuse, jusqu'à ce qu'elle cesse d'y former un précipité. On agite vivement le mélange et on l'abandonne à lui-même pendant vingt-quatre heures. Le précipité, d'abord blanc et gélatineux, a pris une teinte d'un gris-bleuâtre et une apparence pulvérulente. On décante la liqueur qui surnage et on la remplace par de l'eau distillée. On décante de nouveau et on continue le lavage, jusqu'à ce que l'eau ne soit plus troublée par l'addition du chlorure de baryum acidulé par l'acide chlorhydrique. On recueille le dépôt et on le fait sécher à l'air.

Propriétés physiques et chimiques. — Le phosphate de fer ainsi obtenu est une poudre amorphe, d'un bleu ardoise foncé, contenant environ le quart de son poids d'eau d'hydratation. Le fer s'y trouve à l'état d'oxyde ferroso-ferrique Fe^3O^4. Sa composition n'est pas constante.

Ce sel est insoluble dans l'eau, mais soluble dans les acides, l'acide carbonique compris.

Pharmacologie. — Le phosphate ferroso-ferrique jouit des propriétés thérapeutiques de l'éthiops martial. Comme il est insoluble dans les liquides neutres, on le donne en poudres ou en pilules.

§ 3. PHOSPHATE DE SODIUM.
$$PhO^4HNa^2 + 12H^2O = 358.$$

Préparation. — 1° Pour préparer le phosphate de sodium, on précipite le phosphate monocalcique par le carbonate de sodium.

On fait une solution concentrée de phosphate acide de calcium, comme dans le cas de la préparation du phosphore (*page* 79), et on y verse peu à peu, à l'ébullition, une solution de carbonate sodique, jusqu'à réaction alcaline. On filtre, on lave le dépôt, on évapore toutes les liqueurs à 1,21 du densimètre, et on laisse cristalliser.

Les eaux-mères, rendues alcalines par du carbonate de sodium, s'il est nécessaire, et évaporées fournissent de nombreux cristaux. On purifie le sel par une seconde cristallisation (1).

La saturation du phosphate monocalcique par le carbonate de sodium produit un double échange, d'où il résulte du phosphate disodique et du phosphate tricalcique (*L. Prunier*) :

$$3(PO^4)^2H^4Ca + 4CO^3Na^2 = 4CO^2 + 4H^2O + (PO^4)^2Ca^3 + 4PO^4HNa^2.$$

2° On obtient du phosphate pur en substituant le phosphate bicalcique au phosphate monocalcique, dans l'opération précédente. On cesse d'ajouter du carbonate alcalin quand il ne se dégage plus d'acide carbonique. Le liquide doit rester légèrement alcalin (*Jungfleisch et Lasne*).

(1) Pour augmenter le rendement de l'opération, M. Falières conseille d'élever la proportion d'acide sulfurique et de projeter les os dans l'acide, par fractions et à plusieurs heures d'intervalle, au lieu de verser l'acide, en une fois, sur la totalité de la poudre d'os.

Propriétés physiques et chimiques. — Le phosphate de sodium cristallise en prismes rhomboïdaux obliques, incolores, d'une densité de 1.55, solubles dans 6 parties d'eau froide et dans 7 parties d'eau bouillante, insolubles dans l'alcool. Sa saveur est peu désagréable. Efflorescent à l'air, il perd à 100° son eau de cristallisation ; l'eau de constitution ne se dégage qu'au rouge ; le phosphate est alors devenu pyrophosphate de sodium.

Essai. — Le phosphate de sodium peut contenir : du *carbonate sodique*, de la *chaux*, des *chlorures* et des *sulfates*, s'il a été mal préparé ou fait avec du carbonate de sodium impur. En outre, il est presque toujours *magnésien* (*Schlagdenhauffen*).

Quand il est mélangé de *carbonate de sodium*, sa solution brunit le curcuma et fait effervescence avec les acides.

S'il est *calcaire*, l'ammoniaque y fait naître un précipité de phosphate tricalcique.

S'il contient des *chlorures* et des *sulfates*, sa solution, acidulée par l'acide azotique, précipite l'azotate d'argent et le chlorure de baryum.

La *magnésie* est révélée par l'addition d'un mélange de chlorure ammonique et d'ammoniaque, qui donne un précipité cristallin de phosphate ammoniaco-magnésien.

Pharmacologie. — Le phosphate de sodium est un purgatif doux et peu usité, bien que sa saveur soit infiniment moins désagréable que celle des sulfates de sodium et de magnésium. Liebig lui attribue l'alcalinité du sang et lui fait jouer un rôle important dans l'hématose.

XVII. — PHOSPHURES.

PHOSPHURE DE ZINC. $P^2Zn^3 = 257$.

Entrevu par Margraff, en 1740.

Préparation. — Procédé de M. Pierre Vigier. — Dans une cornue de grès tubulée, on introduit des fragments de zinc pur, de manière à remplir le quart environ de sa capacité ; on place la cornue dans un fourneau et l'on fait arriver par son col, un courant d'acide carbonique sec. Sur la tubulure on pose un couvercle de creuset, fermant incomplètement son orifice et permettant à l'acide carbonique qui traverse la cornue de se dégager.

On chauffe la cornue et, dès que le zinc est en ébullition, on projette successivement par la tubulure de petits fragments de phosphore, préalablement séchés. Il importe de replacer le couvercle immédiatement après la projection, afin d'éviter toute perte de phosphore.

De temps en temps, on brise la croûte de phosphure de zinc formée, pour pouvoir mettre une nouvelle couche de métal en contact avec le phosphore, et l'on donne un fort coup de feu au moment de terminer l'opération. Cette précaution est indispensable, pour séparer le plus possible le phosphure de zinc du culot métallique non attaqué, qui se réunit au fond de la cornue. De plus, il faut réduire le phosphure en poudre très fine et conserver, pour une autre opération, les fragments de zinc qui résistent au pilon.

Propriétés physiques et chimiques. — Le phosphure de zinc cristallise en prismes rhomboïdaux droits à cassure vitreuse, doués de l'éclat métallique. Sa densité est 4,72. Il est volatil, moins fusible que le zinc, très friable lorsqu'il a pour composition P^2Zn^3 et, quand on le pulvérise, il répand une odeur d'hydrogène phosphoré.

Les acides chlorhydrique, sulfurique et lactique et les alcalis énergiques le décomposent, en produisant de l'hydrogène phosphoré gazeux :

$$P^2Zn^3 + 6HCl = 2PH^3 + 3ZnCl^2.$$

$1^{gr},171$ de phosphure doivent dégager 200 centimètres cubes d'hydrogène phosphoré.

L'acide nitrique l'oxyde et le dissout. Les alcalis ne l'attaquent pas. Le chlore le transforme en chlorure de zinc et en chlorure de phosphore. Il est inaltérable à froid, même à l'air humide. Mais, quand on le chauffe à l'air libre, il se change en phosphate de zinc.

Pharmacologie. — Le phosphure de zinc jouit des propriétés thérapeutiques du phosphore, et son inaltérabilité permet de l'employer facilement. Il est donné en poudre et en pilules. Introduit dans l'estomac, il y est décomposé par les acides qu'il rencontre, et il dégage de l'hydrogène phosphoré, auquel il doit son action sur l'économie.

D'expériences faites sur les animaux, MM. Vigier et Curie concluent que le phosphure de zinc doit être toxique pour l'homme à la dose de 1 gramme à $1^{gr},50$. Il agit violemment et exactement comme le phosphore, mais son pouvoir toxique est huit fois plus faible.

POUDRE AU PHOSPHURE DE ZINC.

	gr.
Phosphure de zinc pulvérisé	0.80
Amidon pulvérisé	5.00

Divisez en 100 doses ; chacune d'elles contient 2 milligrammes de phosphore, dont 1 milligramme de phosphore actif (*Vigier*).

PILULES DE PHOSPHURE DE ZINC.

	gr.
Phosphure de zinc	0.80
Poudre de réglisse	1.30
Sirop de gomme	0.90

Pour 100 pilules argentées. Chaque pilule contient 2 milligr. de phosphore, dont 1 milligr. de phosphore actif (*Vigier*).

XVIII. — PYROPHOSPHATES.

§ 1. PYROPHOSPHATE DE FER CITRO-AMMONIACAL.

Préparation. — Ce pyrophosphate résulte de la dissolution du pyrophosphate ferrique dans le citrate d'ammonium :

Perchlorure de fer officinal	156 gr.
Pyrophosphate de sodium cristallisé	84
Acide citrique	26
Ammoniaque	Q. S.

On fait dissoudre le pyrophosphate dans la quantité d'eau nécessaire, et on verse peu à peu cette solution dans le perchlorure de fer préalablement étendu d'eau. On lave le pyrophosphate insoluble, qui se dépose.

D'autre part, on dissout l'acide citrique dans un peu d'eau, et on y ajoute assez d'ammoniaque pour former un citrate avec excès d'alcali. On verse le pyrophosphate dans cette solution, qui le dissout en prenant une teinte jaunâtre. On concentre à consistance sirupeuse, on étend le produit au pinceau sur des assiettes ou sur des lames de verre et on fait sécher à l'étuve sans dépasser la température de 55°. Il vaudrait mieux le sécher à froid, pour ne pas le transformer en phosphate (Codex).

Propriétés physiques et chimiques. — Le pyrophosphate de fer citro-ammoniacal se présente sous forme d'écailles jaunes, verdâtres ou brunes, brillantes, solubles dans l'eau. Il contient 18 p. 100 de son poids de fer et, néanmoins, il n'a presque pas de saveur métallique. La chaleur le décompose aisément.

Pharmacologie. — Le pyrophosphate de fer citro-ammoniacal a été proposé en 1857 par Robiquet, pour remplacer le pyrophosphate de fer et de sodium. On le donne en poudre, en pilules et en solution dans l'eau ou dans un sirop.

SIROP DE PYROPHOSPHATE DE FER.

Pyrophosphate de fer citro-ammoniacal en paillettes...	10 gr.
Eau distillée.................	20
Sirop de sucre..............	970

20 gr. de ce sirop contiennent 20 centigr. de pyrophosphate, correspondant à 4 centigrammes de fer (Codex).

§ 2. PYROPHOSPHATE DE SODIUM.
$$P^2O^7Na^4 + 10H^2O = 446.$$

Préparation. — On obtient ce sel en calcinant le phosphate de sodium cristallisé.

On introduit celui-ci dans un creuset de platine, on le chauffe lentement d'abord pour dissiper son eau de cristallisation, puis au rouge. On maintient cette température, jusqu'à ce qu'il ne se dégage plus de vapeurs et qu'on ait obtenu la fusion ignée.

On coule le sel fondu, on le pulvérise après refroidissement, puis on le traite par 12 fois son poids d'eau tiède. On concentre ensuite la liqueur, jusqu'à ce qu'elle marque 1,20 au densimètre, et on laisse cristalliser (Codex).

Propriétés physiques et chimiques. — Le pyrophosphate de sodium est soluble dans 7 fois son poids d'eau à 20°. Il offre une réaction alcaline, il ne s'effleurit pas à l'air et il précipite en blanc le nitrate d'argent :

$$P^2O^7Na^4 + 4AzO^3Ag = P^2O^7Ag^4 + 4AzO^3Na.$$

Il ne précipite pas l'albumine. Chauffé au rouge blanc, il fond et prend l'état vitreux. Soumis à l'action de l'eau à 280°, dans un tube fermé, il s'hydrate et il donne naissance à du phosphate de sodium :

$$P^2O^7Na^4 + H^2O = 2PO^4HNa^2.$$

Il dissout le pyrophosphate de fer (Persoz).

Pharmacologie. — Le pyrophosphate de sodium n'est pas à proprement parler un médicament. Il ne sert qu'à préparer des sels doubles avec les pyrophosphates insolubles, notamment avec le pyrophosphate de fer.

On obtient le *pyrophosphate de fer et de sodium* en mélangeant, à froid, une solution de 17 gr. de sulfate ferrique à une solution de 60 gr. de pyrophosphate de sodium. Le précipité de pyrophosphate ferrique, qui se produit, se redissout aussitôt dans l'excès du sel de sodium. La liqueur offre une coloration vert clair ; elle peut même devenir tout à fait incolore, par l'addition d'une plus grande quantité de pyrophosphate alcalin.

On administre ce sel double en solution aqueuse ou sous forme de sirop. Son utilité n'est pas bien démontrée.

XIX. — SILICATES.

§ 1. SILICATE DE POTASSIUM.

Préparation. — On chauffe au rouge blanc, pendant quatre heures, dans un four à réverbère de forme elliptique :

Carbonate de potassium purifié, titrant 78°..........	36 gr.
Sable de Fontainebleau blanc, fin et sec..............	63

Le verre obtenu est transparent, très homogène, incolore ou légèrement ambré.

Pour préparer la solution officinale, il faut introduire les fragments de verre, grossièrement broyés, avec la quantité d'eau nécessaire pour obtenir une dissolution marquant 1,28, dans un digesteur en fer à très haute pression. Il importe de se servir d'eau aussi pure que possible et de la débarrasser avec soin des sels calcaires, qui donneraient naissance à du silicate de calcium insoluble, dont la présence rendrait la solution opalescente (*Soc. de Ph. de Paris*).

Propriétés physiques et chimiques. — Le silicate de potassium sec est vitreux et incolore, s'il a été fait avec du quartz pur. On lui donne le nom de verre soluble. Il se dissout très bien dans l'eau et il forme facilement des sels doubles.

L'acide silicique qu'il contient est précipité par les acides, par le chlore et le brome, par l'acide phénique, la créosote, l'hydrate de chloral, l'albumine et la gélatine (*Fluckiger*).

Essai. — Le silicate de potassium est souvent fraudé avec le *silicate de sodium*, ou rendu *caustique* par la présence d'un excès de potasse libre.

Il est facile de constater, à l'aide des réactifs, la présence d'un excès d'*alcali*.

Pour rechercher la substitution de la *soude* à la potasse, on précipite la silice par l'acide chlorhydrique, on filtre et, dans la liqueur, on isole la potasse avec le bichlorure de platine. Du poids des deux précipités, on déduit la composition du silicate et, si la liqueur ne se trouble pas par l'addition du chlorure platinique, on en conclut qu'elle ne contient que du silicate de sodium.

Personne conseille le moyen d'essai suivant, qui dispense de l'emploi du chlorure de platine :

On introduit, dans un tube bouché, 1 c. c. environ du silicate à essayer et 8 à 10 fois son volume d'eau distillée. On mélange et on ajoute 1 c. c. d'acide acétique dilué, pour saturer tout l'alcali ; la silice reste en solution. On ajoute à la liqueur son volume d'alcool à 85 ou à 90° et quelques fragments d'acide tartrique. On agite, et presque aussitôt on voit apparaître un précipité cristallin de bitartrate de potassium, si le silicate est pur. Avec le silicate de sodium, ce n'est qu'après 24 et même 48 heures, qu'on obtient des aiguilles de tartrate de sodium.

Pharmacologie. — Le Dr Shun, de Vienne, a proposé de substituer au plâtre et à la dextrine la solution de silicate de potassium, pour la préparation des appareils destinés à immobiliser les membres fracturés.

La solution doit avoir une densité de 1,22. On en badigeonne des bandes de toile, qui durcissent en 5 ou 6 heures et qui forment un appareil rigide, dont les principaux avantages sont : l'imperméabilité, la légèreté, la solidité et la facilité avec laquelle on peut l'enlever à l'aide de l'eau bouillante.

Il est très important que le silicate ne contienne pas de potasse libre, autrement son application produirait des cautérisations redoutables. Il faut éviter aussi qu'il ne soit mélangé de silicate de sodium, dont la dessiccation est très lente et qui, par suite, donne des appareils défectueux. On doit donc analyser avec soin ce médicament, avant de l'employer.

Le silicate de potassium a été connu des anciens, qui en préparaient une solution alcaline, sous le nom de *liqueur des cailloux*. Il est quelquefois administré à l'intérieur aujourd'hui.

BAIN SILICATÉ-ARSENICAL.

Silicate de potassium......... 200 gr.
Arséniate de sodium.......... 4

Destiné à suppléer les bains de Plombières. (Dr *A. Heurtaux*.)

§ 2. SILICATE DE SODIUM.

Préparation. — On fait fondre du quartz avec de la soude ou avec du carbonate de sodium. On dissout le produit dans l'eau.

Propriétés physiques et chimiques. — Le silicate de sodium est soluble, lorsqu'il est alcalin. Obtenu par voie humide et *cristallisé*, il a pour formule $SiO^3Na^2.NaOH+Aq$. Fondu, puis dissous dans l'eau, il est représenté par : SiO^3Na^2 combiné à un nombre de molécules d'eau pouvant varier de 5 à 9. Il est décomposable par la chaleur et il se combine aisément aux autres sels. Sa solution saturée a pour densité 1,36.

Les fermentations alcoolique, putride, lactique, amygdalique et sinapsique, sont plus facilement supprimées par le silicate de sodium que par le borate du même métal (*Rabuteau* et *Papillon*).

Essai. — Analogue à celui du silicate de potassium.

Pharmacologie. — On attribue au silicate de sodium la propriété de dissoudre l'acide urique, et on a proposé de le faire prendre aux goutteux, soit en pilules, soit en solution dans un sirop. L'énergie de son action est telle, que Rabuteau et Papillon conseillent de ne pas l'administrer à l'intérieur. Ils le recommandent, au contraire, d'une manière toute spéciale pour les injections et les applications topiques. Une solution contenant 1 à 2 pour cent de silicate de sodium détruit, en un temps variable, les globules du pus, les parasites microscopiques et, en général, tous les corpuscules organisés.

Le silicate de sodium est impropre à la confection des bandages inamovibles, auxquels il ne communique pas assez de dureté.

XX. — SULFATES.

§1. SULFATE D'ALUMINIUM ET DE POTASSIUM
$$SO^4K^2.(SO^4)^3Al^2 + 24H^2O = 948,2$$
Alun. Alun de potasse

Préparation. — 1° Pour préparer ce sel double, on calcine, dans plusieurs localités d'Italie, une roche nommée *alunite*, qui est de l'alun avec excès d'alumine ; le résidu, traité par l'eau bouillante, fournit l'*Alun de Rome*.

2° On calcine de l'argile ; on traite le produit par de l'acide sulfurique, il se forme du sulfate d'aluminium, qu'on mélange à une solution bouillante de sulfate de potassium (*Chaptal.*)

3° On oxyde, par exposition à l'air ou par le grillage, des schistes argileux et pyriteux. On obtient des sulfates de fer et d'aluminium :

$$Al^2O^3 + 3FeS^2 + O^{21} = (SO^4)^3Al^2 + 3SO^4Fe.$$

On lessive la matière et on sépare les deux sels par cristallisation. Puis on mélange la solution de sulfate d'aluminium à une solution bouillante et concentrée de sulfate de potassium : il se dépose de l'alun.

Propriétés physiques et chimiques. — L'alun est un sel incolore, cristallisé en *cubes*, quand il est fait avec l'alunite, en *octaèdres* quand il provient des autres sources : la forme cubique est due à un excès d'alumine. Il est acide au tournesol et il a pour densité 1,72. Sa saveur est astringente. Il se dissout dans 1 p. d'eau à la température de 10° et dans moins d'un tiers de son poids d'eau à 100°. Il est insoluble dans l'alcool. Chauffé à 92°, il éprouve la fusion aqueuse et il devient vitreux ; en cet état il est appelé *alun de roche.*

Quand on l'abandonne à l'air, il s'effleurit, mais très lentement. Porté à 100°, il perd 10 mol. d'eau ; à 120° il en perd encore 9, puis 4 à 180°, et la dernière à 200°. Il est alors anhydre et il porte le nom impropre d'*alun calciné.* Si on élève sa température au-delà de 240°, le sulfate d'aluminium perd graduellement son acide sulfurique et, à la chaleur blanche, l'alumine devenue libre chasse l'acide du sulfate alcalin, en formant de l'aluminate de potassium.

Essai. — On trouve quelquefois, dans l'alun du commerce, de l'*alun d'ammonium*, de l'*alun de sodium*, du *fer*, du *zinc* et de la *chaux.*

L'*alun d'ammonium* dégage des vapeurs ammoniacales, quand on le chauffe avec de la chaux.

L'*alun de sodium* se reconnaît à sa prompte efflorescence, à sa plus grande solubilité dans l'eau et au précipité blanc qu'il donne avec le pyroantimoniate de potassium.

Le *fer* peut être accusé par le ferrocyanure ou le ferricyanure de potassium, qui forment avec lui un précipité bleu.

Le *zinc* donne, avec l'hydrogène sulfuré, un précipité blanc, dans la solution d'alun bouillie avec un excès de soude caustique.

La *chaux* est précipitée par l'oxalate d'ammonium.

Pharmacologie. — L'alun est un des médicaments cités par Hippocrate. On l'emploie peu à l'intérieur, il est difficilement absorbé; de plus, il trouble profondément les fonctions de la nutrition, il est vénéneux à la dose de 20 grammes. Mais on recherche ses effets styptiques, pour les usages externes. Son pouvoir astringent est considérable; il rivalise avec celui du perchlorure de fer, qui néanmoins lui est supérieur. Lorsqu'on le met en rapport avec les muqueuses, il les dessèche rapidement; il est presque cathérétique.

On l'emploie fréquemment en poudre et, plus souvent encore, en solution dans un gargarisme, dans un collyre ou dans une injection. Il entre dans la composition des *pilules d'Helvétius* et de *Hufeland*, de l'*eau alumineuse de Fallope* et de l'*eau hémostatique de Pagliari*.

Souvent, dans le commerce, on lui substitue frauduleusement l'alun d'ammonium, qui semble d'ailleurs jouir exactement des mêmes propriétés thérapeutiques. Pour les applications topiques, la médecine se sert aussi avec avantage du sel anhydre, vulgairement appelé *alun calciné*.

SULFATE D'ALUMINIUM ET DE POTASSIUM DESSÉCHÉ.

$(SO^4)^3Al^2.SO^4K^2 = 516,2.$

Alun calciné.

Préparation. — On réduit en poudre grossière de l'*alun de potassium* et on l'introduit dans un creuset de terre ou dans un têt, qui n'en soit qu'à moitié rempli. On chauffe modérément; le sel se boursoufle et se transforme en une masse blanche, légère et spongieuse. Il ne faut pas dépasser 420°, sans quoi le sulfate d'aluminium serait décomposé.

On maintient la chaleur, jusqu'à ce que l'eau de cristallisation soit entièrement évaporée, mais on ne la porte pas au rouge, qui décomposerait le sel d'aluminium (*Codex*).

L'alun calciné ne s'hydrate qu'avec une grande lenteur. Il se dissout, à froid, dans 25 à 30 fois son poids d'eau; la solution est longue à effectuer; toutefois, il est rare qu'elle exige plus de 24 heures. Ce sel est plus, astringent que l'alun ordinaire et lui est préféré comme caustique.

On doit le préparer avec de l'alun de potassium, et non avec l'alun d'ammonium, que la chaleur altère plus facilement que le premier.

EAU HÉMOSTATIQUE DE PAGLIARI.

Benjoin	250 gr.
Alun	500
Eau	5000

On fait bouillir pendant 6 heures en remplaçant l'eau qui s'évapore.

M. Delobe a fait remarquer que cette solution laisse souvent déposer de l'alun,.

par le refroidissement. Il propose pour la préparer la formule suivante, qui n'a pas le même défaut et dont le manuel opératoire est plus rationnel :

Benjoin...................... 20 gr.
Alcool à 90°................. 50

On dissout, on filtre et on ajoute :

Alun...................... 55 gr.
Eau...................... 1000

On chauffe à 60°, jusqu'à ce que la liqueur soit claire, et on complète 1000 gr. de liquide.

GARGARISME ASTRINGENT.

Pétales secs de rose rouge.... 10 gr.
Eau bouillante................ 250
Alun......................... 5
Miel rosat................... 50
(Codex.)

PILULES D'HELVÉTIUS.

Alun en poudre................ 1 gr.
Sang-dragon en poudre........ 8.50
Miel......................... Q.S.

Divisez en 10 pilules, qui seront roulées dans la poudre de sang-dragon (Codex.)

§ 2. SULFATE DE CADMIUM.
$$SO^4Cd + 4H^2O = 280.$$

Préparation. — On obtient le sulfate de cadmium en dissolvant le carbonate de ce métal dans l'acide sulfurique dilué. On filtre et on concentre pour faire cristalliser.

Propriétés physiques et chimiques. — Le sulfate de cadmium est incolore, cristallisé en prismes rectangulaires droits hydratés. L'eau en dissout près des deux tiers de son poids.

La chaleur le déshydrate entièrement, sans qu'il entre en fusion. Au rouge sombre, il dégage une partie de son acide sulfurique et il forme un sulfate basique, qui est détruit au rouge blanc, en produisant de l'acide sulfureux, de l'oxygène et de l'oxyde de cadmium.

Essai. — Lorsque le sulfate de cadmium est pur, sa solution, traitée par l'hydrogène sulfuré, abandonne tout le métal, sous forme de sulfure jaune, insoluble même dans les acides.

Pharmacologie. — Ce sel est un astringent auquel on attribue une énergie 10 fois plus considérable que celle du sulfate de zinc, dont il est le succédané. C'est aussi un violent émétique et il peut, dit-on, prétendre à remplacer le tartre stibié comme controstimulant.

Il sert à peu près exclusivement à préparer des collyres et des pommades ophtalmiques.

§ 3. SULFATE DE CUIVRE.
$$SO^4Cu + 5H^2O = 249,50.$$
Couperose bleue, vitriol bleu.

Préparation. — 1° On chauffe du cuivre avec de l'acide sulfurique concentré; on obtient du sulfate de cuivre et de l'acide sulfureux :

$$Cu + 2SO^4H^2 = SO^4Cu + SO^2 + 2H^2O.$$

2° Quand on affine l'argent, en dissolvant son alliage cuivreux dans l'acide sulfurique et en précipitant l'argent par des lames de cuivre, il se forme du sulfate cuivrique, qui reste dans les liqueurs et qu'on fait cristalliser.

Purification. — Le sulfate de cuivre du commerce est toujours *ferrugineux*. On le purifie en faisant bouillir sa dissolution aqueuse avec un peu d'acide azotique, pour peroxyder le fer, et en y ajoutant un excès d'oxyde cuivrique hydraté, qui précipite l'oxyde ferrique.

Propriétés physiques et chimiques. — Le sulfate de cuivre cristallise en parallélipipèdes obliques, d'un très beau bleu, contenant 36 p. 100 d'eau. Sa densité est 2,27 (*Kopp*). Il est insoluble dans l'alcool, mais il se dissout aisément dans 3 p. d'eau froide et dans 1/2 p. d'eau bouillante; sa solubilité décroît ensuite à mesure que s'élève la température, ainsi qu'il arrive pour la plupart des sulfates (*A. Étard*).

Ce sel est efflorescent; il perd à l'air 2/5 de son eau de cristallisation. Chauffé à 100°, il en abandonne encore 2/5; le dernier cinquième s'échappe à 243°. Le sel anhydre est blanc et très hygrométrique. Porté au rouge, il donne de l'oxyde cuivrique, de l'acide sulfurique et de l'oxygène.

Essai. — On s'assure que le sulfate de cuivre est pur, en versant dans sa dissolution un excès d'ammoniaque, qui redissout sans résidu l'oxyde cuivrique précipité, et qui laisse l'*oxyde de fer*, s'il en existe dans la liqueur.

Pharmacologie. — Le sulfate de cuivre est émétique, à faible dose, et vénéneux à dose élevée. Les anciens lui attribuaient des propriétés apéritives et antispasmodiques, qui ne paraissent pas démontrées. Il est principalement recherché comme astringent et comme léger caustique, et il est employé soit en nature, soit en solution ou en pommade. C'est aussi un antiseptique d'une réelle valeur.

On compte le sulfate de cuivre au nombre des éléments actifs de la *Pierre divine*, de la *liqueur de Villate*, de l'*eau d'Alibour*, etc.

COLLYRE AVEC LA PIERRE DIVINE.

Pierre divine.................... 0.40
Eau distillée.................... 100.00
(*Codex.*)

CRAYONS DE SULFATE DE CUIVRE.

Pour l'appliquer aux cautérisations, souvent on coule dans des lingotières le sulfate de cuivre fondu à une douce chaleur, après y avoir mélangé, pour diminuer la fragilité des cylindres, de l'alun (*Liovet*) ou de la gutta-percha pulvérisée (*Bouilhon*).

Herbelin préférait donner aux cristaux la forme cylindrique, en les usant sur une pierre, avec du sable humide.

On se sert fréquemment aujourd'hui de crayons de *sulfate de cuivre et de savon* que l'on prépare comme il suit :

Sulfate de cuivre pulvérisé..   1 gr.
Savon blanc................   30
Glycérine..................   XXX gttes
Huile de ricin.............   X

On mélange le tout au mortier, on introduit la pâte dans un vase à précipité, et on la chauffe au bain-marie à 100°, jusqu'à ce qu'elle soit demi-fluide. On aspire la pâte dans des tubes de verre d'un diamètre de 3 à 4 millimètres, dans lesquels on la comprime avec un mandrin terminé par un tampon d'ouate. Après refroidissement, on pousse les crayons hors des tubes et on les coupe en tronçons de longueur convenable, que l'on conserve dans des flacons bouchés.

PIERRE DIVINE.

Sulfate de cuivre cristallisé...   100 gr.
Nitrate de potassium.........   100
Alun de potassium............   100
Camphre......................   5
On fait fondre et on coule (*Codex*).

§ 4. SULFATE DE CUIVRE AMMONIACAL.

$$SO^4Cu.4AzH^3 = 245,50.$$

Préparation. — On pulvérise finement du sulfate de cuivre, on le place dans un vase de verre et on y ajoute de l'ammoniaque liquide, jusqu'à dissolution complète. On verse alors sur la liqueur un volume égal au sien d'alcool à 90°, en ayant soin de ne pas mélanger les deux liquides. On abandonne le tout pendant 24 h., dans un lieu tranquille. Le mélange se fait lentement, et il se forme de très beaux cristaux de sulfate de cuivre ammoniacal. On égoutte les cristaux, on les sèche rapidement dans du papier non collé, on les enferme dans des flacons bien bouchés (*Codex*).

Pour avoir de gros cristaux, M. Boizot dépose quelques gouttes d'huile de ricin sur la solution de sulfate de cuivre, avant de verser l'alcool; le mélange des liquides s'effectue plus lentement, d'où le volume des cristaux.

Propriétés physiques et chimiques. — Le sulfate de cuivre ammoniacal cristallise en prismes orthorhombiques d'un beau bleu, solubles dans l'eau aiguisée d'acide chlorhydrique, azotique ou sulfurique. L'eau pure le décompose. Trituré avec de la chaux, il dégage de l'ammoniaque. La simple exposition à l'air le dédouble en sulfate ammonique et en sulfate basique de cuivre.

Pharmacologie. — Le sulfate de cuivre ammoniacal est un excitant énergique, préconisé contre l'épilepsie et contre la danse de Saint-Guy. On l'emploie généralement en pilules. Sa dissolution (*eau céleste*) rend quelques services, pour le pansement des ulcères et pour le traitement des taches de la cornée.

§ 5. SULFATE FERREUX.

$$SO^4Fe + 7H^2O = 278.$$

Sulfate ferreux, couperose verte, vitriol vert.

Préparation. — On obtient le sulfate ferreux en dissolvant du fer dans l'acide sulfurique étendu :

```
Tournure de fer ou pointes de Paris...............  100 gr.
Acide sulfurique officinal.........................  160
Eau................................................  800
```

On introduit dans un ballon l'eau d'abord, puis l'acide ; on mélange et on ajoute, par partie, la tournure de fer. Lorsque l'effervescence a cessé, on porte la liqueur à l'ébullition et on filtre rapidement, en évitant autant que possible le contact de l'air.

On ajoute à la liqueur 2 gr. d'acide sulfurique dilué, on la concentre, jusqu'à ce qu'elle marque 1,29 au densimètre, puis on la laisse cristalliser. On recueille les cristaux, on les égoutte sur un entonnoir, on les lave avec un peu d'alcool à 60° et on les sèche promptement dans du papier sans colle (*Codex*).

Purification. — Lorsqu'on se sert, en pharmacie, du sulfate de fer du commerce, il faut le purifier du *cuivre* et du *sesquioxyde de fer* qu'il contient toujours.

A cet effet, on le dissout dans l'eau, on y ajoute de la limaille de fer et un peu d'acide sulfurique et on chauffe. Le fer précipite le *cuivre*, auquel il se substitue, et l'hydrogène résultant de la réaction réduit le sulfate de *sesquioxyde* de fer en sulfate ferreux. On filtre et on fait cristalliser.

Cette méthode n'élimine pas les sulfates de *zinc*, de *manganèse*, d'*aluminium* et de *magnésium*, qui se rencontrent souvent dans le sulfate de fer impur. Aussi vaut-il mieux préparer ce sel par le procédé du Codex.

Propriétés physiques et chimiques. — Le sulfate ferreux affecte la forme de prismes rhomboïdaux obliques, de couleur vert clair, d'une saveur styptique très désagréable. Il cristallise avec $7H^2O$, à la température ordinaire ; avec 5, à 40°, et avec 3 à 80°. Il se dissout dans 1,6 p. d'eau froide et dans le tiers de son poids d'eau bouillante ; il est insoluble dans l'alcool. Sa teinte est *bleuâtre* quand il cristallise dans des liqueurs acides, *vert pâle* dans des liqueurs neutres, et *vert émeraude* s'il contient un peu plus de sesquioxyde de fer. Il a pour densité 1,88.

Abandonné à l'air, le sulfate ferreux se décompose ; il s'effleurit peu à peu et il devient jaune à la surface, en formant du sesquioxyde de fer et du sous-sulfate ferrique. La chaleur l'altère plus rapidement ; il fond d'abord, dans son eau de cristallisation ; à 100°, il perd 6 moléc. d'eau et, à 300°, il abandonne la septième ; il est alors entièrement blanc et anhydre. Au rouge sombre, il se dédouble en acides sulfureux et sulfurique et en peroxyde de fer :

$$2SO^4Fe = Fe^2O^3 + SO^3 + SO^2.$$

Si on le fait bouillir avec de l'alcool, ses cristaux conservent leur forme, mais ils perdent de l'eau et ils se creusent à l'intérieur. Sa solution aqueuse, exposée à l'air, se trouble promptement, par suite de la formation d'un sulfate basique de sesquioxyde de fer $SO^3.2Fe^2O^3$. Il reste dans l'eau un sulfate ferroso-ferrique, qui lui-même se transforme en sulfate ferrique, si le contact de l'air est suffisamment prolongé.

On peut retarder l'altération de cette solution, en y ajoutant des substances réductrices, telles que la gomme, le sucre ou le miel. Au contraire, les oxydants, comme le chlore et les acides nitreux et nitrique, la décomposent instantanément.

Le sulfate ferreux absorbe facilement le bioxyde d'azote, en prenant une teinte brune. Cette propriété est utilisée pour la recherche de l'acide azotique.

Essai. — Le sulfate de fer du commerce contient habituellement du *sesquioxyde de fer*, du *cuivre*, du *zinc*, de l'*arsenic*.

On reconnaît le *cuivre* avec l'acide sulfhydrique, qui le précipite, et on l'isole en plongeant dans la solution aqueuse du sulfate ferreux, une lame de fer bien décapée, sur laquelle le cuivre se dépose.

Pour constater la présence du *zinc*, on chauffe la solution de sulfate ferreux avec une solution d'hypochlorite de sodium. Le fer est précipité à l'état de sesquioxyde : le zinc reste dissous et donne, avec le sulfure d'ammonium, un précipité *blanc* de sulfure de zinc.

Le *sesquioxyde de fer* est dénoncé par la teinte ocreuse, qu'il communique aux cristaux de sulfate de fer, et par son insolubilité dans l'eau.

L'*arsenic* serait accusé par l'appareil de Marsh.

Pharmacologie. — Le sulfate de fer est, à faible dose, un astringent puissant; pris en proportion plus forte, il devient irritant et même vénéneux. Il a pour contre poisons chimiques le tannin, l'hydrate de magnésie et les carbonates alcalins. Ses usages internes sont limités; on redoute généralement l'énergie de son action, l'âpreté de sa saveur et la rapidité de son altération par l'oxygène atmosphérique. Il sert néanmoins à préparer le *sirop chalybé de Willis*, la *poudre gazogène ferrugineuse*, le *vin de quinquina ferrugineux* et quelques eaux minérales artificielles. Rarement on l'administre sous forme de pilules.

Pour utiliser ses effets topiques, on l'emploie en solution aqueuse ou en pommade. La médecine vétérinaire se sert depuis longtemps de la *pierre de Knaup*, qui emprunte au sulfate de fer une partie de son astringence. Ce remède est aussi quelquefois usité dans la médecine humaine.

Tous les médicaments qui contiennent du sulfate ferreux et le sel lui-même doivent être préservés soigneusement du contact de l'air, qui les oxyde rapidement. D'après la pharmacopée allemande, on peut cependant obtenir du sulfate de fer peu sensible à l'action de l'air, en versant dans 2 p. d'alcool à 90° une solution de 1 p. de sulfate ferreux dans 1 p. d'eau distillée. Le sel se dépose en petits cristaux d'un vert pâle, qu'on sèche dans du papier sans colle; il est probablement moins hydraté que le sulfate ferreux du Codex et il ne pourrait, par conséquent, le remplacer sous le même poids.

Le *sulfate de fer desséché* portait autrefois le nom de *poudre de sympathie de Digby;* il sert à préparer les pilules de Blaud.

POUDRE GAZOGÈNE FERRUGINEUSE.	VIN DE QUINQUINA FERRUGINEUX.
Acide tartrique.............. 80 gr. Bicarbonate de sodium....... 60 Sucre pulvérisé.............. 260 Sulfate ferreux cristallisé. 3 20 gr. pour un litre d'eau. (*Codex.*)	Sulfate ferreux pur cristallisé.. 2 gr. Acide citrique cristallisé....... 2 Eau distillée chaude.......... 10 Vin de quinquina gris, au Grenache...................... 990 50 gr. de ce vin contiennent 0 gr. 10 de sulfate ferreux, équivalant à 0 gr. 02 de fer métallique (*Codex*).

§ 6. SULFATE DE MAGNÉSIUM.

$$SO^4Mg + 7H^2O = 246.$$

Sel d'Epsom. Sel de Sedlitz.

Découvert par Grew, dans les sources d'Epsom, en 1694.

Préparation. — 1° On fait concentrer les eaux minérales d'Epsom, de Sedlitz, etc., ou les eaux de la mer, privées de chlorure de sodium.

2° On calcine la *dolomie* (carbonate double de magnésium et de calcium) et on traite le résidu par l'acide sulfurique, qui dissout la magnésie.

3° On grille les schistes magnésiens et pyriteux : les sulfures de cuivre et de fer sont changés en oxydes insolubles; on enlève le sulfate de magnésium par des lavages et on le fait cristalliser.

Purification. — Le sel du commerce renferme presque toujours un peu de fer et de *chlorure de magnésium*.

Le *chlorure de magnésium* n'étant pas nuisible, on ne se préoccupe pas habituellement de sa présence. On pourrait en débarrasser le sulfate par cristallisation ; il resterait dans les eaux-mères.

On précipite le *fer*, en faisant bouillir la solution du sulfate de magnésium avec de l'hydrate de magnésium.

Propriétés physiques et chimiques. — Le sulfate de magnésium cristallise en prismes rhomboïdaux droits, incolores, transparents, de saveur très amère et salée, contenant 51,21 °/₀ d'eau. 100 p. d'eau en dissolvent 100 p. à froid et 666 p. à l'ébullition.

Exposé à l'air, il s'effleurit quand il est pur. Si on le chauffe, il subit la fusion aqueuse ; à 145° il perd environ 44 °/₀ d'eau ; le reste se dissipe à 210° (*Graham*). Il ne fond qu'au rouge vif et il se décompose presque aussitôt. Chauffé avec le chlorure de sodium, il fournit de l'acide chlorhydrique, de la magnésie et du sulfate de sodium (*R. de Luna*) :

$$SO^4Mg + H^2O + 2NaCl = 2HCl + MgO + SO^4Na^2.$$

Il forme avec plusieurs sulfates des sels doubles.

Essai. — On substitue quelquefois le *sulfate de sodium* au sulfate de magnésium. La fraude est facile à reconnaître, car la solution du premier sel ne précipite pas, comme celle du second, par les carbonates alcalins.

Si on a lieu de croire que la substitution ne soit que partielle, on dissout le produit dans l'eau, on précipite la magnésie par le sulfure de baryum et on élimine l'excès de sulfure de baryum par l'acide sulfurique. La liqueur, évaporée, donne des cristaux de sulfate de sodium, en cas de mélange (*Liebig*).

Pharmacologie. — Le sulfate de magnésium est un purgatif que l'on prend comme le sulfate de sodium, dont il diffère par une saveur plus amère et un peu nauséeuse. Il entre dans la composition du *petit-lait de Weiss* et des eaux minérales de Sedlitz, d'Epsom, de Pullna, de Birmenstorff, de Friedricshall, etc.

Le Dr Percy Wade l'emploie en injections sous-cutanées, pour combattre la constipation. L'introduction de 11 à 27 grammes d'une solution stérilisée à 2 p. 100 de sulfate magnésien produit, en 3 ou 4 heures, un effet purgatif bien marqué.

Le *sulfate* double de *fer* et de *magnésium*, a été proposé pour combattre l'anémie et la chlorose, à la dose de 0^{gr},60 répétée trois fois par jour (*Woods*).

EAU SALINE PURGATIVE.
Dite eau de Sedlitz.

Sulfate de magnésium........ 30 gr.
Eau gazeuse................. 650

On fait dissoudre le sulfate de magnésium dans une petite quantité d'eau, on filtre la solution et on la verse dans une bouteille, que l'on remplit avec l'eau gazeuse.

L'eau saline purgative peut être également rendue gazeuse, au moyen de l'acide carbonique dégagé du bicarbonate de sodium par l'acide tartrique ; à cet effet on se sert de la formule suivante :

Sulfate de magnésium........ 30 gr.
Bicarbonate de sodium........ 4
Acide tartrique en cristaux.... 4
Eau 650

On fait dissoudre dans l'eau le sulfate de magnésium et le bicarbonate de sodium, on filtre la solution, on la met dans une bouteille et on ajoute l'acide tartrique; on bouche aussitôt et on fixe solidement le bouchon.

On prépare de même l'eau de Sedlitz contenant 45 et 60 gr. de sel magnésien ; mais, à défaut d'indication, on délivrera l'eau de Sedlitz à 30 gr. par bouteille. (*Codex.*)

§ 7. SULFATE DE MANGANÈSE.

$$SO^4Mn + 4H^2O = 223,2.$$

Préparation. — 1° VOIE SÈCHE. — On produit le sulfate de manganèse, en décomposant au rouge le sulfate ferreux par le bioxyde de manganèse. On pulvérise séparément :

Bioxyde de manganèse............................ 200 gr.
Sulfate ferreux cristallisé......................... 200

Après mélange intime, les poudres sont introduites dans un creuset de terre, que l'on chauffe au rouge sombre pendant une demi-heure. La masse refroidie est pulvérisée finement et traitée par 300 gr. d'eau bouillante. La liqueur, filtrée, est évaporée à siccité. On reprend le résidu par 300 gr. d'eau chaude, on filtre et on concentre pour faire cristalliser. L'échange effectué, entre les composés mis en présence, produit du sulfate de manganèse et du sesquioxyde de fer :

$$2MnO^2 + 2SO^4Fe = 2SO^4Mn + Fe^2O^3 + O.$$

2° VOIE HUMIDE. — On sature, avec du carbonate de manganèse, de l'acide sulfurique étendu d'eau. On précipite d'abord du chlorure de manganèse par du carbonate de sodium ; on lave le précipité de carbonate manganeux, on le dissout dans de l'acide sulfurique étendu et on amène la liqueur à cristallisation.

Propriétés physiques et chimiques. — Le sulfate de manganèse cristallise en prismes rhomboïdaux obliques, roses, contenant d'autant moins d'eau, qu'ils se sont formés à une température plus élevée. Déposés à 0°, ils renferment $7H^2O$; entre 20 et 30°, ils n'en retiennent que 4, et 3 seulement, quand ils se forment au-dessus de 30°.

Ce sulfate se dissout dans les 4/5 de son poids d'eau froide ; il est moins soluble dans l'eau bouillante, qui en prend seulement son poids. Celui qui contient 4 molécules d'eau est inaltérable à l'air ; celui qui en contient 7 est efflorescent. L'acide sulfurique le déshydrate, à chaud, et ne lui laisse qu'une molécule d'eau. La chaleur le décompose, au rouge, en oxyde rouge de manganèse et en acides sulfureux et sulfurique :

$$3SO^4Mn = Mn^3O^4 + SO^2 + 2SO^3.$$

Il forme des sels doubles avec les sulfates de potassium, d'aluminium et d'ammonium.

Pharmacologie. — Le sulfate de manganèse est regardé comme un tonique analogue au fer. On le prescrit à dose faible, car à dose élevée il purge violemment et il cautérise les tissus à la manière des alcalis. Il a pour antidotes les alcalis et les carbonates alcalins.

On le trouve dans un certain nombre d'eaux minérales naturelles ferrugineuses; il sert à la préparation des eaux minérales artificielles correspondantes, ainsi qu'à celle du protoxyde et du carbonate de manganèse.

§ 8. SULFATES DE MERCURE.

Des combinaisons que donne le mercure avec l'acide sulfurique, la médecine n'utilise que le *sulfate mercurique* et le sulfate basique nommé *turbith minéral*.

A. Sulfate mercurique. $SO^4Hg = 296$.
Sulfate de bioxyde de mercure.

Préparation. — On prépare le sulfate mercurique en dissolvant le mercure dans l'acide sulfurique concentré.

On place dans une capsule de porcelaine, disposée sur un bain de sable :

> Mercure purifié.................................... 60 gr.
> Acide sulfurique pur, à 1,84....................... 80

On chauffe doucement; il se dégage de l'acide sulfureux et le métal est changé en sulfate mercurique, d'apparence cristalline :

$$2SO^4H^2 + Hg = SO^4Hg + SO^2 + 2H^2O.$$

On continue l'action de la chaleur, jusqu'à dessiccation complète du produit.

Propriétés physiques et chimiques. — Le sulfate mercurique est une poudre blanche, cristalline, anhydre, inaltérable à l'air, presque insoluble dans l'eau, qui la décompose en sulfate acide soluble et en sulfate tribasique insoluble (*turbith*).

Il noircit à la lumière. La chaleur le réduit en mercure, en acide sulfureux et en oxygène. Le charbon le réduit aussi, en dégageant des volumes égaux d'acide carbonique et d'acide sulfureux.

Essai. — Le sulfate mercurique est parfois mélangé de *sulfate mercureux*.

Pour vérifier sa pureté, on le traite par l'eau et, dans la liqueur, on verse de l'acide chlorhydrique, qui ne détermine aucune précipitation, si le sel est pur, et qui donne un précipité blanc de calomel, si le sulfate est mélangé de sel mercureux.

B. Sulfate basique d'oxyde mercurique.
$SO^4Hg.2HgO = 728.$
Turbith minéral.

Préparation. — Le turbith minéral est le produit de la décomposition du sulfate mercurique par l'eau bouillante.

On réduit le sel en poudre fine et on le délaie dans 15 fois son poids d'eau bouillante, en agitant sans cesse pour faciliter l'action de l'eau. On

décante le liquide, on lave la poudre à plusieurs reprises, à l'eau boui
lante, et on la fait sécher (*Codex*).

Pour que le turbith soit d'une belle nuance, il faut le préparer avec d
sulfate mercurique entièrement exempt de sulfate mercureux.

Propriétés physiques et chimiques. — Le turbith minéral est un
poudre amorphe, d'un jaune citron, insoluble dans l'eau et sur laquell
l'air n'a pas d'action. La chaleur lui fait subir la même décompositio
qu'au sulfate neutre.

Pharmacologie. — Le *sulfate mercurique* est peu employé en phar
macie. Ses usages se réduisent à peu près à la préparation du chlorur
mercurique, à celle du turbith minéral et à la fabrication de la pile d
M. Marié-Davy.

Le *turbith minéral* a été connu de Basile Valentin et de Paracelse ; Crolliu
lui a donné son nom. Il est antiherpétique et sternutatoire. Boerhaav
l'employait comme émétique et comme antisyphilitique. Il est vénéneu
et presque inusité aujourd'hui à l'intérieur ; on le prescrit encore quelque
fois en pommades.

§ 9. SULFATE NEUTRE DE POTASSIUM.

$$SO^4K^2 = SO^2 < {OK \atop OK} = 174,2. \quad Sel \ de \ Duobus.$$

Préparation. — On retirait autrefois le sulfate de potassium des résidus de préparation de l'acide azotique. Aujourd'hui que l'azotate de sodium
est à peu près exclusivement employé à cette fabrication, on fait le sulfate
de potassium de toutes pièces, en saturant directement par le carbonate
de potassium l'acide sulfurique étendu d'eau. La saturation est accompagnée
d'un dégagement d'acide carbonique :

$$CO^3K^2 + SO^4H^2 = SO^4K^2 + H^2O + CO^2.$$

On filtre la liqueur, on la concentre et on la laisse cristalliser.

Propriétés physiques et chimiques. — Le sulfate de potassium cristallise en prismes courts, orthorhombiques, à 6 faces, terminés par des pyramides hexaèdres. Il est blanc, anhydre, soluble dans 10 p. d'eau froide et
dans 3,8 p. d'eau bouillante, insoluble dans l'alcool. Ses cristaux sont très
durs et ils décrépitent, quand on les chauffe. Ils subissent la fusion ignée, à
une très haute température.

L'air et la chaleur ne l'altèrent pas. A la température du rouge, le fer le
décompose en isolant de la potasse caustique. Les acides chlorhydrique
et azotique lui enlèvent une partie de sa base. L'acide sulfurique s'y
combine à chaud, en formant un sulfate acide SO^4HK.

Essai. — Le sulfate de potassium pur, dissous dans l'eau distillée, ne
donne aucun précipité avec l'acide sulfhydrique, le carbonate de sodium,
l'azotate d'argent et l'antimoniate de potassium, ce qui prouve qu'il ne
contient ni *métal étranger*, ni *chlorure*, ni *sulfate de sodium*.

Pharmacologie. — Le sulfate neutre de potassium, autrefois appelé *nitre fixé, sel de Duobus, sel polychreste de Glaser*, est un purgatif très accrédité auprès du public. Il n'en faut administrer que de petites quantités à la fois (10 à 15 gr.), car il est vénéneux à la dose de 30 gr. Il vaudrait mieux encore renoncer à son usage, puisqu'il n'offre aucune supériorité d'action sur les autres purgatifs.

§ 10. SULFATE NEUTRE DE SODIUM.

$$SO^4Na^2 + 10H^2O = SO^2 < {ONa \atop ONa} + 10H^2O = 322.$$

Sel de Glauber.

Préparation. — On retire souvent le sulfate de sodium de gisements naturels ou de certaines eaux minérales. Mais, le plus ordinairement, il est demandé aux résidus de fabrication de l'acide chlorhydrique. On fait cristalliser ces résidus à plusieurs reprises, pour priver les cristaux de l'acide qui les mouille.

Purification. — On purifie le sulfate de sodium par cristallisation.

On le dissout dans son poids d'eau distillée, on filtre la dissolution et on la laisse cristalliser par refroidissement. Après décantation des eaux-mères, on égoutte les cristaux, on les essuie rapidement dans du papier sans colle et, dès qu'ils commencent à s'effleurir, on les enferme dans des flacons bien bouchés (*Codex*).

Propriétés physiques et chimiques. — Le sulfate de sodium cristallise en prismes rhomboïdaux obliques, à 4 pans, terminés par des sommets dièdres. Sa saveur est amère et désagréable. Il est très soluble dans l'eau, surtout à 33°-34° (*Lœwel*); 100 p. d'eau en dissolvent 36 p. à 15°, 412 p. à 33° et seulement 42 p. à 103°.

Ses cristaux sont anhydres, quand ils se forment à une température supérieure à 33°; ceux qui se déposent à la température ordinaire contiennent 55,90 p. 100 d'eau. Ils fondent dans leur eau de cristallisation quand on les chauffe, puis ils se dessèchent et subissent la fusion ignée, sans s'altérer. Transparents au moment de leur préparation, ces cristaux s'effleurissent promptement à l'air, en perdant *toute* leur eau de cristallisation. Ils sont indécomposables par la chaleur seule; un mélange de charbon et de chaux les réduit en sulfure, puis les change en carbonate de sodium. L'acide sulfurique s'y combine, en formant un sulfate acide SO^4HNa.

Essai. — L'essai du sulfate de sodium est le même que celui du sulfate de potassium, au point de vue des *sels métalliques*, des *chlorures* et des *sulfates étrangers*. On trouve en outre quelquefois, dans ce produit, des sels *ammoniacaux, calcaires* et *magnésiens*.

Les *sels calcaires* se reconnaissent au précipité blanc que fait naître l'oxalate d'ammonium dans leur solution aqueuse.

Les *sels ammoniacaux* dégagent de l'ammoniaque, quand on les chauffe avec un peu de potasse caustique.

Les *sels magnésiens* donnent un précipité blanc avec les carbonates alcalins.

ANDOUARD. — 5e édition.   19

Pharmacologie. — Le sulfate de sodium est un excellent purgatif, dont la saveur amère est supportable et facile à masquer. On l'emploie en solution, seul ou mélangé, soit à l'émétique, soit à d'autres médicaments. Il fait partie du *sel de Guindre*, de la *médecine noire*, du *lavement purgatif*, de la *tisane royale*, etc. Lorsqu'il est en gros cristaux, le commerce lui donne le nom de *sel de Glauber*. On a prétendu qu'il peut servir d'antidote à l'acide phénique. Cette assertion a besoin d'être prouvée.

Dans les laboratoires, il sert à confectionner des mélanges réfrigérants (V. p. 26).

Avec le sel *effleuri*, on prépare des collyres secs, dont on se sert pour pratiquer des insufflations sur la cornée.

<table>
<tr><td>

SEL DE GUINDRE (1).

Sulfate de sodium effleuri... 250 gr.
Chlorure de potassium...... 1
Divisez en paquets de 18 grammes.

</td><td>

LAVEMENT PURGATIF.

Feuilles de séné............. 15 gr.
Sulfate de sodium........... 15
Eau bouillante............... 500

(Codex.)

</td></tr>
</table>

§ 11. SULFATE DE ZINC.

$$SO^4Zn + 7H^2O = SO^2 <{^O_O} > Zn + 7H^2O = 287.$$

Couperose blanche, vitriol blanc.

Préparation. — Pour préparer le sulfate de zinc, on dissout du zinc dans l'acide sulfurique étendu. On place dans une capsule de porcelaine :

Zinc pur en grenailles............................ 200 gr.
Acide sulfurique officinal......................... 250
Eau.. 1500

Lorsque l'effervescence a cessé, on filtre la liqueur et on la fait évaporer et cristalliser par refroidissement (*Codex*).

Purification. — On trouve toujours, dans le sulfate de zinc du commerce, du *sulfate de fer*, qu'on peut enlever par l'une des méthodes ci-après :

1° On calcine le sel de zinc, au rouge, dans un creuset; le sulfate de fer est décomposé et il produit de l'oxyde ferrique, qu'on isole en dissolvant le résidu et en filtrant la liqueur, que l'on évapore ensuite;

2° On dissout le sulfate de zinc dans de l'eau et on oxyde le fer, soit au moyen d'un courant de chlore, soit avec l'acide azotique. On porte la liqueur à l'ébullition et on y ajoute de l'oxyde de zinc précipité, qui se substitue au fer, dans la dissolution.

Propriétés physiques et chimiques. — Le sulfate de zinc est un sel blanc, d'une saveur styptique et qui cristallise en prismes rhomboïdaux

---

(1) Suivant Soubeiran, la véritable formule du sel de Guindre serait celle-ci :

Sulfate de sodium effleuri........................ 25,000 gr.
Sel de nitre....................................... 0,500
Émétique.. 0,025

droits. Il est insoluble dans l'alcool; 100 p. d'eau en dissolvent 138 p. à
10°, et 654 p. à 100°.

Il contient 43,8 p. 100 d'eau de cristallisation, qu'il ne perd point à l'air
par efflorescence. Quand on le chauffe, il subit la fusion aqueuse; à 100°.
il perd les 6/7 de son eau de cristallisation; à 238°, il devient anhydre; au
rouge, il se décompose en oxyde de zinc, en oxygène et en acide sulfureux.
Il forme, avec les sulfates alcalins, des sels doubles parfaitement cristallisés.

Essai. — Le sulfate de zinc ne doit pas être *ferrugineux*. Sa solution
donne, avec le ferrocyanure de potassium, un précipité entièrement *blanc*,
quand il est pur, et nuancé de *bleu* quand il contient du fer.

L'hydrogène sulfuré la trouble si elle est *cuivreuse, plombique, arsenicale*, etc.

Pharmacologie. — Le sulfate de zinc est un des astringents le plus
employés en médecine; à l'état pulvérulent ou sous forme de pâte, il est
même caustique. Pris à l'intérieur, il se comporte, suivant la dose administrée, comme un émétique ou comme un poison irritant. Son action
physiologique offre beaucoup d'analogie avec celle du sulfate ferreux.

On le donne quelquefois en pilules, mais c'est surtout en applications
externes qu'on utilise ses propriétés styptiques. Il entre dans la préparation de l'*emplâtre diapalme*, de l'*eau d'Alibour*, de l'*eau de Loches*, de la
pierre de Knaup, de la *liqueur de Villate* et d'un grand nombre de collyres
et de pommades.

Ses antidotes sont la magnésie hydratée, les oxydes et les carbonates
alcalins.

COLLYRE AU SULFATE DE ZINC.

	gr.
Sulfate de zinc	0.15
Eau distillée de rose	100.00

(*Codex*).

EMPLATRE DIAPALME.

Emplâtre simple	800 gr.
Cire blanche	50
Sulfate de zinc	25

On fait dissoudre le sulfate de zinc dans
une petite quantité d'eau, et on ajoute la
solution à la cire et à l'emplâtre liquéfiés
ensemble. On tient la masse sur un feu
doux et on remue continuellement, jusqu'à
ce que toute l'eau soit évaporée. (*Codex*.)

POUDRE POUR LA CONSERVATION
DES CADAVRES.

Acide phénique	200 gr.
Alcool à 90°	200
Essence de thym	200
Sulfate de zinc du commerce.	2000
Sciure de bois blanc	10000

(*Codex.*)

SPARADRAP DIAPALME.

Emplâtre diapalme	1200 gr.
Huile d'olive	100
Cire blanche	100
Térébenthine du mélèze	200

On fait fondre les trois premières substances à une douce chaleur, en agitant
continuellement. On ajoute la térébenthine
et on étend sous forme de sparadrap.

(*Codex.*)

XXI. — SULFITES.

§ 1. SULFITE NEUTRE DE CALCIUM. $SO^3Ca = SO <^O_O> Ca = 120$.

Préparation. — On prépare le sulfite de calcium, en décomposant le
carbonate de calcium par l'acide sulfureux.

On place des fragments de craie humide au fond d'un vase, dans lequel on fait arriver un courant d'acide sulfureux lavé. Lorsque le gaz n'est plus absorbé, on arrête l'opération. On sépare du sulfite, qui est dur et d'un gris jaunâtre, la craie non saturée, qui occupe la partie supérieure et qui se reconnaît à sa blancheur et à son peu de cohésion. On pulvérise le premier et on le conserve à l'abri de l'air.

Propriétés physiques et chimiques. — Le sulfite neutre de calcium est incolore ou légèrement jaune. Il se dissout dans 800 fois son poids d'eau froide, et bien plus facilement en présence d'un excès d'acide sulfureux, qui le change en sulfite acide $(SO^3)^2H^2Ca$. Il cristallise en aiguilles hexagonales, contenant $2H^2O$.

Soumis à l'action de l'air, il s'oxyde et se change en sulfate. La chaleur le transforme en un mélange de sulfate et du sulfure de calcium.

Pharmacologie. — Les propriétés désinfectantes et désorganisatrices de l'acide sulfureux se retrouvent dans le sulfite de calcium. Celui-ci peut donc être affecté aux mêmes usages que le premier ; toutefois, son insolubilité et la difficulté de le préserver de toute oxydation rendent ses applications peu nombreuses. On l'emploie en nature, quelquefois en tablettes, en collutoires et en pommades. Il a été proposé également pour assurer la conservation des sucs végétaux, dont il prévient la fermentation.

Pour les usages internes, on donne habituellement la préférence au sulfite de sodium, qui est beaucoup plus soluble.

§ 2. SULFITE NEUTRE DE SODIUM.

$$SO^3Na^2 + 7H^2O = SO{<}^{ONa}_{ONa} + 7H^2O = 252.$$

Préparation. — 1° On dirige un courant d'acide sulfureux dans une solution concentrée de carbonate de ¡sodium (1 de carbonate, 2 d'eau) ; quand la liqueur est sursaturée, on y ajoute aussitôt une quantité de carbonate de sodium égale à celle qu'elle contient déjà et on laisse cristalliser.

2° On peut également faire agir le courant de gaz sulfureux sur des cristaux de carbonate de sodium, qui se transforment en sulfite, en perdant une partie de leur eau de cristallisation.

Propriétés physiques et chimiques. — Le sulfite neutre de sodium cristallise en prismes clinorhombiques, terminés par des sommets dièdres. Il est très soluble dans l'eau, à la température de 33° surtout, et il possède une saveur fraîche d'abord, puis alcaline. L'oxygène de l'air le convertit en sulfate. La chaleur le décompose : il se forme du sulfate et du sulfure de sodium. Sa réaction est *alcaline*.

Traité par l'acide sulfureux, il forme du *sulfite acide* ou *bisulfite* de sodium, cristallisable, mais très altérable et rapidement converti en *méta-sulfite* $S^2O^5K^2$ (*Berthelot*).

Pharmacologie. — Le sulfite neutre de sodium est un antiseptique et un désinfectant, dont la médecine ne tire peut-être pas tout le parti possible. Grâce à son avidité pour l'oxygène, il détruit les ferments et les matières putrides. Ce n'est pas à dire pour cela qu'il puisse exercer ses propriétés antizymotiques sur les produits morbigènes contenus dans le sang, ni qu'on doive espérer de triompher avec son concours de toutes les maladies qui paraissent être le résultat de proliférations microbiennes. Mais il peut avoir une utilité incontestable, comme agent de la médication externe. C'est un excellent parasiticide et un des meilleurs désinfectants des plaies; il joint, à la sûreté d'action, l'avantage d'avoir une odeur très faible. On peut l'employer en collutoire, en gargarisme, en lavement, ou sous forme de lotion, de glycéré ou de pommade.

Pour l'usage interne, on l'administre en solution dans l'eau, dans une potion ou dans un sirop. Il communique à ces médicaments une saveur désagréable. Lorsqu'il est introduit en petite quantité dans l'économie, il y est converti en sulfate de sodium; si la proportion est un peu forte, une partie du sel échappe à l'oxydation et se trouve éliminée à l'état de sulfite (*Rabuteau*).

XXII. — SULFURES.

§ 1. SULFURES D'ANTIMOINE.

Les combinaisons du soufre et de l'antimoine affectées aux usages médicaux sont : le *trisulfure d'antimoine*, le *kermès*, le *soufre doré* et les *oxysulfures d'antimoine*.

A. SULFURE D'ANTIMOINE. $Sb^2S^3 = 336$.

Préparation. — 1° On pulvérise et on mélange exactement :

Antimoine purifié............................	1250 gr.
Fleur de soufre............................	500

On place le mélange dans un creuset, on chauffe et, lorsque la matière est en pleine fusion, on donne un coup de feu vif, pour chasser l'excès de soufre (*Codex*).

2° Quand on n'a pas besoin de sulfure pur, on se contente de fondre le sulfure naturel (*stibine*) à l'abri de l'air, et de le faire cristalliser. Il retient alors généralement du *fer*, du *plomb* et de l'*arsenic*.

Propriétés physiques et chimiques. — Le sulfure d'antimoine cristallise en tétraèdres ou en longues aiguilles brillantes, d'un gris bleuâtre, fragiles et dont la densité est 4,52. Il est extrêmement fusible, volatil au rouge, et insoluble dans l'eau.

Il s'oxyde très facilement, quand on le chauffe. Le carbone, l'hydrogène et plusieurs métaux le décomposent avec le concours de la chaleur. Les alcalis et les carbonates alcalins le convertissent en oxyde d'antimoine, qui se combine à l'excès d'alcali :

$$Sb^2S^3 + 8KOH = 2SbO^2K + 3K^2S + 4H^2O.$$

L'acide chlorhydrique le décompose à froid, avec production d'hydrogène sulfuré (V. page 143).

B. Kermès.

Découvert par Glauber au dix-septième siècle.

Préparation. — Voie humide. — 1° *Procédé de Cluzel* (1).

Sulfure d'antimoine...............................	60 gr.
Carbonate de sodium cristallisé...................	1280
Eau..	12800

On dissout le carbonate dans l'eau et on porte à l'ébullition, dans une chaudière de fonte. On ajoute le sulfure d'antimoine et on agite avec une spatule de bois. Lorsque le mélange a bouilli, pendant une heure, on filtre la solution bouillante, dans des terrines de grès préalablement chauffées et plongées dans de l'eau très chaude.

On laisse refroidir la liqueur aussi lentement que possible. Quand elle est froide, on recueille sur un filtre la poudre rouge qui s'est déposée, et on la lave sur le filtre, jusqu'à ce que le liquide des lavages ne laisse plus de résidu sensible, par l'évaporation sur une lame de platine. On fait sécher le kermès, dans une étuve modérément chauffée, et on le passe au tamis de soie n° 100 (*Codex*).

Les eaux-mères, additionnées alternativement de sulfure d'antimoine et de carbonate de sodium, peuvent donner de nouvelles quantités de kermès.

2° *Procédé de Piderit.* — Ce procédé, inusité, emploie la potasse caustique :

Potasse caustique liquide à 1,33...	3 gr.
Sulfure d'antimoine.............................	1
Eau..	Q. S.

Il donne plus de kermès que le précédent; mais le produit est moins beau.

Voie sèche. — 3° *Procédé de Berzélius :*

Sulfure d'antimoine.....................	30 gr.
Carbonate de potassium............................	80

On mélange les deux substances et on les fait fondre dans un creuset couvert. On concasse la matière, après refroidissement, et on la fait bouillir dans de l'eau. Le kermès se dépose après la filtration, comme dans les premiers procédés.

4° On mélange, à sec et très rapidement, du sulfure d'antimoine avec la moitié de son poids de carbonate de sodium à 85°, tous deux finement pulvérisés. On ajoute au mélange assez d'eau pour faire une pâte fluide, qui durcit bientôt et qu'il faut additionner d'eau plusieurs fois, pour éviter sa solidification. Au bout de 10 à 15 jours, on délaie dans de l'eau, on lave et on fait sécher (*Roussel*).

La théorie de la préparation du kermès, longtemps obscure, a été établie par Berzélius et par Soubeiran d'abord, et complétée par Terreil. Elle se résume dans la formation d'un *sulfure double* d'antimoine et de sodium ou de potassium, et d'un *antimonite* de sodium et de potassium. Voici, par exemple, ce qui se passe quand on a recours au procédé de Cluzel :

(1) Ce procédé offre quelque analogie avec celui de Glauber, qui consistait à faire bouillir, pendant 2 heures, 4 p. d'antimoine cru (*sulfure d'antimoine*), 1 p. de nitre fixé par le charbon (*carbonate de potassium*) et 8 p. d'eau, et à traiter la liqueur par l'alcool.

Une partie du sulfure d'antimoine et du carbonate de sodium échangent leurs éléments : le soufre se porte sur le sodium, et l'oxygène sur l'antimoine ; il en résulte du sulfure de sodium Na^2S et de l'oxyde d'antimoine Sb^2O^3.

L'oxyde d'antimoine s'unit à la soude et forme des *antimonites de sodium*, neutre et acide, solubles à la faveur du carbonate sodique :

$$Sb^2S^3 + 8NaOH = 2SbO^2Na + 3Na^2S + 4H^2O.$$

Les sulfures d'antimoine et de sodium donnent des sulfoantimonites contenant beaucoup de sulfure d'antimoine, à l'ébullition :

$$Sb^2S^3 + 3Na^2S = Sb^2S^3.3Na^2S.$$

Enfin, une partie de l'oxyde d'antimoine se combine à du sulfure du même métalloïde et donne un oxysulfure entièrement insoluble, qui ne prend aucune part à la formation du kermès.

Les sulfures doubles et les antimonites sont solubles dans des liqueurs très chaudes. Mais, à mesure que celles-ci se refroidissent, l'excès de *sulfure d'antimoine* dissous se dépose, accompagné d'une trace de *sulfure de sodium* et d'*antimonite de sodium*. C'est ce mélange qui constitue le kermès. L'antimonite alcalin se déposant très lentement, le kermès en contient d'autant plus qu'il est resté plus longtemps sous les eaux-mères.

Le carbonate de sodium seul donne du kermès, par voie humide, le carbonate de potassium n'étant pas décomposé, dans ces conditions, par le sulfure d'antimoine. Cette propriété permet de constater la présence de la soude dans les carbonates de potassium. Par voie sèche, le carbonate potassique fournit plus de kermès que le carbonate sodique, dont le sulfosel le retient en dissolution (*Terreil*).

On doit à Méhu, sur la préparation de ce médicament, une excellente étude, grâce à laquelle on abrège la durée de l'opération, sans nuire à la qualité du produit. Méhu s'est assuré que l'ébullition prolongée des liqueurs et la lenteur tant recommandée pour leur refroidissement n'ont aucune influence sur la beauté du kermès, dont la couleur dépend uniquement de la température à laquelle il se dépose. En conséquence, Méhu conseille :

1° De réduire à 15 minutes la durée de l'ébullition ;

2° De ne rien faire pour ralentir le refroidissement du liquide ;

3° D'opérer la filtration, dès que la température de celui-ci est descendue à 35° ou à 32° au plus ;

4° D'abandonner les eaux-mères à elles-mêmes, pendant deux jours avant de les faire servir à une autre opération.

La filtration doit être faite au papier blanc, qui ne colore pas les liqueurs. Quant au velouté recherché dans le kermès, il est dû à la tamisation à travers un tissu serré, c'est-à-dire qu'il est sans valeur.

Propriétés physiques et chimiques. — Le kermès est un mélange, en proportions variables, de sulfure d'antimoine hydraté et d'antimonite de sodium (*Terreil*), contenant un peu de sulfure alcalin. Le sulfure d'antimoine domine dans le précipité qui se forme au-dessus de 35° ; dans celui qui se dépose au-dessous de cette température, c'est au contraire l'anti-monite qui est plus abondant (*Méhu*). La voie sèche produit plus d'anti-monite de sodium que la voie humide (*H. Rose*).

Le kermès est une poudre amorphe, dont la couleur brune présente un reflet violacé, quand sa dessiccation a été faite à une température de 20 à 30° au plus (*Pouillat*). Il est inodore, insoluble dans l'eau et dans l'ammo-niaque, soluble dans l'acide chlorhydrique avec dégagement d'hydrogène sulfuré ; la solution est incolore. Il se décompose sous la double influence du temps et de la lumière, en produisant de l'acide sulfhydrique.

Essai. — Le kermès du commerce est souvent mal préparé ou fraudé avec du *soufre doré d'antimoine*, de l'*ocre*, de la *brique*, ou du *sesquioxyde de fer*.

Pour reconnaître la présence du *soufre doré*, on traite le kermès par de l'ammoniaque, qui dissout le premier en prenant une teinte jaune foncée, tandis qu'elle reste incolore avec le kermès pur.

L'*ocre* et la *brique* peuvent être isolés au moyen de l'acide chlorhydrique, qui ne les disssout pas.

Le *peroxyde de fer* est trahi par la coloration jaune que prend l'acide chlorhydrique dans lequel on le dissout, le kermès formant avec le même acide une solution incolore. De plus, le ferrocyanure de potassium déter-mine, dans cette liqueur, la formation d'un précipité de bleu de Prusse, quand elle contient du fer.

On peut y doser l'*oxyde antimonieux* en le dissolvant à chaud, dans une solution d'acide tartrique à 1 p. 100 et précipitant ensuite l'antimoine par l'hydrogène sulfuré. On trouve ainsi: kermès Cluzel 30,7 p. 100 ; kermès Méhu, 3,62 p. 100 d'oxyde d'antimoine (*P. Lagüe*).

C. Soufre doré d'antimoine Sb^2S^5 = 400.

Découvert par Basile Valentin ; préconisé par Glauber.

Préparation. — 1° On fait fondre, dans un creuset, un mélange fine-ment pulvérisé, composé de :

Sulfure d'antimoine..................................	40 gr.
Fleur de soufre.....................................	140
Carbonate de sodium sec.............................	240
Charbon végétal.....................................	30

Le produit étant refroidi est divisé grossièrement et épuisé, à chaud, par de l'eau employée en aussi faible proportion que possible. La solution filtrée, et au besoin évaporée, abandonne des cristaux volumineux et presque incolores, que l'on égoutte sur un entonnoir.

On dissout ces cristaux dans 8 fois leur poids d'eau froide, et on décom-pose la solution, en y ajoutant goutte à goutte de l'acide sulfurique étendu de 9 fois son volume d'eau. On cesse de verser l'acide dès qu'il ne se forme plus de dépôt. On recueille le précipité sur un filtre, on le lave et on le sèche comme le kermès (*Codex*).

Le sel qui cristallise, dans cette opération, est du sulfo-antimoniate de sodium hydraté Sb^2S^5. $3Na^2S + 18H^2O$ (*sel de Schlippe*). Lorsqu'on le traite par l'acide sulfurique, il abandonne le soufre doré, qui est du pentasulfure d'antimoine Sb^2S^5.

2º On prépare plus facilement le sel de Schlippe en faisant fondre dans un creuset du sulfure d'antimoine avec le tiers de son poids de soufre. On fait bouillir dans un ballon la masse, refroidie et pulvérisée, avec 2 p. de monosulfure de sodium cristallisé, dissous dans 15 p. d'eau. Dès que le pentasulfure est dissous, on filtre et on concentre le liquide à moitié : le sel cristallise (*L. Prunier*).

3º Souvent on se borne à verser peu à peu, dans l'eau-mère du kermès, de l'acide acétique faible, ou un acide minéral dilué. Il se dégage de l'hydrogène sulfuré et il se dépose un précipité léger, qui est constitué, dans ce cas, par un mélange de trisulfure et de pentasulfure d'antimoine. La méthode n'est pas bonne.

Propriétés physiques et chimiques. — La composition du soufre doré d'antimoine n'est constante que dans le cas où il est préparé par le procédé du Codex. Les autres moyens donnent un mélange, à doses variables, de trisulfure et de pentasulfure. Ce médicament a toujours une couleur rouge feu ; il est amorphe, inodore, insoluble dans l'eau, mais *soluble dans l'ammoniaque*, qu'il colore en jaune foncé.

D. Oxysulfures d'antimoine.

La pharmacie se servait autrefois de quatre oxysulfures artificiels d'antimoine, connus sous le nom de : *verre d'antimoine, foie d'antimoine, crocus metallorum, rubine d'antimoine*.

a. Verre d'antimoine. — Ce produit est obtenu en grillant du sulfure d'antimoine dans un têt, jusqu'à ce que la masse ait acquis une couleur grisâtre. On la fond alors, dans un creuset de terre, et on la coule en plaques minces.

Le verre d'antimoine est transparent, de couleur rouge hyacinthe plus ou moins foncée, suivant la durée du grillage, partant, suivant la quantité de sulfure qu'il renferme. Il doit sa transparence à la silice, qu'il a enlevée au creuset dans lequel on a effectué la fusion.

b. Foie d'antimoine. — Pour avoir le foie d'antimoine, on calcine, sans le fondre, un mélange à parties égales de sulfure d'antimoine et de nitrate de potassium. Le produit contient du sulfate et de l'antimonite de potassium, du sulfure de potassium et de l'oxysulfure d'antimoine. Il n'est pas très homogène.

c. Crocus metallorum. — On prépare le crocus metallorum en traitant par l'eau chaude le foie d'antimoine pulvérisé. Le lavage, enlevant le sulfate et le sulfure de potassium, enrichit le résidu en oxysulfure d'antimoine.

Cet oxysulfure offre une couleur jaune rougeâtre, qui lui a valu le nom de *safran des métaux*.

d. Rubine d'antimoine. — On appelle rubine d'antimoine un oxysulfure d'une belle couleur rouge, qu'on obtient en calcinant un mélange de sulfure d'antimoine, d'azotate de potassium et de chlorure de sodium.

Pharmacologie. — Le *trisulfure d'antimoine* naturel était fréquemment employé dans l'antiquité, sous les noms de *stibium* (*Pline*) et de στίμμι (*Dioscoride*). Hippocrate et Galien le croyaient astringent et ils s'en servaient pour préparer des collyres secs. Les Arabes le regardaient comme anthelminthique, et les Indiens comme fébrifuge. En Europe, on lui a longtemps attribué une foule de propriétés, entre autres celle d'augmenter l'embonpoint. La plupart de ces effets doivent être rapportés au sulfure d'arsenic, qu'il contient presque toujours, car le sulfure d'antimoine pur est inerte. Des nombreuses préparations pharmaceutiques dont il faisait autrefois partie, les formulaires modernes n'ont guère conservé que la *tisane de Feltz*, et les *tablettes de Kunkel* célèbres pour avoir guéri leur auteur d'un marasme parvenu au dernier degré.

Le *kermès* a été introduit dans la matière médicale un demi-siècle environ (1718) après sa découverte, sous le nom de *poudre des Chartreux*. Les guérisons obtenues par l'emploi de cette poudre eurent un tel retentissement, qu'en 1720 le gouvernement crut devoir acheter le secret de sa préparation au chirurgien La Ligerie, qui le tenait indirectement d'un élève de Glauber. Bien que sa réputation se soit affaiblie, depuis cette époque, le kermès est encore journellement administré, dans le traitement des maladies pulmonaires, sous forme de poudres, de loochs, de potions, de pilules, de tablettes, etc. Il entre dans la composition des *tablettes anticatarrhales de Tronchin* et de la *marmelade de Zanetti*. Il n'agit qu'après avoir été dissous par les acides des voies digestives et, selon Gubler, l'oxyde d'antimoine qu'il contient est son principal élément médicamenteux. A cet égard, il est nécessaire de se rappeler que le kermès du Codex est plus riche en oxyde pur que celui de Méhu.

Il est indispensable de conserver le kermès à l'abri de la lumière et de l'humidité. Quand on le laisse exposé aux rayons solaires, son eau d'hydratation est décomposée, elle oxyde le sulfure d'antimoine et de l'hydrogène sulfuré se dégage.

Préparé par voie sèche, le kermès est rouge terne et il n'a pas la même composition que celui de Cluzel; il contient notamment du *pentasulfure d'antimoine* et de l'*arsenic*. Le Codex prescrit de l'affecter exclusivement aux usages vétérinaires.

On attribue au *soufre doré d'antimoine* des propriétés médicinales analogues à celles du kermès, plus actives même au dire de Desbois de Rochefort. Il est, en Allemagne, plus estimé que le kermès. C'est un des éléments de la *poudre* et des *pilules de Plummer*, de la *poudre fébrifuge de Hufeland*, etc.

Quant aux *oxysulfures d'antimoine*, avec lesquels on composait jadis des vermifuges, des purgatifs et des vomitifs, ils sont délaissés depuis longtemps. Le verre d'antimoine, qui servait encore, au commencement de ce siècle, à la préparation de l'*émétique* et du *vin émétique*, a été remplacé avec raison, dans le premier cas par l'oxyde d'antimoine, dans le second par l'émétique.

TISANE DE FELTZ.

Salseparéille fendue et coupée	60 gr
Colle de poisson	10
Sulfure d'antimoine pulv...	80
Eau	2000

On met le sulfure dans un nouet, et on le fait bouillir avec 2 litres d'eau, pendant 1 heure, dans un vase non métallique. On rejette le liquide, et on remet le nouet avec les autres substances dans 2 litres d'eau. On fait bouillir à petit feu jusqu'à réduction de moitié, on passe, on laisse déposer et on décante (*Codex*).

Le sulfure d'antimoine autrefois employé à cette préparation était le sulfure *naturel*. La première décoction qu'il subit a pour but de lui soustraire le sulfure arsenical qu'il contient et qui est changé en acide arsénieux, pendant l'opération. Les effets de la tisane de Feltz étant imputables à l'acide arsénieux, Guibourt repoussait la décoction éliminatrice adoptée par le Codex et proposait, pour annuler les dangers du médicament, de diminuer la proportion du sulfure d'antimoine ou de le remplacer par une dose minime d'acide arsénieux. Cette opinion n'a pas prévalu, lors de la rédaction de la dernière pharmacopée légale; mais on évite la présence de l'acide arsénieux en faisant la tisane avec du sulfure d'antimoine pur.

TABLETTES DE KERMÈS.

Kermès minéral	5 gr.
Sucre blanc	450
Gomme arabique pulvérisée.	40
Eau de fleur d'oranger	40

On divise la pâte en tablettes de 1 gr. dont chacune contient un centigr. de kermès (*Codex*).

§ 2. SULFURES D'ARSENIC.

Des sulfures nombreux de l'arsenic, le trisulfure seul est inscrit à la Pharmacopée française de 1884.

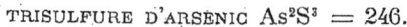

$$\text{TRISULFURE D'ARSENIC As}^2\text{S}^3 = 246.$$
Orpiment.

Préparation. — On précipite une solution chlorhydrique d'acide arsénieux par l'acide sulfhydrique :

Acide arsénieux	100 gr.
Eau distillée	900
Acide chlorhydrique officinal	300

L'acide arsénieux est dissous à chaud, dans le mélange des deux liquides. On fait ensuite passer dans la solution et jusqu'à refus un courant d'hydrogène sulfuré lavé; on bouche le vase, on laisse reposer vingt-quatre heures, on jette le précipité sur un filtre et on le lave à l'eau distillée, jusqu'à ce que celle-ci ne donne pas de résidu par évaporation sur une lame de platine. On fait sécher dans une étuve modérément chauffée (*Codex*).

Propriétés physiques et chimiques. — Préparé comme il vient d'être dit, l'orpiment est jaune, amorphe, fusible et volatil vers 700°. Sa densité est 3,45.

Il se dissout aisément dans l'ammoniaque et dans les solutions des alcalis et des carbonates alcalins, en formant un arsénite et un sulfarsénite. Les sulfures alcalins le dissolvent plus facilement encore. L'eau pure le décompose lentement, en formant de l'acide arsénieux et de l'hydrogène sulfuré (*Field*).

Pharmacologie. — On a préconisé le trisulfure d'arsenic comme fébrifuge. A ce titre il fait partie de la *poudre de Hecker* et ses effets sont dus vraisemblablement à l'acide arsénieux formé à ses dépens.

Son action dépilatoire est mieux démontrée. Le *Rusma* des Orientaux est un mélange d'orpiment et de chaux vive, lié par du blanc d'œuf et par un peu de lessive des savonniers. Cette pâte expose le patient à l'intoxication arsenicale.

L'orpiment du commerce, qui contient beaucoup d'acide arsénieux, ne doit pas être employé par le pharmacien.

§ 3. SULFURES DE CALCIUM.

On connaît quatre combinaisons de soufre et de calcium : CaS, CaS², CaS⁴ et CaS⁶. La première et un polysulfure impur sont seuls inscrits parmi les substances médicamenteuses.

A. Monosulfure de calcium. CaS = 72.

Préparation. — 1° On calcine un mélange de gypse statuaire et de charbon. Il se produit de l'oxyde de carbone, qui se dégage, et du monosulfure de calcium :

$$SO^4Ca + 2C^2 = CaS + 4CO.$$

2° On fait passer un courant d'hydrogène sulfuré sur de la chaux incandescente ; il y a formation d'eau et de monosulfure de calcium :

$$CaO + H^2S = CaS + H^2O.$$

Propriétés physiques et chimiques. — Le monosulfure de calcium est blanc, amorphe, très peu soluble dans l'eau froide. L'eau bouillante le décompose en donnant du sulfhydrate de calcium et de l'hydrate de chaux. Il est lumineux dans l'obscurité, quand il a été exposé à la lumière. Sa réaction est alcaline.

B. Polysulfure de calcium.

Préparation. — Pour préparer le polysulfure impur, on éteint 14 parties de chaux vive dans 150 parties d'eau, on y ajoute 39 parties de soufre et on fait bouillir pendant une heure, en remplaçant l'eau qui s'évapore, à mesure de sa disparition. La liqueur filtrée doit avoir une densité de 1,16.

Le soufre se comporte avec la chaux comme avec la potasse et la soude ; il se forme du bisulfure de calcium, qui se dépose et qui n'est dissous et saturé de soufre que par une longue ébullition ; il est alors changé en polysulfure de calcium. De l'hyposulfite de calcium prend en même temps naissance.

Pour obtenir le polysulfure de calcium solide, on fait évaporer la dissolution ci-dessus à siccité. Pendant l'évaporation, une partie du sulfure est décomposée, il se forme de la chaux et du sulfate de calcium.

Pharmacologie. — Le *monosulfure de calcium pur* est inusité en médecine, à raison de son altérabilité. Bœttger a proposé, comme épilatoire, la bouillie sulfurée (*sulfhydrate de calcium?*) qu'on obtient en sursaturant un lait de chaux par un courant d'acide sulfhydrique. Une couche de 1 à 2 millimètres d'épaisseur de cette bouillie, appliquée pendant trois à quatre minutes sur la peau, la dépouille de toute production pileuse, d'une manière plus exacte que le rasoir et, le plus souvent, sans causer d'irritation. Elle peut également servir au traitement de la teigne; dans ce cas, il faut la laisser pendant plusieurs heures en contact avec le cuir chevelu.

Le *polysulfure de calcium* a été très recommandé au commencement de ce siècle par plusieurs médecins, en particulier par Busch qui, au nom de l'humanité, suppliait ses confrères d'employer ce médicament dans le traitement de la phtisie scrofuleuse. C'est un succédané des sulfures alcalins, auquel on n'accorde aujourd'hui que des propriétés stimulantes et antiparasitaires. On en fait, assez rarement, des bains, des pommades et des liniments, mais on ne l'administre plus à l'intérieur. Il est d'un emploi désagréable, sous forme de bain, parce qu'il laisse déposer un abondant précipité calcaire.

§ 4. SULFURE DE FER. FeS = 88.

Préparation. — 1° VOIE SÈCHE. — On introduit dans un creuset, après en avoir fait un mélange exact :

Limaille de fer.......................................	600 gr.
Fleur de soufre.......................................	400

On chauffe doucement; il se développe une réaction vive, manifestée par une élévation considérable de température et une abondante émission de vapeurs sulfureuses. Lorsque l'action est achevée, on augmente le feu, pour liquéfier le sulfure de fer, que l'on coule ensuite sur une plaque de fonte (*Codex*).

2° VOIE HUMIDE. — On prépare un sulfure de fer *hydraté*, en précipitant une solution de sulfate de protoxyde de fer par une solution de monosulfure de sodium :

Sulfate ferreux cristallisé............................	139 gr.
Monosulfure de sodium cristallisé....................	120

On lave le précipité avec de l'eau chargée d'hydrogène sulfuré; on le conserve dans des flacons bien bouchés et remplis d'eau distillée bouillie (*Codex*).

Il se produit, par double décomposition, du sulfate de sodium et du monosulfure de fer :

$$SO^4Fe + Na^2S = SO^4Na^2 + FeS.$$

3° On peut obtenir rapidement du sulfure de fer, en chauffant à une douce chaleur un mélange de 2 p. de limaille de fer, de 1 p. de soufre, et d'eau en proportion convenable pour former une pâte liquide. La combinaison se fait aussitôt. Le sulfure est mélangé de fer métallique.

Propriétés physiques et chimiques. — Obtenu par calcination, le monosulfure de fer est anhydre et impur; il est mélangé de sulfures plus sulfurés. Il est d'un brun noir, à reflets métalliques, indécomposable par la chaleur seule. Chauffé doucement au contact de l'air, il est converti en sulfate. L'air humide le change aussi en sulfate de fer.

Le sulfure *hydraté* est noir, insoluble dans l'eau, soluble dans les alcalis et dans les sulfures alcalins. Il est très oxydable, surtout quand il est humide.

Pharmacologie. — Le sulfure de fer *anhydre* est à peu près inusité comme médicament. Il a été quelquefois prescrit en pilules ou délavé dans un sirop ; mais son usage est pénible par suite du dégagement d'hydrogène sulfuré auquel il donne lieu, en présence des acides de l'estomac. Son rôle principal, en pharmacie, est de fournir l'acide sulfhydrique.

Le monosulfure *hydraté* a été proposé par Mialhe, comme contre-poison du sublimé corrosif, avec lequel il forme du sulfure mercurique et du chlorure ferreux. On peut le considérer comme un des meilleurs antidotes du zinc, de l'étain, du cuivre, du plomb, de l'antimoine et de l'arsenic. Bouchardat et Sandras préfèrent employer, dans le même but, le *sulfure de fer hydraté*, qu'ils préparent en versant goutte à goutte une solution neutre de sulfate ferrique dans une solution diluée de trisulfure de potassium. Si l'on versait la liqueur sulfurée dans la solution ferrique, le précipité serait un mélange de soufre et de monosulfure de fer. Cette modification offrirait d'ailleurs peu d'inconvénient. Ces deux produits doivent être conservés sous l'eau distillée bouillie et dans des flacons exactement pleins ; sans cette précaution, ils seraient promptement convertis en sulfate de fer.

§ 5. SULFURES DE MERCURE.

La pharmacie fait usage, mais bien rarement, du *sulfure mercurique* HgS. Une variété impure de ce composé, nommée *Ethiops minéral* et anciennement recommandée, est complètement délaissée aujourd'hui.

SULFURE MERCURIQUE. HgS = 232.
Cinabre, vermillon.

Préparation. — L'industrie prépare le sulfure mercurique ou *cinabre*, en sublimant, dans des vases de fonte, le sulfure obtenu par trituration du soufre avec le mercure.

Sous le nom de *vermillon*, on désigne le sulfure mercurique très divisé et d'un rouge vif, qu'on obtient en porphyrisant le cinabre avec de l'eau, ou mieux en maintenant à 50°, pendant plusieurs heures, un mélange de mercure, de soufre, de potasse et d'eau.

Propriétés physiques et chimiques. — Le cinabre offre deux états isomériques : il est *noir* quand il a été préparé par trituration, et *rouge* s'il a été sublimé. Il cristallise en prismes à 6 pans, d'un beau *rouge violacé*, qui passe au *rouge vif*, par la pulvérisation, et au *brun*, par l'application d'une température de 250° ; le refroidissement ramène la couleur primitive. Il est insoluble dans l'eau. Il se volatilise, sans fondre, vers le rouge obscur. Sa densité est 8,12 ; celle de sa vapeur est 5,4.

Quand on le chauffe, au contact de l'air, il est facilement oxydé ; il brûle avec une flamme bleue, en donnant du mercure et de l'acide sulfureux :

$$HgS + O^2 = Hg + SO^2.$$

L'acide sulfurique bouillant le décompose; l'eau régale le détruit encore plus rapidement; l'acide azotique est sans action sur lui. Quelques métaux, les alcalis et les carbonates alcalins, lui enlèvent le soufre et mettent le métal en liberté.

Essai. — Le cinabre est souvent *arsenical*, quelquefois mêlé à du *minium*, ou à d'autres poudres minérales de même couleur que lui.

Il est facile de constater la présence du *minium* et des autres oxydes métalliques, en chauffant le cinabre, qui doit se volatiliser *sans résidu*, s'il est pur.

Pour reconnaître le *sulfure d'arsenic*, on traite le cinabre par une dissolution bouillante de potasse caustique. Le sulfure arsenical se dissout; on le précipite par l'acide chlorhydrique, pour le caractériser.

Pharmacologie. — Le *cinabre* (*minium* des anciens) était très employé du temps de Matthiole, surtout en fumigations. Morton l'a conseillé comme antispasmodique, mais son insolubilité le rend impropre à toute médication interne. Il sert, le plus souvent, à faire des fumigations sèches ou humides. Les fumigations *sèches* sont réalisées en projetant du cinabre sur une plaque métallique chauffée ; il se produit alors des vapeurs, dans lesquelles on trouve du sulfure mercurique, de l'acide sulfureux et du mercure métallique. Pour faire des fumigations *humides*, on met du cinabre pulvérisé dans un liquide en ébullition, et on aspire les vapeurs. La présence du sulfure de mercure dans ces vapeurs ne paraît pas possible; celle du sulfure d'arsenic est probable, quand le cinabre est arsenical.

Le cinabre fait partie de la *poudre tempérante de Stahl*, et des *poudres arsenicales escharotiques de Frère Côme* et d'*Antoine Dubois*.

§ 6. SULFURES DE POTASSIUM.

Le potassium forme avec le soufre 6 combinaisons : KHS, K^2S, K^2S^2, K^2S^3, K^2S^4, K^2S^5. Le trisulfure seul intéresse la pharmacie.

TRISULFURE DE POTASSIUM. $K^2S^3 = 174,2$.
Foie de soufre, sulfure de potasse.

Préparation. — Le trisulfure de potassium impur est obtenu par la décomposition, à une haute température, du carbonate de potassium par le soufre. On mélange exactement dans un mortier :

Carbonate de potassium......	2000 gr.
Soufre sublimé......................	1000

On fait fondre le tout dans un vase de terre cuite, muni de son couvercle. On maintient la même température, tant qu'il y a tuméfaction; et lorsque la matière commence à s'affaisser, on augmente un peu le feu, pour la liquéfier complètement. On retire le vase du feu et on le brise, quand il est refroidi; le produit est divisé en fragments, que l'on conserve dans des pots de grès bien bouchés (*Codex*).

En s'unissant au potassium, le soufre chasse l'oxygène et l'acide carbonique, dont le dégagement produit le boursouflement de la matière :

$$CO^3K^2 + S^3 = K^2S^3 + CO^2 + O.$$

Le trisulfure du Codex n'est jamais pur. Il est mélangé d'hyposulfite de potassium, si l'on n'a pas chauffé au delà de 250° :

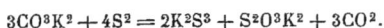

$$3CO^3K^2 + 4S^2 = 2K^2S^3 + S^2O^3K^2 + 3CO^2.$$

Il contient du sulfate de potassium, si la température s'est élevée au rouge :

$$4CO^3K^2 + 5S^2 = 3K^2S^3 + SO^4K^2 + 4CO^2.$$

Parfois il s'y trouve du carbonate de potassium non décomposé, ou reconstitué au contact de l'air.

Pour l'avoir chimiquement pur, il faudrait le préparer dans un matras de verre, avec du monosulfure de potassium et du soufre purifiés et pris exactement sous leurs poids moléculaires.

Propriétés physiques et chimiques. — Au moment où il vient d'être préparé, le trisulfure de potassium est d'un rouge brun. Pendant son refroidissement, il devient jaune verdâtre à la surface et cette teinte, indice de sa décomposition, finit par pénétrer jusqu'au centre des fragments. Son odeur est sulfhydrique et désagréable. Il est entièrement soluble dans l'eau, soluble aussi dans l'alcool.

L'air humide le convertit en hyposulfite et en carbonate de potassium, et met le soufre en liberté. La chaleur ne le décompose pas, mais les acides le dédoublent : il se dégage de l'hydrogène sulfuré, puis du soufre se précipite :

$$K^2S^3 + 2HCl = 2KCl + H^2S + S^2.$$

Pharmacologie. — Les sulfures de potassium sont irritants, un peu caustiques même et, de plus, très vénéneux. Depuis deux siècles, on emploie principalement, en médecine, le *trisulfure* impur, sous les dénominations impropres de *foie de soufre* et de *sulfure de potasse*.

Le foie de soufre, ainsi appelé à cause de sa couleur rouge, était donné autrefois à l'intérieur, en solution dans une potion ou dans un sirop, en pilules et sous forme d'électuaire ou de poudre composée. Il servait à préparer le *sirop béchique de Willis*, modifié plus tard par Chaussier, la *potion altérante de Hagen*, contre le croup, l'*électuaire de Schubarth*, destiné à combattre les empoisonnements par le plomb, etc. Ces médicaments et tous ceux qu'on peut faire sur leur modèle sont bientôt altérés par l'oxygène de l'air; ils ne contiennent plus alors que de l'hyposulfite et du carbonate de potassium. Les poudres et les pilules surtout sont défectueuses, parce que la transformation chimique du sulfure y est plus prompte que dans les autres mélanges. Lorsqu'on veut introduire le trisulfure de potassium dans les voies digestives, ce qui est peu pratiqué aujourd'hui, il est donc nécessaire de le choisir récent et d'en faire usage à l'état de solution plutôt qu'à l'état sec. En outre, il faut en administrer des quantités très faibles et ne pas oublier que sa facile solubilité rend son action toxique excessivement rapide.

C'est comme topique qu'il est vraiment utile à la médecine, dans le traitement des affections cutanées, des rhumatismes, des paralysies, etc. Le *bain sulfuré*, le *bain sulfuro-gélatineux*, les *pommades d'Alibert* et de *Jadelot* lui doivent leurs propriétés stimulantes et parasiticides. Dans ces médicaments, il conserve son caractère irritant et caustique, à tel point qu'il faut souvent en interrompre l'usage. Il serait bien préférable, pour les bains sulfurés surtout, de se servir exclusivement du monosulfure de sodium, pur ou légèrement chargé de soufre, qui n'a pas les mêmes inconvénients. Le trisulfure est encore employé en pommades, en lotions et en injections. Pour préparer ces médicaments, on peut avoir recours indifféremment au sulfure solide ou à une solution marquant 1,26 au densimètre et qui contient environ le tiers de son poids de trisulfure sec, pourvu que ces produits ne soient pas oxydés.

Les sulfures de potassium demandent à être préservés avec soin du contact de l'air et de l'humidité. Leurs contre-poisons sont les oxydes métalliques hydratés (*oxydes de fer* et de *zinc*) et les hypochlorites en solution étendue.

BAIN SULFURÉ.	Ce bain ne doit pas être confondu avec le
Trisulfure de potassium solide. 100 gr.	*Bain de Barèges artificiel*, qui est à base de
Pour un bain (*Codex*).	monosulfure de sodium (*Codex*).
BAIN SULFURÉ LIQUIDE.	**LOTION SULFURÉE.**
Trisulfure de potassium solide. 100 gr.	Trisulfure de potassium solide. 20 gr.
Eau...................... 200	Eau distillée............... 1000
	(*Codex*).

§ 7. SULFURES DE SODIUM.

Les sulfures du sodium sont aussi nombreux que ceux du potassium et ils offrent la même composition. La médecine ne fait usage que du monosulfure, du trisulfure et du quintisulfure.

A. Monosulfure de sodium. $Na^2S + 9H^2O = 240$.

Préparé pour la première fois par Berthollet et Vauquelin, en 1804.

Préparation. — 1° Voie humide. — On fait passer un courant d'acide sulfhydrique dans de la soude caustique liquide à 1,332, jusqu'à ce que le gaz ne soit plus absorbé. On maintient la dissolution à l'abri de l'air, elle dépose des cristaux incolores de monosulfure de sodium. Lorsque leur masse cesse d'augmenter, on décante le liquide et on fait égoutter les cristaux sur un entonnoir (*Codex*).

Il s'est produit, dans cette opération, du monosulfure de sodium et de l'eau :

$$2NaHO + H^2S = Na^2S + 2H^2O.$$

Les eaux-mères retiennent du sulfhydrate de sodium NaHS, plus soluble que le monosulfure. En les faisant bouillir, l'excès d'acide sulfhydrique s'échappe et le monosulfure cristallise.

2° M. Damoiseau reproche au procédé précédent : de ne pas fournir le rendement théorique ; de provoquer la formation d'un hydrate $NaS^2 + 3\ 1/2\ H^2O$, insoluble dans la soude caustique et qui tend à obstruer le tube abducteur du gaz ; d'exiger le passage d'un excédent d'acide sulfhydrique, d'où la formation d'un peu de sulfhydrate, qui fait obstacle à la cristallisation du monosulfure.

Il remédie à ces inconvénients de la façon suivante. Il fait une solution de soude à 1,432 ; sur 100 parties, il en prend 45, qu'il étend de deux volumes d'eau et qu'il sursature par un rapide courant d'hydrogène sulfuré. Il ajoute alors à cette solution les 55 volumes de lessive de soude non employés, il agite vivement et il laisse refroidir le mélange. Le monosulfure cristallise, en quantité sensiblement équivalente à celle de la soude employée, mais il n'est pas très pur. Quand on veut qu'il soit entièrement exempt de soude caustique, il faut faire passer un peu d'hydrogène sulfuré sur les cristaux, avant de les égoutter.

3° VOIE SÈCHE. — On peut préparer le monosulfure de sodium en chauffant au rouge un mélange de sulfate de sodium et de charbon. Le sulfate est converti en monosulfure de sodium, et le charbon en oxyde de carbone :

$$SO^4Na^2 + 2C^2 = Na^2S + 4CO.$$

On traite le résidu par l'eau, on filtre et on fait cristalliser.

Purification. — Pour obtenir du sulfure très pur, il faut séparer, par décantation, les sulfures de fer ou de cuivre, qui se forment presque toujours au début de l'opération, puis redissoudre les cristaux dans de l'eau distillée bouillie et les faire cristalliser de nouveau.

Propriétés physiques et chimiques. — Le monosulfure de sodium cristallise en prismes rectangulaires incolores, hydratés, terminés par des pyramides à 4 faces. Il est déliquescent et peu soluble dans l'alcool.

Il est moins altérable que le monosulfure de potassium. Comme lui, cependant, il se transforme en hyposulfite et en carbonate, au contact de l'air. Il dissout aisément le soufre, en donnant naissance à des polysulfures de sodium. Les acides le décomposent, en dégageant de l'hydrogène sulfuré :

$$Na^2S + 2HCl = 2NaCl + H^2S.$$

B. TRISULFURE DE SODIUM. $Na^2S^3 = 142.$

On opère comme pour la préparation du trisulfure de potassium (p. 302), en prenant :

Carbonate de sodium du commerce................ 1400 gr.
Soufre sublimé........................... 1000
(Codex.)

C. QUINTISULFURE DE SODIUM. $Na^2S^5 = 206.$

Préparation. — 1° Le quintisulfure de sodium peut être obtenu par voie sèche, comme les polysulfures de potassium. On préfère ordinairement le préparer par voie humide, en dissolvant du soufre dans une solution de monosulfure de sodium :

> Monosulfure de sodium cristallisé.................... 340 gr.
> Fleur de soufre....................................... 128
> Eau distillée 200

On introduit ces substances dans un ballon de verre et on chauffe le mélange, au bain de sable, à une température voisine de l'ébullition. Dès que le soufre est dissous, on filtre au papier.

2° Si l'on n'a pas besoin d'un sel pur, on peut se servir de la formule suivante :

> Fleur de soufre .... 200 gr.
> Soude caustique liquide à 1,85...................... 600

On opère de la même manière que ci-dessus. Le produit est mélangé d'hyposulfite de sodium.

La liqueur préparée avec le monosulfure marque 1,14 au densimètre. Celle qui est obtenue avec la soude caustique pèse 1,41. Malgré cette différence, les deux solutions contiennent chacune le tiers de leur poids de quintisulfure de sodium.

Pharmacologie. — On retrouve dans les sulfures de sodium toutes les propriétés thérapeutiques des sulfures de potassium. Cependant, ils sont beaucoup moins employés que les premiers.

Le *monosulfure* sert à faire les *eaux minérales sulfureuses artificielles* et le *bain artificiel de Barèges*. Il devrait être seul appliqué à la préparation des bains sulfurés; sa dissolution a, sur la peau, une action beaucoup plus douce que celle du trisulfure de potassium. On le donne quelquefois en solution dans un sirop. C'est, de plus, un excellent épilatoire.

Les *polysulfures* de sodium peuvent remplacer, à dose moindre, dans toutes leurs applications, les polysulfures de potassium.

BAIN ARTIFICIEL DE BARÈGES.

> Monosulfure de sodium cristall. 60 gr.
> Chlorure de sodium sec....... 60
> Carbonate de sodium sec..... 30
> (*Codex*).

On peut préparer, à froid, un bain de Barèges contenant très peu de bisulfure de sodium et susceptible, par suite, de remplacer celui qui précède, dans la plupart des cas :

> Soufre sublimé............ .. 80 gr.
> Lessive de soude à 1,34 500

On dissout à froid, par agitation, dans un flacon bouché, puis on complète le volume de 1 litre.

300 gr. de cette solution représentent 62 gr. de monosulfure de sodium légèrement polysulfuré, mais à peine odorant.

SIROP DE MONOSULFURE DE SODIUM.

> | | gr. |
> Monosulfure de sodium cristall. 0.10
> Eau distillée............... . 1.00
> Sirop de sucre incolore....... 90.00

Ce sirop ne doit être préparé qu'au moment du besoin. 25 gr. contiennent 2 centigr. de monosulfure hydraté, ou le tiers de cette quantité de monosulfure anhydre (*Codex*).

CHAPITRE VII

MÉDICAMENTS ORGANIQUES

—

I. — ACIDES ORGANIQUES

—

I. — ACIDES A FONCTION UNIQUE.

a. — MONOBASIQUES.

§ 1. ACIDE ACÉTIQUE. $C^2H^4O^2$ $[CH^3 - CO^2H] = 60$.
Éthanoïque.

Le plus anciennement connu de tous les acides. Moïse mentionne le vinaigre. Basile Valentin préparait l'acide acétique en distillant le verdet gris.

Purification. — 1° On obtient l'acide acétique pur, en décomposant par l'acide sulfurique un acétate alcalin :

Acétate de sodium cristallisé.......................... 625 gr.
Acide sulfurique à 1,84.............................. 250

On chauffe l'acétate au bain de sable, dans une capsule de porcelaine, pour lui faire perdre la totalité de l'eau qu'il renferme. On pulvérise la

Fig. 105. — Appareil pour la préparation de l'acide acétique.

masse refroidie et on l'introduit dans une cornue tubulée d'une capacité de 2 litres, à laquelle on adapte une allonge et un récipient refroidi (fig. 105). On verse l'acide sulfurique dans la cornue et on bouche immédiatement.

La température du mélange s'élève et l'acide acétique distille aussitôt. Lorsque le dégagement se ralentit, on chauffe peu à peu, jusqu'à ce que l'on ait recueilli 180 grammes de produit, que l'on rectifie sur de l'acétate de sodium bien desséché.

En agissant sur l'acétate alcalin, l'acide sulfurique déplace l'acide acétique et forme du sulfate neutre de sodium :

$$\underset{\text{Acétate de sodium.}}{2(CH^3 - CO^2Na)} + SO^2\underset{OH}{\overset{OH}{<}} = SO^2\underset{ONa}{\overset{ONa}{<}} + \underset{\text{Acide acétique.}}{2(CH^3 - CO^2H)}.$$

L'opération est plus facile, quand on prend deux fois plus d'acide sulfurique. Le résidu est alors formé de sulfate acide de sodium.

2° On dédouble facilement, par la chaleur, l'acétate acide de potassium en acétate neutre et en acide acétique (*Melsens*).

3° L'industrie prépare l'acide acétique dilué en faisant couler à plusieurs reprises, sur des copeaux de hêtre, un mélange d'alcool à 56° et de moût de bière ou de suc de pommes de terre, de betterave, etc. Ces diverses substances fournissent un aliment albuminoïde au *mycoderma aceti*, qui doit transformer l'alcool en acide acétique par oxydation :

$$\underset{\text{Alcool éthylique.}}{CH^3 - CH^2OH} + O^2 = H^2O + \underset{\text{Acide acétique.}}{CH^3 - CO^2H}.$$

4° On retire de grandes quantités d'acide acétique, dit *acide pyroligneux*, de la décomposition du bois par la chaleur.

Cet acide distille avec de l'eau, de l'acétone, de l'esprit-de-bois, des éthers, des matières goudronneuses, etc. On le sépare mécaniquement du goudron et, par distillation, des produits plus volatils que lui ; on le sature par la chaux et on décompose l'acétate de calcium par le sulfate de sodium. Il se forme de l'acétate de sodium et du sulfate neutre de calcium ; on isole ce dernier par décantation :

$$\underset{\text{Acétate de calcium.}}{\overset{CH^3 - CO^2}{\underset{CH^3 - CO^2}{>}}Ca} + SO^2\underset{ONa}{\overset{ONa}{<}} = SO^2\underset{O}{\overset{O}{>}}Ca + \underset{\text{Acétate de sodium.}}{2(CH^3 - CO^2Na)}.$$

L'acétate de sodium est coloré ; on le purifie en le chauffant à une température de 250°, qui décompose les matières étrangères. On n'a qu'à dissoudre le sel dans l'eau, à le faire cristalliser et à le décomposer par l'acide sulfurique (Voy. plus haut).

5° On prépare un acide acétique particulier, nommé *vinaigre radical*, en décomposant par la chaleur l'acétate de cuivre cristallisé.

On introduit le sel dans une cornue de grès, munie d'une allonge et d'un récipient tubulé surmonté d'un long tube. On chauffe progressivement, jusqu'à ce qu'il ne passe plus rien à la distillation. Le liquide condensé est de l'acide acétique très concentré, coloré en vert par un peu d'acétate de cuivre. On le purifie en le distillant de nouveau dans une cornue de verre. On peut distiller jusqu'à siccité, mais il convient de fractionner les produits recueillis, afin d'éviter que les soubresauts, inévitables sur la fin de l'opération, n'altèrent la totalité du produit, en faisant passer un peu d'acétate de cuivre dans le récipient. Les diverses fractions d'acide, mélangées, doivent donner un liquide ayant une densité comprise entre 1,075 et 1,083.

L'acide ainsi obtenu présente une odeur particulière, due à la présence de l'*acétone*, qui s'est formée aux dépens de l'acide acétique :

$$\underset{\text{Acide acétique.}}{2(CH^3 - CO^2H).} = \underset{\text{Acétone.}}{CH^3 - CO - CH^3} + CO^2 + H^2O.$$

6° On prépare enfin un acide acétique impur, nommé *vinaigre*, en faisant subir au vin la fermentation acétique (Voy. *Vinaigre*).

Propriétés physiques et chimiques. — L'acide acétique hydraté cristallise en lames hexagonales, incolores, solubles en toutes proportions dans l'eau et dans l'alcool. Il fond à + 17°, et il bout à 118°. Sa densité est 1,06 à 15°; celle de sa vapeur 2,09. Lorsqu'on le mélange avec de l'eau, le liquide se contracte, sans qu'il y ait combinaison stable, car, en distillant, on sépare l'eau et l'acide. Son odeur est forte et irritante. Il dissout le camphre, les résines et la fibrine.

La chaleur le décompose, à la température rouge seulement, en formène, acide carbonique, acétylène, acétone, benzène, naphtalène, etc. Le chlore lui enlève de l'hydrogène, auquel il se substitue pour former les acides mono, di et trichloracétiques. Les agents oxydants l'attaquent avec peine, cependant le permanganate de potassium le transforme lentement, à 100°, en acide oxalique :

$$CH^3 - CO^2H + O^3 = CO^2H - CO^2H + H^2O.$$
Acide acétique.   Acide oxalique.

Ses affinités sont paralysées par l'alcool. Il se distingue des autres acides organiques par les caractères suivants :

Il dissout la fibrine et il ne précipite pas l'albumine ;

Lorsqu'on le sature par la potasse et qu'on chauffe l'acétate dans un tube, avec de l'acide arsénieux, il se dégage des vapeurs abondantes d'*oxyde de cacodyle* $\begin{Bmatrix} (CH^3)^2 = As \\ (CH^3)^2 = As \end{Bmatrix} > O$, reconnaissables à leur odeur alliacée désagréable.

Si on le combine à la soude et qu'on fasse bouillir la liqueur avec du perchlorure de fer, celle-ci prend une teinte d'un rouge foncé et dépose de l'hydrate de peroxyde de fer. La coloration a déjà lieu à froid.

Essai. — L'acide acétique du commerce peut contenir de l'eau, des *acides sulfurique, sulfureux, chlorhydrique* ou *azotique*, des *sels*, des *matières organiques* ou *empyreumatiques* et du *glucose*.

Pour manifester la présence de quantités d'*eau* inférieures à 1 p. 100, on y ajoute son volume de sulfure de carbone et on chauffe le mélange à 20° : il se trouble s'il renferme une trace d'eau (*Flückiger*).

La présence du *glucose* est facilement révélée par la réduction du tartrate cupro-potassique ;

L'*acide sulfurique* est accusé par le chlorure de baryum ;

L'*acide chlorhydrique*, par le nitrate d'argent ;

L'*acide azotique*, par l'indigo, qu'il décolore à chaud.

Pour déceler l'*acide sulfureux*, on ajoute à l'acide acétique un peu de zinc et d'acide sulfurique, puis on trempe dans la liqueur un papier imprégné d'acétate de plomb. S'il y a de l'acide sulfureux, il se trouve réduit par l'hydrogène, dont on provoque le dégagement, et changé ne acide sulfhydrique, qui colore en brun le sel de plomb du papier.

On peut encore verser dans l'acide quelques gouttes d'une solution de permanganate de potassium, qui se décolore en présence de l'acide sulfu-reux. Mais, pour que cette expérience ait toute sa valeur, il faut diluer l'acide acétique : celui qui est concentré ayant, quoique pur, le pouvoir de réduire le permanganate de potassium (*Merck*).

Pour retrouver les autres substances, on évapore l'acide dans une capsule de porcelaine; il doit se volatiliser entièrement. S'il laisse un résidu brun, il contient des *matières organiques* ou *empyreumatiques;* et si ce résidu, au lieu de disparaître par calcination, fournit, au rouge, une matière fixe, on conclut à la présence de *sels métalliques*.

Pharmacologie. — L'acide acétique *cristallisable* est caustique et, par conséquent, il rentre dans le groupe des poisons irritants. Il peut servir à pratiquer la vésication et même la cautérisation ; mais il cause des douleurs si vives et si prolongées, qu'on ne fait guère appel à ses propriétés escha-rotiques. On l'utilise souvent en inhalations, comme un excitant énergique, et en lotions, comme parasiticide. On l'ajoute au vinaigre destiné à la préparation des vinaigres médicinaux, dans le but d'assurer la conservation de ces médicaments. Parfumé avec du camphre et des essences, il constitue le *vinaigre aromatique anglais*. Son odeur vive et pénétrante peut masquer, dans une certaine mesure, celle des émanations putrides. Le Dr Engel-mann le dit aussi antiseptique que le phénol et très utile dans les opéra-tions gynécologiques. Il a, en outre, l'avantage d'être hémostatique et d'imprégner facilement les tissus.

Lorsqu'il est *étendu d'eau*, il est légèrement astringent et il offre l'action physiologique propre aux acides peu concentrés. En qualité de dissolvant des matières protéiques, il favorise la digestion des substances animales. C'est aussi un contre-poison des alcalis caustiques.

On peut faire usage, en pharmacie, de l'acide pyroligneux du commerce, à la condition de le purifier exactement. Toutefois, il vaut mieux préparer l'acide faible, en diluant l'acide cristallisable, d'après les tables dressées à cet effet.

Le *vinaigre radical* est depuis longtemps inusité.

Quand au *vinaigre distillé*, il doit à la présence de l'acétone d'être exclu de presque tous les médicaments. Il entrait autrefois dans la composition du *vinaigre anglais*, que le Codex fait aujourd'hui préparer avec l'acide acétique cristallisable.

L'*acide trichloracétique :* Cl^3 — CO^{2}H, est un dérivé de l'acide acétique, récemment préconisé comme astringent ou caustique, suivant sa concen-tration (*Erhmann*) et comme antiseptique puissant (*Fillipovitch*). Il affecte la forme de cristaux incolores, déliquescents, doués d'une odeur agréable. Les alcalis le dédoublent en chloroforme et en acide carbonique.

VINAIGRE ANGLAIS.

Acide acétique cristallisable...	100 gr.
Camphre........................	10
Essence de cannelle.............	0.20
— de girofle...........	0.20
— de lavande..........	0 10

On pulvérise le camphre dans un mor-tier de porcelaine, à l'aide d'un peu d'acide acétique; on l'introduit dans un flacon bouché à l'émeri, puis on ajoute l'acide acétique et les essences. Après 15 jours de contact, pendant lesquels on agite de temps en temps, on décante et on conserve pour l'usage. (*Codex.*)

§ 2. ACIDE BENZOÏQUE. $C^7H^6O^2$ [C^6H^5—CO^2H] = 122.

Mentionné par Blaise de Vigenère, sous le nom de *fleurs de benjoin*. Caractérisé, comme acide, par Lémery. Liebig et Wœhler fixent sa composition. C'est un acide aromatique et monobasique.

Préparation. — 1° Voie sèche. — On extrait l'acide benzoïque du benjoin, en soumettant celui-ci à l'action d'une chaleur ménagée.

On réduit le benjoin en poudre grossière et on le mélange avec son poids de sable fin. On place le mélange dans une terrine, sur les bords de laquelle on colle une feuille de papier à filtrer bien tendue. On fixe ensuite sur la terrine un long cône de carton blanc, qui s'adapte exactement sur elle et on lute avec du papier collé (fig. 106).

On chauffe la terrine à un feu modéré, de telle sorte que le fond seulement soit exposé à l'action de la chaleur, pendant une ou deux heures. On laisse refroidir et on délute. L'acide, dont les vapeurs ont été filtrées à travers le papier, s'est déposé en longues aiguilles, à la surface intérieure du cône et sur le papier. On est guidé, dans la conduite de l'opération, par les vapeurs blanches que laisse échapper une petite ouverture, qu'il convient de pratiquer au sommet du cône. Lorsque ces vapeurs sont abondantes, on ralentit le feu; on l'active, quand elles sont peu apparentes.

Fig. 106. — Appareil pour la préparation de l'acide benzoïque par voie sèche.

Le résidu, pulvérisé et chauffé de nouveau, fournit encore de l'acide benzoïque. 100 gr. de benjoin peuvent donner 40 gr. d'acide benzoïque (*Codex*).

2° Voie humide. — On soustrait l'acide benzoïque au benjoin avec la chaux, et on décompose le benzoate de calcium par un acide.

On fait bouillir, pendant une demi-heure, dans une chaudière de fonte et en agitant :

Benjoin pulvérisé...................................... 1000 gr.
Chaux éteinte.. 500
Eau... 6000

On filtre sur une toile et on traite le résidu deux fois, de la même manière, avec de nouvelle eau. On réunit les liqueurs, on les réduit à 5 litres, par évaporation, et on y ajoute de l'acide chlorhydrique jusqu'à réaction franchement acide.

L'acide benzoïque cristallise, par refroidissement, accompagné d'une matière résineuse, dont on le débarrasse par une seconde cristallisation dans l'eau bouillante (*Codex*).

Dans cette opération, la chaux forme avec l'acide benzoïque et même avec une petite quantité de résine des combinaisons solubles. L'acide chlorhydrique décompose ces combinaisons, s'empare de la chaux et met en liberté l'acide benzoïque et la résine. Pour éviter le mélange de celle-ci à l'acide benzoïque, on conseille de faire passer, dans la solution de benzoate calcaire, un courant d'acide carbonique, qui précipite la résine, sans décomposer le benzoate de calcium.

3° On peut encore obtenir l'acide benzoïque en faisant bouillir l'acide hippurique avec de l'acide chlorhydrique. L'acide hippurique s'hydrate et se dédouble en acide benzoïque et en glycocolle :

$$C^6H^5 - CO - AzH - CH^2 - CO^2H + H^2O = C^6H^5 - CO^2H + AzH^2 - CH^2 - CO^2H.$$
Acide hippurique.   Acide benzoïque.   Glycocolle.

4° L'acide commercial est préparé par oxydation du toluène chloré, au moyen de l'acide azotique :

$$2C^7H^7Cl + 2O^2 = 2HCl + 2(C^6H^5 - CO^2H).$$
Toluène chloré.   Acide benzoïque.

Purification. — L'acide benzoïque, principalement celui que fournit la voie sèche, est imprégné d'*huile volatile* et de *résine*. Aussi est-il aromatique tant qu'il est sec; mais, dilué dans l'alcool, dans l'eau ou dans la vapeur d'eau, il est odorant (*J. Passy*).

Pour le purifier, on le fait bouillir avec de l'acide azotique peu concentré, ou avec de l'acide sulfurique étendu de 4 à 5 fois son poids d'eau (*Righini*). Les substances étrangères sont oxydées, tandis que l'acide benzoïque est à peine attaqué.

Propriétés physiques et chimiques. — L'acide benzoïque cristallise en aiguilles hexagonales, blanches et inodores. Il exige, pour se dissoudre, à 15°, 40 p. d'eau froide, et 1,50 p. d'eau bouillante (*Bourgoin*). Il est soluble dans 2 fois son poids d'alcool froid et dans son poids d'alcool bouillant, très soluble dans l'éther. Sa saveur est brûlante.

L'air ne l'altère point. Il fond à 121° et il bout à 250°; il se volatilise avant de bouillir, dès la température de 155°. Porté au rouge, il se dédouble en benzène et en acide carbonique :

$$C^6H^5 - CO^2H = CO^2 + C^6H^6.$$
Acide benzoïque.   Benzène.

Le chlore, le brome et l'acide azotique le convertissent en produits de substitution. Il est monobasique et il forme, avec les bases, des sels nombreux et cristallisables. Distillé avec un alcali, il donne du benzène et de la diphénylcétone :

$$C^6H^5 - CO^2H + 2KOH = CO^3K^2 + H^2O + C^6H^6.$$
Acide benzoïque.   Benzène.

L'hydrogène naissant le convertit en essence d'amandes amères.

Essai. — La fraude mélange à l'acide benzoïque du *carbonate de calcium*, de l'*acide hippurique*, de l'*acide cinnamique*, du *sucre*, de l'*amiante*, etc.

Tout acide benzoïque, qui ne se dissout pas entièrement dans l'alcool et qui ne se volatilise pas sans résidu, quand on le chauffe, n'est pas pur.

Le *carbonate de calcium* se reconnaît à l'effervescence qu'il produit avec les acides, et au précipité blanc que sa dissolution fournit avec l'oxalate d'ammonium.

Le *sucre* peut être enlevé par l'eau froide, ou caractérisé par l'acide sulfurique concentré, qui le noircit à chaud, tandis qu'il n'altère par l'acide benzoïque pur.

Pour accuser la présence de l'*acide hippurique*, on chauffe le produit avec l'acide azotique et on évapore à siccité ; le résidu prend une teinte *violette*, quand on l'expose à l'action des vapeurs ammoniacales.

On peut encore chauffer l'acide suspect avec de la chaux hydratée : il s'échappe de l'ammoniaque, s'il y a de l'acide hippurique en mélange.

Lorsque l'acide benzoïque est mélangé d'*acide cinnamique*, il donne des vapeurs d'essence d'amandes amères, quand on le fait bouillir avec de l'acide sulfurique et du bichromate de potassium, ou qu'on le porte à 60° après y avoir ajouté du permanganate de potassium.

L'*amiante* n'étant pas volatile, reste sur une lame de platine, sur laquelle on chauffe l'acide benzoïque. Il en serait de même pour l'acide borique et pour toutes les substances fixes.

On distingue celui qui provient du benjoin avec la résorcine ou avec un mélange d'acide sulfurique et de pyrogallol, qui lui communiquent une teinte d'un *rouge vineux* (*Göldner*).

Pharmacologie. — L'acide benzoïque est un stimulant diffusible et un modificateur de la sécrétion urinaire, dont les emplois sont très limités. Il est transformé en acide hippurique, dans l'organisme ; mais cette métamorphose ne semble pas réalisée aux dépens de l'acide urique, comme on l'a prétendu. Ce fait diminue, sans l'anéantir, l'importance de l'acide benzoïque dans le traitement de la diathèse urique. On administre ce médicament à faibles doses, dissimulé dans des pilules ou dans une potion. Sa saveur est âcre et il est irritant pour les muqueuses avec lesquelles on le met en contact. Il fait partie des *pilules balsamiques de Morton ;* il communique ses propriétés au benjoin et à tous les médicaments dans lesquels on fait entrer ce baume.

§ 3. ACIDE CINNAMIQUE $C^9H^8O^2$ [$C^6H^5 — CH = CH — CO^2H$] = 148.

Préparation. — Pour obtenir l'acide cinnamique, on fait bouillir le styrax liquide ou le baume du Pérou avec une solution de potasse caustique. Il se forme du cinnamate de potassium et une combinaison soluble de potasse et de résine. On porte à l'ébullition la liqueur suffisamment étendue d'eau ; on y ajoute un excès d'acide chlorhydrique, qui précipite la résine, et on filtre bouillant. L'acide cinnamique cristallise par le refroidissement ; on le fait cristalliser une seconde fois, pour le purifier.

Propriétés physiques et chimiques. — C'est un acide aromatique, peu soluble dans l'eau, plus soluble dans l'alcool. Il cristallise en prismes rhomboïdaux obliques, fusibles à 133°. Il bout à 297°. Quand on le distille avec de la chaux, il fournit de l'acide carbonique et un carbure d'hydrogène nommé *styrolène* :

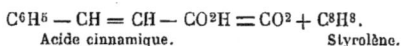

$$C^6H^5 - CH = CH - CO^2H = CO^2 + C^8H^8.$$

Acide cinnamique. Styrolène.

Il est isomérique des *acides atropique* et *isatropique*. Il se distingue de l'acide benzoïque par deux réactions : il donne naissance à l'huile volatile d'amandes amères, quand on le traite par un corps oxydant (acides chromique, plombique, azotique) ; il produit, au contact d'une solution aqueuse d'hypochlorite de calcium, une huile chlorée aromatique, à laquelle l'acide sulfurique communique une teinte rouge (*Stenhouse*).

Quand on le fond avec de la potasse, on le dédouble par hydratation, en acide benzoïque et en acide acétique, avec dégagement d'hydrogène :

$$C^6H^5 - CH = CH - CO^2H + 2H^2O = C^8H^5 - CO^2H + CH^3 - CO^2H + H^2.$$

Acide cinnamique. Acide benzoïque. Acide acétique.

Pharmacologie. — L'acide cinnamique n'est pas employé à l'état libre, en médecine. Mais il se trouve dans quelques benjoins, dans les baumes de Tolu et du Pérou et dans le styrax, qui font la base d'un certain nombre de médicaments. Lorsqu'il pénètre dans le sang, il est métamorphosé en acide hippurique, comme l'acide benzoïque.

§ 4 ACIDE OLÉIQUE. $C^{18}H^{34}O^2$ [$C^{17}H^{33} - CO^2H$] $= 282.$

Découvert par Chevreul, en 1813.

Préparation. — On prépare l'acide oléique, en décomposant par un acide un savon d'huile d'olive ou d'huile d'amande. Il est très difficile de l'obtenir à l'état de pureté.

On saponifie de l'huile d'olive ou d'amande par de la potasse ; on sépare les acides du savon au moyen de l'acide chlorhydrique, puis on les combine à du massicot finement pulvérisé. Il se produit un mélange d'oléate et de palmitate de plomb, qu'on traite par l'éther. L'oléate se dissout ; on sépare le chlorure de plomb, on distille pour enlever l'éther et on refroidit à — 7°. L'acide oléique cristallise ; on le purifie sommairement, en séchant ses cristaux dans du papier sans colle et en les congelant à plusieurs reprises.

Purification. — Pour le purifier complètement, on le dissout dans l'ammoniaque, on précipite par le chlorure de baryum, on fait cristalliser dans l'alcool l'oléate de baryum et on le décompose par l'acide tartrique.

On opère toujours à l'abri de l'air, l'acide oléique étant très avide d'oxygène.

Propriétés physiques et chimiques. — L'acide oléique est liquide au-dessus de 14°, incolore, insipide, très soluble dans l'alcool et dans l'éther, insoluble dans l'eau. Il est monobasique.

Quand il est très pur, il se solidifie à + 4° et il ne fond qu'à 14°. Exposé à l'air, il absorbe jusqu'à 20 vol. d'oxygène. Soumis à la distillation sèche, il donne : de l'eau, de l'acide carbonique, de l'oxyde de carbone, des carbures d'hydrogène, de l'oléone, de l'acide sébacique, etc.

Au contact de l'acide nitreux, il est changé en *acide élaïdique*, isomère solide, insoluble dans l'eau et moins soluble dans l'éther que dans l'alcool, fondant à 44°. Chauffé avec l'hydrate de potasse en fusion, il se transforme en acides acétique et palmitique :

$$C^{17}H^{33} - CO^2H + 2KOH = C^{15}H^{31} - CO^2K + H^2 + CH^3 - CO^2K.$$
$$\text{Acide oléique.} \qquad\qquad \text{Palmitate de potassium.} \qquad \text{Acétate de potassium.}$$

Pharmacologie. — L'acide oléique n'a d'intérêt en pharmacie que par ses combinaisons naturelles : huiles et graisses végétales et animales, et par son isomère l'acide élaïdique. Il existe, à l'état d'oléate, dans les emplâtres et dans les savons médicamenteux.

§ 5. ACIDE PALMITIQUE. $C^{16}H^{32}O^2 [C^{15}H^{31} - CO^2H] = 256.$

Acide gras découvert par Chevreul, en 1820.

Préparation. — On peut retirer l'acide palmitique de certaines graisses animales solides, de l'huile de palme, ou d'autres huiles végétales, en saponifiant par un alcali la palmitine contenue dans ces matières grasses et en dédoublant ensuite le savon par un acide.

Propriétés physiques et chimiques. — A l'état de pureté, l'acide palmitique est blanc, cristallin, soluble dans l'alcool et dans l'éther. Il entre en fusion à 62° et il reprend, par le refroidissement, l'aspect d'écailles cristallines. On ne peut le distiller que dans le vide et dans la vapeur d'eau surchauffée. Il est monobasique.

C'est le seul acide gras qui semble prendre naissance dans la fermentation bactérienne (*A. Gautier* et *Étard*).

Pharmacologie. — L'acide palmitique fait partie de la graisse humaine et d'un grand nombre de graisses végétales et animales, à l'état d'éther saturé de la glycérine. Il entre dans la composition d'une foule de médicaments formés avec les corps gras : savons, pommades, emplâtres, etc.

§ 6. ACIDE STÉARIQUE. $C^{18}H^{36}O^2 [C^{17}H^{35} - CO^2H] = 284.$

Acide gras découvert par Chevreul, en 1811.

Préparation. — On retire l'acide stéarique du suif, que l'on saponifie par la soude et dont on décompose le savon par un acide.

Après avoir traité le suif par la soude caustique, on sépare le savon, en y ajoutant du chlorure de sodium en solution. On dissout le savon dans un peu d'eau et on verse la liqueur dans une grande quantité du même liquide. Il se précipite du bistéarate de sodium, qu'on recueille et qu'on décompose à chaud par l'acide chlorhydrique. On purifie le produit, par plusieurs cristallisations dans l'alcool.

Propriétés physiques et chimiques. — L'acide stéarique est blanc, solide, soluble dans l'alcool, l'éther, la benzine, le chloroforme, etc. Il fond à 70°. Il forme des sels définis, solubles dans l'alcool; le sel de sodium se prend en gelée, dans ce dissolvant. Les stéarates alcalins sont solubles dans très peu d'eau; une grande quantité de liquide les décompose, en leur enlevant une partie de l'alcali; il se dépose alors un stéarate acide insoluble.

Pharmacologie. — L'acide stéarique libre n'a pas d'emploi en pharmacie. Mais, uni à la soude ou à la litharge, il forme, avec les acides palmitique et oléique, les savons et les emplâtres.

On a proposé de le combiner aux alcalis végétaux, pour faciliter l'absorption cutanée de ces médicaments ou pour adoucir leur action sur l'estomac. Les stéarates sont peu usités.

§ 7. ACIDE VALÉRIQUE.

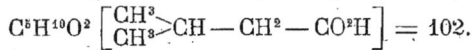

$$C^5H^{10}O^2 \left[\begin{matrix} CH^3 \\ CH^3 \end{matrix} > CH - CH^2 - CO^2H \right] = 102.$$

Acide valérianique, acide delphinique, acide isovalérique, acide isopropylacétique.

Acide gras découvert, en 1817, par Chevreul. On connaît 4 acides isomériques de ce nom :

L'acide *valérique normal :* CH³—CH²—CH²—CH²—CO²H ;

L'acide *méthyléthylacétique :* CH³ — CH² — CH — CO²H ;
$$\qquad\qquad\qquad\qquad\qquad\qquad\overset{|}{C}H^3$$

L'acide *isovalérique* ou *isopropylacétique :* $\begin{matrix} CH^3 \\ CH^3 \end{matrix} > CH - CH^2 - CO^2H$;

L'acide *triméthylacétique* ou *pivalique :* $CH^3 - \overset{\displaystyle CH^3 - C - CO^2H.}{\underset{CH^3\ CH^3}{}}$

Celui qui est usité, en pharmacie, est l'*acide isovalérique.*

Préparation. — 1° On produit l'acide valérique en oxydant, par le bichromate de potassium et l'acide sulfurique, l'huile essentielle contenue dans la racine de valériane :

Racine de valériane concassée.....................	10000 gr.
Acide sulfurique à 1,84.........................	1000
Bichromate de potassium.....................	600
Eau..	50000

On fait digérer ce mélange, pendant 24 heures, et on distille. Lorsque le premier quart du liquide a passé avec l'huile essentielle, on verse le produit distillé dans la cucurbite, on recommence la distillation et on la continue, jusqu'à ce que l'eau condensée n'ait plus de réaction acide. On sature alors la liqueur distillée, avec du carbonate de sodium, et on évapore à consistance sirupeuse. On ajoute un léger excès d'acide sulfurique étendu, puis on laisse reposer dans une éprouvette. L'acide valérianique monte à la surface, on le décante et on le rectifie dans une cornue de verre munie d'un récipient (*Codex*).

2° Un procédé plus rapide et plus économique consiste à oxyder l'alcool amylique de fermentation $\frac{CH^3}{CH^3}$>CH — CH² — CH²OH par le même mélange d'acide sulfurique et de bichromate de potassium. On neutralise par la soude l'acide valérique obtenu; on sèche le sel et on le décompose avec de l'acide sulfurique étendu d'eau.

Propriétés physiques et chimiques. — L'acide valérique fourni par la valériane est un mélange d'acide isovalérique (dominant) et d'acide méthyléthylacétique, avec des traces d'acides formique, acétique et caproïque. Il est liquide, incolore, doué d'une odeur désagréable. Il devient solide à — 57°; il fond à — 51° (Massol). Il a pour densité 0,938 à 15° et il bout à 175°. Il se dissout dans 25 p. d'eau froide et dans beaucoup moins d'alcool et d'éther. Il forme avec l'eau un hydrate oléagineux.

Celui qui est obtenu par l'oxydation de l'alcool amylique a pour densité 0,957 à 0°, il bout à 178° et il dévie à droite le plan de polarisation de la lumière (*Is. Pierre* et *Ed. Puchot*).

Essai. — L'acide valérique peut contenir : de l'*eau*, de l'*alcool*, des *acides acétique, butyrique* ou *caproïque*, de l'*aldéhyde isoamylique* et de l'*isovalérate d'isoamyle*.

La présence de l'*eau*, de l'*alcool*, des *acides acétique* et *butyrique* élève son coefficient de solubilité ; celle de l'*aldéhyde* ou de l'*éther isoamylique* l'abaisse.

L'ammoniaque le trouble fortement, lorsqu'il contient de l'*aldéhyde* ou de l'*éther isoamylique*.

Pour découvrir l'*acide acétique*, on ajoute un léger excès de solution de perchlorure de fer : le liquide filtré est incolore, quand l'acide est pur, et d'un rouge sang quand il contient de l'acide acétique.

L'acide *butyrique* et l'*acide acétique* lui-même peuvent être attestés par le nitrate d'argent. A cet effet, on agite 5 gr. d'acide avec 20 cc. d'eau distillée, on filtre et on précipite par le nitrate d'argent. Le précipité, lavé et incinéré, donne 51,67 p. 100 d'argent seulement, s'il n'y a pas de mélange. Le butyrate et l'acétate augmenteraient ce poids, le premier fournissant à la calcination 55,38 p. 100 et le second 64,67 p. 100 de métal (*Gilkinet*).

Pharmacologie. — L'acide valérianique est un caustique violent, qui passe aussi pour antispasmodique. On ne l'emploie, en médecine, qu'à l'état de combinaison avec les bases.

b. — BIBASIQUES.

§ 8. ACIDE OXALIQUE. $C^2H^2O^4 + 2H^2O$ [$CO^2H — CO^2H + 2H^2O$] = 126.
Éthanedioïque.

Découvert en 1776, par Bergmann.

Préparation. — 1° On prépare l'acide oxalique en oxydant le sucre ou l'amidon par l'acide azotique.

On chauffe doucement, dans une cornue munie d'une allonge et d'un récipient (fig. 107), du sucre ou de l'amidon avec la moitié de leur poids d'acide azotique, d'une densité de 1,32. L'acide azotique est réduit, il forme de l'acide oxalique et il dégage d'abondantes vapeurs rutilantes.

Fig. 107. — Appareil pour la préparation de l'acide oxalique.

Lorsqu'il n'y a plus de dégagement, on concentre la liqueur et on la laisse cristalliser.

Les eaux-mères, chauffées avec la même quantité d'acide azotique, fournissent de nouveaux cristaux.

2° *Procédé de Scheele.* — Ce procédé permet d'extraire l'acide oxalique de l'oseille : on clarifie le suc de l'oseille et on le précipite par l'acétate de plomb. Le dépôt d'oxalate de plomb, qui se forme, est lavé avec soin et décomposé par l'acide sulfurique étendu ou par un courant d'acide sulfhydrique. On filtre et on fait cristalliser l'acide oxalique, en évaporant la liqueur.

3° Industriellement, on prépare l'acide oxalique en chauffant, à une température élevée, un mélange de potasse caustique et de sciure de bois.

4° D'après M. Zopf, le *Saccharomyces Hansenii*, cultivé dans un liquide sucré, ne produit jamais d'alcool ; il transforme les saccharoses et les glucoses, la glycérine même, en acide oxalique. De là un procédé, industriel peut-être, pour la fabrication de cet acide.

Purification. — Quand l'acide oxalique a été obtenu au moyen de l'*acide azotique*, il en contient toujours un peu. On le purifie en le faisant effleurir, dans une étuve chauffée à 40° ; l'acide azotique s'échappe avec l'eau d'hydratation. On dissout dans l'eau l'acide effleuri et on le fait cristalliser. On répète cette double opération, tant qu'il y a de l'acide azotique (*Soubeiran*).

L'acide retiré du sel d'oseille est parfois souillé d'*acide sulfurique*. Pour l'en débarrasser, on le fait digérer avec de l'oxalate de plomb, jusqu'à ce que sa dissolution n'accuse plus la présence de l'acide sulfurique.

Enfin, si l'acide oxalique contient un *sel alcalin*, on le purifie par sublimation. On dissout ensuite dans l'eau le produit sublimé, pour le séparer de l'acide formique engendré par la décomposition inévitable d'une partie de l'acide oxalique.

On purifie également cet acide, en le dissolvant dans la plus petite quantité d'alcool absolu et chaud. On filtre, pour séparer les oxalates qui peuvent être mêlés à l'acide oxalique, et on laisse cristalliser. Les cristaux contiennent de l'éther oxalique ; on les dissout, à l'ébullition, dans l'eau distillée, pour les obtenir chimiquement purs (*Habedanck*).

Propriétés physiques et chimiques. — L'acide oxalique cristallise en gros prismes obliques à 4 pans, incolores et hydratés. Il se dissout dans 10 p. d'eau à 20°, dans son poids d'eau bouillante et dans 2,5 parties d'alcool. Sa saveur est très aigre. Il fond vers 100°, dans son eau de cristallisation. Sa densité est 1,64 à + 4°.

Il est bibasique. Chauffé à 100 degrés, il se déshydrate ; à 160° il se volatilise ; à 188°, il donne de l'eau, de l'oxyde de carbone, de l'acide carbonique et de l'acide formique ; un peu d'acide oxalique non altéré se sublime en même temps. L'acide sulfurique le dédouble en volumes égaux d'oxyde de carbone, d'acide carbonique et d'eau :

$$CO^2H - CO^2H = CO + CO^2 + H^2O \qquad\qquad CO^2H - CO^2H = CO^2 + H - CO^2H$$

Acide oxalique.   Acide oxalique.   Acide formique.

Chauffé à 100° avec la glycérine diluée, il fournit de l'acide carbonique et de l'acide formique, par saponification de l'éther monoformique d'abord produit :

$$
\begin{array}{cc}
CH^2 - O - C - H & CH^2OH \\
|\| & | \\
CHOH O + H^2O = CHOH + H - CO^2H. \\
| & | \qquad \text{Acide formique.} \\
CH^2OH. & CH^2OH. \\
\text{Monoformine.} & \text{Glycérine.}
\end{array}
$$

Si la glycérine est anhydre, il se produit de l'alcool allylique :

$$
\begin{array}{cc}
CH^2 - O - C - H & CH^2 \\
|\| & | \\
CHOH O = CO^2 + H^2O + CH \\
| & | \\
CH^2OH. & CH^2OH. \\
\text{Monoformine.} & \text{Alcool allylique.}
\end{array}
$$

L'acide azotique le détruit, en le changeant en acide carbonique et en eau :

$$CO^2H - CO^2H + O = 2CO^2 + H^2O.$$

Il réduit aisément les sels d'or, dont il précipite le métal. Il a pour caractère distinctif de former, avec les sels de calcium, un précipité blanc, soluble dans l'acide chlorhydrique et insoluble dans l'acide acétique.

Essai. — L'acide oxalique du commerce peut contenir un peu d'*acides azotique, sulfurique* ou *saccharique,* du *plomb*, des *sels alcalins,* des *matières organiques*.

Quand il est imprégné d'*acide azotique*, il décolore l'indigo.

L'*acide sulfurique* lui communique la propriété de donner, avec le chlorure de baryum, un précipité blanc, fournissant du sulfure de baryum, par calcination sur un charbon.

S'il est mélangé d'*acide saccharique*, il attire l'humidité de l'air.

La présence du *plomb* se reconnaît au précipité noir que donne sa solution, quand on y ajoute de l'hydrogène sulfuré.

Enfin, il laisse un résidu charbonneux, quand on le chauffe doucement sur une lame de platine, s'il contient des *matières organiques*, et un résidu fixe, après calcination, lorsqu'il renferme des *sels*.

Pharmacologie. — L'acide oxalique a été employé comme succédané des autres acides végétaux. On en faisait autrefois des tablettes et des tisanes rafraîchissantes, avec raison abandonnées aujourd'hui, car l'acide oxalique est vénéneux et l'abus des médicaments qui en contiennent peut offrir des dangers. Il ne subit aucune métamorphose, pendant son séjour dans l'économie ; il passe intact dans l'urine.

Nieuhans a remarqué que l'acide oxalique conserve la couleur des plantes, dans les herbiers. Henry Schrœder conseille, à cet effet, d'imprégner d'une solution à 3 p. 100 d'acide les feuilles de papier dans lesquelles on les fait sécher.

§ 9. ACIDE SUCCINIQUE. $C^4H^6O^4$ $[CO^2H — CH^2 — CH^2 — CO^2H] = 118$.
Acide éthylène succinique. Butanedioïque.

Préparation. — 1° Voie sèche. — On retire l'acide succinique du succin, par l'intermédiaire de la chaleur.

On distille le succin, dans une cornue de grès munie d'une allonge et d'un récipient de verre. L'acide succinique se condense dans l'allonge et dans le récipient ; on le fait bouillir avec un peu d'acide azotique, pour détruire les corps étrangers qui le souillent, et on le fait cristalliser plusieurs fois dans l'eau.

2° Voie humide. — On peut obtenir l'acide succinique par la fermentation du malate de calcium.

On expose pendant plusieurs jours, à 30 ou 40° au plus, un mélange de malate de calcium, d'eau et de fromage blanc ou de levure de bière. Le malate est converti en succinate, qu'on décompose ensuite par l'acide sulfurique.

3° On réalise sa synthèse en chauffant le dicyanure d'éthylène avec une solution alcoolique de potasse, ou avec un acide minéral : il se forme, par hydratation, de l'acide succinique, et de l'ammoniaque s'échappe :

$$CH^2CAz — CH^2CAz + 4H^2O = 2AzH^3 + CO^2H — CH^2 — CH^2 — CO^2H.$$
Cyanure d'éthylène. Acide succinique.

Propriétés physiques et chimiques. — L'acide succinique est bibasique et, par suite, il donne naissance à deux séries de sels. Il cristallise en prismes rhomboïdaux transparents, inodores et incolores. 100 parties d'eau en dissolvent 5,14 à la température de 14°,5, et 120,86 à l'ébullition (*E. Bourgoin*). Il se dissout aussi dans 10 fois son poids d'alcool et dans l'éther. Sa densité est 1,55. Sa saveur est nauséeuse. Il fond à 185° ; il bout vers 235°. Au-dessus de cette dernière température, il se dédouble en eau et en acide anhydre : $\dfrac{CH^2 — CO}{CH^2 — CO} > O$.

Il est inaltérable à l'air. Le chlore, l'acide sulfurique et même l'acide azotique concentré sont sans action sur lui. Par voie d'oxydation indirecte, il est transformé en *acide malique*. L'hydrogène naissant le convertit en *acide butyrique*. Il a un isomère fusible à 130°, l'*acide isosuccinique*.

On reconnaît cet acide à ses caractères physiques et au précipité *brun* qu'il forme dans les solutions des sels de sesquioxyde de fer.

Pharmacologie. — Les anciens médecins faisaient un usage fréquent des produits de la décomposition ignée du succin, qu'ils regardaient comme d'excellents antispasmodiques. On obtenait ces composés, en chauffant avec ménagement le succin dans un appareil distillatoire. Il se condensait dans le récipient : du *sel volatil de succin*, acide succinique imprégné d eau et d'huile pyrogénée ; de l'*esprit volatil de succin*, solution étendue d'acide succinique, d'acide acétique et d'huile pyrogénée ; de l'*huile volatile de succin*, mélange de carbures d'hydrogène incomplètement connus. On préparait encore du succinate d'ammoniaque impur, nommé *liqueur de corne de cerf succinée*, en saturant le sel volatil de succin par l'esprit volatil de corne de cerf.

Ces médicaments ont vieilli et ne sont presque plus usités. Ils avaient pourtant été inscrits au Codex de 1866. L'acide succinique pur n'est pas beaucoup plus employé. Il paraît jouir de propriétés analogues à celles des acides malique et tartrique ; il est brûlé dans l'économie, où ses combinaisons salines se transforment finalement en bicarbonates (*Rabuteau*).

II. — ACIDES A FONCTIONS MULTIPLES.

a. — MONOBASIQUES.

§ 1. ACIDE GALLIQUE. $C^7H^6O^5 + H^2O$ [$C^6H^2(OH)^3 - CO^2H + H^2O$] $= 188$.

Découvert, en 1786, par Scheele.

Préparation. — 1° On retire cet acide de la noix de galle, par une fermentation spontanée prolongée.

On réduit la noix de galle en poudre grossière, on l'humecte avec de l'eau et on abandonne le tout à l'air, pendant un mois. On remue souvent la masse et on la tient constamment humide. Au bout de ce temps, on exprime fortement. on fait bouillir le résidu avec de l'eau et on filtre. L'acide gallique cristallise pendant le refroidissement. On le purifie par dissolution, en présence du noir animal.

2° On l'obtient plus rapidement, en faisant bouillir le tannin ou l'extrait aqueux de noix de galle avec l'acide sulfurique étendu d'eau. On décolore au charbon.

Propriétés physiques et chimiques. — L'acide gallique est monobasique et *triphénolique*. Il cristallise en longues aiguilles soyeuses, contenant 1 molécule d'eau. Il se dissout dans 100 fois son poids d'eau froide et dans 3 fois son poids d'eau bouillante; il est également soluble dans l'alcool et un peu dans l'éther. Sa saveur est astringente.

Il perd à 100° son eau de cristallisation. A 230° il entre en fusion et, dans un courant d'acide carbonique, il se dédouble en *acide pyrogallique* (*pyrogallol*) et en acide carbonique :

$$C^6H^2(OH)^3 - CO^2H = CO^2 + C^6H^2(OH)^3.$$
Acide gallique.   Pyrogallol.

Brusquement porté à 250°, il se transforme en acide *métagallique*, en eau et en acide carbonique :

$$2\,C^6H^2(OH)^3 - CO^2H = 2CO^2 + 2\,H^2O + C^{12}H^8O^4.$$
Acide gallique.   Acide métagallique.

L'acide sulfurique chaud et concentré le change en *acide rufigallique*, en le déshydratant :

$$2\,[C^6H^2(OH)^3 - CO^2H] = OH^3 = C^6H <^{CO}_{CO}> C^6H = (OH)^3 + 2H^2O.$$
Acide gallique.   Acide rufigallique.

Quand on agite une solution d'acide gallique avec une solution de cyanure de potassium, il se produit une belle coloration *rouge*, qui disparaît par le repos, pour reparaître par l'agitation. On peut obtenir ce double effet quinze ou vingt fois de suite ; finalement, le liquide devient d'un brun stable. Cette réaction permet de découvrir la présence de l'acide gallique dans les tannins du commerce (*Sidney Young*).

La solution d'acide gallique, additionnée de picrate d'ammonium, se colore en *rouge*, puis en *vert*, quelques secondes après (*Dadley*).

L'acide gallique absorbe facilement l'oxygène de l'air, surtout en présence des alcalis ; en même temps, il *noircit* et il dégage de l'acide carbonique. Il ne précipite ni l'albumine, ni la gélatine, ni les alcalis végétaux. Il colore les sels ferriques en *bleu*, qui devient *violacé* par addition d'acétate de sodium, et il réduit les sels d'or et d'argent.

Lorsqu'on abandonne à l'air ou qu'on fait bouillir avec l'acide chlorhydrique l'infusé de noix de galle, il dépose des cristaux d'*acide ellagique* $C^{14}H^6O^8 + 2H^2O$, qui semble dériver de l'acide gallique.

L'*acide ellagique* a été rencontré dans certains bézoards.

Pharmacologie. — L'acide gallique possède les propriétés astringentes du tannin, mais très affaiblies. Il est peu usité, cependant Gubler le croyait préférable à ce dernier, pour l'usage interne. On peut le prescrire en poudre, en pilules et même en solution. Plusieurs de ses dérivés sont entrés dans la matière médicale depuis quelques années ; en voici deux ; les autres seront décrits dans les groupes auxquels ils appartiennent.

A. GALLIANE. — Éther méthylique de l'acide gallique. Il est blanc, cristallin, soluble dans l'eau chaude, l'alcool et l'éther. Employé en poudre, dans la conjonctivite folliculaire et la kératite phlycténulaire.

B. GALLOBROMOL. — *Acide dibromogallique.* $C^6Br^2(OH)^3 - CO^2H$. Préparé par M. Grimaux. — Aiguilles déliées, blanches, solubles dans l'eau, l'alcool et l'éther, contenant la moitié de leur poids de brome. Leur solution rougit, quand elle est faite avec de l'eau ordinaire ; il faut la préparer avec de l'eau distillée.

Le gallobromol est un succédané du bromure de potassium. Dose de 1 à 10 grammes par jour (*Lépine*).

TANNIN. $C^{14}H^{10}O^9 = 322$.
Acide digallique, tannique, gallotannique.

Découvert par Lewis, au XVIIIᵉ siècle.

Préparation. — 1° Le tannin est extrait de la noix de galle, par dissolution dans l'éther *aqueux*.

On tasse légèrement 100 grammes de noix de galle finement pulvérisée, dans une allonge bouchée à l'émeri (fig. 108), et sur cette poudre on verse un mélange de :

Éther rectifié du commerce............................	600 gr.
Alcool à 90°..	30
Eau distillée...	10

Le liquide qui s'écoule se divise en deux couches : l'une, inférieure, de consistance sirupeuse et de couleur ambrée ; l'autre, supérieure, très fluide et de couleur verdâtre. Pour les séparer complètement, on y ajoute un peu d'eau et on agite. On verse le tout dans une allonge à robinet ; puis, quand les deux liquides sont nettement séparés, on reçoit l'inférieur dans une capsule, que l'on porte dans une étuve bien chaude. Le liquide s'évapore et laisse une masse spongieuse de tannin (*Codex*).

2° On obtient plus de tannin, en remplaçant la lixiviation par la méthode de Cadet, dans l'opération précédente.

On met à la cave, pendant trois ou quatre jours, la noix de galle pulvérisée. Lorsqu'elle est humide, on la place dans un flacon qui puisse être hermétiquement fermé, puis on ajoute assez d'éther alcoolique à 54° B. pour faire une pâte molle. On laisse macérer pendant 24 heures ; on exprime rapidement. On remet à macérer avec de l'éther additionné de 6 p. 100 d'eau, et on exprime encore après 24 heures. Le produit de l'expression est évaporé sur des plaques de verre ou de porcelaine, dans une étuve chauffée à 45° ; il donne du tannin coloré (*Dominé*).

3° Pour avoir du tannin *pur*, on place dans un flacon des poids égaux d'éther privé d'alcool, d'eau et de tannin. On agite vivement ; le mélange forme 3 couches, dont l'inférieure est une solution de tannin pur (*Guibourt*).

Propriétés physiques et chimiques. — Le tannin est amorphe, jaunâtre, très léger. Il se dissout facilement dans l'eau, peu dans l'alcool et pas du tout dans l'éther pur. Sa saveur est très astringente.

Il fond à 210°, puis il se décompose, en donnant naissance aux acides carbonique, pyrogallique et métagallique. Lorsqu'il est sec, il est inaltérable à l'air. Humide, il absorbe de l'oxygène, dégage de l'acide carbonique et se convertit en acide gallique, accompagné parfois d'acide ellagique. Sa solution aqueuse subit très rapidement cette transformation, nommée *fermentation gallique*.

Strecker le regardait comme un glucoside. Les travaux de H. Schiff le font considérer comme étant l'acide digallique $C^{14}H^{10}O^9$, dont l'acide rufigallique $C^{14}H^8O^8$ serait peut-être l'anhydride. On peut encore y voir l'anhydride ou un éther phénolique de l'acide gallique. C'est, de plus, un acide faible et monobasique, dont les sels sont amorphes et de composition variable.

Pour le distinguer de l'acide gallique, on en dissout 1 centigramme dans 3 centimètres cubes d'eau, on ajoute 3 gouttes d'une solution à 20 p. 100 de thymol et 3 centimètres cubes d'acide sulfurique concentré : le tannin pur donne une solution trouble et d'un *rose* foncé ; l'acide gallique n'est pas coloré.

Les acides minéraux, le sel marin, l'acétate de potassium le précipitent de ses dissolutions. Il précipite à son tour l'émétique, les sels de sesquioxyde de fer (en bleu foncé), les alcalis végétaux, la gélatine, l'amidon et la [plupart des composés d'origine animale. Il coagule l'albumine et le sang ; il ne précipite pas le protoxyde de fer.

Pharmacologie. — Le tannin est le plus puissant des astringents fournis par le règne végétal. On le rencontre dans un très grand nombre de plantes et partout il manifeste ses propriétés styptiques. Mais les tannins contenus dans des végétaux différents ne sont pas entièrement semblables, en ce qui concerne leurs propriétés chimiques et médicinales. M. Wagner les range sous deux types : il nomme tannin *pathologique* celui qui est produit par la piqûre des insectes sur les jeunes rameaux des chênes, des sumacs, etc., et tannin *physiologique* celui qui existe normalement dans les végétaux : écorce de chêne, de pin, de hêtre, etc.

Fig. 108. — Appareil pour la préparation du tannin.

Les tannins physiologiques seuls donnent avec la gélatine des précipités imputrescibles. En outre, ils ne présentent pas tous la même réaction avec les sels ferriques : ceux de l'écorce du chêne, du sumac, du bouleau, etc., les colorent en *bleu noir*, comme le tannin pathologique ; ceux du cachou, du café, du thé, du quinquina, leur communiquent une teinte d'un *vert foncé*, d'autres, comme ceux de l'absinthe et du ratanhia, y font naître un précipité *gris verdâtre*.

On sait depuis longtemps, en médecine, que l'action du tannin pathologique est bien plus irritante que celle du tannin physiologique, auquel, pour ce motif, on donne souvent la préférence. Il semble aussi que le tannin préparé avec l'alcool soit plus facilement toléré, pour les usages internes, que le tannin obtenu avec l'éther seul, sans doute parce qu'il est moins pur que celui-ci. On prescrit fréquemment, à l'intérieur, le tannin de la noix de galle, sous forme de poudre, de pilules, d'électuaire, de lavement et de potion. Une fois introduit dans l'organisme, il se convertit en acide gallique et c'est à cet état qu'on le retrouve dans les urines. Il a été indiqué comme contrepoison des alcaloïdes et de l'antimoine.

TANNIGÈNE. — *Acétyltannin.* — Il résulte de l'action d'un mélange d'acide acétique cristallisable et d'anhydride acétique sur le tannin, à chaud ; on fait agir ensuite, à froid, une solution de soude caustique. Le produit est jaunâtre, inodore, insipide, insoluble dans l'eau, peu soluble dans l'éther, très soluble dans l'alcool. Il fond à 170-190°. Il est employé à combattre les diarrhées chroniques.

§ 2. ACIDE LACTIQUE. $C^3H^6O^3$ [CH^3 — $CHOH$ — CO^2H] = 90.
Acide oxypropionique, Propanoloïque — 2.

On connaît trois acides lactiques isomériques : l'acide *droit*, l'acide *gauche*, et l'acide *racémique*. L'acide *droit* existe dans la chair musculaire (acide *sarcolactique* ou *paralactique*). L'acide *gauche* résulte de la fermentation des sucres, ou de la glycérine par le *bacillus acidi lævolacticis* (Schardinger). L'acide *racémique* est le produit de la fermentation des sucres ou de la glycérine par divers ferments ; c'est celui qui est employé en pharmacie. Il a été découvert par Scheele, en 1780, dans le lait aigri.

Préparation. — 1° On prépare l'acide lactique, en décomposant le lactate de calcium par l'acide sulfurique :

Lactate de calcium.................................... 1000 gr.
Acide sulfurique officinal............................ 350

On dissout le lactate dans l'eau chaude et on ajoute peu à peu l'acide sulfurique, préalablement étendu d'eau. Il se forme un précipité de sulfate de calcium, qu'on rend insoluble en versant dans la liqueur le quart de son volume d'alcool. On filtre, on exprime le dépôt, on retire l'alcool, par distillation, et on concentre le liquide au bain-marie (*Codex*).

Le dédoublement du lactate de calcium produit du sulfate de calcium et de l'acide lactique :

$$\begin{matrix} CH^3 — CHOH — CO^2 \\ CH^3 — CHOH — CO^2 \end{matrix}\!\!>\!\!Ca + SO^4H^2 = SO^4Ca + 2(CH^3 — CHOH — CO^2H).$$
Lactate de calcium. Acide lactique.

2° On peut préparer soi-même le lactate de calcium nécessaire à l'opération ci-dessus.

Glucose... 1000 gr.
Fromage blanc....................................... 30
Oxyde de zinc....................................... 400
Petit-lait.. 1000
Eau... 5000

On délaie les substances solides dans le mélange d'eau et de petit-lait, puis on laisse fermenter pendant une semaine, à la température de 30°, en agitant fréquemment. Le glucose et le sucre du petit-lait sont métamorphosés par un ferment particulier (*ferment lactique*), de nature aérobie, en acide lactique, aussitôt saturé par l'oxyde de zinc :

$$CH^2OH — (CHOH)^4 — COH = 2(CH^3 — CHOH — CO^2H).$$
Glucose. Acide lactique.

Lorsque la fermentation est terminée, le mélange est devenu demi-solide, par suite de la formation du lactate de zinc. On le porte à l'ébullition, pour dissoudre le sel de zinc, on filtre et on fait cristalliser. Le lactate de zinc, purifié par cristallisation, est traité comme il est dit ci-après.

Purification. — L'acide lactique, préparé par le procédé ci-dessus, peut contenir de la *chaux*. Pour le purifier, on le sature, à l'ébullition, par du carbonate de zinc et on fait cristalliser le lactate de zinc à plusieurs reprises. On dissout alors le lactate de zinc pur dans l'eau et on précipite le métal par un courant d'hydrogène sulfuré. Il n'y a plus qu'à filtrer et à concentrer, pour avoir de l'acide lactique pur (*Codex*).

Quand on veut l'obtenir incolore, on termine l'évaporation dans le vide.

Propriétés physiques et chimiques. — L'acide lactique racémique (*acide éthylidénolactique*) est un liquide sirupeux, incolore, d'une saveur agréable et très acide, à la fois *acide monobasique* et *alcool secondaire*. Sa densité est de 1,215 à 20°. Il est très soluble dans l'eau, l'alcool et l'éther. Il est hygrométrique. On n'a pas réussi à le solidifier.

Chauffé à 130°, il perd de l'eau et devient acide dilactique $C^6H^{10}O^5$:

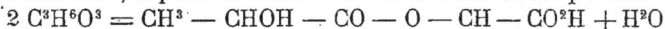

$$2\ C^3H^6O^3 = CH^3 - CHOH - CO - O - CH - CO^2H + H^2O$$

Ac. lactique.   Acide dilactique. CH^3.

Au-dessus de 250°, il se déshydrate encore et il est converti en *lactide* $C^6H^8O^4$.

Il coagule l'albumine à toutes les températures ; il ne trouble pas l'eau de chaux et il dissout facilement le phosphate tricalcique récemment précipité. L'acide azotique bouillant le change en acides acétique, formique et oxalique. Distillé avec un mélange producteur de chlore (acide chlorhydrique et bioxyde de manganèse), il donne du chloral, de l'acide chlorhydrique et de l'acide carbonique :

$$CH^3 - CHOH - CO^2H + 4Cl^2 = 5HCl + CO^2 + CCl^3 - CH = O.$$

Acide lactique.   Chloral.

Pharmacologie. — L'acide lactique a été préconisé comme auxiliaire du suc gastrique. L'action qu'il peut avoir sur la digestion stomacale est très problématique. On le prescrit encore quelquefois en tisane ou en potion, contre la diarrhée, le choléra, la goutte. On fait un plus fréquent usage de ses combinaisons avec le fer, les alcalis et le phosphate de calcium.

§ 3. ACIDE SALICYLIQUE. $C^7H^6O^3$, $\left[C^6H^4 < ^{CO^2H}_{OH} \right] = 138$.

Acide orthoxybenzoïque.

Découvert par Piria, en 1838, dans les dérivés oxydés de la salicine.

Préparation. — 1° On obtient synthétiquement cet acide, en combinant au phénol iodé de l'acide carbonique (*Kolbe* et *Lautermann*).

Du phénol additionné de soude et doucement chauffé est soumis à un courant de gaz carbonique. Le produit solide obtenu est dissous dans l'eau, acidulé par l'acide chlorhydrique et agité avec une solution de carbonate d'ammonium, qui dissout l'acide salicylique. La solution ammoniacale, décantée, est concentrée, puis traitée par l'acide chlorhydrique, qui en précipite l'acide salicylique :

$$C^6H^5ONa + CO^2 = C^6H^4 < ^{CO^2Na}_{OH}.$$

Phénol sodé.   Salicylate de sodium.

Dans cette opération, il ne faudrait pas substituer la potasse à la soude, on obtiendrait l'*acide paraoxybenzoïque*.

2° Le procédé industriel consiste à faire passer l'acide carbonique, à froid, sur le phénate alcalin desséché. Il se forme du phénylcarbonate de sodium :

$$C^6H^5ONa + CO^2 = CO{<}^{C^6H^5O.}_{ONa}$$

Phénol sodé.   Phénylcarbonate de sodium.

On chauffe alors à 140°, pendant quelques heures : le phénylcarbonate devient du salicylate de sodium (*Schmitt*) :

$$CO{<}^{C^6H^5O}_{ONa} = C^6H^4{<}^{CO^2Na.}_{OH}$$

Phénylcarbonate de sodium.   Salicylate de sodium.

Purification. — Pour purifier l'acide salicylique, il faut le transformer en éther méthylique, que l'on décompose ensuite par la soude caustique (*Kolbe*), ou en salicylate de chaux, par saturation de sa solution bouillante au moyen du carbonate de calcium. Les cristaux de salicylate calcaire sont ensuite décomposés par un acide, qui met en liberté l'acide salicylique. On élimine ainsi l'*acide oxytoluique* provenant de l'impureté du phénol, et les traces d'*acides parahydrobenzoïque* et *hydro-oxyisophtalique* produits par l'action de la soude.

La conversion en éther méthylique donne lieu à une perte considérable. Il est préférable de distiller l'acide salicylique dans de la vapeur d'eau chauffée à 170°, sous la pression ordinaire, ou mieux sous une pression de 1/2 atmosphère (*Rautert*).

Un moyen plus rapide et plus économique consiste à dissoudre l'acide salicylique, à chaud, dans 4 fois son poids de glycérine et à délayer la solution dans un excès d'eau froide. La matière colorante reste en dissolution et l'acide salicylique est précipité à l'état de pureté (*Thresh*).

Propriétés physiques et chimiques. — L'acide salicylique est tout à la fois un *acide monobasique* et un *phénol monovalent.* Il cristallise en prismes clinorhombiques incolores et inodores, doués d'une saveur un peu sucrée d'abord, puis âcre et désagréable. Un litre d'eau en dissout $2^{gr},25$ à 15°, 8 grammes à 50°, $70^{gr},25$ à 100° (*E. Bourgoin*). Il est soluble dans le chloroforme, dans 2 p. d'éther, dans 2,4 p. d'alcool à 90°, dans 50 p. de glycérine. Le borax augmente sa solubilité dans l'eau. Avec 4^{gr} de ce sel, 24 grammes d'alcool à 90° et 8 grammes de glycérine, on dissout 8 p. 100 d'acide salicylique (*Jaudon*).

Fusible à 155°, il distille en partie et en partie se dédouble en phénol et en acide carbonique, ses générateurs :

$$C^6H^4{<}^{CO^2H}_{OH} = CO^2 + C^6H^5OH.$$

Acide salicylique.   Phénol.

L'hydrogène naissant le change en *aldéhyde salicylique* $C^6H^4{<}^{COH}_{OH}$, puis en *saligénine*, alcool-phénol qui répond à la composition : $C^6H^4 \! < \! {}^{CH^2OH}_{OH}$.

L'acide sulfurique et le bioxyde de manganèse le convertissent en acide formique. L'acide nitrique fumant en fait de l'*acide picrique ;* dilué il le métamorphose en *acide nitrosalicylique.* L'action du permanganate de potassium est plus complexe, elle donne : de l'acide cyanhydrique, de l'acide carbonique et du phénol. Mis à digérer avec du bois, il est entièrement détruit par cette substance, au bout d'un an (*Kolbe*).

Essai. — On reconnaît l'identité et la pureté de l'acide salicylique aux caractères suivants :

Sa solution aqueuse devient *violette*, quand on y ajoute un sel de fer au maximum ; la coloration disparaît par la dessiccation et réapparaît au contact de l'eau.

L'acide azotique le colore en *rouge*, à chaud.

Il colore en *vert émeraude* la solution de sulfate de cuivre, même si elle contient du phénol, qui, seul, lui communiquerait une teinte bleue. Un peu d'alcool favorise la réaction. Les acides énergiques et l'ammoniaque ramènent au contraire la coloration bleue du sulfate de cuivre (*Schulz*).

L'azotate d'argent ne précipite pas l'acide libre, mais il précipite les salicylates alcalins.

Il donne, à l'ébullition, avec un excès d'eau de chaux un précipité de salicylate *basique* de calcium ; caractère qui n'appartient pas à ses isomères.

Chauffé avec une solution de ferrocyanure de potassium, il fournit de l'*acide cyanhydrique* (*Godefroy*).

Pour savoir s'il est pur, on en fait dissoudre 7 grammes dans 5 cent. cubes d'alcool à 90° ; la solution, filtrée, est évaporée à l'air libre, dans un verre de montre. Les cristaux obtenus sont brillants et *incolores*, si l'acide est pur : *jaunâtres*, dans le cas où il n'a pas été purifié. Lorsque les cristaux sont entourés d'une zone brunâtre, on doit les rejeter (*Kolbe*).

Il est bon encore de mettre, dans un tube bouché, 0^{gr},50 d'acide salicylique et 5 cent. cubes d'acide sulfurique pur et concentré. Le mélange ne doit pas être coloré, si l'acide salicylique est pur, mais il prend une teinte *rouge* par addition de nitrate de sodium.

Lorsqu'on soupçonne la présence de l'*acide crésotique* et celle de l'*acide oxyisophtalique*, on précède à leur recherche comme il suit :

On met dans un ballon de 200 cc : acide salicylique 3 gr., eau 15 gr., carbonate de calcium pur 2 gr. et on chauffe à 100°. On concentre à 5 cc. sans filtrer. On laisse refroidir et on sépare l'eau-mère, qu'on évapore à 1 cc. En frottant ce liquide avec une baguette de verre, on le fait cristalliser. On isole le produit cristallin, on le dissout dans 1 cc. d'eau et on filtre sur du coton. La solution étant ramenée à son tour à 1 cc., on y ajoute de l'acide chlorhydrique : si l'acide salicylique renferme plus de 1 p. 100 d'*acide crésotique*, il précipite un mélange d'acides qui fond dans l'eau bouillante, en formant des gouttes huileuses épaisses.

Dans le cas où il y a de l'acide *oxyisophtalique*, on le sépare de l'acide salicylique en distillant avec de l'eau: il reste dans la cornue. On le dissout alors dans l'acide chlorhydrique ; il donne des aiguilles blanches, fusibles vers 300° (*Fischer*).

Pharmacologie. — L'acide salicylique a été proposé comme antiseptique, en 1872, par le Dr Tichborne. Depuis, on a démontré qu'il est également antithermique, éliminateur et cholagogue. La propriété qu'il possède de s'opposer aux fermentatious en général a été irrévocablement établie par Kolbe d'abord, puis par une foule d'observateurs. Tout aussitôt se multiplièrent les applications de ce médicament, dont le formulaire est très surchargé. Lorsqu'on l'emploie à l'intérieur, il est nécessaire qu'il soit pur et parfaitement dissous dans un véhicule approprié. Pulvérulent, il manifeste vivement ses qualités irritantes et sternutatoires, cette raison porte également à préférer, pour les usages externes, ses dissolutions aux mélanges qui le contiennent à l'état solide: *poudres, ouates, jute salycilées*, etc.

Son efficacité, comme agent antifermentescible, paraît être inférieure à celle de l'acide phénique. Pour augmenter sa solubilité, on a conseillé de le dissoudre à la faveur de la glycérine, de l'alcool, du borax, du phosphate de sodium, de l'acétate ou du citrate d'ammonium, etc. Dans ces solutions, ses propriétés sont un peu modifiées par la combinaison chimique ; il est préférable de le transformer directement en salicylate de sodium, lorsqu'on veut s'en servir à dose élevée. Il est prudent de ne pas oublier que l'abus de ce médicament n'est pas exempt de dangers. Aussi doit-on, dans l'état actuel de nos connaissances sur son action physiologique, faire toutes réserves sur son affectation à la conservation des denrées alimentaires, du reste interdite.

Dans son passage à travers l'économie, l'acide salicylique est partiellement éliminé en nature ; le reste est transformé en *salicine*, en *acide salicylurique* et probablement en *acide oxalique* (*Byasson*).

ACIDE DITHIOSALICYLIQUE. $\quad S <^{OH}_{C^6H^3CO^2H}$. Il résulte de l'action du chlorure, du bromure ou de l'iodure de soufre sur l'acide salicylique. C'est un $\quad\quad\quad\quad\quad\quad\quad\quad\quad S <^{C^6H^3CO^2H}_{OH}$

mélange de deux isomères, amorphe, jaunâtre, saturant bien les bases. Le dithiosalicylate de sodium est, dit-on, plus actif que le salicylate, tout en n'ayant pas ses inconvénients.

ACIDE SALICYLACÉTIQUE. On l'obtient en faisant agir le salicylate de sodium sur le monochloracétate de sodium. On décompose le produit par l'acide chlorhydrique.

Soluble dans l'eau chaude et l'alcool seulement. Fusible à 188°.

BENZACÉTINE. *Acide acétamidométhylsalicylique.* Poudre blanche, cristalline, fusible à 205°, peu soluble dans l'eau. Calmant. Dose: 0^{gr},50 à 1 gr. par jour.

THIOFORME. *Dithiosalicylate de bismuth.* Poudre jaunâtre, insoluble dans l'eau, l'alcool et l'éther, non toxique. Il passe pour un antiseptique efficace.

b. — **BIBASIQUES.**

§4. ACIDE TARTRIQUE. $C^4H^6O^6[CO^2H — CHOH — CHOH — CO^2H] = 150.$

Butanedioldioïque.

Découvert par Scheele, en 1770. On en connaît quatre isomères : *acide droit, acide gauche, acide racémique, acide mésotartrique.* L'acide médicinal est le droit.

Préparation. — On extrait l'acide tartrique droit de la crème de tartre. On transforme ce sel en tartrate neutre de calcium, dont on élimine la base au moyen de l'acide sulfurique.

On porte de l'eau à l'ébullition et on y projette, dans l'ordre suivant :

Crème de tartre...................................... 2000 gr.
Carbonate de calcium pulvérisé.................... 625

Une vive effervescence se manifeste ; du tartrate neutre de calcium se dépose et du tartrate neutre de potassium reste en solution :

$$2\begin{bmatrix} CHOH — CO^2K \\ | \\ CHOH — CO^2H \end{bmatrix} + CO^3Ca = \begin{matrix} CHOH — CO^2 \\ | \quad\quad\quad\searrow \\ CHOH — CO^2 \nearrow \end{matrix} Ca + \begin{matrix} CHOH — CO^2K \\ | \\ CHOH — CO^2K \end{matrix} + CO^2 + H^2O.$$

Tartrate acide de potassium.   Tartrate neutre de calcium.   Tartrate neutre de potassium.

On laisse digérer pendant quelques heures, en ajoutant un peu de carbonate de calcium, si les liqueurs ne sont pas neutres. On filtre pour séparer le tartrate de calcium, insoluble, qu'on lave à l'eau bouillante, puis on précipite la solution de tartrate neutre de potassium par une solution de chlorure de calcium. Il se produit encore du tartrate de calcium, plus du chlorure de potassium :

$$\begin{matrix} CHOH — CO^2K \\ | \\ CHOH — CO^2K \end{matrix} + CaCl^2 = \begin{matrix} CHOH — CO^2 \\ | \quad\quad\quad\searrow \\ CHOH — CO^2 \nearrow \end{matrix} Ca + 2KCl.$$

Tartrate neutre de potassium.   Tartrate neutre de calcium.

Les deux précipités de tartrate calcaire sont mélangés et lavés avec soin, jusqu'à ce que les eaux de lavage ne laissent pas de résidu après évaporation. On les délaie ensuite dans l'eau, de manière à en faire une pâte liquide, sur laquelle on verse, par partie et en agitant sans cesse, 1250 grammes d'acide sulfurique d'une densité de 1,84. L'acide sulfurique s'empare de la chaux et met l'acide tartrique en liberté :

$$\begin{matrix} CHOH — CO^2 \\ | \quad\quad\quad\searrow \\ CHOH — CO^2 \nearrow \end{matrix} Ca + SO^4H^2 = \begin{matrix} CHOH — CO^2H \\ | \\ CHOH — CO^2H \end{matrix} + SO^4Ca.$$

Tartrate neutre de calcium.   Acide tartrique.

On prolonge le contact pendant huit jours, en mélangeant souvent le dépôt et la liqueur. Puis on délaie dans de l'eau, on décante, on lave le sulfate de calcium, tant qu'il est acide, et on évapore la solution d'acide tartrique, jusqu'à ce qu'elle ait, à l'ébullition, une densité de 1,21. En se refroidissant, cette solution abandonne du sulfate de calcium : on la filtre, on concentre au bain-marie (à 1,38) et on laisse cristalliser.

Les eaux-mères, évaporées, fournissent des cristaux de plus en plus colorés.

Purification. — L'acide tartrique retient presque toujours un peu d'*acide sulfurique*. On le purifie, soit en le faisant cristalliser plusieurs fois, soit en le faisant digérer avec du carbonate de plomb, qui précipite l'acide sulfurique.

On obtient un produit plus pur en décomposant, par l'hydrogène sulfuré, du tartrate de zinc mis en suspension dans l'eau chaude. On chauffe ensuite la solution tartrique, entre 60 et 80°, pour la priver d'hydrogène sulfuré ; on sépare le soufre qui s'est déposé, puis on concentre à une douce chaleur et même dans le vide (*O. Ficinus*).

Propriétés physiques et chimiques. — L'acide tartrique présente deux modifications cristallines, qui exercent sur la lumière polarisée des actions égales et inverses. L'une de ces modifications dévie à droite, c'est l'*acide tartrique droit*; l'autre est de signe contraire, c'est l'*acide tartrique gauche*. Lorsqu'on les combine ensemble, on obtient un acide sans action sur la lumière polarisée, auquel on a donné le nom d'*acide paratartrique* ou *racémique*. Cet acide peut être dédoublé en acide droit et en acide gauche. Mais il en existe un quatrième, *acide tartrique inactif* de Pasteur ou *acide mésotartrique*, qui est aussi sans action sur la lumière polarisée, et qu'on ne peut dédoubler.

L'*acide droit* est l'acide ordinaire. Il cristallise en gros prismes rhomboïdaux obliques, incolores, solubles dans 1,4 p. d'eau froide et dans 2 p. d'alcool, insolubles dans l'éther. Ils deviennent électriques quand on les chauffe. Ils dévient à droite le plan de polarisation des rayons lumineux polarisés, et leur pouvoir rotatoire subit des variations très étendues, suivant la concentration des solutions.

L'acide tartrique est *deux fois acide* et *deux fois alcool secondaire*. L'air ne lui fait éprouver aucune altération, mais sa solution aqueuse se remplit de moisissures, quand on la conserve longtemps. Il fond à 170° et il se convertit en un isomère nommé *acide métatartrique*. Chauffé brusquement à 180°, il devient anhydre : $C^4H^4O^5$. A une plus haute température, il perd de l'acide carbonique et il se transforme en *acide pyruvique* $C^3H^4O^3$[$CH^3 - CO - CO^2H$], puis en *acide pyrotartrique* $C^5H^8O^4$ $\begin{bmatrix} CH^3 - CH - CO^2H. \\ | \\ CH^2 - CO^2H. \end{bmatrix}$ Brûlé sur une lame de platine, il répand l'odeur du sucre caramélisé.

L'acide azotique fumant le convertit en acides *nitro-tartrique* $C^3H^4(AzO^2)^2O^6$ et *tartronique* $C^3H^4O^5$ [$CO^2H - CHOH - CO^2H$], puis en acides carbonique et oxalique. L'acide sulfurique le décompose, à chaud, en formant de l'acide sulfureux, de l'oxyde de carbone et de l'acide carbonique. La potasse en fusion le dédouble en acide acétique et en acide oxalique :

$$CO^2H - CHOH - CHOH - CO^2H \ = \ CH^3 - CO^2H \ + \ CO^2H - CO^2H.$$

Acide tartrique.   Acide acétique.   Acide oxalique.

Quand on le chauffe en vase clos à 175°, avec un peu d'eau, il est transformé totalement en *acide racémique*. L'acide obtenu par synthèse et optiquement inactif peut également subir cette transformation et, par suite, acquérir le même pouvoir rotatoire que l'acide naturel (*Jungfleisch*).

L'acide iodhydrique le change successivement, à 120°, en acide malique $C^4H^6O^5$ [CO^2H — $CHOH$ — CH^2 — CO^2H], puis en acide succinique $C^4H^6O^4$ [CO^2H — CH^2 — CH^2 — CO^2H].

Il ne précipite les solutions des chlorures de baryum et de calcium qu'en présence des alcalis. Mais il précipite, à froid, les eaux de chaux, de baryte et de strontiane employées en excès, et ces précipités sont solubles dans la soude et dans les acides tartrique et acétique. Il forme, dans les solutions concentrées des sels de potassium, un précipité blanc cristallin de tartrate acide de potassium. Il réduit totalement le permanganate de potassium, à la température de 50 à 60°. Il dissout facilement le sulfate de quinine, dont il atténue la fluorescence (*Crouzel*).

Lorsqu'on ajoute à sa solution aqueuse un peu de sulfate ou de chlorure ferreux, une ou deux gouttes d'eau oxygénée, puis un excès de potasse ou de soude caustique, il se développe une belle. couleur *violette*, qui devient presque *noire* dans les solutions concentrées. L'eau chlorée, l'hypochlorite de sodium et le permanganate de potassium acidulé peuvent remplacer le peroxyde d'hydrogène, mais le résultat est moins net (*Fenton*).

La solution de résorcine dans l'acide sulfurique pur (1 p. 100) chauffée à 125°, avec un cristal d'acide tartrique, développe une belle coloration *rouge violacée*, que l'élévation de la température et l'addition d'eau font disparaître (*Molher*).

Essai. — L'acide tartrique du commerce peut contenir de l'*acide sulfurique*, des *sulfates*, de l'*acide chlorhydrique*, des *chlorures*, du *plomb* ou du *cuivre*.

Quand il est pur, l'acide tartrique doit se dissoudre *complètement* dans l'eau et dans l'alcool.

L'*acide sulfurique* le rend déliquescent et susceptible de former, avec le chlorure de baryum, un précipité insoluble dans l'acide azotique.

On isole les *sulfates*, par la calcination de l'acide tartrique impur ; on les caractérise également au moyen des sels de baryum.

L'*acide chlorhydrique* et les *chlorures* communiquent à l'acide tartrique la propriété de donner, avec l'azotate d'argent, un précipité *blanc*, soluble dans l'ammoniaque.

Le *plomb* se reconnaît au moyen de l'hydrogène sulfuré, qui le précipite en *noir*, et le *cuivre* avec l'ammoniaque, qui colore la liqueur en *bleu*.

Pharmacologie. — L'acide tartrique est plus souvent employé en médecine sous forme de combinaison qu'à l'état libre. Cependant il sert à aciduler une limonade et un sirop rafraîchissants. C'est également l'acide préféré pour la préparation des poudres gazogènes médicinales et pour celle de l'eau gazeuse, dans les appareils portatifs. Il s'oxyde au contact de l'organisme et il se convertit en acide carbonique (*Wœhler*) ; on ne le trouve pas dans l'urine des sujets qui en ont absorbé par la voie stomacale (*Buckheim*).

LIMONADE TARTRIQUE.		SIROP D'ACIDE TARTRIQUE.	
Sirop d'acide tartrique	100 gr.	Acide tartrique cristallisé...	10 gr.
Eau	900	Eau distillée	10
(*Codex*.)		Sirop de sucre	980
		20 gr. de ce sirop contiennent 20 centigr. d'acide tartrique. (*Codex*.)	

c. — TRIBASIQUES.

§ 5. ACIDE CITRIQUE.

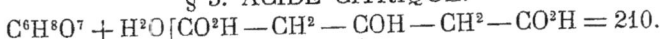

$$C^6H^8O^7 + H^2O \; [CO^2H - CH^2 - COH - CH^2 - CO^2H = 210.$$
$$| \atop CO^2H$$

Pentanoldioïque-méthyloïque.

Découvert, en 1784, par Scheele.

Préparation. — La préparation de l'acide citrique consiste à saturer le suc de citron par la chaux et à décomposer, par l'acide sulfurique, le citrate de calcium produit.

On prend du suc de citron clarifié par la fermentation et on le neutralise, peu à peu, avec de la craie finement pulvérisée. Une vive effervescence se manifeste ; quand il ne s'en produit plus, on achève la saturation avec de la chaux vive (1). On lave à l'eau bouillante le citrate de calcium déposé, *jusqu'à ce que cette eau ne soit plus colorée.*

Le citrate calcaire est alors additionné d'acide sulfurique étendu de 6 fois son poids d'eau. On abandonne le mélange à lui-même, pendant dix jours : le citrate est changé en sulfate et l'acide citrique devient libre :

$$(C^6H^5O^7)^2Ca^3 \quad + \quad 3SO^4H^2 \quad = \quad 3SO^4Ca \quad + \quad 2C^6H^8O^7.$$
Citrate de calcium. Acide citrique.

On délaie le tout dans l'eau bouillante, on décante, on lave le sulfate calcaire, qui est imprégné d'acide citrique, et on évapore la liqueur à 1,21 du densimètre. Les cristaux d'acide citrique sont ensuite purifiés par une nouvelle cristallisation.

2° Certaines moisissures, nommées *Citromycètes*, ont la propriété de transformer le saccharose en acide citrique (*Wehmer*). On pourrait peut-être utiliser cette action particulière, qui peut convertir 50 p. 100 du poids du sucre en acide citrique.

Propriétés physiques et chimiques. — Cet acide est un *acide-alcool*, acide tribasique et alcool monovalent. Il donne, par conséquent, trois séries de sels. Il cristallise en prismes rhomboïdaux droits volumineux, efflorescents au-dessus de 30°, contenant 1 molécule d'eau de cristallisation, lorsque la liqueur n'a pas été chauffée au delà de 100°. Les cristaux séchés à 130° fournissent, par une nouvelle dissolution, des cristaux

(1) On peut terminer la saturation avec la craie, à la condition d'élever la température du liquide et de faire usage de vases d'argent ou de plomb.

nhydres; il en est de même lorsqu'on fait bouillir longtemps la solution 'acide citrique ; ces cristaux sont formés par un acide isomérique de acide citrique (*Sarandinaki*).

100 p. d'eau dissolvent 130 p. d'acide citrique à 16°, et 200 p. à 100°. l'alcool en dissout son propre poids, l'éther n'en retient que 2 p. 100. Il est naltérable quand il est sec ; mais sa dissolution aqueuse se décompose vec le temps : il s'y développe des moisissures, puis de l'acide acétique.

Chauffé à 155°, il entre en fusion. A 175°, il se déshydrate et devient *cide aconitique :*

$$CO^2H - CH^2 - COH - CH^2 - CO^2H \;=\; CO^2H - CH^2 - C - CH - CO^2H + H^2O.$$
$$\underset{\text{Acide citrique.}}{\overset{|}{CO^2H}} \qquad\qquad \underset{\text{Acide aconitique.}}{\overset{|}{CO^2H}}$$

A une haute température, l'acide aconitique abandonne de l'acide carbonique et se change en deux isomères, les *acides itaconique* et *citraconique :*

$$\underset{\text{Acide aconitique.}}{C^6H^6O^6} \;=\; CO^2 \;+\; \underset{\text{Acide itaconique.}}{C^5H^6O^4.}$$

En même temps, une partie de l'acide citraconique perd de l'eau et devient anhydre :

$$\underset{\text{Acide itaconique.}}{C^5H^6O^4} \;=\; H^2O \;+\; \underset{\text{Anhydride citraconique.}}{C^5H^4O^3.}$$

Fondu avec la potasse, l'acide citrique donne de l'acide acétique et de l'acide oxalique, en fixant 1 molécule d'eau :

$$\underset{\text{Acide citrique.}}{C^6H^8O^7} \;+\; H^2O \;=\; \underset{\text{Acide oxalique.}}{2(CO^2H - CO^2H)} \;+\; \underset{\text{Acide acétique.}}{CH^3 - CO^2H.}$$

L'acide sulfurique en dégage, à une douce chaleur, de l'oxyde de carbone et de l'acétone.

Il ne précipite pas l'eau de chaux, à froid ; mais il la précipite à l'ébullition ; la réaction exige 40 à 50 cc. d'eau de chaux pour 10 centigrammes d'acide citrique. Il ne trouble point les solutions des sels potassiques. Mis en contact avec le permanganate de potassium, en solution très alcaline, il le réduit à l'état de manganate ; mais il ne décompose pas ce manganate, même à l'ébullition (*Chapmann* et *Smith*). Ces trois réactions le distinguent de l'acide tartrique. En outre, il n'agit pas sur la lumière polarisée.

Essai. — L'acide citrique du commerce peut contenir les mêmes impuretés que l'acide tartrique. On procède à leur recherche, comme on le fait pour ce dernier. La fraude va plus loin, et elle mélange ou substitue même l'*acide tartrique* à l'acide citrique.

Pour reconnaître cette substitution, on étale les cristaux suspects sur une plaque de verre recouverte d'une solution de potasse caustique. L'acide citrique n'éprouve aucune altération, tandis que les cristaux d'acide tartrique deviennent blancs et opaques, en se convertissant en petits cristaux de bitartrate potassique (*Bolley*).

A ce caractère on peut joindre la constatation des autres réactions propres à l'acide tartrique, ou les suivantes :

A 10 cc. de solution saturée à froid de bichromate de potassium et *trouble*, on ajoute 1 gr. de l'acide suspect pulvérisé; on agite un instant; après 10 minutes, le mélange n'a pas changé de couleur, si l'acide est pur; il est devenu d'un *brun noir*, si l'acide a été additionné de 5 p. 100 d'acide tartrique, et de couleur d'*infusé de café*, si le mélange ne contient que 1 p. 100 de ce dernier acide (*C. Cailletet*).

L'acide sulfurique chauffé avec de l'acide citrique prend une teinte d'un *jaune pâle;* une petite quantité d'acide tartrique lui communique une couleur *brune*.

Une goutte de solution de chromate neutre de potassium, mélangé à une solution d'acide citrique pur, le colore en *jaune*, pendant plusieurs jours, même après addition de quelques gouttes d'acide sulfurique. En présence de l'acide tartrique, il se forme un sel de chrome *violet*, au bout de quelques heures (*Salzer*).

Dans une solution de 0^{gr},5 de soude dans 20 cc. d'eau on dissout 0^{gr},4 d'acide citrique. Une goutte de permanganate de potassium (1 p. 500) colore le liquide en *violet permanent*, quand l'acide citrique est pur; il est *décoloré* en 5 à 10 minutes, lorsqu'il y a de l'acide tartrique mélangé (*Salzer*).

Un moyen plus sensible encore consiste à chauffer pendant 3 minutes, au bain-marie, 1 gr. d'acide citrique pulvérisé, 1 cc. de solution de molybdate d'ammonium à 20 p. 100 et 2 ou 3 gouttes d'eau oxygénée à 20 p. 100 : le liquide reste *jaune*, avec l'acide citrique pur; il devient *bleu* s'il y a de l'acide tartrique mélangé (*L. Crismer*).

Pharmacologie. — De même que la plupart des acides végétaux, l'acide citrique est un modérateur de la circulation et de la chaleur animale, parce qu'il donne naissance à un carbonate alcalin, en traversant l'économie. C'est, de plus, un antiseptique assez puissant. De la viande a été conservée intacte, pendant 15 jours, dans une solution d'acide citrique à 4 p. 100. D'autres expériences ont démontré qu'il arrête la fermentation putride en voie d'évolution (*Schultz*). Il est fréquemment employé en médecine. On recherche, pour leur saveur agréable, la *limonade citrique* et les sirops d'acide citrique aromatisés, désignés sous les noms de *sirop d'orange* et de *sirop de limon*.

LIMONADE CITRIQUE.

Sirop de limon............... 100 gr.
Eau....................... 900
(*Codex.*)

SIROP D'ACIDE CITRIQUE.

Acide citrique cristallisé...... 10 gr.
Eau distillée................. 10
Sirop de sucre............... 980
20 gr. de ce sirop contiennent 20 centigr. d'acide citrique.   (*Codex.*)

SIROP DE LIMON.

Sirop d'acide citrique........ 1000 gr.
Alcoolature de citron........ 20
(*Codex.*)

SIROP D'ORANGE.

Sirop d'acide citrique........ 1000 gr.
Alcoolature d'orange (1)...... 20
(*Codex.*)

---

(1) On prépare les alcoolatures de citron et d'orange en faisant macérer, pendant 8 jours, 1 partie de zestes récents du fruit dans 2 parties d'alcool à 80°.

III. — Acides incomplètement connus.

§ 1. CANTHARIDINE. $C^{10}H^{12}O^4 = 196$.

Découverte par Robiquet, en 1812.

Préparation. — 1° *Procédé Mortreux.* — On épuise par le chloroforme, dans l'appareil à digestion continue de Payen, la cantharide finement pulvérisée. On distille, pour retirer le dissolvant, et on chauffe le résidu dans une capsule, jusqu'à disparition complète de l'odeur de chloroforme, la température ne devant pas dépasser 40°.

Lorsque la capsule est refroidie, on y verse du sulfure de carbone, on délaie, puis on jette le tout sur un filtre ; la matière grasse, dissoute dans le sulfure, passe à travers le papier, qui retient au contraire la cantharidine. On purifie celle-ci en la faisant cristalliser dans l'alcool à 90° bouillant (*Codex*).

2° M. Debuchy substitue le formiate de méthyle au chloroforme, comme dissolvant de la cantharidine, et l'éther de pétrole au sulfure de carbone, comme dissolvant des corps gras. Par ce moyen, on obtient toute la cantharidine contenue dans les insectes.

3° M. E. Dieterich fait macérer les cantharides dans de l'acétate d'éthyle acidulé par l'acide sulfurique ; il neutralise ensuite l'excès d'acide par le carbonate de baryum ; il épuise le mélange par déplacement, avec de l'acétate d'éthyle ; il distille la solution et il laisse cristalliser le résidu. Avec de l'éther de pétrole (D = 0.74), il débarrasse la cantharidine des matières grasses et il la fait cristalliser dans l'alcool.

Propriétés physiques et chimiques. — La cantharidine est l'anhydride de l'acide cantharidique $C^{10}H^{14}O^5$ (*Dragendorff* et *Masing*). Elle est transformée par l'acide iodhydrique, en un acide énergique et isomérique mais non vésicant (*Piccard*), l'acide *cantharique* $C^8H^{11}O\text{-}CO\text{-}CO^2H$.

Elle cristallise en prismes clinorhombiques lamelleux, brillants, incolores, inodores, neutres aux réactifs. Lorsqu'elle est pure, 100 p. d'eau en dissolvent 0,15 à froid et 0,297 à l'ébullition ; l'alcool froid la dissout à peine : bouillant et concentré, il en dissout 2,168 p. 100 (*Rennard*). Elle est soluble aussi dans l'acétone, dans 34 p. d'éther froid, dans 70 p. d'essence de térébenthine bouillante, dans 20 p. d'huile d'olive, à 121°, dans 40 p. d'acide acétique chaud et dans l'éther méthylformique. Son meilleur dissolvant est l'acide formique, qui existe du reste dans la cantharide ; il agit d'autant mieux qu'il est plus concentré (*E. Dieterich*).

Elle fond à 218°, mais elle se sublime en aiguilles fines, dès la température de 121°. Les acides minéraux la dissolvent, sans l'altérer, avec le concours de la chaleur ; elle quitte ces dissolvants, quand on y ajoute de l'eau. Les oxydes métalliques s'y combinent facilement, en donnant naissance à des *cantharidates* cristallisables. Traités par les acides, ces cantharidates donnent de la cantharidine et non pas de l'acide cantharidique.

Chauffée avec de la chaux sodée, elle se décompose en produisant du *cantharène* et de l'*orthoxylène* :

$$2C^{10}H^{12}O^4 = C^8H^{12} + C^8H^{10} + 4CO^2 + H^2.$$
$$\text{Cantharidine.} \quad \text{Cantharène.} \quad \text{Orthoxylène.}$$

Le cantharène la relie à la série des terpènes.

La *cantharidine*, dissoute dans une lessive alcaline, donne un précipité : *blanc* avec les sels de plomb, *rouge* avec les sels de cobalt, *jaune* avec le chlorure de palladium (*Hugounencq*).

Pharmacologie. — De tous les vésicants connus, la cantharidine est le plus énergique. La plus petite quantité de cette substance, déposée sur la peau, soulève l'épiderme en un temps très court; mais sa solution dans la glycérine n'est pas vésicante (*Piccard*). Lorsqu'elle est maintenue en contact avec la peau, elle la traverse à l'état de vapeurs (*Rabuteau*) et manifeste sur divers organes ses propriétés irritantes. Le camphre est l'antidote habituel des accidents cantharidiens, quoique son efficacité soit encore discutée autant que discutable.

La cantharidine étant volatile, très toxique et dangereuse à manier, n'est guère employée en nature. Cependant Liebreich a proposé de l'administrer sous forme d'injection hypodermique, à la dose de 1/5 de décimilligramme à 2 décimilligrammes au plus. On se sert depuis longtemps, en Amérique, d'une préparation vésicante nommée *collodion cantharidal* et obtenue en dissolvant du fulmicoton dans une solution éthérée de cantharidine impure. Ce médicament est défectueux, au point de vue de son application ; le collodion n'est pas extensible et, dès lors, il met obstacle au soulèvement de l'épiderme ; en outre, il est difficile à enlever.

Les *cantharidates* sont extrêmement irritants et peuvent servir de succédanés aux cantharides. Une solution de $0^{gr},00017$ de cantharidate de potassium, dans un poids d'eau 200 fois plus fort, imprégnant un linge d'un centimètre carré de surface, produit une vésication à peu près semblable à celle que donne l'emplâtre vésicatoire (*Dragendorff* et *Masing*). MM. Delpech et Guichard ont cherché à utiliser cette propriété, en préparant, d'après la formule suivante, un taffetas vésicant à base de cantharidate de potassium (1).

Gélatine...	2 gr.
Eau...	10
Alcool..	10
Cantharidate de potassium..........................	0,20
Glycérine...	Q. S.

On étend, au pinceau, cette solution sur une feuille mince de guttapercha, de telle sorte que chaque décimètre carré contienne 1 centigramme de cantharidate alcalin. On humecte légèrement le vésicatoire avant de l'appliquer. Cette innovation est appelée à rendre des services momentanés ; l'action des cantharidates paraît plus douce que celle de la cantharidine. Mais il est probable que la médecine ne tardera pas à renoncer à ces deux produits, considérés aujourd'hui comme plus nuisibles qu'utiles.

(1) Pour préparer le cantharidate, on dissout 2 gr. de cantharidine dans 150 gr. d'alcool et on y ajoute une solution de $1^{gr},60$ de potasse caustique dans très peu d'eau distillée. La liqueur se prend immédiatement en masse; on isole le cantharidate par pression et filtration.

Le Dr Hennig a proposé de remplacer le cantharidate de sodium, très irritant pour les reins et la vessie, par un mélange de : 2 p. de chlorhydrate de cocaïne, 1 p. de cantharidine et 2 p. de soude caustique, auquel il donne le nom impropre de *cantharidate de cocaïne*. Ce produit est blanc, amorphe, peu soluble dans l'eau froide, très soluble dans l'eau chaude et d'une application peu douloureuse. Il a été employé, en injections hypodermiques, à la dose de 0^{gr},0001 à 0^{gr},0005.

§ 2. ACIDE CHRYSOPHANIQUE. $C^{15}H^{10}O^4$. [$C^{14}H^5(CH^3)(O^2)(OH)^2$].

Rhéine, acide rhéique, acide pariétique, lapathine, rumicine.

L'un des principes du séné (*Keussler*), de la rhubarbe (*Dragendorff*), de la poudre de Goa (*Attfield*), etc.

Préparation. — 1° On épuise la poudre de Goa par du benzène bouillant ; elle dépose par refroidissement de la *chrysarobine*, qu'on purifie en la faisant cristalliser plusieurs fois dans l'acide acétique.

On introduit la chysarobine dans un grand flacon, avec une solution diluée de potasse et on y fait passer un rapide courant d'air, jusqu'à dissolution complète de la chysarobine et coloration du liquide en bleu foncé. On sature ensuite avec un acide, on lave le précipité d'acide chrysophanique, on le sèche et on l'épuise, à chaud, avec de la ligroïne, dans un appareil à déplacement. L'acide cristallise par refroidissement (*Liebermann et Seidler*).

L'action chimique en vertu de laquelle se forme l'acide chrysophanique est l'oxydation de la chrysarobine :

$$C^{30}H^{26}O^7 + 2\ O^2 = 2C^{14}H^5(CH^3)(O^2)(OH)^2 + 2H^2O.$$
Chrysarobine.   Acide chrysophanique.

2° On peut avantageusement retirer l'acide chrysophanique des résidus de rhubarbe épuisés préalablement par l'eau ou par l'alcool. On les traite par déplacement, au moyen du benzène et on concentre pour faire cristalliser l'acide chrysophanique. Dans ce cas, le produit contient de l'*émodine*, qu'on enlève par ébullition avec du carbonate de sodium et cristallisation dans l'alcool à 90°.

Propriétés physiques et chimiques. — L'acide chrysophanique est la dioxyquinone du méthylanthracène. Il affecte la forme de prismes clinorhombiques d'un jaune or, fusibles à 162°, à peu près insipides, insolubles dans l'eau, solubles dans 224 p. d'alcool à 86° bouillant et dans 1124 p. d'alcool à 30°. L'acide acétique, le chloroforme et le benzène le dissolvent aussi. Il est bien plus soluble dans les solutions alcalines, qui le convertissent en une matière colorante d'un rouge foncé, probablement isomérique de la purpurine.

L'acide sulfurique le colore en *rouge*. La potasse en fusion lui communique une couleur *bleue*. Ces deux réactions le distinguent de la chrysarobine, qui devient *jaune*, dans le premier cas, et *brune* dans le second.

L'acide azotique fumant le transforme en *acide tétranitrochrysophanique*. homologue supérieur de l'*acide chrysamique* (*Liebermann et Giesel*).

C'est un acide faible, bibasique, dont 'le sel ammoniacal est facilement dissocié par la chaleur. Chauffé avec du zinc en poudre, il fournit du méthylanthracène $C^{14}H^9$. CH^3. Les réducteurs le changent en *chrysarobine*.

Pharmacologie. — L'acide chrysophanique employé en médecine est rarement pur, c'est fort souvent de la chrysarobine incomplètement oxydée. L'un ou l'autre sont des purgatifs très irritants, colorant l'urine en jaune et la peau en brun. On les emploie surtout comme topiques, incorporés à 15 ou 30 fois leur poids d'axonge ou de vaseline, ou dissous dans 6 fois leur poids de chloroforme.

Pour éviter que le médicament ne coule au delà des parties malades, le D^r d'Aupitz a proposé de le mêler à la *traumaticine* (solution chloroformique de gutta-percha), dans la proportion de 10 p. 100 :

> Gutta-percha................................... 10 gr.
> Chloroforme.................................... 90
> Acide chrysophanique........................... 10

Le Dr Besnier préfère imprégner l'épiderme, tout d'abord, d'une solution à 10 p. 100 d'acide chrysophanique dans le chloroforme et recouvrir le topique d'une couche de traumaticine, qui doit le déborder assez largement.

§ 3. ACIDE MÉCONIQUE. $C^7H^4O^7 = 200$.

Découvert par Sertuerner, en 1805.

Préparation. — Pour préparer l'acide méconique, on traite l'opium par la chaux et on décompose le méconate de calcium par l'acide chlorhydrique.

On neutralise une solution aqueuse d'opium avec du marbre pulvérisé, on filtre et on verse dans la liqueur une solution de chlorure de calcium. Il se précipite du méconate de calcium, qu'on lave avec soin et qu'on dissout dans l'acide chlorhydrique. On fait cristalliser l'acide méconique et, pour le purifier, on l'unit à l'ammoniaque, qui est ensuite éliminée de la même manière que la chaux.

Propriétés physiques et chimiques. — L'acide méconique cristallise en prismes, contenant 3 molécules d'eau d'hydratation, solubles dans 4 p. d'eau bouillante et très peu dans l'eau froide et dans l'éther. L'alcool le dissout facilement.

Il est bibasique (*Berthelot*) et il sature bien les bases. Chauffé à 100°, il abandonne son eau de cristallisation. A 220°, il perd de l'acide carbonique et devient *acide coménique :*

$$C^7H^4O^7 \quad = \quad CO^2 \quad + \quad C^6H^4O^5.$$
Acide méconique.   Acide coménique.

Au-dessus de cette température, l'acide coménique est lui-même altéré et transformé en *acide pyroméconique*, par une nouvelle soustraction d'acide carbonique :

$$C^6H^4O^5 \quad = \quad CO^2 \quad + \quad C^5H^4O^3.$$
Acide coménique.   Acide pyroméconique.

L'acide méconique a pour caractère propre de prendre une teinte *rouge sang*, au contact du perchlorure de fer. Cette coloration n'est pas détruite par le chlorure d'or, comme cela a lieu pour celle que produit le sulfocyanate de potassium, dans les mêmes conditions. L'acide chlorhydrique ne la fait pas disparaître non plus, ce qui différencie l'acide méconique d'avec l'acide acétique.

Pharmacologie. — L'acide méconique n'est pas, à proprement parler, un médicament. Il a joui, pendant quelque temps, de la réputation d'un ténifuge certain. On le croyait aussi très vénéneux. Rabuteau s'est assuré qu'il est inerte et que, de plus, il se retrouve inaltéré dans l'urine.

Il est combiné à la morphine dans l'opium et, par conséquent, il fait partie de toutes les préparations dans lesquelles on fait entrer ce médicament.

§ 4. ACIDE PECTIQUE.

Découvert par Braconnot, en 1825.

Préparation. — 1° On fait bouillir la pulpe de carottes avec du carbonate de sodium en solution diluée. On filtre et on décompose, par le chlorure de calcium, le pectate dissous. Il se précipite un pectate de calcium, qu'on lave et qu'on traite par l'acide chlorhydrique étendu, pour dissoudre la chaux et mettre l'acide pectique en liberté. On dessèche l'acide pectique à une douce chaleur.

2° On peut aussi faire bouillir les pulpes végétales avec l'acide chlorhydrique étendu, filtrer et soumettre le marc à une nouvelle ébullition avec du carbonate de sodium. Il se forme un pectate alcalin, qu'on décompose par l'acide chlorhydrique.

Propriétés physiques et chimiques. — L'acide pectique est gélatiniforme, transparent quand il est sec, insoluble dans l'eau froide, à peine soluble dans l'eau bouillante. Au contact des alcalis concentrés et même par simple ébullition dans l'eau, il est transformé en *acide parapectique*, puis en *acide métapectique*. Il fait, avec les oxydes alcalins, des sels solubles dans l'eau et incristallisables ; avec les autres, des sels insolubles et également amorphes.

L'acide *métapectique* est très soluble dans l'eau et dans l'alcool et présente des analogies marquées avec l'arabine. Les acides ne le précipitent pas ; quelques-unes de ses combinaisons salines paraissent exister dans les plantes.

Pharmacologie. — L'acide pectique peut servir à la préparation des gelées médicinales, mais il n'est guère usité.

Braconnot l'avait proposé comme antidote du plomb, du zinc, du cuivre et de l'antimoine. Son efficacité est plus que douteuse.

§ 5. ACIDE QUINIQUE. $C^7H^{12}O^6 = 192$.

Découvert par Hoffmann, en 1790.

Préparation. — On extrait l'acide quinique du quinquina, en le combinant à la chaux, qu'on élimine ensuite par l'acide oxalique.

On fait une décoction acide de quinquina, puis on la précipite par un lait de chaux. On filtre et on fait évaporer en consistance sirupeuse. Au bout de quelques jours, le quinate de calcium cristallise ; on le lave à l'alcool et on le fait cristalliser de nouveau, après l'avoir décoloré avec du charbon animal. On dissout dans l'eau le sel purifié ; on en précipite la chaux par l'acide oxalique, l'excès d'acide oxalique par l'acétate de plomb, et l'excès de plomb par l'acide sulfhydrique. On filtre, on concentre et on laisse cristalliser.

Propriétés physiques et chimiques. — L'acide quinique forme des prismes rhomboïdaux obliques, incolores, solubles dans 2, 5 p. d'eau froide, moins solubles dans l'eau bouillante et d'une saveur très acide. Il se dissout à peine dans l'alcool et dans l'éther. Il fond à 161°. Sa solution aqueuse dévie à gauche le plan de polarisation de la lumière polarisée. Il est monobasique et tétraphénolique.

Chauffé entre 200 et 250°, il perd 1 molécule d'eau et se change en *quinide* $C^8H^{10}O^5$. Distillé avec l'acide sulfurique et le peroxyde de manganèse, il fournit de la *quinone* $C^6H^4O^2$. A la distillation sèche, il donne de l'acide benzoïque, du phénol, de la benzine, de l'*hydroquinone* $C^6H^6O^2$, etc.

Pharmacologie. — L'acide quinique se trouve uni à la quinine, dans l'écorce des quinquinas. Il existe également dans le *vaccinium myrtillus* et dans le café. Il n'a pas encore été employé isolément en thérapeutique. En traversant l'économie, il est réduit en acide benzoïque et expulsé sous forme d'acide hippurique (*Lautermann*). On a proposé, comme fébrifuges, les quinates de quinine et de cinchonine, qui n'ont pas pris rang dans la matière médicale.

§ 6. SANTONINE. $C^{15}H^{18}O^3 = 246$.

Découverte simultanément par Kahler et Alms, en 1830.

Préparation. — On extrait la santonine du semen-contra, en la combinant à la chaux, qu'on enlève ensuite par l'acide acétique :

Semen-contra	1000 gr.
Chaux éteinte	300
Alcool à 90°	2000
Eau	2000

On fait un mélange intime, qu'on introduit dans un alambic et qu'on chauffe doucement, jusqu'à ce que la moitié de l'alcool environ ait distillé. Après le refroidissement, on verse sur le résidu l'alcool condensé, on agite le tout et on exprime fortement. On soumet le marc au même traitement, avec la même quantité d'eau et d'alcool. On réunit les liqueurs et on les laisse reposer. On sépare l'alcool par distillation ; on filtre la liqueur aqueuse qui reste, puis on la réduit à moitié, par évaporation au bain-marie. On ajoute ensuite de l'acide acétique, jusqu'à réaction franchement acide, et on abandonne, pendant quelques jours, à la cristallisation. La santonine se dépose.

On recueille les cristaux, on les lave avec un mélange à parties égales d'alcool et d'eau et on les exprime. On les broie ensuite avec le quart de leur poids de charbon animal lavé. On fait chauffer le mélange, au bain-marie, avec 8 fois son poids d'alcool absolu ; on filtre la solution bouillante et on laisse refroidir lentement. Au bout de quelques jours, on sépare les cristaux de l'eau-mère, on les lave avec une petite quantité du mélange d'eau et d'alcool et on les fait sécher sur du papier sans colle, à l'abri de la lumière (*Codex*).

Propriétés physiques et chimiques. — La santonine est un composé phénolique (*Berthelot*), paraissant dériver de la naphtaline et cristallisant en prismes orthorhombiques, incolores, inodores et volatils. Elle exige, pour se dissoudre : 400 p. d'eau froide, 258 p. d'eau bouillante, 40 p. d'alcool froid, 3 p. d'alcool bouillant, 70 p. d'éther et 5 p. de chloroforme. Elle est amère et elle fond à 170°. Sa densité est 1,25. Sa solution alcoolique est sinistrogyre (— 230°).

Traitée par la soude caustique, elle donne naissance à l'*acide santonique* $C^{15}H^{20}O^4$, dont elle semble être l'anhydride. La lumière la jaunit très promptement. Quand on la chauffe avec un alcali en solution alcoolique, elle donne une liqueur rouge, fournissant, par le refroidissement, des cristaux rouges qui, peu à peu, deviennent incolores. L'acide sulfurique la dissout, en prenant à la longue une teinte rouge. L'acide azotique l'attaque à chaud et la convertit en acides succinique, oxalique, etc.

Un mélange de $0^{gr},05$ santonine, 2 cc. acide sulfurique, 2 cc. d'eau et une trace de sesquichlorure de fer, chauffé légèrement, se colore en *jaune*, puis en *violet* (*Pharm. helvétique*).

Chauffée avec du cyanure de potassium, jusqu'à fusion, elle donne un produit *rouge*, puis *brun jaunâtre*, dont la solution dans l'eau présente une couleur *brune* par transparence et *verte* par réflexion (*Schermer*).

Pharmacologie. — La santonine est le principe vermifuge du semencontra. Elle est probablement toxique pour les vers contenus dans l'intestin, bien que Küchenmeister affirme que les ascarides lombricoïdes puissent vivre 40 heures dans un infusé de semen-contra. Elle est certainement vénéneuse pour l'homme; on cite plusieurs exemples d'empoisonnement chez des jeunes gens ayant pris de 7 à 15 centigrammes de santonine. En général, on peut administrer des doses un peu plus fortes sans inconvénient, mais il est prudent de ne pas les exagérer. Son assimilation est très rapide et, dès qu'elle pénètre dans le torrent circulatoire, elle pervertit la vue; elle fait paraître jaune un objet blanc, orangé celui qui est rouge, et vert celui qui est bleu. En même temps, le sang présente une teinte jaune ; l'urine est safranée si elle est acide, et rouge pourpre si elle est alcaline; on lui a même vu une teinte bleuâtre (*Smith*). On peut facilement démontrer la présence de ce corps dans l'urine, au moyen des alcalis, qui communiquent au liquide une teinte rouge, persistant à l'ébullition.

La santonine est très soluble dans le suc gastrique et complètement absorbée dans l'estomac, quand on l'administre en nature. Küchenmeister a démontré qu'il vaut mieux la donner en solution dans l'huile : 20 centigrammes de santonine, pour 60 grammes d'huile d'olive, à prendre en 4 doses De cette façon, le suc gastrique n'agit pas sur la santonine, qui passe tout entière dans l'intestin, à un état où elle est très toxique pour les ascarides. Lewin et Caspari affirment que, sous cette forme huileuse, la santonine ne cause ni troubles nerveux, ni troubles visuels.

Suivant Kilner, la santonine blanche est plus vénéneuse que la santonine jaunie par la lumière et celle-ci n'a rien perdu de ses propriétés vermicides.

L'éther et surtout le chloral sont ses meilleurs antidotes (*Becker* et *Binz*).

On emploie la santonine en poudre, en pastilles ou en tablettes et en dragées. Sa faible solubilité ne lui permet pas de faire sentir son amertume, lorsqu'on ne la laisse pas trop longtemps en contact avec la salive.

On commence à introduire les *santoninates* dans la thérapeutique. Le santoninate de sodium a été proposé par MM. Donde et Harley, sous forme de sirop ou de solution, pour remplacer la santonine.

Coppola recommande, comme vermifuge deux où trois fois moins dangereux que la santonine, la *santoninoxime*, préparée par Canizaro en chauffant du chlorhydrate d'hydroxylamine, du carbonate de calcium et de la santonine, avec de l'alcool éthylique. C'est une substance insoluble dans l'eau, soluble dans l'alcool, lévogyre et fusible à 216°.

TABLETTES DE SANTONINE.

Santonine pulvérisée.......... 5 gr.
Sucre blanc pulvérisé........ 500
Mucilage de gomme adragante. 45

Faites des tablettes de 1 gr. contenant chacune 1 centigramme de santonine. (*Codex*.)

Lorsqu'on veut s'assurer de la quantité de santonine contenue dans des tablettes, on pulvérise 5 gr. de ces tablettes et on lessive la poudre avec du chloroforme, qui dissout la santonine. En évaporant le liquide dans une capsule tarée, on connait le poids de santonine correspondant aux tablettes. (*Riecker*.)

Si le dosage doit être effectué sur des pastilles préparées avec du chocolat, on commence par enlever le beurre de cacao, à l'aide du pétrole, puis on traite le résidu par le chloroforme, comme il est dit ci-dessus. (*Agerna*.)

CHAPITRE VIII

BASES ORGANIQUES.

Les médicaments qui font partie de ce groupe deviennent chaque jour plus nombreux. Répandus dans la plupart des végétaux, qui fréquemment leur doivent leurs propriétés curatives, les alcalis organiques tendent à les remplacer entièrement, à mesure que la physiologie expérimentale précise mieux leurs effets. Ceux que fournissent les végétaux ne suffisent point à la thérapeutique moderne. Elle en demande sans cesse à l'industrie et, de ce côté également, la nomenclature s'élargit avec rapidité.

Pour étudier facilement l'ensemble des bases organiques, on peut, d'une manière empirique mais commode, les ranger en deux groupes, suivant qu'elles sont le produit de l'art ou celui de la nature. La constitution chimique de ces dernières n'est pas encore assez bien établie pour qu'on y crée des subdivisions fondées sur l'origine de leurs composants. Les bases artificielles, au contraire, peuvent être classées en familles homogènes dérivant des alcools, des phénols, des hydrazines, de la pyridine, de la quinoléine, du pyrrol, ou du pyrazol.

A. BASES ORGANIQUES NATURELLES
Alcaloïdes.

Caractères généraux. — Les alcalis organiques naturels, nommés aussi *alcaloïdes*, sont des substances azotées, susceptibles de se comporter comme les bases minérales, vis-à-vis des acides. Ils sont assimilables aux alcalis organiques artificiels et comme eux, ils se rattachent à l'ammoniaque.

On ne connaît pas d'alcaloïde primaire. La *conicine* et la *pipéridine* sont secondaires, presque tous les autres sont tertiaires.

La plupart sont *solides* et *cristallisables;* quelques-uns sont *amorphes;* la conicine, la nicotine, les pelletiérines et la spartéine sont *liquides.*

Ils sont généralement incolores et inodores ; en outre, ils sont *fixes*, sauf les alcalis liquides, la cinchonine, la caféine et les pelletiérines, qui sont *volatils*. Dans le vide, plusieurs autres peuvent être distillés sans décomposition.

Leur saveur est excessivement amère.

Ils sont à peine solubles dans l'eau, très solubles dans l'alcool, et parfois dans l'éther, le chloroforme et les carbures d'hydrogène liquides.

Ils dévient à *gauche* le plan de polarisation de la lumière polarisée, à l'exception de la conicine, de la cinchonine et de la quinidine, qui le dévient à *droite*.

La chaleur fait subir à quelques-uns une transformation isomérique, vers 130°. Au-dessus de cette température, elle décompose ceux qui sont fixes : ils fondent, dégagent de l'ammoniaque, de l'eau, des hydrogènes carbonés et se transforment en bases nouvelles : *méthylamines, quinoléine, bases pyridiques*, etc.

Le chlore et le brome les attaquent et s'y combinent par substitution. L'iode s'y unit directement, en formant des iodo-bases parfois caractéristiques.

Tous donnent de l'ammoniaque et des bases volatiles plus simples, lorsqu'on les distille avec la potasse caustique.

Ils se combinent aux acides sans perte d'eau, en formant des sels nombreux et généralement cristallisables. *Une* seule molécule d'acide les sature presque tous ; cependant la quinine et la cinchonine en exigent *deux*, elles sont *diacides* (*Wurtz*).

Les hydracides les dédoublent quelquefois, par hydratation ; dans d'autres circonstances ils leur enlèvent de l'eau.

L'acide azotique et tous les oxydants les convertissent en alcalis plus simples, en acides *pyridine-carboniques* et en dérivés des radicaux soudés au noyau de la molécule.

Les réactifs propres à révéler la présence des alcaloïdes et à prouver leur identité sont très nombreux. Les uns, comme les acides minéraux (1), communiquent à chacun d'eux des colorations caractéristiques ; les autres précipitent leurs dissolutions. Parmi ceux-ci, les plus sensibles et les plus employés sont les suivants : tannin, teinture d'iode, solution d'iodure de potassium iodé (*Bouchardat*), eau bromée, chlorure mercurique, chlorure d'or, chlorure de platine, bichromate de potassium, acide picrique (*Hager*), iodure double de mercure et de potassium, (*réactif de Mayer*) (2), iodure double de bismuth et de potassium (*réactif de Dragendorff*) (3), iodure double de cadmium et de potassium (*réactif de Marmé*) (4), phosphomolybdate de sodium (*réactif de Sonnenschein*) (5), cyanure double d'argent et de potassium (*réactif de Dragendorff*) (6), platino-cyanure de potassium,

(1) *Réactif d'Erdmann* : 20 gr. acide sulfurique concentré additionnés de 10 gouttes d'une solution aqueuse contenant 6 p. 100 d'acide azotique.
Les acides azotique, sulfurique, chlorhydrique, etc., sont aussi employés isolément.
(2) *Réactif de Mayer* : 13^{gr},546 chlorure mercurique, 49^{gr},80 iodure de potassium, eau distillée Q. S. pour faire un litre de liqueur.
(3) *Réactif de Dragendorff* : dissoudre, à chaud, l'iodure de bismuth dans une solution concentrée d'iodure de potassium, et y ajouter autant d'iodure de potassium qu'il en a fallu pour obtenir la solution.
(4) *Réactif de Marmé* : on le prépare comme celui de Dragendorff, avec les iodures de cadmium et de potassium.
(5) *Réactif de Sonnenschein* : on précipite une solution azotique de molybdate d'ammonium par une solution azotique de phosphate de sodium. Le précipité est lavé après 24 heures et dissous dans une solution de soude caustique. On évapore à siccité et on calcine le produit, jusqu'à ce qu'il ne se dégage plus d'ammoniaque. Le résidu, refroidi, est dissous dans l'eau ; il abandonne un dépôt, qu'on fait entrer en solution en ajoutant, peu à peu, de l'acide azotique.
(6) *Réactif de Dragendorff* : on dissout, dans un excès de cyanure de potassium, le

acide phospho-antimonique (*réactif de Schulze*) (1), sulfo-molybdate d'ammonium (2), sulfomolybdate de sodium (*réactif de Frœhde*) (3), etc.

§ 1. ACONITINE. $C^{34}H^{47}AzO^{11}\left[C^{25}H^{39}AzO^9 < \dfrac{COCH^3}{COC^6H^5}\right] = 645.$

Acétylbenzoylaconine.

Découverte par Hesse, en 1833 ; préparée à l'état pur par Groves et par Duquesnel. Sa constitution a été établie par W. R. Dunstand et confirmée par M. Freund et P. Beck.

Préparation. — *Procédé Duquesnel.* — On pèse successivement :

Racine sèche d'aconit napel........................	1000 gr.
Alcool à 90 centièmes................................	3000
Acide tartrique....................................	20

La racine, préalablement divisée, est épuisée par l'alcool, dans lequel on a fait dissoudre l'acide tartrique. La solution est filtrée, puis distillée à l'abri de l'air. Le résidu est dissous dans l'eau fraîche, pour séparer les substances grasses et les résines ; la solution filtrée est agitée avec de l'éther, qui la décolore. Après avoir décanté l'éther, on ajoute à la solution aqueuse du bicarbonate de sodium en excès, puis de l'éther et on agite. L'éther s'empare de l'aconitine devenue libre et l'abandonne ensuite, par évaporation spontanée. On purifie l'alcali par dissolution dans l'eau acidulée par l'acide tartrique ; on décolore par l'éther, on précipite l'aconitine par le carbonate acide de sodium et on dissout l'aconitine dans l'éther. La solution éthérée, mêlée à son volume de pétrole léger, laisse cristalliser l'aconitine, en s'évaporant lentement (*Codex*).

M. J. Williams substitue le carbonate neutre de sodium au carbonate acide, pour la précipitation de l'alcaloïde. En outre, il fait chauffer le liquide ainsi traité ; l'aconitine s'agrège en une masse d'apparence résineuse, facile à purifier avec de l'eau chaude. La cristallisation a lieu dans l'éther, par évaporation spontanée.

Propriétés physiques et chimiques. — L'aconitine pure, amorphe, pulvérulente et hydratée quand elle est précipitée d'une solution saline, cristallise en tables rhombiques ou hexagonales, suivant la nature du dissolvant. D'après Dunstan, sa formule moléculaire serait : $C^{33}H^{45}AzO^{12}$; tandis que, pour Freund et Beck, elle est : $C^{34}H^{47}AzO^{11}$.

précipité qu'on obtient en versant une solution de cyanure alcalin dans une solution d'azotate d'argent. Il faut préparer ce réactif au moment de s'en servir, car sa conservation n'est pas facile.

(1) *Réactif de Schulze :* on ajoute, goutte à goutte, une solution de 1 p. de perchlorure d'antimoine à une solution de 3 p. de phosphate de sodium.

(2) *Sulfomolybdate d'ammonium :* on mélange 0gr,53 de molybdate d'ammonium à 7gr,80 d'acide sulfurique pur, puis on chauffe *doucement*, jusqu'à ce que le liquide devienne clair. Préparer au moment du besoin. La première teinte produite par ce réactif est seule caractéristique, la nuance finale est toujours *bleue* et due à la réduction du réactif.

(3) *Réactif de Frœhde :* molybdate de sodium 1 milligramme, acide sulfurique pur 1 centimètre cube.

Elle est lévogyre, soluble dans 750 p. d'eau froide, dans beaucoup moins d'eau chaude, dans 64 p. d'alcool absolu, dans 5,5 p. de chloroforme ou de benzène, dans 2800 p. de pétrole léger (D. 0,67), insoluble dans la glycérine. Elle se dissout encore dans l'éther et dans l'eau chargée d'acide carbonique.

Son altérabilité est très grande ; elle se transforme aisément en acide benzoïque et en *acétylaconine*, quand on la fait chauffer avec de l'eau :

$$C^{34}H^{47}AzO^{11} + H^2O = C^6H^5 - CO^2H + C^{27}H^{43}AzO^{10}.$$

Aconitine.   Acide benzoïque.   Acétylaconine.

L'acétylaconine elle-même se dédouble, dans les mêmes conditions, en *acide acétique* et en *aconine* :

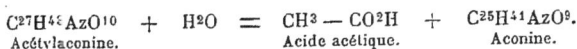

$$C^{27}H^{43}AzO^{10} + H^2O = CH^3 - CO^2H + C^{25}H^{41}AzO^9.$$

Acétylaconine.   Acide acétique.   Aconine.

Aussi les médicaments liquides qui en contiennent perdent-ils peu à peu leur activité (*Mandelin*).

Chauffée à 183°, elle fond, puis elle se volatilise en partie. A 190°, elle dégage de l'acide acétique et se convertit en *pyraconitine*, que les acides et les alcalis dilués scindent en *acide benzoïque* et en *pyraconine* (*W. R. Dunstan* et *P. H. Carr*). Elle s'unit très aisément aux acides : son azotate est remarquable par la facilité de sa préparation et par le volume de ses cristaux.

Les alcalis l'altèrent à froid ; à chaud, ils la dédoublent en *acétylaconine* et en acide benzoïque, comme le fait l'eau elle-même.

Essai. — L'aconitine est un des alcaloïdes les plus difficiles à caractériser par les moyens chimiques. L'iodure de potassium, ajouté à une solution acétique de cette base, donne par évaporation des cristaux d'iodhydrate d'aconitine, qui résistent au lavage à l'eau distillée (*Jurgens*).

L'acide phosphorique pur la colore, à chaud, en *rouge*, puis en *violet* (*Hasselt*). La delphine et la digitaline en font autant, mais leur solution sulfurique est colorée par l'eau bromée, qui laisse incolore celle de l'aconitine.

Délayée dans l'acide sulfurique pur, elle le teint en *jaune*, puis en *brun pâle*, en *brun rougeâtre*, en *violet* et en *brun roux* 24 heures après. Réaction sensible, mais insuffisante (*G. Pouchet*).

Les réactifs le plus sensibles sont : le phosphomolybdate de sodium, qui donne avec elle un précipité soluble dans l'ammoniaque et la colorant en *bleu* (*G. Pouchet*), et le permanganate de potassium, en léger excès, qui forme dans ses solutions un précipité cristallin et *violacé*, pouvant déceler $0^{gr},000025$ d'aconitine.

L'épreuve physiologique est le meilleur moyen de vérifier sa pureté. Elle tue les animaux à sang chaud, à la dose de 5 à 70 centièmes de milligramme, par kilogramme de poids du corps.

Un de ses caractères est de causer, quand on la dépose sur la langue, une sensation de fourmillement et de picotement analogue à celle que produit la racine de pyrèthre (*Duquesnel*).

Pharmacologie. — Le règne végétal n'a pas encore fourni de poison plus redoutable que l'aconitine, dont la place est marquée à côté de l'acide prussique, de la conicine et de l'atropine, sous le rapport de la rapidité des effets. L'action physiologique de cet alcali offre de nombreux points de contact avec celle de la vératrine, de la colchicine et de la sabadilline (*Gubler*). C'est un analgésique, un diurétique et, peut-être, un anticongestif. Elle ne semble pas se métamorphoser en traversant l'organisme (*Mandelin*).

L'aconitine est ordinairement prescrite en pilules ou en granules. Elle est encore usitée sous forme de pommade. Sa solution dans l'alcool sert principalement à préparer des injections hypodermiques et des liniments.

Les doses de ce médicament, portées dans les anciennes formules, devront être réduites dans une mesure considérable, surtout pour les préparations internes. Il est nécessaire, au début d'une médication surtout, de ne pas dépasser 1/20 de milligramme.

L'aconitine *amorphe*, variable dans sa composition chimique et par suite infidèle, ne doit plus faire partie de l'arsenal pharmaceutique.

§ 2. APOMORPHINE. $C^{17}H^{17}AzO^2 = 267$.

Découverte par Matthiessen.

Préparation. — Pour obtenir l'apomorphine, on chauffe entre 140 et 150°, pendant trois heures, dans un tube scellé très résistant :

Morphine pure.............................. 1 partie.
Acide chlorhydrique pur..................... 20 parties.

Le mélange doit occuper au plus 1/15 de la capacité du tube. Lorsque celui-ci est refroidi, on l'ouvre, on dilue la solution qui s'y trouve contenue et on la sursature avec un excès de carbonate acide de sodium. L'apomorphine est précipitée, en même temps que la morphine qui n'a pas été transformée. On sépare le liquide surnageant et on épuise le mélange alcaloïdique par l'éther, qui ne dissout pas la morphine.

Purification. — On purifie l'apomorphine en ajoutant à la solution éthérée quelques gouttes d'acide chlorhydrique : le chlorhydrate d'apomorphine cristallise promptement. On le fait cristalliser de nouveau dans l'eau bouillante, et on en précipite l'apomorphine avec le bicarbonate de sodium. Le précipité doit être *immédiatement* lavé avec un peu d'eau froide et séché *très rapidement*.

Propriétés physiques et chimiques. — L'apomorphine est anhydre, incolore, cristallisable, soluble dans l'eau, plus encore dans l'alcool, l'éther et le chloroforme. Les solutions aqueuse et alcoolique sont *vertes ;* celles que donnent l'éther et la benzine sont *rouges :* avec le chloroforme le liquide est *violet*. La solubilité dans l'éther et dans le chloroforme la distingue de la morphine.

Lorsqu'elle est humide, elle s'oxyde au contact de l'air et *verdit* rapidement, sans perdre ses propriétés physiologiques. Elle sature bien les acides, le chlorhydrate est le sel le plus employé ; il verdit à l'air et en solution aqueuse, comme l'alcali lui-même.

Essai. — L'apomorphine doit se dissoudre facilement dans l'*éther* et dans le *chloroforme*, quand elle n'est pas mélangée de *morphine*. Le *perchlorure de fer* très dilué lui communique une teinte *rose*.

Elle devient d'un *rouge pourpre*, au contact de l'acide azotique, et d'un *brun rouge* avec l'acide chlorhydrique.

Une trace de chlorhydrate de conicine colore en *vert* ses dissolutions.

Pharmacologie. — L'apomorphine est un expectorant et même un émétique très énergique. On ne l'emploie qu'avec ménagement, car elle est vénéneuse. La plupart du temps, on a recours à ses combinaisons salines. Harnach recommande de ne pas dépasser, tout d'abord, les doses de 3 à 5 milligrammes, qu'on récidive après quelques minutes, s'il est nécessaire.

§ 3. ATROPINE. $C^{17}H^{23}AzO^3=289$.

Découverte, en même temps, par Mein et par Geiger et Hesse.

Préparation. — 1° *Procédé de Rabourdin modifié.* — On retire l'atropine du suc de la belladone, en traitant ce suc par le carbonate de potassium, qui met l'alcaloïde en liberté, puis par le chloroforme, qui le dissout.

On écrase la racine de belladone fraîche, on l'humecte avec de l'eau, on exprime le suc et on lave le résidu. On laisse reposer les liqueurs, on les décante, on les fait bouillir pour les clarifier et on filtre.

On verse, dans la liqueur refroidie, du carbonate de potassium, jusqu'à réaction alcaline ; on y ajoute du chloroforme (200 gr. pour le suc de 10 kil. de racine) et on agite vivement, dans un flacon bien bouché. Quand l'action du dissolvant est épuisée, on sépare le chloroforme du liquide aqueux, à l'aide d'un entonnoir à robinet. On agite encore le suc avec une même quantité de chloroforme, on réunit les solutions chloroformiques, on les filtre en couvrant l'entonnoir, puis on les distille, en ayant soin de refroidir soigneusement le récipient, pour condenser le chloroforme. Le résidu de la distillation est ensuite dissous, à l'ébullition, dans l'alcool à 90° et décoloré au charbon animal purifié. On filtre et on verse le liquide, en agitant sans cesse, dans 5 ou 6 fois son poids d'eau : l'alcaloïde cristallise promptement (*Codex*).

2° On épuise la racine de belladone sèche par l'alcool à 95°, et on ajoute à la liqueur le 20° du poids de la racine de chaux hydratée. On filtre après 24 heures, on acidule par l'acide sulfurique, on filtre encore et on distille. Le résidu, concentré à basse température, est additionné d'une solution de carbonate de potassium, en quantité suffisante pour former un précipité, mais sans communiquer à la liqueur une réaction alcaline. On filtre au bout de 24 heures ; à l'aide du carbonate de potassium, on précipite alors l'atropine, qu'on sèche dans un courant d'air et qu'on purifie par cristallisation dans l'alcool (*Mein*).

3° On précipite par le tannin un infusé de feuilles sèches de belladone, on lave le précipité et on l'introduit dans un flacon avec de la potasse caustique et de l'éther, dans lequel se dissout l'atropine (*Richter*).

Propriétés physiques et chimiques. — L'atropine est incolore, en aiguilles soyeuses, fusible à 11°, un peu volatile à 140°. Elle se dissout dans 500 p. d'eau froide, dans 30 p. d'eau bouillante, dans 60 p. d'éther et de benzène, dans 8 p. d'alcool froid, et dans 3 p. de chloroforme. Une température de 95° la décompose en partie. Lorsqu'elle brûle, elle répand une odeur benzoïque. Elle est faiblement sinistrogyre.

Cette base est isomérique de l'hyoscyamine. C'est une *tropéine*, éther produit par l'union de l'*acide tropique* avec une amine-alcool, la *tropine* (méthyloxéthylène-hydropyridine) (*Ladenburg*). En effet, l'acide chlorhydrique l'hydrate en la dédoublant comme il suit (Kraut et Lossen) :

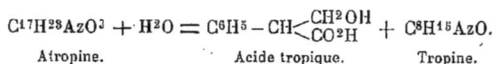

$$C^{17}H^{23}AzO^3 + H^2O = C^6H^5 - CH{<}{CH^2OH \atop CO^2H} + C^8H^{15}AzO.$$

Atropine.   Acide tropique.   Tropine.

Abandonnée, à froid, au contact de l'air et de l'eau, elle finit par se dissoudre, en prenant une teinte jaune. En même temps elle est devenue incristallisable, mais elle a conservé son pouvoir toxique. Traitée par le bichromate de potassium et l'acide sulfurique, elle donne de l'acide benzoïque et de l'aldéhyde benzylique. L'acide azotique la dissout sans se colorer ; la solution, étendue d'eau, dépose de l'*apoatropine* $C^{17}H^{21}AzO^2$.

En combinant la tropine à l'acide tropique, M. Ladenburg a fait synthétiquement de l'atropine, par déshydratation du tropate de tropine.

C'est une base forte, mais ses sels cristallisent difficilement.

Essai. — L'atropine est un alcaloïde assez délicat à caractériser. Elle forme un précipité *blanc* avec le tannin, *jaune-citron* avec le chlorure d'or *isabelle* avec le chlorure de platine, *brun* avec l'iode, *blanc* avec l'iodure double de mercure et de potassium.

Lorsqu'on la traite par l'*acide sulfurique chaud et concentré*, on perçoit une odeur analogue à celle des fleurs de l'oranger (*Gulielmo*), du prunier (*Dragendorff*), ou de la spirée (*Otto*). L'odeur est plus nette, quand on dissout l'alcaloïde dans un mélange d'acide sulfurique et de chromate alcalin, chauffé à 150°, et qu'on y projette quelques gouttes d'eau. Suivant M. Brunner, il vaut mieux encore déposer l'atropine sur des cristaux d'acide chromique et chauffer, jusqu'à ce que l'acide commence à être réduit.

Elle colore en *rose* la phtaléine du phénol (*Cripps*).

Dissoute dans l'alcool faible, elle donne avec la solution d'azotate mercureux à 1/300 un précipité *noir*, avec la solution décinormale de chlorure mercurique un précipité *jaunâtre*, sensible surtout à chaud (*Cripps*).

Si l'on y ajoute 10 fois son volume d'*acide azotique* concentré, puis qu'on chauffe le mélange à l'ébullition, pendant un moment, et ensuite à une douce chaleur, jusqu'à ce que l'acide libre soit entièrement dissipé, on obtient un produit qui, refroidi et touché par une solution *alcoolique* de *potasse caustique*, prend une belle couleur *violette*, passant graduellement au *rouge vineux* et au *rouge sale* (*Vitali*).

Une trace d'atropine bouillie 2 minutes, dans 1/2 cc. d'acide acétique et autant d'acide sulfurique purs, auxquels on ajoute ensuite quelques gouttes d'acide acétique cristallisable, forme un mélange doué d'une fluorescence *verte* (*Cripps*).

Un des meilleurs moyens de révéler l'atropine est de constater son action mydriatique. Une goutte d'une solution, qui ne contient que 1/130000 de cet alcali, produit encore la dilatation de la pupille (*Donders* et *Ruyter*).

Pharmacologie. — L'atropine est l'un des alcaloïdes contenus dans les solanées, concurremment avec l'hyoscyamine et l'hyoscine. On admet qu'elle prédomine surtout dans la belladone. M. Will pense qu'elle résulte de la transformation de l'hyoscyamine par la chaleur et les alcalis, pendant son extraction.

Les recherches microchimiques de M. de Wèvre ont établi qu'elle est localisée principalement dans l'épiderme et au voisinage des deux massifs libériens. Sa proportion diminue en même temps qu'elle se réfugie de plus en plus dans l'écorce de la tige ou de la racine, à mesure que la plante avance en âge.

C'est un poison d'une énergie considérable, dont l'absorption est rapide. Ses propriétés médicinales, en particulier son action stupéfiante et la faculté qu'elle a de dilater la pupille, en font un des agents le plus employés de la thérapeutique moderne. On la donne à l'intérieur, quelquefois en poudre, divisée dans une certaine quantité de sucre, en teinture et plus souvent sous forme de granules. Les granules du Codex contiennent 1 milligramme d'atropine ; cette dose est trop élevée, suivant Gubler et Bouchardat, qui conseillent de la réduire de moitié.

Pour les applications externes, on se sert de collyres et de pommades, contenant des doses très variées d'atropine.

GRANULES D'ATROPINE.

	gr.
Atropine	0.10
Sucre de lait pulvérisé	4.00
Gomme arabique pulvérisée	1.00
Mellite simple	Q. S.

On triture longtemps l'atropine dans un mortier de porcelaine avec le sucre de lait, que l'on mélange par petites portions à la fois. On ajoute la gomme et on fait, avec le mellite, une masse pilulaire bien homogène. On divise cette masse en 100 granules, que l'on argente.

Chaque granule contient 1 milligramme d'atropine. (*Codex*.)

§ 4. BRUCINE. $C^{23}H^{26}Az^2O^4 + 4H^2O = 466$.

Découverte par Pelletier et Caventou, en 1819.

Préparation. — On retire la brucine des eaux-mères de la préparation de la strychnine.

On sature ces eaux-mères par l'acide oxalique et on évapore. Les cristaux d'oxalate de brucine sont lavés à l'alcool absolu froid ; on les dissout dans l'eau et on précipite la solution par la chaux caustique en excès. On fait sécher le précipité, on le dissout dans l'alcool bouillant et on laisse cristalliser.

On purifie la brucine par de nouvelles cristallisations (*Codex*).

Propriétés physiques et chimiques. — La brucine cristallise en gros prismes rhomboïdaux obliques, renfermant 4 molécules d'eau de cristallisation, efflorescents, solubles dans 500 p. d'eau bouillante et dans 850 p. d'eau froide. Elle se dissout dans 2 p. d'alcool, dans 7 p. de chloroforme, dans l'alcool amylique et dans les essences, mais non dans l'éther et les huiles grasses. Elle dévie à gauche la lumière polarisée (—61°,27). C'est une diamine tertiaire.

Distillée avec de l'acide sulfurique et du bioxyde de manganèse, elle fournit un peu d'esprit de bois (*Baumert*).

L'acide azotique en dégage, à chaud, de l'acide carbonique et de l'azotite de méthyle (*Strecker*). Le résidu contient de l'acide oxalique et de la *cacothéline* $C^{20}H^{22}(AzO^2)^2Az^2O^5$:

$$C^{23}H^{26}Az^2O^4 + 5AzO^3H = C^{20}H^{22}(AzO^2)^2Az^2O^5 + C^2H^2O^4 + AzO^2.CH^3 + 2AzO + 2H^2O$$
Brucine.   Cacothéline.   Azotite de méthyle.

En la chauffant avec de l'acide chlorhydrique, Schenston lui a enlevé du méthyle; il la considère, par suite, comme de la strychnine dont deux hydrogènes sont remplacés par deux groupes méthoxyliques CH^3O.

Essai. — La brucine est colorée : en *rouge* par l'acide azotique, en *bleu* par le brome et, par l'acide sulfurique, en *rose*, qui passe au *jaune*, puis au *verdâtre*. La solution azotique devient *violette* au contact de l'acide sulfureux et du chlorure stanneux, et dépose des aiguilles de même couleur (*améthystine*).

La teinture d'iode forme, dans ses solutions, un précipité *orangé* d'*iodo-brucine* ; le chlore les colore en *jaune*, puis en *rouge* de plus en plus foncé, sans les troubler.

Elle n'est pas précipitée par les carbonates alcalins, en présence de l'acide tartrique.

Le chlorure d'or détermine dans ses solutions un précipité *jaune*, qui devient *brun* et qui est soluble, à froid, dans l'acide chlorhydrique.

Le *sucre* et l'*acide sulfurique* n'exercent aucune action caractéristique sur la brucine (*Schneider*).

Le *sulfomolybdate d'ammonium* lui communique une couleur *rouge brique*, devenant plus tard d'un *bleu foncé* (*Buckingham*).

Le bromhydrate de brucine, additionné d'eau bromée en excès, donne un précipité d'abord *violet*, puis *brun*, *jaune* enfin, de tribromure de brucine $C^{23}H^{26}Az^2O^4Br^3$ (*Beckurst*).

Pharmacologie. — L'action médicinale de la brucine est assimilée à celle de la strychnine, mais son intensité est 24 fois moindre (*Andral*). Si vraiment l'identité est complète, au point de vue physiologique, on ne s'explique pas pourquoi la brucine est inusitée, alors qu'elle est beaucoup plus facile à manier que la strychnine.

§ 5. CAFÉINE. $C^8H^{10}Az^4O^2[C^5H(CH^3)^3Az^4O^2]$.
Théine, Guaranine, Méthylthéobromine, Triméthylxanthine.

Découverte par Runge dans le café, en 1820 ; à nouveau par Robiquet, Pelletier et Caventou, en 1821 ; par Oudry dans le thé (*théine*), en 1827, et plus tard dans le guarana (*guaranine*) et dans le thé du Paraguay. Le café en contient environ 2 p. 100; le thé, 2.50 p. 100; le guarana, de 1 à 5 p. 100; la noix de Kola : 2 p. 100.

Préparation. — 1° Pour obtenir la caféine, on épuise le café au moyen de l'eau bouillante, qui dissout la caféine, un peu d'acide malique et de malates acides. On précipite l'acide malique par l'acétate de plomb, puis on filtre la liqueur. L'excès du plomb, resté dissous, est précipité par l'hydrogène sulfuré ; on filtre à nouveau le liquide et on concentre pour faire cristalliser la caféine (*Robinet* et *Boutron*.)

2° On traite par lixiviation, avec de l'alcool à 80°, un mélange de 10 p. de café en poudre et de 2 p. de chaux éteinte. On distille la liqueur, pour en retirer l'alcool, puis on ajoute de l'eau au résidu ; il se sépare une huile qu'on enlève, et la liqueur aqueuse fournit, par évaporation, la caféine à l'état impur. On purifie l'alcaloïde en le faisant cristalliser de nouveau, après l'avoir décoloré au charbon animal (*Versmann*).

3° On peut encore lessiver le café avec de la benzine et séparer le véhicule par distillation. Le résidu est composé de caféine et de matière grasse ; on le traite par l'eau bouillante, qui dissout la caféine et l'abandonne pendant son refroidissement (*Vogel*).

Propriétés physiques et chimiques. — La caféine est un alcaloïde qui se présente sous la forme de longues aiguilles soyeuses, fusibles vers 230°, volatiles dès 185°, dont la saveur est amère. Il faut pour la dissoudre : 90 p. d'eau froide, 2 p. d'eau bouillante, 25 p. d'alcool à 90°, 300 p. d'éther, 9 p. de chloroforme.

Sa réaction est neutre. Elle sature bien les acides minéraux ; M. Tanret affirme qu'elle ne se combine pas aux acides organiques. Dans tous les cas, ses sels sont très instables ; l'eau, l'alcool, l'éther, l'air même les décomposent.

Ses dissolutions salines ne sont pas précipitées par les alcalis, qui la dissolvent avec plus de facilité que l'eau pure. Quand on la fait bouillir avec une solution de potasse caustique, elle fournit de la méthylamine AzH^2CH^3 (*Ad. Wurtz*). Le même alcali prend naissance dans la torréfaction du café, sous la seule influence de la chaleur ; pour qu'il se produise, la présence d'un acide organique est nécessaire ; la caféine chauffée seule à 300° ne donne pas de méthylamine (*Personne*). Elle bout à 384°, en se décomposant en partie.

La caféine est de la méthylthéobromine, car on l'obtient en chauffant de la théobromine argentique avec de l'iodure de méthyle (*Strecker*).

$$C^5H^2(CH^3)^2Az^4O^2Ag \quad + \quad CH^3I \quad = \quad AgI \quad + \quad C^5H(CH^3)^3Az^4O^2.$$

Théobromine argentique.　　　Iod. de méthyle.　　　　　　　　　　　　Caféine.

Quand on l'hydrate, elle se résout en acide carbonique et en *caféidine* :

$$C^5H(CH^3)^3Az^4O^2 \quad + \quad H^2O \quad = \quad CO^2 \quad + \quad C^7H^{12}Az^4O.$$

Caféine.　　　　　　　　　　　　　　　　　　　　　　　　　Caféidine.

L'acide chromique l'oxyde en produisant de la *méthylamine* et de l'*acide diméthylparabanique* :

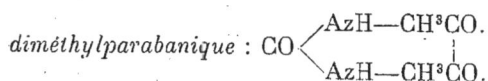

$$CO \begin{cases} AzH-CH^3CO. \\ AzH-CH^3CO. \end{cases}$$

Essai. — Lorsqu'on dissout la caféine dans l'*eau chlorée* et qu'on évapore la solution très lentement, à siccité, le résidu offre une teinte d'un *rouge foncé*, qui passe au *pourpre violet*, sous l'influence de l'*ammoniaque* (formation d'*acide amalique*). Un excès d'ammoniaque détruit la coloration.

L'*acide azotique concentré* donne, avec la caféine et l'ammoniaque, des réactions identiques à celles que produit l'eau chlorée. Mais l'*acide azotique dilué* fournit des résultats très différents et qui varient avec son degré de concentration.

Une solution de caféine additionnée de *sublimé corrosif* laisse déposer, au bout de quelque temps, de longues aiguilles solubles, à froid, dans l'acide chlorhydrique (*H. Davies*).

Le *sulfomolybdate d'ammonium* ne colore pas immédiatement la caféine; mais il est réduit lentement par elle et le mélange prend alors une teinte d'un *bleu clair* (*Buckingham*).

Pharmacologie. — La caféine a été introduite dans la thérapeutique par Van den Corput, qui l'a conseillée dans le traitement des névralgies. Suivant Lehmann, cet alcaloïde est un excitant énergique, qui augmente la sécrétion de la bile et celle de l'urée. D'après Rabuteau, il modère au contraire la nutrition et diminue la proportion de l'urée. Pour M. Riegel, c'est un cardiaque digne d'être placé au même rang que la digitale. On ignore la nature des métamorphoses qu'elle subit dans l'économie ; on ne la retrouve pas dans l'urine. On administre presque toujours la caféine sous forme d'infusé de café ; quelquefois cependant on la donne en poudre, en pilules, à des doses variant de $0^{gr},20$ à $0^{gr},50$ ou $0^{gr},60$ par jour, rarement plus, ou en injections hypodermiques. M. Tanret a reconnu qu'elle se dissout aisément dans les solutions de benzoate et de salicylate de sodium. Cette propriété permet de la doser exactement dans les plantes qui en contiennent (*Georges*).

M. Tanret l'utilise pour la préparation des injections hypodermiques, dont voici deux formules :

INJECTION HYPODERMIQUE.	INJECTION HYPODERMIQUE.
gr.	gr.
Benzoate de sodium............ 2.95	Salicylate de sodium.. .... 3.10
Caféine..................... 2.50	Caféine...................... 4.00
Eau distillée. Q. S. pour 10 c. cubes.	Eau distillée. Q. S. pour 10 c. cubes.
1 c. cube contenant 25 centigrammes de caféine.	1 c. cube contient 40 centigrammes de caféine.

ÉTHOXYCAFÉINE. — Composé résultant de l'action de la potasse alcoolique sur la bromocaféine ; un groupe *éthoxyl* y remplace un atome d'hydrogène.

Aiguilles blanches, fusibles à 140°, solubles dans l'eau, peu solubles dans l'alcool et dans l'éther. Antinévralgique à la dose de 25 centigrammes, toxique à celle de 1 gramme.

IODOCAFÉINE, IODOTHÉINE. — Mélanges de caféine et d'iodure de sodium, donnés comme des combinaisons et préconisés par Rummo (de Pise), en qualité de diurétiques.

Nasrols, Sulfocaféates, Symphorols. — Combinaisons d'*acide sulfocaféique* avec la soude, la lithine ou la strontiane, proposées par Heinz comme des diurétiques supérieurs aux autres. Ils sont peu solubles dans l'eau froide, très solubles dans l'eau chaude. Leurs solutions sont instables.

§ 6. CINCHONINE. $C^{19}H^{22}Az^2O=294$.

Isolée par Gomez, en 1810, mais caractérisée, en 1820 seulement, par Pelletier et Caventou. Prédomine dans les quinquinas gris.

Préparation. — On retire la cinchonine du quinquina gris, par un procédé analogue à celui qui fournit le sulfate de quinine.

On fait bouillir, avec de l'acide chlorhydrique très étendu, du quinquina Huanuco concassé. La liqueur, clarifiée, est précipitée par la chaux, et le précipité est traité, à plusieurs reprises, par l'alcool à 90° bouillant. La cinchonine cristallise en partie, pendant le refroidissement. Les eaux-mères, réduites par distillation au quart de leur volume, donnent une nouvelle cristallisation de cinchonine. Enfin, les dernières eaux-mères, convenablement concentrées, abandonnent un mélange de quinine et de cinchonine. Quand on veut séparer les deux alcaloïdes, on met à profit l'inégale solubilité de leurs sulfates ; on les sature avec l'acide sulfurique dilué, puis on fait cristalliser le produit : le sulfate de cinchonine, plus soluble que celui de quinine, reste en solution.

Purification. — Pour purifier la cinchonine brune, on la dissout dans l'alcool bouillant, on décolore la solution par le charbon animal et on la filtre bouillante : la cinchonine cristallise à l'état de pureté.

Propriétés physiques et chimiques. — Diamine tertiaire, la cinchonine se présente sous la forme de prismes clinorhombiques incolores et insipides. Pour la dissoudre, il faut 3810 p. d'eau froide, 2500 p. d'eau bouillante, 40 p. de chloroforme, 100 p. d'alcool à 90° froid et 30 p. d'alcool bouillant. Elle est peu soluble dans les huiles fixes et dans les huiles volatiles, à peine soluble dans l'éther (1/371).

Elle fond à 257° ; quand on la chauffe à 220°, dans un courant d'hydrogène ou d'ammoniaque, elle se sublime sans altération, en prismes de 2 à 3 centimètres, de longueur. Maintenue à 180° dans la glycérine, elle est changée en une base isomérique, la *cinchonicine.* Son pouvoir rotatoire est dextrogyre : $\alpha_D = +228°$ en solution à 6 ou 8 millièmes dans l'alcool absolu, et $+170$ et 213° en solution de 4 ou 5 millièmes dans le chloroforme (*G. Bouchardat*).

Chauffée avec de la potasse, elle donne : *quinoléine, lutidines, collidines, parvolines, méthylamine*, etc.

L'acide azotique la transforme en *oxycinchonine*, isomère de la quinine (*Schutzenberger*). Avec l'acide chlorhydrique on obtient un autre isomère: l'*apocinchonine*, plus la *diapocinchonine*.

Comme la quinine, elle est biacide. Les solutions de ses sels ne sont pas fluorescentes; en outre, elles ne sont pas précipitées par les bicarbonates alcalins, en présence de l'acide tartrique. Le chlore, le brome et l'iode s'y combinent. Traitée par l'eau chlorée, elle forme avec l'ammoniaque un précipité *blanc*. Le chlorure mercurique la colore en *rouge violacé*, à chaud. En présence d'hydrates de carbone et de certains ferments, elle est colorée en *vert* par le brome et l'ammoniaque (*Brissonnet*).

Chauffée pendant quarante-huit heures, à 120°, avec un mélange à parties égales d'eau et d'acide sulfurique, elle fournit quatre bases isomériques: *cinchonibine*, *cinchonifine*, *cinchonigine* et *cinchoniline*, plus deux produits d'oxydation: *oxycinchonine* α, *oxycinchonine* β [$C^{19}H^{22}Az^2O^2$] (*Jungfleisch* et *Léger*).

Pharmacologie. — La cinchonine est, à la fois, le moins fébrifuge et le plus toxique des alcaloïdes du quinquina. Sa saveur est moins amère que celle de la quinine. On peut l'administrer en poudre, en pilules et en potion; mais il est nécessaire d'en fractionner les doses, car son activité physiologique est considérable.

On a plus souvent recours au sulfate de cinchonine qu'à la cinchonine elle-même.

ANTISEPTOL. — M. Yvon a donné ce nom à l'*iodosulfate de cinchonine*, qu'il obtient en précipitant par l'iode une solution de sulfate de cinchonine. Le précipité, lavé et séché à l'air, est léger, très ténu, brun, inodore et insoluble dans l'eau. Il se dissout dans l'alcool et dans l'éther. C'est un succédané de l'iodoforme.

§ 7. CINCHONIDINE. $C^{19}H^{22}Az^2O$ = 294.

Découverte par Winkler, en 1847; distinguée de la quinidine par Pasteur.

Préparation. — On extrait la cinchonidine de la quinoïdine, en la dissolvant dans l'alcool et faisant cristalliser. On fait sécher les cristaux, pour en séparer la quinidine, reconnaissable à son efflorescence, et on purifie la cinchonidine avec l'éther et par des cristallisations répétées dans l'alcool.

Propriétés physiques et chimiques. — La cinchonidine est isomérique de la cinchonine et, comme elle, diamine tertiaire. Elle est anhydre, fusible à 206°, soluble seulement dans 1680 p. d'eau froide, peu soluble aussi dans l'eau bouillante. Elle se dissout dans 20 p. d'alcool à 90 centièmes, dans 76 p. d'éther et dans 268 p. de chloroforme. Ses solutions ne sont pas amères.

Elle est lévogyre: α_D = — 110°, dans l'alcool à 95°. Son tartrate est fort peu soluble dans l'eau, son oxalate est au contraire plus soluble que celui de la quinine, ce qui permet de séparer les deux bases. On la convertit en *cinchonicine*, quand on la chauffe à 180° dans la glycérine.

Pharmacologie. — La cinchonidine n'est pas encore employée en médecine. Cependant M. de Brun assure qu'elle est aussi fébrifuge que la quinine, dont elle a toutes les propriétés physiologiques.

§ 8. COCAÏNE. $C^{17}H^{21}AzO^4 = 303$.

Découverte par M. Niemann, en 1859.

Préparation. — 1° *Procédé de M. Lossen*. Les feuilles de coca, divisées, sont traitées par l'eau froide ou par l'eau chauffée à 60 ou 80°. La solution est additionnée d'acétate basique de plomb, et l'excès de ce métal est précipité par le carbonate de sodium. Dans la liqueur devenue alcaline, on verse de l'éther et on agite vivement, pour dissoudre la cocaïne. On purifie ensuite l'alcaloïde, en le dissolvant dans l'acide chlorhydrique dilué et en soumettant la solution à la dialyse. Le chlorhydrate qui traverse le septum est peu coloré ; on le décompose par le carbonate de sodium et on fait cristalliser la cocaïne dans l'alcool.

2° *Procédé de M. Truphème*. — On épuise les feuilles de coca par l'éther, dans le digesteur de Payen, et on évapore à siccité la solution. Le produit est traité par l'eau bouillante et la solution, additionnée de magnésie, est évaporée à siccité. La substance pulvérulente obtenue cède à l'alcool amylique de la cocaïne à peine jaunâtre, qui devient entièrement incolore par une nouvelle cristallisation.

3° M. Merck obtient la cocaïne en chauffant à 100° en vase clos, pendant 8 heures, un mélange de benzoylecgonine et d'iodure de méthyle. M. Einhorn a simplifié la méthode en remplaçant l'iodure de méthyle par l'action du gaz chlorhydrique sur un mélange de benzoylecgonine et d'alcool méthylique. La cocaïne ainsi obtenue a l'avantage d'être exempte des autres alcaloïdes contenus dans les feuilles de coca.

Purification. — Lorsque la cocaïne a été extraite de la coca, elle est généralement souillée par d'autres alcalis : *hygrine, ecgonine* et notamment par l'*isatropylcocaïne*, qui est très vénéneuse et peut être la cause des accidents dus à la cocaïne impure (*Liebermann*).

Pour la purifier, on la transforme en chlorhydrate, qu'on dissout dans l'alcool absolu ; on ajoute à la solution son volume d'éther absolu : en quelques secondes, le chlorhydrate de cocaïne se dépose à l'état de pureté; le liquide surnageant est laiteux, quand la cocaïne n'était pas seule dans le produit (*Williams*).

Propriétés physiques et chimiques. — La cocaïne cristallise en prismes clinorhombiques incolores, fusibles à 97°,2 (*Castaing*). Portée à une plus haute température, elle se décompose. Elle soluble dans 704 p. d'eau froide, dans beaucoup moins d'alcool et surtout d'éther, dans la vaseline, les carbures d'hydrogène et les corps gras. La solution aqueuse est légèrement amère et altérable à l'ébullition, qui métamorphose l'alcaloïde exactement comme le fait l'acide chlorhydrique, mais plus lentement.

La cocaïne a une réaction fortement alcaline. Elle sature bien les acides, mais ses sels sont difficilement cristallisables. Chauffée à 100° avec de l'acide chlorhydrique concentré, elle se dédouble en acide benzoïque, en alcool méthylique et en *ecgonine* $C^9H^{15}AzO^3$:

$$C^{17}H^{21}AzO^4 + 2H^2O = C^6H^5—CO^2H + H — H—CH^2OH + C^9H^{15}AzO^3.$$

Cocaïne.   Ac. benzoïque.   Alc. méthylique.   Ecgonine.

C'est donc de la méthylbenzoylecgonine $C^8H^{13}Az(O-CO-C^6H^5)$ (CO^2CH^3). Par l'ecgonine, elle est rattachée à la pyridine.

Essai. — La cocaïne pure (ou un de ses sels) n'est pas colorée par l'acide sulfurique concentré. Le contraire a lieu quand elle contient de l'hygrine ou de l'ecgonine.

Une solution de cocaïne, additionnée d'une goutte de perchlorure de fer et portée à l'ébullition devient *rouge*, par suite de la mise en liberté d'acide benzoïque (*Lerch* et *Schärges*).

Deux ou trois gouttes de solution de cocaïne, autant d'eau chlorée, puis d'une solution à 5 °/₀ de chlorure de palladium donnent un beau précipité *rouge*, que l'eau décompose lentement et que dissout l'hyposulfite de sodium (*Greitthew*).

Une petite quantité de cocaïne traitée par quelques gouttes d'acide azotique (D. 1,4), au bain-marie, donne, après dessiccation, une odeur très nette de menthe poivrée, lorsqu'on mouille le résidu avec une solution alcoolique concentrée de potasse (*Ferreira da Silva*). M. Béhal pense que l'odeur perçue est celle du benzoate d'éthyle.

Les plus minimes traces de cocaïne en solution sont colorées en *vert* par une solution d'apomorphine.

1 centigramme de chlorhydrate de cocaïne, dissous dans 2 gouttes d'eau et additionné de solution de permanganate de potassium à 1/300, donne un précipité *violet*, insoluble, qui devient parfois cristallin (*Fluckiger*).

Le tannin ne la précipite qu'en solution acidulée.

Elle forme, avec le chlorure d'or et avec l'acide picrique, des cristaux disposés en forme de peigne, qui sont caractéristiques sous le microscope (*Sonnié-Morot*).

Pharmacologie. — L'action physiologique de la cocaïne semble analogue à celle de l'atropine. Mais sa propriété la plus intéressante est d'être un anesthésique local très efficace. Les expériences de M. Koller, de Vienne, avaient signalé l'insensibilité qu'elle procure à l'œil, sur lequel on en dépose des traces. Les recherches récentes autorisent des applications beaucoup plus étendues. On l'emploie surtout à l'état de chlorhydrate, à la dose maximum de 15 centigrammes par jour. M. Symes a remarqué que les sels basiques sont plus actifs que les sels neutres ou acides et que, sur la peau lavée au carbonate sodique, l'action est immédiate, alors qu'elle se fait attendre en l'absence de cette précaution.

La cocaïne est très vénéneuse. On combat les accidents qu'elle occasionne par des injections hypodermiques d'éther et par des boissons alcooliques. Elle se dédouble assez rapidement, dans l'organisme, d'où l'impossibilité de la caractériser, dans une recherche toxicologique, à moins que la dose absorbée ne soit notable.

Elle est incompatible avec le calomel, qu'elle transforme en oxyde mercurique (*Schall*), et avec le nitrate d'argent, qu'elle change en chlorure (*A. Brunner*).

§ 9. CODÉINE. $C^{18}H^{21}AzO^3 + H^2O$. $[C^{17}H^{18} (CH^3) AzO^3 + H^2O] = 317$.
Méthylmorphine.

Découverte par Robiquet, en 1832.

Préparation. — 1° On retire la codéine des eaux-mères de la préparation de la morphine par le procédé de Grégory et Robertson.

Ces eaux-mères contiennent un mélange de chlorhydrate de codéine et de chlorhydrate d'ammonium, qu'on fait cristalliser. Par une seconde cristallisation, on sépare les deux sels ; le chlorhydrate de codéine, qui est le moins soluble, se dépose, accompagné d'une petite quantité de morphine. On triture le mélange avec une solution de potasse caustique, dont on évite d'employer un grand excès : la codéine se précipite, la morphine reste en solution dans la potasse. Le précipité, d'abord visqueux, perd peu à peu sa transparence, augmente de volume et devient pulvérulent. Après l'avoir lavé avec un peu d'eau froide, on le sèche et on le dissout dans l'éther bouillant. La solution, additionnée d'une petite quantité d'eau, donne de beaux cristaux de codéine, par évaporation spontanée (*Codex*).

2° *Procédé de Merck.* — On précipite par la soude pure le chlorhydrate double de morphine et de codéine. On dissout le précipité dans l'alcool, on sature par l'acide sulfurique, on distille et on verse de l'eau sur le résidu, jusqu'à ce qu'il cesse de se troubler. La liqueur filtrée est ensuite évaporée, elle fournit un résidu de sulfate de codéine qui, traité par une solution de potasse et par l'éther, donne de la codéine très pure.

3° *Codéine artificielle.* — On prépare, en Angleterre et en Allemagne, de la codéine artificielle en dissolvant de la morphine dans une solution de potasse, de soude ou de chaux, sur laquelle on fait agir ensuite du chlorure de méthyle ou de l'acide méthylsulfurique. On fait cristalliser le produit dans le chloroforme ou dans l'alcool; on obtient des cristaux magnifiques.

Propriétés physiques et chimiques. — La codéine hydratée cristallise en *octaèdres orthorhombiques*. Elle s'effleurit à l'air. A 100°, elle devient anhydre et elle fond à 150°. Son pouvoir rotatoire est $\alpha_D = -135°,8$ en solution alcoolique et à 15°. M. Grimaux la regarde comme un éther méthylique de la morphine, considérée elle-même comme un composé phénolique.

Il faut, pour la dissoudre, 80 p. d'eau froide et 15 p. d'eau bouillante. Elle est très soluble dans l'alcool, dans le chloroforme, dans l'éther et dans le benzène ; soluble aussi dans l'ammoniaque, mais non dans la potasse ou dans la soude caustique. C'est une monamine tertiaire et une base énergique.

L'acide azotique concentré la détruit ; étendu, il la transforme en *nitrocodéine* $C^{18}H^{20}(AzO^2)AzO^3$. L'acide sulfurique monohydraté la dissout. Quand on la précipite de cette dissolution, elle est *amorphe* et isomérique de la codéine cristallisée, dont elle diffère en ce que ses combinaisons salines sont précipitées par les carbonates alcalins (*Armstrong*). A chaud, les acides sulfurique et phosphorique la convertissent en *di-, tri- et tétracodéine*. L'acide chlorhydrique la transforme en apomorphine et en chlorure de méthyle. Le chlore, le brome et l'iode s'y combinent en éliminant de l'hydrogène, et ils forment des composés nommés : *chlorocodéine,* *bromocodéine* et *iodocodéine.* Chauffée avec de la potasse, elle donne de la méthylamine et de la triméthylamine.

Essai. — La codéine se distingue de la morphine par sa solubilité dans l'éther et par son insolubilité dans la potasse caustique. En outre, elle ne rougit pas au contact de l'acide azotique et ne bleuit pas avec le perchlorure de fer ; elle ne réduit pas l'acide iodique. Elle a cependant quelques réactions caractéristiques : .

L'*acide sulfurique* pur et concentré la dissout, à froid, sans la colorer d'abord ; au bout d'un certain temps, la liqueur prend une teinte *bleue,* qui apparaît immédiatement quand on chauffe (*Dragendorff*). La coloration se produit plus vite avec le *réactif d'Erdmann,* mais la réaction est toujours délicate.

Le *réactif de Frœhde* lui communique une couleur d'un *vert sale,* qui passe au *bleu foncé,* puis au *jaune,* au bout de 24 heures.

Le *sulfomolybdate d'ammonium* la colore en *vert,* et finalement en *bleu clair* (*Buckingham*).

Mêlée à du *sucre* et touchée avec l'*acide sulfurique,* elle offre une nuance *pourpre,* qui devient *violette,* puis *brune* (*Schneider*).

La solution sulfurique de codéine, additionnée de quelques gouttes d'*acide azotique,* prend une coloration *brune,* qui passe au *gris* et disparaît après 12 heures.

L'*eau chlorée* dissout la codéine sans se colorer ; l'*ammoniaque* fait passer la liqueur au *rouge brun.*

Le *cyanogène gazeux* teint en *jaune,* puis en *brun* les solutions alcooliques de codéine. Il se dépose ensuite un précipité cristallisé de bicyanure de codéine.

Lorsqu'on délaie la codéine avec 2 gouttes de solution d'*hypochlorite de sodium* et qu'on ajoute au mélange 4 gouttes d'*acide sulfurique* concentré, il se développe une coloration persistante, d'un beau *bleu céleste* (*L. Raby*).

L'*eau bromée* se trouble au contact de la codéine ; le mélange s'éclaircit par l'agitation et prend, en quelques secondes, une teinte *violette* manifeste (*L. Raby*).

L'acide arsénieux lui communique une couleur *lilas,* l'acide molybdique une couleur *verte,* l'acide niobique une couleur *mauve* (*Lévy*).

Pharmacologie. — Des trois alcaloïdes soporifiques de l'opium, la codéine est le plus faible. En revanche, elle tient le deuxième rang pour la puissance toxique chez les animaux (*Cl. Bernard*), tandis que l'homme peut parfois en prendre sans inconvénient des doses élevées.

Son action médicinale est bien moins énergique que celle de la morphine et, dès lors, plus facile à graduer. On administre cette base en pilules ou en sirop ; elle est assez soluble pour qu'il ne soit pas nécessaire de recourir à l'emploi de ses sels. M. Fischer assure qu'on ne s'y habitue pas comme à la morphine ; il conseille de la remplacer par son phosphate. Doses habituelles : de 1 à 5 centigrammes par jour.

SIROP DE CODÉINE.

	gr.
Codéine pulvérisée..........	0.20
Alcool à 90°............,.....	5.00
Sirop de sucre préparé à froid.	95.00

On fait dissoudre la codéine dans l'alcool et on ajoute la solution au sirop de sucre. 20 grammes de ce sirop contiennent 4 centigrammes de codéine. (*Codex.*)

§ 10. CONICINE. $C^8H^{17}Az = 127$.
Conine, cicutine.

Découverte par Giesecke, en 1827.

Préparation. — On extrait la conicine des fruits de la ciguë, en la déplaçant, de sa combinaison naturelle, par un alcali.

On épuise les fruits de ciguë par de l'eau aiguisée d'acide acétique et on évapore l'extrait dans le vide, en consistance sirupeuse. Au produit on ajoute de la magnésie et on agite le tout avec de l'éther. On chasse ensuite l'éther, par distillation, et on rectifie le résidu sur du carbonate de potassium, en recueillant seulement ce qui distille entre 168 et 169°. La conicine ainsi obtenue est plus pure que celle qui est donnée par les autres méthodes ; ses sels cristallisent plus facilement (*J. Schorm*).

Propriétés physiques et chimiques. — La conicine est un alcali secondaire liquide, incolore, oléagineux et d'une odeur désagréable, dont M. Ladenburg a fait la synthèse en hydrogénant l'allylpyridine. La conicine serait dès lors l'*α-propylpipéridine* : $C^5H^9 - C^3H^7 - AzH$. Quand elle perd 6 atomes d'hydrogène, elle est métamorphosée en une base nouvelle, la *conyrine*, qui est à la conicine ce que la pyridine est à la pipéridine :

Conicine.   Conyrine.

L'alcali synthétique est dépourvu de pouvoir rotatoire, mais dédoublable en conicine *gauche*, auparavant inconnue, et en conicine *droite* identique à l'alcali de la ciguë.

Celui-ci a pour densité 0,88 et bout à 170° (*A. Petit*), mais il répand des vapeurs à la température ordinaire. Il se dissout dans 90 fois son poids d'eau et plus facilement à froid qu'à une température un peu élevée. Il est très soluble dans l'alcool, l'éther, les huiles, le benzène, le chloroforme et le pétrole. Son pouvoir rotatoire est égal à $+ 13°,8$.

Il est fortement alcalin, en présence de l'eau ou de l'alcool ; il sature bien les acides. Quand on chauffe ses combinaisons salines, elles perdent facilement une partie de leur base, par volatilisation. Les cristaux de chlorhydrate de conicine, examinés à la lumière polarisée, présentent les teintes les plus vives.

La conicine, exposée à l'air, est promptement colorée et résinifiée, tout en perdant de l'ammoniaque. Les agents d'oxydation la changent en acide butyrique. Elle précipite un grand nombre d'oxydes métalliques, et c'est le seul alcaloïde qui coagule l'albumine.

Elle contient presque toujours une petite quantité d'une autre base, la *conhydrine* $C^8H^{17}AzO$, qui existe aussi dans les fruits du *conium maculatum*, plus de la *méthylconicine* $C^8H^{16} = AzCH^3$ (*Wertheim*).

Essai. — L'eau chlorée et l'eau bromée donnent un précipité *blanc* dans les solutions de conicine.

L'iodure double de bismuth et de potassium y fait naître un précipité *rouge orangé*.

L'iodure de potassium iodé trouble une solution de 1/10,000 ; c'est un de ses réactifs les plus sensibles (*Dragendorff*).

L'acide chlorhydrique gazeux la colore en *rouge pourpre*, puis en *bleu foncé*. Le même acide, saturé, évaporé avec de la conicine, fournit également un résidu d'un *bleu foncé*.

Pharmacologie. — La conicine est un poison redoutable, dont l'action foudroyante rappelle celle de l'acide prussique. On l'a préconisée à l'intérieur, à dose très faible, en pilules ou en solution étendue, dans le traitement des affections cancéreuses, des fièvres et des maladies spasmodiques de l'appareil respiratoire. Ses usages sont très limités et son efficacité douteuse, dans la plupart des cas.

Appliquée comme topique, elle détermine une irritation douloureuse. On atténue cet effet, en la diluant dans l'eau ou dans un liniment. Elle sert aussi à préparer des pommades ophtalmiques.

§ 11. DUBOISINE. $C^{17}H^{23}AzO^3 = 187$.

Préparation. — L'extrait aqueux de *Duboisia myoporoïdes* est dissous dans son volume d'eau et additionné d'alcool, tant que ce liquide y détermine un précipité. La liqueur alcoolique est distillée, puis le résidu, sursaturé d'ammoniaque et agité avec un excès de chloroforme, donne, par évaporation de ce dernier, l'alcali à l'état impur. Pour le purifier, on le dissout dans l'acide sulfurique dilué, on précipite le sulfate par l'ammoniaque et on fait sécher le produit (*Gerrard*).

Propriétés physiques et chimiques. — La duboisine impure, obtenue comme il vient d'être dit, est jaune, visqueuse, très soluble dans l'eau, l'alcool, le chloroforme, l'éther, le benzène et le sulfure de carbone. Elle est franchement alcaline et un peu volatile. M. Duquesnel l'a obtenue cristallisée ; il a constaté qu'à cet état elle est beaucoup moins soluble dans l'eau que le produit amorphe.

L'acide sulfurique, froid, la colore en *rouge brun ;* à chaud il en dégage des vapeurs offrant l'odeur de l'acide butyrique.

Le tannin, l'iodhydrargyrate de potassium et les alcalis forment dans ses dissolutions un précipité *blanc ;* celui que donnent les alcalis est soluble dans un excès de réactif. Avec le chlorure d'or, ou le chlorure de platine, le précipité est d'un *jaune citron* (*Gerrard*).

La duboisine est isomérique de l'hyoscyamine et de l'hyoscine (*Ladenburg*).

Pharmacologie. — Suivant MM. de Vecker et Ringer, la duboisine est un mydriatique plus énergique encore que l'atropine. On l'emploie dissoute dans l'eau distillée, soit à l'état libre, soit sous forme de sel.

§ 12. ÉMÉTINE. $C^{28}H^{40}Az^2O^5 = 484$.

Découverte par Pelletier et Magendie, en 1817.

Préparation. — 1° 500 gr. d'extrait alcoolique d'ipécacuanha, dissous dans autant d'eau chaude, sont additionnés, après refroidissement, d'une solution saturée à chaud de nitrate de potassium ou de sodium, jusqu'à cessation de précipité. Le mélange est abandonné à lui-même, pendant 24 heures. Le nitrate d'émétine brun, poisseux, qui s'est déposé, est lavé à trois ou quatre reprises, avec un peu d'eau froide ; il pèse environ 200 gr. On le dissout dans l'alcool et la solution est versée dans un lait de chaux épais, contenant 200 gr. de chaux délitée. Le tout est séché au bain-marie, en agitant de temps à autre, et le produit sec est pulvérisé, puis agité dans un flacon avec de l'éther. On renouvelle deux ou trois fois l'éther et on distille les solutions réunies.

Le résidu sirupeux renfermé dans la cornue est dissous dans l'acide sulfurique dilué. Pour en retirer l'émétine, il n'y a plus qu'à sursaturer l'acide par l'ammoniaque faible. Le précipité qui se forme est lavé, puis séché à une basse température (*J. Lefort* et *Fr. Würtz*).

2° M. Podwyssotzky épuise d'abord la poudre d'ipécacuanha par l'éther, puis par l'alcool à 80°, à chaud et *sans addition d'acide* ; puis il évapore à consistance de miel. L'extrait est additionné d'un excès de perchlorure de fer, qui s'empare du tannin. A ce mélange on ajoute du carbonate sodique pulvérisé, en grand excès, puis un peu d'éther de pétrole et l'on chauffe au bain-marie. Quand l'éther est saturé, on le remplace par de nouvel éther. Les solutions éthérées réunies, soumises au refroidissement, abandonnent en douze heures presque toute l'émétine. L'évaporation lente ou au bain-marie ne donnerait pas un produit aussi blanc.

Propriétés physiques et chimiques. — L'émétine pure est blanche, cristallisée en paillettes déliées, douées d'une saveur amère et comme astringente. Elle se dissout dans 1000 p. d'eau froide et plus facilement dans l'alcool, le chloroforme, le sulfure de carbone, l'éther et les essences. Les huiles grasses en prennent une proportion notable. L'éther, le pétrole et le benzène la dissolvent difficilement à froid, mais facilement à chaud (*Podwyssotzky*). Sa composition chimique est encore discutée.

MM. H. P. et J. Cownley considèrent celle qui était connue avant leurs travaux comme un mélange d'*émétine* véritable et de *céphœline*. Ils assignent à l'émétine pure la formule : $C^{15}H^{22}AzO^2$, qui concorde avec celle de Glénard.

Elle fond à 62-65°, en prenant une teinte jaunâtre. Exposée à l'air et à la lumière, elle jaunit légèrement. Elle est très alcaline. Les acides s'y combinent, en produisant des sels incristallisables très solubles dans l'eau. Seul, le nitrate d'émétine est peu soluble dans ce liquide (1 °/₀. *Lefort*). La solution aqueuse d'émétine n'exerce aucune action sur la lumière polarisée ; la solution acide offre une fluorescence *bleue* manifeste (*Dragendorff*).

Suivant M. Blunt, une molécule d'émétine pourrait saturer deux molécules d'acide monobasique.

Essai. — Le *réactif de Frœhde* dissout instantanément l'émétine, en produisant une belle couleur *rouge*, qui passe ensuite au *vert*.

Avec le *réactif d'Erdmann*, elle se colore en *vert*, puis en *jaune*.

Un mélange d'*acide sulfurique trihydraté* et d'*acide azotique* la dissout *sans se colorer*.

Un fragment d'émétine, projeté dans une solution saturée de phosphomolybdate de sodium dans l'acide sulfurique, *brunit* aussitôt et, si l'on ajoute rapidement une goutte d'acide chlorhydrique, il devient d'un *bleu indigo* foncé (*Podwyssotzky*).

Quand on verse, dans un tube où se trouve un peu de *chlorate de potassium*, quelques gouttes d'*acide chlorhydrique*, puis une goutte de solution d'émétine, il se produit une coloration d'un *rouge orangé*, passant bientôt au *violet* (*Andrew T. Snelling*).

L'*hypochlorite de calcium* colore l'émétine en *jaune orangé*, surtout en présence d'un acide faible (*Andrew T. Snelling*).

Pharmacologie. — L'émétine est vomitive à la dose de 1 centigramme et même de 5 milligrammes; mais on lui préfère généralement l'ipécacuanha, qui, sous un volume un peu plus fort mais encore très faible, produit des effets identiques.

§ 13. ERGOTININE. $C^{35}H^{40}Az^4O^6 = 612$.

Découverte par M. Tanret, en 1876.

Préparation. — L'ergot de seigle, finement pulvérisé, est épuisé par l'alcool à 95° et l'alcoolature additionnée de soude caustique, jusqu'à réaction franchement alcaline. On distille au bain-marie. Le résidu est agité avec une grande quantité d'éther, puis la liqueur éthérée est privée, par l'eau, d'un savon qu'elle avait dissous. L'éther chargé d'alcaloïde est agité avec une solution d'acide citrique, et la solution de citrate d'ergotinine, lavée avec l'éther, est décomposée par le carbonate de potassium, en présence d'éther qui s'empare de l'alcaloïde mis en liberté. On décolore au charbon animal lavé la solution éthérée d'ergotinine, puis on la distille à siccité. On traite le résidu par deux fois son poids d'alcool à 90°. Le tout se prend en masse, au bout de quelque temps. On essore les cristaux à la trompe, on les lave avec le moins possible d'alcool à 90° et on les purifie par cristallisation dans l'alcool à 95° bouillant (*Codex*).

Propriétés physiques et chimiques. — Cristallisée, l'ergotinine est blanche, mais elle se colore assez promptement au contact de l'air. Elle est insoluble dans l'eau, soluble dans 200 p. d'alcool à 95°, dans l'éther et beaucoup plus dans le chloroforme. Ses solutions sont très fluorescentes.

Elle fond vers 205°, en brunissant. Sa solution à 1/200, dans l'alcool à 95°, dévie de + 335°. La solution aqueuse à 3 p. 100 dévie de + 70°.

Base faible, elle forme avec les acides des sels peu solubles et difficilement cristallisables. Elle ne colore pas le tournesol.

En présence de l'*éther* et de l'*acide sulfurique* étendu de 1/7 d'eau, elle développe une belle coloration *rouge*, qui devient ensuite *violette*, puis *bleue*.

Le même acide, agissant en présence du *sucre*, lui communique une teinte *rose*, puis *brune*.

Pharmacologie. — L'ergotinine possède les propriétés de l'ergot de seigle. Elle abaisse la température, diminue la fréquence du pouls et fait contracter les vaisseaux, en agissant sur la fibre musculaire. Sans être très toxique, elle provoque parfois des accidents. On l'emploie à faibles doses, le plus souvent sous forme d'injection hypodermique.

INJECTION HYPODERMIQUE.	gr.
Ergotinine	4.00
Acide lactique	0.02
Eau de laurier-cerise	10.00

SIROP D'ERGOTININE.	gr.
Ergotinine	0.05
Acide lactique	0.10
Eau	5.00
Sirop de fleur d'oranger	995.00

Une cuillerée à bouche de sirop contient 2 milligrammes et demi d'ergotinine.

§ 14. ÉSÉRINE. $C^{15}H^{21}Az^3O^2 = 275$.

Physostigmine.

Découverte, en 1864, par Jobst et Hesse, qui la nommèrent *physostigmine*. En 1865, Vée l'obtient cristallisée et l'appelle *ésérine*.

Préparation. — *Procédé de Vée.* — On extrait l'ésérine de la fève du Calabar, en la dissolvant dans l'acide tartrique et en précipitant la liqueur par un bicarbonate alcalin :

Fève du Calabar pulvérisée	1000 gr.
Acide tartrique	9

On pulvérise la fève du Calabar et on la fait digérer, au bain-marie, dans 3 litres d'alcool à 90° contenant 3 gr. d'acide tartrique. On décante et on répète le même traitement. On distille les liqueurs réunies, puis on chauffe le résidu au bain-marie, pour chasser toute trace d'alcool. On le dissout ensuite dans de l'eau distillée froide, on filtre et on agite la liqueur avec de l'éther officinal, jusqu'à ce que celui-ci cesse de se colorer. Après avoir versé dans la liqueur un excès de bicarbonate de sodium, on agite encore avec de l'éther, qui dissout l'ésérine et l'abandonne ensuite, par évaporation spontanée. On purifie l'alcaloïde, par cristallisation dans l'éther (*Codex*).

Propriétés physiques et chimiques. — L'ésérine cristallise en lamelles minces, incolores, qui prennent une teinte *rose* au contact de l'air et des alcalis. Elle fond à 105-106° (*Petit et Polonowski*) et se décompose à 150°. Elle est peu soluble dans l'eau; soluble dans l'alcool, l'éther, le chloroforme, le benzène, le sulfure de carbone et l'alcool amylique.

Quand on la traite par un excès de potasse ou de soude caustique, on obtient un précipité blanc: ce précipité se dissout dans un peu d'eau et la liqueur prend peu à peu une coloration *rouge*, dont la nuance devient très vive, par l'agitation au contact de l'air. Cette substance rouge, nommée *rubrésérine* par M. Duquesnel, est un produit d'oxydation, insoluble dans l'éther, soluble dans le chloroforme et dans le sulfure de carbone. Elle précipite par les réactifs des alcaloïdes, mais elle n'est pas toxique à la dose de 10 centigr. et elle ne contracte pas la pupille (*Duquesnel*).

La rubrésérine, dissoute dans l'ammoniaque diluée, fournit, par évaporation, un produit d'un *bleu* magnifique, qui paraît être le degré d'oxydation le plus avancé de l'ésérine.

Les sels d'ésérine sont solubles et incolores. Leurs solutions sont colorées en rouge par la chaleur, par l'air et par la lumière. Ils offrent, d'ailleurs, toutes les réactions de l'alcaloïde qu'ils contiennent.

Essai. — Au contact des alcalis, l'ésérine développe une couleur *rouge*, qui passe successivement au *jaune vert* et souvent au *bleu*, au bout de 24 heures.

L'*acide sulfurique concentré* la colore en *jaune*, puis en *rouge*, 24 ou 36 heures après le mélange.

L'*eau bromée* forme un précipité *jaune*, dans ses solutions diluées au 1/5000.

L'*acide sulfurique* et l'*eau bromée* lui donnent une teinte d'un *rouge brunâtre*.

Avec l'*hypochlorite de calcium*, elle devient *rouge*, puis le liquide se décolore.

Pharmacologie. — L'ésérine est une substance éminemment toxique, dont la principale propriété est de contracter la pupille. On peut l'employer sous forme de collyre, ou bien imprégner de sa solution soit du papier, soit une lame mince de gélatine, que l'on découpe ensuite, pour l'usage, en fragments d'une surface exactement déterminée. Le plus souvent, on la remplace par l'extrait alcoolique de fève du Calabar, qui jouit aussi d'une activité considérable, ou par son sulfate, qui a pourtant l'inconvénient d'être déliquescent.

Il résulte des recherches de M. Duquesnel, que les solutions de l'ésérine ou de ses sels sont inactives, quand elles sont colorées. Il ne faut faire usage, en médecine, que de liqueurs préparées au moment du besoin et chimiquement neutres, si elles ont pour base un sel d'ésérine. Doses : à l'intérieur, de 1 à 4 milligrammes ; en collyre : 0,50 p. 100.

§ 15. HOMATROPINE. $C^{16}H^{21}AzO^3 = 275.$
Phénylglycolyltropéine, oxytoluyltropéine.

Découverte par Ladenburg.

Préparation. — On sature une solution aqueuse de tropine par de l'acide amygdalique (*ac. phénylglycolique*). On acidule avec de l'acide chlorhydrique et on évapore à siccité, à plusieurs reprises. Il se forme du chlorhydrate d'homatropine.

$$C^6H^5\text{-}CHOH\text{-}CO^2H \quad + \quad C^8H^{15}AzO \quad = \quad H^2O \quad + \quad HCl.C^{16}H^{21}AzO^3.$$
Acide amygdalique.   Tropine.   Chlorh. d'homatropine.

La solution, additionnée de carbonate de potassium, laisse déposer l'homatropine. Pour la purifier on la dissout dans le chloroforme; on la convertit en chlorhydrate que l'on précipite par le chlorure d'or, à l'état de chlorure double. On élimine l'or au moyen de l'hydrogène sulfuré, on isole de nouveau l'homatropine avec du carbonate potassique et on la reprend par du chloroforme, qui l'abandonne par évaporation.

Propriétés physiques et chimiques. — L'homatropine est l'homologue immédiatement inférieur de l'atropine. Elle cristallise difficilement en petits prismes incolores, fusibles vers 98°, peu solubles dans l'eau, très solubles dans le chloroforme et dans l'alcool, moins dans l'éther et dans le benzène. Sa saveur est très amère. Elle est très hygroscopique et sans action sur la lumière polarisée.

Elle a pour constitution : $C^8H^{14}AzO—CO—CHOH—C^6H^5$.

Essai. — Cette base se dissout dans l'acide sulfurique concentré, sans coloration. Sa solution dans l'acide azotique fumant, évaporée à siccité au bain-marie, donne un résidu qui devient d'un *violet foncé*, au contact d'une solution alcoolique récente de potasse.

Pharmacologie. — L'homatropine est très toxique et elle agit sur la pupille aussi énergiquement que l'atropine, avec cet avantage que ses effets disparaissent en vingt-quatre heures au plus, alors que ceux de l'atropine persistent parfois plusieurs jours. On l'emploie aux mêmes doses que cette dernière.

§ 16. HYDRASTINE. $C^{21}H^{21}AzO^5 = 383$.

Préparation. — On épuise, par déplacement, avec de l'alcool à 90°, des rhizomes pulvérisés d'*hydrastis canadensis*, après une macération de douze heures dans l'appareil. On emploie six litres d'alcool par kilogramme de poudre. On acidule le liquide total obtenu avec de l'acide sulfurique : quatre heures après on sépare des cristaux de *sulfate de berbérine*. On neutralise incomplètement par l'ammoniaque, on sépare le sulfate d'ammoniaque formé, puis on distille pour recueillir la majeure partie de l'alcool. Au résidu on mélange dix fois son volume d'eau froide et on filtre après vingt-quatre heures, pour séparer des principes gras et résineux. Le liquide filtré est une solution impure de sulfate d'hydrastine, dont on précipite la base par un excès d'ammoniaque. On sèche l'hydrastine recueillie, on la dissout dans cent fois son poids d'acide sulfurique dilué, on filtre vingt-quatre heures après et on la précipite de nouveau par l'ammoniaque. On la purifie par cristallisation répétée dans l'alcool bouillant (*Codex*).

Propriétés physiques et chimiques. — Pure, l'hydrastine forme des prismes orthorhombiques, incolores, anhydres, brillants, d'une saveur amère, fusibles à 132°. Insoluble dans l'eau froide, elle se dissout dans 1,75 p. de chloroforme, 15 p. de benzène, 83 p. d'éther et 120 p. d'alcool. Elle est lévogyre : sa solution chloroformique saturée donne : $\alpha_D = — 67°,8$. Son chlorhydrate est dextrogyre : $\alpha_D = + 127°,3$. Elle salifie les acides minéraux seulement.

Elle semble se rapprocher de la narcotine, qui serait son dérivé méthylé. Quand on l'oxyde, elle se dédouble en *acide opianique* et en *hydrastinine* :

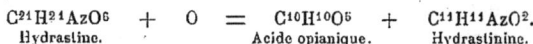

$$C^{24}H^{24}AzO^6 \quad + \quad O \quad = \quad C^{10}H^{10}O^5 \quad + \quad C^{11}H^{11}AzO^2.$$

Hydrastine. \qquad\qquad Acide opianique. \qquad Hydrastinine.

L'acide azotique la colore en *jaune*, puis en *rouge pâle*. L'addition d'eau détermine une fluorescence *bleue*, difficile à produire.

L'acide sulfurique lui communique une teinte *jaune*, et l'acide sulfomolybdique une teinte d'un *vert jaunâtre.*

L'*hydrastinine* est une base pulvérulente, blanche, fondant à 116°. Elle cristallise avec 1 mol. d'eau. Elle se dissout bien dans l'alcool, l'éther et le chloroforme, très peu dans l'eau, tandis que ses sels y sont solubles. La solution de son chlorhydrate est légèrement fluorescente, très amère et inactive sur la lumière polarisée.

Pharmacologie. — L'*hydrastine* est hémostatique et antidyspeptique. On la prescrit en pilules, à la dose de $0^{gr},10$ à $0^{gr},20$ par jour.

D'après Falk, l'*hydrastinine* serait plus efficace encore. Il conseille de la donner sous forme d'injection hypodermique, en solution à 1/10.

§ 17. MORPHINE. $C^{17}A^{19}AzO^3 + H^2O = 303.$

Entrevue par Boyle, au XVIIe siècle, et nommée par lui *magisterium opii.*

Découverte, en 1804, par Seguin ; caractérisée comme alcali par Sertuerner, en 1816.

Préparation. — 1° *Procédé de Grégory et Robertson.* — On retire la morphine de l'opium, en la combinant à l'acide chlorhydrique et en décomposant le chlorhydrate par l'ammoniaque :

```
Opium.................................................  10000 gr.
Chlorure de calcium fondu...........................   1200
```

On épuise l'opium, par plusieurs macérations dans 6 fois son poids d'eau, et on concentre les liqueurs au bain-marie, en consistance d'extrait. On dissout l'extrait dans l'eau, on filtre, on évapore à consistance de sirop clair et on ajoute à la liqueur encore chaude le chlorure de calcium, dissous dans 2 fois son poids d'eau. On délaie ensuite le tout dans l'eau froide, puis on sépare au moyen d'un filtre le précipité formé, qui renferme du méconate et du sulfate de calcium, ainsi qu'une portion des matières colorantes et résineuses de l'opium.

On concentre la solution au bain-marie, on isole un nouveau dépôt de méconate de calcium et, après évaporation en consistance sirupeuse, on ajoute une quantité d'acide chlorhydrique suffisante pour donner au liquide une réaction légèrement acide. Cette addition a pour but de rendre plus soluble la matière colorante. On abandonne ensuite le tout à la cristallisation, dans un endroit frais ; au bout de quelques jours, la liqueur se prend en une masse cristalline imprégnée d'une eau-mère noire. On exprime fortement les cristaux, dans une toile, et on les fait dissoudre dans la plus petite quantité possible d'eau bouillante ; ils cristallisent pendant le refroidissement. Les eaux-mères fournissent encore des cristaux, par évaporation.

Les cristaux ainsi obtenus constituent un chlorhydrate double de morphine et de codéine ; ils ne sont pas purs. On les dissout dans l'eau chaude et on les fait digérer, avec leur poids de charbon animal lavé, à une température qui ne doit pas dépasser 88°. La solution, filtrée et concentrée, laisse déposer du chlorhydrate de morphine et de codéine parfaitement blanc.

Pour retirer la morphine de ce sel, on le dissout dans l'eau chaude et on ajoute de l'ammoniaque à la solution bouillante ; la morphine se précipite, la codéine reste en dissolution. Le précipité, recueilli sur un filtre, est lavé à l'eau froide, séché et dissous dans l'alcool bouillant, qui le laisse cristalliser en se refroidissant (*Codex*).

Dans cette opération, le méconate de morphine contenu dans l'opium est décomposé par le chlorure de calcium ; il se forme du méconate de calcium, qui se dépose, et un chlorhydrate double de morphine et de codéine, qui reste dissous. Lorsqu'on traite par l'ammoniaque ce chlorhydrate double, après sa purification, on n'en précipite que la morphine ; le chlorhydrate de codéine reste dans les eaux-mères.

2° *Procédé de Soubeiran.* — On fait de l'extrait aqueux d'opium, que l'on dissout dans l'eau froide ; on filtre la solution et on la concentre à 5° B. On laisse refroidir, puis on ajoute environ 10 gr. d'ammoniaque par kilogramme d'opium employé. On sépare le précipité, on porte la liqueur à l'ébullition et on y verse 160 gr. d'ammoniaque par kilogr. d'opium. On chasse l'excès d'ammoniaque, par une ébullition de quelques minutes, on recueille le précipité de morphine, on le lave à l'eau froide et on le dissout dans de l'eau aiguisée par l'acide chlorhydrique. Le chlorhydrate de morphine, purifié par cristallisation, est décomposé par l'ammoniaque, et la morphine est mise à cristalliser dans l'alcool. Par la première addition d'ammoniaque, on élimine une partie des matières colorantes et résineuses de l'opium. La deuxième affusion précipite la morphine sans mélange de codéine, mais encore colorée et mêlée à d'autres alcaloïdes de l'opium. On la purifie en la changeant en chlorhydrate, d'où on la retire au moyen de l'ammoniaque.

3° *Procédé de Merck.* — On prépare de l'extrait sirupeux d'opium et on y ajoute du carbonate de sodium. 24 heures après, on recueille le précipité, on le lave à l'eau froide et à l'alcool froid, puis on le dissout dans l'acide acétique étendu. On décolore la liqueur au noir animal, on précipite la morphine par l'ammoniaque et on la fait cristalliser dans l'alcool.

4° *Procédé de Thiboumery et Mohr.* — On mélange de l'extrait aqueux d'opium avec un lait de chaux, on fait bouillir et on filtre sur une toile. Après concentration, on ajoute à la liqueur du sel ammoniac ; la morphine se précipite, on la purifie en la dissolvant dans l'acide chlorhydrique, qu'on sature ensuite par l'ammoniaque.

5° *Procédé de Wittstock.* — On fait digérer l'opium avec l'acide chlorhydrique étendu. Dans la liqueur, on dissout du chlorure de sodium, qui précipite la narcotine ; on filtre et on ajoute de l'ammoniaque, pour mettre la morphine en liberté. On lave le précipité, on le fait cristalliser dans l'alcool ; on le reprend par l'acide chlorhydrique et on l'isole encore par l'ammoniaque.

Tous ces procédés sont à peu près équivalents ; cependant, celui de Grégory et Robertson est peut-être le plus avantageux.

Propriétés physiques et chimiques. — La morphine est un alcali tertiaire monophénolique (Grimaud, Chastaing), dérivé du phénanthrène, cristallisant en prismes orthorhombiques, hémièdres, courts, incolores et d'une saveur très amère. Elle est soluble dans 500 p. d'eau bouillante et dans 1000 p. d'eau froide, dans 40 p. d'alcool froid et dans 24 p. d'alcool à 90° bouillant, dans 200 p. de chloroforme. Récemment précipitée, elle est soluble dans l'éther et dans le chloroforme, qui ne la dissolvent plus lorsqu'elle est cristallisée. La potasse, la soude, l'ammoniaque et la chaux la dissolvent. Elle dévie à gauche le plan de polarisation de la lumière polarisée : $\alpha_D = -88°,84$ en solution acide, et $-67°,5$ en solution alcaline.

C'est une des bases végétales les plus puissantes ; elle sature très bien les acides. Portée à 120°, elle perd sa molécule d'eau d'hydratation et fond sans se décomposer. Une température élevée la détruit. Chauffée à 200°, avec la potasse, elle dégage de la *méthylamine* AzH^2CH^3. Quand on la maintient, pendant deux ou trois heures, à la température de 150°, en présence d'un grand excès d'acide chlorhydrique, elle perd 1 molécule d'eau et se transforme en *apomorphine* $C^{17}H^{17}AzO^2$ (*Matthiessen*).

Elle est éminemment oxydable ; elle réduit l'acide iodique, les chlorures d'or et de fer, l'azotite d'argent, le permanganate et le ferricyanure de potassium, en se métamorphosant en *déhydromorphine*, autrefois nommée : *oxymorphine*, *oxydimorphine*, *pseudo-morphine* $C^{17}H^{18}AzO^3$. La déhydromorphine est presque insoluble dans l'eau, l'alcool, l'éther et le chloroforme. Elle est colorée en *vert* par les sels de sesquioxyde de fer.

Les solutions aqueuses préparées avec un sel bien pur et de l'eau bien distillée sont inaltérables, quand on les préserve de la lumière et des poussières atmosphériques. La coloration jaune, la réaction acide et les cristaux qui s'y déposent parfois reconnaissent pour causes la lumière et les ferments organisés : la coloration jaune paraît due à la formation de la *morphétine* de Marchand ; les cristaux proviennent de l'oxydation et représentent de la déhydromorphine. Lorsque cet alcali a pénétré dans le torrent circulatoire, il est converti plus ou moins complètement en déhydromorphine, dont on doit rechercher par conséquent la présence dans les urines (*Lamal*).

Essai. — La morphine offre plusieurs caractères, dont quelques-uns lui sont propres et permettent de la distinguer des autres alcaloïdes, en général, et spécialement de la narcotine, qui s'y trouve souvent mélangée.

L'*acide azotique* lui communique une teinte *rouge*, qui devient *jaune* ensuite. Cette réaction lui est commune avec plusieurs autres alcalis végétaux, en particulier avec la narcotine.

Mise en contact avec une goutte d'une solution de *perchlorure de fer* ou de *chlorure d'or*, elle fournit une belle couleur *bleue*, qui est *verte* avec un excès de sel de fer.

Chauffée avec un peu d'acide sulfurique, jusqu'à coloration brun verdâtre, et diluée dans de l'eau, elle la colore en *bleu*, que le chloroforme dissout en prenant une teinte *bleue* et l'éther une teinte *rouge* (*Jorissen*).

Mélangée à une solution de *nitrate d'argent* ou de *permanganate de potassium*, elle réduit ces sels et la liqueur *noircit*.

Triturée avec l'*acide iodique* et l'*empois d'amidon*, elle met en liberté de l'iode, qui s'unit à l'amidon et le colore en *bleu* foncé.

D'après Kalbrunner, le meilleur réactif de la morphine est un mélange de *perchlorure de fer* et de *ferricyanure de potassium*, qui communique une teinte *bleu foncé* à la solution contenant 1/4000 de morphine, une teinte *verte* à celle qui n'en renferme que 1/30000 ou moins encore. La réaction a lieu même en présence de nombre de corps étrangers, mais un excès d'alcali l'annule.

Traitée par le *réactif de Frœhde*, elle prend une couleur *violette* magnifique, qui devient *verte*, puis *brune*, puis *jaune*, et qui redevient d'un *bleu violet* après vingt-quatre heures. (D'autres réducteurs offrent la même réaction.)

Le *sulfomolybdate d'ammonium* lui communique une couleur d'un *rouge foncé*, passant au *pourpre*, puis au *bleu foncé* (*Buckingham*).

Lorsqu'on verse, sans le mélanger, un peu d'*acide azotique* sur sa solution dans l'*acide sulfurique*, la liqueur, *rougeâtre* d'abord, passe au *bleu violet*, puis au *rouge foncé* et enfin à l'*orangé*. Le perchlorure de fer colore la solution, chauffée à 150°, en *rouge foncé*, puis en *violet* et en *vert sale*.

Si l'on mélange à une solution de morphine de l'*eau chlorée*, puis de l'*ammoniaque*, il se développe une couleur *rouge*, qui passe au *brun* (*Flückiger*).

Quand on ajoute une goutte d'*acide sulfurique* à un mélange intime de 1 p. de *morphine* et de 6 à 8. p. de *sucre*, on obtient une coloration *pourpre* très intense, qui après 1/2 heure passe au *violet*, puis au *bleu vert* et finalement au *vert sale* (*Schneider*). (La codéine et l'aconitine donnent la même réaction.)

Si on broie un peu de morphine avec huit gouttes d'acide sulfurique pur et qu'on y ajoute une goutte d'une solution à 1/50 de chlorate de potassium dans l'acide sulfurique, le mélange prend, à froid, une teinte d'un beau *vert*, légèrement rosé sur les bords du liquide (*Donath*).

Au contact de l'acide molybdique, elle devient *rose*, et d'un *rouge cramoisi* avec l'acide titanique (*Lévy*).

Dissoute dans l'*acide chlorhydrique* et précipitée par la *potasse*, elle se redissout dans un excès d'alcali.

Une solution de morphine additionnée d'*acide tartrique* n'est pas précipitée par les *bicarbonates alcalins*.

Ses sels neutres ne sont pas précipités par le *sulfocyanate de potassium*.

Un mélange de morphine et d'acide sulfurique, chauffé au bain de vapeur et additionné de 1 goutte de réactif de Frœhde, donne une coloration *verte*, éphémère (*Bruylants*).

Pharmacologie. — La morphine est le plus employé des alcaloïdes de l'opium ; on l'utilise à l'état de combinaison saline, à cause de son peu de solubilité.

Lorsqu'elle est dissoute dans l'eau distillée d'amande amère, elle dépose, au bout d'un certain temps, des cristaux qui ont été considérés d'abord comme étant du cyanure de morphine, mais qui sont en réalité de la déhydromorphine. On évite leur formation en maintenant les solutions dans l'obscurité.

D'après les expériences de Cl. Bernard sur les animaux, c'est le principe de l'opium le moins convulsivant, presque le moins toxique (la narcotine seule est moins vénéneuse) et celui qui tient le milieu entre la narcéine et la narcotine, pour la puissance soporifique. Rabuteau a déduit de ses essais sur l'homme des conclusions un peu différentes ; il donne à la morphine le premier rang, dans l'ordre soporifique et dans l'ordre toxique ; de plus, il lui accorde des propriétés analgésiques et anexosmotiques supérieures à celles des autres alcalis de l'opium.

Suivant M. *D. B. Dott*, elle est, dans l'opium, à l'état de sulfate et de méconate.

Bourbelon a préconisé le *phtalate de morphine*, pour les injections hypodermiques. C'est un sel vitreux, incolore, très soluble dans l'eau et dont les solutions sont inaltérables.

§ 18. NARCÉINE. $C^{23}H^{29}AzO^9 + 2H^2O = 499$.

Découverte, en 1832, par Pelletier.

Préparation. — On peut retirer la narcéine de l'extrait d'opium, dont on a enlevé la morphine et la codéine.

On mêle à cet extrait de l'ammoniaque ; la narcotine et les résines se déposent. On filtre, on ajoute de l'acétate de plomb et on filtre encore. On précipite l'excès de plomb par l'acide sulfurique, on neutralise la solution avec l'ammoniaque et on évapore à pellicule. Les cristaux sont lavés à l'eau froide et purifiés, par dissolution dans l'alcool additionné d'un peu de charbon animal.

Propriétés physiques et chimiques. — La narcéine cristallise en aiguilles fines et allongées. Elle est insoluble dans l'éther, le benzène, le pétrole, soluble à froid dans 1285 p. d'eau, dans 800 p. d'alcool à 90° ; plus facilement soluble dans l'eau et dans l'alcool bouillants et dans le chloroforme. La potasse, la soude et l'ammoniaque la dissolvent et la déposent sous forme d'un liquide huileux. Elle fond à 45°, en commençant à se décomposer, et elle cristallise en se refroidissant. A une plus haute température, elle dégage de la triméthylamine. Elle dévie le plan de polarisation de la lumière polarisée de 66°,7 à gauche.

Quand on la chauffe à 110°, elle jaunit et se décompose. Le chlore, le brome et l'iode l'attaquent, celui-ci en formant une combinaison *bleue*, que détruisent l'eau bouillante et les alcalis. C'est une base faible.

Essai. — La narcéine pure offre quelques réactions propres et ne présente aucune de celles qui caractérisent la morphine.

L'*acide sulfurique* concentré la dissout à froid, en prenant une teinte *brunâtre*, qui devient *rouge violet* si on chauffe au bain-marie, et même *rouge cerise* en continuant l'action de la chaleur. Une trace d'acide azotique ou d'azotite de potassium fait naître dans le liquide rouge refroidi des bandes d'un beau *violet* (*Plugge*).

Chauffée avec un peu d'acide sulfurique et une trace de phénol, elle donne une magnifique coloration *rouge*, si la quantité de narcéine n'est pas trop faible (*Arnold*).

Avec le *réactif de Frœhde*, la solution est d'abord d'un *vert brunâtre*, puis *verte* et finalement *rouge*.

Au contact du *chlore*, elle prend une teinte *verte*, passant au *rouge* par addition d'*ammoniaque*.

L'*iode* lui communique une belle couleur *bleue*.

L'*iodure double de zinc et de cadmium* forme, dans ses dissolutions, un précipité qui bleuit rapidement, par suite de la mise en liberté d'un peu d'iode (*Dragendorff*).

Pharmacologie. — La narcéine est placée en tête des alcalis de l'opium, par Cl. Bernard, pour ses effets soporifiques sur les animaux, et à la suite de la morphine, par Rabuteau, pour les mêmes effets chez l'homme. Gubler évalue sa puissance hypnotique au quart ou au cinquième de celle de la morphine. Elle a sur celle-ci l'avantage d'être faiblement toxique et de n'être pas convulsivante. On la donne en nature et quelquefois à l'état de chlorhydrate. Son usage n'est pas très fréquent. Doses usuelles : de 5 à 20 centigrammes en vingt-quatre heures.

Lorsqu'on veut la mettre sous la forme de sirop, M. H. Mayet conseille de la dissoudre avec deux ou trois fois son poids d'acide citrique et de mélanger la solution à du sirop de sucre. La préparation est ainsi plus facile qu'avec les acides acétique et chlorhydrique. M. Patrouillard emploie dans le même but le benzoate de sodium, qui dissout plus de la moitié de son poids de narcéine.

Sous le nom de *méconarcéine*, le Dr Laborde a proposé l'usage du *méconate de narcéine* comme sédatif.

§ 19. NARCOTINE. $C^{22}H^{23}AzO^7 = 413$.

Découverte par Derosne, en 1803 ; Robiquet détermine sa fonction en 1817.

Préparation. — 1° On épuise par l'acide acétique ou par l'acide chlorhydrique étendu le résidu d'opium traité par l'eau. On filtre et on précipite la solution par l'ammoniaque ou par le carbonate de sodium. On dissout le précipité dans l'alcool bouillant, on le décolore par le charbon animal et on le purifie par plusieurs cristallisations.

2° On peut obtenir la narcotine, en traitant directement l'opium par l'éther. On filtre et on abandonne la liqueur à l'évaporation spontanée.

Propriétés physiques et chimiques. — La narcotine cristallise en prismes rhomboïdaux droits, incolores, insolubles dans l'eau froide. Elle se dissout dans 7000 p. d'eau bouillante, dans 300 p. d'alcool à 77° froid et dans 128 p. du même alcool bouillant, dans 33 p. d'éther froid et dans 19 p. d'éther bouillant, dans 22 p. de benzène et dans 300 p. d'alcool amylique. La potasse ne la dissout pas. L'acide sulfurique la dissout, en se colorant en jaune. Elle est lévogyre : $\alpha_D = -207$; tandis que ses sels sont dextrogyres. Elle fond à 170°, en perdant 2 à 3 p. 100 d'eau.

Elle se comporte comme une base très faible; elle ne bleuit pas le tournesol et elle forme avec les acides des sels incristallisables, susceptibles d'être décomposés, quand on évapore leur solution.

Lorsqu'on la fait bouillir longtemps avec de l'eau et qu'on la traite par l'acide sulfurique et le bioxyde de manganèse, ou par l'acide nitrique dilué, elle se transforme en *méconine* et en *cotarnine :*

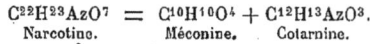

$$C^{22}H^{23}AzO^7 = C^{10}H^{10}O^4 + C^{12}H^{13}AzO^3.$$
Narcotine.   Méconine.   Cotarnine.

Une oxydation énergique la dédouble en cotarnine et en *acide opianique:*

$$C^{22}H^{23}AzO^7 + O = C^{12}H^{13}AzO^3 + C^{10}H^{10}O^5.$$
Narcotine.   Cotarnine.   Acide opianique.

L'acide opianique lui-même peut être converti en *acide hémipinique* $C^{10}H^{10}O^6$, en fixant à nouveau de l'oxygène.

Essai. — La narcotine touchée par l'*acide azotique* devient *rouge sang.* Mélangée, à froid, avec de l'*acide sulfurique* concentré, elle prend, au bout de vingt-quatre heures, une coloration *rouge* très nette (1). Si on chauffe le mélange, l'apparition de la nuance est instantanée.

Le *réactif de Frœhde* la colore en *vert*, qui passe au *rouge cerise*, en présence d'un excès de molybdate sodique.

Traitée par le *sulfomolybdate d'ammonium*, elle devient d'un *jaune verdâtre*, qui se change en *bleu clair*, au bout d'un certain temps (*Buckingham*).

L'*eau chlorée* lui communique une teinte *verte*, que l'*ammoniaque* fait tourner au *jaune.*

Le *sulfocyanate de potassium* forme un précipité *rose*, dans la dissolution des sels de narcotine.

Pharmacologie. — La narcotine est le moins toxique des alcaloïdes de l'opium. Elle ne semble pas susceptible d'applications médicales, puisqu'elle ne possède ni propriétés soporifiques, ni propriétés analgésiques (*Cl. Bernard, Rabuteau*).

C'est un des réactifs de l'acide azotique.

§ 20. PELLETIÉRINE. C⁸H¹³AzO = 139.

Découverte par M. Tanret, en 1878.

Préparation. — L'écorce de grenadier (tige et racine), réduite en poudre grossière, est humectée avec un lait de chaux assez épais, puis lessivée à l'eau; le liquide obtenu est fortement agité avec du chloroforme, qui dissout la pelletiérine. La solution chloroformique est ensuite agitée avec une quantité d'acide chlorhydrique étendu suffisante pour lui communiquer une réaction légèrement acide. On évapore la solution dans le vide, sur l'acide sulfurique. Le sulfate impur, dissous et précipité par le carbo-

---

(1) On a prétendu que cette coloration tient à la présence de la *laudanine* dans la narcotine.

nate de potassium, est agité avec de l'éther. La solution éthérée est distillée dans un courant d'hydrogène, dans lequel le résidu est maintenu à 130-140°, jusqu'à ce qu'il ne se dégage plus de vapeur d'eau. On élève alors la température et on recueille le liquide qui distille entre 180 et 185° (*Tanret*).

Propriétés physiques et chimiques. — La pelletiérine est un liquide oléagineux, odorant, incolore, altérable à l'air et volatil vers 180°. Elle est soluble dans 20 fois son poids d'eau, en toute proportion dans l'alcool, l'éther et le chloroforme. Elle est fortement alcaline et dextrogyre: $\alpha_D = +8°$, en solution aqueuse. Ses sels (sulfate, chlorhydrate, azotate) sont cristallisables et très hygrométriques. La plupart des réactifs des alcaloïdes la précipitent de ses dissolutions; le composé formé avec le tannin est soluble dans un excès de réactif.

L'acide sulfurique et le bichromate de potassium lui font prendre une coloration *verte* très intense.

Elle a pour isomère l'*isopelletiérine*, qui l'accompagne dans le grenadier, et qui en diffère en ce qu'elle est inactive sur la lumière polarisée.

Pharmacologie. — On retrouve, dans la pelletiérine, les propriétés anthelminthiques de ·l'écorce de grenadier, qu'elle peut constamment remplacer dans toutes ses applications. On la fait prendre sous la forme saline.

§ 21. PILOCARPINE. $C^{11}A^{16}Az^2O^2 = 208$.

Découverte probablement par Byasson ; préparée à l'état de pureté par M. Hardy, en 1875.

Préparation. —Pour obtenir la pilocarpine, on dissout son azotate dans 10 fois son poids d'eau, on sursature d'ammoniaque la solution et on l'agite avec du chloroforme. L'évaporation de la solution fournit l'alcaloïde (*Codex*).

Sa synthèse a été réalisée par MM. Hardy et Calmels, en transformant l'acide β pyridino α lactique en pilocarpidine, au moyen du tribromure de · phosphore, et celle-ci en pilocarpine, au moyen de l'iodure de méthyle et du permanganate d'argent.

Propriétés physiques et chimiques. — La pilocarpine est visqueuse, insoluble dans le benzène, peu soluble dans l'eau, très soluble dans l'alcool, l'éther et le chloroforme, d'une saveur faiblement amère. Elle sature bien les acides ; les nitrate et chlorhydrate sont cristallisables ; le sulfate refuse de cristalliser. Le nitrate est dextrogyre: $\alpha_D = +76°$ (*A. Petit*).

Cet alcaloïde est un isomère de la *jaborine*. C'est une diamine tertiaire: une alanine triméthylée, à la fois pyridine et bétaïne. Sa solution chlorhydrique, bouillie longtemps, contient un alcali dérivé : la *pilocarpidine* $C^{10}H^{14}Az^2O^2$ (*Hardy et Calmels*). L'acide azotique fumant la transforme en *jaborandine* $C^{10}H^{12}Az^2O^3$ (*Castaings*), considérée par Hardy et Calmels comme de la pilocarpidine hydratée. Distillée seule, la pilocarpine donne des bases pyridiques ; distillée avec de la potasse caustique, elle fournit de la méthylamine et une base volatile, peut-être identique à la conicine.

Pharmacologie. — Les effets physiologiques de la pilocarpine sont semblables à ceux du jaborandi : elle provoque énergiquement la sécrétion de la sueur, celle de la salive et la contraction de la pupille, qu'elle soit extraite de la plante ou préparée par synthèse. Elle augmente la proportion du sucre dans le sang et dans le lait des animaux, sans les rendre glucosuriques (*Cornevin*). Elle est vénéneuse, mais on peut annuler son action toxique au moyen de l'atropine, qui est son antagoniste par excellence (*Purjesz*). Pour les applications thérapeutiques, on a généralement recours soit au nitrate, soit au chlorhydrate dissous dans l'eau.

§ 22. QUININE. $C^{20}H^{24}Az^2O^2 = 324$.

Découverte, en 1820, par Pelletier et Caventou.

Préparation. — Pour obtenir la quinine, on précipite une solution de sulfate de quinine par un alcali :

Sulfate de quinine officinal......	100 gr.
Eau distillée........................,.........	2000
Ammoniaque liquide officinale...................	120
Acide sulfurique dilué...........................	112

On fait dissoudre le sulfate dans l'eau avec l'acide sulfurique. Dans la liqueur on verse l'ammoniaque et on laisse en contact avec le mélange, pendant vingt-quatre heures. La quinine précipitée, on la recueille sur un filtre et on la lave à l'eau distillée, jusqu'à cessation de précipité par le chlorure de baryum. On sèche le produit à l'air libre (*Codex*).

La synthèse de la quinine n'a pas encore été effectuée, mais les recherches faites dans cette voie autorisent à croire que cette base dérive d'une *méthylhydrodiquinoléine*.

Propriétés physiques et chimiques. — La quinine est blanche et amorphe, mais elle peut cristalliser en prismes carrés terminés par des pyramides, si on la laisse en contact avec l'eau et surtout avec l'ammoniaque, comme dans l'opération ci-dessus. Elle renferme alors 3 molécules d'eau : $C^{20}H^{24}Az^2O^2 + 3H^2O$. Elle fond à 56°. Quand on l'expose sous une cloche au-dessus de l'acide sulfurique, elle perd toute son eau de cristallisation (*Hesse*). L'*hydrate* est soluble dans 1670 p. d'eau à 15° et très soluble dans l'éther.

Anhydre, elle se dissout, à 15°, dans 2024 p. d'eau froide, dans 760 p. d'eau bouillante, dans 1926 p. de chloroforme, dans 1134 p. d'alcool absolu froid, et dans 22632 p. d'éther (*J. Regnauld*). Les huiles grasses, les essences, le benzène et les huiles de schiste la dissolvent aussi. Elle fond à 176°,8 (*Hesse*). Elle dévie de 277°,7 à gauche la lumière polarisée, à 18°, en solution de 1 à 10 p. 100 (*Bouchardat*). En solution dans le chloroforme (2 p. 100), son pouvoir rotatoire est : $\alpha_D = -116°$. Une solution à 1,64 p. 100, dans l'alcool à 15°, donne : $\alpha_D = 166°,6$. Son pouvoir rotatoire dépend donc de la température, de l'acide et de la quantité du dissolvant.

La quinine est une diamine tertiaire *diacide ;* elle exige 2 molécules d'acide monobasique ou 1 molécule d'acide bibasique, pour former des sels neutres (*Ad. Wurtz*). Elle se combine d'ailleurs facilement aux acides, qui la dissolvent sans la colorer et avec lesquels elle forme des sels très amers et *fluorescents*, quand les acides sont oxygénés.

Un excès d'acide sulfurique détermine une fluorescence 25 fois plus forte que celle de la quinine pure (*J. Regnauld*). Les acides non oxygénés suppriment la fluorescence, même en présence de ceux qui sont oxygénés.

Au bout d'un certain temps, sa dissolution dans l'acide sulfurique n'est plus précipitée par l'ammoniaque ; elle contient alors de l'*acide sulfoquinique* $C^{40}H^{28}Az^4O^4SO^3$ (*Schützenberger*).

L'hydrogène naissant fixe sur elle une molécule d'eau et la convertit en *hydroquinine* $C^{20}H^{26}Az^2O^3$.

L'acide azoteux la transforme en *oxyquinine* $C^{20}H^{24}Az^2O^3$ (*Schützenberger*).

L'acide azotique la métamorphose presque exclusivement en *acide cinchoméronique* (acide pyridine-dicarbonique) $C^5H^3Az-2CO^2H$.

Le permanganate de potassium, agissant à froid, en fait une base nouvelle, la *quinétine* $C^{19}H^{22}Az^2O^4$, et de l'acide formique.

Distillée avec la potasse, elle est changée en une base liquide, la *quinoléine*, représentée par la formule C^9H^7Az.

Chauffée avec un excès d'acide sulfurique ou avec de la glycérine, elle devient un alcali isomérique nommé *quinicine* (*Pasteur*).

A 140°, l'acide chlorhydrique la dédouble en iodure de méthyle et en *apoquinine* $C^{19}H^{22}Az^2O^2$.

Essai. — La quinine peut être reconnue à quelques réactions particulières.

Le *chlore* lui communique une teinte *rose*, qui passe ensuite au *rouge*. La réaction n'a pas lieu toutefois avec le bromhydrate de quinine, à moins qu'on n'ait précipité d'abord l'alcali (*Weber*).

Quand on ajoute à une solution de quinine ou d'un de ses sels un excès d'*eau chlorée*, puis un peu d'*ammoniaque*, le mélange prend une belle couleur *vert émeraude* (*Brandes*). La solution verte, exactement neutralisée par un acide, passe au *bleu de ciel*, au *violet* et enfin au *rouge feu ;* l'ammoniaque fait reparaître la couleur verte. Avec le *chlorure de chaux* et l'*ammoniaque*, on obtient un précipité *vert* (*Vogel*).

Le *ferrocyanure de potassium* colore en *rouge foncé* une solution d'un sel de quinine traitée par l'*eau chlorée* (*Vogel*).

Le *cyanure de potassium* colore la solution quinique en *rouge*.

Le *quintisulfure de potassium* y forme un précipité *rouge*, d'aspect résineux.

La quinine réduit l'*acide iodique*, comme le fait la morphine.

Traitée par le *sucre* et l'*acide sulfurique*, elle produit une coloration *brune*. En présence de l'eau il n'y a pas de coloration, mais la fluorescence de la quinine est exaltée (*Schneider*).

La quinine et l'antipyrine, dissoutes à poids égaux dans l'alcool et desséchées dans une capsule de porcelaine, puis redissoutes par l'eau bromée à 3 p. 1000, prennent au contact de l'ammoniaque une teinte *rose violacé,* par suite de la formation de la *quinérythropyrine.* L'acide chlorhydrique fait tourner cette nuance à l'*orangé (Carrez).*

Pharmacologie. — La quinine est un modérateur puissant du système nerveux et le meilleur des fébrifuges connus. Elle exerce une action toxique intense sur les organismes inférieurs ; à dose élevée, elle est également vénéneuse pour l'homme. On ne fait guère usage que de ses combinaisons avec les acides ; cependant, la médecine emploie fréquemment un produit compléxe nommé *quinine brute.*

Les divers sels de quinine contiennent les proportions suivantes d'alcaloïde, calculé à l'état sec :

Tannate	20.6	p. 100.
Sulfate neutre	59.1	—
Bromhydrate neutre	60.0	—
Ethylsulfate	72.0	—
Sulfate basique	74.3	—
Acétate	75.0	—
Valérianate basique	76.0	—
Bromhydrate basique	76.6	—
Lactate	78.2	—
Chlorhydrate basique	81.7	—
Hydrate	85.7	—

Quinine brute. — Pour préparer la *quinine brute,* on épuise le quinquina calisaya par l'eau acidulée d'acide chlorhydrique, et on précipite la liqueur par le carbonate de sodium. Le précipité, lavé et séché, est dissous dans l'alcool à 80° bouillant ; on distille, pour retirer l'alcool, et on évapore le résidu à siccité.

Le quinine brute est colorée et formée d'un mélange de quinine, de cinchonine, de quinidine, de cinchonidine, de matières colorantes et de résines. Les alcalis, s'y trouvant libres et imprégnés de matières résineuses, sont à peine solubles. Aussi offre-t-elle une saveur très faiblement amère, grâce à laquelle les malades l'acceptent sans difficulté.

L'inconstance de sa composition, dans le commerce, a conduit M. Carles à proposer de la remplacer par un mélange de sulfate de quinine et de glycyrrhizate d'ammoniaque, dont la saveur est moins amère que sucrée.

§ 23. QUINIDINE. $C^{20}H^{24}Az^2O^2 = 324.$

Découverte par Henry et Delondre, en 1833.

Préparation. — On retire la quinidine des eaux-mères de la préparation du sulfate de quinine.

Ces eaux-mères sont précipitées par le carbonate de sodium. On obtient un dépôt brun, que la chaleur agrège en une masse résinoïde, nommée *quinoïdine* par Henry et Delondre.

Ce produit est un mélange contenant principalement de la quinidine, de la cinchonidine, des résines et des matières colorantes. Pour en extraire la quinidine, on en pèse 320 grammes, que l'on dissout dans 1 litre d'eau acidulée par 36gr,5 d'acide chlorhydrique. Si la quinoïdine n'est pas trop impure, on obtient une solution de couleur très foncée, mais à réaction *alcaline*, réaction qui appartient à *tous les sels neutres* des quinquinas.

La solution ci-dessus est chauffée au bain-marie et additionnée d'un demi-litre de solution de soude caustique (contenant 40 gr. de soude par litre). On précipite une matière résineuse noirâtre, qu'il importe d'éliminer. On obtient alors une solution de couleur peu foncée, dont on extrait la quinidine par l'un des moyens suivants :

a. On précipite tous les alcalis de la solution en y ajoutant un excès de *soude caustique*. Le précipité, lavé et encore humide, est dissous, à chaud, dans une solution concentrée d'*acide tartrique* (1/2 mol. d'acide par litre). La quinine se sépare, à l'état de tartrate acide, pendant le refroidissement du liquide.

b. On acidule par l'*acide acétique*, la solution séparée de la matière brune résineuse. Au liquide on ajoute peu à peu de l'iodure de potassium dissous, jusqu'à ce que le trouble laiteux qui se produit et qui disparaît par l'agitation devienne persistant. Ce trouble est dû à la formation d'iodhydrate de quinidine.

Dans les deux cas, le sel obtenu, traité par un alcali, fournit la quinidine (*de Vrij*).

Propriétés physiques et chimiques. — La quinidine cristallise en prismes ou en octaèdres transparents, appartenant au système orthorhombique et qui s'effleurissent à l'air, en devenant opaques. C'est une diamine tertiaire. Elle fond à 160° et présente alors l'aspect résineux. Elle exige pour se dissoudre : 2000 p. d'eau froide, 750 p. d'eau bouillante, 90 p. d'éther, 45 p. d'alcool froid et 3,7 p. d'alcool bouillant.

En solution alcoolique au 100me, elle dévie la lumière polarisée de $+233°,6$ (α_D). Elle est diacide et forme des sels bien définis. Son tartrate neutre est assez soluble dans l'eau. La chaleur la convertit en un deuxième isomère de la quinine, nommé *quinicine* (*Pasteur*).

Essai. — La quinidine présente les mêmes réactions que la quinine, avec le chlore et l'ammoniaque et avec le ferrocyanure de potassium.

Ses sels rougissent également au contact de l'eau chlorée et de l'eau bromée (*Weller*).

Elle se distingue des autres alcaloïdes du quinquina par le précipité *blanc pulvérulent*, qui se produit quand on mélange des solutions bien neutres d'un sel de quinidine et d'iodure de potassium (*Dragendorff*).

Pharmacologie. — L'action physiologique de la quinidine semble identique à celle de la quinine, à l'intensité près. Cette base n'est pas employée seule, comme médicament; mais elle se trouve parfois mélangée au sulfate de quinine et sa présence est probable dans les préparations de quinquina, qui ont subi l'action de la chaleur.

D'après les travaux de Pasteur, elle se forme aux dépens de la quinine, dans les écorces de quinquina exposées à la lumière solaire. La constatation de ce fait a conduit M. Mac-Ivor à couvrir de mousse le tronc des quinquinas, dans les plantations, afin d'augmenter leur richesse en quinine ; l'expérience a sanctionné cette donnée théorique.

§ 24. SPARTÉINE. $C^{15}H^{26}Az^2 = 234$.

Découverte par Stenhouse.

Préparation. — 1° On distille, avec de la soude, l'extrait de fleurs de genêt obtenu par l'eau acidulée ; la spartéine est entraînée, on la trouve sous l'eau, condensée. On la rectifie sur de la soude caustique.

2° *Procédé de M. Houdé.* — On épuise par l'alcool à 60° les feuilles et les rameaux du genêt, on chasse l'alcool et on dissout le résidu dans une solution d'acide tartrique. Le tartrate de spartéine formé est décomposé par le carbonate de potassium, en présence de l'éther, qui s'empare de l'alcali devenu libre. Une seconde opération semblable, faite sur la spartéine ainsi obtenue, la donne suffisamment pure.

Propriétés physiques et chimiques. — La spartéine est une diamine tertiaire liquide, huileuse, incolore, très amère et douée d'une odeur analogue à celle de l'aniline. Elle est à peine soluble dans l'eau, insoluble dans le benzène. Elle se dissout au contraire très bien dans l'éther, l'alcool et le chloroforme. Point d'ébullition : 311°.

Elle brunit et s'épaissit au contact de l'air. L'eau oxygénée la change en *oxyspartéine* $C^{15}H^{24}Az^2O^2$. L'oxyde d'argent humide produit, à l'ébullition, une base moins oxydée : $C^{15}H^{26}Az^2O$. Le chlorure de chaux, en solution concentrée, lui enlève une molécule d'hydrogène et produit la *déhydrospartéine* $C^{15}H^{24}Az^2$. Distillée avec de la poudre de zinc, sous pression réduite, elle fournit les bases pyridiques. Elle doit contenir un noyau pyridique hydrogéné et alcoylé (*F.-B. Ahrens*).

L'iode forme avec elle un iodure $C^{15}H^{26}Az^2I^3$, cristallisé en aiguilles vertes. Elle s'unit aux acides, mais, à part le sulfate, ses sels cristallisent mal. Chauffée légèrement avec le tiers de son poids d'acide chromique elle le réduit en sesquioxyde et dégage une odeur très nette de cicutine (*G. Marque*).

Pharmacologie. — La spartéine est un cardiaque de valeur encore incertaine, mais d'une toxicité très prononcée. On la prescrit sous forme de pilules ou de sirop, à des doses comprises entre 5 et 250 milligrammes par jour.

§ 25. STRYCHNINE. $C^{21}H^{22}Az^2O^2 = 334$.

Découverte, en 1818, par Pelletier et Caventou.

Préparation. — 1° Pour préparer la strychnine, on décompose par la chaux sa combinaison naturelle, et on la purifie par cristallisation dans l'alcool.

Noix vomique divisée......................	1000 gr.
Alcool à 90°...........................	4000
Chaux vive.............................	100

La noix vomique est traitée par l'alcool bouillant ; après avoir retiré l'alcool du produit, par distillation au bain-marie, on dissout le résidu dans l'eau, on filtre et on ajoute la chaux, délayée d'avance dans un peu d'eau. Le précipité est séché et épuisé à chaud par de l'alcool, qu'on élimine ensuite comme dans la première opération. Pendant le refroidissement du résidu, la strychnine se dépose, à l'état impur, avec un peu de brucine seulement.

Pour la purifier, on la dissout dans de l'acide azotique au 10me et on fait cristalliser : l'azotate de strychnine se dépose, celui de brucine reste dans les eaux-mères. On redissout les cristaux dans de l'eau distillée, on décolore la solution à l'ébullition, avec un peu de noir animal et on filtre. La strychnine est alors précipitée par l'ammoniaque, séchée et mise à cristalliser dans l'alcool à 85° bouillant (*Codex*).

2° On mélange à la noix vomique concassée de la chaux éteinte et on lessive au moyen de l'huile de pétrole, ou mieux avec l'alcool amylique. La solution, agitée avec l'acide sulfurique étendu, lui cède la strychnine et la brucine. On concentre; le sulfate de strychnine seul se dépose, on le dissout dans l'eau, on précipite la strychnine par l'ammoniaque et on la fait cristalliser dans l'alcool.

Propriétés physiques et chimiques. — La strychnine cristallise en octaèdres rectangulaires droits, ou en prismes à 4 pans terminés par des pyramides à quatre faces. Sa saveur est excessivement amère. Elle se dissout dans 7000 p. d'eau froide, dans 2500 p. d'eau bouillante, dans 1200 p. d'alcool froid, un peu aussi dans les essences et dans le chloroforme. L'éther et les huiles fixes ne la dissolvent pas. Elle est lévogyre. Elle fond à 265° (*Beckurst*). On peut la sublimer sans décomposition, en la chauffant avec ménagement. Densité : 1,369.

Diamine tertiaire, elle sature bien les acides et se comporte comme une base énergique. Le chlore, le brome et l'iode s'y combinent aisément. La potasse en dégage, à chaud, de la *quinoléine*. Traitée, à froid, par l'acide azotique, elle se convertit en *nitrostrychnine* $C^{21}H^{21}(AzO^2)Az^2O^2$; à chaud, on obtient la *dinitro-strychnine* $C^{21}H^{20}(AzO^2)^2Az^2O^2$.

L'acide azoteux l'oxyde et l'hydrate tout à la fois, en formant de l'*oxystrychnine* $C^{21}H^{28}Az^2O^6$ et de la *dioxystrychnine* $C^{21}H^{28}Az^2O^7$.

Le permanganate de potassium la métamorphose en *acide strychnique* $C^{11}H^{13}AzO^4$.

Par l'acide chromique et l'acide sulfurique mélangés, elle est convertie en une base quinoléique : $C^{16}H^{13}Az^2O^4$. D'après Hanssen et Shenstone, cette base serait contenue dans la strychnine et dans la brucine et associée, dans la première au reste pyridique C^5H^4, dans la seconde au reste $C^7H^8O^2$, tous deux éliminés par l'oxydation. La brucine serait donc une strychnine diméthoxylée.

Essai. — La strychnine peut être caractérisée par plusieurs réactions qui, aidées de ses propriétés physiques, établissent suffisamment sa pureté.

Touchée par l'*acide azotique*, elle ne rougit pas si elle est très pure. Mais, quelquefois, elle se colore légèrement en *jaune*, par suite de la présence de traces de *brucine*.

Lorsqu'on la dissout dans l'*acide sulfurique* concentré et qu'on y ajoute un peu de *bioxyde de plomb*, on y développe une belle couleur *bleue*, qui devient promptement *violette*, puis *rouge* et enfin *jaune* (*Marchand*).

Le *bichromate de potassium* et l'oxyde *céroso-cérique* donnent une coloration plus vive encore à la solution sulfurique (*Otto*). Cette réaction est décisive, mais elle est entravée par la brucine (*Fluckiger*). Le *permanganate de potassium*, proposé par Wenzell comme étant plus sensible que les autres oxydants, ne donne pas de meilleurs résultats (*Dragendorff*).

Le *sulfomolybdate d'ammonium* ne la décolore pas ; mais le mélange prend une teinte d'un *bleu clair*, quand le réactif commence à être réduit (*Buckingham*).

Le réactif de Mandelin la colore en *violet*, devenant *bleu violacé*, puis *rouge*.

Si on fait arriver une bulle de *chlore* dans une solution de strychnine même très diluée, il se produit un *nuage blanc*, qui s'étend dans toute la liqueur et qui est probablement de la *strychnine trichlorée* $C^{21}H^{19}Cl^3Az^2O$.

Le chlorure de zinc la colore en *rose vif* (*Jorissen*).

Pharmacologie. — La strychnine est un poison convulsivant redoutable et le plus puissant des amers. On la donne à très petites doses et généralement en pilules, pour éviter sa saveur désagréable. On en fait aussi des pommades et des collyres excitants. Ses sels sont beaucoup plus employés qu'elle-même, pour l'usage interne. On lui donne pour antidote l'uréthane, à la dose de 4 à 6 grammes chez l'homme (*Anrep*).

M. Liebreich la considère comme le contrepoison du chloral. Mais les expériences physiologiques exécutées par Oré ne permettent pas d'accepter cette doctrine ; il résulte en effet de ces expériences, que la strychnine ne commence à neutraliser l'action du chloral qu'au moment où elle devient funeste. L'employer à titre d'antidote, c'est donc substituer un empoisonnement à un autre.

GRANULES DE STRYCHNINE.		Gomme arabique pulvérisée...... 1 gr.
	gr.	Mellite simple................... Q.S.
Strychnine......................	0.10	Pour 100 granules contenant chacun
Sucre de lait pulvérisé...........	4.00	1 milligramme de strychnine. (*Codex*.)

[§ 26. THÉOBROMINE $C^7H^8Az^4O^2[C^5H^2(CH^3)^2Az^4O^2] = 180$.
Diméthylxanthine.

Découverte par Woskresensky, en 1842.

Préparation. — 1° On l'obtient en traitant par l'alcool à 80° bouillant soit l'extrait aqueux de cacao déféqué par l'acétate de plomb, soit un mélange de chaux éteinte et de poudre de cacao privée de matière grasse. L'alcali cristallise par refroidissement. On le purifie par une seconde cristallisation dans l'alcool.

2° Synthèse. — M. Fischer l'a réalisée en chauffant à 100° de l'iodure de méthyle et de la xanthine plombique :

$$2CH^3I \; + \; C^5H^2PbAz^4O^2 \; = \; PbI^2 \; + \; C^5H^2(CH^3)^2Az^4O^2.$$
Xanthine plombique.   Théobromine.

Propriétés physiques et chimiques. — Cette base cristallise en aiguilles très ténues, solubles dans 1600 p. d'eau froide et dans 148,5 p. d'eau bouillante, trois fois moins soluble dans l'alcool chaud ou froid. Ses solutions sont légèrement amères et neutres aux réactifs. Elle se volatilise, sans fondre, à 290°.

Elle s'unit aux bases et aux acides. Ses sels sont très peu stables. Sa solution dans l'eau chlorée, évaporée à sec, donne un résidu qui, exposé aux vapeurs d'ammoniaque, prend une belle couleur *pourpre violacé*.

Bouillie avec de la baryte, ou chauffée à 250° avec de l'acide chlorhydrique concentré, elle donne, par hydratation, de l'ammoniaque. de la méthylamine, de la sarcosine et les acides formique et carbonique :

$$C^5H^2(CH^3)^2Az^4O^2 + 6H^2O = AzH^2CH^3 + 2AzH^3 + C^3H^7AzO^2 + 2CO^2 + CH^2O^2.$$

| Théobromine. | Méthylamine. | Sarcosine. | Ac. formique. |

La théobromine appartient à la série urique. Elle a un isomère, la *théophylline*, qui a été isolée du thé.

Essai. — On peut craindre la substitution de la *caféine* à la théobromine. On la reconnaît aux réactions suivantes :

L'iodure double de mercure et de potassium *précipite* une solution sulfurique de *caféine;* il ne précipite pas la théobromine.

L'iodure de potassium iodé, versé goutte à goutte dans une solution aqueuse de caféine additionnée de la moitié de son volume d'acide sulfurique au tiers, donne un précipité *brun*, avec la caféine, et un précipité *noir* avec la théobromine.

Pharmacologie. — La théobromine est un diurétique très actif et inoffensif. Son insolubilité oblige à l'administrer en poudre, ou sous forme de tablettes, aux doses de 1 à 5 grammes par jour.

§ 27. VÉRATRINE. $C^{32}H^{50}AzO^9 = 592.$

Découverte par Meissner en 1818 et, en 1819, par Pelletier et Caventou.

Préparation. — On retire la vératrine de la cévadille, au moyen de l'acide sulfurique, et on l'isole avec un alcali.

On pulvérise la cévadille, on l'épuise, en plusieurs traitements, par 10 fois son poids d'alcool à 80°, additionné d'une petite quantité d'acide sulfurique. On exprime le résidu après chaque traitement, on réunit les liqueurs alcooliques. On les sature par la chaux éteinte, on filtre et on distille. Au résidu on ajoute, jusqu'à réaction acide, un peu d'eau et d'acide sulfurique dilué. La solution, décolorée par le charbon animal, est précipitée à l'aide d'un léger excès d'ammoniaque. Le précipité est lavé, séché, dissous dans l'alcool, et purifié par une dissolution et une précipitation nouvelle. On fait ensuite cristalliser la vératrine dans l'éther (*Codex*).

Propriétés physiques et chimiques. — La vératrine cristallise (difficilement) en prismes rhomboïdaux transparents, fusibles vers 150°, solubles dans 4 p. d'alcool à 90° et dans 6 p. d'éther. L'eau, même bouillante, ne la dissout pas sensiblement. Sa saveur est d'une âcreté insupportable.

. Elle s'effleurit à l'air et donne, avec les acides, des sels généralement incristallisables. Elle est incomplètement connue et semble être un mélange de trois modifications isomériques (*Schmidt* et *Kœppen*).

La potasse fixe sur elle une molécule d'eau et la dédouble en *acide vératrique* $C^7H^4(CH^3)^2O^4$, et en un alcali nommé *vérine* $C^{28}H^{45}AzO^8$.

. **Essai.** — La vératrine est caractérisée par la couleur *rouge* que lui communiquent les acides azotique et sulfurique, et par la couleur *violette* qu'elle prend, au contact de l'acide chlorhydrique concentré et bouillant.

. Le *sulfomolybdate d'ammonium* lui donne une teinte d'un *jaune vert*, qui devient *brune*, puis d'un *bleu foncé* (*Buckingham*).

L'eau bromée, ajoutée à sa solution sulfurique, la colore en *rouge*, puis en *violet*.

Pharmacológie. — La vératrine est un médicament excessivement irritant et très vénéneux. Respirée, même en petite quantité, elle provoque l'éternuement avec violence. Elle est émétique et stupéfiante; on l'a préconisée aussi comme antiparasitaire. Ses effets sont tellement énergiques, que la médecine renonce souvent à leur bénéfice. On la dissimule dans des poudres inertes, dans l'alcool, ou dans des masses pilulaires, pour l'usage interne; dans une pommade ou dans un liniment, quand on veut utiliser son action topique. Il faut la doser par milligramme et n'en pas donner plus de $0^{gr},015$ par jour.

Lorsqu'on la divise au mortier, il est bon de triturer très doucement, pour n'être pas exposé au contact de la poudre, que soulève le mouvement du pilon. Il vaut mieux encore, quand cela est sans inconvénient, l'humecter avec un peu d'alcool, qui supprime entièrement sa dispersion dans l'air.

II. — Bases artificielles.

Celles que la thérapeutique emploie sont déjà nombreuses; leurs dérivés médicinaux sont plus multipliés encore. Ces médicaments seront répartis en sept groupes, suivant qu'ils ont pour générateurs : des *alcools*, des *phénols*, des *hydrazines*, la *pyridine*, la *quinoléine*, le *pyrrol* ou le *pyrazol*.

A. — Bases alcooliques.
Amines alcooliques.

TRIMÉTHYLAMINE. $Az(CH^3)^3 = 59$.

Cette amine est très répandue dans la nature. Libre dans l'aubépine et dans certaines chénopodées, elle se trouve, à l'état combiné, dans l'arnica, dans la camomille, dans le houblon, dans l'ergot de seigle, dans plusieurs chénopodées, etc. On la rencontre encore dans les produits de la fermentation putride.

Préparation. — L'industrie la retire, par distillation, des vinasses de betterave ou de la saumure des harengs.

Propriétés physiques et chimiques. — A température supérieure à + 9°, c'est un gaz incolore, très soluble dans l'eau et dans l'alcool, doué d'une odeur de poisson et dont les solutions présentent une réaction fortement alcaline. A basse température, elle est liquide et incolore; elle bout vers + 9°.

Ses réactions sont celles de l'ammoniaque. Cependant, elle ne dissout ni l'alumine qu'elle a précipitée, ni les chlorures d'argent ou de cuivre. Elle sature bien les acides et ses sels sont cristallisables.

Pharmacologie. — Ses effets physiologiques sont analogues à ceux de l'ammoniaque, mais plus faibles; elle est trois fois moins toxique que celle-ci. On la dit diurétique, antithermique et antirhumatismale. Dose maximum : 2 grammes en vingt-quatre heures.

Le *chlorhydrate de triméthylamine* n'a pas, d'après Rabuteau, les mêmes propriétés que l'alcali lui-même. Il a cependant été recommandé contre la goutte et le rhumatisme. On le prescrit rarement aujourd'hui et sans dépasser 1 gramme par jour.

B. — Bases phénoliques.
Amines phénoliques.

ANILINE. $AzH^2 — C^6H^5 = 93$.
Phénylamine, Amidobenzol, Kyanol.

Retirée des produits de la distillation sèche de l'indigo, par Unverdorben, en 1826. Découverte par Runge, dans le goudron de houille.

Préparation. — Elle est industrielle et consiste à réduire le nitrobenzène par l'hydrogène naissant dégagé d'un mélange de limaille de fer et d'acide acétique :

$$C^6H^5AzO^2 + 3H^2 = 2H^2O + AzH^2 — C^6H^5.$$
Nitrobenzène.   Aniline.

Propriétés physiques et chimiques. — L'aniline est un liquide incolore à l'état de pureté, oléagineux, doué d'une odeur désagréable et d'une saveur brûlante. Densité 1,020 à 16°. Solide à — 8°, elle bout à 183°,5. Elle se dissout dans 31 p. d'eau froide et, en toute proportion, dans l'alcool, l'éther, les hydrocarbures, le sulfure de carbone et les huiles grasses. Le soufre, le phosphore, le camphre, l'indigo s'y dissolvent notablement.

Elle est très oxydable; exposée à l'air, elle devient promptement jaune, puis rouge et enfin brune. Sa réaction alcaline est faible; elle ne bleuit pas le tournesol. Cependant elle sature bien les acides, avec lesquels elle forme des sels cristallisables. En outre, elle précipite en partie l'oxyde de zinc et les sesquioxydes métalliques; elle déplace l'ammoniaque.

Les oxydants la convertissent en *quinone* $C^6H^4O^2$ et en ammoniaque. En même temps se forment les : *bleu, vert, violet* et *noir* d'aniline. L'acide sulfurique fumant s'y combine en donnant naissance à l'*acide sulfanilique* $AzH^2 — C^6H^4 — SO^3H$. Les acides anhydres, les chlorures d'acide et la ·

déshydratation de ses sels la transforment en amides, auxquels on a donné le nom d'*anilides* :

$$C^2H^3O.Cl + AzH^2-C^6H^5 = HCl + C^6H^5-AzH-C^2H^3O.$$

Chlorure d'acétyle.   Aniline.   Acétanilide.

Les hypochlorites colorent l'aniline en *rouge violacé*, devenant *rouge* par addition d'acide. L'acide chromique forme dans sa solution un précipité *vert, bleu* ou *noir*, suivant qu'il est plus ou moins concentré. Chauffée à siccité, avec de l'acide azotique, elle laisse un résidu *rouge*. Additionnée d'acide sulfurique et de chromate de potassium, elle prend une teinte *bleue* fugitive. A chaud, le mélange d'acide sulfurique et de bichromate de potassium devient *violet.*

Pharmacologie. — L'aniline est irritante et très vénéneuse. Un gramme suffit à déterminer des maux de tête, des nausées, parfois des vomissements. A la dose de 2 à 6 grammes, elle cause des vertiges, du refroidissement, de la cyanose. Une plus forte quantité tue, en paralysant la respiration. On a conseillé son usage dans les affections pulmonaires, l'épilepsie, la chorée : $0^{gr},20$ à $0^{gr},50$ en vingt-quatre heures. Dans les laboratoires, elle sert journellement à préparer des réactifs destinés à la coloration des bactéries. Elle est peu employée en nature, comme médicament, mais nombre de ses dérivés ont été successivement introduits dans la matière médicale. Ils appartiennent, pour la plupart, au groupe des amides, où ils seront passés en revue.

Plusieurs dérivés colorés de l'aniline ont également été proposés comme antiseptiques. G. Sée et Moreau ont reconnu des propriétés de ce genre au *vert malachite* et à la *safranine.*

D'un autre côté, plusieurs praticiens ont attribué à l'*auramine* et au *violet de méthyle* un pouvoir bactéricide considérable, dont l'oculistique et la chirurgie auraient à tirer profit. On les a employés sous les noms de *Pyoktanin* (ou *Pyoktanine*) *jaune* et *Pyoktanin bleu*, en solution à 2 p. 1000. Ils sont inodores et non toxiques, mais leur emploi ne paraît pas avoir beaucoup d'avenir.

C. — BASES HYDRAZINIQUES.

L'*hydrazine* (ou *diamidogène*) : $Az^2H^4[H^2Az-AzH^2]$, découverte par Curtius, en 1888, donne naissance, par substitution de radicaux gras ou aromatiques à son hydrogène, à des amines particulières nommées *hydrazines* (Fischer). Ces composés se comportent comme des alcalis organiques ; ils saturent les acides, ils se combinent aux aldéhydes et aux cétones (*hydrazones*), ils forment des amides avec les radicaux acides, etc. Tous ces dérivés sont des toxiques d'une grande énergie, par suite, des antiseptiques puissants. Il est nécessaire de les connaître, en raison de cette propriété, aussi bien que de leur application à la caractéristique des principes sucrés.

PHÉNYLHYDRAZINE. $C^6H^5AzH—AzH^2 = 108.$

Préparation. — Elle prend naissance dans l'action réductrice du sulfite de sodium sur le chlorure de diazobenzène :

$$C^6H^5Az—AzCl + 2H^2 = C^6H^5AzH—AzH^2.HCl.$$

Chl. de diazobenzène.   Chlorh. de phénylhydrazine.

Propriétés physiques et chimiques. — C'est un liquide incolore, faiblement aromatique, cristallisant à 0° en lamelles brillantes, qui fondent à 23° et qui se volatilisent à 241°. Elle se dissout mal dans l'eau, et en toute proportion dans l'alcool, l'éther, le chloroforme, l'acétone et le benzène.

Elle réduit, à froid, le tartrate cupro-potassique, en formant du benzène et de l'aniline. Elle s'unit aux chlorures des radicaux acides, pour produire des amides désignés sous le nom d'*hydrazides*; ex. *Propionylphénylhydrazide* : $C^6H^5AzH—AzHC^3H^5O$. Elle se combine aux aldéhydes et aux cétones, qu'elle précipite à l'état jaune et cristallisé (*hydrazones*), en éliminant de l'eau :

$$C^6H^5AzH—AzH^2 + CH^3—COH = H^2O + C^6H^5AzH—Az = CH—CH^3.$$

Phénylhydrazine.   Aldéhyde.   Aldéhyde hydrazone.

Avec les dicétones on a, par perte de 2 mol. d'eau, des dihydrazones appelés *osazones*.

Pharmacologie. — La phénylhydrazine et son chlorhydrate, successivement recommandés comme antiseptiques et antipyrétiques, ont à peine marqué leur passage dans la matière médicale. Mais la phénylhydrazine combinée à l'acide paraoxybenzoïque, donne l'*orthine* (acide orthohydrazinparoxybenzoïque); unie à l'acide lévulinique, elle produit l'*antithermine* (acide phénylhydrazinlévulinique). Ces deux composés sont antiseptiques et antithermiques, mais ne sont guère employés en thérapeutique.

Deux autres de ses dérivés : l'*agathine* et la *pyrodine*, seront étudiés au groupe des amides.

D. — BASES PYRIDIQUES.

§ 1. PYRIDINE. $C^5H^5Az = 79.$

Découverte par Anderson, en 1851, dans l'huile de Dippel.

Préparation. — 1° On prend les huiles ou les goudrons provenant de la distillation des os, de la houille, des matières cornées, etc., on les agite avec de l'acide sulfurique étendu de deux volumes d'eau, on décante le liquide clair, on le fait bouillir jusqu'à ce qu'il ne dégage plus de pyrrol (qui rougit un copeau de bois de pin trempé dans HCl), on filtre à la toile, on sursature de soude caustique et on distille. En dissolvant de la potasse dans le produit distillé, les bases pyridiques viennent nager à sa surface. On les décante, on y ajoute, avec précaution, de l'acide azotique et on porte à l'ébullition, pour détruire l'aniline. On précipite par l'eau, on filtre et on sature encore le liquide clair avec de la potasse. L'huile séparée dans ce traitement a besoin d'être desséchée complètement, par agitation avec de la potasse solide. Elle est alors soumise à la distillation fractionnée; on recueille ce qui passe entre 110° et 120°, puis on rectifie de la même manière le liquide jusqu'à ce qu'il bouille à 115°-116°.

2° On oxyde la pipéridine au moyen de l'acide sulfurique :

$$C^5H^{11}Az + 3SO^4H^2 = 3SO^2 + 6H^2O + C^5H^5Az.$$
Pipéridine. Pyridine.

3° *Synthèse*. — On dirige, dans un tube chauffé au rouge, un mélange d'acide cyanhydrique et d'acétylène : on obtient de la pyridine (*Ramsay*) :

$$2C^2H^2 + CAzH = C^5H^5Az.$$
Acétylène. Pyridine.

Propriétés physiques et chimiques. — La pyridine est un liquide incolore, très fluide, soluble dans l'eau, doué d'une saveur amère et d'une odeur vive et peu agréable. Densité à 0° : 0,986. — Point d'ébullition : 115°. Sa structure est celle du benzène, dont un groupe CH a été remplacé par Az.

C'est une base tertiaire énergique, résistant bien à la chaleur et à l'acide azotique fumant, précipitant à froid plusieurs oxydes métalliques et saturant bien les acides. Ses sels sont très solubles dans l'eau et dans l'alcool et très stables, même à 100°.

Traitée par l'hydrogène naissant, elle est convertie en *pipéridine*, qui est son hexahydrure. Chauffée longtemps avec du sodium, elle est polymérisée ; il se forme de la *dipyridine* $C^{10}H^{10}Az^2$ et du *pyridyle* $C^{10}H^8Az^2$.

L'oxydation de ses homologues (*picoline, lutidine, collidine*) substitue du carbonyle à leur hydrogène et forme les *acides pyridino-carboniques* : $C^5H^4Az — CO^2H$; $C^5H^3Az — 2CO^2H$; $C^5H^2Az — 3CO^2H$.

Un certain nombre de bases organiques naturelles sont des dérivés hydrogénés de la pyridine, telles ; la *conicine*, la *conhydrine*, la *nicotine*, la *pipéridine*, la *pipérine*, la *tropine*.

Pharmacologie. — La pyridine est préconisée contre l'asthme. On l'emploie en inhalations, que l'on pratique en diffusant dans une chambre les vapeurs qui s'échappent d'une assiette ou d'un flacon dans lequel on a placé une petite quantité de l'alcali. La pyridine est toxique et paralysante. Sa solution à 1 p. 100 est antiseptique.

§ 2. QUINOLÉINE. $C^9H^7Az = 129$.
Quinoline, leucoline.

Découverte par Gerhardt, en 1845, dans les produits de la distillation de la quinine et de la cinchonine avec la potasse. Elle existe aussi dans le goudron de houille.

Préparation. — Un des moyens les plus commodes pour la préparer consiste à chauffer un mélange de nitrobenzène, de glycérine, d'aniline et d'acide sulfurique. On sature l'acide avec de la soude et on distille, en recueillant le produit qui passe entre 225 et 240°. On purifie la quinoléine en la convertissant en tartrate acide, que l'on fait cristalliser (*Skraup*).

Propriétés physiques et chimiques. — Liquide incolore, devenant brun à l'air et à la lumière. Son odeur est très désagréable, sa saveur âcre et amère. Elle se dissout à peine dans l'eau, très bien dans l'alcool, l'éther, les essences et le sulfure de carbone. Densité 1,055 à 0°.

C'est une base tertiaire, qui bout à 235°,6 (*Œchsner*). Elle est inaltérable au rouge sombre. Ses sels sont cristallisables. Oxydée par le permanganate de potassium, elle devient de l'acide quinolique (pyridine-dicarbonique). L'hydrogène naissant la change en *dihydroquinoléine* C^9H^9Az, et en *tétrahydroquinoléine* $C^9H^{11}Az$.

Comme constitution, la quinoléine est à la naphtaline, ce que la pyridine est au benzène.

Pharmacologie. — La médecine n'a point utilisé la quinoléine. Elle a quelquefois employé, à titre d'antithermique et d'antiseptique, son *tartrate*, qui possède une agréable odeur d'amande amère et une saveur de menthe poivrée. Cette double action thérapeutique est plus marquée encore dans les hydro-dérivés de la quinoléine qui suivent et qui ont reçu quelques applications médicales.

ANALGÈNE. $C^{13}H^{14}Az^2O^2$ (*Orthoéthoxyacétylamidoquinoline*). — Poudre blanche, douée d'une saveur très désagréable.

BENZANALGÈNE (*Orthoéthoxyanamonobenzoylamidoquinoline*). — Ce produit est actuellement nommé *analgène* par Vis, qui l'a découvert. Il est insipide, insoluble dans l'eau, peu soluble dans l'alcool, soluble dans les acides dilués. Il fond à 208°. Le suc gastrique le dédouble en *orthoéthoxyanamidoquinoline* et en acide benzoïque. Il est à peine toxique et il colore l'urine en *rouge*. Il verdit au contact de l'acide sulfurique.

KAIRINE. C^9H^9 (OH) $AzCH^3$ (*Tétrahydrooxyméthylquinoléine*). — Poudre cristalline d'un jaune pâle, soluble dans l'eau et dans l'alcool, insoluble dans l'éther et dans la glycérine, ayant une faible odeur de musc et une saveur très amère.

L'ammoniaque la précipite de ses solutions. L'eau chlorée la trouble et la colore en *vert*, devenant bientôt *violet*. Le ferricyanure de potassium donne la même succession de teintes. Le sesquichlorure de fer y fait naître, au bout d'une heure, une coloration *verte*, passant au *rouge*, puis au *brun*.

La kairine a été prescrite à l'état de chlorhydrate et à la dose de 2 gr. au plus par vingt-quatre heures. Son action fugitive et les accidents qu'elle occasionne parfois la font généralement délaisser. Elle rend l'urine d'un *vert sombre* et souvent elle y fait passer de l'albumine.

KAIROLINE. $C^9H^{10}AzCH^3$ (*Méthyltétrahydroquinoléine*). — Poudre déliquescente, d'une saveur acide peu agréable. Antithermique lent, n'agissant pas au-dessous de $1^{gr},50$ à 2 gr.

OREXINE. $C^{14}H^{18}Az^2$ (chlorhydrate de *phényldihydroquinazoline*). — L'orexine est soluble dans l'eau chaude et dans l'alcool, insoluble dans l'éther. Elle fond à 80°. Sa saveur est très amère. Dose par vingt-quatre heures : 1 gramme au plus.

THALLINE. $C^9H^{10}OCH^3Az$ (*Tétrahydroparaméthyloxyquinoléine*). — Cristaux blancs, peu solubles dans l'eau froide, plus solubles dans l'eau chaude, l'alcool, l'éther, la benzine, fusibles à 42-43°. Elle sature les acides, ses sels sont cristallisables. Ses solutions brunissent à la lumière. Le sesquichlorure de fer y produit une coloration *verte*. En donner $0^{gr},50$ seulement, dans la journée. C'est un antithermique dangereux.

E. — BASES PYRAZOLIQUES.

$$\text{ANTIPYRINE.} \quad \left[C^{11}H^{12}Az^2O.AzC^6H^5 \left\langle \begin{matrix} CH^3\text{-}Az\text{-}C\ (CH^3) \\ | \quad | \\ CO - CH \end{matrix} \right. \right] = 188.$$

Analgésine, Diméthyloxyquinizine, Phényldiméthylpyrazolon.

Découverte par M. Knorr.

Préparation. — On traite l'éther acétylacétique par la méthylphénylhydrazine symétrique.

Purification. — Pour la purifier, on l'agite avec beaucoup d'éther et on fait évaporer la solution.

Propriétés physiques et chimiques. — L'antipyrine est une base tertiaire, que M. Knorr suppose dérivée d'une base faible, le *pyrazolon* :

$$AzH \left\langle \begin{matrix} Az = CH \\ | \\ CO - CH^2 \end{matrix} \right.$$

. Elle cristallise en beaux prismes clinorhombiques incolores, faiblement odorants, fusibles à 110° (*Gay et Fortuné*). Elle se dissout dans 1 p. d'eau froide, dans la moitié de son poids d'eau bouillante, dans 1 p. d'alcool à 80°, dans 45 p. de chloroforme, dans 50 p. d'éther et dans les acides minéraux. Sa saveur est légèrement amère.

L'antipyrine facilite beaucoup la solution de la caféine et celle de la quinine : 1 gramme de chlorhydrate de quinine additionné de 0,4 p. à 0,5 p. d'antipyrine se dissout dans 2 centimètres cubes d'eau, à la température de 25 à 30°. De même, 1 gr. de valérate de quinine mélangé à 1 gramme ou $1^{gr},5$ d'antipyrine, se dissout dans 2 centimètres cubes d'eau, à la température de 44° à 62°,5.

Elle se combine facilement aux aldéhydes, aux acides, aux phénols mono et polyatomiques et à la phloroglucine (*Barbey*).

Essai. — La solution aqueuse d'antipyrine est neutre. Elle est colorée :

En *rouge* par le perchlorure de fer (*Knorr*), par le nitrate mercureux, qui donne en même temps un précipité *jaune*, par un mélange d'acides azotique et sulfurique (*Yacoubian*) ;

En *rouge cerise* par l'acide azotique à 25 p. 100 bouillant. Le mélange devient *jaune* par addition d'ammoniaque ;

En *vert* par l'acide azotique nitreux, par l'alcool nitrique (formation d'*isonitrosoantipyrine*), par le bichromate de potassium et l'acide sulfurique (à chaud), par le réactif d'Erdmann, par le ferricyanure de potassium et l'acide chlorhydrique (ce mélange produit en même temps un précipité paraissant *vert bleuâtre* par réflexion et *bleu d'outremer* par transmission) ;

En *jaune*, pur ou plus ou moins rougeâtre, par le chlorate de potassium et l'acide chlorhydrique, par le bioxyde de manganèse et l'acide sulfurique, par l'hypochlorite de sodium (à chaud).

L'eau iodée, le chlorure de chaux (200°) y déterminent un précipité *rouge brique;* l'acide chromique, le réactif de Nessler, le réactif de Dragendorff (acidulé) un précipité *jaune orangé ;* l'eau bromée, l'acide iodhydrique, l'acide chromique, l'acide picrique (très sensible), les chlorures d'or et de platine un précipité *jaune ;* le chlore gazeux, le tannin, l'hypobromite de sodium, le nitrate acide de mercure, le chlorure de zinc, le chlorure mercurique, les réactifs de Millon, de Mayer, de Marmé un précipité *blanc* (*Gay et Fortuné*).

L'antipyrine décolore partiellement la solution de tartrate cupro-potassique et lui communique une teinte variant du gris verdâtre au gris violacé (*Mercier*). On ne peut donc doser le glucose qu'avec le saccharimètre, dans une urine contenant de l'antipyrine, en augmentant de 1° à droite la déviation observée, pour compenser celle de l'antipyrine ou de ses dérivés.

On peut déceler la présence de l'antipyrine dans un mélange en dissolvant dans 25 cc. d'alcool à 90°, $0^{gr},1$ du produit et autant de sulfate de quinine. On évapore, à sec, 1 cc. de la solution et on mouille le résidu avec quelques gouttes d'eau bromée, puis avec 1 ou 2 gouttes d'ammoniaque. Le mélange devient *rose violacé,* s'il y a de l'antipyrine. L'acide chlorhydrique le fait passer à l'*orangé*. Ces colorations sont dues à la formation de la *quinérythropyrine* (*C. Carrez*).

Pharmacologie. — L'antipyrine est un antithermique et un analgésique. A dose élevée, elle produit un abaissement de température considérable et prolongé, sans provoquer d'accidents secondaires, comme le font la plupart des antipyrétiques. C'est, de plus, un hémostatique sérieux et un antiseptique (*Hénocque*).

On l'administre presque toujours en nature et en poudre, ou sous forme d'injection hypodermique; plus rarement en solution dans l'eau ou dans un sirop. Doses: de 1 à 6 ou 7 grammes par jour.

Comme antiseptique, on peut utiliser l'antipyrine à l'état pulvérulent et sous forme de solution aqueuse à 1/20, pour le lavage des plaies; à 1/5, quand on veut l'introduire dans les fosses nasales ou dans les trajets profonds. La ouate, l'amadou et le papier, stérilisés puis imprégnés d'une solution concentrée d'antipyrine et séchés, sont également très propres aux pansements. On les applique à l'état sec ou après les avoir trempés dans l'eau bouillie. On peut encore tirer un parti avantageux d'une pommade composée de 3 p. de vaseline pour 1 p. d'antipyrine (Dr *Hénocque*).

Lorsqu'on l'associe à d'autres médicaments, en solution surtout, il est nécessaire de se souvenir qu'elle a de nombreux incompatibles : sa solution est *troublée* par tous les liquides tannifères, par l'acide phénique, par le chloral, par les sels mercuriques, par l'iode, etc. ; elle est *colorée* par les acides azotique et cyanhydrique (*jaune*), par les éthers nitreux (*vert*), par les sels de peroxyde de fer (*rouge*), par le sulfate de cuivre (*vert*), par le sirop d'iodure de fer (*brun*), etc. Mélangée à du salicylate de sodium bien sec, elle reste inaltérée dans un flacon bouché; mais, au contact de l'humidité, elle donne un liquide huileux à réaction neutre ou alcaline, qui devient acide par addition d'eau, en raison de la mise en liberté de l'acide salicylique (*Millard* et *Campbell Stark*).

La combinaison visqueuse, que l'on obtient en mélangeant des solutions alcooliques d'antipyrine et de tannin, est un hémostatique instantané. Elle est, en outre, tellement adhésive qu'il est bon de la laisser se détacher seule (*Dr Park*).

M. Marie a proposé l'usage de ses combinaisons avec les acides valérianique, benzoïque et salicylique. M. Sochaczewski a préparé un *valérate* double de *quinine* et d'*antipyrine* doué d'une efficacité antinévralgique très marquée.

Son isomère, l'*isoantipyrine* semble jouir de ses propriétés analgésiques. On l'en distingue à quelques caractères : le salicylate d'isoantipyrine cristallise difficilement, tandis que celui d'antipyrine cristallise avec facilité ; le picrate d'isoantipyrine fond à 168°, le picrate d'antipyrine fond à 187°.

FERRIPYRINE, FERROPYRINE. — On a recommandé comme hémostatiques, sous les noms de *ferripyrine* et de *ferropyrine*, des combinaisons plus ou moins définies d'antipyrine et de sesquichlorure de fer, solubles dans l'eau et présentant une couleur orangée.

MIGRAININE. — La *migrainine* est une autre combinaison supposée d'antipyrine, de caféine et d'acide citrique. Son nom indique son usage.

TOLYPYRINE. — C'est la *paratolyldiméthylpyrazolon* (*Guttman*), homologue de l'antipyrine. Elle forme des cristaux incolores, solubles dans l'alcool, presque insolubles dans l'eau. On lui accorde des propriétés analogues à celles de l'antipyrine et on l'emploie de la même manière.

TUSSOL. $C^{19}H^{20}Az^2O^4$ (*Amygdalate* ou *phénylglycolate d'antipyrine*). — Poudre blanche, très soluble dans l'eau, conseillée contre la coqueluche, aux doses de 0^{gr},15 à 2 grammes par jour, suivant l'âge du malade.

CHAPITRE IX.

III. — SELS.

I. — ACÉTATES.

§ 1. ACÉTATE D'AMMONIUM. $C^2H^3O^2AzH^4$ [$CH^3—CO^2AzH^4$] $= 77$.

Préconisé par Minderer, au xviie siècle.

Préparation. — On obtient cet acétate en saturant l'acide acétique par le carbonate d'ammonium :

Acide acétique à 1,060............................	300 gr.
Eau distillée....................................	706
Sesquicarbonate d'ammonium.............. environ	160

On chauffe légèrement le mélange d'eau et d'acide et on y ajoute, par petits fragments, le carbonate d'ammonium, jusqu'à réaction faiblement alcaline. On filtre et on conserve dans un flacon bien bouché. 1000 gr. d'acide prennent environ 60 à 70 gr. de carbonate pour leur saturation ; la densité du liquide est égale à 1,036 (*Codex*).

Propriétés physiques et chimiques. — L'acétate d'ammonium du Codex est une solution incolore, offrant une faible odeur d'acide acétique. Concentrée au bain-marie, elle fournit de l'acétate d'ammonium cristallisé, soluble dans l'alcool et qui dégage, par la chaleur, de l'ammoniaque, de l'acide acétique et de l'acétamide.

Sa réaction doit être neutre, mais elle est fréquemment acide, par suite de la dissociation éprouvée par l'acétate, qui perd graduellement de l'ammoniaque.

Essai. — Lorsqu'il est pur, l'acétate d'ammonium ne précipite ni par le chlorure de baryum, ni par le nitrate d'argent, ce qui prouve qu'il ne contient pas de *sulfates* ou de *chlorures*.

Pharmacologie. — On n'emploie guère, en pharmacie, que i'acétate d'ammonium en solution. Cette solution doit marquer 1,036 au densimètre ; elle renferme 18,5 0/0 de son poids d'acétate solide. Elle agit sur l'organisme, à la manière du carbonate d'ammonium, puisqu'elle donne naissance à ce composé pendant son séjour dans l'économie. Toutefois, son action est plus faible que celle du carbonate ammoniacal.

Sous le nom d'*Esprit de Mindererus*, on désignait autrefois un acétate d'ammonium impur, préparé avec du vinaigre distillé, dont on augmentait la richesse acétique, en rejetant les deux premiers tiers du produit condensé. On saturait le vinaigre avec le sel volatil de corne de cerf ; on obtenaît ainsi de l'acétate mêlé de produits empyreumatiques et très différent, quant à ses propriétés médicinales, de celui qu'on emploie aujourd'hui.

§ 2. ACÉTATES DE CUIVRE.

On connaît quatre acétates de cuivre, dont deux sont des médicaments : l'acétate neutre ou *verdet*, et l'acétate bibasique ou *vert-de-gris*.

A. ACÉTATE NEUTRE DE CUIVRE.

$$(CH^3 - CO^2)^2 Cu + H^2O = 199,50.$$

Verdet cristallisé, cristaux de Vénus.

Préparation. — On obtient l'acétate neutre de cuivre, en décomposant une solution chaude d'acétate de sodium, par une solution également chaude de sulfate de cuivre. Il se forme, par double échange, de l'acétate neutre de cuivre et du sulfate de sodium. L'acétate cuivrique se dépose pendant le refroidissement ; on égoutte les cristaux, on les purifie par une seconde cristallisation et on les sèche à une douce chaleur.

Propriétés physiques et chimiques. — L'acétate cuivrique cristallise en prismes rhomboïdaux obliques, d'un vert bleuâtre foncé. Il faut, pour le dissoudre, 15 fois son poids d'eau froide, 5 fois son poids d'eau bouillante et 16 fois son poids d'alcool. Sa solution aqueuse est décomposée par l'ébullition ; qui met en liberté de l'acide acétique et fait déposer un acétate tribasique $(CH^3 - CO^3)^2 Cu. 2CuO^2H^2$.

Chauffé à 100°, il n'est pas décomposé. Sa déshydratation commence à 110° et s'achève à 140°. Entre 240° et 260°, il abandonne de l'acide acétique cristallisable et de l'acétone ; à 270°, il fournit des vapeurs blanches d'acétate *cuivreux* $(CH^3 - CO^2)^2 Cu^2$; à 330°, sa décomposition est complète, il reste une poudre rougeâtre, en grande partie formée par du cuivre métallique. Quand on le chauffe brusquement, au contact de l'air, il s'enflamme et brûle avec une belle flamme verte.

B. ACÉTATE BIBASIQUE DE CUIVRE.

$$(CH^3 - CO^2)^2 Cu. CuO^2H^2 + 5H^2O = 369.$$

Verdet, Vert-de-gris.

Préparation. — On prépare industriellement le vert-de-gris, aux environs de Montpellier, en abandonnant à l'air des lames de cuivre enfouies dans du marc de raisin. Au bout de quelques semaines, le métal est recouvert de croûtes verdâtres d'acétate bibasique. On détache ces croûtes, on les pétrit avec un peu de vinasse et on en façonne des boules, qu'on livre au commerce.

La formation de l'acétate est due à l'oxydation de l'alcool contenu dans le marc de raisin ; il se produit de l'acide acétique, qui dissout le métal.

Propriétés physiques et chimiques. — L'acétate bibasique de cuivre cristallise en aiguilles d'un vert bleuâtre, qui se déshydratent à 60°, en se convertissant en acétate tribasique. Il s'effleurit à l'air, en prenant une teinte verte. L'eau froide le gonfle et le change en acétate tribasique bleu, cristallin, non soluble dans l'eau.

Essai. — Le verdet pur ne laisse que 5 p. 100 de résidu insoluble dans l'acide sulfurique dilué ou dans l'ammoniaque en excès. Celui du commerce est généralement un mélange d'acétates, sesqui-, bi, et tribasiques.

Pharmacologie. — L'*acétate basique* de cuivre est à peu près seul employé en pharmacie. Il est escharotique et toxique. On s'en sert pour préparer des onguents et des emplâtres.

Il entre dans la composition du miel escharotique, improprement appelé *Onguent Ægyptiac*, de la *cire verte*, etc.

EMPLATRE D'ACÉTATE DE CUIVRE.
Cire verte.

Cire jaune......................	100 gr.
Poix blanche..................	50
Térébenthine du mélèze.......	25
Sous-acétate de cuivre pulvérisé.......................	25

MIEL ESCHAROTIQUE.
Onguent Ægyptiac.

Sous-acétate de cuivre pulvérisé......................	500 gr.
Vinaigre blanc...............	500
Miel blanc...................	1000

On chauffe le tout dans une bassine de grande capacité, en remuant continuellement, jusqu'à ce que le mélange ait acquis une couleur rouge et une consistance de miel.

Cette préparation se sépare en 2 couches, au bout de peu de temps. On agite pour les mélanger, au moment de l'emploi. (*Codex.*)

Ce médicament est un mélange de miel altéré par la chaleur, d'acide acétique, d'acétate neutre de cuivre et d'oxyde cuivreux.

MIXTURE CATHÉRÉTIQUE.
Collyre de Lanfranc.

Aloès.......................	5 gr.
Myrrhe......................	5
Sous-acétate de cuivre........	10
Sulfure jaune d'arsenic.......	15
Eau distillée de rose..........	380
Vin blanc....................	1000

On met dans un mortier de verre toutes les substances solides, préalablement réduites en poudre très ténue. On les délaie dans le vin blanc, par trituration, on ajoute l'eau de rose et on conserve le mélange dans un flacon, que l'on agite chaque fois, au moment d'en faire usage.

(*Codex.*)

§ 3. ACÉTATE DE MORPHINE.

$$(CH^3—CO^2H).\ C^{17}H^{19}AzO^3 + 2H^2O = 381.$$

Préparation. — Le meilleur procédé pour préparer ce sel consiste à triturer 2 p. de morphine en poudre avec 1 p. d'acide acétique à 1,056. On abandonne la masse à elle-même, pendant 24 heures, on la pulvérise et on la laisse sécher à l'air libre (*Soubeiran*).

Propriétés physiques et chimiques. — L'acétate de morphine cristallise en aiguilles fines, groupées en aigrettes, solubles dans 17 p. d'eau froide, dans 1 p. d'eau bouillante et dans 30 p. d'alcool à 90°. Il perd facilement une partie de son acide, sous l'influence de la chaleur, et même à froid par l'action du temps.

Pharmacologie. — Ce sel est employé, en solution, en pilules, ou en pommade, mais bien moins fréquemment que le sulfate et le chlorhydrate de la même base. Il servait autrefois à préparer le sirop de morphine. La variabilité de sa composition le fait abandonner de plus en plus.

§ 4. ACÉTATES DE PLOMB.

On connaît cinq combinaisons de l'acide acétique avec l'oxyde de plomb, à savoir : un acétate neutre et quatre acétates basiques. De ces composés, la pharmacie emploie l'acétate neutre et un acétate basique, qui semble être un mélange de sel neutre et de sel bimétallique.

A. Acétate neutre de plomb.

$$(CH^3 — CO^2)^2\ Pb + 3H^2O = 379.$$

Connu de Basile Valentin (xive siècle), qui le préparait par dissolution de la litharge dans du vinaigre et cristallisation.

Préparation. — On dissout de la litharge dans l'acide acétique, on filtre et on fait cristalliser, par évaporation.

Propriétés physiques et chimiques. — L'acétate neutre de plomb cristallise en prismes rhomboïdaux obliques, d'une saveur à la fois astringente et sucrée. Il se dissout dans 2 fois son poids d'eau froide, dans la moitié de son poids d'eau bouillante et dans 8 fois son poids d'alcool.

Il fond à $72°,5$. A $100°$, il perd son eau de cristallisation. Vers $280°$, il subit la fusion ignée; à une plus haute température, il abandonne de l'eau, de l'acide acétique, de l'acide carbonique, de l'acétone et il laisse un résidu de plomb très divisé. L'acide carbonique décompose en partie sa solution et même ses cristaux. La décomposition est d'autant plus considérable que la solution est plus froide; elle peut atteindre les trois quarts de l'acétate (*Bellamy*). L'ammoniaque en excès le transforme en acétate sexbasique insoluble; mais, en petite quantité, elle ne trouble pas ses dissolutions, à froid.

B. Acétate basique de plomb.

Geber s'en servait au viiie siècle.

Préparation. — 1° Cristallisé. — On prépare cet acétate, en dissolvant l'oxyde de plomb dans l'acétate neutre du même métal, en présence de très peu d'eau :

Acétate neutre de plomb cristallisé................ 15 gr.
Litharge pure.................................... 5
Eau distillée.................................... 1

La dissolution de la litharge commence dès que le mélange entre en fusion, vers 60°, et se termine à l'ébullition; le liquide est alors laiteux, par suite de la présence d'un peu de carbonate de plomb (*Jeannel*).

2° Liquide. Extrait de Saturne. — On obtient l'extrait de Saturne en dissolvant la litharge dans une solution étendue d'acétate neutre de plomb :

Acétate neutre de plomb cristallisé................ 3000 gr.
Litharge pulvérisée.............................. 1000
Eau distillée.................................... 7500

On met l'acétate et l'eau dans une terrine placée sur un bain-marie. Quand le sel est dissous, on ajoute la litharge et on continue à chauffer, en agitant sans cesse, jusqu'à dissolution complète. La liqueur froide et filtrée doit marquer 1,32 au densimètre (*Codex*).

Lorsqu'on fait cette opération dans un vase de cuivre, il est bon, suivant le conseil de Soubeiran, de placer au fond du liquide un morceau de plomb, qui précipite le cuivre s'il vient à s'en dissoudre.

3° On peut obtenir à froid le sous-acétate de plomb liquide, en diminuant la proportion d'eau employée dans l'opération.

> Acétate neutre de plomb cristallisé.................. 3000 gr.
> Litharge pulvérisée................................. 1000
> Eau distillée....................................... 7000

On abandonne le mélange à lui-même pendant quelques jours, en l'agitant fréquemment, et on filtre, pour séparer le carbonate de plomb insoluble.

4° On peut aussi dissoudre 1 p. de sous-acétate de plomb cristallisé dans 2 p. d'eau distillée. La solution marque 1,32 au densimètre, comme celle du Codex (*Jeannel*).

Propriétés physiques et chimiques. — L'acétate de plomb basique du Codex est un mélange d'acétate neutre et d'acétate bibasique. L'acide carbonique le décompose, en partie, en formant du carbonate de plomb; aussi la solution devient-elle trouble au contact de l'air. L'ammoniaque en élimine de l'oxyde de plomb. Il précipite les matières gommeuses, pectiques et albuminoïdes.

Pharmacologie. — L'*acétate neutre* de plomb est astringent et toxique, comme tous les sels de plomb. Il est transformé en chlorure de plomb, dans l'estomac, au contact du suc gastrique. On le donne, à l'intérieur, en pilules et en lavement et toujours à petites doses. Il sert à préparer pour l'extérieur, des injections et des collyres. Ses solutions doivent toujours être faites avec de l'eau distillée bouillie, pour être limpides; autrement l'acide carbonique et les sels contenus dans les eaux douces précipiteraient une partie de l'oxyde de plomb, à l'état de carbonate, de sulfate, etc.

L'*extrait de Saturne*, inscrit dans la matière médicale par Goulard, en 1760, est astringent aussi, mais il n'est affecté qu'aux usages externes. Il doit être complètement incolore; s'il est *bleuâtre* il contient du cuivre, qui provient soit du vase dans lequel il a été préparé, soit de l'impureté de la litharge avec laquelle on l'a obtenu. Quand il est *jaunâtre*, il est généralement ferrugineux. On en fait des collyres, des lotions, des lavements et des pommades, parmi lesquels les plus employés sont : l'*eau blanche*, l'*eau de Goulard*, et le *cérat de Goulard* ou *cérat saturné*.

CÉRAT SATURNÉ.
Cérat de Goulard.

> Sous-acétate de plomb liquide.. 10 gr.
> Cérat de Galien................. 90
>   (*Codex.*)

EAU BLANCHE.
Lotion à l'acétate de plomb.

> Sous-acétate de plomb liquide. 20 gr.
> Eau commune 980
>   (*Codex.*)

LOTION DITE DE GOULARD.
Eau végéto-minérale.

> Sous-acétate de plomb liquide.. 20 gr.
> Alcoolat vulnéraire........... 80
> Eau commune................. 900
>   (*Codex.*)

§ 5. ACÉTATE DE POTASSIUM. $CH^3 - CO^2K = 98,18$.

Connu au XIII° siècle; Raymond Lulle indique sa préparation.

Préparation. — 1° L'opération consiste à saturer l'acide acétique par le carbonate de potassium :

Carbonate de potassium pur........................ 1000 gr.
Acide acétique à 1,060.:........................... 1740
Eau distillée..................................... 1740

On dissout le carbonate dans l'acide acétique, en ayant soin de laisser la liqueur un peu acide. On filtre et on évapore dans une bassine d'argent. Il se forme, à la surface, une pellicule mince et boursouflée, qu'on rejette sur le bord de la bassine. Quand le liquide est entièrement évaporé, on laisse encore quelques instants l'acétate exposé à la chaleur, pour le bien dessécher, et on l'enferme encore chaud dans des flacons que l'on bouche hermétiquement (*Codex*).

2° On peut obtenir à la fois du bicarbonate et de l'acétate de potassium, en opérant comme il suit :

On met dans un vase étroit et profond une dissolution de carbonate de potassium dans son poids d'eau. On plonge au fond de cette liqueur une pipette remplie d'acide acétique et dont la pointe est très fine; puis on agite doucement la solution, pour faciliter l'absorption de l'acide carbonique, que met en liberté l'acide acétique. L'acide carbonique se combine au carbonate de potassium non décomposé et le convertit en bicarbonate, qui se dépose à l'état cristallin. On cesse l'opération, dès que l'on a versé la moitié de l'acide acétique nécessaire à la saturation totale du carbonate alcalin, c'est-à-dire, quand l'addition d'une très faible proportion d'acide détermine une effervescence plus vive que les précédentes. On lave avec un peu d'eau froide le précipité de bicarbonate de potassium. Quant au reste des liqueurs et aux eaux de lavage, on achève de les saturer par l'acide acétique et on les évapore, pour avoir l'acétate de potassium (*Soubeiran*).

Propriétés physiques et chimiques. — L'acétate de potassium est blanc, très léger, déliquescent. Il cristallise en petits prismes anhydres, solubles dans l'alcool et fusibles à 292°. Il forme avec l'acide acétique un sel acide, qui se dédouble à 200°, en sel neutre et en acide acétique :

$$(CH^3-CO^2K). (CH^3-CO^2H) = CH^3-CO^2K + CH^3-CO^2H.$$

L'acétate de potassium n'est décomposé qu'à une température très élevée; il donne alors de l'acétone, des carbures d'hydrogène, de l'huile empyreumatique et du carbonate de potassium mêlé de charbon. Distillé avec l'acide arsénieux, il fournit du *cacodyle* (*liqueur de Cadet*) $(CH^3)^2As - As (CH^3)^2$ et de l'*oxyde de cacodyle* $As (CH^3)^2 - O - As (CH^3)^2$, dont l'odeur est fétide. Chauffé avec de la potasse caustique, il donne du carbonate de potassium et du *formène* (*gaz des marais*) :

$$CH^3-CO^2K + KOH = CO^3K^2 + CH^4.$$

Essai. — L'acétate de potassium du commerce est souvent préparé avec des acétates de calcium ou de plomb, qu'on décompose par le sulfate ou par le tartrate de potassium. Aussi contient-il presque toujours du *sulfate de calcium*, du *tartrate de calcium*, ou de l'*acétate de plomb*.

On reconnaît les *sels de calcium*, en traitant l'acétate par l'alcool, qui ne les dissout pas.

La présence du *plomb* est facilement révélée par l'acide sulfurique, avec lequel il forme un sulfure noir.

Pharmacologie. — L'acétate de potassium a reçu de Philippe Müller, médecin de Fribourg au xvII° siècle, le nom de *terre foliée de tartre*. On le préparait autrefois en saturant par du carbonate de potassium le vinaigre distillé. Le produit était coloré et plus léger que l'acétate pur. Souvent on le décolorait au charbon animal.

L'acétate de potassium est diurétique et peut, à dose massive, déterminer des effets purgatifs. Il se transforme en carbonate de potassium, en traversant l'économie, et il communique aux urines une réaction alcaline. On l'administre toujours en solution dans une tisane ou dans une potion. Il fait partie du *vin diurétique de Trousseau*. On doit le tenir dans des flacons parfaitement bouchés, car il est très difficile de le préserver de l'humidité de l'air.

§ 7. ACÉTATE DE SODIUM.
$$CH^3 — CO^2Na + 3H^2O = 136.$$

Préparé par Duhamel, en 1736.

Préparation. — On prépare l'acétate de sodium, en dissolvant du carbonate de sodium dans l'acide acétique :

Carbonate de sodium cristallisé..................... 1000 gr.
Acide carbonique à 1,03............................. Q. S.

On sature l'acide avec le carbonate, qu'on ajoute peu à peu. On filtre la solution, on l'évapore jusqu'à ce qu'elle marque 1,29 au densimètre, ou qu'il se forme une légère pellicule à sa surface, et on laisse cristalliser.

Propriétés physiques et chimiques. — L'acétate de sodium cristallise en gros prismes rhomboïdaux obliques, efflorescents, très solubles dans l'eau et dans l'alcool. Il fond vers 75° ; à 120° il devient anhydre, à 300° il éprouve la fusion ignée ; une température supérieure à 350° le décompose en carbonate neutre de sodium, formène, acétone, etc. Sa saveur est amère et piquante, mais non désagréable. Il est soluble dans 3 p. d'eau froide, dans son poids d'eau bouillante et dans 5 p. d'alcool à 80°.

Pharmacologie. — L'acétate de sodium (*terre foliée minérale, terre foliée de tartre cristallisable*) (Meyer) est diurétique à faible dose, et purgatif à dose plus élevée. Il est éliminé de l'organisme plus lentement que l'acétate de potassium et, dès lors, sa transformation en carbonate alcalin est plus complète. Aussi la thérapeutique le range-t-elle plutôt parmi les alcalins qu'au nombre des diurétiques et n'en fait-elle pas un fréquent usage.

II. — AZOTATES.

§ 1. AZOTATE D'ACONITINE.
$$AzO^3H.C^{33}H^{43}AzO^{12} = 708.$$

Préparation. — Pour faire de l'azotate d'aconitine, on délaie l'alcaloïde pulvérisé dans cinq fois son poids d'eau distillée, puis on le dissout dans de l'acide azotique dilué au sixième, en ayant soin de ne pas dépasser la saturation exacte. La solution, concentrée au bain-marie, laisse cristalliser lentement le sel d'aconitine (*Codex*).

Propriétés physiques et chimiques. — L'azotate d'aconitine affecte la forme de cristaux prismatiques volumineux. Il se dissout dans 10 p. d'eau bouillante ; il est moins soluble dans l'eau froide. Il contient 91,10 p. 100 d'aconitine.

Pharmacologie. — L'azotate d'aconitine est employé comme succédané de l'aconitine, pour l'usage interne aussi bien que comme topique. Il a, sur l'alcaloïde, l'avantage d'être plus soluble dans l'eau que lui.

§ 2. AZOTATE DE PILOCARPINE.
$$AzO^2H.C^{11}H^{16}Az^2O^2 = 271.$$

Préparation. — On épuise d'abord les feuilles ou l'écorce de jaborandi par de l'alcool à 80° mêlé de 8 grammes d'acide chlorhydrique par litre. L'alcool est retiré par distillation et le résidu, amené à l'état d'extrait fluide, est dissous dans l'eau distillée, additionné d'un léger excès d'ammoniaque et agité avec du chloroforme. Pour enlever à ce liquide la pilocarpine qu'il a dissoute, on ajoute de l'eau et de l'acide azotique, jusqu'à réaction faiblement acide. Par évaporation au bain-marie, la solution aqueuse abandonne l'azotate de pilocarpine, que l'on purifie au moyen de cristallisations répétées, dans l'alcool à 90° bouillant (*Codex*).

Propriétés physiques et chimiques. — Les cristaux d'azotate de pilocarpine sont des lamelles prismatiques, rectangulaires et anhydres. Ils sont peu solubles dans l'alcool absolu, à la température ordinaire, solubles dans 130 p. d'alcool à 0,82 froid, dans 40 p. du même alcool bouillant et dans 8 p. d'eau froide. Leur solution est dextrogyre. Ils contiennent 76,75 p. 100 de pilocarpine.

Pharmacologie. — L'azotate de pilocarpine sert à préparer les autres sels de cet alcaloïde et l'alcaloïde lui-même. Il peut remplacer ce dernier, dans toutes ses applications médicales.

§ 3. AZOTATE DE STRYCHNINE.
$$AzO^3H.C^{21}H^{22}Az^2O^2 = 397.$$

Préparation. — La strychnine, préalablement pulvérisée, est triturée avec de l'acide azotique officinal additionné de cinq fois son poids d'eau.

La solution doit être neutre au tournesol. On la concentre, au bain-marie, puis on l'abandonne à cristallisation (*Codex*).

M. Guignes préfère chauffer, au bain-marie, 5 grammes de strychnine avec 250 grammes d'eau distillée. A ce mélange il ajoute, goutte à goutte, de l'acide azotique à 1/5, jusqu'à dissolution et réaction neutre. Il fait ensuite cristalliser l'azotate par évaporation. Le sel est toujours incolore.

Propriétés physiques et chimiques. — L'azotate de strychnine cristallise en aiguilles anhydres, réunies en faisceaux. Il se dissout dans 60 p. d'eau froide et dans 3 p. d'eau bouillante; mais il est peu soluble dans l'alcool et insoluble dans l'éther. Il contient 84,14 p. 100 de strychnine.

Pharmacologie. — On administre l'azotate de strychnine en poudre, en pilules, plus rarement en solution. Il sert aussi à préparer des injections hypodermiques.

III. — BENZOATES.

§ 1. BENZOATE D'AMMONIUM.
$$C^6H^5—CO^2AzH^4 = 139.$$

Préparation. — On prépare ce benzoate en dissolvant l'acide benzoïque dans l'ammoniaque liquide :

Acide benzoïque.................................... 100 gr.
Ammoniaque en solution 80

On met l'ammoniaque dans un ballon, on y ajoute l'acide benzoïque et on chauffe doucement, en agitant le mélange. L'acide se dissout et on obtient, par refroidissement, des cristaux de benzoate neutre d'ammonium (*Codex*).

Propriétés physiques et chimiques. — Le benzoate d'ammonium cristallise en aiguilles incolores, très solubles dans l'eau, entièrement volatiles. Exposé à l'air, il perd de l'ammoniaque et se change en benzoate acide. La même décomposition se produit dans la solution aqueuse.

Pharmacologie. — Le benzoate d'ammonium est un diurétique et un stimulant diffusible, préconisé contre la goutte et la gravelle urique. Il est loin d'avoir, en France, la réputation dont il jouit en Angleterre et en Allemagne. Cependant on le prescrit, quelquefois, en pilules et en potion.

§ 2. BENZOATE DE BISMUTH BASIQUE.

Préparation. — On prépare ce sel comme le salicylate basique de bismuth, en opérant avec 100 grammes d'acide benzoïque et une quantité d'oxyde de bismuth hydraté correspondant à environ 175 grammes d'oxyde anhydre (*Codex*).

Propriétés physiques et chimiques. — Poudre blanche, insipide, presque insoluble dans l'eau, soluble dans les acides azotique et chlorhydrique, avec élimination d'acide benzoïque.

Essai. — Traité par la soude, il donne du benzoate de sodium et il dépose de l'oxyde de bismuth.

Calciné, il fournit 64 à 65 p. 100 d'oxyde de bismuth.

Pharmacologie. — Succédané du salicylate de bismuth.

§ 3. BENZOATE DE CALCIUM.

$$(C^6H^5—CO^2)^2Ca + 4H^2O = 354.$$

Préparation. — Dans un lait de chaux, on délaie 100 grammes d'acide benzoïque, on porte à l'ébullition, pendant quelques minutes, et on filtre. La solution, évaporée, donne des cristaux de benzoate de calcium, qu'on sèche à une très douce température (*Codex*).

Propriétés physiques et chimiques. — Le benzoate de calcium cristallise en aiguilles ou en grains efflorescents, solubles dans 20 p. d'eau froide et dans une petite quantité d'eau bouillante.

Pharmacologie. — Succédané du benzoate d'ammonium.

§ 4. BENZOATE DE LITHIUM.

$$C^6H^5—CO^2Li + H^2O = 146.$$

Préparation. — On dissout le carbonate de lithium à la faveur de l'acide benzoïque :

	gr.
Acide benzoïque	100.00
Carbonate de lithium	30.30
Eau distillée	270.00

Le carbonate et l'eau étant légèrement chauffés, on y mélange peu à peu l'acide benzoïque, tant qu'il y a effervescence. La solution, faiblement concentrée, abandonne le benzoate de lithium, que l'on sèche à l'air libre (*Codex*).

Propriétés physiques et chimiques. — Les cristaux de benzoate de lithium sont incolores. Ils se dissolvent dans 3,6 p. d'eau froide, dans 2,5 p. d'eau bouillante et dans 10 p. d'alcool à 90° froid.

Pharmacologie. — Ce benzoate a les mêmes applications que les précédents, auxquels il est souvent préféré aujourd'hui, en raison de ce que l'urate de lithium est plus soluble que les autres urates alcalins. On doit le conserver à l'abri de la lumière, dans des flacons bien bouchés.

§ 5. BENZOATE DE MERCURE $(C^6H^5—CO^2)^2Hg = 321.$

Préparation. — Il résulte de la précipitation du nitrate acide de mercure par une solution de benzoate de sodium.

On dissout, à une douce chaleur, 125 grammes d'oxyde mercurique dans 250 grammes d'acide nitrique (D = 1,20). On délaie la solution dans 4 litres d'eau distillée. Dans la même quantité d'eau on dissout 188 grammes de benzoate de sodium. On mélange les deux liquides; on recueille le précipité sur une toile, on le lave à l'eau distillée froide et on le sèche à basse température.

Propriétés physiques et chimiques. — Poudre blanche, cristalline, insipide et inodore, insoluble dans l'eau, soluble dans les chlorures et dans les iodures alcalins. Ses solutions coagulent l'albumine, leur réaction est acide.

Pharmacologie. — Le benzoate de mercure est un antiseptique employé en pilules et en injections hypodermiques, aux doses de 1 ou 2 centigrammes par jour.

§ 6. BENZOATE DE SODIUM.
$$C^6H^5—CO^2Na = 144.$$

Préparation. — Pour obtenir ce benzoate, on sature une solution d'acide benzoïque avec de la soude caustique à 1,33.

On délaie l'acide dans un peu d'eau et on y ajoute la solution de soude caustique, en quantité suffisante pour neutraliser exactement la liqueur. On évapore et on fait cristalliser la solution, en la plaçant sous une cloche, au-dessus d'un vase renfermant de l'acide sulfurique (*Codex*).

Propriétés physiques et chimiques. — Le benzoate de sodium cristallise en aiguilles incolores, solubles dans 2 p. d'eau froide et dans 13 p. d'alcool à 90°. Il est efflorescent.

Les acides organiques le dissolvent rapidement, tandis qu'il ne se dissout pas dans les acides minéraux dilués au 10e et même au 5e seulement.

Préparé avec de l'acide benzoïque pur, il ne décolore pas le permanganate de potassium. Sa solution dans l'eau doit rester limpide, au contact des chlorures de calcium ou de baryum et du carbonate neutre de sodium.

Pharmacologie. — On le donne en poudre, en pilules, ou dissous dans un sirop. Il passe pour antigoutteux et pour antialbuminurique.

IV. — BROMHYDRATES.

§ 1. BROMHYDRATES DE CINCHONIDINE.

A. BROMHYDRATE BASIQUE.
$$C^{19}H^{22}Az^2O. \ HBr + H^2O = 393.$$
Bromhydrate de cinchonidine officinal.

Préparation. — On l'obtient par double décomposition :

Sulfate de cinchonidine basique.................... 10 gr.
Bromure de baryum cristallisé...................... 4
Eau distillée 100

On délaie le sulfate de cinchonidine dans 60 grammes d'eau, on fait bouillir et on ajoute peu à peu, sans interrompre l'ébullition, le bromure de baryum dissous dans le reste de l'eau. Le mélange étant éclairci par le repos, on s'assure qu'il ne précipite plus par le sulfate de cinchonidine basique ; au besoin on ajoute assez de ce sel pour qu'il ne forme plus de précipité. On sépare par filtration le sulfate de baryum formé, on le lave et on fait cristalliser les liqueurs, par évaporation au bain-marie. Le sel doit être séché à l'air libre (*Codex*).

Propriétés physiques et chimiques. — Le bromhydrate basique de cinchonidine est en aiguilles incolores, allongées, solubles dans 40 fois leur poids d'eau froide et dans beaucoup moins d'eau bouillante. Il contient 74,81 p. 100 de cinchonidine et 4,58 p. 100 d'eau.

B. BROMHYDRATE NEUTRE.
$$C^{19}H^{22}Az^2O. 2HBr + 2H^2O = 492.$$
Dibromhydrate de cinchonidine.

Préparation. — L'opération diffère de la précédente par les proportions des substances employées :

	gr.
Sulfate de cinchonidine basique	10.00
Acide sulfurique dilué	13.50
Bromure de baryum cristallisé	8.00
Eau distillée	75.00

Le sulfate est d'abord dissous dans 50 grammes d'eau acidulée par l'acide sulfurique prescrit ; on fait bouillir et on ajoute, par fractions, le bromure dissous dans 25 grammes d'eau. Après avoir laissé déposer le liquide, on s'assure qu'il ne contient plus de bromure de baryum. On le filtre, on lave le sulfate de baryum à l'eau bouillante, on évapore les liqueurs, jusqu'à ce qu'elles pèsent 40 grammes, et on les abandonne à la cristallisation. Les cristaux doivent être séchés à l'air libre (*Codex*).

Propriétés physiques et chimiques. — Le bromhydrate neutre de cinchonidine cristallise en longs prismes, légèrement jaunâtres, solubles dans 6 p. d'eau froide et dans très peu d'eau bouillante. Il renferme 59,75 p. 100 de cinchonidine et 7,32 p. 100 d'eau.

Pharmacologie. — Les deux bromhydrates de cinchonidine peuvent remplacer les sulfates de la même base. Le sel neutre, beaucoup plus soluble que le sel basique, est susceptible d'être employé sous forme d'injection hypodermique.

§ 2. BROMHYDRATE DE CONICINE.
$$C^8H^{17}Az.HBr = 208.$$
Bromhydrate de cicutine.

Préparation. — Pour préparer ce sel, on prend :

Conicine incolore	10 gr.
Éther officinal	100

On dissout la conicine dans l'éther, on place la solution dans une fiole, que l'on plonge dans l'eau froide et dans laquelle on dirige un courant d'acide bromhydrique desséché. Le bromhydrate de conicine, insoluble dans l'éther, se précipite ; on le recueille sur un filtre, on le lave à l'éther pur et on le sèche aussitôt à une douce chaleur. Pour le purifier, on le fait cristalliser de nouveau, par évaporation spontanée de sa solution saturée à froid (*Codex*).

Propriétés physiques et chimiques. — Le bromhydrate de conicine cristallise en prismes orthorhombiques anhydres. Il se dissout à froid, dans 2 p. d'alcool et dans 2 p. d'éther. Ses solutions sont dextrogyres.

Pharmacologie. — Le bromhydrate de conicine est administré, de préférence, en injection hypodermique (1/50). Mais on le donne aussi sous forme de solution aqueuse (0,1/100), de sirop (1/1000) ou de granules de 1 ou 2 milligrammes (*Dujardin-Beaumetz*).

§ 3. BROMHYDRATE D'ÉSÉRINE.

Préparation. — Pour obtenir le bromhydrate d'ésérine, on dissout l'alcaloïde dans la solution d'acide bromhydrique, de manière à la neutraliser exactement. La solution est ensuite concentrée au bain-marie, jusqu'à consistance sirupeuse, et mise à cristalliser (*Codex*).

Propriétés physiques et chimiques. — Le bromhydrate d'ésérine a l'aspect de masses fibreuses, généralement jaunâtres ou même rougeâtres. Il est très soluble dans l'eau.

Pharmacologie. — Ce sel présente, sur l'alcaloïde lui-même, l'avantage d'une grande solubilité dans l'eau. Il est souvent commode de le substituer à celui-ci, dont il a du reste les propriétés médicinales. Les solutions deviennent rouges en présence de l'air ; on ne les prépare qu'au moment du besoin.

§ 4. BROMHYDRATE DE MORPHINE.
$$C^{17}H^{19}AzO^3 . HBr + 2H^2O = 402.$$

Préparation. — On prépare ce sel par saturation directe de la solution d'acide bromhydrique par la morphine préalablement délayée dans l'eau chaude. On évapore la solution au bain-marie et, lorsqu'elle est suffisamment concentrée, on l'introduit sous une cloche avec de l'acide sulfurique concentré. Quand le bromhydrate a cristallisé, on l'égoutte et on le sèche à l'air libre (*Codex*).

Propriétés physiques et chimiques. — Le bromhydrate de morphine affecte la forme de longues aiguilles incolores. Il se dissout dans 25 p. 100 d'eau froide. Il contient 78,89 p. 100 de morphine. Quand on le chauffe à 100°, il devient anhydre, en perdant 8,96 p. 100 d'eau.

Pharmacologie. — Le bromhydrate de morphine est moins soluble dans l'eau que le chlorhydrate. Lorsqu'on le préfère à celui-ci, on veut ajouter l'effet du brome à celui de la morphine.

§ 5. BROMHYDRATES DE QUININE.

A. Bromhydrate basique. $C^{20}H^{24}Az^2O^2$. HBr + H^2O = 423.

Bromhydrate de quinine officinal.

Préparation. — On pèse exactement :

Sulfate de quinine officinal	100 gr.
Bromure de baryum cristallisé	38
Eau distillée	1000

Le sulfate est délayé dans 800 grammes d'eau, que l'on porte à l'ébullition ; on y ajoute alors peu à peu le bromure de baryum dissous dans le reste de l'eau. On filtre le liquide et on s'assure qu'il ne contient plus de bromure de baryum. Alors on le concentre au bain-marie et on l'abandonne à la cristallisation. Les cristaux doivent être séchés à l'air libre (*Codex*).

Propriétés physiques et chimiques. — Le bromhydrate basique de quinine cristallise en aiguilles incolores, groupées en houppes soyeuses. Il se dissout dans 45 fois son poids d'eau à 15° (*J. Regnauld* et *Villejean*) et très facilement dans l'eau bouillante. Il contient 76,60 p. 100 de quinine et 4,25 p. 100 d'eau.

B. Bromhydrate neutre. $C^{20}H^{24}Az^2O^2$. 2HBr + $3H^2O$ = 540.

Préparation. — Le sel neutre est produit par double décomposition du sulfate neutre de quinine et du bromure de baryum :

	gr.
Sulfate de quinine officinal	100.00
Acide sulfurique dilué	112.50
Bromure de baryum cristallisé	76.00
Eau distillée	1000.00

Le sulfate de quinine est dissous dans 800 grammes d'eau, à la faveur de l'acide sulfurique, et le bromure dans les 200 p. d'eau restant. La solution de quinine est portée à l'ébullition et additionnée peu à peu de la solution barytique, sans interrompre l'ébullition. Lorsque la réaction est terminée, on laisse reposer le liquide, on vérifie s'il contient encore du baryum, et on ajoute au besoin du sulfate de quinine. On filtre ensuite, et on réduit la solution à 350 grammes au bain-marie. Elle cristallise par le refroidissement. On sèche les cristaux à l'air libre (*Codex*).

Propriétés physiques et chimiques. — Le bromhydrate neutre de quinine affecte la forme de gros prismes transparents, solubles dans 6,33 parties d'eau froide à 15° (*J. Regnauld* et *Villejean*) et dans beaucoup moins d'eau bouillante ou d'alcool. Il rougit le tournesol et contient 60 p. 100 de quinine et 10 p. 100 d'eau.

Pharmacologie. — Les bromhydrates de quinine sont des succédanés des sulfates de la même base, participant, en outre, des propriétés du brome. La facile solubilité du sel neutre, dans l'eau froide, le rend commode pour les injections hypodermiques.

V. — CHLORHYDRATES.

§1. CHLORHYDRATE D'APOMORPHINE.
$$C^{17}H^{17}AzO^2.HCl = 303,5.$$

Préparation. — On peut préparer le chlorhydrate d'apomorphine comme il est dit à propos de cet alcali, en arrêtant l'opération après la cristallisation du sel dans l'eau bouillante. Ou bien, on dissout l'apomorphine dans l'acide chlorhydrique dilué, puis on fait cristalliser le produit.

Propriétés physiques et chimiques. — Le chlorhydrate d'apomorphine est incolore, anhydre, soluble dans 30 p. d'eau froide, dans 20 p. d'alcool, insoluble dans l'éther, le chloroforme et la benzine. L'air et la lumière lui communiquent promptement une teinte verte. Il contient 87,97 p. 100 d'apomorphine.

Essai. — Sa solution doit être neutre et incolore ou à peine colorée ; quand elle est *verte*, le sel doit être rejeté. Vu sous le microscope, il présente des cristaux allongés et non une masse amorphe. Les cristaux de chlorhydrate de morphine sont beaucoup plus ténus, on ne peut les confondre avec les précédents.

Pharmacologie. — Le chlorhydrate d'apomorphine a toutes les propriétés médicinales de l'apomorphine elle-même. Ses usages sont plus fréquents que ceux de l'alcaloïde. Il est indispensable de le conserver à l'abri de la lumière, qui l'altère très rapidement.

§ 2. CHLORHYDRATE DE COCAINE.
$$C^{17}H^{21}AzO^4.HCl = 307,5.$$

Préparation. — La cocaïne est dissoute dans de l'eau distillée ou dans de l'alcool ; la solution, exactement neutralisée par l'acide chlorhydrique, donne par évaporation des cristaux de chlorhydrate de cocaïne.

Propriétés physiques et chimiques. — Les cristaux de chlorhydrate de cocaïne, déposés d'une solution aqueuse, affectent la forme d'aiguilles agrégées ; obtenus dans une solution alcoolique, ce sont des prismes isolés. Dans les deux cas ils sont incolores, solubles dans deux fois leur poids d'eau, dans l'alcool, dans l'éther, dans le chloroforme et doués d'une saveur légèrement amère. Les acides minéraux les dissolvent sans les colorer. Desséchés, ils fondent à 181°,5. Ils sont lévogyres : $\alpha_D = -52°,5$.

Essai. — Chauffé sur une lame de platine, le chlorhydrate de cocaïne brûle avec une flamme fuligineuse et sans résidu.

L'acide sulfurique le dissout sans se colorer, autrement il contient de l'*ecgonine* et d'autres produits de décomposition.

Une solution de $0^{gr},10$ de ce sel dans 100 grammes d'eau, n'est pas troublée par quelques gouttes d'ammoniaque.

5 centigrammes d'une solution aqueuse de chlorhydrate de cocaïne à 1/50, 3 gouttes d'acide sulfurique (D = 1,10) et une goutte de soluté de perman-

ganate de potassium à 1 p. 100 forment un mélange qui doit rester *rouge violacé*, pendant une demi-heure au moins.

Le soluté de chlorhydrate de cocaïne à 1 p. 1000 donne, avec le chlorure d'or et l'acide picrique, des précipités cristallins caractéristiques au microscope.

Pharmacologie. — Le chlorhydrate de cocaïne est fréquemment employé comme anesthésique et comme mydriatique. Les collyres contiennent habituellement de 2 à 5 p. 100 de chlorhydrate. Les solutions destinées à produire l'anesthésie ont le même titre, lorsqu'elles doivent être appliquées sur les muqueuses ; celles qu'on étend sur l'épiderme peuvent contenir jusqu'à 10 p. 100 de sel de cocaïne. Pour les injections hypodermiques on ne dépasse pas la proportion de 2 p. 100.

§ 3. CHLORHYDRATE DE MORPHINE.
$$C^{17}H^{19}AzO^3 . HCl + 3H^2O = 375,5.$$

Préparation. — On réduit la morphine en poudre très ténue, on la délaie dans un peu d'eau chaude et on y ajoute de l'acide chlorhydrique étendu de son volume d'eau, en quantité suffisante pour obtenir une solution complète et légèrement alcaline. On concentre ensuite la liqueur au bain-marie, et on la laisse cristalliser (*Codex*).

Propriétés physiques et chimiques. — Le chlorhydrate de morphine cristallise en fibres soyeuses, solubles dans 20 p. d'eau froide et dans moins de leur poids d'eau bouillante. Il se dissout aussi dans 20 p. de glycérine et dans 50 p. d'alcool à 90°, qui le déshydrate (*Hesse*).

A 100°, il perd ses 3 molécules d'eau d'hydratation. En même temps il brunit, s'il contient des matières résineuses (*Tausch*).

Il contient 75,90 p. 100 de morphine et 14,38 p. 100 d'eau.

Essai. — L'acide sulfurique doit le dissoudre sans le colorer. Sa solution ne doit être précipitée ni par le tannin, ni par la soude, ni par l'acide picrique, ce qui prouve qu'elle ne contient ni *narcotine*, ni *alcalis étrangers* à l'opium, ni *codéine* ou *quinine*, etc. Sa solution, rendue ammoniacale, ne se colore pas en vert au contact de l'air (absence d'*apomorphine*).

Pharmacologie. — Le chlorhydrate de morphine est préféré à la morphine, à cause de sa grande solubilité. Il a d'ailleurs les mêmes propriétés médicinales. On en fait des solutions, des sirops, des pilules, des pommades, etc. On le donne également en poudre, associé à d'autres médicaments ou à du sucre. Il est quelquefois appliqué sur la peau, dont on a enlevé l'épiderme au moyen d'un vésicatoire.

SIROP DE MORPHINE.	PILULES DE CHLORHYDRATE DE MORPHINE.
Sirop de chlorhydrate de morphine.	

	gr.		
Chlorhydrate de morphine......	0.50	Chlorhydrate de morphine......	1 gr.
Eau distillée..................	10.00	Sucre de lait pulvérisé..........	1
Sirop de sucre................	900.00	Miel blanc.....................	Q. S.

20 gr. de sirop contiennent 1 centigr. de sel de morphine. (*Codex*.)

Divisez en 100 pilules contenant chacune 1 centigramme de sel de morphine.

Sa solution aqueuse sert aussi à pratiquer des injections hypodermiques ; elle doit alors être stérilisée. Lorsqu'on procède à cette opération, il faut avoir soin de ne pas chauffer l'autoclave au delà de 110° ; la solution serait colorée (A. Berlioz).

§ 4. CHLORHYDRATE DE PILOCARPINE.
$$C^{11}H^{16}Az^2O^2 . HCl = 244,5.$$

Préparation. — Lorsqu'on veut préparer le chlorhydrate de pilocarpine, on sature exactement l'alcali par l'acide chlorhydrique dilué de trois fois son volume d'eau. L'évaporation de la solution doit être faite dans le vide, ou sous une cloche, en présence de l'acide sulfurique (*Codex*).

Propriétés physiques et chimiques. — Le chlorhydrate de pilocarpine cristallise en aiguilles radiées, incolores et déliquescentes. Il est à peu près aussi soluble dans l'eau froide que dans l'eau bouillante ; il exige, pour se dissoudre : 1,51 p. d'eau, 7 p. d'alcool froid à 0,82 et 2,5 p. d'alcool bouillant (*T. Schuchardt*). Il contient 85,07 p. 100 de pilocarpine.

Pharmacologie. — Ce sel est fréquemment employé pour remplir les indications thérapeutiques de la pilocarpine. On le donne à l'intérieur et surtout sous forme d'injection hypodermique. Il doit être prescrit avec prudence et dosé avec rigueur.

§ 5. CHLORHYDRATES DE QUININE.
A. CHLORHYDRATE BASIQUE. $C^{20}H^{24}Az^2O^2 . HCl + 4H^2O = 396,5.$

Préparation. — 1° On prépare le chlorhydrate basique de quinine par double décomposition du sulfate de quinine et du chlorure de baryum :

Sulfate de quinine officinal	100 gr.
Chlorure de baryum cristallisé	28
Eau distillée	1000

On dissout le sulfate de quinine dans 800 grammes d'eau distillée, puis on y mélange la solution de chlorure de baryum, faite avec le reste de l'eau distillée. Il se forme du sulfate de baryum, qui se dépose, et du chlorhydrate de quinine, qui reste dans la liqueur. On filtre, pour séparer le sel barytique, ensuite on évapore et on laisse cristalliser. Les eaux-mères, décolorées par le charbon d'os, fournissent de nouveaux cristaux (*Codex*).

2° On peut aussi faire dissoudre directement la quinine dans l'acide chlorhydrique étendu : mais le sel ainsi préparé a toujours une teinte verte.

Propriétés physiques et chimiques. — Le chlorhydrate basique de quinine est le plus stable de tous les sels de cet alcaloïde. Il cristallise en longs prismes brillants, solubles dans 23,73 p. d'eau à 12° (*J. Regnauld et Villejean*), dans deux fois leur poids d'eau bouillante, dans trois fois leur poids d'alcool à 90°, et dans dix fois leur poids de chloroforme. Il ne s'effleurit pas à l'air. Chauffé à 100°, il devient anhydre. L'acide chlorhydrique le transforme en une matière d'apparence résineuse. Lorsqu'il est pur, il est exempt de chlorure de baryum. Il contient 81,71 p. 100 de quinine et 9,08 p. 100 d'eau.

B. CHLORHYDRATE NEUTRE. $C^{20}H^{24}Az^2O^2.2HCl = 597.$

Préparation. — On dissout 100 grammes de sulfate officinal de quinine dans 800 grammes d'eau additionnée de $112^{gr},5$ d'acide sulfurique dilué. On porte à l'ébullition et on y verse peu à peu, sans arrêter l'ébullition, un soluté de 56 grammes de chlorure de baryum dans 200 grammes d'eau. On maintient l'ébullition pendant quelques instants, on vérifie si le liquide clair précipite par une solution de sulfate *neutre* de quinine et on ajoute au besoin de cette solution jusqu'à cessation de précipité, mais sans excès notable. On filtre, on lave le sulfate de baryte à l'eau bouillante et on évapore les liquides jusqu'à ce qu'ils pèsent 200 grammes. On fait cristalliser sous une cloche, au-dessus d'un vase contenant de l'acide sulfurique concentré, on égoutte les cristaux et on les sèche à l'air *(Codex)*.

Propriétés physiques et chimiques. — Le chlorhydrate neutre de quinine cristallise en aiguilles déliées, très acides aux réactifs colorés, bien que chimiquement neutres, et très solubles dans l'eau : 1 gramme de ce sel est dissous par $0^{cc},66$ d'eau distillée. M. Gautier pense qu'il est dissociable par l'eau. Il contient autant de quinine que le chlorhydrate basique.

Pharmacologie. — Les chlorhydrates de quinine sont des succédanés du sulfate de la même base, trop rarement employés. Ils sont plus riches en quinine que les sulfates et beaucoup plus solubles dans l'eau que ces derniers. Le sel neutre surtout est commode pour la préparation des injections hypodermiques. Lorsqu'on ne l'a pas à l'état solide, MM. de Beurmann et Villejean, qui ont révélé les avantages de son emploi, conseillent de le préparer comme suit :

Chlorhydrate basique de quinine......................	5 gr.
Acide chlorhydrique (D = 1,045)......	5 c. cub.
Eau distillée.................... Q. S. pour obtenir	10 —

On filtre. La solution contient la moitié de son poids de chlorhydrate neutre. Elle est acide mais non caustique.

§ 6. CHLORHYDRATE DE STRYCHNINE.
$$C^{21}H^{22}Az^2O^2. HCl + 3H^2O = 397,5.$$

Préparation. — Pour obtenir ce sel, on sature par la strychnine l'acide étendu d'eau, et l'on fait cristalliser.

Propriétés physiques et chimiques. — Le chlorhydrate de strychnine cristallise en prismes très fins, souvent groupés en mamelons. Il se dissout dans 50 p. d'eau froide. Quand on le chauffe à 100° ou qu'on l'expose dans le vide, il perd ses 3 mol. d'eau de cristallisation.

Pharmacologie. — Le chlorhydrate de strychnine est très rarement employé ; il jouit d'ailleurs de toutes les propriétés médicinales de la strychnine.

VI. — CITRATES.

§ 1. CITRATE DE FER AMMONIACAL.

Préparation. — 1° On obtient ce sel en dissolvant du peroxyde de fer dans une solution de citrate d'ammonium :

Acide citrique cristallisé .... 100 gr.
Ammoniaque liquide.............................. 18
Peroxyde de fer hydraté............................ Q. S.

On met l'acide dans une capsule de porcelaine, avec la quantité d'hydrate ferrique qui correspond à 53 grammes d'oxyde sec ; on ajoute l'ammoniaque et on fait digérer le tout, pendant quelque temps, à 60°. On laisse refroidir, on filtre, on rapproche en consistance sirupeuse et on distribue la liqueur en couche mince sur des assiettes, que l'on place dans une étuve chauffée à 40° ou 50°.

Pour l'obtenir en écailles, on étend, à l'aide d'un pinceau, la solution sirupeuse sur des lames de verre, qu'on place dans une étuve (*Codex*).

2° *Procédé de Méhu.* — Pour préparer ce sel double, Méhu conseille de dissoudre dans l'ammoniaque le citrate ferreux cristallisé et d'exposer la liqueur à l'oxydation spontanée.

On chauffe, dans un matras, un mélange à poids égaux de fil de fer, d'acide citrique et d'eau, en ayant soin d'entretenir une ébullition constante. Le fer se dissout, avec dégagement d'hydrogène, et bientôt il se dépose du citrate de protoxyde de fer parfaitement blanc, sablonneux, cristallin, dense et partant facile à séparer de l'excès de fer. On recueille le sel sur une toile ou sur un filtre et on le lave rapidement à l'eau bouillante. A l'état sec, il a pour composition $C^6H^6O^7.FeAzH^3 + H^2O$.

Le citrate encore humide est arrosé avec de l'ammoniaque, dans laquelle il se dissout en produisant un échauffement considérable. La liqueur, d'abord d'un vert foncé, presque noir, jaunit assez rapidement sur ses bords. On l'étend sur des assiettes plates et, après deux jours, son oxydation est complète. La dessiccation à l'air ou à l'étuve donne alors de belles paillettes de citrate de sesquioxyde de fer et d'ammoniaque, d'une composition constante, d'une solubilité complète et d'une conservation facile.

Propriétés physiques et chimiques. — Le citrate de fer ammoniacal est un sel incristallisable, d'un brun rouge, soluble en toutes proportions dans l'eau, insoluble dans l'alcool. Il est à peine hygroscopique, quand il est obtenu par la méthode de Méhu, et sa dissolution aqueuse résiste bien à l'ébullition : une température un peu élevée le décompose facilement.

Pharmacologie. — Le citrate de fer ammoniacal est employé en pilules et surtout en solution, comme le tartrate ferrico-potassique. On le préfère au citrate sans ammoniaque, qui est moins soluble et qui possède une saveur plus styptique. Il a été exclusivement adopté par le Codex. Il faut veiller à ne pas le mélanger à des médicaments alcalins, qui en chasseraient aussitôt l'ammoniaque.

SIROP DE CITRATE DE FER AMMONIACAL.

Citrate de fer ammoniacal..... 25 gr.
Eau distillée.................... 25
Sirop de sucre préparé à froid. 950
20 gr. de ce sirop contiennent 60 centigr.
de citrate de fer ammoniacal, correspondant à 6 centigr. de fer. (*Codex.*)

SIROP DE QUINQUINA FERRUGINEUX.

Sirop de quinquina au vin... 1000 gr.
Citrate de fer ammoniacal.... 10

20 gr. de ce sirop renferment 20 centigr.
de sel ferrique. (*Codex.*)

VIN CHALYBÉ.
Vin ferrugineux.

Citrate de fer ammoniacal.... 5 gr.
Vin de Grenache............. 1000
Une cuillerée à bouche de ce vin contient
10 centigr. de sel ferrique. (*Codex.*)

§ 2. CITRATE DE LITHIUM.
$$C^6H^5O^7Li^3 + 2H^2O = 246.$$

Préparation. — Ce citrate est obtenu par saturation de l'acide citrique au moyen du carbonate de lithium.

Acide citrique.............................. 186 gr.
Carbonate de lithium........................ 100

On dissout l'acide dans 10 fois son poids d'eau, on porte la liqueur à l'ébullition, et on y projette peu à peu le carbonate de lithium. Le citrate de lithium cristallise par évaporation de la solution.

Propriétés physiques et chimiques. — Le citrate de lithium est prismatique et forme de longs cristaux, solubles dans 25 p. d'eau froide. Séché à 100°, il perd une molécule d'eau; à 115°, il devient anhydre. 1 gramme de ce sel, calciné avec un excès d'acide sulfurique, doit donner 0gr,223 de sulfate de lithium.

Pharmacologie. — On prescrit le citrate de lithium à la place du carbonate, à cause de sa solubilité plus grande. Il peut être conservé sans altération, à l'état sec.

§ 3. CITRATE DE MAGNÉSIUM.
$$(C^6H^5O^7)^2Mg^3 + 14H^2O = 702.$$

Préparation. — On prépare le citrate de magnésium en saturant avec la magnésie ou avec son carbonate une solution d'acide citrique :

Acide citrique cristallisé...................... 1000 gr.
Hydrocarbonate de magnésium................... 700
Eau 3000

On fait dissoudre l'acide dans l'eau bouillante et on y fait tomber peu à peu le carbonate magnésien, en ayant soin que le liquide reste un peu acide. Quand l'effervescence est terminée, on laisse déposer, on filtre la solution encore chaude et on l'abandonne à elle-même pendant 24 ou 36 heures. Elle se prend en masse. On la soumet à la presse, dans une toile, et on sèche le citrate à 20 ou 25° (*Codex*).

Propriétés physiques et chimiques. — Le citrate de magnésium est un sel blanc, soluble dans deux fois son poids d'eau et dont la cristallisation est difficile à réaliser. Sa saveur est presque nulle. Il devient anhydre, quand on le chauffe à 210°. Sa solution aqueuse est décomposée par une ébullition soutenue et dépose un citrate basique. L'alcool en précipite, à froid, le citrate trimétallique.

Pharmacologie. — Le citrate magnésien est un purgatif facile à prendre, parce qu'il est peu sapide. On le conserve rarement à l'état solide dans les pharmacies ; sous cette forme, il n'est pas constamment soluble. Presque toujours on le fait de toutes pièces et en solution un peu acide, au moment du besoin. Cette solution contient généralement du citrate bimétallique ; elle sert à préparer une limonade purgative, souvent appelée *limonade de Roger*, du nom de son inventeur.

LIMONADE PURGATIVE AU CITRATE DE MAGNÉSIUM.

Acide citrique..................	30 gr.
Carbonate de magnésium......	18
Eau distillée...................	300
Sirop de sucre incolore... ..	100
Alcoolature de citron.........	1

On dissout dans l'eau l'acide citrique, on ajoute le carbonate de magnésium et, lorsque la réaction est terminée, on filtre la solution sur le sirop aromatisé.

Pour obtenir gazeux ce médicament, on remplace 2 gr. de carbonate de magnésium par 4 gr. de bicarbonate de sodium, qu'on introduit dans la bouteille au moment de la boucher.

Les doses ci-dessus donnent la limonade purgative à 50 gr. de citrate de magnésium. On prépare de même la limonade à 30 gr. en employant :

Acide citrique..................	18 gr.
Carbonate de magnésium.......	10.80

Et celle à 40 gr. avec :

Acide citrique.................	24 gr.
Carbonate de magnésium.......	14.40

On peut, en remplaçant le sirop de citron par les sirops d'orange, de groseille, de cerise, etc., obtenir des limonades variées selon le goût des malades. (*Codex.*)

La magnésie calcinée est souvent substituée à son carbonate, pour la préparation des limonades purgatives. Il faut alors en employer : 5 gr. pour une limonade à 30 gr., 7 gr., pour une limonade à 40 gr. et 8gr,80 pour une limonade à 50 gr. (*Soubeiran.*)

La limonade purgative est très altérable ; en quelques jours elle devient trouble et visqueuse. Elle contient alors des moisissures, d'aspect gélatineux, parmi lesquelles sont des *penicillium* bien caractérisés (*Barnouvin*). Cette décomposition est favorisée par la chaleur et par la présence de l'albumine que contiennent les sirops clarifiés au blanc d'œuf. (*Robiquet, Lefort.*)

Ce médicament doit donc être préparé *à froid* et sucré avec un sirop clarifié sans le concours de l'albumine.

LIMONADE SÈCHE AU CITRATE DE MAGNÉSIUM.

	gr.
Magnésie calcinée..............	6.50
Carbonate de magnésium officinal.	6.00
Acide citrique.................	30.00
Sucre blanc...................	60.00
Alcoolature de citron..........	1.00

On pulvérise grossièrement ensemble le sucre et l'acide citrique ; on y mélange les autres substances et on enferme la poudre dans un flacon à large ouverture.

La dose indiquée ci-dessus représente 50 gr. de citrate de magnésium cristallisé. (*Codex.*)

Si l'on veut que la limonade soit gazeuse, on met la poudre avec de l'eau froide dans une bouteille, que l'on bouche avec soin, en fixant le bouchon au moyen d'une ficelle. Dans le cas contraire, on fait dissoudre la poudre à l'air libre, dans l'eau froide ou mieux encore dans l'eau chaude.

§ 4. CITRATE DE SODIUM.
$$C^6H^5O^7Na^3 + 5,5H^2O = 357.$$

Préparation. — Pour obtenir le citrate de sodium, on sature l'acide citrique par le bicarbonate de sodium.

Acide citrique....................................	57 gr.
Bicarbonate de sodium............................	75

On fait dissoudre l'acide dans l'eau, on ajoute le bicarbonate et, quand l'effervescence a cessé, on évapore et on fait cristalliser. Les proportions ci-dessus correspondent à 100 grammes de citrate neutre.

Propriétés physiques et chimiques. — Le citrate de sodium cristallise en pyramides à 6 faces. Il est efflorescent et très soluble dans l'eau. Sa saveur est un peu amère, mais elle laisse un arrière-goût alcalin. Quand on le chauffe à 100°, il perd les 7/11 de son eau de cristallisation.

Pharmacologie. — Ce sel est un bon purgatif, cependant il est à peine usité. On peut le préparer à l'état de solution, au moment d'en faire usage.

VII. — FERROCYANHYDRATES.

FERROCYANHYDRATE DE QUININE.
$$C^{20}H^{24}Az^2O^2(Cy^6FeH^4) + 2H^2O = 576.$$

Préparation. — On prépare ce sel par double décomposition :

Sulfate de quinine.............................. 4 parties.
Ferrocyanure de potassium .... 1 partie.

Le sulfate de quinine étant délayé, dans un matras, avec assez d'eau distillée pour faire une pâte liquide, on y ajoute le ferrocyanure dissous, on fait bouillir pendant quelques instants et on laisse refroidir. Le ferrocyanhydrate de quinine se dépose, sous forme de masse résinoïde ; on le purifie par cristallisation dans l'alcool.

Propriétés physiques et chimiques. — Le ferrocyanhydrate de quinine cristallise en aiguilles déliées, agrégées en petites masses d'un jaune orangé. Il est à peine soluble dans l'eau, très soluble dans l'alcool froid et plus encore dans l'alcool chaud. Il est efflorescent. Quand il est pur, il ne précipite pas la solution de chlorure de baryum.

Pharmacologie. — Ce sel est un fébrifuge assez peu employé, que l'on a préconisé dans les fièvres accompagnant un état inflammatoire. On le donne en poudre.

VIII. — GALLATES.

§ 1. GALLATE BASIQUE DE BISMUTH.
$$C^7H^7O^7Bi\left[C^6H^2 {<}{(OH)^3 \atop CO^2B} {<}{OH \atop OH} = 413 \right].$$

Dermatol.

Obtenu par Fischer.

Préparation. — 1° On l'obtient en précipitant une solution acétique de nitrate neutre de bismuth par une solution chaude d'acide gallique (*Fischer*) :

Azotate de bismuth officinal cristallisé.............. 100 gr.
Acide acétique cristallisable......................... 200
Acide gallique....................................... 33

On dissout l'azotate dans l'acide acétique et on dilue avec 500 grammes d'eau distillée. On filtre. On ajoute ensuite, en remuant, l'acide gallique dissous dans 1500 gr. d'eau distillée chaude. Le précipité formé est lavé à l'eau tiède, jusqu'à élimination de l'acide azotique, et séché à 70-80° (*Codex*).

2° On dissout 200 grammes de sous-nitrate de bismuth dans l'acide azotique: on y ajoute 500 centimètres cubes d'une solution saturée de nitrate de potassium, on neutralise le mélange avec du sous-nitrate de bismuth et on y ajoute 100 centimètres cubes d'acide acétique pur. On dissout ensuite, à l'ébullition et dans la plus petite quantité d'eau possible, 125 grammes d'acide gallique. On mélange les deux solutions et on y verse, brusquement, un grand excès d'eau. Le gallate de bismuth cristallise; on le lave à l'eau froide, puis à l'eau bouillante, et on le sèche à l'air (*Causse*) :

$$C^6H^2 < \begin{matrix}(OH)^3 \\ CO^2H\end{matrix} + (AzO^3)^3 Bi. \; 5H^2O = 3H^2O + C^6H^2 < \begin{matrix}(OH)^3 \\ CO^2Bi\end{matrix}< \begin{matrix}OH \\ OH\end{matrix} + 3AzO^3H.$$

Ac. gallique.   Nitrate de bismuth.   Dermatol.

Propriétés physiques et chimiques. — Le dermatol est une poudre jaune, dépourvue d'odeur et de goût ; insoluble dans l'eau, l'alcool et l'éther; inaltérable par l'air, par la lumière et par une température de 100°. Il n'est pas vénéneux. Il contient 56,60 p. 100 d'oxyde de bismuth.

Lorsqu'il est pur, il ne cède rien à l'alcool et à l'éther, il n'est pas arsenical, il ne colore pas en bleu la diphénylamine, ce qui aurait inévitablement lieu s'il contenait du nitrate basique de bismuth.

L'acide sulfurique et la soude caustique le dissolvent facilement, à chaud. L'acide chlorhydrique le convertit en chlorure de bismuth.

Pharmacologie. — Le dermatol est un succédané de l'iodoforme, pour les applications externes. A l'intérieur, il peut remplacer le sous-nitrate de bismuth, aux mêmes doses (*Heinz*). Sa valeur comme antiseptique n'est pas encore établie. Schmitt, de Nancy, la croit très faible.

AIROL. $C^6H^6BiIO^6$. — M. Lardy a donné ce nom à de l'*oxyiodogallate de bismuth*, qu'il a préparé en substituant de l'iode à de l'hydroxyle, dans la molécule du gallate de bismuth.

Ce composé est pulvérulent, noirâtre, léger, insoluble dans l'eau froide, l'alcool et l'éther. Il n'a ni saveur, ni odeur. La lumière ne l'altère pas. Mais l'eau bouillante le décompose, en faisant un oxyiodogallate de bismuth *rouge*, plus basique que le premier. L'eau et la glycérine l'émulsionnent.

C'est encore un antiseptique employé en nature ou en badigeonnages, à la place de l'iodoforme.

§ 2. GALLATE DE MERCURE.

Préparation. — Ce médicament est obtenu par simple mélange :

	gr.
Acide gallique cristallisé..........	37.60
Oxyde mercurique jaune..........	21.60

On mélange les deux poudres et on en fait une pâte avec 25 centimètres cubes d'eau distillée. Le mélange est laissé en réaction pendant deux jours. Il est solide alors ; on le pulvérise et on achève de le sécher sous une cloche, en présence de l'acide sulfurique, pendant vingt-quatre heures.

Propriétés physiques et chimiques. — Ce produit est un mélange de gallates mercureux et mercurique. Il est noir, pulvérulent, insoluble dans l'eau. Il contient 37,17 p. 100 de mercure.

Pharmacologie. — MM. Brousse et Gay recommandent le gallate de mercure comme un antisyphilitique puissant, d'une absorption rapide et ne produisant pas d'accidents mercuriels. Ils le donnent en pilules contenant 5 centigrammes de gallate de mercure (2 à 4 par jour).

IX. — GLYCYRRHIZATES.

GLYCYRRHIZATE D'AMMONIUM IMPUR.
Glycyrrhizine ammoniacale, Glyzine.

Préparation. — *Procédé de Roussin simplifié :*

Racine de réglisse de Smyrne.....................	1000 gr.
Eau distillée...	4000
Acide sulfurique officinal..........................	20
Ammoniaque liquide officinale.....................	15

La racine de réglisse est d'abord transformée en étoupe par la contusion, puis macérée pendant quatre heures, avec le double de son poids d'eau distillée froide. Le produit est exprimé et le résidu est soumis à un traitement semblable. Les deux macérés, préalablement décantés, sont réunis, portés à l'ébullition et filtrés, pour isoler l'albumine coagulée. On laisse refroidir complètement le liquide et on y verse, peu à peu, l'acide sulfurique dilué de 4 fois son poids d'eau, jusqu'à cessation de précipité.

Lorsque ce précipité est devenu compact, on le sépare du liquide surnageant et on le malaxe, à plusieurs reprises, avec de l'eau distillée froide, jusqu'à ce que toute acidité ait disparu. Il ne reste plus qu'à le dissoudre, au bain-marie, dans le moins possible d'ammoniaque étendue de son poids d'eau, à étaler le produit sur des assiettes ou sur des plaques de verre et à les sécher à l'étuve, à la température de 40° (*Codex*).

La racine de Smyrne, de bonne qualité, fournit 6 à 7 p. 100 de glyzine.

Propriétés physiques et chimiques. — La glyzine a l'aspect d'un vernis brun, translucide, très friable, inaltérable à l'air. Elle se dissout très facilement dans l'eau froide, en lui communiquant une saveur sucrée, une couleur jaune et la propriété de mousser par l'agitation. Elle est insoluble dans l'alcool fort et dans les acides. Sa composition répond à la formule $C^{44}H^{62}AzO^{18}AzH^{4}$ (*Habermann*). Une température de 100° ne la ramollit pas. Sa solution, additionnée d'acide sulfurique, laisse déposer des flocons jaunâtres, qui sont de la *glycyrrhizine*.

La *glycyrrhizine* est un acide insoluble dans l'eau et par conséquent insipide. Elle sature bien l'ammoniaque et les oxydes métalliques, en prenant une teinte jaune plus ou moins foncée. Ses sels font aisément la double décomposition. Elle paraît réfractaire à la fermentation. Soumise à l'ébullition en présence des acides dilués, elle est dédoublée en acide parasaccharique $C^6H^{10}O^8$ et en *glycyrrhétine* $C^{32}H^{49}AzO^4$.

Pharmacologie. — La glyzine ne semble pas douée de propriétés vraiment médicinales. Mais l'intensité de sa saveur sucrée, jointe à sa grande solubilité, lui assignent plus d'un rôle utile. Elle masque très bien la saveur amère ou désagréable des médicaments (sulfate de quinine, sulfate de magnésium, ipécacuanha, iodure de potassium, etc.). On pourrait, dans une foule de circonstances, la mélanger avantageusement aux poudres, pilules, potions, etc. Souvent elle pourrait remplacer le sucre. Roussin y voyait même un antidote agréable et inoffensif des sels formés par les métaux et par les alcaloïdes.

X. — LACTATES.

§ 1. LACTATE DE CALCIUM.

$$\left.\begin{array}{l} CH^3 — CHOH — CO^2 \\ CH^3 — CHOH — CO^2 \end{array}\right\rangle Ca + 5H^2O = 308.$$

Préparation. — 1° On prépare le lactate de calcium en abandonnant du lait ou du glucose à la fermentation spontanée, en présence du carbonate calcaire.

2° On obtient aussi le lactate de calcium en abandonnant à lui-même, pendant plusieurs ours, à la température de 25 à 30°, le mélange suivant :

Sucre de canne....................................	3000 gr.
Acide tartrique....................................	15
Eau..	13000
Fromage putréfié...	60
Craie en poudre........	500
Lait écrémé.......................................	4000

La fermentation est complète au bout de 8 à 10 jours. Le lactate de calcium formé est recueilli et dissous dans 10 litres d'eau bouillante contenant 15 gr. de chaux. La liqueur, maintenue en ébullition pendant une demi-heure, est filtrée puis abandonnée au repos. Elle fournit, au bout de quatre jours, du lactate cristallisé, qu'on purifie en le lavant à plusieurs reprises avec de petites quantités d'eau froide et en exprimant à chaque fois.

3° On peut encore saturer par du carbonate de calcium pulvérisé une solution bouillante d'acide lactique, et faire cristalliser la liqueur par évaporation.

L'ensemble des phénomènes chimiques, qui transforment les sucres en acide lactique, a reçu le nom de *fermentation lactique*.

Pour que cette fermentation soit réalisée, il faut mettre en présence : un principe sucré, un ferment spécial, une substance azotée, enfin une base capable de saturer l'acide à mesure de sa formation. Lorsqu'on délaie avec de l'eau, par exemple, de la caséine, du sucre de lait ou de canne et du carbonate calcique, le mélange est bientôt envahi par un ferment figuré, nommé *levure lactique* par Pasteur. Sous l'influence de la vie du microgerme, le sucre est changé en glucose, par hydratation, et chaque molécule de glucose se dédouble ensuite en 2 molécules d'acide lactique :

$C^{12}H^{22}O^{11} + H^2O = 2C^6H^{12}O^6$ $C^6H^{12}O^6 = 2(CH^3 — CHOH — CO^2H)$
Sucre de canne.   Glucose.   Glucose.   Acide lactique.

Le carbonate de calcium s'empare de l'acide lactique formé et perd son acide carbonique. Si l'on n'observait pas la précaution de neutraliser ainsi la liqueur, l'excès d'acide qu'elle renfermerait bientôt rendrait le ferment inactif et la fermentation cesserait.

D'un autre côté, si l'opération se prolonge trop, on trouve dans la liqueur un microbe en forme de baguettes cylindriques (*ferment butyrique*), qui opère très rapidement la conversion du lactate en butyrate de calcium.

Propriétés physiques et chimiques. — Le lactate de calcium produit par la fermentation lactique cristallise en aiguilles rayonnées, groupées sous forme de mamelons opaques. Il se dissout dans 9,5 p. d'eau froide, à peine dans l'alcool froid, mais en toutes proportions dans l'eau et dans l'alcool bouillants. Lorsqu'il est impur, il est assez rapidement converti en *butyrate de calcium*, à la température ordinaire.

Soumis à la distillation, il éprouve d'abord la fusion aqueuse, puis la fusion ignée, et il se décompose en donnant de l'eau, de l'acide carbonique, de la métacétone et un autre produit huileux (*Favre*).

Pharmacologie. — Le lactate calcaire n'a pas encore été employé comme médicament, mais il sert, en pharmacie, à préparer l'acide lactique et la plupart des lactates métalliques.

§ 2. LACTATE FERREUX.

$$CH^3 — CHOH — CO^2 \atop CH^3 — CHOH — CO^2 \Big\rangle Fe + 3H^2O = 288.$$

Préparation. — 1° On prépare ce sel en décomposant le lactate de calcium par le sulfate de fer :

Lactate de calcium purifié...................... 1000 gr.
Sulfate ferreux pur cristallisé................... 980

On fait dissoudre séparément les deux sels et on mélange les solutions. Il se dépose du sulfate de calcium, que l'on rend insoluble en ajoutant au liquide le quart de son volume d'alcool. On filtre et on s'assure que la solution ne précipite ni par le sulfate de fer, ni par le lactate de calcium. On concentre alors, au bain-marie, et on abandonne la liqueur dans une étuve. Le lactate ferreux se dépose, sous forme de croûtes verdâtres (*Codex*).

La double décomposition qui fournit le lactate de fer se traduit par l'équation suivante :

$$(CH^3 — CHOH — CO^2)^2Ca + SO^4Fe = SO^4Ca + (CH^3 — CHOH — CO^2)^2Fe.$$
Lactate de calcium.   Lactate de fer.

Les eaux-mères ne fournissent que des cristaux colorés. Pour les utiliser, il est préférable de les faire bouillir avec un léger excès de chaux hydratée, qui précipite l'oxyde de fer et reforme du lactate de calcium. Ce dernier est purifié par cristallisation ou changé aussitôt en lactate de fer, par une addition de sulfate ferreux.

2° Soubeiran a modifié le procédé ci-dessus de la manière suivante :

Lactate de calcium............................... 1000 gr.
Sulfate ferreux cristallisé........................ 900
Eau distillée..................................... 2000

On place le lactate dans une capsule, avec l'eau, et on fait dissoudre. Quand la liqueur est en ébullition, on ajoute en une fois les cristaux de sulfate de fer. Puis, le sel étant dissous, on retire du feu et on exprime *rapidement* dans une toile, à la main ou à la presse. La solution, abandonnée au repos, cristallise ; on presse les cristaux et on les sèche promptement au bain-marie bouillant.

Propriétés physiques et chimiques. — Le lactate ferreux se dépose en aiguilles *verdâtres*, d'une solution aqueuse, et en aiguilles *blanches*, d'une solution alcoolique. Il est soluble dans 48 p. d'eau froide et dans 2 p. d'eau bouillante, peu soluble dans l'alcool.

Il est inaltérable à l'air, lorsqu'il est sec, mais sa solution aqueuse s'oxyde rapidement ; elle brunit et contient alors du lactate ferrique. Quand on le chauffe à 50 ou 60°, il se déshydrate et prend une couleur brune. A 120°, il dégage des vapeurs empyreumatiques.

Essai. — Le lactate ferreux ne doit pas précipiter : le ferrocyanure de potassium (*sel ferrique*), le nitrate d'argent (*chlorure*), les sels de baryum (*sulfate*), l'acétate de plomb (*acides tartrique, citrique,* etc.), l'acide sulfhydrique (*métaux étrangers*), le sulfate de cuivre précédé d'un excès de potasse (*gomme arabique*), etc.

Pharmacologie. — Le lactate ferreux a pris place dans la matière médicale, à une époque (1840) où l'on admettait, dans le suc gastrique, la présence utile de l'acide lactique libre, que l'on pensait économiser en administrant, au lieu du fer métallique, son lactate tout formé. On ne reconnaît aujourd'hui à ce médicament d'autres avantages que ceux d'avoir une saveur peu atramentaire, une grande solubilité et d'être, avec le tartrate ferreux (*C. Méhu*), le sel de protoxyde de fer le moins altérable au contact de l'air, lorsqu'il est sec. On le donne en poudre, en pilules, en dragées ou en tablettes. Le sirop de lactate de fer, proposé par Cap, ne peut être préservé de l'action oxydante de l'air et doit être abandonné.

§ 3. LACTATE BASIQUE DE QUININE.
$$CH^3 — CHOH — CO^2H.C^{20}H^{24}Az^2O^2 = 414.$$

Préparation. — Pour avoir du lactate de quinine, il suffit de délayer, dans l'eau, de la quinine hydratée, de porter à l'ébullition et d'ajouter assez d'acide lactique pour que, la quinine étant dissoute, la solution présente une réaction légèrement acide. On la filtre bouillante et on la laisse cristalliser (*Codex*).

Propriétés physiques et chimiques. — Le lactate basique de quinine cristallise en aiguilles prismatiques anhydres, solubles dans 10,29 p. d'eau froide, si sa réaction est basique (*J. Regnauld* et *Villejean*), très solubles dans l'alcool et à peu près insolubles dans l'éther. Il contient 78,26 p. 100 de quinine.

Pharmacologie. — Ce médicament est un succédané du sulfate de quinine peu usité. Sa solubilité dans l'eau l'a fait quelquefois employer pour les injections hypodermiques. Le lactate neutre serait préférable, attendu qu'il se dissout dans 2,2 p. d'eau à 15° (*J. Regnault* et *Villejean*).

L'un et l'autre sont altérables et jaunissent à l'air et à la lumière ; ils ont peu d'avenir en thérapeutique.

§ 4. LACTATE DE STRONTIUM.

$$\left.\begin{array}{l} CH^3 - CHOH - CO^2 \\ CH^3 - CHOH - CO^2 \end{array}\right\rangle Sr + 3H^2O - 319.$$

Préparation. — 100 grammes de carbonate de strontium sont délayés dans 500 grammes d'eau distillée, le tout est chauffé au bain-marie. On y ajoute peu à peu de l'acide lactique, en quantité insuffisante pour dissoudre la totalité du carbonate. On continue à chauffer, en ajoutant du carbonate de strontium, jusqu'à neutralisation. On filtre le liquide chaud et on l'évapore à 60-80° ; il se prend en masse par refroidissement. On essore les cristaux et on les sèche à l'air, dans un lieu chaud (*Codex*).

Propriétés physiques et chimiques. — Le lactate de strontium est un sel incolore neutre, très soluble dans l'eau et inaltérable à l'état sec. Il fond à 100° en perdant de l'eau mais sans se déshydrater complètement; il en conserve encore une molécule à 130°. Lorsqu'il est pur, sa solution, acidulée par l'acide acétique, ne doit pas être troublée par le chromate de potassium.

Pharmacologie. — Ce sel peut être administré à l'état pulvérulent ou dissous. Il importe beaucoup de vérifier sa pureté, car il est toxique s'il contient du baryum.

§ 5. LACTATE DE ZINC.

$$\left.\begin{array}{l} CH^3 - CHOH - CO^2 \\ CH^3 - CHOH - CO^2 \end{array}\right\rangle Zn + 3H^2O = 297.$$

Préparation. — On sature, à chaud, par l'hydrocarbonate de zinc bien lavé et encore humide, de l'acide lactique étendu d'eau.

On filtre la liqueur chaude et on la fait cristalliser par évaporation (*Codex*).

Propriétés physiques et chimiques. — Le lactate de zinc cristallise en aiguilles ou en lames brillantes, solubles dans 58 parties d'eau froide et dans 6 parties d'eau bouillante.

A 100°, il devient anhydre et il se décompose au-dessus de 210. C'est le lactate le mieux caractérisé.

Pharmacologie. — Le lactate de zinc est un médicament peu utile. Il a été vanté comme antiépileptique, mais il ne paraît pas avoir d'efficacité contre cette maladie. Son principal usage pharmaceutique est de servir à la préparation de l'acide lactique pur.

XI. — SALICYLATES.

§ 1. SALICYLATE D'ALUMINIUM.
Salumine.

Ce sel a été introduit dans la thérapeutique des affections nasales et pharyngiennes par le Dr Heymann, de Berlin.

C'est une poudre cristalline, d'un rouge pâle, très peu soluble dans l'eau. Elle se dissout très bien dans les alcalis.

La *salumine soluble* est du salicylate d'aluminium ammoniacal ; poudre d'un blanc jaunâtre, à réaction neutre, se dissolvant dans 9 parties d'eau et dans moins encore de glycérine. Sa solution au cinquième est stable. On l'emploie en badigeonnage, comme astringent et irritant tout à la fois. On se sert aussi de la poudre elle-même, en insufflation.

§ 2. SALICYLATE D'ANTIPYRINE.

$$(C^6H^4 < {OH \atop CO^2H} . C^3H(CH^3)^2Az^2(C^6H^5)O = 326.$$

Salipyrine.

Obtenue par Lüttke.

Préparation. — 1° A une solution aqueuse bouillante d'une molécule d'antipyrine on ajoute, peu à peu, une solution de salicylate de sodium également préparée avec de l'eau. Si les solutions sont très diluées, leur mélange laisse déposer des cristaux de salipyrine pendant le refroidissement. Dans le cas où elles sont concentrées, il s'en sépare une huile jaune et lourde, qui cristallise en masse dans le liquide refroidi (*Spica*).

2° On l'obtient encore en faisant fondre, au bain-marie, molécules égales des deux composants (*Lüttke*), ou en mélangeant une solution éthérée d'une molécule d'acide salicylique à une solution d'une molécule d'antipyrine dans le chloroforme ou dans l'eau. La salipyrine cristallise.

Purification. — Il suffit de faire cristalliser la salipyrine dans l'alcool, pour l'avoir très pure.

Propriétés physiques et chimiques. — La salipyrine cristallise en lames hexagonales blanches, inodores, peu solubles dans l'éther, solubles dans 250 parties d'eau froide et 22,5 parties d'eau bouillante, plus solubles dans l'alcool et dans le benzène.

Elle est douée d'une saveur sucrée particulière. Elle fond à 91°,5, et contient 57,7 p. 100 d'antipyrine et 42,3 p. 100 d'acide salicylique.

La solution rougit le tournesol. L'eau chlorée en précipite l'acide salicylique. Les acides sulfurique et chlorhydrique ne la troublent pas, à froid, mais seulement à chaud. L'acide azotique la colore en *rouge*, qui passe au *violet*, puis au *bleu*, ce qui la distingue de l'acide salicylique ; quelques gouttes d'une solution de nitrite de sodium, ajoutées à une solution saturée de salipyrine acidifiée par l'acide acétique, lui communiquent une coloration *bleue*. L'acétate de plomb basique y forme un précipité abondant, que ne donne pas l'acétate neutre.

Essai. — On chauffe 1 gramme de salipyrine avec un léger excès d'acide sulfurique dilué ; après refroidissement, on agite avec de l'éther, qui dissout l'acide salicylique mis en liberté. On évapore l'éther ; le résidu doit peser 0gr,423 et entrer en fusion à 156°. On alcalinise ensuite la solution, on l'agite avec du chloroforme qui enlève l'antipyrine, dont on détermine le poids par évaporation : on doit trouver 0gr,577.

On peut encore dissoudre dans de l'alcool étendu d'un demi-volume d'eau 3^{gr},26 de salipyrine et y faire un titrage acidimétrique avec une liqueur alcaline normale, en présence de phénolphtaléine. Les dixièmes de centimètre cube employés donnent la proportion, en centièmes, de salicylate d'antipyrine contenu dans l'essai (*Altschal*).

Pharmacologie. — La salipyrine est un antithermique et un analgésique recommandé par Spica et par Guttmann, contre le rhumatisme chronique et les névralgies. On l'administre en cachets ou en dissolution dans du vin, ou dans la potion de Todd, à des doses variant de 1 à 6 grammes par jour.

Salicylacétate d'antipyrine. — On a préconisé comme supérieur à la salipyrine, le sel qu'on obtient en saturant avec l'antipyrine l'acide salicylacétique. Ce produit n'est pas très employé.

Le tolysal ou *tolysol* est le *salicylate* de *tolypyrine* (*salicylate de paratolyldiméthylpyrazolon*) $C^9H^5O—CO^2H$. $C^{12}H^4Az^2O$. Il forme des petits cristaux légèrement rosés, de saveur amère, peu solubles dans l'eau, moins encore dans l'éther, mais très solubles dans l'alcool et dans l'acétate d'éthyle. Ils fondent à 101°. M. Henning le dit fébrifuge et antirhumatismal ; il le prescrit à la dose maxima de 8 grammes en vingt-quatre heures.

§ 3. SALICYLATE BASIQUE DE BISMUTH.

Préparation. — Dans une capsule de porcelaine on met 100 grammes d'acide salicylique, un litre d'eau distillée, puis une quantité d'oxyde de bismuth hydraté correspondant à 150 grammes environ d'oxyde anhydre. On chauffe en agitant, sans faire bouillir, et on emploie assez d'acide salicylique pour que le liquide soit finalement acide. On laisse froidir, on recueille le précipité sur une toile, on le lave à froid à plusieurs eaux, sans prolonger le contact, afin d'éviter la décomposition du produit. On sèche, enfin, sans dépasser la température de 80° (*Codex*).

Propriétés physiques et chimiques. — Le salicylate basique de bismuth est blanc, pulvérulent, presque insoluble dans l'eau, l'alcool, l'éther et la glycérine ; soluble dans les acides azotique et chlorhydrique, avec précipitation d'acide salicylique. Il est inodore et il contient 61 p. 100 d'oxyde de bismuth. L'éther froid et l'alcool bouillant lui enlèvent tout son acide salicylique. La chaleur produit le même effet.

Essai. — Le salicylate de bismuth mal préparé peut contenir jusqu'à 30 p. 100 d'*acide salicylique libre*. Il détermine alors une vive effervescence, quand on le mélange à un carbonate alcalin, en présence de l'eau.

Pharmacologie. — C'est à titre d'antiseptique assez puissant, que ce sel a été introduit dans la matière médicale. On doit faire usage de celui qui est basique. Acide, il serait irritant pour les voies digestives et, de plus, il aurait l'inconvénient d'être incompatible avec les carbonates et avec les cyanures métalliques. On le prescrit habituellement en nature, seul ou associé à d'autres médicaments.

§ 4. SALICYLATE D'ÉSÉRINE.
$$C^6H^4OH — CO^2H . C^{15}H^{21}Az^3O^2 = 413.$$

Préparation. — On l'obtient par saturation de l'acide salicylique au moyen de l'ésérine.

On dissout, dans le moins possible d'éther à 66° : 10 grammes d'ésérine, d'une part, et 5^{gr},25 d'acide salicylique de l'autre. On mélange les deux solutés : il se précipite du salicylate d'ésérine cristallisé, qu'on lave à l'éther jusqu'à ce que celui-ci soit devenu neutre et incolore.

Purification. — On dissout le salicylate d'ésérine dans l'alcool additionné d'éther, on filtre et on fait cristalliser.

Propriétés physiques et chimiques. — Ce sel est le plus stable et le mieux cristallisé des sels d'ésérine. Il forme de beaux cristaux prismatiques, incolores ou légèrement jaunâtres, lévogyres : $\alpha_D = — 82°$ en solution dans l'alcool à 98°. Ils fondent à 181-182°. Ils se dissolvent dans 150 p. d'eau froide, dans 22 p. d'alcool à 95°. Les solutions doivent être neutres au tournesol ; elles se colorent en rouge, sous l'influence de la lumière.

Essai. — Le sesquichlorure de fer colore fortement en *violet* la solution de salicylate d'ésérine.

Lorsqu'on abandonne à l'évaporation spontanée une solution ammoniacale de ce salicylate, préparée à chaud, on obtient un résidu d'un *bleu* intense, soluble dans l'eau et dans l'alcool et devenant *rouge* et dichroïque, au contact de l'acide acétique.

L'acide sulfurique le dissout sans se colorer, mais il prend une teinte *jaune* quelque temps après.

Pharmacologie. — Le salicylate d'ésérine a été préconisé contre le tétanos et la chorée. On l'emploie aussi en oculistique; il contracte la pupille plus énergiquement que la pilocarpine. Doses : 1 à 3 milligrammes, en injections hypodermiques; en collyre : 1 centigramme pour 10 grammes d'eau distillée.

§ 5. SALICYLATE DE LITHIUM.
$$C^6H^4 < {CO^2Li \atop OH} = 144.$$

Préparation. — Pour préparer le salicylate de lithium, on dissout de l'acide salicylique dans de l'eau distillée, puis on sature le liquide, à l'ébullition, avec du carbonate de lithium. Par évaporation, le salicylate cristallise.

Propriétés physiques et chimiques. — Le salicylate de lithium cristallise en aiguilles soyeuses, incolores, inodores, solubles dans l'eau et dans l'alcool. Leur saveur est à la fois piquante et sucrée. La lumière ne les altère pas, quand elles sont pures ; mais elles prennent fréquemment une teinte rose, en même temps qu'une odeur phéniquée.

1 gramme de ce sel, calciné avec un excès d'acide sulfurique, donne 0^{gr},381 de sulfate de lithium.

Pharmacologie. — Le salicylate de lithium a été recommandé comme succédané du carbonate du même métal, sur lequel il a l'avantage d'être soluble dans l'eau et de joindre aux propriétés du lithium celles de l'acide salicylique. On doit considérer comme impur celui qui présente une teinte rosée ou une odeur d'acide phénique. Assez fréquemment, il est mélangé de salicylate de sodium, produit par le carbonate de sodium que contient presque toujours le sel de lithium qui sert à le préparer. Les solutions du salicylate lithique sont colorées par la lumière, lorsque le sel est neutre ; elles restent indéfiniment incolores, en présence d'un peu d'acide salicylique libre (*Julliard*).

§ 6. SALICYLATE MERCURIQUE BASIQUE.

$$C^6H^4 < {CO^2 \atop O} > Hg = 336.$$

Préparation. — *Procédé H. Lajoux et I. Grandvai.* — Dans une solution bouillante d'acide salicylique, on projette peu à peu, en agitant sans cesse et sans interrompre l'ébullition, ce qu'il faut d'oxyde jaune de mercure pour saturer l'acide. On s'aperçoit que la saturation est atteinte, à la couleur jaune que communique au mélange l'oxyde mercurique. On fait disparaître cette couleur en ajoutant une très petite quantité d'acide salicylique. On lave ensuite le précipité, jusqu'à ce que les eaux de lavage ne soient plus colorées par les sels ferriques.

Propriétés physiques et chimiques. — Ce sel est blanc, amorphe, neutre au tournesol, insoluble dans l'eau et dans l'alcool, soluble dans les solutions de soude caustique, de chlorure et d'iodure de potassium. Les acides minéraux le décomposent, en mettant en liberté l'acide salicylique. La potasse caustique en précipite de l'oxyde mercurique jaune.

Le mercure n'est pas décelable par les réactifs, dans cette combinaison, si on ne la décompose pas par un acide

Pharmacologie. — Le salicylate mercurique basique est antisyphilitique et antiblennorrhagique, aux doses de 4 à 10 centigrammes par jour, en pilules, et de 1 centigramme en injection sous-cutanée ou uréthrale. M. Vacher le considère aussi comme un antiseptique supérieur au chlorure mercurique. Il l'emploie en injections hypodermiques, en se servant de celui que l'on peut obtenir par double décomposition du chlorure mercurique par le salicylate de soude et qui est soluble à la faveur du chlorure de sodium produit.

§ 7. SALICYLATE BASIQUE DE QUININE.
$$2(C^6H^4(OH) - CO^2H.C^{20}H^{24}Az^2O^2) + H^2O = 942.$$

Préparation. — On obtient ce sel par double décomposition.

	gr.
Sulfate de quinine officinal	10.00
Salicylate de sodium	3.67
Eau distillée	120.00

On dissout le salicylate dans l'eau, on fait bouillir et on ajoute le sulfate de quinine. Après quelques instants d'ébullition, le salicylate de quinine se dépose ; on le laisse refroidir, on le jette sur un filtre et on le lave à l'eau distillée, tant que le liquide de lavage précipite le chlorure de baryum. Le sel est ensuite séché à l'air libre (*Codex*).

Propriétés physiques et chimiques. — Le salicylate basique de quinine cristallise en aiguilles incolores, solubles dans 900 parties d'eau froide (*Yvon*), dans 20 parties d'alcool à 90° et dans 120 parties d'éther (*Jobst*). Sa saveur est très amère. Ses solutions sont légèrement fluorescentes. Il contient 29,30 p. 100 d'acide salicylique ; 68,79 p. 100 de quinine et 1,91 p. 100 d'eau.

Essai. — Le salicylate basique de quinine pur ne doit avoir ni couleur ni odeur ; il se dissout dans 20 parties d'alcool à 90° ; il ne colore pas l'acide sulfurique.

Pharmacologie. — Le salicylate basique de quinine est à la fois fébrifuge et antipyrétique. On l'administre aux mêmes doses que le sulfate de quinine.

§ 8. SALICYLATE DE SODIUM.

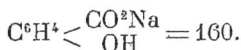

$$C^6H^4 < {CO^2Na \atop OH} = 160.$$

Préparation. — Pour préparer ce sel on sature, par du carbonate de sodium pur, une solution aqueuse d'acide salicylique et on concentre le produit. Le salicylate cristallise pendant le refroidissement.

Propriétés physiques et chimiques. — Le salicylate de sodium cristallise en aiguilles soyeuses incolores, inodores et à peu près insipides. Plus souvent il a l'aspect d'une poudre cristalline. Il se dissout dans 10 parties d'eau froide et dans l'alcool faible ; mais il exige environ 40 fois son poids d'alcool absolu et 2272 fois son poids d'éther à 65° pour se dissoudre (*Patrouillard*). Sa solution aqueuse est légèrement acide au tournesol. Il est altéré par la lumière, il brunit assez rapidement. Le perchlorure de fer le colore en *violet*, le sulfate de cuivre en *vert*.

Pharmacologie. — Ce médicament ne jouit pas des propriétés antifermentescibles de l'acide salicylique, mais il a ses qualités médicinales. Comme lui c'est un excellent antipyrétique et un spécifique contre le rhumatisme articulaire aigu. Il est souvent employé, de préférence à l'acide, parce qu'il est moins caustique. On le prescrit en poudre, ou en solution dans l'eau pure ou additionnée de glycyrrhizine, qui est un de ses meilleurs correctifs. Il est utile de le préserver de l'action de la lumière et de celle de l'humidité, qui le colorent en le décomposant.

La solution dans l'eau ordinaire brunit au bout de peu de temps, si elle ne contient pas un petit excès d'acide salicylique. Préparée avec de l'eau distillée, elle est inaltérable.

A l'état pulvérulent, il est incompatible avec l'antipyrine ; le mélange devient huileux, au bout de quelques heures, et manifeste une réaction alcaline. Cette décomposition n'a pas lieu en présence de l'eau ; on peut, en conséquence, associer les deux médicaments dans les solutions aqueuses (*P. Vigier*). M. Braille a constaté, d'autre part, que le sirop de groseille trouble les dissolutions de salicylate de sodium, en mettant de l'acide salicylique en liberté. Il en doit être ainsi de tous les médicaments acides, qui sont, par suite, des incompatibles.

Sous le nom de *diurétine*, on a recommandé un mélange de : salicylate de sodium, de théobromine (50 p. 100) et de soude caustique destinée à rendre le produit soluble dans l'eau. C'est un diurétique, ordinairement administré en poudre ou dans une potion.

M. Paul Adam a également vanté le *borosalicylate de sodium* comme supérieur au salicylate, par sa grande solubilité dans l'eau et par la douceur de son action. C'est un composé soluble dans 4 fois son poids d'eau, neutre aux réactifs et dans lequel sont dissimulés les caractères chimiques de l'acide borique.

§ 9. SALICYLATE DE STRONTIUM.

$$C^6H^4 < \genfrac{}{}{0pt}{}{CO^2}{O} > Sr. = 223,5$$

Le salicylate de strontium est préparé en neutralisant l'acide salicylique par la strontiane hydratée.

C'est une poudre blanche, peu soluble dans l'eau, mais soluble dans les acides, avec élimination d'acide salicylique.

D'après Wood, il serait moins irritant que l'acide salicylique pour les voies digestives. Ce serait, en outre, un très bon antiseptique intestinal, à la dose de 25 à 30 centigrammes, et le meilleur antirhumatismal.

XII. — STÉARATES, PALMITATES, OLÉATES.

§ 1. SAVONS.

On donne le nom de *savons* aux combinaisons que forment les oxydes métalliques avec les acides stéarique, oléique, palmitique, etc. L'opération à l'aide de laquelle on produit ces composés s'appelle *saponification;* chimiquement parlant, c'est un *dédoublement* des corps gras en acides gras et en glycérine, provoqué par *hydratation* du produit saponifié.

Il existe deux espèces de savons : les *savons mous*, qui sont à base de potasse, et les *savons durs*, qui sont à la base de soude, de chaux, d'oxyde de plomb, etc. Les savons employés en pharmacie sont presque toujours des savons *durs*, savoir : le *savon blanc*, le *savon amygdalin*, le *savon animal* et les *savons de chaux* et d'*oxyde de plomb*, qui seront décrits au livre deuxième (V. *Huile de foie de morue, emplâtres*). Les savons *mous* sont des excipients commodes, pour diviser les médicaments insolubles réservés aux usages externes.

A. Savon blanc.

Préparation. — On prépare industriellement le savon blanc en chauffant, à l'ébullition, un mélange d'huile grasse d'origine végétale et de lessive de soude caustique. La soude décompose le corps gras, s'empare des acides et met en liberté la glycérine avec laquelle ils étaient combinés. On sépare du savon la plus grande partie de l'eau employée à sa formation, en ajoutant au liquide une solution de chlorure de sodium. On répète plusieurs fois ce traitement, avant de regarder la saponification comme terminée.

Souvent on mélange au savon blanc, au moment de sa solidification, un savon ferrugineux de couleur verte, qui lui communique une *marbrure* particulière. Le produit est alors désigné sous le nom de *savon de Marseille*.

Propriétés physiques et chimiques. — Le *savon blanc* est un oléopalmitate de sodium, soluble dans l'eau, dans l'alcool et dans l'éther, insoluble dans les dissolutions de carbonate alcalin, de chlorure de sodium, de sel ammoniac, de sulfate de sodium, etc. La chaleur et les acides le décomposent facilement. On y trouve environ 45 p. 100 d'eau.

Le *savon* dit *de Marseille* ne contient que 34 p. 100 d'eau environ. Il ne se dissout pas entièrement dans l'alcool et dans l'éther, le savon ferrugineux qu'il renferme n'étant pas soluble dans ces liquides.

B. Savon amygdalin.
Savon médicinal.

Préparation. — Le savon amygdalin est le produit de l'action de la soude caustique sur l'huile d'amande douce :

Lessive des savonniers (Soude caustique liquide à 1,332).   1000 gr.
Huile d'amande douce..........................   2100

On met l'huile dans un vase de faïence ou de verre, on y ajoute la soude, par portions et lentement, en agitant pour obtenir un mélange exact. On expose la capsule, pendant quelques jours, à une température de 18 à 20° et on continue à agiter de temps en temps le mélange avec une spatule de verre, jusqu'à ce qu'il ait acquis la consistance d'une pâte molle. On le divise alors dans des moules de faïence, où on le laisse se solidifier (*Codex*).

Propriétés physiques et chimiques. — Le savon amygdalin est un mélange d'oléo-palmitate de sodium et de glycérine. Il est demi-dur, jaunâtre, d'un grain fin et uni, soluble dans l'eau et dans l'alcool. Sa saveur est douce.

La chaleur et les acides le dédoublent en acides gras et en glycérine. Si on l'expose à une température trop élevée, on obtient tous les produits de la décomposition ignée des corps gras.

Essai. — Trop récemment préparé, le savon amygdalin contient de la *soude libre*, ce qu'on reconnaît à l'aide de plusieurs caractères :

1° Le savon possède une saveur alcaline prononcée;

2° Lorsqu'on le triture avec du calomel, il prend une teinte *grise*, due au mercure provenant de la décomposition du chlorure par l'alcali (*Stas*);

3° Sur une tranche de savon fraîchement coupée, on verse une goutte de solution de chlorure mercurique ; il se produit une tache *jaune* d'oxyde mercurique, en présence de la soude caustique (*Stein*).

SAVON ANIMAL.

Préparation. — On fait agir la soude caustique sur la graisse de veau :

Graisse de veau...............................	500 gr.
Soude caustique liquide à 1,33....................	250
Eau distillée....................................	1000
Chlorure de sodium.............................	100

On met la moelle et l'eau dans une capsule de porcelaine ou d'argent et l'on chauffe. Quand la matière grasse est fondue, on y mélange la lessive par parties, en agitant continuellement. On entretient la chaleur et l'agitation, jusqu'à ce que la saponification soit complète.

On ajoute alors le chlorure de sodium et on favorise sa dissolution par l'agitation. On enlève le savon qui se rassemble à sa surface, on l'égoutte, on le fond à une douce chaleur, enfin on le coule dans des moules, où il se solidifie de nouveau par le refroidissement (*Codex*).

Propriétés physiques et chimiques. — Le savon animal est un mélange de stéarate, d'oléate et de palmitate de sodium, qui ne contient pas de glycérine. Il est plus blanc et plus dur que le savon amygdalin et, comme lui, soluble dans l'eau, dans l'alcool et dans l'éther ; il éprouve les mêmes altérations que celui-ci, de la part des agents chimiques.

Pharmacologie. — La médecine fait un assez fréquent usage des savons. Le *savon blanc* sert à préparer des teintures, des emplâtres, des suppositoires, des crayons et des lavements. Le savon *animal* est exclusivement réservé aux usages externes ; il fait partie du *baume opodeldoch*, auquel il communique une consistance gélatiniforme.

Le *savon mou*, trituré avec du mercure éteint dans de la pommade mercurielle et additionné d'une trace de potasse caustique, constitue le *savon mercuriel gris* de Liéventhal, qui contient 33 p. 100 de mercure.

Quant au *savon amygdalin*, il est employé principalement à l'intérieur. On en fait des pilules et des suppositoires ; en outre, il sert à lier les masses pilulaires friables, celles qui contiennent des résines par exemple. Il ne peut être employé, pour l'usage médical, que lorsqu'il a perdu, par un ou deux mois d'exposition à l'air, l'excès d'alcali qu'il retient après sa préparation. On doit, au préalable, s'assurer qu'il en est ainsi en le soumettant à une analyse attentive.

Localement, les savons sont irritants. Pris à l'intérieur, ils agissent comme des alcalins ; on peut s'en servir pour combattre les empoisonnements par les acides, lorsqu'on n'est pas à même d'administrer d'agent plus efficace. À dose un peu élevée, ils sont purgatifs.

Tripier a proposé de préparer, par double décomposition, des *savons d'alcaloïdes*, qu'on ramollit avec un peu d'huile au moment de les transformer en pommades ou en liniments. Il pensait que les alcalis végétaux ne peuvent être absorbés par la peau, s'ils ne sont combinés avec les acides gras, ce qui est une erreur physiologique. D'un autre côté, Deschamps recommande, sous la dénomination de *saponés*, un groupe nombreux de préparations ayant pour excipient soit un savon mou, soit la teinture de savon. Ces deux espèces de médicaments sont inusitées.

M. Dieterich, de Helfenberg, prépare des médicaments analogues, auxquels il donne le nom de *saponulés*, en dissolvant dans l'alcool assez de savon *dialysé* pour que la solution se prenne en gelée. On peut ajouter aux saponulés des médicaments solubles, pourvu qu'ils ne soient pas susceptibles de décomposer le savon.

En 1873, M. Reeb a conseillé de remplacer les savons à base de stéarate neutre de sodium par le *bistéarate de sodium*, notamment pour la préparation du baume opodeldoch. Il dissout, à l'aide d'une douce chaleur, le bistéarate dans la glycérine, il ajoute au reste cette dissolution concentrée, puis il filtre à la toile. Il obtient ainsi un produit de consistance tremblante, qui est inaltérable et fusible à la chaleur de la main.

EMPLATRE DE SAVON.

Emplâtre simple..................	290 gr.
Cire blanche	100
Savon médicinal...............	125
(Codex.)	

EMPLATRE DE SAVON CAMPHRÉ.

Emplâtre de savon............	100 gr.
Camphre pulvérisé............	1
(Codex.)	

LINIMENT SAVONNEUX.

Teinture de savon	50 gr.
Huile d'amande douce..........	5
Alcool à 80°...................	45
(Codex.)	

LINIMENT SAVONNEUX CAMPHRÉ.

Teinture de savon	50 gr.
Huile d'amande douce..........	5
Alcool camphré................	45
(Codex.)	

POUDRE DE SAVON.

On râpe le savon de Marseille, on le laisse à l'étuve à 25° jusqu'à ce qu'il soit tout à fait sec, on le pile dans un mortier de marbre et on passe au tamis de soie n° 100. *(Codex.)*

TEINTURE DE SAVON.

Savon médicinal râpé et séché.	100 gr.
Alcool à 60°	500
Faites macérer jusqu'à dissolution.	
(Codex.)	

Sous le nom de *thiosapol sodique*, ou *thiosaprol*, on a proposé d'affecter au traitement des maladies de la peau, un savon préparé en saturant par la lessive de soude de l'acide oléique dans lequel on a dissous 12 p. 100 de soufre, entre 120 et 160°. Le *thio-oléate* de sodium ainsi préparé contient 10 p. 100 de soufre.

XIII. — SULFATES.

§ 1. SULFATE NEUTRE D'ATROPINE.

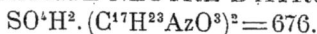

$$SO^4H^2.(C^{17}H^{23}AzO^3)^2 = 676.$$

Préparation. — On prépare le sulfate d'atropine en délayant de l'atropine en poudre dans deux fois son poids d'eau distillée ; on y ajoute exactement ce qu'il faut d'acide sulfurique au dixième pour dissoudre l'alcali, puis on évapore à siccité, dans une étuve chauffée à 30 ou 40° (*Codex*).

Propriétés physiques et chimiques. — Le sulfate d'atropine cristallise en aiguilles déliées, blanches, facilement solubles dans 1 p. d'eau ou d'alcool absolu et dans 3 p. d'alcool à 90°, presque insoluble dans l'éther, le chloroforme et la benzine. Il est neutre aux réactifs, fusible à 187°. Il contient 85,50 p. 100 d'atropine.

Pharmacologie. — Le sulfate d'atropine remplace l'atropine dans la plupart des médicaments destinés à l'usage externe, principalement dans les solutions telles que collyres ou injections hypodermiques, et dans les liniments et les pommades. Celui du commerce est fréquemment du sulfate d'hyoscyamine (*Nagelvoort*).

Sa solution aqueuse ne jouit pas d'une longue conservation ; elle se remplit assez promptement de flocons formés par le développement d'une algue microscopique (*Leptomitus*, *Hygrocrocis*), et elle perd graduellement son efficacité.

§ 2. SULFATE BASIQUE DE CINCHONIDINE.
$$SO^4H^2(C^{19}H^{22}Az^2O)^2 + 3H^2O = 794.$$

Préparation. — On prépare le sulfate de cinchonidine en saturant par cet alcali de l'acide sulfurique très dilué. On laisse cristalliser le sel dans des solutions peu chargées.

Propriétés physiques et chimiques. — Ce sel cristallise en aiguilles brillantes, à 3 molécules d'eau, quand elles ont été formées dans un liquide étendu, et en prismes contenant moitié moins d'eau, lorsque la cristallisation a été effectuée dans une solution concentrée. L'alcool l'abandonne avec une seule molécule d'eau de cristallisation.

Il est soluble dans 96 p. d'eau froide, plus soluble dans l'alcool, insoluble dans l'éther. Ses solutions sont lévogyres, mais non fluorescentes ; le chlore et l'ammoniaque, employés successivement, ne les colorent pas. Il contient 74,06 p. 100 de cinchonidine.

Essai. — Pour savoir si le sel est pur, on le dissout dans 40 fois son poids d'eau bouillante et on y ajoute un excès de tartrate droit de potassium et de sodium. Le refroidissement fait cristalliser du tartrate droit de cinchonidine. Au bout de vingt-quatre heures, on ajoute 1 ou 2 gouttes d'ammoniaque à l'eau-mère, qui ne doit pas être troublée, si le sulfate était pur.

Pharmacologie. — Le sulfate de cinchonidine est un fébrifuge plus antithermique peut-être que le sulfate de quinine. On lui reproche d'avoir une action variable et de produire souvent des effets toxiques, lorsqu'il est employé aux doses nécessaires. On peut le donner en poudre ou en solution alcoolique. On y a rarement recours et cependant M. de Brun conclut de ses expériences, qu'il est aussi efficace que le sulfate de quinine, contre l'impaludisme.

§ 3. SULFATE BASIQUE DE CINCHONINE.

$$SO^4H^2(C^{19}H^{22}Az^2O)^2 + 2H^2O = 722$$

Préparation. — On délaie la cinchonine pure dans de l'eau bouillante et on y ajoute de l'acide sulfurique, jusqu'à réaction légèrement acide. La solution, lentement évaporée dans une étuve, fournit des cristaux de sulfate de cinchonine.

Propriétés physiques et chimiques. — Le sulfate basique de cinchonine cristallise en petits prismes orthorhombiques, durs et transparents. Il est soluble dans 65,5 p. d'eau froide, dans 14 p. d'eau bouillante, dans 5,8 p. d'alcool à 80° froid, dans 4,5 p. du même alcool bouillant, dans 60 p. de chloroforme et dans 11,5 p. d'alcool absolu. Il est insoluble dans l'éther. Ses solutions ne sont pas fluorescentes.

Chauffé à 100°, il se déshydrate et devient phosphorescent; vers 120° il se décompose, en donnant une matière résineuse d'un beau rouge. L'action prolongée de la chaleur, à 130°, le transforme en sulfate de cinchonicine (*Pasteur*). Quand on le dissout dans 1 vol. d'acide sulfurique, il fournit un sulfate neutre, comme le sulfate de quinine. Il contient 81,44 p. 100 de cinchonine et 4,99 p. 100 d'eau.

Pharmacologie. — Le sulfate basique de cinchonine est un fébrifuge inférieur au sulfate de quinine, au point de vue de la rapidité de ses effets; son action est certaine, mais lente; en outre, il est plus toxique que le sel de quinine. Aussi, malgré les efforts de ses défenseurs, est-il à peu près complètement effacé par ce dernier.

ANTISEPTOL. — M. Jorgensen a signalé, en 1826, trois combinaisons cristallisables de l'iode avec le sulfate de cinchonine (*iodosulfates*). A l'une d'elles M. Yvon a donné le nom d'antiseptol; il la prépare comme il suit :

On dissout 25 grammes de sulfate de cinchonine dans 2000 grammes d'eau. Dans le liquide on verse, en ayant soin de ne pas précipiter tout le sel de cinchonine, une solution composée de :

Iode..	10 gr.
Iodure de potassium.............................	10
Eau..	1000

On recueille sur un filtre l'iodosulfate de cinchonine qui s'est déposé, on le lave jusqu'à ce qu'il ne cède plus d'iode et on le sèche à l'air libre.

L'antiseptol contient 50 p. 100 d'iode; il est brun, pulvérulent; on peut le faire cristalliser, mais ce n'est pas utile pour l'usage médical. Insoluble dans l'eau, il se dissout dans le chloroforme. C'est un succédané efficace de l'iodoforme, dépourvu de l'odeur désagréable de ce médicament et facile à préparer.

§ 4. SULFATE D'ÉSÉRINE.

Préparation. — La préparation de ce sulfate consiste à dissoudre l'ésérine dans l'éther officinal et à y verser, goutte à goutte, de l'acide sulfurique au dixième, jusqu'à ce qu'il ne précipite plus de sulfate d'ésérine, le mélange éthéré restant neutre au tournesol. On jette sur un filtre le sel déposé, on le sèche à l'air libre et on le met dans un flacon bouché (*Codex*).

Propriétés physiques et chimiques. — Le sulfate d'ésérine ainsi obtenu est amorphe. Il est très déliquescent, aussi est-il difficile de le faire cristalliser. Ses solutions prennent rapidement une teinte rouge, au contact de l'air, en s'oxydant.

Pharmacologie. — Le sulfate d'ésérine remplit les mêmes indications médicales que l'ésérine. On ne doit préparer ses solutions qu'au moment du besoin, en raison de leur altérabilité.

§ 5. SULFATE DE MORPHINE.

$$SO^4H^2(C^{17}H^{19}AzO^3)^2 + 5H^2O = 758.$$

Préparation. — Pour préparer ce sel, on pulvérise de la morphine, on la délaie dans un peu d'eau chaude et on la dissout dans la plus petite quantité possible d'acide sulfurique pur et dilué. La liqueur, abandonnée dans un lieu frais, après concentration, fournit des cristaux de sulfate de morphine (*Codex*).

Propriétés physiques et chimiques. — Le sulfate de morphine est en prismes incolores, très déliés, solubles dans 32 p. d'eau froide, peu solubles dans l'alcool. Il devient anhydre, quand on le chauffe à 130°. Il contient 75,2 p. 100 de morphine et 11,87 p. 100 d'eau.

Traité par l'acide sulfurique dilué et par le bioxyde de plomb, il donne naissance à une substance brune, amorphe, soluble dans l'eau et dans l'alcool, nommée *morphétine* (*Marchand*).

Pharmacologie. — Ce sel est presque autant employé que le chlorhydrate de morphine. Il possède la même action physiologique que celui-ci et il peut le remplacer, à poids à peu près égal, dans tous les médicaments. Doses : 1 à 3 centigrammes en une fois : 10 centigrammes par jour.

§ 6. SULFATE BASIQUE DE QUINIDINE.

$$SO^4H^2(C^{20}H^{24}Az^2O^2)^2 + 2H^2O = 782.$$

Préparation. — Pour obtenir le sulfate basique de quinidine, on dissout cet alcali dans de l'acide sulfurique dilué et l'on fait cristalliser.

Propriétés physiques et chimiques. — Le sulfate basique de quinidine cristallise en longs prismes incolores, non efflorescents, solubles dans 110 p. d'eau froide, dans beaucoup moins d'eau et d'alcool bouillants, et dans 19,5 p. de chloroforme. Ses solutions sont dextrogyres et fluorescentes. Il contient 82,86 p. 100 de quinidine et 4,60 p. 100 d'eau.

Essai. — Pour vérifier sa pureté, on en dissout 1 gramme dans 100 gr. d'eau, à la température de 60°; on y ajoute 1 gramme d'iodure de potassium et on laisse refroidir : il se dépose de l'iodhydrate de quinidine. L'eau-mère n'est pas troublée par l'ammoniaque, si le sel est pur.

Pharmacologie. — Le sulfate de quinidine semble avoir la même valeur que le sulfate de quinine, en tant que fébrifuge. Il a sur celui-ci l'avantage d'être plus soluble et de ne pas provoquer de narcotisme aussi prononcé. On le donne aux mêmes doses que le sel de quinine.

§ 7. SULFATES DE QUININE.

Il existe deux combinaisons de la quinine avec l'acide sulfurique, anciennement désignées sous les dénominations de *sulfate neutre* et de *sulfate acide de quinine*. D'après les travaux de Ad. Wurtz, la quinine étant diacide, il faut regarder le premier de ces sels comme un *sulfate basique* et le second comme un *sulfate neutre*.

A. SULFATE BASIQUE DE QUININE
$$SO^4H^2(C^{20}H^{24}Az^2O^2)^2 + 7H^2O = 872.$$
Sulfate de quinine officinal.

Préparation. — 1° On prépare le sulfate de quinine, en traitant le quinquina jaune par l'acide chlorhydrique, pour en extraire la quinine, qu'on précipite par la chaux et qu'on dissout ensuite dans l'acide sulfurique affaibli :

Quinquina calisaya concassé.........................	1000 gr.
Acide chlorhydrique officinal.......................	60
Eau...	12000
Chaux vive..	100

On fait bouillir, pendant une demi-heure, le quinquina avec le tiers de l'eau et de l'acide ; ou décante, puis on fait subir au résidu deux autres décoctions, en employant le reste de l'acide et de l'eau.

Après avoir réuni les décoctions, on y ajoute la chaux délayée dans 6 fois son poids d'eau : la quinine est précipitée avec l'excès de chaux. On recueille le dépôt sur une toile, on le lave à l'eau froide, on le comprime et on fait sécher à l'étuve, à une température modérée.

Le produit pulvérisé, est épuisé par de l'alcool à 90° bouillant. La solution alcoolique, filtrée, est débarrassée de toute trace d'alcool, par distillation. Le résidu est alors délayé dans 500 grammes d'eau distillée, porté à l'ébullition et saturé par de l'acide sulfurique au dixième, jusqu'à dissolution complète des alcalis.

On ajoute alors à la liqueur 20 grammes de noir animal lavé ; on maintient au bain-marie pendant une demi-heure et on filtre. Le liquide bouillant doit être neutralisé par l'ammoniaque, de telle sorte qu'il présente une réaction très faiblement acide, et abandonné au refroidissement : le sulfate de quinine cristallise.

Pour le purifier, on le dissout dans 30 fois son poids d'eau bouillante et on le fait cristalliser, à plusieurs reprises, jusqu'à ce qu'il soit bien blanc. On achève en le séchant à l'étuve, à la température de 36° au plus (*Codex*).

Dans cette opération, le quinate de quinine contenu dans le quinquina est décomposé par l'acide chlorhydrique, qui s'unit à la quinine; la chaux précipite ensuite la quinine de cette combinaison et l'acide sulfurique s'empare enfin de l'alcaloïde, pour en former un sulfate.

2° On isole directement la quinine, en faisant avec du quinquina pulvérisé, de la chaux éteinte et de l'eau, une pâte qu'on sèche et qu'on lessive à l'alcool bouillant.

On distille pour retirer l'alcool, puis on sature le résidu par l'acide sulfurique dilué. On obtient du sulfate de quinine presque blanc, qu'on purifie par une nouvelle cristallisation.

Purification. — Lorsque le sulfate de quinine est surchargé de sulfate de cinchonine ou de cinchonidine, on peut le purifier d'une manière presque complète, en le faisant cristalliser de nouveau et en recueillant le sel qui se dépose au-dessus de 50°. Un tel sulfate retient moins de 2 p. 100 d'impuretés, les sels de cinchonine et de cinchonidine cristallisent principalement entre 25° et 35° (*L. Prunier*).

Propriétés physiques et chimiques. — Le sulfate basique de quinine pur cristallise en aiguilles dures, brillantes, ressemblant à celles des sulfates de sodium et de magnésium. Mélangé, même faiblement, de sulfate de cinchonidine, il affecte la forme d'aiguilles longues et déliées, d'un toucher cotonneux tout à fait caractéristique, d'une densité 2 à 4 fois plus faible que celle du sulfate pur, facilement fusibles au-dessus de 100°, appartenant au système unoblique. Il se dissout dans 581 p. d'eau à 15°, dans 30 p. d'eau bouillante, dans 80 p. d'alcool à 80° froid, dans 60 p. d'alcool absolu et dans 36 p. de glycérine pure. Il est insoluble dans l'éther et dans le chloroforme. Ses dissolutions dans les acides étendus sont lévogyres et fluorescentes; elles ont un reflet bleu intense, atténué ou même annulé par l'acide chlorhydrique et par les chlorures solubles.

Quand on l'expose à l'air, il s'effleurit et perd 5 molécules d'eau de cristallisation (10.32 p. 100). A 100° il devient complètement anhydre (*Cowney*). Aussi faut-il le sécher à basse température, pour ne pas l'altérer. Il devient lumineux, lorsqu'on le chauffe à 100°; au-dessus de cette température, il se décompose. Il contient 74.31 p. 100 de quinine, 11.24 d'acide sulfurique et 14,45 d'eau.

Traité par l'acide sulfurique et le bioxyde de plomb, il donne de la *quinéléine*. Quand on verse, goutte à goutte, une solution alcoolique d'iode dans une solution chaude de sulfate de quinine, on obtient, après refroidissement, des lames larges et minces, incolores par transparence et vertes par réflexion, qui constituent le *sulfate d'iodoquinine* ou *hérapathite*. Ces lames ont la propriété de polariser la lumière (*Herapath*).

Essai. — La fraude mélange souvent au sulfate de quinine des *sulfates de cinchonidine*, de *quinidine* ou de *calcium*, de la *salicine*, du *sucre*, de la *mannite*, de la *fécule*, de l'*acide borique* ou *stéarique*, un *excès d'eau*. Sans qu'il y ait falsification, les quinquinas qui servent aujourd'hui à sa préparation y introduisent du *sulfate de cinchonidine*, dans une proportion qui peut atteindre parfois jusqu'à 20 p. 100.

1° Un gramme de sulfate de quinine officinal, séché à 100°, doit laisser 0^{gr},85 de résidu, s'il ne contient pas d'eau excédante.

2° Il est entièrement combustible (*matières minérales fixes*). Il n'est pas sensiblement coloré par l'acide sulfurique pur et concentré (*matières organiques, matières sucrées, glucosides*). Il se dissout complètement dans cet acide dilué (*acides gras, amidon*), ainsi que dans un mélange de 5 p. d'alcool à 95° et de 10 p. de chloroforme, en volumes (*sels minéraux*). Sa solution aqueuse ne précipite pas le nitrate d'argent (*chlorures*). Chauffée avec de la soude caustique, elle ne dégage aucune vapeur bleuissant le papier rouge de tournesol (*sels ammoniacaux*).

3° Le sulfate de quinine officinal ne doit contenir aucun des autres alcalis du quinquina, notamment de la cinchonidine. A cet égard, il doit satisfaire à l'essai suivant, dont le principe appartient à Kerner et qui permet, en outre, de reconnaître dans ce sel la présence de toute autre substance plus soluble.

Dans un tube bouché, on met 2 grammes de sulfate de quinine et 20 c. c. d'eau distillée ; on agite vivement et on maintient le tube dans de l'eau à 60°, pendant une demi-heure, en renouvelant fréquemment l'agitation. On laisse ensuite refroidir complètement à l'air, puis dans l'eau à + 15°, où le tube demeure 30 minutes et subit de nouvelles agitations. Le liquide est alors versé sur un petit filtre Berzélius et sert aux deux essais suivants :

a. 5 c. c. de liqueur claire et 7 c. c. d'ammoniaque à 0,96 sont introduits dans un tube, en évitant leur mélange; on bouche le tube et on le renverse doucement. Le mélange doit être limpide, immédiatement ou en peu de temps, et il doit rester tel pendant plus de vingt-quatre heures. Un trouble persistant ou des cristaux indiquent la présence d'une proportion inacceptable d'alcalis autres que la quinine (1).

b. 5. c. c. de la solution faite à + 15°, évaporés à 100° dans une capsule tarée, ne doivent pas laisser plus de 15 milligrammes de résidu (*Codex*).

Pour augmenter la précision de l'essai du sulfate de quinine par le procédé Kerner, M. L. Prunier conseille les précautions suivantes :

Ramener la pesée initiale au sel anhydre, en tenant compte du dosage de l'eau ;

Dissoudre totalement le sulfate anhydre dans 35 fois son poids d'eau, à l'ébullition et dans une fiole tarée, de manière à obtenir à la fin de l'opération une solution rigoureusement dosée. Une ou deux minutes d'ébullition et 3 p. d'eau doivent suffire à la dissolution du produit commercial, qui n'est jamais pur (35 p. d'eau pour le sel anhydre correspondent à 30 p. pour le sel hydraté); la filtration est rapide et n'a pas besoin de l'intervention d'un aspirateur;

Plonger un thermomètre dans le liquide filtrant, dont la température ne doit pas varier de plus d'un demi-degré, pendant l'opération;

(1) Le sulfate de quinine pur, mais trop effleuri, peut être supposé impur après cet essai ; mais ce sel, plus riche en alcaloïde, n'a plus la composition du sulfate officinal. Il est indispensable, dans ce cas, de tenir compte, dans la prise d'essai, de l'eau disparue.

L'ammoniaque destinée à redissoudre les alcalis devant être versée sans interruption, mettre, dans trois flacons différents, 5 centimètres cubes de liquide filtré à 15° ; ajouter au premier ce qu'il faut d'ammoniaque (D = 0,96) pour qu'il reste une trace de précipité non dissous ; verser dans le deuxième un demi-centimètre cube d'ammoniaque de plus que dans le premier, dans le troisième un demi-centimètre cube de plus que dans le second et noter, comme résultat, celui du flacon où le mélange s'éclaircit en moins d'un quart d'heure et reste limpide.

Effectué dans ces conditions, l'essai n'est pas encore très rigoureux ; il admet une tolérance de 2 à 3 p. 100 de sels d'alcaloïdes autres que la quinine.

D'autres méthodes ont été indiquées pour apprécier la pureté du sulfate de quinine. M. de Vrij a proposé de précipiter l'alcaloïde à l'état de chromate, de filtrer et d'ajouter un peu de soude à la solution, qui se trouble instantanément ou après refroidissement, dans le cas où elle renferme de la cinchonidine.

M. Schæfer élimine la quinine au moyen de l'oxalate neutre de potassium, qui ne précipite pas complètement la cinchonidine. La solution, filtrée, se trouble encore par la soude caustique (*cinchonidine*).

M. Paul se borne à faire cristalliser trois à cinq fois 5 grammes du sulfate à essayer, à évaporer les eaux-mères, à dissoudre le résidu dans l'acide sulfurique, à précipiter la cinchonidine par l'ammoniaque, en présence de l'éther, et à peser l'ensemble des cristaux. Ce procédé est moins simple que celui du Codex et ne donne pas de résultats plus exacts.

B. Sulfate neutre de quinine.

$$SO^4H^2.C^{20}H^{24}Az^2O^2 + 7H^2O = 548.$$

Préparation. — On obtient le sulfate neutre de quinine, en combinant 1 mol. de sulfate basique de cet alcaloïde avec 1 mol. d'acide sulfurique étendu d'eau :

Sulfate de quinine officinal........................	100 gr.
Acide sulfurique dilué...........................	120
Eau..	Q. S.

On fait dissoudre le sulfate de quinine dans l'acide sulfurique préalablement étendu d'eau. On concentre la liqueur au bain-marie, jusqu'à cristallisation, et on laisse refroidir dans un endroit frais (*Codex*).

Propriétés physiques et chimiques. — Le sulfate neutre de quinine cristallise en prismes orthorhombiques déliés ou quelquefois volumineux, lorsqu'ils ont été formés par évaporation spontanée. Il est efflorescent, à la température ordinaire. Il se dissout dans 11 p. d'eau à 15°, dans 8 p. d'eau à 22° et dans 32 p. d'alcool. Il fond à 100°, dans son eau de cristallisation, et il présente une réaction acide. A 135°, il est converti en sulfate de quinicine. La radiation solaire directe produit la même altération. Il contient 59, 12 p. 100 de quinine et 22,99 p. 100 d'eau.

Pharmacologie. — Le *sulfate neutre*, généralement appelé sulfate
.acide, n'est pas assez fréquemment utilisé. Plus soluble que le sulfate
basique, il est aussi plus amer, et il agit plus vite et sans doute plus efficacement que lui. Il est particulièrement commode pour les injections
hypodermiques.

Le *sulfate de quinine basique* est celui qu'on emploie le plus en pharmacie. Il est vénéneux à haute dose ; mais, à doses ménagées, c'est un
tonique précieux et le plus puissant des antipériodiques. On l'administre
tantôt en poudre, tantôt en pilules, en sirop, en lavement ou en potion;
on en fait encore des pommades, des glycérés et des injections hypodermiques. Pour ces diverses préparations, on le prend soit en nature, soit
dissous dans l'acide sulfurique dilué. Dans ce dernier cas, il est à l'état de
sulfate neutre.

On a souvent critiqué la prescription du sulfate de quinine sous forme
de pilules, en se basant sur la résistance que ce genre de médicaments
offre à la désagrégation, dàns les voies digestives. Le reproche ne laisse
pas que d'être fondé, lorsqu'il s'applique à des pilules recouvertes d'une
enveloppe protectrice insoluble et, surtout, lorsque l'excipient de la
masse pilulaire prend, en se desséchant, une grande dureté ; il n'a plus
autant de valeur, quand on a soin de ne pas argenter les pilules et de
choisir leur excipient de manière à leur conserver une consistance molle
(V. *Pilules*). Il est certain cependant que, pour obtenir une action très
rapide, il faut employer la solution de sulfate neutre de quinine. Quand on
administre le sulfate basique, à l'état pulvérulent, on peut faciliter son
absorption au moyen de breuvages acides. L'infusé de café sert fréquemment à masquer sa saveur amère, d'après le conseil de Desvouves ; cet
avantage, qu'il doit probablement à l'action de l'acide cafétannique sur
le sulfate de quinine, a peut-être un revers dans la moindre solubilité
du tannate de quinine ; il est néanmoins très apprécié. Le lait atténue également d'une manière sensible, l'amertume de la quinine. Le
glycyrrhizate d'ammonium et la saccharine la font disparaître complètement.

Le sulfate de quinine est antifermentescible; il ne s'oppose pas entièrement à la production des bactéries, dans les liqueurs animales, mais il y
supprime radicalement la végétation des moisissures (*Crace Calvert*). Ce
fait, rapproché de l'influence des marais, sur le développement des fièvres
intermittentes et de l'efficacité du sulfate de quinine dans le traitement de
ces maladies, a fait attribuer à un microgerme végétal la cause des
fièvres palustres.

M. Grimaux a préparé un *chlorhydro-sulfate*, un *bromhydro-sulfate* et
un *iodhydro-sulfate* de quinine et les *phosphates* correspondants. Le chlorhydro-sulfate $SO^4H^2.2HCl$ $(C^{20}H^{24}Az^2O^2)3H^2O$ est pour lui une espèce
chimique.

Il est cristallisable et soluble dans son poids d'eau froide, ce qui en rend
l'usage commode pour les injections hypodermiques.

M. Georges pense que, si c'est une combinaison définie, il suffit de l'eau froide ou d'un mélange d'alcool et d'éther pour le dédoubler en sulfate et en chlorhydrate neutre de quinine.

SIROP DE SULFATE DE QUININE.

	gr.
Sulfate de quinine	0.50
Acide sulfurique au dixième	0.50
Eau distillée	4.00
Sirop de sucre préparé à froid	95.00

20 gr. de ce sirop contiennent 10 centigr. de sulfate de quinine (*Codex*).

PILULES DE SULFATE DE QUININE.

Sulfate de quinine	1 gr.
Miel blanc	Q. S.

Divisez en 10 pilules, que vous argenterez. Chaque pilule contient 10 centigr. de sulfate de quinine.

§ 8. SULFATE DE SPARTÉINE.
$$SO^4H^2(C^{15}H^{26}Az^2)+5H^2O=422.$$

Préparation. — Elle consiste à dissoudre la spartéine dans de l'acide sulfurique dilué, puis à concentrer la solution pour la faire cristalliser.

Propriétés physiques et chimiques. — Le sulfate de spartéine cristallise dans l'eau, tantôt anhydre, tantôt hydraté par 3,5 ou 8 molécules d'eau.

Le sel officinal est celui qui contient 5 molécules d'eau. Il est cristallisé en rhomboèdres incolores, solubles dans 2 fois leur poids d'eau et dans 5 fois leur poids d'alcool à 90°, insolubles dans l'éther. Le soluté aqueux est lévogyre ($\alpha_j = -21°, 6$) et très amer.

Chauffé à 110°, le sulfate de spartéine perd 21 p. 100 d'eau. Desséché, il fond à 138°.

Pharmacologie. — Ce médicament est préféré, comme cardiaque, à la spartéine, dont il a cependant toute l'énergie.

§ 9. SULFATE NEUTRE DE STRYCHNINE.
$$SO^4H^2 (C^{21}H^{22}Az^2O^2)^2+5H^2O=856.$$

Préparation. — Le sulfate de strychnine est obtenu par saturation de l'acide sulfurique au moyen de l'alcaloïde :

Strychnine	10 gr.
Eau distillée	25
Alcool à 90°	50

La strychnine est pulvérisée, chauffée avec l'eau, jusqu'à l'ébullition, et dissoute par de l'acide sulfurique dilué (12^{gr},5 environ), la liqueur demeurant neutre au tournesol. On évapore à siccité, au bain-marie; on dissout le résidu dans l'alcool chauffé légèrement et on laisse refroidir, dans un vase fermé. Le sulfate cristallise. On peut en obtenir encore par la concentration des eaux-mères (*Codex*).

Propriétés physiques et chimiques. — Le sulfate de strychnine cristallisé dans l'alcool est en fins cristaux aiguillés, très amers, solubles dans moins de 10 p. d'eau froide, et dans 75 p. d'alcool à 90°. Il se dissout dans 2 p. des mêmes liquides bouillants. Il contient 78,04 p. 100 de strychnine et 10,51 d'eau. Il subit la fusion aqueuse, quand on le chauffe, et il se déshydrate ; devenu anhydre, il reprend l'état solide. L'acide sulfurique le transforme en sel acide SO^4H^2. $C^{21}H^{22}Az^2O^2$.

Cristallisé dans l'eau, il est plus aqueux $(7H^2O)$ et ses cristaux sont plus volumineux que lorsqu'il s'est déposé d'un liquide alcoolique.

Pharmacologie. — Le sulfate de strychnine peut remplir toutes les indications médicales de la strychnine, à laquelle il est préféré parce qu'il est plus soluble. On le prescrit habituellement sous forme de pilules ou de sirop. Le sulfate officinal est celui qui a cristallisé dans l'alcool.

SIROP DE SULFATE DE STRYCHNINE.

	gr.
Sulfate de strychnine cristallisé.	0.05
Eau distillée................	4.00
Sirop de sucre préparé à froid...	196.00

On dissout le sulfate dans l'eau distillée et on mélange la solution avec le sirop de sucre. 20 gr. de ce sirop contiennent 5 milligr. de sulfate de strychnine (*Codex*).

XIV. — TANNATES.

§ 1. TANNATE DE PELLETIÉRINE.

Préparation. — Pour obtenir le tannate de pelletiérine, on fait d'abord un sulfate de cette base, que l'on décompose ensuite par le tannin :

Écorce sèche de racine de grenadier...............	1000 gr.
Chaux vive...	60
Chloroforme rectifié du commerce..................	375
Soude caustique liquide à 1,332..................	10

Avec la chaux, on fait un lait épais, que l'on verse sur l'écorce concassée. La masse est introduite dans une allonge et lessivée avec de l'eau distillée, jusqu'à ce qu'on ait 2 litres de liquide. Celui-ci est aussitôt agité avec 540 p. de chloroforme. On isole le chloroforme, on y ajoute 60 grammes d'eau distillée, puis assez d'acide sulfurique pour que le mélange ait une réaction légèrement acide : les alcalis du grenadier se dissolvent dans l'eau à l'état de sulfates. On ajoute alors du bicarbonate de sodium en poudre, jusqu'à refus de dissolution : deux alcaloïdes non tænifuges se précipitent et retournent au chloroforme, par agitation. On enlève ce dissolvant, on le remplace par 125 de chloroforme pur, on verse dans le mélange la soude caustique et on agite vivement : la pelletiérine et l'isopelletiérine se dissolvent dans le chloroforme. On les enlève à ce liquide avec de l'eau aiguisée d'un excès d'acide sulfurique, et on fait cristalliser le mélange de leurs sulfates, en abandonnant la solution sous une cloche de verre, auprès d'un vase contenant de l'acide sulfurique concentré.

Pour transformer ce sulfate en tannate mixte correspondant, on le dissout dans l'eau distillée, on y ajoute 3^{gr},28 de tannin dissous, pour chaque gramme de sulfate employé, puis on neutralise exactement par l'ammoniaque. Le précipité formé est jeté sur un filtre, lavé jusqu'à ce que l'eau de lavage ne trouble plus l'azotate de baryum et séché à l'étuve, à basse température (*Codex*).

Propriétés physiques et chimiques. — Le tannate mixte de pelletiérine et d'isopelletiérine est amorphe, un peu coloré, peu soluble dans l'eau. Il se dissout facilement dans les acides.

Pharmacologie. — On l'administre en remplacement du sulfate mixte, mais à dose beaucoup plus élevée. A cet effet, on le divise dans 50 fois son poids d'eau et on y ajoute, goutte à goutte, une solution d'acide tartrique, jusqu'à dissolution complète.

§ 2. TANNATE DE QUININE.

Préparé pour la première fois par Pelletier et Caventou (1821).

Préparation. — *Procédé de J. Regnauld.* — Pour obtenir du tannate de quinine de composition constante, il faut verser, dans une solution d'acétate de quinine, assez de tannin pour redissoudre entièrement le précipité formé tout d'abord. On sature ensuite exactement, par le bicarbonate de sodium, les acides tannique et acétique libres dans la solution. Le tannate de quinine se dépose alors ; on le sèche à l'air libre, puis on le lave avec soin et on le sèche de nouveau *(Codex).*

Propriétés physiques et chimiques. — Le tannate de quinine est amorphe, jaunâtre, insoluble dans l'eau, l'éther et le chloroforme, soluble dans l'alcool et dans la glycérine. Les acides organiques le dissolvent facilement ; les acides minéraux ne le dissolvent pas du tout. Sous l'influence de l'eau, il se dédouble en acide tannique et en tannate plus basique ; l'acide, devenu libre, dissout alors une partie du tannate d'autant plus forte, que la température de l'eau est plus élevée. Il n'éprouve aucune altération de la part de l'air. La chaleur le décompose facilement. Il contient 20,6 p. 100 de quinine *(J. Regnauld).*

Pharmacologie. — Le tannate de quinine a été introduit par Barreswill, dans la matière médicale, en 1852, et successivement vanté, puis abandonné. On a contesté récemment encore son efficacité. Son absorption par la voie stomacale est pourtant certaine, seulement elle est lente. Ce médicament est très généralement prescrit en nature et quelquefois en pilules. Il a pour avantages d'être presque insipide et de ne pas produire l'ivresse quinique. Son plus grand défaut est de contenir trois fois et demie moins de quinine que le sulfate basique, aussi en donne-t-on jusqu'à 2 grammes et plus, en 24 heures.

XV. — TARTRATES.

§ 1. TARTRATE D'ANTIMOINE ET DE POTASSIUM.

$$C^4H^4O^6(SbO)K+H^2O \begin{bmatrix} CO^2K - CH - CHOH - CO^2H + H^2O \\ | \\ O - Sb = O \end{bmatrix} = 341,1.$$

Émétique, tartre stibié.

Découvert au XVIIe siècle, par Adrien de Mynsicht.

Préparation. — *Procédé de Soubeiran.* — La préparation de l'émétique consiste à unir l'oxyde d'antimoine au tartrate acide de potassium. On commence par préparer l'oxyde d'antimoine comme il suit :

Protochlorure d'antimoine solide....................	100 gr.
Sesquicarbonate d'ammonium......................	80
Eau distillée.............................	1000

Le carbonate étant dissous dans l'eau, à une douce chaleur, on y ajoute le chlorure d'antimoine et on fait bouillir pendant une demi-heure environ, en remplaçant l'eau qui se vaporise. Lorsque l'effervescence est terminée, on laisse déposer, on lave l'oxyde d'antimoine, par décantation, et on le sèche. On prend alors :

Bitartrate de potassium pulvérisé..............	100 gr.
Oxyde d'antimoine par voie humide................	75
Eau distillée.........................:	700

On fait avec le bitartrate de potassium, l'oxyde d'antimoine et de l'eau bouillante une pâte liquide, qu'on laisse réagir pendant vingt-quatre heures. On ajoute le reste de l'eau et on fait bouillir pendant une heure, en ayant soin de remplacer l'eau à mesure qu'elle s'évapore. On filtre et on concentre la liqueur à 1,21. L'émétique cristallise par le refroidissement.

Les eaux-mères donnent de nouveaux cristaux, par évaporation (*Codex*).

Propriétés physiques et chimiques. — L'émétique cristallise en octaèdres rhomboïdaux transparents, solubles dans 14 p. d'eau froide et dans un peu moins de 2 p. d'eau bouillante; l'alcool précipite la solution. Il est efflorescent et il dévie le plan de polarisation à droite : $\alpha_D = +156°,2$.

La chaleur le décompose : à 100°, il perd son eau de cristallisation ; à 200°, il perd encore 1 molécule d'eau et il devient $C^4H^2O^6SbK$; au rouge, il fournit un alliage d'antimoine et de potassium, qui s'enflamme au contact de l'eau et de l'air humide.

C'est le type d'un groupe de composés auxquels on a donné le nom générique d'*émétiques* et dans lesquels, ainsi que l'ont démontré MM. Jung-fleisch et P. Adam, un sel acide de l'acide tartrique s'unit à un oxyde métallique faisant fonction d'acide, qui éthérifie un de ses chaînons alcooliques. Ce sont des *sels éthers* et non des sels doubles.

Essai. — L'émétique est rarement fraudé; mais il peut contenir de l'*arsenic*. En outre, il est souvent nécessaire de constater son identité. On atteint ce double résultat au moyen des réactions suivantes :

La solution d'émétique donne, avec les *acides sulfurique, chlorhydrique* et *azotique*, des précipités *blancs*, solubles dans un excès de réactif.

Le *tannin* et l'*infusé de noix de galle* y forment un précipité *blanc* floconneux.

Les *alcalis* et les *carbonates alcalins* la troublent, lorsqu'elle est concentrée.

L'*hydrogène sulfuré* la colore en rouge, l'addition d'un acide en précipite un sulfure *orangé*, soluble dans les acides, dans les alcalis et dans les carbonates alcalins.

Quand on y mélange une solution de *chlorure mercurique*, il se dépose du *calomel*.

Pour rechercher l'*arsenic*, on dissout 2 grammes d'émétique pulvérisé dans 4 grammes d'acide chlorhydrique d'une densité de 1,124 et l'on place la liqueur dans un vase à col étroit, pouvant contenir, en outre, 30 grammes d'acide. D'un autre côté, on sature par du gaz sulfhydrique un poids donné d'acide chlorhydrique, auquel on mélange ensuite un poids moitié plus faible d'acide chlorhydrique pur. On ajoute 30 grammes de cet acide à la solution d'émétique et l'on agite, après avoir bouché le flacon. Il se produit un précipité coloré, qui doit disparaître; s'il n'en est pas ainsi, c'est qu'il y a trop d'hydrogène sulfuré dans le mélange; il faut alors ajouter à la liqueur suffisamment d'acide chlorhydrique pour qu'elle devienne claire. A ce moment, le liquide est incolore, si l'émétique est pur, tandis qu'il est jaune et qu'il abandonne, après quelques heures, un dépôt jaune de sulfure d'arsenic, dans le cas où l'émétique est arsenical (*Stromeyer*).

Pharmacologie. — Le tartre stibié est un médicament énergique et souvent prescrit en qualité de vomitif et de contro-stimulant. On l'administre à l'intérieur, en poudre, en pilules ou en solution dans l'eau (*eau bénite*), dans une potion ou dans du vin de Malaga (*vin émétique*). Il est toxique à dose un peu élevée. L'agent le plus propre à combattre son action vénéneuse est le tannin de la noix de galle; le tannin du quinquina ne peut la neutraliser qu'incomplètement; ceux du ratanhia, du thé, du café et des autres substances astringentes n'ont sur elle qu'une influence très faible, presque nulle.

Appliqué sur la peau, le tartre stibié est irritant et même escharotique. Il cautérise de la même manière que l'acide arsénieux; c'est-à-dire qu'il supprime la vie des cellules où il pénètre. La *pommade d'Autenrieth* et l'*emplâtre de poix de Bourgogne stibié* lui doivent leurs propriétés irritantes.

EAU BÉNITE DE LA CHARITÉ	POMMADE STIBIÉE.
gr.	(*Pommade d'Autenrieth*).
Tartre stibié................ 0.30	Émétique prophyrisé........ 1 gr.
Eau........................ 240.00	Axonge benzoïnée........... 30
	(*Codex.*)

§ 2. TARTRATE BORICO-POTASSIQUE.

$$C^4H^4O^6(BoO)K \left[\begin{array}{c} CO^2K - CH - CHOH - CO^2H \\ | \\ O - Bo = O \end{array} \right] = 214,1$$

Crème de tartre soluble.

Découvert en 1464, par Lassonne.

Préparation. — 1° On obtient ce tartrate en dissolvant l'acide borique dans la crème de tartre :

Bitartrate de potassium pulvérisé.................	100 gr.
Acide borique cristallisé.........................	25
Eau..	250

On met le tout dans une bassine d'argent, on porte à l'ébullition et on évapore, jusqu'à ce que le mélange soit réduit en une masse très épaisse. On a soin d'agiter constamment et de ménager le feu à la fin de l'opération. Le produit est divisé sur des assiettes et séché à l'étuve, à 40 ou 50° (*Codex*).

L'acide borique s'unit difficilement à la crème de tartre ; il faut, pour le combiner, un contact prolongé avec l'eau bouillante. Il y a toujours perte d'un peu d'acide borique, entraîné par la vapeur de l'eau, pendant la concentration.

2° *Procédé de la Calle.* — Ce procédé consiste à faire, de toutes pièces, du tartrate acide de potassium, auquel on combine aussitôt l'acide borique :

Bicarbonate de potassium	100 gr.
Acide tartrique	100
— borique	50
Eau	600

On fait dissoudre à chaud le bicarbonate, on y ajoute peu à peu 75 gr. d'acide tartrique et, quand il est dissous, l'acide borique. Celui-ci se dissout également ; on met alors dans la liqueur le reste de l'acide tartrique, puis on termine l'opération comme dans le procédé du Codex..

Regnault conseille ce procédé, qui donne un produit très soluble et très pur et qui exige moins de temps que le premier.

Propriétés physiques et chimiques. — Le tartrate borico-potassique est blanc, amorphe, très soluble dans l'eau et doué d'une saveur très acide. Au point de vue chimique, il est regardé comme un émétique, c'est-à-dire comme un sel-éther.

Soubeiran a constaté qu'il éprouve parfois une modification moléculaire, qui le rend peu soluble dans l'eau. On remédie à cet inconvénient en faisant dissoudre le sel à nouveau et en évaporant la solution.

Essai. — Le tartrate borico-potassique est l'objet des mêmes falsifications que la crème de tartre. On vérifie sa pureté comme on le fait pour ce dernier sel.

Pharmacologie. — La crème de tartre soluble est un purgatif doux (15 à 30 gr.) ou un diurétique (5 à 15 gr.) dont le seul inconvénient est une acidité désagréable. Elle sert à préparer des tisanes laxatives et c'est un des éléments de la *poudre cornachine* ou *de tribus*.

§ 3. TARTRATE FERRICO-AMMONIQUE

$$C^4H^4O^6(FeO)AzH^4 + 2H^2O \left[\begin{array}{c} CO^2AzH^4 - CH - CHOH - CO^2H + 2H^2O \\ O - Fe = O \end{array} \right] = 274.$$

Tartrate de fer et d'ammonium.

Préparation. — L'opération consiste à dissoudre du peroxyde de fer hydraté dans une solution d'acide tartrique, avec le concours de l'ammoniaque :

Solution officinale de perchlorure de fer, D = 1,26...	625 gr.
Acide tartrique pulvérisé	150

On traite d'abord le perchlorure de fer par de l'ammoniaque, pour faire du peroxyde de fer hydraté, qu'on lave soigneusement. Le précipité lavé est chauffé au bain-marie, avec l'acide tartrique. Lorsque le mélange est ocreux, on y ajoute assez d'ammoniaque pour le rendre limpide. On le concentre ensuite à consistance sirupeuse, sans dépasser là température de 60°, puis on l'étend avec un pinceau sur des plaques de verre, que l'on expose à une douce chaleur à l'étuve (*Codex*).

Propriétés physiques et chimiques. — Le tartrate ferrico-ammonique est sous forme d'écailles brunes, transparentes, très solubles dans l'eau. Il est hygrométrique et facilement décomposé par la chaleur. Sa saveur est faiblement ferrugineuse.

Pharmacologie. — Le tartrate ferrico-ammonique est employé en solution aqueuse. On doit le conserver en flacons bien bouchés, en raison de la facilité avec laquelle il absorbe l'humidité de l'air. Ses solutions ne peuvent être préparées très longtemps à l'avance ; elles sont promptement envahies par les moisissures. Les bases solubles y mettent de l'ammoniaque en liberté.

§ 4. TARTRATE DE FER ET DE POTASSIUM.

$$C^4H^4O^6\ (FeO)\ K \left[\begin{array}{c} CO^2K - CH - CHOH - CO^2H \\ | \\ O - Fe = O. \end{array} \right] = 259, 1$$

Tartrate ferrico-potassique.

Préparation. — 1° Ce tartrate double s'obtient en combinant l'oxyde ferrique au tartrate acide de potassium :

Bitartrate de potassium pulvérisé.................. 100 gr.
Peroxyde de fer hydraté........................... Q. S.

L'hydrate ferrique étant obtenu sous forme d'une gelée humide, on détermine la quantité d'eau qu'il renferme, en en desséchant 10 gr. On met ensuite dans une capsule de porcelaine la quantité de cet hydrate, qui correspond à 43 gr. d'oxyde sec, et on y ajoute la crème de tartre pulvérisée. On fait digérer le tout, pendant deux heures, à 60° ; on filtre et on distribue la liqueur en couches minces sur des assiettes, qu'on place dans une étuve chauffée à 40° ou 50°. On détache le sel, quand il est sec, et on le conserve dans des flacons bien bouchés.

Pour l'obtenir sous forme d'écailles, on étend à l'aide d'un pinceau une solution sirupeuse de ce sel sur des plaques de verre, que l'on dispose dans une étuve modérément chauffée (*Codex*),

2° Le sel préparé par le procédé du Codex ne conserve pas longtemps une solubilité complète. Pour avoir un produit plus stable, M. Yvon conseille de dissoudre l'oxyde ferrique directement dans l'acide tartrique et d'ajouter au tartrate de fer ainsi formé un léger excès de carbonate acide de potassium. Lorsque la solution présente une réaction faiblement alcaline, elle donne un tartrate double d'une solubilité permanente.

Propriétés physiques et chimiques. — Le tartrate ferrico-potassique est amorphe, en écailles rouges, transparentes, d'une saveur faiblement métallique. Lorsqu'il n'a pas été trop chauffé, il est soluble en toutes proportions dans l'eau. Il ne se dissout pas dans l'alcool. A 120°, il se décompose en abandonnant de l'eau et de l'acide carbonique. On ne peut faire bouillir sa solution sans en précipiter du tartrate ferreux. Par sa composition chimique, le tartrate ferrico-potassique rentre dans le groupe des émétiques.

Pharmacologie. — Le tartrate ferrico-potassique est un ferrugineux très anciennement employé, dont le peu de saveur rend l'usage facile. C'est l'élément principal des médicaments connus depuis longtemps sous les dénominations de *teinture de Mars tartarisée, extrait de Mars, boules de Mars* ou *de Nancy, tartre martial soluble* et *tartre chalybé.* On le donne en pilules ou en tablettes et en solution dans l'eau ou dans un sirop, rarement dans du vin. Sa solution dans l'eau gazeuse, proposée comme boisson par Mialhe et adoptée par Trousseau, est d'un fréquent usage.

Pour assurer sa solubilité, Béral conseille de mélanger à sa solution un petit excès d'ammoniaque, avant de l'évaporer. Le sel ainsi préparé est d'une nuance plus foncée et d'une solubilité parfaite; mais il dégage de l'ammoniaque en présence des alcalis, auxquels par conséquent il ne faut jamais l'associer.

TARTRATE DE POTASSIUM ET DE FER EFFERVESCENT.

Acide citrique.................	40 gr.
Bicarbonate de sodium........	50
Tartrate ferrico-potassique....	10

Pulvérisez séparément les substances, mélangez et chauffez le produit à 100°, dans un vase plat à large surface, en le remuant continuellement, jusqu'à ce qu'il prenne la forme granulaire. Séparez, au moyen d'un tamis, des granules de grosseur convenable et uniforme, que vous enfermerez dans des flacons bien fermés (*Soc. de ph. de Paris*).

On prépare de la même manière et aux mêmes doses tous les *sels effervescents.*

SIROP DE TARTRATE FERRICO-POTASSIQUE.

Tartrate ferrico-potassique...	25 gr.
Eau distillée.................	25
Sirop de sucre prép. à froid.	950

20 grammes de ce sirop contiennent 50 centigr. de tartrate ferrico-potassique correspondant à 10 centigr. de fer.

On prépare de même le sirop de *tartrate de fer ammoniacal* (Codex.)

§ 5. TARTRATES DE POTASSIUM.

Il existe deux tartrates de potassium, l'un neutre, l'autre acide. Tous deux sont des médicaments.

A. TARTRATE NEUTRE DE POTASSIUM.

$$C^4H^4O^6K^2 [CO^2K — CHOH — CHOH — CO^2K] = 226, 2.$$

Préparation. — On prépare le tartrate neutre de potassium en saturant le tartrate acide par le carbonate de potassium :

Bitartrate de potassium........................	1000 gr.
Eau distillée...................................	4000

On porte le mélange à l'ébullition, dans une bassine d'argent, et on y ajoute du carbonate de potassium par petites portions, jusqu'à ce qu'il ne produise plus d'effervescence et que la liqueur soit devenue neutre au papier de tournesol. On filtre, puis on évapore le liquide, jusqu'à ce qu'il marque 1, 45 au densimètre ; on abandonne ensuite à cristallisation, dans une étuve.

Propriétés physiques et chimiques. — Le tartrate neutre de potassium cristallise, difficilement, en prismes rhomboïdaux obliques, courts, solubles dans 4 fois leur poids d'eau froide et en toutes proportions dans l'eau bouillante, peu solubles dans l'alcool. Sa saveur est amère et désagréable. Il est neutre au tournesol.

Les acides et le brome lui enlèvent la moitié de sa base et précipitent du tartrate acide de potassium.

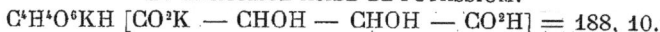

Essai. — Ce sel contient quelquefois des *carbonates*, des *sulfates*, ou des *chlorures alcalins*, plus rarement du *cuivre* ou du *plomb*.

Exempt de *carbonates*, il ne fait point effervescence avec les acides.

Pour y retrouver les *sulfates* et les *chlorures*, on en précipite l'acide tartrique à l'état de bitartrate, au moyen de l'acide azotique, et on essaie la solution filtrée avec le chlorure de baryum et l'azotate d'argent, qui fournissent des précipités blancs, en présence de ces sels.

La même liqueur donne un précipité noir avec l'hydrogène sulfuré, si elle contient du *plomb* ou du *cuivre*.

B. TARTRATE ACIDE DE POTASSIUM.
$$C^4H^4O^6KH \ [CO^2K - CHOH - CHOH - CO^2H] = 188, 10.$$
Crème de tartre, bitartrate de potassium.

Préparation. — Le tartrate acide de potassium se dépose spontanément du vin récemment préparé. Il est alors coloré en jaune ou en rouge. On le purifie en le faisant cristalliser à plusieurs reprises, après décoloration au moyen de l'argile ou du charbon animal.

Propriétés physiques et chimiques. — La crème de tartre cristallise en prismes rhomboïdaux droits, durs, acides, solubles dans 250 p. d'eau froide et dans 15 p. d'eau bouillante, insolubles dans l'alcool et dextrogyres : $\alpha_D = +22°, 61$.

Elle est inaltérable à l'air. Lorsqu'on la calcine, elle répand l'odeur de sucre brûlé et donne un résidu noir, formé de carbonate de potassium et de charbon. Elle dissout les oxydes métalliques, en formant des sels doubles et des émétiques.

Essai. — La crème de tartre contient presque toujours du *tartrate de calcium* en proportion insignifiante.

La fraude y mélange parfois du *sable*, des *sulfates* et des *chlorures alcalins*.

Pour reconnaître ces substances, on traite le tartrate par une très petite quantité d'eau froide, qui dissout les sels étrangers presque exclusivement, et on essaie la liqueur aux réactifs.

La présence du *sable* est accusée par l'eau bouillante, qui ne le dissout pas, celle de la *chaux* par l'oxalate d'ammonium, celle des *sulfates* et des *chlorures* par le chlorure de baryum et le nitrate d'argent, avec lesquels ils forment des précipités blancs, faciles à caractériser.

Pharmacologie. — Le *tartrate neutre* de potassium est purgatif, à la dose de 15 grammes et au-dessus ; à dose plus faible, il est simplement diurétique. Lorsqu'il pénètre dans le sang, il se transforme en bicarbonate de potassium.

Le *tartrate acide* est également purgatif. Il fait partie du *Thé de Saint-Germain*, de plusieurs poudres dentifrices, et il sert à préparer la plupart des tartrates neutres. Sa saveur, très acide, empêche de l'employer seul.

Lorsqu'on a besoin de tartrate acide de potassium très *divisé*, pour la préparation des poudres dentifrices ou pour tout autre usage, on en obtient rapidement par la méthode que voici : On dissout un poids quelconque d'acide tartrique dans 3 fois son poids d'eau distillée, on filtre la solution et on la partage en deux parties égales. L'une des parties est exactement neutralisée par une solution concentrée de carbonate neutre de potassium pur et filtrée, s'il est nécessaire. On y verse alors la solution acide mise en réserve et on agite : le tartrate acide de potassium se dépose aussitôt en cristaux excessivement ténus, qu'on recueille sur un filtre ou sur une toile serrée. On le sèche à l'étuve (*C. Méhu*).

POUDRE DENTIFRICE ACIDE.

	gr.
Bitartrate de potass. porph.....	200.00
Sucre de lait porphyrisé........	200.00
Carmin n° 40.............	0.40
Essence de menthe poivrée....	1.00

On divise avec soin le carmin avec une partie du sucre de lait; on ajoute le reste du sucre et la crème de tartre et, après avoir aromatisé le mélange avec l'essence de menthe, on le conserve à l'abri de la lumière, dans un vase bouché (*Codex*).

§ 6. TARTRATE DE POTASSIUM ET DE SODIUM.

$$C^4H^4O^6KNa + 4H^2O \; [CO^2K — CHOH — CHOH — CO^2Na + 4H^2O] = 282,1$$

Sel de Seignette, sel de la Rochelle.

Découvert par Seignette, en 1772.

Préparation. — On prépare ce sel en saturant la crème de tartre par du carbonate de sodium :

Tartrate acide de potassium pulvérisé...............	100 gr.
Carbonate de sodium pulvérisé.....................	75
Eau distillée....................................	350

On met dans une bassine d'argent l'eau et la crème de tartre, on fait bouillir et on ajoute le carbonate par petites parties et en agitant, jusqu'à ce qu'il n'y ait plus d'effervescence. On filtre, on évapore et, quand la liqueur marque 1,38 au densimètre, on laisse cristalliser par refroidissement. Les eaux-mères fournissent de nouveaux cristaux (*Codex*).

Propriétés physiques et chimiques. — Le tartrate de potassium et de sodium cristallise en prismes rhomboïdaux droits, à huit pans, solubles dans 2,5 p. d'eau froide, insolubles dans l'alcool. Il est légèrement efflorescent et d'une saveur très peu prononcée.

Pharmacologie. — Le sel de Seignette est un purgatif analogue aux autres tartrates alcalins. Il fait la base de la poudre gazogène laxative des anglais.

POUDRE GAZOGÈNE LAXATIVE.
Seidlitz Powders.
Bicarbonate de sodium pulvérisé. 2 gr.
Tartrate de potassium et de sodium
    pulvérisé.................. .... 6·
Mêlez (pour une dose, papier bleu).
Acide tartrique pulvérisé........ 2
Pour une dose (papier blanc).

On fait dissoudre l'acide tartrique dans un verre d'eau rempli au tiers de sa capacité; on y jette le contenu du paquet bleu et on boit aussitôt.

Le liquide qui en résulte est neutre, lorsque tout l'acide carbonique est éliminé (*Codex*).

XVI. — VALÉRIANATES.

Valérates.

§ 1. VALÉRIANATE D'AMMONIUM.

$$C^5H^9O^2(AzH^4) \left[\begin{matrix} CH^3 \\ CH^3 \end{matrix} \right\rangle CH — CH^2 — CO^2AzH^4 \right] = 119.$$

Isovalérate d'ammonium.

Préparation. — On prépare le valérianate d'ammonium en saturant l'acide valérianique par le gaz ammoniac.

On dispose, sous une cloche tubulée, une soucoupe dans laquelle on a versé de l'acide valérianique, puis on fait arriver par la tubulure un courant de gaz ammoniac *sec*. Il se forme du valérianate neutre d'ammonium (*Codex*).

Propriétés physiques et chimiques. — Le valérianate d'ammonium cristallise en prismes à 4 pans, incolores, déliquescents, d'une saveur douce et sucrée. Leur odeur rappelle celle de la valériane. Projeté sur l'eau, il est aussitôt animé d'un mouvement giratoire, qui ne cesse qu'au moment où il se dissout. Il est très soluble dans l'alcool et facilement décomposé par la chaleur et par les acides. Il perd spontanément une partie de son ammoniaque et alors il devient acide.

Pharmacologie. — Le valérianate d'ammonium est un stimulant diffusible, dont l'activité ne semble pas considérable et qui n'est pas vénéneux (*Vulpian*). Il est converti en carbonate d'ammonium, dans l'économie (*Rabuteau*). On le prescrit en pilules ou en solution dans une potion.

La réputation de ce médicament a été faite par un produit complexe imaginé par *Pierlot* et que Perrens a conseillé de préparer comme il suit:

Eau distillée.................................... 4.75 gr.
Acide valérianique............................... 15
Carbonate d'ammoniaque......................... 15 à 20
Extrait alcoolique de valériane................. 10

On délaie l'acide dans 300 grammes d'eau, on sature le mélange avec le sel ammoniacal, projeté par fragments, et dès que le liquide n'est plus acide on le filtre. On y ajoute l'extrait dissous dans le reste de l'eau et on complète avec de l'eau distillée le poids de 500 grammes.

§ 2. VALÉRIANATE D'ATROPINE.

$$C^5H^{10}O^2.C^{17}H^{23}AzO^3+H^2O\left[\begin{smallmatrix}CH^3\\CH^3\end{smallmatrix}\right> CH-CH^2-CO^2H(C^{17}H^{23}AzO^3)+H^2O\right]=409.$$

Isovalérate d'atropine.

Préparation. — *Procédé de Callman.* — On dissout de l'acide valérianique dans l'éther, on y ajoute la quantité d'atropine nécessaire pour saturer la solution et on laisse évaporer l'éther spontanément (*Codex*).

Propriétés physiques et chimiques. — Le valérianate d'atropine cristallise en petites aiguilles blanches, fusibles à 32°, très solubles dans l'eau, un peu moins solubles dans l'alcool et dans l'éther.

Pharmacologie. — L'action physiologique du valérianate d'atropine ne diffère pas de celle de l'atropine libre. Ce médicament pourrait donc sans inconvénient disparaître de la nomenclature officielle. Quand on veut s'en servir, on peut lui donner les formes pharmaceutiques adoptées pour les autres valérianates.

§ 3. VALÉRIANATE DE QUININE.

$$C^5H^{10}O^3.C^{20}H^{24}Az^2O^2\left[\begin{smallmatrix}CH^3\\CH^3\end{smallmatrix}\right> CH - CH^2 - CO^2H(C^{20}H^{24}Az^2O^2)\right]=426.$$

Isovalérate de quinine.

Préparé pour la première fois par le prince Lucien Bonaparte.

Préparation. — 1° On sature, par un léger excès d'acide valérianique, une solution alcoolique et concentrée d'hydrate de quinine. On ajoute à la liqueur 2 fois son volume d'eau et on laisse évaporer spontanément, dans une étuve dont la température ne dépasse pas 50° (*Codex*).

2° On peut obtenir le valérianate de quinine par la double décomposition du valérianate de potassium par le sulfate de quinine.

On prend un poids de potasse caustique proportionnel à la quantité de sulfate de quinine à transformer. On le dissout dans l'alcool faible, on neutralise la liqueur avec l'acide valérianique et, après avoir ajouté le sulfate de quinine, on agite fortement le tout. La réaction est presque instantanée : il se dépose du sulfate de potassium et le valérianate de quinine reste dissous. La liqueur étant filtrée fournit le sel de quinine, par évaporation à l'étuve (*Lalieu*).

Propriétés physiques et chimiques. — Le valérianate de quinine cristallise en prismes hexagonaux, anhydres, souvent agrégés en masses soyeuses. Il se dissout dans 110 p. d'eau froide, dans 40 p. d'eau bouillante, dans 6 p. d'alcool à 80° froid, et dans 1 p. du même alcool bouillant. Son odeur est forte et valérianique ; sa saveur est amère. Il contient 76,06 p. 100 de quinine.

Pharmacologie. — On lui attribue les propriétés antipériodiques de la quinine, et les propriétés antispasmodiques de l'acide valérianique. Il est fréquemment usité, soit en poudre, soit en pilules.

M. Sochaczewski a obtenu un *valérate d'antipyrine et de quinine* cristallisé en longues aiguilles incolores, solubles dans l'eau et dans l'alcool, auquel il attribue des propriétés antinévralgiques très marquées.

§ 4. VALÉRIANATE DE ZINC.

$$(C^5H^9O^2)^2Zn + 6H^2O \left[\left(\begin{matrix} CH^3 \\ CH^3 \end{matrix} \right\rangle CH - CH^2 - CO^2)^2 Zn + 6H^2O \right] = 483.$$

Isovalérate de zinc.

Préparation. — Pour obtenir ce sel, on combine l'hydrocarbonate de zinc à l'acide valérianique.

On ajoute à l'acide 30 à 40 fois son volume d'eau distillée ; on y mêle peu à peu de l'hydrocarbonate de zinc bien lavé et encore humide, jusqu'à ce qu'il y en ait un léger excès. On chauffe doucement dans un ballon et, lorsque le carbonate refuse de se dissoudre, on filtre la liqueur chaude et on la laisse évaporer spontanément dans une étuve (*Codex*).

Propriétés physiques et chimiques. — Le valérianate de zinc affecte la forme de paillettes nacrées, que l'eau mouille difficilement. Il se dissout dans 50 p. d'eau froide, dans 5 p. d'eau bouillante et dans 18 p. d'alcool froid. Il est insoluble dans l'éther. Son odeur est celle de l'acide valérianique.

Quand on soumet sa dissolution à une ébullition prolongée, il est décomposé en valérianate basique, qui se précipite, et en valérianate acide, qui reste dissous. Porté à la température de 250°, il donne un liquide huileux, qui devient solide et qui paraît être du valérianate de zinc anhydre.

Essai. — La fraude a quelquefois remplacé le valérianate de zinc par le *butyrate de zinc*.

Pour reconnaître cette substitution, on distille 2 ou 3 grammes du sel à essayer avec un léger excès d'acide sulfurique faible. On ajoute au produit condensé un peu d'acétate cuivrique dissous, qui précipite l'*acide butyrique* et ne précipite pas l'acide valérianique. En outre, si l'on agite la liqueur et qu'elle ne contienne que de l'acide valérianique, il se dépose des gouttelettes huileuses, qui se changent, par hydratation, en valérianate de cuivre d'un bleu verdâtre (*Laroque et Huraut*).

Pharmacologie. — Le valérianate de zinc est un antispasmodique dont l'efficacité n'est pas complètement démontrée. On l'administre généralement en pilules, en potion et sous forme de cachets, aux doses de $0^{gr},10$ à 1 gramme et même plus, par jour.

CHAPITRE X

IV. — ALCOOLS ET DÉRIVÉS.

Caractères généraux. — On appelle *alcools* des corps neutres dérivés des hydrocarbures saturés, par substitution de 1 ou plusieurs hydroxyles à autant d'hydrogènes de leur molécule, et dont le caractère fondamental est de donner, avec les acides, des composés également neutres, nommés *éthers*. Ils se comportent, par conséquent, comme les hydrates métalliques.

Suivant le degré de la substitution on les divise en *alcools mono, bi, tri, tétra, penta* ou *hexatomiques*.

Les *alcools monoatomiques* (alcools monovalents ou monobasiques, monols, carbinols) sont *primaires* quand l'hydroxyle est attaché à un carbone terminal ; *secondaires*, quand il est soudé à un carbone intermédiaire à deux autres ; *tertiaires*, s'il est dépendant d'un carbone lié à trois autres.

Ex. : Alcool butylique primaire : CH^3—CH^2—CH^2—CH^2OH ; — Alcool butylique secondaire : CH^3—CH^2—$CHOH$—CH^3 ; — Alcool butylique tertiaire : $\genfrac{}{}{0pt}{}{CH^3}{CH^3}{\Large\rangle}COH$—$CH^3$.

Les *alcools monoatomiques primaires* sont des liquides très mobiles et très solubles dans l'eau, lorsque leur poids moléculaire est peu élevé (*alcools méthylique, éthylique, propylique*...). Leur viscosité augmente avec ce poids moléculaire ; en même temps, ils deviennent peu solubles dans l'eau (*alcool amylique*...) ; puis insolubles (*alcool caprylique*...) ; mais les premiers restent encore solubles dans l'alcool éthylique, tandis que les autres sont fort peu solubles dans ce liquide (*alcools éthalique* et *mélissique*).

La volatilité de ces alcools décroît proportionnellement à l'élévation de leur poids moléculaire. Chaque addition de CH^2 à leur formule élève de 19°, en moyenne, leur point d'ébullition.

Traités par un corps oxydant, ils perdent de l'hydrogène et se convertissent en *aldéhydes* contenant le même nombre d'atomes de carbone qu'eux-mêmes.

Une oxydation plus profonde fixe sur eux de l'oxygène et en fait des *acides monobasiques*, sans diminution du nombre des atomes de carbone.

Ils s'unissent à eux-mêmes pour former des anhydrides, nommés *éthers mixtes* ou *éthers oxydes*, et aux aldéhydes en constituant les *acétals*.

Les corps avides d'eau les changent en *carbures d'hydrogène.*

L'ammoniaque s'y combine en donnant naissance à des *alcalis* (amines).

Les *alcools secondaires* donnent, par oxydation, *une cétone* d'abord, puis *deux acides* dont les carbones forment une somme égale au total des carbones de l'alcool.

Les *alcools tertiaires* ne forment, par oxydation, ni aldéhydes, ni cétones, ni acides ayant même nombre d'atomes de carbone qu'eux-mêmes.

Les *alcools polyatomiques* connus sont *généralement* solubles dans l'eau, moins solubles ou insolubles dans l'alcool et dans l'éther. Sous l'influence des agents d'oxydation, chacun d'eux donne naissance à plusieurs *aldéhydes*, et à plusieurs *acides*, dont l'un est *monobasique*, tandis que les autres sont *polybasiques*.

Ils engendrent avec les acides plusieurs *éthers;* avec l'ammoniaque plusieurs *alcalis*.

Les *alcools* proprement dits employés en pharmacie étant peu nombreux seront rangés en un seul groupe et par ordre alphabétique, quelle que soit leur atomicité. A leur suite seront placés les *sucres*, qui ont plusieurs fonctions alcooliques et souvent d'autres fonctions, puis les *hydrates de carbone*, produits naturels de condensation des sucres.

I. — ALCOOLS PROPREMENT DITS.

§ 1. ALCOOL AMYLIQUE TERTIAIRE.

$$C^5H^{11}.OH \left[\begin{array}{c} CH^3 \\ | \\ CH^3-C-CH^2-CH^3 \\ | \\ OH \end{array} \right] = 88.$$

Hydrate d'amylène, Diméthyléthylcarbinol.

Obtenu par Wurtz. Caractérisé comme alcool tertiaire par Wischnegradsky.

Préparation. — On fait tomber goutte à goutte de l'amylène dans de l'acide sulfurique étendu de la moitié de son volume d'eau et soigneusement refroidi. On dilue le mélange immédiatement, en continuant à refroidir, on sépare l'huile rassemblée à la surface, on sature l'acide sulfurique, on distille et on sèche le produit sur du carbonate de potassium.

Propriétés physiques et chimiques. — Liquide incolore, soluble dans 8 p. d'eau et dans l'alcool en toute proportion. Sa saveur est éthérée, un peu camphrée, fraîche à la bouche. Solide à 12°, il bout à 202°,5 (*Wischnegradsky*).

Les oxydants le convertissent en acide acétique, en acétone et en acide carbonique.

Pharmacologie. — Narcotique très actif, recommandé contre l'épilepsie. On l'administre en capsules, en potions, en lavements, en injections hypodermiques. Son point d'ébullition doit être exactement vérifié, car s'il est impur, il cause des nausées et même des accidents congestifs. L'un de ses avantages est de ne pas rendre l'haleine odorante. Son élimination a lieu à l'état d'*acide glycuronique*.

§ 2. ALCOOL ÉTHYLIQUE. $C^2H^6.OH[CH^3 — CH^2OH] = 46$.

Alcool, alcool ordinaire, alcool vinique, esprit de vin.

Les Arabes ont connu l'alcool retiré du vin par distillation. On ne fait cependant remonter sa découverte qu'au commencement du XVIe siècle et on l'attribue à un médecin de Montpellier nommé Arnaud de Villeneuve.

Préparation. — On prépare l'alcool, dans l'industrie, en distillant le vin ou les liquides fermentés qu'on produit avec du sucre ou une matière amylacée.
Cette opération donne de l'alcool à divers degrés, généralement impur.

Purification. — La purification qu'on doit faire subir à l'alcool avant de l'appliquer aux usages pharmaceutiques a pour but de le séparer des composés odorants qui l'accompagnent, ou de l'amener au titre de 95° ou de 100°.

1° ALCOOL RECTIFIÉ. — Pour le dépouiller des corps étrangers qui s'y trouvent dissous, on l'introduit avec un vingtième de son volume d'une huile végétale quelconque, dans le bain-marie d'un alambic, dont on ne remplit que les trois quarts au plus. On lute et on distille lentement.

On met de côté le premier et le dernier dixième, qui sont impurs, pour ne recueillir que les huit autres dixièmes.

2° ALCOOL A 95°. — On fait digérer pendant deux jours, à une douce chaleur et en agitant de temps en temps :

Alcool de vin à 85°.....................................	3000 gr.
Carbonate de potassium desséché..................	400

On distille à siccité, au bain-marie. Le produit marque ordinairement 95°, à la température de 15°.

Il a pour densité 0,816 à 15°, il bout à 79°,9. Il contient 7,57 p. 100 d'eau. Pur, il ne doit pas brunir quand on y mélange son volume d'acide sulfurique; son évaporation, au bain-marie, ne laisse ni résidu, ni produit odorant; l'azotate d'argent n'y produit aucune coloration et n'y forme aucun précipité.

ALCOOL ABSOLU. — Pour avoir de l'alcool à 100°, il faut ajouter à chaque litre d'alcool à 95°, 300 gr. de chaux vive, délitée dans un peu d'eau, puis calcinée dans un creuset de terre. Après 2 ou 3 jours de contact à l'étuve, on distille lentement au bain-marie. Obtenu par ce moyen, l'alcool retient souvent encore 1 ou 2 centièmes d'eau. De plus, cette opération comporte une perte sérieuse, résultant de la formation d'un composé fixe nommé *alcoolate de chaux*.

On réussit plus sûrement en distillant l'alcool à 95° avec de la baryte (200 gr. par litre), suivant le conseil de M. Berthelot.

Propriétés physiques et chimiques. — L'alcool est un liquide incolore, très mobile, dont l'odeur est vive et agréable. Sa densité est 0,795 à + 15°; celle de sa vapeur est 1,16. Il bout à 78°,4. Quand on le refroidit à — 80°, il devient visqueux ; il prend l'état solide à — 130°,5 (*Wroblewski* et *Olzewski*). Mêlé à la neige, il produit un abaissement de température de — 37°.

Il est soluble en toutes proportions dans l'eau et la dissolution se fait avec contraction de volume, bien qu'il y ait élévation de température. Le maximum de cette contraction a lieu, quand on mélange 52,3 volumes d'alcool et 47,7 volumes d'eau à + 15° ; on n'obtient que 96,35 volumes de mélange au lieu de 100. Les gaz dissous dans les deux liquides s'échappent aussitôt que le mélange est accompli; ils sont moins solubles dans la nouvelle liqueur.

L'alcool ne dissout pas les sels des acides minéraux oxygénés : carbonates, sulfates, phosphates, etc., à l'exception de quelques azotates. Il dissout, par contre, les composés binaires: chlorures, bromures, iodures, cyanures, ainsi que certains métalloïdes, les acides et les alcalis minéraux. Il dissout, mieux que l'eau, tous les gaz et, parmi les substances organiques: les essences, les corps gras, les résines, les acides organiques, les bases végétales et nombre de leurs combinaisons.

Une température de 500 à 600° le décompose en hydrogène, eau, oxyde de carbone, acide carbonique, formène, acétylène, benzène, etc. Lorsqu'il brûle, il forme de l'eau et de l'acide carbonique :

$$CH^3 - CH^2OH + 3O^2 = 2CO^2 + 3H^2O$$

A froid et au contact de l'air et des ferments, il est changé en *aldéhyde*, puis en *acide acétique* :

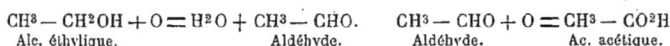

$$CH^3 - CH^2OH + O = H^2O + CH^3 - CHO. \qquad CH^3 - CHO + O = CH^3 - CO^2H$$
Alc. éthylique.   Aldéhyde.   Aldéhyde.   Ac. acétique.

Le chlore s'y combine, par substitution à l'hydrogène, en formant du *chloral* :

$$CH^3 - CH^2OH + 4Cl^2 = 5HCl + CCl^3 - CHO.$$
Alcool éthylique.   Chloral.

Le potassium l'attaque et donne de l'*éthylate de potassium*. La potasse et la soude font un *acétate alcalin*, à la température de 250° :

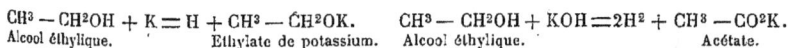

$$CH^3 - CH^2OH + K = H + CH^3 - CH^2OK. \qquad CH^3 - CH^2OH + KOH = 2H^2 + CH^3 - CO^2K.$$
Alcool éthylique.   Ethylate de potassium.   Alcool éthylique.   Acétate.

Le chlorure de zinc, les acides sulfurique et phosphorique le déshydratent, à 140°, et le convertissent en *oxyde d'éthyle* :

$$2CH^3 - CH^2OH = H^2O + C^2H^5 - O - C^2H^5.$$
Alcool éthylique.   Oxyde d'éthyle.

_ Les acides le changent en éthers composés :

$$CH^3 - CH^2OH + AzO^3H = H^2O + AzO^3C^2H^5.$$
Alcool éthylique.   Azotate d'éthyle.

A 180°, l'acide sulfurique concentré le déshydrate entièrement et le transforme en *éthylène :*

$$CH^3 - CH^2OH = H^2O + C^2H^4.$$
Alcool éthylique.   Éthylène.

L'alcool absolu masque plusieurs réactions chimiques : il empêche l'union de certains acides avec les bases et, en sa présence, les acides les plus énergiques ne peuvent rougir le tournesol.

Lorsqu'on y mélange une solution de soude caustique et une solution d'iodure de potassium iodé, jusqu'à légère coloration jaune persistante, et qu'on laisse le tout au repos pendant 12 heures, il se dépose un précipité jaune, cristallin d'*iodoforme*, caractéristique. La réaction est instantanée si on chauffe. L'aldéhyde, l'acétone et d'autres réducteurs la donnent aussi.

- Le *chlorure benzoïque* est également un réactif très sensible de l'alcool. Mis en présence d'eau froide ou tiède, contenant 1 centième et même 1 millième d'alcool, il donne naissance à de l'*éther benzoïque*, qui se rassemble dans l'excès du chlorure benzoïque. On le rend manifeste en chauffant une goutte de ce dernier avec une solution aqueuse de potasse, qui dissout presque aussitôt le chlorure acide et laisse percevoir l'odeur de l'éther benzoïque (*Berthelot*).

On peut encore reconnaître la présence de l'alcool, en ajoutant au liquide qui en contient, préalablemenent décoloré s'il y a lieu, un peu d'*azotate mercurique*. Le sel est bientôt en partie ramené à l'état de sel mercureux, qui donne, avec l'ammoniaque, un précipité *noir* caractéristique (*Jacquemart*).

Quelques gouttes d'un liquide alcoolique versées sur un mélange, légèrement chauffé, de 1 p. d'acide molybdique et 10 p. d'acide sulfurique concentré, produisent une coloration *bleue*, qui disparaît à l'air, par absorption d'humidité, pour reparaître quand on concentre le liquide (*E. Davy*).

Essai. — L'essai de l'alcool comporte l'appréciation de sa richesse en alcool absolu et la vérification de sa pureté.

A. *Pureté.* — Quelle que soit leur origine, les alcools du commerce contiennent : des *aldéhydes,* des *acides*, des *éthers*, des *homologues* de l'alcool éthylique, des *alcalis organiques*.

Celui qu'on extrait du vin est le plus agréable de tous, comme goût et comme parfum ; mais il est loin d'être irréprochable ainsi qu'on l'a supposé longtemps. Il est souillé des mêmes impuretés que l'alcool d'industrie ; souvent même il en est plus chargé, ce dernier subissant aujourd'hui une rectification minutieuse, qui l'amène à un état voisin de la pureté. La preuve en a été faite par M. Ordonneau, qui a dosé, dans 1 hectolitre d'eau-de-vie de Cognac :

	gr.
Aldéhyde acétique	3.60
Éther acétique	35.00
Acétal	Q. ind.
Alcool propylique normal	40.00
— butylique normal	218.00
— amylique	83.80
— hexylique	0.60
— heptylique	1.50
Éthers propionique, butyrique, caproïque, etc	3.00
Éther œnanthique, environ	4.00
Bases organiques	Q. ind.

Les alcools industriels contiennent les mêmes éléments étrangers, avec cette différence que le *furfurol* y est presque toujours associé aux aldéhydes des divers alcools et que l'alcool butylique normal y est remplacé par l'*alcool isobutylique*, auquel ils doivent leur odeur particulière (*Ordonneau*).

Lorsqu'il est pur, l'alcool éthylique présente une saveur franche, exempte d'âcreté ; évaporé dans la main, il ne laisse percevoir aucune odeur désagréable ; il reste limpide quand on y mélange de l'eau. Mais ces caractères ne suffisent pas pour établir avec certitude sa pureté ; il est nécessaire d'y rechercher, à l'aide des réactifs, la présence des homologues et des dérivés alcooliques déjà énumérés.

a. Aldéhydes. — 1° On porte à l'ébullition un mélange à volumes égaux d'alcool et de lessive de soude à 2 p. 100 : le mélange reste incolore, si le produit est pur ; dans le cas contraire, il devient d'un jaune d'autant plus foncé que l'alcool est plus chargé d'aldéhydes.

2° *Procédé Godefroy.* — On met dans un tube bouché 6 à 7 cc. d'alcool à essayer, *une seule* goutte de benzène *très pur* et on mélange. A ce liquide on ajoute 6 à 7 cc. d'acide sulfurique pur et on agite de nouveau. S'il y a des aldéhydes, il se manifeste aussitôt une teinte *jaune, brune* ou *noire*, suivant leur proportion.

3° On prépare d'abord une solution de fuchsine décolorée, de la manière suivante (*Gayon*) :

Solution aqueuse de fuchsine 1/1000	1000 cc.
Solution de bisulfite de sodium à 1,26	20
Acide chlorhydrique pur	20

On verse le bisulfite dans la solution de fuchsine ; au bout d'une heure environ, quand la décoloration est presque complète, on ajoute l'acide chlorhydrique. Si l'on opérait autrement, le réactif colorerait même l'alcool éthylique pur.

Pour faire un essai, on dilue l'alcool à 50° ; on en prend 2 cc. et on y mélange 1 cc. de réactif : le liquide est coloré, en quelques minutes, en *rose violacé* d'autant plus intense qu'il y a plus d'aldéhydes en présence.

4° *Acétate d'aniline.* — Dans un verre à pied on met 1 cc. d'aniline pure et incolore, qu'on sature avec 1 cc. d'acide acétique cristallisable. Sur le liquide on dépose, sans mélanger, 10 à 15 cc. d'alcool à vérifier : en peu d'instants il se produit au contact du réactif une belle coloration *rouge*, qui envahit peu à peu toute la masse, dans le cas où l'alcool contient du *furfurol*.

b. Alcools homologues (huiles essentielles, huiles de fusel.) — Parmi les méthodes qui permettent d'attester dans l'alcool éthylique la présence de ses homologues et même d'apprécier avec une approximation suffisante leur proportion, celle de *Rose* est la plus simple. Elle repose sur ce fait que le chloroforme, agité avec un mélange d'eau et d'alcool, augmente de volume, dans une mesure qui est fonction de la température et de la richesse alcoolique du produit.

On procède à l'essai de la manière suivante : Dans un tube bouché de forme particulière (fig. 109), on introduit 20 cc. de chloroforme, 100 cc. d'alcool à 30° (*Stutzer* et *Reitmayr*) et 1 cc. d'acide sulfurique à 1,286 de densité. On plonge le tube dans un vase renfermant de l'eau à 15°, jusqu'à équilibre de température ; on le retire, on l'agite vivement, puis on le replace dans le bassin d'eau. Lorsque le chloroforme est bien rassemblé, on lit exactement son volume sur la graduation tracée sur la partie rétrécie de l'appareil. Des tables dressées à cet effet indiquent, en *alcool amylique*, la quantité d'homologues contenue dans le produit analysé.

c. Bases organiques. — L'alcool exempt d'alcalis organiques ne doit être troublé par aucun réactif.

Ceux qui en tiennent en dissolution donnent les précipités suivants :

Chlorure mercurique : précipité *blanc*, floconneux, immédiat dans les solutions à 1/1000, très lent dans les solutions à 1/10000 ;

Iodomercurate de potassium : précipité *jaune*, d'abord floconneux, puis *cristallisé*, lorsqu'on ajoute 1 goutte d'acide chlorhydrique ;

Acide phosphomolybdique : précipité *jaune*, immédiat ;

Acide phosphotungstique : précipité *blanc*, immédiat.

Fig. 109.
Appareil de Rose.

Si l'on veut connaître la proportion approximative de ces bases, on acidule 1 litre d'alcool avec 20 grammes d'acide sulfurique pur, on distille et, lorsque le résidu s'est éclairci, on le chauffe au voisinage de l'ébullition pendant une heure, avec un globule de mercure, suivant le procédé de Kjeldahl. Le dosage, par distillation, de l'ammoniaque formée dans cette opération donne, par le calcul, le poids approximatif des bases dissoutes dans l'alcool.

d. On ne recherche pas habituellement la présence des autres dérivés (*acides, éthers*), qui ne sont pas nuisibles. Dans le cas où un alcool serait très acide, les réactifs colorés l'indiqueraient avec sûreté. Un dosage acidimétrique donnerait la proportion de l'acide dissous.

e. Eau. — La détermination du titre d'un alcool, au moyen de l'aréomètre, suffit à démontrer s'il est exempt d'eau. Dans le cas où l'on veut constater autrement la présence de ce liquide, on peut faire appel aux réactifs ci-après : l'*alcoolate de baryte* trouble immédiatement l'alcool aqueux ; le *sulfate de cuivre desséché* y devient *bleu* ; le *carbonate de potassium* s'y dissout en formant un liquide qui se sépare promptement de l'alcool ; etc.

B. *Titre de l'alcool. Alcoométrie.* — Le moyen le plus rapide et le plus sûr de déterminer la proportion d'alcool absolu contenu dans l'alcool d'un degré quelconque est de prendre la densité de ce dernier. On se sert, à cet effet, d'un aréomètre déjà décrit (*page* 45), sous le nom d'*alcoomètre centésimal* de Gay-Lussac. Cet instrument indique avec précision les *volumes* respectifs d'eau et d'alcool pur existant dans un alcool donné, lorsque l'essai est fait à la température de 15°. Mais si le liquide mis en expérience n'a point cette température, le degré aréométrique n'est plus exact ; il est trop fort au-dessus de 15°, trop faible au-dessous. Il doit subir une correction nécessaire, que l'on peut calculer au moyen de la formule de Francœur : $x = d \pm 0,4\, t$, dans laquelle x représente la richesse réelle en alcool, d le titre fourni par l'alcoomètre, t la température du liquide essayé. On se sert du signe $+$ quand t est au-dessous de 15°, et du signe — quand t est au-dessus.

Cette formule n'est à peu près exacte que pour les degrés moyens de l'alcoomètre ; elle est tout à fait fautive pour tous les autres. M. Lejeune propose de la remplacer par la suivante : $x = d \pm K\, t$; K étant le coefficient de correction et variant pour chaque degré.

Il vaut mieux se dispenser d'en faire usage et recourir aux tables dressées par Gay-Lussac, dans lesquelles sont inscrites les corrections à faire subir aux indications de l'alcoomètre. Voici une fraction de ces tables ; elle comprend les degrés de l'instrument et elle exprime les nombres qu'on doit y substituer, dans les limites de température des expériences les plus usuelles.

Tableau indiquant, pour les alcools les plus usités, le degré que doit marquer l'alcoomètre à des températures inférieures ou supérieures à + 15 degrés.

TEMPÉRATURE observée.	DEGRÉS CENTÉSIMAUX A LA TEMPÉRATURE DE + 15° CENTIGRADES (force réelle).							
	30°	40°	50°	60°	80°	85°	90°	95°
0	24.3	33.8	44.2	54.8	75.5	80.7	86.1	91.5
1	24.8	34.2	44.6	55.1	75.8	81.0	86.4	91.7
2	25.0	34.6	45.1	55.5	76.1	81.3	86.6	92.1
3	25.4	35.0	45.4	55.8	76.4	81.6	86.8	92.3
4	25.8	35.5	45.8	56.2	76.7	81.8	87.2	92.5
5	26.0	35.9	46.2	56.5	77.0	82.2	87.4	92.7
6	26.4	36.3	46.6	56.9	77.3	82.5	87.7	92.9
7	26.8	36.8	46.9	57.2	77.6	82.8	88.0	93.2
8	27.2	37.2	47.3	57.5	77.9	83.0	88.2	93.4
9	27.6	37.6	47.7	58.0	78.2	83.3	88.5	93.6
10	28.0	38.0	48.1	58.3	78.5	83.6	88.7	93.8
11	28.4	38.4	48.5	58.6	78.8	83.9	89.0	94.1
12	28.8	38.8	48.8	59.0	79.1	84.2	89.3	94.3
13	29.2	39.2	49.2	59.3	79.4	84.4	89.5	94.6
14	29.6	39.6	49.6	59.7	79.7	84.7	89.8	94.8
15	»	»	»	»	»	»	»	»
16	30.4	40.5	50.4	60.4	80.3	85.3	90.3	95.2
17	30.8	40.9	50.7	60.7	80.6	85.6	90.5	95.4
18	31.2	41.2	51.1	61.1	80.9	85.9	90.8	95.7
19	31.6	41.6	51.5	61.4	81.2	86.1	91.0	95.9
20	32.0	42.0	51.8	61.8	81.5	86.4	91.3	96.0
21	32.4	42.4	52.2	62.1	81.8	86.7	91.5	96.3
22	32.8	42.8	52.6	62.5	82.1	87.0	91.8	96.5
23	33.3	43.2	52.9	62.8	82.4	87.2	92.0	96.7
24	33.7	43.6	53.3	63.1	82.7	87.5	92.3	96.9
25	34.1	43.9	53.7	63.5	82.9	87.8	92.5	97.1
26	34.5	44.3	54.0	63.8	83.2	88.1	92.8	97.3
27	34.9	44.7	54.4	64.1	83.5	88.3	92.9	97.5
28	35.3	46.1	54.8	64.5	83.8	88.6	93.2	97.7
29	35.7	45.5	55.1	64.8	84.1	88.9	93.5	97.9
30	36.1	45.9	55.4	65.1	84.4	89.1	93.7	98.0

(colonne de gauche : DEGRÉS CENTÉSIMAUX marqués par l'alcoomètre aux températures observées (force apparente).)

Lorsqu'on veut transformer en poids les indications volumétriques de l'alcoomètre de Gay-Lussac, on est obligé d'effectuer un calcul. M. Lejeune a cherché à supprimer cette opération, en construisant un alcoomètre, dont les degrés expriment *en poids* la composition de l'alcool. Son instrument (fig. 110) est semblable, de forme, à celui de Gay-Lussac ; seulement il porte, en même temps que les graduations pondérale et volumétrique, les coefficients nécessaires pour corriger l'erreur relative à la température et désignés par K dans la formule $x = d \pm Kt$. Grâce à ces indications, on connaît en quelques instants et sans tables, la force réelle d'un alcool. De plus, elles permettent, au moyen de formules très simples, de calculer plus rapidement qu'on ne le fait avec l'alcoomètre centésimal les quantités d'eau ou d'alcool faible, qu'il faut prendre, pour abaisser dans une mesure déterminée le titre de l'alcool concentré. L'alcoomètre de M. Lejeune a sa place marquée dans le laboratoire du pharmacien.

Pharmacologie. — Les usages médicaux et pharmaceutiques de l'alcool sont pour ainsi dire sans nombre. C'est avec ce liquide qu'on prépare les teintures, les alcoolats, les éthers, les alcaloïdes et un grand nombre d'extraits, de sirops, de vins médicinaux, etc. A ces diverses opérations, on emploie de l'alcool de titres différents. La table suivante (page 462), dressée par Pfersdorff, permet de diluer, sans calcul préalable, l'alcool que l'on a sous la main, de manière à lui donner une richesse déterminée. Dans chaque carré le nombre supérieur indique, en poids, la quantité de l'alcool à diluer, le nombre inférieur la quantité d'eau nécessaire pour faire 1 kilogr. d'alcool au degré cherché. Par exemple, pour faire de l'alcool à 30°, avec de l'alcool à 85°, il faut prendre de celui-ci 322 grammes et 678 grammes d'eau ; le mélange donnera 1 kilogr. d'alcool à 30°.

A l'intérieur, on administre l'alcool faible (*eau-de-vie*), pur, ou dissous dans une potion ou dans tout autre liquide.

Suivant MM. Lallemand, Perrin et Duroy, il traverse, sans éprouver de modification chimique, le torrent circulatoire. Le plus grand nombre des expérimentateurs admet au contraire, avec Liebig, que l'alcool est brûlé dans l'économie et qu'il n'échappe partiellement à l'oxydation, qu'autant qu'il a été ingéré en proportion immodérée. Ce qu'il y a de certain, entre ces deux théories contradictoires, c'est qu'on retrouve facilement l'alcool à l'état pur, dans les produits de l'acte respiratoire et dans la plupart des sécrétions. Il est essentiel de ne pas oublier que ce médicament est vénéneux, à haute dose. Son antidote vulgaire est l'ammoniaque.

M. Jarochewski préfère la strychnine, dont le pouvoir neutralisant est beaucoup plus considérable, d'après ses expériences.

Appliqué comme topique, l'alcool est un excellent antiseptique ; de plus il est réfrigérant, irritant ou astringent, selon son degré de concentration. On l'emploie en lotion, en injection, en collutoire, en gargarisme, et même en fumigation.

Les éthylates alcalins ont été préconisés, par B.-W. Richardson, comme des caustiques puissants, dont cependant on peut régler l'action, de telle sorte que leur application sur la peau ou sur d'autres tissus ne soit pas douloureuse. Ces composés sont aussi des antiseptiques ; ils conservent même la substance nerveuse.

Fig. 110. — Pèse-alcool Lejeune.

Degrés de l'alcool à obtenir	100	95	92	90	86	85	80	75	70	65	60	56	55	50	45	40	35	30	25	20	15
							DEGRÉS DE L'ALCOOL A DILUER														
95	917/83																				
92	873/127	952/48																			
90	850/150	926/74	973/27																		
86	800/200	872/128	916/84	941/59																	
85	790/210	861/139	904/96	929/71	987/13																
80	730/270	796/204	836/164	858/142	912/88	924/76															
75	673/327	733/267	770/230	791/209	841/159	851/149	921/79														
70	620/380	676/324	710/290	729/271	775/225	784/216	849/151	921/79													
65	560/440	610/390	641/359	658/342	700/300	708/292	767/233	832/168	903/97												
60	510/490	556/444	584/416	600/400	637/363	670/330	698/302	757/243	822/178	910/90											
56	470/530	512/488	538/462	552/448	587/413	594/406	643/357	701/299	758/242	839/161	921/79										
55	460/540	501/499	526/474	541/459	575/425	562/418	630/370	683/317	741/259	821/179	901/99	978/22									
50	415/585	452/548	475/525	488/512	518/482	525/475	568/432	616/384	669/331	741/259	813/187	883/117	902/98								
45	380/620	414/586	435/565	447/553	475/525	481/519	520/480	564/436	612/388	678/322	745/255	808/192	826/174	915/85							
40	335/665	365/635	383/617	394/606	418/582	424/576	458/542	497/503	540/460	598/402	656/344	712/288	728/272	807/193	881/119						
35	290/710	316/684	332/668	344/659	362/638	366/634	397/603	430/570	467/533	517/483	569/431	617/383	630/370	698/302	763/237	865/135					
30	255/745	278/722	292/708	300/700	318/682	322/678	349/651	378/622	411/589	457/543	500/500	563/447	554/446	614/386	671/329	761/239	879/121				
25	225/775	245/755	257/743	264/736	281/719	284/716	308/692	334/666	362/638	401/599	441/559	478/522	489/511	542/458	592/408	671/329	775/225	882/118			
20	185/815	201/799	211/789	217/783	231/769	234/766	253/747	274/726	298/702	330/670	362/638	393/607	402/598	445/555	486/514	552/448	637/363	725/275	822/178		
15	150/850	163/837	171/829	176/824	187/813	182/811	205/795	222/778	241/759	267/733	294/706	319/681	326/674	361/639	394/606	447/553	517/483	588/412	666/334	810/190	
10	110/890	119/881	126/874	129/871	137/863	139/861	150/850	163/837	177/823	196/804	215/785	234/766	239/761	265/735	289/711	328/672	379/621	431/569	488/512	594/406	733/267

POTION DE TODD.

Eau-de-vie vieille	40 gr.
Sirop de sucre	30
Eau distillée	75
Teinture de cannelle	5

(Codex.)

POTION ALCOOLIQUE.

Alcool à 85	50 gr.
Eau	50
Sirop de sucre	30

(Gubler.)

§ 3. GLYCÉRINE $C^3H^5(OH)^3[CH^2OH — CHOH — CH^2OH]=92$.
Propanetriol.

Découverte, en 1779, par Scheele.

Préparation. — On retirait autrefois la glycérine des corps gras végétaux ou animaux en les saponifiant par un oxyde métallique (soude, chaux, litharge), en présence de l'eau. A ce procédé l'industrie a substitué les deux suivants :

1º On décompose les corps gras à l'aide de la vapeur d'eau surchauffée entre 288° et 315°; ce moyen est celui qui donne la glycérine la plus blanche et la plus pure.

2º On réalise la saponification en chauffant les graisses, à 150°, avec de l'acide sulfurique à 2 ou 3 p. 100.

Dans les deux cas, il y a dédoublement, par hydratation, des éthers qui constituen les corps gras et mise en liberté des acides et dè la glycérine :

$$C^3H^5(OC^{18}H^{33}O)^3 + 3H^2O = 3C^{18}H^{34}O^2 + CH^2OH - CHOH - CH^2OH$$
$$\text{Oléine} \qquad\qquad \text{Ac. oléique} \qquad \text{Glycérine}$$

On sépare les acides gras de l'eau qui les baigne et, par évaporation, celle-ci abandonne la glycérine qu'elle tenait dissoute.

Purification. — La glycérine du commerce est rarement pure. Elle renferme, le plus souvent, de petites quantités de *matières azotées*, d'*acides gras volatils* et de *substances grasses non saponifiées*.

Pour la purifier, on la dissout dans deux fois son volume d'eau et on y délaie le quart de son poids de litharge finement pulvérisée. On fait digérer le tout au bain-marie, pendant plusieurs jours, en agitant fréquemment. Pendant cette digestion, les acides et les matières azotées s'unissent à l'oxyde de plomb et la saponification des matières grasses est complétée.

On s'assure que la purification est terminée, en faisant passer un courant d'acide sulfhydrique dans un peu de liquide filtré, que l'on porte ensuite à l'ébullition. On traite alors la glycérine par l'éther ; elle ne doit rien céder à ce dissolvant.

Quand la pureté est absolue, on filtre tout le liquide et on le sursature par l'hydrogène sulfuré, afin de précipiter l'oxyde de plomb dissous. On filtre de nouveau, pour séparer le sulfure de plomb, puis on concentre à feu nu, jusqu'à ce qu'un thermomètre plongé dans le liquide marque 150° ou 160°. Si la glycérine est colorée, on la distille dans le vide (*Berthelot*).

Propriétés physiques et chimiques. — La glycérine est un alcool triatomique, liquide, sirupeux et cristallisable. Incolore et inodore à froid, elle offre une odeur particulière quand on la chauffe. Sa densité est 1,26 à +15°. Refroidie à — 40°, elle devient presque solide et ressemble à une gomme. Si on la maintient longtemps à 0°, elle cristallise en prismes orthorhombiques, fusibles à 20°. Elle est hygrométrique, insoluble dans l'éther, le chloroforme, les huiles fixes et les essences. Sa saveur est sucrée.

Elle bout à 290° (*Gerlach*) et commence à se décomposer aussitôt ; il se produit de la glycérine anhydre ou *diglycéride* $C^6H^{14}O^5[C^3H^7O^2 - O - C^3H^7O^2]$, de l'acroléine (*propénal*) C^3H^4O [$CH^2 - CH - COH$], etc. Elle forme, avec les acides, des éthers (*glycérides*), dont le nombre est considérable (*Berthelot*) : l'acide chlorhydrique fournit des *chlorhydrines*, l'acide acétique des *acétines*, l'acide butyrique des *butyrines*, etc. En sa qualité d'alcool triatomique, elle peut s'unir à 3 molécules d'acides monobasiques et à des quantités équivalentes d'acides polybasiques.

$$CH^2OH - CHOH - CH^2OH + 3HCl = 3H^2O + C^3H^5Cl^3.$$
$$\text{Glycérine} \qquad\qquad\qquad\qquad\qquad \text{Trichlorhydrine}$$

Les oxydants faibles la convertissent en *glycérose*, mélange d'*aldéhyde glycérique* (*propanediolal*) $CHO - CHOH - CH^2OH$ et d'*acétone glycérique* (*propanediolone*) $CH^2OH - CO - CH^2OH$. En continuant l'oxydation on obtient : l'*acide glycérique* (*propanedioloïque*) $CO^2H - CHOH - CH^2OH$ l'*acide tartronique* (*propanoldioïque*) $CO^2H - CHOH - CO^2H$ et l'*acide mésoxalique* (*propanonedioïque*) $CO^2H - CO - CO^2H$.

L'acide oxalique fait exception à la loi commune : il se décompose en présence de la glycérine (V. *Acide oxalique*).

Chauffée avec la potasse caustique, à 200°, elle donne de l'acétate et du formiate de potassium :

$$CH^2OH - CHOH - CH^2OH + 2KOH = CH^3 - CO^2K + H^2O + 2H^2 + H - CO^2K.$$

Glycérine   Acétate de potassium   Formiate de potassium

C'est un dissolvant dont le pouvoir est très étendu ; elle dissout les oxydes métalliques, les acides et les bases végétales, la fécule, le sucre, la gomme, un grand nombre de sels, quelques métalloïdes, etc. Le tableau ci-après, extrait de la thèse de M. Surun, sur la glycérine, indique le coefficient de solubilité, dans ce liquide, des médicaments le plus employés.

100 PARTIES DE GLYCÉRINE DISSOLVENT :			
Brome	T. P. (1)	Arséniate de potassium	50.00
Iode	1.90	Ammoniaque	T. P.
Soufre	0.10	Potasse caustique	—
Phosphore	0.20	Soude caustique	—
Bromure de potassium	25.00	Carbonate neutre de sodium..	98.00
Iodure de potassium	40.00	Bicarbonate de sodium	8.00
— ferreux	T. P.	Carbonate d'ammoniaque	20.00
Monosulfure de sodium	—	Borate de sodium	60.00
Persulfure de potassium	25.00	Alun	40.00
Cyanure de potassium	32.00	Sulfate de fer	25.00
— de mercure	27.00	— de zinc	35.00
Chlorure d'ammonium	20.00	— de cuivre	30.00
— de sodium	20.00	Azotate d'argent	T. P.
— de baryum	10.00	— acide de mercure	—
— de zinc	50.00	Acétate neutre de plomb.	20.00
— d'antimoine.	T. P.	Émétique	5.50
— ferrique	—	Tartrate de potasse et de fer..	8.00
— mercurique	7.50	Lactate de fer	16.00
Chlorate de potassium	3.50	Tannin	50.00
Acide arsénieux	20.00	Sulfate de quinine	2.75
— arsénique	20.00	— de cinchonine	6.70
— sulfurique	T. P.	— d'atropine	33.00
— azotique	—	— de strychnine	22.50
— phosphorique	—	Chlorhydrate de morphine	20.00
— chlorhydrique	—	Codéine	T. P.
— acétique	—	Morphine	0.45
— tartrique	—	Quinine	0.50
— citrique	—	Cinchonine	0.50
— lactique	—	Atropine	3.00
— oxalique	15.00	Strychnine	0.25
— borique	10.00	Brucine	2.25
Arséniate de sodium	50.00	Vératrine	1.00

(1) Soluble en toutes proportions.

Les ferments d'origine animale dédoublent lentement la glycérine en alcool ordinaire, en acide carbonique, en acide butyrique et probablement en acide lactique, avec perte d'hydrogène :

$$CH^2OH - CHOH - CH^2OH = 2CO^2 + H^2 + CH^3 - CH^2OH.$$
Glycérine   Alcool éthylique.

Le *bacillus butylicus* la transforme en *alcool butylique* normal :

$$2C^3H^5(OH)^3 = 2CO^2 + H^2O + 2H^2 + CH^3 - CH^2 - CH^2 - CH^2OH.$$
Glycérine   Alcool butylique.

Elle s'oppose à la précipitation de quelques oxydes métalliques par la potasse.

Essai. — Lorsqu'elle est pure, la glycérine est entièrement volatile, dénuée d'odeur et de saveur désagréable. Elle n'altère pas la couleur du tournesol ; elle ne précipite ni le chlorure de baryum, ni l'oxalate d'ammonium ; elle n'est colorée ni par l'hydrogène sulfuré, ni par le nitrate d'argent. Ces réactions négatives indiquent qu'elle ne contient ni *acides libres*, ni *chlore*, ni *chlorures métalliques*, ni *chaux*, ni *plomb*.

On a conseillé aussi de la mélanger avec son volume d'acide sulfurique à 1,84. Il y a élévation de température et le liquide prend une teinte brunâtre ; mais il reste limpide et il ne laisse pas échapper de gaz, si la glycérine est pure ; tandis que la glycérine impure fournit un dégagement gazeux plus ou moins abondant.

Pour savoir si elle renferme de l'acide formique ou de l'*acide butyrique*, on la chauffe avec un peu d'alcool et d'acide sulfurique ; il se produit, dans l'affirmative, de l'éther butyrique, dont l'odeur de fraise est caractéristique. (*Perutz*).

Le densimètre fait connaître la présence de l'*eau* et sa proportion, au moyen de la table ci-dessous, établie par Fuchs :

DENSITÉS.	PROPORTION d'eau.	DENSITÉS.	PROPORTION d'eau.	DENSITÉS.	PROPORTION d'eau.	DENSITÉS.	PROPORTION d'eau.	DENSITÉS.	PROPORTION d'eau.
1.266	0	1.230	11	1.199	21	1.167	31	1.141	41
1.263	1	1.227	12	1.196	22	1.164	32	1.139	42
1.260	2	1.224	13	1.193	23	1.161	33	1.136	43
1.256	3	1.221	14	1.190	24	1.158	34	1.133	44
1.253	4	1.217	15	1.187	25	1.155	35	1.130	45
1.250	5	1.214	16	1.181	26	1.152	36	1.128	46
1.246	6	1.211	17	1.178	27	1.150	37	1.125	47
1.243	7	1.208	18	1.175	28	1.149	38	1.122	48
1.240	8	1.205	19	1.172	29	1.147	39	1.120	49
1.237	9	1.202	20	1.169	30	1.144	40	1.117	50
1.233	10								

La fraude mélange parfois à la glycérine des *sirops de glucose*, de *sucre* ou de *miel*, dont l'existence peut être accusée de plusieurs manières : 1° on agite la glycérine avec son volume de chloroforme ; le liquide se sépare en deux couches, dont l'une, supérieure, est formée par la glycérine et l'eau du sirop, et l'autre, inférieure, par le chloroforme, au milieu duquel nage le sucre qui s'est précipité (*Bolley*); 2° quand on chauffe la glycérine avec du bichromate de sodium ou un alcali caustique, elle ne change pas si elle est pure, mais elle brunit si elle est mêlée de sucre; 3° la glycérine n'a pas d'action sur la lumière polarisée; les sucres, au contraire, la dévient dans un sens ou dans l'autre.

On a signalé l'*arsenic*, à l'état d'éther arsénieux, dans les glycérines allemandes. On le reconnaît en jetant un fragment de zinc pur dans un mélange de 2 c. c. de glycérine et de 3 c. c. d'acide chlorhydrique officinal. Le gaz qui se dégage forme, sur un papier imprégné d'une solution de nitrate d'argent, une tache *jaune*, qui noircit au contact de l'eau (*Vulpius*).

Pharmacologie. — La glycérine est un médicament de date récente. Préconisée d'abord en Angleterre et en Amérique, vers 1846, elle a pris, en France, une place définitive dans la thérapeutique, depuis les travaux publiés par Cap, en 1852. On l'emploie à l'intérieur et plus fréquemment encore à l'extérieur. Elle sert à préparer une foule de topiques, nommés par Cap *glycérolés* et *glycérats*, suivant qu'ils sont liquides ou demi-solides, et dont le Codex ne fait qu'un seul groupe, sous la dénomination de *glycérés*.

Il faut bannir avec soin de l'officine les glycérines incomplètement purifiées, qui sont acides et odorantes. Celles qui ont une origine végétale méritent la préférence, lorsque d'ailleurs les réactifs n'y révèlent la présence d'aucune substance étrangère.

On prépare en Angleterre, en saponifiant l'huile de palme par la vapeur d'eau surchauffée vers 300°, une *glycérine* dite *de Price*, dont la pureté est irréprochable. Ce produit a été pendant longtemps sans rival ; mais, depuis plusieurs années, l'industrie française fabrique des glycérines qui peuvent soutenir la comparaison avec celle de Price et qu'on peut introduire dans tous les médicaments.

Si pure qu'elle soit, du reste, la glycérine est toujours irritante et ne saurait être appliquée sur toutes les surfaces malades indistinctement. En outre, elle est toxique, de même que tous les alcools, et ne peut être administrée à l'intérieur à dose très élevée. C'est un puissant cholagogue et un analgésique très efficace, dans les cas de brûlure grave. Une seule application suffit souvent à calmer la douleur et à diminuer les cicatrices.

§ 4. MANNITE DROITE.

$$C^6H^{14}O^6[CH^2OH — CHOH — CHOH — CHOH — CHOH — CH^2OH] = 182.$$

Hexanehexol.

Découverte par Proust, en 1806.

Préparation. — 1° On extrait la mannite droite de la manne, au moyen de l'eau :

Manne..	1000 gr.
Eau distillée.................................	1000
Blanc d'œuf...................................	N° 1

On fait dissoudre la manne dans l'eau, après avoir délayé avec celle-ci le tiers d'un blanc d'œuf ; on ajoute ensuite le reste du blanc d'œuf et on porte à l'ébullition, que l'on maintient pendant quelques minutes. On passe à travers une chausse de laine ; par le refroidissement, il se dépose des cristaux colorés de mannite.

On purifie ces cristaux en les dissolvant dans l'eau bouillante et en les décolorant par le charbon animal. La liqueur, filtrée, donne de la mannite pure.

2º Au lieu d'eau, on peut faire agir sur la manne l'alcool faible. On filtre et on fait bouillir avec du charbon animal ; on filtre de nouveau et on laisse cristalliser la mannite.

Propriétés physiques et chimiques. — La mannite droite cristallise en prismes rhomboïdaux droits très déliés, d'une saveur à peine sucrée. Pour la dissoudre, à froid, il faut 6,5 p. d'eau, 80 p. d'alcool à 90° et 1400 p. d'alcool absolu. L'éther ne la dissout pas. Elle n'a pas de pouvoir rotatoire, mais l'acide borique la rend dextrogyre. Elle fond à 166°. A 200°, elle perd une molécule d'eau et se change en *mannitane* $C^6H^{12}O^5$. Au-dessus de 250°, elle se boursoufle et se décompose.

En présence du noir de platine, elle est convertie en *acide mannitique* $C^6H^{12}O^7$. L'acide azotique la transforme en *acide saccharique* $C^6H^{10}O^8$, s'il est dilué, et en acide oxalique, s'il est concentré.

La mannite se combine aux acides, pour former des composés analogues aux corps gras neutres. Elle s'unit aussi aux bases puissantes. Elle ne réduit pas le tartrate cupro-potassique et ne fermente pas facilement. Cependant, au bout de quelques semaines, les ferments azotés la dédoublent en alcools éthylique et butylique et en acides lactique, acétique, butyrique, carbonique, etc.

Pharmacologie. — On a considéré, pendant quelque temps, la mannite comme un purgatif d'une valeur équivalente à celle de la manne. Mais l'expérience a contredit bien des fois cette manière de voir. La mannite est à peine laxative et ne peut être regardée comme le principe actif de la manne. Elle est peu usitée en pharmacie.

DÉRIVÉS ALCOOLIQUES.

§ 1. BROMOFORME. $CHBr^2$ [H — CBr^3] = 253.
Méthane tribromé, Formène tribromé.

Découvert par Löwig, en 1832.

M. Denigès dissout 20 c.c. de brome dans 100 c.c. de lessive des savonniers étendue de 200 c.c. d'eau, puis il ajoute de l'acétone, jusqu'à décoloration du mélange (environ 10 c.c.). Le bromoforme se sépare presque pur.

Pour l'avoir chimiquement pur, on le lave et on le rectifie en recueillant ce qui passe entre 148 et 152°. Le rendement n'est que de 65 p. 100 du rendement théorique, par suite de la formation de bromate et de bromure alcalin :

$$3Br^2 + 6NaOH = 3NaBr + 3BrONa + 3H^2O.$$

$$\underset{\text{Hypobromite.}}{3BrONa} + \underset{\text{Acétone}}{CH^3 - CO - CH^3} = \underset{\text{Acét. de sodium}}{CH^3 - CO^2Na} + 2NaOH + H - \underset{\text{Bromoforme}}{CBr^3}.$$

Propriétés physiques et chimiques. — Liquide incolore, doué d'une saveur douce et d'une odeur analogue à celle du chloroforme. Il cristallise à + 6°. Densité 2,90 à 15° (*Denigès*). Il ne se dissout pas dans l'eau, mais il est très soluble dans l'alcool, l'éther et les essences. Il bout à 150°. La lumière le décompose. Soumis à l'ébullition, avec une liqueur alcaline, il est dédoublé comme le chloroforme.

Essai. — Analogue à celui du chloroforme.

Pharmacologie. — Le bromoforme a les propriétés médicinales du chloroforme, à un degré plus élevé. Il est tellement anesthésique, qu'on ose à peine s'en servir, pour provoquer le sommeil dans les opérations. On l'utilise surtout comme calmant, dissous dans l'alcool et mélangé à une potion, ou dissimulé dans une perle gélatineuse.

§ 2. CHLOROFORME. $CHCl^3$ [$H - CCl^3$] = 119,5.
Méthane trichloré, Formène trichloré.

Le chloroforme a été découvert en France par Soubeiran, en 1831, et presque en même temps en Allemagne, par Liebig.

Préparation. 1° *Procédé de Soubeiran.* — On le prépare en traitant l'alcool par le chlorure de chaux sec, en présence de la chaux :

Eau...	40000 gr.
Chaux vive..................................	5000
Chlorure de chaux sec...................	10000
Alcool à 90°.................................	1500

On introduit l'eau dans la cucurbite d'un alambic, on y ajoute la chaux préalablement délitée et le chlorure de chaux délayé dans l'eau. On chauffe le mélange à 40°, on y verse l'alcool et on porte graduellement à l'ébullition. Le liquide commence bientôt à distiller, on ralentit alors le feu et on abandonne l'opération à elle-même. Lorsqu'elle est terminée, on trouve dans le récipient un liquide formé de deux couches, dont l'inférieure est en grande partie constituée par du chloroforme. On sépare celle-ci de la couche surnageante, par décantation ; on lave le liquide avec de l'eau, pour lui enlever tout l'alcool qu'il contient, puis on l'agite avec du carbonate de potassium, pour le débarrasser du chlore en excès. Enfin on le met en contact, pendant 24 heures, avec du chlorure de calcium bien sec, et on distille à une douce chaleur, en ayant soin de ne pas pousser l'opération trop loin (*Codex*).

La production du chloroforme, dans ces conditions, s'explique par la métamorphose de l'alcool en chloral :

$$\underset{\text{Alcool éthylique.}}{CH^3 - CH^2OH} + 4Cl^2 = 5HCl + \underset{\text{Chloral.}}{CCl^3 - CHO}.$$

Puis, la chaux dédouble le chloral en formiate et en chloroforme :

$$2(CCl^3 - CHO) + CaO^2H^2 = (CHO^2)^2Ca + 2CHCl^3.$$

Chloral.   Formiate.   Chloroforme.

Le gaz qui se dégage, pendant la préparation, est de l'oxygène pur et le boursouflement est dû, exclusivement, à la vaporisation du chloroforme.

2° La plus grande difficulté de la préparation du chloroforme réside dans la quantité de liquide prescrite pour cette opération et, par suite, dans les dimensions de l'alambic susceptible de la contenir.

M. A. Brunet remédie à cet inconvénient, en réduisant la proportion de l'eau à celle qui est nécessaire pour faire, avec les autres substances, une pâte de consistance molle. On introduit la pâte dans une grande cornue de verre, que l'on peut remplir aux deux tiers de sa capacité. On chauffe doucement et, si la réaction devient trop violente, on refroidit un peu la cornue avec de l'eau. En opérant ainsi, l'auteur n'a jamais observé de boursouflement assez fort pour faire passer dans le récipient les substances renfermées dans la cornue.

3° On peut obtenir du chloroforme en faisant agir les alcalis hydratés sur l'acide trichloracétique ou sur les trichloracétates ; il y a aussi formation d'un bicarbonate alcalin :

$$CCl^3 - CO^2H + KOH = CO^3HK + CHCl^3.$$

Ac. trichloracétique.   Chloroforme.

4° On le prépare encore en traitant directement le chloral par les alcalis ; on obtient un formiate et du chloroforme, suivant l'équation ci-dessus.

5° Le tétrachlorure de carbone, traité par l'hydrogène naissant, est aussi converti en chloroforme. La méthode est industrielle :

$$CCl^4 + H^2 = HCl + CHCl^3.$$

On chauffe, en agitant constamment : 150 kil. de tétrachlorure, 200 kil. d'eau, 100 kil. d'acide sulfurique et 80 kil. de zinc. On rectifie le produit par distillation fractionnée.

Purification. CHLOROFORME OFFICINAL. 1° *Procédé de J. Personne* et de *J. Regnault*. — Le chloroforme obtenu par le procédé du *Codex* contient souvent de l'*alcool*, du *chloral* (*Personne*) et des produits qui brunissent au contact de l'acide sulfurique concentré.

Pour le purifier, on le fait macérer, pendant deux jours et en agitant souvent, avec un centième de son poids d'acide sulfurique à 1,84. On essaie le chloroforme qui surnage et, s'il se colore avec l'acide sulfurique, on y ajoute une nouvelle quantité de cet acide. Après ce traitement, on décante et on laisse le chloroforme en contact, pendant vingt-quatre heures, avec 3 p. 100 de lessive des savonniers, en agitant de temps à autre.

Le liquide alcalin est ensuite introduit dans le bain-marie d'un alambic et distillé avec 5 p. 100 d'huile d'œillette, qu'on y mélange avec soin, par agitation. Le produit distillé est additionné de 5 p. 100 de chlorure de calcium fondu et concassé. On laisse en contact pendant 24 heures, on décante et on distille, au bain-marie, en séparant le premier et le dernier dixième, qui sont réservés pour une opération nouvelle (*Codex*).

La soude intervient, dans la purification du chloroforme, pour décomposer le chloral. Le rôle de l'huile est de s'emparer ensuite de la soude et d'empêcher qu'elle n'agisse sur le chloroforme.

2° *Procédé de M. Pictet*. — On refroidit le chloroforme à — 70°, il se solidifie en partie. On prend la masse solide, on lui fait subir une température de — 100°, puis on sépare les cristaux formés du liquide qui les mouille. Le chloroforme ainsi obtenu est chimiquement pur.

Propriétés physiques et chimiques. — Le chloroforme est un liquide neutre aux réactifs colorés, très mobile, d'une odeur éthérée, dont la saveur est piquante et sucrée. Sa densité, à 18°, est 1,50. Il bout à 61°, 2. Un litre d'air, saturé de vapeurs de chloroforme, en contient un peu plus de 1 gr., à + 20°, et près de 2 gr., à + 30°. Il se dissout dans environ 100 fois son poids d'eau et, en toutes proportions, dans l'alcool et dans l'éther. Il dissout le soufre, l'iode, le phosphore, les résines, les corps gras, un grand nombre d'alcaloïdes et, en général, les matières organiques riches en carbone.

Si l'on fait arriver un courant d'air humide sur du chloroforme placé dans une petite capsule plate, on obtient une masse neigeuse et le thermomètre s'abaisse à — 13°. Le mélange d'eau et de chloroforme, maintenu dans la glace fondante, donne un hydrate cristallisé, fusible à 1°,6 et qui a pour composition $CHCl^3 + 18H^2O$ (*Chancel* et *Parmentier*).

L'influence combinée de l'air et de la lumière le décompose très rapidement (*J. Regnault*). Elle donne naissance à de l'oxychlorure de carbone et à de l'acide chlorhydrique :

$$CHCl^3 + O = HCl + COCl^2.$$

Le chloroforme supporte une température élevée, sans être altéré ; il brûle difficilement, en produisant une flamme fuligineuse et beaucoup d'acide chlorhydrique. Le chlore le transforme en perchlorure de carbone CCl^4. L'acide azotique l'attaque avec peine.

La potasse en solution alcoolique le convertit, à l'ébullition, en formiate et en chlorure de potassium :

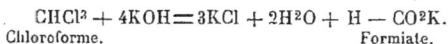

$$CHCl^3 + 4KOH = 3KCl + 2H^2O + H — CO^2K.$$
Chloroforme.   Formiate.

Il réduit aisément le tartrate cupro-potassique en se convertissant en formiate alcalin, fait qu'il ne faut pas perdre de vue, lorsqu'on recherche le glucose dans l'urine d'un malade soumis à l'influence du chloroforme, et qui peut aider à constater la présence de ce dernier dans un liquide quelconque (*E. Baudrimont*).

Chauffé légèrement avec une solution alcoolique d'éthylamine, il forme une carbylamine reconnaissable à son odeur désagréable (*A. Gautier*) :

$$CHCl^3 + AzH^2 — C^2H^5 + 3KOH = 3KCl + 3H^2O + C^2H^5 — Az — C.$$
Chloroforme   Éthylamine.   Éthylcarbylamine.

Essai. — Le chloroforme mal purifié peut contenir de l'*alcool*, de l'*acide chlorhydrique*, du *chlore*, de l'*aldéhyde*, de l'*acide chloroxycarbonique*, des dérivés *chlorés : butyliques*, *propyliques* ou *amyliques*.

Plusieurs moyens permettent de reconnaître la présence de l'*alcool* (1) :

---

(1) Cette recherche est inutile au point de vue pharmaceutique, puisqu'on alcoolise le chloroforme pour le conserver.

a. On agite le chloroforme avec de *l'eau distillée :* il devient opalescent, s'il contient de l'alcool ; dans le cas contraire, il reste limpide ;

b. On ajoute au chloroforme un peu de *nitrosulfure de fer ;* le sel ne se dissout, en donnant une teinte *jaune* au liquide, que si ce dernier est alcoolique (*Roussin*) ;

c. 1 à 2 milligr. de *bleu d'aniline* ou de *fuchsine*, agités avec 2 c. cubes de chloroforme, pendant 4 à 5 minutes, colorent en *bleu* ou en *rouge* le chloroforme alcoolique, tandis qu'ils ne modifient pas le chloroforme pur (*J. Regnauld*).

L'*acide chlorhydrique* et le *chlore* sont accusés par le nitrate d'argent, qu'ils précipitent en blanc. En outre, le chloroforme acide rougit le tournesol ; chargé de chlore libre, il le décolore.

Les *dérivés chlorés* des homologues de l'alcool éthylique *brunissent* quand, au chloroforme qui en contient, on ajoute de l'acide sulfurique.

Pour attester la présence de l'*aldéhyde*, on chauffe le chloroforme avec de la potasse caustique, qui lui communique aussitôt une teinte *jaune* ou *brune*, ou avec de l'*oxyde d'argent hydraté*, lequel se trouve réduit, s'il y a de l'adéhyde.

Un essai très simple, recommandé par J. Regnauld, consiste à laisser évaporer quelques gouttes de chloroforme sur une feuille de papier plié : s'il est pur, il exhale jusqu'à la fin une odeur suave ; dans le cas contraire, les dernières vapeurs sont irritantes ou nauséeuses.

Les recherches du point d'ébullition et de la densité donnent aussi d'utiles indications.

Pharmacologie. — Les propriétés anesthésiques du chloroforme ne sont connues que depuis 1847 et c'est à Simpson, d'Édimbourg, que revient l'honneur d'avoir doté la médecine de ce précieux auxiliaire.

Ce médicament est principalement employé pour supprimer la douleur, pendant les opérations chirurgicales. On l'administre aussi à l'intérieur, en qualité d'antispasmodique. On le fait prendre quelquefois dans des capsules gélatineuses ; mais, en raison de ses propriétés irritantes, il vaut mieux le délayer dans l'eau, dans un sirop ou dans une potion. Il est si peu soluble dans l'eau, que souvent l'on a peine à le dissoudre dans les potions. Pour y réussir d'une manière certaine, M. Sallefrangie conseille de le mélanger à 8 fois son poids d'alcool à 90°, avant de l'introduire dans la potion. M. Murdock préfère l'incorporer à 3 fois son poids de glycérine ; dès que la division est complète, on peut mélanger à telle quantité d'eau que l'on désire, sans précipiter le chloroforme.

Appliqué sur la peau, le chloroforme détermine une irritation vive, qui peut aller jusqu'à la vésication ; et, s'il est longtemps maintenu au contact, il produit l'anesthésie locale. Pour utiliser ces effets, on emploie le chloroforme seul ou divisé dans une pommade ou dans un liniment.

Lorsque le chloroforme est destiné à produire l'anesthésie, sa pureté doit être absolue, car les dangers inhérents à son inhalation peuvent être aggravés par la présence de corps étrangers. Le pharmacien doit donc veiller avec le plus grand soin à ne délivrer que du chloroforme irréprochable.

L'altération spontanée de ce médicament, à la lumière solaire, a été affirmée et niée tour à tour et diversement interprétée. Personne l'avait attribuée à la présence d'un peu de chloral, qui, anhydre ou hydraté, dégage sans cesse du chlorure de carbonyle. J. Regnauld s'est assuré que le chloral n'a ici aucun rôle. La décomposition du chloroforme est uniquement due à l'action de l'oxygène atmosphérique, secondée par la lumière solaire. La radiation lumineuse n'a pas d'influence nuisible, quand elle agit seule; elle n'est que l'excitateur de la transformation opérée par l'oxygène, transformation qui est d'autant plus rapide que le médicament est plus pur. Il a suffi de deux jours en été, de cinq jours en hiver, pour que le chloroforme devînt impur, dans les conditions précitées; et même une fraction du liquide, exposée pendant une demi-journée seulement à la lumière diffuse et maintenue ensuite à l'obscurité, était altérée environ un mois après.

On peut préserver le chloroforme de toute décomposition en y mélangeant un millième de son poids d'alcool éthylique, d'éther ordinaire ou de toluène. L'agent conservateur le plus recommandable à tous égards est l'alcool éthylique, indiqué d'abord par Rump et préconisé depuis par J. Regnauld. Son efficacité s'est montrée durable pendant plus de quinze mois.

M. Pictet donne comme inaltérable à l'air et à la lumière, sans addition aucune, le chloroforme qui a cristallisé suivant sa méthode. Le fait a été contesté.

EAU CHLOROFORMÉE.

Chloroforme pur............ 40 gr.
Eau distillée............... 2000

On agite énergiquement les deux liquides, dans un flacon à l'émeri, à quatre ou cinq reprises pendant une demi-heure. On laisse au repos, pendant trois ou quatre heures, et on décante alors l'eau transparente, *sans laisser passer la moindre trace de chloroforme*. (*Lasègue et J. Regnauld.*)

Ce médicament, conseillé par Nathalis Guillot, en 1844, est un sédatif stable et inoffensif, lorsqu'il ne contient pas de chloroforme indissous. Dans le cas contraire, il est irritant, parce que l'eau ne s'oppose pas à la décomposition du chloroforme. On l'emploie seule ou comme excipient des potions calmantes.

LINIMENT AU CHLOROFORME.

Chloroforme................ 10 gr.
Huile d'amande douce........ 90
(*Codex.*)

POMMADE AU CHLOROFORME.

Chloroforme rectifié........ 10 gr.
Cire blanche................ 5
Axonge..................... 85
(*Codex.*)

§ 3. IODOFORME. CHI³ [H—CI³] = 494.
Méthane triiodé. Formène triiodé.

Découvert par Sérullas, en 1824.

Préparation. — 1° *Procédé de Bouchardat.* — On fait agir de l'iode sur l'alcool, en présence du carbonate de potassium :

Iode.. 20 gr.
Carbonate de potassium................................. 20
Alcool à 84°... 50
Eau.. 150

Le tout est chauffé doucement, dans un matras placé au bain-marie.

Quand la liqueur est décolorée, on ajoute un peu d'iode, on chauffe de nouveau et on renouvelle les additions d'iode, tant que la solution se décolore. S'il reste, à la fin, de l'iode en excès, on le sature avec un peu de potasse caustique. On filtre la liqueur refroidie, on lave l'iodoforme et on le sèche à l'air libre. Cette méthode fournit un poids d'iodoforme égal au sixième de l'iode employé. Les eaux-mères contiennent un mélange d'iodure et d'iodate de potassium, qu'on peut convertir totalement en iodure, comme il a été dit à propos de ce sel.

2° L'acétone fournit, par l'action de l'iodure et de l'hypochlorite de potassium, une quantité d'iodoforme très voisine du rendement théorique (*Suilliot* et *Raynaud*). Il se forme d'abord un hypo-iodite alcalin, qui produit de l'acétone triiodée, dédoublée ensuite par la potasse :

$$CH^3 - CO - Cl^3 + KOH = CHI^3 + CH^3 - CO^2K.$$
Acétone triiodée.   Iodoforme Acét. de potassium.

Propriétés physiques et chimiques. — L'iodoforme cristallise en prismes hexagonaux d'un jaune clair et d'une odeur vive, qui ressemble à l'odeur affaiblie du safran. Sa densité est 2,05. Il est insoluble dans l'eau, soluble dans 80 p. d'alcool à 90° froid, dans 12 p. d'alcool bouillant, dans 6 p. d'éther, dans le chloroforme, dans le sulfure de carbone, dans les huiles fixes et dans les huiles volatiles.

Toutes ces dissolutions sont décomposées par la lumière ; de l'iode est mis en liberté (*Coreil, Carles*). Lorsqu'elles ne sont pas promptement colorées, c'est que l'iodoforme contient des traces d'hydroquinone, de pyrogallol, d'aniline, d'aldéhyde, etc. (*Fischer*).

Le chlore le convertit en chloroforme et en perchlorure de carbone. Lorsqu'il est mélangé au calomel, il est décomposé par la lumière solaire (*Beudiner*).

Il se volatilise au-dessous de 100°, sans décomposition, et il fond à 119°. Quand on le chauffe au-dessus de cette température, il se décompose. La potasse caustique le transforme, à chaud, en formiate de potassium.

Essai. — L'iodoforme du commerce est parfois impur ; en outre, on a signalé sa falsification par l'*acide picrique*.

Pour savoir s'il est pur, M. Agema conseille de l'agiter avec de l'eau ; le liquide filtré mis en contact, pendant 24 heures, avec une solution alcoolique de nitrate d'argent, donne un trouble *grisâtre* à peine sensible, si le produit est pur ; un dépôt *noir* d'argent réduit, s'il est impur.

Mêlé d'*acide picrique*, il colore l'eau en *jaune ;* la solution devient d'un *brun rouge*, en présence du cyanure de potassium au bout de 10 minutes, puis elle laisse déposer de l'isopurpurate de potassium (*J. Biel*).

Pharmacologie. — L'iodoforme a été introduit dans la thérapeutique par Bouchardat, comme iodique et comme anesthésique local. Glower lui a fait la réputation d'un antiseptique puissant.

Quand on l'administre à l'intérieur, il est rapidement décomposé ; son action physiologique ne diffère pas de celle de l'iode. Il est habituellement administré en pilules.

Employé comme remède externe, il ne cause aucune irritation ; il produit, au contraire, sur les plaies, une anesthésie marquée. On le prescrit alors sous de multiples formes : poudre, glycéré, pommade, sparadrap, etc. Son usage est quelquefois suivi d'une intoxication difficile à conjurer. Behring conseille, comme antidote, la solution de carbonate acide de sodium saturée.

Son odeur pénétrante et désagréable est parfois un obstacle à son emploi et lui a suscité de nombreux succédanés. On le désodorise presque instantanément avec de l'essence de térébenthine.

Sa valeur antiseptique est toujours discutée. Suivant MM. Heyn et Rowsnig il désinfecte les plaies ; mais il est inerte vis-à-vis des microbes pathogènes et notamment contre ceux de la suppuration. Ses effets sont restreints à l'atténuation d'un certain nombre d'actions microbiennes. Il agit surtout quand il est décomposé, grâce à l'iode qui devient libre.

COLLODION IODOFORMÉ.

Iodoforme.................... 1 gr.
Collodion élastique.......... 9

On dissout et on conserve dans un flacon bouchant bien.　　　　　　(*Codex*).

GAZE IODOFORMÉE.

M. Reban a proposé, pour les pansements, l'usage de la *gaze iodoformée*.

Iodoforme................. 110 gr.
Éther à 46°................. 1350
Alcool à 90 centièmes...... 396
Huile de ricin............. 4
Gaze privée d'amidon...... 1000

On dissout l'iodoforme dans l'éther et l'alcool, on ajoute l'huile de ricin. On roule la gaze sur un cylindre en bois, qu'on dispose dans une cuve émaillée munie d'un couvercle à fente longitudinale. On verse le soluté lentement et en malaxant, pour imbiber la gaze d'une manière uniforme. On engage ensuite dans la fente l'extrémité libre du couvercle et on étire lentement : on la coupe à mesure qu'on la déroule, en morceaux de 1 à 2 mètres de longueur, ou plus, et on la sèche à 25 ou 30°, dans une étuve obscure ou munie de carreaux jaunes. On roule ensuite chaque morceau dans du papier parcheminé.

La gaze ainsi préparée renferme environ 10 p. 100 de son poids d'iodoforme. (*Codex*.)

M. Pryor conseille de l'immerger ensuite dans une solution de sublimé à 1 p. 4000, qui la teinte en jaune d'or.

On a falsifié la gaze iodoformée en substituant à l'iodoforme de l'auramine, pour colorer le tissu. Lorsqu'il y a lieu de procéder à la recherche et au dosage de l'iodoforme qui s'y trouve contenu, on épuise la gaze par de l'alcool contenant un léger excès de potasse, jusqu'à décoloration. On acidule avec de l'acide acétique et on titre avec la solution normale d'azotate d'argent.
　　　　　　　　　　　(*Fr. Gay*).

CRAYONS D'IODOFORME.

Iodoforme pulvérisé........ 10 gr.
Gomme pulvérisée.......... 0,50
Eau distillée.　⎰
Glycérine....　⎱ Le moins possible.
　　　　　　　　　(*Codex*.)

Ces crayons sont hygrométriques. M. Bernard préfère la formule suivante, qui n'expose pas au même inconvénient :

Iodoforme................... 80 gr.
Beurre de cacao............. 20

On incorpore l'iodoforme dans le beurre, en se servant d'un mortier légèrement chauffé, puis on roule la masse en cylindres de grosseur et de longueur convenables.

ÉMULSION IODOFORMÉE.

Iodoforme................... 3 gr.
Amidon 1
On triture avec soin et on ajoute :
Glycérine.................... 20 gr.
Eau 12
On chauffe, en agitant constamment, jusqu'à 133°.
Pour injections dans les fistules tuberculeuses.

ÉPONGES IODOFORMÉES.

On imprègne d'éther iodoformé à 7,5 p. 100, des éponges lavées à l'acide chlorhydrique. On sèche à l'air libre et on conserve en flacons bouchés (Rettenheimer).

HUILE IODOFORMÉE.

Iodoforme pulvérisé.......... 1 gr.
Huile d'olive................. 5
Mélanger au moment du besoin, pour éviter la décomposition par la lumière.
Pour injection hypodermique.

II. — Sucres.

a. — Glucoses (*Hexoses*).

Les glucoses sont des principes immédiats ayant plusieurs fonctions alcooliques et une fonction aldéhydique (*aldoses*) ou cétonique (*cétoses*). Les divers termes de chacun de ces deux groupes ont pour caractères communs :

D'être solubles dans l'eau, peu solubles dans l'alcool, insolubles dans l'éther ;

De présenter presque tous les trois modifications : *dextrogyre, lévogyre, inactive* par compensation ;

De réduire le tartrate cupro-potassique, en liqueur alcaline ;

De subir la fermentation alcoolique aussitôt qu'ils ont le contact d'un des ferments qui la provoquent ;

De s'unir à la phénylhydrazine, en formant à froid un *hydrazone*, à chaud un double hydrazone ou *osazone* ;

De donner naissance à des composés à la fois cétone et aldéhyde (*osones*), par hydratation de leurs osazones au moyen de l'acide chlorhydrique, à 40° ;

De fournir des bases (*osamines*) par réduction des osazones au moyen de l'hydrogène naissant.

Les *aldoses* ont pour propriétés particulières : de *rougir* la fuchsine décolorée par l'acide sulfureux (*Villiers et Fayolle*) ; de donner, sous l'influence du brome en liqueur alcaline, un acide à même nombre d'atomes de carbone : l'*acide gluconique* $C^8H^{10}O^7$.

Les *cétoses* ne rougissent pas la fuchsine décolorée (*Villiers et Fayolle*) ; les oxydants ne les changent point en acides monobasique ou bibasique, mais ils brisent la molécule en produisant plusieurs acides.

§ 1. FRUCTOSE GAUCHE
$$C^6H^{12}O^6[CH^2OH — CHOH — CHOH — CHOH — CO — CH^2OH] = 180.$$
Sucre incristallisable, Sucre de fruit, Lévulose.

Préparation. — 1° On peut extraire le lévulose du suc des fruits acides ou, mieux, du sucre interverti préparé artificiellement.

10 p. de ce sucre sont triturées avec 6 p. de chaux hydratée et 100 p. d'eau ; la masse devient pâteuse et se trouve composée de *glucosate de calcium* liquide, et de *lévulosate de calcium*, qui est solide. On exprime, pour séparer ce dernier, que l'on dissout et que l'on décompose ensuite par l'acide oxalique. Par évaporation du liquide filtré, on obtient le lévulose.

2° L'inuline, chauffée à 100° avec de l'eau contenant 5 p. 100 d'acide sulfurique, donne. également du lévulose, que l'on retire, par évaporation dans le vide, après saturation de l'acide sulfurique au moyen de la baryte.

Propriétés physiques et chimiques. — Le fructose gauche ne doit pas être appelé *sucre incristallisable ;* il cristallise nettement en longues aiguilles brillantes, lorsqu'on le déshydrate par des lavages à l'alcool absolu (*Jungfleisch* et *Lefranc*). Densité : 1,61. Il est soluble dans l'eau et dans l'alcool faible, presque insoluble dans l'alcool absolu. Sa saveur est plus sucrée que celle du glucose. Il dévie à gauche le plan de polarisation : $\alpha_j = -106°$, à la température de $+15°$; son pouvoir diminue avec l'élévation de la température; à 90°, il n'est plus que de $-53°$. Ce caractère distingue le lévulose de tous les autres sucres.

Il fond à 95°. Une plus haute température le déshydrate et le convertit en *lévulosane* $C^6H^{10}O^5$ (*Gélis*). Il est plus rapidement altéré que le glucose par la chaleur, par les acides et par certaines levures alcooliques. Il réduit la liqueur cupro-potassique et il possède, en général, les propriétés chimiques du glucose. Son pouvoir réducteur, différent de celui du glucose, est de 4,70 atomes de cuivre pour une molécule de lévulose (*Jungfleisch* et *Grimbert*). L'hydrogène naissant le convertit en *sorbite* et en *mannite*.

Pharmacologie. — Le lévulose existe dans le miel et dans tous les sucs de fruits acides parvenus à maturité. Il n'est pas employé isolément en pharmacie, mais il est associé au glucose dans le *sucre interverti.*

Le *sucre interverti* (ou *inverti*) se trouve, à l'exclusion des autres sucres, dans les raisins, les figues, les groseilles à maquereau et les cerises. Dans les abricots, les ananas, les citrons, les prunes, les framboises, etc., il est accompagné de sucre de canne. Il est formé de parties égales de dextrose et de fructose gauche, et il peut être préparé comme il est dit à propos de ce dernier. Il est lévogyre : $\alpha_j = -25°$, à la température de 15°; à 50°, son pouvoir rotatoire a diminué de moitié; à 90°, ce pouvoir est nul ; au-dessus, il change de signe, le sucre inverti est alors dextrogyre, le glucose seul manifestant ses propriétés optiques, à cette température. Il subit toutes les modifications que le glucose et le lévulose éprouvent par la chaleur, les acides, les alcalis, les ferments, la liqueur de Fehling, etc. Mais son pouvoir réducteur correspond à 5,21 atomes de cuivre pour 1 molécule de sucre inverti.

Le sucre inverti fait partie de tous les médicaments que l'on prépare avec les sucs de fruits acides et avec le miel. Il importe de bien connaître les influences chimiques qui peuvent amener son altération, lorsqu'on manipule ces médicaments.

§ 2. GLUCOSE DROIT.

$C^6H^{12}O^6$. [CH^{2}OH—CHOH—CHOH—CHOH—CHOH—CHO]$=180$.

Dextrose, sucre de raisin, sucre de fécule, glycose.

Distingué du sucre de canne par Lowitz.

Préparation. — 1° On prépare industriellement le glucose droit, en saccharifiant la fécule avec l'acide sulfurique dilué.

On verse de la fécule, délayée avec de l'eau tiède, dans une cuve en bois contenant de l'eau aiguisée de 1 0/0 d'acide sulfurique et chauffée, à la vapeur, à une température de 100 à 104°. L'addition de la fécule doit se faire peu à peu et sans abaisser la température, pour que la réaction soit instantanée et qu'il ne se forme pas d'empois. On fait bouillir environ une demi-heure, après la dernière addition de fécule, puis on sature l'acide sulfurique par le carbonate de chaux, on décante et on évapore, pour faire cristalliser.

2° Il vaut mieux invertir du sucre de canne avec de l'acide citrique, à chaud, et faire cristalliser lentement le produit; en le lavant ensuite avec de l'alcool, on a du glucose très blanc et facile à purifier. L'emploi de l'acide chlorhydrique donne un mauvais produit (*C. Méhu*).

Propriétés physiques et chimiques.

— Le dextrose remplit tout à la fois le rôle d'un alcool pentatomique et celui d'une aldéhyde monoatomique (*Colley*). Il cristallise, dans l'eau, en aiguilles fines, agrégées en choux-fleurs et contenant 1 molécule d'eau de cristallisation. L'alcool méthylique et l'alcool éthylique le laissent déposer à l'état anhydre. Suivant Seyberlisch et Trampedach, les solutions aqueuses rendues alcalines par le carbonate de sodium le fournissent en gros prismes également anhydres. Il se dissout dans 1,33 p. d'eau froide, dans 9,7 p. d'alcool froid d'une densité de 0,88 et dans 0,73 p. de cet alcool bouillant. Sa densité est 1,55. Sa saveur est d'abord farineuse et piquante, puis un peu sucrée. Il est inodore. Il dévie à droite le plan de polarisation : au moment où on le dissout dans l'eau, son pouvoir rotatoire est représenté par $+ 104°$. Ce pouvoir diminue graduellement ensuite et, en peu d'heures, la solution aqueuse récente atteint la limite : $\alpha_D = + 52°,6$. Une courte ébullition ramène instantanément la déviation primitive à ce dernier chiffre. La dilution l'affaiblit encore.

Chauffé à 60°, il se ramollit et se déshydrate, sans fondre; entre 70 et 80°, il subit la fusion. Les cristaux anhydres ne fondent qu'à 146°. A 170°, il perd 1 molécule d'eau et se convertit en *glucosane* $C^6H^{10}O^5$ (*Gélis*). Au-dessus de cette température, il se transforme en caramel, en dégageant de l'eau, de l'acide carbonique, de l'acide acétique, etc.

L'hydrogène naissant le convertit en *mannite* et en *sorbite*; en même temps sont produits de l'alcool éthylique et de l'alcool isopropylique.

L'ammoniaque s'y combine à chaud, péniblement, en formant deux bases peu énergiques (*Glucosines*) $C^6H^8Az^2$ et $C^7H^{10}Az^2$.

Les acides minéraux étendus ne l'altèrent pas. Les acides organiques s'y combinent et donnent naissance à des éthers. Les alcalis l'oxydent facilement; l'action est lente à froid, immédiate à l'ébullition; il se forme de l'*acide glucique* $C^{12}H^{18}O^9$ et de l'*acide mélassique*, qui colorent en brun les liqueurs, puis de la *saccharine* $C^6H^{10}O^5$, infermentescible, volatile presque sans décomposition et ne réduisant pas le tartrate cupro-potassique (*Péligot*). Les oxydants (chlore, brome, mycoderma aceti) le changent, à froid, en *acide glucosique*.

Le dextrose réduit facilement, à l'ébullition et même à froid, les sels de cuivre, de bismuth, de mercure, d'or et d'argent, surtout en présence des alcalis. La solution alcaline de tartrate de cuivre, connue sous les noms de *Liqueur de Trommer*, de *Barreswill* et de *Fehling*, est fréquemment employée à sa recherche et à son dosage.

Quand on le chauffe avec l'acide picrique en solution sodique, il le change en *acide picramique*, qui est rouge. Cette réaction n'est partagée que par le sucre de lait (*Braun*).

Il forme avec le chlorure de sodium une combinaison représentée par $2C^6H^{12}O^6$. $NaCl + H^2O$. Il ne précipite ni l'acétate de plomb basique, ni l'acétate de plomb ammoniacal; mais, si à sa solution on ajoute de l'acétate de plomb, puis de l'ammoniaque, il se dépose un glucoside plombique $(C^6H^9O^6)^2Pb^3 + 4H^2O$.

Soumis à l'influence de la levure de bière, il se dédouble immédiatement en alcool et en acide carbonique :

$$C^6H^{12}O^6 = 2[CH^3 - CH^2OH] + 2CO^2.$$
$$\text{Dextrose} \qquad \text{Alcool éthylique.}$$

En même temps se forment 3 à 4 centièmes de glycérine, des homologues de l'alcool éthylique, des alcalis organiques, des aldéhydes et 0,6 à 0,7 p. 100 d'acide succinique. Le glucose peut aussi éprouver les fermentations lactique, butyrique et visqueuse.

Humecté d'eau et desséché dans le vide, il forme un hydrate représenté par $2C^6H^{12}O^6 + H^2O$ (*Jungfleisch* et *Grimbert*).

Pharmacologie. — Le dextrose n'a pas encore reçu d'applications médicales. Rabuteau pense qu'on devrait le prescrire, comme aliment et même comme médicament, dans tous les cas où l'organisme n'a qu'une faible puissance de combustion. Par mesure d'économie, on a voulu, dans les établissements hospitaliers, remplacer le sucre de canne par le *sirop de fécule*, pour l'édulcoration des tisanes. On s'est vite aperçu que l'économie était illusoire, la saveur du dextrose étant deux fois et demie moins sucrée que celle du sucre de canne.

Le commerce fait du glucose droit un élément de fraude considérable, dans la fabrication des sirops et de tous les produits sucrés. De là découle, pour le pharmacien, la nécessité de préparer lui-même tous ces produits. On a souvent recommandé de substituer le glucose au sucre de canne dans la préparation de quelques médicaments, par exemple dans celle du sirop d'iodure de fer, qui semble alors moins altérable.

b. — SACCHAROSES.

§ 1. LACTOSE. $C^{12}H^{22}O^{11} + H^2O = 360$.
Sucre de lait, lactine.

Découvert, en 1619, par Bartoletti.

Préparation. — Ce sucre est retiré du lait, par évaporation. On porte du lait à l'ébullition, on en précipite la caséine par un acide, on filtre et on décolore au charbon animal. La liqueur, filtrée de nouveau et concentrée, fournit le sucre de lait.

Purification. — Lorsque le sucre de lait n'est pas incolore, on le purifie en le dissolvant dans 3 p. d'eau distillée bouillante et en ajoutant à la solution filtrée 2,5 p. d'alcool à 90°. On agite le mélange jusqu'à refroidissement; on recueille la poudre qui s'est déposée, on l'égoutte et on la sèche à une douce chaleur (*Gilkinet*).

Propriétés physiques et chimiques. — Le sucre de lait cristallise en gros prismes rhomboïdaux droits, hémiédriques, très durs, opaques, solubles avec dégagement de chaleur dans 6 p. d'eau froide et dans 2 p. d'eau bouillante, insolubles dans l'alcool et dans l'éther. Il n'est pas hygrométrique. Sa densité est de 1,53. Son pouvoir rotatoire est dextrogyre : $\alpha_D = +55°$, 3 à l'état anhydre, et $+52°$, 53 à l'état hydraté (*Denigès* et *Bonnans*); comme celui du glucose, il est plus grand de moitié, au moment où la dissolution vient d'être faite.

L'air ne lui fait éprouver aucune altération ; il n'en est pas de même de la chaleur. A 150° il se déshydrate ; à 170° il brunit, sans fondre, et il se caramélise. Il se combine aux bases puissantes et aux acides organiques. Les acides minéraux étendus le changent, à l'ébullition, en *galactose* (glucose lactique) et en glucose ordinaire. L'acide sulfurique pur ne le colore pas à froid, même après plusieurs heures de contact. Traité par l'acide azotique, il donne de l'*acide mucique*, accompagné d'acides tartrique, saccharique et oxalique.

Oxydé à froid par le brome, il est transformé en *acide lactobionique* $C^{12}H^{22}O^{12}$, que l'acide sulfurique dédouble par hydratation, en galactose et en acide gluconique (*Fischer* et *Meyer*) :

$$C^{12}H^{22}O^{12} + H^2O = C^6H^{12}O^6 + C^6H^{12}O^7.$$

Ac. lactobionique.   Galactose.   Ac. gluconique.

Il ne réduit pas l'acétate neutre de cuivre, mais il réduit, même à froid, le tartrate cupro-potassique : 10 p. de lactose hydraté équivalent, à cet égard, à 7 de glucose. Le pouvoir réducteur du galactose est égal à celui du glucose.

En présence des matières animales, il subit les fermentations lactique et butyrique; mais il n'éprouve la fermentation alcoolique d'une façon régulière qu'au contact d'une forte proportion de levure de bière et dans le lait spontanément aigri.

Si l'on ajoute à sa solution diluée de l'acétate de plomb à saturation et de l'ammoniaque et qu'on chauffe le mélange, le précipité formé devient *rose*. Cette réaction est aussi donnée par le glucose, mais elle n'a pas lieu avec le sucre de canne (*Rubner*).

Pharmacologie. — Le sucre de lait pourrait être plus souvent utilisé en pharmacie qu'il ne l'est actuellement. Comme il n'absorbe pas l'humidité de l'air, il y aurait avantage à l'introduire dans les poudres composées, à la place du sucre de canne. Il entre dans la composition des *pilules de Vallet*, à titre d'agent de conservation du carbonate ferreux, et dans celle des granules médicinaux du Codex.

Il a été recommandé aussi comme un excellent dentifrice, ayant le pouvoir de dissoudre très rapidement le dépôt calcaire formé entre les dents.

M. G. Sée a révélé ses propriétés diurétiques, fréquemment utilisées aujourd'hui.

§ 2. SACCHAROSE. $C^{12}H^{22}O^{11} = 342$.

Sucre de canne. Sucre.

Très anciennement connu; les Grecs le nommaient *sel indien*, *miel de roseau*.

Préparation. — Le sucre est retiré de la canne ou de la betterave, par des procédés analogues dans les deux cas et qui consistent à extraire le suc de ces plantes, à le clarifier à l'ébullition avec quelques centièmes de chaux, dont on précipite l'excès par l'acide carbonique, à filtrer le liquide et à le faire cristalliser par concentration.

Le sucre très blanc est obtenu en décolorant le premier à l'aide du charbon animal et en clarifiant la solution au moyen du sang de bœuf.

Propriétés physiques et chimiques. — Le sucre de canne est un acétal formé par l'union du glucose droit et du fructose gauche. Il cristallise en prismes rhomboïdaux obliques, incolores, durs et anhydres, d'une densité de 1,60. Il se dissout dans la moitié de son poids d'eau froide et dans le cinquième de son poids d'eau bouillante. Il est insoluble dans l'éther et dans l'alcool absolu froid; soluble dans 80 p. d'alcool bouillant et dans 106 p. d'alcool à 90° froid. Il dévie à droite la lumière polarisée : $\alpha_D = +67°,31$.

Il fond à 160°. Maintenu pendant quelque temps à cette température, il donne un mélange de *glucose droit* et de *lévulosane (Gélis)*.

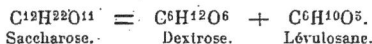

$$C^{12}H^{22}O^{11} = C^6H^{12}O^6 + C^6H^{10}O^5.$$
Saccharose. Dextrose. Lévulosane.

De 190 à 220°, il fournit du caramel; de l'aldéhyde, de l'acétone, de l'acide acétique, etc. A une plus haute température, il laisse pour résidu un charbon brillant.

Le sucre se combine, à froid, aux bases énergiques; ces combinaisons ont été nommées *sucrates*, *saccharates*, ou *saccharosides (Berthelot)*. C'est, par suite, un bon dissolvant de la chaux. Les acides minéraux étendus l'hydratent, à froid, et beaucoup plus rapidement à chaud, en formant d'abord du *sucre inverti* et, plus tard, les acides *glucique* $C^{12}H^{18}O^9$, formique, *lévulique* $C^5H^8O^3$ et des produits humiques. L'acide azotique faible le convertit en *acide saccharique* $C^6H^{10}O^8$; concentré, il le transforme en *acide oxalique*. Au contact de l'acide sulfurique pur, il brunit rapidement, en prenant un aspect charbonneux. Les acides végétaux se combinent avec lui, en produisant des *saccharosides*, qui sont de véritables éthers.

Une ébullition prolongée dans l'eau le convertit peu à peu en glucose droit et en lévulose :

$$C^{12}H^{22}O^{11} + H^2O = C^6H^{12}O^6 + C^6H^{12}O^6.$$
Saccharose. Dextrose. Lévulose.

La présence des chlorures terreux et du sel ammoniac active la conversion. Il est remarquable qu'à mesure que le sucre s'invertit, la densité de la solution augmente. La levure de bière ne le dédouble pas directement en alcool et en acide carbonique; il faut qu'il soit préalablement changé en sucre inverti, par la fixation d'une molécule d'eau. Sa fermentation donne alors, comme produit principal, de l'alcool éthylique, et comme produits secondaires des homologues de cet alcool, dont la nature varie avec le ferment qui les a fait naître, de la glycérine, de l'acide succinique et des bases organiques.

Quand on mélange à un liquide sucré une solution de naphtol α et un excès d'acide sulfurique, le liquide prend une teinte *verte* foncée ; une addition d'eau y produit un précipité d'un *bleu violet*. Si on remplace le naphtol par le thymol, on obtient une coloration *rouge carmin* et l'eau donne un précipité de même couleur. Ces réactions sont communes à la plupart des saccharoses et des glucoses (*Molisch*).

Pharmacologie. — Le sucre n'a pas de propriétés médicinales reconnues ; cependant, le Dr Bertrand suppose qu'il n'est pas entièrement inerte et que c'est lui l'élément actif des sirops qui ne contiennent aucun principe doué de propriétés bien établies. Il sert surtout à conserver les médicaments ou à masquer leur saveur, quand elle est désagréable. A ce titre, il fait partie d'un nombre considérable de préparations pharmaceutiques, telles que sirops, tablettes, gelées, saccharures, électuaires, conserves, potions, pilules, etc.

III. — HYDRATES DE CARBONE.

§ 1. AMIDON. $(C^6H^{10}O^5)^n$.

L'amidon a été connu de toute antiquité. Les Égyptiens le préparaient avec du blé de trois mois et en faisaient, à la fois, un aliment et un médicament. On en trouve dans toutes les plantes, mais tous ces amidons ne sont pas identiques, chimiquement parlant. Plusieurs caractères, entre autres la vitesse différente de leur saccharification, semblent indiquer des polymères distincts.

Préparation. — 1° *Amidon de blé*. — On fait, avec la farine de froment et de l'eau, une pâte qu'on malaxe sous un filet d'eau froide, au-dessus du tamis. L'eau entraîne l'amidon; le gluten reste dans les mains de l'opérateur, sous forme d'une masse élastique.

2° *Fécule*. — On retire de la pomme de terre une matière amylacée, qui a reçu le nom de *fécule* et dont la composition chimique est la même que celle de l'amidon du blé. On râpe les pommes de terre, on délaie la pulpe dans l'eau et on passe au tamis, qui retient les débris végétaux. On lave la fécule à plusieurs reprises, par décantation, et on la sèche à une douce chaleur.

Propriétés physiques et chimiques. — L'amidon est blanc, pulvérulent et doux au toucher. Il est formé de globules ovoïdes, sphériques ou polyédriques, suivant le végétal qui l'a fourni. Chaque granule est constitué par des couches superposées, dont l'extérieur est marquée d'un *hile*. Exposé à l'air, il absorbe rapidement jusqu'à 18 p. 100 d'eau, dont il perd 9 p. 100 quand on le sèche dans le vide. Sa densité est 1,53. Il est insoluble dans l'eau froide, dans l'alcool et dans l'éther. Chimiquement parlant, c'est un dérivé très condensé des sucres, dont la molécule, déduite de l'amidon soluble, serait représentée par $(C^6H^{10}O^5)^{200}$.

L'eau à 60° le gonfle sans le dissoudre; chaque globule devient 20 à 30 fois plus volumineux; s'il y a peu de liquide, le produit prend le nom d'*empois*. Quand on le chauffe longtemps à 100°, seul ou en présence de l'eau, il devient soluble et précipitable par le tannin. A 160°, il est changé en *dextrine*. A 210°, il perd de l'eau et prend le nom de *pyrodextrine*.

L'acide azotique faible le transforme en acide oxalique. Concentré, il le dissout et la solution, versée dans l'eau, laisse déposer de la *xyloïdine* ou *pyroxam*. Les acides minéraux étendus le convertissent en *amidon soluble*, en *dextrine*, en *glucose*. Quand ils agissent longtemps à froid, ils donnent de l'*amylodextrine* (*Nægeli*), soluble dans l'eau, infermentescible, cristallisable, dont le pouvoir rotatoire $= + 206°,11$. Cette substance diffère de l'amidon soluble par tous ses caractères (*Brown* et *Morris*).

Les acides végétaux se combinent à l'amidon, en donnant naissance à à des composés (*amylides*) comparables aux *glycérides* (*Berthelot*). Les alcalis le gonflent considérablement et le rendent soluble.

Une métamorphose analogue est réalisée par la diastase, la salive et le suc pancréatique, avec cette différence que l'hydratation de l'amidon donne ici naissance à du *maltose* ($C^{12}H^{22}O^{11}$) et à de la dextrine.

Le bacillus *amylobacter* le transforme en plusieurs dextrines, sans qu'il se forme de glucose ou de maltose. Une petite quantité d'un hydrate de carbone (*cellulosine*) représenté par $C^{12}H^{20}O^{10}+3H^2O$ prend en même temps naissance (*A. Villiers*). Certains *mucors* vont plus loin; ils saccharifient d'abord l'amidon, puis ils font subir aux sucres produits la fermentation alcoolique (*Gayon* et *Dubourg*).

L'iode se fixe sur lui, en formant une belle laque d'un *bleu foncé*, improprement nommée *iodure d'amidon*, qui se décolore, quand on la chauffe, pour bleuir à nouveau en se refroidissant. Sa composition varie suivant son mode de préparation; MM. Mylius et G. Rouvier ont préparé trois iodures distincts, auxquels ils assignent les formules $(C^6H^{10}O^5)^{16}I^2$, $(C^6H^{10}O^5)^{16}I^3$, $(C^6H^{10}O^5)^{16}I^4$.

Pharmacologie. — A l'état pur, l'amidon sert à préparer des cataplasmes, des lavements, des poudres, des glycérés et quelquefois des loochs. Il se trouve dans un grand nombre de tisanes et d'autres préparations pharmaceutiques faites avec des substances végétales.

On l'administre quelquefois sous forme d'*iodure d'amidon*, introduit par Buchanan dans la matière médicale. Quand on veut obtenir ce médicament avec une composition uniforme, on dissout dans l'éther 12 gr. d'iode, on verse la dissolution sur 100 gr. d'amidon et on triture jusqu'à évaporation complète de l'éther. La poudre est ensuite chauffée au bain-marie, pendant une demi-heure, dans une capsule de porcelaine. Elle est soluble et elle contient presque régulièrement 4 p. 100 d'iode (*Petit*).

CATAPLASME DE FÉCULE.

Fécule de pomme de terre.... 100 gr.
Eau........................ 1000

On met les 8/10 de l'eau sur le feu et, dès que le liquide entre en ébullition, on y verse la fécule délayée dans le reste de l'eau froide. On fait bouillir pendant quelques instants (*Codex*).

On prépare de la même manière les cataplasmes de poudre d'*amidon* et de poudre de *riz* (*Codex*).

LAVEMENT A L'AMIDON.

Amidon...................... 15 gr.

Eau........................ 500

On délaie l'amidon dans 100 gr. d'eau

froide, on fait chauffer le reste du liquide et on le verse bouillant sur le mélange de l'amidon et de l'eau, en agitant quelques instants (*Codex*).

§ 2. DEXTRINE. $(C^6H^{10}O^5)^n$.

Préparation. — 1° On transforme la fécule en dextrine impure, en la mouillant avec le tiers de son poids d'eau aiguisée par 1 centième d'acide azotique, et en séchant le mélange à l'air libre. Quand la dessiccation est suffisante, on écrase la fécule et on la porte dans une étuve chauffée à 118° ou 120°. Il faut une heure et demie pour convertir la fécule en dextrine.

2° Pour l'avoir plus pure, on chauffe au bain-marie :

Fécule de pommes de terre........................ 500 gr.

Eau.. 1500

Acide oxalique 8

Lorsque le liquide n'est plus coloré en bleu par l'iode, on neutralise au moyen du carbonate de calcium pur. On laisse reposer pendant 2 jours, puis on filtre et on évapore au bain-marie, jusqu'à consistance pâteuse. On peut alors enlever le produit avec un couteau et le laisser sécher, en bloc, dans un endroit chaud. On obtient ainsi 220 gr. de dextrine.

3° L'industrie se borne souvent à chauffer l'amidon à 140° ou 160°, dans un cylindre métallique. On s'arrête quand la matière offre une couleur brun clair et qu'elle répand l'odeur de pain fortement cuit. Il y reste beaucoup d'amidon non transformé.

Purification. — Lorsqu'on veut avoir de la dextrine très pure, on dissout celle du commerce dans 4 à 5 parties d'eau froide, on filtre et on verse la liqueur dans plusieurs fois son volume d'alcool concentré : la dextrine est précipitée, le glucose reste dissous. On répète 3 ou 4 fois ce traitement.

Propriétés physiques et chimiques. — La dextrine est amorphe, blanche et transparente comme de la gomme, très soluble dans l'eau, soluble dans l'alcool faible, insoluble dans l'alcool concentré et dans l'éther. Sa formule moléculaire est aussi incertaine que celle de l'amidon. Les plus simples des dextrines ont au moins pour expression $(C^6H^{10}O^5)^{40}$.

On en a caractérisé plusieurs, sans toutefois les avoir obtenues à l'état de pureté. L'un de ces isomères : *érythrodextrine*, est coloré en rouge par l'iode et très facilement saccharifié par la diastase ; pouvoir rotatoire : $\alpha_D = +213°$. Les autres : *achroodextrines*, ne sont pas colorés par l'iode ; l'action de la diastase sur eux est faible ou même nulle : leur pouvoir rotatoire est de même sens et compris entre $+150°$ et $+210°$.

La dextrine éprouve de la part de la chaleur, des acides et des alcalis, les mêmes métamorphoses que l'amidon. Chauffée à 100°, avec les acides organiques, elle s'y combine en petite quantité, en formant des corps neutres, analogues aux glucosides. L'acide nitrique fumant s'y unit, en produisant de la *dextrine tétranitrique*. L'acétate de plomb neutre ou basique ne la précipite qu'en présence de l'ammoniaque. Elle réduit, à l'ébullition, la solution de tartrate cupro-potassique.

Pharmacologie. — La dextrine n'est pas, à proprement parler, un médicament, bien qu'elle ait été quelquefois administrée à titre de substance mucilagineuse. Mais elle sert à confectionner des appareils (*bandages* *dextrinés*) à l'aide desquels on immobilise les membres fracturés. A cet effet on mélange :

Dextrine	100 gr.
Eau-de-vie	60
Eau chaude	40

On imprègne avec cette solution des bandes de toile, que l'on applique sur le membre à contenir. L'appareil présente le double avantage d'une grande solidité, en même temps que d'une grande légèreté.

§ 3. FULMICOTON.
Coton-poudre, pyroxyline, pyroxyle.

Découvert, en 1846, par Schœnbein.

Préparation. — 1º Le fulmicoton prend naissance lorsqu'on soumet la cellulose à l'action d'un mélange d'acide sulfurique et d'acide nitrique. On pèse, dans un vase de grès vernissé :

Acide sulfurique officinal	1000 gr.
— azotique officinal	500
Coton cardé et séché à 100º	55

On laisse refroidir le mélange à 30º et on y plonge le coton cardé, par petites portions, afin d'éviter un trop grand développement de chaleur. On abandonne le tout pendant 24, 36 ou 48 heures, selon que la température est de 35º, 25º, ou 15º. On retire alors le coton, on le lave à grande eau, pour lui enlever jusqu'à la dernière trace d'acide et on le fait sécher à l'*air libre* (*Codex*).

2º Le fulmicoton obtenu par le procédé qui précède n'est jamais entièrement soluble dans l'éther alcoolisé. Pour avoir un meilleur produit, il faut se servir de coton qui n'ait pas été blanchi au chlore. M. Mittchell prescrit de le soumettre à une ébullition de quelques heures dans le mélange suivant, en remplaçant l'eau à mesure qu'elle s'évapore :

Coton brut	2 parties.
Carbonate de potassium	1 —
Eau distillée	100 —

On lave le coton à grande eau, on le sèche et on le porte dans le liquide ci-dessous :

Coton purifié	198^{gr},4
Acide azotique à 1,42	2^{lit},268
— sulfurique à 1,84	2 ,268

On mêle les deux acides et, quand le liquide est refroidi à 27º, on y plonge le coton par petites parties, puis on laisse le tout en repos pendant 4 jours, à une température de 10 à 20º. On lave enfin le coton à l'eau chaude, jusqu'à ce que l'eau du lavage ne soit plus troublée par le chlorure de baryum.

2º M. Silver Thompson a proposé de remplacer le coton poudre par le papier poudre, qui est plus sensible. M. Guichard recommande cette substitution et donne, pour l'exécuter, la formule suivante :

Acide sulfurique (D. 1,82)	1400 gr.
— nitrique (D. 1,37)	700
Papier à filtrer coupé en quatre	70

Il faut faire usage de papier Berzélius ou de papier à filtrer blanc lavé à l'acide chlorhydrique. On plonge le papier dans le mélange acide, feuille par feuille, et on l'y laisse pendant trois heures, à la température ordinaire. On le retire, on le lave à grande eau et on le dessèche.

Propriétés physiques et chimiques. — Le fulmicoton a l'apparence du coton avec lequel il a été préparé, seulement son toucher est plus rude. Ce n'est pas un produit bien défini; c'est un mélange de plusieurs éthers nitriques de la cellulose, parmi lesquels se trouvent : l'éther tétranitrique $[C^{12}H^{16}O^5(AzO^3)^4]^n$, l'éther pentanitrique $[C^{12}H^{15}O^5(AzO^3)^5]^n$ et l'éther hexanitrique $[C^{12}H^{14}O^5(AzO^3)^6]^n$. Il est explosif; quand on élève sa température au voisinage de 100°, il brûle subitement, en dégageant un volume de gaz considérable. Il est assez singulier qu'il ne détone pas quand il est imprégné d'un liquide combustible, tel que le sulfure de carbone, l'alcool, l'éther, le benzène, etc. ; lorsqu'on enflamme ce liquide, le fulmicoton disparaît sans combustion vive; il ressemble alors à de la neige qui fond rapidement (*Bleekrode*).

L'eau, l'alcool et l'éther ne dissolvent pas le coton-poudre; mais ce composé est soluble dans un mélange d'alcool et d'éther, dans l'acide acétique et dans l'éther acétique. Suivant M. Blondeau, celui qui est préparé avec un mélange d'acides sulfurique et azotique se décompose spontanément au bout de deux mois, dans l'obscurité, en abandonnant de l'acide azotique. Au bout de six mois, il forme une masse gommeuse qui, traitée par l'eau, fournit de l'acide oxalique, du glucose, de la xyloïdine, etc.

Pharmacologie. — Bœttger a proposé d'employer le coton-poudre pour filtrer les liquides que décomposent les filtres de toile ou de papier. Il conseille également de l'appliquer au pansement des plaies putrides, après l'avoir imprégné d'une solution de permanganate de potassium, qu'il ne réduit pas comme le feraient le linge ou la charpie. Mais son principal usage pharmaceutique est de servir à préparer le *collodion*.

Lorsqu'on veut conserver le fulmicoton, il faut avoir soin de le laver avec exactitude, car la moindre trace d'acide libre favorise sa décomposition.

Le *collodion* est un médicament d'importation américaine ; il a été inventé à Boston, en 1847, par un étudiant en médecine, nommé John Parker Maynard. Il sert habituellement à couvrir d'un vernis protecteur l'épiderme ou les plaies. Rarement on en fait un véhicule médicamenteux. On a cependant donné déjà des formules de collodion aux cantharides, à la cantharidine, au sublimé, à la morphine, à l'acide phénique, au tannin, etc. Ces collodions sont à peu près sans emploi.

COLLODION.

Fulmicoton.................. 5 gr.
Éther rectifié du commerce ... 75
Alcool à 95°................: 20

On fait dissoudre le fulmicoton dans le mélange d'alcool et d'éther.

On obtient le *collodion élastique* en ajoutant à la formule précédente 7 gr. d'huile de ricin (*Codex*).

La pharmacopée germanique ne prescrit que 2 % d'huile de ricin.

M. Sallefrangie réduit à 4^{gr},61 le poids de la pyroxyline.

M. Guichard conseille d'employer le papier-poudre à la place du fulmicoton et sous le même poids.

Le collodion préparé selon le *Codex*, appliqué sur la peau, se dessèche rapidement. L'enduit qu'il laisse est souple, s'il contient de l'huile, tandis qu'il est dur et rétracté, s'il n'est pas huileux. On recherche tantôt l'une et tantôt l'autre de ces qualités. Soubeiran prescrivait, pour le rendre élastique, une quantité d'huile plus forte encore que celle du *Codex* (1/10); en général, on est plutôt obligé de diminuer le chiffre adopté par le formulaire légal.

La dissolution du fulmicoton est souvent longue à effectuer. Pour l'accélérer, M. Balcher a proposé de substituer $2^{gr},5$ d'éther nitrique à autant d'alcool, dans la formule du *Codex*. Le moyen n'est pas très bon, parce que l'éther nitrique est très irritant.

M. Chevreau obtient le même résultat en imprégnant d'abord le fulmicoton avec l'éther et en ajoutant ensuite l'alcool. La dissolution est instantanée.

IV. — GLUCOSIDES.

Les glucosides sont des *éthers* du glucose ou d'un sucre voisin, très répandus dans le règne végétal. La plupart sont des composés ternaires, formés de carbone, hydrogène et oxygène. Quelques-uns contiennent du soufre (*acide myronique*), ou de l'azote (*amygdaline*). Ils sont solides, souvent cristallisables, solubles dans l'eau et dans l'alcool, parfois dans l'éther et dans le chloroforme. Chauffés plus ou moins longtemps à l'ébullition, avec des acides dilués, ils se saponifient, en produisant du glucose et des composés variés. Ils réduisent à chaud le tartrate cupro-potassique. Portés à 70°, au contact d'une solution diluée de bile, ils la colorent en *rouge vif*.

Plusieurs de ces glucosides seront étudiés à propos des plantes qui les contiennent. La digitaline seule sera décrite ici, en raison de son importance.

§ 1. DIGITALINE.

Découverte par Homolle et Quévenne, en 1844.

Préparation. — A. DIGITALINE AMORPHE. — 1° *Procédé d'Homolle et Quévenne modifié par Homolle*. On retire la digitaline de la digitale, en précipitant sa solution aqueuse par le tannin, qu'on enlève ensuite à l'aide de l'oxyde de plomb :

Feuilles de digitale pourprée en poudre	1000 gr.
Sous-acétate de plomb liquide	250
Carbonate de sodium	40
Phosphate de sodium	20
Tannin	40
Litharge	25
Charbon animal	50

On place la poudre sèche dans un appareil à déplacement et on l'humecte avec 1 litre d'eau distillée. On ajoute ensuite, peu à peu et par petites portions, des quantités d'eau suffisantes pour obtenir 3 litres de liqueur, dont la densité soit de 1,05 au minimum. On y verse alors l'acétate de plomb, puis on sépare le précipité au moyen d'un filtre. On ajoute successivement au liquide filtré les solutions du carbonate et du phosphate de sodium. On filtre de nouveau et on précipite la liqueur par une solution de tannin.

Le précipité est recueilli sur un filtre, puis mélangé avec la litharge et le charbon animal. On sèche le mélange, on l'épuise avec l'alcool à 90° et l'on évapore la solution à siccité, au bain-marie. Le résidu est traité par l'eau distillée d'abord et repris par l'alcool à 90°. On chasse de nouveau l'alcool et on épuise le produit restant par le chloroforme. La solution chloroformique abandonne la digitaline par évaporation (*Codex*).

2° *Procédé de Lefort.* — Lefort a modifié le procédé du *Codex*, en substituant l'alcool faible à l'eau, pour épuiser la digitale; le carbonate, au phosphate de sodium, pour précipiter l'excès de plomb.

B. DIGITALINE CRISTALLISÉE. — *Procédé de M. Nativelle.*

Feuilles de digitale des Vosges, cueillies la deuxième
année, avant la floraison, et réduites en poudre assez
ténue .... 1000 gr.
Acétate de plomb neutre cristallisé.............. 250
Eau distillée.................................. 1000

L'acétate de plomb est d'abord dissous dans l'eau froide; on y délaie la digitale et le mélange, passé au tamis de crin n° 3, est gardé pendant vingt-quatre heures et agité de temps à autre. On le lessive alors avec de l'alcool à 50°. La solution est additionnée de 20 gr. de bicarbonate de sodium dissous dans l'eau froide. L'effervescence terminée, on distille l'alcool et on réduit le résidu à 2 kilogr. au bain-marie. Lorsque la liqueur est froide, on y ajoute son poids d'eau et on laisse reposer trois jours. Le liquide clair est alors décanté. Le précipité, égoutté sur une toile, pèse environ 100 gr. Après l'avoir divisé dans 1000 gr. d'alcool à 80° on passe le tout au tamis de crin n° 1, on fait bouillir. On y ajoute 10 gr. d'acétate de plomb dissous, on chauffe un peu et on filtre. Le dépôt est lavé à l'alcool et exprimé. Aux liquides clairs on mélange 25 gr. de charbon végétal lavé et pulvérisé; on distille, puis, l'alcool étant entièrement chassé, au bain-marie, on ajoute au produit assez d'eau pour remplacer celle qui a disparu. Après refroidissement, on fait égoutter sur le tamis n° 2 déjà employé, on lave le charbon avec une petite quantité d'eau, on le sèche à 100°, puis on le lessive avec du chloroforme pur, jusqu'à ce que le liquide qui coule soit incolore. La solution est ensuite distillée. Pour chasser les dernières traces de chloroforme, on ajoute au résidu un peu d'alcool qu'on vaporise à son tour.

Le résidu contient: digitaline brute, huile, matière poisseuse. On le dissout dans 100 gr. d'alcool à 90°; on y ajoute 1 gr. d'acétate neutre de plomb dissous et 10 gr. de charbon animal lavé; on fait bouillir pendant 10 minutes et on laisse déposer. La solution, froide, est décantée sur un tampon de coton, sur lequel on verse ensuite le dépôt de noir, qui est aussitôt épuisé par l'alcool, jusqu'à cessation d'amertume. Les liqueurs, distillées, abandonnent de la digitaline confusément cristallisée, et imprégnée d'huile et de liqueur aqueuse. On isole la digitaline, on la pèse et on la dissout, à chaud, dans 6 à 12 gr. d'alcool à 90°, suivant sa quantité. Quand la solution est refroidie, on y ajoute la moitié de son poids primitif d'éther officinal, puis autant d'eau distillée qu'il y a d'éther et d'alcool.

Il se forme en peu de temps deux couches : l'une supérieure, colorée, de nature huileuse ; l'autre inférieure, incolore, dans laquelle la digitaline cristallise presque aussitôt. On égoutte les eaux-mères et on achève le lavage avec un peu d'éther.

Pour purifier la digitaline, on la dissout dans 20 gr. de chloroforme pur. La solution, éclaircie, est filtrée et évaporée à siccité. Un peu d'alcool, chauffé avec le résidu le débarrasse du chloroforme qu'il a retenu. On dissout alors ce résidu dans 30 gr. d'alcool à 90°, on ajoute 5 gr. de noir animal lavé, on fait bouillir pendant 10 minutes et la solution, filtrée puis distillée, abandonne la digitaline encore un peu colorée. On la reprend alors, à chaud, par une quantité d'alcool suffisante pour la dissoudre ; on y ajoute un poids d'éther égal à la moitié de celui de l'alcool, un poids double d'eau distillée, puis on agite : la digitaline cristallise en quelques heures, on l'égoutte et on la lave avec un peu d'éther (*Codex*).

Propriétés physiques et chimiques. — La digitaline est un glucoside ou un mélange de glucosides encore incomplètement connus.

Digitaline cristallisée. — La digitaline cristallisée se présente sous forme d'aiguilles prismatiques incolores, courtes et déliées, groupées autour d'un même axe. Elle est très amère, à peine soluble dans l'eau froide ou bouillante, un peu plus dans l'alcool absolu (0,82 p. 100), soluble dans 12 p. d'alcool à 90° froid et dans 6 p. du même alcool bouillant. Le chloroforme est son meilleur dissolvant ; l'éther pur, le benzène et le sulfure de carbone ne la dissolvent pas. Portée à une température un peu inférieure à 100°, elle offre des propriétés électriques très manifestes. Si on la chauffe avec précaution, elle fond à 243° (*Arnaud*), sans se colorer, puis elle brunit, se boursoufle, répand d'abondantes vapeurs et disparaît sans laisser de traces. Elle ne contient pas d'azote (*Nativelle*). Elle est presque entièrement assimilée à la *digitoxine* de Schmiedeberg $C^{31}H^{32}O^7$.

Digitaline du Codex. — Cette digitaline est amorphe, aromatique, inaltérable à l'air et non hygrométrique. Sa densité est 1,248. Elle n'a pas de pouvoir rotatoire. Fusible vers 100°, elle brunit à 180°, en se décomposant. Si on la brûle sur une lame de platine, elle répand une odeur analogue à celle de l'oliban. Elle se comporte comme la digitaline cristallisée, vis-à-vis des dissolvants neutres. La glycérine peut en dissoudre une proportion notable. Elle ne forme de combinaison chimique qu'avec le tannin. Ses solutions perdent leur amertume, quand elles sont mises en contact avec diverses matières organiques (albumine, fibrine, pain, gluten, caséum, chair musculaire, etc.). Le charbon animal l'enlève à ses dissolutions (*E. et G. Homolle*). Elle est composée de : *digitoxine, digitogénine* et *digitaline* de Schmiedeberg.

Essai. — La digitaline peut être caractérisée au moyen de quelques réactions.

L'*acide chlorhydrique* la colore en *vert émeraude*.

Une trace de digitaline, additionnée d'un mélange à parties égales d'*alcool* et d'*acide sulfurique*, puis d'une goutte de *perchlorure de fer*, donne une coloration d'un *bleu verdâtre*, persistant pendant plusieurs heures (*Lafon*).

L'*acide sulfurique* lui communique une teinte *verte*, que la vapeur de *brome* fait passer au *rouge-groseille* et que l'eau ramène au *vert-foncé*. Une parcelle de *bichromate de potassium* ou de *bioxyde de manganèse*, ajoutée à la solution sulfurique, y détermine une série de nuances, qui varient du *vert intense* au *bleu ardoisé* et au *brun*.

Avec l'*acide azotique*, il se produit une coloration d'un *jaune doré*, que l'eau ne détruit pas. Si on évapore la solution à siccité, et qu'on verse sur le résidu une goutte d'*ammoniaque*, ce résidu prend une couleur *rouge*.

Touchée par l'*eau régale*, la digitaline offre une coloration *jaune*, qui passe peu à peu au *vert obscur*.

Un mélange à volumes égaux d'*acides sulfurique* et *azotique* lui donne une teinte *rose terne*, qui devient rapidement *violette*.

L'*acide phosphorique* la colore en *vert*, au bout d'un certain temps.

Les moindres traces de ce principe, dissoutes dans l'eau, donnent une belle coloration *rouge* par l'addition d'un peu de *bile* desséchée et d'*acide sulfurique* concentré (*Brunner*).

Le *chloral anhydre* la dissout rapidement, en prenant une teinte *rosée*, qui devient *rouge*, puis d'un *vert bleu* foncé.

Pharmacologie. — La digitaline *cristallisée* est le véritable principe actif de la digitale et, à ce titre, elle est évidemment appelée à prendre une importante place dans la thérapeutique.

La digitaline *amorphe* contient, suivant Blaquart, 10 à 12 p. 100 de digitaline cristallisée. Elle est presque blanche, quand elle a été purifiée. Celle dont on se sert en Allemagne est toute différente ; c'est de la *digitaléine*, tandis que la digitaline française, soluble dans le chloroforme, correspond à la *digitoxine* de Schmiedeberg. M. Bardet pense que le produit amorphe du Codex est aussi actif que la digitaline cristallisée, parce qu'il est formé en grande partie de cette dernière. M. Adrian admet l'égalité d'action des deux digitalines, mais non l'explication qu'en donne M. Bardet. Pour lui, celle qui est amorphe est un principe immédiat aussi bien que l'autre, pourvu qu'elle se dissolve dans le chloroforme. A son avis, les dénominations actuelles devraient être remplacées par celles de *digitalines chloroformiques*, avec la faculté d'employer indifféremment les deux variétés auxquelles il correspond.

On prescrit habituellement la digitaline sous forme de pilules ou de granules, contenant un milligramme de substance active.

GRANULES DE DIGITALINE.

	gr.
Digitaline	0.10
Sucre de lait pulvérisé	4.00
Gomme arabique pulvérisée	1.00
Sirop de miel	Q. S.

On triture longtemps la digitale dans un mortier de porcelaine avec le sucre de lait, que l'on ajoute par petites portions à la fois. On y mêle la gomme arabique ; on fait avec le sirop une masse pilulaire bien homogène et on la divise en 100 granules, que l'on argente.

Chacun de ces granules contient un milligramme de digitaline (*Codex*).

CHAPITRE XI

V. — ALDÉHYDES ET ACÉTONES

I. — Aldéhydes et dérivés.

§ 1. ALDÉHYDE FORMIQUE. $CH^2O[H — CH = O] = 30$.
Formol, Formaline, Aldéhyde méthylique, Méthanal.

Préparation. — M. Trillat prépare l'aldéhyde formique en dirigeant un jet d'alcool méthylique, mêlé de beaucoup d'air, sur du coke chauffé au rouge dans un tube de cuivre (fig. 111) dont l'extrémité voisine est refroidie par un courant d'eau. L'aldéhyde se condense dans un tube en U entouré

Fig. 111. — Appareil de M. Trillat pour la production de petites quantités d'aldéhyde formique.

de glace, avec de l'alcool méthylique non oxydé. L'air pénètre en pp'. Le coke ne doit pas être porté à l'incandescence, car alors il se produirait de l'acide carbonique.

Propriétés physiques et chimiques. — Le formol est un gaz incolore, très irritant, liquéfiable à — 21°. Densité : 0,81 à — 20°. On le conserve intact, au-dessous de — 21°. A — 20°, il commence à se polymériser (*paraformaldéhyde*) en prenant l'aspect d'une masse blanche composée de deux molécules de formaldéhyde : $CH^2O — CH^2O$. A la température ordinaire, la polymérisation peut être accompagnée d'explosion.

Le formol commercial est une solution d'aldéhyde dans l'alcool méthylique, offrant une odeur faible de souris, lorsqu'elle est étendue, qui devient très piquante à l'état concentré. Quand elle est chargée à plus de 50 p. 100, elle donne peu à peu du *trioxyméthylène* $(CH^2O)^3$. Elle doit être formée de la réunion de plusieurs polymères solubles.

Essai. — Quand on veut s'assurer du titre d'une solution de formol, on en fait tomber de 1 à 4 centimètres cubes, goutte à goutte et en agitant sans cesse, dans 1 litre d'eau distillée tenant en dissolution 3 grammes d'aniline. Le liquide se trouble ; on le filtre quarante-huit heures après, sur un papier taré, en s'assurant qu'il contient un excès d'aniline. On sèche le précipité, à 40°, puis on détermine son poids. La quantité de formol qui lui correspond est donnée par l'équation :

$$AzH^2 — C^6H^5 + H — CHO = H^2O + C^6H^5Az = CH^2.$$

Aniline.   Formol.   Anhydroformaldéhydaniline.

Pharmacologie. — Le formol est le plus énergique des agents antiseptiques gazeux connus. Ses vapeurs sèches détruisent, en cinq heures, les germes et les spores des champignons pathogènes. Pour que la désinfection soit efficace, il faut que les vapeurs de formol puissent être en contact avec tous les points de l'objet, que celui-ci soit sec ou imprégné d'une légère humidité (*Trillat, Pottevin,* Drs *Bardet, G. Roux, Bosc*).

Bromaline (*Brométhylformine*) $C^8H^{17}Az^2Br$. — Elle résulte de l'action du bromure d'éthyle sur une solution alcoolique diluée de *formine* (formol traité par l'ammoniaque). Elle cristallise en paillettes incolores, insipides, très solubles dans l'eau. Les acides la décomposent en mettant du formol en liberté. Sédatif nerveux plus faible que le bromure de potassium, à employer aux doses de 6 à 10 grammes par jour.

Iodéthylformine. $C^3H^6Az^2$. C^2H^5I. — On la prépare en faisant agir l'iodure d'éthyle sur la formine diluée dans l'alcool. Elle forme de longues aiguilles incolores, presque insipides, extrêmement solubles dans l'eau, peu dans l'alcool, insolubles dans l'éther et dans le chloroforme. Le carbonate de sodium et les acides concentrés en séparent du formol et un peu d'alcool éthylique. Succédané des iodures alcalins (*Dr Bardet*).

Iodoformine. $C^3H^6Az^2I^2$. — Le formol et l'ammoniaque donnent une base (*formine,* ou *méthylène-diamine-méthane*) qui produit avec une solution alcoolique d'iode un dérivé biiodé, brun jaunâtre, cristallisé, présentant des reflets rougeâtres. Elle est insoluble dans l'eau, l'alcool froid, l'éther, le chloroforme et le benzène. L'alcool bouillant en prend un peu, mais son meilleur dissolvant est l'acétone. L'eau bouillante et les alcalis la décomposent, en mettant en liberté de l'iode et du formol. Elle contient 80 p. 100 d'iode. Antiseptique très efficace (*Dr Bardet*).

Paraforme (*Triformal, Trioxyméthylène*). $(CH^2O)^3$. — Il prend naissance quand on chauffe la solution aqueuse de formaldéhyde. C'est un produit blanc, cristallin, que l'eau ne dissout pas. Le Dr Arohnson le croit supérieur à tous les autres antiseptiques intestinaux. Employé en solution aqueuse à 1 p. 1000 et en cachets à la dose de 0^{gr},20 à 1 gr. par jour.

§ 2. ALDÉHYDE ÉTHYLIQUE. C^2H^4O [$CH^3 - CHO$] = 32.

Aldéhyde acétique, aldéhyde vinique, hydrure d'acétyle, éthanal.

Découverte par Scheele. Liebig fixe sa composition.

Préparation. — On obtient ¡cette aldéhyde en oxydant l'alcool éthylique :

Alcool éthylique..	2 kil.
Acide sulfurique concentré......................	2.700
Bichromate de potassium concassé....................... ...	2.000
Eau...	6.000

On introduit l'eau et le bichromate dans un récipient en verre, d'une contenance de 20 litres environ, puis on y verse, goutte à goutte, l'alcool et l'acide sulfurique préalablement mélangés. La masse s'échauffe et distille ; on chauffe légèrement, pour terminer la réaction. Les vapeurs sont condensées dans un réfrigérant refroidi à 0°, qui les déverse dans un récipient plongé dans de la glace.

Purification. — Le produit distillé est un mélange d'aldéhyde et d'alcool éthylique, avec de l'eau. On le rectifie dans un matras relié à un réfrigérant incliné à 45° (fig. 112), où l'on fait couler de l'eau à 25°. Les vapeurs d'aldéhyde le traversent et sont reçues dans un récipient contenant de l'éther desséché, tandis que l'alcool reflue dans le matras. On sature ensuite la solution d'aldéhyde par un courant de gaz ammoniac sec ; l'aldéhydate d'ammonium se précipite, on le décompose par de l'acide sulfurique dilué, on reçoit les vapeurs d'aldéhyde dans un récipient refroidi, on dessèche le liquide avec du chlorure de calcium et on le rectifie à nouveau.

Propriétés physiques et chimiques. — Liquide incolore, très mobile, doué d'une odeur éthérée un peu suffoçante, très soluble dans l'eau, dans l'alcool et dans l'éther. Il bout à 21°. Il se polymérise facilement, en formant l'*aldol* $C^4H^8O^2$, [$CH^3 - CHOH - CH^2 - CHO$] ; la *paraldéhyde* ($CH^3 - CHO)^3$; la *métaldéhyde* ($CH^3 - CHO)^3$ isomère stéréochimique de la paraldéhyde (*Friedel*). Densité : 0,80.

L'aldéhyde éthylique absorbe facilement l'oxygène et se convertit en acide acétique $CH^3 - CO^2H$. Elle fixe l'hydrogène naissant et régénère l'alcool éthylique $CH^3 - CH^2OH$.

Pharmacologie. — L'aldéhyde est un toxique d'une grande énergie, doué, par suite, de propriétés antiseptiques remarquables. On ne l'emploie pas encore, en pharmacie, mais on utilise plusieurs de ses dérivés.

PARALDÉHYDE ($CH^3 - CHO)^3$. — On l'obtient en faisant passer dans l'aldéhyde éthylique de l'acide chlorhydrique ou de l'acide sulfureux. On refroidit le liquide et on sèche les cristaux dans du papier sans colle.

Elle cristallise à basse température et ses cristaux fondent à 10°, en un liquide limpide, âcre et aromatique, bouillant à 124°. Elle est soluble dans

8 à 9 fois son volume d'eau, dans l'alcool et dans l'éther. Elle redevient facilement aldéhyde.

Hypnotique, à la dose de 1 à 4 grammes, elle est prescrite en potion et

Fig. 112. — Appareil pour la préparation de l'aldéhyde éthylique.

en capsules. On ne peut s'en servir sous forme d'injection hypodermique, dont l'application est très douloureuse.

§ 3. BROMAL. C^3HBr^3O $[CBr^3 — CHO] = 281.$
Aldéhyde tribromée, tribrométhanal.

Découvert en 1832, par Löwig.

Préparation. — Dans 100 grammes d'alcool absolu, on verse peu à peu 350 grammes de brome. Après quinze jours de repos, le mélange est distillé ; il donne environ 330 grammes de liquide bouillant au-dessous de 140°, qu'on met de côté. Celui qui reste dans la cornue, additionné de 20 grammes d'eau distillée chaude, donne en vingt-quatre heures une abondante cristallisation d'hydrate de bromal. Les cristaux, purifiés par une cristallisation nouvelle, sont distillés avec de l'acide sulfurique pur, qui les déshydrate.

Propriétés physiques et chimiques. — Le bromal est un liquide incolore, d'une odeur vive, soluble dans l'eau et dans l'alcool. Il bout vers

172°. Sa saveur est analogue à celle du chloral, mais plus désagréable encore.

Il forme avec l'eau un hydrate cristallisable : $CBr^3 — CHO + H^2O$. Avec l'alcool éthylique, il donne de même un composé cristallisable représenté par : $CBr^3 — CHO — C^2H^5OH$.

Les alcalis minéraux le métamorphosent en bromoforme et en acide formique :

$$CBr^3 — CHO + KOH = CHBr^3 + H — CO^2K.$$
Bromal.   Bromoforme.   Form. de potassium.

Essai. — Semblable à celui du chloral.

Pharmacologie. — Les usages du bromal sont les mêmes que ceux du chloral. C'est l'hydrate qui est habituellement prescrit, le bromal anhydre étant encore plus difficile à faire accepter aux malades.

§ 4. CHLORAL.
Aldéhyde trichlorée, trichloréthanal.

A. CHLORAL ANHYDRE C^2HCl^3O [$CCl^3 — CH = O$] = 147,50.

Découvert par Liebig, en 1832.

Préparation. — On obtient le chloral en faisant agir le chlore sur l'alcool absolu.

On fait passer un rapide courant de chlore sec dans de l'alcool absolu. Quand l'absorption se ralentit et que l'alcool est coloré en jaune, on chauffe

Fig. 113. — Appareil pour la préparation du chloral.

légèrement le ballon qui le contient (fig. 113) ; le liquide se décolore. On continue à élever la température de l'alcool, tout en entretenant un vif courant de chlore, jusqu'à ce que le liquide, presque bouillant, ne retienne plus le gaz qui le traverse. En douze heures, on peut convertir en chloral 200 grammes d'alcool.

Le contenu du ballon est mêlé ensuite à 2 ou 3 fois son volume d'acide sulfurique concentré et distillé aussitôt avec précaution. Dès la première impression du feu, le chloral se rassemble à la surface du liquide en une huile limpide et très fluide, qui se volatilise rapidement. Un peu avant que la couche huileuse n'ait entièrement disparu, on arrête l'opération.

Le produit volatil obtenu est mis dans un ballon, avec un thermomètre ; on le fait bouillir, jusqu'à ce que son point d'ébullition s'élève à 94° ou 95°. Enfin on l'introduit dans une cornue, avec un peu de chaux éteinte et récemment calcinée, puis on distille au bain de chlorure de sodium ; on obtient du chloral pur ou à peu près pur (*Dumas*).

Le chlore agit ici en produisant d'abord de l'aldéhyde, qui est convertie en acétal éthylique, puis en acétal trichloré, enfin en chloral :

$$CH^3 - CH^2OH + Cl^2 = 2HCl + CH^3 - CHO.$$
Alcool éthylique.   Aldéhyde éthylique.

$$CH^3 - CHO + 2CH^3 - CH^2OH = H^2O + CH^3 - CH{<}^{OC^2H^5}_{OC^2H^5}$$
Aldéhyde.   Alcool éthylique.   Acétal.

$$CH^3 - CH{<}^{OC^2H^5}_{OC^2H^5} + 3Cl^2 = 3HCl + CCl^3 - CH{<}^{OC^2H^5}_{OC^2H^5}$$
Acétal.   Acétal trichloré.

$$CCl^3 - CH{<}^{OC^2H^5}_{OC^2H^5} + H^2O = 2CH^3 - CH^2OH + CCl^3 - CH = O.$$
Acétal trichloré.   Alcool éthylique.   Chloral.

L'acide sulfurique élimine l'alcool non attaqué, en le transformant en éther, et il s'empare en même temps de l'eau qui accompagne le chloral brut. La chaux s'unit à l'acide chlorhydrique, quand il en existe dans le liquide. Il faut éviter l'emploi d'un excès de chaux, car si cette base se trouve en présence de la vapeur du chloral, à la fin de l'opération, elle devient incandescente et détruit le chloral, qui se trouve alors remplacé par une huile jaunâtre.

Propriétés physiques et chimiques. — Le chloral est liquide, incolore, doué d'une odeur vive et éthérée. Il est très soluble dans l'eau, dans l'alcool et dans l'éther. Sa vapeur est irritante et caustique. Il a pour densité 1,51 et il bout à 94°,4 (*Dumas*) ou à 99° (*Kopp*).

La plupart des propriétés du chloral le rapprochent des aldéhydes : il forme des combinaisons cristallines avec les bisulfites alcalins et il réduit l'oxyde d'argent ; il réduit aussi l'acétate et le nitrate mercurique, en donnant naissance à du calomel (*Cotton*).

L'acide azotique le convertit, par oxydation, en acide trichloracétique :

$$CCl^3 - CH = O + O = CCl^3 - CO^2H.$$
Chloral.   Ac. trichloracétique.

Les alcalis hydratés le dédoublent en formiate et en chloroforme :

$$CCl^3 - CH = O + KOH = H - CO^2K + CHCl^3.$$
Chloral.   Formiate.   Chloroforme.

Il se combine à l'eau, en formant un hydrate cristallisé. Avec l'alcool, il donne naissance à un alcoolate également cristallisé, qui répond à la formule

$$CCl^3 - CH{<}{OC^2H^5 \atop OH} \quad (Personne).$$

B. Chloral hydraté. $C^2HCl^3O + H^2O$, $[CCl^3 - CH = O + H^2O] = 165,5$.

Préparation. — On obtient l'hydrate de chloral en ajoutant à 100 gr. de chloral anhydre $12^{gr},25$ d'eau distillée. La température du mélange s'élève; dès qu'elle baisse, l'hydrate cristallise.

Purification. — 1° Personne a constaté que le chloral anhydre est très difficilement privé d'*acide chlorhydrique* par la distillation, et que cet acide se retrouve par conséquent dans l'hydrate. Il propose, pour avoir de l'hydrate pur, de mélanger le chloral anhydre et impur avec la proportion d'eau nécessaire pour le changer en hydrate; de le faire digérer ensuite, pendant quelques heures, avec du carbonate de calcium et de le distiller au bain d'huile à 115° ou 120°. L'hydrate est alors très pur.

2° Flückiger conseille de purifier l'hydrate de chloral en le faisant cristalliser dans le chloroforme, dans le benzène, dans le sulfure de carbone ou dans l'essence de térébenthine. Le meilleur de ces agents est le sulfure de carbone, qui, à une température voisine de son point d'ébullition, dissout le cinquième de son poids d'hydrate de chloral.

Propriétés physiques et chimiques. — L'hydrate de chloral cristallise en prismes rhomboïdaux, d'aspect saccharoïde. Il se volatilise à 100° et même un peu à la température ordinaire. Il fond à 47°. Une partie d'eau en dissout 3,84 à 15° (*J. Regnauld*). Il est soluble aussi dans le benzène, dans le sulfure de carbone, dans le chloroforme, dans l'essence de térébenthine (*Flückiger*). Les corps gras le dissolvent aisément : à froid, 3 p. d'huile retiennent 2 p. de chloral hydraté (*A. Catillon*).

Son odeur est plus faible que celle du chloral anhydre, mais sa saveur n'est pas moins désagréable. Il rougit à peine le tournesol bleu, tout d'abord, lorsqu'on le dissout dans l'eau; mais peu à peu il est dissocié en acides formique et chlorhydrique et sa réaction acide s'accentue. La décomposition est instantanée à 100° (*Guérin*).

L'acide sulfurique le déshydrate entièrement et le convertit, à froid, en un polymère solide, insoluble (*métachloral*), qu'une température de 180° ramène à l'état de chloral liquide. A chaud, un grand excès d'acide fait perdre au chloral du chloroforme et le change en *chloralide* : $C^5H^2Cl^6O^3$. La potasse le convertit, à froid, en acide formique et en chloroforme, comme le chloral anhydre. Chauffé entre 110° et 230°, avec la glycérine pure et concentrée, l'hydrate de chloral est dédoublé en chloroforme et en acide formique (*Byasson*).

Il s'unit facilement à la formamide (*chloralamide, chloralformamide* $C^3H^4Cl^3AzO$), au gaz ammoniac $\left(chloralammoniaque \; CCl^3 - CH <{OH \atop AzH^2}\right)$ à l'antipyrine, au menthol.

D'autre part, MM. Béhal et Choay ont obtenu, en chauffant le chloral ammonique, de la *chloralimide*, composé assez stable, dépourvu d'odeur et de saveur désagréables et que les acides minéraux dédoublent en chloral et en ammoniaque.

Lorsqu'on touche l'hydrate de chloral avec une goutte d'essence de menthe poivrée, il se manifeste une coloration *rouge*, qui devient de plus en plus foncée et que l'ébullition ne détruit pas. L'intensité de la nuance est augmentée par l'addition d'une goutte d'acide sulfurique (*Carl Jehn*). M. Dunin von Wassowicz n'a vu cette coloration se produire, d'une manière manifeste, que dans le cas où le chloral contient de l'acide chlorhydrique. Mélangé, à chaud, avec de l'acide azotique et du bichromate de potassium, il donne une coloration *bleue*, que l'ammoniaque fait passer au *rouge* et la soude au *vert clair* (*Faithorne*). Trituré avec du camphre, il devient liquide; le produit semble être une combinaison (*Cazeneuve* et *Imbert*). Le sulfhydrate de calcium colore en *rouge* les solutions d'hydrate de chloral. L'*acide sulfhydrique* et l'*eau de chaux*, successivement employés, donnent une coloration *rose*, au bout d'une minute environ (*Hirschfeld*). Les monosulfures alcalins colorent en *rouge* (souvent avec précipité *brun*) les solutions de chloral (*Baudrimont*), si le chloral est en excès (*L. Prunier*). Un sulfhydrate de sulfure produit un précipité *blanc* (*Baudrimont*).

Essai. — L'hydrate de chloral du commerce peut contenir de l'*alcoolate de chloral* ou d'autres impuretés.

Pour s'assurer qu'il est pur, on le chauffe dans une petite capsule de porcelaine, sur une lampe à alcool : il s'enflamme s'il est mélangé d'*alcoolate* (*Faithorne*).

Quand la substitution est totale, on reconnaît facilement l'alcoolate de chloral à ses caractères propres. Ses cristaux sont volumineux, translucides, friables comme les cristaux de cétine, dont ils ont le toucher gras ; ils ne se liquéfient pas sous les doigts. Son odeur est faible et éthérée ; sa saveur, d'abord douce, devient ensuite un peu âcre. Il n'est pas hygrométrique et il se dissout lentement dans l'eau. Chauffé avec ce liquide, il fond en prenant un aspect huileux, puis il se dissout par agitation. Il entre en fusion à 58° (*Personne*) et il bout à 145° (*Roussin*).

Dissous dans l'alcool, il ne doit ni rougir le papier de tournesol bleu, ni troubler la solution de nitrate d'argent.

Titrage. — On peut déterminer la valeur de l'hydrate de chloral en dosant la quantité de chloroforme qu'il fournit, quand on le décompose par un alcali caustique.

Pour cela on introduit, dans un tube de verre divisé en dixièmes de cent. cube, 25 gr. d'hydrate de chloral et on verse doucement dessus, *en refroidissant* le tube, un léger excès de potasse caustique. On bouche aussitôt avec un liège et, dès que la première réaction s'est apaisée, on agite, doucement d'abord et vivement en dernier lieu. On laisse reposer pendant quelques heures; le chloroforme se sépare du mélange, puis on mesure son volume en comptant le nombre de divisions qu'il occupe. En multipliant ce volume par la densité du chloroforme et corrigeant l'erreur relative à la température, on obtient la proportion pondérale de ce composé.

L'hydrate de chloral pur doit fournir 72,2 p. 100 de chloroforme (*Mueller*).

Un deuxième moyen consiste à chauffer le chloral avec un poids connu de soude caustique et à doser l'alcali resté libre; un calcul simple donne le poids du chloral dédoublé par la soude combinée (*Meyer* et *Haffter*).

Pharmacologie. — Le chloral a été préconisé comme hypnotique, en 1869, par M. Liebreich; il compte aujourd'hui parmi les médicaments le plus employés. On se sert exclusivement, en médecine, de son hydrate, qu'on administre en solution dans une potion ou dans un sirop. Sa saveur est si désagréable, qu'elle oblige parfois à le donner sous forme de capsules ou de lavement. Aussitôt que le chloral a pénétré dans le sang, il est partiellement métamorphosé en acide *urochloralique* $C^8H^{11}Cl^3O^7$. Suivant Liebreich et Personne, le reste se dédouble en *chloroforme* et en *acide formique*, au contact du carbonate alcalin de ce liquide; l'action du même carbonate, continuant à s'exercer sur les produits du dédoublement, les convertit en *chlorure* et en *formiate de sodium* (*Personne*); enfin, le formiate de sodium est changé en *bicarbonate* (*Rabuteau*). Cette théorie n'est guère admise aujourd'hui.

Anhydre ou hydraté, le chloral est caustique. M. Peyraud a proposé de l'employer comme vésicant, mais il est peu propre à remplir cette fonction. On peut, avec plus de fruit, utiliser son pouvoir antifermentescible; il assure la conservation de tous les tissus mis en contact avec sa dissolution aqueuse.

Ce médicament, en solution alcoolique, est incompatible avec les bromures de potassium et de sodium, avec le chlorure de sodium et le sulfate de magnésium; le liquide se sépare en deux couches, s'il est concentré; l'alcoolate de chloral vient à la surface et peut être pris à dose trop élevée, si on n'agite pas la solution. Le chloral peut, au contraire, être mélangé aux bromures d'ammonium et de calcium, au chlorure d'ammonium et au nitrate de potassium (*Markol*).

HYPNAL (*Monochloral-antipyrine, Trichloracétyl-diméthylphénylpyrazolon*). — Il existe trois combinaisons de chloral et d'antipyrine : deux obtenues par MM. Béhal et Choay avec l'hydrate de chloral (*mono* et *dichloralantipyrine*), la troisième préparée par M. Reuter avec le chloral anhydre. Cette dernière n'a pas de propriétés médicinales. Celle qui est employée en médecine est la monochloral-antipyrine.

On l'obtient en mélangeant 53 gr. d'antipyrine et 47 gr. d'hydrate de chloral préalablement dissous dans 50 cent. cubes d'eau. L'hypnal se sépare sous forme d'une couche huileuse, qui cristallise en vingt-quatre heures.

Ses cristaux sont incolores, doués d'une odeur faible de chloral et presque dénués de saveur. Ils fondent à 67°. Ils se dissolvent dans 13 fois leur poids d'eau, plus facilement dans l'alcool. On les distingue du produit de Reuter au moyen du sesquichlorure de fer, qu'ils colorent en rouge foncé, tandis que ce dernier ne rougit pas à son contact. On le donne en potion, en solution alcoolique ou en cachets, aux doses de 1 à 3 gr. par jour.

La CAFÉINE-CHLORAL, combinaison à parties égales de caféine et d'hydrate de chloral, a été employée comme drastique, par Ewald, en injections hypodermiques (dose 1 gr.).

Le CHLORALAMIDE et le CHLORALIMIDE ont été vantés comme des hypnotiques supérieurs au chloral. Ils sont peu employés.

Le CYANHYDRATE DE CHLORAL (*Chloralcyanhydrine*) a été proposé par Hermès pour préparer une solution destinée à remplacer les eaux distillées d'amande amère et de laurier-cerise.

CHLORALOSE (*Anhydroglucochloral, Glucochloral*). $C^8H^{11}Cl^3O^6$. — Obtenu par M. Hanriot, en chauffant à 100° du glucose sec et du chloral anhydre.

Il est composé de fines aiguilles de chloralose, fusibles à 180°, et de lames nacrées de *parachloralose* fusibles à 227°.

Le chloralose est volatil, dextrogyre : $\alpha_D = +19°,4$ (*Petit et Polonovsky*), assez soluble dans l'eau chaude et dans l'alcool. L'oxydation le change en acide chloralique $C^7H^9Cl^3O^6$, avec dégagement d'acide carbonique.

Le parachloralose est peu soluble dans l'eau. Les oxydants le changent en acide parachloralique : $C^7H^9Cl^3O^6.2H^2O$.

Tous deux sont décomposés par les alcalis et les carbonates alcalins. Les acides dilués les dédoublent, à l'ébullition, en chloral et en glucose (*Petit et Polonovski*).

Le chloralose est un hypnotique très efficace, aux doses de $0^{gr},20$ à $0^{gr},60$. Il produit parfois des accidents légers.

SIROP DE CHLORAL.

Hydrate de chloral cristallisé..	50 gr.
Eau distillée....................	45
Sirop de sucre préparé à froid.	900
Esprit de menthe..............	5

L'hydrate de chloral est dissous dans l'eau et la solution mélangée au sirop, que l'on aromatise en dernier lieu avec l'esprit de menthe (*Codex*).

§ 5. PARALDÉHYDE. $(C^2H^4O)^3 = 132.$

Découverte par Weidenbusch.

Préparation. — On produit de la paraldéhyde, quand on mélange à l'aldéhyde éthylique, de l'acide sulfurique, chlorhydrique ou sulfureux, du chlorure de zinc, etc. (*Kékulé et Zincke*). On fait cristalliser la paraldéhyde, à basse température, et on comprime fortement les cristaux dans du papier sans colle.

Propriétés physiques et chimiques. — La paraldéhyde fond à + 10°,5 et bout à 124°. Sa densité est 0,998. Liquide, elle est incolore, aromatique, douée d'une saveur âcre. Elle se dissout dans 8 fois son poids d'eau à 13° ; la solution se trouble, quand on élève sa température. Elle est soluble en toutes proportions dans l'alcool et dans l'éther. Chauffée à 100° avec de l'acide sulfurique, elle est transformée en aldéhyde ordinaire.

Essai. — Lorsqu'elle est pure, la paraldéhyde doit présenter le point de fusion, le point d'ébullition et la solubilité sus-indiqués. S'il se sépare des gouttelettes insolubles de sa solution dans l'eau, c'est qu'elle est mélangée d'*aldéhyde valérique*.

Pharmacologie. — La paraldéhyde est un sédatif et un hypnotique d'une grande énergie, dont les propriétés médicinales ont été révélées par le Dr Cervello, de Palerme. En général, 3 grammes suffisent pour procurer, au bout de vingt à trente minutes, un sommeil de quatre à sept heures, calme et exempt de tout inconvénient (*Morselli*). On l'administre par les voies stomacale et rectale, ou bien en injections hypodermiques. Le meilleur mode consiste à la faire ingérer sous forme de solution dans l'eau sucrée, au titre de 3 p. 100. Les solutions plus chargées ont une saveur brûlante, qui en rend l'usage impossible.

Mélangée de valéraldéhyde, elle serait toxique.

II. — ACÉTONES.

§ 1. ACÉTONE. C^3H^6O [CH^3-CO-CH^3] = 58.
Diméthylcétone, diméthylcarbonyle, propanone.

Connue au xve siècle. Liebig a déterminé sa composition (1832).

Préparation. — L'industrie en fournit abondamment aujourd'hui, qui provient de la distillation du bois et de la fabrication de l'aniline.

Quand on veut la préparer, dans les laboratoires, on chauffe lentement au rouge sombre, dans une cornue de fer, de l'acétate de calcium bien sec. L'acétone distille avec des produits goudronneux, dont on la sépare par une distillation nouvelle, après l'avoir laissée pendant plusieurs heures en contact avec de la chaux.

Propriétés physiques et chimiques. — L'acétone est un liquide incolore, doué d'une odeur éthérée agréable, très soluble dans l'eau, dans l'alcool et dans l'éther. Sa saveur est analogue à celle de la menthe poivrée. Densité 0,80 à 15°. Point d'ébullition : 56°,5.

Traitée par l'amalgame de sodium, elle régénère l'*alcool isopropylique*. L'oxygène naissant la dédouble en acides *formique* et *acétique* :

$$CH^3 - CO - CH^3 + O^3 = H - CO^2H + CH^3 - CO^2H$$

Acétone.   Ac. formique.   Ac. acétique.

Les iodures alcalins, aidés des hypochlorites, la convertissent en un dérivé iodé, que les alcalis changent ensuite en *iodoforme* et en *acétate*. L'industrie utilise ce procédé pour la préparation de l'iodoforme.

Elle s'unit aux acides anhydres et au chloroforme (*Acétone-chloroforme* $(CH^3)^2 - CHO - CCl^3$). Elle ne colore pas la fuchsine décolorée par l'acide sulfureux (*Villiers* et *Fayolle*).

Pharmacologie. — L'acétone est un anesthésique des plus actifs, qui, avec le sommeil, provoque un abaissement notable de température. Elle est toxique et n'a guère été employée à l'intérieur qu'à la dose de 2 à 3 grammes par jour. Cependant Kussmaul et Frerichs en ont fait ingérer sans accident grave, jusqu'à 6 à 7 grammes. On suppose qu'elle existe parfois dans le sang et dans l'urine, chez les diabétiques surtout, dont l'haleine acquiert alors une odeur dite chloroformique. Toutefois, l'acétone qui se révèle ainsi provient peut-être de la décomposition de l'acide acétylacétique CH^3—CO—CH^2—CO^2H, ou de l'éther acétylacétique, dont on a signalé plusieurs fois la présence dans l'urine : CH^3—CO—CH^2—$CO^2C^2H^5$.

§ 2. CAMPHRE. $C^{10}H^{16}O$, $\left[C^3H^7\!-\!CH\!<\!\!\begin{array}{c}CH^2\!-\!CO\\CH^2\!-\!CH\end{array}\!\!>\!C\!-\!CH^3 \right] = 152.$

Préparation. — 1º On prépare le camphre, au Japon, en chauffant avec de l'eau le bois du camphrier, préalablement fendu en éclats. Les vapeurs, condensées sur des chapiteaux faits de roseaux ou de paille de riz, forment le *camphre brut*, qui est gris et mélangé de débris végétaux.

On purifie en Europe ce produit brut, en le sublimant après y avoir mélangé 3 à 5 %/₀ de chaux récemment délitée et 1 à 2 %/₀ de limaille de fer.

2º On fabrique artificiellement le camphre en transformant le térébenthène $C^{10}H^{16}$ en *bornéol* $C^9H^{16} - CHOH$, que l'on oxyde ensuite par l'ozone.

Caractères. — Le camphre est considéré comme l'acétone du bornéol. Il cristallise en primes hexagonaux translucides. Il possède une odeur très vive et une saveur chaude et amère. A 0º, sa densité est égale à celle de l'eau ; à 10º, elle n'est plus que 0,992. Il fond à 175º et bout à 204º. La tension de sa vapeur est considérable, à la température ordinaire. Lorsqu'on en projette sur l'eau de petits fragments, ils sont aussitôt animés d'un mouvement giratoire très rapide, qu'on attribue à la vaporisation continuelle de leur substance. La moindre trace d'un corps gras arrête ce mouvement.

L'eau dissout à peine le camphre ; l'alcool, l'éther, l'acide acétique, les huiles et les essences le dissolvent avec la plus grande facilité ; la solution alcoolique est dextrogyre. L'air ne l'altère pas, à la température ordinaire ; il y brûle avec une flamme fuligineuse. L'hydrogène naissant le ramène à l'état de *bornéol*. L'acide azotique l'attaque lentement et le convertit en *acide camphorique* :

$$C^{10}H^{16}O + H^2 = C^9H^{16} - CHOH \qquad C^{10}H^{16}O + O^3 = C^8H^{14}(CO^2H)^2.$$
Camphre.   Bornéol.   Camphre.   Acide camphorique.

Les acides, en général, s'unissent à lui ; toutefois, leurs combinaisons sont instables ; l'eau les décompose. Cependant, l'acide sulfurique, maintenu au contact du camphre monochloré pendant 36 heures, à la température de 50º, le convertit en produits sulfoconjugués ayant la fonction *phénolique et doués de stabilité* (*Cazeneuve*).

L'acide phosphorique anhydre le déshydrate en produisant du *cymène* $C^{10}H^{14}$. L'acide sulfurique et le chlorure de zinc donnent en plus, à chaud : *camphorone* $C^9H^{14}O$, *carvacrol* $C^{10}H^{14}O$, *éthylxylène*, etc.

La potasse en solution alcoolique le transforme, par hydratation, à 180º, en *acide camphique* et en *alcool campholique*, ou *bornéol* :

$$2C^{10}H^{16}O + KOH = C^9H^{15} - CO^2K + C^9H^{16} - CHOH.$$
Camphre.   Camphate.   Bornéol.

A la température de sa fusion, elle le convertit en *campholate* de potassium :

$$C^{10}H^{16}O + KOH = C^9H^{16}CO^2K.$$
Camphre.   Campholate.

Le camphre agit vivement sur les phénols, en produisant des combinaisons liquides. Ces combinaisons cristallisent par le refroidissement et sont assez faciles à dédoubler par la chaleur, par les alcalis et même par les dissolvants neutres. Il existe un phénol monocamphré, un phénol hémicamphré, une résorcine monocamphrée, une résorcine bicamphrée, un naphtol camphré, etc. L'acide salicylique forme une combinaison bicamphrée, solide et qui a l'aspect et le toucher du savon. Il semble que le salol s'unisse aussi chimiquement au camphre (*Légèr*).

Le camphre ne liquéfie pas les éthers du phénol : bétol, salol, etc. (*Bruelle*).

Pharmacologie. — Le premier emploi du camphre, comme médicament, remonte au moins au xe siècle ; il est généralement attribué aux Arabes. On se servait probablement de ce produit, en Orient, bien avant cette époque; mais il ne paraît pas avoir été connu des Grecs et des Romains.

Le camphre est vénéneux à haute dose. A dose faible il est stimulant et il passe aussi pour antispasmodique. On le donne en solution dans l'eau (*eau camphrée*), en pilules et parfois en lavement (1 gr. en 24 heures). Il est bien plus employé à l'extérieur ; ses dissolutions dans l'alcool, dans l'éther, dans l'axonge ou dans l'huile, sont des remèdes populaires, que l'on utilise isolément et qui servent à préparer l'*eau sédative* et une foule de liniments et de pommades. Avec sa poudre, on panse les plaies de mauvaise nature et on recouvre les vésicatoires, dans l'espoir, souvent déçu, d'atténuer l'action irritante de la cantharidine. Enfin, on en fait des fumigations, très estimées comme antiseptiques.

Lorsqu'on le mélange à des résines ou à des gommes-résines, il modifie presque toujours leur consistance; à son contact, le sagapénum devient demi-liquide ; le benjoin, le baume de Tolu, le mastic et la gomme ammoniaque prennent la consistance pilulaire et se ramollissent ensuite; l'assafœtida, le galbanum et la résine de gaïac prennent aussi la consistance pilulaire et la conservent ; la gomme-gutte, l'opopanax, la myrrhe, la résine de jalap, etc., se réduisent en poussière (*Plânche*). Trituré avec du chloral hydraté, il devient liquide, en contractant probablement une combinaison avec ce produit (Voy. p. 494). Il jouit encore de la propriété de faire disparaître l'odeur du musc et de quelques autres substances.

L'élasticité du camphre rend sa pulvérisation difficile, par contusion ou par trituration ; en outre, la poudre s'agrège dans les flacons où on la conserve. On a proposé divers moyens pour remédier à ce double inconvénient. Le Codex prescrit de diviser le camphre avec une râpe à sucre et de passer le produit à travers un tamis de crin. Il ajoute que pour obtenir cette poudre extemporanément, il faut triturer le camphre, dans un mortier, après l'avoir humecté d'éther ou d'alcool rectifié.

Le chloroforme, le benzène et le pétrole peuvent remplacer ces liquides, comme agents diviseurs; mais tous ont l'inconvénient d'entraîner l'agglomération de la poudre.

M. Fish a conseillé de dissoudre le camphre dans l'alcool et de jeter la solution dans une grande quantité d'eau tenant en suspension du carbonate de magnésium (dix grains de carbonate, pour 30 gr. de camphre).

On reçoit la poudre sur un filtre et on la sèche; elle reste parfaitement divisée.

M. Rother préfère l'huile de ricin, pure ou dissoute dans l'alcool; d'après ses essais, une partie d'huile facilite la pulvérisation de 30 parties de camphre et prévient la réunion de la poudre en petites masses.

En Amérique, M. Lowd prépare cette poudre en condensant la vapeur de camphre dans une chambre de vaste capacité, exactement comme on le fait pour le soufre et pour le calomel. Le mieux est de suivre le manuel opératoire du Codex.

Beaucoup de Labiées contiennent des camphres isomériques de celui du Japon, dont ils se distinguent presque uniquement par ce qu'ils sont lévogyres.

CAMPHRE MONOBROMÉ ($C^{10}H^{15}BrO$). — Il résulte de l'action directe du brome sur le camphre (30 p. de camphre pour 32 p. de brome sec). La masse liquéfiée est chauffée au bain-marie, à cessation de dégagement d'acide bromhydrique. On y ajoute 4 p. d'eau, on agite, on recueille la substance blanche déposée, puis on la fait cristalliser dans l'alcool.

Le camphre monobromé est en longs prismes transparents, fragiles, doués d'une odeur de térébenthine camphrée. Il est très soluble dans l'alcool, l'éther, le sulfure de carbone. Il fond à 77° et il bout à 274°. Il est antispasmodique. Doses : $0^{gr},50$ à $1^{gr},50$.

POUDRE DENTIFRICE DE CRAIE CAMPHRÉE.

Camphored chalk.

Camphre pulvérisé............ 10 gr.
Carbonate de calcium précipité. 90

On râpe le camphre et on le passe au tamis de laiton n° 120.

On mélange cette poudre avec le carbonate, dans un mortier de porcelaine ou de marbre, et on repasse le mélange au tamis de crin n° 1, pour obtenir une poudre homogène. (*Codex.*)

On commence à se servir de l'*huile de camphre* ou *essence de camphre*, qui est un mélange de carbures d'hydrogène, de camphre, de terpinol, de safrol et d'eugénol, avec un peu d'acides formique, acétique et butyrique.

On imite aujourd'hui, en Allemagne, l'essence de térébenthine avec un mélange de pétrole et d'huile de camphre, auquel on a donné le nom de *Larixoline*. L'odeur des deux produits est la même.

$$\S\, 3.\ \text{SULFONAL. } C^7H^{16}S^2O^4 \left[\begin{matrix} CH^3 \\ CH^3 \end{matrix}\right> C \left<\begin{matrix} SO^2C^2H^5 \\ SO^2C^2H^5 \end{matrix}\right] = 204.$$

Diéthylsulfone-diméthylméthane.

Découvert par Baumann, en 1885.

Préparation. — Un courant de gaz chlorhydrique est dirigé dans un mélange formé de 1 partie d'acétone et 2 parties de mercaptan éthylique; il se forme un éther particulier (*mercaptol*), analogue aux acétols, avec élimination d'eau :

$$CH^3 - CO - CH^3 + 2C^2H^5 - SH = H^2O + \begin{matrix} CH^3 \\ CH^3 \end{matrix} C \begin{matrix} SC^2H^5 \\ SC^2H^5 \end{matrix}$$

Acétone.   Mercaptan.   Mercaptol.

Le mercaptol ainsi obtenu est ensuite agité à froid, avec une solution de permanganate de potassium à 5 p. 100, avec la précaution d'ajouter de temps à autre au mélange quelques gouttes d'acide acétique ou sulfurique. On s'arrête quand le liquide reste coloré en rouge par un excès de permanganate; on chauffe au bain-marie, on filtre aussitôt et on évapore à moitié. Le sulfonal cristallise pendant le refroidissement; on le purifie par cristallisation nouvelle dans l'eau ou dans l'alcool (*Baumann*). Dans cette deuxième phase de l'opération, le mercaptol s'oxyde et produit le sulfonal.

$$\begin{array}{c} CH^3 \\ CH^3 \end{array}\!\!> C <\!\!\begin{array}{c} SC^2H^5 \\ SC^2H^5 \end{array} + 2O^2 \quad = \quad \begin{array}{c} CH^3 \\ CH^3 \end{array}\!\!> C <\!\!\begin{array}{c} SO^2C^2H^5 \\ SO^2C^2H^5 \end{array}$$

Mercaptol.   Sulfonal.

Propriétés physiques et chimiques. — Le sulfonal forme des cristaux prismatiques incolores, inodores, fusibles à 131°. Il se dissout dans 500 parties d'eau à 15°, dans 15 parties d'eau bouillante, dans 65 parties d'alcool froid, dans 2 parties d'alcool chaud et dans 133 parties d'éther. Il bout vers 300°, en se décomposant en partie.

Le brome le dissout sans l'altérer. L'acide sulfurique le dissout aussi, à froid, et le laisse précipiter quand on le dilue ; si on chauffe, il se dégage de l'acide sulfureux. L'acide azotique et les alcalis ne l'attaquent pas, même à l'ébullition.

Essai. — On peut caractériser le sulfonal au moyen de quelques réactions.

Chauffé avec son poids de cyanure de potassium bien sec, il donne des vapeurs désagréables de *mercaptan*. La masse fondue, dissoute dans l'eau, prend au contact du perchlorure de fer une teinte *rouge* due à la formation de sulfocyanate alcalin (*Vulpius*).

On obtient la même décomposition, en chauffant le sulfonal avec de l'acide pyrogallique (*Ritsert*), ou avec du charbon pulvérisé (*Schwartz*).

Mélangé à la moitié de son poids de limaille de fer et chauffé, il donne des vapeurs présentant une odeur *alliacée*. Le résidu, arrosé d'acide chlorhydrique, dégage de l'hydrogène sulfuré (*Wefers-Bettink*).

Pharmacologie. — C'est uniquement comme hypnotique que le sulfonal a pris place dans la thérapeutique. On le dit préférable au chloral et à la paraldéhyde, en ce qu'il n'entrave pas l'action des sucs digestifs. Son innocuité n'est pas encore entièrement démontrée. On le donne en poudre, enveloppé dans du pain azyme et accompagné d'une boisson chaude, vu son peu de solubilité.

MM. Baumann et Kast s'étant assurés par l'expérience que les *disulfones* analogues au sulfonal n'ont d'effet physiologique que s'ils contiennent le groupe éthyle, ont proposé l'usage de deux composés de ce genre, plus riches en éthyle que le sulfonal et qu'ils ont nommés *trional* et *tétronal*.

Le TRIONAL est le *diéthylsulfone-méthyléthylméthane* : $\begin{array}{c} CH^3 \\ C^2H^5 \end{array}\!\!> C <\!\!\begin{array}{c} SO^2C^2H^5 \\ SO^2C^2H^5 \end{array}$

Il cristallise en lames brillantes, fusibles à 76°, solubles dans 320 parties d'eau à 15°, plus solubles dans l'alcool et dans l'éther. Sa saveur est amère.

Le TÉTRONAL est le *diéthylsulfone-diéthylméthane* : $C^2H^5 > C < \begin{smallmatrix} SO^2C^2H^5 \\ SO^2C^2H^5 \end{smallmatrix}$

Il affecte aussi la forme de lamelles cristallines brillantes, fondant à 85°, solubles dans 450 parties d'eau froide, plus solubles dans l'éther et surtout dans l'alcool. Saveur à la fois amère et camphrée.

Trional et tétronal sont des hypnotiques, dont l'efficacité ne paraît pas supérieure à celle du sulfonal. Ces trois médicaments provoquent un sommeil lourd, fréquemment suivi d'une assez grande fatigue.

III. — ALDÉHYDES ET ACÉTONES AROMATIQUES.

§ 1. ALDÉHYDE BENZOIQUE. C^7H^6O [C^6H^5—CHO]=106.

Essence d'amande amère, hydrure de benzoyle.

Découverte en 1803, par Martrès. Préparée à l'état de pureté par Liebig et Wœhler.

Préparation. — 1° Pour préparer cette aldéhyde, on prend des amandes amères privées d'huile fixe, par expression, on les pulvérise finement et on les délaie avec de l'eau dans les proportions suivantes :

```
Tourteau récent d'amande amère................. 10 000 gr.
Eau ............................................ 30 000
```

On introduit le mélange dans la cucurbite d'un alambic, on monte l'appareil distillatoire et on laisse macérer, pendant vingt-quatre heures. Au bout de ce temps, on distille au moyen de la vapeur, que l'on fait arriver au fond de la cucurbite, à l'aide d'un tube partant d'une chaudière, où l'on entretient de l'eau en ébullition. On continue la distillation, jusqu'à ce que le produit cesse d'être très odorant. On sépare alors l'aldéhyde de l'eau aromatique, on verse celle-ci dans la cucurbite d'un petit alambic et on distille de nouveau : il se sépare une nouvelle quantité d'essence, qui passe dans les premiers moments de l'opération. On la recueille et on la mélange avec le premier produit (*Codex*).

Contrairement à ce qui se passe d'ordinaire, la première eau condensée pendant la distillation est limpide, quoique très chargée d'essence. Cette dissolution paraît due à la présence de l'acide cyanhydrique, qui se combine à l'aldéhyde en formant du cyanure de benzaldéhyde. Mais la proportion de l'acide diminue rapidement, dans les produits qui distillent; aussi l'eau devient-elle bientôt laiteuse, tout en contenant moins d'essence.

Cette essence ne préexiste pas dans les amandes amères ; Boutron et Robiquet ont démontré qu'elle s'y forme par suite de l'action de l'eau sur deux principes, qu'on nomme *synaptase* et *amygdaline*.

La *synaptase* (Robiquet) ou *émulsine* (Liebig et Wœhler), est un ferment soluble analogue à la diastase de l'orge. Dans la feuille du laurier-cerise, elle est localisée dans l'endoderme, exclusivement. Dans les amandes, elle existe dans le péricycle et dans l'endoderme des cotylédons, et dans les cellules du péricycle de l'axe seulement (*Guignard*). Elle se dissout dans l'eau, mais elle est coagulée par l'alcool et par une température de 67 à 69°; son pouvoir hydratant s'affaiblit à partir de 60° (*Bourquelot*).

L'*amygdaline*, $C^{20}H^{27}AzO^{11}$ est un glucoside cristallisable, lévogyre (— 35°,51 *Bouchardat*), d'une saveur d'abord sucrée, que la salive transforme en celle des amandes amères, et très soluble dans l'eau et dans l'alcool. Lorsqu'on fait agir sur elle la synaptase, *en présence de l'eau*, elle se dédouble en *glucose*, en *acide cyanhydrique* et en *aldéhyde benzoïque* :

$$C^{20}H^{27}AzO^{11} + 2H^2O = 2C^6H^{12}O^6 + CAzH + C^6H^5 — CHO.$$

Amygdaline.   Glucose.   Ald. benzoïque.

Cette métamorphose a reçu le nom de *fermentation amygdalique*.

2° L'industrie prépare aujourd'hui une essence artificielle en saponifiant, à chaud, le chlorure de toluène par la soude :

$$C^7H^6Cl^2 + 2NaOH = 2NaCl + H^2O + C^6H^3 — CHO.$$

Chlor. de toluène.   Ald. benzoïque.

Purification. — Pour enlever à l'essence d'amande amère l'acide cyanhydrique qu'elle contient, on y mélange une solution concentrée de bisulfite de sodium. L'essence se combine au bisulfite et le composé cristallise au bout de quelques jours. On le recueille sur un filtre, on le lave avec un peu d'eau distillée froide et on le décompose, au moyen de la soude caustique, après l'avoir dissous dans l'eau bouillante. L'essence mise en liberté est isolée du liquide aqueux, lavée avec un peu d'eau et rectifiée sur du chlorure de calcium, qui la dessèche.

Propriétés physiques et chimiques. — L'essence d'amande amère est liquide, incolore et très réfringente. Elle se dissout dans 30 p. d'eau froide et en toutes proportions dans l'alcool et dans l'éther. Son odeur est agréable, sa saveur brûlante. Elle a pour densité 1,043 et elle bout à 179°,5. Elle n'a pas d'action sur la lumière polarisée (*Buignet*).

Elle s'unit à l'ammoniaque en donnant naissance à l'*hydrobenzamide* $(C^7H^6)^3Az^2$.

Chauffée à 130° avec de la potasse, elle se transforme en un isomère basique, l'*amarine*, $C^{21}H^{18}Az^2$, qui est toxique.

Elle se combine aux bisulfites alcalins, comme les aldéhydes de la série grasse. Exposée à l'air libre, elle absorbe l'oxygène et se convertit rapidement en acide benzoïque :

$$C^6H^5 — CHO + O = C^6H^5 — CO^2H.$$

Ald. benzoïque.   Acide benzoïque.

Quand on la fait passer dans un tube de porcelaine rempli de pierre ponce portée au rouge, elle se dédouble en benzène et en oxyde de carbone .

$$C^6H^5 — CHO = CO + C^6H^6.$$

Ald. benzoïque.   Benzène.

Chlore et brome la changent en *chlorure* et en *bromure* de *benzoyle* :

$$C^6H^5 - CHO + Cl^2 = HCl + C^6H^5 - COCl.$$
Ald. benzoïque.   Chlorure do benzoyle.

Au contact de la potasse fondante, elle fournit du benzoate de potassium et un dégagement d'hydrogène :

$$C^6H^5 - CHO + KOH = H^2 + C^6H^5 - CO^2K.$$
Ald. benzoïque.   Benzoate de potassium.

Le cyanure de potassium la polymérise; le polymère a reçu le nom de *benzoïne* : $C^{14}H^{12}O^2$.

Essai. — L'essence d'amande amère est souvent remplacée, dans le commerce, par les *essences de mirbane (nitrobenzène)*, de *laurier-cerise* et de *noyaux de pêche* ou d'*abricot*.

Pour découvrir la première substitution, on verse dans un flacon à l'émeri 5 cent. cubes d'essence et 35 ou 40 cent. cubes de solution de bisulfite de sodium, pesant au moins 1,225. On agite vivement, on ajoute au mélange la quantité d'eau nécessaire pour porter son volume à 50 cent. cubes et on introduit le tout dans une éprouvette graduée. L'essence de mirbane vient former à la surface du liquide une couche huileuse, dont on mesure le volume. Pour qu'elle se rassemble plus vite, on peut mêler au liquide 5 cent. cubes de benzène, dont on tient compte à la lecture. Ce procédé permet de mettre en évidence 1 à 2 cent. cubes de mirbane (*R. Wagner*).

Si l'on veut vérifier l'identité du nitrobenzène, M. E. Bourgoin conseille le moyen suivant. Dans un tube bouché, on introduit 1 gramme de l'essence à essayer et $0^{gr},50$ de potasse caustique pure. Si l'essence n'est pas fraudée, elle prend une coloration *jaunâtre*. Lorsqu'elle contient du nitrobenzène, la nuance jaune devient rapidement *rougeâtre*, puis *verte*. En ajoutant alors une petite quantité d'eau, le mélange se sépare en deux couches : l'*inférieure* est *jaune*, la *supérieure* est *verte* et devient *rouge* du jour au lendemain.

Les essences de *laurier-cerise* et de *noyaux* peuvent être reconnues à leur odeur moins suave que celle de l'essence d'amande amère, et à leur densité plus faible (1,030 environ). Mais il vaut mieux encore avoir recours à l'action de l'acide sulfurique concentré, employé à volume égal à celui de l'essence ; le mélange offre l'aspect suivant :

Essence d'amande pure : couleur *rouge-groseille*, un peu plus foncée au bout de quelques heures ; limpidité permanente.

Essence de *noyaux* : couleur *rouge*, puis *brune* ; liquide *trouble* et *épais*, solide au bout de vingt-quatre heures.

Essence de *laurier-cerise* : couleur *rouge foncée*, liquide *épais*, mais limpide (*Boyveau*).

Pharmacologie. — L'essence d'amande amère n'est guère employée pure en médecine, si ce n'est comme aromate. Telle que la fournit le procédé du Codex, elle contient une quantité d'acide cyanhydrique susceptible de lui communiquer ses propriétés et même de la rendre vénéneuse. Il est important de ne pas oublier ce fait. Elle devient acide hippurique, en traversant l'organisme.

On trouve cette essence, à l'état impur, dans les *eaux distillées d'amande amère* et de *laurier-cerise*, dans le *looch blanc*, la *liqueur de Gowland*, le *sirop d'orgeat* et, en général, dans toutes les préparations dont font partie les amandes amères.

$$\S\ 2.\ \text{VANILLINE. } C^8H^8O^3 \left[C^6H^3 \overset{\diagup OH}{\underset{\diagdown CHO}{-OCH^3}} \right] = 152.$$

Aldéhyde méthylprotocatéchique.

Préparation. — 1° On peut enlever mécaniquement la vanilline cristallisée à la surface des fruits du vanillier. L'éther peut dissoudre ensuite celle qui est à l'intérieur de la vanille. Ce fruit en donne de 1,5 à 2 p. 100.

2° On l'obtient, industriellement, en oxydant par le permanganate de potassium l'*acétyleugénol* C^6H^3,$(CH = CH - CH^2)$;

En dédoublant, par hydratation au moyen de l'acide sulfurique, la coniférine (glucoside de la sève du pin) $C^{16}H^{22}O^8$, et en oxydant l'*alcool conyférylique* $C^{10}H^{12}O^3$ provenant de ce dédoublement :

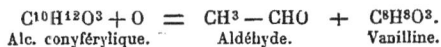

$$\underset{\text{Alc. conyférylique.}}{C^{10}H^{12}O^3} + O = \underset{\text{Aldéhyde.}}{CH^3 - CHO} + \underset{\text{Vanilline.}}{C^8H^8O^3}.$$

En traitant le gaïacol par le chloroforme et un alcali : il se forme en même temps de l'*isovanilline*.

Propriétés physiques et chimiques. — La vanilline cristallise en aiguilles blanches peu solubles dans l'eau froide, mais très solubles dans l'eau bouillante, dans l'alcool, l'éther, le chloroforme, le sulfure de carbone, les essences et les huiles fixes. Elle fond à 81°; vers 280° elle se sublime, en se résinifiant en partie.

C'est une aldéhyde-éther phénolique. L'hydrogène naissant la convertit en *alcool vanillique* $C^6H^3(OH-OCH^3-CH^2OH)$. Les oxydants, l'air même, la changent en *acide vanillique* $C^6H^3(OH-OCH^3-CO^2H)$; la potasse fondante, en *acide protocatéchique* $C^6H^3(OH)^2(CO^2H)$. Elle s'unit au sulfite acide de sodium, dont elle peut être séparée par l'acide sulfurique dilué. Elle sature les bases alcalines et terreuses.

Essai. — Le chlorure ferrique la colore en *bleu*, qui devient *brun* à chaud, en formant de la *dihydrovanilline*. Le sulfate ferreux additionné d'eau chlorée, lui communique une teinte *verte*. L'acide sulfurique la dissout en devenant *jaune*; l'acide azotique prend à son contact une nuance *rougeâtre* et produit des cristaux ténus. Le pyrogallol dissous dans l'acide chlorhydrique est teinté en *rouge violet* par une trace de vanilline. Le thymol et la résorcine se comportent de la même manière.

Pharmacologie. — La vanilline est un stimulant et un aromate plus fréquemment utilisé comme condiment que comme médicament. Le parfum de celle qui a été obtenue artificiellement est plus développé que celui du produit naturel. On la donne en poudre, à la dose de 5 à 20 ou 30 centigrammes. Elle sert à préparer le *sucre à la vanille*.

POUDRE DE VANILLE SUCRÉE.

Sucre à la vanille.

Vanilline cristallisée........... 2 gr.
Sucre pulvérisé,.......... 98
Alcool à 90°.................... q. s.

On dissout la vanilline dans la moindre quantité possible d'alcool et on mélange la solution au sucre, par trituration (*Codex*).

§ 3. ACÉTOPHÉNONE. $C^8H^8O[C^6H^5—CO—CH^3]=120$.

Hypnone, Phénylméthyl-acétone.

Découverte par M. Friedel.

Préparation. — On distille à sec un mélange à parties égales de benzoate et d'acétate de calcium ; le liquide brun condensé contient 25 p. 100 d'hypnone environ.

Pour le purifier, on le soumet à la distillation fractionnée, en condensant : la première fois, ce qui passe entre 180° et 205° ; la seconde fois, ce qui distille entre 195° et 200°. Ce dernier produit est de l'hypnone encore impure.

Propriétés physiques et chimiques. — L'hypnone est généralement liquide, incolore, douée d'une odeur tenace, qui tient à la fois de l'eau de laurier cerise et de l'essence d'amande amère. Elle bout à 198°. A + 5°, elle cristallise en paillettes fusibles à 20°,5. Insoluble dans l'eau, elle se dissout dans 60 p. de glycérine et, beaucoup mieux, dans l'alcool, l'éther, le chloroforme, le benzène et les huiles fixes.

Les acides chlorhydrique et sulfurique, le sesquichlorure de fer ne la colorent pas. L'acide azotique lui communique une teinte *jaune*.

Pharmacologie. — L'hypnone paraît favoriser le sommeil plutôt que le provoquer (Dujardin-Beaumetz); aux doses thérapeutiques de $0^{gr},20$ à $0^{gr},40$ elle n'est ni anesthésique, ni analgésique. C'est un médicament infidèle et, de plus, un irritant local énergique et un poison assez actif. On la prescrit, néanmoins, en potions ou plutôt en capsules, après l'avoir dissoute dans de l'huile d'amande, qui atténue beaucoup son odeur. Elle rend l'haleine désagréablement odorante.

SALACÉTOL (*Salicylacétol*). Produit résultant de l'action du salicylate de sodium sur la monochloracétone.

Il est en longues aiguilles fusibles à 71°, très solubles dans l'alcool chaud, le chloroforme, l'éther, le benzène, les huiles fixes et le sulfure de carbone ; insoluble dans l'eau froide, à peine soluble dans l'eau bouillante, l'alcool froid et la ligroïne. Il contient 25 p. 100 d'acétol et 75 p. 100 d'acide salicylique.

Le Dr Bourget le considère comme un des meilleurs désinfectants de l'intestin et des voies urinaires, en même temps qu'un antirhumatismal efficace. Dose : $0^{gr},50$ à 3 grammes, suivant l'âge.

SALANTOL. — Combinaison d'acétone et d'acide salicylique, employé contre la diarrhée (*Dr Bourget*).

VI. — AMIDES, FERMENTS SOLUBLES

§ 1. ACÉTANILINE. $C^8H^9AzO\left[C^6H^5Az\diagdown{}^H_{C^2H^3O}\right]= 135.$

Acétanilide, Phénylacétamide, antifébrine.

Découverte par Gerhardt, en 1352.

Préparation. — On verse, goutte à goutte, du chlorure d'acétyle dans de l'aniline; le mélange se prend en masse pendant le refroidissement. On lave les cristaux à l'eau froide, pour enlever le chlorhydrate d'aniline, et on dissout le résidu dans l'eau bouillante, qui abandonne l'acétaniline en se refroidissant :

$$C^2H^3OCl + AzH^2C^6H^5 = HCl + C^6H^5Az\diagdown{}^H_{C^2H^3O}.$$

Chlor. d'acétyle. Aniline.   Acétaniline.

Propriétés physiques et chimiques. — L'acétaniline cristallise en lames soyeuses cu en tables orthorhombiques blanches, fusibles à 112° (*Gerhardt*), bouillant à 296° (*Williams*). Densité 1,21 à 4° (*Schröder*). Elle se dissout dans 160 p. d'eau froide; dans 18 p. d'eau bouillante, dans 1 p. d'alcool à 92° bouillant et dans 3,5 p. du même alcool froid, dans l'éther, dans le chloroforme et dans les carbures d'hydrogène. Elle est insoluble dans la glycérine. Ses solutions sont neutres aux réactifs colorés, sa saveur est un peu brûlante.

La chaleur la décompose, au rouge, en benzine, aniline, acide cyanhydrique et diphénylurée (*Uretzki*). Le chlore, le brome et l'acide azotique fumant forment avec elle des produits substitués. Elle résiste assez bien à l'action des acides, en général. Les alcalis l'hydratent à peine, même à l'ébullition. L'eau bromée forme dans sa solution saturée un abondant précipité *cristallin*.

Essai. — Le sesquichlorure de fer *ne colore pas* la solution préparée à froid. L'acide chromique colore en *rouge foncé* l'acétaniline pure.

L'hypobromite de sodium dilué lui communique une teinte d'un *jaune pâle*, qui devient *orangée* dans le cas où il y a mélange d'aniline. A l'ébullition, il la précipite en *jaune rougeâtre* et il dégage du cyanure de méthyle (*Denigès*).

Évaporée avec une solution de nitrate mercureux, elle prend une couleur *verte*, qui passe au *rouge brun*.

Chauffée avec une solution de potasse et du chloroforme, elle répand l'odeur désagréable de la *phénylcarbylamine*. Bouillie avec de l'acide chlorhydrique pur, elle donne du chlorhydrate d'aniline. Le liquide, neutralisé puis additionné de chlorure de chaux, devient successivement *violet*, *rouge* et *bleu*.

Pharmacologie. — A la fois antipyrétique et analgésique, l'acétaniline est employée à faibles doses, tantôt sous la forme de cachets, tantôt en solution dans un liquide alcoolique (vin, élixir etc.). Son usage est un peu dangereux, parce qu'elle convertit l'oxyhémoglobine en méthémoglobine et qu'elle provoque une cyanose inquiétante. On en donne $0^{gr},50$ à 1 ou 2 grammes au plus par 24 heures.

BENZANILINE (*Benzanilide*) $C^6H^5CO—AzH—C^6H^5$. C'est le produit de la réaction de l'acide benzoïque sur l'aniline.

Poudre blanche, cristalline, insoluble dans l'eau, soluble dans 60 p. d'alcool froid et dans 7 p. d'alcool bouillant, très peu dans l'éther.

Antipyrétique apprécié dans la thérapeutique infantile (Dr Kahn).

EXALGINE (*Méthylacétaniline*) $C^6H^5Az—CH^3—C^2H^3O$. Elle résulte de la combinaison de la monométhylaniline avec le chlorure d'acétyle.

L'exalgine cristallise en larges tables ou en aiguilles déliées, suivant le mode de sa préparation. Elle est à peine soluble dans l'eau froide, plus soluble dans l'eau bouillante, très soluble dans l'alcool et dans l'eau alcoolisée. Elle est dépourvue d'odeur et de saveur, fusible à 101° (*Hepp*) et volatile à 245° (*Hoffmann*).

Ses propriétés médicinales sont celles de l'antipyrine, mais deux fois plus énergiques. De plus, on la dit antiseptique. On l'administre en cachets, ou dissoute dans une potion, à la faveur de l'alcool.

FORMANILINE. — Homologue inférieur de l'acétanilide, obtenu en faisant bouillir de l'aniline et de l'acide formique et en sublimant ensuite le produit.

Cristalline, blanche, soluble dans l'eau bouillante, l'alcool, l'éther, le chloroforme et le benzène, la formaniline est un anesthésique inférieur à la cocaïne, mais supérieur à l'antipyrine. La durée de son action est quadruple de celle de la cocaïne (*Neumann*).

GALLANOL. (*Gallanilide, Gallinol, Gallol*) $C^6H^2\diagdown^{COC^6H^5AzH+2H^2O}_{(OH)^3}$. On l'obtient en chauffant l'aniline avec le tannin, vers 150°. Le produit, dissous dans l'acide chlorhydrique très faible, laisse déposer des cristaux qu'on purifie par cristallisations répétées dans l'alcool dilué (*Cazeneuve*).

Cet anilide affecte la forme de cristaux lamellaires, très blancs, solubles dans 1000 p. d'eau froide, très solubles dans l'eau bouillante, l'acool et l'éther, insolubles dans le chloroforme, la ligroïne et le benzène. Il devient anhydre à 100°; à 205° il fond sans altération grave. Le sesquichlorure de fer le colore en *bleu*. Les alcalis le dissolvent en prenant une teinte *brune*, indice d'une altération partielle.

Le gallanol est antiseptique et astringent. Irritant pour les surfaces dénudées, il ne l'est pas pour la peau saine. En outre, il n'est pas toxique et il offre l'avantage de ne tacher ni le linge, ni l'épiderme. On l'emploie surtout en pommades à 1/30, 1/10 ou 1/4, contre le psoriasis et l'eczéma. SALIFÉBRINE (*Salicylanilide*). Poudre blanche résultant de l'union de l'acétaniline et de l'acide salicylique. Elle est insoluble dans l'eau, mais soluble dans l'alcool. — Antipyrétique et antinévralgique prescrit aux doses de 1 à 2 grammes par 24 heures.

§ 2. ALBUMINE.

Préparation. — On extrait l'albumine du sérum du sang, ou du blanc d'œuf, soit en dialysant ces substances, soit en les traitant par l'acétate de plomb, qui se combine avec l'albumine. On sépare le plomb de sa combinaison, au moyen de l'acide carbonique et de l'acide sulfhydrique.

On délaie le blanc d'œuf dans de l'eau, on filtre à travers une toile et on ajoute de l'acétate basique de plomb. Il se forme un albuminate de plomb insoluble, qu'on lave soigneusement et qu'on décompose en le délayant avec de l'eau, dans laquelle on fait passer un courant d'acide carbonique. On filtre, puis on précipite avec l'hydrogène sulfuré le plomb qui reste dissous. Pour enlever le sulfure de plomb, on détermine un commencement de coagulation par la chaleur; les premiers flocons formés emprisonnent le sulfure plombique. La liqueur, filtrée et évaporée à la température de 40°, fournit de l'albumine pure (*Ad. Wurtz*).

Propriétés physiques et chimiques. — L'albumine sèche est amorphe, transparente, d'un blanc jaunâtre. Elle se dissout en toutes proportions dans l'eau, mais elle est insoluble dans tous les autres liquides neutres. Sa solution aqueuse dévie à gauche le plan de polarisation : l'albumine de l'œuf a comme pouvoir rotatoire : $\alpha_D = -35°,5$, et celle du sérum sanguin : $\alpha_D = -56°$.

Bien desséchée, elle supporte sans altération une température de 100°. Sa solution, chauffée graduellement, commence à se coaguler vers 60° : à 75° la coagulation est complète. L'albumine a perdu, dans cette transformation, un peu de soude et de soufre, en même temps qu'elle s'est condensée. Diluée dans 10 fois son volume d'eau, elle se trouble à peine à l'ébullition; si l'on concentre la solution dans le vide, vers 40°, jusqu'à ce qu'elle soit revenue au volume primitif, elle est incoagulable par la chaleur. Dans les deux cas, l'acide acétique la précipite comme si c'était une caséine. Dialysée, elle rougit le tournesol, précipite l'émulsine et coagule le lait.

De ces faits, M. A. Gautier conclut que l'albumine naturelle est une combinaison acide et instable d'*acide albuminique* (bibasique) avec la soude, la chaux ou peut-être le phosphate calcaire. C'est, en outre, un amide complexe (*Berthelot*), dont M. Schutzenberger a pénétré la constitution. En la chauffant à 100°, avec de l'eau et de la baryte, il en a isolé, par hydratation : ammoniaque; acides carbonique, acétique et oxalique ; tyrosine; glucoprotéines ; dileucéines ; leucinimïde. A 200°, les *glucoprotéines* et *dileucéines* sont décomposées ; elles donnent des *leucines*, des *acides protéiques* et *hydroprotéiques*. L'albumine semble donc résulter de l'union d'une oxamide complexe à un uréide. M. Schutzenberger l'a prouvé : il a réalisé la synthèse d'un composé doué des propriétés des peptones, en chauffant vers 125° un mélange d'urée, de leucines et de leucéines.

A l'exception de l'acide orthophosphorique, les acides minéraux précipitent l'albumine, les acides azotique et métaphosphorique plus complètement que tous les autres. De plus, l'acide azotique la colore en *jaune* (*Acide xanthoprotéique*) et l'acide chlorhydrique en *violet*, à l'ébullition. Les acides organiques ne troublent pas ses solutions. Mais, les acides minéraux très dilués et les acides organiques même concentrés l'hydratent et la convertissent en *acidalbumine* ou *syntonine*, incoagulable par la chaleur.

Les alcalis très étendus l'hydratent aussi en produisant une *alcalialbumine* très analogue à l'acidalbumine, dont elle diffère par un peu de soufre en moins.

Lorsqu'à l'albumine on mélange 1 à 2 millièmes d'acide chlorhydrique ou sulfurique, autant de pepsine et qu'on expose le tout à la température de 38° ou 40°, l'albumine est rapidement hydratée ; elle est changée en *protéoses* d'abord, puis en *peptone*.

Beaucoup de sels minéraux précipitent ses dissolutions. Les plus efficaces sont : les iodures doubles de potassium et de mercure, ou de potassium et de bismuth, le phosphomolybdate et le phosphotungstate de sodium, le ferrocyanure de potassium, tous acidulés par l'acide acétique ; le sulfate d'ammonium en excès. Les sels alcalins neutres, pareillement acidulés, la coagulent également bien à 100°. Les sels de plomb, de cuivre, de mercure, d'argent, de platine, sont aussi de bons réactifs.

L'alcool en excès la coagule entièrement ; l'éther ne la précipite qu'en partie. Le chloral, le tannin, les phénols, l'acide picrique la précipitent assez complètement.

Chauffée avec du chlorure d'or à 1 p. 1000 et additionnée d'une ou deux gouttes d'acide formique, sa solution devient *rose, pourpre, bleue*, et dépose des flocons d'un *bleu foncé*.

Traitée par une solution diluée de sulfate de cuivre, puis par la potasse, elle prend une teinte *violette* (*Piotrowski*).

Le nitrate mercureux (*réactif de Millon*) la colore en *rose* ou en *rouge*, à l'ébullition (réaction commune à l'indol et à la tyrosine).

Dissoute dans l'acide acétique, elle est colorée en *rouge pourpre* par l'acide sulfurique (*Adamkiewicz*).

Pharmacologie. — La pharmacie ne fait aucun usage de l'albumine pure; mais elle utilise le blanc d'œuf de plusieurs manières. En qualité d'adoucissant, on en fait des tisanes, des potions, des gargarismes, des collyres et des cataplasmes. Il sert de contre-poison des sels de mercure et de cuivre ; il est important de ne pas en faire ingérer un grand excès, qui redissoudrait le précipité formé d'abord. On a proposé de tirer parti de cette faculté dissolvante de l'albumine, pour administrer, sous forme d'albuminate soluble, le fer, le manganèse, le mercure, l'argent, etc. Ces composés ne sont pas fréquemment employés.

Cependant M. Tarozzi recommande, sous le nom d'*albuminate de quinine*, le produit que l'on obtient en faisant réagir le sulfate de quinine sur l'albuminate de sodium. Cet albuminate est une poudre blanche, amorphe, soluble dans l'eau et dans l'alcool, d'une saveur très amère. Il contient 54 p. 100 de quinine et 46 p. 100 d'albumine hydratée. Sa réaction est alcaline.

L'albumine sert aussi à clarifier certains médicaments liquides, tels que les sirops, les infusés, les décoctés, etc.

<table>
<tr><td colspan="2">EAU ALBUMINEUSE.</td><td colspan="2">TISANE ALBUMINEUSE.</td></tr>
<tr><td>Blanc d'œuf</td><td>N° 4</td><td>Blanc d'œuf</td><td>N° 4</td></tr>
<tr><td>Eau</td><td>1000 gr.</td><td>Eau</td><td>900 gr.</td></tr>
<tr><td>Eau distillée de fleurs d'oranger.</td><td>10</td><td>Sirop simple</td><td>50</td></tr>
<tr><td colspan="2" align="center">(Codex).</td><td colspan="2" align="center">(Codex).</td></tr>
</table>

§ 3. DIASTASE.
Amylase.

Soupçonnée par Kirchoff dans l'orge germée (1814), puis par Dubrunfaut (1823), la diastase a été isolée du malt, en 1833, par Payen et Persoz.

Préparation. — On fait macérer pendant 24 heures le malt frais ou séché à l'air, dans 3 à 4 fois son poids d'alcool à 20°; on filtre le liquide et on y coagule la diastase, en ajoutant 2 volumes d'alcool absolu.

Pour la purifier on la lave à l'alcool absolu, puis à l'éther et on la dessèche dans le vide, sur l'acide sulfurique. On peut aussi la redissoudre dans l'eau et la précipiter par l'alcool absolu, mais une fois seulement; on diminuerait le poids du produit en récidivant. Il faut surtout éviter de chauffer la solution aqueuse à 70°, comme on l'a recommandé; à cette température, la diastase est notablement altérée. La dessiccation doit, par conséquent, être effectuée à aussi basse température que possible et dans le vide (Lintner).

Propriétés physiques et chimiques. — La diastase est blanche, amorphe, très soluble dans l'eau et dans la glycérine, un peu soluble dans l'alcool faible, insoluble dans l'alcool concentré. Elle est azotée (Az = 4 à 8 p. 100), très voisine des albuminoïdes, mais plus oxygénée. Elle a la propriété de transformer l'amidon en plusieurs dextrines et en maltose.

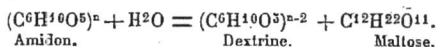

$$(C^6H^{10}O^5)^n + H^2O = (C^6H^{10}O^3)^{n-2} + C^{12}H^{22}O^{11}.$$
$$\text{Amidon.} \qquad\qquad \text{Dextrine.} \qquad\qquad \text{Maltose.}$$

Cette métamorphose s'opère dès la température de 15°, elle augmente jusqu'à 50° (Dubrunfaut) et cesse vers 65°. Elle cesse également lorsque le maltose formé atteint une certaine proportion (Payen, Lindet). Les acides minéraux et végétaux en solution concentrée, les alcalis, la chaux, l'alun, et les sels solubles de fer, de cuivre et d'argent la suppriment complètement. L'acide arsénieux, l'ammoniaque, la magnésie et les carbonates alcalins la gênent plus ou moins; mais l'alcool, l'éther, la créosote et les essences n'exercent sur elle aucune influence.

La diastase de l'orge est identique à toutes les diastases, végétales ou animales (Bourquelot).

La diastase ne réduit pas le tartrate cupro-potassique. Chauffée avec le nitrate mercurique dilué, elle prend la teinte *rouge* des albuminoïdes. La solution, additionnée de teinture de gaïac et d'eau oxygénée, se colore en *bleu* d'une manière fugitive.

Brown et *Morris* admettent deux sortes de diastase. L'une, dite *diastase de sécrétion*, se trouve dans les graines en germination ; elle ronge irrégulièrement les grains d'amidon et les désagrège avant de les faire disparaître ; en outre, elle saccharifie rapidement l'empois d'amidon. L'autre, *diastase de déplacement*, existe dans toutes les parties des végétaux. Elle dissout les granules amylacés, sans les déformer, et elle liquéfie très lentement l'empois d'amidon.

Pharmacologie. — La diastase a été préconisée récemment par M. Coutaret, comme agent de la digestion des substances amylacées, sous le nom de *maltine*, qui lui a été donné par Dubrunfaut. Elle doit être administrée en nature, son altération est aussi rapide que celle de la pepsine, lorsqu'elle est en solution. Son étude médicinale et pharmaceutique est encore incomplète ; elle mérite d'être poursuivie. Doses : $0^{gr},10$ à 1 gramme par jour.

§ 4. PAPAÏNE.

Découverte par Wurtz, en 1879.

Préparation. — On réduit à un petit volume, par évaporation dans le vide, le suc du Carica Papaya et on y mélange 10 fois son volume d'alcool absolu. Le précipité, recueilli et séché dans le vide, est dissous dans l'eau, coagulé à nouveau par l'alcool absolu et ainsi de suite, à plusieurs reprises ; c'est la papaïne. Lorsqu'il est jugé suffisamment pur, il est séché dans le vide (*Wurtz*).

Propriétés physiques et chimiques. — La papaïne est amorphe, blanche, pulvérulente, entièrement soluble dans l'eau. Sa solution aqueuse concentrée possède une saveur un peu astringente. Elle est légèrement troublée par l'ébullition, abondamment par l'alcool, par le ferrocyanure de potassium additionné d'acide acétique, par l'acide picrique, par le tannin et par l'acétate de plomb. L'acide azotique la coagule également, mais le précipité est soluble dans un excès d'acide et communique au liquide une couleur jaune. Le sulfate de cuivre y forme un précipité violacé, qui, à l'ébullition, devient bleu et soluble dans la potasse. Elle a donc les caractères des albuminoïdes (*Wurtz*).

La papaïne possède la propriété de dissoudre et de peptoniser de grandes quantités de fibrine. Elle se distingue de la pepsine en ce qu'elle peut agir dans un milieu neutre ou alcalin, aussi bien que dans un milieu acide. Elle se rapproche par conséquent de la trypsine, par son action sur les albuminoïdes et par ses caractères chimiques. Elle contient 10,6 p. 100 d'azote.

Essai. — Semblable à celui de la pepsine.

Pharmacologie. — La papaïne est un succédané de la pepsine, qu'on peut administrer aux doses de 10 à 20 centigrammes par jour, en poudre, en pilules, ou dissoute dans un sirop, dans un vin, dans un liquide alcoolique. Elle est très active et ne produit aucun trouble fonctionnel, lorsqu'on en fait prendre un excès.

§ 5. PEPSINE.

Isolée par Wasmann (1839). Schwann lui avait donné son nom dès 1834.

Préparation. — 1° Les estomacs de porc, de veau ou de mouton sont soigneusement lavés à grande eau. La muqueuse, séparée par raclage au moyen d'un couteau à lame arrondie, est hachée aussi menu que possible et macérée dans 4 fois son volume d'eau distillée, additionnée de 5 centièmes d'alcool. On agite, toutes les demi-heures. Après quatre heures de macération, on filtre les liquides et on évapore, à une température de 40° au plus, dans des vases à large surface et dans une pièce ventilée, de telle sorte que le renouvellement de l'air se fasse aisément (*A. Petit*).

2° M. A. Gautier fait macérer les raclures 24 heures, avec de l'eau acidulée par l'acide acétique et additionnée d'acide cyanhydrique. Le liquide neutralisé et concentré au 5ᵐᵉ, dans le vide, est précipité par l'alcool à 95°. Le précipité est dissous dans l'eau et coagulé par le chlorure mercurique. On élimine l'excès de mercure par l'acide sulfhydrique, on filtre, on évapore à 35-40°, dans un courant d'acide carbonique et à siccité. On lave le résidu à l'alcool fort, on le dissout dans l'eau, on dialyse et on précipite par l'alcool absolu.

Propriétés physiques et chimiques. — La pepsine est une substance amorphe, jaunâtre, complexe et qu'on ne connaît pas à l'état de pureté absolue. Sa saveur et son odeur sont peu agréables, mais non repoussantes. Elle se dissout lentement dans l'eau, en donnant une liqueur trouble. La liqueur filtrée précipite par l'alcool et par les azotates de baryum et d'argent.

Elle est azotée, analogue aux albuminoïdes, mais elle n'est précipitée ni par l'acide azotique, ni par le tannin, ni par le chlorure mercurique, lorsqu'elle est pure. Elle n'est pas colorée par l'acide azotique. Sa propriété principale est de changer les matières protéiques en *protéoses*, puis en *peptones*, en présence d'un *acide libre*.

Bien séchée, elle peut supporter, sans être altérée, une température de 100°. Humide, elle perd toute faculté digestive au-dessus de 60°. Les sels alcalins lui enlèvent aussi la propriété de peptoniser les albuminoïdes. L'alcool agit de la même manière, lorsqu'il est concentré, mais on peut conserver intacte la pepsine dans un liquide contenant 20 p. 100 d'alcool (*Bardet*). Pour M. P. Vigier, il suffit de 15 p. 100 d'alcool pour diminuer de moitié son pouvoir transformateur. M. W. Lauren admet que 2. p. 100 d'alcool, 3 p. 100 d'éther et quelques dix-millièmes de chloroforme l'entravent considérablement, à une température très inférieure à celle du corps.

Essai. — La *pepsine médicinale* doit satisfaire à l'essai suivant. Dans un petit flacon à large ouverture, on introduit :

	gr.
Pepsine médicinale	0.50
Eau distillée	60.00
Acide chlorhydrique officinal	0.60
Fibrine de porc, lessivée et fraîchement essorée	10.00

Le flacon est maintenu pendant six *heures* dans une étuve chauffée à 50°. On agite fréquemment, jusqu'à dissolution *complète* de la fibrine, puis toutes les heures environ. 10 c.c. de la solution refroidie et filtrée ne doivent pas se troubler par l'addition de 20 à 30 gouttes d'acide azotique. L'alcool y détermine, au contraire, un précipité abondant.

La pepsine pure doit donner le même résultat, à la dose de 0,20 seulement (*Codex*).

On peut remplacer la fibrine par le blanc d'œuf coagulé à l'eau bouillante. M. A. Petit admet que 5 grammes de cette albumine coagulée doivent être digérés en quatre ou cinq heures, à 40°, par $0^{gr},10$ de pepsine dissoute dans 25 grammes d'acide chlorhydrique dilué. M. P. Vigier combat l'emploi de l'albumine, pour cet essai, parce qu'il donne des résultats différents, suivant le degré de division de la substance.

Pharmacologie. — La pepsine est le ferment digestif de l'estomac des vertébrés. Cette origine a suggéré l'idée de l'employer, comme auxiliaire du suc gastrique de l'homme, et c'est Corvisart qui, en 1851, a démontré son importance médicinale.

Le Codex distingue la pepsine pure ou *extractive* de la pepsine médicinale ou *amylacée*. La *pepsine extractive* est très altérable ; elle absorbe rapidement l'humidité atmosphérique, devient visqueuse et subit la fermentation putride. Pour la préserver de toute altération, on y mélange ordinairement de l'amidon (*pepsine amylacée*), auquel on ajoute un peu d'acide tartrique, destiné à faciliter l'action du ferment. M. Scheffer critique l'emploi de l'amidon, qui est une substance hygrométrique, et il propose de le remplacer par le sucre de lait, qui n'offre pas le même inconvénient. La glycérine vaut mieux encore : elle assure pendant longtemps l'intégrité des propriétés du ferment.

Quelle que soit la nature du mélange dont on fait usage, il doit, pour être médicinal, désagréger et transformer complètement 30 fois son poids de fibrine, lorsqu'on le place dans les conditions indiquées par le *Codex*. Le plus souvent, on le donne en poudre ; d'autres fois on le prescrit sous forme d'élixir, de vin, de sirop, de pilules, de tablettes, etc. Le sirop de pepsine est une préparation à éviter, car, d'après les expériences de M. Scheffer, les solutions aqueuses de pepsine perdent assez promptement leur action sur les substances protéiques. Il en est de même des liqueurs fortement alcooliques, elles annulent l'effet du médicament.

On a donné le nom impropre de *pepsine cristallisée* à un mélange de solution de gélatine et de suc gastrique purifié, évaporé à sec à 35°. Ce produit, souvent peu actif, ne mérite pas les éloges qui lui ont été décernés.

ÉLIXIR DE PEPSINE.

Pepsine médicinale........   50 gr.
  ou Pepsine extractive.....   20
Eau distillée..............   450
Alcool à 80°..............   150
Sirop simple..............   400
  Essence de menthe,
    ou autre...............   Q.S.

On délaie la pepsine dans l'eau, puis on mêle au sirop et à l'alcool, dans lequel on a dissous l'huile essentielle. On filtre après 24 heures de contact.

Essai. — Dans un flacon à large ouverture, on met :

Élixir de pepsine..............   20.00 gr.
Eau distillée..................   60.00
Acide chlorhydrique officinal...   0.60
Fibrine fraîchement essorée....   10.00

On fait digérer pendant 6 heures, au bain-marie et à 50°, en agitant jusqu'à solution complète de la fibrine, puis toutes les heures.

Le liquide, filtré, ne doit pas être troublé par l'acide azotique (*Codex*).

§ 6. PEPTONES.

On désigne sous ce nom les dérivés qui résultent de l'hydratation maximum des albuminoïdes, sous l'influence de la pepsine ou de l'une des diastases pancréatiques. On doit préparer la *peptone médicinale* de la manière suivante :

Viande de bœuf désossée et dégraissée........   1000 grammes.
Eau distillée.....................................   5000 —
Pepsine dissolvant 50 fois son poids de fibrine.   20 —
Acide chlorhydrique officinal.................   50 —

On coupe la viande en menus morceaux et on la mélange avec l'eau, dans laquelle on a préalablement délayé la pepsine, on ajoute la quantité d'acide chlorhydrique prescrite et on fait digérer pendant 6 à 8 heures, à une température constante de 50°, en agitant fréquemment.

L'opération sera terminée lorsque 10 c.c. du liquide filtré et refroidi ne se troubleront plus par l'addition de 30 gouttes d'acide azotique officinal. On filtre alors, on sature exactement l'acide par du carbonate acide de sodium et on évapore à siccité (*Codex*).

1 kilogr. de viande donne environ 250 gr. de peptone sèche.

On peut se borner à concentrer la solution de manière à porter sa densité à 1,20. Elle contient alors 50 p. 100 de peptone.

Quand la peptone doit servir à préparer des vins, des sirops, des élixirs, etc., il est bon de la préparer avec l'acide tartrique, pour éviter la formation du chlorure de sodium, qui communique aux médicaments une saveur peu agréable. Dans ce cas, on sature par le carbonate acide de potassium la moitié seulement du liquide, on y mélange l'autre moitié, puis on laisse déposer la crème de tartre avant d'évaporer à siccité (*Petit*).

Propriétés physiques et chimiques. — Préparées avec soin, les peptones sont blanches, amorphes, dépourvues d'odeur, d'une saveur légèrement amère et aromatique. Elles sont solubles dans l'eau, presque en toutes proportions, et très hygrométriques. Leurs solutions moussent fortement; elles sont un peu visqueuses et légèrement acides; chauffées, elles sont fluides et faciles à filtrer.

Elles diffèrent un peu entre elles, chimiquement parlant, suivant la substance qui les a fournies. Mais toutes sont lévogyres, diffusibles à travers le septum du dialyseur, incoagulables par la chaleur, par l'acide azotique, par le ferrocyanure de potassium acidulé par l'acide acétique, etc., ce qui les distingue des matières albuminoïdes. Quelques autres caractères les rapprochent de ces principes : elles sont colorées en *rouge* par le réactif de Millon et par celui de Schultze (sucre et acide sulfurique); additionnées de soude caustique puis de sulfate de cuivre, elles se colorent en *violet pourpre;* le tartrate cupro-potassique les teinte en *rose*, puis en *rouge* et finalement en *rouge violet;* le tannin et l'alcool les précipitent, mais le coagulum est soluble dans l'eau.

Henninger les a considérées comme des acides amidés, dérivés des albuminoïdes par hydratation.

Essai. — Les peptones du commerce sont parfois mal préparées, ou adultérées par addition de gélatine, de glucose, de sucre de lait (*Hugounencq*), de substances insolubles, etc.

Quand elles ont été insuffisamment peptonisées, elles sont incomplètement solubles dans l'eau et elles contiennent de la *syntonine* ou des *protéoses*, dont la présence est indiquée par le trouble que font naître à froid, dans leurs dissolutions : l'acide nitrique, le ferrocyanure de potassium ou le chlorure de sodium acidulés par l'acide acétique. Ces précipités disparaissent, quand on chauffe le mélange et se reforment pendant le refroidissement.

Le *glucose* peut être reconnu et dosé au moyen du réactif cupropotassique.

La *gélatine* est précipitée par le sulfate de magnésium, employé à saturation (la syntonine donne la même réaction).

Les *substances insolubles* (graisses, amidon, etc.) sont facilement décelées par l'eau, qui doit dissoudre intégralement les peptones.

Enfin, on peut coaguler par l'alcool la solution, filtrée, d'un gramme de peptone, recueillir le précipité, en doser l'azote et multiplier le résultat par 6,25 pour avoir *approximativement* le poids des albuminoïdes transformés contenus dans le produit. Une peptone pure et sèche donne à l'analyse 16 p. 100 d'azote. Celles du commerce doivent approcher de ce titre, si elles ont été bien préparées.

Pour reconnaître le *lactose*, on sature la solution de peptone, à chaud, avec de l'acétate neutre de plomb; dans le liquide bouillant, on verse goutte à goutte de l'ammoniaque; il devient successivement *jaune*, *orangé*, puis *rouge* (*Rübner*).

Pharmacologie. — C'est à titre d'aliments que les peptones ont d'abord été employées en médecine. On a prétendu ensuite, sans preuves suffisantes peut-être, qu'elles avaient elles-mêmes le pouvoir de coopérer à la digestion des albuminoïdes; enfin on les a fait servir à la préparation de quelques médicaments. On peut les obtenir avec la pepsine, avec le suc pancréatique et avec la papaïne.

Les peptones pepsiques sont à peu près seules usitées. Le lait, l'albumine et la fibrine leur servent parfois de base; mais celles dont on fait le plus usage sont les peptones de viande. On les administre à l'état sec, enveloppées dans du pain azyme ou délayées dans un aliment liquide. Souvent on les dissout dans du vin, dans un sirop ou dans un mélange à la fois alcoolique et sucré. Les peptones tartriques sont préférables aux peptones chlorhydriques, au point de vue de la saveur.

On a utilisé la propriété qu'elles ont de s'unir à certains sels métalliques, dont elles dissimulent favorablement les caractères. Les peptonates de fer et de mercure ont surtout des applications.

CHAPITRE XIII

CARBURES D'HYDROGÈNE

§ 1. NAPHTALÈNE $C^{10}H^8 = 128$
Naphtaline.

Préparation. — Elle est industrielle et consiste à laisser refroidir les huiles lourdes de goudron de houille qui distillent entre 200 et 250°. La naphtaline cristallise; on la purifie par des sublimations multiples.

Propriétés physiques et chimiques. — Cristaux lamelleux, incolores, d'une saveur âcre et aromatique, d'une odeur forte et particulière, fondant à 79°,2 et bouillant à 218°. Densité 1,15. Insoluble dans l'eau, elle se dissout peu dans l'alcool froid, mais très facilement dans l'alcool bouillant et dans l'éther.

Sa solution alcoolique donne un précipité *jaune* cristallin avec une solution alcoolique d'acide picrique. Chauffée avec de l'acide sulfurique et du chloroforme, elle colore l'acide sulfurique en *rouge*, sans teinter le chloroforme.

Pharmacologie. — La naphtaline est un antiseptique, un vermifuge et un modificateur de la peau. On la prescrit en poudre, en pilules, en lavements et sous forme de pommade. A l'intérieur : $0^{gr},50$ à 5 grammes par jour. Elle est peu employée.

§ 2. TÉRÉBENTHÈNE. $C^{10}H^{16} = 136$
Essence de térébenthine, Pinène.

Préparation. — On peut préparer cette essence en distillant à feu nu la térébenthine du pin ; mais alors elle est altérée. On obtient un meilleur produit, quand on opère la distillation au milieu de l'eau. Toutefois, l'essence fournie par cette méthode n'est pas complètement pure.

Pour l'avoir telle, on mélange la térébenthine avec du carbonate de potassium et du carbonate de calcium et on distille dans le vide, à une température de 60° à 80° seulement (*Berthelot*).

Propriétés physiques et chimiques. — Le térébenthène est un liquide incolore, très mobile et très réfringent. Sa saveur est âcre et brûlante, son odeur tenace et pénétrante. Il a pour densité 0,864 à 16°. Il bout à 156°,5 et dévie à gauche la lumière polarisée : $\alpha_D = -40°,3$. Insoluble dans l'eau, il se dissout dans 7 fois son poids d'alcool à 90° et en toutes proportions dans l'éther et dans l'alcool absolu.

La chaleur le transforme, à 230°, en deux carbures nouveaux, dont l'un (*isotérébenthène*) est isomérique avec lui, tandis que l'autre (*métatérébenthène*) est un polymère représenté par $C^{20}H^{32}$.

Quand on l'abandonne au contact de l'air, il absorbe l'oxygène, se colore et se convertit en résine solide, en acides carbonique, formique, acétique, etc. Agité pendant quelque temps avec de l'air, dans un flacon, il se charge d'oxygène et il peut alors décolorer l'indigo, comme le fait l'ozone.

L'acide azotique l'attaque avec tant de vivacité, qu'il peut l'enflammer; s'il est mélangé d'acide sulfurique, il y a explosion. L'acide sulfurique pur le change en *térébène* $C^{10}H^{16}$, *sesquitérébène* $C^{15}H^{24}$ et *ditérébène* $C^{20}H^{32}$. Si la distillation est faite en présence de l'eau, on obtient : du *térébenthène* à pouvoir rotatoire augmenté, un *terpilène*, du *cymène*, puis, vers 250°, du *camphène* faiblement lévogyre, et des *camphénols* (*bornéols*) $C^{10}H^{18}O$ (*Bouchardat* et *Lafont*). Avec l'acide chlorhydrique, il forme : un *monochlorhydrate liquide* et un monochlorhydrate *cristallisé* $C^{10}H^{16}.HCl$, puis un *dichlorhydrate cristallisé* $C^{10}H^{16}.2HCl$.

L'eau forme avec lui trois hydrates. Le *terpinol* ($C^{10}H^{16})^2H^2O$ est obtenu en chauffant le térébenthène avec de l'alcool aiguisé d'acide chlorhydrique. C'est un liquide incolore, soluble dans l'alcool et dans l'éther, insoluble dans l'eau et doué d'une odeur de jasmin. Il bout à 170-176°, sous la pression de 0m,40 de mercure (*Bouchardat* et *Voiry*).

Le *monohydrate* $C^{10}H^{16}.H^2O$ prend naissance au contact du térébenthène avec l'alcool acidulé par un millième d'acide sulfurique. On le fait cristalliser dans l'eau. Il fond à 30-32° et il bout à 120°. Sa saveur est brûlante. Il n'a pas d'action sur la lumière polarisée. Ses propriétés le font ressembler à un alcool tertiaire.

La *terpine* ou *hydrate de terpilène* $C^{10}H^{16}.2H^2O$ se forme dans le térébenthène humide. On l'obtient plus rapidement en faisant passer un courant d'air pendant 4 jours dans un mélange de : térébenthène 4 p., alcool à 80° 3 p., acide azotique 1 p. 100. L'eau en précipite la terpine cristallisée en prismes orthorhombiques. Elle est soluble dans 200 p. d'eau froide et dans 6,5 p. d'alcool. Elle fond à 104°; à 258° elle entre en vapeurs.

Essai. — L'essence de térébenthine est parfois additionnée de *pétrole* et d'*huile de résine*.

Pour déceler le *pétrole*, on fait réagir sur l'essence suspecte, trois fois son poids d'acide azotique à 1.40, qu'on fait couler goutte à goutte dans un ballon surmonté d'un réfrigérant ascendant. Quand la réaction est terminée, on délaie dans de l'eau chaude, qui dissout les acides engendrés par le térébenthène. Le pétrole reste indissous ; on le mesure.

L'*huile de résine* dévie la lumière polarisée de — 72° (α_D). Pour le même repère, l'essence de térébenthine dévie seulement de — 60°,3. Lorsque les deux huiles sont mélangées, le pouvoir rotatoire du térébenthène diminue, bien qu'il soit de même sens que celui de l'huile de résine. Un mélange contenant 5 p. 100 d'huile de résine a donné : $\alpha_D = -54°$ (*Aignan*).

Si l'on n'a pas de polarimètre, on peut verser une goutte d'essence à essayer sur l'angle d'une feuille de papier non collé et abandonner à l'évaporation. Au bout d'une heure ou deux, l'essence pure a disparu, sans laisser de trace sensible. Mélangée d'huile de résine, elle forme une tache huileuse manifeste. Dans les cas douteux, on évapore une plus forte proportion d'essence, au quart environ, et on fait ensuite l'essai sur papier, qui est alors très concluant (*Baudin*).

Pharmacologie. — Ce médicament possède la plus grande partie des propriétés médicinales des térébenthines. On l'administre, à l'intérieur, en capsules, en émulsion et en lavement, à titre de stimulant général, de vermifuge et de modificateur des muqueuses. Il fait partie de la *mixture de Durande*, du *savon de Starkey* et d'une foule de liniments destinés à utiliser ses propriétés irritantes. On l'emploie aussi en fumigations, et c'est le meilleur antidote du phosphore (*J. Personne*). Il a des isomères dans la plupart des parfums des plantes.

Le *terpinol* est un modificateur des sécrétions bronchiques, administré en capsules de $0^{gr},10$ à la dose totale de $0^{gr},50$ à 1 gramme par jour.

La *terpine* a les mêmes propriétés; de plus elle est diurétique. Doses : de $0^{gr},20$ à $0^{gr},60$ et 1 gramme dans les bronchites; de $0^{gr},20$ à $0^{gr},40$ comme diurétique.

§ 3. VASELINE.

Pétroléine, cosmoline, piméléine, pétroline, etc.

Préparation. — Pour préparer la vaseline, on distille incomplètement les pétroles. Le résidu, lentement évaporé à l'air libre, est purifié soit par filtration sur du noir animal, soit par dissolution dans un liquide approprié (alcool, sulfure de carbone, etc.), ou par les deux moyens réunis. Sa couleur est brune, blonde ou blanche, suivant qu'il a subi une, deux ou trois filtrations.

Propriétés physiques et chimiques. — La vaseline est un mélange d'huiles lourdes de pétrole et d'hydrocarbures appartenant au groupe des paraffines. Elle est demi-solide, amorphe, blanche si elle est purifiée, onctueuse au toucher, transparente, vue en lame mince, et fluorescente. Sa consistance varie avec son origine : les vaselines d'Amérique et de Russie sont molles et visqueuses; celles d'Europe plus fermes et plus opaques (*J. Biel*). Densité 0,835 à 0,868.

On la désigne, dans le commerce, sous des dénominations variées, correspondant souvent à une fusibilité particulière. D'après Sheppard, la *vaseline* fond à 30°.56, la *cosmoline* à 55°.44, la *déodoroline* à 43°.89, la *pétroline* à 38°,89.

Ces points de fusion sont loin d'être constants.

Quel qu'en soit le nom, la vaseline doit être insipide et inodore, fusible vers 30 à 40°, entièrement volatile entre 250 et 300°, insoluble dans l'eau et dans la glycérine. L'alcool ne la dissout que s'il est absolu, tandis qu'elle est très soluble dans l'éther, le chloroforme, le sulfure de carbone, les huiles fixes et volatiles. Elle dissout l'iode, le soufre, le phosphore, les alcalis organiques, le phénol, l'acide salicylique, etc.

Elle est complètement neutre et peu altérable à l'air, même en présence des acides ou des alcalis. L'acide sulfurique pur ne la colore pas.

Essai. — Souvent la vaseline contient des *acides sulfonés*, comme conséquence de traitements faits avec l'acide sulfurique. En outre, on la falsifie parfois au moyen des *corps gras* et de la *cire*.

On recherche la présence des *acides sulfonés*, en maintenant en fusion vers 30° pendant une heure, dans un petit matras bouché, de la vaseline avec le double de son poids d'ammoniaque liquide. Après refroidissement, on jette le mélange sur un filtre mouillé, on évapore le liquide filtré au bain-marie, à siccité, puis on l'essaie avec le chlorure de baryum. Il ne doit pas se précipiter de sulfate, si la vaseline est pure.

Pour déceler les *corps gras*, d'origine végétale ou animale, il suffit de chauffer la vaseline avec de la soude caustique : la vaseline restera insoluble, tandis que les corps gras seront transformés en savon, que l'on pourra facilement caractériser.

La *cire* est reconnaissable à l'odeur et à la consistance qu'elle communique au produit. En outre, elle élève sa densité au-dessus de 0,860 et son point de fusion au-dessus de 44°.

Enfin, si elle est bien pure, la vaseline ne doit pas être colorée par l'acide sulfurique.

Pharmacologie. — La vaseline est un excipient fréquemment employé aujourd'hui pour remplacer l'axonge. Sa neutralité, sa faible altérabilité, sont les titres sur lesquels on a fondé ses premières applications, complètement généralisées aujourd'hui. Elle a supplanté les corps gras d'origine animale, dans une foule de topiques. Il ne serait peut-être pas prudent de pratiquer toujours cette substitution. MM. Adam et Schoumacher ont établi, expérimentalement, que la peau n'absorbe pas les médicaments solubles divisés dans la vaseline. D'autre part, ce produit n'est pas autant inoxydable qu'on l'avait pensé à l'origine.

On a quelquefois employé la vaseline à l'intérieur, dans les affections des voies pulmonaires. Elle n'a produit aucun effet nuisible. M. Dubois a démontré du reste qu'elle n'est pas toxique. Aussi pratique-t-on sans inconvénient, depuis un certain temps déjà, des injections sous-cutanées avec de la vaseline liquide, c'est-à-dire avec de la vaseline dont la concentration n'a pas été poussée jusqu'à la limite ci-dessus indiquée (D=0.82—0.83).

Le *pétrole brut* lui-même (*huile de gabian, huile de pierre*) a été employé à titre d'antispasmodique et d'anticatarrhal (1 à 3 grammes par jour). On dit aussi qu'il désagrège les fausses membranes de la diphtérie. Incorporé à du savon et même en nature, il a été recommandé contre la gale et contre la teigne faveuse. On se sert de préférence du pétrole raffiné, pour les usages internes.

§. 4. ICHTHYOL.

Préparation. — On retire l'ichthyol d'une roche bitumineuse du Tyrol, dont le bitume provient de la décomposition de poissons et d'animaux préhistoriques (*V. Fritsch*).

A cet effet, on soumet la roche à la distillation. Le produit distille entre 190° et 255° ; il est traité ensuite par l'acide sulfurique concentré, puis neutralisé par la soude.

Propriétés physiques et chimiques. — L'ichthyol a l'aspect d'un goudron épais, d'un vert pâle et d'une odeur désagréable, qu'il perd par la dessiccation dans le vide, sur l'acide sulfurique. Il est très légèrement alcalin. Il fait, avec l'eau, une émulsion laiteuse. Il est en partie soluble dans l'eau, dans l'alcool, dans l'éther, complètement soluble dans un mélange d'alcool et d'éther, dans les huiles et dans la vaseline.

Au bout d'un certain temps, il s'en sépare des gouttelettes riches en sulfate de sodium. Sa dissolution aqueuse est troublée par les acides minéraux et par les sels alcalins ; il se dépose un acide sulfuré d'aspect résineux, soluble dans l'eau.

L'analyse chimique y manifeste la présence du carbone, de l'hydrogène, de l'oxygène et du soufre : on le représente par la formule $C^{28}H^{36}S(SO^3H)^2$. On ne peut en séparer le soufre sans le décomposer entièrement. La proportion de cet élément est de 2.5 p. 100 dans la roche, et de 10 p. 100 dans le produit traité par l'acide sulfurique. Le soufre naturel seul est efficace, au point de vue thérapeutique. Le reste est à l'état de combinaison sulfonée complètement inactive, en tant que médicament, mais servant à rendre le produit soluble dans l'eau.

Pharmacologie. — Ce médicament a été introduit dans la thérapeutique des affections cutanées par le Dr Unna, de Hambourg, qui a proposé de l'appeler *sulfo-ichthyolate sodique*, réservant le nom d'ichthyol au premier produit de la distillation du bitume. Il est surtout efficace contre les démangeaisons : on l'a employé dans l'eczéma, le favus, le psoriasis, en pommades qui en contenaient de 5 à 50 p. 100 de leur poids. On le prétend hémostatique, antirhumatismal et spécifique pour les brûlures, dont il calme très bien les douleurs, et pour l'érysipèle. On l'administre à l'intérieur sous forme de capsules ou de pilules, ou à l'état de solution alcoolo-éthérée. Il peut être mélangé aux préparations métalliques, sans les sulfurer. Son seul désavantage réside dans sa mauvaise odeur. Il est incompatible avec les sels d'alcaloïdes, dont il sépare les bases.

Le Dr Klony a substitué au sulfo-ichthyolate de sodium les *sulfo-ichthyolates d'ammonium* et de *zinc*, avec le même succès. Il donne, comme très propre à dissiper les engelures, un mélange à parties égales de sulfo-ichthyolate d'ammonium et d'essence de térébenthine.

Thiols. — Produits analogues à l'ichthyol, obtenus en chauffant à 215° du soufre et de l'huile de paraffine retirée du goudron. On les purifie en les dialysant (*Jacobsen*).

Ce sont des combinaisons sulfurées de carbures non saturés, solides ou liquides, suivant la nature et la proportion des composants. De couleur jaune, ils sont insolubles dans l'eau, solubles dans l'alcool, l'éther, la ligroïne, le benzène. Distillés, ils dégagent de l'acide sulfhydrique. L'acide azotique en sépare du soufre ; l'acide sulfurique en dégage de l'acide sulfureux. On peut les sulfoner et combiner l'acide obtenu à la soude.

Leurs usages sont ceux de l'ichthyol, sur lequel ils ont l'avantage d'être inodores.

TUMÉNOLS. — Plusieurs médicaments portent ce nom. On les prépare en traitant les carbures qui proviennent de la distillation des schistes bitumineux et qui sont très riches en carbures non saturés, par la soude d'abord, pour les débarrasser de leurs phénols, puis par l'acide sulfurique à 70 p. 100, qui enlève des bases et des dérivés pyrroliques, enfin par l'acide sulfurique concentré, qui se combine aux carbures non saturés.

Le *tuménol commun*, produit dans cette opération, est pâteux et très peu odorant. Il est formé de *tuménol sulfoné* ou *huile de tuménol* et d'*acide sulfotuménolique*.

Le *tuménol sulfoné* $(C^{41}H^{67}O)^2SO^2$ est visqueux, d'un jaune foncé, insoluble dans l'eau, soluble dans l'éther, dans la ligroïne et dans le benzène.

L'*acide sulfotuménolique (poudre de tuménol)* $C^{41}H^{54}O^2.SO^3H$ est jaune, pulvérulent, soluble dans l'eau, qu'il rend légèrement amère.

Les tuménols ne sont pas antiparasitaires. Ils n'agissent pas parce qu'ils sont sulfurés, comme les précédents, mais en raison de leurs propriétés réductrices.

CHAPITRE XIV

VII. — ÉTHERS

Caractères généraux. — Les éthers résultent, soit de l'union des acides avec les alcools (*éthers composés* ou *salins*), soit de l'union des alcools entre eux (*éthers mixtes* ou *oxydes de radicaux alcooliques*). Leur formation est toujours accompagnée d'une élimination d'eau.

Les *éthers sels* sont peu stables, généralement volatils, peu solubles dans l'alcool. Ils offrent beaucoup d'analogie avec les sels, dont ils diffèrent cependant par les caractères suivants : l'union de leurs composants est lente et difficilement totale ; ils font incomplètement la double décomposition entre eux ; ils ne peuvent être instantanément détruits par les réactions qui reconstituent leurs générateurs.

La plupart sont liquides, très volatils, solubles dans les alcools, insolubles ou peu solubles dans l'eau, neutres aux réactifs colorés. Chauffés avec de l'eau ou avec des alcalis, ils régénèrent l'acide et l'alcool dont ils sont formés. L'ammoniaque les convertit en *amines* et en *amides*.

Les *éthers oxydes* sont beaucoup plus stables que les autres ; la séparation des radicaux alcooliques dont ils sont composés est difficile. L'eau, les alcalis dilués, l'ammoniaque ne les modifient pas.

De ces deux groupes je rapprocherai celui des *glucosides*, qui sont de véritables éthers des polyalcools.

a. — ÉTHERS SELS.

§ 1. ACÉTATE D'ÉTHYLE. $C^4H^8O^2$ [CH^3—$CO^2C^2H^5$] = 88.
Éther acétique.

Découvert par Lauraguais, en 1759.

Préparation. — Pour obtenir l'éther acétique, on fait réagir l'acide sulfurique sur l'acétate de sodium, en présence de l'alcool éthylique :

Acétate de sodium desséché.....................................	100 gr.
Alcool à 95°..	60
Acide sulfurique officinal......................................	150

On introduit l'acétate dans une cornue de verre tubulée, à laquelle on adapte un réfrigérant de Liebig et un ballon tubulé. D'un autre côté, on mêle peu à peu l'acide sulfurique à l'alcool, dans un ballon plongé dans l'eau froide. Le mélange refroidi est versé sur l'acétate, laissé en contact pendant vingt-quatre heures et distillé au bain de sable.

Le produit distillé doit être agité avec la moitié de son volume de solution saturée de chlorure de sodium. Il est ensuite décanté, puis mis en contact, pendant vingt-quatre heures, avec le dixième de son poids de carbonate de potassium desséché. Après décantation, on distille au bain-marie (*Codex*).

Purification. — Le procédé de purification du Codex n'enlève pas l'alcool, qui distille ordinairement avec l'éther acétique. Pour obtenir un éther plus pur, M. Berthelot conseille d'agiter le produit de la première distillation avec une solution concentrée de chlorure de calcium, additionnée d'un peu de chaux éteinte. Par ce lavage, on élimine à la fois l'acide et l'alcool non combinés, puis on dessèche l'éther sur du chlorure de calcium sec et on le distille.

Essai. — L'éther acétique mal purifié contient toujours de l'acide acétique. Pour s'en assurer, il faut ajouter, à plusieurs reprises, 20 centimètres cubes d'éther et 5 grammes de litharge pulvérisée. S'il y a de l'acide libre, il se forme de l'acétate de plomb, qui se dépose sur la litharge et sur les parois du flacon. On peut dissoudre cet acétate dans de l'eau, le caractériser et le doser (*O. Bouvier*).

Propriétés physiques et chimiques. — L'éther acétique offre une odeur faible d'acide acétique. Sa densité est 0,91 à 15° ; son point d'ébullition est 74°,3. Il se dissout dans 15 p. d'eau et en totalité dans l'alcool.

Il est inaltérable à l'air. L'eau, les alcalis et les hydracides le décomposent et régénèrent l'alcool et l'acide acétique.

Pharmacologie. — L'éther acétique est plus employé à l'extérieur qu'à l'intérieur. Il sert à préparer la teinture éthérée de cantharides, des liniments stimulants et des potions. On le trouve dans le vinaigre et quelquefois dans le vin ; d'où l'usage de l'employer à vieillir ce dernier liquide.

§ 2. AZOTATE D'ÉTHYLE. $AzO^3C^2H^5 = 91$.
Éther azotique.

Découvert par Millon, en 1843.

Préparation. — On obtient l'éther azotique en faisant réagir sur l'alcool l'acide azotique exempt d'acide nitreux.

On fait bouillir d'abord de l'acide nitrique (D = 1,36), contenant 25 gr. de nitrate d'urée, par litre. L'acide étant refroidi, on en verse 400 gr. dans une cornue tubulée, avec 300 gr. d'alcool fort et 100 gr. de nitrate d'urée. La distillation est faite aussitôt et le produit est versé dans l'eau. L'éther azotique se précipite ; il est lavé avec une solution alcaline, séché sur du chlorure de calcium et rectifié à la cornue.

Propriétés physiques et chimiques. — L'éther azotique possède une odeur suave et une saveur sucrée. Il est incolore, d'une densité de 1,13 et il bout à 89°. Il détone, quand on le chauffe vers 140°.

La potasse aqueuse, diluée, le dédouble en alcool et en acide azotique ; concentrée, elle le change en oxyde d'éthyle ; la potasse alcoolique donne également cette dernière réaction.

Traité par l'hydrogène naissant, il régénère l'alcool éthylique et il donne de l'eau et de l'hydroxylamine (*Lossen*) :

$$AzO^2OC^2H^5 + 3H^2 = C^2H^5OH + H^2O + AzH^2OH$$
Azolate d'éthyle.   Alc. éthylique   Hydroxylamine.

Pharmacologie. — L'éther azotique produit l'insensibilité d'une manière très rapide, mais son usage est souvent compliqué d'accidents, qui l'ont fait à peu près abandonner.

MM. Peyrusson et J.-R. Carracido le recommandent comme désinfectant et le prétendent supérieur à l'ozone, pour la destruction des germes nuisibles de l'air.

§ 3. AZOTATE DE GLYCÉRYLE. $C^3H^5(OAzO^2)^3 = 131$.
Nitroglycérine, Trinitrine, Glonoïne.

Découvert par Sobrero, en 1847.

Préparation. — On mélange, à la température de 30°, la glycérine à trois fois son poids d'acide sulfurique à 1,84. En même temps, on prépare un mélange à poids égaux d'acide sulfurique et azotique purs et monohydratés. Les liquides étant refroidis, on prend 4 p. en poids du premier et 6 p. du second ; on les mélange peu à peu, la température s'élève de 10 à 15° au plus, grâce à la lenteur de la réaction, qui demande au moins vingt-quatre heures pour être complète. La nitroglycérine occupe alors la surface ; on la sépare, on la lave soigneusement à l'eau distillée, puis on la sèche, dans le vide ou à une température maximum de 40° (*Boutmy* et *Foucher*). L'action chimique est ici celle qui donne naissance aux éthers, en général :

$$C^3H^5(OH)^3 + 3AzO^3H = 3H^2O + C^3H^5(OAzO^2)^3.$$
Glycérine.   Nitroglycérine.

Propriétés physiques et chimiques. — La trinitrine est liquide, jaunâtre, très peu soluble dans l'eau, peu soluble dans l'alcool éthylique froid, très soluble dans l'alcool méthylique et dans l'éther. Sa saveur est brûlante, faiblement aromatique et sucrée tout à la fois. Densité 1,60 à 15°. Refroidie à — 2°, elle cristallise en longs prismes transparents.

Chauffée doucement, elle s'enflamme bientôt et brûle en dégageant des vapeurs nitreuses. Mais une élévation subite de température ou des vibrations même modérées provoquent immédiatement une décomposition instantanée, accompagnée d'une explosion violente. Les alcalis, les acides sulfurique, azotique et sulfhydrique la décomposent facilement à froid et plus rapidement à chaud. C'est un corps très dangereux à manier.

Pharmacologie. — La trinitrine sert à combattre les névralgies et l'angine de poitrine. Elle est toxique ; ses vapeurs sont difficilement tolérées.

La facilité avec laquelle elle détone oblige à la conserver à l'état de solution alcoolique. Lorsque le dissolvant est l'alcool éthylique, la solution est miscible à l'eau ; si c'est l'alcool amylique, il n'en est plus ainsi ; l'eau sépare l'alcool amylique et celui-ci retient la trinitrine, même après addition d'alcool éthylique (*Tanret*).

On a proposé de l'incorporer dans des pastilles de chocolat ; cette méthode est peu usitée. Habituellement on l'administre en solution, par la voie stomacale ou par la voie hypodermique.

§ 4. AZOTITE D'AMYLE. $AzO^2C^5H^{11} = 117$.
Éther isoamylnitreux, nitrite d'isoamyle.

Découvert par Balard, en 1844.

Préparation. — On prépare cet éther en chauffant légèrement, dans une grande cornue, un mélange d'acide azotique et d'alcool amylique. Dès que la réaction commence, on supprime le feu et on refroidit la cornue. Il distille de l'azotite d'amyle, de l'alcool amylique non altéré, de l'acide cyanhydrique. On rectifie le produit, à quelques degrés au-dessus de 100°, on additionne le liquide distillé de potasse caustique, pour décomposer l'acide cyanhydrique, et on distille une troisième fois, sans dépasser la température de 100°.

Propriétés physiques et chimiques. — L'azotite d'isoamyle est liquide, légèrement jaunâtre, d'une odeur désagréable, insoluble dans l'eau, soluble en toutes proportions dans l'alcool, l'éther et le chloroforme. Densité : 0,877. Il bout à 95°. Sa vapeur est un peu rutilante ; elle détone à 260°. L'action combinée de l'air et de la lumière le décompose rapidement, en donnant : acide azoteux, acide azotique, acide valérique, éther valérique. La potasse en fusion le transforme en valérate de potassium. Le chlore lui donne une teinte *rouge*, qui passe ensuite au *vert*.

Pharmacologie. — L'éther isoamylnitreux accélère considérablement les battements du cœur et possède des propriétés enivrantes et anesthésiques. Il a été préconisé contre la migraine, l'angine de poitrine, l'asthme et l'épilepsie. On ne l'emploie que sous forme d'inhalations : 2 à 5 gouttes sur un morceau d'étoffe ou de papier sans colle.

Il est utile de le préserver de l'action de la lumière, qui provoque sa décomposition. L'addition de 1 p. 100 d'alcool éthylique assure sa conservation parfaite.

§ 5. AZOTITE D'ÉTHYLE. $AzO^2C^2H^5 = 75$.
Éther nitreux, Éther azoteux.

Découvert par Kunckel, en 1681.

Préparation. — L'éther azoteux résulte de l'action de l'acide azotique nitreux sur l'alcool.

On place, dans une cornue de grande capacité, des volumes égaux d'alcool et d'acide azotique à 1,36 ; puis on y ajoute un peu de tournure de cuivre (*Kopp*). L'opération se fait presque sans chauffer. L'éther passe dans un flacon laveur, où il se purifie, puis sur du chlorure de calcium, qui le dessèche ; on le recueille dans un flacon refroidi au-dessous de 0°.

Propriétés physiques et chimiques. — L'éther azoteux est géné-ralement jaunâtre, soluble dans 48 p. d'eau et en toutes proportions dans l'alcool. Son odeur est analogue à celle de la pomme de reinette. Il a pour densité 0,90.

Il bout à +18°. Il se décompose spontanément, en dégageant du bioxyde d'azote. Sa décomposition est plus prompte en présence de l'eau et surtout des alcalis. L'hydrogène sulfuré le transforme en alcool et en ammo-niaque :

$$AzO^2C^2H^5 + 3H^2S = C^2H^5OH + AzH^3 + H^2O + 3S.$$

Pharmacologie. — L'éther azoteux est diurétique. On le prescrit habituellement en solution dans l'alcool, sous le nom d'*éther nitreux alcoolisé*.

Ses vapeurs peuvent être avantageusement employées à purifier l'air des locaux habités. Pour cela il n'est pas nécessaire de recourir à l'éther pur ; un mélange de 4 p. d'alcool à 90° et de 1 p. d'acide azotique à 36° produit le même résultat (*Peyrusson*).

§ 6. BROMURE D'ÉTHYLE. $C^2H^5Br = 109$.
Éther bromhydrique.

Préparation. — La préparation du bromure d'éthyle consiste à décom-poser le bromure de potassium par l'acide sulfurique, en présence de l'alcool éthylique :

Bromure de potassium cristallisé...................... 120 gr.
Acide sulfurique officinal............................. 120
Alcool à 95°.. 70

On opère d'abord le mélange de l'alcool et de l'acide sulfurique. Lorsque le mélange est refroidi, on y ajoute peu à peu le bromure de potassium pulvérisé, en refroidissant le ballon et en agitant à chaque addition de sel. On distille ensuite, au bain de sable, dans un appareil semblable à celui qui sert à la préparation de l'éther acétique, en maintenant la tempéra-ture vers 125°.

Pour purifier le produit, on l'agite avec une solution de potasse à 5 p. 100 ; on décante, on lave l'éther avec deux ou trois fois son volume d'eau dis-tillée, on le sépare de l'eau et, pour le sécher, on le fait macérer pendant vingt-quatre heures avec du chlorure de calcium fondu. Il ne reste plus qu'à le distiller au bain-marie, à 39°, avec le dixième de son poids d'huile d'amande douce.

Propriétés physiques et chimiques. — Liquide incolore, dense (1,47), très réfringent, doué d'une odeur alliacée. Point d'ébullition 38°,5. Il est insoluble dans l'eau, soluble en toutes proportions dans l'alcool et dans l'éther. Il brûle difficilement, avec une flamme verte. Les acides azotique et sulfurique concentrés ne l'attaquent pas.

Pharmacologie. — L'éther bromhydrique est un anesthésique peu employé. Il est facilement altérable, aussi doit-on le préparer à mesure du besoin et le conserver à l'abri de la lumière.

§ 7. CHLORURE D'ÉTHYLE. $C^2H^5Cl = 64,50$.
Éther chlorhydrique.

Connu au XVIᵉ siècle.

Préparation. — 1° On produit cet éther en distillant de l'alcool saturé de gaz chlorhydrique.

On fait passer à refus, dans de l'alcool, un courant d'acide chlorhydrique gazeux et on abandonne le liquide à lui-même, pendant quelque temps. On distille au bain-marie ; l'éther se dégage, mêlé d'acide chlorhydrique, qu'on retient dans l'eau d'un flacon laveur maintenu à plus de 15°. Le produit, desséché sur du chlorure de calcium fondu, va se condenser dans un récipient entouré d'un mélange réfrigérant.

2° On distille un mélange d'alcool, de chlorure de sodium et d'acide sulfurique, avec les mêmes précautions que dans la première opération.

Propriétés physiques et chimiques. — L'éther chlorhydrique est incolore et doué d'une odeur agréable. Il est soluble dans 24 p. d'eau, et en toutes proportions dans l'alcool. Il a pour densité, à l'état liquide, 0,874 à +5°, et à l'état de vapeur 2,21. La tension de sa vapeur est considérable.

Il bout à + 12°,5 et il présente une certaine stabilité. Vers 400°, il se dédouble en éthylène et en acide chlorhydrique ;

$$C^2H^5Cl = C^2H^4 + HCl.$$

Au rouge, il brûle avec une flamme verte, en produisant de l'acide chlorhydrique.

Le chlore s'y trouve dissimulé ; il ne précipite pas le nitrate d'argent. La potasse en solution aqueuse ne l'altère pas; dissoute dans l'alcool, elle l'attaque en formant de l'éther ordinaire :

$$C^2H^5Cl + C^2H^5OH + KOH = C^2H^5 - O - C^2H^5 + KCl + H^2O.$$

Pharmacologie — L'éther chlorhydrique passe pour un calmant actif. Il est si volatil, que sa conservation et son emploi sont difficiles. Aussi ses usages sont-ils très restreints.

Les éthers chlorhydriques monochloré et bichloré ont été recommandés comme anesthésiques locaux. Ils sont à peine usités.

§ 8. CHLORURE DE MÉTHYLE. $CH^3Cl = 50,5$.
Éther méthylchlorhydrique.

Préparation. — 1° On chauffe modérément, dans un matras :

Alcool méthylique	1 p.
Sel marin	2
Acide sulfurique concentré	3

Le gaz qui se dégage est lavé dans une solution alcaline (fig. 114) et recueilli sur le mercure ou liquéfié par un refroidissement énergique.

2° L'industrie prépare cet éther en décomposant, par la chaleur, le chlorhydrate de triméthylamine, qui se dédouble en ammoniaque et en chlorure de méthyle (*Vincent*).

Quand on veut l'obtenir à l'état liquide, on le comprime, à l'aide d'une pompe foulante, dans un récipient refroidi.

Propriétés physiques et chimiques. — Le chlorure de méthyle est un gaz incolore, d'une odeur éthérée, d'une saveur sucrée, liquéfiable à — 36°. L'eau en dissout 4 fois son volume : il est très soluble dans l'alcool, dans l'éther, dans l'acide acétique.

Liquide, il est incolore et il bout à — 23°. Traversé par un courant d'air ou volatilisé spontanément, sa température s'abaisse jusqu'à — 55°.

Pharmacologie. — Le chlorure de méthyle est anesthésique, mais il

Fig. 114. — Appareil pour liquéfier le chlorure de méthyle.

n'est guère employé comme tel en médecine. Depuis que l'industrie le livre à l'état liquide, on s'en sert pour produire une réfrigération intense, dans le traitement de la sciatique et des rhumatismes.

§ 9. IODURE D'ÉTHYLE. $C^2H^5I = 156$.
Éther iodhydrique.

Découvert par Gay-Lussac, en 1815.

Préparation. — 1° *Procédé de Personne.* — Le meilleur moyen de préparer l'iodure d'éthyle est le suivant :

Iode :	100 gr.
Alcool à 95°	100
Phosphore rouge	20

Le tout, introduit dans un ballon, est laissé en contact pendant 24 heures, puis distillé à siccité.

Le produit est lavé d'abord avec une solution faible de bisulfite de sodium, puis avec de l'eau pure, décanté et rectifié sur du chlorure de calcium, qui le dessèche entièrement (*Codex*).

2° On va plus vite en plaçant l'alcool et le phosphore dans un matras surmonté d'une allonge communiquant avec un réfrigérant ascendant (fig. 115). On place l'iode dans l'allonge, dont on a obturé la douille avec des fragments de porcelaine et on chauffe le matras au bain-marie, jusqu'à ébullition. Les vapeurs alcooliques dissolvent l'iode, qui tombe ainsi peu à peu dans le matras et réagit doucement, sans risque pour l'opérateur. On purifie l'éther comme ci-dessus.

Propriétés physiques et chimiques. — Liquide incolore et neutre, quand il est pur, doué d'une odeur alliacée. Il est insoluble dans l'eau. La lumière solaire directe l'altère en quelques instants et le colore en rose, par suite de la mise en liberté de l'iode. Il bout à 72°. Sa densité est 1,97 à la température de 16°.

Pharmacologie. — L'iodure d'éthyle est entré depuis peu dans la thérapeutique des maladies pulmonaires et n'a pas encore reçu de nombreuses applications. L'éther anhydre et incolore doit seul être affecté aux usages médicaux. Pour le maintenir tel, M. Yvon conseille d'y mélanger des battitures d'argent, qui, par agitation, s'emparent de l'iode devenu libre avec le temps, sans avoir, comme les solutions alcalines, l'inconvénient d'hydrater le produit.

§ 10. OLÉINE. $C^3H^5(C^{18}H^{33}O^2)^3 = 884$.

Préparation. — Il est difficile de préparer de l'oléine pure. On peut isoler, à l'état impur, au moyen du froid et de la pression, celle qui est associée à la palmitine, dans les huiles végétales.

Fig. 115. — Préparation de l'iodure d'éthyle.

On fait figer de l'huile d'olive à 0° ; on sépare la palmitine qui cristallise, en la comprimant dans du papier sans colle. On enlève la partie solide et on coupe le papier en bandes, que l'on fait chauffer avec de l'eau dans un ballon. L'oléine vient nager à la surface ; on la congèle de nouveau, pour en isoler encore un peu de palmitine, et on filtre la partie liquide.

Propriétés physiques et chimiques. — L'oléine naturelle est un liquide un peu jaunâtre, formé par l'union de la glycérine à 3 molécules d'acide oléique (*trioléine*) :

$$C^3H^5(OH)^3 + 3C^{18}H^{34}O^2 = 3H^2O + C^3H^5(C^{18}H^{33}O^2)^3.$$

Glycérine.   Acide oléique.   Oléine.

Elle se fige à + 10° et n'a ni odeur ni saveur. Elle est insoluble dans l'eau, un peu soluble dans l'alcool et tout à fait dans l'éther. Densité : 0,92 à 0°. Elle absorbe très vite l'oxygène de l'air et se résinifie en partie. L'acide sulfurique la convertit en *acides sulfoléique* et *sulfoglycérique.* L'azotate mercureux et l'acide azoteux la changent en *élaïdine,* corps gras solide et cristallin, fusible à 32°, à peine soluble dans l'alcool. Fortement chauffée, elle donne des carbures d'hydrogène, de l'oléone, de l'acide sébacique, de l'acroléine, etc.

§ 11. STÉARINE. $C^3H^5(C^{18}H^{35}O^2)^3 = 890.$

Préparation. — La stéarine se trouve dans presque toutes les graisses solides et dans quelques huiles végétales.

On l'extrait le plus souvent du suif, que l'on fond et qu'on traite par l'éther. La stéarine se dissout et se prend en une masse blanche par le refroidissement. On exprime et on purifie le produit par plusieurs traitements à l'éther.

Propriétés physiques et chimiques. — La stéarine (*tristéarine*) est blanche, insipide, inodore. Elle se dissout dans 7 fois son poids d'alcool bouillant et se dépose presque totalement de la liqueur refroidie. Elle est peu soluble dans l'éther froid. Elle fond à 62°; mais, par des cristallisations répétées, M. Duffy a élevé ce point de fusion à 64°,2. Distillée à feu nu, elle fournit de l'eau, des acides, des carbures d'hydrogène, de la margarone, etc. Envisagée au point de vue chimique, c'est un éther résultant de la combinaison de 3 molécules d'acide stéarique et d'une molécule de glycérine :

$$C^3H^5(OH)^3 + 3C^{18}H^{36}O^2 = 3H^2O + C^3H^5(C^{18}H^{35}O^2)^3.$$

Glycérine.   Acide stéarique.   Stéarine.

Pharmacologie. — L'oléine et la stéarine, prises isolément, n'ont point d'usages pharmaceutiques. Mais elles se trouvent souvent réunies et associées à la palmitine dans les corps gras végétaux et animaux, dont les caractères varient suivant que l'une ou l'autre de ces substances y prédomine.

§ 12. URÉTHANE. $AzH^2 — CO^2 C^2H^5 \left[O = C <^{Az\ H^2}_{OC^2H^5} \right]$

Carbamate d'éthyle, éther carbamique, étyluréthane.

Obtenue par Dumas, en 1833.

Préparation. — 1° On mélange du carbonate d'éthyle à son volume d'ammoniaque, dans un flacon bouché. On prolonge le contact jusqu'à ce que l'ammoniaque ait disparu. Le liquide est alors évaporé dans le vide, en présence de l'acide sulfurique. La réaction est représentée par l'équation suivante :

$$CO <^{OC^2H^3}_{OC^2H^5} + AzH^3 = C^2H^5OH + O = C <^{AzH^2}_{OC^2H^5}.$$

Carbonate d'éthyle.   Alcool.   Uréthane

2° L'action est instantanée quand on traite le chlorocarbonate d'éthyle par l'ammoniaque; il faut même la modérer. On distille ensuite, au bain d'huile, le résidu sec de la première opération; le produit condensé est de l'uréthane pure.

Propriétés physiques et chimiques. — L'uréthane forme des cristaux incolores. Très soluble dans l'eau, dans l'alcool et dans l'éther, elle fond à 30° et distille à 180°, sans décomposition si elle est bien sèche, et en dégageant beaucoup d'ammoniaque, si elle est humide. Sa saveur est un peu amère.

Lorsqu'on traite une solution d'uréthane par une solution de chlorure mercurique et ensuite par la potasse, on obtient un précipité blanc (carbonate de mercure). Le nitrate et l'acétate mercuriques donnent la même réaction, qui est distinctive de l'urée. Maintenue à la température de 30°, en présence de l'albumen ou du vitellus d'un œuf de poule, l'uréthane est graduellement décomposée; elle finit par disparaître complètement (*G. Jacquemin*).

Pharmacologie. — L'uréthane est un hypnotique faible, légèrement analgésique, dont l'action rapide mais éphémère s'exerce surtout contre l'insomnie nerveuse. Elle est peu toxique. On en dissout habituellement de 1 à 4 grammes dans une potion.

CHLORALURÉTHANE. (*Ural, uralium*). CCl^3—$CHOH$—AzH—CO — OC^2H^5. — On l'obtient en dissolvant, à froid, l'uréthane dans le chloral anhydre.

Peu soluble dans l'eau, soluble dans l'alcool et dans l'éther, l'ural est amer, cristallin et fusible à 106°. Hypnotique faible, inférieur à ses composants.

ÉTHYLCHLORALURÉTHANE. (*Somnal*). CCl^3—$CHOC^2H^5$—AzH—CO—OC^2H^5. — En chauffant dans le vide, à 100°, parties égales d'uréthane, de chloral et d'alcool à 96°, on fait cristalliser de fines aiguilles de somnal, très hygroscopiques, fusibles à 42°, bouillant à 145°, très solubles dans l'alcool et d'une saveur amère. Hypnotique douteux. Dose : 2 grammes.

NEURODINE. (*Acétylparaoxyphényluréthane*). $C^{11}H^{13}AzO^4$. Produite par l'action de l'anhydride acétique sur la paraoxyphényluréthane. Antinévralgique, à la dose de 1 à 4 grammes.

PHÉNYLURÉTHANE. (*Euphorine*). $AzHC^6H^5$ — CO — OC^2H^5. M. Willm la prépare en faisant agir l'éther chloroxycarbonique sur l'aniline.

Elle est cristalline, blanche, insoluble dans l'eau, soluble dans l'éther et dans l'alcool faible ou concentré. Sa saveur est analogue à celle du clou de girofle.

Elle est antithermique, analgésique et antiseptique; 1 à 2 grammes par jour.

THERMODINE. (*Acétyléthoxyphényluréthane*). — Aiguilles incolores, inodores, fusibles à 86-88°, presque insolubles dans l'eau. Très bon antithermique, mais antinévralgique faible.

b. — **ÉTHERS OXYDES.**

Éthers mixtes.

OXYDE D'ÉTHYLE. $(C^2H^5)^2O$ $[C^2H^5 — O — C^2H^5] = 74$.

Éther, éther sulfurique, éther vinique, éthane-oxy-éthane.

Découvert par Valérius Cordus, en 1540. Nommé *éther* par Frobenius.

Préparation. On prépare l'oxyde d'éthyle en déshydratant l'alcool par l'acide sulfurique concentré.

On place une cornue tubulée dans un bain de sable (*fig.* 116), on y

Fig. 116. — Appareil pour la préparation de l'éther ordinaire.

adapte une allonge communiquant avec un ballon, dont la tubulure inférieure est fixée sur le serpentin d'un alambic ordinaire. La spirale du serpentin est jointe à un tube de verre destiné à porter l'éther loin de l'appareil de chauffage et, s'il est possible, dans une pièce voisine. Au-dessus de la cornue et communiquant avec elle par un long tube qui pénètre jusqu'au fond, se trouve un réservoir d'alcool à 90°, destiné à alimenter l'opération. On lute avec soin l'appareil, puis on introduit dans la cornue le mélange suivant :

Alcool à 90°.. 600 gr.
Acide sulfurique officinal........................... 1000

On bouche la cornue, après avoir introduit un thermomètre dans son bouchon, puis on porte rapidement le liquide à l'ébullition. Dès que le thermomètre marque 139°, on ouvre le robinet et on fait couler l'alcool du flacon supérieur, assez lentement pour que la température se maintienne entre 130° et 140°, et que l'alcool remplace, pendant toute la durée de l'opération, le produit qui distille. On s'arrête lorsque l'alcool introduit dans la cornue est égal à 15 fois environ le poids du mélange, et que le volume du liquide qu'elle contient est égal au volume primitif (*Codex*).

Au contact de l'acide sulfurique, l'alcool est changé d'abord en *acide sulfovinique* ou *éthylsulfurique* :

$$C^2H^5OH \quad + \quad SO^4H^2 \quad = \quad SO^4HC^2H^5 \quad + \quad H^2O.$$
Alcool. Ac. éthylsulfurique.

L'alcool en excès, réagissant ensuite sur l'acide éthylsulfurique, forme de l'éther et régénère l'acide sulfurique :

$$C^2H^5OH \quad + \quad SO^4HC^2H^5 \quad = \quad SO^4H^2 \quad + \quad C^2H^5 \quad - \quad O \quad - \quad C^2H^5.$$
Alcool. Ac. éthylsulfurique. Oxyde d'éthyle.

Les mêmes transformations se répètent sans cesse (*Williamson*).

Purification. — *Procédé de J. Regnauld et Adrian.* — L'éther qui s'est condensé, dans l'opération précédente, n'est pas pur. Il contient de l'*eau*, de l'*alcool*, de l'*huile douce de vin* (mélange de carbures d'hydrogène et de sulfate d'éthyle) et, souvent, de l'*acide sulfureux* produit par la réduction de l'acide sulfurique.

Pour le rectifier, on y mélange 12 centièmes de son poids d'une solution de potasse caustique marquant 1,32 au densimètre, et on laisse macérer pendant 48 heures, en agitant souvent et fortement. On décante l'éther avec un siphon, on y ajoute 6 centièmes d'huile d'amande, puis on distille dans un appareil bien sec. On recueille seulement] les quatre premiers cinquièmes de l'éther.

On lave cet éther avec 2 fois son volume d'eau, on le décante après repos et on le met en contact, pendant 36 heures, avec le dixième de son poids d'un mélange à parties égales de chlorure de calcium fondu et de chaux éteinte calcinée. On distille au bain-marie et on recueille les neuf premiers dixièmes, qui constituent l'*éther officinal*. La disposition indiquée dans la figure 117 met à l'abri des accidents que peut causer la facile inflammabilité du produit. Elle est commode, dans tous les cas où l'on a besoin de distiller de l'éther.

Propriétés physiques et chimiques. — L'éther officinal est liquide, très mobile, incolore, d'une saveur brûlante, d'une odeur vive, agréable et caractéristique. Sa densité, à + 15°, est 0,721. A — 31°, il se concrète en lames blanches et brillantes. Son pouvoir réfringent est considérable. Il bout à 34°,5. Sa densité de vapeur est 2,56 ; la tension de cette vapeur est très forte, même à la température ordinaire. Il se dissout dans 9 p. d'eau et en toutes proportions dans l'alcool, le chloroforme et l'acétone. Il dissout un peu le soufre et le phosphore, plus facilement le brome,

l'iode, quelques chlorures, les huiles fixes et volatiles, les résines, les alcaloïdes et, en général, tous les composés riches en carbone et en
hydrogène.

Il n'est pas inaltérable à l'air : peu à peu il s'oxyde et il se convertit en
acide acétique. Il se décompose vers 450° et il brûle facilement au rouge ;
mais il ne s'enflamme pas au contact d'un charbon incandescent, qu'il
peut éteindre au contraire. Les acides minéraux lui font éprouver les
mêmes modifications qu'à l'alcool. Il en est ainsi des alcalis hydratés. Les
acides organiques ne l'attaquent qu'au-dessus de 300°.

Essai. — L'éther du commerce contient généralement de l'*eau* et de
l'*alcool éthylique*, par suite d'une purification incomplète et, plus tard, de

Fig. 117. — Distillation de l'éther par la vapeur d'eau.

l'*aldéhyde* et du *peroxyde d'hydrogène*. On appréciait autrefois sa pureté
en déterminant son poids spécifique.

Regnauld et Adrian ont démontré que le défaut de concordance, dans
la graduation des aréomètres, ôte toute valeur à l'essai densimétrique. De
plus, l'éther peut renfermer des proportions très différentes d'alcool et
avoir le même titre à l'aréomètre, sa densité étant alors subordonnée à
la proportion d'eau qu'il contient.

Pour vérifier d'une manière sûre la richesse d'un éther, Regnauld et
Adrian le font d'abord macérer avec du carbonate de potassium. Ce sel ne
déshydrate pas entièrement l'alcool qui se trouve mélangé à l'éther, mais
il l'amène régulièrement à 98°. On n'a plus alors qu'un mélange d'éther et
d'alcool concentré, dont la densité fait connaître les proportions d'après
des tables dressées à cet effet. En prenant aussi la densité de l'éther non
déshydraté, on a les éléments nécessaires pour déterminer la quantité
d'eau qui s'y trouve contenue.

L'éther pur doit marquer 0,721 à + 15°. Il ne doit pas être coloré en rose par la fuchsine (*alcool éthylique*), ni par le nitrate d'argent (*alcool méthylique*), même après vingt-quatre heures de contact. Le tannin, agité avec lui, doit rester pulvérulent ; s'il s'agrège, il y a de l'*eau* dans le produit (*Bolley*).

Lorsqu'il brunit un fragment de potasse et qu'il décompose l'iodure de potassium, il renferme de l'*aldéhyde éthylique* et de l'*eau oxygénée*, que l'on peut détruire par macération avec de la potasse caustique (*Bœrrigter*).

M. Stroppa a signalé la falsification de l'éther par l'*essence de pétrole*. Pour la déceler, M. Vitali conseille de mélanger peu à peu de l'acide sulfurique à 5 cc. d'éther suspect, en refroidissant, si la température s'élève à 70° : l'éther est dissous dans l'acide, tandis que le pétrole surnage.

Pharmacologie. — L'éther est anesthésique et antispasmodique. Son pouvoir anesthésique, découvert en 1846 par le Dr Jackson, est plus faible que celui du chloroforme. Comme antispasmodique, on le donne en solution dans l'eau (*eau éthérée*), dans l'alcool (*liqueur d'Hoffmann*), ou dans un sirop. On l'enferme aussi dans des capsules gélatineuses (*perles*), on le dissout dans une potion ou, plus simplement, on le verse sur un morceau de sucre, que l'on absorbe aussitôt.

On se sert, pour les opérations pharmaceutiques, d'éther de 3 degrés différents : l'un est l'éther pur, marquant 0,720 au densimètre ; l'autre marque 0,734, c'est l'*éther rectifié* du commerce, qui contient environ trois centièmes d'alcool et des traces d'eau ; le troisième est l'éther à 0,758 du Codex, composé comme il suit :

Éther rectifié du commerce.......................... 700 gr.
Alcool à 90°.. 300

Ce dernier sert à la préparation des teintures et des extraits éthérés.

Ce médicament est improprement appelé *éther sulfurique*, car il ne contient pas une trace d'acide sulfurique.

SIROP D'ÉTHER.

Sirop de sucre préparé à froid. 700 gr.
Eau distillée.................. 230
Alcool à 90°................... 50
Éther officinal............... 20
(*Codex*).

POTION ANTISPASMODIQUE.

Sirop de fleur d'oranger..... 30 gr.
Eau distillée de tilleul........ 90
— — de fleur d'oranger. 30
Liqueur d'Hoffmann......... 5
(*Codex.*)

POTION ANTISPASMODIQUE OPIACÉE.

	gr.
Potion antispasmodique......	154.00
Laudanum de Sydenham......	0.80

(*Codex.*)

LIQUEUR D'HOFFMANN.

Éther officinal.............. 100 gr.
Alcool à 90°................. 100
Ce mélange marque 0,783 à + 15°.
(*Codex*).

CHAPITRE XV

VIII. — PHÉNOLS ET DÉRIVÉS

Caractères généraux. — Les *phénols* sont des composés qu'on ne peut ranger ni parmi les acides, ni parmi les alcools.

Ce ne sont pas de véritables acides, bien qu'ils s'unissent aux bases fortes, car ils ne décomposent pas les carbonates alcalins.

Ce ne sont pas des alcools: ils ne se combinent pas directement aux acides, pour former des éthers, et les éthers qu'ils donnent par voie indirecte ne sont pas saponifiables; en outre, ils ne fournissent ni aldéhydes, ni cétones, ni acides, par oxydation, ni carbures d'hydrogène par déshydratation. Leur oxydation directe les change en *quinones*, qui se rapprochent des cétones, mais dont l'hydrogénation ne régénère pas les phénols primitifs. L'ensemble de leurs propriétés a conduit à en faire un groupe spécial, et il explique comment on leur a successivement attribué les fonctions d'acides et d'alcools.

I. — PHÉNOLS MONOATOMIQUES

§ 1. CRÉSOL. $C^7H^7OH = 108$.
Crésylol, acide crésylique, hydrate de crésyle.

Il existe trois crésols isomériques (ortho, méta et para), extraits du goudron de houille par Williamson et Fairlie.

Préparation. — On les retire des goudrons de bois ou de houille ou de la créosote, en les distillant et en recueillant ce qui bout entre 180° et 210°. On rectifie le produit en le saturant par la baryte et en faisant cristalliser. Les sels de l'ortho et du paracrésol cristallisent avec celui du phénol ordinaire, qui les accompagne ; celui du métacrésol reste dissous. On sépare par l'eau chaude, le sel du phénol d'abord, puis le sel de l'orthocrésol et en dernier lieu celui du paracrésol. On décompose séparément les trois sels par l'acide chlorhydrique et on distille aux températures ci-après indiquées.

Propriétés physiques et chimiques. — L'*orthocrésol* fond à 31° ; il bout à 188°. Fondu avec la potasse il donne de l'*acide salicylique* (acide orthoxybenzoïque).

Le *métacrésol* fond à 4° et il bout à 20°. La potasse le convertit en acide *métaoxybenzoïque.*

Le paracrésol cristallise en prismes incolores, peu solubles dans l'eau, très solubles dans l'alcool, dans l'éther, dans la glycérine et dans l'ammoniaque. Son odeur tient de celles du phénol et de l'urine. Il fond à 36°; il bout à 198°.

L'acide sulfurique le convertit en deux acides sulfoconjugués; avec l'acide nitrique il forme trois dérivés nitrés. La potasse en fusion le change en acide paraoxybenzoïque.

En présence du sodium, ils fixent tous trois une molécule d'acide carbonique et forment les acides *ortho*, *méta* et *paracrésotique*.

Pharmacologie. — Le crésol est quatre fois moins vénéneux que le phénol ordinaire et, dit-on, d'une puissance antiseptique supérieure à la sienne. Ses applications sont celles des antiseptiques en général; on n'y a pas encore fréquemment recours, à l'état isolé, mais il est utile à connaître parce qu'il est un des agents efficaces de la créosote. De plus il sert à préparer un certain nombre de dérivés.

Le plus actif est le crésol *méta*; viennent ensuite les modifications *para* et *ortho*.

ACIDE PARACRÉSOTIQUE. — Aiguilles blanches, peu solubles dans l'eau, jouissant des propriétés de l'acide salicylique. On l'a employé surtout à l'état de *paracrésotate de sodium* : poudre blanche, amère, soluble dans, 24 fois son poids d'eau tiède. Adultes : de 5 à 8 gr. par jour.

BENZOPARACRÉSOL. — Benzoate de paracrésol, obtenu par M. A. Petit en faisant réagir le benzoate de sodium, le paracrésol et l'oxychlorure de phosphore. Cristaux incolores, insolubles dans l'eau, solubles dans l'alcool, l'éther et le chloroforme, fusibles à 70°.

CRÉOLINE. — On désigne sous ce nom, en Angleterre et en Allemagne, un produit complexe employé comme désinfectant et dont la préparation est tenue secrète.

La composition de cette substance paraît variable et diffère un peu dans les deux pays d'origine, d'après les analyses effectuées. On y a constaté les principes ci-après :

Carbures d'hydrogène, phénols à point d'ébullition élevé, bases pyridiques, bases quinoléiques, savons de résine dissous dans l'eau, soufre (peu), carbonate, chlorure, sulfates alcalins (peu).

D'après Weyl, Henle, Otto et Beckurts, Pfrenger, la créoline anglaise (*créoline de Pearson*) contiendrait plus de phénols et moins de carbures que le produit allemand. La majeure partie des phénols y est constituée par l'ortho et le métacrésol, avec de l'ortho et du métaxylénol et des traces de phénol ordinaire. Les carbures sont des homologues supérieurs du benzol, de la naphtaline, de la méthylnaphtaline, de l'acénaphtène et de l'anthracène. Les bases ressortissent au groupe de la quinoléine.

Dans la créoline allemande, il y aurait peu de phénols, beaucoup de carbures à points d'ébullition moins élevés que dans le similaire anglais, et des bases pyridiques. En outre, elle est neutre au tournesol, tandis que celle de Pearson est alcaline. L'émulsion qu'elle donne avec l'eau persiste beaucoup moins longtemps que celle de la dernière.

C'est, dans les deux cas, un liquide limpide, à odeur désagréable, d'un brun foncé, soluble dans l'alcool, dans l'éther, dans le chloroforme et s'émulsionnant facilement avec l'eau. Le succès qu'il a obtenu à son apparition résistera-t-il à l'épreuve du temps ? C'est assez douteux. La thérapeutique moderne accuse une préférence marquée pour les médicaments simples et surtout définis ; la créoline ne présente pas ces deux caractères.

CRÉSALOL. — Ce médicament, nommé aussi *paracrésalol*, est l'éther salicylique du paracrésol. Il est cristallisé, insoluble dans l'eau, peu soluble dans l'alcool, fusible à 36°, insipide et doué d'une odeur qui se rapproche de celle du salol. Il doit se volatiliser sans résidu. Traité par l'eau chaude, il ne lui cède aucun principe colorant en *violet* le perchlorure de fer. Antiseptique inoffensif, il est recommandé par Nencki, spécialement pour les cas où il faut agir sur l'intestin. Là, le suc pancréatique le dédouble en crésol et en acide salicylique.

EUROPHÈNE. (*Iodure d'isobutylorthocrésol*). — Poudre jaune, amorphe, d'une odeur safranée, insoluble dans l'eau et dans la glycérine, soluble dans l'alcool, l'éther, le chloroforme et les huiles grasses. C'est un succédané de l'iodoforme.

LOSOPHANE. — (*Métacrésol triiodé, triiodure de crésol*). Aiguilles blanches, fusibles à 121°,5. Elle contient 80 p. 100 d'iode. Elle ne se dissout bien que dans l'éther, le chloroforme, le benzène et les huiles grasses. Employée contre les dermatoses parasitaires, par Saalfeld.

LYSOL. — Mélange de crésol impur, de gaïacol, de xylol, de savon et de résines, de consistance molle ou demi fluide et de couleur brune. C'est un antiseptique réputé supérieur au phénol et à la créoline, dont le seul avantage est d'être entièrement soluble dans l'eau.

SOLUTOL. — Solution de crésol et de crésylate de sodium, à réaction alcaline. Réservée, pour cette raison, à la désinfection des locaux, des cadavres, etc.

SOLVÉOL. — Solution de crésol et de crésotate de sodium. Il est neutre et fortement germicide. On l'utilise pour les pansements, en solution à 5 p. 1000.

§ 2. NAPHTOL β. $C^{10}H^7OH = 144$.
Isonaphtol, naphtylol β.

Il existe deux naphtols, désignés sous les dénominations de naphtol α et naphtol β. Ce dernier, découvert par M. Schœffer, est le seul employé en médecine.

Préparation. — On obtient le β-naphtol en faisant agir la potasse fondante sur le β sulfonaphtolate de potassium. On le purifie par cristallisation dans l'alcool et distillation (*Schœffer*).

Propriétés physiques et chimiques. — Le β-naphtol cristallise en lamelles micacées, brillantes, incolores, presque inodores, fusibles à 122°. Il bout à 286°. Il se dissout dans 5000 p. d'eau froide ; il est beaucoup plus soluble dans l'eau bouillante, l'alcool, l'éther, le chloroforme, les huiles et les graisses. L'acide borique favorise sa dissolution : 15 gr. d'acide maintiennent 0^{gr},50 de naphtol dissous dans 1 litre d'eau (*Anotta*). On le sublime facilement à une douce chaleur et, quand on le fait bouillir avec de l'eau, il est rapidement entraîné par sa vapeur.

Quand on le triture avec deux fois son poids de camphre, on obtient un liquide sirupeux, incolore, insoluble dans l'eau, mais soluble en toute proportion dans les huiles fixes (*Desesquelle*).

Sa solution aqueuse colore le bois de sapin en *bleu verdâtre*; elle devient *jaune* au contact du chlorure de chaux. Saturée à l'ébullition et additionnée d'ammoniaque, elle présente une fluorescence *violette*.

L'oxyde d'antimoine le colore en *jaune*, en présence de l'acide sulfurique (*Lévy*).

La solution dans l'eau, additionnée d'*eau sucrée*, puis d'*acide sulfurique*, ne se colore pas, comme le fait le naphtol α.

Un fragment de *potasse* est coloré en *bleu*, par ébullition avec sa solution chloroformique.

Dissous dans l'eau alcoolisée, il présente les réactions suivantes :

Acide azotique, seul ou mélangé à l'*acide sulfurique:* coloration *vert sale ;*

Acide azotique, à volume égal, est coloré en *rouge* par l'addition d'azotate mercurique;

L'*acide molybdique* le colore en *vert* et l'*acide stannique* en *violet* (*Lévy*);

Chlorure de chaux : coloration *violette ;*

Ferricyanure de potassium : coloration d'un *jaune verdâtre ;*

Hypobromite de sodium : coloration *violette.*

Nitrate acide de mercure: coloration *orangée*, passant promptement au *rouge orangé* vif ;

Nitrite de potassium acidulé par l'acide sulfurique: coloration d'un *rouge violacé* foncé; le mélange teinte le chloroforme en *jaune verdâtre* et l'éther en *jaune* (*Yvon*);

Perchlorure de fer : coloration *verdâtre ;*

Pharmacologie. — Le naphtol β a été introduit dans la matière médicale, en 1881, par le Dr Kaposi, qui l'a présenté comme un spécifique des maladies de la peau. Il l'emploie sous forme de solution alcoolique (10 0/0), de pommade (15 0/0), ou de savon (2 0/0), pour combattre le prurigo, l'ichtyose, le favus, l'herpès tonsurans. Le Dr Guérin a reconnu son efficacité contre la gale et l'eczéma.

On s'en sert plus encore en qualité de désinfectant et d'antiseptique puissant. Sa solution au millième prévient et supprime toute fermentation. Sous ce rapport, il est supérieur au phénol. Il a encore l'avantage de ne colorer ni la peau, ni les cheveux. Mais il est très toxique et l'on doit être en garde contre ses effets cumulatifs et sa facile résorption.

Il est incompatible avec l'antipyrine, qui le liquéfie. On peut remédier à cet inconvénient, en mélangeant d'abord le naphtol à cinq fois son poids de sucre (*de Chabrol*).

ALPHOL (*Salicylate de naphtol* α). — Isomère du *bétol* et jouissant des mêmes propriétés antiseptiques et antinévralgiques (0^{gr},50 à 2 gr. par jour).

ALUMNOL (*Sulfonaphtolate d'aluminium*, *paraphénolsulfonate d'alumi-*

nium). — Poudre grisâtre, très soluble dans l'eau avec fluorescence, moins dans l'alcool et dans la glycérine, insoluble dans l'éther. Sa saveur est sucrée, puis styptique ; sa réaction, acide. Il précipite l'albumine ; le précipité se dissout dans un excès de solution albumineuse. Il colore en *bleu* le chlorure ferrique et il *réduit* les sels d'argent.

Astringent actif et antiseptique faible, peu toxique. Usité en solution de 5 à 20 p. 1000, parfois de 3 à 20 p. 100.

ASAPROL. $(C^{10}H^7OSO^3)^2Ca + 3H^2O$ (*Abrastol, β-naphtol-sulfate de calcium*) — Poudre rosée, sans odeur, d'une saveur amère d'abord, puis douceâtre. C'est un mélange de β-sulfonaphtolate et de sulfate de calcium, avec un peu de naphtol β. L'acide azotique le colore en *jaune*, le perchlorure de fer en *bleu*. L'acide chromique forme dans ses solutions un précipité *brun*, l'acétate de plomb un précipité *blanc*.

Antithermique et antiseptique non toxique. 1 à 4 gr. par jour.

BENZONAPHTOL. $C^6H^5CO\text{-}OC^{10}H^7$ (*Benzoate de naphtol β*) — Obtenu par Maïkopar, en 1869, en chauffant à 125° un mélange de chlorure de benzoïle et de naphtol-β. On élève ensuite la température à 170°, pendant 30 minutes, et on fait cristalliser dans l'alcool.

Aiguilles déliées, insolubles dans l'eau, peu solubles dans l'éther, très solubles dans l'alcool et dans le chloroforme. Il fond à 110°. Sa solution chloroformique ne doit colorer ni la potasse en *bleu*, à l'ébullition, ni le nitrate mercurique en *rouge* (*naphtol libre*).

Antiseptique intestinal très apprécié. Il est aussi diurétique. Il se dédouble en naphtol et en acide benzoïque, dans l'intestin.

HYDRONAPHTOL $C^{10}H^7O.OH$. — Antiseptique 3 à 4 fois plus énergique que le phénol ordinaire et dépourvu de propriétés irritantes. Il est peu soluble dans l'eau, mais soluble dans l'alcool, l'éther, le chloroforme, le benzène, les huiles grasses.

LACTOL. (*Lactate de naphtol, Lacto-naphtol*) — Préparé par M. Coez. Ether lactique du naphtol. Antiseptique insipide et non vénéneux. Dose : 1 à 4 gr. par jour.

MICROCIDINE. — Mélange de β-naphtolate de sodium (3/4) et de dérivés naphtoliques ou phénoliques. Il est blanc, pulvérulent, insipide et inodore, soluble dans 3 p. d'eau.

Antiseptique supérieur au phénol et à l'acide borique (*Berlioz*), en solution à 5 p. 1000.

NAPHTOL DIIODÉ (*Iodonaphtol β*) $C^{10}H^5I^2OH$. — Poudre d'un jaune verdâtre, insipide, sentant légèrement l'iode. Il est insoluble dans l'eau, peu soluble dans l'alcool et l'éther, très soluble dans le chloroforme.

Succédané de l'iodoforme, employé en poudre et en pommade à 10 ou 20 p. 100.

SALINAPHTOL $C^6H^4 < {CO^2C^{10}H^7 \atop OH}$ (*Salicylate de naphtol, Naphtalol, Naphtolsalol, Bétol*). — Lamelles incolores, insipides, presque inodores, fusibles à 95°. Il est insoluble dans l'eau froide, soluble dans 140 p. d'alcool à 95° froid, assez soluble dans l'éther et le benzène, très soluble dans le chloroforme. L'ébullition avec la soude caustique le dédouble en naphtol β et en acide salicylique, que précipite ensemble une addition d'acide sulfurique. La solution froide de carbonate neutre de sodium ne doit pas lui enlever d'acide salicylique. Sa solution chloroformique ne doit pas bleuir la potasse, à chaud.

§ 3. PHÉNOL ORDINAIRE. $C^6H^5.OH. = 94$.

Acide phénique, acide carbolique, alcool phénylique, acide phénylique.

Découvert, en 1834, par Runge.

Préparation. — 1° On retire le phénol du goudron de houille, par distillation.
On recueille tout ce qui se volatilise entre 150° et 200°, puis on mélange à ce liquide une solution de potasse caustique concentrée et quelques fragments d'hydrate de potasse. On obtient du phénate de potassium pur cristallisé, qu'on dissout dans l'eau, pour le séparer de l'huile qui surnage, et qu'on neutralise avec de l'acide chlorhydrique. L'acide phénique est mis en liberté ; on le lave avec un peu d'eau, on le dessèche sur du chlorure de calcium, puis on le rectifie, en ne recueillant que ce qui distille entre 185° et 190°.
2° On fabrique le phénol synthétique, en traitant le benzène par l'acide sulfurique, puis *l'acide phénolmonosulfonique* formé par la soude en fusion :

$$C^6H^6 + SO^4H^2 = H^2O + C^6H^5SO^3H.$$
Benzène   Acide phénolsulfonique.

$$C^6H^5SO^3Na + 2NaOH = SO^2Na^2 + C^6H^5ONa.$$
Phénolsulfonate de sodium.   Phénate de sodium.

On termine comme il est dit ci-dessus.

Purification. — Les congélations répétées sont le moyen de purification le plus habituel de l'acide phénique. On refroidit ce produit à −10° ; il se dépose des cristaux d'acide pur, qu'on égoutte à l'abri de l'air et de l'humidité, et qu'on enferme promptement dans des flacons bien secs.

M. Church en propose un autre, d'une exécution plus facile. On verse 373 gr. d'acide phénique, déjà purifié, dans 20 livres d'eau distillée froide, quantité insuffisante pour le dissoudre complètement (1). Après une agitation vive, il reste au fond du vase 2 à 3 onces d'acide contenant les impuretés. La solution est alors décantée ou, mieux, filtrée, puis on la sature de chlorure de sodium en poudre, en agitant fréquemment. Lorsqu'on cesse de remuer, l'acide phénique vient former à la surface du liquide une couche huileuse jaune, que l'on enlève avec un siphon. Cet acide purifié contient au moins 5 % d'eau et ne cristallise pas. Si on le distille dans une cornue, avec un peu de chaux, la portion qui passe vers 185° offre une odeur très faible, analogue à celle des feuilles de géranium. L'auteur estime qu'il y aura avantage à se servir exclusivement de ce produit, en médecine.

Propriétés physiques et chimiques. — L'acide phénique cristallise en longues aiguilles incolores, solubles dans 16,6 fois leur poids d'eau

(1) Quand l'acide phénique n'est pas à peu près pur, il faut augmenter sa proportion ou diminuer celle de l'eau.

froide, très solubles dans la glycérine, l'alcool, l'éther et l'acide acétique. Son odeur est forte et particulière, sa saveur âcre. Il fond vers 42°, il bout à 183°-184°. Liquide, il a pour densité 1,06. Quand on l'expose à l'air, il en attire l'humidité et il se liquéfie rapidement; en présence d'une plus grande quantité d'eau, il forme un hydrate cristallisé $(C^6H^5.OH)^2.H^2O$.

Neutre au tournesol, il ne déplace pas l'acide carbonique; cependant il peut se combiner aux alcalis et aux terres alcalines. La lumière le colore en *violet* et même en *brun*, d'autant plus vite qu'il est moins pur; Langenbeck attribue cette coloration à la formation d'*acide rosolique*. Il réduit les oxydes d'argent et de mercure; il coagule l'albumine et détruit les membranes muqueuses. Le chlore, le brome et l'iode le décomposent et se substituent à son hydrogène.

Il se combine aisément aux acides. Si on le chauffe avec l'acide azotique, il se transforme en *acide picrique* ou *trinitrophénol* $C^6H^2(AzO^2)^3OH$. Avec l'acide sulfurique, il donne naissance à plusieurs acides sulfonés, dont l'un, l'*acide orthophénol monosulfoné* $C^6H^4(OH)$-(SO^3H) est employé en médecine depuis un certain temps, sous le nom d'*aseptol*. Il forme, en outre, l'*acide phénolsulfurique* $SO^2(OH)$ (OC^6H^5) qui existe dans les urines.

L'acide carbonique produit, en s'y soudant, l'*acide salicylique* $C^6H^4\Big\langle{}^{OH}_{CO^2H}$.

Mais il ne fournit directement ni aldéhyde, ni acide, ni carbure d'hydrogène. Mélangé à la caféine, à molécules égales, il forme une combinaison cristalline, très soluble dans l'eau et dépourvue d'action irritante sur les muqueuses (*A. Petit*). Quand on le triture avec du camphre, il le liquéfie (Buffalini). MM. Désesquelle, Audoucet, Cazeneuve, etc., ont montré que cette propriété lui est commune avec tous les phénols et même avec certains dérivés phénoliques. Tous ces composés gonflent le fulmicoton et le transforment en un liquide analogue au collodion.

Il se combine aux alcools : l'*anisol* est son éther méthylique C^6H^5—OCH^3, le *phénétol* son éther éthylique C^6H^5—OC^2H^5.

L'acide synthétique est tout à fait incolore, il fond à 41° ; il bout à 178°. Son odeur est faible et très différente de celle des phénols du commerce, toujours souillés par des homologues supérieurs.

Essai. — Le phénol contient généralement des *homologues* et des *carbures d'hydrogène*. On vérifie sa pureté comme il suit :

Additionné d'*ammoniaque*, puis de *chlorure de chaux*, il prend une belle teinte *bleue* (azulmine), qui est lente à se développer dans les liquides dilués ;

Le *perchlorure de fer* lui communique une coloration *violette*, qui tourne au *bleu*, puis au *blanc sale ;*

Un copeau de *sapin*, imprégné d'acide phénique et d'*acide chlorhydrique* concentré, devient *bleu foncé* à la lumière solaire (cette coloration se produit quelquefois sur le sapin uniquement trempé dans l'acide chlorhydrique) ;

L'*eau bromée*, versée en excès, y détermine un précipité *blanc jaunâtre* d'acide phénique tribromé $C^6H^2Br^3.OH$ (*Landolt*), insoluble dans les acides, soluble dans les alcalis, l'éther, l'alcool absolu, et doué d'une odeur infecte et très tenace.

Si on fait bouillir une solution étendue d'acide phénique avec de l'*azotate mercureux* contenant une trace d'*acide azoteux*, le mercure se dépose à l'état métallique; le liquide prend une teinte *rouge* intense et l'odeur de l'*acide salicyleux* (*Plugge*).

En présence de quelques gouttes d'acide sulfurique et d'un peu d'oxyde de bismuth, il prend une coloration *rose*, quand on ajoute un peu d'eau (*Lévy*).

Pour y rechercher ses *homologues supérieurs*, il faut vérifier avec soin ses constantes physiques : densité, point de fusion, point d'ébullition.

Dans le cas où on soupçonne la présence de *carbures*, on l'agite dans un tube avec deux fois son volume de lessive de soude à 10 % : le mélange est limpide et homogène, si le phénol est pur ; il s'en sépare un liquide insoluble, quand il contient des carbures d'hydrogène.

Pharmacologie. — L'acide phénique pur est caustique ; lorsqu'on le met en contact avec la peau, il y produit une tache blanche, puis il la dessèche. Dilué dans la glycérine ou dans l'alcool, il n'est presque plus caustique. Mais sa causticité réapparaît, sitôt qu'on ajoute au mélange une quantité d'eau même très faible. Aussi, doit-on laver les brûlures causées par l'acide phénique avec de l'alcool plutôt qu'avec de l'eau (*Carles*).

Il est désinfectant et antiseptique, non pas à la manière du chlore, qui décompose les matières organiques, mais parce qu'il s'oppose à la vie des ferments microscopiques, en les coagulant. C'est en raison de cette propriété, qu'il conserve les substances animales.

Sous des formes diverses, il rend de nombreux services à la médecine, surtout dans la thérapeutique externe. On le mélange à des poudres et à des pommades, ou bien on le dissout dans l'eau, l'alcool, l'éther, le vinaigre et la glycérine. Il est considéré comme un insecticide des plus actifs; il peut détruire instantanément l'acarus de la gale (*Lemaire*). Sa solution alcoolique sert à combattre, avec plus ou moins de succès, les accidents causés par les piqûres des insectes et des animaux venimeux.

On l'administre, à l'intérieur, en potion et à faible dose, car il est vénéneux; il a déjà causé un grand nombre d'empoisonnements, bien qu'il fasse partie depuis peu de temps de la matière médicale. Kunde a recommandé le sucrate de chaux comme le meilleur de ses contrepoisons. On a conseillé aussi la glycérine, les huiles d'olive et de ricin, le lait et les alcooliques; aucun de ces derniers agents ne peut inspirer sérieusement confiance.

L'acide phénique blanc et cristallisé est le seul qui puisse être affecté aux usages pharmaceutiques, celui qui est coloré étant très impur. Il faut le tenir à l'abri de la lumière, qui le colore presque toujours. Pour faciliter son dosage, il est commode de l'avoir sous la main, à l'état liquide. On l'obtient ainsi, en le chauffant à 100° avec 5 % d'eau distillée; il reste ensuite incristallisable (*Perron*).

: Beaucoup de malades ne peuvent supporter l'odeur forte et tenace de l'acide le plus pur ; pour la masquer, M. Church ajoute à une once fluide d'acide cristallisé 4 gouttes d'essence du géranium, qui offre en outre l'avantage de maintenir l'acide à l'état liquide.

On a proposé de remplacer le phénol par les phénates de potassium, de sodium ou d'ammonium, dont l'action est moins irritante; mais on ne sait pas encore, d'une manière précise, si ces composés sont aussi efficaces. Le *phénate de bismuth* est un succédané du salicylate du même métal. Celui de *cocaïne* agit moins énergiquement que le chlorhydrate de cocaïne, mais son effet est plus durable.

Plusieurs dérivés du phénol ont pris place depuis peu dans l'arsenal thérapeutique. Voici les plus connus.

APOLYSINE (*Citrophène*). — Combinaison de phénétidine et d'acide citrique. Poudre blanche, soluble dans quarante ou cinquante fois son poids d'eau froide ; plus soluble dans l'eau chaude, l'alcool et la glycérine. Elle est analgésique, antithermique et fortement germicide (*Hildebrandt*).

ASEPTOL $C^6H^4 \Big\langle {OH \atop SO^3H}$ (*A cide orthoxyphénylsulfureux, acide sozolique, acide sulfophénique, sulfocarbol*). — On l'obtient en laissant réagir l'acide sulfurique pur (90 p.) sur le phénol pur (100 p.), à la température ordinaire, pendant plusieurs semaines. On sature par la baryte et on décompose par l'acide sulfurique le sulfonate barytique en dissolution.

Liquide sirupeux, rosé, solide à + 8°, bouillant vers 130°. Son odeur est piquante et disparaît au contact de l'eau. Densité : 1,45. Il est soluble en toutes proportions dans l'eau et dans l'alcool, non caustique et peu toxique. C'est un antiseptique très efficace, employé en solution à 3,5 et même 10 p. 100.

BROMOL (*Tribromophénol*) $C^6H^3Br^3O$. — Recommandé par le Dr Rademaker, dans le traitement de la diphtérie et comme antiseptique. Prismes orthorhombiques soyeux, d'un jaune citron, d'une saveur astringente et d'une odeur très désagréable, fusibles à 95°. Il est insoluble dans l'eau, soluble dans l'alcool, l'éther, le chloroforme, la glycérine, les huiles fixes et essentielles. Usité en pommades et sous forme de solution. Il semble peu toxique ; cependant on ne le donne qu'à la dose de quelques milligrammes, à l'intérieur.

DIAPHTÉRINE (*Oxyquinaseptol*). — Poudre jaune, très soluble dans l'eau, résultant de l'action de l'oxyquinoléine sur l'acide phénolsulfoné. Elle est antiseptique et faiblement toxique, mais elle a pour défaut d'attaquer les instruments de fer.

DULCINE $C^6H^4OC^2H^5$ — AzH — CO — AzH (*Paraphénétol carbamide, phénétolurée, sucrol*). — Poudre cristallisée brillante, fondant à 160°, peu soluble dans l'eau froide, mais très soluble dans l'eau chaude, l'alcool, l'éther et le benzène. Elle est inoffensive (Kossel) et douée d'un pouvoir sucrant 200 fois plus fort que celui du saccharose. Elle peut servir à masquer la saveur des médicaments amers.

Lorsqu'on veut caractériser sa présence dans un liquide, on y délaie 1/20 de son poids de carbonate de plomb et on évapore le tout à consistance sirupeuse. On reprend par l'alcool, on distille et on traite le résidu par l'éther, qui abandonne la dulcine par évaporation. On la reconnaît à ses caractères physiques et aux réactions suivantes :

1° On la chauffe avec du phénol et de l'acide sulfurique concentré, jusqu'à coloration brune. On verse le produit dans de l'eau et on y introduit, sans la mélanger, de l'ammoniaque ou de la lessive de soude. Il se manifeste une coloration *bleue* ou *violette*, à la zone de contact.

2° On précipite 1 à 2 grammes d'oxyde mercurique, on le lave et on le dissout dans de l'acide azotique dilué. On y ajoute de l'eau et de la soude, jusqu'à formation d'un précipité persistant et on dilue, pour obtenir 15 cc. La dulcine (ou le produit supposé en contenir) est alors délayée dans 5 cc. d'eau distillée ; on la verse dans un tube bouché, avec deux à quatre gouttes du nitrate de mercure ci-dessus et on plonge le tube dans l'eau bouillante d'un bain-marie, pendant cinq à dix minutes. Le liquide devient plus ou moins violacé. On y fait alors tomber un peu de bioxyde de plomb : le mélange prend une magnifique teinte violette (*Jorissen*).

HYPNOACÉTINE (*Acétylparamidophénol*). — Cristaux translucides, solubles dans l'alcool et dans l'éther acétique, presque insolubles dans tous les autres liquides. C'est un hypnotique et un antithermique (0^{gr},50 à 3 grammes par jour, adultes).

IODURE DE DIIODOPHÉNOL (*Aristol du phénol*) $C^6H^3I^2O.I$. — Isomère du triiodophénol, amorphe, de couleur rouge sombre, quand il est humide, devenant violacé par dessiccation. Il est insoluble dans l'eau, soluble dans l'alcool, le benzène et le chloroforme. Il n'a aucune odeur. On le présente comme un succédané de l'iodoforme (*Berichte*).

LACTOPHÉNINE (*Éther lactique de la paraphénétidine*). — Poudre blanche, soluble dans 330 p. d'eau, insipide et douée de propriétés antithermiques. Doses : 0^{gr},60 à 1 gramme à la fois ; au plus 3 grammes par jour.

MALACINE (*Malakine, salicylparaphénétidine*). — Combinaison d'aldéhyde salicylique et de paraphénétidine.

Aiguilles ténues, d'un jaune pâle, insolubles dans l'eau, solubles dans l'alcool chaud, de saveur très douce. Antirhumatismal réputé très sûr.

MÉTHACÉTINE $C^6H^4 {\big\langle}^{OCH^3}_{AzH—C^2H^3O}$. *Para-acétanisidine, Para-oxyméthylacétanilide.* — Poudre rougeâtre, cristalline, inodore, soluble dans l'eau et dans l'alcool, fusible à 120°, douée d'une saveur amère et légèrement salée. L'acide azotique la colore en jaune rougeâtre.

Antiseptique et antipyrétique énergique, elle est en même temps toxique et doit être employée avec prudence. On la donne en potions. Pour un adulte : dose 0^{gr},10 à 0^{gr},20, deux ou trois fois dans la journée, moitié moins pour un enfant.

NOSOPHÈNE (*Tétraiodophénolphtaléine*) $C^{20}H^8I^4O^4$. — Poudre jaunâtre, inodore, insoluble dans l'eau, peu soluble dans l'alcool, soluble dans l'éther et dans le chloroforme. Il donne des sels stables ; celui de bismuth porte le nom d'*eudoxine ;* celui du sodium est nommé *antinosine*. Le nosophène contient 60 p. 100 d'iode. Il ne se décompose pas dans le tube digestif. On le dit bactéricide.

PHÉNACÉTINE (*Para-acétophénétidine*, *Phénédine*, *Para-oxyéthylacétanilide*) $C^6H^4\!\!<^{OC^2H^5}_{AzH\text{-}C^2H^3O}\cdot$ — On fait agir l'acide acétique pur sur le para-amidophénétol.

Paillettes blanches ou rosées, insipides, inodores, très peu solubles dans l'eau, un peu plus dans la glycérine, facilement dans l'alcool à chaud. Elle fond à 135° et elle se volatilise à une plus haute température.

L'acide sulfurique additionné d'acide azotique la colore en *jaune citron*, à froid ; à chaud, en présence d'une trace de phénol, le même acide lui communique une teinte *pourpre*.

Avec le chlorure de chaux et l'eau chlorée, elle prend une teinte *rouge violacée*, passant au *rouge rubis*.

Même action physiologique que la méthacétine. Médicament actif, ordinairement administré en cachets : 1 à 2 gr. au plus par jour.

PHÉNOCOLLE. $C^6H^4\!\!<^{OC^2H^5}_{AzH\text{-}COCH^2AzH^2}$ (*Amido-acétoparaphénétidine*). — On traite la para-phénétidine par le chlorure de chloracétyle (*Schering*).

Le phénocolle est une poudre cristalline blanche, peu soluble dans l'eau, dans l'éther et dans le benzène, soluble dans l'alcool, douée d'une saveur amère. Il forme, avec les acides, des sels assez solubles ; son chlorhydrate se dissout dans 16 p. d'eau froide.

On utilise le phénocolle et surtout son chlorhydrate, à titre d'antithermique, d'analgésique et même de fébrifuge. On le dit deux fois plus actif que l'antipyrine et non toxique. Dose : 1 à 5 grammes par jour.

SALOCOLLE (*Salicylate de phénocolle.*) — Mêmes propriétés que le chlorhydrate de phénocolle et même posologie.

SALOL (*Salicylate de phénol*) $C^7H^5O^2.OC^6H^5$. — Découvert par Nencki et proposé comme antirhumatismal, en 1886, par le Dr Sahli.

Poudre blanche, insipide, insoluble dans l'eau, soluble dans l'alcool, l'éther, le chloroforme, la glycérine, le benzène, la vaseline, les huiles fixes et les essences. Son odeur rappelle celle de l'essence de wintergreen affaiblie. Fondu avec 1/10 de son poids de camphre, il devient pâteux (*Audoucet*) : une plus forte proportion lui fait prendre l'état liquide.

Si on l'agite avec 50 fois son poids d'eau et qu'on filtre, le liquide filtré ne doit pas être coloré en *violet* par le perchlorure de fer et ne doit éprouver aucun changement par les nitrates d'argent et de baryum. Il ne laisse pas de résidu à la calcination.

Le salol est principalement recherché pour ses propriétés antiseptiques. Introduit dans les voies digestives, il n'est décomposé que dans l'intestin, par le suc pancréatique, en acide salicylique et en phénol (*Nencki et Sahli*). Déposé sur une plaie, il éprouve la même décomposition (*Potain*), qui explique son action sur les microgermes. Il n'est pas microbicide, il paralyse seulement l'action des ferments.

Son peu d'odeur rend son emploi moins désagréable que celui de l'iodoforme, dont il est le succédané efficace et souvent préféré. La combinaison qu'il forme avec le camphre est moins irritante que celle du naphtol et jouit de la propriété de dissoudre, à froid, une forte proportion d'iode. Les sels de quinine et de cocaïne s'y dissolvent également, mais à chaud (*Désesquelle*).

SALOPHÈNE $C^6H^4\diagdown^{OH}_{CO^2C^6H^4} - AzH - C^2H^3O$. — Éther salicylique de l'acétyl-paramidophénol. Paillettes incolores, inodores, insipides, insolubles dans l'eau, solubles dans l'alcool et dans l'éther, fusibles à 187°-188°.

SOZOIODOLS (*Diiodoparaphénolsulfonates*). — M. H. Tromsdorff fabrique sous ce nom des combinaisons métalliques de l'acide *diiodoparaphénolsulfonique* $C^6H^3I^2O.SO^2H$, douées de propriétés antiseptiques et destinées par leur auteur à remplacer l'iodoforme. Les *sozoiodols* de *potassium*, de *sodium*, d'*aluminium*, de *zinc*, de *plomb*, de *mercure*, d'*argent* et d'*ammonium* ont été successivement proposés dans ce but. Inodores, peu toxiques, peu solubles dans l'eau, plus solubles dans les alcools et dans leurs dérivés, ils peuvent être utilisés sous forme de poudres, de pommades, de solutions, etc.

Antinévralgique et antirhumatismal puissant. Dose : 4 à 8 gr. par jour.

SULFAMINOL (*Thio-oxydiphénylamine*) $C^6H^3OH\diagup^{AzH}_{S-S}\diagdown C^6H^4$. — Ce composé se forme par l'ébullition d'une solution d'un sel alcalin d'oxydiphénylamine avec du soufre.

Le produit est pulvérulent, jaunâtre, fusible à 155°, dépourvu d'odeur et de saveur. Il se dissout dans l'alcool, dans l'acide acétique et dans les alcalis, peu dans les carbonates alcalins, pas du tout dans l'eau.

C'est un antiseptique non toxique, de la valeur de l'iodoforme, sur lequel il a l'avantage d'être inodore (*Schmidt*).

TRICHLOROPHÉNOL $C^6H^2Cl^3.OH$. — Aiguilles déliées, fusibles à 44°, solubles dans l'eau, l'alcool, l'éther et la glycérine. Il bout à 250°. C'est un antiseptique non irritant et plus actif que le phénol. On emploie la solution de son sel magnésien à 2 p. 100.

EAU PHÉNIQUÉE.	**PHÉNOL SODÉ DISSOUS.**
Acide phénique............... 10 gr.	*Solution de phénate de sodium.*
Eau........................ 1000	Phénol..................... 700 gr.
Usage externe.	Soude caustique liq. à 1.332... 100
(*Bouchardat*).	Eau dist. pour compléter 1 litre. Q.S.
	On dilue la lessive des savonniers dans 500 grammes d'eau environ ; on y ajoute le phénol et on complète le volume de 1 litre.

$$\S\ 4.\ \text{THYMOL}\ C^{10}H^{13}.OH\ \left[C^6H^3\diagup^{CH^3}_{-C^3H^7}\diagdown_{OH}\right] = 150.$$

Acide thymique, méthylpropylphénol.

Découvert par Doveri ; nommé thymol et spécialement étudié par Lallemand.

Préparation. — 1° Pour obtenir le thymol, on traite l'essence de thym par une solution concentrée de potasse ou de soude caustique. Le thymol se dissout dans l'alcali, en formant un thymate soluble. On sépare ce thymate de la partie de l'essence non attaquée, on l'étend avec de l'eau et on le décompose par l'acide chlorhydrique. Le thymol est mis en liberté; on le lave, on le dessèche et on le distille pour l'avoir pur.

2° On peut encore isoler le thymol en soumettant à un refroidissement prolongé l'essence de thym, qui en contient environ la moitié de son poids. Le phénol se dépose à l'état cristallisé.

Propriétés physiques et chimiques. — Le thymol cristallise en lames transparentes, souvent difficiles à obtenir. Il fond à 44°, il bout à 230°. Son odeur est faible et rappelle celle du thym. Il se dissout difficilement dans l'eau (1/333 environ), facilement dans l'alcool, l'éther et les corps gras. Sa solution *bleuit* lentement, quand on y ajoute de l'ammoniaque et un hypochlorite alcalin. Le brome la colore en *violet*, si elle est concentrée ; mais il ne modifie pas celle qui est diluée.

Ce composé forme avec les alcalis des sels solubles. L'eau boriquée saturée en dissout plus que l'eau pure (*Sernin*). M. Berthelot l'a placé au nombre des phénols, dont il a tous les caractères. Il a pour isomères le *carvol*, qui existe dans les essences d'aneth et de cumin, et le *carvacrol*, qui fait partie de l'essence d'origan.

Essai. — Le thymol du commerce est parfois mélangé d'un carbure nommé *thymène*. Pour vérifier sa pureté, on y ajoute cinq fois son poids de solution alcoolique de soude à 10 p. 100, puis on chauffe entre 30° et 40° : le liquide reste limpide et incolore, ou devient légèrement rouge, puis brun, quand le thymol est pur ; il est trouble et il dépose des gouttelettes huileuses, s'il contient du thymène.

Dissous dans la potasse et additionné de solution d'iode ioduré, il prend une teinte *rouge*, qui disparaît peu à peu, surtout si on chauffe.

L'acide sulfurique et l'azotate de potassium, mêlés à sa solution dans l'acide acétique, la colorent en *vert*, puis en *bleu*.

Il est utile encore de constater qu'il se dissout dans 4 p. d'acide sulfurique ; le liquide est *jaunâtre* et devient *rose rouge*, quand on le chauffe un peu. Délayé dans 10 vol. d'eau et digéré avec un excès de carbonate de plomb, il est coloré en *violet* par le chlorure ferrique. Lorsqu'on dissout un peu de thymol dans une solution de potasse caustique et qu'on y mélange quelques gouttes de chloroforme, il se développe aussitôt une belle coloration *violette*, qui passe au *rouge violet* par agitation (*Störmer*).

Pharmacologie. — Le thymol offre une analogie complète avec l'acide phénique, aussi bien au point de vue médical que sous le rapport des propriétés chimiques. Il est, comme celui-ci, astringent, modificateur ou caustique, suivant le degré de dilution auquel on l'emploie ; comme lui, il arrête la fermentation putride et il rend les tissus animaux inaltérables. Il paraît être 10 fois moins toxique que le phénol.

Il sert à préparer des solutions, des potions, des pommades, et même à pratiquer des inhalations. Il a sur l'acide phénique le grand avantage de présenter une odeur moins vive et presque agréable. On peut l'appliquer avec sécurité à la conservation des pièces anatomiques (*Paquet*).

On lui prête, en Italie, les propriétés d'un tænifuge efficace. En Allemagne, on a proposé, comme antisyphilitiques, ses combinaisons avec l'acétate et avec le nitrate mercurique. Enfin, on cherche à introduire dans la thérapeutique plusieurs de ses dérivés.

ANNIDALINE. — Produit résultant de l'union de trois atomes d'iode à deux molécules de thymol, soit un triiodure de dithymol. Il est amorphe, rouge, insoluble dans l'eau, peu soluble dans l'alcool, moins encore dans l'éther et dans le chloroforme. L'air humide le dissocie facilement, surtout avec le concours de la lumière ; il perd de l'iode et prend une teinte pâle ; d'où la nécessité de le conserver dans des flacons secs et à l'obscurité. Il a été présenté comme succédané de l'iodoforme.

ARISTOL (*Diiododithymol*). — On l'obtient en versant une solution iodurée d'iode dans une solution alcaline de thymol :

$$2C^{10}H^{14}O + 2I^2 = 2IH + C^{20}H^{26}I^2O^2.$$

Thymol   Aristol

On pèse :

Iode....	60 gr.
Iodure de potassium	80
Thymol	15
Soude caustique liquide	52
Eau distillée	Q. S.

On dissout l'iode et l'iodure dans une partie de l'eau, de manière à obtenir 300 cc. de liqueur. Avec le thymol, la soude et le reste de l'eau on fait encore 300 cc. de soluté, que l'on mélange au premier. On recueille sur une toile serrée le précipité qui se forme, on le lave avec 10 à 15 fois son poids d'eau distillée et on le fait sécher dans une étuve à 40° ou 50° (*Codex*).

Ce produit est amorphe, d'un jaune rougeâtre, dépourvu d'odeur et de saveur, insoluble dans l'eau, dans l'alcool, dans la glycérine et dans les lessives alcalines, facilement soluble dans l'éther, dans le chloroforme et dans les huiles grasses. Il est sensible à l'action de la lumière, qui le dissocie promptement. Son insolubilité fait qu'il n'est pas toxique. On l'emploie en poudre, en pommade ou en solution dans les huiles fixes, contre les affections cutanées.

Lorsqu'il est pur, l'aristol traité par l'eau ne lui cède aucune trace de *substance soluble*. Une solution d'iodure de potassium à 1 p. 100 ne doit point lui enlever d'iode (absence d'*iode libre*). Traité par l'acide azotique fumant, il ne colore pas en *bleu* l'empois d'amidon (absence d'*iodure de sodium*). Chauffé dans un tube, il dégage des vapeurs *violettes* (*iode*). Une solution de 0^gr,05 dans 10 cc. d'acide acétique additionnée de son volume d'acide sulfurique pur et légèrement chauffée, prend une couleur *violette* intense (réaction du *thymol*). Ce dernier essai n'a pas une très grande valeur, à cause de la mise en liberté d'une grande partie de l'iode (*Goldmann*). Chauffé, pendant une heure, à 90°, il ne doit pas perdre plus de 1 centième de son poids d'humidité.

SALITHYMOL $C^6H^4\!\!\begin{array}{c}\diagup OH\\[-2pt]\diagdown CO^2C^{10}H^{13}\end{array}$ (*Salicylate de thymol*). — Poudre cristalline, blanche, légèrement acide, peu soluble dans l'eau, très soluble dans l'alcool et dans l'éther.

Antiseptique énergique, employé en nature. Dose : 1 à 2 grammes par jour.

THYMACÉTINE. — Poudre blanche, cristalline, très peu soluble dans l'eau. Hypnotique et analgésique aux doses de $0^{gr},25$ à $0^{gr},50$.

II. — PHÉNOLS DIATOMIQUES

§ 1. PYROCATÉCHINE $C^6H^6O^2$ $\left[C^6H^4\!\!\begin{array}{c}\diagup OH(1)\\[-2pt]\diagdown OH(2)\end{array}\right]=110.$
Orthodioxybenzol.

La pyrocatéchine est un diphénol découvert par Reinsch, en distillant du cachou dans un courant d'acide carbonique. Elle a des propriétés antiseptiques très énergiques, dont on ne tire aucun parti en médecine. Mais on utilise son éther monométhylique, le *gaïacol*. Son éther diméthylique est le *vératrol*, que l'on obtient en distillant l'*acide vératrique* avec de la potasse.

$$\text{GAIACOL. } C^7H^8O^2\left[C^6H^4\!\!\begin{array}{c}\diagup OH\\[-2pt]\diagdown OCH^3\end{array}\right]=124.$$
Méthylorthodioxybenzol, Méthylpyrocatéchine.

Découvert par Sainte-Claire Deville et Pelletier, en distillant la résine de gaïac.

Préparation. — On obtient cet éther par deux procédés, qui donnent des produits distincts.

1° On distille la créosote du hêtre, en recueillant ce qui passe entre 200° et 205°. On agite plusieurs fois, avec de l'ammoniaque faible, le liquide condensé, puis on le distille de nouveau. Le deuxième produit est dissous dans l'éther et précipité par une solution alcoolique de potasse. On lave à l'éther le précipité, on le fait cristalliser dans l'alcool et on le décompose par l'acide sulfurique dilué. Le gaïacol se sépare à l'état liquide.

2° *Synthèse (Béhal et Choay).* — On dissout 58 grammes de sodium dans 600 grammes d'alcool méthylique refroidi. On y mélange 270 grammes de pyrocatéchine dissoute dans le même alcool, et on chauffe le tout à l'autoclave, à 120°-130°, avec de l'iodure de méthyle en excès. Après refroidissement, on distille pour retirer l'alcool, et on entraîne le résidu par la vapeur d'eau. Le produit entraîné est du gaïacol mêlé de vératrol ; on le traite par la soude et on agite la solution avec de l'éther, qui enlève le vératrol. Le gaïacol restant, mis en liberté par l'acide chlorhydrique, est entraîné de nouveau par la vapeur d'eau et rectifié au tube à boules.

Purification. — Pour avoir du gaïacol *pur*, il faut le faire cristalliser en le refroidissant au moyen du chlorure de méthyle (*Béhal et Choay*).

Propriétés physiques et chimiques. — Le gaïacol *pur* est solide, blanc, cristallisé en prismes à 12 pans appartenant au système rhomboédrique. Il fond à 33° et il bout à 205° (*Béhal* et *Choay*). Fondu, il reste en surfusion pendant un temps indéfini. Densité : 1,14 à la température de 15°. Sa saveur est d'abord un peu sucrée, peu agréable ensuite. Déposé sur la langue, il fond, puis il détermine une astriction intense.

Il se dissout dans 60 fois son poids d'eau à 20°, en toutes proportions dans l'alcool, l'éther, et dans la plupart des dissolvants organiques, le benzène et l'éther de pétrole compris. La glycérine anhydre le dissout très abondamment ; hydratée (*glycérine officinale*), elle le dissout peu ou point du tout ; il se dépose à l'état huileux, par refroidissement.

Le gaïacol *liquide* retiré de la créosote est impur. C'est un mélange de gaïacol, de plusieurs phénols et de créosol. Il contient environ 64 p. 100 de gaïacol (*G. Freyss*).

Essai. — 0gr,50 de gaïacol pur, dissous dans 10 cc. d'alcool à 90°, donnent avec une goutte de perchlorure de fer à 1/20 une belle couleur *bleue* très fugitive. Un excès de perchlorure de fer lui communique une teinte *verte*, qui passe rapidement à l'*acajou*.

Agité avec deux fois son volume d'éther de pétrole, il forme un mélange se séparant rapidement en deux couches *limpides*. Le mélange est *trouble*, si le gaïacol est impur.

Dissous, à froid, dans son volume de lessive de soude caustique, il forme après refroidissement une masse *blanche cristalline*.

L'acide sulfurique le colore en *rouge*. Impur, il devient *vert grisâtre* (*Pio Marfori*).

Pharmacologie. — Le gaïacol est un antiseptique et un analgésique d'une très grande énergie. Cependant, ses propriétés antiseptiques ne sont pas supérieures à celles de la créosote (*Main*). C'est aussi un diurétique et un antithermique.

Lorsqu'il est pur, il n'est pas très irritant pour la peau. Mais son emploi en badigeonnages n'est pas exempt de danger. Il ne faut pas dépasser la dose de 2 grammes, en applications sur la peau. A l'intérieur, on le donne en pilules, ou dissous dans du vin sucré : 0gr,15 à 0gr,50 par jour.

Benzoate de gaiacol (*Benzosol, Benzoyl-gaïacol*) $C^6H^4 \begin{cases} OCH^3 \\ OCOC^6H^5 \end{cases}$. — Il résulte de l'union du chlorure de benzoïle au gaïacol potassique. Cristaux incolores, presque dénués d'odeur et de saveur, à peu près insolubles dans l'eau, solubles dans l'alcool, l'éther et le chloroforme. Il fond à 50°. Son action est plus douce que celle du gaïacol ; aussi en prescrit-on parfois jusqu'à 10 grammes par vingt-quatre heures (*Sahli*).

Carbonate de gaiacol. — Obtenu par Seifert et Hölscher en dirigeant dans une solution de gaïacol iodé un courant d'acide chlorocarbonique. Sel blanc, insoluble dans l'eau, soluble dans l'alcool, fusible à 86°, inodore, insipide, non irritant. Succédané du gaïacol, non toxique ; on peut en donner de fortes doses.

On a aussi proposé l'usage du *cinnamate* (styracol), du *phosphate*, du *succinate de gaïacol*. Ils sont à peine usités.

§ 2. RÉSORCINE. $C^6H^4\left\langle\begin{matrix}OH(1)\\OH(3)\end{matrix}\right\rangle = 110.$

Métadioxybenzol, métadibenzol.

Découverte par Hlasiwetz et Barth.

Préparation. — 1° Pour préparer la résorcine, on chauffe la résine de galbanum dans un creuset d'argent, avec 3 p. 100 de potasse caustique. On décompose le produit par l'acide sulfurique et on épuise par l'éther.

2° On chauffe du benzène avec de l'acide sulfurique, à 270°; on neutralise à la chaux et on transforme le produit en disulfobenzolate de sodium, avec du carbonate de sodium. Ce sel, fondu à 270° avec de la soude, produit du sulfite de potassium et de la résorcine, qu'on isole au moyen de l'acide sulfurique et de l'éther :

$$C^6H^4\left\langle\begin{matrix}SO^3Na\\SO^3Na\end{matrix}\right. + 2NaOH = 2SO^3K^2 + C^6H^4\left\langle\begin{matrix}OH\\OH\end{matrix}\right.$$

Disulfobenzolate.   Résorcine.

La résorcine officinale doit avoir été purifiée par cristallisation dans le benzène, puis sublimée pour ne pas conserver l'odeur de l'hydrocarbure (*Codex*).

Propriétés physiques et chimiques. — La résorcine cristallise en prismes orthorhombiques incolores, devenant rouges au contact de l'air. Elle fond à 118° et bout à 276°,5 (*Calderon*). Elle est très soluble dans l'eau, l'alcool et l'éther; insoluble dans le sulfure de carbone et dans le chloroforme. Sa saveur est désagréable, amère et sucrée tout à la fois. Elle coagule facilement l'albumine.

L'hydrogène naissant la convertit au *dihydrorésorcine*, prismes luisants, très solubles dans l'eau et dans l'alcool.

Chauffée avec deux ou trois fois son poids d'anhydride phtalique, à l'ébullition pendant quelques minutes, elle se dissout dans une liqueur alcaline en présentant la fluorescence *verte* de la fluorescéine.

Le *chlorure ferrique* lui communique une couleur *violette* foncée; le *chlorure de chaux* une teinte *violette* éphémère. L'*acide sulfurique fumant* et *nitreux* la colore en *jaune orangé*, qui devient *vert*, puis d'un beau *bleu*, 20 ou 30 minutes après, et *rouge pourpre* à 100°. L'acide molybdique lui communique une teinte *sépia*, l'acide tantalique une couleur *améthyste* (*Lévy*). Elle réduit le tartrate cupro-potassique et l'azotate d'argent ammoniacal.

Pharmacologie. — M. Andeer, de Berne, a le premier signalé les propriétés antiseptiques de la résorcine. A l'état solide, elle cautérise aussi efficacement les tissus que l'azotate d'argent, sans que son application soit douloureuse. Sa solution au centième arrête les fermentations ; c'est un antiputride énergique et, en même temps, un antipyrétique ; on a prétendu même qu'elle est antiémétique.

En présence des alcalis libres, elle émulsionne les corps gras (*Dujardin-*

Baumetz et *Calliors*). Elle est moins toxique que l'acide phénique. Cet avantage, joint à sa grande solubilité dans l'eau et à son inodorité, en font un antiseptique utile, mais dont le rôle et la valeur sont encore incomplètement déterminés. On l'emploie surtout au lavage des plaies de toute nature. On prépare aussi de la *gaze* et de la *ouate résorcinées*, en imprégnant ces substances d'une solution de résorcine dans un mélange de glycérine et d'alcool.

Elle se combine aisément au soufre (*Thiorésorcine*), et à l'eucalyptol (*Eucalyptorésorcine*) (*Barbey*). Ces composés sont encore peu connus ; on a toutefois signalé déjà un empoisonnement par la thiorésorcine, appliquée en nature sur un ulcère.

RÉSOPYRINE. — La résorcine est incompatible avec l'antipyrine. Le mélange de leurs solutions produit un précipité blanc, parsemé de gouttes huileuses, dont le nombre augmente et forme bientôt une masse dure, insoluble dans l'eau, soluble dans 100 p. d'éther, dans 30 p. de chloroforme, dans 5 p. d'alcool, qui l'abandonne en prismes unobliques incolores, par évaporation spontanée. A cette combinaison, M. Roux a donné le nom de *résopyrine*. Elle fond à 80° sous l'eau ; à 100° elle s'y dissout. La solution rougit légèrement le tournesol. La lessive de soude la dissout et devient *jaune*, puis *vert feuille morte*.

RÉSORCINOL. — Produit de la fusion de poids égaux de résorcine et d'iodoforme, à 104°-160°, jusqu'à coloration rouge pourpre. Poudre rouge brunâtre, d'une odeur agréable, très soluble dans l'eau et dans l'éther, peu dans l'alcool et le chloroforme. Antiseptique.

§ 3. CRÉOSOTE DU GOUDRON DE BOIS.

Découverte par Reichenbach, en 1832, la créosote est un mélange de phénols et de composés phénoliques, dont la composition chimique varie suivant la nature du bois qui l'a fournie. Les mieux étudiées sont celles du hêtre et du chêne.

Préparation. — Pour préparer la créosote, on distille avec ménagement le goudron de bois, jusqu'à ce que le résidu ait la consistance de la poix noire. La liqueur condensée contient de l'huile et de l'eau acide ; on rejette celle-ci et on soumet l'huile à une nouvelle distillation, en recueillant seulement les parties plus pesantes que l'eau. On lave le produit avec une solution de carbonate de sodium et on le rectifie dans une cornue de verre, afin de séparer encore les huiles plus légères que l'eau.

Pour purifier l'huile pesante, on y ajoute une solution de potasse caustique, qui dissout la créosote avec dégagement de chaleur, tandis que les hydrocarbures demeurent en grande partie à l'état insoluble. La liqueur alcaline est portée lentement à l'ébullition, dans une capsule, pour oxyder les substances étrangères qui s'y trouvent contenues. Quand elle est refroidie, on la sature par de l'acide sulfurique étendu, qui met la créosote en liberté. On répète, à plusieurs reprises, le traitement par la potasse et par l'acide sulfurique, et lorsque la créosote se dissout dans la potasse, sans abandonner de corps huileux, on la distille et l'on recueille celle qui bout vers 203°-205°, puis on la dessèche sur le chlorure de calcium.

Propriétés physiques et chimiques. — La créosote est un liquide oléagineux, incolore et très réfringent, se colorant en *jaune* à la lumière. Son odeur rappelle celle de la fumée de bois ; elle n'est point désagréable. Sa densité est 1.08 à 1.09 ; son point d'ébullition, un peu variable, oscille, dans le produit commercial, entre 200° et 220°. Elle se dissout dans 80 p. d'eau froide, bien mieux dans l'alcool, la glycérine officinale, l'éther, les huiles fixes et volatiles, l'acide acétique et les lessives alcalines. Sa saveur est brûlante. Elle dissout les résines, le soufre, le sélénium, le phosphore, etc. Elle coagule l'albumine avec promptitude. Elle est fortement antiseptique et elle semble agir, comme l'acide phénique, sur les fermentations.

Sa composition, déterminée par MM. Béhal et Choay, est la suivante :

Phénol ordinaire	5,20
Orthocrésylol	10,40
Méta et paracrésylol	11,60
Ortho-éthylphénol	3,60
Métaxylénol 1, 3, 4	2,00
Métaxylénol 1, 3, 5	1,00
Phénols divers	6,20
Gaïacol	25,00
Créosol et homologues	35,00
	100,00

Le *créosol* C^6H^3 $\diagdown \begin{matrix} OH \\ CH^3 \\ OCH^3 \end{matrix}$ est une *méthylpyrocatéchine* méthylée, ou un *homogaïacol* de la série protocatéchique; liquide incolore, doué d'une odeur agréable, bouillant à 219°, insoluble dans l'eau, très soluble dans l'alcool et dans l'éther.

Essai. — L'*acide phénique* était autrefois fréquemment mêlé à la créosote, dans le commerce ; cette fraude est rare aujourd'hui. On peut substituer frauduleusement à cette créosote celle du *chêne* et celle de la *houille*, et la priver de *gaïacol*, ou y mélanger de l'*eau*.

La créosote épaissit un peu le *collodion* ; l'acide phénique le transforme en gelée (*Rust*). Réaction douteuse.

Additionnée de *créosote de houille*, sa densité est inférieure à 1.08 et sa solubilité dans l'ammoniaque est augmentée.

Les solutions de *baryte* et de *potasse* (faibles) dissolvent imparfaitement la créosote, tandis qu'elles dissolvent sans résidu l'acide phénique. *L'ammoniaque* ne dissout que le dernier et encore à chaud.

Les hypochlorites et l'ammoniaque lui communiquent une couleur *bleue*.

Chauffée avec le quart de son volume d'ammoniaque, et versée dans une grande capsule, la créosote *bleuit* lorsqu'on l'expose, en couche mince, aux vapeur de brome (*Flückiger*).

Lorsqu'on ajoute, à quelques gouttes d'*ammoniaque*, une solution de *perchlorure de fer*, en quantité suffisante pour redissoudre le précipité primitivement formé, puis 4 volumes d'eau, on obtient un réactif au contact duquel la créosote devient *verte* et l'acide phénique *brun*, dans des liqueurs alcooliques ; dans des solutions aqueuses, la créosote *ne change pas* et l'acide phénique prend une teinte *bleue* (*Frisch*). M. Béhal affirme que toutes les réactions basées sur l'action du perchlorure de fer sont illusoires.

Pour y déceler la présence de l'*eau*, dont elle peut dissimuler jusqu'à 9 p. 100, on en chauffe dans un tube 10 c. cubes avec 2 gr. de chlorure de calcium cristallisé, jusqu'à fusion du sel. On agite et on laisse refroidir : le chlorure de calcium reste liquide, si la créosote contient de l'eau, sinon il reprend l'état solide (*Merklen*).

On s'assure qu'elle contient une proportion normale de *gaïacol* en la dissolvant dans 10 fois son volume d'une solution de potasse à 1/5 dans l'alcool absolu : le mélange doit se solidifier complètement, en un temps variant de 10 à 40 minutes, suivant la richesse du produit en gaïacol (*Merklen*).

Quant à la *créosote de chêne*, on la reconnaît à sa densité plus faible (1.068), à sa richesse plus grande en monophénols (55 p. 100) et moindre en gaïacol (14 p. 100), ainsi qu'à une augmentation de causticité qui tient à celle des monophénols.

On peut se borner à constater que la créosote est *neutre*, entièrement *soluble* dans les solutions alcalines diluées, bouillant entre 200° et 210° et qu'elle a une densité de 1,08 au moins (*Béhal* et *Choay*).

Pharmacologie. — Il y a peu d'antiseptiques plus puissants que la créosote, parmi les phénols. Des traces de ce composé suffisent pour préserver les substances animales de la putréfaction. On en fait un usage considérable, sous forme de capsules, ou en dissolution dans le rhum, dans le vin et dans l'huile de foie de morue. Elle sert encore de caustique dentaire et, dans les laboratoires, on l'emploie pour prévenir les fermentations. Sa puissance toxique est au moins égale à celle de l'acide phénique et ne peut être neutralisée d'une manière certaine par les agents chimiques.

CARBONATE DE CRÉOSOTE (*Créosotal*). — C'est le résultat de l'action de l'acide chlorocarbonique sur la créosote sodée.

Liquide ambré, visqueux, sentant faiblement la créosote, insoluble dans l'eau, la glycérine et l'alcool faible ; soluble dans l'alcool à 95°, l'éther, le chloroforme et le benzène. Il a les propriétés antiseptiques de la créosote, sans être caustique. Dose : 0 gr, 50 à 1 gr. par jour ; progressivement on va parfois jusqu'à 6 gr.

CRÉOSAL (*Tannate de créosote*). — Obtenu en faisant agir l'oxychlorure de phosphore sur un mélange de tannin et de créosote.

Poudre amorphe, brune, soluble dans l'eau, l'alcool et la glycérine, insoluble dans l'éther. Doses : 2 à 3 gr. par jour.

ÉLIXIR CRÉOSOTÉ.

Créosote officinale.......... 15 gr.
Rhum.................... 985

Une cuillerée à bouche de cet élixir renferme environ 0^{gr},20 de créosote (*Codex*).

HUILE DE FOIE DE MORUE CRÉOSOTÉE.

Créosote..................:.. 15 gr.
Huile de foie de morue...... 985

Une cuillerée à bouche renferme environ 0^{gr},20 de créosote (*Codex*).

PILULES DE CRÉOSOTE.

Créosote officinale........... 10 gr.
Poudre de savon amydalin séché à l'étuve.............. Q. S.

Pour 100 pilules, contenant chacune 0^{gr},10 de créosote (*Codex*).

LIVRE II

MÉDICAMENTS DE COMPOSITION CHIMIQUE COMPLEXE ET SOUVENT PEU DÉFINIE

CHAPITRE XVI

RÉCOLTE ET CONSERVATION DES MÉDICAMENTS

§ 1. CHOIX ET RÉCOLTE.

Lorsqu'un médicament présente une composition chimique simple, il est aisé de le choisir dans un état convenable. Tel est le cas des substances empruntées au règne minéral et, généralement, de toutes celles qui ont été décrites au livre premier. Qu'elles aient été prises directement dans la nature, ou qu'elles soient le produit du laboratoire, on peut vérifier leur pureté; l'analyse chimique est, pour cette recherche, un guide presque toujours fidèle.

La même sûreté ne préside pas constamment au choix des médicaments d'origine animale ou végétale. La garantie de l'analyse chimique existe encore pour ceux dont le principe actif (alcaloïde, résine, etc.) peut être dosé avec quelque certitude; elle manque pour le plus grand nombre. En l'absence de ce contrôle, il faut recourir à la constatation de caractères qui, pris isolément, n'ont pas une bien grande valeur, mais dont l'ensemble permet souvent une appréciation suffisante de la qualité du produit. Toutefois, il est préférable encore de récolter soi-même, quand on le peut, les substances que l'on veut employer.

Cette récolte doit être l'objet de soins particuliers. Les êtres organisés offrent, à chaque période de leur existence, une composition chimique différente; de plus, ils sont, pendant leur vie, exposés à des influences multiples, susceptibles d'anéantir ou d'exalter leurs propriétés médicinales. Leur élection doit donc être soumise à des préceptes spéciaux. Ces préceptes fléchiront quelquefois, devant des nécessités imprévues; mais, à quelques exceptions près, le pharmacien devra les suivre exactement, s'il ne veut pas assumer la responsabilité de délivrer des médicaments inertes ou nuisibles. Il est également utile au médecin de les connaître;

ils lui révèleront les conditions dans lesquelles les médicaments sont le plus actifs, et celles qui les exposent à perdre tout ou partie de leurs vertus.

A. Substances animales.

Le nombre des animaux utilisés par la pharmacie était autrefois considérable ; successivement réduit par les progrès de la science, il est aujourd'hui très faible et il comprend à peu près autant d'espèces *exotiques* que d'espèces *indigènes*.

Les animaux *exotiques* et leurs produits étant recueillis dans des conditions qu'il n'est pas possible de modifier, on se borne, avant de les accepter, à rechercher s'ils possèdent les propriétés physiques qui leur ont été assignées comme caractères. Ainsi fait-on pour le musc, la cochenille, l'ichthyocolle, le castoréum, etc. Cette étude ressortit principalement à la matière médicale.

Quand on a besoin d'animaux *indigènes*, on doit s'attacher à constater leur habitat, leur nourriture, leur âge, leur état de santé ; on doit enfin choisir la saison pendant laquelle on les prend.

Age. — Les animaux ont des propriétés bien différentes, suivant qu'on les examine à tel ou tel moment de leur existence. *Jeunes,* ils offrent une chair molle, aqueuse, fournissant beaucoup de gélatine. Leur squelette est faiblement incrusté de calcaire et riche en osséine. *Vieux,* ils ont les muscles plus durs, ils donnent moins de gélatine et ils cèdent à l'eau des principes plus sapides et plus toniques. Leur graisse est plus ferme ; leurs os sont très chargés de calcaire et plus faciles à briser. A l'état *adulte*, ils jouissent de propriétés intermédiaires ; ils sont déjà moins mucilagineux et plus excitants ; leur chair est ferme, leur graisse très dure et très abondante ; leur système osseux est plus résistant qu'à aucune autre époque.

Il faut donc s'adresser aux jeunes animaux, pour obtenir des principes émollients ; à ceux qui ont atteint l'âge adulte ou qui l'ont dépassé, pour avoir des principes toniques ou excitants.

Saison. — La saison propre à la récolte des animaux est nécessairement déterminée. Un grand nombre d'espèces se cachent pendant l'hiver : sangsues, vipères, grenouilles, etc. D'autres ne paraissent que pendant un temps très court, exemple les cantharides, qu'on n'aperçoit qu'aux mois de mai et de juin. D'un autre côté, les saisons, modifiant les conditions d'existence des animaux, apportent nécessairement des perturbations dans leurs propriétés. Ainsi, ceux qui fournissent des produits aromatiques' tels que le castor et le chevrotain porte-musc, donnent des sécrétions plus abondantes à l'époque du rut qu'à tout autre moment. Le cerf n'abandonne qu'au printemps la partie du système osseux qui couronne sa tête. C'est aussi dans cette saison seulement que les écrevisses contiennent, dans leur tube digestif, les concrétions calcaires qu'on y recherche.

Nourriture. — L'influence de l'alimentation est des plus manifestes sur la santé des animaux et sur les qualités de leurs produits. Le lait d'une vache n'a ni le même aspect ni la même saveur, pendant tout le cours de l'année ; ce qui tient, en grande partie, aux variations apportées à sa nourriture, par la succession des saisons.

La graisse des ruminants nourris au fourrage sec est plus molle que celle des mêmes animaux nourris avec des plantes vertes. Le miel est tantôt blanc, tantôt coloré, suivant l'espèce des plantes fréquentées par les abeilles. La même condition détermine son odeur particulière et, dans les contrées où croissent en abondance des plantes vénéneuses, le miel peut devenir toxique, ainsi que l'a observé Saint-Hilaire.

Habitat. — Il faut toujours chercher les animaux dans les localités et sous les climats où ils se plaisent le mieux ; c'est là seulement que leurs propriétés auront acquis le plus d'intensité.

Santé. — On doit enfin s'assurer, autant qu'il est possible, de l'état de leur santé. Des sujets malades ne peuvent fournir que des produits altérés.

B. Substances végétales.

Les plantes médicinales sont bien plus nombreuses et plus importantes, pour le pharmacien, que les substances animales. Les différences qui existent entre elles et ces dernières, au point de vue de la nature chimique, imposent des règles spéciales pour leur récolte. Ici encore, il faut tenir grand compte des conditions d'âge, de climat et de saison, auxquelles viennent s'ajouter celles de terrain, d'exposition et de culture, qui ont une influence capitale sur le développement des végétaux.

Age. — Les plantes ont, comme les animaux, une composition toute différente aux diverses époques de la vie. Au début, elles ne renferment guère que de l'eau et du mucilage. Les principes actifs se forment plus tard ; ils augmentent dans le végétal adulte, pour décroître ou se déplacer dans la dernière phase de son existence. C'est en vertu de cette loi, que les jeunes pousses de la chicorée ne sont pas amères, et que celles de l'aconit, de la viorne et de l'apocyn peuvent servir d'aliment, alors que plus tard elles deviennent vénéneuses.

Le sucre se forme, en général, à l'époque de la maturité ; la canne et la betterave n'en contiennent presque pas avant ce moment, et les fruits acides ne deviennent sucrés qu'au terme de leur maturation. Les huiles volatiles se développent en même temps que les fleurs et disparaissent le plus souvent avec elles.

Les résines semblent augmenter depuis l'état adulte de la plante jusqu'à son extrême vieillesse.

La proportion des substances minérales s'accroît aussi pendant toute la durée de la vie végétative. Les sels solubles se trouvent dans les jeunes individus ; les sujets âgés renferment surtout des sels insolubles. Aussi est-ce aux plantes herbacées qu'on demande habituellement le carbonate de potassium, les sels calcaires devenant plus abondants que celui-ci dans les végétaux vivaces.

La pectine ne se rencontre que dans les fruits mûrs.

On sait encore que le sagou trop jeune est sucré et non amylacé ; que trop jeune aussi le sureau n'est pas purgatif et que les feuilles de bella-done contiennent plus d'atropine après la floraison de la plante, qu'avant l'évolution des organes floraux (*Lefort*). Il y a donc, dans l'âge des végé-taux, une cause de modifications profondes pour leur composition chimique et, par suite, pour leurs propriétés.

Terrain. — L'influence du terrain n'est pas moins marquée. Les plantes des terrains secs sont plus aromatiques que celles des terrains humides ; à cet égard, les plantes des montagnes sont préférables à celles des plaines. Les crucifères, les solanées et, probablement, tous les végétaux qui doi-vent leurs propriétés médicinales à des principes azotés sont plus actifs quand on les cultive au voisinage des habitations. Un grand nombre de plantes ne vivent que dans les terrains calcaires, d'autres dans les lieux marécageux. Certaines ombellifères changent entièrement de propriétés, et deviennent vénéneuses, lorsqu'on les transporte d'un endroit sec dans une terre humide.

La forme des racines indique souvent la préférence des végétaux pour tel ou tel sol. Les racines fibreuses ont besoin d'une terre légère et meuble, les racines pivotantes ou tubéreuses préfèrent les terrains compacts. La vigne se plaît aux sols pierreux, et la bourrache dans ceux qui sont chargés de nitre.

Climat. — Le climat apporte des changements considérables dans la nature des plantes. Dans les pays chauds, les principes aromatiques et les alcaloïdes se développent mieux que dans les climats froids. Et cette diffé-rence est appréciable pour les parties d'un même pays situées à des lati-tudes un peu éloignées. C'est ainsi que les labiées renferment plus d'huile volatile dans le midi que dans le nord de la France ; en revanche, cette huile volatile est moins suave.

Les végétaux annuels, dans les régions tempérées, deviennent souvent vivaces sous un ciel plus chaud. La saveur des plantes exotiques est habi-tuellement plus prononcée que celle des plantes de nos pays. Leurs pro-priétés varient également : la pêche est purgative en Perse et elle ne l'est pas en Europe.

Culture. — La culture modifie les propriétés médicinales des plantes autant que leurs propriétés physiques. On croyait autrefois que le plus souvent elle nuit aux végétaux, en les appauvrissant en principes actifs. Le contraire est souvent vrai ; la culture développe le principe aromatique des ombellifères, des labiées et des crucifères, la matière colorante des violettes, les alcaloïdes des quinquinas, etc.

Il est certain aussi que les chicoracées perdent leur amertume, quand on les cultive, et que, sous la même influence, la plupart des végétaux devien-nent plus succulents, plus aqueux. La part à faire à la culture, dans la mo-dification des plantes, doit être étudiée pour chaque espèce en particulier.

Saison. — Il est important de connaître exactement l'époque où l'on doit recueillir les plantes et que Van Helmont nommait *temps balsamique*. La composition des végétaux varie plusieurs fois dans l'année ; en outre, les plantes vivaces ne peuvent être récoltées tous les ans, comme celles qui sont annuelles; leur développement complet exige plusieurs années de végétation.

M. Harsten a fourni récemment un nouvel exemple de l'influence des saisons sur les végétaux. Il a retiré de l'*Isopyrum thalictroïdes*, à l'époque de la floraison, deux alcaloïdes, dont l'un est amorphe et l'autre cristallisé. Examinant la même plante, en automne, il a trouvé le composé amorphe en plus grande abondance que la première fois, dans la racine, tandis que le second avait complètement disparu. M. Harsten présume que l'alcali cristallisable se forme tout d'abord, dans le végétal, et qu'il se convertit peu à peu en alcali amorphe. Il regarde comme probable que cette métamorphose s'applique à d'autres cas et que, par exemple, il faut recueillir l'opium à des époque différentes, suivant que l'on veut y voir prédominer la morphine, la narcéine ou la codéine.

Lumière. — La lumière est indispensable à la vie des plantes, qui, dans l'obscurité, pâlissent, s'étiolent et finissent généralement par mourir. Par contre, celles qui sont exposées aux rayons solaires deviennent sapides, colorées et elles acquièrent toutes leurs propriétés caractéristiques. On doit rejeter celles qui n'ont pas végété dans de bonnes conditions d'insolation.

Ces principes généraux posés, il reste à préciser le moment favorable à la récolte des diverses parties des végétaux.

a. **Racines**. — On récolte les racines à l'automne, après la chute des feuilles, ou au printemps, avant le développement des bourgeons. Le choix entre ces deux époques est souvent déterminé par la durée de la vie du végétal. Les racines des plantes *annuelles*, par exemple, doivent être nécessairement recueillies pendant le temps où les tiges en révèlent encore la présence. Elles sont d'ailleurs presque toujours inertes et fort peu usitées. Les racines des plantes *bisannuelles* sont prises à la fin de leur première année, pendant l'hiver. Quand aux racines *vivaces*, on les laisse se développer pendant 1 à 3 ans, quelquefois pendant 5 ans, comme le jalap et la rhubarbe.

Les motifs qui font récolter les racines au printemps ou à l'automne sont faciles à pénétrer. A l'automne, après la tombée des feuilles, les sucs n'étant plus aspirés par la tige se concentrent dans la racine. Au printemps, le réveil de la vie végétative commence par les racines, et celles-ci se gonflent, par suite de l'activité de la circulation des sucs. C'est même au printemps qu'elles atteignent leur développement maximum, seulement elles contiennent alors beaucoup d'eau, en même temps que des substances actives. Il est difficile de se prononcer d'une manière absolue pour l'une ou pour l'autre de ces deux époques. L'automne est préféré par le plus grand nombre des pharmacologistes; il a été recommandé par Dioscoride, par Avicenne, par Galien et par Baumé. L'hiver serait peut-être la meilleure saison. L'analyse chimique seule peut en décider.

b. **Tiges**. — La pharmacie conserve un assez grand nombre de tiges souterraines et très peu de tiges aériennes. Parmi les premières, qu'on désigne le plus souvent sous le nom impropre de *racines*, on peut citer celles de : fougère mâle, chiendent, asperge, curcuma, galanga, zédoaire, salsepareille, petit-houx, iris, benoîte, fraisier, etc. Au nombre des tiges aériennes sont la douce-amère et les bois exotiques.

L'époque à laquelle on récolte ces deux espèces de tiges est la même. D'après Knight, c'est toujours en hiver qu'il faut les couper, parce qu'à ce moment elles sont plus chargées de sucs et qu'elles fournissent plus d'extrait. On a conseillé d'enlever l'écorce des arbres, pour augmenter les qualités du bois. L'expérience a constaté, en effet, que par cette pratique les tiges ligneuses deviennent plus riches en principes extractifs; mais elle a démontré aussi qu'elles ne sont plus susceptibles d'une longue conservation, inconvénient plus sensible d'ailleurs pour l'industrie que pour la pharmacie. Lorsqu'on doit se servir des tiges ligneuses, on les choisit ordinairement assez jeunes, car, en vieillissant elles deviennent trop sèches.

c. **Écorces.** — Les écorces de tige, de racine et de fruit sont utilisées comme médicaments.

Les *écorces de tige* (orme, chêne, quinquina) doivent être recueillies au commencement de l'hiver ; les sucs y sont alors plus abondants, la végétation des feuilles ayant cessé.

Les *écorces de racine* sont habituellement enlevées à des racines vivaces : cynoglosse, quintefeuille, grenadier, garou. On les choisit âgées de 3 ou 4 ans. On se sert couramment aujourd'hui d'écorce de racine de quinquina, prise sur des sujets de 2 ans et dont on a obtenu un rendement de quinine inattendu.

Quant aux *écorces de fruit*, on les coupe alors que les fruits commencent à mûrir. Elles sont, en cet état, plus aromatiques que si on attendait la maturation complète. Les plus employées sont les écorces d'orange, de citron, de grenade et de coing.

d. **Bourgeons.** — Les bourgeons, dont la médecine tire parti, sont peu nombreux ; ceux du sapin et du peuplier sont à peu près les seuls qu'on puisse citer. On les cueille au commencement du printemps, avant l'épanouissement des feuilles.

e. **Feuilles.** — On enlève les feuilles des plantes herbacées au moment où leur végétation est à son apogée, c'est-à-dire un peu avant l'épanouissement de la fleur. Plus tôt, elles seraient trop gorgées d'eau; plus tard, elles auraient changé de composition et pris une teinte jaune.

Quelquefois on prend, avec les feuilles, les tiges fleuries ; on les désigne alors sous le nom de *sommités fleuries*.

Dans tous les cas, il ne faut recueillir que les feuilles saines et bien développées; ce sont les seules dans lesquelles la végétation ait déposé des principes médicamenteux. On aura soin aussi de ne pas récolter des feuilles mouillées, soit par la pluie, soit par la rosée.

f. **Fleurs.** — En général, on prend les fleurs à moitié épanouies ; elles ont acquis alors toutes leurs propriétés médicinales ; après la fécondation, elles se flétrissent et perdent à la fois leur couleur et leur parfum. Seules, les roses de Provins sont cueillies tout à fait en bouton ; lorsqu'elles s'ouvrent, elles deviennent moins astringentes et d'une couleur moins foncée.

La petite centaurée, au contraire, semble plus amère après la fécondation ;
on prend ses fleurs tout épanouies.

Quelquefois on enlève avec leur calice les fleurs qu'on ne peut en séparer
facilement, ou pour lesquelles la présence de cette enveloppe n'offre aucun
inconvénient. On opère ainsi pour la mauve, la guimauve, l'arnica, la
camomillle, l'ortie blanche, etc. Souvent on les monde de ce calice : coquelicot, molène, violette, etc. Parfois enfin, on les récolte avec le sommet de
la tige qui les porte ; c'est ce qui a lieu quand les fleurs sont petites et
serrées, comme celles de la fumeterre, de l'absinthe, du caille-lait, de
l'hysope, etc.

La récolte des fleurs doit toujours être faite par un temps sec, le matin,
après que le soleil a dissipé larosée qui les recouvre, ou le soir, avant qu'il
ne soit nuit. Celles qu'on cueille le matin ont plus de parfum que les
autres.

g. **Fruits.** — Les fruits sont récoltés de manière différente, suivant qu'ils
sont secs ou charnus.

Les *fruits charnus* doivent presque tous être cueillis avant leur entière
maturité. Ils sont à ce moment plus sapides ; leur suc est moins visqueux
et les acides y sont plus abondants. Dans ce cas sont les framboises, les
groseilles, les cerises, les mûres, les coings, etc. Ceux qui font exception à cette règle sont peu nombreux : ce sont les merises, les fruits
du berberis, du sureau et du nerprun, qui exigent un certain degré de
maturité.

Il est très important d'arracher de bonne heure les fruits à conserver ;
ils s'altèrent très promptement s'ils sont trop mûrs.

Les *fruits secs* sont également cueillis avant leur maturité. Autrement,
ceux qui sont déhiscents perdraient leurs semences et la majeure partie de
leurs principes odorants, par suite de leur dessiccation sur la plante.

h. **Semences.** — Pour la récolte des semences, on attend la maturité
complète. Dans les fruits déhiscents, cette maturité est annoncée par leur
ouverture spontanée. Dans les fruits charnus, elle a pour indice la maturité
du péricarpe. Si on tarde au delà de ce terme, il peut arriver que les
semences soient en partie décomposées, sous l'influence de la fermentation
du parenchyme. Prises plus tôt, elles sont trop aqueuses, parce que l'élaboration de leurs sucs n'est pas terminée ; elles ne se gardent pas bien et
n'ont pas les propriétés médicinales voulues.

Le blé, le sarrasin et les graminées, en général, sont récoltés au moment
où la graine, entièrement mûre, va sortir de ses enveloppes.

§ 2. DESSICCATION ET CONSERVATION.

On dessèche les végétaux et quelquefois les substances animales, pour
pouvoir les employer aux époques où on ne les rencontre pas à l'état
vivant. Malheureusement les plantes sèches ne représentent pas exactement les plantes vertes, sous le rapport de la composition chimique. Pendant la dessiccation, les principes de nature albuminoïde sont coagulés et

deviennent insolubles, ceux qui sont volatils s'échappent et ceux qui sont colorés changent de teinte. Il se produit, on outre, d'autres altérations, dont la science n'a pas encore une connaissance exacte. Ces modifications chimiques sont, pour la plupart, inévitables. Cependant, en mettant à profit les notions acquises sur la composition des végétaux et sur les transformations probables de leurs principes, on parvient à conserver aux plantes sèches une grande partie des propriétés qu'elles offraient avant la dessiccation.

Les précautions à prendre, pour les dessécher, se réduisent à les exposer à l'air libre, en couche très mince et dont on change souvent la surface, dans des séchoirs vastes et bien aérés. Les ouvertures du séchoir doivent aspecter l'est et le midi; en outre, elles ne doivent laisser accès ni à la pluie, qui provoque les fermentations, ni aux rayons solaires, qui dénaturent les principes colorés.

Lorsque les plantes sont charnues, difficiles à sécher et que d'ailleurs elles ne contiennent pas de principes faciles à dissiper par une légère élévation de température, on les sèche à l'étuve.

En résumé, la dessiccation doit être aussi prompte que possible et faite à l'abri d'une trop vive lumière, pour fournir des plantes satisfaisant aux exigences pharmaceutiques. On modifie ces conditions générales, suivant la nature de l'organe végétal à conserver.

a. **Racines.** — Avant de sécher les racines, on les lave avec soin, pour enlever la terre qui les recouvre et, si elles sont peu volumineuses, on les dispose sur des claies, ou l'on en fait des paquets, que l'on suspend dans le séchoir.

Dans le cas où elles sont charnues, la dessiccation est beaucoup plus lente et, pour prévenir les altérations que cette lenteur pourrait engendrer, on fend les racines en plusieurs morceaux, ou bien on les coupe en rondelles et, de ces fragments reliés avec une corde, on forme des chapelets, que l'on expose dans le séchoir et au besoin à l'étuve.

Quelques pharmacologistes préfèrent ne pas laver les racines ; ils les débarrassent de la terre adhérente, en les secouant dans un sac, quand elles sont sèches. Le lavage est toujours plus sûr et donne de plus beaux produits.

Quand il est nécessaire de les garder à l'état *frais*, on y peut réussir en coupant leur collet, pour empêcher le développement des feuilles, et en les enterrant dans une couche épaisse de sable bien sec.

b. **Tiges.** — On sèche très facilement les tiges ligneuses, en les abandonnant à l'air libre et à l'ombre, ou même au soleil.

Les tiges herbacées, placées sur des claies, en couche mince, sèchent très rapidement.

Les tiges contractées, qu'on nomme *bulbes*, *oignons*, *tubercules*, sont d'une dessiccation plus lente. Tantôt on les divise, au couteau, en plusieurs tronçons ; tantôt on les sèche entières au soleil ou à l'étuve ; on en isole les écailles, quand elles sont écailleuses. Presque toujours on les met en chapelets, que l'on pend au séchoir.

c. **Écorces**. — La dessiccation des écorces est faite sans autre soin que celui de changer, de temps à autre, la face exposée à l'action de l'air.

d. **Feuilles**. — Il faut beaucoup plus de précautions pour les feuilles. Celles qui renferment des principes aromatiques doivent être séchées à une température aussi basse que possible : menthe, mélisse, sauge, etc. Les autres exigent moins de soin. Toutes abandonnent facilement leur humidité, quand on les place sur une claie, à l'abri des rayons solaires.

e. **Fleurs**. — Les fleurs sont les parties de plantes les plus délicates à dessécher. Il faut leur conserver, le plus possible, leur couleur et leur parfum. On y parvient en les séchant à une basse température et dans un demi-jour; sans ces deux précautions, elles noircissent ou se décolorent.

On les sépare les unes des autres, quand elles sont volumineuses. On en fait des bouquets, si elles sont petites et portées sur des tiges peu succulentes : centaurée, caille-lait, absinthe, etc.

Presque toujours on leur laisse leur calice ; cependant, pour les violettes, les œillets, les roses rouges, etc., on ne prend que les pétales.

Un grand nombre de moyens ont été proposés par MM. Berjot, Réveil, Stan. Martin, etc., pour conserver aux fleurs leur forme naturelle et leur coloration. Ces moyens sont généralement d'une application trop longue pour être pratiques.

M. Sauter, de Genève, a proposé de les comprimer fortement, ainsi que les herbes officinales: menthe, mauve, tilleul, etc. Il affirme que ces plantes, ainsi réduites à un petit volume, gardent parfaitement leur odeur et leur couleur caractéristiques. Ce moyen est certainement recommandable.

f. **Fruits**. — Lorsque les fruits sont *secs*, on les laisse sécher sur la plante, s'ils sont indéhiscents ; dans le cas contraire, on les expose au soleil ou au séchoir.

Quand ils sont *charnus* et petits, on les sèche, entiers, à l'étuve ou au soleil ; sont-ils volumineux, on les incise, on les coupe en tranches, avant de les exposer à la chaleur de l'étuve. Il est bon d'alterner le séjour à l'étuve avec l'exposition à l'air, pour rétablir l'équilibre entre les couches superficielles plus fortement séchées.

g. **Semences**. — Les semences sont le plus souvent très faciles à sécher.

Quand elles sont *cornées*, elles sont sèches d'avance; *amylacées*, il faut veiller à ce qu'elles ne soient pas mouillées au moment où on les place au séchoir ou à l'étuve, car alors elles s'échaufferaient. Une douce chaleur les dessèche facilement. Lorsqu'elles sont *huileuses*, on évite de leur faire subir une élévation de température notable, qui ferait rancir les matières grasses. On les sèche à l'ombre, rarement au soleil.

La conservation des substances végétales et animales est généralement assurée, lorsqu'on les préserve de l'humidité atmosphérique. Comme il est à peu près impossible d'empêcher qu'elles n'absorbent cette humidité, on leur fait faire, de temps à autre, un court séjour à l'étuve, pour les maintenir dans un état convenable de dessiccation.

Les *feuilles* et les *fleurs* ont moins besoin de cette précaution que certains autres organes végétaux ; il est même bon d'éviter qu'elles ne soient trop sèches, car alors elles sont friables et, au moindre frottement, elles tombent en poussière. Cependant, elle ne doivent jamais offrir d'humidité sensible. Il faut les garantir avec autant de soin de la lumière directe, qui leur fait perdre rapidement leur coloration caractéristique. Pour les soustraire à son influence, on les enferme souvent dans des flacons en verre bleu. Le choix de ce verre est défectueux, car la couleur bleue compte parmi les nuances du spectre, qui favorisent le plus les combinaisons chimiques. Il faut donc en éviter l'emploi et ne se servir que de verres jaune, rouge ou noir surtout, qui protègent très efficacement les médicaments contre l'action de la lumière solaire.

Les *racines* et les *fruits charnus* sont souvent la proie des insectes. Il est nécessaire de les faire passer par l'étuve assez fréquemment, pour prévenir la multiplication de leurs parasites. On obtient encore de bons résultats, en plaçant un globule de mercure métallique au fond des vases qui les contiennent ; les vapeurs mercurielles, qui se produisent, font périr les insectes.

Quand aux *bois*, aux *écorces*, aux *fruits secs*, et aux *semences*, leur conservation est indéfinie, lorsqu'ils sont bien secs. Il ne faudrait pas en inférer que ces médicaments puissent être employés en pharmacie plusieurs années après leur récolte. *Toutes les substances végétales doivent être renouvelées chaque année ;* par exception, on peut porter à deux ans la durée de la conservation de celles qui proviennent de plantes vivaces. Ce terme ne doit être dépassé sous aucun prétexte.

CHAPITRE XVII

POUDRES

Les poudres forment un groupe de médicaments excessivement nombreux et très importants. Il est peu de substances, végétales ou animales, qu'on emploie en pharmacie sans leur faire subir une division préalable. Cette division a pour but de faciliter leur usage et de permettre la soustraction plus complète de leur éléments solubles, soit par les liquides de l'économie, soit par les dissolvants à l'aide desquels on cherche à les épuiser. Elle offre encore cet avantage, qu'elle ne produit pas d'altération profonde dans la composition chimique des médicaments ; elle leur imprime, cependant, des modifications sensibles. En général, elle affaiblit leur couleur ; mais on ne s'explique pas comment elle peut diminuer parfois leur saveur et leur solubilité, ainsi qu'on l'a observé pour le sucre et pour la gomme. On a cherché à mettre ces phénomènes sous la dépendance de l'électricité ; on les a présentés aussi comme le résultat d'un mouvement moléculaire, analogue à celui qui transforme l'acide arsénieux vitreux en acide opaque ; en réalité, on n'en peut actuellement donner aucune explication vraiment satisfaisante.

On partage les poudres pharmaceutiques en deux groupes, sous les dénominations de *poudres simples* et de *poudres composées*. Les premières ne sont formées que d'un seul médicament ; les autres résultent du mélange de plusieurs poudres simples.

I. — POUDRES SIMPLES.

Préparation. — Les procédés au moyen desquels on pulvérise les médicaments ont été décrits au chapitre premier (*page* 2). Le choix à faire entre eux sera précisé à propos de chaque poudre en particulier. Il suffira, pour compléter ce qui touche à leur application, d'indiquer les conditions générales auxquelles doit satisfaire la préparation des poudres médicamenteuses.

1° Le premier soin à prendre est de choisir un mortier approprié à la nature de la substance à diviser. La matière dont est formé le mortier doit être plus dure que le corps à mettre en poudre et inattaquable par lui. On ne peut donc pulvériser, dans un mortier de marbre, un métal ou un acide, ni, dans un mortier de laiton, du sublimé corrosif ou toute autre substance susceptible d'être décomposée par un métal.

2° Les corps à pulvériser doivent être mondés avec soin de toutes les

·impuretés et de toutes les parcelles défectueuses ou inutiles, qui s'y trouvent attachées. Cette précaution est préférable au rejet des premiers produits pulvérisés, conseillé par quelques praticiens.

3° On brise, on coupe, on divise à la râpe ou à la lime ceux qui sont
trop durs ou trop volumineux pour être pulvérisés directement.

4° On les sèche ensuite à l'étuve, jusqu'à ce qu'ils se brisent facilement.
S'ils restaient imprégnés d'humidité, ils seraient élastiques et ils offriraient
à la pulvérisation une résistance parfois invincible.

5° Pour abréger l'opération, on sépare fréquemment, au moyen d'un
tamis, les parties réduites en poudre de celles qui ne sont pas encore
suffisamment divisées et qui, sans cette précaution, seraient protégées par
les premières contre le choc du pilon. Le degré de ténuité, que l'on veut
obtenir, est réglé mathématiquement par le diamètre des mailles du tamis.
On cherche, le plus souvent, à produire des poudres excessivement ténues ;
cependant, on pousse moins loin la division des substances huileuses et
de celles qu'on veut employer comme sternutatoire.

Les toiles de soie et de laiton sont très régulières et donnent des poudres
homogènes. On les désigne par des numéros indiquant le nombre de
mailles contenues dans 27 millimètres (1 pouce) de leur surface.

Les tissus de crin sont moins réguliers ; ils donnent des poudres plus ou
moins grossières et peu homogènes. On doit donner la préférence aux
tissus de Venise, qu'on désigne par les n°s 1, 2, 3, etc., selon la dimension
des mailles. (*V. Tamisation.*)

Les tamis en toile métallique et à mailles très larges portent plus spécialement le nom de *cribles* (n° 25 et au-dessous).

L'emploi des tamis couverts est toujours avantageux, surtout s'il s'agit
de préparer des poudres très ténues ou dangereuses à respirer : ipécacuanha, cantharides, euphorbe, etc.

6° Il est rare qu'on puisse pulvériser intégralement un produit végétal
ou animal ; les fibres ligneuses et les tissus organisés sont très réfractaires
à la division par contusion et comme, en général, ils ne jouissent pas de
propriétés médicinales actives, il y a tout intérêt à ne pas les introduire
dans les poudres. On les évite, en rejetant le dernier quart de la substance
ou, plutôt, en cessant l'opération lorsque le résidu ne présente plus l'odeur
et la saveur que doit posséder le médicament.

7° Quand la pulvérisation est terminée, on mélange avec soin les divers
produits qu'elle a fournis ; les éléments qui composent un végétal ou un
animal, étant inégalement friables, se réduisent en poudre les uns après
les autres ; de là la nécessité de les mélanger à la fin de l'opération, de
telle sorte que chacun d'eux se trouve également réparti dans toute la
masse. Le meilleur moyen pour atteindre ce résultat consiste à faire passer
la poudre à travers un tamis moins serré que le premier ; on réitère une
seconde fois cette manœuvre, si elle paraît utile.

8° Si la poudre obtenue est hygrométrique, il faut l'exposer à l'étuve et
l'enfermer dans des flacons bien bouchés, aussitôt qu'elle est sèche.

Conservation. — En raison de leur division extrême, les poudres sont plus sensibles à l'action des agents physiques et chimiques que les substances avec lesquelles on les a préparées. La lumière, l'oxygène et l'humidité atmosphériques les altèrent avec rapidité. Il est donc indispensable de les renouveler fréquemment et de les enfermer, bien sèches, dans des vases hermétiquement clos et placés à l'abri des rayons solaires.

Plusieurs praticiens sont convaincus qu'on ne peut les préserver de toute altération, qu'en les conservant dans des sacs de papier, c'est-à-dire à peu près à l'air libre. C'est une erreur. Les poudres végétales et animales se conservent très bien lorsque, suivant le conseil de Parmentier, on les chauffe à l'étuve au moment de les mettre en flacon, pour dissiper l'eau qu'elles ont absorbée pendant leur préparation.

Pour assurer la permanence de leur siccité, Cornélis a proposé de maintenir dans les flacons où on les enferme, un fragment de chaux vive, qu'on renouvelle s'il vient à se déliter. Le moyen est bon si on a pris des dispositions pour éviter le mélange de la chaux à la substance médicamenteuse.

Pharmacologie. — Bien préparées, les poudres simples constituent des médicaments précieux, dans lesquels on retrouve toute l'efficacité des produits primitifs, voire même une énergie plus grande, lorsqu'on a éliminé, par tamisation, la majeure partie des éléments inertes contenus dans la matière à pulvériser.

Cette forme convient aux substances actives sous un petit volume, sans être irritantes, et à celles qui pourraient être décomposées pendant les divers traitements nécessaires à leur conversion en extraits, sirops, etc. Mais elle comporte elle-même une cause d'altération inévitable, dans la dessiccation préalable qu'elle exige. Cette opération modifie de plusieurs manières les produits auxquels elle est appliquée : elle amoindrit, notamment, l'action de ceux qui sont aromatiques, mucilagineux, etc. Toutefois, lorsqu'elle est bien conduite, elle ne cause pas de perturbations notables dans les propriétés essentielles des médicaments.

L'industrie fabrique aujourd'hui des poudres médicinales d'une ténuité extrême, assez généralement recherchées. Au point de vue chimique, il ne semble pas y avoir d'inconvénient sérieux à ce haut degré de division, qui présente quelques avantages, sous le rapport de la pratique de la pharmacie. Néanmoins, le pharmacien fera toujours mieux de préparer lui-même, d'après les règles ci-dessus indiquées et avec des matières premières sévèrement choisies, les poudres dont il a besoin. Leur ténuité, pour être un peu moindre que celle des produits commerciaux, sera bien suffisante encore et leur homogénéité, leur efficacité médicinale offriront bien plus sûrement toutes les garanties désirables.

<h2 style="text-align:center">I. — POUDRES ANIMALES.</h2>

<h3 style="text-align:center">§ 1. POUDRE DE CANTHARIDE.</h3>

Préparation. — On prend des cantharides nouvellement séchées (*Cantharis vesicatoria*), on les crible, pour en séparer la poussière, et on les expose dans une étuve chauffée à 50°, jusqu'à ce qu'elles soient entièrement sèches. On les pulvérise, sans résidu, dans un mortier de fer couvert, et on passe au tamis de soie n° 80, ou aux tamis de crin n°ˢ 1 et 3, selon l'usage auquel on destine la poudre.

L'opérateur ne doit négliger aucune précaution pour se garantir de la poussière des cantharides (*Codex*).

Caractères. — La poudre de cantharide est brune et semée de parcelles *vertes* et *brillantes*, représentant les débris des élytres. Elle offre une saveur âcre, une odeur forte et très irritante, due à un principe encore indéterminé. Son élément actif est la *cantharidine* (V. page 337). Elle en contient environ 1 p. 100, suivant M. Baudin. De plus, M. Bluhm suppose qu'elle existe, partie à l'état libre et partie en combinaison avec la magnésie, ce qui explique comment on ne peut l'enlever totalement à la poudre de cantharide, au moyen des dissolvants neutres. Celle qui est libre représente les deux tiers de la cantharidine totale (*Baudin*).

Outre la cantharidine, la cantharide contient : une *huile verte* et une matière *jaune* non vésicantes, de l'acide urique, de l'acide acétique et 5,70 p. 100 de cendres (*Kubly*).

Essai. — On fraude parfois les cantharides et on leur enlève une partie de leur principe actif, en les imprégnant de divers liquides (eau, huile, etc.), ou en y mélangeant des insectes non vésicants (1). Toutes ces falsifications peuvent être déjouées par le dosage de la cantharidine. Le Codex de 1866 exigeait que la poudre de cantharide contînt 0ᵍʳ,50 p. 100 de cantharidine. Pour vérifier ce titre, on ne peut recourir au procédé de Mortreux, qui dose la cantharidine libre seulement et d'une manière incomplète, le sulfure de carbone en entraînant une partie.

Il serait préférable d'épuiser les cantharides par l'éther acétique, dont le pouvoir dissolvant pour la cantharidine est supérieur à celui du chloroforme (*Galippe*). Mais il vaut mieux encore employer le moyen suivant.

On met macérer pendant 12 à 15 heures, dans un matras bouché que l'on agite de temps à autre, 25 grammes de poudre de cantharides et 100 centimètres cubes de chloroforme contenant 2 p. 100 d'acide chlorhydrique. On filtre dans un entonnoir couvert ; on recueille 62 centimètres cubes de solution, correspondant à 15 grammes de cantharides, et on évapore à sec au bain-marie. Le résidu, refroidi, est délayé dans 5 centimètres cubes de sulfure de carbone pur et jeté sur un filtre double équilibré, sur lequel on le lave peu à peu avec 10 centimètres cubes de sulfure de carbone. Le filtre est ensuite séché et pesé ; à son poids on ajoute 0ᵍʳ,01 pour compenser la cantharidine enlevée par le sulfure de carbone. Par le calcul on obtient la proportion centésimale de la cantharidine totale.

Une opération analogue, effectuée avec du chloroforme non acidifié, fait connaître la cantharidine libre. La différence des deux résultats représente la cantharidine combinée. L'absence de cette dernière indique la fraude par

(1) M. Cabannes a signalé un exemple de cette dernière falsification, où l'on avait mélangé à la cantharide officinale trois insectes : *cantharis togata*, *sylphus quartapunctata*, *cetonia aurata*, dont le premier seul est vésicant et encore moitié moins que la *cantharis vesicatoria*.

soustraction de cantharidine au moyen des dissolvants acides (*Baudin*).

Pharmacologie. — La poudre de cantharide est le meilleur et le plus employé des vésicants connus. Pour l'obtenir aussi active que possible, il faut la préparer avec des cantharides *adultes* et très saines; celles qui sont jeunes ne renferment pas de cantharidine (*Nentwich*). Hippocrate conseillait, dans le même but, d'enlever à l'insecte la tête, les pattes et les élytres. Il avait raison, car la cantharidine se trouve dans le sang et dans l'appareil générateur de l'insecte. Toutefois, la poudre faite avec l'insecte tout entier est tellement irritante, que le Codex n'a pas jugé à propos de chercher à augmenter son énergie.

Sous le nom de *cantharides préparées*, M. Dragendorff propose le produit suivant. On fait, avec des cantharides en poudre fine et une solution de potasse ou de soude caustique (densité 1,1), une pâte, que l'on chauffe, au bain-marié bouillant, pendant 25 à 30 minutes. On y ajoute alors un léger excès d'acide chlorhydrique et on la dessèche rapidement au bain-marie. Ce traitement met en liberté toute la cantharidine ; mais il introduit dans la poudre un peu de chlorure alcalin, dont la présence ne présente, il est vrai, aucun inconvénient pour les usages habituels de ce médicament.

M. Rother accuse le procédé de M. Dragendorff de diminuer l'action des cantharides et il affirme qu'on peut rendre toute leur efficacité aux cantharides devenues inertes, en les humectant avec du chloroforme ou de l'essence de térébenthine.

M. Greenish croit, au contraire, qu'à l'aide de la potasse et de la soude on peut rendre active toute la cantharidine et que, dans ces conditions, les cantharides pauvres peuvent néanmoins fournir de bonnes préparations.

On conserve facilement la poudre de cantharide en l'enfermant, encore chaude, dans des flacons que l'on bouche ensuite hermétiquement. L'addition du chloroforme et de l'alcool, recommandée pour détruire les insectes qui dévorent la cantharide, est un remède peu sûr, car il n'agit que pendant un temps très court. Le mercure serait plus efficace.

La cantharide est excessivement vénéneuse et n'a pas de contre-poison certain. Comme, d'un autre côté, elle n'a de propriétés médicinales reconnues que ses propriétés irritantes, elle est à peu près exclusivement affectée à l'usage externe. Elle sert à préparer de nombreux médicaments, au nombre desquels sont : les teintures alcoolique et éthérée de cantharide, l'huile de cantharide, les extraits de cantharide, les pommades épispastiques verte et jaune, l'emplâtre vésicatoire, l'*emplâtre perpétuel de Janin*, le sparadrap vésicant, le papier épispastique, les *mouches de Milan*, le collodion cantharidé, etc. Lorsque, pour la faire entrer dans un médicament, on doit élever sa température, il faut opérer en vase clos et autant que possible au-dessous de 100°, pour prévenir la volatilisation de la cantharidine.

§ 2. POUDRE DE CASTOREUM.

Préparation. — On commence par déchirer les poches de castoréum sec du Canada (*Castor fiber*) ; on en rejette l'enveloppe extérieure et, autant que possible, les membranes intérieures, puis on fait sécher leur contenu, dans une étuve chauffée à 25°. On pulvérise ensuite, par trituration, dans un mortier de fer et on passe au tamis de soie n° 100 (*Codex*).

Caractères. — La poudre de castoréum du Canada est d'un brun rougeâtre, elle offre une odeur forte, rappelant un peu celle de la créosote, et une saveur âcre et amère. Elle contient, entre autres principes : une huile volatile, des phénols, une résine et un corps gras particulier, nommé *castorine*. La castorine est fusible dans l'eau bouillante, cristallisable, insoluble dans l'eau et dans l'alcool froid, soluble dans l'alcool bouillant, dans l'éther et dans les huiles essentielles. En la distillant avec de l'eau, Wœhler en a retiré de la *salicine*, de l'*acide phénique* et de l'*acide benzoïque*.

Essai. — Le castoréum du Canada étant quelquefois remplacé, dans le commerce, par celui de Sibérie, M. Hager indique les caractères suivants, comme propres à faire distinguer ces deux espèces l'une de l'autre :

1° Le castoréum de Sibérie contient 4,6 p. 100 de castorine ; celui du Canada n'en renferme que 1,98 p. 100; aussi la saveur du premier est-elle beaucoup plus prononcée que celle du second. On dose facilement la castorine, en épuisant le castoréum par le benzène et en évaporant la liqueur dans une petite capsule. Le résidu est la castorine, mêlée d'un peu d'huile volatile.

2° Le chloroforme enlève au castoréum une résine brune, qui est sèche et d'une odeur légère pour le produit du Canada, tandis qu'elle est visqueuse et plus odorante dans celui de Sibérie.

3° En traitant la poudre de castoréum d'abord par l'alcool, puis par l'acide chlorhydrique étendu, on obtient, au bout de dix à vingt heures, un liquide *jaune* ou *brun clair* avec le castoréum du Canada, et un liquide *brun foncé* avec celui de Sibérie.

4° La poudre, macérée pendant quelques heures dans une solution ammoniacale, donne avec le castoréum de Sibérie une liqueur plus foncée qu'avec le castoréum du Canada.

5° La teinture alcoolique forme avec l'eau un liquide laiteux, qui s'*éclaircit* au contact de l'ammoniaque, s'il contient du castoréum de Sibérie, et qui reste plus ou moins *louche* dans le cas contraire.

Pharmacologie. — Le castoréum a été employé de toute antiquité en médecine, à titre d'antispasmodique. C'est encore l'indication qu'il remplit aujourd'hui, quoique son efficacité ne soit pas bien démontrée. Il est administré en nature ou en solution dans l'alcool, dans l'huile ou dans l'éther. Il entre dans la composition des *pilules de cynoglosse* et de *Fuller*, dans celle de la *thériaque*, de l'*élixir utérin de Crollius*, de l'*alcoolat antihystérique* et dans une foule d'autres médicaments.

L'humidité altère facilement la poudre de castoréum. Le contact prolongé de l'air lui fait perdre ses qualités organoleptiques et ses vertus médicinales ; mais, dans aucun cas, elle ne peut, en vieillissant, se transformer en un poison redoutable, comme le croyaient Avicenne et Matthiole.

§ 3. POUDRE DE CORAIL ROUGE.

Préparation. — On pulvérise le corail (*Corallium rubrum*) dans un mortier de fer et on le passe au tamis de crin. On lave la poudre avec de l'eau bouillante, à quatre ou cinq reprises, puis on la broie, encore mouillée, sur un porphyre, en y ajoutant un peu d'eau, s'il est nécessaire. La pâte est ensuite délayée dans une plus grande quantité d'eau, pour séparer, par décantation, les parties les plus fines des plus grossières ; on traite celles-ci de la même manière, par broyage, dilution et décantation, jusqu'à ce que tout le corail soit réduit en poudre impalpable. On fait égoutter les dépôts, on les met en trochisques et l'on fait sécher.

Le lavage à l'eau bouillante, que l'on fait subir au corail, a pour objet de lui enlever une matière animale, dont la présence exposerait la poudre à subir la fermentation putride.

Caractères. — La poudre de corail rouge est rose et complètement dépourvue d'odeur et de saveur. Elle est formée de carbonate de calcium, imprégné d'une matière colorante particulière.

Pharmacologie. — Cette poudre est uniquement employée comme dentifrice. Elle faisait autrefois partie de la *poudre anodine d'Helvétius*.

§ 4. POUDRE DE CORNE DE CERF CALCINÉE.

Préparation. — On prend des cornichons de cerf, calcinés à blanc, on les gratte un à un pour enlever la cendre, souvent à demi vitrifiée, qui en couvre la surface, ensuite on les pulvérise dans un mortier de fer et on passe au tamis de crin. La poudre est alors broyée avec de l'eau sur un porphyre, traitée par dilution et mise en trochisques, qu'on sèche à l'étuve.

Caractères. — La poudre de corne de cerf calcinée est blanche et sans odeur ni saveur. Sa composition est identique à celle de la cendre d'os ; elle est représentée, principalement, par un mélange de phosphate et de carbonate de calcium, contenant un peu de phosphate de magnésium et de fluorure de calcium.

Pharmacologie. — Les propriétés médicinales de la corne de cerf calcinée diffèrent peu de celles du phosphate tricalcique. Ce médicament ne sert qu'à préparer la décoction blanche de Sydenham.

§ 5. POUDRE DE PIERRES D'ÉCREVISSE.

Préparation. — Même procédé que pour la poudre de corail rouge.

Caractères. — La poudre de pierres d'écrevisse, nommée aussi poudre d'*yeux d'écrevisse*, est blanche, insipide et inodore. Elle est formée de carbonate de calcium pur, quand elle a été bien lavée. Dans le cas contraire, elle contient une matière gélatineuse, qu'on peut mettre en évidence en dissolvant la poudre dans un acide ; la solution est troublée par le mucus animal des pierres, si la poudre a été insuffisamment lavée.

Pharmacologie. — La poudre de pierres d'écrevisse est anti-acide, au même titre que le carbonate de calcium, dont elle est composée. Ces deux médicaments sont donc susceptibles de se remplacer mutuellement, dans tous les cas où sont indiqués les absorbants calcaires, et ce ne peut être que par respect pour la tradition, que le Codex de 1866 avait conservé le premier dans sa nomenclature. On en peut dire autant des poudres d'*os de sèche*, de *coquille d'huître* et de *coquille d'œuf*, qui figurent aussi dans nombre de formulaires et qui sont à peu près inusitées aujourd'hui.

II. — POUDRES VÉGÉTALES.

§ 1. POUDRE D'ACONIT.

Préparation. — Pour obtenir une poudre d'un effet certain, il faut prendre de la racine d'aconit napel (*Aconitum napellus* L., Renonculacées) à l'état sauvage, dont la cassure soit fibreuse ou, mieux, cornée, mais non spongieuse et amylacée (*Duquesnel*). Cette racine, coupée en tranches minces et séchée à une température aussi basse que possible, est ensuite pulvérisée et passée au tamis de soie.

Caractères. — La poudre d'aconit napel est d'un gris jaunâtre et sans odeur. Maintenue sur la langue, elle détermine, au bout de quelques minutes, une sensation de fourmillement caractéristique, due à la présence de l'*aconitine*, qui en est l'élément actif.

Suivant MM. Wrigt et Luft, l'aconit napel contiendrait, outre l'*aconitine* cristallisable (V. page 347), une autre base qu'ils nomment *picraconitine* (ou *pyraconitine*). La picraconitine est amorphe, amère et inerte. Elle fond à 189°. Ses sels sont cristallins. Les acides minéraux la déshydratent et la convertissent en un composé susceptible de cristalliser. Sa formule est $C^{31}H^{45}AzO^{10}$. Par saponification, elle donne de l'*acide benzoïque* et de la *picraconine* (*pyraconine*) $C^{24}H^{41}AzO^9$.

Outre ces deux principes immédiats, l'aconit napel fournit encore des alcalis incristallisables, qui se forment peut-être aux dépens de l'alcali cristallisé, sous l'influence des acides employés à son extraction.

Pharmacologie. — La poudre d'aconit et les médicaments dont elle est la base sont souvent inertes, parce qu'ils sont généralement préparés avec les feuilles de la plante, variables dans leur composition chimique et, partant, infidèles. Keller n'en a retiré que 0,1 à 0,2 p. 100 d'un produit alcaloïdique jaunâtre, tandis que les racines lui ont donné de 0,87 à 1,23 d'alcaloïdes paraissant distincts des précédents. Pour avoir des produits actifs et constants dans leurs effets, il faut prendre la poudre, la teinture, ou l'extrait alcoolique de *racine d'aconit sauvage* soigneusement choisie.

Ces préparations se prêtent à toutes les formes pharmaceutiques et contiennent le maximum de l'aconitine élaborée par le végétal.

§ 2. POUDRE D'AGARIC BLANC.

Préparation. — Pour préparer la poudre d'agaric blanc, on coupe l'agaric (*Polyporus officinalis* Fries, Champignons) par tranches minces, on le fait sécher à l'étuve, ensuite on le pile et on le passe au tamis de soie n° 100 (*Codex*).

Baumé conseille de pulvériser l'agaric blanc en le frottant sur un tamis de crin. Cette méthode peut être employée, lorsque l'agaric est assez friable pour s'y prêter; mais elle ne dispense pas de passer la poudre au tamis de soie.

Caractères. — La poudre d'agaric blanc offre une couleur d'un blanc sale, une saveur d'abord douce, puis d'une âcreté insupportable. Elle irrite fortement les muqueuses. On en peut extraire un *acide* particulier, incomplètement connu : *acide agaricique* (*G. Fleury*), une *résine blanche* et une *résine rouge* (*C. Masing*).

La *résine blanche* est cristalline, inodore et insipide. Le chloroforme la dédouble en deux autres : l'une *insoluble* dans ce liquide, fusible à 125°, cristallisée en prismes et jouant le rôle d'un acide faible; l'autre *soluble* dans le chloroforme et fusible vers 90°, douée d'une saveur légèrement amère.

La *résine rouge* est très amère et représente un mélange non défini. Bouillie avec un lait de chaux, elle donne des vapeurs, dont l'odeur est voisine de celle du mélilot. Distillée lentement, elle fournit de l'*ombelliférone*.

L'*acide agaricique* cristallise en aiguilles microscopiques blanches, fusibles à 145°,7 et volatiles au-dessus de 360°, en se décomposant partiellement. Il est assez soluble dans l'alcool concentré, moins dans le chloroforme et très peu dans l'éther, l'acide acétique, le benzène et le sulfure de carbone. L'eau froide en dissout à peine et cependant à son contact elle devient acide. Bouillante elle le gonfle fortement, puis elle le dissout et le laisse déposer sous forme de gelée, pendant le refroidissement. Le liquide refroidi est d'un *jaune verdâtre*, par transparence, et *bleu* par réflexion (*Körner*). Les solutions faibles de potasse, de soude et d'ammoniaque prennent une consistance visqueuse en le dissolvant. Il forme avec les sels métalliques des précipités cristallins (*G. Fleury*). L'acide sulfurique concentré le dissout entre 40 et 50°, en formant un liquide *incolore* ou à peine *jaune* (Körner).

Pharmacologie. — L'agaric blanc avait, dans l'antiquité, la réputation d'un purgatif drastique des plus énergiques. Il n'a point réellement cette propriété, car, à la dose de 4 grammes et plus, il ne produit aucun effet purgatif ; mais il paraît efficace pour combattre les sueurs des phtisiques. On en prépare un extrait alcoolique et on le fait entrer dans la composition de la *thériaque* et de l'*élixir de longue vie*.

§ 3. POUDRE D'ANGUSTURE.

Préparation. — On pulvérise d'abord grossièrement l'angusture (*Galipæa officinalis* Hancock, Simaroubées); on l'expose pendant 12 heures dans une étuve chauffée à 40°, on achève la pulvérisation par contusion, presque sans résidu, et on passe la poudre au tamis de soie n° 140 (*Codex*).

Caractères. — La poudre d'angusture offre une couleur jaune pâle, une odeur nauséeuse et une saveur amère et aromatique, qui devient mordicante.

MM. Oberlin et Schlagdenhauffen en ont retiré : de la *cire*, de l'*acide stéarique*, plusieurs *résines*, une *essence* et un *alcali*, nommé par eux *angusturine*.

L'*angusturine* cristallise en houppes soyeuses ou en aiguilles déliées, qui ressemblent à des prismes à 6 pans. Sa composition élémentaire répond à la formule $C^{10}H^{40}AzO^{14}$. Elle fond à 85°, en un produit d'aspect résineux, cristallisant de nouveau, plusieurs jours après. Elle se volatilise sans résidu, en répandant une odeur très forte. L'alcool, l'esprit de bois, le sulfure de carbone, le pétrole et le chloroforme la dissolvent. L'*acide sulfurique* la colore en *rouge* amarante. Le même acide, additionné d'*acide azotique*, d'*acide iodique*, de *bioxydes* de *plomb*, de *manganèse* ou de *baryum*, lui communique une teinte *verte*. Les acides dilués la dissolvent sans coloration, excepté les acides oxalique et tartrique, qui la précipitent. Le chlorhydrate et le sulfate d'angusturine sont cristallisés et très solubles dans l'alcool.

MM. Kœrner et Bohringer ont extrait de l'angusture trois autres alcaloïdes :

1° La *cusparine* $C^{19}H^{17}AzO^3$, fusible à 92°, cristallisant en aiguilles longues et mamelonnées, dédoublables par la potasse, en un nouvel alcali et en un acide de la série aromatique ;

2° La *galipéine* $C^{20}H^{21}AzO^3$, cristallisant en aiguilles fusibles à 115°,5 et dont les sels sont plus solubles que ceux de la cusparine ;

3° Un alcaloïde très peu soluble dans l'éther, fondant au-dessus de 180° et dont les sels présentent une fluorescence *bleue*.

Essai. — On a quelquefois substitué à la poudre d'angusture celle ae l'écorce du vomiquier, dite *fausse angusture*, qui est excessivement vénéneuse. On reconnaît la fraude aux caractères suivants :

La poudre du *vomiquier* est d'un blanc jaunâtre, inodore, très amère et dépourvue d'âcreté. Son infusé ne décolore pas le tournesol; la potasse et le sulfate ferreux lui communiquent une nuance *vert bouteille*, l'azotate d'argent y forme un précipité *noir verdâtre*, l'acide nitrique le colore en *rouge orangé*, le chlore et l'eau chlorée ne lui font éprouver aucun changement. La poudre elle-même prend une teinte *rouge*, après quelques minutes de contact avec l'acide nitrique.

La poudre d'*angusture* n'est pas colorée par l'acide azotique. Son infusé détruit la couleur du tournesol; il prend une teinte d'un *jaune orangé* avec la potasse, il donne un précipité *gris* avec le sulfate ferreux, et il est coloré en *rouge foncé* par l'acide nitrique et par le chlore ou l'eau chlorée.

Pharmacologie. — L'angusture est un stimulant digestif et un fébrifuge peu employé. On la prend en poudre, ou sous forme d'extrait et de solution dans l'eau ou dans l'alcool (infusé, teinture, etc.).

§ 4. POUDRE D'ANIS.

Préparation. — On vanne les fruits d'anis vert (*Pimpinella anisum* L., Ombellifères), pour en séparer la poussière et les pédicelles ; on enlève à la main les corps étrangers qui peuvent s'y trouver, puis on expose les fruits dans une étuve chauffée vers 25°. On pulvérise ensuite dans un mortier de fer et on passe à travers le tamis de crin n° 1 (*Codex*).

Soubeiran conseille de cesser la pulvérisation, quand il ne reste plus qu'un sixième de la substance. Ce résidu est constitué par l'albumen corné des semences et il est beaucoup moins aromatique que le péricarpe, qui se réduit en poudre le premier.

Caractères. — La poudre d'anis est très aromatique, de couleur verdâtre et elle présente une saveur un peu sucrée, qu'elle doit à la présence d'une *huile volatile* particulière (V. *Essences*).

Pharmacologie. — L'anis est employé en médecine, comme stimulant de la digestion et comme aromate. On se sert soit de la poudre, soit de l'eau distillée, de la teinture, de l'alcoolat, du sirop ou de l'oléo-saccharure d'anis. L'anis est une des semences *carminatives* du Codex et l'un des éléments de la *tisane royale*.

§ 5. POUDRE D'ASARUM.

Préparation. — On prépare cette poudre en pilant, dans un mortier de fer, des feuilles d'asarum récemment séchées et mondées (*Asarum europæum* L., Aristolochiées) et en passant la poudre au tamis de soie n° 80 (*Codex*).

Caractères. — La poudre de feuilles d'asarum est d'un gris verdâtre, douée d'une odeur forte et d'une saveur analogue à celle du poivre. Grager y a trouvé : une *huile volatile* liquide, de l'*asarine* et de l'*asarite* qui est de l'asarine impure (*Sell* et *Blanchet*). Ces principes existent dans la racine d'asarum, en plus forte proportion que dans les feuilles.

L'*huile volatile* est brune, épaisse, trouble, aromatique, neutre aux réactifs. Elle se dissout dans l'alcool, l'éther, le chloroforme, le sulfure de carbone, la ligroïne. Densité 1,046. Elle est principalement composée d'un terpène bouillant à 162°-165°, lévogyre et qui paraît identique au *pinène* de Wallach. Avec ce terpène se trouvent de petites quantités d'une huile lourde et d'asarone, que le froid peut faire déposer (*Petersen*).

L'*asarine*, *asarone* ou *camphre* d'asarum est un principe dont l'odeur et la saveur sont camphrées. Elle cristallise en prismes unobliques fusibles à 40°, bouillant à 280° en donnant naissance à un isomère. Elle est insoluble dans l'eau, soluble dans l'alcool, l'éther et les hydrocarbures. Elle est entraînée par la vapeur d'eau. Son isomère est rouge, amorphe et ne distille pas avec l'eau. Sa formule chimique est $C^{20}H^{26}O^5$.

Pharmacologie. — La poudre d'asarum est émétique, purgative et l'un des plus violents sternutatoires de la matière médicale ; on s'en est servi également pour combattre l'ivresse. Elle n'est guère recherchée que pour ses effets sternutatoires et, en raison de cet usage, on évite parfois de lui donner une grande ténuité. Elle sert de base à une teinture alcoolique inusitée, mais elle fait partie de la *poudre sternutatoire* du Codex, et de la *poudre capitale de Saint-Ange*.

§ 6. POUDRE D'AUNÉE.

Préparation. — On concasse la racine d'aunée (*Inula helenium* L., Composées) ; on la fait sécher à l'étuve, à 40° environ, on la pulvérise par contusion, dans un mortier de fer, sans résidu, et on fait passer la poudre au tamis de soie n° 120 (*Codex*).

Caractères. — La poudre d'aunée est grise, aromatique, douée d'une saveur âcre et amère. Au nombre des principes dont elle est composée se trouvent : l'*hélénine*, l'*inuline*, une *résine* molle qui lui communique son âcreté, l'*alantol* et l'*acide alantique*. A part l'inuline, tous ces principes sont obtenus par distillation de la racine avec l'eau.

L'*hélénine* est une essence solide et cristallisable, qui présente l'odeur de la racine d'aunée. Elle est incolore, soluble dans l'alcool bouillant, dans l'éther et dans les essences. Elle fond à 72° et bout vers 280°. Gerhardt lui a donné pour formule $C^{24}H^{28}O^3$. Distillée dans un courant de vapeur d'eau, ou cristallisée dans l'alcool, l'hélénine de Gerhardt se dédouble en deux principes : l'un fusible à 110°, amer, serait la véritable hélénine et aurait pour composition C^6H^8O : l'autre, *camphre d'aunée*, fusible à 64°, serait isomérique du camphre des laurinées (*Kullen*).

L'*inuline* est un principe amylacé isomérique de l'amidon, au point de vue de sa composition chimique, et découvert par Rose dans la racine d'aunée. Elle est insoluble dans l'eau froide et dans l'alcool, mais soluble dans l'eau bouillante ; sa solution est *lévogyre* : $\alpha_D = -32°$. A l'ébullition et en présence de l'ammoniaque, elle réduit les sels d'argent et de cuivre. L'iode la colore en *brun*, d'une manière passagère. L'acétate tribasique de plomb ne la précipite pas. Elle se convertit en lévulose, quand on la fait bouillir avec des acides dilués et même avec de l'eau pure.

L'*alantol* $C^{20}H^{32}O$ est un liquide aromatique, lévogyre, bouillant à 200°. Il s'hydrate au contact de l'eau et possède des propriétés ozonisantes. Il ne préexiste peut-être pas dans la racine d'aunée (*Marpmann*).

L'*acide alantique* $C^{15}H^{22}O^3$ se dépose de la solution alcoolique du produit distillé, en aiguilles fusibles à 91°. Il est insoluble dans l'eau, soluble dans l'alcool et dans les huiles fixes ; il donne avec les alcalis des sels solubles (*Marpmann*).

Pharmacologie. — L'aunée est une plante médicinale, qui était déjà célèbre du temps d'Hippocrate. Elle est usitée à titre d'amer et de stimulant diffusible, sous forme de poudre, de tisane, d'extrait, de vin et de conserve. Elle entre dans la formule des sirops d'*érysimum* et d'*armoise composés*, de l'*alcoolat thériacal*, de l'*opiat de Salomon*, etc. Sa décoction est l'un des meilleurs topiques dont on puisse diriger l'action contre les démangeaisons dartreuses (*Guibourt*).

L'hélénine a été conseillée dans le traitement de la tuberculose et de la diphtérie, puis à titre d'antiseptique. D'après M. Marpmann, le mélange d'alantol et d'acide alantique remplit les mêmes indications et présente plus d'énergie que l'hélénine.

Pour obtenir ces divers principes, on doit toujours distiller la racine d'aunée fraîche; ses principes actifs semblent être détruits partiellement par la dessiccation.

§ 7. POUDRE DE BELLADONE.

A. POUDRE DE FEUILLE.

Préparation. — On expose, pendant quelques heures, dans une étuve chauffée à 40°, des feuilles de belladone récemment séchées (*Atropa belladona* L., Solanées); puis on les réduit en poudre par contusion et on passe à travers le tamis de soie n° 120 (*Codex*).

Caractères. — La poudre de feuille de belladone est verte; son odeur nauséeuse rappelle celle de la plante fraîche. Elle a pour principe actif un alcaloïde nommé *atropine* $C^{17}H^{23}AzO^3$ (Voy. page 350). Suivant Huelschmann et Lübekind, elle contient un second alcali incristallisable, auquel ils donnent le nom de *belladonine* $C^{17}H^{21}AzO^2$. MM. A. Ladenburg et C. P. Roth considèrent cette substance comme un mélange d'atropine et d'oxyatropine. Lefort a dosé dans les feuilles de belladone, 3 p. 100 d'une substance grasse, colorée par la chlorophylle et répandant l'odeur propre aux solanées vireuses, plus $0^{gr},45$ p. 100 environ d'atropine (0,38 à 0,40 p. 100, *Keller*). La proportion de l'atropine est un peu plus faible avant la floraison du végétal que plus tard, mais elle varie dans des limites restreintes (*Lefort*). On y trouve encore une matière peu connue, douée d'une fluorescence très marquée (*Richter*), et de la *choline* identique à celle de la bile (*Kunz*).

La substance fluorescente est l'*acide chrysatropique* $C^{12}H^{10}O^5$, qui forme des prismes orthorhombiques d'un jaune pâle, peu solubles dans l'eau même à 100°, très solubles dans l'alcool et dans l'acide acétique, fusibles à 201°,5 et volatils. Ses solutions concentrées sont jaunes, avec une fluorescence vert émeraude, qui devient bleue dans les solutions diluées. Distillée avec du zinc, elle donne de la naphtaline.

Les eaux mères de l'acide chrysatropique renferment de l'acide *leucatropique* $C^{17}H^{32}O^5$, fusible à 73°,8 et volatil; insoluble à froid dans l'eau et dans l'éther, soluble dans l'alcool.

B. Poudre de racine.

Préparation. — Pour pulvériser la racine de belladone, il faut la couper en tranches minces, la faire sécher à l'étuve et la traiter par contusion. On passe la poudre au tamis de soie n° 140 (*Codex*).

Caractères. — La poudre de racine de belladone est blanchâtre et moins odorante que la poudre des feuilles. Elle renferme 1 p. 100 d'une matière grasse de couleur jaune, dont l'odeur est moins prononcée que celle du principe analogue contenu dans la feuille. Sa richesse en atropine peut s'élever à $0^{gr},50$ et $0^{gr},60$ p. 100 (0,66 à 0,67 p. 100, *Keller*), quand elle est jeune ; elle diminue graduellement à mesure que la plante avance en âge (*Lefort*).

M. Hesse y a signalé la présence d'une autre base, qu'il nomme *atropamine* $C^{17}H^{21}AzO^2$. Précipitée de ses sels par l'ammoniaque, l'atropamine est un liquide huileux, pouvant devenir demi-dur, soluble dans l'alcool, dans le chloroforme et dans l'éther. Sa composition chimique diffère de celle de l'atropine, de l'hyoscyamine et de l'hyoscine par une molécule d'eau en moins. Elle est inactive sur la lumière polarisée, très sensible à l'action des acides minéraux et à celle de la solution alcoolique de baryte, qui la dédouble en tropine et en un acide particulier.

Essai. — M. Gunther propose le moyen suivant, pour doser l'atropine contenue dans les feuilles et dans la racine de la belladone.

On traite à deux reprises la plante, préalablement pulvérisée, par 10 fois son poids d'eau aiguisée d'acide sulfurique. La liqueur filtrée et clarifiée est évaporée au bain-marie, à consistance sirupeuse, et le résidu est additionné de 3 fois son volume d'alcool, pour précipiter les principes mucilagineux. Après 24 heures, on filtre et on chasse par distillation la totalité de l'alcool. On agite alors le résidu avec du pétrole léger, afin de lui enlever la résine qu'il contient ; on décante le pétrole, on neutralise la solution aqueuse par l'ammoniaque, puis on l'agite à plusieurs reprises avec du chloroforme, qui s'empare de l'alcaloïde mis en liberté. La solution chloroformique est lavée avec un peu d'eau, pour dissoudre le sulfate d'ammonium qui pourrait y être mélangé ; on l'évapore ensuite à siccité et l'on pèse l'atropine laissée comme résidu.

Pharmacologie. — La belladone est un sédatif journellement employé, en médecine, sous toutes les formes pharmaceutiques possibles. Avant les recherches de Lefort, on regardait la racine de cette plante comme l'organe le plus riche en atropine et, par conséquent, le plus actif. Cette opinion est inexacte, surtout pour les racines qui comptent plusieurs années d'existence. Lefort a constaté, en effet, qu'elles s'appauvrissent, à mesure qu'elles vieillissent, et que leur titre en alcaloïde varie de 2 à 5 p. 1000. Les feuilles ont, au contraire, une composition presque constante ; elles contiennent assez régulièrement 5,5 p. 1000 d'atropine, surtout lorsqu'on les récolte entre la floraison et la fructification du végétal. Il découle naturellement de ces faits, que l'emploi des feuilles offre plus de sécurité que celui des racines.

M. Gerrard professe une opinion analogue; il croit, de plus, que la plante est plus riche en alcaloïdes à l'état sauvage qu'à l'état cultivé. Le tableau suivant, qui résume ses expériences, justifie sa manière de voir; il indique la proportion des alcaloïdes dosés par lui dans 1000 parties des organes désignés :

AGE DE LA PLANTE.	BELLADONE SAUVAGE.		BELLADONE CULTIVÉE.	
	Racine.	Feuille.	Racine.	Feuille.
2 ans.	2,60	4,31	2,07	3,20
3 ans.	3,81	4,07	3,70	4,57
4 ans.	4,10	5,10	3,13	4,91

Soubeiran recommande de ne préparer que de très petites quantités de poudre de belladone à la fois, ce médicament s'altérant avec rapidité, de même que les poudres de la plupart des autres solanées.

§ 8. POUDRE DE BRYONE.

Préparation. — On prépare la poudre de cette plante (*Bryonia dioïca* Jacq., Cucurbitacées) comme la poudre d'aunée (*Codex*).

Caractères. — La poudre de bryone offre une odeur désagréable, une saveur amère et très âcre et une couleur d'un blanc jaunâtre. Dulong en a extrait un principe amer, *bryonine* $C^{48}H^{80}O^{19}$, que l'acide sulfurique dissout, en prenant une teinte *bleue* d'abord, puis *verte*.

Pour Walz, la bryonine de Dulong est composée de deux corps d'apparence résinoïde, qu'il nomme *bryonine* et *bryonitine*. La *bryonitine* est cristallisée et soluble dans l'eau. La *bryonine* semble être un glucoside, que l'acide sulfurique dédouble en glucose et en deux substances amorphes, dont l'une, la *bryorétine* $C^{21}H^{35}O^7$, est soluble dans l'éther, tandis que l'*hydrobryorétine* $C^{21}H^{37}O^8$ ne se dissout que dans l'alcool.

En 1870, MM. de Koninck et Marquardt ont découvert dans la bryone un principe azoté, qu'ils nomment *bryonicine* et auquel ils assignent la formule $C^{10}H^7AzO^2$. La bryonicine n'est ni un alcaloïde, ni un glucoside; elle cristallise en aiguilles jaunâtres, fusibles à 56° et volatiles. L'acide sulfurique la dissout en se colorant en *rouge foncé*.

Pharmacologie. — La bryone est un purgatif drastique et un émétique violent; employée du temps de Dioscoride, sous le nom de *vigne blanche*. Les anciens médecins en faisaient un fréquent usage, à l'intérieur. Lorsqu'on l'applique sur la peau, elle provoque des éruptions intenses et même la formation d'ampoules assez volumineuses. Elle est à peine usitée.

§ 9. POUDRE DE CAMOMILLE.

Préparation. — On fait sécher à l'étuve, à 25°, les fleurs de camomille (*Anthemis nobilis* L., Composées), on les pulvérise ensuite, par contusion, et on passe la poudre au tamis de soie n° 120 (*Codex*).

Caractères. — La poudre de camomille est très aromatique, d'un blanc sale et douée d'une saveur amère, qui devient brûlante au bout de quelques instants. Elle doit ses propriétés organoleptiques et son action médicinale à une *huile essentielle* de couleur *verdâtre*, dont elle renferme une proportion notable (Voy. *Essences*).

Pharmacologie. — L'usage de la camomille remonte à la plus haute antiquité. Les Grecs l'employaient comme fébrifuge, et la nommaient *Parthénion*. On la trouve, au même titre, dans la matière médicale de tous les peuples, jusqu'au XVIIe siècle. Depuis la découverte du quinquina, la camomille ne figure plus que parmi les médicaments stomachiques. On la prend quelquefois en poudre, le plus souvent en tisane ou sous forme d'extrait aqueux. Elle sert à préparer une eau distillée aromatique et, pour l'usage externe, une huile peu active ; en outre, elle fait partie de plusieurs préparations officinales (*élixir de Gendrin, vin de quinquina composé*, etc.).

§ 10. POUDRE DE CANNELLE.

Préparation. — On pulvérise grossièrement la cannelle de Ceylan (*Cinnamomum zeylanicum* Breyn., Lauracées), on l'expose pendant 12 heures dans une étuve chauffée à 40° environ, on achève la pulvérisation par contusion, et on passe au tamis de soie n° 140 (*Codex*).

Caractères. — La poudre de cannelle est d'un jaune rougeâtre ; elle offre une odeur forte et agréable, une saveur à la fois aromatique, astringente et sucrée. Son élément actif est une *huile essentielle* (Voy. *Essences*). On remarque, en outre, dans sa composition, du *tannin* et de l'*acide cinnamique*.

Pharmacologie. — La poudre de cannelle est un tonique stimulant, qu'on administre tantôt seul et tantôt mélangé à d'autres médicaments, dans le but de faciliter la tolérance de ces derniers. On prépare avec la cannelle une eau distillée, une teinture, un vin, un alcoolat, un sirop, auxquels la thérapeutique a fréquemment recours. Les médicaments composés dont elle fait partie sont trop nombreux pour être cités.

§ 11. POUDRE DE CARDAMOME.

Préparation. — On prend les fruits du petit cardamome (*Elettaria cardamomum* With., Amomacées), on les déchire, pour en retirer les semences, et on rejette le péricarpe. On fait sécher les semences dans une étuve chauffée à 25° ; on les pulvérise ensuite, et on passe la poudre au tamis de soie n° 100 (*Codex*).

Caractères. — La poudre de cardamome est brunâtre, fortement odorante et d'une saveur âcre et brûlante. Elle renferme, entre autres principes, une *huile fixe* et une *huile volatile*. L'*huile grasse* est jaune et un peu amère. L'*huile volatile* offre une odeur vive et une saveur chaude ; elle a pour densité 0,945. Elle est soluble dans les dissolvants habituels des essences et dans l'acide acétique. Elle contient deux *terpènes* bouillant à 170° et à 182°, plus un corps ternaire $C^{10}H^{18}O$, volatil à 205°, qui paraît être un *terpinéol* (*Weber*). La semence du petit cardamome en contient environ 5 p. 100.

Pharmacologie. — La poudre de cardamome est un stimulant diffusible, rarement employé seul. Il entre dans la composition de la *thériaque* et d'une foule d'autres préparations pharmaceutiques.

§ 12. POUDRE DE CASCARA SAGRADA.

Préparation. — Le cascara sagrada (*écorce sacrée*) est fourni par le Rhamnus purshiana (*Rhamnées*). On le pulvérise par contusion, jusqu'à ce qu'il ne reste plus qu'un résidu ligneux. On passe la poudre au tamis n° 100.

Caractères. — Cette poudre est jaune, douée d'une odeur et d'une saveur nauséeuses et spéciales. Elle contient : acide chrysophanique (*Limousin*), huile fixe, huile volatile, quatre résines, tannin, amidon, acide oxalique, acide malique (*Prescott*). Touchée par de l'ammoniaque, elle prend une teinte *rouge* intense, due à l'acide chrysophanique.

Pharmacologie. — Très recommandé par le docteur Landowski d'abord, le cascara sagrada est un purgatif énergique, dont il est bon d'user à petites doses. On l'administre généralement en nature, à cause de sa saveur désagréable, dissimulé dans du pain azyme. Cependant, on en fait aussi un vin, préparé avec du vin de Lunel ou de Xérès et la poudre elle-même (1 : 10) ou avec son extrait fluide (1 : 9). Le sirop et la teinture sont difficilement acceptés par les malades.

M. Groser a proposé l'usage d'un extrait privé d'amertume, qu'il obtient en mélangeant, avec 300 grammes d'eau, 500 grammes de cascara et 30 grammes de magnésie calcinée, qu'on laisse macérer 12 heures. On ajoute ensuite 300 c. c. d'alcool à 0,82 puis, après absorption, de l'alcool à 0,92 jusqu'à écoulement. On ferme alors l'appareil et on laisse macérer 24 heures. On lessive ensuite et on achève l'extrait fluide, qui est neutre, de saveur agréable et doué des propriétés thérapeutiques de l'extrait amer.

§ 13. POUDRE DE CASCARILLE.

Préparation. — La cascarille (*Croton elutheria* Sw., Euphorbiacées) doit être pulvérisée comme la cannelle (*Codex*).

Caractères. — Cette poudre est brune, amère, âcre et aromatique. Son odeur est agréable ; la chaleur l'exalte ; elle est due à une essence *verte*, dont la densité est 0,938. Son principe amer est une substance cristalline et non azotée, nommée *cascarilline* par Duval.

La *cascarilline* est fixe, incolore et inodore ; elle cristallise sous forme de prismes très déliés et quelquefois de tables hexagonales. Elle est presque insoluble dans l'eau, soluble dans l'alcool et dans l'éther. L'acide sulfurique la dissout en prenant une teinte *rouge ;* l'eau précipite cette solution et lui communique une couleur *verte*. L'acide chlorhydrique produit, en la dissolvant, une liqueur *violacée*, qui devient *bleue* par l'addition d'une petite quantité d'eau et *verte* en présence d'une plus forte proportion de ce liquide. MM. C. et E. Mylius lui assignent pour formule : $C^{12}H^{18}O^{4}$.

Pharmacologie. — On emploie la cascarille en qualité de tonique et même de fébrifuge. Quelquefois on la brûle, pour faire des fumigations. Le vin, le sirop et la teinture de cascarille sont actuellement sans usage.

§ 14. POUDRE DE PETITE CENTAURÉE.

Préparation. — On prépare la poudre de petite centaurée (*Erythræa centaurium* Pers., Gentianées) comme celle de feuille de belladone, en ne recueillant que les trois quarts du produit.

Caractères. — Les sommités de petite centaurée fournissent une poudre d'un vert rougeâtre, très odorante et d'une amertume qui n'a rien de désagréable. C. Méhu a retiré de cette poudre une *matière céroïde*, un principe *amer solide*, de consistance molle, une substance cristallisée, qu'il nomme *érythro-centaurine*.

L'*érythro-centaurine* $C^{27}H^{24}O^{8}$ cristallise en aiguilles prismatiques, incolores, inodores et complètement insipides, quand elles sont chimiquement pures. Elle est neutre et plus dense que l'eau. Il faut, pour la dissoudre : 1,600 parties d'eau froide, 15 parties d'eau bouillante, 48 parties d'alcool, 245 parties d'éther et 13 parties de chloroforme ; elle se dissout aussi dans le sulfure de carbone. Lorsqu'on l'expose directement aux rayons solaires, elle prend une teinte *orangée*, qui passe assez rapidement au *rose*, puis au *rouge vif*, et qui se décolore spontanément, avec lenteur, dans l'obscurité. L'air et l'humidité ne prennent aucune part à ce phénomène. L'éther et le chloroforme dissolvent l'érythro-centaurine rouge sans se colorer ; les solutions, évaporées dans l'obscurité, fournissent des cristaux incolores d'érythro-centaurine. On peut ainsi colorer et décolorer plusieurs fois cette substance sans l'altérer.

Pharmacologie. — La petite centaurée est un excellent amer, voire même un fébrifuge, que l'on utilise principalement sous forme de tisane et d'extrait. Son principe actif n'est point l'érythro-centaurine ; il semble résider dans les produits amers, qu'on peut isoler de son extrait aqueux et surtout de son extrait alcoolique.

§ 15. POUDRE DE CÉVADILLE.

Préparation. — On traite commme l'anis la cévadille (*Schœnocaulon officinale*, A. Gr., Liliacées-Colchicées) (*Codex*). L'opérateur doit prendre les plus grandes précautions pour se soustraire à l'action de la poudre de cévadille, qui est très irritante.

Caractères. — Poudre brune, très amère et d'une âcreté excessive. Elle doit ses qualités à trois alcaloïdes : la *vératrine*, dont elle contient une forte proportion (Voy. page 384) ; la *sabadilline*, $C^{44}H^{66}Az^{2}O^{13}$ (*Weigelin*), qui n'est ni émétique ni sternutatoire, et la *sabatrine*, $C^{51}H^{86}Az^2O^{11}$ (*Weigelin*). L'analyse y a révélé, en outre, la présence des *acides cévadique* et *vératrique*. Le premier cristallise en aiguilles brillantes, fusibles à 20° et volatiles. Le second est rangé par M. Merck, qui l'a découvert, dans la série des acides gras volatils.

Pharmacologie. — La poudre de cévadille est extrêmement vénéneuse et irritante : aussi l'emploie-t-on rarement. Elle a été longtemps prescrite comme antiparasitaire, sous le nom de *poudre des capucins*.

§ 16. POUDRE DE CHÊNE (ÉCORCE).

Préparation. — On commence par couper transversalement, en tranches très minces, l'écorce du chêne (*Quercus robur* W., et *Quercus ilex* L. Amentacées-Cupulifères) ; on la fait sécher à l'étuve et on la pulvérise par contusion, jusqu'à ce qu'il ne reste plus qu'un duvet volumineux (*Codex*).

Caractères. — La poudre d'écorce de chêne, communément appelée poudre de *tan*, est d'une couleur rougeâtre, quand elle est grossière, et possède une saveur fortement astringente. Elle contient une grande quantité de *tannin*, qui, suivant M. Wagner, diffère du tannin de la noix de galle par les propriétés suivantes : il donne, à la distillation sèche, de la *pyrocatéchine* $C^6H^4(OH)^2$, au lieu d'acide pyrogallique; il forme avec la peau et la gélatine des composés imputrescibles.

L'extrait alcoolique fait avec cette poudre ne fournit aucun précipité au contact de l'eau, même lorsqu'on le dissout à plusieurs reprises et qu'on évapore la solution (*Braconnot*).

Pharmacologie. — Les propriétés astringentes de la poudre d'écorce de chêne lui valent de nombreuses applications externes. Elle sert à saupoudrer les plaies et à préparer, par décoction, des solutions qu'on utilise en gargarisme, en lotion ou en injection. On en peut faire un extrait aqueux, qui est quelquefois prescrit à l'intérieur. Son action physiologique est beaucoup plus douce que celle du tannin de la noix de galle.

§ 17. POUDRE DE CIGUË.

Préparation. — On pulvérise, par contusion, les feuilles de ciguë (*Conium maculatum* L., Ombellifères), et on passe le produit au tamis de soie n° 120 (*Codex*).

Il est nécessaire de récolter ces feuilles au moment où les fleurs commencent à s'épanouir ; c'est alors qu'elles sont le plus riches en alcaloïde. Les pétioles sont à peu près dépourvus de ce principe (*Manlius Smith*).

Caractères. — La poudre préparée avec des feuilles récemment séchées est verte et présente une odeur forte et nauséeuse, analogue à celle de la souris. On y a trouvé trois alcaloïdes : la *conicine* (Voy. page 362), la *conhydrine* et la *pseudoconhydrine*.

La *conhydrine* est oxygénée : $C^8H^{17}AzO$. Elle cristallise en paillettes incolores, nacrées, fusibles à 126° et volatiles sans décomposition à 226°. Elle est très stable, soluble dans l'eau, l'alcool et l'éther. Elle sature bien les acides, mais l'acétate et le chlorhydrate de conhydrine sont incristallisables. Le sodium et l'acide phosphorique la déshydratent et la convertissent en conicine (*Wertheim*).

La *pseudoconhydrine*, découverte par M. Merck, est un isomère de la conhydrine. Elle fond vers 98° et bout entre 230° et 235°. Elle cristallise en aiguilles solubles dans l'alcool, dans l'éther et dans le chloroforme (*Ladenburg*).

Pharmacologie. — On administre, à l'intérieur, la poudre de feuilles de ciguë, en nature et en pilules. Pour l'usage externe, elle sert à modifier certaines plaies, soit qu'on l'applique directement, soit qu'on la répande sur des cataplasmes uniquement composés de ciguë contusée, fraîche ou sèche. Cette plante jouit de propriétés calmantes et résolutives, dont la médecine tire souvent parti. La teinture et surtout l'extrait de ciguë sont bien plus employés que la poudre elle-même.

Soubeiran dit qu'il n'est point nécessaire d'arrêter la pulvérisation de la ciguë, lorsqu'on a recueilli les trois quarts de la substance ; le dernier quart offre sensiblement les mêmes propriétés organoleptiques et fournit autant d'extrait que les premiers.

Cette assertion laisse de côté le point essentiel de la question, à savoir si la dernière poudre est aussi riche en conicine que la première. Or, il n'en est point ainsi, d'après les recherches de M. Smith, et il est préférable de rejeter le dernier quart du produit.

Il faut pulvériser seulement de petites quantités de ciguë à la fois et préserver soigneusement la poudre de la lumière et de l'humidité.

Ces précautions deviennent plus nécessaires encore, quand on remplace, comme l'ont proposé Devay et Guilliermond, la poudre des feuilles par celle des *fruits* de la ciguë. Cette dernière contient 4 p. 100 de conicine (*Barral*) ; elle ne doit être délivrée que sur prescription spéciale.

Pour la préparer, il faut prendre les fruits de la plante de deux ans, avant qu'ils ne soient parvenus à complète maturité. Dans toute autre condition, ces fruits contiennent moins de conicine (*Schroff*).

La racine de la ciguë contient très peu d'alcaloïdes (*Lepage*).

§ 18. POUDRE DE COCA.

Préparation. — Pour préparer cette poudre, on sèche à l'étuve, à 25° environ, les feuilles de coca (*Erythroxylon coca* Lam., Erythroxylées) et on les contuse dans un mortier de fer. Le produit de l'opération est passé au tamis de soie n° 120 (*Codex*).

Caractères. — La poudre de coca est d'un jaune brun ; son odeur se rapproche de celle du thé ; sa saveur, légèrement amère et astringente, laisse un peu de chaleur à la gorge. Elle renferme plusieurs alcalis solides : la *cocaïne* (V. p. 357), l'*isatropylcocaïne*, la *cocamine*, et un alcali liquide nommé *hygrine*.

L'*isatropylcocaïne* est amorphe, très soluble à froid dans l'alcool, l'éther, le chloroforme, peu soluble dans la ligroïne; elle est moins soluble que la cocaïne dans l'ammoniaque. Elle fond vers 65°. Sa solution alcoolique à 4 p. 100 est lévogyre : $\alpha_D = -29°,3$. Ses sels sont amorphes et solubles pour la plupart. Cette base est un poison du cœur très énergique, ayant pour composition : $C^{19}H^{23}AzO^4$.

Chauffée avec un acide minéral dilué, elle se dédouble en fournissant du chlorure de méthyle, de l'ecgonine et de l'acide *isatropique*, dont il existe plusieurs isomères. Cet acide est isomérique de l'acide cinnamique $C^9H^8O^2$, cristallisable, soluble dans l'eau et dans l'alcool, insoluble dans l'éther, le benzène, le sulfure de carbone (*Liebermann*).

La *cocamine* existe surtout dans les feuilles de coca de la Nouvelle-Grenade. Elle a pour formule chimique $C^{17}H^{21}AzO^4$ (*Hesse*). Elle ne peut être identifiée à l'isatropylcocaïne (*Liebermann*).

L'*hygrine* est liquide, oléagineuse, très alcaline, douée d'une odeur vive de nicotine et de pipéridine. Elle est soluble dans l'eau, dans l'alcool et dans l'éther. Distillée seule, sous la pression normale, elle est décomposée; dans un courant de vapeur d'eau, elle reste inaltérée. Quand on la distille dans le vide, on en retire deux alcalis, l'un bouillant vers 193°-195°, l'autre au-dessus de 200°. L'hygrine est donc un mélange.

Essai. — On délaie avec un peu d'eau 50 grammes poudre de coca et 20 grammes magnésie calcinée ; on sèche, à 60°, et on épuise par l'éther. On distille, pour séparer l'éther, on traite le résidu par l'acide chlorhydrique à 2 p. 100, on filtre et on agite le liquide avec de l'éther, jusqu'à ce que celui-ci n'enlève plus de matière colorante.

On sursature alors la solution acide par l'ammoniaque et on agite avec 25 centimètres cubes d'éther, en renouvelant l'opération trois fois. Les solutions éthérées sont réunies, desséchées avec du chlorure de calcium, puis évaporées. Le résidu est pesé après dessiccation ; il doit représenter deux millièmes du poids de coca traité (*Mark*).

Pharmacologie. — Dans l'Amérique du Sud, on a de tout temps employé les feuilles de coca sous forme de masticatoire, pour apaiser la faim. Cette substance permet en effet de prolonger l'abstinence sans trop de fatigue, mais elle ne saurait remplacer les aliments plastiques. Suivant quelques physiologistes, c'est un médicament d'épargne, qui de même que le thé et le café, arrête le mouvement de dénutrition. Gazeau et Rabuteau le regardent au contraire comme un excitateur de la nutrition, favorisant les combustions et, par suite, l'excrétion de l'urée et l'élévation de la température. L'usage immodéré de cette plante amène l'incertitude de la démarche, le tremblement des lèvres et la perte totale de la sensibilité.

L'action physiologique de la cocaïne offre une grande ressemblance avec celle des narcotiques et surtout avec celle de l'atropine. On l'emploie à l'état de sulfate et de chlorhydrate.

Rabuteau recommande exclusivement l'usage de la teinture alcoolique et de l'élixir de coca.

§ 19. POUDRE DE COLOMBO.

Préparation. — La racine de colombo (*Jatorrhiza palmata* Miers, Ménispermacées) doit être pulvérisée comme celle de l'aunée (*Codex*).

Caractères. — La poudre de racine de colombo est d'un gris verdâtre, très amère et douée d'une odeur un peu nauséeuse. Elle a pour principe actif la *colombine*, qui est accompagnée de *berbérine*, d'*acide colombique* et d'une *huile volatile* particulière.

La *colombine* $C^{21}H^{24}O^7$ a été découverte par Wittstock. Elle cristallise en prismes orthorhombiques incolores, inodores, neutres et d'une saveur très amère. Elle est facilement fusible, peu soluble dans l'eau, l'alcool et l'éther froids; plus soluble dans les mêmes liquides bouillants, dans les essences et surtout dans la solution de potasse caustique. Elle est précipitée, sans altération, de cette dernière liqueur, quand on y ajoute de l'acide chlorhydrique. L'acide sulfurique la dissout en se colorant en *rouge*. La racine de colombo en contient 0,8 p. 100.

La *berbérine* (*zantopicrite*) $C^{20}H^{17}AzO^4$ est un alcaloïde primitivement extrait de l'épine-vinette. M. Bœdeker l'a trouvée dans la racine de colombo. Elle se présente sous forme de petits prismes soyeux, d'un jaune clair, peu solubles dans l'eau et dans l'alcool froids, insolubles dans l'éther. Chauffée à 100°, elle perd 5 molécules d'eau ; elle fond à 120° et se décompose vers 200°. L'ammoniaque la colore en *brun* ; le chlore et le brome en *rouge sang*. Les acides s'y combinent en formant des sels *jaunes* et bien cristallisés. L'acide azotique la transforme, à chaud, en *acide berbéronique* (*acide tricarbopyridique*) $C^5H^2Az(CO^2H)^3$.

Suivant M. Bœdeker, la couleur jaune du colombo est due à la combinaison de la berbérine avec l'*acide colombique* $C^{21}H^{22}O^6$, acide incolore, cristallin, très soluble dans l'alcool, fort peu dans l'eau et dans l'éther.

Pharmacologie. — La poudre de colombo est un amer très énergique. Un de ses avantages est de ne pas contenir de tannin et de pouvoir, par conséquent, être associée sans inconvénient aux sels métalliques. On prépare avec cette poudre, une tisane, un extrait, un vin et une teinture, qui sont fréquemment employés.

§ 20. POUDRE DE COLOQUINTE.

Préparation. — On prend des fruits de coloquinte (*Citrullus colocynthis* Arnott, Cucurbitacées) mondés de leur épicarpe, puis on les déchire, pour en retirer toutes les semences, que l'on rejette. La chair est ensuite séchée à l'étuve vers 40°, pulvérisée par contusion et passée au tamis de soie n° 100 (*Codex*).

La préparation de cette poudre est longue et pénible. Afin d'en abréger la durée, la pharmacopée de Prusse prescrit de mélanger à la coloquinte le cinquième de son poids de gomme arabique, de faire avec le tout un mucilage, que l'on sèche et que l'on pulvérise ensuite. Ce procédé est une copie de ceux qu'employaient les anciens pharmacologistes, dans le but d'accélérer la pulvérisation de la coloquinte et d'affaiblir son pouvoir irritant. Il a été avec raison condamné par Baumé et par tous ses successeurs, comme inutile et même dangereux, en ce qu'il expose la substance à fermenter pendant la dessiccation du mucilage.

Caractères. — La poudre de coloquinte est caractérisée par sa couleur jaunâtre et par son excessive amertume. Son principe actif est la *colocynthine* $C^{56}H^{84}O^{23}$, substance amorphe, jaune et d'une amertume extrême. Elle se dissout dans l'eau et dans l'alcool, mais non dans l'éther. L'acide sulfurique la *rougit*. Braconnot dit qu'elle est azotée et qu'elle *bleuit* le tournesol rouge. Walz la considère comme un glucoside ; de fait, les acides dilués la transforment en glucose et en un principe résinoïde, nommé *colocynthéine* $C^{44}H^{64}O^{13}$.

Pharmacologie. — La coloquinte est un des purgatifs les plus énergiques de la matière médicale. Elle est aussi réputée vermifuge et emménagogue. L'irritation violente qu'elle peut déterminer oblige à l'employer avec prudence. Le Codex la fait entrer dans la composition de pilules purgatives, désignées sous le nom de *pilules de coloquinte composées*. Elle était autrefois bien plus usitée qu'aujourd'hui; elle servait à préparer les *trochisques alhandal*, les *pilules cochées*, l'*extrait panchymagogue*, etc.

§ 21. POUDRE DE COUSSO.

Préparation. — On fait sécher à l'étuve, à 40°, des fleurs de cousso (*Hagenia abyssinica* Lamk., Rosacées), on les pulvérise par contusion dans un mortier de fer et on passe la poudre à travers un tamis de crin n° 1 (*Codex*).

Caractères. — La poudre de cousso est rougeâtre, faiblement odorante et d'une saveur âcre et désagréable. La substance à laquelle on attribue son action médicinale n'est pas azotée : elle a été nommée *kousséine* ou *cosséine* par M. Martin, qui l'a obtenue cristallisée, et *koussine* ou *cossine* par Bedall et Pavesi, qui ne l'ont préparée qu'à l'état amorphe. La *cossine* cristallise en prismes striés, très lourds, appartenant au système orthorhombique (*Groth*). Flückiger et Buri ont démontré que c'est un mélange et non un principe immédiat. Ils en ont retiré un corps cristallisé en aiguilles d'un jaune de soufre, soluble dans l'alcool, l'éther, le benzène et le chloroforme, auquel a été donné le nom de *cosine* (*Merck*).

La *cosine* fond à 148°. L'acide sulfurique la décompose en donnant de l'*acide isobutyrique*. Elle n'est pas tœnifuge (*Buckheim*); sa molécule est représentée par $C^{25}H^{30}O^7$ (*Leichsenring*). Elle est accompagnée, dans le cousso, par la *protocosine* $C^{29}H^{38}O^9$, inactive comme elle, et par la *cosotoxine*.

La *cosotoxine* est une poudre ténue, légère, d'un blanc jaunâtre, fusible à 80°, insoluble dans l'eau, soluble dans l'alcool, l'éther, le chloroforme, le benzène, le sulfure de carbone, l'acétone et les solutions des carbonates alcalins. Composition: $C^{26}H^{34}O^{20}$. L'acide sulfurique en isole 29 à 32 p. 100

d'acide isobutyrique. L'hydrate de baryte la dédouble en produisant de la cosine. Il semble donc que celle-ci ne préexiste pas dans le cousso.

Pharmacologie. — L'introduction du cousso dans la thérapeutique est due au docteur Brayer et remonte à 1822. Ce médicament paraît inoffensif pour l'homme, toxique pour le ténia et, en général, pour tous les parasites de l'intestin. On l'administre sous forme d'apozème, préparé avec la poudre demi-fine (V. *Apozèmes*).

§ 22. POUDRE DE CUBÈBE.

Préparation. — On prépare la poudre de cubèbe (*Cubeba officinarum* Miq., Pipéracées) comme celle d'anis et avec le même degré de ténuité (*Codex*).

Caractères. — Cette poudre est noirâtre, très aromatique et d'une saveur amère et chaude à la bouche. Elle doit son odeur à une essence incolore, très mobile, qui a pour composition $C^{10}H^{24}$, pour densité 0,929 et qui bout entre 250° et 260°. Traitée par l'acide chlorhydrique, elle fournit une combinaison analogue au camphre artificiel (*Soubeiran* et *Capitaine*). Elle est lévogyre et, si on l'abandonne à elle-même, elle laisse déposer des prismes incolores, formés par un composé inconnu (*Muller*). Quand on la rectifie avec l'eau, elle donne des cristaux (*camphre de cubèbe*) fusibles à 68° et volatils à 150°, qui semblent être constitués par un hydrate d'essence de cubèbe.

A côté de cette essence, Soubeiran et Capitaine ont trouvé, dans le cubèbe, un principe cristallin non azoté, auquel ils ont donné le nom de *cubébin*. Ce principe est incolore, inodore, insoluble dans l'eau, soluble dans l'éther, le chloroforme, l'alcool bouillant, l'acide acétique, les huiles fixes et dans les huiles volatiles. Il fond à 125°. L'acide sulfurique lui communique une teinte *rouge brique*, qui devient ensuite *cramoisie*. Il a pour formule $C^{10}H^{10}O^2$.

L'*acide cubébique* $C^{17}H^{14}O^7$ existe également dans le cubèbe. Il est amorphe, blanchâtre, peu acide, fusible à 56°, insoluble dans l'eau, soluble dans l'alcool, l'éther, le chloroforme et les alcalis. L'acide sulfurique lui communique une teinte *rouge*.

Pharmacologie. — Les Arabes ont connu le cubèbe, mais ce n'est qu'en 1826, que ce médicament a commencé à être employé en Europe. On le prescrit habituellement en poudre et, quelquefois, sous forme d'extrait ou de solution dans l'eau ou dans l'alcool. A petites doses, il exerce une influence stimulante sur la digestion ; à doses plus élevées, c'est un modificateur des muqueuses en général.

La benzine du pétrole lui enlève 17,5 p. 100 de son poids d'huile et de résine, sans toucher à la cire et au cubébin. Elle est donc propre à l'extraction de l'oléo-résine, que l'on regarde comme l'élément actif du cubèbe (*Griffin*).

§ 23. POUDRE DE CURCUMA.

Préparation. — La préparation de la poudre de curcuma (*Curcuma longa* L., Amomacées) est la même que celle de la poudre de colombo (*Codex*).

Caractères. — On reconnaît la poudre du curcuma à sa couleur jaune, à son odeur et à sa saveur aromatique. L'élément important de cette poudre est la *curcumine* $C^{14}H^{14}O^4$.

La curcumine cristallise en prismes rhomboïdaux, jaunes et nacrés, fondant à 178°, dont la solution est fortement fluorescente. Elle est insoluble dans l'eau, soluble dans l'alcool, l'éther, les acides, les huiles fixes ou volatiles et dans la glycérine. Les alcalis la font passer au *rouge brun*, que les acides ramènent ensuite au *jaune*. L'acide borique lui communique la même teinte rouge, mais cette teinte est inaltérable par les acides.

Pharmacologie. — La poudre de curcuma est un stomachique analogue à la poudre de cardamome et à la généralité des substances aromatiques. Elle est plutôt employée comme condiment que comme médicament. Elles sert à colorer quelques pommades et à préparer une teinture et un papier, qui sont des réactifs des alcalis, dans les laboratoires.

§ 24. POUDRE DE CYNOGLOSSE.

Préparation. — On prend l'écorce de la racine de cynoglosse (*Cynoglossum officinale* L., Borraginées), on la coupe en tranches minces, puis on la fait sécher à l'étuve et on la pulvérise par contusion. On passe la poudre au tamis n° 140 (*Codex*).

Caractères. — Cette poudre n'a pas de caractères bien tranchés ; elle est grise, dépourvue de saveur et douée d'une faible odeur vireuse. Elle attire fortement l'humidité de l'air.

Pharmacologie. — Les propriétés calmantes de la poudre de cynoglosse ont été supposées d'après l'odeur vireuse de cette substance, mais elles semblent purement hypothétiques. On ne conserve cette poudre, en pharmacie, que pour la préparation des *pilules de cynoglosse composées*, dans lesquelles son action, si tant est qu'elle en ait, se trouve effacée par celle des médicaments actifs, qui lui sont associés.

§ 25. POUDRE DE DIGITALE.

Préparation. — On contuse dans un mortier de marbre, avec un pilon de bois, des feuilles de digitale (*Digitalis purpurea* L., Scrophulariacées) puis on les secoue sur un tamis de crin, pour en séparer les poils argentés, qui couvrent leur face inférieure. On fait sécher à l'étuve à 40° les feuilles contusées, on les pile dans un mortier de fer et on passe au tamis de soie n° 120 (*Codex*).

Caractères. — La poudre de digitale bien préparée est verte, elle offre une saveur amère et une odeur *sui generis* très prononcée. Elle a pour élément actif un glucoside cristallisable, déjà décrit sous le nom de *digitaline* (p. 486).

On avait admis, à la suite des travaux de Schmiedeberg, qu'elle contient quatre principes immédiats actifs, dont deux solubles dans l'eau : la *digitonine* et la *digitaléine*, et deux insolubles dans l'eau : la *digitaline* et la *digitoxine*, ces derniers se distinguant l'un de l'autre en ce que le premier est à peine soluble dans le chloroforme, tandis que le second y est très soluble. M. Houdas et M. Kiliani ont démontré que les deux principes solubles dans l'eau n'en font qu'un seul, malheureusement nommé tantôt digitonine (*Kiliani*), tantôt digitaléine (*Houdas*).

Digitaléine (*digitonine*) : Elle est précipitée, par l'éther, des solutions alcooliques de l'extrait aqueux de digitale. Elle cristallise facilement, lorsqu'à sa solution aqueuse on ajoute de l'alcool amylique. Elle est lentement soluble dans l'eau froide, très rapidement dans l'eau bouillante, peu soluble dans l'alcool absolu, insoluble dans l'éther, le chloroforme et la ligroïne. Sa solution aqueuse est lévogyre : $\alpha_D = -49°,25$. Elle semble inaltérable à l'air. Chauffée graduellement, elle se ramollit vers 250° et se boursoufle à 270° ; à 280° elle est complètement caramélisée. Sa solution alcoolique, acidulée par l'acide chlorhydrique et chauffée à 100° pendant une heure et demie, donne (*Kiliani*) :

$$C^{27}H^{46}O^{14} + H^2O = C^{15}H^{24}O^3 + C^6H^{12}O^6 + C^6H^{12}O^6.$$

Digitaléine.   Digitogénine.   Dextrose.   Galactose.

L'acide chlorhydrique la dissout en prenant une teinte *jaune*, qui devient *rouge grenat*, à chaud. La solution sulfurique devient lentement *rose*, à chaud (*Dragendorff*).

La *digitaline* (de Schmiedeberg) est soluble dans l'alcool et à peu près insoluble dans le chloroforme. C'est aussi un glucoside, que l'acide chlorhydrique dédouble comme il suit (*Kiliani*) :

$$C^{29}H^{46}O^{12} + H^2O = C^{16}H^{22}O^2 + C^6H^{12}O^6 + C^7H^{14}O^5.$$

Digitaline.   Digitaligénine.   Dextrose.   Digitalose.

La digitaline communique à l'acide sulfurique une teinte d'un *vert jaunâtre*, devenant *jaune d'or, jaune brun*, puis *rouge*. Une trace d'acide azotique, de brome ou de sesquichlorure de fer la fait passer au *bleu violet*. Les réactifs de Fröhde et d'Erdmann agissent de la même façon (*Dragendorff*).

La *digitaligénine* cristallise en aiguilles incolores, solubles dans l'eau, très peu solubles dans l'éther, beaucoup plus dans l'alcool. Elle fond à 212°.

Le *digitalose* est un sucre particulier, probablement un heptose.

La *digitoxine* $C^{34}H^{56}O^{10}$ (digitaline cristallisée de Nativelle) est pour Kiliani un glucoside hydratable par l'acide chlorhydrique, en donnant naissance à un composé cristallisable appelé *digitoxigénine* $C^{22}H^{32}O^4$ et à un sucre également cristallisable et spécial, le *digitoxose* ($C^6H^{12}O^4$, ou $C^9H^{18}O^6$).

La *digitoxigénine* fond à 230°, en se colorant en jaune. Elle est dédoublable à froid par l'alcool chlorhydrique, c'est un mélange.

Le *digitoxose* fond à 101°, il est dextrogyre : $\alpha_D = +46°$.

Pharmacologie. — La digitale compte parmi les médicaments depuis le seizième siècle, mais ce n'est qu'à la fin du dix-huitième que ses propriétés médicinales ont été sérieusement étudiées. Sa poudre est fréquemment employée à titre de modérateur de la circulation et de diurétique. Elle sert de base à un grand nombre de préparations estimées : tisane, sirop, extrait, teinture, potion, vin, etc. Voici les rapports de poids qui existent entre les plus usitées d'entre elles (Dr Huchard) :

> 10 centigrammes de poudre de feuille de digitale équivalent à :
> Digitaline.................... .... 1 milligramme.
> Teinture alcoolique de digitale . ... 50 centigrammes.
> Teinture éthérée de digitale.............. .: 30 gouttes.
> Extrait éthéré de digitale.. .... 12 milligrammes.
>   — aqueux......... .... 45 —
>   — alcoolique......................... 50 —
> Sirop de digitale..........,............... 20 grammes.

L'importance de ce médicament est telle, que Soubeiran impose au pharmacien l'obligation de le préparer lui-même. Sage précepte, que le praticien consciencieux doit étendre à *presque tous* les produits pharmaceutiques.

On cueille habituellement les feuilles de digitale, pendant la deuxième année de végétation de la plante. M. Schneider conseille de choisir de préférence les feuilles radicales de la première année, qui, en août et en septembre, contiennent plus de digitaline que les feuilles de seconde année. Il recommande, en outre, la digitale sauvage et végétant dans un terrain sec ; elle contient plus de principes actifs que la digitale cultivée. A noter aussi que la dessiccation est réputée faire perdre aux feuilles une partie de leur valeur.

Fréquemment, l'infusé de digitale devient visqueux ou même gélatineux. Bernbeck attribue ce fait à la pectine existant dans les feuilles de première année et dans leurs pétioles. Peltz et Forcke le regardent comme une conséquence de la fermentation bactérienne du sucre ajouté à l'infusé, car l'alcool n'y produit aucun précipité. Ils reconnaissent cependant que l'action prolongée de la chaleur gélatinise le liquide, en dehors de la présence du sucre ; ce serait alors la pectine qui serait modifiée. M. Braeutigham a nommé *micrococcus gelatinogenus* le micro-organisme auquel est due cette altération de l'infusé de digitale et il a démontré que l'infusé gélatinisé n'a rien perdu de ses propriétés médicamenteuses. Lorsqu'on veut le préparer, il faut se servir d'eau distillée. M. England préconise la macération, dans un liquide alcoolisé, qui dissout mieux que l'eau les principes actifs de la digitale, sans les affaiblir comme le fait la chaleur.

Malgré l'avantage réel de ce modus faciendi, M. Léonard croit que la poudre de digitale, seule, réunit toutes les propriétés de la plante. Elle conserve fort longtemps ces propriétés. M. Perron a préparé, avec de la poudre vieille de plus de seize ans, des infusés dont les effets étaient incomparables d'activité.

§ 26. POUDRE D'ERGOT DE SEIGLE.

Préparation. — On fait sécher, à l'étuve, de l'ergot de seigle (*Claviceps purpurea* Tul., Champignons) récolté dans l'année ; on le pulvérise dans un mortier de fer et on passe à travers un tamis de crin n° 1 (*Codex*).

Caractères. — La poudre d'ergot de seigle est d'un gris foncé ; son odeur est forte et nauséeuse, sa saveur est fade premièrement, puis elle laisse une âcreté persistante à l'arrière-bouche. Son analyse est encore incomplète, malgré de très nombreuses recherches.

En 1831, Wiggers épuisant avec l'alcool l'ergot privé de matières grasses et précipitant par l'eau la liqueur alcoolique, obtint une substance complexe, amorphe, de couleur *rouge brun*, insoluble dans l'eau et dans l'éther, soluble dans l'alcool, l'acide acétique et l'hydrate de potasse, qu'il appela *ergotine*.

Wenzell décrivit ensuite (1865), sous la même dénomination, un alcaloïde soluble dans l'eau, qu'il retira de l'ergot de seigle, en même temps qu'une seconde base, à laquelle il donna le nom d'*ecboline* et que Manassewitz considère comme identique à l'ergotine. Tous ces produits sont peu définis.

M. Tanret a réussi, en 1876, à extraire de l'ergot un alcali cristallisé, l'*ergotinine* (V. page 365), qui est le principe actif de cette substance.

Dans la même année, MM. Dragendorff et Padwissotzky ont annoncé avoir retiré de l'ergot du seigle les principes suivants :

a. *Scléromucine.* Substance azotée, visqueuse, de nature colloïdale, coagulable par l'alcool à 40 ou 50 p. 100, peu soluble dans l'eau, quand elle a été desséchée. Elle se comporte, vis-à-vis des réactifs, tout autrement que les albuminoïdes, les alcaloïdes et les glucosides.

b. *Acide sclérotique.* Acide faible, soluble dans l'eau et dans l'alcool dilué, incolore, inodore et insipide. Ses caractères chimiques sont ceux de la scléromucine : à l'état de pureté, il est colloïdal comme elle et, pour les auteurs de sa découverte, il représente avec elle l'élément actif de l'ergot.

c. *Sclérérythrine.* — Matière colorante *rouge*, insoluble dans l'eau, soluble dans l'alcool, l'éther, le chloroforme et les alcalis dilués. Les solutions alcalines ont la couleur *pourpre* de la murexide.

d. *Scléroiodine.* — Matière colorante, probablement dérivée de la sclérérythrine, colorant en *violet* les solutions de potasse et en *bleu violacé* l'acide sulfurique pur.

e. *Sclérocristalline.* — Principe cristallin, *incolore* ou d'un *jaune citron*, insoluble dans l'eau et dans l'alcool, peu soluble dans l'éther. Les cristaux jaunes semblent être un hydrate de sclérocristalline, qui a été nommé *scléroxanthine* et dont la formule est : $C^{10}H^{10}O^4 + 3H^2O$.

f. *Picrosclérotine.* — Alcaloïde incomplètement étudié.

Depuis ces recherches, M. Kobert a isolé de l'ergot les *acides ergotinique* et *sphacélinique*, et une base, la *cornutine*; M. Tanret y a découvert un alcool, l'*ergostérine*.

L'*acide ergotinique* est un glucoside azoté peu stable, s'agrégeant facilement en masse. Les acides dilués le dédoublent, à l'ébullition, en un sucre
dextrogyre et en une base faible. C'est un poison narcotique, sans action
sur l'utérus.

L'*acide sphacélinique* n'est pas azoté ; il est amorphe et d'aspect résineux,
soluble dans l'alcool, insoluble dans l'eau. Ses sels sont solubles dans
l'eau, insolubles dans un mélange d'alcool et d'éther. Il agit énergiquement
sur l'utérus.

La *cornutine* est de l'ergotinine altérée, de même que la picrosclérotine,
l'ergotine et l'ecboline de Wenzell. Il n'y a qu'*un seul* alcali organique
dans l'ergot de seigle : l'ergotinine (*Tanret*).

L'*ergostérine* a une très grande analogie avec la cholestérine. Elle cristallise en paillettes nacrées (alcool), ou en aiguilles déliées (éther). Insoluble dans l'eau, elle se dissout, à froid, dans 500 p. d'alcool à 96°, dans
80 p. d'éther et dans 45 p. de chloroforme. Elle est lévogyre : $\alpha_D = 114°$,
fusible à 154°, vaporisable dans le vide à 185°.

C'est un alcool monoatomique, ayant pour composition chimique
$C^{26}H^{44}O$. OH. L'air l'oxyde lentement à froid, rapidement à 100°, elle se
colore et devient odorante. Elle donne avec l'acide azotique et le perchlorure de fer, la réaction colorée de la cholestérine. Mais, quand on la traite
par l'acide sulfurique, puis par le chloroforme, celui-ci reste à peu près
incolore, tandis qu'il devient *jaune orangé*, puis *rouge* et *violet* en présence
de l'air, dans le cas où on opère sur la cholestérine. Cette réaction est
différentielle. L'ergot de seigle contient environ 0,2 pour 1000 d'ergostérine.

Outre ces divers principes, on trouve encore dans l'ergot de seigle :

Une *huile fixe*, visqueuse et insapide, de plus inerte, lorsqu'elle a été
obtenue par expression. Elle est saponifiable et elle se solidifie au contact
du réactif Poutet (*Pilat*) ;

Du *tréhalose* ou *mycose*, sucre isomérique du sucre de canne, difficilement fermentescible et cristallisant avec 2 molécules d'eau, qu'il perd
à 100°. Son pouvoir rotatoire est $\alpha_D = + 220°$; il est peu sensible aux variations de température. Il se forme, généralement, lorsque commence la
production des spores et il disparaît à la maturité ;

Une *matière colorante violette*, que l'on peut isoler de la manière suivante : on fait macérer dans de l'eau ammoniacale l'ergot de seigle
entier. Le liquide prend une teinte d'un violet foncé. On le sature alors par
l'acide sulfurique étendu de son volume d'eau et froid. La matière colorante se dépose et peut être recueillie sur un filtre (*C. Méhu*).

Sa solution alcoolique est *rouge*. L'acétate de plomb y forme un précipité *bleu ardoise*, que l'acide sulfurique fait passer au *rouge*, en décolorant
le liquide, tandis que l'acide oxalique décolore le précipité en produisant
un liquide *rouge*. Une solution de borax, saturée à froid, décolore le précipité plombique et devient *violette*. Les acides acétique et sulfurique en
précipitent la matière colorante. Le chromate de potassium communique
aux solutions aqueuses ou faiblement ammoniacales de cette matière

colorante une nuance d'un *rouge cerise* foncé ; l'acide sulfurique produit dans le mélange un précipité *brun (Palm)*.

Pharmacologie. — La poudre d'ergot de seigle est d'un usage fréquent, comme obstétrical et comme hémostatique. Récente et préparée avec de l'ergot de bonne qualité, elle contient environ 1 pour 1000 d'ergotinine. Ce titre diminue à mesure qu'augmente l'ancienneté de l'ergot. La poudre n'est qu'incomplètement remplacée par son extrait aqueux ou alcoolique. On en fait aussi une décoction et un sirop fort peu employés.

Le Codex exige que ce médicament soit préparé au moment du besoin. Les craintes relatives à son altération ont été peut-être exagérées ; la poudre, enfermée sèche dans des flacons pleins et bouchés, semble garder assez longtemps son action médicinale. Quelques gouttes de sulfure de carbone la conservent pendant plus de deux ans, de même que l'ergot (C. Méhu). Toutefois, l'altérabilité de l'ergotine et de l'acide sphacélinique doit faire admettre celle de la poudre elle-même et déférer, par prudence, aux prescriptions du formulaire légal.

L'huile fixe contenue dans l'ergot contribue sans doute également à l'altération de la poudre. Pour prévenir ses inconvénients, M. Facinus a proposé de lessiver la poudre d'ergot avec de l'éther et de remplacer l'huile soustraite par un poids égal de sucre de lait ou de réglisse pulvérisée. M. Perret a proposé de nouveau le même moyen, avec cette différence qu'il ne restitue rien à l'ergot pour tenir lieu de la perte de substance que lui a fait éprouver l'éther et que, par conséquent, sa poudre est plus active que celle du Codex.

Le Dr Shœmaker a préconisé l'*huile fixe* de l'ergot, dans le traitement d'un certain nombre d'affections cutanées. Obtenue par déplacement, au moyen du benzène, cette huile est d'un rouge brun, non siccative ; elle contient des résines, de l'ergostérine et de l'acide lactique. L'ergot de seigle en donne 35 p. 100.

§ 27. POUDRE D'EUCALYPTUS.

Préparation. — Pour pulvériser les feuilles d'eucalyptus (*Eucalyptus globulus* Lab., Myrtacées) : on les sèche à la température de 25°, on les contuse au mortier, puis on passe le produit au tamis de soie n° 120 (*Codex*).

Caractères. — La poudre d'eucalyptus est verdâtre, très aromatique, légèrement amère et astringente. Elle contient une forte proportion d'une essence, nommée *eucalyptol* (V. *Essences*), qui paraît en être le principe actif, plus une résine, du tannin, etc.

Pharmacologie. — On accorde à l'eucalyptus des propriétés stimulantes, anticatarrhales et fébrifuges. Sa poudre peut être administrée à l'intérieur, à dose assez élevée (4 à 16 p. 100, *Gubler*). A l'extérieur, il est employé comme astringent, comme stimulant local et comme désinfectant, dans le pansement des plaies. L'essence que contiennent les diverses préparations, dont il est la base, s'oppose au développement des infusoires et des cryptogames. A ce titre, l'eau distillée d'eucalyptus est avantageusement affectée à la préparation de solutions destinées aux injections hypodermiques.

§ 28. POUDRE DE FÈVE SAINT-IGNACE.

Préparation. — La fève Saint-Ignace *(Strychnos Ignatii* Benth., Loganiacées) offre une consistance cornée tellement élastique, qu'il est à peu près impossible de la pulvériser sans employer l'artifice suivant : on l'expose, sur un tamis, à la vapeur de l'eau bouillante, jusqu'à ce qu'elle soit entièrement ramollie. On la concasse ensuite, au mortier ou dans un moulin à noix d'acier, puis on la sèche, à l'étuve. On peut transformer cette poudre grossière en poudre très ténue, en la contusant au mortier de fer, et en passant le produit au tamis de soie n° 120 *(Codex).*

Caractères. — La poudre de fève Saint-Ignace est d'un gris sombre, inodore et très amère. Ses propriétés organoleptiques et médicinales sont dues à la présence de deux alcaloïdes déjà décrits : la *brucine* et la *strychnine* (Voy. p. 352 et 381), qui se trouvent combinés à l'*acide igasurique.* D'après les analyses de Pelletier et Caventou, elle contient trois fois plus de strychnine et beaucoup moins de brucine que la noix vomique.

Pharmacologie. — Cette poudre est un amer excessivement énergique et un poison plus violent encore que la noix vomique. Elle n'est point usitée en nature; mais elle entre dans la composition des *gouttes amères de Baumé.* Elle sert, plus avantageusement que la noix vomique, à la préparation de la strychnine.

§ 29. POUDRE DE FOUGÈRE MALE.

Préparation. — On prend les rhizomes de fougère mâle (*Nephrodium Filix mas* Rich., Fougères) privés de leur extrémité la plus ancienne et récemment séchés ; on les coupe transversalement en tranches très minces et on les vanne, pour séparer les écailles foliacées. On les fait ensuite sécher à l'étuve, à 40° environ, puis on les pulvérise et on passe la poudre au tamis de soie n° 80 *(Codex).*

Caractères. — La poudre de fougère mâle, faite avec des rhizomes mondés des parties en voie de destruction, offre une couleur verte, une odeur *sui generis* et une saveur astringente. Elle a pour principes actifs des *huiles volatiles,* une *substance grasse,* une matière complexe, nommée *filicine* ou *acide filicique,* de l'acide *ptéritannique,* un *produit cireux* et de l'*aspidol.*

L'*huile essentielle* existe dans la proportion de 0,040 et 0,045 p. 100 du poids du rhizome. Elle est d'un *jaune clair (Ehrenberg), verte* selon Kobert; densité 0,85 à 0,86 ; la majeure partie distille entre 140° et 250°. On y trouve des acides gras libres, parmi lesquels domine l'acide butyrique, des éthers de la série grasse et des traces de principes aromatiques *(Ehrenberg).*

L'*acide filicique* affecte deux formes : il est amorphe ou cristallisé ; sous ce dernier état il est encore nommé filicine (*Poulsson*). La filicine dissoute dans l'ammoniaque s'y combine ; l'acide chlorhydrique décompose le sel produit en mettant en liberté de l'acide filicique amorphe.

MM. G. Daccomo et L. Scoccianti évaluent la proportion de cet acide en précipitant sa solution éthérée par une solution aqueuse d'acétate neutre de cuivre. Il se forme un précipité de filicate de cuivre $(C^{14}H^{15}O^5)^2Cu$, qu'on lave à l'eau, à l'alcool et à l'éther et qu'on pèse après dessiccation. 100 p. d'acide filicique donnent 111,55 p. de filicate de cuivre. Les auteurs précités ont trouvé de 1,77 à 2,42 p. 100 d'acide filicique, suivant l'origine et l'époque de la récolte du rhizome.

L'*acide ptéritannique* ou *filicotannique* est le tannin de la fougère.

L'*aspidol* est retiré de la partie de l'extrait éthéré de fougère mâle soluble dans la lessive de potasse. Il cristallise en lamelles incolores, fusibles à 136°.5, lévogyres : $\alpha_D = -24°,08$ en solution chloroformique à 3 p. 100. Il se dissout facilement dans l'alcool chaud, dans l'éther, dans le chloroforme, dans le benzène et dans la ligroïne. C'est un alcool monoatomique, isomérique du cinchol, du cupréol et du québrachol : $C^{20}H^{33}.OH$.

Pharmacologie. — Les propriétés vermifuges de la fougère mâle ont été connues des Grecs et des Arabes et n'ont jamais cessé d'être mises à contribution. On administre souvent la poudre de fougère en nature ou en tisane ; on fait usage aussi de son extrait alcoolique et, surtout, de son extrait éthéré. La poudre et l'extrait éthéré sont considérés comme les préparations les plus actives ; cependant, l'extrait alcoolique a été recommandé quelquefois, de préférence, contre le tænia.

Quelques observateurs prétendent que la plante des montagnes est seule efficace et qu'il y a lieu de renoncer à faire usage de celle des altitudes inférieures.

Il faut la choisir adulte, bien développée. Sa section doit être verte. Von der Marck et Ullersperger recommandent de la récolter entre le milieu d'août et le milieu de septembre, dans les endroits pierreux, exposés au nord. Sa conservation étant difficile, il vaut peut-être encore mieux l'arracher de terre au moment d'en faire usage (*Nothnagel* et *Husemann*).

§ 30. POUDRE DE GAIAC.

Préparation. — Pour pulvériser le bois de gaïac (*Guajacum officinale* L., Rutacées-Zygophyllées), il faut le réduire, à l'aide d'une râpe, en poudre grossière, qu'on sèche à l'étuve à 40° environ. On achève ensuite la pulvérisation, dans un mortier de fer, et on passe le produit au tamis de soie n° 120 (*Codex*).

Caractères. — Conservée à l'abri de la lumière directe, la poudre de gaïac est jaunâtre, douée d'une saveur mordicante, d'une odeur douce et agréable, qui rappelle celle de la vanille. Elle verdit quand on l'expose à l'air, à la lumière ou à l'action des oxydants, tels que les acides nitreux et hypochloreux. Ces qualités sont dues à la présence d'une résine particulière (V. *Sucs résineux*).

Essai. — On a mélangé ou substitué quelquefois la poudre de buis ou d'autres tiges ligneuses à celle du gaïac. Il est facile de reconnaître cette fraude grossière.

Pour cela on humecte la poudre suspecte avec de l'eau chlorée ou avec une solution d'hypochlorite alcalin ; au bout d'une minute, le gaïac est devenu complètement vert, tandis que les autres bois n'ont pas changé de couleur (*Huraut-Moutillard*).

Pharmacologie. — Le gaïac a été introduit, en 1508, par les Espagnols, dans la matière médicale. Il venait d'Amérique, précédé d'une réputation telle, comme antisyphilitique, qu'on le nommait *bois saint* ou *bois de vie*. On n'y voit aujourd'hui et depuis longtemps déjà qu'un stimulant sudorifique, dont on emploie la tisane, l'extrait, le sirop et la teinture alcoolique.

§ 31. POUDRE DE GAROU.

Préparation. — On prépare la poudre de garou (*Daphne Gnidium* L., Thyméléacées) comme celle d'écorce de chêne, avec cette différence que, la poussière du garou étant très irritante, l'opérateur doit se mettre soigneusement à l'abri de son contact.

Caractères. — La poudre de garou est inodore, d'un gris jaunâtre et d'une âcreté insupportable. On y trouve une huile verdâtre, une *résine âcre* et complexe, une *matière colorante jaune* et un glucoside découvert, en 1808, par Vauquelin et nommé *daphnine* $C^{15}H^{16}O^9 + 2H^2O$. Les acides affaiblis dédoublent la daphnine en glucose et en *daphnétine* (*Zwenger*).

Son principe actif n'a pas encore été isolé. Vauquelin et Guibourt le croyaient de nature alcaline ; M. G. Fleury ne pense pas qu'il en soit ainsi. D'après M. Guelliot, les propriétés épispastiques résident dans la résine et dans la matière jaune. La daphnine n'est pas vésicante.

Pharmacologie. — Le garou est vésicant et purgatif. On n'a jamais recours à ses propriétés drastiques, dont il n'est pas facile de modérer l'intensité. Mais on emploie fréquemment, à l'extérieur, en qualité de topique irritant plutôt que vésicant, la poudre de garou et les huiles, les pommades et les papiers que l'on prépare avec son extrait éthéré.

§ 32. POUDRE DE GENTIANE.

Préparation. — On coupe la racine de gentiane (*Gentiana lutea* L., Gentianées) en tranches minces, on la fait sécher à l'étuve et on la pulvérise par contusion. La poudre est passée au tamis de soie n° 140. (*Codex*).

Caractères. — La poudre de gentiane est jaune, faiblement odorante et très amère. Elle contient un sucre, le *gentianose*, une matière colorante jaune, cristalline, nommée successivement *gentianin, gentisin, acide gentianique*, enfin *acide gentianotannique*, par M. J. Ville, qui la range parmi les tannins. On y trouve encore un glucoside amer, cristallisable, isolé par MM. Ludwig et Stromeyer, qui lui ont donné le nom de *gentiopicrin*.

Au contact des acides dilués, le gentiopicrin fournit du glucose et du *gentiogénin.*

Le *gentianose* est un sucre à poids moléculaire élevé, représenté par la formule $C^{36}H^{66}O^{31}$. Il est fusible à 110°, réducteur, dextrogyre et fermentescible. Les acides étendus le dédoublent en dextrose et en lévulose.

Pharmacologie. — La gentiane est un amer très recherché ; elle est dépourvue d'astringence sensible et presque complètement privée du principe aromatique, qu'elle contient à l'état frais et auquel plusieurs praticiens ont attribué des propriétés narcotiques et même vénéneuses. On la prescrit en poudre et sous forme de tisane, d'extrait, de sirop, de teinture, de vin, etc. Elle fait partie de l'*élixir amer de Peyrilhe,* de plusieurs électuaires officinaux et d'un grand nombre d'autres médicaments.

§ 33. POUDRE DE GUIMAUVE.
Poudre d'althæa.

Préparation. — On choisit de la racine de guimauve (*Althæa officinalis* L., Malvacées) entièrement mondée et bien blanche, on la coupe en tranches très minces, que l'on fait sécher à l'étuve et qu'on pulvérise par contusion. La poudre est passée au tamis de soie n° 140 (*Codex*).

Caractères. — Poudre d'un blanc jaunâtre, offrant une odeur propre et une saveur désagréable. On y trouve une *substance mucilagineuse* abondante, une *matière colorante jaune,* du *sucre cristallisable* et de l'*asparagine.*

Pharmacologie. — La guimauve est un émollient, qu'on administre à l'intérieur, sous forme de sirop, et dont la décoction sert à préparer, pour l'usage externe, des lotions et des gargarismes. Elle entre dans la composition de la *poudre diurétique* du Codex et elle sert à donner de la consistance aux masses pilulaires.

§ 34. POUDRE D'HELLÉBORE BLANC.

Préparation. — On concasse légèrement, avec un pilon de bois, le rhizome d'hellébore blanc (*Veratrum album* L., Colchicacées) et on crible pour séparer la terre qui lui était adhérente. On fait ensuite sécher les fragments à l'étuve à 40°, on pulvérise, par contusion, dans un mortier de fer et on passe le produit au tamis de soie n° 120 (*Codex*).

L'opérateur doit garantir son visage et ses organes respiratoires du contact de la poussière d'hellébore, qui est très âcre.

Caractères. — Cette poudre est blanchâtre et sans odeur ; sa saveur, d'abord douce, ne tarde pas à devenir d'une âcreté excessive. Parmi les substances dont l'analyse y a révélé la présence, se trouvent un acide organique et plusieurs alcaloïdes.

Les premières analyses effectuées lui attribuaient trois alcaloïdes : la *vératrine,* la *jervine* et la *vératroïdine.*

Tobien, le premier, a dit qu'elle ne contenait pas de vératrine.

Wrigt et Luff en ont isolé cinq bases : le *pseudojervine,* la *rubijervine,* la *jervine*, la *vératralbine* et des traces de *vératrine*. Les alcalis dominants sont, pour eux, la jervine et la vératralbine.

Plus récemment, M. Pehkschen a conclu à l'existence de la *vératroïdine*, de la *jervine* et de la *pseudojervine* seulement, unies à l'*acide jervique*.

Enfin, M. Salzberger admet que, suivant le procédé d'extraction employé, on obtient : *jervine*, *rubijervine* et *protovératridine*, ou *pseudojervine*, *protovératrine* (qui semble être de la vératroïdine purifiée), plus des traces de jervine et de rubijervine. Le même chimiste pense qu'il y a peut-être d'autres alcaloïdes dans le rhizome, mais qu'il ne s'y trouve pas de vératrine. Voici le résumé de ses travaux.

Jervine $C^{26}H^{37}AzO^3$. Belles aiguilles blanches, faiblement lévogyres, fondant à 237°,7. Elles se dissolvent dans l'alcool absolu, dans le chloroforme, dans l'éther, dans le benzol, mais non dans l'eau ou dans la ligroïne. L'acide sulfurique et le sucre la colorent en *violet*, passant au *bleu*.

Protovératridine $C^{26}H^{45}AzO^8$. Cristallise en lames à quatre faces, fusibles à 265°, insolubles dans l'éther et le benzol, peu solubles dans l'alcool et le chloroforme. Elle est amère, mais non toxique. L'acide sulfurique lui communique une couleur *violette*, qui devient *rouge*. L'acide chlorhydrique la teinte en *rouge*, à chaud.

Rubijervine $C^{26}H^{45}AzO^3$. Longs prismes ressemblant à ceux de la jervine, solubles dans le chloroforme chaud et dans l'alcool méthylique, ou éthylique à peine soluble dans l'éther. Elle fond entre 240° et 246°.

Protovératrine $C^{33}H^{51}AzO^6$. Lames unobliques, fondant à 245°-250°, solubles dans le chloroforme et dans l'alcool à 96° bouillant, peu solubles dans l'éther. Elle est très toxique.

Pseudojervine. $C^{29}H^{43}AzO^7$. Lames à six pans, solubles dans l'alcool, surtout s'il est mélangé de chloroforme, presque insolubles dans l'éther. Point de fusion : 300°-307°.

Pharmacologie. — La poudre d'hellébore blanc est sternutatoire, émétique, diurétique, purgative et vénéneuse à faible dose. C'est un insecticide très efficace, mais tellement irritant, qu'on hésite à l'employer. La même crainte restreint l'usage que l'on peut faire de la pommade, de la décoction et de la teinture, que l'on prépare avec cette substance.

§ 35. POUDRE D'HELLÉBORE NOIR.

Préparation. — On pulvérise l'hellébore noir (*Helleborus niger* L., Renonculacées) comme l'hellébore blanc (*Codex*).

Caractères. — La poudre de rhizome d'hellébore noir est plus foncée que la précédente. Sa saveur est amère, astringente et très désagréable ; son odeur est faible et nauséabonde. Elle contient un corps azoté, cristallisable, nommé *helléborine (Bastick)* et de l'*helléboréine*.

L'*helléborine* $C^{36}H^{42}O^6$ est incolore, insoluble dans l'eau, soluble dans l'alcool et principalement dans l'éther. Elle est neutre aux réactifs colorés. Sa saveur est âcre et amère. L'acide sulfurique la dissout en formant une liqueur d'un *rouge brun*. Les acides dilués la dédoublent en glucose et en *helléborésine* $C^{30}H^{38}O^4$.

L'*helléboréine* $C^{26}H^{44}O^{15}$ est un autre glucoside cristallisable, dont les aiguilles s'effritent à l'air. Elle est soluble dans l'eau, très peu dans l'alcool et dans l'éther, douceâtre, incolore, sternutatoire et faiblement acide. De plus, elle est vénéneuse. Les acides dilués la convertissent en glucose et en *helléborétine* $C^{14}H^{20}O^3$, qui colore l'alcool en *violet*.

Pharmacologie. — L'usage médical de l'hellébore noir remonte aux temps mythologiques. Cette plante a servi tout d'abord au traitement de la folie et, plus tard, elle a tenu le premier rang parmi les purgatifs drastiques, les vomitifs, les anthelminthiques, les diurétiques, etc. Son efficacité médicinale est aujourd'hui discutée ; ce qui n'est pas douteux, c'est qu'elle est infiniment plus vénéneuse que l'hellébore blanc (*Pécholier* et *Rédier*). Elle semble d'ailleurs perdre une partie de ses propriétés par la dessiccation. Les *pilules toniques de Bacher* sont la seule préparation officinale dans laquelle elle soit inscrite actuellement.

§ 36. POUDRE D'IPÉCACUANHA.

Préparation. — On choisit de la racine d'ipécacuanha annelé (*Cephœlis ipecacuanha* Rich., Rubiacées) bien nourrie et privée des petites souches ou prolongements supérieurs ligneux et filiformes, qui s'y trouvent mêlés. On la pulvérise, après l'avoir bien séchée à l'étuve à 40° environ, dans un mortier de fer couvert et à l'aide d'une percussion modérée. On passe le produit à travers un tamis de soie couvert n° 120, et on cesse l'opération lorsqu'on a obtenu, à l'état de poudre, les trois quarts du poids de la racine employée (*Codex*).

Caractères. — La poudre d'ipécacuanha est d'un gris blanchâtre, elle offre une saveur âcre et une odeur nauséeuse. D'après les analyses de Pelletier, elle contient 2 p. 100 d'une *substance grasse*, dont l'odeur est forte et désagréable, et 16 p. 100 d'*émétine* (v. p. 364) qui, d'après Willick, existe, dans la racine, en combinaison avec l'*acide ipécacuanhique*. M. Merck a trouvé, dans certaines espèces, des *saccharoses*. MM. P. et J. Cownlen ont établi que la substance désignée jusqu'ici sous le nom d'émétine est un mélange, en proportions variables, de deux alcaloïdes : l'*émétine* et la *céphœline*.

L'*émétine* de MM. Cownlen est amorphe, incolore, fusible à 60°, très alcaline et saturant bien les acides. Elle est très soluble dans l'alcool, l'éther, le chloroforme et le benzène ; peu soluble dans l'eau et l'éther de pétrole. La lumière la jaunit. Ses sels sont très solubles dans l'eau et dans l'alcool et difficilement cristallisables. Sa formule est : $C^{15}H^{22}AzO^2$.

La *céphœline* cristallise dans l'éther en aiguilles soyeuses, plus faciles à former en présence de l'eau. Elle fond à 96°-98°. Précipitée d'un de ses sels par l'ammoniaque, elle est amorphe et elle ne fond qu'à 102°. La lumière la jaunit comme l'émétine. Elle est bien moins soluble que celle-ci dans l'éther, et bien plus soluble dans l'éther de pétrole chaud. Ses sels sont incristallisables. Elle a pour composition : $C^{14}H^{20}AzO^2$.

Essai. — La poudre d'ipécacuanha est un médicament important, sur la valeur duquel doit pouvoir compter le médecin. Il importe au pharmacien de la préparer. Celui qui s'affranchit de ce devoir doit au moins vérifier la pureté du produit qu'il achète, car le commerce y mélange parfois des poudres inertes ou des poudres d'ipécacuanha de qualité inférieure.

Suivant le Codex, la poudre d'ipécacuanha médicinale, traitée par l'alcool à 70°, doit fournir de 20 à 22 p. 100 d'extrait sec. Son infusé aqueux prend une teinte *vert-pomme*, par l'addition d'un cristal transparent de sulfate ferreux. A ces deux caractères, on peut joindre le dosage de l'émétine, qu'on effectue rapidement, par la méthode suivante :

On introduit dans un tube à essai :

Éther à 66°..	8 c. cubes.
Alcool à 95°...	3 —
Ammoniaque....................................	2 —

On agite fortement et on verse rapidement sur 10 grammes de poudre d'ipécacuanha placée dans une capsule de porcelaine. On mélange exactement et on introduit le tout dans un appareil à déplacement, pour l'épuiser avec de l'éther; 200 cc. d'éther suffisent généralement. Le liquide, versé dans un tube à brome, est agité avec 5cc. d'acide sulfurique à 4p. 100. On sépare la solution acide, on lave l'éther avec de l'eau et on réunit les liquides acides dans un tube à brome, on les additionne de soude en excès et on les épuise avec l'éther. Les liquides éthérés, évaporés dans une capsule tarée, donnent un résidu d'émétine pure, à peine jaune, indiquant la richesse de la poudre analysée (*A. Grandval* et *H. Lajoux*).

Pharmacologie. — L'usage médical de l'ipécacuanha ne date que de la fin du XVII° siècle. Ce médicament a été propagé par Jean Helvétius et rendu célèbre par la guérison du Dauphin. Il est très fréquemment employé, en nature, en sirop ou en tablettes, à titre de vomitif et d'expectorant ; on se sert plus rarement de l'infusé, de la teinture et du vin d'ipécacuanha. Il fait encore partie de la *poudre de Dover* et du *sirop de Désessartz*.

Il doit ses propriétés aux alcaloïdes qu'il contient et qu'on retrouve dans toutes les parties de la plante. M. D. Hooper en a dosé : 1,79 p. 100 dans la racine : 1,13 p. 100 dans la tige et 1,45 p. 100 dans les feuilles. Le corps ligneux de la racine même en fournit 0,5 à 0,6 p. 100 (*Keller*). D'après ce dernier auteur, un bon ipécacuanha doit contenir au moins 2,5 p. 100 d'émétine. En général, on considère comme de qualité suffisante celui qui en donne 2 p. 100 à l'analyse.

Sous le nom d'*ipéca désémétinisé*, Harris a préconisé en 1890, contre la dysenterie, la poudre de la racine privée d'alcaloïdes par un mélange de chloroforme et d'ammoniaque.

§ 37. POUDRE DE JABORANDI.

Préparation. — On pulvérise les feuilles de jaborandi (*Pilocarpus pinnatifolius* Lem., Rutacées) par contusion dans un mortier de fer, et on passe la poudre au tamis de soie n° 120 (*Codex*).

Caractères. — La poudre de jaborandi est grisâtre, légèrement amère et aromatique, dépourvue de saveur désagréable. Elle contient une essence, un acide volatil et deux alcaloïdes : la *pilocarpine* (*Hardy*) (V, p. 376), et la *jaborine* (*Harnack* et *Meyer*).

La *jaborine* est un produit d'altération ou de transformation de la pilocarpine. C'est une base énergique, amorphe, moins soluble dans l'eau et plus soluble dans l'éther que la pilocarpine. Ses sels sont incristallisables. Elle paraît avoir les réactions d'un alcali tertiaire. Sa composition chimique est très voisine de celle de la pilocarpine et probablement plus riche en carbone. Son action physiologique est celle de l'atropine.

L'*essence*, qui donne au jaborandi son parfum, est en majeure partie formée d'un carbure d'hydrogène isomérique du térébenthène, dont le point d'ébullition est à 178° et auquel on a donné le nom de *pilocarpène*.

Pharmacologie. — Le jaborandi est un diaphorétique et un sialagogue des plus énergiques. On l'emploie de plusieurs manières, en médecine, mais sa meilleure forme pharmaceutique paraît être la poudre soigneusement préparée.

§ 38. POUDRE DE JALAP.

Préparation. — On prend du jalap tubéreux (*Ipomœa purga* Hayne, Convolvulacées), on le concasse et on le fait sécher à l'étuve à 40°. On le pulvérise ensuite, dans un mortier de fer couvert, et on passe à travers un tamis de soie n°120 (*Codex*).

Caractères. — Cette poudre est grise, âcre à la bouche et d'une odeur désagréable. Elle doit son action médicinale à la présence d'une *résine*, qui est un mélange de deux glucosides nommés *convolvuline* et *jalapine* (V. *Résine de jalap*).

Essai. — L'essai de la poudre de jalap consiste dans le dosage de la résine, dont le Codex exige qu'elle contienne de 15 à 18 p. 100 de son poids.

Pour opérer ce dosage, on pèse 10 grammes de poudre de jalap, que l'on traite par lixiviation au moyen de l'alcool à 90°. On distille ensuite la liqueur, pour en retirer l'alcool, et on délaie le résidu dans l'eau bouillante. La résine précipitée par l'eau est lavée à plusieurs reprises, avec de l'eau chaude, et séchée à l'étuve. Elle doit peser au moins 1^{gr},50 si le jalap est de bonne qualité.

Pharmacologie. — Le jalap est un purgatif drastique, introduit en Europe en 1609. On emploie sa poudre seule ou associée à d'autres médicaments. Elle entre dans la composition d'un certain nombre de teintures purgatives, parmi lesquelles sont l'*eau-de-vie allemande*, l'*élixir antiglaireux de Guillié* et la *médecine Leroy*.

Il est assez rare d'y trouver la quantité de résine exigée par le Codex. Le commerce de Mexico lave souvent les tubercules avec de l'alcool, avant de les mettre en vente ; d'où la nécessité de titrer ceux que l'on reçoit, avant de les accepter.

§ 39. POUDRE DE JUSQUIAME

A. Poudre de feuilles.

Préparation. — Pour pulvériser la jusquiame (*Hyoscyamus niger* L., Solanées), on a recours au même procédé que pour la poudre de feuilles de belladone (*Codex*).

Caractères. — Couleur verte, odeur vireuse, saveur amère. Elle contient trois alcaloïdes : la *sikéranine*, l'*hyoscyamine* et la *choline*.

La *sikéranine*, découverte par Buckheim, est à peine connue. Elle est principalement caractérisée par son chloraurate, cristallin et fusible à 200°. La jusquiame en renferme très peu.

L'*hyoscyamine* a été découverte par Brandes, en 1822, et nommée atropidine par Regnauld, en raison de ce qu'elle existe en bien plus forte proportion dans la belladone que dans la jusquiame. Elle cristallise très difficilement en aiguilles soyeuses, incolores et inodores, solubles dans l'eau, l'alcool, l'éther, le chloroforme et le benzène. Elle fond à 108°.5, puis elle se volatilise, en se décomposant partiellement. Son chloraurate fond à 159°. Délayée dans un peu d'acide sulfurique et additionnée d'une trace de bichromate de potassium et de quelques gouttes d'eau, elle dégage, comme l'atropine, une agréable odeur d'aubépine (*Duquesnel*). Elle est facilement entraînée par la vapeur de l'eau, quand on la fait bouillir avec ce liquide. La baryte la dédouble, à 62°, en *acide hyoscinique* et en *hyoscine* (*Hœhn*), isomériques de l'acide tropique et de la tropine. Quand on chauffe l'hyoscine et l'acide hyoscinique, avec de l'acide chlorhydrique dilué, on obtient l'atropine. Cette dernière base est isomérique de l'hyoscyamine, mais elle ne lui est pas identique (*Ladenburg*).

B. Poudre de semence.

Préparation. — Les semences, séchées à l'étuve, vers 40°, sont pulvérisées dans un mortier couvert. On passe la poudre au tamis de soie n° 100 (*Codex*).

Caractères. — La poudre de semence est grise, amère, peu odorante. Elle contient une proportion notable d'hyoscyamine.

Pharmacologie. — La jusquiame noire est un calmant, qui offre beaucoup d'analogie avec la belladone. Cette ressemblance s'explique facilement par l'identité d'action physiologique, que présentent l'hyoscyamine et l'atropine. Toutefois, l'hyoscyamine paraît avoir moins d'énergie que l'alcali de la belladone ; mais cette infériorité tient peut-être aux difficultés que l'on éprouve à l'obtenir à l'état de pureté. D'après les recherches de MM. Hertz et Houlton, il ne faut employer, comme médicament, que la jusquiame de seconde année, celle de première année étant inactive. M. Donavan a confirmé cette observation et il enseigne le moyen suivant pour reconnaître l'âge de la plante que l'on emploie : on fait macérer la jusquiame avec de l'alcool ; la teinture devient laiteuse, quand elle est faite avec la plante de deux ans, elle reste limpide avec celle de première année.

On fait, avec la poudre de jusquiame, un sirop, une teinture et un extrait, qui sont fréquemment employés. La poudre de *semence de jusquiame blanche* fait partie des *pilules de cynoglosse.*

§ 40. POUDRE DE KOLA.

Préparation. — Les semences de Kola (*Sterculia acuminata*, Sterculiacées) sont séchées à l'étuve et pulvérisées dans un mortier couvert. On passe la poudre au tamis n° 120.

Caractères. — La poudre de Kola est d'un jaune rougeâtre, inodore et très peu sapide au premier abord, astringente et amère, après un certain temps de contact avec la salive. Elle contient : de la *caféine*, signalée par Liebig, en 1867 ; une *essence*, un *corps gras*, de l'*amidon*, des *principes gommeux* et *sucrés*, un *albuminoïde* analogue à la légumine, de la *cellulose*, des *matières colorantes* et des *sels minéraux*, successivement dosés par J. Attfield, en 1864.

MM. Heckel et Schlagdenhauffen ont déterminé, plus rigoureusement que leurs devanciers, les proportions respectives de ces divers principes ; en outre, ils ont isolé du Kola : de la *théobromine*, du *tannin* et un principe coloré qu'ils ont nommé *rouge de Kola*. Suivant eux, les Kolas africains donnent, en centièmes : caféine 2,346 ; théobromine 0,023 ; corps gras 0,586 ; tannin 1,618 ; glucose 2,875 ; gomme 3,040 ; albuminoïdes 6,761 ; rouge de Kola 1,290 ; amidon 33,754 ; matières colorantes 2,561 ; sels minéraux 3,395.

Le *rouge de Kola* semble être analogue au rouge cinchonique. Il retient mécaniquement une partie de la caféine, lorsqu'on cherche à l'enlever à la poudre de Kola, au moyen du chloroforme. Desséché, il est brillant, presque noir, très soluble dans l'alcool et dans les alcalis caustiques. Ses solutions alcalines sont d'abord d'un *brun rouge* ; chauffées au bain-marie elles deviennent *rouge sang.*

M. Knebel pense que ce principe est, dans la noix de Kola, en combinaison avec la caféine et le glucose, sous la forme d'un glucoside, qu'il nomme *Kolanine.* Pendant la maturation et pendant la dessiccation de la graine, un ferment soluble dédoublerait le glucoside, de telle sorte que la matière colorante rouge se composerait de kolanine intacte et de rouge de Kola. La composition de ce dernier serait $C^{14}H^{13}(OH)^5$. Il est peu stable et, par oxydation, il donne naissance au tannin, dont la noix contient 1 à 2 p. 100. Fondu avec les alcalis, il produit : *pyrocatéchine*, acides formique, acétique et isobutyrique.

La *matière grasse* est douée d'une odeur qui rappelle celle du cacao. Elle est accompagnée d'une *matière cireuse* particulière.

L'*essence* possède l'odeur et la saveur de l'essence de sassafras (*Wilsdorf*).

Le *tannin* de Kola prend avec les sels ferriques une coloration *verte* intense, passant bientôt au *brun sale*, et il finit par déposer des flocons *bruns*.

L'acétate d'urane forme lentement dans ses solutions un dépôt *jaune*.
Le citrate de fer ammoniacal y produit une coloration *rouge sang*.

Pharmacologie. — La poudre de Kola doit la majeure partie de son
action physiologique à la caféine et à la théobromine ; à cet égard elle se
rapproche du thé, du cacao et du café. Sa richesse varie suivant sa provenance ; la noix de Kola de la Jamaïque ne contient que 1,75 à 1,95 p. 100
de caféine (*Dohme* et *Engelhard*), au lieu de 2,20 à 2,34 que donne la
graine d'Afrique.

On emploie ce médicament en nature et sous forme d'infusé, d'extrait de
teinture, de vin, etc. L'eau oxygénée dissipe son amertume (*H. Hoffmann*).

§ 41. POUDRE DE GRAINE DE LIN.
Farine de lin.

Préparation. — On secoue les semences de lin (*Linum usitatissimum*
L., Linacées) sur un crible métallique, pour en séparer la poussière, et on
les débarrasse par le triage des corps étrangers qui s'y trouvent mêlés.
On les fait ensuite sécher à l'étuve ; on les pile, par contusion, dans un
mortier de fer, ou on les pulvérise dans un moulin à noix d'acier et à arêtes
tranchantes, puis on passe la poudre à travers un crible n° 16 (*Codex*).

Caractères. — La farine de lin est jaune, odorante, douce au toucher,
très mucilagineuse et formant facilement émulsion avec l'eau. Elle contient
35 p. 100 d'*huile fixe* et 20 p. 100 de *substance mucilagineuse* (*Meyer*).
M. Pagenstecher en a retiré un corps cristallisé, auquel il a donné le nom
de *linine*.

Le *principe mucilagineux* peut être précipité par l'alcool, dans un
décocté de semence de lin. Séché, il est d'un gris brun, insipide, inodore
et soluble dans l'eau. 2 grammes de cette substance peuvent émulsionner
30 grammes d'huile.

Essai. — Le commerce fraude parfois la farine de lin avec des *tourteaux* privés d'huile, avec du *son* et avec de la *sciure de bois*.

Pour reconnaître le mélange de *tourteaux*, on épuise 10 grammes
de farine suspecte au moyen de l'éther ou du sulfure de carbone et on
évapore la liqueur, qui doit fournir un résidu huileux du poids minimum
de 3 grammes, si la farine est pure.

La *sciure de bois* est facilement distinguée à la loupe.

Le *son*, contenant de l'amidon, bleuit quand on le touche avec une solution iodée, tandis que la farine de lin pure est à peine colorée par ce réactif.

Pharmacologie. — La farine de lin est une substance adoucissante,
exclusivement employée à la préparation des cataplasmes. On doit la
renouveler souvent, dans les officines, car elle est assez rapidement envahie
par le *Tyroglyphus Siro* (Laboulbène). En outre, l'huile qu'elle contient
rancit promptement au contact de l'air et la farine provoque alors des
érythèmes. Deschamps et quelques praticiens conseillent, pour éviter cette
altération, de n'employer que les tourteaux de lin privés d'huile ; la
matière grasse, disent-ils, n'ajoutant d'autre qualité au produit que celle

de précipiter sa fermentation acide. Cette opinion serait soutenable, si l'on pouvait obtenir économiquement, *à froid*, des tourteaux *complètement* dépouillés d'huile ; elle ne mérite pas qu'on s'y arrête, les tourteaux fournis par l'industrie ayant habituellement subi une température susceptible d'altérer leur mucilage et la petite quantité de matière grasse, dont ils restent imprégnés. Il faut se tenir à la prescription du Codex et ne considérer comme bonne, que la farine récente préparée avec toute la graine, amande et spermoderme.

§ 42. POUDRE DE MOUTARDE NOIRE.
Farine de moutarde.

Préparation. — On pulvérise les semences de moutarde noire (*Brassica nigra* L. Crucifères) comme les semences du lin, à cela près qu'on passe la poudre au crible n° 25 (*Codex*).

Caractères. — La farine de moutarde est verdâtre et parsemée des débris rougeâtres du spermoderme de la semence. Elle est inodore et insipide, lorsqu'elle est bien sèche ; mais si on la conserve pendant quelque temps dans la bouche, ou qu'on l'humecte avec de l'eau, elle produit une *huile volatile* d'une grande âcreté (*sulfocyanate d'allyle*). Bussy a démontré que cette huile se forme, *avec le concours de l'eau*, par suite de l'action d'un ferment soluble, la *myrosine*, sur le *myronate de potassium* (V. *Essences*). Outre ces deux éléments, la moutarde noire contient encore de la *sinapisine* et 28 p. 100 d'*huile fixe*.

Essai. — Dans le commerce, on mélange souvent à la farine de moutarde des poudres inertes, que l'on colore avec de l'*ocre* ou du *curcuma*. Le dosage de l'huile fixe, au moyen de l'éther, peut accuser la présence des substances étrangères. De plus, le *curcuma* serait trahi par la potasse caustique, qui le colore en *rouge*. L'*ocre* céderait à l'acide chlorhydrique du fer, que l'on pourrait caractériser ensuite à l'aide des réactifs de ce métal.

M. Crouzel conseille de doser l'essence que peut produire la poudre complètement deshuilée. Pour cela on épuise 100 grammes de farine de moutarde avec de l'éther, on la sèche à l'air libre, puis on la délaie dans de l'eau froide et on laisse macérer pendant vingt-quatre heures. On isole alors l'huile volatile soit par distillation, soit au moyen de l'éther, qui l'abandonne ensuite par évaporation spontanée. On doit obtenir 0^{gr},30 d'huile essentielle.

Ces essais ne garantissent point contre l'altération de la farine par la mite du fromage (*Tyroglyphus Siro*) et par l'humidité. Il peut arriver que ce produit, préparé avec la graine incomplètement séchée, ou conservée dans des conditions de sécheresse défectueuses, développe prématurément l'essence qui constitue son principe actif et que cette essence se volatilise, avant l'emploi de la farine. Le sens du goût peut révéler parfois cette fermentation, mais il n'en donne pas la mesure. Pour plus de sûreté, le pharmacien doit toujours préparer ce médicament.

Pharmacologie. — La moutarde noire est un stimulant digestif, dont l'usage est assez répandu pour que la médecine soit dispensée de le prescrire ; elle aurait plutôt à en modérer l'abus. Pour l'extérieur, la farine de moutarde sert à préparer des *sinapismes* (V. *Cataplasmes*) et des pédiluves, dont on utilise journellement les propriétés irritantes.

Dans le but de faciliter sa conservation, Robinet a proposé d'enlever à cette farine l'huile fixe qu'elle contient. Mais, pour atteindre le résultat désiré, il faut opérer la soustraction totale du principe gras, au moyen d'un de ses dissolvants, et ne pas se contenter de la séparation incomplète que donne l'expression. Il est bon de remarquer, en outre, que la farine ainsi traitée fournira, sous le même poids, plus d'essence et qu'elle sera, par conséquent, beaucoup plus active que la farine naturelle (V. *Cataplasmes*).

§ 43. POUDRE DE MUGUET.

Préparation. — On pulvérise par contusion, dans un mortier de fer les fleurs, les tiges et les racines du muguet (*Convallaria maialis* L., Liliacées-Asparagées), tantôt isolées, tantôt réunies. On passe au tamis de soie n° 80 ou à un tamis plus serré, suivant l'usage auquel on destine la poudre.

Caractères. — La poudre de muguet est d'un blanc jaunâtre, quand elle est préparée avec les fleurs seulement, et d'un gris verdâtre lorsqu'on y introduit la tige et les racines. Elle est inodore et douée d'une saveur amère.

Walz en a isolé deux glucosides : la *convallarine* et la *convallamarine*.

La *convallarine* $C^{34}H^{62}O^{11}$ est insoluble dans l'eau, soluble dans l'alcool et purgative.

La *convallamarine* $C^{23}H^{44}O^{12}$, préparée par le procédé de M. Tanret (précipitation par le tannin et décomposition du précipité par l'oxyde de zinc), est blanche, soluble dans l'eau et dans l'alcool, insoluble dans l'éther, dans le chloroforme et dans l'alcool amylique. L'acide sulfurique la colore en *violet ;* un excès d'eau détruit la coloration. Les acides dilués la dédoublent, à l'ébullition, en glucose et en *convallamarétine* $C^{20}H^{36}O^{8}$. C'est elle qui communique au muguet sa saveur amère. La plante fraîche en a fourni deux millièmes, au commencement du mois d'août (*Tanret*).

Pharmacologie. — La poudre de fleurs de muguet est un sternutatoire d'ancienne date et un succédané de la digitale. Celle que l'on prépare avec la plante entière sert à la confection d'extraits, de teintures, etc. Elle doit ses propriétés cardiaques à la convallamarine, dont la proportion varie suivant l'âge du muguet.

§ 44. POUDRE DE NOIX VOMIQUE.

Préparation. — Les semences de noix vomique (*Strychnos nux vomica* L., Loganiacées) sont trop élastiques pour être pulvérisées directement. Pour les diviser, on les lave à l'eau froide et on les expose, sur un tamis de crin, à la vapeur de l'eau bouillante. Quand elles sont bien ramollies, on les pile dans un mortier de fer et on les broie dans un moulin, puis on sèche la poudre à l'étuve et on la passe à travers un tamis de soie n° 120 (*Codex*).

Caractères. — La poudre de noix vomique est grise, sans odeur et d'une amertume très grande. Elle contient trois alcaloïdes, à savoir : la *strychnine*, la *brucine* (V. p. 381 et 352) et l'*igasurine*.

L'*igasurine* a été découverte, en 1852, par Desnoix. Elle ressemble à la brucine, sous le rapport des propriétés physiques et chimiques : elle en diffère principalement en ce qu'elle est 5 fois plus soluble dans l'eau. Desnoix et Soubeiran la regardent comme étant plus vénéneuse que cette dernière. M. Schützenberger a décrit, sous ce nom, 9 alcaloïdes, distincts par leur composition chimique et par leur degré d'hydratation. Il considère ces alcalis comme des produits d'oxydation de la brucine, formés sous l'influence de la végétation.

Essai. — La valeur médicinale de la poudre de noix vomique dépend de sa richesse en alcaloïdes ; on la détermine de la manière suivante. On épuise 10 grammes de poudre par un mélange de 75 p. de chloroforme et 25 p. d'alcool ammoniacal. On distille, pour extraire le chloroforme et on chasse ensuite l'alcool par évaporation. Le résidu est délayé dans un mélange de : 5 c.c. d'eau, 5 c.c. d'ammoniaque à 10 p. 100 et 5 c.c d'alcool. On agite le tout dans un entonnoir à séparation de liquides, avec 20 c.c. de chloroforme, d'abord, puis deux fois successivement avec 10 c.c de chloroforme. Les liquides chloroformiques distillés, le résidu est chauffé au bain-marie, jusqu'à élimination de l'ammoniaque. Le résidu est dissous dans 15 c.c. d'acide chlorhydrique décinormal ; on filtre le liquide et on le titre avec la soude centinormale ; on obtient, par différence, le poids d'acide chlorhydrique répondant aux alcaloïdes dissous et, par suite, celui des alcaloïdes eux-mêmes, qui ne doit pas être inférieur à 2,20 p. 100 (*Holst* et *Beckurst*).

Si on veut évaluer séparément la strychnine et la brucine, on verse avec une burette graduée une solution titrée de ferrocyanure de potassium dans la solution chlorhydrique des alcaloïdes. Le ferrocyanure de strychnine, insoluble dans l'eau, se précipite. Le perchlorure de fer indique la terminaison du dosage. La brucine, dont le ferrocyanure est soluble, est appréciée par différence.

Pharmacologie. — La poudre de noix vomique est un amer puissant, que l'on emploie toujours à doses très faibles. Son action physiologique est un diminutif de celle des alcaloïdes auxquels elle doit ses propriétés. On prépare un extrait et une teinture de noix vomique, qui jouissent des mêmes vertus médicinales.

§ 45. POUDRE DE PAULLINIA ou de GUARANA.

Préparation. — On prend la pâte solide formée avec les semences du *Paullinia sorbilis* Mart. (*Sapindacées*) et connue sous le nom de *guarana*, on la brise par morceaux et on la pulvérise grossièrement dans un mortier de fer. On fait sécher le produit à l'étuve, on achève de le pulvériser, par une forte contusion, et on passe au tamis de soie n° 100 (*Codex*).

Caractères. — La poudre de guarana est amère, inodore et d'un gris sombre. Martius en a retiré un alcaloïde, qu'il a nommé *guaranine* et dans lequel Jobst reconnut plus tard la caféine (V. p. 353).

Pharmacologie. — Le guarana est un tonique dont on a exagéré l'efficacité contre la migraine. Il agit à peu près comme la caféine, sur l'économie. On l'emploie généralement en poudre, plutôt que sous forme de teinture, d'extrait ou de sirop.

§ 46. POUDRE DE PHELLANDRIE.

Préparation. — Pour préparer la poudre de phellandrie (*Œnanthe phellandrium* Lam., Ombellifères), on sèche à 25° les fruits de cette plante, on les contuse dans un mortier de fer et on passe le produit au tamis de crin n° 1 (*Codex*).

Caractères. — La poudre de phellandrie est très aromatique et d'une odeur désagréable. Sa couleur est brune. Hutel a trouvé qu'elle contient 2 à 3 p. 100 d'un liquide oléagineux, nauséabond, plus léger que l'eau, soluble dans l'alcool et dans les huiles, auquel il a donné le nom de *phellandrine*. Cette substance mal définie est vénéneuse.

Pharmacologie. — On emploie la poudre de phellandrie comme calmant, dans les affections des voies respiratoires. On emploie aussi, dans les mêmes cas, le sirop de phellandrie simple ou composé.

§ 47. POUDRE DE POIVRE NOIR.

Préparation. — On prépare la poudre de poivre noir (*Piper nigrum* L., Pipéritées) comme la poudre de coloquinte, et on la passe à travers un tamis de soie n° 100 (*Codex*).

Caractères. — On reconnaît la poudre de poivre noir à sa couleur grise, à sa saveur brûlante et à son odeur aromatique spéciale. Sa saveur est due à une *huile* excessivement âcre, solidifiable à 0° et soluble dans les corps gras. Le parfum tient à la présence d'une *huile volatile* peu abondante et dépourvue d'âcreté, qui a pour composition $C^{10}H^{16}$ (*Dumas*).

OErstedt a découvert dans le poivre noir, en 1829, un alcali peu énergique, nommé *pipérin* ou *pipérine* par Wertheim et Rochleder, qui lui ont assigné la formule $C^{17}H^{19}AzO^3$. On peut le considérer comme un amide pipérique de la pipéridine. La pipérine cristallise en prismes unobliques, incolores, vitreux, insipides et fusibles vers 130°. Elle est insoluble dans l'eau froide, peu soluble dans l'eau bouillante et dans l'éther, mais très soluble dans l'alcool et dans l'acide acétique. Elle s'unit difficilement aux acides. Quand on la distille avec la chaux sodée, ou qu'on la fait longtemps bouillir avec une solution alcoolique de soude, elle fournit un alcaloïde volatil, la *pipéridine*, et de l'*acide pipérique* :

$$C^{17}H^{19}AzO^3 + H^2O = C^5H^{11}Az + C^{12}H^{10}O^4$$

Pipérine.   Pipéridine.   Acide pipérique.

La *pipéridine* [$C^5H^{11}Az$] est une hexahydropyridine, que l'on peut obtenir en hydrogénant la pyridine (p. 388) aussi bien qu'en dédoublant la pipérine. Elle est liquide, incolore, très alcaline et très soluble dans l'eau. Elle bout à 106°. Sa saveur est caustique ; son odeur tient à la fois du poivre et de l'ammoniaque. Ses sels sont cristallisés.

L'*acide pipérique* $C^{12}H^{10}O^4$ cristallise en aiguilles déliées, jaunâtres, à peine solubles dans l'eau, très solubles dans l'alcool et faiblement acides. L'hydrogène naissant le change en *acide hydropipérique* $C^{12}H^{12}O^4$. La solution de pipéronate de potassium, distillée avec du permanganate de potassium, donne du *pipéronal* (*aldéhyde méthylénoprotocatéchique*) $C^8H^6O^3$, cristallisable en longs prismes brillants, solubles dans l'eau et doués de l'odeur de l'héliotrope.

Essai. — Très fréquemment on mélange au poivre pulvérisé du commerce : des *matières amylacées* (fécule de pomme de terre, farine de céréale, maniguette, galanga, etc.), des *substances ligneuses* (noyau d'olive, coque de noix, d'amande, de noisette, etc.), du *piment*, des *débris d'herboristerie*, etc.

L'examen microscopique, aidé de l'action des réactifs chimiques, indique immédiatement la nature de la fraude. Outre la structure spéciale des divers principes amylacés, des cellules scléreuses qui constituent les substances lignifiées et de celles qui caractérisent les organes foliacés, on reconnaît les premiers à la coloration bleue que l'iode leur communique, les cellules scléreuses à leur insolubilité dans les alcalis et dans les acides minéraux, les plantes herbacées à la chlorophylle qui remplit leur parenchyme, etc.

Lorsque la nature de la fraude est ainsi précisée, on peut en déterminer le quantum en examinant, sous le microscope, des mélanges analogues à ceux que l'étude a révélés, ou bien en dosant, au moyen de l'analyse chimique et comparativement avec du poivre pur, l'amidon et la cellulose contenus dans le poivre falsifié. Mieux vaut encore préparer soi-même la poudre dont on a besoin.

Pharmacologie. — Le poivre noir est un stimulant diffusible très énergique, que l'on mélange habituellement à des substances destinées à atténuer la violence de son action. Il fait partie des *pilules asiatiques*, de l'*électuaire diaphænix* et de plusieurs autres médicaments officinaux. On l'a vanté aussi comme fébrifuge.

Appliqué à l'extérieur, il peut rendre quelques services, en qualité de rubéfiant et d'épispastique, lorsqu'il est très pur.

§ 48. POUDRE DE PYRÈTHRE.

Préparation. — La racine de pyrèthre (*Anacyclus pyrethrum* D.C., Synanthérées) doit être pulvérisée comme la racine de colombo. On passe la poudre au tamis de soie n° 120 (*Codex*).

Caractères. — La poudre de pyrèthre est grise, aromatique et d'une saveur piquante. L'analyse y a révélé la présence d'une *huile volatile liquide*, d'une *huile volatile cristallisable* et d'une matière résineuse nommée *pyréthrine* par Parisel.

La *pyréthrine* de Parisel est visqueuse, brune, insoluble dans l'eau, soluble dans l'alcool, l'éther, les huiles et l'acide acétique. Elle est très irritante; sa saveur est brûlante et son odeur nauséabonde. Kœne en a extrait une résine et deux huiles distinctes.

Pharmacologie. — Les propriétés de la poudre de pyrèthre sont celles d'un excitant général. On ne l'administre plus à l'intérieur aujourd'hui, mais on emploie, pour provoquer la salivation, la racine, la poudre et la teinture de pyrèthre. Cette dernière est un dentifrice très usité.

§ 49. POUDRE DE QUASSIA AMARA.
Poudre de bois de Surinam.

Préparation. — On pulvérise, sans résidu, le bois de quassia (*Quassia amara* L., Rutacées-Quassiées); on passe la poudre au tamis de soie n° 120 (*Codex*).

Caractères. — La poudre de racine de quassia est d'un gris jaunâtre, incolore, mais d'une amertume très forte. Elle a pour principe actif la *quassine*, découverte par Winckler, en 1834.

Pour préparer la *quassine*, MM. Adrian et Moreaux conseillent le procédé suivant :

On épuise, par déplacement ou par décoction, avec de l'eau distillée bouillante, les copeaux de quassia additionnés de 5 grammes de carbonate de potassium, par kilogramme de bois employé. La solution est amenée, au bain-marie, à consistance d'extrait mou. L'extrait est épuisé ensuite, à plusieurs reprises, par l'alcool à 90° chaud. Les liqueurs alcooliques sont abandonnées au repos, pendant 24 heures. On les décante et on y ajoute de l'acide sulfurique dilué dans 10 fois son poids d'alcool à 90°, tant qu'il se produit un précipité (il faut 2 grammes à 2^{gr},50 d'acide, par kilogramme de bois). On filtre alors, on mélange au liquide un lait de chaux au tiers (4 à 5 p. de chaux par kil. de quassia). Quelques heures après on passe à travers une toile, on lave le dépôt avec de l'alcool et on le presse. Il est nécessaire ensuite de sursaturer le liquide d'acide carbonique et de filtrer une dernière fois. Il suffit de distiller l'alcool et de sécher le résidu de l'opération, pour avoir la quassine *amorphe*.

Si on veut l'obtenir *cristallisée*, on arrête la distillation un peu avant la fin et on jette le liquide bouillant sur un filtre mouillé. L'évaporation est achevée à 80°. Quand il n'y a plus d'alcool, on laisse refroidir : la quassine cristallise. Pour l'avoir tout à fait pure, il faut la redissoudre deux fois dans son poids d'alcool à 95° et laver les cristaux avec le même alcool ou avec l'alcool absolu.

1 kil. de quassia donne de 1^{gr},25 à 1^{gr},50 de quassine cristallisée.

Christensen opère d'une manière plus simple. Il prépare un décocté aqueux de quassia, qu'il évapore jusqu'à ce que le poids du liquide soit égal à celui du bois traité. Le liquide, neutralisé par le carbonate de sodium, est précipité par le tannin. Le tannate qui en résulte est trituré avec du carbonate de plomb et un peu d'eau ; le mélange est desséché ensuite complètement au bain-marie, et épuisé par l'alcool à 80° bouillant. La quassine cristallise par évaporation lente de la solution alcoolique.

Sa composition chimique est représentée par la formule $C^{32}H^{44}O^{10}$, analogue à celle de Wiggers. Traitée par l'acide sulfurique à 4 p. 100, elle donne un anhydride fusible à 292°, nommé *quasside*, $C^{32}H^{42}O^9$. Par l'acide acétique anhydre et l'acétate de sodium on obtient un deuxième anhydride $C^{32}H^{40}O^8$, fondant entre 150° et 158°. L'acide chlorhydrique étendu de son volume d'eau la transforme en chlorure de méthyle et en *acide quassique*, qui est bibasique, cristallisable et fusible vers 244°. La quassine serait donc l'éther diméthylique de l'acide quassique (*Oliveri* et *Denaro*).

Elle cristallise en petits prismes unobliques, incolores, inodores, opaques et inaltérables à l'air. Elle est peu soluble dans l'eau froide et dans l'éther, soluble dans 400 p. d'eau chaude. La solution jaunit à l'air, elle est neutre, dextrogyre $α_D = +37°,8$, et elle réduit le tartrate cupro-potassique. Elle se dissout dans 90 p. d'alcool absolu, dans 35 à 40 p. d'alcool à 80°, et dans l'eau chargée de sels ou d'acides organiques. Son meilleur dissolvant est le chloroforme. Le tannin précipite sa solution aqueuse. Elle est fusible vers 210°, mais non volatile. L'acide azotique bouillant la transforme en acide oxalique.

M. Massute a retiré du bois de quassia de Surinam quatre principes cristallisés fondant à 210°-211°, 215°-217°, 221°-226° et 239°-242°. Le premier est identique à la quassine de Wiggers et Oliveri et Denaro ; les deux suivants sont des homologues ayant pour formule : $C^{35}H^{46}O^{10}$ et $C^{37}H^{50}O^{10}$.

Pharmacologie. — La racine de quassia amara est un amer très énergique, dont l'usage s'est répandu en Europe vers le milieu du XVIII° siècle. On se sert rarement de sa poudre : les préparations que la médecine préfère sont la *tisane* ou la *macération*, le *vin* et l'*extrait de quassia amara*.

On remplace fréquemment ces médicaments par des pilules de quassine.

§ 50. POUDRES DE QUINQUINAS.

On emploie principalement, en pharmacie, la poudre de *quinquina calisaya;* mais on utilise aussi les poudres des *quinquinas gris* et *rouges*.

A. POUDRE DE QUINQUINA CALISAYA.

Préparation. — Pour obtenir cette poudre, on prend de l'écorce de quinquina calisaya (*Cinchona calisaya* Wedd., Rubiacées) dépouillée de son épiderme, compacte, pesante et d'une épaisseur de 3 à 5 millimètres. On la concasse, on la fait sécher à l'étuve à 40° environ, on la pile, par contusion, presque sans résidu, et on passe la poudre au tamis de soie n° 140 (*Codex*).

Caractères. — La poudre de quinquina calisaya offre une couleur jaune fauve, une saveur très amère et astringente et très peu d'odeur. Son analyse, effectuée par Pelletier et Caventou et complétée par divers chimistes, a révélé la présence des composés suivants : *quinine, quinidine, cinchonine, cinchonidine; acides quinique, quinovique* et *quinotannique; rouge cinchonique, matière grasse verte, huile volatile, ammoniaque, résine,* etc. A ces principes, M. Carles ajoute un *sucre,* qu'il suppose dérivé des acides quinovique et quinotannique.

L'*acide quinique* $C^6H^7 \left< {{(OH)^4} \atop {CO^2H}} \right.$ est combiné aux alcaloïdes, dans le quinquina. Il cristallise en prismes orthorhombiques moins solubles dans l'eau bouillante que dans l'eau froide, insoluble dans l'alcool et dans l'éther. La chaleur le décompose en phénol, hydroquinone, pyrocatéchine, etc. Il est converti en acide hippurique dans l'économie animale.

L'*acide quinotannique* est probablement en combinaison avec les alcaloïdes, dans le quinquina calisaya. Il jouit des propriétés chimiques du tannin : il précipite l'émétique, la gélatine et les sels ferriques ; seulement, le précipité qu'il donne avec le fer est *brun verdâtre.* Il est oxydable; les alcalis le transforment en glucose et en rouge cinchonique.

Le *rouge cinchonique* est d'un brun rougeâtre, sans odeur ni saveur. Il est insoluble dans l'eau et dans l'éther, soluble dans l'alcool, dans les acides et dans les alcalis.

L'*huile volatile* est butyreuse, plus légère que l'eau et douée de l'odeur propre à l'écorce.

Essai. — Le quinquina calisaya destiné aux usages pharmaceutiques doit fournir, d'après les prescriptions du Codex, au moins 25 grammes de sulfate de quinine par kilogramme. Il est d'autant plus nécessaire au pharmacien de vérifier le titre de ce médicament, que le commerce livre parfois, non seulement des écorces pauvres en alcaloïdes, mais encore des écorces préalablement épuisées et de faux quinquinas.

On peut, en quelques instants, savoir si l'on a affaire à du quinquina faux ou épuisé. Pour cela, on en chauffe quelques fragments, dans un tube de verre : on obtient des gouttelettes goudronneuses rouges, dans le cas où l'écorce contient des alcaloïdes, tandis que, dans le cas contraire, cette production n'a pas lieu (*Grahe*). Mais il est absolument indispensable de doser la quinine d'un quinquina, pour connaître la valeur de celui-ci. Un grand nombre de méthodes ont été recommandées pour effectuer ce dosage. Voici les plus exactes, on y peut choisir au hasard :

1º *Procédé de M. Berthelot.* — 10 grammes de quinquina pulvérisé sont épuisés, par déplacement, avec 150 grammes environ d'alcool à 90º étendu de 1/10 d'eau, en volume. La solution quinique est décolorée par l'addition d'un peu de chaux éteinte, filtrée, neutralisée par l'acide sulfurique dilué, puis concentrée au bain-marie. On jette le produit de l'évaporation sur un filtre, pour séparer les matières résineuses qui se sont déposées, on lave le filtre et on introduit le liquide total dans un flacon, avec de l'éther et de l'ammoniaque. L'éther dissout la quinine et l'abandonne par évaporation; on peut la sécher et la peser directement, ou, ce qui est plus exact, la dissoudre à nouveau dans l'éther et la transformer en sulfate, que l'on fait cristalliser. On sépare ainsi la quinicine, dont le sulfate est incristallisable.

2° Procédé de M. de Vrij. — M. de Vrij dose la quinine en la transformant en iodo-sulfate ou *hérapatite*, au moyen du réactif suivant :

On traite, au bain-marie 1 p. de quinoïdine par 2 p. de benzène ; la solution refroidie est décantée, puis agitée avec un excès d'acide sulfurique au dixième. Sur une partie du liquide, on dose le poids d'alcalis (quinoïdine) qu'elle contient. Le reste est versé dans une capsule de porcelaine et additionné de 1 p. d'iode et 2 p. d'iodure de potassium, dissous dans 50 p. d'eau, pour chaque p. de quinoïdine ; on agite vivement, pour éviter l'action d'un excès d'iode sur le produit. En chauffant légèrement, le précipité forme une masse d'aspect résineux, qu'on lave à l'eau chaude et qu'on dessèche. Le réactif qui doit servir à doser la quinine est obtenu en dissolvant, au bain-marie, 1 p. de ce produit sec dans 6 p. d'alcool à 92°-94°. On filtre après refroidissement, on distille à siccité, puis on reprend le résidu par 5 fois son poids d'alcool *froid* à 92°-94°. Le réactif est filtré quelques heures après.

Pour doser la quinine, dans un mélange d'alcalis des quinquinas, on dissout 2 grammes de matière dans 20 grammes d'alcool à 92°-94° contenant 1,55 p. 100 d'acide sulfurique et on ajoute 30 grammes d'alcool non acidulé. On verse goutte à goutte le réactif. S'il se produit un précipité rouge orangé (iodosulfate de cinchonidine), on chauffe légèrement, pour le redissoudre, et on frotte les parois du vase avec un agitateur, ce qui provoque la formation de l'hérapatite, reconnaissable à sa nuance rouge foncée. Quand la liqueur est froide, on continue d'y verser goutte à goutte le réactif, jusqu'à ce qu'elle devienne d'un jaune intense. On chauffe alors au bain-marie, jusqu'à redissolution complète. L'hérapatite cristallise pendant le refroidissement, tandis que tous les autres alcalis restent dissous. Après 12 heures de repos, on décante sur un filtre le liquide clair. On réunit au précipité, en les entraînant par de l'alcool, les cristaux tombés sur le filtre, on dissout le tout dans le moins possible d'alcool bouillant et on laisse cristalliser pendant 24 heures. L'iodosulfate de quinine est alors recueilli sur un filtre taré, lavé avec de l'alcool saturé d'hérapatite, à froid, séché à 100° et pesé.

1 p. d'hérapatite, séchée à 100°, correspond à 0,55055 de quinine pure et anhydre.

3° Procédé de M. Carles. — On mélange intimement, dans un mortier, 20 grammes de quinquina finement pulvérisé et 8 grammes de chaux éteinte, préalablement délayée dans 35 grammes d'eau. Ce mélange est ensuite desséché à l'air libre ou sur un bain-marie. Dès qu'il a perdu toute humidité apparente, on le triture légèrement, on le tasse dans une allonge à déplacement et on l'épuise avec 150 grammes de chloroforme. On verse en dernier lieu de l'eau sur la poudre, pour chasser le chloroforme et, quand celui-ci s'est écoulé, on l'évapore au bain-marie dans une capsule. On agite le résidu, à plusieurs reprises, avec de l'acide sulfurique au dixième (10 à 12 c. c. en tout), puis on jette la solution sur un filtre mouillé, qui sépare les matières résineuses. La liqueur filtrée est alors portée à l'ébullition et neutralisée par la quantité d'ammoniaque nécessaire, pour lui conserver une réaction *à peine acide*. Toute la quinine cristalline, à l'état de sulfate ; peu de temps après, on égoutte le sel sur un filtre taré, on le lave avec quelques gouttes d'eau, on l'exprime et on le pèse après dessiccation à 100°. Le sulfate de quinine perd, dans cette dessiccation, 12 p. 100 d'eau, qu'on lui restitue par le calcul ; il contient alors 75 p. 100 de quinine.

4° Procédé de Herbelin. — 10 grammes de quinquina pulvérisé sont mouillés avec 30 grammes d'ammoniaque liquide. Après quelques minutes de macération, le produit est délayé dans 30 grammes de benzène et vivement agité. On décante ensuite le benzène et on le renouvelle 4 ou 5 fois, ou plus s'il est nécessaire, de manière à épuiser le quinquina. Le carbure provenant des divers traitements est réuni dans une fiole et privé d'alcalis, par agitation avec 50 grammes d'eau tenant 5 p. 100 d'acide sulfurique. Dans cette dernière solution, l'ammoniaque précipite la quinine, que l'on reçoit sur un filtre et que l'on pèse après dessiccation.

Ce procédé donne un titre un peu trop élevé, la quinine n'étant pas seule dissoute par le benzène. Néanmoins, il mérite d'être employé, comme moyen d'approximation, parce qu'il est d'une facture simple et rapide.

5° Procédé de M. A. Petit. — M. Petit conseille d'épuiser 40 grammes de quinquina par 800 grammes du mélange proposé par Prollius :

Alcool à 95°.............................	67 parties.
Éther à 65°..............................	733 —
Ammoniaque liquide......................	32 —

Le quinquina doit être ténu ; on agite le mélange toutes les cinq minutes, pendant une heure, puis on décante 600 grammes du liquide, représentant les alcalis de 30 grammes du quinquina à titrer. Au liquide on mélange par agitation de l'acide sulfurique au quart, Q. S. pour que le liquide aqueux reste acide (20 c. c. en général). On sépare la solution acide et on agite encore le mélange éthéré avec 5. c. c. d'acide et 15 c. c. d'eau. On décante et on réunit les deux solutions acides. On les chauffe au bain-marie, pour chasser l'éther, on étend de 2 volumes d'eau et on précipite par la soude caustique en excès. Les alcalis se prennent en masse, par l'agitation ou par une légère élévation de température ; on les sèche à 100°. Si le liquide n'est pas limpide, on le filtre sur un filtre taré, que l'on pèse après dessiccation ; le poids des alcalis est ajouté au premier poids trouvé ; on en déduit la richesse du quinquina en alcalis divers.

Pour isoler la quinine, on dissout les alcalis dans l'acide sulfurique dilué, puis on agite avec 25 c. c. d'éther à 65° et 5 c. c. d'ammoniaque. On décante l'éther et on recommence le lavage avec 10 c. c. d'éther, que l'on décante encore et que l'on réunit au premier. Après un quart d'heure de repos, on décante une dernière fois et on agite la solution avec 10 c. c. d'acide sulfurique à 1/20, puis, après séparation, avec 5 c. c. du même acide. On complète 25 c. c. de liquide et on sature, à l'ébullition, par de l'ammoniaque à 1/5, en s'arrêtant, dès que la solution est très faiblement alcaline. Le sulfate de quinine cristallise aussitôt ; on le recueille sur un filtre taré, on le lave avec une solution saturée à froid de sulfate de quinine et on le sèche à 100°.

On s'assure que le sulfate est pur, en le dissolvant dans l'acide sulfurique (1 gramme pour 2 c. c. d'acide à 1/10 et Q. S. d'eau pour faire 20 c. c.) et en examinant la solution au polarimètre : dans ces conditions, la déviation saccharimétrique est 110°, pour le sulfate pur, à 15°. Il y a lieu d'ajouter 1° saccharimétrique par 4° de température au-dessous de 15°.

6° *Procédé de M. L. Barthe.* — A la solution chloroformique des alcaloïdes obtenue par un procédé quelconque d'épuisement des quinquinas, on ajoute un excès

Fig. 118. — Quinimètre de Glénard et Guilliermond.

mesuré d'acide sulfurique décinormal. On agite vivement à plusieurs reprises et on évapore, à disparition du chloroforme. Dans la solution restante on dose l'acide non combiné, avec la potasse N/10 et le tournesol ; l'acide combiné est connu par simple différence : soit n c. c.

On ajoute au mélange assez d'acide sulfurique pour redissoudre les alcaloïdes, que l'on précipite par la potasse, pour les dissoudre dans du chloroforme. La solution, additionnée de n c. c. d'acide sulfurique N/10, est évaporée au bain-marie à siccité ; elle donne des sulfates basiques des divers alcaloïdes. On les broie longuement dans la capsule avec 200 c. c. d'une solution saturée à 20° de sulfate de quinine pur (dont 100 c. c. exigent 4 c. c. de potasse N/10). On laisse digérer 2 heures à 20°, et on jette sur filtre. La solution renferme, en solution saturée de sulfate de quinine, tous les sulfates d'alcaloïdes voisins. 100 c. c. sont titrés à la solution de potasse N/10 et à la phtaléine. Du résultat, doublé, on soustrait 8 c. c. (représentant le sulfate de quinine), et le chiffre obtenu exprime les impuretés, qu'on traduit en sulfate de cinchonidine cristallisé. On peut contrôler en dosant, de même, le sulfate de quinine resté sur le filtre.

Dans l'application de ces divers procédés, on peut parfois utiliser l'appareil imaginé par Glénard et Guilliermond, pour le titrage des quinquinas (fig. 118).

B. POUDRE DE QUINQUINA GRIS.

Préparation. — On débarrasse l'écorce du quinquina gris de Loxa (*Cinchona officinalis* L. et *Cinchona crispa* Taf.), ou celle du quinquina gris Huanuco (C. *micrantha* et *nitida* RP. et *peruviana* How., Rubiacées) des cryptogames qui la recouvrent, on la fait sécher à l'étuve, on la pulvérise, par contusion, presque sans résidu, et on la passe au tamis de soie n° 140. (*Codex*).

Caractères. — Cette poudre est d'un jaune rougeâtre, amère, plus astringente que celle du quinquina calisaya. Elle contient les mêmes alcaloïdes que cette dernière, mais en proportion plus faible et inverse ; le Codex fixe cette proportion à 15 gr. d'alcaloïdes salifiables, dont 1/10 au moins de quinine, pour 100 gr. de poudre. Le tannin, qui existe dans cette poudre, précipite en *vert* les sels ferriques.

Essai. — On titre le quinquina gris par les procédés usités pour le quinquina calisaya.

C. POUDRE DE QUINQUINA ROUGE.

Préparation. — La poudre de quinquina rouge (*Cinchona succirubra* Pav., Rubiacées) doit être préparée comme celle de quinquina gris (*Codex*).

Caractères. — Cette poudre, amère, astringente et peu aromatique, se distingue des deux autres par sa couleur rouge plus accentuée. Elle doit donner, suivant le Codex, au moins 30 pour 1000 de sulfate d'alcaloïdes, dont 20 de sulfate de quinine.

M. Hesse y a découvert deux nouveaux alcaloïdes : la *quinamine* et la *paricine*.

La *quinamine* ne produit pas, avec le chlore et l'ammoniaque, la réaction caractéristique de la quinine. Elle fond à 162° et n'est pas fluorescente. Son pouvoir rotatoire est : $\alpha_D = +104°$. Le chlorure de platine ne la précipite pas. Le chlorure d'or la précipite, mais la combinaison est rapidement réduite et la liqueur se colore en rouge pourpre (*de Vrij*). Elle a pour composition : $C^{19}H^{24}Az^2O^3$.

La *paricine* $C^{16}H^{18}Az^2O$, déjà isolée d'un autre quinquina en 1845, par M. Winckler, est soluble dans le pétrole et fusible vers 116°. L'acide sulfurique la dissout, en se colorant en *jaune verdâtre*. L'acide nitrique forme avec elle un nitrate, peu soluble dans l'eau pure et insoluble dans l'eau aiguisée d'acide nitrique.

Essai. — Identique à celui du quinquina calisaya, en ce qui concerne la recherche de la quinine et de la cinchonine.

On s'est quelquefois servi du *santal rouge*, pour falsifier la poudre de quinquina rouge. Pour reconnaître cette fraude, il suffit de toucher la poudre suspecte avec une solution alcaline, qui lui communique aussitôt une couleur *cramoisie*, lorsqu'elle contient du santal. On peut aussi agiter la poudre avec de l'éther : le liquide reste incolore, si le quinquina est pur ; il offre une teinte *jaune*, passant au *pourpre* sous l'influence des alcalis, en présence du santal.

Pharmacologie. — Le quinquina est un des agents les plus importants de la thérapeutique. Son usage médical date de 1638, mais son origine et son nom ne furent divulgués qu'en 1679, par Louis XIV, qui en acheta la connaissance de l'Anglais Talbot. Jusqu'à cette dernière époque, on le délivrait sous les dénominations de *poudre de la comtesse*, *poudre des jésuites*, *remède de l'Anglais* ou *de Talbot*. Les trois espèces de cette écorce, employées aujourd'hui, remplissent à des degrés divers les indications de fébrifuges, de toniques et d'astringents très efficaces.

Le *quinquina calisaya*, le plus riche des trois en quinine, est aussi le plus fébrifuge. C'est celui qui a été adopté par le Codex, pour la préparation du sirop de quinquina. Il fait partie de l'*opiat fébrifuge de Desbois de Rochefort*, du *remède Bayard* et d'un grand nombre d'autres médicaments. On en prépare un extrait aqueux et un extrait alcoolique très actifs et très recherchés.

La prédominance des principes astringents et de la cinchonine dans le *quinquina gris*, fait de celui-ci un tonique et un astringent plutôt qu'un fébrifuge. On s'en sert avec avantage, pour saupoudrer les plaies. Soubeiran et d'autres praticiens pensent que c'est à tort qu'on tend à l'éloigner de la médication interne ; ils le regardent comme un tonique plus puissant que le quinquina calisaya.

Quant au *quinquina rouge*, il peut remplacer le quinquina gris, pour les usages externes, en raison de son astringence, et il est intermédiaire au quinquina gris et au calisaya, sous le rapport des propriétés fébrifuges.

Il est très important de réunir, à la fin de la pulvérisation, les poudres successivement fournies par un poids donné de quinquina. Les premières parties obtenues sont toujours plus riches que les autres. L'écart est faible pour les quinquinas gris, qui ne sont pas fibreux ; il est au contraire très élevé pour les quinquinas jaunes, d'après les expériences de M. Bretet :

Quinquina gris......	1re poudre :	2gr,536	alcaloïdes mixtes.	
	2e —	2,392	—	—
Quinquina jaune....	1re —	23,330	—	—
	2e —	14,100	—	—

M. Bretet recommande, en outre, de n'employer au titrage des quinquinas que des poudres très ténues, dont le rendement est beaucoup plus considérable que celui des poudres grossières. Mais il a constaté, que la pulvérisation prolongée modifie le pouvoir rotatoire et par conséquent la nature des alcaloïdes. La modification varie avec l'espèce des écorces, en direction et en intensité.

M. Carles avait antérieurement démontré la différence de valeur des poudres, prises à des moments distincts d'une même opération ; mais il n'admettait pas de modification sensible des alcalis des quinquinas par la pulvérisation. Il y a là un intéressant sujet de recherches.

§ 51. POUDRE DE RATANHIA.

Préparation. — La racine de ratanhia (*Krameria triandra* R. et Pav., Polygalées) doit être pulvérisée comme celle de guimauve et passée au tamis de soie n° 140 (*Codex*).

Caractères. — Sa poudre est rouge, inodore et très astringente. Elle contient une forte proportion de *tannin*, un *principe rouge* astringent, peù soluble dans l'eau pure, mais soluble dans l'eau sucrée, dans la glycérine et dans les alcools en général, un *sucre* particulier (*Cotton*), une très faible quantité de *matière amylacée*, un *acide* peu connu (*acide kramérique ?*) un principe azoté, la *ratanhine*, considéré comme un acide amidé ou comme un alcali (*Wittstein*), et représenté par la formule $C^{10}H^{13}AzO^3$ (*Kreitmair*).

Pharmacologie. — La poudre de ratanhia est un astringent très actif, dont la matière médicale française s'est enrichie au commencement de ce siècle (1816). Elle sert à panser les plaies et à préparer des poudres dentifrices. On emploie fréquemment aussi la tisane, la teinture, l'extrait et le sirop de ratanhia.

§ 52. POUDRE DE RÉGLISSE.

Préparation. — On prépare la poudre de racine de réglisse (*Glycyrrhiza glabra* L., Légumineuses) comme celle de racine de guimauve (*Codex*).

Caractères. — D'après l'analyse de M. Sestini, la racine sèche de réglisse offre la composition suivante :

	gr.
Matières grasses, résineuses, colorantes, solubles dans l'éther	3.32
Fécule, matières extractives	57.72
Glycyrrhizine	6.27
Cellulose	19.79
Substances protéiques	6.38
Sels ammoniacaux	0.04
Asparagine	2.42
Sels minéraux	4.06
	100.00

La poudre contient les mêmes éléments, en proportion un peu plus élevée, par suite de l'élimination d'une grande partie de la cellulose. Préparée avec la racine dépouillée de son écorce, elle est d'un beau jaune ; son odeur est faible, sa saveur douce et sucrée. Son principe le plus important est la glycyrrhizine, qui, associée à une substance âcre peu connue, lui communique son goût particulier.

La *glycyrrhizine* existe à l'état de combinaison ammoniacale, dans la racine de réglisse ; elle joue le rôle d'un acide véritable. Précipitée de sa solution aqueuse, par un acide minéral, elle est insoluble dans l'eau et, par conséquent, insipide.

Si on la traite alors par un alcali, par l'ammoniaque surtout, et qu'on évapore le produit à siccité, on obtient une substance amorphe, jaunâtre, très légère, entièrement soluble dans l'eau et douée d'une saveur extrêmement sucrée (*Z. Roussin*).

Avant les recherches de Roussin, Vogel et Gorup-Bezanez considéraient la glycyrrhizine comme un glucoside, dédoublable en glucose et en *glycyrrhétine*. M. Habermann la regarde comme un acide tribasique et la représente par la formule $C^{44}H^{63}AzO^{18}$ (V. p. 417).

Suivant le même auteur, les acides dilués la transforment en *acide para-saccharique* $C^6H^{10}O^8$ et en *glycyrrhétine* $C^{32}H^{49}AzO^4$.

Ammoniacale, ou non, la glycyrrhizine est inaltérable à l'air, inferméntescible et non hygrométrique. L'acide acétique pur la transforme en un produit cristallisable, offrant les réactions de la glycyrrhizine amorphe, mais n'ayant pas la même composition (*Habermann*).

Pharmacologie. — La poudre de réglisse entre dans la formule de quelques poudres composées, à titre de condiment plutôt que de substance médicinale; on s'en sert aussi, journellement, pour donner aux masses pilulaires la consistance convenable.

L'usage, très ancien, de rouler les pilules dans cette poudre, est dû sans doute à la propriété qu'elle possède de masquer momentanément la saveur des médicaments qu'elle enveloppe.

La racine qui sert à la préparer est fréquemment employée, au lieu du sucre et des sirops, pour édulcorer les tisanes. Gubler attribue à cette substitution un avantage, qu'il ne croit pas suffisamment apprécié, et qui tient à la résistance de la glycyrrhizine à la fermentation.

Sous l'influence des ferments organisés, qui végètent dans la bouche des malades, le sucre de canne devient une source de produits acides et désagréables, qui provoquent souvent un dégoût invincible pour les boissons sucrées ; la glycyrrhizine n'étant pas décomposée dans les mêmes conditions, n'expose pas à cet inconvénient.

La racine de réglisse, comme la glyzine (V. p. 417), peut servir aussi à masquer la saveur des médicaments amers. Il suffit d'en mâcher un fragment, pour ne pas sentir l'amertume du sulfate de quinine, de la coloquinte, de l'aloès, du quassia, etc. On peut même, avec cette précaution, piler et tamiser l'aloès sans en être incommodé (*Bouilhon*).

§ 53. POUDRE DE RHUBARBE.

Préparation. — Pour préparer cette poudre, on prend de la rhubarbe de Chine ou de Moscovie soigneusement mondée (*Rheum officinale*, Baillon, Polygonées), on la concasse et on la fait sécher à l'étuve, à 40°. On la pulvérise ensuite, par contusion, sans laisser de résidu, et on passe le produit à travers un tamis de soie n° 120 (*Codex*).

Caractères. — La poudre de rhubarbe est caractérisée par sa couleur jaune, par sa saveur amère et nauséeuse. Parmi les nombreux principes que l'analyse y a révélés, se trouvent : l'*émodine*, les *acides gallique*, *succinique* et *chrysophanique*, le *lévulose*, la *pectine*, le *tannin*, la *phéorétine*, l'*érythrorétine*, la *chrysophane*, le *malate* et l'*oxalate de calcium* et le *nitrate de potassium*.

L'*émodine* $C^{14}H^4(CH^3)(OH)^3O^2$ est une substance cristallisant en aiguilles rouges, solubles dans l'alcool, dans l'acide acétique pur et dans les solutions des alcalis et des carbonates alcalins. Elle est identique à l'*acide frangulique* du Rhammus frangula ; c'est de la trioxyméthylanthraquinone.

Elle est généralement entraînée avec l'acide chrysophanique, dans la préparation de celui-ci. On l'en sépare au moyen de la benzine, qui ne la dissout pas (*Liebermann*).

La *chrysophane* $C^{16}H^{18}O^8$, découverte par M. Kubly, est un glucoside, que les acides dédoublent en glucose et en *acide chrysophanique* (V. p. 339). Elle est amère, d'un rouge orangé, soluble dans l'eau et dans l'alcool, insoluble dans l'éther; elle réduit les sels d'argent, mais non les solutions cupriques.

L'*érythrorétine* et la *phéorétine* sont des résines jaunes, dont la nature chimique est encore très incertaine.

Essai. — Parfois, dans le commerce, on mélange à la poudre de rhubarbe exotique la poudre de *rhubarbe indigène*.

Pour reconnaître cette fraude, on a proposé de doser l'érythrose, que peut fournir la poudre, et de mesurer son pouvoir colorant.

M. Rillot conseille de triturer, pendant cinq minutes, 2 grammes de la rhubarbe à essayer avec 2 grammes de magnésie calcinée et 20 gouttes d'essence d'anis ou de bergamote, de fenouil, de citron, etc. La couleur de la rhubarbe de Chine change à peine ; celle du rhapontic passe au *rouge saumoné* intense.

M. Cobb verse, goutte à goutte et en agitant, dans 8 grammes de teinture de la rhubarbe suspecte, 4 grammes d'acide azotique étendu de son volume d'eau ; la liqueur se trouble au bout d'une demi-heure, si elle contient de la rhubarbe indigène, tandis qu'elle reste limpide pendant 3 ou 4 heures, si elle a été préparée avec la rhubarbe exotique.

Suivant M. Thomson, le décocté de quinquina calisaya forme un précipité *jaune*, dans l'infusé de rhubarbe de Chine, et un précipité *verdâtre* plus abondant avec l'infusé de rhubarbe de Moscovie.

Ces moyens peuvent fournir d'utiles indications sur l'espèce des rhubarbes que l'on essaie, mais leurs résultats n'offrent point un grand degré de certitude.

M. Bori propose comme beaucoup plus sûr le dosage des cendres, dont la rhubarbe indigène donne de 8 à 11 p. 100 seulement, alors qu'on en obtient 20 à 25 p. 100 de la racine exotique.

Pharmacologie. — La rhubarbe est à la fois un amer et un purgatif des plus usités. On l'emploie en nature et sous un grand nombre de formes pharmaceutiques, telles que solution aqueuse, extrait, vin, teinture, sirop, tablettes, etc.

Pour assurer sa conservation, MM. Sawer et Ferguson conseillent de l'étuver à 80° ou 90°, pendant 10 minutes. On la soumet ensuite à un courant d'acide sulfureux, durant 15 à 20 minutes, et on chasse l'acide par un vif courant d'air, prolongé pendant 1 heure environ. On détruit radicalement, de cette façon, les œufs des insectes qui pourraient la ronger sans cette précaution.

Ce médicament doit être soigneusement préservé de la lumière, qui lui communique une couleur brune, et de l'humidité qui la livre aux attaques des insectes.

§ 54. POUDRE DE RIZ.
Farine de riz.

Préparation. — On lave le riz (*Oriza sativa* L., Graminées) à l'eau froide et on le laisse macérer dans de nouvelle eau, pendant 24 heures. Au bout de ce temps, on le jette sur une toile et on l'entretient humide, jusqu'à ce qu'il soit opaque et friable ; on le laisse sécher. On le concasse dans un mortier de marbre, avec un pilon de bois. On fait sécher vers 40° la poudre obtenue ; on achève la pulvérisation dans un mortier de fer et on passe la poudre au tamis de soie n° 140 (*Codex*).

On peut pulvériser le riz sans l'intervention de l'eau, mais alors l'opération est beaucoup plus longue et le produit moins blanc.

Caractères. — La poudre de riz est blanche, inodore et insipide. La composition des principales variétés qu'on trouve sur les marchés français, à l'état décortiqué, a été déterminée par M. Balland ; voici les maxima qu'elle présente :

	Arracan.	Caroline.	Indes.	Java.	Saïgon.
	p. 100	p. 100	p. 100	p. 100	p. 100
Eau	14,20	15,20	14,00	14,80	15,00
Matières azotées	7,50	8,82	7,01	6,86	8,38
— grasses	0,65	0,45	0,45	0,55	0,75
— amylacées.	81,03	78,52	80,27	79,56	81,35
Cellulose	0,39	0,28	0,31	0,34	0,42
Cendres	0,54	0,46	0,44	0,58	0,56

Le riz est plus azoté, partant plus nutritif qu'on ne le suppose généralement. Il serait plus riche encore, si on n'enlevait pas les couches extérieures du grain, qui sont les mieux pourvues de matières grasses, d'azote et de phosphates minéraux.

Essai. — La fraude mélange à la poudre de riz la farine des autres céréales.

M. Van Bastelaer indique le moyen suivant, pour vérifier sa pureté : on fait une infusion de la poudre à essayer, on la filtre et on y verse une solution saturée d'acide picrique : l'infusé ne se trouble pas, si la farine est pure ; il donne, au contraire, un précipité plus ou moins abondant, lorsqu'il tient en dissolution les matières azotées qui abondent dans les autres graminées.

§ 55. POUDRE DE ROSE ROUGE.

Préparation. — On obtient la poudre de rose rouge (*Rosa gallica* L., Rosacées), comme celle de feuilles d'oranger ; on la passe au tamis de soie n° 120 (*Codex*).

Caractères. — La poudre de rose de Provins offre une teinte d'un rouge brun, une odeur prononcée de rose et une saveur à la fois astringente et sucrée. On y trouve une *huile volatile*, une *matière colorante rouge*, un produit *pectique*, du *tannin* (17 à 23 p. 100, *Filhol et Frébault*) et de l'*acide* *gallique.* C'est à la présence du tannin, que l'infusé de rose rouge doit la propriété de précipiter les sels ferriques.

Pharmacologie. — La rose rouge est un astringent très doux, qui joint à l'action du tannin celle de l'huile essentielle qu'elle renferme. Elle sert à préparer la *conserve de rose,* le *miel rosat,* le *vinaigre rosat* et des infusés destinés soit à l'usage interne, soit à l'usage externe.

§ 56. POUDRE DE SAFRAN.

Préparation. — On sèche les stigmates du safran (*Crocus sativus* L., Iridées) dans une étuve chauffée à 25° seulement. On les pulvérise par contusion et on passe la poudre au tamis de soie n° 100 (*Codex*).

Caractères. — La poudre de safran est rouge, très aromatique et elle communique à la salive une couleur d'un jaune doré. Elle contient trois principes, importants à des points de vue divers, savoir : une matière colorante, nommée *polychroïte* d'abord, puis *crocine,* de la *picrocrocine,* et une *huile volatile.*

La *crocine* est très soluble dans l'eau, dans l'alcool et dans les alcalis, insoluble dans l'éther. On la représente par la formule : $C^{44}H^{70}O^{28}$ (*Kayser*).

Sa solution aqueuse, additionnée d'acide chlorhydrique et maintenue à l'ébullition, dépose des flocons rouges (*crocétine* $C^{16}H^{81}O$) et dégage de l'*huile volatile ;* le liquide retient un sucre réducteur, le *crocose.*

L'acide sulfurique la colore en *bleu,* puis en *violet,* puis en *brun.* L'acide azotique lui communique une teinte *verte* fugitive, passant au *jaune-brun.*

L'*huile volatile* est un liquide d'un jaune pâle, isomérique des terpènes : $C^{10}H^{16}$. Elle se solidifie au bout de quelque temps et devient blanche, en prenant l'aspect du thymol.

La *picrocrocine,* ou amer de safran, peut en être extraite par l'éther. Elle forme des prismes incolores, très amers, solubles dans l'eau, l'alcool, l'éther et le chloroforme, fusibles à 75°. L'eau de baryte la dédouble, à chaud, en crocose et en un terpène peut-être identique à l'huile volatile ci-dessus (*Kayser*).

Pharmacologie. — Le safran était connu dès le temps d'Homère. Ses propriétés médicinales paraissent dues à l'huile essentielle dont il est imprégné. Cette huile est stimulante et, dit-on, narcotique ; elle peut causer des accidents graves, quand on la respire en trop forte proportion. Le safran est prescrit en poudre et sous forme d'infusé, de vin, de teinture et de sirop. Il fait partie du *laudanum de Sydenham,* des *gouttes noires,* de la *thériaque,* de la *confection d'hyacinthe,* des *pilules de cynoglosse,* etc. L'extrait de safran est, au dire de Soubeiran, moins actif que la poudre. Il en est ainsi de toutes les préparations du safran qui ont subi l'action de la chaleur. La poudre elle-même est peu efficace, bien que le safran ait été desséché avec ménagement ; l'huile volatile en a été chassée.

La poudre de safran est très hygrométrique ; on doit la tenir à l'abri de l'humidité et de la lumière solaire.

§ 57. POUDRE DE SALEP.

Préparation. — On fait d'abord macérer le salep de Perse (*Orchis mascula, morio,* etc. L., Orchidées) dans l'eau froide, pendant 24 heures; au bout de ce temps, on l'essuie avec un linge rude, on le concasse et on le fait sécher dans une étuve, à une température qui n'excède pas 50°. Ensuite on le pulvérise dans un mortier de fer et on le passe au tamis de soie n° 100 (*Codex*).

Caractères. — La poudre de salep est grise, inodore, insipide et très mucilagineuse. Elle se compose principalement d'amidon et d'une substance insoluble dans l'eau, mais susceptible de s'y gonfler considérablement On y trouve aussi une matière azotée, un composé mucilagineux soluble et du phosphate de calcium.

Pharmacologie. — Le salep est un aliment léger, plutôt qu'un médicament. Il sert, en pharmacie, à préparer une gelée ainsi qu'un chocolat dits analeptiques et adoucissants. Sa poudre produit le même effet que la gomme, dans les potions et dans tous les liquides que l'on veut rendre mucilagineux.

§ 58. POUDRE DE SALSEPAREILLE.

Préparation. — La racine de salsepareille (*Smilax officinalis, syphilitica,* etc. H. B. K. Smilacées) doit être pulvérisée comme celle de guimauve. Le produit est passé au tamis de soie n° 140 (*Codex*).

Caractères. — Cette poudre est grise, faiblement odorante et d'une saveur mucilagineuse d'abord, puis légèrement âcre et amère. On y trouve une *huile volatile,* qui a été, de la part de Dorvault, l'objet de recherches inachevées, une *matière grasse,* une *résine âcre,* de la *salseparine* et une grande quantité d'*amidon.*

La *salseparine* (*Thubœuf*), découverte par Palotta et nommée par lui *parigline,* par Folchi *smilacine,* et par Batka *acide parallinique,* est une substance neutre, cristalline, incolore et inodore. Elle est peu soluble dans l'eau froide, plus soluble dans l'eau et dans l'alcool bouillants, insoluble dans l'éther. Ses dissolutions produisent, par l'agitation, une mousse épaisse et persistante, qui est caractéristique. Elle est fixe, mais elle peut être entraînée par la vapeur de l'eau qui distille (*Béral*). L'acide sulfurique colore en *rouge* ses dissolutions. On lui donne pour composition $C^{40}H^{70}O^{18}+nH^2O$.

Pharmacologie. — L'introduction de la salsepareille dans la matière médicale remonte au milieu du XVIe siècle. Vantée avec exagération, à l'origine, cette plante a vu diminuer grandement son crédit. Elle n'est point inerte assurément, mais son action physiologique n'a pas été complètement étudiée. On a, depuis longtemps, considéré la salseparine comme son élément actif; toutefois le fait n'est pas encore démontré.

La poudre de salsepareille est assez rarement employée. Il n'en est pas de même des médicaments que l'on prépare avec la racine coupée ou grossièrement concassée et dont les principaux sont la *tisane simple* de salsepareille, la *tisane de Feltz*, l'*apozème sudorifique*, l'*extrait* et le *sirop de salsepareille*, le *sirop de Cuisinier*.

§ 59. POUDRE DE SCILLE.

Préparation. — On fait sécher à l'étuve, les squames de scille (*Urginea scilla* Steinh., Liliacées), on les pulvérise par contusion et on passe le produit au tamis de soie n° 128 (*Codex*).

Caractères. — La poudre de scille est rougeâtre, inodore et très amère. Marais en a retiré les principes suivants : *tannin, scillitine, matières colorantes jaune* et *rouge, sucre interverti, iode, sels, mucilage*, auxquels il faut ajouter la *scilline*, caractérisée par MM. Riche et Rémont, la *scillaïne*, la *scillipicrine*, la *scillitoxine*, la *scilline* (de Merck), qui sont probablement des produits de dédoublement de la scillitine de Marais.

La *scillitine* est le principe actif de la scille. Elle est azotée, incristallisable, hygrométrique, mais non déliquescente, soluble dans l'alcool, insoluble dans l'eau et dans l'éther. Sa saveur est très amère. Elle semble se combiner à l'acide acétique ; toutefois ses propriétés basiques ne sont pas encore nettement établies. Elle est vénéneuse.

La *scilline* est un composé ternaire, comparable à l'amidon soluble, à la gomme et à l'inuline, que les acides et, probablement, la diastase changent facilement en sucre. Elle est amorphe, spongieuse, d'un blanc jaunâtre, soluble en toutes proportions dans l'eau et fort peu dans l'alcool. Son pouvoir rotatoire, pris sur une solution aqueuse, à 5 p. 100, est égal à — 44°,73 en moyenne. Elle ne réduit pas la liqueur de Fehling et ne précipite ni l'acétate neutre de plomb, ni le sulfate ferrique. L'acide azotique ne la convertit pas en acide mucique (*Riche* et *Rémont*). Schmiedeberg lui a donné le nom de *sinistrine*. D'après lui, la diastase ne la convertit pas en sucre, mais l'acide sulfurique bouillant la transforme en lévulose, mélangé d'un peu de glucose inactif et fermentescible.

La *scillaïne* est un alcaloïde incolore, inodore, peu soluble dans l'eau, l'éther, le chloroforme, très soluble dans l'alcool. La chaleur la convertit en une masse résineuse très altérable. L'acide chlorhydrique concentré la dissout, en prenant une belle teinte *rose*, qui disparaît à chaud. L'acide sulfurique concentré la dissout également, en prenant une couleur *brune fluorescente*, passant au *rouge* par addition de bromure de potassium. Ses effets physiologiques sont identiques à ceux de la digitale (*Jarmested*).

La *scillipicrine* est blanche, amorphe et très soluble dans l'eau. Elle agit puissamment sur le cœur, diminuant ses battements, l'arrêtant en diastole (*Husemann* et *Moeller*).

La *scillitoxine* est amorphe, insoluble dans l'eau, dans l'éther, soluble dans l'alcool et un peu dans les solutions alcalines. Sa saveur est âcre et amère. Sa poudre irrite fortement la muqueuse nasale. Plus énergique que la scillipicrine, elle arrête le cœur en systole (*Husemann* et *Moeller*).

La *scilline* (*Merck*) est jaune, transparente, insipide, peu soluble dans l'eau, soluble dans l'alcool et dans l'éther bouillant, qui l'abandonne à l'état cristallin, par le refroidissement. Elle a peu d'action sur le cœur, mais elle est émétique (*Husemann* et *Moeller*). Il ne faut pas la confondre avec l'hydrate de carbone décrit, sous la même dénomination, par MM. Riche et Rémont.

Pharmacologie. — La scille est émétique et considérée comme le plus efficace des diurétiques végétaux. Elle est fréquemment employée en poudre, que l'on divise le plus souvent avec du sucre ou avec toute autre substance inerte, pour atténuer son action irritante. Elle sert à préparer un certain nombre de médicaments officinaux, dont les plus importants sont : le *vin* et le *vinaigre scillitique*, les *sirops de scille*, simple et composé, le *mellite de scille*, l'*oxymel scillitique*, le *vin diurétique amer de la Charité* et le *vin diurétique de Trousseau* ou de l'*Hôtel-Dieu*.

La poudre de scille est hygrométrique ; il faut l'enfermer très sèche dans des flacons bien bouchés et la renouveler souvent. MM. Bidle et Bibby conseillent d'y mélanger du sucre de lait (1/10 environ), pour assurer sa conservation. Ce soin est inutile.

§ 60. POUDRE DE SEMEN-CONTRA.

Préparation. — Le semen-contra (*Artemisia cina* Berg., *ramosa* Smith., Synanthérées) est mis en poudre comme l'anis vert et passé au tamis de crin n° 1 (*Codex*).

Caractères. — Les capitules du semen-contra d'Alep fournissent une poudre verdâtre, très aromatique et dont la saveur est fortement amère. Cette poudre contient, entre autres principes, de la *santonine* (V. p. 342), une *résine* et une *huile volatile*.

L'*essence* de semen-contra est de couleur jaune pâle ; son odeur est forte et analogue à celle de la menthe poivrée ; sa saveur est amère et brûlante. Traitée par l'iodure ioduré de potassium, elle fournit une masse cristalline d'aiguilles vertes et brillantes, ayant pour composition $C^{10}H^{18}O.H^2O+I$. Cette essence est formée de deux composés distincts, dont l'un, isomérique du térébenthène et nommé *cynène*, a pour formule $C^{10}H^{16}$ et l'autre $C^{10}H^{18}O$ (*Kraut* et *Wahlforst*). Ce dernier, nommé *cynéol* par Wallach et Brass, est isomérique du bornéol. Il a pour densité 0,922 et bout à 176°-177°. Il est optiquement inactif et s'unit aisément aux acides chlorhydrique et iodhydrique. L'iodhydrate, traité par l'aniline, donne du *cynène* doué d'une agréable odeur de citron et bouillant à 181°-182°. Le semen-contra renferme 8 p. 100 d'essence.

Pharmacologie. — Le semen-contra est le vermifuge végétal le plus employé. On le donne en poudre, en infusion ou en sirop. Son action physiologique diffère peu de celle de son principe actif, la santonine ; elle est cependant compliquée des effets propres à l'huile essentielle.

Il est nécessaire de préserver la poudre de semen-contra de la radiation solaire, qui lui fait prendre une teinte rouge. On y réussit en la plaçant dans un endroit obscur, ou dans un flacon de verre noir ou jaune.

§ 61. POUDRE DE SÉNÉ.

Préparation. — On prépare la poudre de séné (*Cassia lenitiva* Bisch., *angustifolia* Vahl., etc., Légumineuses) comme celle de feuilles de belladone et on passe au tamis de soie n° 120 (*Codex*).

Caractères. — La poudre de feuilles de séné est d'un gris verdâtre, douée d'une odeur faible et d'une saveur un peu nauséabonde. L'analyse chimique de ce médicament est encore incomplète. Lassaigne et Feneulle, qui s'en sont occupés les premiers, attribuaient son action médicinale à une substance qu'ils nommaient *cathartine* et qu'ils regardaient comme un corps défini.

Suivant MM. Dragendorff et Kubly, le principe purgatif du séné est l'*acide cathartique*, glucoside que l'on trouve, en partie libre et en partie combiné à la chaux et à la magnésie, et que l'acide chlorhydrique convertit en glucose et en *cathartogénine*. Les mêmes auteurs ont extrait du séné de l'acide *chrysophanique*, identique à celui que fournit la rhubarbe, et un sucre dextrogyre, infermentescible, auquel ils ont donné le nom de *cathartomanite*.

En 1872, Bourgoin a repris l'étude de la cathartine de Lassaigne et Feneulle et il a retiré de ce produit : l'*acide chrysophanique*, un *glucose* fermentescible dextrogyre et une substance incolore non étudiée, qu'il nomme *chrysophanine*. Il conteste enfin l'existence de l'acide cathartique de MM. Dragendorff et Kubly.

M. Al. Gensz assigne pour composition à cet acide, qu'il nomme acide *cathartinique*, la formule $C^{30}H^{36}AzO^{15}$. C'est un corps amorphe, que l'on obtient en paillettes translucides, d'un rouge brunâtre, peu solubles dans l'eau froide, mais plus solubles dans l'eau chaude et dans l'alcool ; elles sont insolubles dans l'éther, le chloroforme, le benzène, etc.

Pharmacologie. — Le séné est un purgatif, dont l'usage a été enseigné par les Arabes. A dose faible, c'est un des laxatifs les meilleurs et les plus usités ; à dose élevée, il purge énergiquement. On l'emploie quelquefois en poudre et plus souvent en infusion. Il entre dans la composition de la *médecine noire*, de la *tisane royale*, du *thé de Saint-Germain*, du *petit lait de Weiss*, de l'*électuaire lénitif* et d'une foule d'autres médicaments.

§ 62. POUDRE DE STAPHISAIGRE.

Préparation. — Pour obtenir cette poudre, on prend des semences de staphisaigre (*Delphinium staphisagria* L., Renonculacées), on les sèche à l'étuve à 25°, comme les fruits d'anis, on les pulvérise par contusion et sans résidu, dans un mortier de fer. Le produit est passé à travers un tamis de crin n° 1 (*Codex*).

Caractères. — La poudre de staphisaigre est grise, huileuse, son odeur est nauséabonde, sa saveur âcre et amère. D'après Dragendorff et Marquis, elle contient quatre alcaloïdes : *delphinine, delphisine, delphinoï-*

dine, staphisagrine. On y trouve, en outre : un *acide volatil* cristallisable, une *huile fixe*, une *huile volatile*, une *matière résineuse*, etc.

La *delphinine* $C^{22}H^{35}AzO^6$ cristallise en prismes rhombiques fusibles à 191°,8, à peine solubles dans l'eau, beaucoup plus solubles dans l'éther, le chloroforme, le benzène et l'alcool absolu. Elle cause une sensation de brûlure sur la langue. L'acide sulfurique la dissout en prenant une teinte *brunâtre*, qui devient ensuite *rouge*, puis *violette*.

La *delphisine* $C^{27}H^{46}Az^2O^4$ forme des aiguilles fondant à 189°.2, moins solubles que la delphinine dans tous les liquides neutres.

La *delphinoïdine* $C^{22}H^{35}AzO^6$ est amorphe, à peine soluble dans l'eau, plus solubles que les précédentes dans leurs dissolvants. Elle fond à 152°. Elle est peut-être isomérique de la delphinine. L'acide sulfurique la colore en *violet*, qui devient *rouge* cerise au contact du brome.

La *staphisagrine* $C^{22}H^{33}AzO^5$ est amorphe, peu soluble dans l'eau, très soluble dans l'alcool et dans le chloroforme. Elle est moins toxique que les autres (*Charalampi Kara-Stojanow*).

Pharmacologie. — On n'emploie la poudre de staphisaigre qu'à l'extérieur, à titre de parasiticide. Elle est très irritante et doit, par conséquent, être appliquée avec ménagement et seulement sur des surfaces très saines. L'infusé, la teinture et les pommades de staphisaigre ont été préconisées contre la gale.

§ 63. POUDRE DE STRAMONIUM.

Préparation. — On pulvérise les feuilles de stramoine (*Datura stramonium* L., Solanacées) comme celles de la belladone. On passe le produit au tamis n° 120 (*Codex*).

Caractères. — La poudre de feuilles de stramonium est verte, un peu amère et répand une odeur vireuse désagréable. Son principe actif, nommé *daturine*, est un alcaloïde identique à l'atropine ou tout au moins son isomère, et qui répond dès lors à la formule $C^{17}H^{23}AzO^3$ (*Planta*). Schmidt la considère comme un mélange d'atropine, d'hyoscyamine, d'alcaloïdes amorphes et de produits de la décomposition des deux premiers.

La *daturine* cristallise en prismes très déliés, incolores, inodores, solubles dans 288 p. d'eau froide, dans 70 p. d'eau bouillante, dans l'alcool et dans l'éther. Sa saveur est amère et rappelle celle de la nicotine. Elle sature bien les acides, mais ses combinaisons salines sont incristallisables.

Pharmacologie. — D'après ce qui précède, la stramoine présente nécessairement une action physiologique analogue à celle de la belladone : elle est très vénéneuse, antispasmodique et mydriatique. On la prescrit rarement en poudre ou en infusion, mais on fait un usage fréquent de la teinture et de l'extrait de stramonium.

§ 64. POUDRE DE STROPHANTUS.

Préparation. — La partie employée est la semence des *strophantus* *hispidus*, *Kombé*, etc. (Apocynacées). On la pulvérise par contusion et on passe la poudre au tamis n° 100.

Caractères. — La poudre de strophantus est brune, inodore, douée d'une saveur d'abord douce, analogue à celle de la noisette et devenant promptement d'une amertume excessive. Elle contient une *huile fixe* (32 p. 100) jaune ou verte suivant l'origine de la semence, deux glucosides *(Catillon)*, dont l'un a été nommé *strophantine* (0,5 à 5 p. 100), une *résine*, un *mucilage* (7 p. 100), un *albuminoïde* (2 p. 100) et de l'*acide kombique* *(Fraser)*. Elle ne renferme aucun alcaloïde.

La *strophantine* a été isolée par Hardy et Gallois, en 1877, et étudiée ensuite par MM. Catillon, Bardet, Fraser, etc. On la prépare en précipitant par le tannin une solution aqueuse concentrée d'extrait alcoolique de strophantus. Le tannate, bien lavé, est trituré avec de l'oxyde de plomb, séché et épuisé avec de l'alcool à 84°. La solution, débarrassée de plomb par un courant d'acide carbonique, est additionnée d'éther. La strophantine se dépose, on la fait cristalliser dans l'alcool absolu.

La *strophantine* cristallise en aiguilles incolores, fusibles à 173°, ayant pour composition chimique $C^{31}H^{48}O^{12}$ *(Arnaud)*, ou $C^{16}H^{26}O^8$ *(Fraser)*. Elle est insoluble dans l'éther, le chloroforme, le benzène et le sulfure de carbone. Elle se dissout dans 4 p. d'alcool absolu chaud, dans 13 p. d'alcool froid, dans 40 p. d'eau froide, et facilement dans la glycérine. Sa solution aqueuse est légèrement acide, elle mousse fortement et présente une amertume excessive. Elle dévie à droite le plan de polarisation de la lumière polarisée : $\alpha_D = +30°$ *(Catillon)*.

Traitée par l'acide sulfurique à 10 p. 100, elle donne une solution incolore qui, chauffée entre 43° et 49° devient *verte*, puis *bleue*, *violette* et, après deux heures, d'un *noir violacé* *(Gerrard)*.

Une trace de sesquichlorure de fer, ajoutée à une solution de strophantine acidulée par l'acide sulfurique, donne un précipité d'un *rouge brun*, qui, en une heure ou deux au plus, devient *vert* *(Helbing)*.

L'acide phosphomolybdique produit lentement avec la strophantine une coloration *verte*, qui passe peu à peu au *bleu intense*. L'addition d'un alcali développe immédiatement la teinte bleue *(Fraser)*.

Lorsqu'on abandonne à elle-même, pendant trois ou quatre jours, une solution aqueuse d'extrait alcoolique de strophantus additionnée de 1 à 2 p. 100 d'acide sulfurique, il se forme sur les parois du flacon une abondante cristallisation de *strophantidine* et le liquide ambiant réduit le tartrate cupro-potassique. La strophantine est donc bien un *glucoside*. La strophantidine est neutre, très amère, fort peu soluble dans l'eau, assez soluble dans les alcools éthylique et amylique et dans le chloroforme. Elle est toxique à l'égal de la strophantine *(Fraser)*.

La strophantine ci-dessus décrite est celle du S. Kombé ; celle qu'on retire du S. glabre est différente : elle est lévogyre et elle *rougit* au contact de l'acide sulfurique, au lieu de verdir *(Catillon)*. Elle est identique à l'*ouabaïne (Arnaud)*. Peut-être y a-t-il une troisième espèce de ce glucoside.

Dans l'aigrette qui surmonte la graine, Hardy et Gallois ont trouvé un principe immédiat possédant quelques-unes des propriétés des alcaloïdes, auquel ils ont donné le nom d'*inéine*.

Pharmacologie. — Le strophantus est un poison du cœur, dont l'action n'est pas identique à celle de la digitale. On ne l'emploie pas en nature ; on se sert habituellement de sa teinture ou de son extrait alcoolique et, plus rarement, de la strophantine que l'on administre alors en granules. Ce médicament étant doué d'une énergie considérable, il est nécessaire de le doser avec précision et de s'adresser toujours à la même espèce botanique. Le S. glabre contient environ 5 p. 100 de strophantine; le S. Kombé n'en renferme que 0,90 p. 100 au plus et le S. hispidus 0,60 p. 100 seulement. C'est le S. Kombé qui doit être présentement considéré comme officinal.

La teinture alcoolique a été préparée à des doses variant du 5me au 20mo. Elle est si amère, qu'on lui préfère généralement l'extrait alcoolique. On donne l'extrait et la strophantine sous forme de granules dosés à 1 milligramme, pour le premier, et à 1/10 de miligramme seulement pour le glucoside.

§ 65. POUDRE DE VALÉRIANE.

Préparation. — Pour préparer la poudre de valériane (*Valeriana officinalis* L., Valérianées), on crible la racine, pour séparer la terre, puis on la sèche à l'étuve vers 40°. On la pulvérise ensuite dans un mortier de fer couvert et on passe au tamis de soie n° 120 (*Codex*).

Caractères. — La poudre de valériane est grise, elle offre une odeur forte et désagréable, une saveur âcre et amère. Elle contient une *résine* d'une grande âcreté, une *huile volatile* complexe, principalement composée de *valéral* $C^5H^{10}O$, de *valérol* $C^6H^{10}O$, auxquels sont mélangés: un carbure d'hydrogène $C^{10}H^{16}$ isomérique de l'essence de térébenthine (*bornéène* ou *valérène*), un camphre semblable au camphre de Bornéo $C^{10}H^{18}O$ (*bornéol*), et environ 5 p. 100 d'*acide valérianique*, formé aux dépens du valéral (*Gerhardt*).

On y trouve, en outre, de l'acide formique et de l'acide acétique libres (*Bruylants*) et deux alcaloïdes (*Waliszewski*).

Le *valérol* pur est liquide, incolore, insoluble dans l'eau, très soluble dans l'alcool et dans l'éther. Il possède une odeur de foin très faible, mais lorsqu'on le conserve au contact de l'air, il s'épaissit et se convertit en acide valérianique, dont l'odeur est désagréable. Il cristallise en prismes incolores, lorsqu'on abaisse sa température au-dessous de zéro, et les cristaux ne fondent qu'à + 20°. La potasse en fusion le transforme en acide valérique. L'acide sulfurique le dissout en se colorant en *rouge-sang*.

M. Bruylants regarde l'essence de valériane comme formée de 6 composés distincts : un hydrocarbure $C^{10}H^{16}$; un alcool $C^{10}H^{18}O$; un éther simple $C^{20}H^{34}O$ et trois éthers composés, engendrés, comme le premier, par oxydation de l'alcool, sous l'influence de l'ozone fourni par l'hydrocarbure.

Les deux alcaloïdes ont reçu les noms de *chatinine* et de *valérine*. Le premier est soluble dans l'éther, qui ne dissout pas la valérine ; son chlorhydrate est facile à faire cristalliser (*Waliszewski*).

Pharmacologie. — La valériane est stimulante et antispasmodique. Elle est fréquemment employée sous forme de poudre et d'infusé ; elle sert aussi à préparer une eau distillée, un extrait, un sirop et une teinture, sur la valeur absolue desquels la thérapeutique n'est pas complètement édifiée.

II. — POUDRES COMPOSÉES.

On donne le nom de poudres composées, aux médicaments qui résultent du mélange de plusieurs poudres simples. Leur composition est susceptible de varier à l'infini. On peut y introduire toutes les poudres simples, qui ne sont ni imprégnées de substances huileuses, ni trop hygrométriques.

Fig. 119. — Machine à tamiser et à mélanger de J. Baker.

Les premières feraient rancir promptement le mélange, les secondes l'exposeraient à des fermentations multiples.

Préparation. — La préparation des poudres composées est soumise aux règles suivantes :

1° Réduire séparément, autant qu'il est possible, chaque substance en poudre ;

2° Donner à chaque poudre la même ténuité, afin d'obtenir un mélange homogène ;

3° Pulvériser, à l'aide des autres substances, les matières molles, telles que la muscade, la vanille, la myrrhe, le castoreum, etc. ;

4° Mélanger, avec le plus grand soin, toutes les poudres simples dans un mortier, puis les passer à travers un tamis peu serré (*Codex*).

L'utilité du premier précepte est évidente, les mêmes procédés de pulvérisation ne convenant pas à tous les médicaments. Relativement au second, il faut remarquer que si le mélange comporte des matières minérales, celles-ci doivent être porphyrisées, pour mieux assurer leur égale répartition dans toute la masse.

Les substances huileuses et celles qui sont hygrométriques devraient être bannies de la formule des poudres complexes, auxquelles elles communiquent leur altérabilité.

Quand une poudre composée contient des substances de densités très inégales, il se produit, avec le temps, une séparation inévitable de ces substances. Il est nécessaire de remédier à cet inconvénient, en triturant la poudre à des intervalles peu éloignés.

Une ingénieuse machine de J. Baker (fig. 119) permet de tamiser et de mélanger exactement, en quelques minutes, tous les éléments d'une poudre composée. D'autres machines, telles que celles des figures 120 et 121 servent

Fig. 120. — Machine à comprimer des poudres.

Fig. 121. — Machine à fabriquer les tabloïdes.

aujourd'hui à comprimer les substances pulvérulentes. On les emploie notamment à souder entre elles les particules des poudres minérales, pour les transformer en pastilles lenticulaires, auxquelles on a donné le nom de *tabloïdes*. Les tabloïdes sont d'importation anglaise ; on les prépare le plus souvent avec le chlorate de potassium, le borax, le nitre, parfois même avec des poudres composées.

Conservation. — Les poudres composées sont plus difficiles encore à conserver que les poudres simples. Non seulement l'air et l'humidité leur font éprouver les mêmes altérations qu'à celles-ci, mais il peut, en outre, arriver que leurs éléments réagissent les uns sur les autres et que ces actions chimiques modifient sensiblement la nature du mélange et, par suite, ses propriétés médicinales. Il est donc important de préparer ces médicaments en petite quantité à la fois et même de ne faire qu'au moment du besoin ceux qui doivent contenir des substances hygrométriques.

Un grand nombre de formules de poudres composées ont été inscrites au livre premier, à la suite des médicaments simples qui en constituent la partie active. Voici quelques autres formules, dont le temps a consacré l'usage et qui sont extraites de la pharmacopée légale.

POUDRE DENTIFRICE AU CHARBON.

Poudre de charbon végétal...	200 gr.
— de quinquina........	100
Essence de menthe poivrée..	1
(Codex.)	

POUDRE DIURÉTIQUE.

Poudre d'azotate de potassium.	10 gr.
— de gomme arabique...	60
— de guimauve..........	10
— de réglisse..........	20
— de sucre de lait	60
10 grammes par litre d'eau.	
	(Codex.)

M. Gacon a formulé une poudre plus simple, entièrement soluble dans l'eau :

Bicarbonate de sodium........	4 gr.
Nitrate de potassium...	1
Glycyrrhizate d'ammoniaque..	0,05
Pour 1 litre d'eau.	

Ce médicament diffère beaucoup de celui du Codex ; il est alcalin et dépourvu des propriétés diurétiques du lactose.

POUDRE DE DOVER.

Poudre d'ipécacuanha opiacée.

Poudre de nitrate de potassium....................	40 gr.
Poudre de sulfate de potassium....................	40
Poudre d'ipécacuanha.......	10
Opium officinal séché et pulv.	10
(Codex.)	

POUDRE STERNUTATOIRE.

Feuilles sèches d'asarum.....	100 gr.
— de bétoine....	100
Feuilles sèches de marjolaine.	100
Fleurs sèches de muguet.....	100

On pile au mortier de fer et on passe au tamis de crin nº 3 (*Codex.*)

CHAPITRE XVIII

PULPES

Les pulpes sont des médicaments de consistance molle, que l'on obtient en réduisant en pâte le parenchyme des végétaux. Elles sont aux plantes succulentes ce que les poudres sont aux matières sèches. Elles contiennent les sucs, les cellules et les vaisseaux des plantes, à l'exclusion des fibres ligneuses. Leur composition est extrêmement complexe et elle varie nécessairement, d'après la nature des substances qui les fournissent.

Préparation. — On prépare ces médicaments avec ou sans l'intervention de la chaleur.

1° *A froid.* On pulpe à froid les feuilles, les tiges, les fleurs et les fruits, dont les cellules gorgées de sucs offrent peu de résistance à la division. On opère, suivant la texture des plantes, d'après l'un des trois procédés ci-après :

a. On *contuse* les végétaux à tissu mou et lâche, puis on fait passer le produit à travers un tamis de crin (V. *Pulpation*, page 7). On prépare ainsi les *pulpes de ciguë* et de *rose rouge*, celles de toutes les *feuilles* et *fleurs fraîches*, en général, et en particulier celles des *plantes aromatiques* et *antiscorbutiques*, dont la chaleur volatiliserait les principes actifs.

b. On *râpe* les *racines*, les *tubercules* et les *fruits*, dont la cohérence ne permettrait pas une division facile au mortier. Ce mode fournit les *pulpes de carotte*, d'*ail*, de *pomme de terre*, de *scille*, d'*oignon*, etc.

c. On laisse *fermenter* avec un peu de vin blanc, pour les attendrir, les *cynorrhodons* (réceptacles charnus des fruits du rosier sauvage) préalablement mondés ; puis on pulpe, aussitôt que la consistance du produit le permet. Ce procédé est spécial au fruit du rosier ; il n'a pas encore reçu d'autre application.

Toutes les pulpes préparées à froid, et surtout celles que donne la rasion, ont le défaut d'être peu liées ; au bout d'un temps très court, le suc qu'elles contiennent surnage les débris végétaux, précipités par suite de leur densité plus considérable. On ne doit donc avoir recours à cette méthode, qu'autant que l'exigent la composition chimique de la pulpe et l'usage auquel on la destine.

2° *A chaud.* On fait intervenir la chaleur, toutes les fois qu'elle n'altère par les principes utiles des plantes. Sous son influence, les éléments cellulaires mucilagineux et amylacés se gonflent, l'albumine se coagule et les modifications physiques qu'éprouvent ces substances augmentent d'une manière avantageuse la consistance et la liaison des pulpes. On peut procéder de deux manières, pour chauffer les médicaments à pulper :

1° On expose à la *vapeur* de l'eau en ébullition, dans un vase fermé, les végétaux placés sur un diaphragme quelconque percé de trous. Ce traitement suffit pour ramollir d'une manière suffisante les *pruneaux*, les *dattes*, les *jujubes*, les *bulbes de lis* et de *scille*, les *racines de guimauve* et d'*aunée*, etc. ;

2° On est obligé de faire *bouillir* ou *digérer* avec un peu d'eau les *substances sèches*, et celles que l'action de la vapeur d'eau pourrait fluidifier au point de les faire passer au travers des ouvertures du diaphragme. Cette méthode est employée pour la *casse* et pour le *tamarin*.

Il ne faut parler que pour mémoire du procédé qui consiste à placer les végétaux dans des cendres chaudes ; il produit une cuisson très imparfaite et il expose à brûler plus ou moins profondément la partie externe des médicaments ; il doit être entièrement proscrit.

La coction des plantes, dissipant leurs huiles volatiles, leur fait perdre souvent toute efficacité ; c'est ainsi qu'elle rendrait inertes les *pulpes de ciguë*, de *cresson*, de *cochléaria*, etc. Mais, dans certains cas, on recherche précisément cet effet ; c'est de cette manière qu'on peut rendre émollientes les pulpes d'ail et d'oignon, qui, préparées à froid, sont très irritantes. Il est donc indispensable de choisir judicieusement le mode de préparation d'une pulpe médicamenteuse, la méthode devant varier, pour le même végétal, selon les effets que l'on veut obtenir.

Conservation. — Les pulpes sont des médicaments très altérables, pour la plupart. La présence du sucre, de l'amidon et des autres principes fermentescibles, rend leur décomposition très rapide. Cette altérabilité est la principale raison de la défaveur qui s'attache de plus en plus à ces préparations. Les pulpes de casse et de tamarin, que l'on obtient par digestion et que l'on amène ensuite à consistance d'extrait, sont à peu près les seules sur la conservation desquelles on puisse compter et aussi les seules dont l'usage soit un peu fréquent.

En général, il faut préparer les pulpes au moment du besoin.

PULPE DE CAROTTE.

On obtient la pulpe de racine de carotte au moyen de la râpe.

On prépare de même les *pulpes de bulbes d'ail*, de *lis*, d'*oignon* et de *scille*, et celle de *tubercules de pommes de terre* (*Codex.*)

PULPE DE CASSE.

On prend, l'une après l'autre, des gousses de casse, on appuie l'une de leurs sutures sur un point résistant et on frappe quelques coups secs sur la partie opposée, pour ouvrir le fruit dans toute sa longueur. On enlève avec une spatule la pulpe, les semences et les cloisons intérieures. On met le produit recueilli dans un pot de faïence ou de porcelaine, avec une quantité suffisante d'eau et on fait digérer au bain-marie, en remuant de temps en temps, jusqu'à ce que la masse soit bien également ramollie. On la pulpe alors sur un tamis de crin et on évapore, au bain-marie, en consistance d'extrait mou (*Codex.*)

PULPE DE CIGUË.

On réduit en pâte fine, par contusion dans un mortier de marbre, les feuilles fraîches de grande ciguë et on pulpe à travers un tamis de crin.

On prépare de la même manière les pulpes de toutes les autres *feuilles* ou *fleurs fraîches* (*Codex.*)

PULPE DE PRUNEAUX.

On expose les pruneaux sur un diaphragme à l'action de la vapeur d'eau, jusqu'à ce qu'ils soient complètement ramollis. On rejette les noyaux, on épiste la chair du fruit dan un mortier de marbre et on pulpe à travers un tamis de crin. La même méthode sert à préparer les pulpes de *dattes* et de *jujubes* (*Codex.*)

PULPE DE TAMARIN.

On met la pulpe brute de tamarin dans un pot de porcelaine, on y ajoute un peu d'eau et on fait digérer au bain-marie, en agitant de temps à autre, jusqu'à ce que la masse soit également ramollie. On la pulpe ensuite, pour en séparer les noyaux et les filaments du fruit et on évapore au bain-marie à consistance d'extrait mou (*Codex*).

CHAPITRE XIX

SUCS

On appelle sucs, en pharmacie, les produits liquides et quelquefois solides, que l'on retire des cellules végétales. Par analogie, cette définition doit être étendue aux produits renfermés dans les tissus des animaux.

Les sucs présentent une très grande variété de composition et de propriétés. La multiplicité des combinaisons qu'on y rencontre, et la délicatesse des réactions susceptibles de mettre ces combinaisons en évidence rendent leur étude chimique généralement difficile.

I. — SUCS ANIMAUX.

§ 1. AXONGE.

Préparation. — Pour préparer l'axonge, on prend la panne du porc (*Sus scrofa* L., Mammifères Pachydermes), on en retranche la membrane qui la recouvre, ainsi que les parties rouges qui peuvent y adhérer. On la coupe ensuite par morceaux, on l'écrase dans un mortier de marbre et on la chauffe au bain-marie, jusqu'à ce qu'elle soit complètement fondue et claire. On la passe alors à travers un linge serré.

Le liquide, agité modérément avec une spatule, jusqu'à ce qu'il soit devenu blanc et opaque, est coulé dans des pots, que l'on remplit entièrement (*Codex*).

Il est indispensable de remuer doucement l'axonge, pendant son refroidissement; sans cette précaution elle se sépare, dans le vase qui la contient, en deux parties inégalement constituées : la stéarine cristallise à la périphérie, où la température s'abaisse plus rapidement, tandis que l'oléine occupe la partie centrale. Il faut alors mélanger à froid ces deux parties, pour avoir de l'axonge homogène et de consistance convenable; mais, en opérant ce mélange on introduit dans la graisse de l'air, c'est-à-dire le principe que l'on redoute le plus. Mieux vaut éviter cet inconvénient.

Caractères. — L'axonge bien préparée doit être très blanche, demi-dure, neutre et dépourvue d'odeur désagréable. Elle est très soluble dans l'éther, le chloroforme, les huiles fixes et volatiles, le sulfure de carbone, et peu soluble dans l'alcool. Elle fond à 32°-33°. Ses acides gras fondent à 35°. Sa densité est 0,931 à 0,932 à 15°, 0,861 à 100°. Elle rancit rapidement, au contact de l'air, surtout quand on élève sa température.

Elle contient environ 62 p. 100 d'oléine $C^3H^5(OC^{18}H^{33}O)^3$, 32 p. 100 de pa-
mitine $C^3H^5(OC^{16}H^{31}O)^3$ et de stéarine $C^3H^5(C^{18}H^{35}O)^3$. Elle a, dès lors,
les propriétés chimiques de ces corps gras.

Essai. — L'axonge est rarement fraudée par addition d'*eau*, de *sels
minéraux* ou de substances organiques telles que *résidus amylacés, gelées*, etc.
Mais l'Amérique en exporte de grandes quantités, qui sont fréquemment
mélangées d'*huile* ou de *margarine de coton*.

La dessiccation à l'étuve, suivie d'une pesée exacte, indiquerait la présence de l'*eau*. Par l'incinération au rouge sombre, on isolerait les *sels
minéraux* (plâtre, alun, etc.). Enfin, par la dissolution du corps gras dans
l'éther ou dans la ligroïne, et la dessiccation du résidu insoluble, on saurait
s'il existe une *matière organique*, dont les réactifs préciseraient ensuite la
nature.

La recherche de l'huile ou de la margarine de coton est plus délicate, et
basée sur quelques réactions chimiques :

1° On chauffe pendant dix minutes, au bain-marie et en agitant fréquemment, 5 parties d'axonge fondue, 20 centimètres cubes d'alcool absolu et
3 centimètres cubes de solution de nitrate d'argent dans l'alcool absolu
(1/125). Le nitrate est réduit par l'huile de coton et colore le liquide en
brun plus ou moins noir. Le corps gras, refroidi, reste brun et donne avec
l'éther une solution colorée de la même manière (*Becchi*) ;

2° A 25 parties d'axonge suspecte fondue, on ajoute 25 centimètres cubes
d'une solution tiède (35°) d'acétate neutre de plomb à 50/100, puis 5 centimètres cubes d'ammoniaque pure à 0,924. On agite vivement, jusqu'à émulsion stable et homogène. Au bout de vingt-quatre heures, le mélange a
pris une teinte d'un *rouge orangé*, s'il contient de l'huile de coton ; il est
blanc dans le cas contraire (*Labiche*) ;

3° On pèse, dans un verre, 20 grammes d'axonge fondue ; lorsque sa
température est revenue à 30°, on y ajoute 20 grammes d'acide sulfurique
à 1,836, et on agite vivement avec le thermomètre, sans sortir son réservoir du liquide. On note l'échauffement maximum du mélange ; il doit être
de 35° si l'axonge est pure, et notablement plus élevé dans le cas de la présence de l'huile de coton.

On peut noter encore que l'axonge doit donner une déviation de — 12°,5
à l'oléo-réfractomètre Amagat et Jean, à la température de 45°. Toute déviation différente est l'indice d'une falsification. Ce moyen est très bon.

Pharmacologie. — L'axonge est adoucissante et employée comme telle
au pansement des vésicatoires, des plaies et des surfaces irritées, en
général. Elle sert de base à beaucoup de pommades ; elle fait également
partie de nombreuses formules d'onguents et d'emplâtres. Pour tous ces
usages, elle doit être parfaitement neutre, c'est-à-dire récemment préparée
et soigneusement préservée de l'action oxydante de l'air.

Plusieurs moyens ont été proposés pour assurer sa conservation. Deschamps a conseillé de la chauffer avec une substance résineuse : *benjoin*
ou *bourgeons de peuplier*. Le Codex, adoptant la première substance, prescrit d'ajouter 5 grammes de teinture de benjoin par kilogramme d'axonge

fondue. Le produit porte le nom d'*axonge benzoïnée*. Les bourgeons de peuplier préservent peut-être mieux l'axonge que ne le fait le benjoin, mais ils
ont l'inconvénient de lui communiquer une couleur verdâtre, qui passe au
rouge orangé au contact des alcalis. Soubeiran se servait du baume avec
lequel on a préparé le sirop de Tolu. Le résultat est aussi satisfaisant, au
point de vue de la stabilité du corps gras.

M. Hirzel a recommandé le moyen suivant :

Axonge récente..	7000 gr.
Sel marin..	20
Alun pulvérisé...	1

On chauffe le tout ensemble, jusqu'à ce qu'il se forme, à la surface, une
écume composée d'albumine coagulée, de membranes, etc. On enlève cette
écume, puis on laisse refroidir la graisse, devenue claire et transparente :
on la lave ensuite en la malaxant à plusieurs reprises avec de l'eau, jusqu'à
ce qu'elle n'ait plus de saveur salée. Enfin, on la tient en fusion à une
douce température, pour faire évaporer l'eau qu'elle contient et lui rendre
sa transparence.

M. Rother préfère la digestion avec le *styrax*, dont une très faible quantité assure la conservation du produit.

§ 2. BEURRE.

Préparation. — On retire le beurre du lait, par des procédés spéciaux, que le pharmacien n'a point occasion d'appliquer dans son laboratoire.

Purification. — Mais il est indispensable de purifier le beurre du commerce, qui contient toujours de la *caséine* et du *lait interposés*, et souvent
du *sel marin*.

On débarrasse le beurre de ces substances, en le malaxant, à plusieurs
reprises, avec de l'eau distillée froide, jusqu'à ce que celle-ci ne soit plus
trouble et qu'elle ne précipite plus par le nitrate d'argent.

Caractères. — Le beurre pur offre une couleur d'un jaune pâle, une saveur particulière et une odeur faible lorsqu'il est récent. Il fond à 31°-31°,5 ;
ses acides gras fondent à 37°-38°. Sa densité est 0,920 à 15°, 0,912 à 38°,
0,865 à 0,868 à 100°. Il se dissout dans 28 fois son poids d'alcool, et en
toutes proportions dans l'éther et les hydrocarbures. Il rancit très promptement au contact de l'air, surtout s'il n'a pas été lavé avec soin; sa nuance
devient d'abord plus foncée; puis il se décolore entièrement. Cette altération est d'ordre purement chimique. Elle est favorisée par l'eau, par l'air
et la lumière, par les acides formés. Le plus important des acides résultant
de cette oxydation est l'acide formique (*Duclaux*).

Chevreul y avait découvert six glycérides : la *stéarine*, la *palmitine*,
l'*oléine*, la *butyrine*, la *caprine* et la *caproïne*. M. Heintz en a retiré, depuis,
de la *myristine* et un autre corps gras, dont il a isolé un acide qu'il nomme
acide butique, et auquel il assigne la formule $C^{20}H^{40}O^2$. La *capryline* et
l'*arachine* y ont également été signalées.

Sa composition chimique varie sous diverses influences; les chiffres suivants la représentent en moyenne :

Stéarine, oléine, palmitine.............................	93,00
Butyrine..	4,40
Caproïne..	2,50
Capryline, caprine, myristine.......................	0,10
Total....................	100,00

Essai. — Le beurre peut être surchargé d'*eau*, de *sel marin*, de *matières amylacées*, de *caséine* et de *graisses étrangères*, au premier rang desquelles se place le produit nommé *margarine*.

La recherche de l'eau, du sel et des matières amylacées peut être faite comme il est dit à propos de l'axonge. On caractérise avec l'iode toutes les fécules.

Pour déceler la *caséine*, on dissout le beurre dans la ligroïne, on recueille le résidu sur un filtre, on le lave à la ligroïne et on y dose l'azote. Le chiffre trouvé, rapporté à 100 et multiplié par 6,25 donne, approximativement, la proportion de la caséine.

Lorsqu'il y a mélange de *matières grasses étrangères*, on recourt d'abord à la détermination des constantes physiques, puis on dose les acides fixes et surtout les acides volatils. A l'état pur, sa déviation à l'oléo-réfractomètre est de — 30°. Celle de la margarine est de — 15°. Le mélange peut donc être sûrement décelé par cet examen.

On dose les acides fixes en saponifiant 3 grammes de beurre avec une solution alcoolique de soude caustique, au bain-marie. On évapore à sec, on redissout dans l'eau, on décompose le savon par l'acide sulfurique, on isole les acides gras refroidis, on les sèche et on les pèse. Leur poids ne doit pas excéder 90 p. 100.

Pour déterminer les acides volatils, on saponifie de la même manière $2^{gr},50$ de beurre, on évapore à sec et on redissout dans 50 centimètres cubes d'eau. On ajoute au liquide 20 centimètres cubes d'acide phosphorique à 20 p. 100 et on distille, pour retirer 50 centimètres cubes de liquide acide, qu'on titre avec la soude décinormale. Le beurre pur doit exiger $12^{cc}.6$, au moins, de liqueur alcaline pour sa neutralisation (*Reichert*). A noter que le beurre rance en absorbera beaucoup plus et que, par suite, la méthode n'a de valeur que pour les beurres non altérés.

Nombre d'autres moyens ont été indiqués pour vérifier la pureté du beurre. Parmi les plus simples, il faut placer l'examen microscopique des débris qui flottent dans le produit en fusion. Ceux du beurre pur sont amorphes, ceux du beurre additionné de margarine sont formés par du tissu conjonctif aisé à reconnaître (*Collin*).

D'un autre côté, on verse dans un tube bouché, jaugé à 10 centimètres cubes, $1^{cc},5$ de sirop de sucre saturé. On plonge le tube dans l'eau à 45°, on y introduit du beurre jusqu'au trait de jauge, on bouche, on mélange par agitation, puis on fait tourner le tube en fronde, au bout d'une ficelle, pendant quelques instants. Le beurre pur reste *limpide* ; l'émulsion blanchâtré qui s'est formée est volumineuse et bien séparée. S'il est margariné, la matière grasse est *laiteuse*. Les beurres salés se comportent comme les beurres frais (*Lezé*).

M. Scheffer a constaté que 1 gramme de beurre pur se dissout dans 3 centimètres cubes d'un mélange formé de 4 volumes d'alcool amylique et de 6 volumes d'éther à 0,725. A part l'acide oléique et quelques huiles, les autres corps gras exigent une plus grande quantité de liquide pour se dissoudre.

Pharmacologie. — Le beurre possède un grain très fin, qui le fait souvent rechercher pour la préparation des pommades ophtalmiques. Les anciens pharmacologistes s'en servaient fréquemment et recommandaient de le laver à l'eau de rose, avant de l'appliquer aux usages pharmaceutiques. L'eau pure fournit un lavage tout aussi satisfaisant, mais il ne faut pas prolonger l'opération ; le beurre est naturellement très altérable et l'air que l'on met en contact avec toutes ses parties, pendant le lavage, en accélère l'oxydation.

§ 3. BILE DE BOEUF.

Préparation. — On emploie la bile de bœuf sous forme d'extrait, en pharmacie.

Pour préparer cet extrait, on purifie la bile naturelle en la faisant passer à travers une étoffe de laine, puis on évapore au bain-marie le produit filtré, jusqu'à ce qu'il offre une consistance ferme (*Codex*).

Caractères. — La bile de bœuf est un liquide filant, soluble dans l'eau, et dont la réaction est généralement alcaline. Elle a pour densité moyenne 1,02. Sa saveur est amère, sa couleur verte, brune ou jaune, son odeur légèrement musquée. Elle contient 12 à 13 p. 100 de principes solides, au nombre desquels se trouvent : les *acides taurocholique* et *glycocholique ;* un pigment, la *biliverdine ;* un alcool, la *cholestérine* ; un alcaloïde, la *choline ;* des substances grasses, *oléine*, *stéarine*, *palmitine*, *lécithine*, et des *sels minéraux*.

L'*acide glycocholique* $C^{26}H^{43}AzO^6$ cristallise en aiguilles déliées, incolores, dont la saveur est à la fois amère et sucrée. Il est soluble dans l'alcool concentré ; l'éther et l'eau froide n'en dissolvent que des traces. Il est dextrogyre (+29°). Lorsqu'on le fait bouillir avec un excès de potasse caustique, il se dédouble en *glycocolle* $AzH^2C^2H^3O^2$ et en *acide cholalique* $C^{24}H^{40}O^5$. Il est combiné à la soude, dans la bile de tous les animaux.

L'*acide taurocholique* $C^{26}H^{45}AzO^7S$ est également uni à la soude. Il est déliquescent, très acide, dextrogyre (+25°), facilement soluble dans l'alcool et dans l'éther. La chaleur l'altère très rapidement. Les alcalis le transforment en *acide cholalique* et en *taurine* $C^2H^7AzO^3S$.

La *biliverdine* $C^{16}H^{20}Az^2O^5$, matière colorante verte, est insoluble dans l'éther et dans le chloroforme, soluble dans l'alcool, auquel elle communique une nuance d'un très beau vert. On peut la dériver de la bilirubine, par oxydation.

La *cholestérine* $C^{26}H^{43}OH + H^2O$ est un alcool monoatomique (*Berthelot*), qui forme la presque totalité des calculs biliaires. Elle cristallise en lames nacrées, incolores, insipides et plus lourdes que l'eau : $D = 1,046$ (*C. Méhu*). Elle est soluble dans l'alcool bouillant, dans l'éther, dans l'huile de pétrole, dans le chloroforme et dans les taurocholates. Quand on la déshydrate au moyen de l'acide phosphorique, on obtient un carbure d'hydrogène $C^{26}H^{42}$, auquel on a donné le nom de *cholestérylène*. Elle est sinistrogyre, fusible à 137°, volatile à 350°. M. Schiff lui reconnaît deux réactions caractéristiques : chauffée avec un peu d'acide azotique et desséchée, elle se colore en *rouge* au contact de l'ammoniaque ; desséchée en présence d'un mélange d'acide chlorhydrique ou sulfurique (2 à 3 volumes) et de solution de perchlorure de fer peu concentrée (1 volume), elle prend une belle teinte *violette*.

La *choline* $C^5H^{15}AzO^2$ $[(CH^3)^3 - Az(C^2H^4 - OH)OH]$ est une base souvent confondue avec l'alcaloïde retiré du tissu nerveux et nommé *névrine* par Liebreich. C'est de l'hydrate d'hydroxétylène triméthylammonium. La névrine est son anhydride : $(CH^3)^3 - Az(C^2H^3)(OH)$.

La *lécithine*, découverte par Gobley, est une combinaison de névrine avec les acides phosphoglycérique, oléique et palmitique. Elle remplit à la fois les fonctions d'alcali, d'acide et d'éther. Elle est, par conséquent, salifiable et saponifiable.

Pharmacologie. — La bile de bœuf est un alcalin analogue aux savons, sous le rapport médical comme au point de vue chimique. Elle était autrefois très employée, à titre d'agent digestif, dans les cas d'insuffisance de la sécrétion hépatique. On n'en fait aujourd'hui que très rarement usage.

§ 4. BLANC DE BALEINE.
Cétine, spermacéti.

Préparation. — On retire le blanc de baleine du liquide huileux contenu dans les vastes cavités de la tête du cachalot. Pour l'obtenir, on laisse refroidir l'huile et on soumet à la presse le magma solide qui s'est déposé.

Purification. — Le produit ainsi obtenu retient toujours un peu d'*huile*. On le purifie en le faisant chauffer au bain-marie, avec une solution faible de potasse caustique. On sépare le blanc de baleine, on le lave et on le fond pour le dessécher.

Caractères. — Le blanc de baleine est solide, flexible, très peu altérable, d'apparence cristalline et nacrée. Il est insoluble dans l'eau, soluble dans l'alcool, l'éther et les corps gras. Il fond à 49° et se volatilise à 360°. On peut le pulvériser en y ajoutant quelques gouttes d'alcool. Il est principalement constitué par un éther appelé *cétine*, qui représente une combinaison d'acide palmitique avec un alcool $C^{16}H^{33}OH$, auquel M. Chevreul a donné le nom d'*éthal*, transformé depuis en celui d'*alcool cétylique* :

$$C^{16}H^{33}.OH + C^{15}H^{31}.CO^2H = H^2O + C^{15}H^{31}O.OC^{16}H^{33}$$

Alc. cétylique. Ac. palmitique. Palmitate de cétyle.

Suivant M. Heintz, la composition du blanc de baleine est complexe ; elle est représentée par un mélange d'éthers cétyliques, formés par les *acides palmitique, stéarique, coccinique, myristique* $(C^{13}H^{27} — CO^2H)$ et *laurostéarique* $(C^{11}H^{23}—CO^2H)$.

Pharmacologie. — De tous les corps gras employés en pharmacie, le blanc de baleine est le moins altérable. On l'a quelquefois administré à l'intérieur, sous forme d'émulsion, en qualité d'adoucissant. Son seul usage, aujourd'hui, est de servir à la préparation du *cold-cream*, de quelques pommades et de papiers épispastiques auxquels il communique un brillant tout particulier.

Essai. — La falsification la plus habituelle du blanc de baleine consiste à y mélanger des graisses telles que le *suif*, et l'*acide stéarique*.

On reconnaît le *suif* à l'abaissement du point de fusion et à la diminution de l'éclat propre à la cétine. Pour découvrir l'*acide stéarique*, on liquéfie 10 grammes de cétine suspecte, on y mélange de l'ammoniaque, par agitation, et on laisse refroidir. L'acide stéarique a formé un savon ammoniacal qu'on dissout dans l'eau, et qu'on décompose par l'acide chlorhydrique : l'acide stéarique se dépose.

§ 5. CIRE D'ABEILLE.

Préparation. — Cette substance est une sécrétion fournie par les abeilles et qui n'a besoin que d'être purifiée.

Purification. — Pour opérer cette purification, on fond les alvéoles des abeilles au bain-marie, dans un peu d'eau, et on verse le liquide dans des moules. Le produit prend le nom de *cire jaune*.

La *cire blanche* peut être obtenue de plusieurs manières :

1° On divise la cire en lames très minces, que l'on expose à l'air et à la lumière, sur des toiles ou sur des claies. L'oxygène, l'ozone peut-être, se combinent à la matière colorante et la décolorent (*Lewy*);

2° On fait fondre la cire avec une petite quantité d'acide sulfurique étendu et de nitrate alcalin ; il se forme de l'hypoazotide, qui blanchit la cire, en oxydant son principe colorant ;

3° On s'est servi également du chlore et des hypochlorites. Mais ces agents ont l'inconvénient de donner naissance à des produits chlorés, qui restent mélangés à la cire et qui rendent son emploi pharmaceutique impossible.

Caractères. — La cire *jaune* est aromatique et fusible à 62° ou 63°. *Blanche*, elle est à peu près inodore et elle fond à 65°. Qu'elle soit ou non colorée, la cire est insoluble dans l'eau, soluble dans le chloroforme chaud, dans les corps gras et dans les huiles volatiles. Sa densité est 0,962. Elle est principalement composée d'*acide cérotique* (*cérine*) et d'*éther mélissipalmitique* (*myricine, palmitate de myricyle*) (*Brodie*), auxquels il faut ajouter une petite proportion de *céroléine* (*Lewy*), des *acides* de la série *oléique* et des carbures tels que l'*heptacosane* normal $C^{27}H^{56}$ et l'*hentriacontane* $C^{31}H^{64}$ (*Nafzger, Schwatb*), dans des proportions à peu près constantes (*A. et P. Buisine*).

L'*acide cérotique* $C^{26}H^{53}$—CO^2H est solide, fusible à 78°, soluble dans l'alcool bouillant. Il se volatilise sans décomposition, lorsqu'il est pur, et il sature bien les alcalis. Sa proportion, dans la cire, varie de 13,6 à 15,5 p. 100 (*A. et P. Buisine*).

L'*éther mélissipalmitique* est un corps gras, qui fond à 70° ; il est soluble dans l'éther et à peu près insoluble dans l'alcool. Quand on le traite par une solution alcoolique de potasse, il se dédouble en acide palmitique et en *alcool mélissique* $C^{30}H^{61}.OH$. L'acide palmitique forme 33 à 34 p. 100 du poids de la cire (*A. et P. Buisine*).

Les *acides* de la série *oléique* représentent de 9 à 12 p. 100 et les *carbures* de 12,5 à 14 p. 100 du poids de la cire. Les *alcools*, calculés en alcool mélissique, équivalent à 52,5-56,5 p. 100 du même poids (*A. et P. Buisine*).

La *céroléine* est molle, acide, fusible à 18°,5. Elle se dissout, à froid, dans l'alcool et dans l'éther. La cire en contient 4 à 5 p. 100 de son poids (*Lewy*). Gerhardt ne regarde pas cette substance comme un corps parfaitement défini.

Essai. — La cire est quelquefois fraudée avec l'*acide stéarique*, le *suif*, la *paraffine*, la *résine de pin*, la *cire du Japon* et la *cérésine* (cire minérale). La recherche de ces falsifications est très délicate.

On doit regarder comme impure, toute cire qui offre une densité supérieure ou inférieure à 0,962 et dont le point de fusion s'éloigne sensiblement de 62° ou de 65°.

Pour reconnaître la présence de l'*acide stéarique*, on fait bouillir la cire, pendant quarante-cinq minutes, avec vingt fois son poids d'alcool ; on laisse refroidir pendant plusieurs heures, on filtre et on ajoute de l'eau ; l'acide stéarique, resté dissous, se précipite.

On peut opérer de la même manière pour isoler le *suif*, après l'avoir saponifié au moyen de la soude caustique. Le mélange de cire et d'acide stéarique résultant de la saponification, traité par l'alcool et par l'eau, fournit un précipité floconneux d'acide stéarique.

M. Legrip fait avec la cire à essayer une boulette bien compacte, qu'il plonge dans de l'alcool marquant 29° centésimaux. La cire reste suspendue au milieu du liquide, si elle est pure, tandis qu'elle surnage, lorsqu'elle contient du *suif.* Pour apprécier la proportion de celui-ci, on introduit la boulette dans de l'alcool concentré de degrés divers, jusqu'à ce qu'elle se tienne en suspension dans la liqueur ; la densité du dernier alcool employé fournit, *approximativement,* le titre de la fraude. Les chiffres suivants, provenant des corrections faites par M. Hardy aux données de M. Legrip, indiquent les relations qui existent entre la densité de l'alcool et la proportion du suif.

Alcool à		représente :	Cire		Suif	
Alcool à 29°	représente :	Cire	100	Suif	0.
—	39°,63	—	—	75	—	25.
—	50°,25	—	—	50	—	50.
—	60°,87	—	—	25	—	75.
—	71°,50	—	—	0	—	100.

La recherche de la *résine de pin* est facile. Quand on chauffe à 110° la cire qui en contient, on perçoit nettement l'odeur de la térébenthine.

Si l'on fait agir sur elle l'acide azotique, la résine se dissout avec dégagement de vapeurs rutilantes, et la liqueur additionnée d'eau laisse précipiter des flocons *jaunes*, que l'ammoniaque colore en *rouge sang*.

La présence de la *cire du Japon* est à peu près certaine, quand la densité de la cire est supérieure à 0,970.

Quand à la *paraffine*, objet principal de la falsification de la cire, on ne lui connaît pas de réaction spéciale, susceptible de la mettre en évidence au milieu de ce produit. On a proposé de la séparer de la cire au moyen de l'acide sulfurique fumant, qui charbonne celle-ci et qui attaque à peine la paraffine. M. Liès-Bodart a perfectionné ce procédé, en dissolvant la cire dans l'*alcool amylique*, avant de la traiter par l'acide sulfurique. Il transforme ensuite l'alcool amylique en *acide sulfamylique*, qui ne dissout pas la paraffine. On isole celle-ci par refroidissement, sous forme d'un gâteau, que l'on purifie avant de le peser.

M. Ed. Donath a fait connaître récemment une méthode rapide pour vérifier la pureté de la cire. On fait bouillir, pendant 5 minutes environ, une petite quantité de cire avec une solution concentrée de carbonate de sodium :

A. Si l'on obtient une émulsion qui persiste, après le refroidissement, la cire contient de la *résine*, du *suif*, de la *stéarine* ou de la *cire du Japon* ;

B. Quand la cire surnage, après le refroidissement, la liqueur légèrement jaunâtre, elle est pure ou mélangée de paraffine.

Dans le premier cas (*A*), on fait bouillir la cire pendant quelques minutes, avec une solution de potasse, puis on y ajoute du sel marin ; il se forme un précipité *floconneux*, en présence des substances indiquées, à l'exception de la cire du Japon. On reconnaît celle-ci à l'aspect *grenu* qu'elle communique au précipité et à la densité de la cire, les autres produits sont caractérisés par les moyens déjà cités.

Dans le second cas (*B*), on prend la densité de la cire ; si elle est inférieure à 0,960, on conclut à la présence de la paraffine. 4 p. 100 de paraffine font varier la troisième décimale de 4 à 5 unités.

Pour déceler la *cérésine*, on chauffe la cire, à l'ébullition, avec une solution alcoolique de potasse au quart, puis on plonge le tube contenant le mélange dans de l'eau chaude, pour empêcher la solidification de son contenu : la liqueur reste limpide, quand la cire est pure ; elle est surnagée par une couche huileuse, ordinairement très colorée, si elle contient de la cérésine (*Buchner*).

On peut la doser en se servant du *cérésinomètre* ou *paraffinomètre* de M. Blarez. Cet instrument est formé d'un tube de verre cylindrique de 24 à 25 centimètres de longueur et de 11 millimètres de diamètre intérieur. Il est ouvert à sa partie supérieure. A l'autre extrémité est soudée une partie renflée, jaugeant 47 à 48 centimètres cubes et formée de deux cônes appliqués l'un sur l'autre par leurs bases.

Lorsqu'on veut évaluer la cérésine, dans la cire, on pèse 5 grammes du produit, on les introduit dans l'instrument que l'on chauffe dans un bain-marie aux environs de 100°. D'autre part, on fait dissoudre 20 grammes de potasse caustique dans 60 centimètres cubes d'alcool à 90°. La cire étant fondue, on verse dessus 50 centimètres cubes de la solution de potasse, mesurée bien chaude, et on continue à chauffer le mélange. Une ébullition très régulière se produit, que l'on maintient pendant quelques minutes, en soulevant l'appareil hors du bain-marie, si elle est trop vive. On laisse refroidir; la cérésine gagne la surface en 10 à 30 minutes au plus, le bain-marie restant à 30°. On lit, sur le cérésinomètre, le nombre des divisions correspondant à la cérésine; leur multiplication par 1,6 donne le pourcentage de cette substance (*Ch. Blarez*).

M. O. Hehner recommande la méthode analytique générale suivante : On dissout 3-5 grammes de cire dans 50 centimètres cubes d'alcool méthylique et on titre l'acide acétique au moyen d'une solution alcoolique de potasse, en présence de phénolphtaléine : 1 centimètre cube de la solution alcaline doit correspondre à 0,3-0,4 d'acide sulfurique normal.

En second lieu, on ajoute un excès de potasse et on saponifie la myricine. On calcule la proportion de cette dernière substance en admettant que 1 centimètre cube d'alcali normal sature 0, 41 d'acide acétique et saponifie 0,675 de myricine (*Hübl*).

Pharmacologie. — La cire n'est plus administrée à l'intérieur aujourd'hui. Elle entre dans la composition des cérats, des onguents, des emplâtres et de quelques pommades, et elle sert à préparer des bougies dilatatrices.

On emploie tantôt la cire jaune et tantôt la cire blanche. La cire jaune est préférée par quelques praticiens, qui la regardent comme la plus pure. Elle est à la cire blanche, disent-ils, ce que l'axonge récente est à l'axonge rance. Cette appréciation est très exagérée : l'oxydation que l'on fait subir à la cire jaune, pour la blanchir, ne porte que sur la matière colorante, ses autres éléments étant peu altérables. Elle ne saurait être mise en parallèle avec celle qu'éprouve l'axonge, au contact de l'air, et qui atteint tous ses éléments.

On a cherché à introduire dans les usages pharmaceutiques la *cire du Japon*, comme succédané de la cire des abeilles. Cette cire est plus dure, mais aussi plus facilement fusible que la cire des abeilles; en outre, elle cause souvent de l'irritation sur les plaies. Pour ces motifs, elle doit être actuellement exclue des médicaments.

§ 6. HUILE DE FOIE DE MORUE.

Préparation. — La fabrication de l'huile de foie de morue médicinale est d'origine norvégienne et ne date que de 1830; encore est-elle restée défectueuse pendant plus de vingt-cinq ans. Elle a été perfectionnée en 1855, par Moeller, pharmacien à Christiania, qui a recommandé le chauffage des foies à la vapeur et à l'abri de l'air. On distingue aujourd'hui trois qualités d'huile, suivant qu'elle est : *blanche, ambrée* ou *blanche-brune*.

1° *L'huile blanche* est retirée du foie frais, n'ayant passé que la nuit dans les filets ou sur les hameçons. On enlève les foies, sans percer la vésicule biliaire, on les lave et on les chauffe à la vapeur dans des bassines à double fond. L'huile recueillie est écumée, puis enfermée dans des barils de fer blanc entièrement pleins et hermétiquement clos, que l'on expose au froid. Un tiers de l'huile environ prend l'état solide (on nomme ce dépôt *stéarine*). On tire l'huile au clair, ou on la filtre rapidement, pour éviter le contact de l'air.

2° La fabrication de l'huile *ambrée* a fait peu de progrès. On y procède en laissant fermenter, à l'air, pendant trois ou quatre semaines, des foies non nettoyés. L'huile écoulée spontanément est mise aussitôt en barils.

Les résidus de cette opération, chauffés doucement, donnent une seconde huile médicinale. On chauffe plus fortement les nouveaux résidus; il en résulte une huile odorante et très colorée, qui est réservée au graissage des cuirs et au corroyage.

3° L'huile dite *blanche-brune* vient de la fermentation des foies en barils fermés, qu'on débouche de temps en temps pour laisser échapper les gaz produits. L'opération dure plusieurs mois, jusqu'à putréfaction complète. On conserve l'huile telle qu'elle s'est séparée des organes (*Monrad-Kröhn*).

4° Un perfectionnement notable, employé depuis peu, consiste à presser les foies dans des récipients étanches, préalablement remplis d'un gaz inerte (hydrogène, azote, acide carbonique). L'huile n'est point oxydée, dans ces conditions, et présente une grande supériorité sur celles qui sont fabriquées par les anciennes méthodes (*Moeller*).

Caractères. — L'huile de foie de morue *blanche* est d'autant moins colorée que les foies étaient plus frais. Elle ne se fige pas à 4° au-dessous de zéro, lorsqu'elle a été préparée à basse température.

L'huile dite *blonde* ou *ambrée* est colorée en jaune rougeâtre. Son odeur doit être franche et non putride ; sa saveur, dépourvue d'âcreté.

L'huile désignée sous le nom de *blanche-brune* est plus odorante que les premières, limpide et de teinte brune peu foncée.

Quelle que soit sa nuance, elle est siccative et plus lourde que les huiles des autres poissons : densité 0,932.

Sa composition est extrêmement complexe ; on y trouve, d'après les analyses de M. de Jongh : oléine, palmitine, butyrine, *gaduine*, acides acétique et biliaires. Les recherches récentes ont ajouté à ces principes immédiats l'*acide morrhuique*, plusieurs *alcalis organiques* (*Arm. Gautier et Mourgues*), la *cholestérine* (*Nagelwoort*). Enfin, ses éléments minéraux sont l'iode, le chlore, le brome, le soufre, le phosphore, la soude, la chaux et la magnésie.

L'*acide morrhuique* $C^9H^{13}AzO^3$ se comporte comme un acide et comme une base faible. Il est un peu soluble dans l'eau chaude, plus soluble dans l'alcool dilué, cristallisable en prismes à base carrée ou en fer de lance. Il appartient à la série pyridique. Sa composition chimique ne diffère de celle de la tyrosine que par H^2 en plus. Toutes ses propriétés semblent l'identifier à la gaduine. Il est combiné aux bases suivantes, dans l'huile de foie de morue.

Bases volatiles. — *Butylamine* : $AzH^2-C^4H^9$, bouillant à 87°-90° et formant environ le sixième des alcaloïdes de l'huile ;

Amylamine : $AzH^2-C^5H^{11}$, bouillant à 97°-98° ; elle représente un tiers de la totalité des bases;

Hexylamine : $AzH^2-C^6H^{13}$, bouillant entre 100° et 115° ; quantité très faible ;

Dihydrolutidine.: $AzH = C^7H^{10}$, bouillant de 190° à 200°; forme un dixième des alcalis de l'huile (*Gautier et Mourgues*).

Bases fixes. — *Aselline* : $C^{25}H^{32}Az^4$ amorphe, solide, presque incolore, verdissant légèrement à l'air, non hygrométrique. Densité 1,05 environ, à peu près insoluble dans l'eau, elles est soluble dans l'éther et mieux encore dans l'alcool. Fondue, elle est visqueuse, jaunâtre, d'une odeur aromatique rappelant cette des ptomaïnes. Ses sels sont cristallisables mais facilement dissociables par l'eau chaude. L'huile en contient fort peu. Son action physiologique est peu énergique.

Morrhuine $C^{19}H^{27}Az^3$. Liquide huileux, très épais, d'un jaune ambré, doué d'une odeur analogue à celle du seringa. Cette base est soluble dans l'eau, dans l'alcool et dans l'éther, très alcaline, caustique à la longue. Elle représente un tiers des alcaloïdes de l'huile de foie de morue. Elle est toxique à fortes doses ; à doses modérées, elle excite l'appétit et la diurèse (*Gautier et Mourgues*).

La *gaduine* était pour de Jongh, une matière colorante *jaune* peu définie, soluble dans les alcalis et susceptible d'acquérir une nuance foncée, au contact de l'air. C'est de l'acide morrhuique impur.

Pour la plupart des auteurs, les alcalis qui précèdent sont le résultat de la putréfaction des foies. M. Bouillot est d'un autre avis ; il leur attribue une origine exclusivement biliaire, qu'il démontre par des réactions effectuées sous le microscope. Il ajoute qu'on retrouve ces alcalis dans la bile de la morue.

Personne admet que l'*iode* existe dans l'huile de foie de morue à l'état de combinaison avec les corps gras. De plus, il y conteste la présence du phosphore ; il pense que dans les cas où l'on a rencontré ce métalloïde, il provenait de débris du parenchyme hépatique, suspendus dans le liquide et contenant du phosphate de calcium. MM. Gautier et Mourgues sont d'un autre avis. Pour eux, le phosphore existe dans ce médicament, d'une part à l'état de lécithines et, de l'autre, engagé dans une combinaison organique différente encore inconnue.

Essai. — Le commerce mélange fréquemment à l'huile de foie de morue l'*huile* de quelques autres *poissons*. Ces fraudes sont difficiles à reconnaître ; l'appréciation des caractères organoleptiques de l'huile et la recherche de son poids spécifique ne suffisent pas pour établir sa pureté. On a proposé d'y joindre les réactions suivantes, qui malheureusement n'atteignent pas le but d'une manière complète, elles ne sont pas exclusives à l'huile de foie de morue :

Lorsqu'on agite, dans une petite capsule, 1 gramme d'huile de foie de morue et 2 ou 3 gouttes d'*acide sulfurique* concentré, il se produit une coloration *violette* qui passe rapidement au *rouge* et qui offre une teinte d'un jaune brunâtre, au bout de 10 minutes (*Hockin*).

Au contact de l'*acide azotique* fumant, l'huile pure prend une belle teinte *rose*, qui ne se développe pas en présence de l'huile de poisson (*Boudart*).

Traitée par un courant de *chlore*, l'huile pure devient *noirâtre*. Ce caractère appartient à toutes les huiles animales, à l'intensité près ; les huiles végétales ne se colorent pas, dans les mêmes conditions.

M. C. Cailletet se sert du réactif ci-après :

Acide phosphorique à 45°............................ 12 gr.
—   sulfurique à 66°.............................. 7
—   nitrique à 40°................................ 19

Il introduit dans un flacon bouché en verre, 5 centimètres cubes d'huile à essayer, puis 1 centimètre cube de réactif. Il agite le mélange pendant quelques secondes, il additionne de 5 centimètres cubes de benzène, pour dissoudre l'huile, et il abandonne le tout au repos pendant une demi-heure. Au moment de l'agitation, l'huile de foie de morue (la brune exceptée) prend une teinte *rouge* et, au bout d'une demi-heure, une coloration *jaune* définitive. Ce réactif colore en *brun foncé* les autres huiles de poisson.

Suivant M. Cailletet, le mélange ci-dessus communique une couleur *pelure d'oignon* à l'huile de foie de morue qui contient 10 p. 100 d'huile de poisson; celle qui en renferme 15 p. 100 devient *rouge* et, si la proportion s'élève de 25 à 35 p. 100, le mélange est d'un *rouge brun*.

L'addition frauduleuse des *huiles végétales* n'a pas de raison d'être, ces huiles étant d'un prix supérieur à celui de l'huile de la morue.

Il peut être utile de doser l'*iode* contenu dans l'huile. On peut employer, à cet effet, le procédé suivant. Dans une large capsule à bec, demi-profonde, on pèse 25 grammes d'huile et on y introduit 25 grammes de nitrate de potassium en poudre et 30 grammes de solution alcoolique de potasse à 20 0/0. On saponifie au bain-marie, on dessèche le savon au bain de sable, puis on le calcine à une température voisine du rouge sombre.

Les cendres, contenant surtout du carbonate et de l'iodure de potassium, sont traitées par un acide étendu, jusqu'à réaction légèrement acide, et la solution est introduite dans une boule à décantation. On y ajoute 5 c. c. de solution de persulfate d'ammoniaque, à 1/20, qui déplace l'iode. On extrait celui-ci par l'agitation de la solution avec le sulfure de carbone. On décante : la solution sulfo-carbonique d'iode est titrée par l'hyposulfite N/100. La décoloration de la liqueur est très nette (*Gorges*).

Pharmacologie. — L'huile de foie de morue est un puissant réparateur, dont les applications médicales sont très nombreuses. L'opinion des praticiens a varié sur la nuance que l'on doit préférer pour ce médicament. Au moment de leur introduction dans la thérapeutique, les huiles de couleur brune étaient les plus estimées. Leur odeur et leur saveur repoussantes les ont fait promptement abandonner pour les huiles blonde et blanche préparées par les procédés nouveaux. Le Codex de 1884 repousse l'huile décolorée par des agents chimiques; l'huile *blonde* lui paraît offrir plus que les autres des garanties de pureté et d'efficacité. MM. Gautier et Mourgues, dont les travaux ont jeté un si grand jour sur la composition chimique de ce médicament, préfèrent, comme de Jongh, les huiles colorées. Les alcaloïdes et les lécithines n'existent pas dans les huiles blanches, qui sont, par suite, beaucoup moins actives que les autres, puisque l'efficacité du médicament tient principalement aux alcalis qui s'y trouvent dissous. A côté de ces alcalis, l'acide morrhuique, le phosphore, l'iode et le corps gras lui-même ont un rôle dans cette action thérapeutique. Aussi, moins que jamais, est-il possible de remplacer l'huile de foie de morue par le beurre, par les graisses animales ou par les huiles végétales, additionnées ou non de phosphore, d'iode ou de brome. La dissolution des mêmes principes et celle du fer dans l'huile de foie de morue est également blâmable ou tout au moins superflue, elle ne peut que troubler l'équilibre des principes utiles de ce précieux agent médical.

On ne peut condamner d'une manière aussi absolue les tentatives faites pour dissimuler l'odeur désagréable de l'huile de foie de morue, lorsqu'elles n'ont pas recours à l'intervention de substances susceptibles de la décomposer. Mais on doit proscrire sévèrement l'emploi des alcalis, du permanganate de potassium et de tous les produits analogues, en général. On peut, au contraire, se servir : de la créosote, de l'essence d'amande amère ou de l'eau de laurier-cerise (*Jeannel*), de l'essence d'eucalyptus (*Duquesnel*), de l'hydrate de chloral (1/19), de l'éther, du baume de Tolu, des bourgeons de sapin, du café, du cacao et de la plupart des substances aromatiques tour à tour proposées.

A diverses reprises, on a conseillé d'émulsionner l'huile de foie de morue ou de l'incorporer à des gelées préparées avec la gélatine ou le fucus crispus (*Mouchon*), le blanc de baleine (*Stan. Martin*), la colle de poisson, la gomme adragante, l'*extrait de malt* (*Markoe*), le bois de panama ou le saccharate calcaire, etc. Deschamps recommande l'emploi du *savon sodique* et M. Van den Corput celui du *savon calcaire d'huile de foie de morue*. Le moindre inconvénient de ces préparations est de contenir le médicament en faible proportion. Tout porte à croire même, que les savons exercent une action médicinale différente de celle l'huile de foie de morue, en raison de leur constitution propre et des métamorphoses chimiques qui la préparent; ils doivent être abandonnés.

En 1873, Bouchut a inauguré l'usage du *pain à l'huile de foie de morue*. Ce pain offre, paraît-il, une saveur peu désagréable, cependant il n'est pas entré dans la pratique médicale.

§ 7. HUILE D'OEUF.

Préparation. — 1° On prend des jaunes d'œufs frais, on les dessèche au bain-marie, dans une capsule d'argent ou de porcelaine, en remuant sans cesse mais doucement, jusqu'à ce qu'en exprimant le produit entre les doigts, ou en fasse sortir facilement l'huile. On introduit dans un sac de coutil les jaunes d'œuf ainsi préparés, on les soumet à la presse, entre des plaques de fer échauffées, puis on filtre à la température de 30° environ , l'huile obtenue (*Codex*).

2° On peut, ainsi que Planche l'avait reconnu, extraire l'huile du jaune d'œuf au moyen de l'éther.

On mélange dans un flacon des poids égaux de jaune d'œuf et d'éther *bien rectifié*. Après 48 heures de repos, on décante la solution éthérée, puis on la distille. L'huile reste comme résidu : on la chauffe, à l'air libre,et au bain-marie, en agitant doucement, pour lui faire perdre toute odeur d'éther (*Guibourt*).

3° Au lieu de jaunes d'œuf frais, on traite également par l'éther des jaunes d'œuf concentrés au bain-marie. Au bout de 24 heures de macération, on épuise la substance par déplacement, avec une nouvelle quantité d'éther et on achève l'opération comme dans le cas précédent.

Ces deux dernières méthodes ne fournissent un bon produit, que si l'on s'est servi d'éther parfaitement pur. Si l'on employait de l'éther mal purifié, l'huile aurait une odeur désagréable et souvent des propriétés irritantes. Quant au procédé qui consiste à dissoudre l'huile du jaune d'œuf au moyen de l'alcool, il doit être rejeté ; outre que ce liquide exige une plus haute température que l'éther pour se volatiliser, il a l'inconvénient d'enlever au jaune d'œuf une matière particulière, susceptible de lui communiquer une odeur désagréable (*Guibourt*).

Caractères. — L'huile d'œuf est limpide au moment de sa préparation, mais elle se trouble à la température ordinaire, par suite de la séparation de la stéarine qu'elle contient (*Planche*). Elle est d'un jaune citrin ; elle offre l'odeur du jaune d'œuf et une saveur très douce et même agréable. Elle n'est pas très soluble dans l'alcool, mais l'éther, le chloroforme, le benzène, les huiles, etc., la dissolvent en toutes proportions.

Pharmacologie. — L'huile d'œuf est un topique adoucissant fort peu employé. Elle est très oxydable, elle rancit promptement au contact de l'air ; aussi doit-on la préparer au moment même du besoin et l'enfermer dans des flacons petits et parfaitement bouchés.

§ 8. LAIT.

Caractères. — Le lait est une sécrétion liquide, incoagulable par la chaleur, opaque, inodore et d'une saveur faiblement sucrée. Il est jaunâtre, quand on le voit sous une épaisseur un peu considérable, et bleuâtre, en couche mince. Au moment où il sort de la glande mammaire, il se comporte comme s'il était acide et basique tout à la fois : il rougit le tournesol bleu et la phénolphtaléine. Peu après, il devient fortement acide, en présence de l'air.

Le lait de vache est le plus employé. Sa densité moyenne est égale à 1,030. Il contient, quand il est de bonne qualité :

	gr.
Eau...	87.0
Beurre...	4.0
Sucre de lait......................................	5.0
Caséine, lactalbumine, lactoglobuline..............	3.5
Sels minéraux.....................................	0.5
	100.0

Le *beurre* affecte, dans le lait, la forme de globubles offrant un diamètre qui varie de 1/100 à 1/1000 de millimètre. Suivant quelques observateurs, ces globules sont enveloppés d'une membrane particulière, dont beaucoup d'autres nient l'existence.

La *caséine* est une substance albuminoïde insoluble dans l'eau, soluble dans les liqueurs alcalines, dans les solutions de fluorure de sodium et d'oxalates alcalins à 1 p. 100 et dans l'acide chlorhydrique très dilué. Dissoute par le sesquicarbonate d'ammonium, son pouvoir rotatoire est : $\alpha_D = -130°$ (*A. Béchamp*) ; dans l'acide chlorhydrique très dilué il n'est plus que : $\alpha_D = -87°$ (*Hoppe Seyler*) ; et, dans la soude faible : $\alpha_D = -76°$. Elle n'est pas coagulée par la chaleur, mais elle l'est par l'alcool, le tannin, les fleurs d'artichaut, la présure, etc. Les acides, la solution saturée de chlorure de sodium (chaude), le sulfate de magnésium en poudre la précipitent facilement. Elle fait fonction d'acide, vis-à-vis des oxydes métalliques. Le caséinate calcaire est soluble à froid et insoluble à 100° (*Béchamp*).

Millon et Commaille pensaient qu'elle se trouve dans le lait en partie dissoute et en partie à l'état insoluble. M. Duclaux admet quelle y affecte trois modifications : une très petite partie est à l'état *insoluble*, en émulsion ; une autre est *colloïdale* et ne traverse pas la porcelaine ; le reste est *dissous* et traverse la porcelaine. Il est certain qu'elle se trouve là sous la forme de *caséinates* alcalins ou alcalino-terreux, et de *caséinophosphates*. Les caséinates alcalins solubles ont reçu le nom de *caséinogène*.

La coagulation de la caséine dans le lait, par la présure, est une fermentation diastasique. Le ferment de la présure (*chymosine, lab, rennett, pexine*) dédouble la caséine en deux autres albuminoïdes, précipitables par les sels calcaires et par la chaleur. Ce sont les sels du lait, le phosphate de calcium surtout, qui précipitent la caséine ainsi modifiée. Comme preuve, le lait additionné de 1 millième d'oxalate neutre de potassium, puis de présure donne, à l'ébullition, des flocons de *substance caséogène*. Mais il faut associer à la présure et à l'oxalate, un sel soluble de calcium, pour obtenir un *caséum*, c'est-à-dire un caillot rétractile identique à celui qui se forme dans le lait, sous l'influence de la pexine (*Arthus et Pagès*).

Les autres albuminoïdes du lait sont la *lactalbumine* et la *lactoglobuline*, qui ressemblent à la sérine et à la sérumglobuline du sang. Il en existe une très faible quantité dans le lait.

Les *sels minéraux* du lait sont principalement composés de phosphate calcaire (50 p. 100) et chlorure de potassium (30 p. 100). Les sulfates n'y existent qu'au commencement et à la fin de la lactation, et encore en très petite proportion.

Le lait des herbivores contient normalement de l'acide citrique. Celui de la vache en donne de 1 à 1,5 p. 1000 à l'analyse chimique. Cet acide est, avec le lactose, le dissolvant du phosphate calcaire dans le lait. (*Soxhlet, Vaudin*).

Lorsqu'on abandonne le lait à l'air libre pendant quelque temps, il y a d'abord séparation, sous forme de crème, du beurre qu'il contient ; bientôt la crème est envahie par un mucor spécial et devient le siège d'une fermentation odorante ; en même temps se dessine la fermentation lactique et la caséine se trouve coagulée. Parmi les agents de cette coagulation sont des microbes du genre Tyrothrix, dont les uns sont aérobies, les autres anaérobies. Les premiers se tiennent à la surface du liquide et sécrètent des diastases qui, peu à peu, dissolvent le coagulum et le métamorphosent en dérivés analogues aux peptones, puis en leucine, en tyrosine, en sels ammoniacaux, etc. Lorsque cette œuvre est accomplie, les anaérobies réfugiés au fond du vase entrent en jeu ; ils dédoublent la caséine transformée par les premiers, produisent des acides gras odorants, des gaz multiples, au nombre desquels sont les hydrures de soufre et de phosphore et, grâce à ce vif dégagement gazeux, expulsent du liquide le carbonate d'ammonium, dont l'accumulation nuirait à la vie des microbes aérobies. En dernière analyse, la caséine est résolue en éléments minéraux qui restent dissous, et en éléments gazeux qui se dissipent dans l'air atmosphérique.

Essai. — Le lait est l'objet de falsifications presque constantes. On y mélangeait autrefois des solutions de *gomme*, de *dextrine*, de *blanc d'œuf* et de *glucose*, des *matières colorantes et amylacées*, de la *cervelle* délayée dans l'eau, de la *gélatine*, etc., pour lui restituer la couleur, la densité et l'opacité affaiblies par la soustraction de la crème. Ces fraudes sont tellement grossières et si faciles à constater, qu'on se borne le plus souvent aujourd'hui à remplacer par de *l'eau* une partie de la crème.

Pour mesurer le degré de la substitution, on peut déterminer la densité du liquide au moyen du *galactomètre* de Henry et Chevallier, ou du *lacto-densimètre* de Quévenne. Mais ces aréomètres fournissent des indications inexactes, en ce sens qu'une addition d'eau, faite dans des proportions précises, rend au lait écrémé la densité du lait pur.

M. Winter considère la détermination du point de congélation du lait comme la méthode la plus simple, la plus rapide et la plus rigoureuse pour apprécier sa pureté. Le lait normal se congèle à — 0°,55 ; s'il s'écarte de 1 ou 2 *centièmes* de ce point fixe, il est suspect. MM. Bordas et Génin ont contesté l'exactitude de ce procédé analytique. Ils préfèrent déterminer l'extrait sec et la densité du lait.

M. H. Lescœur conseille de se référer à la densité du petit-lait. Il a construit un *séro-densimètre* dont les indications, combinées avec celles du thermomètre, font connaître le degré de mouillage du lait, calculé d'avance dans une table spéciale.

Donné a proposé d'apprécier la qualité du lait d'après son opacité. Il a construit, sous le nom de *lactoscope*, un instrument dans lequel une petite quantité de lait se trouve placée entre deux lames de verre, que l'on éloigne l'une de l'autre, jusqu'à ce qu'on cesse de voir, au travers du lait, la flamme d'une bougie placée à 1 mètre de l'observateur. L'usage de cet instrument exige une grande habitude et ne donne que des résultats approximatifs.

Le meilleur moyen de constater, d'une manière certaine, si le lait est pur consiste à doser ses éléments les plus importants et les moins variables : le *beurre*, le *sucre* et la *caséine*.

On obtient rapidement le dosage du *beurre* à l'aide du *lactobutyromètre* de M. Marchand. Cet instrument (*fig.* 122) est un simple tube de verre, divisé en trois parties destinées à être remplies successivement de lait, d'éther et d'alcool et mesurant chacune 10 cent. cubes. Un curseur gradué glisse le long du tube et sert à mesurer la hauteur de la couche butyreuse, à la fin de l'opération. On verse du lait dans le tube, jusqu'au trait *L* ; on y ajoute 2 ou 3 gouttes de lessive des savonniers, puis de l'éther *pur*, jusqu'au trait *E*. On ferme alors le tube avec un bon bouchon et l'on agite vivement, jusqu'à ce que le liquide soit devenu *translucide* et parfaitement *homogène*. On remplit ensuite la troisième division avec de l'alcool à 86°, on agite de nouveau, puis on introduit le tube dans un étui métallique con-tenant de l'eau chauffée à 40°. Le beurre, dissous dans l'éther, monte aussitôt à la surface du liquide ; quand le volume de la solution cesse d'augmenter, on retire le tube de l'eau et on mesure la hauteur de la couche butyreuse, au moyen du curseur divisé. Le chiffre qui affleure à la surface de cette couche représente la quantité de beurre contenue dans un litre de lait (1).

Méhu a fait subir une modification avantageuse à cette opération, en substituant à la soude l'acide borique. Il emploie, au lieu d'alcool pur, de l'alcool à 90° saturé à froid d'acide borique cristallisé. La saponification partielle du beurre est évitée par ce moyen et le rendement est plus élevé.

Pour déterminer la proportion du *sucre de lait*, on chauffe, dans un petit matras, 10 c. c. de liqueur cupro-potassique titrée et additionnée de 20 ou 30 c. c. d'eau distillée. Quand le mélange est en ébullition, on y verse goutte à goutte, au moyen d'une burette graduée, le lait étendu de dix fois son volume d'eau. On s'arrête dès que la teinte bleue du liquide a disparu et, d'après le nombre des divisions employées, on calcule la proportion du sucre. Au lait dilué, il est plus commode de substituer le petit-lait ; le résultat gagne en précision.

Si l'on a besoin de notions plus étendues sur la composition du lait, on dose successivement le beurre, la caséine, le sucre et les sels, suivant l'une ou l'autre des méthodes indiquées par Filhol et Joly, Millon et Commaille, Baumhauer, Allen, Lehmann, Adam, etc. Voici le manuel opératoire de ce dernier chimiste.

Méthode du Dr Adam. — Dans l'appareil représenté fig. 123 on introduit, par aspiration, 10 c. c. de lait. Par l'ouverture supérieure on verse, jusqu'au trait 32 c. c., une liqueur dite normale, composée de :

Alcool à 75° ammoniacal (2)..................... 100 volumes.
Éther pur, à 65°................................. 100 —

Les deux liquides sont mélangés avec soin, par un mouvement de retournement imprimé à l'appareil. Un repos de cinq minutes amène la solution butyreuse à la surface ; en ouvrant le robinet, on la sépare du reste du liquide. On verse alors de l'eau distillée dans l'appareil, jusqu'au trait 32 ; cette eau, soutirée après cinq minutes de repos, est ajoutée au premier liquide, pour servir au dosage de la caséine. La solution grasse, versée dans une capsule tarée, donne, après évaporation et refroidissement, le poids du beurre contenu dans les 10 c. c. de lait.

Si l'on veut faire ce dosage volumétriquement, il faut laver deux fois le beurre à l'acide acétique à 15 p. 100, dont on remplit l'appareil au niveau du trait 32, puis chauffer lentement l'appareil dans un bain d'eau à 75°. Le liquide aqueux, étant enlevé par le robinet, est remplacé par 2 à 3 c. c. seulement du même acide et porté à 85°—90°, jusqu'à ce que le beurre soit devenu *très limpide*. On ouvre alors le robinet, pour faire descendre le beurre dans la partie graduée, on amène l'instrument à la température de 80°, à laquelle on doit faire la lecture. Chaque division représente

(1) Le liquide éthéro-alcoolique retient une quantité de beurre que M. Marchand évalue à 12^{gr},6 par litre et dont il est tenu compte dans la graduation du curseur.

(2) Cet alcool résulte du mélange suivant : 833 c. c. alcool à 90°, 30 c. c. ammoniaque du Codex, eau Q. S. pour compléter le volume de 1 litre.

1 gramme de beurre par litre de lait. Cette méthode offre moins de précision que la précédente.

Pour doser la *caséine*, on prend le liquide séparé du beurre, dans la première opération, et on le précipite par l'acide acétique. La caséine est recueillie sur un filtre, lavée à l'eau distillée, *fortement comprimée* dans du papier sans colle, échée et pesée.

La solution limpide, qui a fourni la caséine, sert au dosage du sucre de lait, par la liqueur de Fehling.

Reste la détermination des cendres, que l'on effectue sur une nouvelle quantité de lait. En même temps on évalue, comme contrôle, le poids de tous les éléments solides et celui de l'eau.

Un moyen très simple d'accuser une addition d'*eau de puits* consiste à mélanger quelques gouttes de lait à une solution sulfurique de diphénylamine : le lait pur ne change pas de couleur : mélangé d'eau il bleuit par suite de la présence des nitrates (*Szilasi*).

Fig. 122. — Lacto-butyromètre de M. Marchand.   Fig. 123. — Galactotimètre du Dr Adam.

Le commerce ajoute fréquemment au lait, pour assurer sa conservation, des antiseptiques tels que le *borax*, et surtout le *bicarbonate de sodium*.

On peut déceler le *borax* en incinérant 10 c. c. de lait et en portant dans la flamme d'un bec de Bunsen le résidu minéral acidulé par l'acide chlorhydrique : la flamme devient verte, s'il y a du borax. Suivant M. Golorans, il suffit même d'évaporer au tiers, 5 c. c. de lait, d'ajouter 5 gouttes d'acide chlorhydrique et de chauffer; la flamme devient verte.

Le *bicarbonate de sodium* peut être découvert et même dosé en déterminant d'abord l'alcalinité des cendres de 20 ou 25 c. c. de lait, au moyen d'une solution décinormale d'acide sulfurique (1 goutte d'acide sulfurique décinormal rend acides 10 c. c. de lait). En second lieu, on dose l'acide phosphorique de la partie soluble des mêmes cendres, avec une liqueur d'urane titrée au moyen d'une solution de 3^{gr}, 11 de phosphate de sodium et d'ammonium par litre, qui correspond à 2^{gr}, 5 de bicarbonate alcalin. La somme des deux dosages indique exactement la quantité de bicarbonate ajoutée au lait (*Padé*).

Il peut être intéressant, parfois, de rechercher si un lait a été *soumis à l'ébullition*. Pour le savoir, on chauffe *légèrement*, dans une capsule de porcelaine quelques centimètres cubes du lait à essayer avec quelques gouttes d'essence de térébenthine: l'addition d'une solution alcoolique de résine de gaïac donne alors une coloration *bleue*, avec le lait *non bouilli* seulement (*Caicano*).

Pharmacologie. — Le lait est plutôt employé comme aliment que comme médicament. Toutefois, en s'en sert pour préparer des sirops, des tisanes, des collutoires, des gargarismes, des injections, des lotions, des cataplasmes et le petit-lait. M. Labourdette a proposé l'usage de *laits médicamenteux*, fournis par des animaux à la nourriture desquels on mélange du chlorure de sodium, du sublimé corrosif, de l'iodure de potassium, etc. Le sel passe dans la sécrétion lactée et lui communique des propriétés médicinales, qu'il est possible d'utiliser.

On a essayé d'introduire dans la thérapeutique les liquides fermentés que les Russes et les Orientaux préparent de temps immémorial avec le lait, sous les noms de *Koumys* et de *Kéfir*.

Le *Koumys* est fabriqué avec du lait de jument, que l'on fait fermenter par une addition de Koumys ancien ou de lait de vache aigri. La durée de la fermentation est d'un jour pour le Koumys *faible*, de deux à trois jours pour le Koumys *moyen* et de cinq à sept jours pour le Koumys *fort*. Le premier contient environ 1. p. 100 d'alcool; dans les autres on trouve 5 à 6 p. 100, et même 12 à 15 p. 100 d'alcool, quand la fermentation a été prolongée.

Le *Képhir* est obtenu en délayant dans du lait de vache bouilli un mélange de *Saccharomyces cerevisiæ* et d'une bactérie particulière, le *Dispora caucasica*, vendu sous le nom de graine de Képhir. Les deux microgermes de ce mélange convertissent le lactose en alcool. On fait du Képhir faible, moyen ou fort, comme le Koumys.

Ces deux boissons présentent une grande analogie de composition et, par suite, d'effets physiologiques. A petites doses elles stimulent l'appétit; à dose un peu plus élevée elles sont laxatives, lorsque leur fermentation a été courte ; elles constipent au contraire, quand elles sont très alcooliques; elles ont en même temps des qualités nutritives, en raison des albuminoïdes et des matières grasses qu'elles contiennent.

On peut les imiter en faisant fermenter le lait au moyen de la levure de bière; le produit n'est pas absolument identique aux précédents. Le *galazyme* de Schnapp était préparé de cette façon.

§ 9. LANOLINE.

Préparation. — On traite la laine de mouton par une solution alcaline. Les eaux de lavage, additionnées de sulfate de magnésium, abandonnent un savon magnésien mêlé de cholestérine, qu'on lave à l'eau pure et qu'on sèche à l'air. On décompose le savon avec de l'acide chlorhydrique dilué ; les acides gras et la cholestérine viennent surnager; on les sépare du liquide et on les dissout dans du pétrole léger, en chauffant à 30°. Le pétrole est ensuite retiré par distillation, l'acide chlorhydrique est neutralisé par le carbonate de magnésium, et le tout est lavé soigneusement à l'eau, jusqu'à ce qu'elle ne soit plus laiteuse. On fond alors le produit, on le filtre à travers un tissu de laine et, quand il est froid, on y incorpore de l'eau.

Caractères. — Bien purifiée, la lanoline est jaunâtre, visqueuse, neutre aux réactifs colorés et douée d'une odeur très faible. Elle est insoluble dans l'alcool, même à chaud. L'éther, le chloroforme, le benzène, le sulfure de carbone, les corps gras la dissolvent aisément. Chauffée, elle fond vers 42° sans devenir transparente ; à 100° elle perd l'eau qui lui a été mélangée; à une plus haute température, elle se boursoufle beaucoup et brûle avec une flamme éclairante, sans laisser de résidu.

Elle est composée d'éthers de la cholestérine (*Hartmann*), de l'*isocholestérine* (*Schulze*) et, probablement, d'autres alcools à poids moléculaire élevé. Tous ces alcools sont unis aux acides : *caprique* normal, *cérotique*, *oléique*, *palmitique*, et *stéarique*. Elle est, par suite, fort peu altérable ; elle ne rancit pas au contact de l'air, elle est difficilement attaquée par les alcalis, pas du tout par les micro-organismes.

Essai. — Lorsqu'elle est pure, la lanoline dissoute dans l'anhydride acétique et additionnée de quelques gouttes d'acide sulfurique prend une coloration d'un *brun vert* (*Liebreich*).

Elle absorbe facilement son poids d'eau et environ deux fois son poids de glycérine, en formant des mélanges stables.

La solution chloroformique de lanoline anhydre (1/50), déposée sur l'acide sulfurique pur, donne peu à peu naissance à une zone d'un *rouge brun*.

Pharmacologie. — La lanoline est un vieux médicament, autrefois employé sous le nom d'*œsypum*, et rajeuni par Leibreich, qui l'a récemment réintégré dans la matière médicale. Ses avantages, sur les autres matières grasses, sont multiples : elle est à peu près inaltérable à l'air; elle absorbe facilement son poids de solutions salines concentrées, elle éteint son poids de mercure en une demi-heure de trituration; elle n'est pas irritante comme les autres excipients gras, parce qu'elle ne rancit pas.

Aussi sert-elle à la préparation d'un grand nombre de pommades et peut-elle même être employée seule, en qualité d'adoucissant très efficace. Elle est encore utilisable dans la préparation des emplâtres et des sparadraps, comme dans celle des suppositoires dont la formule comporte des extraits.

M. Lassar la considère comme susceptible de pénétrer le derme, jusque dans les couches profondes, plus facilement qu'aucun autre corps gras. Mais il n'est pas exact qu'elle assure, mieux que l'axonge et la vaseline, le passage, à travers la peau, des médicaments non volatils. L'épiderme intact est toujours une barrière infranchissable pour tout ce qui est fixe (*Guinard* et *Bouret*).

La *thilanine*, ou *lanoline sulfurée*, est, d'après Seibels, une combinaison de lanoline et de 3 p. 100 de soufre. Elle a une couleur d'un jaune brunâtre et une odeur *sui generis*. Saalfeld en préconise l'emploi en dermato-thérapie.

§ 10. MIEL.

Caractères. — Le miel est un produit complexe, formé surtout de dextrose et de lévulose (70 à 65 p. 100) et d'une quantité de sucre de canne variable, généralement faible, quand les ruches sont placées dans le voisinage d'une raffinerie. Il contient de plus, un ou plusieurs acides libres, de nombreux principes aromatiques et quelquefois même toxiques, empruntés aux fleurs par les abeilles. Liquide dans la ruche, il devient solide et granuleux après son extraction, par suite de la cristallisation du glucose. En même temps il blanchit. Il est généralement lévogyre. Cependant ceux qui ont pour origine les miellats des conifères, du tilleul, du noyer, du pin etc., sont dextrogyres, de même que ceux des abeilles nourries au *sucre de canne*.

La chaleur et les alcalis l'altèrent très rapidement, par suite de la nature des sucres dont il est composé. Les ferments le dédoublent généralement fort mal, parce que sa dissolution manque des éléments nécessaires à leur existence ; ils agissent au contraire d'une manière très active, quand on a soin de dissoudre en même temps que le miel, des sels de potasse, de chaux, d'ammoniaque, de magnésie, etc., qui entretiennent la vie et favorisent la multiplication du ferment (*Gastine*).

E. Dietrich a conseillé de le purifier par dialyse, après l'avoir étendu de 3 fois son poids d'eau. Le produit dialysé fournit, par concentration, un miel liquide, extrêmement suave et aromatique, l'emportant à ce point de vue sur tous les autres miels. Malheureusement, ce procédé comporte un déchet considérable.

Essai. — Le miel destiné aux usages pharmaceutiques doit être blanc, aromatique, très pur, d'une saveur agréable et sucrée. Sa densité ne doit pas être inférieure à 1,12.

Il ne doit contenir ni *cire*, ni *couvain*.

On y mélange quelquefois, frauduleusement, de l'*eau*, de la *fécule*, de la *farine de froment*, du *sirop de glucose* et, par exception, du *sucre de canne*, et des matières minérales.

On dose l'*eau* en desséchant au bain-marie, pendant 16 heures, 1 ou 2 gr. de miel divisé sur du sable ou du verre en poudre. Il ne doit pas y en avoir plus de 20 p. 100.

L'incinération indique la proportion des substances minérales : elle ne doit pas dépasser 0,25 à 0,35 p. 100.

On reconnaît facilement la *fécule* et la *farine* à leur insolubilité dans l'alcool et à la coloration *bleue*, que leur communique la teinture d'iode.

Pour rechercher la présence du *sirop de glucose*, on dissout le miel dans l'eau distillée, puis on y ajoute séparément de l'alcool et de l'oxalate d'ammonium. La solution de miel pur est à peine troublée par ces réactifs ; si elle est mélangée de sirop de glucose, elle donne avec l'alcool un précipité floconneux de dextrine et, avec l'oxalate d'ammonium, un précipité d'oxalate de calcium. Toutefois, l'industrie fabrique aujourd'hui du glucose pur, ne donnant point ces réactions. On le caractérise en dissolvant 25 gr. du miel suspect dans 150 c. c. d'eau. On ajoute à la solution 12 gr. de levure pressée, puis on laisse fermenter pendant 48 heures à 20°. On clarifie avec de l'hydrate d'alumine ; on rétablit le volume de 150 c. c. et on examine au polarimètre. Si la rotation ($l = 0^m,20$) dépasse 1° à droite, le miel a été additionné de glucose (*Soc. chim. suisse*).

Le *sucre de canne* peut être également décelé par le polarimètre ; le miel pur doit avoir un très faible pouvoir rotatoire à droite. Dès que ce pouvoir est notable, le miel est suspect, sauf le cas où les abeilles recueillent directement le saccharose dans une usine.

Pharmacologie. — L'usage du miel remonte aux époques les plus reculées. Du temps d'Hippocrate et de Pythagore, on lui attribuait des propriétés merveilleuses, entre autres celle de prolonger la vie humaine. C'était aussi le sucre des anciens. Il a servi de tout temps à la préparation des électuaires et de sirops, que l'on nomme aujourd'hui *mellites*.

Le miel est légèrement laxatif, surtout lorsqu'il est de qualité inférieure. On l'administre sous forme de tisane ou de lavement.

§ 11. MOELLE DE BOEUF.

Préparation. — Identique à celle de l'axonge (*Codex*).

Caractères. — La moelle de bœuf est jaune, de consistance ferme et cependant assez facilement fusible. Elle rancit très promptement et renferme, d'après Thümmel : oléine 40 p. 100, stéarine 35 p. 100, palmitine 25 p. 100. Chez les jeunes animaux, l'oléine peut atteindre jusqu'à 60 p. 100. Ses propriétés chimiques ne s'éloignent pas de celles des graisses précédentes.

Pharmacologie. — On fait servir la moelle de bœuf à la préparation du *baume nerval* et de quelques pommades. Les suifs de bœuf et de mouton pourraient, sans désavantage, la remplacer dans ces divers médicaments, vu l'analogie de leur composition.

§ 12. SUIF.

Préparation. — On prépare le suif de bœuf, de veau ou de mouton exactement comme l'axonge (*Codex*).

Caractères. — Le suif est une graisse blanche ou légèrement jaunâtre, très ferme, peu altérable.

Celui du bœuf a pour densité 0,952 à 15° et 0,86 à 100°. Il fond de 38° à 41°. Ses acides gras se solidifient vers 44°. Il dévie de — 16° à l'oléoréfrac-tomètre. Il contient de 60 à 70 p. 100 de stéarine et de palmitine, et de 30 à 40 p. 100 d'oléine.

Celui du mouton est le plus employé en pharmacie. Il est odorant, il fond à 42° et il se solidifie à 37°. Il contient 75 à 80 p. 100 de *stéarine*, et de pal-mitine et près de 20 p. 100 d'*oléine*. Ses acides gras se solidifient à 46°. Déviation à l'oléoréfractomètre : — 20°. M. Chevreul attribue son odeur à la présence de l'*acide hircique*, qui semble être un mélange de plusieurs acides gras, plutôt qu'un principe défini.

Essai. — L'un des meilleurs moyens de vérifier si le suif n'a pas été mélangé de *graisses* étrangères consiste à le saponifier par une solution alcoolique de soude, à séparer les acides gras et à prendre leur point de fusion, qui doit être voisin de 44°.

Pharmacologie. — Le suif est un adoucissant, qui a sur l'axonge le double avantage de rancir lentement et de protéger plus efficacement les tissus sur lesquels on l'applique. Il entre dans la composition de la *pom-made de Gondret*, du *baume d'Arcœus* et de plusieurs emplâtres.

On ne doit pas faire usage, en pharmacie, du suif préparé par l'indus-trie. Ce produit est fondu avec des liqueurs acides ou alcalines, dont il retient habituellement une certaine proportion.

II. — SUCS VÉGÉTAUX.

Les sucs végétaux employés en médecine sont extrêmement nombreux. Pour rendre leur étude plus facile, les pharmacologistes de toutes les époques les ont partagés en plusieurs groupes, fondés sur leur apparence ou sur leur composition chimique.

Baumé en faisait trois classes, assez mal établies : *sucs aqueux*, dont l'eau était le principe dominant ; *sucs huileux*, comprenant les huiles, les graisses animales, les baumes naturels et les résines pures ; *sucs laiteux*, ou émulsions naturelles, contenant des gommes et des résines.

Virey les divisait en 4 genres : *sucs aqueux*, *sucs laiteux émulsifs* ou *gommes-résines*, *sucs huileux* et *sucs résineux*.

Guibourt conserva le même nombre de groupes, en modifiant un peu leurs subdivisions. Le Canu porta ce nombre à sept. Enfin Soubeiran le réduisit à cinq et adopta les dénominations de *sucs aqueux*, *sucs huileux*, *sucs résineux*, *sucs laiteux* et *huiles essentielles*. Il divise les sucs aqueux en *sucs extractifs*, *sucs sucrés* et *sucs acides* ; les sucs résineux, en *térében-thines*, *résines solides*, *résines molles* et *baumes*. Les *sucs gommeux* ne sont pas représentés dans cette classification. En outre, les sucs laiteux devant leur nom à l'aspect que leur donne un principe insoluble, qui est presque toujours une résine, peuvent être considérés comme appartenant au groupe des sucs résineux. Il résulte de ces observations, que l'on peut renfermer tous les sucs végétaux dans le cadre suivant :

$$\text{Sucs} \dots \dots \begin{cases} \text{Aqueux} \dots \dots \dots \begin{cases} \text{Acides.} \\ \text{Sucrés.} \\ \text{Extractifs.} \end{cases} \\[1em] \text{Gommeux} \dots \dots \\[1em] \text{Résineux} \dots \dots \begin{cases} \text{Sucs laiteux.} \\ \text{Térébenthines.} \\ \text{Résines proprement dites.} \\ \text{Baumes.} \end{cases} \\[1em] \text{Huileux fixes.} \\ \text{— volatils.} \end{cases}$$

I. — SUCS AQUEUX.

Les sucs aqueux doivent leur nom à la forte proportion d'eau qu'ils contiennent. Ils sont tous liquides dans les cellules végétales, mais quelquefois ils se concrètent après l'extraction ; c'est ce qui a lieu pour la manne, par exemple. On en faisait autrefois des espèces nombreuses, que l'on appelait, d'après leurs propriétés médicinales : *sucs amers, antiscorbutiques, mucilagineux, âcres, aromatiques, narcotiques, apéritifs*, etc. Aujourd'hui on les divise en *sucs acides, sucrés* et *extractifs*, suivant que leur principe dominant est un acide, un sucre, ou le mélange peu défini, auquel on a donné le nom d'*extractif*.

a. — SUCS ACIDES.

Caractères. — Les sucs acides sont caractérisés par la présence, sensible au goût et aux réactifs, d'un ou de plusieurs acides végétaux, libres ou partiellement saturés. On les trouve presque toujours dans les fruits ; toutefois, on extrait des tiges et des feuilles les sucs acides de l'oseille et de la joubarbe.

Outre l'élément acide, ces sucs contiennent : du *sucre interverti*, des *principes colorants* et *aromatiques*, des *sels*, une *matière albuminoïde*, regardée comme un ferment, souvent de la *pectine* et une petite quantité de *sucre de canne*.

L'acidité des sucs de pomme, d'épine-vinette, de sureau et de sorbier est due à l'*acide malique;* celle des sucs d'orange et de citron, à l'*acide citrique ;* les groseilles, les framboises, les fraises et les cerises renferment à la fois les *acides citrique* et *malique ;* l'*acide acétique* existe dans le nerprun (*Le Canu*), le *tartrate acide de potassium* dans le raisin, l'*oxalate acide de potassium* dans l'oseille ; on trouve enfin, dans le tamarin, de la *crème de tartre* et les *acides malique, citrique*, et *tartrique* (*Vauquelin*).

La *pectine* est un corps neutre, dérivé d'un principe immédiat insoluble, que Frémy a nommé *pectose*. La pectose est analogue à la cellulose ; on la rencontre dans les fruits verts et dans quelques racines (carotte, navet, garance, etc.), où les acides la transforment en *pectine*, pendant la maturation. La pectine est incristallisable, incolore, insipide et insoluble dans l'alcool. Elle se dissout dans l'eau en lui communiquant une consistance visqueuse ; elle ne précipite pas l'acétate neutre de plomb.

L'eau bouillante la change en *parapectine*, qui a pour caractère de précipiter l'acétate neutre de plomb. Par une ébullition prolongée avec un acide affaibli, la parapectine se convertit en *métapectine*, qui est acide et qui précipite le chlorure de baryum. Sous l'influence des alcalis, la pectine se transforme successivement en *acide pectosique* et en *acide pectique*, tous deux insolubles dans l'eau. Ces dernières métamorphoses s'accomplissent aussi dans les végétaux, au contact d'un ferment azoté soluble, appelé *pectase ;* elles constituent la *fermentation pectique* (*Frémy*).

Toutefois, la pectase ne peut à elle seule coaguler la pectine. Elle ne

Fig. 124. — Machine américaine pour exprimer les fruits.

provoque sa transformation qu'en présence d'un sel soluble de calcium, de baryum ou de strontium. Le précipité qui se forme est un *pectate alcalino-terreux* (*G. Bertrand et A. Mallèvre*).

Préparation. — Lorsqu'on veut préparer un suc acide, on commence par priver les fruits de tout ce qui peut nuire à la qualité du produit. On enlève les noyaux, les semences, les pédoncules et les rafles, le duvet qui recouvre les coings, le zeste des citrons et des oranges, etc. Puis on traite le fruit par un des procédés suivants :

1° On râpe les pommes, les coings et tous les fruits dont la consistance est très ferme ; on soumet ensuite la pulpe à l'action de la presse, pour séparer le suc du parenchyme ;

2° On exprime à la main, ou très doucement à la presse, les fruits mous et succulents tels que les framboises, les cerises, les groseilles, les mûres, les citrons, les grenades, les oranges, les baies du nerprun, etc. Une ingénieuse machine (fig. 124), d'invention américaine, fait bien plus rapidement et plus exactement le même travail.

3° On obtient encore le suc des groseilles, des mûres, des framboises et, en général, celui des fruits dont l'enveloppe est très mince, en exposant ces fruits, dans une bassine, à l'action d'une chaleur douce. En se dilatant, le suc fait éclater les tissus qui l'emprisonnent ; on le recueille en jetant sur un tamis les fruits suffisamment chauffés. Cette méthode donne des sucs très colorés et très chargés de pectine, mais un peu moins aromatiques peut-être que les précédents. Elle convient mieux aux sucs destinés à la préparation des gelées, qu'à ceux qui doivent être transformés en sirop.

4° On laisse macérer, pendant trois ou quatre jours, les sucs de nerprun, d'hièble et de sureau avec le parenchyme qui les a fournis, dans le but de dissoudre plus complétement la matière colorante contenue dans ce dernier.

Au moment où ils sortent des cellules végétales, les sucs sont troublés par des débris du parenchyme ; ils contiennent, en outre, des matières albuminoïdes et fréquemment de la pectine, dont la présence rend impossible leur usage et leur conservation. Pour les clarifier, on les abandonne, dans un lieu frais, à un léger mouvement de fermentation. En présence de l'air et des ferments organisés qui existaient sur les fruits, le sucre interverti se dédouble immédiatement, en donnant naissance à de l'alcool, à de l'acide carbonique et à tous les autres produits de la *fermentation alcoolique*. L'alcool coagule les substances albuminoïdes et mucilagineuses et facilite la dissolution de la matière colorante dans le suc. L'acide carbonique, dont le dégagement augmente avec le développement de la fermentation, soulève tous les débris insolubles, qui nagent dans le liquide, et les amène à la surface.

En même temps, les sucs qui contiennent de la pectine éprouvent la *fermentation pectique ;* ils se prennent en gelée, par suite de la transformation de la pectine en acides pectosique et pectique, sous l'influence de la pectase. Pour être complète, cette transformation exige un temps qui varie de un à quatre jours, suivant la nature de chaque suc en particulier. On sait, sans pouvoir expliquer ce fait, qu'elle est accélérée par la présence du suc de cerise aigre ; aussi le Codex conseille-t-il l'addition de ce suc à celui des groseilles et des framboises. Quand la fermentation pectique est terminée, les sucs sont entièrement limpides ; il faut saisir cet instant, pour achever leur préparation. Si on les abandonnait plus longtemps à l'air libre, ils deviendraient trop alcooliques, par suite de la métamorphose totale du sucre interverti et, de plus, ils ne tarderaient pas à subir la fermentation acétique, qui les dénaturerait entièrement.

Conservation. — Les sucs acides étant très altérables, même lorsqu'ils ont été clarifiés avec soin, le mieux est de les employer tout de suite à la confection des médicaments. Dans certains cas, cependant, on a besoin de les conserver à l'état naturel, pendant toute l'année. Il faut alors les mettre absolument à l'abri de l'oxygène et des ferments. On y parvient par plusieurs moyens :

1° *Huile.* — Le plus ancien de tous consiste à remplir, autant que possible, les bouteilles avec les sucs clarifiés, puis à verser à leur surface une petite quantité d'huile d'œillette, d'amande ou d'olive. Ce moyen réussit souvent, mais il n'est pas très sûr ;

2° *Mutisme.* — On désignait autrefois, sous ce nom, une méthode de conservation basée sur l'emploi de l'acide sulfureux ou du sulfite de calcium. On introduisait, dans chaque bouteille, 80 centigrammes de sulfite de calcium ou des vapeurs d'acide sulfureux, avant d'y mettre le suc. Dans les deux cas, le suc contenait momentanément, à l'état libre, de l'acide sulfureux, dont le pouvoir antifermentescible favorisait sa conservation ;

3° *Procédé Fayart.* — Fayart a proposé d'appliquer, en guise de bouchon, une feuille de caoutchouc ramolli dans l'eau chaude, sur les bouteilles exactement remplies du suc à conserver. Ce moyen, basé sur le défaut de porosité du caoutchouc, a été abandonné depuis que l'on sait que cette substance est perméable aux gaz ;

4° *Procédé d'Appert.* — Ce procédé est le meilleur : il se résume dans le chauffage des sucs en vase clos, à la température de l'ébullition de l'eau.

On place le suc dans des bouteilles de verre épais, que l'on bouche soigneusement et dont on assujettit le bouchon avec une cordelette ou un fil de fer. On dispose ces bouteilles dans la cucurbite d'un alambic, après les avoir entourées de paille ; on recouvre d'eau froide jusqu'au goulot, et on chauffe. Quand l'eau est demeurée en ébullition pendant 10 à 15 minutes, on laisse refroidir le tout, on enduit de cire les bouchons et on porte les bouteilles à la cave.

L'action de la chaleur sur les sucs, dans ce traitement, est multiple. Elle s'exerce d'abord en frappant d'impuissance les ferments contenus dans le liquide ; elle combine aussi aux éléments des sucs la petite quantité d'oxygène enfermé avec eux dans les bouteilles, plaçant ainsi ces liquides dans une atmosphère inactive, au point de vue de certaines fermentations. Elle est complétée, d'ailleurs, par l'exactitude du bouchage, qui met les sucs à l'abri des ferments et des gaz venant de l'extérieur.

5° On peut simplifier le procédé d'Appert, en faisant bouillir les sucs dans une bassine et en les enfermant aussitôt dans des bouteilles, que l'on bouche pendant qu'elles sont encore très chaudes. Cette modification réussit également bien.

Elle est surtout très pratique avec l'appareil récemment imaginé par M. Campion, pharmacien à Beauvais, et qui consiste en une pompe pneumatique, adaptée à un boucheur ordinaire (fig. 125).

Comme l'indique le dessin, l'appareil est placé près d'un fourneau, sur lequel on chauffe au bain-marie le liquide à conserver, à une température maximum de 80°, suffisante pour annuler l'effet des ferments.

Un tube *n*, plongeant au fond de la bassine *p*, met le liquide en rapport avec l'appareil ; un robinet à trois voies établit la communication tantôt avec le corps de pompe, tantôt avec l'aspirateur.

Une bouteille vide *f* est placée sur le support *g ;* à l'aide de la pédale *h*, mue par le pied, le goulot peut être appliqué contre le cône *m*, proportionné aux dimensions du col et qui, muni d'une rondelle en caoutchouc, donne une adhérence parfaite.

Un bouchon est introduit et abaissé suffisamment par le levier *e*, pour ne pas interrompre la communication du cône avec le corps de la pompe *i* et le tube aspirateur *n*.

Le vide est fait dans la bouteille, à l'aide de la pompe à air *i*; il suffit de faire mouvoir plusieurs fois le piston par le moyen du levier *kl*, pour arriver au résultat. Le vide est suffisant, quand le piston redescend seul. Alors

Fig. 125. — Appareil de M. Campion, pour mettre en bouteille les sucs à conserver.

on ouvre le robinet du tube *n*; la pression atmosphérique pousse le liquide dans la bouteille, qu'il ne reste plus qu'à boucher. On règle le remplissage avec le robinet *s*.

Pour terminer, on donne un dernier coup de piston, avant la descente du bouchon, afin d'enlever la vapeur accumulée, puis on cachète.

La bouteille et le liquide étant privés d'air, celui-ci se trouve dans les conditions les plus favorables à sa conservation, qui est absolue. En ouvrant avec précaution le robinet *s*, les flacons s'échauffent graduellement et l'on n'a pas de rupture à regretter.

Pharmacologie. — Les sucs acides servent presque exclusivement, en pharmacie, à préparer des sirops rafraîchissants. Le suc de citron faisait autrefois partie de la *potion de Rivière;* le Codex l'a remplacé, avec raison, par l'acide citrique. On emploie encore, quelquefois, les extraits purgatifs des sucs de nerprun et de sureau.

§ 1. SUC DE CITRON.

Préparation. — On sépare avec soin toute l'écorce et les semences de citrons choisis, puis on exprime le fruit dans un linge ou mieux avec une petite presse. Si le suc doit être clarifié, on le chauffe avant la filtration (*Codex*).

100 p. de citron donnent de 30 à 35 p. de suc.

Caractères. — Le suc de citron est légèrement jaunâtre, inodore, très fluide et doué d'une acidité forte et agréable.

Pour qu'il soit exempt d'amertume, il est indispensable de le préparer rapidement, ou, mieux encore, de séparer de la pulpe, avant l'expression, les semences qui renferment le principe amer.

La composition de ce médicament, déterminée par M. Carles, est la suivante :

	gr.
Acide citrique (et malique) libre.....................	5.77
Supercitrate de potassium........................	0.96
— de calcium..........................	0.88
— de fer.................................	0.11
Glucose...................................	2.45
Gomme, mucilage, matière albuminoïde, etc..........	0.68
Silice, phosphates, sels divers.......................	0.06
Eau....................................	89.09
Total.....................	100.00

Essai. — On a quelquefois additionné le suc de citron d'*acides azotique* ou *acétique*, pour augmenter son acidité. Ces fraudes sont faciles à dévoiler. Lorsqu'on distille un tel suc, on aperçoit des vapeurs brunes, produites par la réduction de l'acide azotique au contact des éléments organiques dissous. De plus, le produit distillé est notablement acide.

Pour savoir si cette acidité est due à la présence des acides azotique ou acétique, on évapore le liquide à siccité, après neutralisation par un alcali, puis, dans le résidu, on recherche l'*acide azotique*, au moyen de ses réactifs habituels, du sulfate de fer et de l'acide sulfurique, par exemple, ou mieux, avec la diphénylamine.

L'*acide acétique* y serait révélé par le perchlorure de fer, auquel il communique une teinte d'un rouge foncé.

Pharmacologie. — S'il faut en croire M. Judicis, la conservation du suc de citron est des plus faciles. La fermentation, l'addition d'alcool et l'intervention de la chaleur sont des précautions inutiles. Il suffit de le filtrer *au papier*, après qu'il a été légèrement clarifié par le repos, pour le préserver longtemps de toute altération.

.Le suc de citron est très employé en Angleterre et dans la marine, comme antiscorbutique, sous le nom de *lime-juice*. La fermentation alcoolique ne diminue pas sa richesse en acide citrique; mais la fermentation secondaire, qu'il éprouve ensuite, change l'acide citrique en acides plus simples, principalement en acides acétique et propionique (*Macagno*).

§ 2. SUC DE COING.

Préparation. — On prend des coings n'ayant pas atteint leur parfaite maturité, on les essuie avec un linge rude, pour enlever le duvet qui les recouvre, on les réduit en pulpe, au moyen de la râpe, et on les soumet à la presse. On abandonne le suc à une légère fermentation, jusqu'à ce qu'il soit éclairci, et on le filtre au papier (*Codex*).

(Le même procédé sert à préparer les *sucs de pomme* et *de concombre*.)

La clarification de ce suc, par l'addition de pâte d'amande douce, doit être évitée. Elle réussit fort bien, mais elle fournit un produit plus altérable que celui du Codex.

Caractères. — Le suc de coing est d'un jaune pâle et doué d'une acidité agréable et modérée. Il a pour densité 1,055. Sa composition, rapportée à 1000 grammes, est la suivante (*Falières*) :

	gr.
Tannin	0.09
Glucose	43.63
Acidité (calculée en acide malique)	7.10
Malate neutre de potassium	3.493
— de calcium	2.205
Phosphate d'aluminium	0.79
Chlorures, sulfates, silice, oxyde de fer, magnésie, etc..	4.271
Extractif	19.924

Cette analyse démontre que le suc de coing ne peut être considéré comme un astringent, ainsi qu'on le fait généralement en thérapeutique.

Pharmacologie. — Le suc de coing sert exclusivement à la préparation d'un sirop acidule, qui jouit, à tort lui aussi, de la réputation d'un astringent.

§ 3. SUC DE FRAMBOISE

Préparation. — On exprime à la main, avec les précautions indiquées pour le suc de groseille et après avoir séparé les pédoncules de cerises :

Framboises	1000 gr.
Cerises rouges acides	250

On soumet le marc à la presse, on mélange les divers sucs obtenus et on les met dans un lieu bien frais (+12 à +15°). Quand la partie gélatineuse flotte dans le suc éclairci, on passe à la chausse avec une légère expression (*Codex*).

100 p. de framboises donnent environ 62,5 p. de suc.

Caractères. — Le suc de framboise, même non additionné de suc de cerise, présente une teinte d'un rouge foncé. Il est de plus très aromatique et agréablement acidulé par les acides citrique et malique.

M. Grager pense que l'on accroit encore son parfum, en ajoutant aux framboises en fermentation de 5 à 10 p. 100 de sucre de canne ou de sucre de raisin.

Débarrassé des matières pectiques, il donne, par litre :

	gr.
Extrait à 100° caramélisé	99.50
Cendres	3.90
Sucre	71.40

Le sucre est un mélange de 46 gr. environ de lévulose et de 25 gr. de dextrose.

La matière colorante est soluble dans l'eau et dans l'alcool, insoluble dans l'éther. Elle semble formée de deux principes colorants rouges. Les oxydants la jaunissent : l'hypochlorite de sodium la fait passer au *bleu*, au *vert*, enfin au *jaune*, en la détruisant. Elle donne un spectre d'absorption très net : en liqueur diluée, une bande qui va de D $^3/_4$ E à *b* ; si la concentration augmente, la bande s'étend vers F ; en liqueur concentrée, elle va de D $^1/_3$ E à F $^1/_3$ G, dégradée aux deux bords, avec une partie estompée de P $^1/_3$ à G, s'accentuant progressivement vers le violet du spectre. En liqueur alcaline, on voit une ombre dégradée du rouge en E, puis une obscurité croissante, depuis E, jusqu'au violet, qui est tout à fait obscur (*Vogel*).

Pharmacologie. — Le suc de framboise est le véhicule du sirop du même nom, recherché beaucoup plus comme sirop d'agrément que comme médicament véritable.

§ 4. SUC DE GROSEILLE.

Préparation. — On écrase à la main, sur un tamis de crin placé sur une terrine destinée à recevoir le suc :

Groseilles rouges	1000 gr.
Cerises rouges	100
Merises	50

On exprime le marc à la presse, on réunit les sucs des deux opérations et on porte le produit dans un lieu dont la température soit de + 12° à + 15°. Quand la masse gélatineuse est bien réunie à la partie supérieure du liquide complètement éclairci, on passe à la chausse et on laisse égoutter le plus possible la masse gélatineuse (*Codex*).

La durée de la fermentation variant avec l'état de l'atmosphère, ne peut être formulée par un chiffre. Pour ne pas dépasser le terme utile, M. H. Mayet conseille d'en suivre les progrès, en dosant fréquemment le sucre inverti contenu dans le suc de groseille en traitement, et d'arrêter la fermentation aussitôt que l'analyse accusera la disparition de 6 à 10 grammes de sucre par kilogramme.

Pharmacologie. — Avec ce suc on prépare un sirop destiné à édulcorer des boissons rafraîchissantes.

§ 5. SUC DE MURE.

Préparation. — Identique à celle du suc de framboise, à cela près qu'on n'ajoute pas de cerises.

Caractères. — Le suc de mûre est très fluide et d'une couleur rouge violette très foncée. Il offre un parfum *sui generis*, qui ne permet de le confondre avec aucun autre. Les fruits, parvenus à maturité parfaite, en fournissent 55 p. 100 de leur poids.

Sa composition, rapportée à 1 litre, est résumée dans le tableau suivant (*Whright Patterson*) :

Acide citrique	26.83
— malique	7.82
Glucose	2.74
Cendres	9.40
Principes mucilagineux	23.37
Total	70.16

Pharmacologie. — Ce suc peut être utilisé comme antiscorbutique, puisqu'il contient une forte proportion d'acide citrique et $35^{gr},26$ de sels de potasse, par litre. On s'en sert aussi pour édulcorer des gargarismes.

§ 6. SUC DE NERPRUN.

Préparation. — On écrase avec les mains des baies de nerprun parvenues à maturité, puis on les abandonne à la fermentation, pendant trois ou quatre jours. On passe le suc avec expression et on filtre à travers une étoffe de laine.

(On fait de la même manière les *sucs d'hièble* et de *sureau*) (*Codex*).

100 p. de nerprun fournissent, en moyenne, 32.5 p. de suc.

Caractères. — Le suc de nerprun présente une teinte pourpre très foncée, lorsqu'il a été préparé avec des fruits très mûrs. Il a des propriétés purgatives, mais on ignore encore la nature de son principe actif. Les acides avivent sa couleur; les alcalis la font passer au *vert*.

Sa composition est assez complexe et incomplètement connue. Outre l'acide acétique et plusieurs principes colorants, on y trouve de la *Rhamnégine*.

La *rhamnégine* $C^{24}H^{32}O^{14}$ est un glucoside cristallisable en aiguilles d'un jaune pâle, très solubles dans l'eau et dans l'alcool. L'acide sulfurique dilué la dédouble en *rhamnétine* $C^{12}H^{10}O^5$, et en un sucre $C^6H^{14}O^6$, qui réduit la liqueur de Fehling, mais qui est infermentescible (*Schutzenberger*).

Lefort considère le produit de l'action de l'acide sulfurique comme un isomère de la rhamnégine, auquel il donne le nom de *rhamnine*.

Pour M. Schutzenberger, la rhamnine est le premier terme du dédoublement de la rhamnégine et se trouve représentée par la formule $C^{18}H^{22}O^{10}$.

Pharmacologie. — Le suc de nerprun est un purgatif doux, que l'on emploie sous forme de sirop.

SUC DE CERISE.

Cerises rouges............ 1000 gr.
Merises.................. 100

On écrase les cerises entre les mains, au-dessus d'un tamis de crin ; on reçoit le suc dans une terrine et on soumet le marc à la presse. On mélange les deux sucs, on les laisse fermenter dans un lieu frais (de + 12 à + 15°), pendant 24 heures environ, et on passe le suc éclairci à travers une étoffe de laine.

On prépare de même les *sucs d'airelle*, *d'épine-vinette* et de *verjus (Codex)*.

SUC DE GRENADE.

On enlève aux grenades leur écorce, on écrase leur chair entre les mains, sur un tamis de crin, on recueille le suc dans une terrine et on soumet le marc à la presse. On réunit ce dernier suc au premier, on laisse fermenter le tout, pendant deux jours environ, dans un lieu frais et, quand le suc est éclairci, on le filtre au papier (*Codex*).

b. — SUCS SUCRÉS.

Caractères. — Cette dénomination est réservée aux sucs végétaux qui renferment une forte proportion de substance sucrée. On rencontre ces sucs principalement dans les racines (betterave, carotte, panais, etc.), quelquefois dans les tiges (canne, sorgho, érable, palmier) et dans les fruits (melon, abricot, prune, poire, etc.).

Le principe sucré auquel ils doivent leur saveur spéciale est le plus souvent du *sucre de canne ;* néanmoins, dans la manne, c'est la *mannite*, dans le suc de la réglisse, c'est la *glycyrrhizine*, etc. Indépendamment de ces composés, ils contiennent : de l'*albumine*, de la *caséine* (betterave), de la *pectine*, des *matières colorantes* et *extractives*, des *sels*, au nombre desquels sont parfois l'*oxalate* et le *malate de calcium*. Mais on y rencontre rarement des acides libres, moins souvent encore du glucose ou du sucre interverti.

Ils sont éminemment altérables ; au contact de l'air, il subissent immédiatement la *fermentation acide* et la *fermentation visqueuse*. Cette dernière est ainsi nommée parce qu'elle donne naissance, aux dépens du sucre et sous l'influence d'un ferment organisé, à une *substance mucilagineuse*, dextrogyre, analogue à la gomme et à la dextrine, et qui communique aux liqueurs la propriété d'être filantes. Il se forme, en même temps que cette substance, de la *mannite*, de l'*acide lactique*, de l'*acide butyrique* et de l'*acide carbonique*.

Préparation. — Pour obtenir les sucs sucrés, on râpe les racines qui les contiennent (*carotte*, *navet*, *panais*, *betterave*, etc.), et on soumet la pulpe à l'action de la presse. Quand ces sucs sont mucilagineux, le résidu de l'expression en retient une quantité notable, dont on diminue la proportion, en mélangeant d'avance à la pulpe de la paille hachée et bien lavée.

On clarifie les sucs en les portant à l'ébullition ; la chaleur, coagulant les principes albuminoïdes, préserve les liquides d'une altération immédiate, sans leur faire éprouver de modifications chimiques sensibles.

Pharmacologie. — Les sucs sucrés possèdent très peu de propriétés médicinales et, de plus, ils entrent facilement en fermentation ; aussi, à l'exception de la manne, sont-ils peu employés en pharmacie. On se sert fréquemment au contraire, des principes immédiats que l'on en peut retirer et qui ont été décrits au livre premier, sous la dénomination générique de *sucres*.

MANNE

Caractères. — La manne est un suc qui coule naturellement du *Fraxinus ornus* L., var. *rotundifolia* (Jasminées), et dont on facilite la sortie par des ouvertures artificielles. Celle qu'on recueille pendant l'été est dure et nommée *manne en larmes*. Celle qu'on obtient en automne est plus molle et plus colorée ; on l'appelle *manne en sorte*. Enfin, on désigne quelquefois sous le nom de *manne grasse*, celle qui est très impure, gluante et altérée par la fermentation.

La manne en larmes est la plus pure ; elle est sèche, blanche et d'une saveur sucrée. Elle possède un pouvoir rotatoire énergique, égal à $+28°,40$. Les travaux de Buignet ont complètement révélé sa constitution. Elle contient : un peu plus de la moitié de son poids de *mannite*, 20 p. 100 environ de *dextrine*, un mélange de *sucre de canne* et de *sucre interverti*, dont les proportions sont telles, que les propriétés optiques des deux sucres se trouvent sensiblement neutralisées. Ces sucres et la dextrine qui les accompagne dérivent vraisemblablement de l'amidon contenu dans les frênes, car leurs rapports numériques, dans la manne, sont précisément ceux que l'on obtient quand on saccharifie l'amidon. C'est à la dextrine qu'il faut rapporter le pouvoir dextrogyre de la manne.

Pharmacologie. — La manne est un purgatif peu énergique, qui de tout temps, a fait partie de la matière médicale. Jusqu'au milieu du seizième siècle, elle a porté le nom de *rosée du ciel*, *miel de l'air*, *miel céleste*, et Matthiole s'obstinait encore, à cette époque, à lui attribuer une origine sidérale.

Le Codex admet l'usage pharmaceutique de la manne en larmes et de la manne en sorte, mais il rejette la manne grasse, qu'il regarde comme un produit altéré. On prépare avec la première des tablettes et des marmelades peu usitées (*marmelade de Tronchin* et de *Zanetti*) ; la seconde fait partie de la *médecine noire* et de plusieurs potions purgatives ; toutes deux sont fréquemment employées seules et dissoutes dans de l'eau ou dans du lait.

c. — SUCS EXTRACTIFS.

Caractères. — On comprend sous le nom de sucs extractifs, tous les sucs, fournis par les plantes herbacées, qui ne sont ni sucrés, ni acides.

Ils sont caractérisés par la présence des *matières extractives*, groupe de substances dont la nature est généralement à déterminer (V. *Extraits*). Ils contiennent, pour la plupart, beaucoup d'eau et peu de principes solides. Parmi ceux-ci se trouvent, indépendamment des produits extractifs : l'*albumine végétale*, des *matières gommeuses*, des *sels* et des *principes aromatiques*. Leur saveur est très variée. Leur couleur est verte, quand ils n'ont pas été clarifiés; elle est due alors à la chlorophylle; dans tous les cas, elle devient rapidement brune au contact de l'air.

L'*albumine végétale* est analogue à l'albumine animale et représente, comme elle, un mélange de composés similaires. Elle varie, d'un végétal à l'autre, notamment par sa richesse en azote. La chaleur coagule ces diverses variétés entre 60° et 70°; l'alcool, l'alun, le chlorure mercurique, le tannin, l'acétate de plomb, etc., les précipitent intégralement.

Préparation. — L'extraction de ces sucs est ordinairement facile. On la réalise en contusant les plantes, préalablement nettoyées, et en exprimant le produit à la presse.

Si le suc est trop mucilagineux, comme celui des borraginées, ou trop peu abondant, comme celui des labiées, on ajoute au végétal le seizième de son poids d'eau, avant de le soumettre à la contusion. Au lieu d'eau, il est préférable de faire intervenir une plante, donc le suc soit très fluide et sans action chimique sur le premier.

La clarification se fait à chaud ou à froid. On clarifie *à froid* les sucs des plantes antiscorbutiques et, généralement, tous ceux qui renferment une huile essentielle. Pour cela, on se borne à les filtrer au papier ou à la toile; on sépare ainsi, sans dissiper les produits volatils, la chlorophylle, les granules amylacés et les débris cellulaires qui troublent le liquide. Cette méthode est également appliquée à la dépuration des sucs dépourvus d'essence.

Mais, quand elle est insuffisante, on a recours à la *chaleur;* l'albumine végétale, se trouvant alors coagulée, emprisonne tous les corps insolubles et produit une clarification parfaite. L'action de la chaleur est notablement favorisée par l'acidité habituelle des sucs extractifs. Si on opère sur des sucs aromatiques, il est bon de les chauffer en vase clos et à une température aussi basse que possible, au bain-marie, par exemple. Lorsque les sucs à clarifier ne sont pas aromatiques, on peut porter directement la liqueur à l'ébullition.

La clarification à chaud présente, en général, l'inconvénient d'éliminer une portion des principes solubles et parfois actifs, qui se fixent sur l'albumine coagulée, de chasser les huiles volatiles et de décomposer, au moins partiellement, les principes altérables par la chaleur. Baumé se trompait donc, quand il recommandait de l'employer pour toutes les plantes indistinctement; il se trompait encore, quand il prescrivait de faire macérer, pendant vingt-quatre heures dans leur suc, les plantes inodores, afin d'en obtenir une plus grande quantité de produit; ce temps suffirait à lui seul pour entraîner l'altération du médicament.

Un autre procédé de clarification consiste à mélanger un suc très acide à celui qu'on veut dépurer. Le suc de l'oseille précipite très rapidement les sels calcaires et les principes mucilagineux et colorés des sucs de bourrache, de fumeterre, de saponaire, etc.; il les dépouille trop complètement peut-être; en tous cas, il y introduit ses éléments propres et il change la composition du médicament. On ne doit donc pas ignorer la composition des végétaux que l'on associe pour en obtenir un suc médicinal.

Conservation. — Les sucs extractifs sont difficiles à préserver des fermentations et des oxydations que leur fait éprouver le contact de l'air. Pour les conserver, Bouchardat a proposé de les additionner d'alcool ou d'éther ; ce moyen ne peut être adopté, parce qu'il modifie profondément la nature du médicament. Le procédé d'Appert est applicable aux sucs non aromatiques ; il sert à conserver le *suc d'asperge.*

Les sucs extractifs, dont la médecine tire parti, ne sont pas bien nombreux. Le suc d'asperge et le kino sont les plus employés. Quand aux sucs d'herbes, qui entraient pour une part si importante dans la thérapeutique d'autrefois, c'est à peine si on en fait usage aujourd'hui. Le Codex en a cependant inscrit quelques-uns dans sa nomenclature. Tous sont des médicaments magistraux ; on les prépare au moment du besoin et on les consomme, dès que leur filtration est achevée.

§ 1. SUC D'ASPERGE.

Préparation. — On prend la partie verte des turions de l'asperge (*Asparagus officinalis* L., Asparaginées), on la contuse dans un mortier, puis on exprime le suc. On porte la liqueur à l'ébullition, pour la clarifier ; quand la coagulation est complète, on filtre à travers un tissu de laine.

Caractères. — Le suc d'asperge est jaunâtre et limpide ; son odeur et sa saveur sont peu agréables. Il contient, entre autres principes, de l'*asparagine*, une *résine* d'une certaine âcreté, des *matières extractives*, du *phosphate de calcium*, de l'*acétate* et du *phosphate de potassium*.

L'*asparagine* de l'asperge est l'amide neutre *gauche* de l'acide malique. Il en existe une modification isomérique *droite* et une modification racémique. Elle répond à la formule $(AzH^2)^2C^4H^4O^3 + H^2O$. Elle a été découverte, en 1805, par Vauquelin et Robiquet. Elle cristallise en prismes orthorhombiques incolores, durs et inaltérables à l'air. Sa densité est 1,51. Elle est peu soluble dans l'eau froide, plus soluble dans l'eau chaude, dans les acides et dans les alcalis. L'alcool, l'éther et les huiles ne la dissolvent pas. Elle offre une saveur faible et nauséeuse. Sa solution ammoniacale dévie à gauche la lumière polarisée (—11°,18). Chauffée à 400°, elle perd son eau d'hydratation. Quand on la fait bouillir avec un alcali ou avec un acide dilué, elle se convertit en *acide aspartique :* $AzH^2 — C^4H^2O^3 — OH$ et en ammoniaque.

Pharmacologie. — Le suc d'asperge est réputé diurétique. Il est habituellement administré sous forme de sirop, plus rarement on le convertit en extrait. On ne sait auquel de ses principes doit être attribuée son action médicinale.

On peut le conserver par la méthode d'Appert ; mais il y a tout avantage à le transformer en sirop, sitôt après sa clarification ; le produit offre alors une saveur moins désagréable.

§ 2. KINO DE L'INDE.

Caractères. — Le kino de l'Inde, ou kino d'Amboine, est le suc du *Pterocarpus marsupium* Roxb. (Légumineuses — Dalbergiées). Il coule des incisions pratiquées au tronc de l'arbre, et il se dessèche promptement au contact de l'air. Il est en petit fragments transparents, de couleur rouge-brun; sa saveur est très astringente. Il se dissout entièrement dans l'eau bouillante et dans l'alcool; les solutions ont une belle teinte rouge foncée. Elles donnent avec les sels ferriques un précipité *vert*, avec l'émétique un précipité *rougeâtre*, avec l'eau de chaux un précipité *brun* très abondant. Ces propriétés lui sont communiquées par la présence d'un tannin particulier, *acide kinotannique*, dont il contient 75 à 80 p. 100. Ce tannin est dédoublé par les acides, à l'ébullition, en glucose et en *rouge de Kino*. On y trouve, en outre, un peu de pyrocatéchine et 1,5 p. 100 de kinoïne $C^{14}H^{12}O^6$.

La *kinoïne* $C^6H^4(OCH^3)C^7H^5O^5$ est l'*éther méthylgallique de la pyrocatéchine :* Elle cristallise en prismes incolores, peu solubles dans l'eau froide, que l'acide chlorhydrique change en chlorure de méthyle, acide gallique et pyrocatéchine. Chauffée à 130°, elle perd de l'eau et se convertit en une masse rouge probablement identique ou rouge de kino :

$$2(C^{14}H^{12}O^6) = H^2O + C^{28}H^{22}O^{11}$$

Kinoïne.   Rouge de Kino.

Fondu avec la potasse, le kino donne 9 p. 100 de phloroglucine.

Pharmacologie. — Le kino est un astringent efficace, susceptible de remplacer le tannin et les substances analogues, pour les usages internes, aussi bien que pour les usages externes. Il est à peu près inusité. On peut l'employer en poudre, en solution dans l'eau ou dans l'alcool, en potion ou en pilules.

SUC DE CRESSON.

On contuse dans un mortier de marbre des feuilles fraîches de cresson; on en exprime le suc, que l'on passe à travers un filtre de papier.

On prépare de même les sucs *de feuille de cochléaria*, de *fumeterre*, de *mercuriale*, de *fleurs de pêcher*, de *pétales de roses* et, en général, les sucs de *toutes les plantes herbacées* (*Codex*).

SUC DE BOURRACHE.

On pile les feuilles fraîches de bourrache dans un mortier de marbre et, quand elles sont réduites à l'état de pulpe, on y ajoute le cinquième de leur poids d'eau, pour pouvoir en extraire le suc, puis on exprime et on filtre.

On obtient de la même manière les sucs de *feuilles de noyer* et de *chou rouge* (*Codex*).

SUC D'HERBES.

Feuilles fraîches de chicorée..
—   de cresson..
—   de fumeterre.
—   de laitue.... } P. E.

On contuse ces plantes dans un mortier de marbre, on en exprime le suc et on le filtre au papier dans un endroit frais.

(*Codex*).

II. — SUCS GOMMEUX.

On appelle sucs gommeux (ou *gommes*, des corps neutres, solides et incristallisables, qui jouissent des propriétés suivantes : ils se dissolvent dans l'eau, en lui communiquant une consistance visqueuse; ils sont insolubles dans l'alcool et dans l'éther; ils fournissent de l'*acide mucique*, quand on les traite par l'acide azotique. Guérin-Varry les classait en trois séries, suivant qu'ils avaient pour élément principal : l'*arabine*, la *cérasine* ou la *bassorine*.

Frémy ne reconnaît qu'un seul principe gommeux, auquel il donne le nom d'*acide gummique*. Ce composé est soluble dans l'eau, mais il peut être converti, par la chaleur ou par l'acide sulfurique concentré, en un corps isomérique, l'*acide métagummique*, que l'eau ne dissout pas. Les bases, et principalement la chaux, le transforment en *gummate de calcium*, qui présente tous les caractères chimiques de la gomme arabique. La chaleur peut changer ce composé en *métagummate de calcium*, qui est insoluble et qui revient à l'état de gummate soluble, sous l'influence de l'eau bouillante ou de la végétation. D'après Frémy, les gommes solubles sont formées de *gummate de calcium* et les gommes insolubles de *métagummate de calcium*.

§ 1. GOMME ADRAGANTE.

Caractères. — La gomme adragante est fournie par un certain nombre d'astragales (*Astragalus verus* Ol., *creticus* Lam., etc., Légumineuses-Papilionacées); elle résulte de la transformation des cellules et des rayons médullaires de ces arbrisseaux, en une substance gélatineuse insoluble (*H. Mohl*).

On admet généralement, dans ces produits, la présence d'un principe insoluble dans l'eau, analogue à la cellulose et nommé *bassorine*.

M. Giraud pense que ce composé est identique à la pectose de Frémy. Chauffé pendant vingt-quatre heures, avec 50 fois son poids d'eau, il se convertit en une substance différente de l'arabine et qui n'est autre que la *pectine*.

D'après ce chimiste, la gomme adragante offre la composition que voici :

Composé pectique...............................	60 gr.
Gomme soluble.................................	10
Cellulose......................................	3
Amidon..	3
Matières minérales.............................	3
Corps azoté...................................	traces.
Eau...	21
Total....................	100

Pharmacologie. — La gomme adragante fournit avec l'eau un mucilage beaucoup plus consistant que celui de la gomme arabique et plus recherché, pour la préparation des tablettes en général. Sa poudre sert à donner de la viscosité au looch blanc. Elle peut remplacer, à plus faible dose, la poudre de gomme arabique, dans les potions gommeuses et dans les poudres composées, mais elle est assez rarement employée dans ce but. Cela tient, en partie, à ce qu'il est difficile de la délayer dans de l'eau, sans qu'il se forme des grumeaux, que l'on ne peut parvenir à diviser ensuite. Soubeiran conseille de la mélanger préalablement avec un peu de sucre, pour éviter cet inconvénient.

On trouve dans les feuilles des borraginées et de certaines malvacées, dans la racine et dans les fleurs de la mauve et de la guimauve, dans les semences de coing, de lin, de psyllium, dans le salep et dans une foule d'autres substances végétales, un principe gommeux auquel on donne le nom de *mucilage*. Les composés mucilagineux semblent analogues à la gomme et à la bassorine. Suivant M. Giraud, on trouve dans quelques-uns des produits pectiques. Leur étude est encore très imparfaite (V. *Mucilages*).

§ 2. GOMME ARABIQUE.

Caractères. — La gomme arabique transsude à travers l'écorce de plusieurs espèces d'acacias (*Acacia Senega* W. *seyal* Del., *arabica* W., etc., Légumineuses-Mimosées), par des ouvertures naturelles ou artificielles. Elle est en fragments arrondis, transparents, blancs, jaunes ou rougeâtres et complètement solubles dans l'eau. Elle est composée d'*arabine* presque pure, unie à 2,64 p. 100 de chaux (*Græger*), et de *gummine*.

L'*arabine* (*acide gummique* ou *arabique*), obtenue en précipitant par l'alcool une solution acide de gomme arabique et en séchant le produit à 100°, a pour composition $C^{10}H^{18}O^9$. Sa densité est 1,52. Elle est incolore, soluble dans l'eau, qu'elle rend visqueuse, insoluble dans l'alcool, l'éther et les corps gras. Elle dévie à gauche la lumière polarisée : $\alpha_D = -36°$. Chauffée à 120°, elle perd son eau d'hydratation. Entre 120° et 150°, elle devient insoluble : vers 200°, elle se décompose, en fournissant une liqueur acide, des gaz et des produits empyreumatiques.

Lorsqu'on la fait bouillir avec l'acide sulfurique dilué, on la transforme en un sucre infermentescible, nommé *arabinose* (Scheibler), accompagné de *galactose* (Kiliani). L'acide azotique la convertit en *acide mucique* $C^6H^{10}O^8$ et en acides saccharique, tartrique et oxalique. Sa solution, abandonnée à elle-même pendant plusieurs mois, se remplit de moisissures et finit par contenir un glucose (*Fermond*). En présence du fromage et de la craie, elle donne naissance à de l'alcool, sans formation du sucre fermentescible (*Berthelot*).

L'arabine forme, avec les alcalis, la chaux et la baryte, des composés solubles, qui perdent leur solubilité sous l'influence de la chaleur et qui la reprennent au contact de l'eau en ébullition. Avec les sels de plomb, de fer, de cuivre, d'argent, de mercure, elle produit des composés insolubles. Lorsqu'on mélange à une solution concentrée d'arabine le quart de son poids de borax, elle prend une apparence gélatineuse.

Les acides s'unissent à l'arabine ; leurs combinaisons ont été nommées *arabides* par M. Berthelot. L'acide nitrique fumant fournit un corps explosif (*arabine nitrique*). Un mélange de gomme et d'acide gallique précipite la gélatine, comme le fait le tannin, ce qui semble indiquer l'existence d'un *arabide gallique* (*Berthelot*).

Elle exerce un pouvoir rotatoire tantôt droit, tantôt gauche, et de valeur très différente suivant son origine. Les gommes de Galam, de Mogador et d'Australie donnent une rotation de —16° en moyenne. Les gommes Bas-du-fleuve, Aden et Amrad la portent à —32°. La gomme Gatti va jusqu'à — 64°, avec des variations de 5° à 15° en moins. Enfin la gomme Sala-breda dévie de + 42 à + 45°, et celle de Barbarie de + 50°,8 à + 84°,3. Il semble que les gommes soient des mélanges de plusieurs produits dextrogyres et lévogyres (*M. Guichard*).

L'*arabinose* : $CH^2OH—(CHOH)^3—CHO$ appartient au groupe des *pentoses* et peut présenter un isomère droit, un gauche et un racémique. L'ara-binose droit, seul connu, est soluble dans l'eau chaude et peu dans l'eau froide ; sa saveur est sucrée. Il fond à 160°, réduit le tartrate cupro-potas-sique et possède un fort pouvoir rotatoire : $\alpha_D = +104°,4$ à 18°. Il donne, par oxydation, de l'*acide arabonique* $CH^2OH—(CHOH)^3—CO^2H$, puis de l'*acide trioxyglutarique*. $CO^2H—(CHOH)^3—CO^2H$. La phloroglucine et l'acide chlor-hydrique le colorent en *rouge*. L'hydrogène naissant le change en un alcool nommé *arabite* $CH^2OH—(CHOH)^3—CH^2OH$, cristallisable en aiguilles brillantes, fusibles à 102°, sans action sur le tartrate cupro-potassique.

La *gummine* est un principe incomplètement étudié, dont la composition paraît être celle des saccharoses $C^{12}H^{22}O^{11}$, ou un de ses multiples. L'hydra-tation par l'acide sulfurique la convertit en galactose. Elle est, dans la gomme, combinée à la chaux.

La solution de gomme arabique colore en *bleu* la teinture de gaïac, parce qu'elle contient une *oxydase* (ferment soluble oxydant). Pour la même raison, elle prend une coloration *rouge grenat* au contact du gaïacol, en même temps que la gomme est précipitée (*Ed. Crouzel*). Elle oxyde le pyrogallol α (*G. Bertrand*), le créosol (précipité *jaune rougeâtre*), le naphtol, (précipité *bleu mauve*), la naphtylamine (précipité *bleu violacé*), etc. (*Em. Bourquelot*).

Enfin c'est toujours à la présence de cette oxydase qu'est due la coloration jaune brunâtre plus ou moins foncée des gommes provenant des régions humides, les gommes blanches étant toujours originaires des régions sèches. La coloration résulte de l'action de l'oxydase sur le tannin contenu dans les gommes (*Em. Bourquelot*).

Pharmacologie. — Les propriétés médicinales de la gomme arabique dissoute sont celles d'un émollient. On emploie très fréquemment cette substance, sous forme de tisane, de pâte et de sirop. Elle sert à préparer des mucilages destinés à confectionner des tablettes, à émulsionner les corps gras ou les résines et à augmenter la viscosité des potions dans les-quelles on suspend des poudres insolubles. Vaudin a remarqué qu'elle devient acide, quand on la chauffe à l'étuve ou qu'on la dissout dans l'eau bouillante ; cette altération est très faible ; elle indique néanmoins qu'il est préférable de ne jamais élever la température de la gomme.

La gomme que l'on désigne sous le nom d'arabique vient le plus souvent du Sénégal. Le Codex autorise cette substitution, en raison de l'identité chimique des deux produits. Cette identité, toutefois, n'est pas si com-plète qu'on ne puisse trouver des caractères différentiels à ces médicaments. Ainsi, la gomme du Sénégal a pour densité 1,65; elle est un peu moins soluble que l'autre dans l'eau, mais sa solution est plus mucilagineuse et, dès lors, plus propre à émulsionner les huiles. Cette solution bleuit immédiatement au contact de la teinture de gaïac et précipite les sels ferriques, tandis que celle de la gomme arabique ne précipite pas les sels ferriques, et qu'elle n'est colorée qu'avec une très grande lenteur par la teinture de gaïac. En outre, il a été dit plus haut que le pouvoir rotatoire est différent pour les diverses variétés de gomme.

La gomme arabique empêche la formation de la plupart des précipités, dans les solutions diluées. Ce fait explique peut-être la coexistence à l'état soluble, dans les cellules végétales ou animales, de principes susceptibles de réagir les uns sur les autres, en produisant dans l'eau pure, des composés insolubles : phosphates et oxyde de fer, tannin et caféine, etc. (*J. Lefort* et *P. Thibault*).

Il est quelquefois utile de distinguer l'arabine de la dextrine. On peut alors utiliser la réaction suivante : on fait chauffer le produit avec de l'acide chlorhydrique et de l'orcine : les gommes donnent ainsi une masse floconneuse *bleue*, que la potasse alcoolique transforme en solution *violette*, avec fluorescence *verte*. La dextrine ne présente pas de réaction semblable.

III. — SUCS RÉSINEUX.

Les sucs résineux doivent leur nom à la présence des principes immédiats appelés *résines*.

Les *résines* sont des composés ternaires, riches en carbone et en hydrogène et renfermant peu d'oxygène. Elles ont généralement les propriétés des acides faibles; elles décomposent, à l'ébullition, le carbonate de sodium : leur solution alcoolique rougit le tournesol. Ces caractères font fréquemment défaut.

Elles sont sèches, solides, rudes au toucher. Souvent elles sont accompagnées d'une essence, qui les ramollit, et qui peut même les rendre fluides, lorsque la proportion en est considérable. Quelques-unes cristallisent, mais le plus grand nombre sont incristallisables. Presque toujours colorées dans leur état naturel, elles deviennent incolores après leur purification. Elles sont mauvaises conductrices de l'électricité et elles se chargent facilement, à leur surface, de fluide négatif.

Les résines sont toutes insolubles dans l'eau, solubles dans l'alcool, le *copal* excepté; l'eau précipite leurs dissolutions. L'éther ne dissout pas les *résines de jalap* et de *liseron*, mais il dissout presque toutes les autres. Les huiles fixes et les essences les dissolvent également. Quand on les chauffe, elles se ramollissent promptement, elles fondent, et elles distillent, en se décomposant. Au rouge, elles brûlent avec une flamme très fuligineuse.

L'oxygène semble sans action sur la plupart d'entre elles. Le chlore les décolore toutes sans exception.

L'acide sulfurique les dissout, parfois sans les colorer, le plus souvent en leur communiquant une teinte rouge. L'acide azotique les oxyde avec énergie.

Les alcalis s'y combinent et forment alors ce qu'on appelle improprement des *savons de résine*. Ces savons moussent dans l'eau comme ceux des acides gras ; ils se distinguent de ces derniers en ce qu'ils ne sont pas précipités de leurs dissolutions par le chlorure de sodium.

Les résines naturelles sont presque toujours des mélanges de plusieurs principes résineux. Leur analyse est très difficile et leur étude bien incomplète encore. On divise en quatre groupes les sucs qui les fournissent : *sucs laiteux, térébenthines, sucs résineux proprement dits, baumes*.

a. — SUCS LAITEUX.

Les sucs laiteux sont des émulsions de résines effectuées par la nature, à l'aide des matières gommeuses et mucilagineuses contenues dans les végétaux. Lorsqu'il ont été desséchés à l'air libre, ils prennent souvent le nom de *gommes-résines*, qui indique leur constitution. Ils cèdent à l'alcool leur résine, à l'eau leur élément mucilagineux ; par suite, ils ne se dissolvent complètement que dans l'alcool faible.

§ 1. ASA FOETIDA.

Caractères. — L'asa fœtida est une gomme-résine produite par plusieurs ombellifères du genre Ferula : *Ferula asa fœtida* L., *Ferula Narthex* Boiss., etc. Elle se présente en masses volumineuses, semées de larmes blanchâtres, demi-transparentes, et souvent de pierres et de débris végétaux. Peu colorée au centre de ces masses, elle rougit très promptement à l'air et à la lumière. Son odeur alliacée, forte et fétide, lui a valu le nom de *stercus diaboli*. Sa saveur est amère et repoussante. Elle a pour densité 1,31 et elle contient, d'après les analyses de Pelletier : 65 p. 100 de *résine*, 31 p. 100 de *gomme* et de *bassorine* et 3,6 p. 100 d'*huile volatile*. MM. Barth et Hlasiwetz en ont retiré (1866) un acide très fusible et cristallisable, auquel il donne le nom d'*acide férulique* et la formule $C^{10}H^{10}O^4$.

Elle fournit, à la distillation sèche, un peu d'*ombelliférone* (V. *Galbanum*) et de la *résorcine* $C^6H^4(OH)^2$.

La *résine* est d'un jaune clair, presque blanche, quand elle est pure, et devient pourpre sous l'influence des rayons solaires. Elle paraît formée de résines différentes.

L'*huile volatile* est incolore et dégage constamment de l'acide sulfhydrique. Elle contient, suivant Semmler :

Deux *terpènes*, dont l'un dextrogyre ($+32°,1$) fournit un bibromure liquide $C^{10}H^{16}Br^2$, tandis que l'autre donne un tétrabromure solide $C^{10}H^{16}Br^4$;

Un *sulfure liquide* $C^7H^{14}S^2$, lévogyre ($-12°,30'$), densité 0,97. Il se combine au chlorure mercurique : $C^7H^{14}S.2HgCl^2$, et forme 45 p. 100 du poids de l'essence ;

Un deuxième *sulfure* $C^{11}H^{20}S^2$, liquide, lévogyre également ($-18°,30'$), constituant 20 p. 100 de l'essence brute ; densité 1,01 ;

Un *composé oxygéné* non sulfuré $(C^{10}H^{16}O)^n$, lévogyre (—16°), densité 0,96 ; l'essence en contient 20 p. 100 ;

Deux autres *sulfures* ; $C^8H^{10}S^2$ et $C^{10}H^{18}S^2$, dont il n'existe que de petites quantités dans l'essence.

Purification. — Pour purifier l'asa fœtida et toutes les gommes-résines, en général, on faisait anciennement dissoudre ces substances dans du vinaigre et on évaporait la liqueur, préalablement clarifiée. Le Codex *parisiensis* de 1748 substitua l'emploi du vin blanc à celui du vinaigre. Le progrès était insuffisant, aussi le premier formulaire légal (1818) prescrivit-il de recourir à l'alcool, qui est l'agent de purification encore usité aujourd'hui. Voici le procédé recommandé par le Codex de 1884 :

On dissout, à chaud, l'asa-fœtida concassé, dans de l'alcool à 60° ; on passe avec expression, à travers une toile peu serrée, puis on chasse l'alcool par évaporation, jusqu'à ce que le produit, jeté dans l'eau froide, puisse être malaxé sans adhérer aux doigts.

Pharmacologie. — L'asa fœtida est regardée comme antispasmodique et comme anthelminthique. Son usage est des plus désagréables, à cause de la fétidité excessive que cette gomme-résine communique à toutes les sécrétions ; ce qui ne l'empêche pas d'être un condiment très recherché des Asiatiques. Elle est difficile à pulvériser seule ; mais on la divise commodément en la broyant, à chaud, avec le tiers ou la moitié de son poids de lactose (*Bibby*). Sa saveur insupportable ne permet guère de l'administrer en nature ; cependant, on prescrit quelquefois sa teinture alcoolique en potion. Habituellement, on la donne en pilules ou en lavement. Elle fait partie des *pilules bénites de Fuller* et de plusieurs préparations antihystériques.

A Bombay, on falsifie cette résine avec la gomme arabique. En Perse et dans l'Afghanistan, on y ajoute surtout de la terre, du gypse et de la farine. Ces fraudes sont aisées à reconnaître.

§ 2. GALBANUM.

Caractères. — Le galbanum (*Ferula rubricaulis* et *galbaniflua* Boiss., Ombellifères) est généralement en masses compactes, molles, de couleur jaune verdâtre, contenant des larmes arrondies gluantes ou faciles à ramollir entre les doigts. Il offre une saveur âcre et amère, une odeur pénétrante et peu agréable. Sa composition, déterminée par M. Vortmann, est la suivante :

Huile volatile.............................	3.108
Résine obtenue par l'éther......................	61.200
— — l'alcool.......................	7.576
Gomme...	17.028
Matière insoluble..............................	10.560
Total...........................	100.000

L'acide sulfurique le colore en *brun* foncé. A l'ébullition, l'acide chlorhydrique lui donne une teinte d'un *rouge sale*. L'eau dans laquelle on l'a fait bouillir, étant refroidie et additionnée d'un peu d'ammoniaque, prend une légère fluorescence *bleue.*

La *résine* est d'un jaune foncé, transparente, fusible au bain-marie. Quand on la chauffe à 130°, elle fournit une masse cristalline, d'où l'eau bouillante extrait un corps affectant la forme de fines aiguilles blanches, et nommé *ombelliférone* $C^9H^6O^3$. L'acide sulfurique concentré dissout l'ombelliférone sans l'altérer ; la solution présente une fluorescence *bleue* remarquable. Les alcalis la dissolvent aussi sans la modifier, à froid ; mais, à 70°, ils la convertissent en *acide ombellique* $C^9H^8O^4$. L'amalgame de sodium change l'ombelliférone en *acide hydrombellique* $C^9H^{10}O^4$ (*Tiemann* et *Reimer*).

L'*huile volatile*, que l'on obtient en distillant le galbanum avec de l'eau, est un terpène incolore présentant la même composition que le térébenthène. Elle a pour densité 0,88 ; elle dévie à droite la lumière polarisée ; elle bout à 160°-165°.

Purification. — On purifie le galbanum par le procédé qui sert pour la gomme ammoniaque (*Codex*).

Pharmacologie. — Le galbanum est plus excitant et moins antispasmodique que l'asa fœtida. On le donne en pilules, en teinture et en émulsion. Il fait partie d'un certain nombre de médicaments composés, parmi lesquels sont : l'*électuaire diascordium*, la *thériaque*, l'*emplâtre diachylon* et le *baume de Fioravanti*.

§ 3. GOMME AMMONIAQUE.

Caractères. — Cette gomme-résine, extraite du *Dorema ammoniacum* Don. (Ombellifères), se présente sous la forme de larmes isolées ou réunies en masses volumineuses, blanches et opaques intérieurement, jaunes en dehors, d'une odeur forte et d'une saveur amère, mêlée d'âcreté. Elle a pour densité 1,20. Elle s'émulsionne facilement avec l'eau. On y a trouvé : environ 70 p. 100 d'une *résine* rougeâtre, fusible à 54°, 18 p. 100 de *gomme* et 7 p. 100 d'une *huile volatile* peu connue. L'éther dédouble la résine en deux substances, dont l'une est soluble dans ce liquide, tandis que l'autre ne se dissout que dans les huiles et dans les essences. Elle ne donne pas d'ombelliférone à la distillation.

Purification. — Identique à celle qui a été décrite pour l'asa fœtida (*Codex*).

Pharmacologie. — Les propriétés médicinales de la gomme ammoniaque sont celles des gommes-résines en général. Son action stimulante est plus faible que celle du galbanum ; elle peut cependant produire la rubéfaction. On l'administre ordinairement, à l'intérieur, en pilules ou en émulsion. On a proposé l'usage d'un sirop et d'une gelée de gomme ammoniaque, qui ne sont pas usités. A l'extérieur, on l'applique à l'état d'emplâtre ou de sparadrap ; elle sert à préparer l'emplâtre qui porte son nom et l'*emplâtre diachylon*.

§ 4. GOMME-EUPHORBE.

Caractères. — On donne ce nom à une gomme-résine produite par l'*Euphorbia resinifera* Berg. (Euphorbiacées), et qui affecte la forme de petites masses irrégulières, jaunâtres et perforées d'un ou deux trous coniques, dans lesquels on trouve souvent les aiguillons de la plante. Elle est inodore et d'une saveur âcre et brûlante. Elle est facilement fusible, soluble dans l'alcool, dans les acides et dans les huiles. Les anciens chimistes n'y ont pas trouvé de *gomme* ; mais, d'après les analyses de Flückiger, elle en contient 8 p. 100, plus 38 p. 100 de *résine*, 22 p. 100 d'*euphorbon* et 12 p. 100 de *malates* alcalins et terreux.

La *résine* est friable, brunâtre, soluble dans l'alcool, l'éther et l'essence de térébenthine, insoluble dans les alcalis. Sa saveur est mordicante.

L'*euphorbon* est une substance cristallisable, insoluble dans l'eau, soluble dans l'éther, le chloroforme et l'alcool amylique. Sa composition correspond à la formule $C^{13}H^{22}O$ (*Flückiger*).

Pharmacologie. — La gomme-euphorbe est un purgatif drastique excessivement énergique, elle est même vénéneuse. Flückiger attribue son action toxique au principe résineux et ses propriétés purgatives à l'*euphorbon*. On ne la prescrit pas à l'intérieur. Appliquée localement, elle produit une irritation vive, qui peut aller jusqu'à la vésication. Sa poudre est un violent sternutatoire. On emploie quelquefois, comme rubéfiant et comme épispastique, la teinture, l'huile et l'emplâtre d'euphorbe.

§ 5. GOMME-GUTTE.

Caractères. — La gomme-gutte (*Garcinia Hanburii* Hook. F., Clusiacées), que l'on emploie en pharmacie, est roulée en cylindres de couleur jaune, dont la cassure est nette et d'un jaune très vif. Elle est facilement fusible, inodore et douée d'une âcreté prononcée. Elle se dissout presque entièrement dans l'alcool ; les alcalis la dissolvent en lui communiquant une coloration *rouge* intense ; elle forme avec l'eau une émulsion d'un beau *jaune*. Elle contient, en moyenne : 70 p. 100 de *résine*, 21 p. 100 de *gomme* analogue à la gomme arabique, une *huile essentielle* bouillant de 160° à 210° et composée de : un terpène, un camphre, *acide isuvitinique*, *acide acétique*, *éther phénolique*, *alcool méthylique* et plusieurs de ses homologues, un liquide à odeur de fruit bouillant à température élevée, présentant les caractères d'une *aldéhyde* ou d'une *acétone* (*G. Tassinari*).

La *résine* est *rouge*, insoluble dans l'eau, soluble dans l'éther, dans l'alcool et dans l'ammoniaque. Elle est acide ; elle chasse l'acide carbonique des carbonates ; sa solution alcoolique rougit le tournesol. Buchner lui donne pour formule $C^{30}H^{35}O^6$.

Pharmacologie. — La gomme-gutte est un purgatif drastique, dont l'action peut devenir redoutable, si la dose du médicament est trop élevée. On ne la prescrit que sous la forme pilulaire ; elle entre dans la composition des *pilules de Bontius*, d'*Anderson*, de *Morison*, etc.

§ 6. LACTUCARIUM.

Caractères. — On désigne, sous le nom de lactucarium, le suc lactescent retiré par incision de l'écorce de la laitue officinale ou de la laitue vireuse (*Lactuca sativa* L., *virosa* L., *scariola* L., Synanthérées) et desséché à l'air libre. Ce produit est brunâtre, amer et d'une odeur désagréable. Il se recouvre assez promptement d'une poussière blanche, qui est de la mannite. Son principe amer est la *lactucine ;* il est accompagné, d'après Ludwig, des composés suivants : *lactucone, acide lactucique, acide amer* et *fixe, acide volatil* à odeur d'acide valérianique, *mannite, résine,* etc.

La *lactucine* est jaune, fusible, soluble dans 80 p. d'eau froide, peu soluble dans l'éther et dans l'acide acétique ; elle se dissout plus facilement dans l'eau bouillante et dans l'alcool. Elle cristallise en tables rhombiques ou en écailles nacrées, d'une saveur très amère. L'acide sulfurique la brunit ; l'acide azotique la convertit en une substance résineuse presque insipide. Elle a pour formule $C^{11}H^{14}O^4$ (*Kromayer*).

La *lactucone* est le principe le plus abondant du lactucarium. Elle est cristalline, dépourvue d'odeur et de saveur. Insoluble dans l'eau, elle se dissout dans l'alcool, dans l'éther et surtout dans l'huile de pétrole. Elle fond à 296° ; elle a pour composition $C^{14}H^{24}O$ (*Franchimont*). M. Wigmann en fait un homologue du camphre.

L'*acide lactucique* est amorphe au moment de sa séparation, mais il prend peu à peu une structure cristalline. Il est d'un jaune clair, passant au rouge vineux par les alcalis. Il réduit les sels cupriques, en présence d'un excès de soude. Walz le représente par la formule $C^{40}H^{58}O^{19}$.

Essai. — Le lactucarium donne un décocté qui se *trouble* en se refroidissant, qui devient *limpide* par addition d'ammoniaque ou d'alcool et qui *précipite* abondamment par le *sulfate de calcium* (*Ac. oxalique*). Sa solution alcoolique n'est pas troublée par le *chlorure ferrique* (*Tannin*) ; sa solution aqueuse n'est pas colorée par l'iode (*Amidon*). Il fournit, au plus 10 p. 100 de *cendres*.

Pharmacologie. — Le lactucarium est réputé calmant, mais son efficacité n'est pas universellement admise. On attribue ses propriétés médicinales à la lactucine, dont Mouchon recommande l'emploi de préférence au lactucarium. Celui-ci n'est pas fréquemment usité ; on le prescrit quelquefois en pilules et plus souvent sous forme de sirop. Le Codex a consacré la formule d'un *sirop de lactucarium opiacé,* dont l'utilité n'est point démontrée ; la proportion d'extrait de lactucarium qu'il contient est insignifiante (1 centigr. pour 20 gr. de sirop), puisqu'il faut au moins 20 centigr. de cet extrait pour produire, sur un adulte, un effet qui même est fugitif (*Marotte*).

§ 7. MYRRHE.

Caractères. — La myrrhe est produite par plusieurs *Balsamodendron :*
B. opobalsamum Kunth, *B. Ehrenbergianum* Berg., (*Burséracées*). Pour
être propre aux usages pharmaceutiques elle doit être en larmes pesantes,
rougeâtres, demi-transparentes et recouvertes d'une poussière plus pâle.
Elle est fragile et sa cassure offre un luisant particulier.

Sa composition chimique est incomplètement connue. D'après les travaux de M. Köhler, elle renferme, comme éléments principaux : un *hydrate
de carbone* (gomme), une *résine* et une *essence.*

L'*hydrate de carbone* est une poudre blanche, insipide, soluble dans
l'eau chaude et dextrogyre (+ 29°,84). Il a pour formule $(C^6H^{10}O^5)^n$. L'acide
sulfurique dilué bouillant le transforme en dextrose, galactose et arabinose.
Il est, en outre, remarquable par la viscosité qu'il communique à l'eau
dans laquelle on le dissout. La myrrhe en contient 40 à 60 p. 100.

La *résine* $C^{26}H^{34}O^2(OH)^3$ est neutre, molle, soluble dans l'alcool et dans
l'éther, fusible au-dessous de 100°. Elle est accompagnée de deux autres
résines douées de propriétés acides et ayant pour composition : $C^{13}H^{16}O^8$
et $C^{26}H^{32}O^9$. Leur ensemble forme environ 30 p. 100 du poids de la myrrhe.

L'*essence* est un liquide d'un jaune pâle, ayant une agréable odeur de
myrrhe. Son pouvoir rotatoire est : $\alpha_D = -67°,54$'; sa densité : 0,96 à 17°,5.
C'est un mélange de plusieurs composés bouillant entre 120° et 325°. Deux
d'entre eux, bouillant, l'un entre 220° et 260°, l'autre entre 260° et 280°,
représentent plus de la moitié du produit. Le premier aurait pour
formule $C^{10}H^{14}O$, on l'a nommé *myrrhol.*

Essai. — Cette gomme-résine est quelquefois fraudée dans le commerce. Pour caractériser la véritable myrrhe, M. Parker conseille d'en
dissoudre 1 p. dans 6 p. d'alcool et de faire absorber ce liquide par du
papier à filtrer blanc, qu'on laisse se dessécher à l'air libre. On enroule
ensuite ce papier autour d'une baguette de verre préalablement trempée
dans l'acide azotique (D. 1,42). Si la myrrhe est véritable, le papier devient
immédiatement *jaune-brun*, puis *noir*, et ses bords sont d'un *rouge-pourpre
foncé.*

Le résidu fourni par l'évaporation de sa solution éthérée se colore en
rouge violacé, au contact de l'hydrate de chloral légèrement acide, si la
résine est pure.

L'addition d'alcool à sa teinture éthérée ne doit pas la troubler (absence
de *résines Dammar* et analogues).

L'essence de pétrole ne lui enlève que 6 p. 150 de son poids et reste
incolore (absence de *bdellium*).

Pharmacologie. — On emploie la myrrhe, à titre de stimulant digestif
et d'excitant général. Elle est rarement administrée seule, en poudre,
en infusé ou en teinture ; mais elle fait partie d'un assez grand nombre
de préparations officinales composées : *pilules de cynoglosse, pilules bénites
de Fuller, pilules de Rufus, élixir tonique de Gendrin, thériaque, baume de
Fioravanti,* etc.

§ 8. OPIUM

L'opium est le latex de la capsule du *Papaver somniferum* L., var. *album* (Papavéracées), desséché à l'air libre. La qualification de *thébaïque*, qui lui a été conservée à travers les âges, semble indiquer que l'Égypte est sa première patrie. Quoi qu'il en soit, l'*opium d'Égypte* est aujourd'hui de qualité très inférieure et doit être proscrit des usages pharmaceutiques, de même que les *opiums de Perse* et de l'*Inde*. L'opium officinal est celui de *Smyrne*, qui a été exclusivement adopté par le Codex.

Caractères. — L'opium de Smyrne est en pains de poids variable, mais toujours faible (100 à 150 gr. environ), aplatis et déformés, en raison de leur consistance molle. Il présente une odeur forte et vireuse, une saveur âcre et amère, une couleur fauve, à l'intérieur, qui devient rapidement noire au contact de l'air. L'eau dissout environ la moitié du poids de l'opium ; la liqueur est d'un brun rougeâtre, acide au tournesol, amère et odorante. Elle donne avec l'ammoniaque un précipité volumineux, principalement composé de *morphine* ; les sels ferriques lui communiquent une coloration *rouge-sang*, due à la présence de l'*acide méconique ;* le chlorure de baryum y forme un précipité abondant de sulfate de baryum. Sa composition est extrêmement complexe ; on y découvre, de temps à autre, de nouveaux alcaloïdes, qui peut-être ne préexistent pas dans l'opium ; il se peut, en effet, que la plupart de ces alcalis se forment aux dépens de quelques-uns seulement, par suite des actions chimiques auxquelles ils sont exposés pendant leur préparation. Voici, d'après les travaux les plus récents, la nomenclature des principes immédiats retirés de l'opium :

Morphine $C^{17}H^{19}AzO^3$	Rhœadine $C^{21}H^{21}AzO^6$
Codéine $C^{18}H^{21}AzO^3$	Tritopine $C^{42}H^{54}Az^2O^7$
Narcotine $C^{22}H^{23}AzO^7$	Laudanosine $C^{21}H^{27}AzO^4$
Narcéine $C^{23}H^{29}AzO^9$	Hydrocotarnine $C^{12}H^{15}AzO^3$
Thébaïne $C^{19}H^{21}AzO^3$	Méconine (*Opianyle*) $C^{10}H^{10}O^4$
Papavérine $C^{21}H^{21}AzO^4$	Xanthaline jaune $C^{37}H^{36}Az^2O^9$
Pseudomorphine $C^{17}H^{19}AzO^4$	Acide méconique $C^7H^4O^7$
Méconidine $C^{21}H^{23}AzO^4$	— lactique $C^3H^6O^3$
Lanthopine $C^{23}H^{25}AzO^4$	— sulfurique
Laudanine $C^{20}H^{25}AzO^4$	Albumine
Codamine $C^{19}H^{23}AzO^3$	Gomme ou mucilage, bassorine
Cryptopine $C^{21}H^{23}AzO^5$	Caoutchouc
Protopine $C^{20}H^{19}AzO^5$	Cire
Gnoscopine $C^{34}H^{36}Az^2O^{11}$	Principe volatil.

La *xanthaline jaune* est une base nouvelle, découverte par MM. Smith dans les eaux-mères de la cristallisation du chlorhydrate de morphine et de codéine. Elle affecte la forme de minces cristaux blancs, fusibles vers 206°, que l'hydrogène naissant change en *hydroxanthaline* $C^{37}H^{38}Az^2O^9$. Ses sels présentent une coloration *jaune* intense et sont instantanément dissociés par l'eau.

La proportion approximative des plus importants des principes qui prècèdent est indiquée dans le tableau suivant, dressé par MM. Smith :

Morphine	10.00 p. 100
Narcéine	0.02
Codéine	0.30
Papavérine	1.00
Thébaïne	0.15
Narcotine	6.00
Méconine	0.01
Acide méconique	4.00
— thébolactique	1.25

M. Hesse n'admet pas que toutes les bases de l'opium dérivent de la morphine; il les range en trois séries, en tête desquelles il place la *morphine*, la *pseudomorphine* et la *papavérine*, et il établit une corrélation intime entre la puissance basique de ces alcalis et leur richesse en carbone. Au point de vue de leur arrangement moléculaire, il en fait quatre groupes, dont deux se subdivisent à leur tour; ces groupes sont caractérisés par la coloration qu'éprouvent leurs éléments, au contact de l'acide sulfurique chaud et concentré :

I. *Groupe de la morphine.* — *a.* Groupe de la *morphine* proprement dit : Morphine, codéine, pseudomorphine ; *vert foncé sale.* — *b.* Groupe de la *laudanine :* Laudanine, codamine, laudanosine : *rouge-violet sale.*

II. *Groupe de la thébaïne.* — Thébaïne, cryptopine, protopine : *vert sale* passant au *brun.*

III. *Groupe de la papavérine.* — *a.* — Groupe de la *papavérine* proprement dit : Papavérine seule, *violet foncé.* — *b.* Groupe de la *narcéine :* Narcéine, lanthopine, *brun-noir* ou *brun-foncé.*

IV. *Groupe de la narcotine.* — Narcotine, hydrocotarnine : *rouge-violet sale.*

Essai. — D'après le Codex, l'opium médicinal ne doit pas avoir plus de 10 p. 100 d'eau ; il doit donner environ 50 p. 100 d'extrait ; séché à 100°, il doit contenir au moins 10 à 12 p. 100 de morphine. M. Adrian voudrait qu'en outre on y exigeât environ 2,5 p. 100 de narcotine. La vérification de ce titre est d'autant plus nécessaire que le commerce livre fréquemment des opiums de qualité inférieure et des opiums épuisés ou mélangés de pulpe de raisin ou d'abricot, de miel, de corps gras, de sable, de fécule, etc. Un grand nombre de moyens ont été proposés pour le dosage de la morphine dans l'opium ; voici les principaux :

1° *Procédé de J. Regnauld.* — On prélève 50 gr. d'opium sur les divers pains à essayer ; on les divise aussi finement que possible, au moyen d'un couteau, et on les introduit dans un vase à précipité, avec 150 gr. d'alcool à 70°. Le vase est fermé par une plaque de verre percée d'un trou, dans lequel s'engage un tube de verre plein ; on le tient, pendant 12 heures environ, dans une étuve chauffée entre 35° et 40°, et l'on a soin d'agiter de temps en temps le mélange, jusqu'à désagrégation complète de l'opium.

On décante sur un filtre le liquide refroidi ; on délaie le résidu dans 50 gr. d'alcool à 70°, puis, après quelques minutes de contact, on jette le tout sur le même filtre. Lorsqu'il ne s'écoule plus de liquide, on lave en 2 fois le vase à précipité, au moyen de 100 gr. d'alcool à 70°. Les liqueurs de lavages sont versées par fractions sur le filtre, de façon à épuiser entièrement le marc d'opium, que l'on soumet ensuite à une compression modérée, en déposant un poids sur le filtre, dès que cesse tout écoulement.

On prend alors un tiers de la solution alcoolique, on y verse goutte à goutte de l'ammoniaque, à l'aide d'une burette graduée et en agitant, jusqu'à ce que la liqueur en renferme un très léger excès, appréciable à l'odorat. A ce moment on y réunit les deux autres tiers du liquide, dans lesquels on verse immédiatement le double du volume d'ammoniaque employé dans la première partie. Après avoir agité vivement le tout avec un tube de verre, pendant quelques minutes, puis à plusieurs reprises pendant 2 heures, on abandonne le vase au repos pendant 12 à 15 heures. Au bout de ce temps, on trouve au fond du liquide un dépôt cristallin, peu cohérent et à peine coloré, qui est constitué par la morphine et la narcotine, que l'ammoniaque a précipitées. Ce dépôt est recueilli et égoutté sur un petit filtre Berzélius, puis lavé avec de l'alcool à 40°, que l'on instille goutte à goutte, jusqu'à ce qu'il passe incolore. On sèche ensuite le filtre à 100°, on en détache le précipité, que l'on broie, dans un petit mortier de verre, avec 25 gr. de chloroforme, pour en éliminer la narcotine. On verse le liquide sur un petit filtre Berzélius sec et taré, on renouvelle le même traitement avec une dose égale de chloroforme et on fait tomber sur le filtre la morphine humide. On lave le mortier avec de petites quantités du même liquide, afin d'éviter toute perte et d'achever la séparation des dernières traces de narcotine.

, On sèche enfin le filtre à 100°; la différence entre son poids et celui du filtre vide donne la quantité de morphine contenue dans 50 gr. d'opium. Si l'on veut connaître la proportion de narcotine, on soumet le chloroforme à l'évaporation.

, Ce procédé est très exact. M. Doux pense qu'on augmente encore sa précision, en laissant déposer la morphine pendant 36 heures au lieu de 12, et en employant deux ou trois fois plus de chloroforme pour soustraire la narcotine.

2° *Procédé de MM. Adrian et Gallois.* — L'échantillon moyen d'opium étant fait, on en pèse 5 gr. d'une part et 50 gr. de l'autre.
- Les 5 gr. sont délayés dans 50 gr. d'alcool à 70°, macérés pendant douze heures et lessivés avec le même alcool, jusqu'à épuisement, pour déterminer le poids de la partie insoluble.
En même temps, on met macérer, dans une étuve chauffée à 25° ou 30°, les 50 gr. d'opium déjà pesés et introduits dans un flacon taré avec 200 gr. d'alcool à 70°. On agite fréquemment et, dès qu'on connaît la proportion centésimale du résidu insoluble de l'opium, on verse dans le flacon une quantité d'alcool représentant la moitié de cette proportion. Quand l'opium est complètement désagrégé, on laisse refroidir le mélange pendant 12 heures au moins ; on vérifie alors la tare du flacon, pour la rétablir avec de l'alcool, s'il y a eu évaporation ; on filtre et on recueille 200 gr. de liquide correspondant à la partie soluble de 40 gr. d'opium. On précipite la morphine par l'ammoniaque, on la lave à l'alcool à 40°, on la sèche, on la traite par le chloroforme et on la sèche de nouveau, mais en prenant soin de la laisser se déposer pendant 36 heures, avant de la recueillir.
3° *Procédé de M. Yvon.* — 8 grammes d'opium sont dissous à froid, dans 60 gr. d'eau distillée. Le liquide est jeté sur un filtre ; on en recueille 40 gr. dans un flacon bouché à l'émeri, puis 10 gr. dans un vase à précipité. Dans les 10 gr. on verse, au moyen d'une burette graduée, assez d'ammoniaque pour qu'il y en ait un léger excès, sensible à l'odorat. Alors, les 54 gr. de soluté d'opium sont additionnés d'une quantité

d'ammoniaque quadruple de celle qui a été employée dans le premier essai. On agite pendant quelques instants et on laisse reposer. On prépare ensuite le mélange suivant :

Éther à 56°......./.................................... 10 gr.
Alcool à 90°... 25

On en mesure 100 c. cubes, que l'on ajoute, *par fraction de 2 c. cubes et en agitant vivement chaque fois*, dans le flacon où la morphine a été précipitée. Celle-ci devient rapidement grenue et cristalline. Le tout est versé dans un verre à précipité, abandonné à l'air pendant quelques instants, et l'on y dirige un courant d'acide carbonique : l'éther est vaporisé, en même temps la morphine se dépose en petits grains très blancs. Elle est recueillie sur un filtre et lavée avec de l'eau contenant 20 p. 100 du mélange éthéré ci-dessus. Lorsque l'égouttement est achevé, on met l'entonnoir et son contenu sur une éprouvette graduée, et l'on arrose le précipité avec de l'acide acétique dilué à 4 p. 100 d'eau : l'affusion doit cesser lorsque le liquide s'écoule incolore et que le filtre ne contient plus qu'une poudre très blanche, qui est de la narcotine. On complète ensuite, avec de l'eau ou une solution d'acide sulfureux, un volume de 45 centim. cubes, on filtre et on examine la liqueur au polarimètre, dans un tube de 0m,20. Le nombre des degrés saccharimétriques indique la proportion centésimale de la morphine, si la solution ne contient pas de narcotine. Dans le cas contraire, il faudrait agiter la solution avec du chloroforme, décanter ce dernier et recommencer l'essai saccharimétrique.

Si l'on ne dispose pas d'un polarimètre, on précipite la morphine de sa solution acétique, on la sèche et on la pèse.

4° *Procédé de MM. Portes et Langlois.* — L'analyse comporte les opérations suivantes :

1° Prélever, sur un échantillon moyen, 7 gr. d'opium ;

2° Peser 3 gr. de chaux éteinte ;

3° Mesurer 70 c. c. d'eau distillée ; épister *très soigneusement* l'opium et la chaux, en ajoutant le liquide par petites fractions, laisser macérer pendant 1/2 heure, en agitant de temps en temps ;

4° Jeter le tout sur un filtre et recueillir 53 c. c. de liquide, dans un verre muni d'un couvercle ;

5° Ajouter au liquide 10 c. c. d'éther et agiter ;

6° Dissoudre dans le mélange 3 gr. de chlorure d'ammonium en poudre, agiter et laisser reposer pendant 2 heures ;

7° Décanter l'éther, le remplacer par une nouvelle quantité, agiter et décanter de nouveau ;

8° Recueillir le précipité de morphine sur un filtre sans pli, de 10 centimètres de diamètre ; laver le précipité et le vase avec un peu d'eau distillée froide ;

9° Faire tomber le précipité dans le vase employé à la précipitation, au moyen d'un jet d'eau distillée (50 c. c. environ).

10° Ajouter 5 c. c. d'acide sulfurique à 76,17 p. 1000, et 4 gouttes de teinture de tournesol neutralisée : si la solution devient rouge, l'opium ne contient pas 10 p. 100 de morphine; est-elle bleue, le titre normal est dépassé;

11° Pour mesurer la quantité de morphine en plus ou en moins, il suffit :

Si l'opium est pauvre, de verser goutte à goutte, avec une burette alcalimétrique, une solution alcaline équivalente à l'acide sulfurique employé ;

Si l'opium est riche, de verser de même de l'acide sulfurique ;

Dans les deux cas, le nombre des divisions utilisées, multiplié par 20, donne, en centièmes, l'excès ou le défaut de morphine.

5° *Procédé de MM. Al. Grandval et H. Lajoux.* — 10 gr. d'opium, divisés avec 40 gr. d'eau sont versés sur un filtre à plis; on lave le mortier avec 40 gr. d'eau distillée, qu'on jette sur le filtre, et on laisse égoutter. Le filtre est broyé avec 40 gr. d'eau employée en plusieurs fois. On évapore tous les liquides jusqu'à réduction à 13 gr. On y ajoute 13 gr. d'alcool à 95°, on laisse déposer une demi-heure, pour séparer le sulfate et le méconate de calcium. On filtre sur un papier sans plis, mouillé avec de l'alcool à 60°; on lave le filtre avec le même alcool, en le couvrant avec un disque de verre.

Au liquide filtré on ajoute ensuite, goutte à goutte et en agitant, de l'ammoniaque jusqu'à légère odeur ammoniacale. On continue d'agiter pendant quelques minutes, la morphine se dépose en totalité. On la laisse déposer pendant 12 heures, on la reçoit sur un filtre sans plis, taré, puis humecté d'alcool à 60° et déposé dans un entonnoir couvert. On lave le filtre avec de l'alcool à 40°, à décoloration ; on le sèche à 100° avec son contenu et on pèse : on a ainsi la morphine et la narcotine ensemble.

On remet l'entonnoir sur le filtre, on lave les alcalis avec 5 gr. d'éther pur, puis avec

10 gr. de chloroforme, qui dissout la narcotine. Une nouvelle pesée, après séchage à 100°, donne le poids de la morphine. Ce procédé est très exact.

6° *Procédé de M. G. Loof.* — On triture 6 gr. d'opium finement pulvérisé avec 6 gr. d'eau. On verse le tout dans un ballon et on y ajoute assez d'eau pour avoir 54 gr. de liquide. On agite pendant un quart d'heure et on filtre. A 42 gr. du filtrat on ajoute 1 gr. de salicylate de sodium et 1 gr. d'eau, puis on agite jusqu'à ce que la résine précipitée forme une boule compacte. On filtre. On prend 36 gr. du filtrat, on y mélange 4 gr. d'éther et 1 gr. d'ammoniaque, et on agite fortement pendant 10 minutes. La morphine est précipitée; on la jette sur un filtre, on la lave à l'eau, on la sèche, on lui enlève avec le benzène la narcotine dont elle est mélangée, puis on la dessèche.

D'après le Dʳ Mjöen, le microscope permet de déterminer l'origine d'un opium : Asie mineure, Perse ou Inde. Celui qui vient de l'Asie mineure n'est pas amylacé, mais il contient des débris cellulaires de l'épiderme du péricarpe du pavot : Smyrne, Constantinople, Salonique, Clermont. En Perse, il n'y a pas de débris cellulaires de l'épiderme du pavot, mais il y a beaucoup d'amidon. Enfin, dans l'opium de l'Inde on ne trouve ni débris cellulaires, ni amidon.

Pharmacologie. — De tous les médicaments, l'opium est peut-être le plus utile à l'art de guérir. Connu dès la plus haute antiquité, il était employé avec beaucoup de réserve par les Grecs et par les Romains. Ce sont les Arabes et, depuis eux, Paracelse et Sydenham qui ont surtout contribué à fonder sa réputation médicinale et qui ont généralisé ses applications. Il n'y a pas de substance qui revête des formes pharmaceutiques plus multipliées : poudre (*opium brut*), extrait aqueux, sirop, teinture simple, teinture par fermentation (*laudanum de Rousseau*), vin composé (*laudanum de Sydenham*), teinture acétique simple (*vinaigre d'opium*), teinture acétique composée (*gouttes noires*), potions, pilules, collyres, glycérés, liniments, pommades, emplâtres, etc. Il fait partie de l'*élixir parégorique*, de la *poudre de Dover*, de l'*électuaire diascordium*, de la *thériaque*, des *pilules de cynoglosse* et d'un nombre considérable de préparations officinales et magistrales.

L'importance exceptionnelle de ce médicament fait au pharmacien un devoir étroit de vérifier sa richesse en morphine et de n'employer que celui qui offre le titre réglementaire. Il n'est pas possible d'admettre, comme on l'a dit quelquefois, qu'on puisse remplacer ce produit par un poids plus fort d'un opium pauvre en morphine. La morphine n'est pas, à beaucoup près, le seul élément actif du suc du pavot; aussi, changer les doses d'opium prescrites pour la préparation d'un médicament, c'est changer la composition de celui-ci.

Il est à peine besoin de faire remarquer que cette substance est toxique et que, dès lors, son dosage doit être rigoureux ainsi que celui des préparations dont elle est la base.

Depuis quelque temps, le commerce a introduit en Europe de l'opium de consistance molle, renfermé dans des boîtes en fer blanc hermétiquement closes. Perrens a reconnu que cet opium est irréprochable, aussi bien sous le rapport des caractères physiques, que sous celui de la richesse en alcaloïdes : il a donné 11,70 °/₀ de morphine, à l'état sec.

L'opium de Bulgarie est également très bon. On y a dosé jusqu'à 20 p. 100 de morphine, à l'état sec (*Strzyzowski*).

M. Scharp a proposé comme antidote de la morphine, et par conséquent de l'opium, le permanganate de potassium appliqué en injections hypodermiques. Ce moyen ne paraît pas très sûr. La caféine est efficace également, mais sans que la certitude du résultat soit bien établie.

§ 9. OPOPANAX.

Caractères. — L'opopanax, produit par l'*Opopanax chironium* Koch (Ombellifères), a la forme de larmes irrégulières, peu volumineuses, légères et friables, dont la couleur est rougeâtre, l'odeur forte et la saveur âcre et amère. Pelletier y a trouvé une *résine*, une *gomme*, une *huile volatile*, de l'*amidon*, de l'*acide malique*, etc.

La *résine* est rougeâtre, fusible à 65°, soluble dans l'alcool, l'éther, le chloroforme et les alcalis. Johnston lui assigne pour formule $C^{20}H^{24}O^7$.

L'*huile volatile* est d'un jaune clair, quand elle n'a pas été purifiée. Si on la distille, elle fournit, à 250°, une essence incolore, très fluide, dont la densité est 0,974 et qui est colorée en *vert* par le chlorure ferrique. Le thermomètre s'élève ensuite à 320° et le produit qui passe à cette température est d'un beau *vert-émeraude*.

Pharmacologie. — L'opopanax jouit des propriétés toniques et anticatarrhales des autres gommes-résines d'ombellifères. Il est peu usité. Sa composition amylacée l'expose aux ravages des insectes, dont ses congénères sont à l'abri.

§ 10. SCAMMONÉE.

Caractères. — La scammonée d'Alep, extraite de la racine du *Convolvulus scammonia* L. (Convolvulacées), est en masses irrégulières, peu volumineuses, friables et couvertes d'une poussière blanchâtre. Sa cassure est poreuse, noire et brillante. Son odeur est faible et analogue à celle de la brioche. Elle blanchit au contact de l'eau et de la salive; elle offre une saveur franche de brioche, dépourvue d'amertume, mais un peu âcre au bout d'un certain temps. Elle brûle, en se boursouflant, lorsqu'on l'introduit dans une flamme, et elle s'éteint aussitôt qu'on l'éloigne du foyer de chaleur. Elle contient une *résine* (V. *Résines proprement dites*), de la *gomme* et une petite quantité d'*amidon*.

Essai. — La scammonée d'Alep de bonne qualité doit renfermer de 75 à 80 p. 100 de résine.

Pour s'assurer de son titre, on en prend 1 gramme, que l'on traite par l'alcool à 90° bouillant; on décante le liquide, on lave le résidu avec un peu d'alcool chaud, on réunit les liquides et on les réduit à un petit volume, par évaporation. On précipite alors la résine au moyen de l'eau bouillante, on lave le précipité avec de nouvelle eau, on le sèche et on le pèse. Son poids doit être de 75 à 80 centigrammes; s'il est plus faible, le produit n'est pas médicinal. De même pour celle qui donne plus de 9 p. 100 de cendres.

Pharmacologie. — La scammonée est un purgatif très énergique, dont on a fait usage de toute antiquité. Les premiers médecins la considéraient comme le meilleur des évacuants ; mais ils redoutaient l'intensité de son action, et souvent ils cherchaient à l'affaiblir, en faisant subir à ce produit des manipulations, à la suite desquelles il prenait le nom de *diagrède*. Les diagrèdes ne sont plus usités, depuis longtemps.

On se sert presque toujours de la scammonée en poudre ; on l'administre à très faible dose, en nature, ou dissimulée dans un biscuit ou dans une émulsion. C'est une des gommes-résines que l'eau et surtout le lait émulsionnent avec le plus de facilité. Elle fait partie d'un certain nombre de médicaments à peu près oubliés, tels que les *poudres cornachine* et *caryocostine*, les *pilules sine quibus*, l'*extrait panchymagogue*, l'*électuaire diacarthame*, etc. On l'emploie encore dans l'*eau-de-vie allemande*, dans l'*électuaire diaphœnix*, dans la *médecine Leroy*, etc.

Soubeiran voulait qu'on cessât d'en faire usage, sous prétexte que la quantité de résine, à laquelle sont dues ses propriétés médicinales, peut varier de 8 à 85 p. 100. Si ce raisonnement était admissible, il faudrait renoncer aussi au jalap, à l'opium, au quinquina et à toutes les substances, dont l'élément actif n'est pas constant dans sa proportion. Il est toujours possible de trouver de la scammonée titrant 75 p. 100 de résine ; il n'y a donc pas lieu de l'abandonner au profit de celle-ci, qui ne se prête pas aussi bien qu'elle aux transformations pharmaceutiques.

b. — TÉRÉBENTHINES.

Les térébenthines sont des sucs résineux de consistance fluide, représentant une dissolution d'un ou de plusieurs principes résineux dans une huile essentielle hydrocarbonée, ayant pour composition $C^{10}H^{16}$ ou un de ses polymères.

§ 1. COPAHU.
Baume, térébenthine ou oléo-résine de copahu.

Caractères. — Le suc résineux improprement appelé *baume de copahu* est un liquide visqueux, transparent et d'un jaune clair, produit par les *Copaifera officinalis* L., *Guyanensis* Desf., *coriacea* Desf., etc. (Légumineuses-Cœsalpiniées). Son odeur est forte et désagréable, sa saveur amère et nauséabonde. Il se dissout dans l'alcool absolu, dans l'éther, le chloroforme, le sulfure de carbone et l'essence de pétrole. Sa solution alcoolique est parfois un peu laiteuse, à cause de la présence d'une petite quantité de résine indissoute. La magnésie calcinée solidifie le copahu, comme elle solidifie la térébenthine du sapin ($^1/_{13}$). Mais, pour produire cet effet, elle doit être hydratée ; la magnésie anhydre, mise en contact avec du copahu non humide, n'en change pas la consistance (*Roussin*).

Le copahu est formé de 40 à 80 p. 100 d'*essence*, tenant en dissolution une *résine amorphe* et une résine cristallisable nommée *acide copahuvique*.

L'*acide copahuvique* ou *copaïvique* est incolore, inodore, soluble dans l'alcool, l'éther, les huiles, le sulfure de carbone et l'ammoniaque. Ses cristaux appartiennent au système orthorhombique et répondent à la formule $C^{20}H^{30}O^{2}$ (*H. Rose*). Il donne naissance à des sels incristallisables, en s'unissant aux alcalis.

L'acide contenu dans le copahu de Maracaïbo est l'*acide métacopahuvique;* il a pour composition $C^{22}H^{34}O^{2}$. Celui du copahu du Para est l'acide *oxycopahuvique* $C^{20}H^{28}O^{3}$.

La *résine amorphe* offre une couleur jaune et une consistance visqueuse. Elle ne se dissout bien que dans l'éther et dans l'alcool absolu. Elle dérive, par oxydation, de l'huile essentielle et sa production est incessante, dans le copahu exposé au contact de l'air. L'acide copahuvique, au contraire, ne se forme que dans le végétal.

L'*essence* de copahu est un mélange de plusieurs principes immédiats. C'est un liquide incolore, très mobile, offrant l'odeur propre au copahu. Sa densité est 0,878. L'éther et l'alcool anhydre la dissolvent en toutes proportions ; l'alcool aqueux en dissout beaucoup moins. Soumise à la distillation fractionnée, elle fournit deux produits principaux ; un *sesquiterpène* $C^{15}H^{24}$ lévogyre (— 7°); bouillant à 252°-254°, dont la densité est 0,897 à 24°; en second lieu, un composé bouillant à haute température et non étudié (*Lévy*).

Essai. — On falsifie quelquefois le copahu avec la *térébenthine* et les *huiles grasses*, particulièrement avec l'*huile de ricin*, puis avec le *baume de Gurjun*.

Le mélange de *térébenthine* n'est pas très aisé à démontrer. Pour le reconnaître, on verse un peu de copahu sur du papier, puis on chauffe doucement. L'odeur de térébenthine persiste la dernière et le résidu conserve une certaine mollesse, quand il y a fraude. Cette épreuve, toutefois, n'est pas rigoureuse. Il est plus sûr de distiller le copahu avec de l'eau. L'essence que l'on obtient ainsi ne doit pas entrer en ébullition au-dessous de 250°, tandis que le térébenthène bout à 160°.

Plusieurs moyens ont été proposés pour rechercher la présence de l'*huile de ricin* :

a. On fait bouillir 5 grammes de copahu dans un litre d'eau, jusqu'à ce qu'il ne reste presque plus de liquide : le résidu est *sec* et cassant si le copahu est pur, et il est d'autant plus *mou* que celui-ci contient plus d'huile (*Henry*).

b. On mélange, dans un flacon, 8 grammes de copahu et 4 grammes de solution de potasse au quart; il se forme une masse crémeuse, qui se sépare en deux couches, avec le copahu pur, et qui se convertit en une masse gélatineuse transparente, avec le copahu additionné d'huile (*Blondeau*).

c. Quand on agite 1 gramme d'ammoniaque à 22° avec $2^{gr},5$ de copahu pur, le mélange devient limpide en peu d'instants ; il resterait opaque, en présence de l'huile de ricin (*Planche*).

d. L'hydrocarbonate de magnésie produit la même transparence ou la même opacité, lorsqu'on le délaie dans 4 fois son poids de copahu pur ou huileux (*Blondeau*).

e. On chauffe, entre 40° et 50°, 1 p. de copahu et 4 p. d'alcool ; on laisse refroidir et on enlève la couche supérieure du liquide, qui tient en dissolution l'huile de ricin, si le copahu en renferme (*Flückiger*).

f. On peut encore déposer 1 goutte de copahu sur une feuille de papier et la chauffer, pour volatiliser l'essence qu'elle contient. La résine de copahu forme une tache translucide, qui se trouve encadrée par un cercle huileux, si le copahu a été mélangé d'huile de ricin (*Berzélius*).

g. Siebold préfère dessécher 1 p. environ de copahu, sur un verre de montre. Le résidu est friable et pulvérisable, si le baume ne contient pas d'huile.

h. Le *baume de Gurjun* peut être reconnu aux caractères suivants : il ne se dissout pas dans l'éther et le pétrole (*Hager*) ; son essence, dissoute dans le sulfure de carbone et acidulée avec 1 goutte d'un mélange à parties égales d'acides azotique et sulfurique, prend une riche couleur *violette* (*Flückiger*).

i. Le baume de copahu mélangé à 1,5 volume d'alcool doit rester limpide ; trouble, il contient de la *résine*, de la *colophane*, du *baume de Gurjun* ou *certaines huiles grasses*. La solution précédente, additionnée d'une fois et demie son volume du même alcool, se trouble fortement. Si elle reste limpide, le copahu contient : huile de ricin, térébenthine ou essence de térébenthine (*Hager*).

Pharmacologie. — Le copahu est un anticatarrhal très efficace, mais dont la saveur insupportable a considérablement restreint l'usage. On l'administre en capsules, en pilules, en potion (*potion de Choppart*), en opiat et en lavement.

Les pilules de copahu sont préparées tantôt avec le copahu liquide, tantôt avec le copahu solidifié. Pour qu'il puisse affecter ce dernier état, il doit contenir au moins 48 p. 100 de résine. Lorsqu'on éprouve de la difficulté à faire prendre à ce médicament une consistance ferme, au contact de la magnésie, il faut, suivant le conseil de Roussin, l'agiter avec 1/20 de son poids d'eau et séparer soigneusement l'excès du liquide, qui conserverait au produit solidifié une consistance molle. Malgré cette précaution, vingt-quatre heures, au moins, sont nécessaires pour amener une solidification complète à froid, M. Rabot l'obtient en quelques minutes, en chauffant au bain-marie le mélange de copahu et de magnésie calcinée.

Il est mauvais de durcir ainsi le copahu ; il devient indigestible. Mieux vaut suivre la formule ci-après donnée par M. Dieterich :

Copahu...	10 parties.
Glycérine..	2
Sucre pulvérisé.................................	10
Magnésie calcinée..............................	10
Poudre de réglisse.............................	10

La masse contient 25 p. 100 de copahu et ne perd pas la propriété de se ramollir dans l'eau tiède.

L'incertitude qui règne encore sur la part afférente à chacun des principes du copahu, dans l'action de ce médicament, fait quelquefois employer séparément la résine ou l'huile essentielle, au lieu du produit tout entier. Toutefois, l'usage de ces substances isolées est peu fréquent; l'essence en particulier, rend plus de services à la parfumerie qu'à la médecine.

Sous le nom de *pulvo-copahu*, M. Carles a proposé le mélange suivant :

```
Copahu solidifiable.............................. 200 gr.
Résine de copahu (1)............................. 150
Magnésie décarbonatée............................ 100
```

La résine, préalablement concassée, est liquéfiée à une douce chaleur dans le copahu, puis la magnésie est incorporée au mélange. Lorsque la masse est bien homogène, on la coule sur un marbre; quelques heures après, elle peut être pulvérisée, par trituration, et passée au tamis de soie.

Le pulvo-copahu peut être pris dans du pain azyme, dans du lait, etc. Il offre une odeur très faible, que l'on peut masquer, au besoin, par l'addition de quelques gouttes d'une huile essentielle agréable. Cette précaution est généralement inutile, d'autant plus que le parfum propre à l'essence ajoutée disparaît assez vite, lorsqu'on conserve le médicament.

§ 2. TÉRÉBENTHINE DU MÉLÈZE.
Térébenthine de Venise, térébenthine suisse, térébenthine fine.

Caractères. — La térébenthine du mélèze est produite par le *Larix europœa* DC. (Conifères). Elle se distingue de la précédente en ce qu'elle n'est pas siccative, qu'elle se dissout entièrement dans 5 fois son poids d'alcool à 85° et qu'elle n'est pas solidifiable par la magnésie. Son odeur n'est pas aussi agréable que celle de la térébenthine du sapin; sa couleur est pâle et sa saveur, très amère, laisse une âcreté persistante à la gorge. Elle fournit de 30 à 45 p. 100 d'une essence isomérique du térébenthène et lévogyre.

Pharmacologie. — La térébenthine du mélèze n'est pas siccative; c'est pour cette raison que le Codex l'introduit dans les onguents, en général. Elle est impropre à la confection des pilules solidifiées par la magnésie. Lorsqu'on en fait usage, à l'intérieur, c'est surtout à l'état de *térébenthine cuite.*

Pour obtenir la *térébenthine cuite*, on fait bouillir, dans une capsule d'argent ou de cuivre étamé, la térébenthine du mélèze avec 20 à 30 fois son poids d'eau pure, jusqu'à ce qu'une portion de résine, jetée dans l'eau froide, y prenne une consistance plastique dure (*Codex*).

Ce produit n'est employé qu'en pilules; il est jaunâtre, cassant, inodore

---

(1) Il est facile de préparer cette résine, en faisant bouillir le copahu avec de l'eau, jusqu'à ce que l'essence soit dissipée.

et susceptible de se ramollir facilement à la chaleur. Sa composition est analogue à celle de la *colophane* (V. *Térébenthine du pin maritime*).

§ 3. TÉRÉBENTHINE DU PIN MARITIME.
Térébenthine de Bordeaux.

Caractères. — La térébenthine du pin (*Pinus pinaster* Sol., Conifères) est épaisse, grenue, totalement soluble dans l'alcool et solidifiable par le trente-deuxième de son poids de magnésie calcinée. Elle sèche très rapidement au contact de l'air. Son odeur est forte et désagréable, sa saveur offre plus d'amertume que celle des autres produits similaires. Lorsqu'on la conserve dans un vase bouché, elle abandonne peu à peu un dépôt cristallin, en grande partie formé d'*acide pimarique*. L'analyse y constate environ 25 p. 100 d'*essence*, une *résine neutre* et trois *résines acides isomériques*, nommées : *acide pimarique, acide pinique, acide sylvique :* $C^{20}H^{30}O^2$.

Pharmacologie. — La térébenthine de Bordeaux est repoussée par le formulaire légal et ne doit, en conséquence, faire partie d'aucune préparation médicinale. Mais on en dérive plusieurs produits usités en pharmacie, qui sont : la *colophane*, la *poix-résine*, la *poix blanche*, le *galipot*, la *poix noire* et le *goudron végétal*.

a. Le *galipot* est une substance résineuse, résultant de la dessiccation spontanée de la térébenthine, qui coule sur les troncs des pins après la récolte. Il est solide, jaunâtre et soluble dans l'alcool. Il contient une faible proportion d'essence, qui lui communique l'odeur atténuée de la térébenthine.

Pour le purifier, on le fait fondre à une douce chaleur et on le passe avec expression à travers une toile, avant de le faire entrer dans un médicament (*Codex*).

b. La *colophane* est le résidu de la distillation sèche de la térébenthine. Elle est amorphe, friable, transparente, de couleur rouge brune et elle présente une cassure conchoïdale. Sa densité est 1,07. Elle est inodore, soluble dans l'alcool, l'éther, le chloroforme et les huiles. Elle fond vers 90°. On y admet la présence des acides pimarique, pinique et sylvique. Suivant M. Maly, elle n'est composée que d'*acide abiétique anhydre* $C^{44}H^{62}O^4$, lequel s'hydrate au contact de l'alcool à 70°, en formant l'*acide abiétique* $C^{44}H^{64}O^5$.

Généralement elle est pure : dans le cas contraire, on la purifie par fusion et par filtration sur une toile. Cette résine entre dans la composition de la *poudre hémostatique* et dans celle de plusieurs onguents.

Lorsqu'on la soumet à la distillation sèche, elle donne une huile légère, *vive essence* des Anglais, une huile plus lourde nommée *rétinol*, *rosinol* et *huile de résine*, en dernier lieu un *goudron*.

Le *rétinol* ou *rosinol* est seul appliqué aux usages médicaux. C'est un liquide d'un jaune clair, neutre ou légèrement acide, doué d'une odeur et d'une saveur faibles et *sui generis*. Il représente un mélange complexe de carbures saturés, de térébène, de colophène, de phénol, de crésylol, etc. Il dissout facilement les huiles pyrogénées, les baumes et les phénols. Ses propriétés physiologiques sont celles du copahu et des antiseptiques. On l'administre en capsules, à l'intérieur ; à l'extérieur il sert de topique.

c. On obtient la *poix-résine* ou *résine jaune*, en agitant fortement, avec de l'eau, le résidu de la distillation de la térébenthine. La colophane prend alors un aspect jaune et opaque; sa cassure est souvent humide et parsemée de petites cavités. Elle fait partie des *emplâtres de Vigo* et de *gomme ammoniaque.*

d. Sous le nom de *poix blanche*, on désigne un mélange de galipot ou de poix-résine avec de la térébenthine de Bordeaux, mélange que l'on blanchit en l'agitant avec de l'eau, lorsqu'il est fondu. La poix blanche offre une odeur forte de térébenthine de pin et une saveur amère. On l'introduit dans les *emplâtres de ciguë*, d'*acétate de cuivre*, d'*André de la Croix, diachylon*, etc.

e. La *poix noire* est la térébenthine altérée, qui coule lorsqu'on brûle doucement, dans un fourneau sans courant d'air, la paille à travers laquelle on a filtré la térébenthine et les fragments provenant des entailles faites au tronc des pins. La résine fondue gagne la partie inférieure du four, où elle est surnagée par un liquide noirâtre (*huile de poix*), dont on la sépare avec soin. On concentre ensuite la poix dans des chaudières, jusqu'à ce qu'elle devienne cassante, quand on la refroidit brusquement. Elle est alors très noire, fragile à froid et facile à ramollir à la chaleur de la main. Elle n'est pas entièrement sèche, car elle prend, à la longue, la forme des vases qui la contiennent.

Pour la purifier, on la fond avec précaution et on passe le liquide à la toile (*Codex*). En cet état, la poix noire fait partie de l'*onguent basilicum* et de l'*onguent de la mère*. Elle sert encore, mais de plus en plus rarement, à préparer un *onguent contre la teigne*, dont on fait une *calotte* destinée à arracher les cheveux des teigneux.

f. Le *goudron végétal*, dont on fait usage en médecine est fourni par la distillation sèche, lente et imparfaite des pins qui ne produisent plus de térébenthine. On réalise cette distillation, dans des fours semblables à ceux qui servent à fabriquer la poix noire. Le goudron que l'on obtient est accompagné d'un liquide noir, analogue à l'huile de poix et que l'on rejette comme elle. La composition de ce produit est extrêmement complexe, ainsi que l'atteste la nomenclature suivante qui comprend, il est vrai, des principes dont la nature n'est pas encore bien définie :

Résines altérées.	Acide acétique.
Térébenthène et homologues.	— formique.
Benzène.	— propionique.
Toluène.	— butyrique, etc.
Xylène.	— oxyphénique.
Styrolène.	Gaïacol.
Phénol.	Homopyrocatéchine.
Crésylol.	Créosol.
Xylénol.	Alcool méthylique.

Acétate de méthyle.
Acétone.
Oxyde de mésityle.
Cumène.
Créosote.

Capnomore ?
Pyroxanthogène.
Picamare ?
Cédrirète ?
Pittacalle ?

La consistance du goudron varie de l'état pâteux à l'état liquide, suivant l'origine du produit. Le goudron de Norvége offre tous les intermédiaires entre ces deux consistances; celui des Landes est plus uniforme et d'une fluidité moyenne, c'est pourquoi M. Adrian en conseille l'usage exclusif. Lefort s'est assuré que la provenance n'a pas d'influence sensible sur la qualité des goudrons ; il recommande seulement de n'employer aux préparations pharmaceutiques, que le goudron demi-liquide, sa composition étant moins variable que celle des autres sortes.

Ce médicament doit être lisse, homogène, de couleur brune par réflexion et rouge-brun par transparence. Il offre une odeur forte de produits empyreumatiques et en même temps une odeur aromatique végétale. Les acides libres qu'il contient lui communiquent une réaction très acide. On l'emploie fréquemment, en médecine, sous forme de solution dans l'eau ou dans du sirop de sucre, de glycéré, de pommade et de fumigation.

Magnes-Lahens a proposé de substituer au goudron naturel, dans la plupart de ces préparations, le *goudron pulvérulent*, qu'on peut préparer en triturant 1 partie de goudron avec 2 parties de charbon de bois finement pulvérisé ou, mieux, avec 2 parties de sciure de sapin du nord. Le mélange est très maniable ; il ne salit pas les surfaces qu'il touche et il peut être conservé longtemps, sans altération, au contact de l'air.

En 1880, M. Ciullini a conseillé l'usage d'un *extrait aqueux* de goudron, saturé par la magnésie, qui ne semble pas appelé à modifier la thérapeutique de ce produit.

Le goudron est quelquefois fraudé, dans le commerce, avec le *goudron de bois* non résineux et avec le *goudron de houille*.

Le *goudron de bois non résineux* provient de la distillation du hêtre, du chêne, du peuplier et de plusieurs autres arbres non résineux. Il est plus noir et plus liquide que le goudron des conifères, sa composition n'est plus la même ; on y trouve du *naphtalène* et de la *paraffine*, mais les produits de la décomposition de la térébenthine y font nécessairement défaut. On doit l'écarter de l'officine.

Quand au *goudron de houille*, en anglais *coal-tar*, il s'éloigne bien plus encore du goudron résineux; il est *alcalin*, très liquide, *noir* et brillant ; la confusion entre ces deux substances n'est donc pas plus possible que leur substitution. Mais on se sert quelquefois du coal-tar, à titre d'antiseptique et de désinfectant. MM. Demeaux et Corne, qui l'ont préconisé en 1860, en font, en le mélangeant à du plâtre, une poudre très divisée, que l'on transforme, au moment du besoin, en pâte plus ou moins solide, à l'aide de l'huile d'olive.

M. Le Beuf prépare, sous le nom de *coal-tar saponiné*, une émulsion de goudron de houille dans la teinture de saponine. Cette émulsion est d'une application infiniment plus facile que celle de la poudre de MM. Demeaux et Corne.

§ 4. TÉRÉBENTHINE DU SAPIN.
Térébenthine au citron, térébenthine de Venise ou d'Alsace.

Caractères.—Cette térébenthine coule du tronc de l'*Abies pectinata* DC. (Conifères). Elle est liquide, peu colorée, d'une odeur très suave, analogue à celle du citron, d'une saveur légèrement âcre et amère, incomplètement soluble dans l'alcool. Lorsqu'on l'abandonne à l'air libre, elle se *dessèche* très promptement ; en même temps, elle prend une teinte jaune de plus en plus prononcée. Elle devient *solide*, quand on y mélange un seizième de son poids de magnésie calcinée, par suite de la combinaison de son principe résineux acide avec l'oxyde métallique. Ce principe résineux porte le nom d'*acide abiétique* ; il est accompagné d'une résine neutre, appelée *abiétine*, et de 10 à 25 p. 100 d'*essence*.

L'*abiétine* cristallise facilement, en pyramides à base rectangulaire, inodores, insipides, insolubles dans l'eau, solubles dans l'alcool, l'éther, l'huile de naphte et l'acide acétique pur. Les alcalis ne l'attaquent pas. Elle fond à une basse température, en un liquide incolore, de consistance huileuse (*Caillot*).

L'*acide abiétique* est bibasique, cristallisable en lamelles pyramidales à 5 facettes et fusible à 165°. Il se dissout dans l'alcool, l'éther, le benzène, le chloroforme et le sulfure de carbone. Sa composition répond à la formule $C^{44}H^{64}O^5$ (*Maly*).

Pharmacologie. — La térébenthine du sapin est la plus belle et la plus suave de toutes. Le Codex la désigne pour la préparation du *sirop* et des *pilules de térébenthine*. Elle doit cette dernière application à la facilité avec laquelle on peut la solidifier, soit par la magnésie, soit par le carbonate magnésien. Il est bien préférable de l'administrer sous la forme de capsules, pour les raisons indiquées à propos du copahu.

c. — RÉSINES PROPREMENT DITES.

Cette désignation comprend tous les sucs résineux, qui ne contiennent pas d'huile volatile et ceux qui en renferment une proportion trop faible pour perdre entièrement la consistance solide.

§ 1. MASTIC.

Caractères. — Le mastic est le suc d'un pistachier (*Pistacia lentiscus* L., Térébinthacées-Anacardiées). Il se présente en petites larmes jaunâtres, arrondies ou irrégulières, recouvertes d'une poussière blanchâtre et dont la cassure est vitreuse. Il se ramollit facilement sous la dent ; son odeur est légèrement aromatique, sa saveur douce et agréable.

L'alcool ne le dissout pas entièrement ; il est, au contraire, totalement soluble dans l'éther froid et dans l'essence de térébenthine chaude; ces derniers véhicules permettent de le distinguer de la sandaraque, qui se dissout seulement dans l'alcool. L'acide sulfurique le dissout en prenant une teinte rouge foncée. L'ammoniaque le gonfle d'abord, puis elle le dissout. Suivant Johnston, le mastic est formé de deux résines isomériques, dont l'une, nommée *masticine*, est neutre, insoluble dans l'alcool faible, soluble dans l'alcool concentré bouillant, tandis que l'autre est acide et soluble dans l'alcool froid. On y trouve encore des traces d'une essence non étudiée.

Pharmacologie. — Le mastic n'est guère employé en médecine. Avec sa solution éthérée on imprègne parfois du coton, qui sert à remplir les cavités dentaires creusées par la carie.

§ 2. PODOPHYLLIN.
Podophylline, Résine de podophylle.

Préparation. — Pour obtenir la substance résineuse généralement nommée *podophylline* ou *podophyllin*, on épuise, par déplacement, au moyen d'alcool à 80°, la racine du *Podophyllum peltatum* (Berbéridacées-Podophyllées), préalablement séchée et pulvérisée. La solution alcoolique est ensuite évaporée, à consistance sirupeuse, et versée dans 4 fois environ son volume d'eau froide. Le mélange se trouble; la résine qui se dépose est recueillie sur un filtre, lavée à l'eau distillée et séchée à la température de 30° au plus (*Codex*).

Caractères. — Le podophyllin est pulvérulent, léger, de couleur jaune verdâtre ou brune, suivant le volume et la température de l'eau employée à sa précipitation (*Lloyd*). Son odeur est vireuse, sa saveur âcre et amère. L'eau ne le dissout pas, mais il est entièrement soluble dans l'alcool, l'éther, le chloroforme, le benzène et les essences. Lorsqu'on le chauffe, il fond, puis il brûle, en laissant un charbon léger, presque exempt d'éléments minéraux. Traité par les solutions alcalines, il se dissout en partie, en prenant une teinte *verte*. Dissous dans l'acide acétique et additionné d'une goutte d'acide azotique il prend une coloration *rouge*, qui passe au *brun* et au *jaune*. Le sesquichlorure de fer colore en *vert jaunâtre* sa solution alcoolique (*Dragendorff*).

Suivant Podwyssotzki, c'est un mélange : d'*acide podophyllique* amorphe, de *podophyllo-quercitine* cristallisable en aiguilles jaunes, de *picropodophylline* cristallisable en aiguilles déliées et de *podophyllotoxine*. Les propriétés médicinales de la résine résideraient dans les deux derniers principes immédiats. La podophyllotoxine serait même toxique. Le Dr Kürsten regarde la podophyllotoxine comme un corps complexe. Il en a extrait un corps cristallisé, très actif, soluble dans le benzène, auquel il assigne la formule $C^{23}H^{24}O^9 + 2H^2O$.

Pharmacologie. — Le podophyllin est un purgatif énergique et un irritant assez violent. Il est utile de prendre des précautions, lorsqu'on le pulvérise. On le prescrit habituellement en pilules, à des doses qui n'excèdent guère 15 centigrammes et qu'on peut répéter 2 ou 3 fois en 24 heures.

M. Dobell préfère l'administrer en solution alcoolique (*teinture de podophyllin*), dont voici la formule :

	gr.
Podophyllin	0.10
Alcool rectifié	60.00
Essence de gingembre	2 gouttes.

A prendre par cuillerée à thé, dans un verre d'eau, le soir au moment du coucher.

§ 3. POIX DE BOURGOGNE.
Poix jaune.

Caractères. — La poix de Bourgogne est le suc résineux du *faux sapin* (*Abies excelsa* Lam., Conifères). Elle est demi-fluide, au moment où elle sort de l'arbre, mais elle se dessèche au contact de l'air. Elle offre alors une couleur jaune, une odeur de térébenthine, forte sans être désagréable, et rappelant celle du castoréum. Sa saveur n'est pas amère. Elle est cassante et cependant elle prend, à la longue, la forme des vases qui la contiennent. L'alcool la dissout incomplètement.

Essai. — On substitue fréquemment la *poix blanche* à la poix de Bourgogne, dans le commerce ; cette fraude se reconnaît aux caractères suivants : la poix blanche est *très amère* et *entièrement* soluble dans l'alcool : la poix de Bourgogne possède une saveur *douce* et parfumée, elle ne se dissout que partiellement dans l'alcool.

Pharmacologie. — La poix de Bourgogne sert de base à un emplâtre du même nom, dont l'usage était autrefois très fréquent. Elle fait également ment partie de plusieurs autres compositions emplastiques.

§ 4. RÉSINE ÉLÉMI.

Caractères. — La résine élémi, fournie par le *Canarium commune* L. (Burséracées) et par plusieurs autres térébinthacées, est jaunâtre, demi-transparente et molle, quand elle est récente ; elle prend, en vieillissant, une consistance sèche, cassante même, et une couleur jaune plus foncée. Sa saveur est d'abord douce, puis fortement amère ; son odeur est agréable, elle ressemble à celle du fenouil. Elle se dissout en totalité dans l'alcool bouillant et en partie seulement dans l'alcool froid. Sa densité est 1,08. Elle contient 60 p. 100 de *résine amorphe*, 24 p. 100 de *résine cristallisable*, 12 p. 100 d'*essence* (*Bonastre*) et de très petites quantités d'*acide élémique* $C^{35}H^{46}O^4$ et de *brioïdine* ($C^{10}H^{16})^2 3H^2O$.

La *résine amorphe* est très soluble dans l'alcool ; elle fond à 170° et elle a pour formule $C^{20}H^{30}O^2$ (*Johnston*).

La *résine cristallisable*, nommée *élémine* par Bonastre, est isomérique avec l'*amyrine*, que Baup a retirée d'une variété d'élémi. Elle cristallise en aiguilles satinées, très brillantes, insolubles dans l'eau, solubles dans l'éther et dans l'alcool chaud. Elle a pour composition $C^{20}H^{32}O$ (*Johnston*).

L'*essence d'élémi* est un carbure d'hydrogène de la formule $C^{10}H^{16}$, bouillant à 174°. Elle est incolore et elle dévie fortement à gauche la lumière polarisée. Sa densité est 0,849.

Pharmacologie. — La résine élémi n'est point employée seule, en médecine : mais elle entre dans la composition de l'*alcoolat de Fioravanti*, des *onguents d'Arcœus* et de *styrax*, des *emplâtres vésicatoire, agglutinatif, d'André de la Croix*, etc.

§ 5. RÉSINE DE GAIAC.

Préparation. — Cette résine est généralement extraite du tronc du gaïac officinal (*Guajacum officinale* L., Rutacées-Zygophyllées), soit par incisions, soit par action de la chaleur; mais on peut la préparer dans les laboratoires. Pour cela, on râpe le bois du gaïac et on épuise la poudre, au moyen de l'alcool. On distille en grande partie la liqueur, pour en retirer l'alcool, et on précipite par l'eau la résine dissoute dans le résidu. On lave la résine à l'eau chaude, tant que l'eau de lavage est odorante ou colorée, puis on sèche le produit.

Caractères. — La résine de gaïac est *brune*, quand elle a été conservée dans l'obscurité ; elle devient *verte*, sous l'influence de la lumière solaire. Elle est soluble dans l'alcool, dans l'éther et dans les alcalis ; l'essence de térébenthine froide la dissout à peine ; les huiles grasses ne la dissolvent pas. Mise en contact avec l'acide sulfurique, elle fournit une solution rouge, dans laquelle l'addition de l'eau détermine la formation d'un précipité violet. Elle est douée d'une âcreté très prononcée; son odeur se rapproche de celle du benjoin.

Les agents oxydants font prendre à sa solution alcoolique une couleur *bleue* ou *verte*. Ainsi, le chlore lui communique une teinte *bleue*. L'ozone et l'iode ne la modifient pas sensiblement, quand ils sont secs ; mais si on ajoute au mélange un peu d'eau, il devient *bleu* instantanément. L'azote, la gomme, le perchlorure de fer, le chlorure cuivrique, déterminent aussi sa coloration en *bleu ;* la matière colorante fournie par le perchlorure de fer passe au *violet*, en présence de l'hyposulfite de sodium. L'acide azotique fumant la colore en *vert ;* si l'on ajoute un peu d'eau à la liqueur, elle tourne au *bleu* et elle abandonne un précipité *vert ;* une plus grande quantité d'eau donne un précipité *bleu* et une liqueur *brune*. La résine elle-même, triturée avec du savon, puis avec du chlorure mercurique, offre une nuance *bleue*.

Cette résine a été l'objet d'un grand nombre de recherches chimiques. M. Hadelich et M. Lücker y ont caractérisé les principes suivants : *acides gaïarétique, gaïaconique et gaïacique, résine, gomme, matière colorante*, etc.

L'*acide gaïarétique* ou *résino-gaïacique* $C^{20}H^{24}O^{4}$ cristallise en aiguilles incolores, fusibles à 78° et inaltérables. Il ne bleuit ni par le chlore, ni par l'acide nitrique ; mais il est coloré en vert par le chlorure ferrique. Il est lévogyre et bibasique. L'acide sulfurique le dissout en prenant une teinte d'un rouge vif ; l'eau précipite de la solution un produit blanc (*Hadelich*).

L'*acide gaïaconique* est incristallisable, insoluble dans l'eau, soluble dans l'éther et lévogyre. Il fond vers 75°. Sa composition correspond à la formule $C^{20}H^{24}O^5$ (*Hadelich*).

L'*acide gaïacinique* est inconnu à l'état de pureté ; Lücker lui attribue la formule $C^{19}H^{20}O^6$. Il se dissout dans les carbonates alcalins.

L'*acide gaïacique* ressemble à l'acide benzoïque. Il est très soluble dans l'alcool et dans l'éther et volatil ; on le purifie par sublimation. Deville le représente par la formule $C^6H^8O^3$.

La *matière colorante* est jaune, azotée, faiblement acide et cristallisable en octaèdres à base carrée. Elle se dissout facilement dans l'alcool, dans l'éther et dans les alcalis, à peine dans l'eau et dans la benzine. Elle est soluble aussi dans l'acide sulfurique pur, qu'elle colore en bleu d'azur (*Hadelich*).

Lorsqu'on distille la résine de gaïac, on obtient du *gaïacol*, du *créosol*, de l'*aldéhyde tiglinique* et de la *pyrogaïacine*.

L'*aldéhyde tiglinique* est un liquide jaunâtre, bouillant à 118°, représentant une *diméthylacroléine* : CH^3—C—CHO (*Lücker*).

$$CH^3—CH$$

La *pyrogaïacine* est cristallisée, fusible à 180° avec décomposition. Distillée avec du zinc en poudre, elle fournit un carbure $C^{12}H^{12}$, qui est peut-être un *diméthylnaphtalène* (Lücker).

Essai. — Le commerce mélange parfois la *colophane* à la résine de gaïac.

Pour reconnaître cette fraude, on traite par l'essence de térébenthine la résine préalablement pulvérisée. L'essence ne dissout pas la résine de gaïac, tandis qu'elle dissout la colophane et qu'elle l'abandonne sous forme de tache transparente, quand on évapore quelques gouttes de la dissolution sur une feuille de papier. S'il y a substitution totale de la colophane à l'autre résine, on la découvre facilement, en constatant l'absence des colorations spéciales, que les oxydants communiquent à celles-ci.

Pharmacologie. — La résine de gaïac est un stimulant énergique ; on l'associe presque toujours à des médicaments susceptibles d'atténuer son action irritante. Lorsqu'on la prescrit en pilules, on y mélange du savon ou des extraits. Pour la donner en potion, on la délaie dans un jaune d'œuf ou dans un mucilage de gomme arabique. Sa teinture alcoolique est moins usitée que celle du gaïac même.

Schœnbein a démontré que la solution alcoolique de cette résine, additionnée de sulfate de cuivre, se colore en bleu au contact de l'acide prussique et que cette même solution bleuit encore, en présence de l'eau oxygénée et des globules rouges du sang. Ces faits ont conduit à employer la résine de gaïac comme réactif du sang et de l'acide prussique, dans les recherches toxicologiques. Mais des travaux plus récents ont amoindri la valeur de ce réactif, en prouvant qu'il bleuit sous des influences multiples (V. *Acide cyanhydrique*).

§ 6. RÉSINE ·DE JALAP.

Préparation. — La préparation de cette résine consiste à l'enlever au jalap (*Ipomœa· purga* Hayne, Convolvulacées), au moyen de l'alcool, et à la précipiter ensuite par l'eau :

Racine de jalap concassée.......,...................... 1000 gr.
Alcool à 90°.................................:............... 6000

On place le jalap sur un tamis de crin, on le fait macérer pendant deux jours dans l'eau, afin d'en retirer les principes solubles dans ce liquide, et on exprime fortement. On met le marc à macérer pendant quatre jours dans les deux tiers de l'alcool, on passe avec expression et on répète le même traitement avec le reste de l'alcool. On réunit les ·dissolutions alcooliques et, après les avoir distillées, pour en extraire la partie spiritueuse, on verse dans l'eau bouillante le résidu de la distillation. On laisse reposer, on décante, et on lave la résine précipitée, jusqu'à ce que l'eau de lavage sorte incolore. On distribue alors la résine sur des assiettes et on la fait sécher à l'étuve (*Codex*).

La résine ainsi obtenue est *brune* ; pour l'avoir *blanche*, on la dissout dans l'alcool, en présence du charbon animal, on filtre, on distille et on précipite la résine par l'eau bouillante.

Caractères. — La résine de jalap, préparée suivant les indications du Codex, est brune et d'une saveur âcre et légèrement aromatique. Elle est composée de deux résines, nommées *convolvuline* et *jalapine*.

La *convolvuline* $C^{31}H^{50}O^{16}$ est incolore, inodore, transparente, soluble dans l'alcool et insoluble dans l'eau et dans l'*éther*. Son point de fusion est inférieur à 100°, quand elle est humide, et il s'élève à 141°, lorsqu'elle est sèche. Une chaleur de 155° la décompose. L'acide chlorhydrique la dédouble en glucose et en *acide convolvulinolique* (*convolvulinol*) $C^{13}H^{24}O^3$:

$$C^{31}H^{50}O^{16} \ + \ 5H^2O \ = \ 3\,C^6H^{12}O^6 \ + \ C^{13}H^{24}O^3$$
Convolvuline.   Glucose.   Convolvulinol.

Elle forme, en poids, environ les 7/10 de la résine du jalap tubéreux.

La *jalapine* $C^{34}H^{56}O^{16}$ est soluble dans l'éther, l'alcool, le benzène, le chloroforme et l'esprit de bois. Les alcalis la dissolvent également, mais en la convertissant en *acide jalapique* $C^{34}H^{60}O^{18}$. Les acides la changent en glucose et en *jalapinol* (*Mayer*) :

$$C^{34}H^{56}O^{16} \ + \ 5H^2O \ = \ C^{16}H^{30}O^3 \ + \ 3\,C^6H^{12}O^6$$
Jalapine.   Jalapinol.   Glucose.

Essai. — La résine de jalap du commerce est souvent fraudée avec la *colophane* et la *résine de gaïac*.

La *colophane* peut être isolée au moyen de l'essence de térébenthine, qui la dissout sans toucher à la résine de jalap.

Pour reconnaître la *résine de gaïac*, il existe divers moyens :

a. On dissout la résine à essayer dans un peu d'alcool à 90°, on ajoute à la liqueur 2 ou 3 gouttes d'ammoniaque, puis 2 ou 3 gouttes d'une solution saturée de sulfate de cuivre. Il se produit un précipité *vert-pomme*, en présence de la résine de gaïac seulement (*J. Bouis*).

b. La même solution alcoolique, additionnée de 2 ou 3 gouttes d'acide prussique médicinal et d'autant de solution de sulfate de cuivre, prend une belle couleur *bleue*, dans le cas d'un mélange avec la résine de gaïac (*J. Bouis*).

c. On triture 20 centigrammes de savon amygdalin avec 5 centigrammes de résine suspecte, puis avec 5 centigrammes de chlorure mercurique. Le produit devient *bleu*, s'il contient de la résine de gaïac, et il communique la même nuance à l'alcool dans lequel on le dissout (*Malines*). Suivant J. Regnauld, la coloration bleue n'est manifeste qu'avec une proportion de résine de gaïac égale à 1/5, et alors l'alcool est coloré en *vert* et non en bleu.

d. On trempe dans une solution de résine de jalap un fragment de papier à filtrer blanc, on le sèche et on le touche avec l'acide azotique. Il devient *rouge*, s'il est imprégné d'un mélange de résines de gaïac et de jalap.

e. L'acide nitrique, versé directement sur la résine de jalap, la dissout avec *effervescence* et en prenant une teinte *rouge*, si elle renferme de la résine de gaïac.

f. La résine de jalap pulvérisée et agitée dans un tube, avec de l'ammoniaque pure, donne une solution *très mousseuse*, en présence de la résine de gaïac.

Pharmacologie. — La résine du jalap est un purgatif drastique, que l'on administre en poudre, en pilules et sous forme d'émulsion. C'est le principe actif de la poudre de jalap, on doit donc lui attribuer, en partie, les propriétés médicinales de la *teinture de jalap composée*, de la *médecine Leroy*, etc. Elle s'émulsionne avec quelque difficulté, au moyen de la gomme ou du jaune d'œuf. M. Barateau conseille de la diviser, en l'épistant avec du sucre et des amandes ; son procédé est recommandé par Soubeiran.

§ 7. RÉSINE DE SCAMMONÉE.

Préparation. — 1° On extrait cette résine de la scammonée, au moyen de l'alcool :

Scammonée en poudre grossière..................	1000 gr.
Alcool à 90°....................................	3000
Poudre de charbon animal.......................	Q. S.

On fait macérer, pendant quatre jours, la scammonée avec les deux tiers de l'alcool, dans un flacon bouché, que l'on agite de temps en temps. On décante, on verse le reste de l'alcool sur le résidu et on laisse macérer comme la première fois. Les liqueurs réunies sont mises en contact avec le charbon animal, pendant plusieurs jours et en agitant souvent. On filtre, on distille le liquide et on fait sécher à l'étuve, sur des assiettes, la résine obtenue (*Codex*).

2° Si l'on veut voir de la résine pure, il faut épuiser la scammonée par l'alcool bouillant et saturer exactement, par quelques gouttes d'acide sulfurique, la liqueur colorée que l'on a ainsi obtenue. Le mélange se trouble aussitôt, une laque foncée se dépose et la solution surnageante devient incolore. On la distille, pour en retirer l'alcool, puis on évapore le reste et on sèche le résidu à 102° (*Perret*).

Caractères. — La résine de scammonée est blanche, ou à peine colorée, légèrement odorante et d'une saveur presque nulle. Elle est soluble dans l'alcool, l'éther, le chloroforme, le benzène, l'essence de térébenthine et l'ammoniaque. La solution ammoniacale est d'un *vert foncé*.

Cette résine contient un glucoside, la *scammonine*, et un acide volatil, qui est, suivant M. Spirgatis, l'*acide butyrique* ou l'*acide valérique* et qu'on ne peut enlever que par des lavages à l'eau bouillante, prolongés pendant plusieurs semaines.

La *scammonine* $C^{34}H^{56}O^{16}$ est, pour M. Spirgatis, un isomère de la jalapine. Les acides affaiblis la dédoublent en glucose et en *acide scammonolique* $C^{16}H^{30}O^3$.

M. Kromer est arrivé à d'autres résultats. Pour lui, la scammonine pure est amorphe, blanche, devenant jaune à 100°. Elle est soluble dans l'alcool, l'éther, le chloroforme, le benzène, l'alcool méthylique, l'acide acétique et l'éther acétique ; elle ne se dissout ni dans l'eau, ni dans l'éther de pétrole. Les solutions aqueuses d'alcalis et de carbonates alcalins la dissolvent aisément. Elle fond à 124°. Elle est lévogyre : $\alpha_D = -23°,06$. On la représente par la formule : $C^{88}H^{156}O^{42}$.

Les alcalis et les terres alcalines l'hydratent et la changent en *acide scammonique* :

$$C^{88}H^{156}O^{42} + 10H^2O = 4(C^{22}H^{44}O^{13})$$
Scammonine.   Ac. scammonique.

A l'ébullition, les acides étendus l'hydratent également et ils en séparent : du *scammonol*, de l'*acide valérique* et un sucre réducteur :

$$C^{88}H^{156}O^{42} + 8H^2O = (C^{16}H^{30}O^3)^2 + (C^5H^{10}O^2)^5 + (C^5H^{12}O^6)^6$$
Scammonine.   Scammonol.   Ac. valérique.   Sucre.

Essai. — On a signalé la falsification de la résine de scammonée par la *colophane* et par les *résines de gaïac* et de *jalap*.

La *colophane* communique à la résine de scammonée la propriété de prendre une teinte *rouge-pourpre*, au contact de l'acide sulfurique.

La présence de la *résine de gaïac* est facilement accusée par les réactifs propres à cette substance (*page 705*).

Quant à la *résine de jalap*, on la sépare en mettant à profit son insolubilité dans l'éther et dans l'essence de térébenthine.

Pharmacologie. — La résine de scammonée est un purgatif énergique susceptible de remplacer la gomme-résine qui la fournit. On la donne en pilules et en potion. Son action semble moins irritante que celle de la résine de jalap. Planche a constaté que le lait l'émulsionne facilement.

§ 8. RÉSINE DE THAPSIA.

Préparation. — Pour préparer la résine du thapsia (*Thapsia Garganica* L., Ombellifères), on lave à l'eau chaude l'écorce de la racine de cette plante, préalablement incisée ; on la sèche ensuite et on la traite, à plusieurs reprises, par l'alcool à 90° bouillant. On réunit les liqueurs alcooliques, dans le bain-marie d'un alambic, et on les distille pour en retirer l'alcool. Le résidu de la distillation est la résine impure du thapsia. Pour la purifier, on l'épuise par l'alcool froid, qui dissout la résine et laisse les impuretés ; on filtre et on distille de nouveau, en ayant soin d'arrêter l'opération lorsque la résine a pris la consistance du miel. C'est dans cet état qu'on la conserve, pour la faire servir à la préparation de l'emplâtre de thapsia (*Codex*).

M. Desnoix recommande de laver soigneusement avec de l'eau le résidu de la première distillation, pour lui enlever une substance inerte, qui affaiblit ses propriétés. Stan. Martin a confirmé cette observation, en extrayant de la résine *brune* de thapsia 40 p. 100 de produits solubles dans l'eau. Il propose de traiter la racine de thapsia par le sulfure de carbone, pour obtenir une résine pure.

Caractères. — La résine de thapsia purifiée et desséchée est cassante, jaune, d'une odeur faible et d'une grande âcreté. M. Pressoir en a retiré deux résines, dont l'une est soluble dans l'alcool et colorée en *rouge écarlate* par l'acide sulfurique, tandis que l'autre est soluble dans l'éther et devient *bleue* au contact de l'acide sulfurique. On a trouvé, en outre, dans celle du commerce :

Acide thapsique ($C^{16}H^{30}O^4$) ; acides isovalérique, caproïque, caprylique et angélique ; *euphorbione* ; cholestérine ; terpène et camphre colorés en *bleu* ; huile aromatique *jaune-verdâtre* ; résine sulfurée ; cire ; gomme ; substance grasse ; substance vésicante fusible à 87°. La résine du commerce est donc très différente de la résine pure. Elle contient de l'euphorbe.

Pharmacologie. — La résine de thapsia est très irritante ; elle sert uniquement à préparer un sparadrap révulsif, dont la médecine fait un usage fréquent.

Suivant M. Thomas, l'extrait alcoolique de la racine de thapsia garganica est beaucoup plus actif encore. Une solution alcoolique, faite avec 1 p. de cet extrait pour 4 p. d'alcool à 65°, commence à manifester son action sur la peau quelques minutes après son application.

D'un autre côté, MM. Renard et Lacour-Eymard ont proposé de remplacer la résine de thapsia par la teinture alcoolique préparée avec l'écorce de la racine. L'effet de cette teinture est également très prompt.

§ 9. RÉSINE DE TURBITH.

Préparation. — On prépare la résine de turbith (*Ipomœa turpethum* Br., Convolvulacées) par le même procédé que la résine de jalap.

Caractères. — Cette résine est sèche, jaunâtre, odorante. Sa saveur est faible d'abord, puis elle offre une âcreté marquée. Au point de vue chimique, c'est un glucoside. M. Spirgatis la nomme *turpéthine*.

La *turpéthine* ($C^{76}H^{128}O^{36}$) est soluble dans l'alcool et l'acide acétique, insoluble dans l'éther et le benzène. Elle fond à 154°. Elle est lévogyre: $\alpha_D = -30°,14$. Les bases énergiques la convertissent en *acide turpéthique*, amorphe, jaune, hygroscopique. Les acides dilués la dédoublent en glucose, en *turpéthol*, et en acide isobutyrique :

$$C^{76}H^{128}O^{36} + 12H^2O = (C^{16}H^{32}O^4)^2 + (C^6H^{12}O^6)^6 + (C^4H^8O^2)^2$$

Turpéthine.   Turpéthol.   Sucre.   Ac. isobutyrique.

Le *sucre* est incristallisable et dextrogyre : $\alpha_D = +22°,6$.

Pharmacologie. — Les propriétés purgatives de la résine de turbith paraissent ne le céder en rien à celles des résines des autres convolvulacées. Elle est cependant à peu près inusitée.

d. — BAUMES.

Les baumes sont des sucs résineux, caractérisés par la présence des *acides benzoïque* ou *cinnamique*. Ils sont liquides, lorsqu'ils sortent des végétaux; mais, en général, ils s'épaississent rapidement au contact de l'air et ils finissent par se solidifier. Frémy pense qu'au moment de leur extraction ils ne contiennent ni résine, ni acides aromatiques ; ces produits se formeraient au contact de l'air.

§ 1. BAUME DU PÉROU.

Caractères. — Le baume du Pérou (*Myroxylon Sonsonatense, M. Pereiræ*, Kl., Légumineuses), aussi appelé baume du Pérou *noir*, est un liquide visqueux, d'une odeur vive et agréable et d'une saveur âcre et amère très prononcée. Sa réaction est acide. Il est inaltérable à l'air, entièrement soluble dans l'alcool concentré, dans l'alcool amylique, dans le chloroforme et partiellement dans l'éther, dans l'alcool faible, dans les essences et dans les huiles. Sa densité est 1,15. On y trouve, d'après Frémy, trois composés qui sont : la *cinnaméine*, la *métacinnaméine* et l'*acide cinnamique* (V. p. 314). Il y a, en plus, une *résine* et un peu d'éther benzoïque de l'alcool benzylique.

La *cinnaméine* est liquide, jaunâtre et faiblement odorante. Elle bout à 305°. Elle est insoluble dans l'eau, mais soluble dans l'alcool et dans l'éther. Elle absorbe l'oxygène et se convertit en acide cinnamique. L'acide sulfurique la transforme en une substance résineuse $C^{27}H^{30}O^6$, en fixant sur elle deux molécules d'eau. M. Kraut la regarde comme de l'*éther benzylcinnamique*. Le baume en contient 50 à 60 p. 100.

La *métacinnaméine* est cristallisable, insoluble dans l'eau, isomérique de l'hydrure de cinnamyle C^9H^8O. L'alcool et l'éther la dissolvent en toutes proportions : la potasse la change en acide cinnamique, et le chlore en chlorure de cinnamyle.

La *résine* est brune, insoluble dans l'éther, les hydrocarbures, les huiles et le sulfure de carbone *en excès*. Distillée à sec, elle donne du toluène, du styrolène et de l'acide benzoïque. Fondue avec la potasse elle est transformée en acide protocatéchique $C^6H^3(OH)^2CO^2H$. Le baume en contient environ 30 p. 100.

Essai. — Le baume du Pérou est souvent falsifié avec l'*alcool*, les *huiles*, le *copahu*, la *styracine* et l'*extrait alcoolique de benjoin*.

On accuse la présence de l'*alcool*, en agitant le baume avec de l'eau : son volume diminue s'il est alcoolisé.

Les *huiles* peuvent être reconnues au moyen de l'alcool, qui ne les dissout pas, sauf toutefois l'huile de ricin.

Le *copahu* communique au baume du Pérou une odeur particulière.

Pour découvrir les trois dernières fraudes à la fois, il faut traiter le baume suspect par son poids d'acide sulfurique concentré. S'il est pur, il laisse, après lavage à l'eau, une résine *cassante*, d'un *noir violet*, complètement et facilement *soluble* dans l'éther. S'il se produit de l'écume et une odeur sulfureuse, il y a du *copahu* mélangé.

Dans les mêmes conditions, l'*extrait alcoolique de benjoin* donne une résine *grumeleuse*, d'un *violet clair*, *partiellement soluble* dans l'éther et laissant indissous un *résidu brunâtre*, qui représente, après dessiccation, le *tiers* de la masse résineuse.

La *styracine* fournit, par ce traitement, une résine d'un *brun clair*, dont l'éther dissout aussi les 2/3, mais en abandonnant un résidu *pulvérulent* et *blanchâtre*. Ce procédé peut servir à déterminer la proportion de la fraude (*Schlickum*).

M. Denner préfère agiter 5 grammes de baume suspect avec 5 grammes de lessive de soude, 10 grammes d'eau et 30 grammes d'éther employé en deux fois. On décante soigneusement l'éther à chaque fois. Le reste du liquide est porté à l'ébullition, saturé par l'acide chlorhydrique et étendu d'eau froide. On recueille la résine déposée, on la dissout dans 3 grammes de lessive alcaline, on ajoute 20 grammes d'eau, on fait bouillir et on précipite par une solution de chlorure de baryum. Le précipité, recueilli sur un filtre, séché et traité par l'alcool, donne une solution dont le résidu d'évaporation est dissous dans l'acide sulfurique et agité avec du chloroforme, ce dissolvant prend une teinte variant du *violet* au *bleu*, s'il y a du benjoin ou du styrax.

La densité du baume du Pérou pur ne doit pas être inférieure à 1,135. 1 gramme de baume, agité avec trois ou quatre fois son volume d'essence de pétrole, ne lui cède pas plus de $0^{gr},05$ de matière ; si le produit dissous est plus considérable, une addition de *copahu* ou d'*huile de ricin* est probable.

1 gramme de baume du Pérou, traité par quelques grammes de sulfure de carbone, ne laisse pas plus de $0^{gr},16$ de résidu insoluble ; s'il en laisse davantage, la présence du *benjoin* est probable. 1 gramme de baume du Pérou dissous dans 3 grammes d'ammoniaque à 0,96 doit donner un mélange fluide ; s'il est gélatineux ou s'il contient des fragments gélatineux il y a fraude par le *storax* (*Schlickum*).

Pharmacologie. — Le baume du Pérou est un anticatarrhal très employé en Allemagne. On n'y a pas fréquemment recours en France, cependant on le prescrit parfois en pilules. Ses applications topiques sont excitantes et peu usitées également. Mais on se sert souvent de cette substance, pour aromatiser les pommades et pour les préserver de l'influence oxydante de l'air.

§ 2. BAUME DE TOLU.

Caractères. — Le baume de Tolu est produit par le *myroxylon Tolui-fera* Humb. (Légumineuses). Il est solide, de couleur fauve, translucide et très aromatique. Bien que cassant à froid, il se moule dans les vases où on le conserve ; il se ramollit sous la dent et fond facilement, quand on élève sa température à 65°. Sa saveur, d'abord douce et agréable, devient ensuite légèrement âcre. Très soluble dans l'alcool et dans l'éther, il ne l'est presque pas dans les hydrocarbures. Sa solution alcoolique est colorée en *ver* par le sesquichlorure de fer. Chauffé avec du permanganate de potassium, il prend une odeur marquée d'essence d'amande amère.

Pour M. Oberländer, c'est un produit pathologique du Myroxylon, dont il a isolé les principes suivants :

1° 7,5 p. 100 d'un liquide huileux, acide, aromatique, formé en majeure partie d'*éther benzylbenzoïque* et, pour une faible partie seulement, d'*éther benzylcinnamique.*

2° 0,05 p. 100 de *vanilline.*

3° 12 à 15 p. 100 d'*acides benzoïque* et *cinnamique* libres, où domine le dernier.

4° Une *résine-éther*, dont la saponification fournit : de l'acide cinnamique, un peu d'acide benzoïque et un *alcool résineux tannique*, le *tolurésinotannol* : $C^{17}H^{18}O^5$.

Le *tolurésinotannol* est amorphe, brun, neutre, peu soluble dans l'alcool concentré ; insoluble dans l'éther, le chloroforme, le benzène et le sulfure de carbone ; soluble dans l'ammoniaque et les alcalis libres ou carbonatés, dans l'acétone et dans l'acide acétique cristallisable. L'acide sulfurique concentré le dissout aussi, en le sulfonant et en prenant une teinte *rouge cerise* foncée. Le perchlorure de fer forme dans sa solution alcoolique un précipité *brun noir* ; le bichromate de potassium le donne *rouge brun* ; la gélatine la trouble également. Il forme des dérivés métalliques et éthérés. Sa constitution est représentée par la formule : $C^{16}H^{14}O^3$—OH—OCH^3, qui en fait l'homologue inférieur du *perourésinotannol* ; $C^{18}H^{20}O^5$ de H. Trog.

5° Le baume de Tolu ne contient ni *alcool benzylique* libre, ni *styracine.*

Essai. — On fraude quelquefois le baume de Tolu avec la *colophane.* Plus volontiers on l'épuise par l'eau chaude, avant de le mettre en vente.

Le baume pur doit présenter une réaction *acide* et se dissoudre sans résidu dans l'alcool.

Dissous dans l'acide sulfurique, il ne doit pas dégager d'acide sulfureux. Le dégagement gazeux aurait lieu en présence de la *colophane.*

Il ne doit rien céder au sulfure de carbone et à la ligroïne.

Pharmacologie. — Le baume de Tolu a des propriétés médicinales analogues à celles du baume du Pérou ; toutefois, son action est plus douce. C'est le baume le plus fréquemment employé à l'intérieur. On le prescrit en pilules, en teinture, en émulsion, en sirop et en tablettes. Il fait partie des *pilules balsamiques de Morton,* du *baume nerval,* de la *pommade de concombres,* des *clous fumants,* du *baume du Commandeur,* etc. On s'en sert aussi pour pratiquer des fumigations sèches ou humides.

L'émulsion de ce médicament est assez délicate à réussir. M. P. Vigier a donné pour l'effectuer la formule suivante :

```
Teinture de baume de Tolu.........................  25 gr.
Gomme arabique pulvérisée........................  10
Eau de fleur d'oranger............................  10
Sirop de laurier-cerise...........................  30
Eau...............................................  100
```

On développe le mucilage de gomme avec un peu d'eau, on y ajoute le sirop, puis peu à peu la teinture de Tolu et enfin l'eau. On peut diminuer de moitié l'alcool, mais alors il faut dissoudre le baume à chaud et passer au blanchet l'émulsion terminée.

§ 3. BENJOIN.

Caractères. — Le benjoin, produit par le *Styrax benzoin* Dr. (Styracinées), est formé de larmes blanches et opaques, agglomérées par une substance résineuse brune *(benjoin de Siam)* ou rougeâtre *(benjoin de Sumatra).* Quelle que soit son origine, il porte le nom de *benjoin amygdaloïde,* quand il est composé de larmes détachées ou agglutinées, et celui de *benjoin commun,* lorsque les larmes, plus rares, sont disséminées dans une forte proportion de la substance résineuse colorée.

Le benjoin amygdaloïde, seul, doit être employé en pharmacie.

Il offre une odeur agréable, une saveur d'abord douce, puis très irritante. Il est entièrement soluble dans l'alcool, dans l'éther et dans les alcalis, insoluble dans l'eau. Quand on le chauffe, il fond aisément et il dégage environ 5 p. 100 d'*huile volatile* et 10 à 15 p. 100 d'*acide benzoïque* (V. p. 312). Outre ces deux principes, il contient de l'*acide cinnamique,* du *benzorésinol,* ($C^{15}H^{20}O^2$), du *résinotannol* ($C^{18}H^{20}O^4$), de la *vanilline* et du *styrol* (Voir *styrax*).

L'acide benzoïque est à l'état *libre* dans le benjoin de Sumatra, et à l'état d'*éther* du benzorésinol et du résinotannol, dans le benjoin de Siam, qui en est principalement formé.

L'acide cinnamique forme dans le benjoin de Sumatra, des éthers correspondants, dont il existe fort peu dans le benjoin de Siam.

La vanilline est libre dans les deux baumes ; il y en a environ 15 p. 100 dans le produit de Siam, et moins de 1 p. 100 dans celui de Sumatra.

Le styrol y est libre aussi et en très petite quantité (*Salkind*).

Pharmacologie. — Le benjoin est un stimulant énergique fort peu employé à l'intérieur. On s'en sert pour préparer une teinture simple, une teinture composée (*baume du Commandeur de Permes*), les *clous fumants*, le *lait virginal*, etc. On pratique aussi des fumigations, en projetant sa poudre sur des charbons ardents.

§ 4. STYRAX LIQUIDE.

Caractères. — Le styrax liquide est retiré du *Liquidambar orientale* Mill. (Balsamifluées). Il est gris, doué d'une odeur forte, non désagréable et d'une saveur chaude et aromatique. Il coule difficilement et se dissout incomplètement dans l'alcool. Il est plus soluble dans le benzène, dans l'éther, dans le chloroforme et dans le sulfure de carbone. Il contient de la *styracine*, un carbure volatil nommé *styrol*, de l'*acide cinnamique* et une *résine* particulière.

La *styracine* est un éther, le *cinnamate de cinnamyle* C^9H^7O—OC^9H^9, découvert, en 1827, par Bonastre. Elle cristallise en prismes à quatre pans, incolores, inodores et fusibles à 44°. Elle est peu soluble dans l'eau froide, mais elle se dissout dans 3 p. 100 d'eau bouillante, dans 20 p. 100 d'alcool froid et dans 3 p. 100 d'éther.

Sa densité est 1,085. Elle n'est pas volatile, mais elle peut être distillée dans un courant de vapeur d'eau. Quand on la chauffe avec l'acide azotique ou avec un mélange de bichromate de potassium et d'acide sulfurique, elle fournit de l'*essence d'amande amère*. La potasse en solution alcoolique la convertit en *alcool cinnamique* ou *styrone* (C^9H^9OH) et en cinnamate de potassium.

Le *styrol*, cinnamol ou *cinnamène* $C^8H^8[C^6H^5 - CH = CH^2]$ est liquide, incolore, soluble dans l'alcool et dans l'éther. Il a pour densité 0,924 ; il offre une odeur de benzène et une saveur brûlante. Il bout vers 145°,7. Pendant sa distillation, il donne naissance à un polymère solide, le *métastyrol* ou *métacinnamène* ($C^{16}H^{16}$).

Pharmacologie. — Le principal usage du styrax liquide, en pharmacie, est de servir à préparer l'onguent qui porte son nom, l'*onguent digestif* et l'*emplâtre de Vigo*. Il est rare qu'on l'administre à l'intérieur.

Lorsqu'il est nécessaire de le purifier, M. Biel conseille de le dissoudre dans le benzène plutôt que dans l'alcool. L'évaporation fournit une masse d'un brun clair, ressemblant au Baume de Tolu.

IV. — SUCS HUILEUX.

On donne le nom de sucs huileux, ou de sucs huileux *fixes*, à tous les corps gras contenus dans les végétaux. On les rencontre, le plus souvent, dans les semences, quelquefois dans le péricarpe des fruits. Ils sont tantôt liquides et tantôt solides ; les premiers sont appelés *huiles* ; on désigne parfois les autres sous la dénomination de *beurres*.

a. — HUILES.

Les huiles proprement dites sont liquides au-dessus de $+ 10°$, quelques-unes se figent à une température plus basse. Elles ont une consistance particulière et caractéristique. Elles sont insolubles dans l'eau et plus légères que ce liquide ; leur densité est comprise entre 0,919 et 0,970. A l'exception des huiles de ricin et de croton, l'alcool froid les dissout à peine. L'éther, le benzène, le chloroforme, le pétrole et le sulfure de carbone sont leurs meilleurs dissolvants. Elles conduisent très inégalement l'électricité. Leur composition est généralement représentée par un mélange d'oléine et de palmitine, souvent accompagnées d'autres éthers.

Exposées au contact de l'air, elles deviennent acides ; on dit qu'elles *rancissent*. Cette altération a été assimilée à une fermentation ; dans cette hypothèse, elle serait due à la présence d'une matière organique coagulable, jouant le rôle de ferment. L'élimination de ce ferment, par la chaleur, peut retarder la décomposition du corps gras.

Certaines huiles perdent à l'air libre leur fluidité (*huiles* de *lin*, de *noix*, d'*œillette*, de *ricin*, de *croton*, de *belladone*, etc.) ; on les nomme *siccatives*, par opposition aux huiles *non siccatives* (*huiles* d'*olive*, d'*amande*, d'*arachide*, etc.), qui n'épaississent pas dans les mêmes conditions. Ces dernières ont pour caractère chimique de fournir de l'*acide élaïdique* (V. p. 316), quand on les traite par l'hypoazotide.

La chaleur les décompose toutes ; elle leur fait subir un dédoublement identique à celui qu'elles éprouvent sous l'influence des oxydes métalliques : il y a séparation des acides gras et de la glycérine. Ces principes immédiats sont ensuite détruits, si on les maintient à une température élevée.

La plupart des agents chimiques les attaquent ; le chlore, le brome et l'iode les convertissent en produits de substitution ; les alcalis les saponifient ; les acides minéraux leur communiquent des colorations particulières, qui servent à vérifier leur pureté.

On ne peut conserver ces médicaments qu'en les mettant complètement à l'abri de l'oxygène de l'air.

§ 1. HUILE D'AMANDE.

Préparation. — On prend des amandes douces choisies (*Amygdalus communis* L., var. *dulcis*, Rosacées), on les monde de tous les corps étrangers qui peuvent y être mêlés, puis on les secoue dans un sac de toile rude, pour détacher la poussière écailleuse qui adhère à leur surface. A l'aide d'un moulin, on les réduit en poudre grossière, qu'on place dans des sacs de toile et qu'on presse graduellement, jusqu'à ce qu'il cesse de couler de l'huile. On filtre cette huile au papier ; on la conserve dans des vases bien bouchés, que l'on dépose dans un lieu frais (*Codex*).

Les amandes amères *Amygdalus communis* L., var. *amara*), traitées par le même procédé, fournissent une huile entièrement identique à celle des amandes douces et presque toujours substituée à celle-ci dans le commerce.

Caractères. — L'huile d'amande est jaunâtre, très fluide, inodore et d'une saveur très faible. Elle a pour densité 0,917 à 15°. Refroidie à — 20°, elle se trouble ; elle devient solide à — 25°. Elle est soluble en toutes proportions dans l'éther et dans les autres dissolvants des huiles ; l'alcool n'en dissout que 1/24 de son poids. Elle est presque entièrement composée d'oléine, aussi rancit-elle très promptement.

Essai. — La fraude y mélange souvent les *huiles d'olive*, de *sésame*, d'*arachide*, d'*œillette*, d'*abricot* et de *pêche*.

L'huile d'amande pure dévie de + 6° à l'oléo-réfractomètre.

Les *huiles d'olive* et d'*arachide* sont trahies par leur solidification, quand on les refroidit à 0°.

L'*huile d'œillette* se reconnaît à l'augmentation de densité qu'elle donne à l'huile d'amande, à la facilité avec laquelle elle se congèle et à la propriété qu'elle possède de former des bulles persistantes, par l'agitation. Additionnée de 1/10 de son poids d'ammoniaque, l'huile d'amande qui contient de l'œillette forme un mélange *grumelé*, tandis qu'elle fournit une pâte *lisse* et *homogène*, quand elle est pure (*Fauré*).

L'*huile de sésame* est caractérisée par la couleur *rouge* que lui communique l'acide sulfurique, et par la couleur *vert-pré foncé* qu'elle prend avec un mélange d'acide azotique et sulfurique (au contact de ce mélange l'huile pure prend une teinte *rose fleur de pêcher*).

Pour rechercher la présence de l'*huile d'abricot*, on prend 12 grammes d'huile suspecte, on les agite avec 1^{gr},50 de chaux hydratée, puis on chauffe le tout au bain-marie, en ayant soin de ne pas atteindre 100°. On filtre à chaud le liquide ; le produit filtré se trouble et blanchit, à mesure que le refroidissement fait des progrès, s'il contient de l'huile d'abricot (*Nicklès*).

On peut aussi agiter fortement l'huile à essayer avec 25 p. 100 d'acide nitrique ; elle ne se colore pas si elle est pure ; s'il y existe de l'huile d'abricot, elle prend une nuance *jaune*, qui passe peu à peu au *jaune rougeâtre*.

M. Bieber recommande, comme réactif, un mélange à poids égaux d'acide sulfurique concentré, d'acide azotique fumant et d'eau. Une partie de ce mélange et cinq parties d'huile d'amande donnent une coloration d'un *jaune clair*, si l'huile est pure, tandis que l'huile d'*amande de pêche* prend, dans les mêmes conditions, une teinte *rouge* passant à l'*orangé*, l'*huile d'œillette* une teinte plus pâle que celle de l'huile d'amande pure.

Cailletet mélange 4 cent. cubes d'huile d'amande à 3 cent. cubes d'hypoazotide et il plonge le tout dans l'eau, pour accélérer le refroidissement. L'huile ainsi traitée devient d'un *vert pâle*, puis elle se solidifie et sa couleur se dégrade jusqu'à la nuance *paille*, qu'elle conserve sans altération, si elle est pure. Mais, lorsqu'elle est additionnée d'une autre huile végétale, elle présente alors une teinte qui varie du *jaune* au *rouge*, suivant l'espèce de l'huile ajoutée.

Pharmacologie. — L'huile d'amande sert à la préparation du *savon amygdalin*, des cérats et d'un grand nombre de liniments et de pommades. On l'administre à l'intérieur, à titre de laxatif, après l'avoir émulsionnée (*looch huileux*), ou mélangée à des sirops.

§ 2. HUILE DE CROTON.

Préparation. — 1° Pour extraire l'huile contenue dans les semences du *Croton tiglium* L. (Euphorbiacées), on lave ces semences dans l'alcool, on les fait sécher, on les broie, et on en fait une pâte avec de l'éther, dans un appareil à déplacement. L'éther est chassé par évaporation ou par distillation. On laisse déposer l'huile et on la filtre.

Lorsqu'on opère sur de grandes quantités, on peut procéder par expression (*Codex*).

Caractères. — L'huile de croton est d'un jaune rougeâtre, inodore, soluble dans l'éther, l'alcool, le sulfure de carbone et les essences. La solubilité dans l'alcool est d'autant plus grande que l'huile est plus anciennement préparée, ou les semences plus anciennement récoltées. La partie insoluble dans ce liquide ne manifeste aucune propriété irritante ; la partie soluble contient le principe vésicant. L'huile soluble est brune et acide ; elle tient en suspension des aiguilles solubles à chaud. Densité : 0,940 à 0,955.

Son principe vésicant est l'*acide crotonoléique* (*Buckheim*). On le trouve partie à l'état libre, partie à l'état de glycéride ; il ne peut être isolé par distillation. L'huile renferme, en outre, d'après Schlippe : *palmitine, stéarine, myristine, laurostéarine, acides crotonique* et *angélique, crotonol*. MM. Geuther et Frœlich contestent la présence des acides crotonique et angélique ; les acides volatils, qu'ils ont rencontrés dans l'huile de croton, sont les acides *acétique, butyrique, valérique, œnanthylique* et *tiglique*. Ce dernier est identique à l'*acide méthylcrotonique* (*Berendes*).

L'*acide crotonique* est liquide, incolore, oléagineux, d'une saveur très âcre et d'un pouvoir toxique considérable. Il se fige à — 5° ; il se volatilise sensiblement à + 2° ou 3°, en produisant des vapeurs excessivement irritantes. Il est monobasique et il sature bien les oxydes métalliques. Sa composition est exprimée par la formule ($C^4H^6O^2$) (*Schlippe*).

Le *crotonol* est une huile visqueuse, incolore ou légèrement jaunâtre, offrant une odeur particulière. Il est irritant, mais non purgatif. Il a pour formule ($C^9H^{14}O^2$) (*Schlippe*).

Essai. — L'huile de croton est un médicament sur l'activité duquel le médecin a besoin de compter. Le pharmacien doit, par conséquent, la préparer lui-même, l'analyse chimique ne permettant pas de vérifier sa pureté d'une manière certaine. Lorsque, cependant, on est obligé de procéder à cette vérification, voici les essais que l'on peut tenter :

On agite, dans un tube bouché, dix gouttes d'huile de croton avec 8 à 10 grammes d'acide sulfurique concentré ; le mélange reste limpide bien que très foncé, si l'huile est pure ; il devient opaque si elle est mélangée d'huiles étrangères.

. 2 volumes d'alcool absolu, mis en contact avec 1 volume d'huile de croton, en dissolvent 60 p. 100.

Le réactif de Poutet ne solidifie pas l'huile de croton.

Pharmacologie. — L'huile de croton est un purgatif drastique et un révulsif des plus violents. Suivant MM. Robert et Hirschaydt, ses propriétés sont dues à l'acide crotonoléique seul. L'acide libre est le principe irritant ; son glycéride n'est pas toxique, mais, sous l'influence de la digestion, il est décomposé, d'où l'action purgative observée. Quelle que soit l'indication qu'on lui fasse remplir, il faut administrer ce médicament avec beaucoup de prudence. Lorsque, surtout, on le destine à l'usage interne, il est indispensable de le diviser avec une substance peu active, qui atténue ses effets. Pour y parvenir, on le dissout dans l'huile d'amande ou dans l'huile de ricin, on l'émulsionne dans une potion gommeuse, ou on l'incopore à une masse pilulaire inerte. Une à deux gouttes suffisent pour provoquer des évacuations abondantes. A l'extérieur, on emploie en frictions l'huile pure ou diluée dans l'huile d'olive, en proportions variées.

Dans le but de limiter les effets de ce médicament, Limousin a proposé de l'employer sous forme de crayons, dont voici la formule :

> Beurre de cacao... 1 partie.
> Cire blanche... 1 —
> Huile de croton tiglium................................. 2 —

Le beurre et la cire sont fondus, dans un matras ; on y ajoute l'huile, en ayant soin de boucher ensuite le matras, et quand le mélange commence à se refroidir, on le coule dans des moules cylindriques.

§ 3. HUILE D'OLIVE.

Préparation. — La préparation de l'huile d'olive est industrielle ; les produits qu'elle fournit diffèrent, suivant le mode appliqué à leur extraction.

Pour obtenir l'*huile fine* ou *huile vierge*, on broie les olives, sans écraser les noyaux, et on soumet immédiatement les fruits à la presse.

Les olives comprimées contiennent encore beaucoup d'huile ; on les délaie dans l'eau bouillante et on exprime de nouveau. Cette huile est inférieure à la première ; c'est l'huile comestible *ordinaire*.

Le marc de la deuxième opération, abandonné à la fermentation ou chauffé à feu nu, donne des produits plus ou moins altérés, connus sous les dénominations d'*huile de ressence*, d'*huile tournante* et d'*huile d'enfer*.

Caractères. — L'huile d'olive pure est jaune ou verdâtre, suivant le degré de maturité des fruits qui l'ont fournie. Elle possède une odeur particulière, une saveur douce et parfumée, qui doit être entièrement dépourvue d'acreté. Elle se fige à + 6° ou à + 8°, parfois à une température un peu plus basse ; le corps qui se dépose est de la *palmitine*, dont elle contient environ 25 p. 100, accompagnée d'un peu d'*arachide*. Sa densité est 0, 919 à + 12°. Elle a, pour l'électricité, un pouvoir conducteur 675 fois plus faible que celui des autres huiles végétales. Elle rancit lentement à l'air, sans se dessécher. Exposée à la lumière solaire, pendant un mois, elle se décolore entièrement ; elle est alors oxydée et elle offre des réactions chimiques nouvelles. L'hypoazotide la solidifie, en quelques heures, en convertissant son oléine en élaïdine. L'ammoniaque et l'eau de chaux forment avec elle une émulsion blanche, épaisse et très stable.

Essai. — L'huile d'olive est l'objet d'une fraude constante ; on y introduit des huiles végétales de moindre valeur, en particulier les *huiles d'œillette*, de *sésame*, d'*arachide* et de *coton*. La recherche de ces falsifications est extrêmement délicate ; les huiles ont une telle analogie de propriétés, qu'il est parfois difficile d'établir leur identité dans un mélange, ainsi que l'atteste la multiplicité des moyens proposés pour cette constatation.

On a tout d'abord cherché à vérifier la pureté de l'huile d'olive, en mesurant sa densité au moyen d'aréomètres spéciaux, tels que l'*oléomètre* de Lefebvre, l'*élaïomètre* de Gobley, etc.; malheureusement les indications de ces instruments ne sont pas très précises, en raison du faible écart qui existe entre les densités des différentes huiles.

Examinée à l'oléo-réfractomètre Amagat et Jean, elle donne une déviation de + 1° à + 2° au plus, quand elle est pure.

La viscosité propre à l'huile d'*œillette* peut faire reconnaître la présence de cette huile dans l'huile d'olive. En effet, si l'on agite vivement dans un flacon l'huile à essayer, elle se remplit de bulles d'air qui, par le repos, remontent à la surface du liquide, où elles crèvent *immédiatement* si l'huile est pure. Mais quand il y a mélange d'huile d'œillette, les bulles persistent pendant un temps plus ou moins long. Cette épreuve n'est pas rigoureuse ; elle ne peut autoriser que le soupçon.

On a proposé d'utiliser les réactifs qui communiquent aux huiles végétales des colorations ou des propriétés particulières ; on a successivement recommandé : l'acide azotique saturé de bioxyde d'azote (*Barbot*), l'acide azotique pur (*Diésel*), l'acide sulfurique (*Heydenreich*), le mélange d'acides azotique et sulfurique (*Behrens*), la soude caustique (*Crace-Calvert*), la potasse caustique (*Mailho*), le bisulfure de calcium, le chlorure de zinc, le bichlorure d'étain, l'acide phosphorique, l'ammoniaque (*Château*), le brome (*Cailletet*), l'albumine et l'acide azotique (*Brullé*), le nitrate d'argent (*Millau*), etc. Toutes ces réactions sont utiles à consulter, mais leur interprétation est souvent bien difficile.

M. Maumené a découvert que les huiles s'échauffent lorsqu'on y mélange de l'acide sulfurique concentré, et que ce phénomène est bien plus sensible pour les huiles siccatives que pour les autres. Il conseille, dès lors, d'agiter ensemble 50 grammes d'huile d'olive et 10 cent. cubes d'acide sulfurique pur *bouilli ;* la température du liquide s'élève de 44°, si l'huile est pure ; elle atteint une limite plus élevée, si le produit contient des huiles d'œillette, de colza, de sésame, etc. Ce procédé n'est pas très sûr.

Le moyen d'essai le plus usité est celui qui a été donné par Poutet, en 1819. Il consiste à solidifier l'huile d'olive, à l'aide d'une solution mercurielle préparée comme il suit : on laisse réagir, *à froid* dans un flacon, 60 grammes de mercure et 75 grammes d'acide azotique à 38°. Quand la dissolution est terminée, elle contient : des nitrates mercureux et mercurique, de l'acide nitrique, de l'hypoazotide et peut-être du nitrite mercuriel.

Pour procéder à l'essai de l'huile, on pèse successivement, dans un flacon, 8 grammes de réactif Poutet et 96 grammes d'huile d'olive ; on agite violemment le tout, de 10 minutes en 10 minutes, pendant deux heures et demie, puis on l'abandonne au repos. L'huile pure se solidifie en trois ou quatre heures en hiver, et en six ou sept heures en été ; elle offre une couleur blanche et un aspect homogène ; sa surface, frappée avec un agitateur de verre, fait entendre un bruit sec et sonore. La présence des huiles d'œillette ou de colza modifie notablement les résultats de l'expérience : 10 p. 100 de ces huiles empêchent la solidification ; 5 p. 100 donnent un mélange un peu mou et dont la surface est mamelonnée au lieu d'être lisse. Ce procédé est d'une exécution facile et sûre ; pas plus que les autres, malheureusement, il ne donne la mesure de la fraude.

M. Audoynaud indique le moyen suivant, comme très précis et très rapide en même temps. Dans un tube à essai, de $0^m,15$ sur $0^m,015$ divisé en centimètres cubes, on mesure 2 centimètres cubes d'huile. On y ajoute $0^{gr},10$ de bichromate de potassium en poudre, que l'on mélange par agitation, puis 3 centimètres cubes d'acide azoto-sulfurique. En agitant de nouveau, le liquide devient d'un *rouge brun.* Après un repos de 1 ou 2 minutes, on ajoute de l'éther, pour compléter le volume de 5 centimètres cubes et on agite une dernière fois. La liqueur, *verdâtre*, tend alors à se séparer en deux couches, mais, au bout de quelques instants, une vive effervescence se manifeste ; d'abondantes vapeurs rutilantes se dégagent et l'huile vient surnager. Si elle est pure, sa couleur est *verte*. Mélangée de 5 p. 100 d'huile de *sésame*, d'*arachide*, de *coton* ou d'*œillette*, sa nuance varie du *vert jaunâtre* au *jaune* et même au *jaune rougeâtre*, suivant la nature de la fraude. Pour mieux juger les teintes, il est bon d'ajouter de l'eau jusqu'à la division 10 du tube ; l'huile conserve ses caractères pendant plusieurs heures.

M. Brullé a indiqué deux procédés de vérification. Il chauffe au bain-marie, pendant une demi-heure, 12 cent. cubes d'huile suspecte et 5 cent. cubes d'une solution alcoolique de nitrate d'argent à 2,5 p. 100. L'huile d'olive prend une teinte *verte*, d'autant plus foncée qu'elle est de qualité plus inférieure ; les autres huiles manifestent des teintes *rouge* (huile de sésame, etc.), ou *noire* (huile de coton).

Le second moyen, plus sûr que le précédent, consiste à faire bouillir pendant quelques instants l'huile avec un peu d'albumine sèche et d'acide azotique : elle reste *pâle* et un peu *verdâtre*, si elle est pure ; les huiles de *coton* et de *faine* lui font prendre une teinte *rouge*, les autres huiles de graines une teinte d'un *jaune d'or* plus ou moins vif.

M. Tocher agite l'huile à essayer avec son volume de solution de pyrogallol dans l'acide chlorhydrique (1/14) ; on laisse reposer cinq minutes, on sépare l'huile et on fait bouillir la solution chlorhydrique pendant cinq minutes : s'il y a mélange de *sésame,* le liquide devient *pourpre* par transparence et *bleu* par réflexion.

Lorsqu'on veut seulement savoir si une huile d'olive est fraîche ou altérée, on peut la chauffer au bain-marie, avec un fragment de rosaniline : elle reste *incolore* si elle est neutre, tandis qu'elle dissout la rosaniline en prenant une teinte *rouge pâle,* quand elle est rance (*Jacobsen*).

Pharmacologie. — On emploie rarement l'huile d'olive à l'intérieur ; elle jouit cependant des propriétés laxatives de l'huile d'amande, qu'elle peut remplacer dans presque tous les cas. Mais la résistance qu'elle offre à l'oxydation la désigne naturellement pour les usages externes, de préférence aux autres huiles végétales. Elle sert à préparer les huiles médicinales et un grand nombre de liniments, de pommades, d'onguents et d'emplâtres.

§ 4. HUILE DE RICIN.

Préparation. — 1° On prend des ricins de France récents, on brise leur enveloppe testacée, en les faisant passer entre deux cylindres suffisamment distants l'un de l'autre ; on les vanne, pour en séparer l'épisperme, dont on achève de les débarrasser par un triage à la main. On les renferme alors dans des sacs de coutil et on les soumet à la presse, en ménageant la pression, pour donner à l'huile le temps de s'écouler. Quand il ne passe plus de liquide, on retire le marc, on le réduit en pâte et on le porte de nouveau sous la presse. Enfin, on filtre l'huile au papier, à une température voisine de 30° (*Codex*).

2° On a proposé d'épuiser les semences avec l'alcool (Faguer) ou avec l'éther (Prodam). Ces moyens ne valent pas l'expression à la température ordinaire.

Caractères. — L'huile préparée à froid est incolore ; sa consistance est épaisse, sa saveur et son odeur sont peu prononcées, mais cependant nauséabondes. Sa densité est $0,963$ à $+ 15°$ (*Cloëz*). Elle est siccative et elle acquiert une grande âcreté au contact de l'air. Elle se trouble, quand on la refroidit à 0°. Elle se distingue des autres huiles végétales, par une solubilité en toute proportion dans l'alcool absolu et dans l'acide acétique cristallisable.

Elle est composée de trois glycérides : *ricinoline, stéarine* et *palmitine.* M. Tuson en a retiré un principe azoté, qu'il nomme *ricinine* et qu'il considère comme un alcaloïde.

Lorsqu'on la soumet à l'action de la chaleur, elle se boursoufle considérablement et fournit des produits volatils, au nombre desquels se trouvent *l'œnanthol* ($C^7H^{14}O$), *l'acide œnanthylique* ($C^7H^{14}O^2$), *l'acroléine* (C^3H^4O) et des acides gras solides.

L'acide azotique la transforme en *acide subérique* ($C^8H^{14}O^4$). La potasse la saponifie rapidement à froid ; on peut isoler du savon l'*acide ricinolique* ($C^{18}H^{34}O^3$). Quand elle agit à une température élevée, elle dédouble l'huile en *alcool caprylique* ($C^8H^{17}OH$) et en *acide sébacique* ($C^{10}H^{18}O^4$), avec dégagement d'hydrogène (*Bouis*) :

$$C^{18}H^{34}O^3 + 2KOH = C^8H^{17}OH + H^2 + C^{10}H^{16}K^2O^4$$

Acide ricinolique.   Alc. caprylique   Sébacate de potassium.

L'ammoniaque convertit l'huile de ricin en *ricinolamide*, qui est cristallisable et fusible à 66°.

Essai. — Toutes les *huiles de graines* et l'*huile de résine* servent à frauder l'huile de ricin. Ces falsifications sont faciles à dévoiler : elles affaiblissent la consistance et la densité du produit, dont elles diminuent, en outre, la solubilité dans l'alcool. La vérification se fait en ajoutant à l'huile une petite quantité d'alcool absolu : le liquide se sépare en deux couches, s'il n'est pas pur.

On peut aussi utiliser le pouvoir optique de l'huile de ricin. Cette substance dévie la lumière polarisée d'environ 10° à droite ; les autres huiles sont inactives (*Popp*). A l'oléo-réfractomètre Amagat et Jean, sa déviation est égale à $+43°$.

L'*huile de résine* peut être accusée par l'acide azotique à 1,31 qui la brunit en se colorant lui-même en *jaune brun* d'autant plus intense qu'il y a plus d'huile de résine dans le mélange (*Gilbert*).

M. Cornette préfère saponifier par la soude l'huile suspecte. Il dissout le savon dans l'eau chaude, puis il y ajoute un excès de solution saturée de chlorure de sodium : le savon dû aux acides gras se précipite, les résinates alcalins restent dissous. On met en liberté les acides résiniques, au moyen de l'acide sulfurique.

Lorsque l'*huile de coton* a été mélangée à l'huile de ricin, on la recherche au moyen de la solution alcoolique de nitrate d'argent, en opérant comme il est dit pour l'huile d'olive (p. 721).

Pharmacologie. — L'huile de ricin est un purgatif très employé soit en nature, soit en émulsion, soit en capsules. Elle sert encore à communiquer de la souplesse au collodion et à ramollir certaines pommades trop consistantes. On a émis plusieurs opinions sur la nature de son principe actif ; M. Popp l'attribue à une substance azotée, qu'il a rencontrée dans toutes les huiles de ricin du commerce ; mais cette assertion n'est rien moins que démontrée. Il est probable seulement que ce principe est indépendant de l'huile elle-même, et qu'il s'y trouve dissous dans une proportion très faible.

L'amande du ricin en contient une bien plus grande quantité ; aussi jouit-elle de propriétés drastiques, alors que l'huile est un purgatif très doux.

Son principe actif est bien l'acide ricinolique, d'après les derniers travaux de M. H. Meyer. L'acide et ses combinaisons sont purgatives ; il n'est pas probable qu'il y ait dans l'huile d'autre principe agissant de la même manière.

Préparée par le procédé de M. Prodam, l'huile est, suivant l'auteur, absolument exempte de saveur désagréable et d'une activité plus grande que celle du produit commercial.

M. Giffard a proposé d'introduire, dans la matière médicale, les *ricino-lates* ou *ricinoléates* métalliques (*savons d'huile de ricin*).

Les ricinolates alcalins peuvent être obtenus par saponification directe et à froid ; ils ont une onctuosité caractéristique. Les autres sont préparés à l'aide des premiers, par double décomposition. Tous participent des propriétés laxatives de l'huile de ricin. Le *ricinoléate* de *magnésium* est aussi purgatif que l'huile elle-même (*Stockmann* et *Dott*).

PHÉNOL SULFORICINÉ.

Phénol pur.....................	20 gr.
Topique sulforiciné...........	80

On dissout, à froid, et on filtre. Le mélange renferme 20 p. 100 de phénol. Il doit rester limpide (*Codex*).

On prépare de la même manière :

Créosote sulforicinée (15 p. 100).

Salicylate de phénol sulforiciné (15 p. 100).

TOPIQUE SULFORICINÉ.

Sulforicinate de soude.

Huile de ricin...............	1000 gr.
Acide sulfurique officinal.....	250

On verse l'huile de ricin dans un vase en verre, muni d'un robinet à sa partie inférieure et plongé dans un récipient rempli d'eau froide. Lorsque l'huile de ricin est bien refroidie, on ajoute lentement l'acide sulfurique, par petites quantités et en agitant avec soin entre chaque affusion, de manière à éviter une élévation notable de température. Après 12 heures de repos en lieu frais, on ajoute au mélange 1500 gr. d'eau ; on agite avec soin et on laisse reposer. Au moyen du robinet, on enlève ensuite la couche aqueuse réunie au fond du vase, puis on lave le produit restant, à plusieurs reprises, avec 1,5 litre de soluté aqueux de sel marin à 10 p. 100, *préalablement chauffé entre* 60° *et* 70°. Après chaque lavage, on laisse reposer, puis on sépare la couche aqueuse, au moyen du robinet.

Lorsque les lavages sont terminés, on neutralise en partie, par de la soude étendue, le produit acide qui s'est formé. Il faut lui conserver une réaction *très faiblement acide au tournesol*. On le laisse reposer pendant quelques jours et on le filtre au papier, après avoir soutiré la couche d'eau qui s'est séparée. Le liquide filtré est encore troublé par de l'eau ; il est nécessaire de le dessécher. Pour cela on le mélange avec 30 gr. de *carbonate de potassium pur et sec* réduit en poudre et on agite très vivement. Après repos, on filtre de nouveau au papier et on recueille, dans un flacon *bien sec*, le topique sulforiciné, qui est *limpide* et *doit rester tel* (*Codex*).

b. — SUCS HUILEUX SOLIDES.

§ 1. BEURRE DE CACAO.

Préparation. — 1° On monde du cacao non terré, pour en séparer les corps étrangers ; on le torréfie dans un cylindre de tôle, autant seulement qu'il est nécessaire, pour faciliter la séparation de l'enveloppe. On brise les amandes à l'aide d'un moulin ou d'un rouleau de bois ; les enveloppes sont séparées par le van et les germes au moyen d'un crible. On réduit le cacao en pâte, en le pilant dans un mortier de fer chauffé. Lorsque celle-ci est suffisamment divisée, on la met au bain-marie avec une quantité d'eau égale au dixième du poids du cacao, et l'on chauffe pendant quelques instants. On enferme ensuite le tout dans une toile de coutil et l'on soumet rapidement à la presse entre des plaques de fer étamées, qui ont été chauffées dans l'eau bouillante (*Codex*).

Purification. — Pour purifier le beurre de cacao, on le liquéfie au bain-marie et on le laisse refroidir au repos. Quand il est solidifié, on le sépare de l'eau et du parenchyme qui se sont déposés, puis on le sèche entièrement, en le plaçant pendant quelque temps sur un lit de gros papier non collé ; enfin on le brise par morceaux et on l'introduit peu à peu dans un filtre chauffé à l'eau bouillante ou à la vapeur. On le reçoit dans des bouteilles, que l'on bouche avec soin et que l'on conserve à la cave (*Codex*).

2° On peut éviter l'expression de la pâte de cacao, en faisant bouillir celle-ci avec de l'eau pendant un quart d'heure. On laisse refroidir doucement le tout, on enlève le beurre solidifié, puis on le purifie comme l'indique le Codex.

Caractères. — Le beurre de cacao est dur, fragile et d'un jaune pâle ; son odeur et sa saveur sont douces et agréables. Sa densité est 0,95 à 15° et 0,857 à 100°. Il est soluble dans l'alcool, dans l'éther, dans l'essence de térébenthine, etc. Il fond de 30° à 33°. En moyenne, son point de fusion est à 30°, il se solidifie à 29°. En le faisant cristalliser plusieurs fois dans l'éther, on abaisse son point de fusion à 25° ou même à 21°. Ses acides gras fondent à 48°-52°. Déviation à l'oléo-réfractomètre : — 19°.

Il contient de la *palmitine*, de l'*oléine* et une forte proportion de *stéarine* (*Specht* et *Goessmann*). M. Kingzett y a trouvé, en outre, de l'*acide laurique* et un acide nouveau, qu'il nomme *acide théobromique* et qu'il représente par la formule ($C^{64}H^{128}O^2$). M. Graf affirme qu'il s'y trouve aussi une petite quantité d'*acides gras libres* et de la *cholestérine*. Pour lui, l'acide théobromique n'existe pas et les acides fixes du beurre de cacao sont les acides : *formique, acétique, butyrique, arachique, oléique, stéarique, laurique* et *palmitique*.

Essai. — On mélange quelquefois au beurre de cacao, dans le commerce, de la *moelle de bœuf*, *du suif de veau* et, plus rarement, de l'*axonge*.

Pour découvrir ces fraudes, on observe attentivement l'odeur, la couleur et la fusibilité du beurre. Si ce premier examen n'est pas concluant, on dissout le beurre dans l'éther; la solution est *transparente* quand le produit est pur, *trouble* s'il est additionné d'une matière grasse étrangère. De plus on vérifie la déviation du produit à l'oléo-réfractomètre, le point de fusion de ses acides gras et les autres caractères analytiques distinctifs des graisses animales.

Pharmacologie. — Comme tous les corps gras neutres, le beurre de acao n'est qu'un adoucissant local. Aussi a-t-on renoncé à l'employer à l'intérieur. Il sert, comme topique, à calmer l'ardeur des surfaces irritées. C'est aussi l'excipient le plus habituel des suppositoires. Il a pour avantages particuliers d'être facilement fusible et de rancir lentement.

On peut le conserver indéfiniment, dans des fioles bouchées, suivant le procédé indiqué par Henry et Guibourt et adopté par le Codex. En général, on se borne à l'envelopper de feuilles d'étain, qui le protègent moins efficacement contre l'action de l'oxygène. On doit rejeter entièrement celui qui est décoloré, car cette modification physique est l'indice d'une altération certaine.

§ 2. BEURRE DE MUSCADE.

Préparation. — Pour obtenir ce médicament, on contuse des muscades ou on les passe au moulin, pour les réduire en poudre assez ténue ; on les expose en cet état, sur un tamis de crin, à l'action de la vapeur d'eau, jusqu'à ce qu'elles soient bien chaudes et que le corps gras soit entièrement liquéfié. On exprime rapidement alors le produit, entre des plaques métalliques préalablement chauffées à l'eau bouillante. Quand l'huile est refroidie, on la sépare de l'eau qui s'est écoulée avec elle et on la purifie en la filtrant au papier, dans un entonnoir rempli d'eau chaude (*Codex*).

Caractères. — Le beurre de muscade est ferme, très aromatique, de couleur jaune et veiné de rouge. Il est facilement fusible et il a pour densité 1,008 (*Cloëz*). Les éléments dont il est composé sont : la *myristine*, (40 à 50 p. 100), l'*oléine*, la *palmitine*, une *essence* particulière (6 à 8 p. 100) et de l'*acide myristique* libre.

La *myristine* est une graisse neutre, cristalline et nacrée. Elle fond à 31°. Elle est très soluble dans [l'éther bouillant et moins soluble dans l'alcool. Elle a pour formule $C^2H^5(C^{14}H^{27}O^2)^3$. Les alcalis la dédoublent en glycérine et en *acide myristique* ($C^{14}H^{28}O^2$) (*Playfair*).]

L'*essence* de muscade, rectifiée sur la potasse, est très fluide, incolore et douée d'une saveur âcre et brûlante. Elle bout à 165° ; sa densité est 0,853 à 15°. Elle est lévogyre (— 13°,5) et représentée par la formule $C^{10}H^{16}$ (*Cloëz*). Suivant M. Gladstone, elle contient, outre cet hydrocarbure qui bout à 160°, une huile oxygénée, dont le point d'ébullition est à 224°.

Essai. — On falsifie souvent le beurre de muscade avec d'autres *corps gras*, colorés en jaune au moyen du *curcuma*.

Il est facile de découvrir cette fraude, en faisant bouillir 10 gr. du beurre suspect avec 50 gr. d'alcool à 50°, que l'on filtre après refroidissement : l'alcool reste incolore au contact du beurre naturel, et il devient *jaune* dans le cas de coloration par le *curcuma*.

Pharmacologie. — Le beurre de muscade est un excitant usité en frictions, soit seul, soit mélangé à d'autres corps gras. Il fait partie du *baume nerval* et ses éléments se retrouvent nécessairement dans les préparations aromatisées avec la muscade, telles que l'*élixir de Garus*, la *teinture de Bonferme*, etc.

§ 3. HUILE DE LAURIER.

Préparation. — On réduit en poudre, dans un moulin, des fruits de laurier récemment *séchés*, on les expose à l'action de la vapeur d'eau, assez longtemps pour les bien pénétrer, puis on les met promptement à la presse, dans une toile de coutil, entre des plaques métalliques chauffées. On exprime fortement, on filtre l'huile à chaud et on la renferme dans un flacon.

L'huile de laurier peut également être préparée avec les fruits *récents*. Pour cela on broie les fruits, on les chauffe légèrement et on les soumet à la presse. On laisse déposer l'huile, en la maintenant liquide à l'aide d'une légère chaleur, et l'on décante (*Codex*).

L'ébullition, sans expression, ne permet pas de retirer l'huile des baies récentes du laurier (*Ménigault*), non plus que des baies sèches (*Soubeiran*).

Caractères. — L'huile de laurier est verte, demi-solide et d'une odeur agréable. Elle est principalement formée de *laurine* et d'une matière grasse neutre, nommée *laurostéarine*, dissoute dans un mélange d'*huile fixe* et d'*huile volatile*, qui la laisse déposer en partie.

La *laurine* cristallise en prismes blancs, inodores et insipides, insolubles dans l'eau et dans les *alcalis*. Elle se dissout dans l'alcool et dans l'éther. La chaleur la volatilise, sans décomposition. Elle est représentée par la formule $C^{22}H^{30}O^3$.

La *laurostéarine* $C^3H^5(C^{12}H^{23}O^2)^3$ cristallise en aiguilles incolores, soyeuses, peu solubles dans l'alcool froid, mais très solubles dans l'éther et dans l'alcool bouillant. Elle fond à 45° environ (*Marsson*). Saponifiée par les alcalis, elle fournit un acide gras (*acide laurique*), fusible vers 43° et dont la composition répond à la formule $C^{12}H^{24}O^2$.

L'*huile volatile* est épaisse, d'un jaune verdâtre et faiblement acide. Sa densité est 0,932 à 16°. Traitée par la potasse, elle donne de l'*acide laurique* et deux *carbures d'hydrogène*. L'un de ces carbures est un terpène ; il a pour formule $C^{10}H^{16}$, pour densité 0,908 et il bout à 164°. Son odeur est celle de la térébenthine ; son pouvoir rotatoire est égal à 23°,35. L'autre, $C^{15}H^{24}$, bout à 350° ; sa densité est 0,925 et son pouvoir rotatoire atteint seulement 7°,225 (*Blas*).

Essai. — On a substitué à l'huile de laurier de l'*axonge* colorée par l'*acétate de cuivre*, et un mélange d'*axonge*, d'*indigo* et de *curcuma*, parfumé à l'aide d'un peu d'huile de laurier ou d'*essence de mélisse*.

Pour reconnaître la présence de l'*acétate de cuivre*, on fait bouillir le produit avec de l'eau aiguisée d'acide chlorhydrique. La liqueur filtrée prend une teinte *bleue*, par l'addition d'un excès d'ammoniaque, si elle contient du cuivre. L'incinération d'une petite quantité d'huile suspecte fournirait un résidu, dans lequel on trouverait également le cuivre, à l'aide des réactifs.

Si l'on soupçonne un mélange de *graisse* colorée avec l'*indigo* et le *curcuma*, on en fait chauffer une partie avec de l'eau, dont la teinte jaune atteste aussitôt la nature de la fraude, l'eau restant incolore au contact de l'huile pure.

1 gr. d'huile de laurier donne une solution limpide avec 8 gr. d'alcool absolu et avec son propre poids d'alcool amylique. Lorsque la solution amylique se solidifie, il y a mélange de vaseline, d'axonge, ou d'une autre graisse solide.

Pharmacologie. — L'huile de laurier n'est employée qu'à l'extérieur, en frictions stimulantes. On la confond quelquefois avec la *pommade de laurier*, qui est un médicament moins actif et très différent.

V. — ESSENCES.

Huiles volatiles, huiles essentielles.

On réunit, sous la dénomination d'essences, des composés très divers, souvent oléagineux, quelquefois solides, toujours volatils et aromatiques. Les essences se rencontrent surtout dans les fleurs et dans les fruits des végétaux, parfois aussi dans les feuilles, dans les tiges et même dans les racines. Elles y sont le plus souvent toutes formées ; cependant, les essences d'amande amère, de laurier-cerise, de moutarde, de raifort, de thlaspi, etc., ne prennent naissance qu'au contact de l'eau.

Elles ont une odeur propre et très vive, une saveur ordinairement âcre et brûlante, plus rarement douce et sucrée. Presque toutes sont incolores, quand elles sont pures ; mais l'essence de camomille commune est *bleue*, celles de camomille romaine, de cajeput et d'absinthe sont *vertes*, etc.

Suivant M. Piesse, la couleur bleue est due à la présence d'une substance liquide, bouillant à 302°, qu'il nomme *azulène*. La densité de l'azulène est de 0, 91 ; sa composition $C^{16}H^{24} + H^2O$. Son pouvoir colorant est considérable : il est, dans quelques essences, plus ou moins effacé par celui d'une matière résineuse *jaune*, qui paraît dérivée des essences mêmes, par oxydation. Le mélange de ces deux matières colorantes produit les teintes jaunes, brunes et vertes, spéciales à certaines huiles volatiles.

Les essences sont à peine solubles dans l'eau, avec laquelle elles forment cependant des hydrates définis, que l'on retrouve dans les produits commerciaux. Elles sont, au contraire, très solubles dans l'alcool, l'éther, le sulfure de carbone, le chloroforme, les carbures d'hydrogène, l'acide acétique et quelques autres acides. Elles dissolvent aisément les corps gras, les résines, le soufre, le phosphore, etc.

Leur point d'ébullition est entre 160° et 240°. Leur densité se trouve comprise entre 0, 759 et 1, 096. En général, celles qu'on retire des plantes *indigènes* sont *plus légères* et *moins volatiles* que celles des plantes *exotiques*. Toutes brûlent avec une flamme fuligineuse.

Exposées à l'air, elles en absorbent rapidement l'oxygène ; elles s'épaississent alors, souvent elles deviennent acides et elles se convertissent en substances résineuses. Ces modifications sont accompagnées d'un dégagement d'acide carbonique ; la lumière les favorise, en même temps elle colore les produits. Il résulte de ces faits, que l'on ne peut conserver les essences qu'en les préservant de la double influence de l'air et des rayons lumineux.

L'acide azotique les oxyde vivement et peut même les enflammer. Les acides chlorhydrique et sulfurique et l'ammoniaque s'y combinent fréquemment. Le chlore, le brome et l'iode les attaquent avec énergie ; la réaction produite par l'iode est tellement violente, qu'elle détermine souvent une explosion.

La plupart des essences sont des mélanges de deux ou d'un plus grand nombre d'éléments, ainsi que l'atteste la variabilité de leur point d'ébullition. De ces éléments, les uns sont formés de carbone et d'hydrogène, les autres sont oxygénés (*alcools*, *phénols*, *aldéhydes*, *acétones*, etc.). Les premiers, toujours liquides, portaient autrefois le nom d'*élœoptènes ;* les seconds, souvent solides, étaient appelés *camphres* ou *stéoroptènes*. Ces dénominations ont vieilli.

Presque toutes les essences dévient le plan de polarisation de la lumière polarisée. M. Flückiger résume comme il suit les principaux faits relatifs à cette action :

1º Des éléments constitutifs des huiles essentielles, les uns font tourner le plan de polarisation, les autres ne le déplacent point ;

2º Le pouvoir rotatoire d'une huile essentielle est la résultante du pouvoir rotatoire des divers composants ;

3º Les proportions de ces composants étant variables, les huiles essentielles ne peuvent avoir un pouvoir rotatoire constant ;

4º Les huiles essentielles chimiquement définies se trouvent dans le même cas, parce que la fixation d'oxygène et d'eau change leurs propriétés optiques ;

5º Le pouvoir rotatoire est influencé par la qualité et par la quantité de substances qui sont elles-mêmes inactives ;

6º Il l'est de même par la présence de plusieurs composants à pouvoir rotatoire différent ;

7º Le pouvoir rotatoire d'une huile essentielle, tout en étant la résultante de plusieurs forces concomitantes, est encore soumis à d'autres influences ;

8º Les huiles inactives même ne peuvent être déclarées pures de tout mélange, après l'examen au polarimètre. L'examen du pouvoir rotatoire ne saurait donc à lui seul permettre d'affirmer la pureté des essences.

Récemment encore, on classait les essences en trois séries, d'après leur composition chimique ; essences *hydrocarbonées*, *oxygénées* et *sulfurées*. Cette classification est insuffisante ; elle passe sous silence les essences *azotées* (cresson, capucine, etc.) ; en second lieu, on ne saurait y rattacher rigoureusement celles qui sont formées de plusieurs principes immédiats et ce sont les plus nombreuses ; enfin, les diverses essences oxygénées possédant des fonctions chimiques différentes ne peuvent appartenir à un seul groupe. Leur distribution en séries homogènes est difficile, dans l'état actuel de nos connaissances.

Préparation. — On extrait les essences, par *expression*, par *distillation* ou par *dissolution*, suivant leur nature et leur abondance dans le végétal à traiter.

1º *Expression*. On ne peut appliquer ce moyen qu'à la préparation des essences contenues en forte proportion dans les cellules des plantes, comme cela a lieu dans les Aurantiacées, par exemple.

On râpe avec précaution la partie colorée du péricarpe des fruits, on enferme la pulpe dans un sac de crin, que l'on porte aussitôt sous la presse. Le liquide que l'on recueille se partage, par le repos, en deux couches constituées, l'une par de l'eau, l'autre par l'huile essentielle. Celle-ci surnage la première, on l'isole et on la filtre au papier ou au coton cardé.

Les produits fournis par cette méthode ont un parfum plus agréable que celui des autres, mais ils n'ont pas la même pureté. Ils sont très colorés, incomplètement solubles dans l'alcool et ils se troublent pendant longtemps, lorsqu'on les conserve.

2° *Distillation.* Ce procédé sert à préparer le plus grand nombre des

Fig. 126. — Appareil pour la préparation des essences.

essences; on opère à feu nu ou à la vapeur et, autant que possible, sur des substances fraîches.

Lorsqu'on distille les plantes *à feu nu*, il faut avoir soin qu'elles ne puissent brûler. Pour cela, on les chauffe avec une quantité d'eau suffisante pour les baigner encore à la fin de l'opération. Le Codex fait préparer ainsi les essences de cannelle, de girofle et de sassafras.

On opère, *à la vapeur*, de deux manières; tantôt on place les végétaux dans un bain-marie de toile métallique, que l'on plonge dans un alambic contenant de l'eau en ébullition; tantôt on dépose dans la cucurbite la substance aromatique délayée dans de l'eau, et l'on y fait passer un courant de vapeur amenée d'une chaudière voisine, au moyen d'un tube qui pénètre au fond du mélange. Le Codex prescrit la première disposition, pour l'obtention de la majeure partie des essences, et la seconde pour celle de l'essence d'amandes amères. Cette dernière méthode convient également à la préparation de l'essence de moutarde. On peut substituer à ces appareils l'alambic modifié par Soubeiran (fig. 126).

Pour recueillir les essences, on dispose à l'extrémité du serpentin un vase de forme particulière, nommé *récipient florentin* (fig. 127). Ce récipient est une carafe, à la partie inférieure de laquelle on soude un tube vertical un peu moins élevé et recourbé à son extrémité libre. Lorsque les produits de la distillation tombent dans ce réservoir, ils se séparent immédiatement ; les essences plus légères que l'eau viennent à sa suface et s'accumulent dans le col du récipient ; celles qui sont plus lourdes séjournent au fond de l'appareil. Dans les deux cas, l'excès d'eau condensée s'échappe par le tube recourbé.

On a proposé diverses modifications au récipient florentin, dans le but de faciliter la collection de l'essence. M. Amblard y introduit un tube de

Fig. 127. — Récipient florentin.   Fig. 128. — Récipient modifié par Amblard.

15 à 20 millimètres de diamètre, effilé à son extrémité inférieure (fig. 128). L'essence demeure dans ce tube ; pour l'en retirer, on ferme avec le doigt l'orifice supérieur, on enlève le tube du récipient, on fait écouler l'eau qu'il contient, puis on engage sa pointe dans un flacon où on laisse tomber l'essence, dont aucune fraction n'est perdue.

Desmarets remplace le récipient florentin par une éprouvette (fig. 129) munie comme ce dernier d'un tube latéral *c*, par lequel s'échappe l'eau qui accompagne l'essence. Celle-ci est déversée, à la surface du liquide, par la douille deux fois coudée de l'entonnoir *e*. Cette disposition favorise la séparation des deux liquides.

Un dernier perfectionnement a été apporté à cet appareil par M. Méro. Il consiste dans l'adjonction d'un tube *b* légèrement courbe et situé à la partie supérieure de l'éprouvette, à très peu de distance de l'orifice inférieur de l'entonnoir. Quand les niveaux des tubes *b* et *c* sont bien réglés, l'essence s'écoule goutte à goutte, par le premier tube, et peut être recueillie directement dans un flacon. Il va sans dire que ces récipients modifiés ne peuvent servir qu'à la condensation des essences plus légères que l'eau. On recueille facilement les essences lourdes dans l'éprouvette que représente la figure 130.

Plusieurs distillations sont nécessaires pour enlever à une substance la totalité de l'essence qu'elle contient. Ces opérations sont plus fructueuses, lorsqu'on les réalise en versant dans l'alambic l'eau déjà condensée. On a conseillé même d'effectuer la première distillation avec de l'eau préalablement distillée sur le produit, dont on veut obtenir l'huile volatile et, conséquemment, saturée de ce principe. Quelques praticiens ont affirmé que ce procédé nuit à la qualité des essences. Dans tous les cas, il faut arrêter

Fig. 129. — Récipient Desmarest et Méro.   Fig. 130. — Récipient pour essences pesantes.

l'opération dès que l'eau qui tombe du serpentin cesse d'être laiteuse, car à partir de cet instant elle agit, comme un dissolvant, sur l'essence déjà séparée.

Hoffmann et plusieurs autres auteurs ont recommandé de dissoudre du sel marin dans l'eau qui doit chauffer avec les plantes, afin d'élever son point d'ébullition et, par suite, de faciliter la vaporisation des essences. Cette pratique a été pendant longtemps en usage, pour la préparation des huiles volatiles plus lourdes que l'eau. Soubeiran a démontré qu'elle n'est efficace que si l'on se sert d'eau saturée de sel ; que d'ailleurs, son influence est faible et qu'elle a été défavorable à l'extraction de l'essence de cubèbe. Elle est actuellement abandonnée.

On doit laisser s'échauffer un peu le réfrigérant, quand on distille des essences qui se solidifient à la température ordinaire. Sans cette précaution, les essences de rose, de fenouil, d'anis, etc., se condenseraient dans le serpentin, au lieu de couler dans le récipient.

3° *Dissolution.* Lorsque les essences sont très altérables, ou que leur proportion, dans les végétaux, est trop faible pour qu'on les retire par distillation, on les extrait à l'aide d'un dissolvant, qui peut être l'alcool, l'éther (*Robiquet*), le sulfure de carbone (*Millon*), l'huile d'olive ou la paraffine (*Chardin*). Ce procédé porte le nom d'*enfleurage* ; il est spécial à la parfumerie.

Rendement, en essence, de 100 kilogr. des principales plantes médicinales.

	kil.	kil.		kil.	kil.
Absinthe	0.300 à	0.400	Matico, feuille		2.400
Amande amère	0.400	0.700	Mélisse		0.100
Aneth de Russie		4.000	Menthe poivrée fraîche		0.300
Angélique, racine		1.000	Moutarde noire de Hollande		0.850
— semence		1.150	Muscade, noix	8.000	10.000
Anis étoilé		5.000	Myrrhe	2.500	6.500
— vert de Russie		2.800	Oliban, résine		6.300
Aunée, racine		0.600	Opopanax, résine		6.500
Camomille romaine		1.000	Origan, de Crète		3.500
Cannelle de Ceylan	0.900	1.250	Patchouli	1.400	4.000
Carvi d'Allemagne		4.000	Pêcher, noyau		1.000
Cascarille, écorce,		1.750	Persil, feuille		0.300
Coriandre de Russie		0.900	— semence		3.000
Cubèbe	12.000	16.000	Peuplier, bourgeon		0.500
Cumin	3.000	4.000	Phellandrie, semence		1.300
Curcuma, racine		5.200	Piment		3.500
Elémi, résine		17.000	Poivre noir		2.200
Eucalyptus, feuille sèche		3.000	Rue		0.180
Fenouil, semence de Galicie		6.000	Rose, fleur fraîche		0.050
Galanga, racine		0.750	Sabine		3.750
Galbanum, résine		6.500	Santal, de l'Hindoustan		4.500
Genièvre d'Italie	1.000	1.200	Sassafras, bois		2.600
Gingembre, d'Afrique		2.600	Sauge, d'Italie		1.700
Girofles de Bourbon		18.000	Serpentaire de Virginie		2.000
Houblon, cônes		0.700	Storax		1.000
Hysope		0.400	Sureau, fleur		0.025
Iris, racine		0.100	Tanaisie		0.150
Laurier, baie		1.000	Thym		0.200
Lavande		2.900	Valériane, racine		0.950
Macis	11.000 à	16.000	Vétiver, racine	0.200	0.350
Marjolaine fraîche		0.350	Zédoaire, racine		1.300

Purification. — Un grand nombre d'essences ne sont pas préparées dans le laboratoire du pharmacien, faute à celui-ci de pouvoir se procurer, à l'état récent, les plantes qui les fournissent. On rectifie alors celles qui sont livrées par le commerce, en les distillant avec leur poids d'eau et en séparant ensuite les deux liquides condensés dans le récipient. On peut effectuer la même purification au bain de sable et sans addition d'eau; toutefois, cette méthode expose bien plus que la précédente à l'altération du produit ; elle provoque parfois la polymérisation des carbures d'hydrogène.

Essai. — Les essences sont l'objet d'un certain nombre de fraudes très fréquentes et communes à la plupart d'entre elles. Ces fraudes résultent d'une addition d'*alcool*, d'*huile fixe*, d'*essence de térébenthine* ou d'une essence isomérique de celle-ci.

On découvre la présence de l'*alcool*, par un des moyens suivants :

a. On chauffe l'essence suspecte, au bain-marie, dans un appareil distillatoire; l'alcool se volatilise et se condense dans le récipient; on le caractérise à l'aide de ses réactions propres.

b. On verse, dans un tube gradué, des volumes égaux d'eau et d'essence et on agite ; l'alcool se dissout dans l'eau et l'on constate, après un instant de repos, que le volume de l'essence a diminué.

c. On agite vivement, dans un tube gradué, parties égales d'essence et de glycérine pesant 1,25. La glycérine se dépose très rapidement, en raison de sa densité, entraînant avec elle l'alcool, s'il en existe dans l'essence. La différence des volumes, avant et après l'expérience, indique la présence de l'alcool (*Bœttger*) et peut même servir à son dosage.

d. On introduit l'essence dans un tube bouché, avec une petite quantité d'acétate de potassium ou de chlorure de calcium bien sec, puis on chauffe le tout au bain-marie, pendant 4 à 5 minutes et en agitant souvent. Le sel forme une dissolution qui se sépare de l'essence, s'il y a de l'alcool (*Borsarelli*).

e. Quand on mélange l'essence à son volume d'huile d'olive, l'alcool s'en sépare immédiatement (*Righini*). Ce moyen n'a de valeur que dans le cas où la proportion d'alcool est élevée (*Carles*).

f. Si on ajoute de la fuchsine à une essence, elle ne s'y dissout que dans le cas où il y a mélange d'alcool (*Puscher*). Ce fait n'est pas toujours exact; la fuchsine se dissout dans les essences de cannelle, de géranium, etc. (*Massignon*).

g. Un fragment de sodium se dissout immédiatement avec effervescence dans une essence alcoolisée. Il n'agit qu'après cinq ou dix minutes sur une essence oxygénée pure; il est sans action sur les essences hydrocarburées (*Dragendorff*).

Pour reconnaître la fraude par les *huiles fixes*, on dépose quelques gouttes d'essence sur un papier, que l'on chauffe légèrement ensuite : la tache persiste, si elle est due en partie à une huile grasse. On peut aussi distiller l'essence avec de l'eau, l'huile reste dans la cornue; on démontre son identité en la saponifiant par un alcali. On mélange encore à l'essence huit fois son volume d'alcool, qui la dissout entièrement lorsqu'elle est pure. Ce dernier essai ne convient pas à la recherche de l'huile de ricin, qui jouit d'une grande solubilité dans l'alcool; en outre, il n'est pas très exact, les essences altérées se dissolvant bien mieux dans l'alcool que les essences récentes.

La constatation la plus délicate est celle de l'*essence de térébenthine* et de ses isomères. Pour y parvenir, on pèse, dans un petit tube, 3 grammes d'huile d'œillette; on obtient, en agitant, un mélange laiteux quand l'essence est pure, et transparent quand elle est falsifiée (*Méro*).

On a proposé aussi de faire sécher à l'air un papier imprégné de l'essence à essayer, puis de vérifier l'odeur qu'il exhale à la fin de l'évaporation; quand il y a de l'essence de térébenthine en présence, son odeur se fait sentir plus longtemps que toutes les autres. Ce procédé ne fournit que des résultats très douteux, surtout quand on l'applique à des essences analogues à celle de la térébenthine, telles que les essences de romarin, de lavande, de citron, de bergamote, etc. Il en est de même des caractères tirés de la coloration des essences par le santal, et de la propriété que l'essence de térébenthine leur communique, de détoner au contact de l'iode.

L'iode produit avec certaines essences un échauffement considérable parfois même une explosion. Pour faire l'essai, on met dans un verre 5 à 6 gouttes d'essence et 1 décigramme d'iode ; on obtient les résultats suivants :

Réaction violente, échauffement considérable et projection de vapeurs :

Essence d'absinthe,
— de bergamote,
— de citron,
— d'écorce d'orange,
— de lavande,

Essence de macis,
— de néroli,
— d'origan,
— de sabine,
— de térébenthine.

Aucune réaction :

Essence d'amandes amères,
— de cajeput,
— de cannelle,
— de copahu,
— de girofle,
— de menthe poivrée,

Essence de moutarde,
— de rose,
— de rue,
— de tanaisie,
— de valériane.

Échauffement modéré, faible dégagement de vapeurs :

Essence d'anis vert,
— d'anis étoilé,
— de camomille,
— de cardamome,
— de cubèbe,
— de fenouil,

Essence d'hysope,
— de romarin,
— de sassafras,
— de sauge,
— de serpolet,
— de thym.

On peut également distinguer l'un de l'autre les deux grands groupes d'essences, au moyen du réactif ci-après :

```
Violet de Paris........................................ 0gr,10
Acide acétique cristallisable.......................... 10 cc.
Eau distillée.......................................... 90
Alcool à 90°........................................... 100
```

On prend 10 centimètres cubes de ce mélange, on y ajoute 10 centimètres cubes d'acide acétique ordinaire et 80 centimètres cubes d'alcool à 50°. C'est ce dernier liquide qui sert de colorant. On procède à l'essai en introduisant dans des tubes à essai étroits quelques gouttes de l'essence à vérifier, puis une plus grande quantité du réactif précité. On agite et on laisse reposer :

Les essences de bergamote, citron, cédrat, copahu, santal, rue, térébenthine, etc., restent *incolores*. Celles d'anis, d'amande amère, de camphre, de cannelle, d'eucalyptus, de girofle, de thym, de labiées, etc., prennent une teinte d'un *violet* accentué. Lorsque la coloration n'est pas nette, on agite de nouveau et on examine au microscope les globules d'huile essentielle (*Perrot*).

Pharmacologie. — Les essences sont des stimulants actifs, administrés à l'intérieur sous la forme d'alcoolats, d'oléosaccharures, de sirops, de tablettes, de pastilles et d'électuaires.

A l'extérieur, on utilise leurs propriétés irritantes, en frictions ou en applications topiques. Ce sont aussi des antiseptiques d'une réelle valeur. Elles agissent parfois moins énergiquement que le chlorure mercurique, mais leur effet est certain. C'est pour cette raison, que les eaux distillées aromatiques sont fréquemment employées à la préparation de solutions médicamenteuses altérables. L'utilité des essences, dans les soins hygiéniques de toilette, reconnaît la même cause.

§ 1. ESSENCE D'AIL.
Sulfure d'allyle, Éther allylsulfhydrique.

Préparation. — On obtient l'essence d'ail en distillant, avec l'eau, de l'ail préalablement contusé. Le produit condensé est brun et pesant. On le rectifie au bain de sel marin ; il fournit alors les deux tiers de son poids d'une huile jaunâtre, plus légère que l'eau. On met cette huile en contact avec du potassium, on la dessèche sur le chlorure de calcium et on la distille une dernière fois.

Caractères. — L'essence d'ail est un liquide jaune, oléagineux, sans action sur la lumière polarisée, non distillable à la pression normale. Densité : 1,05. Soumise au refroidissement, elle laisse déposer une petite quantité de cristaux très ténus. Elle n'est pas azotée. La distillation fractionnée, dans le vide (16 millimètres), en sépare quatre principes immédiats.

1º *Disulfure d'allyle* et de *propyle* : C^3H^5-S-S-C^3H^7. Huile *jaune*, bouillant à 66º-69º (sous 16 millimètres), optiquement inactive. Densité : 1,02. Chauffée avec du zinc en poudre, elle donne le monosulfure correspondant : $C^6H^{12}S$.

2º *Disulfure d'allyle* : C^3H^5-S-S-C^3H^5. Huile d'un *jaune pâle*, sans action sur la lumière polarisée, bouillant à 79º-81º (sous 16 millimètres). Densité : 1,02. La distillation sur la poudre de zinc la convertit en monosulfure d'allyle.

3º *Trisulfure d'allyle* : C^3H^5-S-S-S-C^3H^5. Liquide *jaune*, que la poudre de zinc change en monosulfure d'allyle, avec le concours de la chaleur.

4º *Tétrasulfure d'allyle* : C^3H^5 — (S^4) — C^3H^5. Produit *brun*, non distillable, transformé en monosulfure d'allyle, quand on le chauffe avec du zinc divisé. (*Semmler*).

Tous ces composés sont très oxydables ; l'acide azotique les attaque avec explosion, en formant les acides carbonique, oxalique, sulfurique, formique, acétique et propionique. L'acide sulfurique colore l'essence en *rouge*, l'acide chlorhydrique en *bleu vif*, qui disparaît lentement à l'air et instantanément au contact de l'eau, ou sous l'impression de la chaleur.

Pharmacologie. — L'essence d'ail est stimulante et irritante. Appliquée sur la peau, elle produit une rubéfaction énergique, que l'on utilise quelquefois. Son usage, comme condiment stomachique, est très fréquent ; on l'emploie aussi à titre de vermifuge. Au lieu de se servir directement de l'essence, on a plutôt recours à la *pulpe d'ail*, pour l'extérieur, et au *sirop*

ANDOUARD. — 5e édition.   47 *d'ail*, pour l'intérieur. Ces préparations sont presque inusitées, de même que le *vinaigre* et l'*oxymellite d'ail*.

§ 2. ESSENCE D'AMANDE AMÈRE C^7H^6O [C^6H^5 — COH].

Aldéhyde benzoïque, hydrure de benzoyle.

Découverte en 1803, par Martrès. Préparée à l'état de pureté par Liebig et Wœhler.

Préparation. — 1° Pour préparer cette essence, on prend des amandes amères privées d'huile fixe, par expression, on les pulvérise finement et on les délaie avec de l'eau dans les proportions suivantes :

> Tourteau récent d'amandes amères .... 10.000 gr.
> Eau.. 30.000

On introduit le mélange dans la cucurbite d'un alambic, on monte l'appareil distillatoire et on laisse macérer, pendant vingt-quatre heures. Au bout de ce temps, on distille au moyen de la vapeur, que l'on fait arriver au fond de la cucurbite, à l'aide d'un tube partant d'une chaudière où l'on entretient de l'eau en ébullition. On continue la distillation, jusqu'à ce que le produit cesse d'être très odorant. On sépare alors l'huile volatile de l'eau aromatique, on verse celle-ci dans la cucurbite d'un petit alambic et on distille de nouveau : il se sépare une nouvelle quantité d'huile essentielle, qui passe dans les premiers moments de l'opération. On la recueille et on la mélange avec le premier produit (*Codex*).

Contrairement à ce qui se passe d'ordinaire, la première eau condensée pendant la distillation est limpide, quoique très chargée d'essence. Cette dissolution paraît due à la présence de l'acide cyanhydrique, qui accompagne l'huile volatile. Mais la proportion de l'acide diminue rapidement, dans les produits qui distillent ; aussi l'eau devient-elle bientôt laiteuse, tout en contenant moins d'essence.

2° On retire une plus grande quantité d'essence, en traitant par l'eau bouillante les 7/8 du poids des amandes. On laisse refroidir le mélange, on y ajoute le dernier huitième du tourteau et on abandonne le tout au repos, pendant 24 heures. Le reste de l'opération est effectué comme dans le procédé du Codex (*Pettenkoffer*).

3° L'industrie prépare aujourd'hui une essence artificielle en saponifiant, à chaud, le chlorure de toluène par la soude :

$$C^7H^6Cl^2 + 2NaOH = 2NaCl + H^2O + C^6H^5 — COH$$
Chlor. de toluène.   Ald. benzoïque.

Cette essence ne préexiste pas dans les amandes amères; Boutron et Robiquet ont démontré qu'elle s'y forme par suite de l'action de l'eau sur deux principes, qu'on nomme *synaptase* et *amygdaline*.

La *synaptase*, ou *émulsine*, est un ferment soluble analogue à la diastase de l'orge germée; elle se dissout dans l'eau, mais elle est coagulée par l'alcool et par une température de 60°.

L'*amygdaline* $C^{20}H^{27}AzO^{11}$ est un glucoside cristallisable, lévogyre (— 35°, 51 *Bouchardat*), d'une saveur d'abord sucrée, que la salive transforme en celle des amandes amères, et très soluble dans l'eau et dans l'alcool. Lorsqu'on fait agir sur elle la synaptase, *en présence de l'eau*, elle se dédouble en *glucose*, en *acide prussique* et en *essence d'amande amère* :

$$C^{20}H^{27}AzO^{11} + 2H^2O = 2C^6H^{12}O^6 + CAzH + C^6H^5 - COH.$$

Amygdaline.   Glucose.   Ald. benzoïque.

Cette métamorphose a reçu le nom de *fermentation amygdalique*.

Purification. — Pour enlever à l'essence d'amande amère l'acide cyanhydrique qu'elle contient, on y mélange une solution concentrée de bisulfite de sodium. L'essence se combine au bisulfite et le composé cristallise au bout de quelques jours. On le recueille sur un filtre, on le lave avec un peu d'eau distillée froide et on le décompose, au moyen de la soude caustique, après l'avoir dissous dans l'eau bouillante. L'essence mise en liberté est isolée du liquide aqueux, lavée avec un peu d'eau et rectifiée sur du chlorure de calcium, qui la dessèche.

Caractères. — L'essence d'amande amère est liquide, incolore et très réfringente. Elle se dissout dans 30 p. d'eau froide et en toutes proportions dans l'alcool et dans l'éther. Son odeur est agréable, sa saveur brûlante. Elle a pour densité 1,05 et elle bout à 179°,5. Elle n'a pas d'action sur la lumière polarisée (*Buignet*).

Quand on la fait passer dans un tube de porcelaine rempli de pierre ponce portée au rouge, elle se dédouble en *benzène* et en oxyde de carbone :

$$C^6H^3 - COH = CO + C^6H^6.$$

L'amalgame de sodium la convertit en *alcool benzylique* :

$$C^6H^5 - COH + H^2 = C^6H^5 - CH^2OH.$$

Ald. benzoïque.   Alcool benzylique.

Le chlore et le brome la changent en *chlorure* et en *bromure* de benzoïle :

$$C^6H^5 - COH + Cl^2 = HCl + C^6H^5 - COCl.$$

Ald. benzoïque.   Chlor. de benzoïle.

Elle se combine aux bisulfites alcalins, comme les autres aldéhydes. Exposée à l'air libre, elle absorbe l'oxygène et se convertit en *acide benzoïque* :

$$C^6H^5 - COH + O = C^6H^5 - CO^2H.$$

Ald. benzoïque.   Acide benzoïque.

Au contact de la potasse fondante, elle fournit du *benzoate* de potassium et un dégagement d'hydrogène :

$$C^6H^5 - COH + KOH = H^2 + C^6H^5 - CO^2K.$$

Ald. benzoïque.   Benzoate de potassium.

L'ammoniaque dissoute dans l'eau la transforme en *hydrobenzamide* :

$$3(C^6H^5 - COH) + 2AzH^3 = 3H^2O + Az^2(C^7H^6)^3.$$

Ald. benzoïque.   Hydrobenzamide.

La potasse fondante change l'hydrobenzamide en une base isomérique :

l'*amarine*, qui ne reproduit pas l'aldéhyde benzoïque par hydratation, comme le fait l'hydrobenzamide.

Le cyanure de potassium la polymérise en donnant naissance à la *benzoïne* $C^{14}H^{12}O^2$.

Essai. — L'essence d'amande amère est souvent remplacée, dans le commerce, par les *essences de mirbane* (*nitrobenzène*), de *laurier-cerise* et de *noyaux de pêche* ou d'*abricot*.

Pour découvrir la première substitution, on verse dans un flacon à l'émeri 5 cent. cubes d'essence et 35 ou 40 cent. cubes de solution de bisulfite de sodium, pesant au moins 1,225. On agite vivement, on ajoute au mélange la quantité d'eau nécessaire pour porter son volume à 50 cent. cubes et on introduit le tout dans une éprouvette graduée. L'essence de mirbane vient former à la surface du liquide une couche huileuse, dont on mesure le volume. Pour qu'elle se rassemble plus vite, on peut mêler au liquide 5 cent. cubes de benzène, dont on tient compte à la lecture. Ce procédé permet de mettre en évidence 1 à 2 centièmes de mirbane (*R. Wagner*).

Si l'on veut vérifier l'identité du nitrobenzène, on en chauffe doucement quelques gouttes dans un tube, avec un peu de limaille de fer et d'acide acétique à 8° ; on recueille une petite quantité du liquide qui distille et on le neutralise avec la chaux hydratée. Mis ensuite en contact avec la solution de chlorure de chaux, il prend une belle nuance *violacée* ; cette teinte est caractéristique de la présence de l'aniline, qui elle-même dérive, par réduction, du nitrobenzène. Malheureusement, la réaction est contrariée par la présence de l'essence d'amande amère et souvent elle est nulle, même avec des mélanges riches en nitrobenzène.

E. Bourgoin préfère le moyen suivant. Dans un tube bouché, on introduit 1 gr. de l'essence à essayer et 0 gr. 50 de potasse caustique pure. Si l'essence n'est pas fraudée, elle prend une coloration *jaunâtre*. Lorsqu'elle contient du nitrobenzène, la nuance jaune devient rapidement *rougeâtre*, puis *verte*. En ajoutant alors une petite quantité d'eau, le mélange se sépare en deux couches : l'*inférieure* est *jaune*, la *supérieure* est *verte* et devient *rouge* du jour au lendemain.

Les essences de *laurier-cerise* et de *noyaux* peuvent être reconnues à leur odeur moins suave que celle de l'essence d'amande amère, et à leur densité plus faible (1,030 environ). Mais il vaut mieux encore avoir recours à l'action de l'acide sulfurique concentré, employé à volume égal à celui de l'essence ; le mélange offre l'aspect suivant :

Essence d'amande pure : couleur *rouge-groseille*, un peu plus foncée au bout de quelques heures ; limpidité permanente.

Essence de *noyaux* : couleur *rouge*, puis *brune*; liquide *trouble* et *épais*, *solide* au bout de vingt-quatre heures.

Essence de *laurier-cerise* : couleur *rouge foncée*, liquide *épais*, mais *limpide* (*Boyveau*).

Pharmacologie. — L'essence d'amande amère n'est guère employée pure en médecine, si ce n'est comme aromate. Telle que la fournit le

procédé du Codex, elle contient une quantité d'acide cyanhydrique susceptible de lui communiquer ses propriétés et même de la rendre vénéneuse.
Il est important de ne pas oublier ce fait.

On trouve cette essence, à l'état impur, dans les *eaux distillées d'amande
amère* et de *laurier-cerise*, dans le *looch blanc*, la *liqueur de Gowland*, le
sirop d'orgeat et, en général, dans toutes les préparations dont font partie
les amandes amères.

§ 3. ESSENCE D'ANIS.

Préparation. — On obtient cette huile volatile, en distillant avec de
l'eau les fruits d'anis vert concassés (*Pimpinella anisum*, L. Ombellifères) :

Fruits d'anis..	5000 gr.
Eau..	15000

On place les fruits dans un bain-marie de toile métallique, que l'on
plonge dans la cucurbite d'un alambic contenant de l'eau en ébullition.
On adapte promptement le chapiteau et le serpentin, puis on distille,
jusqu'à ce qu'il cesse de passer de l'huile essentielle (1). On reçoit les
produits dans le récipient florentin. L'opération terminée, on enlève avec
une pipette l'huile qui surnage l'eau aromatique ; on filtre celle-ci, si elle
est trouble, et on la conserve dans un flacon bien bouché, à l'abri de la
lumière (*Codex*).

Caractères. — L'essence d'anis est un liquide incolore, d'une saveur
un peu sucrée, puis brûlante ; elle devient solide à + 9° et elle conserve
cet état jusqu'à + 15°, son pouvoir rotatoire est de + 4°,5. Elle est très
soluble dans l'alcool absolu, un peu moins dans l'alcool faible. Elle est
formée de 85 à 90 p. 100 d'un corps oxygéné solide, nommé *anéthol*
(*Cahours*), et de 10 à 15 p. 100 d'un mélange d'anéthol liquide et d'un
carbure d'hydrogène, isomérique du térébenthène.

L'*anéthol liquide* est isomérique de l'anéthol solide. On l'a nommé
méthylchavicol ou *estragol*.

L'anéthol solide cristallise en lames nacrées, friables à 0° et fusibles à
20°. Il est inaltérable à l'air ; sa densité est 1,044 et son point d'ébullition
222°. Il offre une odeur d'anis très agréable. C'est un isomère de l'aldéhyde
cuminique $(C^{10}H^{12}O)$. Chauffé avec la chaux sodée, il se convertit en un
acide isomérique de l'acide cuminique $(C^{10}H^{12}O^2)$ (*Gerhardt*). Les acides
sulfurique et phosphorique, le protochlorure d'antimoine et le perchlorure
d'étain le changent en une substance blanche, nommée *anisoïne*, et dont la
composition représente un polymère de l'anéthol $(C^{10}H^{12}O)^n$.

L'acide azotique à 1,26 bouillant change l'anéthol en *aldéhyde anisique*,
en acide acétique et en *camphre d'anis* :

$$2C^{10}H^{12}O + O + 2H^2O = C^8H^8O^2 + C^2H^4O^2 + C^{10}H^{16}O$$

Anéthol.   Ald. anisique.   Ac. acétique.   Camphre d'anis.

(1) Il est nécessaire de tenir le serpentin légèrement chaud, pour empêcher que
l'essence d'anis ne s'y dépose.

L'hydrogène naissant convertit l'aldéhyde en *alcool anisique* :

$$C^8H^8O^2 + H^2 = C^8H^{10}O^2.$$

Ald. anisique.   Alcool anisique.

Les oxydants transforment l'alcool et l'aldéhyde anisique en acide anisique, ou *éther méthylparaoxybenzoïque*, isomère de l'éther *méthylsalicylique*, ou essence de gaulthérie couchée :

$$C^8H^8O^2 + O = C^7H^5O^2.OCH^3.$$

Ald. anisique.   Éther méthylparaoxybenzoïque.

Lorsque l'acide anisique est chauffé avec un excès de baryte anhydre, il est dédoublé en acide carbonique et en *anisol* ou *phénate de méthyle* :

$$C^8H^8O^3 = CO^2 + C^6H^5.OCH^3.$$

Ac. anisique.   Anisol.

L'anéthol est, par conséquent, l'éther méthylique de l'allylphénol :

$$C^6H^4 {<}^{OCH^3}_{C^3H^5}.$$

Essai. — La valeur de l'essence d'anis est tout entière dans l'*anéthol* dont, par suite, le dosage est important. Pour l'effectuer, on refroidit fortement un poids connu d'essence et on exprime la masse cristalline dans du papier sans colle. On pèse le produit solide, qui est l'anéthol et dont on doit obtenir au moins 85 p. 100.

L'essence d'anis récente, dissoute dans l'alcool, ne doit pas rougir le tournesol bleu. Si elle le rougit, elle a été acidifiée par l'oxygène atmosphérique et doit être écartée.

On y mélange souvent l'essence d'*anis étoilé*. Pour déceler la fraude, on ajoute au produit une solution de gaz chlorhydrique dans l'alcool absolu : l'essence d'*anis vert* devient d'un *bleu foncé*, celle de *badiane* prend une teinte d'un *jaune brun*.

L'essence d'anis vert pure ne doit pas être colorée par le sesquichlorure de fer.

Pharmacologie. — L'essence d'anis sert à aromatiser un certain nombre de médicaments ; on l'emploie quelquefois en nature, mais plus souvent on s'adresse à la poudre d'anis, qui en contient une forte proportion. C'est le principe actif de la tisane, de l'eau distillée, de l'alcoolat, de la teinture et de l'oléo-saccharure d'anis. Elle a le pouvoir de masquer l'odeur fétide du polysulfure de potassium (*Ruschemberger*).

Les essences de *badiane*, de *fenouil* et d'*estragon* offrent, à peu de chose près, la même composition chimique que l'essence d'anis vert ; toutefois, celles de badiane et de fenouil contiennent moins d'anéthol que la dernière. Dans celle de fenouil, on trouve, en outre, un camphre particulier nommé *fenchol* (*Wallach*).

§ 4. ESSENCE DE CAMOMILLE ROMAINE.

Préparation. — Identique à celle de l'essence d'anis, en substituant aux fruits du Pimpinella les capitules de l'*Anthemis nobilis*, L. Synanthérées (*Codex*).

Caractères. — L'essence de camomille romaine est verdâtre, très suave et légèrement acide. Elle commence à entrer en ébullition vers 150°, mais elle ne fournit que quelques gouttes jusqu'à 174°. De 173° à 185° il passe 32 p. 100 de l'essence, de 185° à 200° 40 p. 100 et de 200° à 250°, 17 p. 100. Ces temps d'arrêt, dans la marche du thermomètre, indiquent la présence de plusieurs composés distincts. Ces composés sont des éthers, parmi lesquels dominent les *angélates* et les *valérianates* d'*isoamyle* et d'*isobutyle*. L'angélate d'isobutyle offre l'odeur de l'essence et bout à 178°. L'angélate d'isoamyle bout à 200° environ et présente une odeur analogue à celle de l'éther précédent. La valérianate d'isobutyle semble être le *camomillène* de Gerhardt (*Demarçay*).

M. Fittig admet, en outre, la présence de l'*acide tiglique*, dans l'essence rectifiée. MM. Kœbig et Kopp ont trouvé, dans le résidu de sa distillation, de l'alcool hexylique et un alcool particulier qu'ils ont nommé *anthéniol* et qui a pour formule $C^{10}H^7.OH$.

Pharmacologie. — L'essence de camomille romaine n'est pas fréquemment employée à l'intérieur, à l'état de pureté. Elle entre dans la composition de quelques médicaments destinés à l'usage externe. C'est à peu près le seul principe actif contenu dans l'*huile de camomille*, encore y est-il en proportion très faible.

Le commerce livre souvent, au lieu de cette essence, celle de la *camomille commune* (*Matricaria chamomilla*, L. ; Synanthérées). Cette substitution ne peut être acceptée. On reconnaît l'essence de camomille commune à sa couleur *bleue*, qui passe au *vert* au contact des acides azotique et chlorhydrique, et au *jaune rougeâtre* en présence de l'acide sulfurique. En outre, cette essence se solidifie à 0° et ne distille qu'entre 240° et 300°.

§ 5. ESSENCE DE CANNELLE.

Préparation. — Pour préparer l'essence de cannelle (*Cinnamomum zeylanicum*, Breyne ; Lauracées), on fait macérer, pendant deux jours, dans la cucurbite d'un alambic :

Cannelle de Ceylan concassée.................. .... 1000 gr.
Eau...........,....................................... 4000

On distille ensuite, et lorsqu'on a obtenu 1000 gr. de produit, on décante l'eau et on la reverse dans la cucurbite, par la tubulure qui s'y trouve adaptée. On distille de nouveau, en recueillant la même quantité de liquide, que l'on reverse encore dans l'alambic, et l'on continue ainsi, jusqu'à ce qu'on n'aperçoive plus d'augmentation dans le volume de l'huile volatile. On laisse déposer pendant vingt-quatre heures, on décante l'eau qui surnage l'essence et on enferme celle-ci dans un flacon bien bouché (*Codex*).

Caractères. — L'essence de cannelle récente est d'un jaune pâle ; le contact de l'air la brunit et la décompose. Elle est solide à 0° ; elle bout entre 220° et 225°, en subissant une altération partielle. Elle est très parfumée et très soluble dans l'alcool bouillant. Sa densité varie de 1,024 à 1,030. Elle peut absorber jusqu'à 26 p. 100 de son poids de gaz chlorhydrique ; en même temps elle s'épaissit et elle prend une teinte *verte*. Le perchlorure de fer colore en *vert pâle* sa solution alcoolique. Elle n'a pas de pouvoir rotatoire.

On y trouve plusieurs principes différents : un *carbure d'hydrogène*, encore peu connu, probablement le *phellandrène* ($C^{10}H^{16}$) ; de l'*eugénol*, du *safrol*, un *stéaroptène*, de l'*aldéhyde cinnamique* $C^9H^8O(C^6H^5—CH=CH—CHO)$.

L'*aldéhyde cinnamique*, ou *phénylacroléine*, forme la majeure partie de l'essence (70 à 89 p. 100). Les agents oxydants, le simple contact de l'air même, la convertissent en *acide cinnamique* $C^9H^8O^2(C^6H^5—CH=CH—CO^2H)$; ainsi s'explique la proportion croissante de cet acide, dans l'essence de cannelle conservée.

L'*eugénol* représente 6 à 8 p. 100 du poids de l'essence de cannelle (Voy. *Ess. de girofle*). Il y est accompagné d'un peu de *safrol* (Voy. *Essence de sassafras*).

Essai. — Cette essence est souvent fraudée avec celle de cannelle de Chine (*Cinnamomum aromaticum*, Nees ; Lauracées), et avec celles des *feuilles* et de la *racine* du *cannellier*. On a signalé aussi l'addition de *colophane* et celle des *huiles de paraffine* et de *résine*.

Pour ces trois dernières substances, la distillation est le meilleur moyen de déceler la fraude et d'en évaluer la proportion. Elle ne doit pas laisser plus de 8 à 10 p. 100 d'un résidu *sirupeux*, qui ne doit pas durcir par le refroidissement.

Il est moins facile de découvrir le mélange des *essences* de *feuilles* et de *racine* de *cannellier*, très habilement pratiqué sur les lieux de production. On y parvient en dosant les divers principes constitutifs de l'essence. L'aldéhyde cinnamique prédomine dans l'essence de l'écorce, qui doit en contenir au moins 70 p. 100, à peine d'être suspecte (*Gilbert*), tandis qu'il en existe très peu dans les essences de feuille et de racine. L'essence de *feuille* est caractérisée par la présence d'une grande quantité d'*eugénol*. Celle de *racine* contient aussi beaucoup d'*eugénol* et de *camphre* particulier (*stéaroptène*). Aussi ces deux derniers produits sont-ils colorés en *vert* ou en *bleu foncé* par le sesquichlorure de fer.

L'*essence de cannelle de Chine*, ou *essence de cassia*, est reconnaissable à ses caractères propres. Elle est d'un jaune foncé, qui s'accentue avec le temps. Densité : 1,055 à 1,065. Sa solution alcoolique est colorée en *brun* par le sesquichlorure de fer. Sa composition chimique est analogue à celle de l'essence de cannelle de Ceylan. Elle donne : 70 à 78 p. 100 d'aldéhyde cinnamique, de l'*acétate cinnamylique*, de l'eugénol, un terpène et un stéa-

roptène aldéhydique, dont les oxydants font de l'*éther* β *méthylcouma-*
rique.

Pour doser l'aldéhyde cinnamique, on met 10 cc. d'essence dans un
ballon jaugé à 100 cc., dont le col est long et divisé en dixièmes de centimètre cube. On remplit aux trois quarts avec une solution de bisulfite
sodique à 30 p. 100. L'agitation produit une masse coagulée d'aldéhyde et
de bisulfite. On chauffe; le mélange devient homogène et s'éclaircit.
Le sulfite de cinnamyl-sodium se dissout et des gouttelettes huileuses
se séparent. Après refroidissement, on remplit le ballon avec la même solution de bisulfite, de manière à placer la couche huileuse dans le goulot.
Après repos, on lit le volume occupé par celle-ci; il correspond à la
quantité de composés non aldéhydiques de l'essence. Le pourcentage de
l'aldéhyde est représenté par la différence entre 100 et le premier nombre
obtenu (*Schimmel*).

Pharmacologie. — Cette essence est un aromate et un stimulant
très recherchés. Rarement on l'administre seule.; mais on fait un usage
fréquent des préparations de cannelle, qui lui doivent leurs propriétés. Elle
est fortement antiseptique.

M. Busquet l'applique au traitement de la teigne et de la pelade, en
solution dans 5 fois son poids d'éther faiblement alcoolisé. Un badigeonnage par jour, avec un pinceau de coton.

§ 6. ESSENCE DE CITRON.

Préparation. — 1° On enlève avec une râpe fine le zeste des citrons
en laissant intact, autant que possible, le parenchyme blanc qui se trouve
au-dessous. On renferme cette râpure dans un sac de coutil et on la soumet
à la presse. Le liquide qui s'écoule est coloré; on le reçoit dans un vase
cylindrique et allongé, où il se divise en deux couches. La plus légère est
l'huile volatile; on l'enlève au moyen d'une pipette, puis on l'introduit
dans un flacon, que l'on bouche avec soin et que l'on conserve à l'abri de
la lumière (*Codex*).

2° On peut aussi préparer cette essence par distillation ; on opère alors
comme pour l'essence d'anis (*Codex*).

Caractères. — L'essence de citron est un liquide très mobile, *incolore*
quand il a été distillé, *jaune* s'il a été obtenu par expression et d'autant
plus qu'il est plus récent. Sa densité varie également; elle est plus élevée
au moment de l'extraction ; après un an de préparation, elle était 0,8734
pour la moyenne de sept échantillons. Celle de l'essence distillée est 0,855.
Agitée avec le réactif de Nessler, l'essence exprimée donne un mélange
d'un *jaune* d'autant plus *pâle* que l'essence est plus récente ; l'essence distillée donne un mélange *noir* ou *gris foncé*. Les produits depuis longtemps
exprimés prennent une couleur d'un *gris verdâtre* foncé (*F. Watts*).

L'essence de citron est très stable, soluble dans 10 parties d'alcool faible
et en toutes proportions dans l'alcool anhydre. Exposée à l'air et à la
lumière, elle devient visqueuse et elle produit de l'ozone. Elle est

dextrogyre $\alpha_D = + 69°,75$ à $+ 72°,1$ à $16°$. Elle est formée par un mélange de terpènes, d'un peu de *cymène* et de *citral*.

La majeure partie de l'essence est constituée par deux *limonènes* ou *citrènes* $C^{10}H^{16}$, dont l'un bout à $170°$; densité à $0°$: $0,886$; il donne, avec l'acide chlorhydrique, un dichlorhydrate $C^{10}H^{16}.2HCl$. Son pouvoir rotatoire est égal à $66°,82$ à $16°$. Il fait avec le brome un tétrabromure $C^{10}H^{16}Br^4$, fusible à $31°$. L'autre bout à $176°-178°$. Densité : $0,899$; $\alpha_D = + 76°,75$. Son tétrabromure fond à $102°-103°$. Il se trouve, mélangé à ces terpènes, un peu de *sesquilimonène* ($C^{15}H^{24}$), visqueux, inactif. Densité : $0,984$. Son tétrabromure et son dichlorhydrate sont incristallisables (*Oliveri*).

Le *citral* ou *géranial* ($C^{10}H^{16}O$), est l'aldéhyde d'un alcool nommé *géraniol*, découvert dans l'essence de géranium et retrouvé dans celle de la rose. Il est huileux, incolore, peu soluble dans l'eau, très soluble dans l'alcool, l'éther, le chloroforme. Il bout à $224°-228°$. Densité : $0,897$. Il est inactif. Il régénère le géraniol, par hydrogénation. Par oxydation, il donne de l'acide géranique C^9H^{15}—CO^2H. Chauffé avec le sulfate acide de potassium, il perd 1 molécule d'eau et il devient du cymène (*Moureu*).

Essai. — L'essence de citron est souvent additionnée d'*alcool* ou d'*essence de térébenthine*, dans le commerce. On peut rechercher ces falsifications par les moyens indiqués pages 733 et 734. En outre, la présence de l'*essence de térébenthine* est révélée par son action sur la lumière polarisée, qui n'est pas de même signe que celle de l'essence de citron et qui diminue sous l'influence de la chaleur, tandis que celle-ci ne varie pas, quand s'élève la température. Le Dr Heppe conseille de la chauffer avec une trace de butyrate de cuivre *sec*, dans un tube bouché, vers $170°$, sans dépasser $180°$. Si l'essence est pure, elle donne une dissolution *verte* et limpide. Quand elle est térébenthinée, le mélange devient *jaune* et laisse déposer de l'oxyde cuivreux.

Pharmacologie. — On prépare avec l'essence de citron un oléosaccharure, qui sert à communiquer une saveur agréable à quelques médicaments. Avec l'essence elle-même, on aromatise souvent les pommades et d'autres préparations externes; c'est, de plus, une des huiles volatiles dont le parfum domine dans l'eau de Cologne. L'essence obtenue par expression est celle qu'on doit employer à ces usages, parce qu'elle est la plus suave; mais, pour enlever des taches grasses sur un tissu, il faut se servir de l'essence distillée, qui seule est pure; l'essence par expression étant colorée, substituerait une tache nouvelle à celle qu'elle aurait fait disparaître.

Pour la conserver intacte, on a conseillé d'y mélanger un peu d'eau (60 gramm. d'eau par livre d'essence). En gagnant le fond du vase, l'eau entraîne avec elle les principes mucilagineux qui favorisent l'altération de l'essence, dont le parfum persiste alors pendant plusieurs années.

Un grand nombre d'essences ont une composition chimique plus ou moins analogue à celle de l'essence de citron et, par suite, des propriétés semblables. Le tableau ci-dessous indique les plus importantes de ces essences et résume leurs principaux caractères physiques.

ESSENCES.	DENSITÉ.	POINT D'EBULLITION.	POUVOIR ROTATOIRE.
Bergamote..................	0.868	175°	+ 18°,45
Cédrat....................	0.855	173	+ 88 ,38
Copahu..	0.878	260	— 17 ,33
Cubèbe...................	0.929	260	+ 59
Elémi....................	0.849	174	
Genièvre.................	0.879	160	— 14 ,79
Laurier..................	0.908	164	— 23 ,35
Lavande.................	0.886	210	— 20
Limon....................	0.849	»	— 164
Muscade.................	0.874	167	+ 34 ,28
Orange..................	0.847	174	+ 32 ?
Petit grain..............	0.876	174	+ 20 ,47
Poivre...................	0.864	167	
Sabine...................	0.890	168	
Térébenthine............	0.864	159	— 42 ,30

§ 7. ESSENCE D'EUCALYPTUS.

Préparation. — On obtient cette essence comme celle de l'anis, en distillant avec de l'eau les feuilles de l'*Eucalyptus globulus* Lab. (Myrtacées).

Caractères. — L'essence d'eucalyptus non purifiée est un liquide d'un jaune verdâtre, d'une odeur désagréable, déviant le plan de polarisation de + 40°,24' et dont la densité est 0,932. Lorsqu'on la refroidit à — 50°, au moyen du chlorure de méthyle, elle se solidifie ; ses cristaux fondent vers — 10°.

Soumise à la distillation fractionnée, elle donne successivement : de l'*acide formique*, de l'*acide acétique*, des *aldéhydes* à odeur infecte et suffocante, parmi lesquelles sont les *aldéhydes butyrique* et *valérique* surtout ; à 160°, un *carbure d'hydrogène* dextrogyre (+ 40°) ; vers 175°, sous pression de 0^m,04 de mercure, l'*eucalyptol*, découvert par Cloëz ; un *terpilénol* $C^{10}H^{18}O$, bouillant vers 130-135° à la même pression ; puis des *éthers* acétique, butyrique et valérique de ce terpilénol, à 10° au-dessus ; enfin, des polymères de $C^{10}H^{16}$.

L'*eucalyptol* est un liquide incolore, fluide, cristallisable à 0°, doué d'une odeur de menthe et de camphre tout à la fois, dont la densité est 0,940. Purifié par cristallisations répétées, il a pour composition $C^{10}H^{18}O$; il est, par suite, isomérique du *cynéol* de Wœlkel et identique au *terpane* du terpinol de List. M. Voiry le nomme *terpane de l'eucalyptus*. Il est sans action sur la lumière polarisée. (*Voiry*).

Son point d'ébullition est situé vers 175°. L'acide sulfurique le colore en *noir*. L'acide azotique l'oxyde et forme à ses dépens un acide cristallisable, qui paraît analogue à l'acide camphorique. L'acide phosphorique anhydre en isole deux carbures d'hydrogène : l'*eucalyptène* $C^{19}H^{18}$ et l'*eucalyptolène* (*Cloëz*).

Pharmacologie. — On a préconisé l'essence d'eucalyptus comme fébrifuge, comme stimulant diffusible et comme antispasmodique ; mais la somme de ses propriétés médicinales n'est pas encore parfaitement définie. Gubler a constaté qu'elle arrête le développement des cryptogames ; des solutions d'alcalis végétaux, préparées avec l'eau distillée d'eucalyptus, ont conservé pendant plusieurs semaines leur limpidité, alors que d'autres solutions, préparées de la même manière avec de l'eau pure, avaient été envahies par les conferves, au bout de quelques jours.

M. Anthoine a donné le nom d'*eucalyptéol* au bichlorhydrate cristallisé que fournit l'essence d'eucalyptus. C'est un antifermentescible efficace.

L'ulyptol est un mélange d'essence d'eucalyptus, d'acide phénique et d'acide salicylique, recommandé pour le traitement des plaies.

§ 8. ESSENCE DE FLEUR D'ORANGER.
Néroli, essence de naphé.

Préparation. — On retire cette essence des fleurs du *Citrus vulgaris,* Risso (*Rutacées-Aurantiacées*):

Fleurs d'oranger récemment cueillies...............	1000 gr.
Eau...	3000

On place les fleurs dans un bain-marie de toile métallique, disposé à la partie supérieure de la cucurbite d'un alambic contenant l'eau. Celle-ci est maintenue à l'ébullition jusqu'à ce que cesse de se condenser l'huile volatile, qu'on reçoit dans un récipient florentin.

L'opération terminée, on enlève l'essence avec une pipette, et on conserve l'eau pour la distillation d'une nouvelle quantité de fleurs. L'huile, reposée, est filtrée si elle est trouble et enfermée dans des flacons bouchés, que l'on met à l'abri de la lumière (*Codex*).

M. Gilkinet conseille de faire bouillir d'abord l'eau de la cucurbite avec de la chaux, pour chasser l'ammoniaque, fixer l'acide carbonique et neutraliser l'acidité des fleurs de l'oranger.

Caractères. — Le néroli est un liquide incolore, dont le parfum diffère un peu de celui de la fleur qui l'a fourni. Sa densité varie de 0,870 à 0,878 ; il dévie la lumière polarisée de 10°,25 à droite (*Buignet*). Il se dissout dans deux fois son poids d'alcool à 90° ; une plus grande quantité en précipite un composé solide. Quand on verse de l'alcool à sa surface et qu'on incline lentement le liquide en divers sens, on aperçoit une belle fluorescence *violette*. L'acide azotique le colore en *rouge*.

Il donne, à l'analyse, un terpène $C^{10}H^{16}$ volatil à 185°, et 1 p. 100 d'un principe oxygéné solide nommé camphre de néroli. Plisson et Boullay en ont retiré un second hydrocarbure, cristallisable, fusible à 50°, insoluble dans l'eau, peu soluble dans l'alcool anhydre et bouillant, mais très soluble dans l'éther.

Pharmacologie. — Le néroli est l'élément actif de l'eau distillée, du sirop et de l'infusé de fleur d'oranger. Il peut être employé sous forme d'oléosaccharure ; il sert à parfumer certaines tablettes et d'autres médicaments. Ses usages sont peu nombreux.

§ 9. ESSENCE DE GAULTHÉRIE.
Essence de Winter-green.

Découverte en 1831, par Pagenstecher, dans les produits de la distillation de l'ulmaire.

Préparation. — Pour obtenir cette essence, on distille avec de l'eau les fleurs du *Gaultheria procumbens*, L. (Éricacées). On rectifie le produit à la cornue, afin d'avoir l'essence pure. Pour la décolorer, on y ajoute de l'acide citrique, on agite et on laisse reposer (*Léonard*).

Caractères. — L'essence de gaulthérie est un mélange d'un carbure nommé *gaulthérylène* et de *salicylate de méthyle* (éther méthylsalicylique).

Le *gaulthérylène* est liquide et isomérique du térébenthène. Il bout vers 200°. L'essence en contient environ 0,3 p. 100 de son poids (*Power*).

Le *salicylate de méthyle* $C^7H^5O^2.OCH^3$ est un liquide incolore très suave, bouillant à 222°, qui forme les 9/10 du poids de l'essence. Densité 1,03 (*Pettigrew*). Il est peu soluble dans l'eau, très soluble dans l'alcool et dans l'éther.

Sa solution aqueuse est colorée en *violet* par les sels ferriques. Distillé avec un excès de baryte anhydre, il est transformé en *anisol* ou phénate de méthyle $C^6H^5. OCH^3$, comme son isomère l'acide anisique :

$$C^7H^5O^2.OCH^3 \quad = \quad CO^2 + C^6H^5.OCH^3.$$
Salicylate de méthyle.   Anisol.

Pharmacologie. — L'essence de gaulthérie est un antiseptique efficace, ayant pour avantages de n'être pas caustique comme le phénol, d'avoir une odeur des plus suaves et d'agir par diffusion, dans le milieu où elle est employée, en raison des vapeurs qu'elle émet sans cesse.

On lui substitue presque toujours dans le commerce, d'après M. Martindale, l'essence du *Betula lenta*, qui est exclusivement formée de salicylate de méthyle. Cette dernière est plus légère que la première ; elle a pour densité 1,16. Il serait plus rationnel de remplacer l'essence de gaulthérie par le salicylate de méthyle, si facile à obtenir synthétiquement et qui a toutes les propriétés de cette essence.

§ 10. ESSENCE DE GIROFLE.

Préparation. — Semblable à celle de l'essence de cannelle, avec les boutons de l'*Eugenia caryophyllata*, Thunb. (Myrtacées) (*Codex*).

Caractères. — L'essence de girofle est incolore quand elle est pure ; elle rougit très vite en vieillissant. Elle a pour densité 1,06 ; elle ne prend pas l'état solide, lorsqu'on la refroidit à — 20°. L'ammoniaque la rend pâteuse. L'acide nitrique la colore en *vert* (*Bonastre*). Les vapeurs de brome lui font prendre une teinte *bleue* ou *violette*, lorsqu'elle est diluée. Les oxydants la changent en vanilline et en acide protocatéchique. Elle se combine partiellement à la potasse, en perdant toute odeur. Elle est très soluble dans l'alcool et peu volatile ; elle bout vers 253°, sa saveur est excessivement brûlante. On la considère comme un mélange d'un *hydrocarbure*, d'*eugénol*, d'*eugénine* et de *caryophylline*.

L'acide sulfurique, ajouté en petite quantité, lui communique une teinte *bleue* foncée, qu'un excès d'acide fait passer au *rouge pourpre*.

L'hydrocarbure est un sesquiterpène $C^{15}H^{24}$. Il est très réfringent; sa densité est 0,918 ; son point d'ébullition est situé vers 14 2°. Il ne forme pas de combinaison cristallisable avec l'acide chlorhydrique (*Ettling*).

L'*eugénol*, aussi nommé *acide eugénique* ou *caryophyllique*, est l'élément principal de l'essence de girofle. Il répond à la formule $C^{10}H^{12}O^2$, qui en fait un isomère de l'acide cuminique. On le considère comme dérivé d'un phénol diatomique, ayant pour composition $C^9H^8(OH)^2$, dont il serait l'éther monométhylique : $C^9H^8(OH)(OCH^3)$ (*Tiemann*). Il a pour densité 1,07 et il bout vers 252° (*Gladstone*). Sa saveur est celle du girofle. L'acide sulfurique le colore en *rouge*, en le résinifiant. C'est un acide monobasique faible, dont les sels sont teintés en *violet bleu* par le perchlorure de fer. Les oxydants le changent en vanilline et en acide vanillique. Il a pour isomère l'*isoeugénol*, qui bout à 258-262° et dont la solution alcoolique, colorée en *vert* par le chlorure ferrique, devient *violette* et *trouble* ensuite par addition d'ammoniaque.

L'*eugénine*, dont il existe seulement des traces dans le girofle, est vraisemblablement isomérique de l'acide eugénique. Elle est insipide et aromatique.

Quant à la *caryophylline*, c'est un principe à peine connu, cristallisant en aiguilles déliées, dépourvu d'odeur et de saveur et généralement peu soluble (*Lodibert*).

Pharmacologie. — L'huile volatile de girofle jouit de propriétés antiseptiques et stimulantes très énergiques. On s'en sert peu à l'intérieur ; mais on l'emploie assez fréquemment en qualité de caustique dentaire.

On a cherché à introduire dans la thérapeutique deux éthers de l'eugénol : le *benzeugénol* et le *cinnamyl-eugénol*.

Le BENZEUGÉNOL $(C^9H^8O.OC^7H^5.OCH^3)$ cristallise en aiguilles incolores, inodores et légèrement amères. Il fond à 70°,5. A peine soluble dans l'eau, il se dissout très bien dans l'alcool, l'éther, le chloroforme et l'acétone. L'acide sulfurique lui communique une couleur d'un *rouge* pourpre.

Le CINNAMYL-EUGÉNOL cristallise en aiguilles brillantes, fusibles vers 90°. Il est neutre au tournesol ; il a les mêmes solubilités que le benzeugénol et la même réaction avec l'acide sulfurique. On ne peut les distinguer qu'à leur point de fusion et aux réactions caractéristiques des acides qu'ils contiennent (*Thoms*).

L'EUGÉNOL ACÉTAMIDE est un dérivé amidé annoncé comme produisant l'anesthésie locale, à la manière de la cocaïne, et doué en outre de propriétés antiseptiques. Il cristallise en aiguilles soyeuses, fusibles à 100°, solubles dans l'eau et dans l'alcool.

§ 11. ESSENCE DE MENTHE POIVRÉE.

Préparation. — Pour préparer l'essence de menthe, on opère comme pour celle de fleur d'oranger, en prenant des sommités récemment cueillies de menthe poivrée (*Mentha piperita*, L. ; Labiées) (*Codex*).

La menthe fournit de 0, 2 à 0, 9 p. 100 d'essence (*William A. Wrem*).

Caractères. — L'essence de menthe bien purifiée est incolore, douce, d'une odeur très vive et d'une saveur chaude, qui devient fraîche quand l'essence est diluée. Elle prend une consistance visqueuse, lorsqu'on l'agite avec du chromate de potassium. L'hydrate de chloral acide la colore en *rouge*. L'acide azotique lui fait prendre une teinte *verte*. Mêlée au camphre, à l'acide phénique, etc., elle donne des mélanges liquides. Elle est composée d'un principe liquide, représentant un mélange de terpènes, et d'une substance solide nommée *menthol* ou *camphre de menthe*. Son étude chimique est très incomplète.

Le *menthol* (*oxyhexahydrocymol*) $C^{10}H^{20}O$ [$C^{10}H^{19}$.OH] cristallise, sous l'influence du froid, en prismes volumineux, transparents, insolubles dans l'eau, très solubles dans l'alcool, l'éther, le chloroforme, les huiles et les essences. Il fond à 43° et il bout vers 210°. Il est lévogyre : $α_D = — 50°, 1$ en solution alcoolique à 10 p. 100. Chauffé avec le chlorure de zinc, l'acide sulfurique ou l'acide phosphorique anhydre, il perd une molécule d'eau et se convertit en *menthène*: $C^{10}H^{18}$, carbure lévogyre, bouillant à 165°, et en *diменthène* $C^{20}H^{36}$. Les acides chlorhydrique, azotique, formique, acétique et butyrique le dissolvent sans l'altérer ; ils peuvent aussi l'éthérifier.

L'acide chromique l'oxyde et le change en *dextromenthone* et en *lévomenthone* ($C^{10}H^{18}O$), composés à odeur de menthe et semblant être ses aldéhydes.

Une petite quantité d'iode lui communique, *lentement*, une belle coloration *indigo*. L'acide sulfurique concentré le colore en *rouge violet*, à la température ordinaire. Un peu d'acide azotique à 1, 2 (1 goutte pour 50 gouttes d'essence) la teinte en *vert* ou en *bleu verdâtre*.

Essai. — L'essence de menthe est très fréquemment additionnée des liquides qui servent à frauder les essences en général, et particulièrement d'*essence de térébenthine* et d'*huile de camphre*. Aux moyens déjà indiqués pour reconnaître ces adultérations (pages 733 et 734), on peut ajouter les suivants :

L'essence pure doit déposer des cristaux, après quinze minutes au plus d'immersion dans un mélange de glace et de sel marin. Si on y ajoute quatre à cinq cristaux de menthol, elle se solidifie complètement. Celle qui reste en partie liquide a été privée d'une certaine quantité de menthol (*Schimmel*).

On souffle avec la bouche, et sans agiter le liquide, dans un flacon aux trois quarts rempli d'huile essentielle. Il se condense un peu d'humidité, qui se combine à l'essence, en formant un hydrate. Cet hydrate gagne le fond du vase, sous forme de *gouttelettes* disposées en chapelet, si l'essence est pure, et sous forme de *stries* ou de *nuages,* quand elle contient de l'huile volatile de térébenthine.

D'un autre côté, le chromate de potassium communique à l'essence pure une consistance sirupeuse et, si l'on agite le mélange, on y voit nager des flocons légers et translucides. Ce caractère est propre à l'essence de menthe.

Enfin, si l'on ajoute à de l'*acide acétique* à 10°, environ 1/20 de son poids d'essence de menthe et que l'on agite, le liquide prend, au bout d'une demi-heure ou d'une heure, une coloration *bleue,* d'abord faible, qui augmente peu à peu d'intensité. En même temps se manifeste un dichroïsme accentué : *bleu* par transmission, le liquide est *rouge* par réflexion. Sous l'influence de la lumière, la couleur bleue passe au *vert,* puis au *jaune* (*C. Roucher*). Toutes les essences de menthe ne donnent pas cette réaction.

Pour déceler l'*huile de camphre,* Todd conseille l'examen polarimétrique. L'essence pure dévie de —50° environ. L'huile de camphre dévie de + 65°, d'où une diminution très grande de la déviation de l'essence qui en contient.

Une goutte d'essence mélangée à 4 grammes d'acide azotique à 1, 42 se colore en *jaune* persistant, au bout de quelques minutes, si l'essence est pure. Additionnée d'huile de camphre, elle devient *rouge* en un quart d'heure (*Stevens*).

Pharmacologie. — L'essence de menthe poivrée est un excitant digestif énergique et très apprécié. On l'administre sous forme de pastilles, de tablettes et d'oléosaccharure. C'est le principe actif de toutes les préparations à base de menthe : eau distillée, alcoolat, sirop, infusé, etc.

Les Chinois l'emploient comme topique, dans le traitement des névralgies, M. Wright la recommande, en qualité d'anesthésique local très rapide. On dit aussi qu'elle calme instantanément la douleur causée par les brûlures, sans jamais former d'escarre. Pour cette dernière application, il est utile de mouiller avec de l'eau la partie brûlée ; on applique ensuite l'essence avec un pinceau.

L'essence la plus estimée est l'essence anglaise. Son odeur est plus forte et plus suave que celle du produit indigène. Toutefois, les expériences de M. Roze laissent espérer que cette infériorité n'est due qu'à l'imperfection de la culture de la menthe en France.

On prépare, depuis quelque temps, des *crayons de menthol,* en fondant ce médicament dans des plaques creuses fortement serrées, que l'on refroidit ensuite brusquement, pour pouvoir aisément en détacher la substance. Ces crayons sont employés pour combattre la migraine.

Les crayons de menthol ont été falsifiés avec le *thymol.* Pour déceler cette fraude, on ajoute, à 1 partie de menthol suspect, 4 parties d'acide sulfurique concentré. S'il y a du thymol, le mélange devient *jaune* et, en chauffant, il prend une teinte d'un *rouge rosé.* En ajoutant à ce liquide 10 parties d'eau, et le faisant digérer avec du blanc de plomb, le perchlorure de fer lui donne une nuance *violette.* Enfin, la potasse caustique colore en *rouge violet* la solution chloroformique ou alcoolique de menthol mélangé de thymol.

On peut encore dissoudre les crayons dans un peu d'acide acétique, et ajouter à la solution quelques gouttes d'acide sulfurique concentré, puis. 1 goutte d'acide azotique : il se développe une belle coloration *bleue*. Si la proportion du thymol est élevée, le mélange est *rouge* par transparence et *bleu* par réflexion (*Eykmann*).

L'ÉTHER MENTHACÉTIQUE (*acétate de menthol* : $CH^3 - CO^2C^{10}H^{19}$) a été proposé par M. Braille comme succédané du menthol. C'est un topique analgésique et anticéphalalgique.

§ 12. ESSENCE DE MOUTARDE $CAz.C^3H^5S$ $[C^3H^5 - Az = CS] = 99$.

Éther allylsulfocyanique, isosulfocyanate d'allyle, thiocarbimide allylique.

Préparation. — On prend de la moutarde pulvérisée, on la délaie dans l'eau froide et, suivant le conseil de Hesse et Fauré, on la laisse macérer pendant douze à vingt-quatre heures. On distille alors dans un alambic *étamé*, puis on recueille l'eau condensée, tant qu'elle est laiteuse. Si l'on reverse cette eau dans l'alambic et qu'on chauffe de nouveau, on obtient une plus grande quantité d'huile volatile. Celle qui reste dissoute dans l'eau peut en être extraite par une distillation à part.

On réunit alors tous les produits et on les rectifie sur le chlorure de calcium.

Caractères. — L'essence de moutarde n'est pas formée dans la plante ; les recherches de Bussy ont démontré qu'elle prend naissance par suite de l'action d'un ferment albuminoïde (*myrosine*) sur le *myronate de potassium* (*sinigrine*). La métamorphose du myronate en essence a reçu le nom de *fermentation sinapisique*. Cette fermentation offre les plus grandes analogies avec celle qui produit l'essence d'amande amère. Toutes deux sont supprimées par la chaleur, par l'alcool, par les acides et, en général, par tous les agents susceptibles de coaguler le ferment ou de le modifier chimiquement. Toutes deux ont pour condition nécessaire l'intervention de l'eau.

La myrosine est coagulée par le sulfate acide de potassium formé. Son action est, par suite, limitée. La potasse, l'alumine et les carbonates (sauf celui de magnésium) la favorisent ; mais, dans les conditions les meilleures, le rendement en essence est inférieur de 2 p. 100 au rendement théorique (*Gadamer*).

Le myronate de potassium séché à l'air a pour composition $C^{10}H^{18}KAzS^2O^{10}$; séché dans le vide, à 100°, il perd 1 molécule d'eau et devient : $C^{10}H^{16}Az.KS^2O^9$. Il fond à 126°-127°. Pouvoir rotatoire : $\alpha_D = -15°, 13'$ (*Gadamer*). Lorsqu'il est mis en contact avec de l'eau froide, il se dédouble en dextrose, en *sulfate acide de potassium* et en *essence de moutarde* :

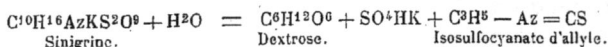

$$C^{10}H^{16}AzKS^2O^9 + H^2O = C^6H^{12}O^6 + SO^4HK + C^3H^5 - Az = CS$$

Sinigrine. Dextrose. Isosulfocyanate d'allyle.

La liqueur est troublée par une substance dans laquelle on trouve des globules analogues à ceux de la levure de bière (*Bussy*). On y constate en outre, comme produits secondaires, du sulfure de carbone, du sulfure et du cyanure d'allyle. La formation du sulfure de carbone, répond à l'équation suivante (*Birkenwald*) :

$$2C^3H^5 - Az = CS + 2H^2O = CO^2 + CS^2 + 2C^3H^5AzH^2.$$

Isosulfoc. d'allyle.   Allylamine.

Suivant MM. Ludwig et Lange, la myrosine n'est pas indispensable à la formation de l'essence de moutarde, cette opinion n'est pas généralement admise, mais on peut obtenir artificiellement cet éther en faisant réagir du sulfocyanate de potassium sur de l'iodure d'allyle :

$$Az = C - KS \quad + \quad C^2H^5I \quad = \quad KI \quad + \quad C^3H^5 - Az = CS$$

Sulfocyanate.   Iodure d'éthyle.   Isosulfocyanate d'allyle.

Cette huile volatile est limpide, incolore et très réfringente. Son odeur et sa saveur sont extrêmement fortes et irritantes. Elle est peu soluble dans l'eau, très soluble dans l'alcool et dans l'éther. Ses solutions alcooliques se troublent assez rapidement. Sa densité est 1, 029 à + 15° environ. Elle bout à 148°. Exposée à la lumière, elle prend une teinte brune et dépose une substance d'un jaune orangé. Au point de vue chimique, elle représente un mélange de sulfocyanate et d'isosulfocyanate d'allyle (*Schmidt*). L'ammoniaque s'y combine en produisant une urée allylsulfurée, nommée *thiosinnamine* :

$$C^3H^5 - Az = CS + AzH^3 = CS \underset{\diagdown AzH^2}{\overset{\diagup AzHC^3H^5}{}}$$

Isosulfocyanate d'allyle.

Thiosinnamine.

Traitée par le bioxyde de plomb, elle se convertit en *sinapoline* (*diallylurée*) $C^7H^{12}Az^2O$.

Essai. — On a mélangé à l'essence de moutarde : du *sulfure de carbone*, de l'*alcool éthylique*, du *cyanure d'allyle*, des *huiles grasses*, et d'*autres essences*.

Pour reconnaître ces fraudes, on mélange vivement l'essence avec 3 fois son volume d'acide sulfurique concentré, en refroidissant le mélange, qui est à peine *jaune* si l'essence est pure, alors qu'il devient *jaune foncé*, *rouge* ou *brun*, s'il y a mélange d'*huiles grasses* ou d'*essences* étrangères.

Pure, l'essence de moutarde bout à 148°. Ce point fixe serait abaissé par la présence de l'*alcool éthylique*, du *chloroforme*, du *cyanure d'allyle* ou du *sulfure de carbone*. En outre, le chloroforme et le sulfure de carbone se sépareraient, en gouttelettes d'aspect oléagineux, du mélange de l'essence avec l'acide sulfurique.

Pharmacologie. — L'essence de moutarde est violemment irritante, caustique même. Elle est peu usitée à l'état pur : mais, dissimulée dans la farine de moutarde, elle rend à la médecine d'importants services. Ses propriétés chimiques doivent être étudiées avec soin, à raison des précautions qu'il est nécessaire de prendre dans la préparation et dans l'emploi des médicaments qui la contiennent.

M. Bisserié a recommandé l'usage, comme révulsif, de la solution alcoolique ou huileuse d'essence de moutarde à 10 ou 8 p. 100. Son effet est complet, en moins d'une minute, et son inaltérabilité lui donne une grande supériorité sur les papiers préparés avec la poudre de moutarde.

On fabrique aujourd'hui de l'essence de moutarde artificielle, qui n'a pas tous les caractères de l'essence naturelle. Pour que le produit artificiel puisse être appliqué aux usages pharmaceutiques, il doit avoir les qualités suivantes (*E. Mylius*) :

Il doit être incolore et donner avec l'alcool une solution limpide. Mêlé à 3 parties d'eau et à 3 parties d'ammoniaque liquide à 10 p. 100, puis chauffé à 100° pendant une demi-heure, avec fréquentes agitations, il se dissout et, tant que le liquide est chaud, la portion indissoute ne constitue qu'une masse floconneuse sans importance ; dans tous les cas, en opérant sur 1 gramme d'essence, la quantité indissoute ne dépasse pas le volume d'une goutte ordinaire. Les produits de la réaction ne doivent pas contenir de sulfocyanate d'ammonium. Lorsque le liquide a été acidulé, il n'a aucune odeur désagréable et, tout particulièrement, il n'a pas celle des corps sulfurés. Pour être utilisable, une essence de moutarde ne doit donc contenir ni *hydrogène carboné*, ni *sulfure de carbone*, ni *huiles essentielles étrangères*, ni *alcools des séries élevées*, ni *dérivés des séries aromatiques*, ni *sulfures*, ni *sulfocarbonates*.

M. Flückiger a signalé la falsification de l'essence de moutarde par le sulfure de carbone. Hoffmann a prouvé qu'il se forme toujours un peu de ce sulfure pendant la préparation de l'essence. M. Birkenwald a démontré que sa proportion peut s'élever à 10 p. 100, quand on opère sous une pression de deux atmosphères, tandis qu'il n'y en a que 2,5 p. 100 dans le produit préparé sans pression. La présence du sulfure carbonique n'est donc pas toujours le résultat de la falsification de l'essence de moutarde.

§ 13. ESSENCE DE ROSE.

Préparation. — On opère, avec les pétales du *Rosa damoscena*, Mill. (Rosacées-Rosées), comme pour la préparation de l'huile volatile de fleur d'oranger, avec la précaution de tenir le serpentin tiède (*Codex*).

Il faut environ 25 000 kilogr. de roses, pour produire 1 kilogr. d'essence.

Caractères. — L'essence de rose du commerce est tantôt d'origine française, tantôt d'origine allemande ou bulgare ; cette dernière est connue sous le nom d'*essence turque.*

L'essence de *France* est jaunâtre, solide à la température de 10° à 15°, lévogyre : ($\alpha_D = -6°$ à 8°), douée d'une odeur très forte, infiniment plus suave que celle de l'essence turque. Densité : 0,82 à 0,84. Elle contient de 26 à 35 p. 100 de *stéaroptène* fusible à 33°—38°, dissous dans un mélange de *géraniol*, de *roséol*, et d'un *éther* particulier (*J. Dupont* et *J. Guerlain*). Elle fond de 21° à 32°, suivant qu'elle a été obtenue dans le midi ou dans le nord, la première contenant beaucoup moins de stéaroptène que la seconde.

L'essence d'*Allemagne* fond à 28°. Elle est légèrement verdâtre, assez suave et elle contient 27 à 29 p. 100 de stéaroptène et de géraniol. Elle commence à bouillir à 70° (*Poleck*).

L'essence *turque* ne contient que 6 à 13 p. 100 de stéaroptène, aussi fond-elle à 16° — 21°. Sa partie liquide est principalement formée de géraniol, mais elle est dépourvue de l'éther trouvé dans l'essence française. Densité : 0, 86 (*J. Dupont* et *J. Guerlain*).

Le *stéaroptène* est un carbure d'hydrogène solide ayant tous les caractères d'une paraffine, fondant vers 33° — 38°, inodore et cristallisable en aiguilles déliées (*Markownikoff*). Il est à peine soluble dans l'alcool froid, plus soluble dans l'éther, le chloroforme et les huiles grasses.

Le *géraniol* $C^{10}H^{17}OH$ est un alcool isomérique du bornéol ; il a été découvert par Jacobsen dans l'essence de géranium. Densité 0, 88. Il est sans action sur la lumière polarisée. Lorsqu'on l'oxyde, il se transforme en une aldéhyde nommée *citral* ou *géranial*: $C^{10}H^{16}O$. Il est, dans l'essence de rose, associé à un autre alcool, *roséol* ou *réuniol* $C^{10}H^{20}O$. Leur mélange constitue le *rhodinol* de MM. Barbier et Bouveault.

Essai. — Les falsifications les plus fréquentes de l'essence de rose consistent dans l'addition d'*essences de géranium* et d'*Andropogon Schœnanthus*, d'*acide stéarique*, de *blanc de baleine* et de *paraffine*.

Pour accuser la présence de l'huile volatile de *géranium*, Guibourt conseille d'ajouter à l'essence de rose son volume d'acide sulfurique ; le liquide conserve le parfum de l'essence quand celle-ci est pure, et il prend une odeur forte et désagréable, lorsqu'il y a mélange d'essence de géranium. La solution, bouillie, est limpide et d'un *brun jaunâtre*, quand il y a de l'essence de géranium.

MM. Chardin et Massignon préfèrent congeler l'essence, qui doit rester transparente après sa solidification. On la laisse ensuite se liquéfier à la chaleur de la main ; si elle est pure, la liquéfaction est lente et les parties encore solides conservent jusqu'à la fin l'aspect de paillettes cristallisées; l'essence est-elle additionnée d'huile de géranium, elle présente, aussitôt qu'elle ressent l'impression de la chaleur, l'aspect d'une bouillie épaisse, dans laquelle on n'aperçoit aucune trace de cristallisation. Même effet au moment de la solidification.

On peut encore mêler 2 ou 3 gouttes de l'essence à vérifier avec 2 c.c. de solution de fuchsine décolorée par l'acide sulfureux (*réactif de Schiff*) : l'essence *pure* devient *rouge* au bout de 24 heures. La moindre trace d'essence de *géranium* donne lieu à une coloration *bleue-violette*, devenant d'un *bleu pur* en 2 heures, c'est-à-dire bien avant que se manifeste la coloration propre à l'essence de rose (*Panajotow*).

L'*acide stéarique*, le *blanc de baleine* et la *paraffine*, communiquent la même apparence pâteuse à l'essence en voie de liquéfaction ou de solidification.

Quant à l'*essence d'Andropogon*, elle abaisse fortement le point de solidification de l'essence de rose. On la reconnaît à ce caractère.

Pharmacologie. — La thérapeutique regarde l'essence de rose comme un astringent très léger. Cette qualité, plus ou moins réelle, fait employer à la préparation de collyres et de pommades et comme cosmétiques : l'*eau distillée de rose*, l'*esprit de rose*, l'*huile rosat* et la *pommade rosat*.

L'essence de géranium ne doit pas lui être substituée; elle est irritante et elle contient probablement des principes malfaisants, sinon vénéneux, car elle provoque des nausées quand on la respire d'une manière continue (*Wahu*).

§ 14. ESSENCE DE RUE.

Préparation. — On retire cette essence des feuilles de la rue, *Ruta graveolens* L. (Rutacées-Rutées), par le procédé employé pour l'essence de fleur d'oranger (*Codex*).

Caractères. — L'essence de rue est jaune verdâtre, douée d'une odeur vive et insupportable, très soluble dans l'eau. Elle paraît formée de quatre principes : l'*acétone méthylcaprique* $C^{11}H^{22}O$, qui en constitue la presque totalité, un *carbure* isomérique du térébenthène, un *isomère du bornéol* et un *homologue de l'acétone méthylcaprique*, représenté par la formule $C^{12}H^{24}O$ (*G. Williams*).

Sa densité est 0,828. Elle est un peu visqueuse et elle bout sans altération vers 222°. L'ammoniaque s'y combine à basse température ; le composé se dédouble, à 0°, en essence et en ammoniaque. L'acide sulfurique concentré la colore en *rouge brun* en la dissolvant ; l'eau précipite de cette liqueur l'essence non décomposée. Elle réduit facilement, à l'ébullition, le nitrate d'argent ammoniacal.

Pharmacologie. — Les propriétés excitantes de l'essence de rue sont assez énergiques ; on a rarement recours à ce médicament. Lorsqu'on le prescrit, c'est ordinairement en pilules, pour masquer son odeur et sa saveur désagréables. On ne doit pas oublier qu'il passe pour abortif et vénéneux, à faible dose.

§ 15. ESSENCE DE SASSAFRAS.

Préparation. — On prépare l'essence de sassafras (*Sassafras officinarum*, Nees ; Lauracées) par le procédé recommandé pour l'essence de cannelle (*Codex*).

Caractères. — Cette essence a été étudiée par MM. Grimaux et Ruott. Elle est incolore, quand elle est récemment rectifiée ; elle jaunit peu à peu, à l'air et à la lumière. Densité à 0° : 1,08. Son odeur est analogue à celle du fenouil. Elle est dextrogyre : $\alpha_D = 3°,5$ pour une longueur de $0^m,10$. Elle contient : un hydrocarbure (*safrène*), un composé oxygéné (*safrol*) et une proportion très faible d'un principe acide à odeur d'acide eugénique, colorant en *vert pâle* le chlorure ferrique et ressemblant à un phénol.

Le *safrène* $C^{10}H^{16}$ est un terpène liquide ; il bout entre 155° et 157° ; son pouvoir rotatoire est égal à $+ 17°,5$; sa densité est 0,834.

Le *safrol* $C^{10}H^{10}O^2[C^6H^3(C^2H^5)(O.CH^2.O)]$ constitue les neuf dixièmes de l'essence. Il cristallise à $+ 8°$. Il bout à 231°-237°. Insoluble dans l'eau, il se dissout dans l'alcool, l'éther et le sulfure de carbone. Il offre l'odeur de l'essence et n'exerce aucune action sur la lumière polarisée. C'est un éther méthylénique et diphénolique.

Pharmacologie. — Le sassafras est un médicament légué par l'antiquité, qui est encore populaire en Amérique. Il passe pour inerte, mais il pourrait bien avoir une réelle action médicinale. D'après M. G. Hell, son essence est un toxique puissant, dont il est bon de surveiller les effets. On l'administre presque toujours sous forme de capsules.

CHAPITRE XX

ESPÈCES.

Sous le nom d'espèces, on désigne des mélanges de plantes ou de parties de plantes, séchées et divisées en petits fragments et dont on fait des macérés, des infusés ou des décoctés.

Les espèces doivent être composées, autant que f aire se peut, de substances analogues, quant à leur texture et à leur densité. Ainsi, on réunit les feuilles aux feuilles et aux fleurs, les racines aux racines, aux tiges ou aux écorces, les semences aux semences ou aux fruits ; mais on évite de mêler des feuilles à des racines, ou des bois à des fleurs.

Cette disposition offre deux avantages ; le mélange est plus facile à effectuer exactement, entre produits similaires, et il se conserve homogène ; d'un autre côté, les espèces ainsi formées peuvent être traitées en une seule opération par les dissolvants, tandis qu'il faudrait employer successivement plusieurs procédés, pour épuiser des espèces hétérogènes.

Pour bien mélanger les éléments qui constituent les espèces, il est indispensable de les diviser au préalable. On coupe, le plus menu possible, les racines, les tiges et les feuilles ; on concasse les substances friables, en prenant soin de ne pas les pulvériser. Mais, comme on opère sur des produits secs, on ne peut empêcher la formation d'une petite quantité de poudre, que l'on sépare ensuite, au moyen d'un crible, avant de terminer la préparation.

Les espèces sont moins altérables que les poudres, parce qu'elles sont moins divisées ; néanmoins elles exigent, pour se conserver, qu'on les préserve de la lumière et de l'humidité. Voici les formules de celles qui sont le plus employées aujourd'hui :

ESPÈCES AMÈRES.

Feuilles sèches de chardon bénit	
Sommités fleuries de chamœdrys	ãã
Sommités fleuries de petite centaurée.	P. E.

ESPÈCES ANTHELMINTHIQUES.

Sommités sèches de grande absinthe	
Sommités sèches de tanaisie	ãã
Capitules de camomille	P. E.
— de semen-contra	

ESPÈCES AROMATIQUES.

Feuilles et sommités	d'absinthe	
—	—	d'hysope
—	—	de menthe poivrée
—	—	d'origan
—	—	de romarin
—	—	de sauge
—	—	de serpolet
—	—	de thym

ãã P. E.

(*Codex.*)

ESPÈCES ASTRINGENTES.

Épicarpe de grenade
Racine de bistorte } āā
— de tormentille } P. E.

ESPÈCES BÉCHIQUES.

Feuilles de capillaire du Canada
— de lierre terrestre
— de scolopendre
— de véronique } āā
Sommités d'hysope } P. E.
Capsules de pavot blanc privées
de semences

ESPÈCES CARMINATIVES.

Fruits d'anis
— de carvi } āā .
— de coriandre } P. E.
— de fenouil
(*Codex*).

ESPÈCES DIURÉTIQUES.

Espèces apéritives.

Racine sèche d'ache
— — d'asperge
— — de fenouil } āā
— — de persil } P. E.
— — de petit houx
(*Codex*).

ESPÈCES ÉMOLLIENTES.

Feuilles sèches de molène
— — de guimauve } āā
— — de mauve } P. E.
— — de pariétaire
(*Codex.*)

ESPÈCES NARCOTIQUES.

Feuilles sèches de belladone
— — de ciguë
— — de jusquiame } āā
— — de morelle } P. E.
— — de nicotiane
— — de pavot

ESPÈCES PECTORALES.

Fleurs de bouillon-blanc
— de coquelicot
— de guimauve } āā
— de mauve } P. E.
— de pied-de-chat
— de tussilage
— de violettes
(*Codex.*)

ESPÈCES PURGATIVES.

Thé de Saint-Germain.

gr.
Feuilles de séné................ 2,00
Fleurs de sureau................ 1.00
Fruits d'anis.................... 1.00
— de fenouil................ 0.50
Bitartrate de potassium.......... 0.50
Mêlez exactement. Pour une tasse d'eau
bouillante (*Codex*).

ESPÈCES SUDORIFIQUES.

Bois de gaïac
Racine de salsepareille } āā
— de squine } P. E.
— de sassafras
(*Codex*).

ESPÈCES VULNÉRAIRES.

Thé Suisse.

Feuilles et sommités d'absinthe
— — de bétoine
— — de bugle
— — de calament
— — de chamœ-
drys
— — d'hysope
— — de lierre
terrestre
— — de mille-
feuille
— — d'origan
— — de perven- } āā
che } P. E.
— — de romarin
— — de sanicle
— — de sauge
— — de scolo-
pendre
— — de scor-
dium
— — de thym
— — de véroni-
que
Fleurs d'arnica
— de pied-de-chat
— de tussilage
(*Codex*).

FRUITS PECTORAUX.

Dattes privées de leurs noyaux
Figues } āā
Jujubes } P. E.
Raisins de Corinthe
(*Codex*).

Les capsules de pavot et les fleurs de coquelicot introduisent dans les espèces béchiques, narcotiques et pectorales de petites quantités de morphine.

D'après Dieterich, les fleurs de coquelicot contiendraient jusqu'à 0,7 p. 100 de morphine et les capsules de pavot 0,16 p. 100, lorsqu'elles ont été séchées avec soin.

CHAPITRE XXI

MÉDICAMENTS PRÉPARÉS AVEC L'EAU.

L'eau étant le dissolvant le plus général est aussi le véhicule qui sert à préparer le plus grand nombre des médicaments. Les produits qu'elle fournit sont très variés; ils ont été rangés, par les pharmacologistes modernes, en plusieurs groupes, réduits à trois par Henry et Guibourt et nommés : *Saccharolés*, *hydrolats* et *hydrolés*. Les *saccharolés* comprennent tous les médicaments qui renferment une forte proportion de sucre (*sirops*, *gelées*, *pâtes*, *électuaires*, *tablettes*, etc.). Les *hydrolats* ont pour caractères d'être tous obtenus par distillation (*Eaux distillées*). Enfin les *hydrolés* réunissent la plupart des préparations qui ne peuvent être classées dans les deux autres séries (*tisanes*, *potions*, *collyres*, *bains*, etc.). L'affinité des éléments qui composent ces groupes est réelle ; mais elle ne justifie pas la création de divisions assez inutiles, et qui n'embrassent pas la totalité des médicaments préparés avec le concours de l'eau. Il est plus simple et plus rationnel de ne faire qu'une seule classe de ces médicaments. Voici leur nomenclature, avec les noms adoptés par Soubeiran et conservés par le Codex :

Apozèmes.	Émulsions, loochs.	Pâtes.
Bains.	Extraits.	Potions.
Bouillons.	Gargarismes, collutoires.	Saccharures.
Cataplasmes.	Gelées.	Sirops.
Collyres.	Injections, lavements.	Tablettes, pastilles.
Conserves.	Lotions, fomentations.	Tisanes.
Eaux distillées.	Mellites.	
Électuaires.	Mucilages.	

I. — APOZÈMES.

Sous cette dénomination, assez inexacte aujourd'hui, le Codex désigne des solutions aqueuses, plus chargées de principes médicamenteux que les tisanes et ne pouvant pas, comme elles, servir de boisson ordinaire aux malades. Si l'on s'en rapportait à l'étymologie, on pourrait croire que tous ces médicaments sont le produit d'une décoction. Il n'en est rien cependant ; un certain nombre d'entre eux doivent être obtenus par infusion ou même par macération. Au reste, leur préparation est soumise aux mêmes règles que celle des tisanes.

Les apozèmes, contenant beaucoup de principes organiques, sont des médicaments excessivement altérables. On ne doit les préparer qu'au moment de l'emploi. Dans ce groupe, le Codex place la *décoction blanche de Sydenham* et la *tisane de Feltz*, déjà décrites (*page* 271 et 299). On y remarque aussi la tisane improprement appelée *bouillon aux herbes.* Voici, au surplus, le relevé des apozèmes le plus fréquemment prescrits, indépendamment des deux premiers.

APOZÈME ANTISCORBUTIQUE.

Racine de bardane...........	10 gr.
— de patience	10
Sirop antiscorbutique........	100
Eau distillée bouillante......	1000

On concasse les racines et on les fait infuser dans l'eau bouillante pendant 2 heures. On passe ensuite et on ajoute le sirop antiscorbutique.

APOZÈME DE COUSSO.

Cousso en poudre demi-fine...	20 gr.
Eau distillée bouillante........	150

On délaie la poudre dans l'eau bouillante et on donne ce médicament au malade, sans le clarifier (*Codex*).

APOZÈME D'ÉCORCE ET RACINE DE GRENADIER.

Écorce sèche de racine de grenadier.....................	60 gr.
Eau distillée bouillante........	750

On contuse l'écorce et on fait macérer, pendant 12 heures, dans l'eau. On fait ensuite bouillir sur un feu doux, jusqu'à réduction d'un tiers, et on filtre (*Codex*).

APOZÈME LAXATIF.

Tisane royale.

Feuilles de séné mondées....	15 gr.
Sulfate de sodium...........	15
Fruits d'anis................	5
— de coriandre.........	5
Feuilles fraîches de persil....	15
Eau distillée froide...........	1000
Citron coupé par tranches....	N° 1

On fait macérer pendant 24 heures, en remuant de temps en temps. On passe ensuite par expression et on filtre (*Codex*).

APOZÈME D'OSEILLE COMPOSÉ.

Bouillon aux herbes.

Feuilles récentes d'oseille....	40 gr.
— — de laitue....	20
— — de cerfeuil..	10
Sel marin...................	2
Beurre frais.................	5
Eau distillée.................	1000

On lave les plantes et on les fait bouillir jusqu'à ce qu'elles soient cuites ; on ajoute le sel et le beurre et on passe (*Codex*).

APOZÈME PURGATIF.

Médecine noire.

Feuilles de séné mondées.....	10 gr.
Sulfate de sodium...........	15
Rhubarbe choisie.............	5
Manne en sorte...............	60
Eau distillée.......	100

On verse l'eau bouillante sur le séné et la rhubarbe ; après une demi-heure d'infusion, on passe et on exprime. On fait dissoudre sur un feu doux, dans la liqueur, le sulfate de sodium et la manne ; on passe, on laisse déposer et on décante (*Codex*).

APOZÈME SUDORIFIQUE.

Tisane sudorifique.

Bois de gaïac râpé..........	60 gr.
Racine de salsepareille fendue et coupée....................	30
Racine de sassafras...........	10
— de réglisse.............	20

On fait bouillir le gaïac et la salsepareille dans une suffisante quantité d'eau distillée, pendant 1 heure ; on ajoute le sassafras et la racine de réglisse et on laisse infuser pendant 2 heures. On passe, on laisse déposer et l'on décante.

Les doses ci-dessus doivent donner 1 litre d'apozème (*Codex*).

PETIT-LAIT DE WEISS.

Follicules de séné.............	2 gr.
Sulfate de magnésium.........	2
Sommités d'hypéricum........	1
— caille-lait..........	1
Fleurs de sureau.............	1
Petit-lait bouillant...........	500

On fait infuser pendant une demi-heure et on filtre (*Codex*).

II. — BAINS.

On nomme bains médicinaux les solutions dans lesquelles on plonge, pendant un temps déterminé, une partie du corps ou le corps tout entier. On désigne quelquefois sous le nom de *pédiluves*, les bains uniquement réservés aux pieds, et sous celui de *manuluves*, les bains dans lesquels on n'immerge que les mains.

Les substances qui en constituent la partie active peuvent être de nature minérale, végétale ou animale. On les traite par des procédés appropriés à leur composition chimique. Lorsqu'elles sont très solubles, comme les sels en général, on se borne à les mélanger à l'eau du bain; dans le cas contraire, on les dissout à l'avance dans une petite quantité de liquide; c'est ainsi que l'on opère pour la gélatine, par exemple.

La quantité d'eau nécessaire pour un bain d'adulte est de 250 à 300 litres.

BAIN AROMATIQUE.

Espèces aromatiques........ 500 gr.
Eau bouillante............. 10000

On fait infuser pendant 1 heure, dans un nouet de toile peu serrée, on passe avec expression et on verse le produit de l'infusion dans l'eau du bain.

On prépare de la même manière le *bain de tilleul* (fleurs et bractées) et les bains avec les autres feuilles ou fleurs (*Codex*).

BAIN GÉLATINEUX.

Gélatine concassée........... 500 gr.
Eau...................... 2000

On fait dissoudre, à chaud, la gélatine et on verse le liquide dans l'eau du bain (*Codex*).

BAIN DE SON.

Son........................ 1 à 2 kil.
Eau...................... Q. S.

On fait bouillir pendant 1/4 d'heure, on passe avec expression et on mélange le liquide à l'eau du bain.

PÉDILUVE SINAPISÉ.

Farine de moutarde récente... 150 gr.
Eau tiède.................. Q. S.

Pour un bain de pieds, dont la température ne devra pas dépasser 40°.

III. — BOUILLONS.

Les bouillons *médicinaux* sont des tisanes préparées avec la chair d'animaux généralement jeunes et mucilagineux. Ils ont, d'ailleurs, une telle ressemblance de composition et de préparation avec les bouillons dits alimentaires, fournis par les animaux adultes, que faire l'étude des uns c'est aussi faire l'étude des autres.

Préparation. — Les conditions à remplir, pour préparer convenablement les bouillons, se résument en quelques préceptes, dont il n'est pas permis de s'écarter:

1° On monde les animaux des téguments qui les recouvrent, des viscères et du tissu adipeux qu'ils contiennent et de leurs membres inutiles; puis on coupe la chair en menus fragments, que souvent même on soumet à une contusion légère;

2° On doit se servir d'*eau potable*. L'eau chargée de sels calcaires ne dissout pas bien les principes de la chair musculaire et modifie désavantageusement l'odeur et la saveur du produit. L'eau de pluie et l'eau distillée donnent aussi des bouillons faiblement aromatiques. Les qualités organoleptiques de ces liquides sont développées par la présence des sels contenus dans les eaux douces. On les exalte encore, en ajoutant au bouillon une petite quantité de sel marin (1/125 du poids de la substance animale);

3° On doit plonger la chair dans l'*eau froide*, au début de l'opération. Si l'on attend, pour l'introduire dans l'eau, que celle-ci soit en ébullition, l'albumine des couches superficielles se coagule et fait obstacle à la pénétration de l'eau dans les couches profondes des tissus. Il en résulte une diminution sensible dans la proportion des éléments dissous et, partant, un bouillon moins savoureux ;

4° Il faut porter l'eau *très lentement* à une température un peu inférieure à 100°. Une ébullition violente et soutenue ne fait pas entrer plus de principes en dissolution et elle chasse ceux qui sont volatils. Pour ce motif, on prépare les bouillons dans des vases de terre plutôt que dans des vases métalliques, qui, meilleurs conducteurs de la chaleur, laissent la température s'élever plus rapidement. Gay recommandait de les faire tous au bain-marie. Cette précaution n'est pas indispensable ;

5° On enlève avec soin les *écumes*, formées par la coagulation de l'albumine de la chair. La présence de ces écumes annonce une opération bien conduite, car elles font à peu près défaut lorsque la chair a été saisie par l'eau bouillante.

On ajoute quelquefois aux bouillons des plantes aromatiques (*capillaire, légumes*, etc.) destinées à leur communiquer une saveur agréable. En général, ces substances n'ont pas besoin de subir une cuisson aussi prolongée que la chair musculaire ; une infusion suffit même, pour celles qui sont très aromatiques et de texture peu serrée.

Caractères. — Les bouillons sont des liquides peu colorés, légèrement acides et doués d'une saveur et d'une odeur propres. Leur composition chimique est extrêmement complexe ; l'analyse y a révélé les principes suivants :

Créatine : $C^4H^9Az^3O^2$.
Créatinine : $C^4H^7Az^3O$.
Sarcosine : $C^3H^7AzO^2$.
Sarcine : $C^5H^4Az^4O$.
Xanthine : $C^5H^4Az^4O^2$.
Taurine : $AzH^2 — CH^2 — CH^2 — SO^3H$.
Urée : $CO \big\langle {{AzH^2} \atop {AzH^2}}$.
Inosite : $C^6H^{12}O^6 + 2H^2O$.
Gélatine.

Dextrine : $(C^6H^{10}O^5)^n$.
Glycogène : $(C^6H^{10}O^5)^n$.
Acide formique : $H — CO^2H$.
— acétique : $CH^3 — CO^2H$.
— butyrique : $C^3H^7 — CO^2H$.
— sarcolactique : $CH^3 — CHOH — CO^2H$.
— inosique : $C^5H^8Az^2O^6$.
— urique : $C^5H^4Az^4O^3$.
Graisse.
Sels minéraux.

La proportion de chacune de ces substances est très faible, car leur total n'atteint que $16^{gr},917$ par litre de bouillon (*Chevreul*). Pour l'augmenter, Liebig a conseillé d'ajouter à chaque litre d'eau de 2 à 8 grammes d'acide chlorhydrique, qui favorise la dissolution des matières albuminoïdes et celle du phosphate calcaire. Mais il est à noter que la composition chimique du bouillon se trouve en même temps modifiée, par suite de la transformation d'une partie de la chair musculaire en syntonine, et par la destruction de quelques principes amidés.

Au moment où commence la préparation d'un bouillon, la chair mise en contact avec l'eau froide la colore en rouge, par suite de la dissolution de l'hémoglobine. Cette coloration disparaît à mesure que la température s'élève ; l'albumine, en se coagulant, entraîne l'hémoglobine altérée par l'ébullition, ainsi que l'atteste la couleur brune des premières écumes.

Pharmacologie. — A l'exception des bouillons de veau et de poulet, ces médicaments sont peu employés aujourd'hui. Le Codex de 1884 les a tous rayés de sa nomenclature.

Ils ont des propriétés médicinales très discutables, et comme ils contiennent trop peu d'albuminoïdes pour pouvoir être considérés comme des aliments, ils offrent peu d'avantages sur les tisanes mucilagineuses. Ils ont même l'inconvénient de subir les fermentations acide et putride, beaucoup plus rapidement que les solutions végétales.

BOUILLON DE VEAU.

Rouelle de veau.............. 120 gr.
Eau distillée................. 1000

On fait bouillir à une douce chaleur, dans un vase couvert, pendant 2 heures. On passe le liquide quand il est refroidi.

On prépare de la même manière les bouillons de :

Mou de veau, Grenouille,
Poulet, Tortue.

BOUILLON DE LIMAÇON.

Chair de limaçon de vigne.... 120 gr.

Eau distillée................. 1000 gr.
Capillaire du Canada........ 5

On jette les limaçons dans l'eau bouillante et on les maintient dans ce liquide, jusqu'à ce qu'ils puissent être facilement retirés de leur coquille. On rejette les intestins, on lave la chair avec un peu d'eau tiède et on la pèse. On la coupe ensuite par morceaux et on la fait cuire au bain-marie, pendant 2 heures, dans un vase couvert, avec la quantité d'eau prescrite. On ajoute le capillaire, on laisse infuser pendant un quart d'heure et on passe.

IV. — CATAPLASMES.

Les cataplasmes sont des médicaments de consistance de pâte molle, que l'on emploie seulement en qualité de topique. Ils représentent de véritables bains locaux prolongés. La plupart du temps, ils font l'office de simples réservoirs d'humidité, quelquefois on y ajoute des substances actives (poudres, onguents, extraits, etc.), que l'on dépose alors de préférence à leur surface, car elles auraient moins d'efficacité si elles étaient disséminées dans la masse entière. Les cataplasmes préparés avec la farine de moutarde sont nommés *sinapismes*. D'une manière générale, on divise ces médicaments en *cataplasmes crus* et *cataplasmes cuits*.

Les *cataplasmes crus* sont ceux que l'on fait avec des pulpes de plantes (pommes de terre, carottes, oignons, etc.), ou avec des produits altérables par la chaleur, comme la moutarde. Lorsque ces produits sont pulvérulents, on les délaie dans la quantité d'eau froide nécessaire pour leur donner une consistance pâteuse. Les pulpes n'ont besoin d'aucune addition.

Les *cataplasmes cuits* peuvent également avoir pour base une pulpe végétale ; mais le plus souvent on les obtient en faisant chauffer avec l'eau des substances amylacées ou suffisamment mucilagineuses pour emprisonner une quantité assez considérable de ce liquide.

La farine de lin est la poudre la plus employée à la confection des cataplasmes ; elle est recherchée en raison de l'abondance du mucilage qu'elle contient (V. *page* 611).

Les arines de céréales, celle de froment entre autres, absorbent encore plus d'eau que la farine de lin ; elles sont préférées par quelques praticiens pour ce motif, et parce qu'elles subissent moins promptement peut-être la fermentation acide. Elles sont cependant altérables.

Depuis longtemps, on a cherché à simplifier la préparation des cataplasmes, en substituant aux poudres qui les fournissent des produits qu'il suffit d'humecter pour obtenir le même résultat. Les tourteaux de mauve et de guimauve, les éponges feutrées, les tissus épais de coton, la silice en gelée, ont été successivement proposés dans ce but et abandonnés.

Plus récemment, on est parvenu à fixer sur des toiles ou sur du papier la farine de lin privée d'huile (*Lailler*), les mucilages de guimauve, de fucus, etc. Les tissus, ainsi imprégnés, se gonflent au contact de l'eau chaude et peuvent être appliqués en guise de cataplasmes ; mais, comme ils absorbent une quantité d'eau très limitée, il faut les recouvrir de taffetas imperméable, qui s'oppose à la vaporisation du liquide.

Le même perfectionnement a été réalisé pour les sinapismes, d'une manière très ingénieuse. Huraut, le premier, a mis en lumière l'activité considérable que manifeste la farine de moutarde dépouillée des 28 p. 100 d'huile fixe qu'elle contient. Presque aussitôt, Boggio tenta d'utiliser cette activité, en appliquant sur une feuille de papier enduite d'une solution épaisse de gomme, une couche de farine de moutarde sèche et déshuilée. L'invention ne prit pas faveur, la gomme était un agent adhésif défectueux. Rigollot, mieux inspiré, lui substitua une solution de caoutchouc dans du pétrole, et cette modification suffit pour assurer au produit un succès universel.

L'application de la moutarde en feuilles est cuisante ; mais on peut modérer ses effets en interposant une mousseline ou une feuille de papier de soie entre elle et l'épiderme.

Lebaigue est l'inventeur d'un autre genre de sinapismes, fondés sur la production de l'essence de moutarde. Ces sinapismes se composent de deux fragments de tissu, dont l'un est imprégné de myronate de potassium, et l'autre de myrosine. Lorsqu'on mouille les tissus et qu'on les met en contact, il s'y forme de l'huile volatile de moutarde ; ce couple fonctionne, dès lors, comme le papier de Rigollot.

Sous le nom de *sinapisme-éponge*, Richardson proposa l'emploi d'éponges imprégnées d'une pâte molle faite avec de l'eau et de la farine de moutarde. On enferme l'éponge ainsi préparée dans une toile humide, que l'on réchauffe par immersion dans l'eau *tiède*, au moment de l'appliquer sur la peau. La même éponge peut servir trois ou quatre fois. On la remet à neuf en la lavant à l'eau chaude.

On a également tenté de mettre les sinapismes sous forme de *crayons*, dont il suffit de frotter la peau pour provoquer une révulsion locale. Les *crayons-sinapismes* ne peuvent être vraiment utiles, et encore bien faiblement, qu'aux malades obligés de voyager. Ils ne semblent pas appelés à beaucoup d'avenir.

Le Dr Lelièvre a proposé, depuis quelque temps, de remplacer le cataplasme de farine de lin par celui de *Fucus crispus*, obtenu en emprisonnant, entre deux feuilles de coton cardé, un mucilage épais de cette algue. Les avantages de ce cataplasme sont les suivants : Bien desséché, il jouit d'une conservation indéfinie; il absorbe et il retient une grande quantité de liquide, lorsqu'on le met en contact avec l'eau tiède; il est infermentescible; par suite, il n'irrite jamais la peau et il ne contracte

Fig. 131. — Machine à fabriquer les sinapismes en feuilles.

aucune odeur. La légèreté, la facilité avec laquelle on peut le transporter et le tailler aux dimensions utiles, la propreté qu'il maintient aux plaies sont encore des qualités qui doivent être portées à son actif.

CATAPLASME DE FARINE DE LIN.

Farine de lin................... Q. V.
Eau.....................: .... Q. S.

On délaie la farine dans l'eau froide, de manière à faire une bouillie très claire, que l'on fait chauffer, en remuant continuellement, jusqu'à ce que la masse ait pris une consistance convenable.

Quand le cataplasme est destiné à servir d'excipient à quelque poudre active, il faut ajouter celle-ci à la surface du cataplasme et au moment de l'appliquer (Codex).

On prépare de la même manière les cataplasmes de :

Poudre de guimauve,
Poudre émolliente.

CATAPLASME DE FÉCULE.

Fécule de pomme de terre.... 100 gr.
Eau.....................·.......... 1000

On met les huit dixièmes de l'eau sur le feu, dans un poêlon couvert, et, aussitôt qu'elle entre en ébullition, on la verse sur la fécule préalablement délayée dans le reste de l'eau froide.

On fait bouillir pendant quelques instants, et on retire du feu en continuant à remuer la masse.

On prépare de même les cataplasmes de :

Poudre de riz,
— amidon.

(Codex).

CATAPLASME RUBÉFIANT.
Sinapisme.

Farine de moutarde........... 200 gr.
Eau tiède..................... Q. S.

On délaie la farine de moutarde dans l'eau nécessaire pour obtenir une masse de consistance de cataplasme (*Codex*).

Cette préparation doit être faite avec de l'eau froide ou à peine tiède, contrairement à l'usage habituel, qui consiste à se servir d'eau chaude et de vinaigre comme excipients : l'eau trop chaude et les acides ont la propriété de s'opposer à la formation de l'huile essentielle, qui constitue le principe âcre et rubéfiant de la moutarde.

SINAPISME EN FEUILLE.
Papier moutarde.

Pour préparer la moutarde en feuille, il faut ;

1º Employer une farine de moutarde privée de toute matière grasse ;

2º Prendre un liquide agglutinatif ne contenant ni eau, ni alcool, ni résine, ni matière grasse ou emplastique.

On débarrasse la farine de moutarde de sa matière grasse en la soumettant à une forte pression, puis en lessivant le résidu avec du sulfure de carbone ou de l'essence de pétrole.

Au moyen d'une brosse ou d'un appareil analogue au sparadrapier, on étend sur des bandes de papier une solution de 4 à 5 p. de caoutchouc dans 100 p. d'un mélange de sulfure de carbone et d'essence de pétrole. A mesure que le papier est enduit de ce liquide, on agite au-dessus un tamis contenant la poudre de moutarde préparée. On fait passer ensuite la feuille de papier entre deux rouleaux suffisamment rapprochés. La poudre est fixée par la viscosité du liquide et par la pression réalisée. On achève l'opération, en plaçant le papier dans une étuve modérément chauffée, pour hâter la vaporisation des dissolvants, puis on découpe les bandes en fragments de grandeur convenable (*Codex*).

Lorsqu'on veut préparer de grandes quantités de ce papier moutarde, il est nécessaire de recourir à l'intervention d'une machine telle que celle qui est représentée fig.131. Le papier enroulé sur un cylindre, passe sous une première auge, qui lui distribue la solution de caoutchouc régularisée par un contenu de sparadrapier, puis sous une seconde, qui laisse tomber la moutarde deshuilée, qu'une brosse circulaire répartit uniformément, enfin sous un lamineur uni, qui donne au papier le poli nécessaire. En sortant de là, le papier est prêt à découper et à mettre en boîtes.

V. — COLLYRES.

Le nom générique de collyres appartient à des médicaments de nature variée, servant au traitement des maladies des yeux et des paupières. On en distingue trois genres : *collyres secs, collyres liquides, collyres gazeux.* On appelle quelquefois *collyres mous* les pommades ophtalmiques, qui, tout en remplissant le même rôle, appartiennent à un groupe pharmaceutique différent.

Les *collyres secs* sont des poudres simples ou composées, réduites à un degré de ténuité extrême, que l'on projette sur l'œil, par insufflation, à l'aide d'un petit tube ou d'un tuyau de plume. Ces poudres sont habituellement le sulfate de sodium effleuri, l'alun, l'oxyde de zinc, les sulfates de zinc et de cuivre et le calomel, auxquels on ajoute souvent du sucre. Le mélange doit être *très exact* et *porphyrisé avec le plus grand soin.*

Sous le nom de *collyres secs gradués*, Le Perdriel a proposé l'usage de papiers imprégnés de solutions médicamenteuses, puis desséchés. Les solutions étant titrées, et le papier offrant une surface définie, le dosage du médicament est basé sur l'étendue du carré de papier que l'on introduit dans l'œil. Ce dosage n'est pas toujours extrêmement rigoureux, néanmoins, les papiers collyres sont susceptibles de rendre des services à la médecine.

Hart préfère au papier la gélatine. Il mélange à une solution de cette substance celle du médicament et il sèche le produit, de manière à obtenir une lame mince, qu'il débite en disques d'un très petit diamètre, dont l'emploi est le même que celui des papiers de Le Perdriel. On met sous cette forme les agents très énergiques, tels que la strychnine, l'atropine, l'extrait de fève de Calabar, etc.

Les *collyres liquides* sont des solutions aqueuses, qui doivent avoir pour qualité essentielle une limpidité parfaite. Ils ont, tantôt pour excipient seulement, tantôt pour élément actif, des eaux distillées, des infusés ou des décoctés de plantes, dans lesquels on dissout des alcaloïdes, des sels, des extraits ou d'autres médicaments. La sécurité des malades exige qu'ils soient préparés avec de l'eau distillée soigneusement stérilisée, en observant les précautions indiquées à propos des injections hypodermiques.

Quant aux *collyres gazeux*, on les obtient en vaporisant, à la chaleur de la main, une petite quantité d'un liquide volatil ; on place alors les yeux assez près du liquide pour qu'ils aient le contact des vapeurs produites. Les alcoolats aromatiques, l'éther et l'ammoniaque sont fréquemmment utilisés de cette façon.

COLLYRE SEC AMMONIACAL.
Poudre de Leayson.

Chaux éteinte	30 gr.
Sel ammoniac	4
Charbon végétal	1
Cannelle pulvérisée	1
Girofle en poudre	1
Bol d'Arménie	2

On place, au fond d'un flacon bouché à l'émeri, un mélange composé d'une partie de la chaux et d'une partie du charbon ; sur ce mélange, on dépose des couches successives de sel ammoniac et de chaux mêlée de charbon, puis les aromates et enfin le reste de la chaux broyée avec le bol d'Arménie. On arrose le tout avec une petite quantité d'eau et on bouche exactement le flacon.

COLLYRE D'ANDERSON.

Strychnine	0gr.10
Eau distillée	30gr.00
Acide acétique	Q. S.

COLLYRE ANTIMYDRIATIQUE.

Extrait de fève du Calabar	1 gr.
Eau distillée	100
	(*Hop. Paris.*)

COLLYRE CALMANT.

Eau distillée de rose	100 gr.
Teinture de safran	2
Laudanum de Sydenham	1
	(*Guépin*).

COLLYRE OPIACÉ.

Extrait d'opium	0gr.20
Eau distillée de rose	100gr.00

On dissout l'extrait et on filtre.

VI. — CONSERVES, CHOCOLATS.

Les conserves sont des médicaments d'une consistance de pâte molle, rarement solides, formés par un mélange de sucre et d'*une seule* substance végétale.

Lorsque cette substance est le cacao, les conserves prennent le nom de chocolats.

Elles ont été imaginées pour conserver les végétaux, pendant les saisons où on ne peut les trouver à l'état vivant. Il s'en faut cependant qu'elles atteignent ce but, car elles sont généralement très altérables. Les anciens pharmacologistes avaient bien remarqué qu'elles fermentent, peu de temps après leur préparation; mais ils pensaient que cette fermentation, loin d'être nuisible, ne faisait que combiner plus intimement au sucre les principes actifs des plantes. Baumé démontra, le premier, l'erreur de cette supposition et il proposa de substituer, dans les conserves, les poudres sèches aux substances fraîches.

Préparation. — A l'origine, on obtenait les conserves en mêlant les pulpes végétales à du sirop de sucre très cuit et encore chaud. Leurs modes actuels de préparation sont différents et au nombre de quatre, dont deux s'appliquent aux plantes fraîches et les autres aux plantes sèches.

A. Conserves de plantes fraîches.

1° *A froid.* Pour préparer à froid une conserve de plante verte, on contuse cette plante avec trois fois son poids de sucre blanc et, quand la pulpe est bien homogène, on la passe à travers un tamis de crin n° 2.

Ce procédé est le seul qui convienne aux végétaux antiscorbutiques et à tous ceux qui, sous l'influence de la chaleur, perdent une partie de leurs principes actifs. Il est également applicable à toutes les substances succulentes, mais on y a rarement recours, car les produits qu'il fournit ne se conservent pas.

2° *A chaud.* Lorsqu'on opère sur des fruits de consistance ferme, on les fait macérer avec du sucre et on les chauffe doucement, jusqu'à ce que la pulpe ait pris une consistance convenable. Le même moyen sert à préparer les conserves de casse et de tamarin.

B. Conserves de plantes sèches.

1° *A froid.* Pour faire à froid des conserves de plantes sèches, suivant le conseil donné par Baumé, on prend des poudres bien conservées, on les laisse macérer pendant quelques heures avec le double de leur poids d'eau pure, si elles sont inodores, et avec de l'eau distillée de la même substance, quand elles sont aromatiques. On y mélange ensuite le sucre, par une trituration prolongée.

Le Codex a fait choix de cette méthode, pour la préparation extemporanée de la conserve de rose rouge. Tous les pharmacologistes sont d'accord pour la recommander, lorsque la substance à traiter ne perd pas ses propriétés médicinales par la dessiccation.

2° *A chaud.* On préparait autrefois des conserves de racines sèches. Pour les obtenir, on soumettait les racines à l'ébullition, afin de pouvoir les pulper, puis on mélangeait la pulpe à du sirop de sucre cuit à la grande plume. Ce procédé, condamné par Baumé il y a déjà longtemps, est inusité aujourd'hui. C'est le plus défectueux de tous, en raison de la multiplicité des éléments fermentescibles qu'il introduit dans les conserves.

Pharmacologie. — Les conserves proprement dites sont de moins en moins employées en médecine. Le peu d'énergie des substances qui en font ordinairement la base et, dès lors, le volume qu'il faut administrer de ces médicaments, enfin et surtout la rapidité avec laquelle ils s'altèrent, justifient suffisamment leur abandon.

Les chocolats sont au contraire l'objet d'une faveur croissante, due principalement, il est vrai, à leurs propriétés alimentaires. On s'en sert fréquemment en pharmacie, pour dissimuler des médicaments variés (fer, magnésie, sublimé corrosif, calomel, santonine, salep, etc.).

CONSERVE DE COCHLÉARIA.

Feuilles fraîches de cochléaria. 100 gr.
Sucre blanc.................. 300
On contuse la plante avec le sucre, dans un mortier de marbre, pour faire du tout une pulpe homogène, que l'on passe à travers un tamis de crin n° 2.

On prépare de même les conserves de toutes les *plantes fraîches (Codex)*.

CONSERVE DE CYNORRHODON.

Cynorrhodons................ Q. V.
Sucre blanc................. Q. S.
On récolte les cynorrhodons un peu avant leur maturité. On coupe le limbe du calice et l'extrémité renflée du pédoncule ; on rejette les akènes et les poils intérieurs. On place la chair dans un vase de faïence ou de porcelaine, on l'arrose avec un peu de vin blanc et on laisse macérer dans un lieu frais, en remuant de temps en temps. Quand la masse est uniformément ramollie, on l'épiste dans un mortier de marbre et on la pulpe sur un tamis de crin n° 2. On ajoute alors, à 2 p. de cette pulpe, 3 p. de sucre en poudre. On chauffe le mélange pendant quelques instants au bain-marie et, quand la conserve est refroidie, on l'enferme dans un pot (*Codex*).

CONSERVE DE ROSE.

Pétales de rose rouge pulvérisés. 10 gr.
Eau distillée de rose.......... 20
Sucre en poudre.............. 65
Glycérine officinale........... 5
On délaie la poudre de rose rouge dans l'eau distillée, puis on laisse en contact pendant 2 heures. On ajoute alors le sucre et la glycérine, et on triture pour obtenir un mélange exact (*Codex*).

CONSERVE DE TAMARIN.

Pulpe de tamarin.............. 50 gr.
Eau distillée................. 50
Sucre en poudre.............. 125
On fait ramollir au bain-marie la pulpe de tamarin avec l'eau ; lorsque le mélange est bien homogène, on y ajoute le sucre et on concentre le produit, jusqu'à ce qu'il pèse 200 grammes. On le renferme ensuite dans un pot de faïence ou de porcelaine.

Cette conserve représente le *quart* de son poids de pulpe de tamarin (*Codex*).

CHOCOLAT.

Chocolat simple, chocolat de santé.
Cacao caraque.............. 3000 gr.
— maragnan............. 3000
Sucre en poudre............. 5000
Cannelle en poudre........... 30
On nettoie le cacao à la main, pour enlever toutes les matières étrangères et toutes les graines altérées. On le torréfie lentement dans un brûloir de tôle, sur un feu très doux, jusqu'à ce que les enveloppes se détachent aisément. On le brise ensuite en fragments et on le vanne pour en séparer les enveloppes. Enfin, on le monde à la main, avec le plus grand soin, pour en retirer les germes et les parties altérées.

Le cacao étant ainsi préparé, est mis dans un mortier de fer, préalablement chauffé, et contusé jusqu'à ce qu'il soit réduit en une pâte molle. On y ajoute les cinquièmes du sucre et on continue à piler, pour avoir un mélange uniforme. On broie ensuite la pâte, successivement et par petites portions, sur une pierre échauffée ; on y incorpore la poudre de cannelle mélangée au reste du sucre pulvérisé et on repasse le tout sur la pierre. On divise la masse en portions de 125 ou de 250 gr. et on tasse chacune d'elles dans un moule de fer-blanc ; puis on imprime au moule un mouvement de trépidation, que l'on prolonge jusqu'à ce que la surface du chocolat soit bien unie. On le laisse refroidir, on le détache ensuite des moules et on enveloppe chaque tablette dans une feuille d'étain (*Codex*).

CHOCOLAT A LA VANILLE.

Chocolat sans cannelle........ 1000 gr.
Poudre de vanille............. 40
On ramollit le chocolat dans un mortier de fer chauffé, on ajoute la poudre de vanille, on la mélange exactement et on distribue la masse dans des moules, comme il a été dit précédemment (*Codex*).

CHOCOLAT AU LICHEN D'ISLANDE.

Chocolat................... 1000 gr.
Saccharure de lichen......... 100
On ramollit le chocolat dans un mortier de fer chauffé ; on y incorpore exactement le saccharure de lichen et on distribue la masse dans des moules.

CHOCOLAT AU SALEP.

Chocolat.................... 1000 gr.
Salep en poudre............ 30
On ramollit le chocolat dans un mortier chauffé ; on y incorpore exactement la pou-dre de salep et on distribue la masse dans des moules.

On prépare de la même manière le *chocolat à l'arrow-root*, au *tapioka* ou à toute autre fécule.

VII. — EAUX DISTILLÉES, OU HYDROLATS.

Le Codex nomme eaux distillées, ou *hydrolats*, les eaux chargées, par distillation, des principes volatils des végétaux.

Préparation. — On prépare presque toujours ces médicaments avec des plantes fraîches; ils sont généralement plus suaves et plus limpides que ceux qui ont été faits avec des plantes sèches. Toutefois, les eaux distillées de tilleul, de valériane, de mélilot, de serpolet et quelques autres sont plus aromatiques, quand on les obtient avec les plantes sèches. L'opération se fait tantôt à *feu nu*, tantôt à la *vapeur*; elle est simple, mais minutieuse, et les précautions dont on l'entoure ont une grande influence sur la qualité des produits.

Il faut, en premier lieu, choisir avec soin les végétaux à traiter. Les divers organes doivent être pris aux époques ci-après désignées : les racines au moment où cesse la végétation ; les feuilles, au début de la floraison; les fleurs, après entier épanouissement; les fruits et les semences, à maturité complète.

On les monde exactement de toute parcelle défectueuse et on les divise le plus qu'il est possible. On râpe les tiges ligneuses, on coupe ou on contuse les racines, les écorces et quelquefois les feuilles et les fleurs. Les substances sèches, celles qui sont compactes et celles où ne préexiste pas l'huile volatile, que l'on en veut obtenir, exigent une macération préalable. Tel est le cas de la cannelle, de la valériane, des amandes amères, de la moutarde, etc.

On distille à feu nu les plantes inodores (*laitue*, *plantain*, etc.) et celles qui abandonnent difficilement leur principe aromatique, telles que les crucifères et généralement les *bois*, les *écorces*, les *racines*. A ces substances on pourrait ajouter les roses, dont les pétales contractent, sous l'influence de leur pression mutuelle, une adhérence assez forte pour en soustraire un grand nombre à l'action de la vapeur. Marais a remédié en partie à cet inconvénient, en humectant les fleurs avec leur poids d'eau froide, avant d'y faire passer la vapeur.

Lorsqu'on opère à feu nu, il est très important d'introduire dans l'alambic une quantité d'eau suffisante pour couvrir encore la substance végétale, à la fin de l'opération. Sans cette précaution, la plante brûlerait inévitablement et l'eau distillée contiendrait des produits empyreumatiques.

Dans le but de prévenir une semblable décomposition, on recommandait autrefois d'interposer, entre les plantes et le fond de la cucurbite, de la paille ou une claie d'osier. L'insuffisance évidente de ce moyen

conduisit Henry à renfermer les végétaux dans un seau percé de trous,
qu'il laissait d'abord plonger dans le liquide et qu'ensuite il conseilla de
maintenir au-dessus de l'eau.

Toutefois, le problème n'était pas complètement résolu ; les principes
solubles des plantes se déposaient sur les parois de la cucurbite, à
mesure que s'abaissait le niveau du liquide, et ils y subissaient encore
l'action de la chaleur. Soubeiran ayant modifié l'alambic, de manière
à ne mettre les plantes en contact qu'avec la vapeur d'eau, cette dispo-

Fig. 132. — Appareil pour la préparation des eaux distillées.

sition fut généralement adoptée et l'on en revint, pour la distillation à
feu nu, au simple mélange de l'eau et des substances végétales dans la
cucurbite.

La plupart des plantes aromatiques doivent être distillées à la vapeur,
dans l'alambic de Soubeiran. La cucurbite de cet alambic (fig. 132)
porte un tube latéral qui pénètre dans le bain-marie, où il se recourbe
trois fois, afin de conduire la vapeur d'eau à sa partie inférieure. A peu
de distance de l'orifice de ce tube, se trouve un diaphragme percé de
trous, sur lequel on tasse légèrement les plantes. Quand on chauffe l'eau
contenue dans la cucurbite, elle se vaporise et se charge d'huile essentielle, en passant à travers le bain-marie. Elle se condense ensuite dans
le serpentin et, comme elle est généralement accompagnée de plus d'essence qu'elle n'en peut dissoudre, on recueille celle-ci dans un récipient
florentin, disposé à la suite de l'appareil.

Dans les deux procédés, l'opération demande à être conduite avec une vitesse moyenne. Si elle est trop lente, l'application prolongée de la chaleur altère le produit ; lorsqu'elle est trop rapide, la proportion de l'essence qui distille est inférieure à celle que l'eau doit contenir. En outre, une distillation tumultueuse, faite à feu nu, peut projeter dans le serpentin une partie du liquide de la cucurbite, qui colore l'eau distillée et lui communique une saveur désagréable. On cesse de chauffer, dès que l'on a obtenu la quantité d'eau fixée par le Codex, pour chaque cas particulier. On mélange tous les produits, les premiers étant plus aromatiques que les derniers, et, s'ils sont opalescents, on les passe à travers un filtre *mouillé*, qui retient l'essence indissoute.

Là se bornent les méthodes aujourd'hui affectées à la préparation des eaux distillées. On a complètement abandonné la cohobation, recommandée par Deyeux et Clarion pour augmenter l'efficacité des eaux peu actives ; cette pratique donne des médicaments plus chargés, mais aussi beaucoup plus altérables et de saveur moins agréable.

Encore moins faut-il recourir au procédé blâmable, encore suivi en Amérique, et qui consiste à triturer des essences avec du carbonate de magnésium et de l'eau. Les produits ainsi obtenus sont faiblement aromatiques. En outre, le composé magnésien introduit dans l'eau dédouble les sels des alcaloïdes. Pour éviter ce dernier inconvénient, on a proposé, comme agents diviseurs des essences : le verre, le kaolin, le silex, la pierre ponce, la craie, le charbon animal, finement pulvérisés, ou la pâte de papier.

Tous ces moyens sont défectueux et la distillation seule doit servir à la préparation des hydrolats.

La proportion d'eau, que l'on recueille, n'est pas la même pour toutes les plantes ; la substance aromatique étant représentée par 1, l'eau varie de 1 à 1. 5, à 2 et à 4. Le tableau suivant résume ces différents rapports, pour les eaux distillées les plus employées :

a. Plante, 1. *Eau distillée,* 1.

Feuilles d'absinthe,	Feuilles de menthe,
— armoise.	— plantain,
— cochléaria,	— thym,
— cresson,	Fleurs de bleuet,
— hysope,	— coquelicot,
— laitue,	— rose.
— mélisse,	

b. Plante, 1. *Eau distillée,* 1. 5.
Feuilles de laurier-cerise.

c. Plante, 1. *Eau distillée,* 2.
Fleurs d'oranger.

d. Plante, 1. *Eau distillée,* 4.

Fruits d'anis,	Fruits de fenouil,
— de badiane,	Feuilles de matico,
Bourgeons de pin,	Sommités de mélilot,
Fleurs de camomille,	Fleurs de sureau,
Écorce de cannelle,	— de tilleul,
Feuilles d'eucalyptus,	Racine de valériane.

Caractères. — Les eaux distillées sont incolores et presque toutes limpides ; par exception, celles de cannelle et d'amande amère sont troublées par la présence d'une petite quantité d'essence tenue en suspension. Leur odeur et leur saveur sont généralement très prononcées et différentes pour chacune d'elles ; de plus, elles sont bien moins suaves, au moment où ces médicaments viennent d'être obtenus, qu'un certain temps après. Il faut, à la température ordinaire, plusieurs semaines ou même plusieurs mois, pour effacer d'une manière complète le goût désagréable que la chaleur communique aux eaux distillées. Mais on peut, suivant le conseil donné par Geoffroy et généralisé par Nachet, le faire disparaître plus promptement, par l'application soutenue d'une température voisine de 0°.

La composition chimique des eaux distillées est encore incomplètement connue. Leur élément principal est le plus souvent une huile essentielle, qui s'y trouve probablement à l'état libre, ou peut-être en combinaison avec l'eau. Mais on rencontre de l'*acide prussique* dans les eaux de laurier-cerise et d'amande amère, de l'*acide valérianique* dans celle de valériane, de l'*acide benzoïque* dans celle d'amande amère, de l'*acide cinnamique* dans celle de cannelle, de l'*ammoniaque* dans l'eau de poivre, et de l'*acide acétique* dans plusieurs autres. En dehors de ces principes, les eaux distillées contiennent encore des produits organiques, dont la nature et les propriétés sont trop peu connues, pour qu'on puisse les caractériser. Il n'est pas impossible même qu'une petite quantité de substances minérales ne passent avec elles à la distillation, par suite de ce phénomène d'entraînement mécanique, dont l'acide borique offre un exemple si remarquable.

Bien que la proportion des corps dissous dans les eaux distillées soit toujours faible, leur présence est facilement accusée par les réactifs. Ainsi ces liquides se troublent presque tous au contact de l'acétate de plomb, ils décomposent le nitrate d'argent, ils convertissent le chlorure mercurique en calomel et les sulfates métalliques en sulfures, ils absorbent l'iode avec facilité, etc.

Pharmacologie. — L'usage des eaux distillées remonte au viiie siècle et vient des Arabes. Geber est regardé comme l'inventeur de la distillation, et l'on trouve dans les œuvres d'Actuarius et de Mesué les premières notions sur les eaux distillées de rose et d'absinthe. Outre quelques plantes médicinales, les anciens pharmacologistes soumettaient à la distillation une foule de substances animales (sang de bouc, fourmis, corbeaux, frai de grenouille, excréments de paon mâle, etc.). On reconnut enfin l'inutilité de semblables préparations et, depuis longtemps, on ne fait entrer dans les eaux distillées que des végétaux.

Au commencement de ce siècle, on partageait encore ces médicaments en *eaux essentielles* et en *eaux distillées* proprement dites. On obtenait les *eaux essentielles* en distillant au bain-marie les plantes récemment cueillies et humectées avec une très petite quantité d'eau, quand elles n'étaient pas succulentes. Les premiers centimètres cubes du liquide condensé étaient mis à part sous le nom d'*esprit recteur*. Pour Boerhaave et pour Baumé, l'esprit recteur était la partie la plus subtile de l'essence des végétaux ; on lui attribuait des propriétés médicinales si actives, que l'on n'osait pas en faire usage. En continuant ensuite l'opération, jusqu'à dessiccation complète de la substance placée dans le bain-marie, on recueillait l'eau essentielle. Les *eaux distillées* proprement dites ne différaient de celles qu'on prépare aujourd'hui, qu'en ce qu'elles étaient toujours faites à feu nu. Ce sont les seules que l'on emploie actuellement.

A part celles que fournissent le laurier-cerise, les amandes amères, la moutarde et quelques autres plantes, les eaux distillées sont des médicaments peu actifs. On les administre parfois en nature et à dose élevée, mais le plus souvent elles servent à préparer des sirops et des potions Pour rendre leurs effets plus énergiques, on a proposé de les distiller à plusieurs reprises, soit sur les mêmes plantes, soit sur des plantes nouvelles. Guibourt s'est élevé contre cette cohobation ; d'après lui, elle ne peut qu'altérer le produit, et le seul moyen d'avoir des eaux plus chargées que celles dont on fait habituellement usage, doit consister à employer plus de plante et à recueillir moins de liquide à chaque opération. Ce sujet appelle de nouvelles recherches.

Peu de temps après leur préparation, les eaux distillées, exposées à l'action de l'air et de la lumière, subissent une décomposition, qui frappe plus rapidement les eaux peu odorantes que les eaux aromatiques. Elles changent d'odeur, deviennent acides et laissent déposer des flocons légers, généralement incolores, quelquefois jaunes, bruns ou verts. L'acide qui s'y développe est fréquemment l'*acide acétique*. Quant aux flocons, ils sont formés par des végétaux microscopiques, dont la multiplication envahit peu à peu tout le liquide et le rend parfois filant comme du blanc d'œuf. Ces végétaux appartiennent à trois groupes : les *champignons*, les *bactéries*, les *algues*.

Les *algues* sont rares dans les eaux distillées. Elles sont représentées par les genres *Protococcus*, *Hæmatococcus* et *Coccochloris*. Elles ne peuvent se développer que sous l'influence de la lumière et elles ne sont ni la cause, ni le symptôme de l'altération du médicament.

Les *champignons* sont des mucédinées à formes conidiales bizarres, dites aquicoles par M. Barnouvin et déjà nommées *Hygrocrocis* par M. Biasoletto. M. Barnouvin les réunit sous la dénomination d'*Hygrocrocis hydrolatorum*. Ce sont eux qui envahissent tout d'abord les eaux distillées, surtout celles qui sont acides. Leur teinte est pâle au début et ensuite d'un brun noirâtre plus ou moins foncé. Lorsqu'ils ont pris cette dernière couleur, les hygrocrocis sont denses et ils indiquent une altération déjà ancienne.

Les *bactéries* relèvent des genres *Leptothrix*, *Micrococcus*, etc. Quelques-unes sont chromogènes ; on les rencontre exclusivement dans les hydrolats exposés à la radiation lumineuse. Toutes sont susceptibles de se multiplier immédiatement dans les eaux distillées neutres, et plus facilement encore dans celles qui sont alcalines. Elles ne peuvent exister, dans les eaux acides, qu'autant que l'acidité en a disparu presque complètement. Il en résulte que leur présence dans les eaux distillées de cette dernière espèce indique forcément une décomposition ancienne et par conséquent avancée, tandis que leur existence dans les hydrolats neutres ou alcalins ne comporte la même conclusion qu'autant qu'elles y sont très nombreuses et surtout privées de vie (*Barnouvin*).

Quelques réactions colorées ont été proposées pour caractériser les diverses eaux distillées en usage. Elles perdent parfois leur valeur, par suite de la formation de pigments particuliers par les bactéries chromogènes ; il est cependant utile de les consulter. M. Viron a indiqué à cet effet deux réactifs généraux, qu'il prépare en dissolvant *au moment du besoin* 0^{cc},15 de carbazol (*diphénylénimide*), dans 100 c. c. d'acide sulfurique pur ou d'acide acétique cristallisable.

Le réactif *sulfocarbazotique* est jaunâtre et légèrement fluorescent. Pour s'en servir, on en introduit 3 c. c. dans un tube bouché, puis on y mélange, goutte à goutte, 4 c. c. de l'hydrolat à vérifier. Certaines eaux sont alors teintées d'une manière caractéristique. Ainsi, l'eau de cannelle prend une belle coloration *rouge* et donne naissance à un précipité d'un *rouge ocreux* ; les eaux de menthe, de rose, d'hysope, de mélilot, de tilleul, forment seulement des précipités *blanchâtres*, *brunissant* un peu à l'air. L'eau distillée d'anis vert prend une teinte *rouge* et abandonne un précipité *bleu verdâtre*, tandis que l'eau de badiane développe une coloration *lilas* et un précipité d'un *gris rose*. Les essences de badiane et d'anis vert se comportant d'une manière différente avec le même réactif, il est évident que les eaux distillées contiennent d'autres principes que des huiles essentielles. Les mêmes eaux, altérées, présentent des caractères distincts. Celles qui renferment des dérivés nitrés fournissent des réactions *verdâtres*, indices de leur décomposition ou d'une préparation défectueuse.

Le réactif *acétocarbazotique* est incolore ; on l'emploie de la manière suivante : on chauffe doucement, jusqu'à l'ébullition, 2 c. c. de réactif, 2 c. c. d'eau et 2 c. c. d'acide chlorhydrique. Il produit les mêmes effets que le réactif sulfocarbazotique.

Tous les deux peuvent être d'un grand secours, lorsqu'il s'agit de décider si une eau aromatique a été préparée artificiellement avec une essence. L'eau distillée d'amande amère, par exemple, devient *rouge* au contact des réactifs carbazotiques ; celle que l'on obtient en remplaçant la distillation par une addition d'essence de mirbane ne se colore pas, mais elle forme au bout de quelques instants un précipité d'un *vert grisâtre*, avec le réactif sulfocarbazotique. Le réactif acétocarbazotique trouble le liquide sans le colorer. Cette réaction peut servir également à distinguer l'une de l'autre les essences d'amande amère et de mirbane.

Quand la préparation du médicament a consisté en la trituration d'une essence avec du sucre et de l'eau, l'acide sulfocarbazotique colore le liquide en *rouge foncé*, en formant un précipité *rouge lilas*, qui passe rapidement au *violet*. Le réactif acétocarbazotique lui communique seulement une belle coloration *rose violacée*.

Si la trituration de l'essence a été opérée à l'aide de la magnésie, la solution alcoolique de phénolphtaléine y provoque un précipité *rouge*, tandis que, dans l'eau obtenue par distillation, le précipité est *blanc* (*Viron*).

Comme conséquence des faits qui précèdent, il convient de ne pas enfermer les eaux distillées dans des vases métalliques, que les acides puissent attaquer. Il faut, de plus, les mettre soigneusement à l'abri de l'air et de la lumière. Enfin, il est *indispensable de les stériliser*, lorsqu'elles doivent servir à la préparation d'injections hypodermiques.

Pour corriger l'état visqueux communiqué par certains organismes, on a conseillé de faire subir à l'eau altérée une nouvelle distillation. Le moyen réussit, mais il enlève au produit une partie de son parfum. M. Carles préfère ajouter à l'eau devenue filante, 2 ou 3 gr. de sous-nitrate de bismuth, par litre, et agiter vivement. En moins de deux minutes, l'eau a repris sa fluidité normale. Mais, n'a-t-elle rien gardé du sel métallique dont elle a eu le contact?

A l'époque où la chimie n'avait pas encore éclairé la composition de ces médicaments, on recommandait de les exposer pendant plusieurs jours au soleil, dans des flacons ouverts, afin de leur faire perdre leur *goût de feu*, et de boucher ensuite ces flacons avec un simple cornet de papier. Il était impossible de placer les eaux distillées dans des circonstances plus propres à les altérer. Mais s'il est à peine concevable que ce précepte ait pu être formulé au temps de Morelot, comment expliquer qu'il soit encore quelquefois suivi? Guibourt a cependant attiré l'attention sur ce point; il a démontré par des expériences nombreuses, que les eaux distillées ne se gardent pas au contact de l'air, et que le meilleur moyen de les conserver est de les placer dans des flacons *bouchés à l'émeri*. Il s'est assuré que l'eau ne perd pas sensiblement ses qualités, même lorsque le flacon n'en est pas entièrement rempli. Ce procédé est donc infiniment préférable à l'emploi du parchemin, et à celui des bouchons recouverts d'une feuille d'étain ou enduits de cire ou de paraffine, qui ont été également proposés; il joint à la simplicité l'avantage d'atteindre toujours son but. Malgré l'autorité de ce savant et en dépit des notions exactes que l'on possède sur les transformations des huiles volatiles, en présence de l'oxygène, le préjugé n'est pas tout à fait éteint.

Deux autres moyens ont été proposés pour remédier au défaut de conservation des eaux distillées. L'un d'eux consiste à mélanger à ces médicaments de l'alcool, soit pendant, soit après la distillation; le second prétend les remplacer par des solutions d'huiles essentielles dans l'eau distillée. Cette substitution est inadmissible; elle fournit des liqueurs plus suaves peut-être, mais de composition différente de celle des produits distillés. Quand à l'addition de l'alcool, on lui reproche de nuire à la volatilisation des essences, en abaissant le point d'ébullition de l'eau, lorsqu'on la fait dans l'alambic, et de hâter la fermentation acide des eaux distillées, dans les deux cas. Le dernier inconvénient est indiscutable, le premier n'est pas absolu ; Soubeiran s'est assuré que l'eau distillée de cannelle est plus chargée d'essence, quand elle est obtenue avec le concours de l'alcool. Néanmoins cette pratique n'est pas usitée.

L'altération de ces médicaments étant due au développement de micro-organismes spéciaux, il suffirait, pour les conserver, de stériliser d'abord le serpentin de l'alambic par un courant de vapeur d'eau surchauffée (1/2 heure), à la fin de chaque distillation, comme le conseille M. Viron. Un tampon d'ouate stérilisée, placé alors à chacune des extrémités du serpentin, le mettrait à l'abri de l'invasion des germes du dehors ; l'appareil serait toujours prêt à fonctionner. En second lieu, il faudrait également stériliser les récipients dans lesquels on enferme ces produits.

§ 1. EAU DISTILLÉE DE CANNELLE.

Préparation. — Pour obtenir l'eau de cannelle, on laisse macérer pendant 12 heures, dans la cucurbite de l'alambic :

Cannelle de Ceylan concassée...................... 100 gr.
Eau... Q. S.

On distille ensuite et on cesse l'opération, quand on a recueilli 4 litres d'eau condensée. Après 24 heures de repos, on filtre au papier mouillé.

On prépare de la même manière les eaux de *badiane, bourgeon de pin, valériane (Codex)*.

Caractères. — L'eau distillée de cannelle est légèrement trouble, très aromatique et d'une saveur un peu sucrée. Elle laisse déposer peu à peu, sur les parois des flacons qui la contiennent, des cristaux d'acide cinnamique, en même temps que l'excès d'essence à laquelle elle doit son opalinité. Lorsqu'on y ajoute une solution d'iode, faite au moyen de l'iodure de potassium, il s'y forme des aiguilles d'un *rouge foncé* à reflets éclatants, qui représentent une combinaison d'iode et d'essence (*Despan*). L'acide sulfocarbazotique lui communique une teinte *rouge pourpre* et y fait naître un précipité couleur de *rouille* (*Viron*).

Dans l'espoir d'améliorer ce produit, on ajoutait autrefois à la cannelle un fort décocté d'orge. Le mélange, abandonné à lui-même pendant trois jours, devenait légèrement alcoolique et fournissait, à la distillation, un liquide un peu moins nébuleux que l'eau de cannelle simple et que l'on nommait *eau de cannelle orgée*. D'autres pharmacopées prescrivaient de distiller la cannelle avec du vin blanc ; *l'eau de cannelle vineuse*, que l'on obtenait ainsi, n'était ni plus limpide ni plus chargée que la précédente. Contrairement à ce qui se produit, en général, le moyen d'enlever à la cannelle une très forte proportion d'essence, est d'opérer au sein d'une liqueur alcoolique (*Soubeiran*). On n'a jamais recours à cette méthode

§. 2. EAU DISTILLÉE DE LAURIER-CERISE.

Préparation. — On prépare cette eau distillée avec des feuilles de laurier-cerise recueillies de mai à septembre.

Feuilles de laurier-cerise récentes................. 1000 gr.
Eau... 4000

On incise les feuilles, on les contuse dans un mortier de marbre et on les chauffe avec l'eau, à feu modéré, jusqu'à ce qu'on ait obtenu 1500 gr. de produit distillé.

Lorsque l'opération est terminée, on agite fortement l'eau distillée, pour obtenir une dissolution plus complète de l'huile volatile. On filtre ensuite, à travers un papier mouillé, afin de séparer l'excès de cette huile volatile, qui reste en suspension (*Codex*).

Marais a établi que l'on peut avantageusement distiller le laurier-cerise à la vapeur, en observant les précautions que voici : contuser les feuilles avec soin, l'incision ne suffit pas ; ajouter aux feuilles contusées 3 fois au moins leur poids d'eau ; enfin, élever lentement la température de l'eau, parce que l'essence du laurier-cerise se forme par la réaction de deux principes identiques ou tout au moins analogues à la synaptase et à l'amygdaline des amandes amères, et seulement au-dessous de 60°.

Le ferment qui opère cette genèse est très altérable ; aussi doit-on se servir de feuilles récemment cueillies ; celles qui sont depuis longtemps détachées de l'arbre fournissent un produit moins aromatique. Pour la même raison, il faut éviter de laisser macérer dans l'eau froide les feuilles une fois contusées ; l'eau distillée, dans ces conditions, est d'autant moins chargée d'acide cyanhydrique que la macération a été plus prolongée.

La contusion des feuilles doit donc être rapide et aussi complète que possible. Pour ces deux raisons, elle doit être effectuée au mortier de fer et non au mortier de marbre. Elle est quatre fois plus prompte dans le premier cas que dans le second et l'eau distillée qui en résulte est plus chargée d'acide cyanhydrique ; un dosage comparatif a donné : au mortier de marbre, 0.75 et au mortier de fer, 0.90 p. 1000 d'acide cyanhydrique (*J. Blaise*).

Caractères. — L'eau de laurier-cerise est limpide, un peu amère et très aromatique. Elle contient de l'acide cyanhydrique et une essence isomérique de l'essence d'amande amère C^7H^6O ; ces deux principes sont formés par la réaction de la diastase et de l'amygdaline contenues dans les feuilles du laurier-cerise (*Wicke*). Lorsqu'on mélange à ce liquide un excès d'ammoniaque, il s'y forme un précipité blanc d'*hydrobenzamide*, aux dépens de l'essence.

La proportion d'acide cyanhydrique fournie par les feuilles du laurier-cerise varie, pendant tout le cours de l'année, et elle atteint son maximum dans le mois de juillet et d'août (*Soubeiran*). De là la précaution, recommandée par le Codex, de distiller cette plante entre mai et septembre.

Il résulte toutefois des recherches de M. Léger, que, même préparée en hiver, cette eau distillée renferme plus d'acide prussique que n'en exige la pharmacopée légale. Ce fait diminue l'importance de la prescription officielle ; cependant M. Léger n'a dosé qu'un seul des éléments· de l'eau distillée de laurier-cerise, et il se peut que ce médicament soit plus chargé d'huile essentielle, quand on le prépare pendant l'été.

Marais ne le pense pas. Pour lui, la' quantité d'huile volatile contenue dans les feuilles du laurier-cerise est en rapport direct avec celle de l'acide cyanhydrique fourni à la distillation. De plus, ce sont les plus jeunes feuilles qui donnent le plus d'acide cyanhydrique. Il admet, du reste, que les proportions des générateurs des principes cyaniques varient considérablement d'un arbre à un autre, sous le même climat et dans le même terrain.

Quoi qu'il en soit, 100 grammes d'eau distillée de laurier-cerise doivent tenir en dissolution 50 milligrammes d'acide cyanhydrique. A ce degré de dilution, l'acide prussique reste très longtemps inaltéré ; il n'est donc pas nécessaire d'y ajouter de l'acide sulfurique, pour le conserver, ainsi que l'a proposé Deschamps.

Essai. — D'après les travaux de M. Léger, le titre en acide cyanhydrique de l'eau distillée de laurier-cerise peut s'élever à $0^{gr},125$ %, en juillet, et descendre à $0^{gr},066$ %, en décembre. Marais indique pour l'eau préparée avec des feuilles naissantes, le titre de $0^{gr},150$ %, qui s'abaisse graduellement à $0^{gr},132$ en été, $0^{gr},120$ en hiver et $0^{gr},122$ au bout de deux ans.

Les exigences du Codex obligent le pharmacien à vérifier la richesse du produit qu'il a préparé, afin de le ramener exactement au titre de $0^{gr},05$ %, qu'il dépasse toujours. On exécute très rapidement cette analyse, au moyen des procédés suivants.

1° *Procédé de Buignet.* — Ce procédé consiste à verser, dans l'eau distillée de laurier-cerise rendue ammoniacale, une solution titrée de sulfate de cuivre. L'acide cyanhydrique, d'abord combiné à l'ammoniaque, s'empare du cuivre, avec lequel il forme un cyanure double de cuivre et d'ammonium. Dès que la totalité se trouve engagée dans cette combinaison, le plus léger excès de sulfate de cuivre rencontrant de l'ammoniaque libre, ajoutée à dessein à la liqueur, communique à celle-ci une teinte bleue manifeste, qui témoigne de la saturation. Voici d'ailleurs comment on opère :

On prépare d'abord une dissolution de sulfate de cuivre cristallisé, contenant 23^{gr}, 09 de ce sel pour 1000 cent. cubes. D'un autre côté, on verse, dans un vase à précipité, posé sur une feuille de papier blanc, 100 cent. cubes d'eau de laurier-cerise et 1 cent. cube d'ammoniaque ; puis, à l'aide d'une burette divisée en dixièmes de centimètre cube, on ajoute graduellement et en agitant, la solution cuivrique, jusqu'à l'apparition d'une nuance bleue persistante. On lit alors, sur la burette, le nombre de divisions de cette liqueur que l'on a employées ; il exprime très exactement, en milligrammes, la proportion d'acide cyanhydrique contenue dans l'eau soumise à l'expérience. Si donc pour 100 gr. de cette eau, on a versé 60 divisions de liqueur titrée, on peut en conclure qu'il s'y trouvait 60 milligr. d'acide cyanhydrique, c'est-à-dire une quantité trop forte.

Pour connaître la proportion d'eau pure qu'il faut ajouter à la précédente, il suffit de multiplier par 60 le poids de l'eau de laurier-cerise à diluer, soit 1000 gr. par exemple, et de diviser le produit par 50. Le quotient, 1200, représente le poids total d'eau de laurier-cerise que l'on doit obtenir après l'addition de l'eau distillée. On ajoute, en conséquence, 200 gr. d'eau distillée aux 1000 gr. d'eau de laurier-cerise; celle-ci titre alors 0^{gr},05 % d'acide cyanhydrique (*Codex*).

L'essai doit être fait rapidement, sans quoi l'opalinité due à la formation de l'hydrobenzamide empêche d'apercevoir nettement la variation de teinte du liquide. Marais conseille d'ajouter 5 % d'alcool à l'eau de laurier-cerise, pour éviter qu'elle ne se trouble au contact de l'ammoniaque.

2° *Procédé de M. Denigès.* — La méthode qui précède donne généralement des résultats trop forts et n'a pas une terminaison très nette, par suite de la dissociation graduelle du cyanure cupro-ammonique formé. On obtient des résultats plus exacts en opérant comme ci-après :

A 100 cent. cubes d'eau de laurier-cerise à titrer on ajoute 10 cent. cubes d'ammoniaque, quelques gouttes de solution d'iodure de potassium et, si le mélange se trouble, 5 cent. cubes d'alcool. Dans ce liquide on verse ensuite, goutte à goutte, une solution décinormale d'azotate d'argent, jusqu'à trouble persistant. Chaque centimètre cube de liqueur argentique équivaut à 0^{gr},0054 d'acide cyanhydrique. En substituant à la solution décinormale d'azotate d'argent une solution du même sel à 31^{gr}, 49 par litre, le nombre de dixièmes de centimètre cube employés à l'analyse indiquerait, en milligrammes, la proportion d'acide cyanhydrique p. 100.

Pharmacologie. — L'eau distillée de laurier-cerise est un calmant très fréquemment usité, soit en nature, soit dans une potion. Lorsqu'on y dissout un sel de morphine, l'alcaloïde forme avec l'acide cyanhydrique une combinaison insoluble, qui se dépose assez rapidement au fond du liquide. Le malade est par suite exposé à prendre, à un moment donné, un excès toxique de cyanhydrate de morphine. On ne peut empêcher ce dépôt de se former qu'en acidulant le médicament, ce qui n'est pas toujours permis, en raison de sa destination.

On a proposé de remplacer l'eau de laurier-cerise par une solution de cyanhydrate de chloral à 8, 645 %. Cette substitution n'est pas admissible, les deux médicaments n'étant pas semblables.

§ 3. EAU DISTILLÉE DE FLEUR D'ORANGER.

Préparation. — On prend des fleurs d'oranger récemment cueillies, on les place, sans les tasser, sur un diaphragme perforé et disposé dans la partie supérieure d'une cucurbite contenant la quantité d'eau nécessaire. On monte l'alambic, on distille à la vapeur et on reçoit dans un récipient florentin le liquide condensé, afin d'isoler l'huile essentielle, que l'eau n'a pas pu dissoudre. On cesse l'opération, quand le poids du produit obtenu est double de celui des fleurs employées (*Codex*).

Caractères. — Récemment préparée, l'eau de fleur d'oranger est incolore et d'une odeur très suave. Quand on l'expose à l'action de l'air et de la lumière, elle prend une teinte jaune, plus ou moins foncée, par suite de l'altération de l'essence (*néroli*) qu'elle tient en dissolution.

L'eau de fleur d'oranger contient habituellement de l'acide acétique et, par suite, de l'acétate de plomb, lorsqu'elle a séjourné dans des vases métalliques étamés avec un alliage plombifère. L'acide sulfhydrique accuse facilement cette impureté et peut servir à en mesurer l'importance, d'après l'intensité de la coloration produite par l'eau distillée et par des solutions titrées d'acétate de plomb (*Personne*).

La conservation de l'eau de fleur d'oranger est généralement facile ; quelquefois cependant, ce liquide se remplit de végétaux microscopiques et devient filant. M. Perret a proposé de remédier à cet accident, en agitant l'eau avec 1 ou 2 millièmes de tannin et en filtrant ensuite. D'autres conseillent une addition d'alun. Ces méthodes sont mauvaises. Le meilleur moyen de rendre à l'eau de fleur d'oranger ses qualités primitives, est de la distiller avec précaution ; le produit a perdu un peu de son parfum, cependant il peut encore être employé. On peut aussi recourir à l'emploi du sous-nitrate de bismuth, recommandé par M. Carles (V. *page* 778).

Quelques praticiens pensent que l'altération de ce médicament est imputable au procédé de préparation, et ils regardent la distillation à feu nu comme préférable à la distillation à la vapeur, pour la stabilité du produit. Cette opinion ne trouve que de rares défenseurs. L'eau de fleur d'oranger distillée à la vapeur est plus suave que celle qui est préparée à feu nu et elle jouit d'une aussi longue conservation que celle-ci.

Lorsqu'elle vient à se troubler, c'est qu'elle est envahie par des organismes parasites. Les flocons qu'elle dépose sont formés d'*Hygrocrocis* tantôt *opalins*, tantôt *noirâtres*; d'autres fois ils sont constitués par le *Micrococcus luteus* (*Barnouvin*). M. Viron en a isolé, en outre, des *diplocoques* et plusieurs bacilles chromogènes producteurs de pigments bruns, jaunes et verts. Les trois pigments sont fixes. Le premier est soluble dans l'alcool méthylique et colorable en jaune rougeâtre par les acides. Le deuxième est soluble dans l'alcool éthylique et colorable en rouge par le réactif sulfo-carbazotique. Le troisième est sans action sur les mêmes réactifs et ne se dissout pas dans l'eau.

M. Stan. Martin a remarqué que le chloroforme enlève à ce produit une essence, dont l'odeur est infiniment plus agréable que celle du néroli condensé dans le récipient florentin. Cette essence est aussi plus légère et moins colorée que le néroli ; en outre, elle n'est pas solidifiée par le froid, comme les essences de fleur d'oranger exotique.

Essai. — Le mélange de l'*eau de feuille* à l'eau de fleur d'oranger est pratiqué largement dans le commerce ; la fraude va même jusqu'à substituer entièrement le premier de ces produits au second.

La recherche de ces falsifications a souvent préoccupé les chimistes, mais elle n'a pas encore reçu de solution satisfaisante. Ader a proposé de distinguer l'eau fournie par les fleurs, au moyen de l'acide azotique, qui lui communique une teinte rose très prononcée, tandis qu'elle ne colore pas l'eau de feuille d'oranger. Depuis, Gobley, a remplacé ce réactif par un mélange composé de :

Acide azotique...	20 gr.
— sulfurique......................................	10
Eau............, ...	30

Cette liqueur colore fortement en rose l'eau de fleur d'oranger, à laquelle on en ajoute les deux cinquièmes de son poids, et elle produit le même phénomène sur la même eau concentrée sous un petit volume. Mais elle ne colore pas l'eau de feuille d'oranger pure, et elle fait prendre une nuance *feuille morte* à celle qui a été réduite à un faible volume. L'emploi de ce moyen, aidé de la constatation des propriétés organoleptiques de l'eau suspectée, permet de reconnaître la substitution, quand elle est totale ; il n'a plus de valeur lorsqu'il y a simple mélange. De plus, Perrin-Duval, Rabot et Icard ont reconnu que l'eau de fleur d'oranger, préparée depuis plus de deux ans, ne jouit plus de la faculté de se colorer en rose, au contact du réactif précité. Enfin, les recherches de M. Viron ont démontré que certains bacilles introduisent dans l'eau des pigments jaunes et bruns, qui prennent les mêmes teintes que l'eau distillée de fleur d'oranger pure, au contact des réactifs d'Ader et de Gobley. La question en est donc encore presque à son point de départ.

EAU DISTILLÉE DE LAITUE.

Laitue fleurie privée des feuilles inférieures................	1000 gr.
Eau.......................	2000

On contuse la laitue, on la met avec l'eau dans la cucurbite d'un alambic et on chauffe à feu modéré, jusqu'à ce qu'on ait obtenu :

Produit distillé............... 1000 gr.

On prépare de la même manière les eaux distillées de *bleuet*, de *plantain* et celles des autres *plantes non aromatiques*.
(*Codex*).

EAU DISTILLÉE DE MENTHE POIVRÉE.

Sommités récentes de menthe poivrée....................	1000 gr.
Eau.......................	Q. S.

On incise les sommités de menthe et on distille à la vapeur, pour obtenir :

Produit distillé................ 1000 gr.

On prépare ainsi les eaux distillées de :

Absinthe,	Mélisse,
Hysope,	Thym. (*Codex.*)

EAU DISTILLÉE DE ROSE.

Pétales de rose pâle contusés.	1000 gr.
Eau.......................	Q. S.

On distille à feu modéré, jusqu'à ce qu'on ait recueilli :

Produit distillé.............. 1000 gr.
(*Codex*).

EAU DISTILLÉE DE TILLEUL.

Fleurs sèches de tilleul.......	1000 gr.
Eau....................	Q. S.

On distille à la vapeur et on recueille :

Produit distillé.............. 4000 gr.

On prépare de la même manière les eaux distillées de :

Anis,
Camomille (fleur),
Eucalyptus (feuille),
Fenouil (fruit),
Matico (feuille),
Mélilot,
Sureau (fleur).
(*Codex*)

VIII. — ÉLECTUAIRES, CONFECTIONS, OPIATS.

On nomme électuaires, confections ou opiats, des mélanges complexes, d'une consistance de pâte molle, composés de poudres très ténues agglomérées au moyen d'un sirop, du miel ou d'une térébenthine. Autrefois, on appelait spécialement opiats les électuaires dans lesquels il entrait de l'opium ; on ne fait plus cette distinction aujourd'hui.

Préparation. — Pour préparer un électuaire, on fait d'abord, avec toutes les substances solides, une poudre composée, suivant les préceptes indiqués page 636.

Lorsqu'à cette poudre on doit incorporer des extraits ou d'autres produits mous, on les dissout dans un liquide approprié, si la formule comporte ce dissolvant ; dans le cas contraire, on les divise au moyen de la poudre composée ou de ses éléments.

D'un autre côté, on concentre les sirops ou les mellites, pour augmenter leur consistance ; on y ajoute les solutions médicamenteuses, puis les pulpes, et la poudre que l'on fait passer par fraction à travers un tamis. On triture ensuite le mélange, jusqu'à ce qu'il soit parfaitement homogène.

La proportion d'excipient liquide, nécessaire pour donner aux différentes espèces de poudre la consistance d'un électuaire, n'est pas la même pour chacune d'elles. Il est utile de la connaître approximativement, quand on prépare un électuaire magistral : les poudres de tiges ligneuses, d'écorces, de plantes herbacées et de fleurs exigent *trois fois* leur poids de sirop, celles des gommes-résines n'en absorbent que *leur poids ;* les résines sèches en prennent *un peu moins* encore ; pour les poudres minérales insolubles il suffit de *la moitié* de leur poids, et il n'en faut qu'une quantité très faible pour les sels déliquescents. Ces proportions peuvent subir des variations importantes, lorsque des réactions prévues doivent s'accomplir dans les électuaires.

Pharmacologie. — Il n'est point de médicaments qui aient joui, dans l'antiquité, d'une plus grande réputation que les électuaires. Leur préparation était faite avec des soins minutieux et accompagnée de cérémonies publiques et bizarres. Le but que l'on se proposait, en y accumulant les substances les plus dissemblables, était de neutraliser les effets nuisibles des unes par les qualités des autres et d'arriver à former un mélange applicable à la guérison de toutes les maladies.

L'or, l'argent et les pierres précieuses en rehaussaient souvent le prix, sinon la valeur médicinale ; et pour mieux marquer leurs merveilleuses propriétés, on leur prodiguait les qualifications de délicieux, sublimes, universels, célestes, saints, immortalisants, etc. Ils sont bien déchus de cette antique renommée ; à l'exception de l'*électuaire diascordium* et de la *thériaque*, la médecine actuelle en fait rarement usage, sans doute à cause de l'impossibilité où l'on est généralement de préciser leur mode d'action.

Au moment où ils viennent d'être préparés, ils sont presque fluides, mais leur consistance augmente peu à peu en raison du gonflement progressif des poudres végétales et animales et de la dessiccation partielle du mélange. On les regarde comme des produits susceptibles d'une longue conservation, surtout lorsqu'ils contiennent des substances résineuses ou aromatiques ; toutefois, ils sont le siège d'altérations inévitables. Le miel et les sirops fermentent assez promptement et la masse se soulève, par suite du dégagement d'acide carbonique, qui résulte de cette décomposition. En même temps, les divers principes qui s'y trouvent en contact réagissent les uns sur les autres et produisent des métamorphoses, pour la plupart peu connues. Quand le mouvement de fermentation semble terminé, on soumet l'électuaire à une trituration nouvelle et, pour mieux assurer son intégrité, on le met à l'abri de l'air, de la lumière et de l'humidité.

M. Schulze a proposé de remplacer, par de la glycérine, une partie du sirop simple contenu dans l'électuaire de séné de la pharmacopée germanique, en vue de prévenir la dessiccation du médicament. Cette pratique semble, à priori, mériter d'être généralisée dans la préparation des électuaires.

§ 1. ÉLECTUAIRE DIASCORDIUM.
Diascordium.

Préparation. — La préparation de cet électuaire consiste à incorporer une poudre composée, dite *poudre diascordium*, dans un mélange de mellite de rose rouge et de vin de Grenache opiacé :

Feuilles sèches de scordium........................	60 gr.
Pétales de rose rouge............................	20
Racine de bistorte...............................	20
— gentiane.................................	20
— tormentille.............................	20
Semences d'épine-vinette.........................	20
Gingembre......................................	10
Poivre long....................................	10
Cannelle de Ceylan..............................	40
Dictame de Crète...............................	20
Benjoin en larmes..............................	20
Galbanum......................................	20
Gomme arabique................................	20
Bol d'Arménie préparé..........................	80
Extrait d'opium................................	10
Miel rosat.....................................	1300
Vin de Grenache...............................	200

On fait évaporer le miel rosat, jusqu'à ce qu'il soit réduit au poids de 1000 grammes, et, tandis qu'il est encore chaud, on y ajoute l'extrait d'opium dissous dans le vin, puis, peu à peu, toutes les autres substances préalablement réduites en poudre fine. On épiste bien la masse, de manière à obtenir un mélange exact, et on conserve l'électuaire dans un vase fermé (*Codex*).

Pharmacologie. — Le diascordium est un électuaire mou, présentant une couleur rouge et une odeur aromatique particulière. Sa formule a été donnée par Fracastor.

Il contient, par gramme, environ 6 milligrammes d'extrait d'opium, correspondant à un peu plus d'un milligramme de morphine. C'est un astringent efficace et fréquemment employé.

Sa conservation paraît indéfinie ; toutefois, il change de teinte en vieillissant ; peu à peu il devient brun, puis noir, par suite de la combinaison du fer, que renferme le bol d'Arménie, avec le tannin des diverses poudres végétales. Lorsqu'on veut éviter ce changement d'aspect, il faut ne préparer qu'une petite quantité d'électuaire à la fois.

§ 2. THÉRIAQUE.

Préparation. — La partie importante de la préparation de la thériaque est la confection du mélange complexe et hétérogène nommé *poudre thériacale*. Le deuxième temps de l'opération consiste à incorporer cette poudre, à chaud, dans un liquide épais composé de miel, de térébenthine et de vin de Grenache.

POUDRE THÉRIACALE.

Racine de gingembre		60 gr.
—	iris de Florence	60
—	valériane sauvage	80
—	acore aromatique	30
—	quintefeuille	30
—	rhapontic	30
—	gentiane	20
—	meum	20
—	aristoloche clématite	10
—	asarum	10
Bois d'aloès		10
Cannelle de Ceylan		100
Squames de scille sèches		60
Dictame de Crète		30
Feuilles sèches de laurier commun		30
— —	scordium	60
Sommités de calament		30
—	marrube blanc	30
—	pouliot de montagne	30
—	chamœdrys	20
—	chamœpitys	20
—	millepertuis	20
—	petite centaurée	10
Pétales de rose rouge		60
Fleurs de stœchas		30
Écorce sèche de citron		60
Safran		40
Fruits de poivre long		120
— —	noir	60
—	persil	30
—	ammi officinal	20
—	anis	50
—	fenouil	20
—	séséli de Marseille	20
—	daucus de Crète	10

```
Semences d'ers.........................................  200 gr.
    —      de navet sauvage........................   60
    —      de petit cardamome.....................   80
Agaric blanc.........  ...............................   60
Opium officinal............  ......................... 120
Suc de réglisse......................................   60
Cachou.....  ........................................   40
Gomme arabique.....................................   20
Myrrhe.............................................   40
Oliban......  ......................................   30
Galbanum...........................................   30
Opopanax..........................................   10
Benjoin en larmes..................................   20
Castoreum..........................................   10
Mie de pain desséchée.............................   60
Terre sigillée......................................   20
Sulfate de fer desséché............................   20
Bitume de Judée ..................................   10
```

On contuse ensemble toutes ces substances et on les passe au tamis de soie n° 100, de manière à obtenir une poudre fine, en laissant le moins possible de résidu. C'est cette poudre que l'on désigne sous le nom de *poudre thériacale.*

On prend alors :

```
Poudre thériacale ci-dessus........................ 1000 gr.
Térébenthine de Chio...........................  ..   50
Miel blanc........................................ 3500
Vin de Grenache..................................  250
```

On met dans une bassine la térébenthine de Chio, on la liquéfie à une douce chaleur et on y ajoute assez de poudre thériacale pour la diviser exactement. D'autre part, on fait fondre le miel, on le verse encore chaud et peu à peu dans la bassine, pour délayer le premier mélange. On ajoute par petites quantités à la fois le reste des poudres et le vin de Grenache, qui devra donner à la masse la consistance d'une pâte un peu molle. Quand le mélange est bien homogène, on l'enferme dans un vase couvert. Au bout de quelques mois, on remet la thériaque dans un mortier, puis on la broie de nouveau, pour la bien diviser (*Codex*).

Pharmacologie. — La thériaque est un médicament très ancien, dont on attribue l'invention à Mithridate. Elle se composait, à l'origine, de 4 médicaments, dont le nombre fut porté peu à peu à 45, par son auteur. La formule de cet électuaire, précieusement recueillie par Pompée, après la défaite du roi de Pont, fut publiée en vers par Damocrate, sous le nom de *Mithridate.* Un siècle et demi plus tard environ, Andromachus, médecin de Néron, perfectionna le mithridate et à son tour il en décrivit la composition en vers, sous la dénomination de *galène* (*calmant*). Le nom de thériaque lui a été donné en mémoire du médecin grec Nicandre, qui avait écrit, sur l'action du venin des animaux, deux poèmes intitulés *les Thériaques* et *les Alexipharmaques.*

La thériaque d'Andromaque contenait environ 150 substances, dont le nombre fut successivement réduit à 56, qu'elle compte aujourd'hui. Elle était tellement estimée au moyen âge, que Bordeu ne craint pas de dire qu'en la composant, Andromaque fit un chef-d'œuvre nécessaire à l'espèce humaine. S'appuyant sur les traditions arabes, les anciens pharmacologistes et Virey lui-même croyaient qu'elle n'a d'efficacité que cinq ans après sa préparation. L'opinion contraire prévaudrait plutôt aujourd'hui, s'il était possible de formuler une opinion absolue sur un électuaire aussi complexe.

4 gr. de thériaque contiennent environ 5 centigrammes d'opium brut, représentant 25 milligrammes d'extrait d'opium et 5 milligrammes de morphine.

ÉLECTUAIRE DE COPAHU COMPOSÉ.
Opiat de copahu composé.

Copahu......................	100 gr.
Cubèbe pulvérisé..............	150
Cachou pulvérisé.............	50
Essence de menthe.............	3

On mêle exactement le copahu avec le cachou, on ajoute par partie le cubèbe et l'essence de menthe et on fait un électuaire bien homogène (*Codex*).

ÉLECTUAIRE DENTIFRICE.
Opiat dentifrice.

Poudre dentifrice acide.......	100 gr.
Miel blanc....................	75
Glycérine officinale...........	25
	(*Codex*).

ÉLECTUAIRE DE RHUBARBE COMPOSÉ.
Electuaire catholicum.

Racines de polypode.........	80 gr.
— chicorée...........	20
Feuilles d'aigremoine........	30
— de scolopendre......	30
Sucre blanc..................	640
Pulpe de tamarin............	40
— casse..............	40
Poudre de rhubarbe..........	40
— séné..............	40
— réglisse............	10
— fruit de fenouil....	15
— sem. de potiron....	15
Eau distillée.................	1000

On fait une décoction des feuilles et des racines dans l'eau, sur un feu modéré, jusqu'à réduction d'un tiers, et on passe avec expression. On ajoute le sucre à la liqueur et on concentre, en consistance de sirop très cuit. On retire la bassine du feu et on délaie dans le sirop, d'abord les pulpes de casse et de tamarin, ensuite les autres substances pulvérisées. On en fait une masse homogène, que l'on conserve dans un pot de faïence couvert (*Codex*).

ÉLECTUAIRE DE SAFRAN COMPOSÉ.
Confection d'hyacinthe.

Terre sigillée préparée........	80 gr.
Yeux d'écrevisse porphyrisés...	80
Cannelle de Ceylan.............	30
Dictame de Crète..............	10

Santal citrin...................	10 gr.
— rouge..................	10
Myrrhe.......................	10

On contuse ensemble toutes ces substances et on les passe au tamis n° 100, de manière à obtenir une poudre ténue. D'autre part, on prend :

Miel blanc...................	240 gr.
Sirop d'œillet................	480
Safran pulvérisé.............	10

On dissout le miel dans le sirop, sur un feu très doux, on passe et, lorsque le mélange est à demi refroidi, on y incorpore le safran. On laisse macérer pendant 12 heures et on mélange ensuite avec soin la poudre résultant de la première opération (*Codex*).

ÉLECTUAIRE DE SÉNÉ COMPOSÉ.
Electuaire lénitif.

Orge mondé..................	60 gr.
Racine de polypode de chêne.	60
Feuilles fraîches de scolopendre..	45
Feuilles fraîches de mercuriale.	120
Raisins secs de Malaga.......	60
Jujubes......................	45
Feuilles de séné..............	60
Sucre.......................	1200
Pulpe de tamarin............	200
— casse..............	200
— pruneaux..........	200
Poudre de follicules de séné...	150
— fenouil...	10
— anis..............	10
Eau distillée................	Q. S.

On fait bouillir dans l'eau d'abord l'orge, jusqu'à ce qu'il soit crevé, ensuite le polypode, et enfin la racine de réglisse, les feuilles de scolopendre et de mercuriale et les fruits. On passe avec expression.

On fait séparément une légère décoction des feuilles de séné et l'on passe. On mêle les deux décoctions, puis on les fait évaporer, jusqu'à ce qu'elles soient réduites à 2500 grammes. On y ajoute le sucre et on fait un sirop cuit à 1,27, dans lequel on délaie les pulpes et ensuite les poudres de follicules de séné, de fenouil et d'anis (*Codex*).

IX. — ÉMULSIONS, LOOCHS.

Les émulsions sont des liquides laiteux, résultant de l'action de l'eau sur les semences huileuses. Elles doivent leur opacité à la division de l'huile en globules très ténus, division qui est obtenue à la faveur de l'albumine des semences.

Par extension, on appelle souvent émulsions des liquides de même apparence que les précédents, contenant des huiles, des résines ou des gommes-résines tenues en suspension dans l'eau, à l'aide d'un *mucilage de gomme*, du *jaune d'œuf*, de la *saponine*, etc.

On réserve enfin le nom de *loochs* à des émulsions sucrées et très mucilagineuses, que l'on administre comme les potions. Dans le principe, les loochs avaient la consistance du miel ; pour les absorber, on y trempait un fragment de racine de réglisse, effilé en forme de pinceau, que l'on suçait ensuite. On leur donne aujourd'hui une consistance moins épaisse ; ils ne diffèrent des véritables émulsions que par la présence de la gomme et du sucre.

M. Graff explique la formation des émulsions, en admettant que chaque globule de matière grasse ou résineuse s'y trouve enveloppé dans une mince pellicule, formée par l'intermédiaire albumineux ou mucilagineux et qui le rend miscible à l'eau en toute proportion. Cette interprétation n'est pas plausible. Il est probable que la viscosité du véhicule suffit pour amener la substance insoluble à un état de division tel, que la réunion des globules soit extrêmement lente. L'intervention d'un phénomène chimique paraît également invraisemblable.

Préparation. — On obtient, par des procédés distincts, les émulsions de semences huileuses (*émulsions vraies, loochs*) et les émulsions d'huiles, de résines et de gommes-résines (*émulsions artificielles*).

Émulsions vraies. — Pour préparer une émulsion de semences huileuses, on enlève à ces semences leur épisperme. Lorsqu'on opère sur des amandes, par exemple, on les jette dans l'eau bouillante et, dès que, par la pression des doigts, elles se laissent dépouiller de leur enveloppe, on les monde, on les lave à l'eau froide et on les fait sécher.

On prend alors ces amandes, on les pulvérise grossièrement dans un mortier de marbre avec le sucre, si la formule de l'émulsion en comporte. On y ajoute ensuite un peu d'eau, pour prévenir la séparation de l'huile, et, quand les amandes sont convenablement broyées, on les délaie dans le reste de l'eau et on filtre le liquide à travers une étamine peu serrée, en exprimant légèrement.

Ces émulsions sont faciles à exécuter ; l'albumine végétale qu'elles contiennent assure la division de l'huile dans le liquide, et la valeur du médicament dépend surtout du temps que l'on consacre à sa préparation.

Émulsions artificielles. — Il n'en est pas tout à fait de même des émulsions artificielles : celles-ci exigent une manipulation plus délicate et qui ne réussit parfaitement qu'entre des mains exercées. On les effectue au moyen de la gomme, du jaune d'œuf, ou des teintures de *Quillaya smegmadermos* D. C. (Rosacées) et de *Polygala senega* L. (Polygalées), par des procédés qui varient un peu, suivant que le médicament à émulsionner est une huile, une résine ou un corps gras solide. Elles contiennent, outre le médicament et la substance mucilagíneuse, de l'eau et généralement un sirop.

La *gomme arabique* pulvérisée est l'agent le plus fréquemment employé à la préparation des émulsions ; au dire de M. Gerrard, c'est aussi le meilleur.

Toutefois, la *gomme adragante* fournit, surtout lorsqu'on la prend entière, un mucilage beaucoup plus consistant et partant plus efficace que celui de gomme arabique. On y a rarement recours, parce qu'elle est moins commode à manier que celle-ci, à l'état pulvérulent, et que, si on l'additionne de sucre pour la délayer plus aisément, l'émulsion est notablement retardée, d'après Graff.

Le *jaune d'œuf* donne, plus facilement que les gommes, l'émulsion des substances visqueuses et des résines. Le *blanc d'œuf* est également susceptible de produire le même effet et les émulsions qu'il provoque sont plus stables que celles où l'agent diviseur est le jaune d'œuf. Dans les deux cas, le pouvoir émulsif doit être attribué aux principes albuminoïdes de l'œuf.

Les teintures de *Quillaya smegmadermos* et de *Polygala senega* agissent par la *saponine* qu'elles renferment. Leur énergie est très grande. Elles ont été proposées, la première par F. Lebeuf, en 1850, la seconde par H. Collier, en 1880.

Les *savons* émulsionnent aussi les corps gras, les *savons de résine* surtout (*Collin*) ; mais le produit offre le double inconvénient de n'être pas stable et d'avoir, dans tous les cas, une saveur qui empêche de l'introduire par la voie buccale. Ces intermédiaires sont à peu près inusités.

Pour émulsionner une *huile*, on se sert de l'un des moyens suivants :

1° On triture, dans un mortier, la gomme, le sirop et une petite quantité d'eau, de manière à faire un mucilage fluide, auquel on ajoute l'huile peu à peu et en agitant très vivement. Quand l'huile est complètement divisée, on délaie le mélange dans le reste de l'eau, que l'on verse par fraction et toujours en agitant. Ce procédé était regardé, jusqu'à présent, comme le plus sûr de tous et comme étant celui qui permet d'émulsionner la plus grande proportion d'huile, dans le même poids de liquide.

2° On place la gomme dans le mortier, on y ajoute alternativement l'huile et le sirop, puis le reste du liquide.

3° On mélange d'abord la gomme et l'huile, et l'on y incorpore peu à peu l'eau, que l'on ajoute par petite quantité à la fois, puis le sirop. Gerrard et Graff considèrent ce procédé comme le plus rapide et comme étant celui qui permet d'émulsionner la plus grande quantité d'huile, avec la plus faible proportion de gomme possible.

4° On introduit en même temps dans le mortier, le sirop, la gomme et l'huile ; quand le mélange est intime, on le délaie peu à peu dans l'eau. Cette méthode, conseillée par Overbeck, est suivant lui infaillible, si les éléments de l'émulsion sont dans les proportions ci-dessous.

Gomme... .... 2 part.
Eau.. 3 —
Huile.. 4 —

Regnauld a fait judicieusement remarquer, qu'avec un semblable poids de gomme tous les procédés doivent être bons.

5° M. Nougaret recommande un autre moyen, plus simple que les précédents. On pèse dans un flacon bien sec :

Huile de ricin ou autre...................... 30 gr.
Gomme arabique pulvérisée..................... 5

On agite, pour opérer le mélange et on ajoute :

Sirop d'orgeat................................. 30 gr.
Eau... 10

On agite fortement pendant 2 minutes, on met encore 10 grammes d'eau et on continue ainsi, jusqu'à ce que tout le liquide soit introduit dans l'émulsion. L'opération est très courte et, au dire de l'auteur, elle donne des résultats entièrement satisfaisants.

Si l'on doit émulsionner un *corps gras solide*, tel que le beurre de cacao, le blanc de baleine ou la cire, on prescrit habituellement de le pulvériser à l'aide de la gomme et du sucre, ou bien de le fondre et de le triturer aussitôt avec un mucilage préparé d'avance. Ces deux moyens entraînent de fréquents insuccès. On réussit beaucoup plus sûrement, en dissolvant le corps gras dans un peu d'huile ; le produit offre alors une consistance demi-liquide, qui permet de le diviser facilement dans le véhicule mucilagineux.

L'émulsion des *résines* avec le sucre ou la gomme, exige une division préalable de ces substances et une certaine dextérité. On la réalise plus aisément au moyen du jaune d'œuf, dont le pouvoir émulsif est plus intense que celui de la gomme. S'il est peu employé, pour les émulsions destinées à être absorbées par la bouche, cela tient à la saveur peu agréable qu'il leur communique. Les teintures de quillaya et de polygala sont encore plus efficaces, ainsi que le prouvent les exemples suivants :

Émulsion huileuse.

gr.
Huile... 15.5
Teinture de polygala........................... 0.3
Eau.. 15.5

La même quantité de teinture suffit pour 1ᶜᶜ,2 d'essence de térébenthine, 5ᶜᶜ.2 de copahu, 1ᶜᶜ.77 d'extrait de fougère mâle, 0ᶜᶜ.6 de chloroforme.

Émulsion résineuse.

	cc.
Teinture de baume de Tolu	2.4
— polygala senega	1.2
Eau	31.1

(*H. Collier.*)

Pharmacologie. — Les émulsions sont des médicaments essentielle-ment magistraux. Quel que soit le soin apporté à leur préparation, l'huile s'en sépare au bout de peu de temps et vient nager à la surface du liquide. En outre, elles fermentent très rapidement; pendant l'été, on ne peut les conserver beaucoup au delà de 24 heures; c'est assez dire qu'on ne doit les préparer qu'au moment du besoin.

Il faut éviter d'associer, à celles qui sont obtenues avec des semences huileuses, des acides, des liqueurs alcooliques, du sublimé corrosif, ou toute autre substance capable de coaguler l'albumine végétale et, par suite, de détruire l'émulsion. La chaleur produirait le même effet sur les émulsions artificielles que sur les autres.

ÉMULSION D'AMANDE.
Émulsion simple.

Amandes douces	50 gr.
Sucre blanc	50
Eau distillée	1000

On monde les amandes avec soin, on les pile avec le tiers du sucre et une petite quantité d'eau, dans un mortier de marbre, de manière à obtenir une pâte très divisée. On délaie cette pâte avec le reste de l'eau et on passe avec expression, à travers une étamine.

On prépare de la même manière, les émulsions d'*amande amère*, de *chènevis* et de *pistache* (*Codex*).

En Amérique, on emploie fréquemment l'émulsion d'amande sucrée et concentrée, que donne la formule ci-après :

Amandes douces mondées	30 gr.
Sucre blanc	30
Glycérine	30
Poudre de gomme arabique	4
Eau	60

On fait avec le tout une pâte uniforme, on passe à travers une étamine et on évapore, à une température qui n'excède pas 60°, en consistance d'extrait presque solide.

En dissolvant cet extrait dans 3 fois son poids d'eau simple ou d'eau aromatique, on obtient instantanément une émulsion d'amandes (*Reynolds*).

LOOCH BLANC.
Potion émulsive gommée.

Amandes douces mondées.............................	30 gr.
— amères mondées...........................	2
Sucre blanc..	30
Gomme adragante pulvérisée........	0.50
Eau de fleur d'oranger.............................	10
Eau distillée......................................	120

On fait une émulsion avec les amandes, l'eau et la presque totalité du sucre ; on passe. On triture la gomme adragante avec le reste du sucre, on délaie la poudre obtenue dans une petite quantité d'émulsion et l'on bat vivement et longtemps le mélange. On ajoute enfin peu à peu le reste de l'émulsion et l'eau de fleur d'oranger.

Le looch entier doit peser 150 grammes (*Codex*).

M. Vée a proposé, pour la préparation du looch blanc, l'usage d'une pâte d'amandes sucrée, préparée à l'avance et composée ainsi qu'il suit :

Amandes douces mondées...........................	140 gr.
— amères mondées...............	60
Sucre blanc.......................................	600
Eau de fleur d'oranger............................	200

Il suffit de délayer 30 gr. de cette pâte dans l'eau, de passer et d'ajouter à l'émulsion du sucre et de la gomme adragante, pour avoir un looch.

Cette pâte est susceptible de rendre des services dans les hôpitaux et dans tous les établissements où l'on fait une importante consommation de looch ; mais elle doit être bannie de l'officine du pharmacien, parce que l'émulsion qu'elle fournit ne présente ni la composition exacte, ni la saveur agréable de celle du Codex.

Il importe de ne pas oublier que l'acide cyanhydrique contenu dans le looch blanc transforme le calomel en chlorure mercurique (v. page 231) et peut-être en cyanure mercurique. Par conséquent, toutes les fois que cette association aura été prescrite par le médecin, le pharmacien devra supprimer de la formule du looch les amandes amères, qui sont le générateur de l'acide cyanhydrique.

ÉMULSION DE BAUME DE TOLU.

Baume de Tolu...................	20 gr.
Alcool à 90°....................	100
Teinture de bois de Panama...	100
Eau distillée chaude...........	780

On dissout le baume dans l'alcool, on y mélange la teinture, puis l'eau, graduellement (*Codex*).

On prépare ainsi les émulsions de *copahu, huile de cade, goudron.*

ÉMULSION DE COALTAR.

Teinture de bois de Panama coaltarée.......	1 p.
Eau distillée...................	4

Cette émulsion, au cinquième, est ordinairement étendue d'eau, dans une proportion plus ou moins grande, au moment du besoin.

La *teinture de bois de Panama coaltarée* est préparée de la manière suivante :

Goudron de houille.............	1 kil.
Teinture de bois de Panama....	4

Dans un vase approprié, muni d'un couvercle, on place le goudron, que l'on maintient à l'état fluide, en opérant au bain-marie. On délaie alors le goudron dans la teinture, on ferme le vase et on le maintient au bain-marie, pendant une heure, en agitant fréquemment. On retire du feu et on continue d'agiter le mélange jusqu'à refroidissement, puis on le passe à travers une toile (Codex).

LOOCH HUILEUX.

Huile d'amande douce.........	15 gr.
Gomme arabique pulvérisée..	15
Sirop de gomme.............	30
Eau de fleur d'oranger........	15
Eau distillée.................	100

On prépare un mucilage avec la gomme et 2 fois son poids d'eau : on ajoute l'huile par parties, pour la diviser par une trituration prolongée, et on délaie le produit avec le reste des liquides.

Cette formule doit remplacer celle du looch blanc, lorsque le médicament est additionné de calomel, à moins qu'on ne supprime du looch blanc les amandes amères (Codex).

ÉMULSION PURGATIVE AVEC L'HUILE DE RICIN.

Huile de ricin................	30 gr.
Gomme arabique pulvérisée....	8
Eau de menthe poivrée........	15
Eau distillée.................	60
Sirop de sucre................	30

On met la gomme arabique, avec son poids d'eau, dans un mortier de marbre : on en fait un mucilage, dans lequel on incorpore l'huile de ricin et, quand on a obtenu un mélange intime, on le délaie peu à peu avec le reste de l'eau et le sirop (Codex de 1866).

ÉMULSION PURGATIVE AVEC LA RÉSINE DE JALAP.

	gr.
Résine de Jalap..............	0.50
Sucre blanc..................	30.00
Eau de fleur d'oranger........	10.00
Eau distillée.................	120.00
Jaune d'œuf..................	N° 1/2

On triture la résine de jalap avec une petite partie du sucre, pour la réduire en poudre très ténue ; on y ajoute peu à peu le jaune d'œuf et on triture pendant longtemps, pour diviser parfaitement la résine ; alors on mélange le reste du sucre et l'eau par petites portions (Codex de 1866).

ÉMULSION PURGATIVE AVEC LA SCAMMONÉE.

Scammonée d'Alep............	1 gr.
Lait de vache................	120
Sucre blanc.................	15
Eau de laurier-cerise..........	5

On triture dans un mortier de marbre la scammonée avec le sucre et, quand elle est bien divisée, on ajoute peu à peu le lait et l'eau de laurier-cerise.

On prépare de la même manière l'émulsion avec la résine de scammonée. Pour les mêmes proportions de lait, de sucre et d'eau de laurier-cerise on emploie 50 centigr. de résine de scammonée décolorée par le charbon (Codex de 1866).

X. — EXTRAITS AQUEUX.

Les extraits sont, en général, des médicaments de consistance molle, ferme ou sèche, résultant de l'évaporation du suc d'une plante ou d'une solution obtenue en traitant une substance végétale par un dissolvant approprié : eau, alcool, éther, etc.

Par extraits aqueux on entend, dès lors, le produit de la concentration d'un suc, ou d'une solution par l'eau des principes contenus dans les plantes.

Préparation. — La confection des extraits comprend trois opérations distinctes : le choix des plantes, la préparation des liqueurs et leur concentration.

1° Choix des plantes. — La première question qui se pose, dans la préparation d'un extrait, est le choix de la substance à traiter. A quel état prendre cette substance? faut-il toujours la préférer fraîche, ou bien est-il indifférent de l'employer sèche ?

Dans l'état actuel de nos connaissances, il n'est pas facile de résoudre catégoriquement ce problème. Très certainement, la plupart des plantes sont moins actives après leur dessiccation qu'avant; il est prouvé que e l'ipécacuanha est beaucoup plus émétique au moment où il sort de terre, qu'en l'état où il arrive en Europe ; les végétaux aromatiques, les crucifères surtout, ne fournissent d'huile essentielle, que s'ils sont verts ; d'autres ont moitié moins d'énergie quand on les a desséchés : ciguë, aconit, etc., ou sont même tout à fait inertes, témoin l'anémone et le *rhus radicans.* Il semble donc, à priori, que la préférence doive être accordée aux plantes fraîches, pour la préparation des extraits.

Mais, d'un autre côté, ériger ce principe en règle inflexible, conduirait à renoncer aux extraits précieux que fournissent les produits exotiques, tels que le quinquina, la rhubarbe, l'opium, etc. Et puis, parmi nos plantes indigènes, bon nombre ne paraissent pas éprouver d'altérations sérieuses, pendant la dessiccation. Bien mieux, le mélilot est beaucoup plus aromatique lorsqu'il est desséché, que lorsqu'il vient d'être cueilli ; la valériane, récemment arrachée, est dépourvue de propriétés médicinales, tandis que, si elle est abandonnée au contact de l'air, il s'y forme une essence à laquelle elle doit son efficacité.

En ce qui concerne l'état sous lequel on doit prendre les végétaux destinés à la préparation des extraits, on ne saurait donc établir de règle absolue ; on les choisira tantôt secs, tantôt récents, suivant que l'imposeront la nécessité et les notions acquises sur leur composition chimique, dans les deux cas. Les précautions à observer, dans l'élection des uns et des autres, ayant été déjà indiquées (ch. XVII), il n'y a pas lieu de les répéter ici.

2° *Préparation des liqueurs.* — Lorsque la solution qui doit fournir un extrait est un suc naturel, sa préparation n'offre aucune difficulté. On l'exécute par les procédés indiqués pour l'obtention de ces sucs (*page* 676) et elle est complète, quand on a clarifié les liquides par l'intervention de la chaleur ou de la fermentation et, enfin, de la filtration.

Mais si l'on doit épuiser un végétal, au moyen de l'eau, l'opération est moins simple. On la réalise par diverses méthodes, dont le choix est dicté par la nature des éléments à dissoudre. Quand les plantes sont susceptibles d'abandonner facilement leurs principes solubles, il faut les traiter par l'eau froide, c'est la meilleure méthode. On les soumet généralement à la *lixiviation.* Celles qui sont très mucilagineuses, comme la rhubarbe, ne se prêtent pas à cette opération ; elles se gonflent et ne laissent pas écouler le liquide ; on leur applique la *macération*, ou mieux encore la *méthode de Cadet* (*V. page* 10). Enfin, on épuise par *infusion* ou par *décoction* les substances pour lesquelles les moyens ci-dessus sont insuffisants.

Quel que soit le procédé choisi, il faut l'employer de manière à obtenir des solutions *aussi concentrées que possible.* Il vaut mieux laisser aux plantes une partie de leurs éléments, que de les en retirer en faisant intervenir une trop grande quantité de liquide.

3° *Concentration.* — *a. A feu nu.* — A l'origine, on évaporait les solutions végétales *à feu nu ;* il en résultait une altération et souvent même une carbonisation plus ou moins complète des extraits. On pourrait cependant, à la rigueur, se servir de cette méthode, en réglant soigneusement la température et en chauffant seulement le fond des vases évaporatoires. Mais elle fait toujours courir des risques, principalement à la fin de l'opération ; aussi le Codex prescrit-il avec raison d'y renoncer. La concentration des liqueurs doit être faite au *bain-marie*, ou dans le *vide*.

b. Au bain-marie. — Pour évaporer au *bain-marie*, on dispose sur une bassine ou sur la cucurbite d'un alambic une petite bassine en étain, de forme aplatie et peu profonde (fig. 133). On y verse la solution à concentrer, puis on porte à l'ébullition l'eau renfermée dans le vase inférieur. La vapeur s'élève, échauffe la bassine en étain et s'échappe par une petite ouverture pratiquée sur un des côtés de l'appareil.

Pendant toute la durée de l'opération, il faut *agiter* constamment le liquide, pour activer sa vaporisation. Cette pratique semble, *à priori*, offrir un inconvénient grave, en ce qu'elle met en contact avec l'extrait une forte

Fig. 133. — Bassine en étain pour la préparation des extraits à la vapeur.

proportion d'oxygène. Mais l'expérience a démontré que cet inconvénient, réel il est vrai, n'est pas à mettre en parallèle avec celui qui serait la conséquence d'une concentration deux ou trois fois plus lente.

Lorsque la solution a été obtenue à l'aide de l'eau froide, elle contient des substances albuminoïdes, qui se coagulent sous l'influence de la chaleur et rendent l'extrait imparfaitement soluble. Il est important de séparer par la filtration ce coagulum, quand il est complètement formé. On remet ensuite au bain-marie le liquide filtré et on continue à chauffer, jusqu'à ce que l'extrait ait acquis la consistance convenable.

Il n'y a pas de moyen scientifique qui permette d'apprécier avec exactitude le moment où l'opération est terminée. Habituellement, on dépose une petite quantité d'extrait sur un fragment de marbre ou de porcelaine et on vérifie sa consistance, dès qu'il s'est refroidi. On admet aussi qu'un extrait est suffisamment concentré, quand il ne mouille plus le papier sans colle.

Les extraits aqueux très chargés de résine deviennent grenus à la fin de l'opération, par suite de la séparation qui se fait entre les principes solubles dans l'eau et les principes résineux. Il est utile de les rendre homogènes, ce que l'on obtient en y ajoutant alors un peu d'alcool, suivant le conseil donné par Parmentier.

Si l'on doit dessécher totalement un extrait, on le tient au bain-marie, tant qu'il perd du poids ; ou bien on le retire de la bassine, sitôt qu'il présente la consistance sirupeuse, on l'étend en couche mince sur des assiettes, ou mieux sur des plaques en fer-blanc, et on le sèche dans une étuve modérément chauffée. Ce dernier procédé est également appliqué à la préparation de quelques-uns des extraits fournis par les sucs végétaux. Dans ce cas particulier, il ne faut déposer sur les assiettes que la quantité de suc susceptible d'être desséchée en 24 heures ; de cette façon, le produit est excellent ; si le liquide était évaporé plus lentement, il pourrait entrer en fermentation avant d'être achevé.

   c. Dans le vide. — L'évaporation dans le *vide* a été proposée au commencement de ce siècle par Janisch (1819), par de Barry (1820), par Virey (1823), pour la concentration de sucs de plantes vireuses. Virey abandonnait ces sucs sous la cloche de la machine pneumatique, à côté d'un vase contenant de l'acide sulfurique ou du chlorure de calcium sec,

Fig. 134. — Appareil Berjot, pour la préparation des extraits dans le vide.

après avoir fait le vide dans l'instrument. On réussit, par ce moyen, à préparer des extraits très actifs : mais l'opération est fort longue.

   Elle est plus promptement effectuée dans l'un des appareils spéciaux inventés par Granval, Berjot, Soubeiran, Gobley, Egrot, etc. Ces appareils (fig. 134 et 135), se composent tous d'une chaudière, où l'on place le liquide à évaporer, et d'un récipient destiné à condenser les vapeurs produites. On fait le vide dans la chaudière, soit au moyen d'une pompe, soit en chassant, par un dégagement de vapeur d'eau, l'air qu'elle contient. On y introduit alors la solution à concentrer, puis on chauffe doucement la chaudière et on refroidit le récipient. Le liquide se vaporise avec une grande rapidité, au début de l'opération. A la fin, le produit épaissi se recouvre d'une croûte peu perméable, qui laisse difficilement passer la vapeur d'eau ; on est alors obligé d'élever la température et on perd ainsi l'un des bénéfices de l'emploi du vide.

Pour obvier à cet inconvénient ainsi qu'à celui qui résulte, pour l'enlève-
ment du produit, de la profondeur de la chaudière évaporatoire, M. Adrian
a imaginé un ingénieux appareil, dont l'évaporateur est cylindrique, à fond

Fig. 135. — Appareil à évaporer dans le vide, basculant, avec condenseur à injection et récepteur de
mousses. Coupole et agitateurs mobiles.

plat, quatre fois plus large que haut et animé d'un mouvement oscillatoire
continu. Une double enveloppe permet de le chauffer avec de l'eau chaude
en dessous, avec un jet de vapeur en dessus, à une température aussi

basse que possible et parfaitement déterminée. Il donne d'excellents résultats.

Les praticiens, en général, ne peuvent disposer d'appareils de ce genre. L'industrie leur offre aujourd'hui des instruments plus maniables et moins onéreux, dans lesquels, par la condensation alternative des vapeurs produites, on obtient le vide sans aspiration, au moyen d'un simple jeu de robinets, combiné à une réfrigération bien conduite. Tels sont les appareils de M. Palau représentés ci-contre (fig. 136).

d. *Par congélation.* — A ces divers modes de concentration, il faut ajouter celui qui remplace l'évaporation par la congélation des liquides extractifs. Il a été préconisé par Georges, pharmacien de Stockholm, en 1799, pour la conservation du suc de citron, et étendu par Mirabelli à la concentration du vinaigre et de toutes les solutions acides.

En 1877, M. Herrera conseilla de soumettre à la *congélation* les sucs de plantes et les solutions extractives. La partie congelée est à peu près

Fig. 136. — Appareil à concentrer et à distiller.

dépourvue de principes solubles ; à l'aide d'une forte pression, on la sépare de celle qui est demeurée liquide, puis on évapore celle-ci au soleil, ou dans une chambre chauffée à 30°, après l'avoir distribuée dans des vases à large surface. M. Herrera proposa de donner à ces extraits le nom peu significatif et, partant peu nécessaire, d'*opopycnolés.*

Mieux que tous les autres, dit l'auteur, ce procédé conserve aux extraits les principes volatils ou altérables des végétaux ; il est à noter aussi qu'il laisse à l'albumine sa solubilité primitive. L'extrait de ciguë, obtenu avec le suc, est remarquable par son odeur ; celui de ratanhia est complètement soluble et, généralement, tous ceux qui contiennent du tannin sont de qualité supérieure ; et cependant la dernière partie de l'opération est défectueuse.

En effet, les travaux de M. Adrian ont établi que trois congélations successives, réalisées dans les conditions où s'était placé M. Herrera, enlèvent tout au plus 60 p. 100 du liquide primitif ; il en reste beaucoup trop pour qu'on puisse chasser le reste sans inconvénient, par les moyens lents ci-dessus recommandés. En second lieu, malgré l'intervention de la presse, la glace retient, interposée, 10 à 20 p. 100 de solution médicamenteuse. Pour éviter ces inconvénients, M. Adrian refroidit la glace obtenue dans les liquides extractifs jusqu'à — 10° ; il la réduit alors, dans une broyeuse particulière, en neige qu'il turbine à une grande vitesse, et il sépare du coup 75 p. 100 d'eau à peu près pure. Une seconde congélation effectuée à — 20°, suivie d'un broyage et d'un essorage, réduit le liquide extractif au sixième ou au huitième de son poids initial. Il n'y a plus qu'à l'évaporer dans le vide, à la température de 30° environ. Les extraits obtenus

Fig. 137. — Appareil de M. Vée, pour la préparation des extraits (*).

sont peu colorés, très solubles et bien supérieurs, au point de vue organoleptique, à ceux qui sont préparés par les autres méthodes.

Vée y apporte cependant encore un perfectionnement. Pour n'avoir pas à broyer la glace formée dans les liquides à congeler, il maintient ces liquides en mouvement, au moyen d'agitateurs placés à l'intérieur des cylindres qui les contiennent (fig. 137). Lorsque les glaçons forment une bouillie assez épaisse, on vide les cylindres dans une essoreuse, qui les isole du liquide extractif. On répète l'opération sur le même liquide, jusqu'à ce que le dernier produit renferme entre le quart et la moitié de son poids d'extrait. Pour terminer la préparation, Vée porte les [solutions concentrées par le froid dans des appareils dessiccateurs, où l'on fait un

(*) A droite, appareil réfrigérant à chlorure de méthyle servant à refroidir de — 12° à — 18° une solution de chlorure de calcium, qui est ensuite refoulée par une pompe dans la bâche de gauche. Dans cette bâche, des cylindres de cuivre nickelés et munis d'un agitateur à l'intérieur reçoivent le liquide à congeler et baignent dans la solution de chlorure de calcium. L'un de ces cylindres est soulevé. L'essoreuse, placée au delà de la bâche, est elle-même refroidie par la solution calcique.

vide suffisant et où se trouve soit de la chaux vive, soit de l'acide sulfurique. La consistance d'extrait est obtenue en deux ou trois jours, si l'épaisseur de la couche liquide ne dépasse pas 1 centimètre et si la température de l'appareil est voisine de $+20°$.

Préparés par cette dernière méthode, les extraits doivent présenter au plus haut degré les propriétés des plantes qui les ont fournis. Ceux que donnent les sucs de fruits jouissent d'une inaltérabilité remarquable. Ceux des plantes narcotiques sont moins faciles à préserver de l'action nuisible de l'air et des microgermes. Enfin, l'acide cyanhydrique ne paraît pas susceptible d'être maintenu dans les liquides concentrés par le froid, peut-être parce qu'il forme un hydrate cristallisable à basse température (*Vée*).

Au nombre des avantages que présente la congélation, dans la préparation des extraits, il faut placer l'élimination presque complète de certains principes qui se concrètent habituellement dans ces médicaments, au point de les rendre parfois grenus : nitrate et chlorure de potassium, tannin oxydé, asparagine, etc. Si quelques extraits n'obéissaient pas à cette règle générale, il serait facile de les améliorer en exposant pendant un jour, à une température voisine de 0°, les solutions fournies par la congélation. M. Adrian s'est assuré que ce délai est suffisant, dans tous les cas, pour précipiter complètement les principes dont il vient d'être question.

Caractères. — Les extraits aqueux bien préparés présentent, presque toujours, l'odeur et la saveur des substances qui les ont fournis. Ils sont à peu près entièrement solubles dans l'eau, à l'exception de ceux que l'on obtient par décoction.

Leur couleur est quelquefois spéciale : vu en lame mince, l'extrait de ratanhia est rouge, celui de digitale est verdâtre, celui de rhubarbe est jaune, etc. La teinte qui domine est le *brun foncé* ; elle ne devient *noire*, que si les extraits ont subi l'action d'une chaleur trop intense.

On retrouve, dans ces médicaments, le plus grand nombre des principes solubles des végétaux (gommes, sucres, acides, alcalis, tannins, etc.) et, depuis Fourcroy, on y admet la présence d'éléments particuliers nommés *principes extractifs* ou, plus simplement, *extractif*.

A la fin du siècle dernier, l'*extractif* était considéré comme un principe immédiat. Aujourd'hui, on en fait une collectivité embrassant des substances nombreuses et souvent indéterminées, qui varient avec chaque plante. Cette dénomination devrait disparaître du langage pharmaceutique, puisqu'elle ne sert qu'à dissimuler l'insuffisance actuelle de la science.

Malgré les précautions dont on entoure leur préparation, on ne peut défendre entièrement les extraits contre l'influence oxydante de l'air. Cette influence se manifeste, au début, par la coloration des liqueurs, par la formation d'eau et d'acide carbonique (*de Saussure*), et elle se poursuit jusqu'à la fin de l'opération. Elle détermine l'insolubilité d'une partie des matières extractives, qui forment peu à peu un précipité résinoïde (*extractif oxygéné*), auquel Berzélius donnait le nom d'*apothème*.

De son côté, la chaleur dissipe une fraction des principes volatils, coagule les substances albuminoïdes, convertit le tannin en acide gallique et en acide carbonique, le sucre de canne en glucose, etc. Ces transformations ne sont que partielles, pour la plupart, dans les extraits soigneusement préparés, et leur importance décroît avec la température à laquelle a été faite l'évaporation.

Dans la plupart de ces médicaments, il se forme, soit pendant la concentration, soit plus ou moins longtemps après, des cristaux dus à des sels minéraux : chlorure de sodium, azotate et sulfate de potassium, oxalate de calcium ; à des alcaloïdes, à des amides (*asparagine*) et à d'autres principes encore peu étudiés. L'examen microscopique de ces cristallisations peut mener à la découverte de faits intéressants.

Consistance. — Leur *consistance* peut être *molle*, *ferme*, *pilulaire*, ou *sèche*. Le Codex admet ces quatre espèces d'extraits, qui n'ont pas la même valeur médicinale.

Les extraits *mous* coulent comme du miel épais. Ayant subi, moins longtemps que les autres, la double influence de la chaleur et de l'oxygène de l'air, ils sont moins altérés, plus sapides et plus odorants, conséquemment plus actifs. Les expériences de Christison, de Duroy, de Schaeuffèle, etc., mettent ce fait hors de doute. Il faut, toutefois, se garder d'exagérer leur fluidité, surtout lorsqu'ils sont hygrométriques ; la présence d'une trop grande quantité d'eau favoriserait, à leur surface, le développement des mucédinées et, par suite, la décomposition graduelle du médicament.

La consistance molle convient surtout aux extraits des plantes dont les principes sont facilement altérables : aconit, belladone, ciguë, jusquiame, stramoine, valériane, etc. Elle est plus fréquemment prescrite que les autres par le Codex.

Les extraits *fermes* ne coulent pas, ou plutôt ils ne coulent qu'avec une lenteur très grande. Ils se rapprochent des extraits mous, par la solubilité, par les caractères organoleptiques et par l'intégrité des principes constituants.

Ceux dont la consistance est dite *pilulaire*, ne diffèrent pas beaucoup des précédents. Ils ont pour caractère de ne pas adhérer aux doigts et de pouvoir être divisés en pilules, sans addition de substance étrangère. L'extrait d'opium est le type de cette catégorie.

Les extraits *secs*, nommés autrefois *sels essentiels*, n'ont pas besoin d'être définis ; ils résultent de l'élimination complète de leur dissolvant. Si l'on excepte les extraits dans le vide, ils sont inférieurs aux premiers ; leur solubilité est incomplète, parce qu'ils ont été longtemps exposés à l'action de l'air, à une haute température, et que la prolongation de cette action a modifié plus profondément certains de leurs principes immédiats. Malgré cet inconvénient, l'usage est d'attribuer la consistance sèche aux extraits d'aloès, de cachou, de ratanhia et à un petit nombre d'autres.

Pharmacologie. — Les extraits sont des médicaments très actifs, en raison de la grande quantité de matière végétale, qu'ils représentent sous un poids très faible. Ils ont pour principaux avantages de faciliter l'emploi de certaines substances de saveur désagréable, et d'éliminer les éléments inutiles de toutes les plantes. La médecine en fait usage depuis très longtemps ; toutefois il faut dire que, sous ce nom, Rouelle, Baumé et la plupart des anciens pharmacologistes rangeaient les mucilages, les résines et d'autres produits végétaux.

On administre fréquemment les extraits en pilules, et quelquefois en poudre. Cette dernière forme nécessite leur dessiccation préalable et n'est pas aussi bonne que la première. Ils servent encore à préparer des sirops, des lotions, des gargarismes, des glycérés, des suppositoires, etc.

La facilité avec laquelle beaucoup d'entre eux absorbent l'humidité de l'air rend leur *conservation* difficile. Ils se liquéfient à la surface, et bientôt ils se couvrent de moisissures, qui envahissent la masse tout entière et en modifient notablement la composition. Pour prévenir cette altération, on les renferme dans des vases que l'on bouche avec soin, ou que l'on recouvre d'une feuille d'étain (*Redwood*) ou de caoutchouc. Berjot conseille de les tenir dans des flacons à l'émeri, dont le bouchon soit creux et garni de chaux vive. Ces divers moyens procurent d'assez bons résultats, mais ils ne dispensent pas d'une surveillance constante.

D'un autre côté, si la majorité des extraits tend à s'emparer de l'humidité de l'air, il en est qui se dessèchent incessamment, lorsqu'ils ne sont pas enfermés dans des vases hermétiquement clos. De ce nombre sont les extraits de quinquina, de noix vomique, de réglisse, d'opium, etc. Pour obvier à cet inconvénient, M. A. Martin conseille de placer le vase contenant l'extrait dans un autre plus grand et couvert, et de combler l'espace libre entre les deux avec du sulfate de sodium cristallisé, qui maintient, en s'effleurissant, une certaine humidité à l'atmosphère intérieure.

M. Perron a pensé que la présence de la *glycérine* pourrait aider à conserver les extraits, tout en leur communiquant une mollesse durable et une plus grande solubilité. M. Duquesnel a confirmé cette manière de voir, et il propose même de remplacer les extraits purement aqueux par d'autres, contenant la moitié de leur poids de glycérine, auxquels il donne le nom de *glycéro-extraits*.

Il est à remarquer que ces produits ne peuvent être substitués dans aucun cas aux extraits du Codex, la présence de la glycérine modifiant d'une manière notable la proportion et parfois le nombre de leurs principes constituants.

L'addition de la glycérine aux extraits a été préconisée également par M. Guichard, dans le but d'établir, entre chacune de ces préparations et la substance qui la fournit, un rapport invariable, qui serait aujourd'hui le chiffre du rendement inscrit au Codex, pour les diverses plantes médicinales. Cette uniformisation des extraits offre un intérêt évident et elle a déjà préoccupé plus d'un pharmacologiste ; mais elle ne paraît pas pratiquement réalisable, car le rendement des végétaux n'est pas constant, dans un même lieu, non plus que la proportion de leurs éléments actifs ; de plus, les variations de ces deux facteurs ne sont pas corrélatives.

Le pharmacien doit préparer *lui-même* tous les extraits qu'il emploie. Opérant sur une petite proportion de substance, il obtiendra des produits moins altérés par la chaleur que ceux de l'industrie ; en outre, il n'aura pas à se préoccuper de vérifier leur pureté, condition très importante, quand il s'agit de médicaments qui échappent souvent à l'analyse chimique.

Effectivement, la constatation de leurs caractères organoleptiques, suffisante parfois pour déterminer leur identité, ne peut en aucun cas témoigner absolument de leur valeur médicinale. Il en est de même de l'addition de 1/20 d'acide sulfurique à leur solution, proposée par Righini pour démontrer leur origine à l'aide de l'odorat. Cette addition exalte l'odeur de quelques extraits, principalement celle des extraits de plantes narcotiques, mais elle ne donne aucune certitude. Lorsque les extraits contiennent des alcaloïdes, on peut en vérifier l'existence en dissolvant ces principes au moyen du chloroforme (*Gundermann*), ou mieux, en les éliminant par la dialyse (*Lepage*), les dosant et les caractérisant ensuite, par les réactions qui leur sont propres. Ces méthodes, tout exactes qu'elles soient, peuvent difficilement permettre de porter un jugement certain sur un extrait, en raison des altérations possibles, pendant la concentration du médicament. D'autre part, elles ne sont d'aucun secours lorsqu'il s'agit d'apprécier un extrait, dont l'élément actif n'est pas cristallisable ou soluble dans le chloroforme. Il est donc de toute nécessité que le pharmacien ne confie qu'à lui seul le soin de faire les extraits dont il a besoin.

Mais à quel procédé de préparation devra-t-il donner la préférence ? Du moment où la meilleure méthode d'évaporation est celle qui exige le temps le plus court et la température la plus basse, il est incontestable que l'évaporation dans le vide l'emporte sur l'évaporation au bain-marie. On la réalise à 30° ou 40°, au plus, et en présence d'une quantité d'air insignifiante ; aussi donne-t-elle des extraits qui jouissent d'une solubilité complète et qui présentent, à un très haut degré, l'odeur et la saveur des plantes d'où ils ont été retirés. Malheureusement, ces extraits sont excessivement hygrométriques, ce qui rend leur conservation difficile et leur dosage inexact, dès qu'ils ont commencé à s'emparer de l'humidité de l'air. Pour ce motif, et en raison des difficultés inhérentes à leur préparation, ils ne sont pas uniquement admis en pharmacie. La méthode de Vée devra donner des médicaments plus parfaits encore. Mais elle exige un outillage qui n'est pas à la portée de la plupart des praticiens. Fort heureusement, les extraits faits avec soin, au bain-marie, ont une efficacité très grande, ainsi qu'il ressort des essais institués à la demande de Soubeiran. Joignant à cet avantage celui de pouvoir être préparés dans le plus modeste laboratoire, ils doivent être regardés comme les véritables extraits officinaux.

On a proposé l'usage de quelques *extraits composés*, obtenus en traitant simultanément plusieurs substances. Ces médicaments ne se recommandent par aucune propriété spéciale ; ils sont fort peu employés.

Mais on se sert fréquemment d'*extraits fluides*, c'est-à-dire peu concentrés, qui depuis longtemps sont usuels en Angleterre et en Amérique. Au point de vue purement théorique, on ne saurait condamner ces extraits d'une manière absolue. Ils représentent des produits moins altérés, partant plus complètement solubles et plus actifs que leurs similaires, si le raisonnement, universellement admis pour établir la supériorité des extraits mous sur les extraits secs obtenus au bain-marie, est vrai. Dès lors, on ne voit pas de motifs sérieux pour les exclure de l'officine. Ce que l'on peut dire de plus exact à leur sujet, c'est que, d'une part, on ne doit les employer qu'*après avoir déterminé rigoureusement la quantité d'extrait ferme ou sec qu'ils contiennent*, et qu'en second lieu, ils ne peuvent prétendre à d'autres applications qu'à remplacer les solutions d'extraits plus concentrés. Il serait blâmable de les faire servir à la préparations de vins médicinaux et de sirops simples ou composés dont les éléments médicamenteux doivent être traités directement par une quantité irréductible ou faiblement réductible d'un liquide donné. Mais rien ne s'oppose à ce qu'ils soient affectés à la confection des solutions d'extraits en général, et en particulier à celle des sirops que le Codex fait avec ces médicaments : sirops d'opium, d'ipécacuanha, de ratanhia, etc. On doit, en un mot, les considérer comme des solutions titrées d'extraits légaux, auxquelles on n'a peut-être pas assez fréquemment recours, en France. Une précaution commode est de les préparer de telle sorte que leur poids soit exactement celui du médicament qu'ils représentent, ce médicament étant supposé sec et pulvérisé. Ce dosage est celui de la pharmacopée allemande ; on peut adopter un rapport différent, pourvu qu'il soit indiqué.

Lorsqu'un extrait fluide a été additionné de glycérine, il est impossible d'évaluer la proportion d'extrait sec à laquelle il correspond, sans déterminer celle de la glycérine dont il est mélangé. Les méthodes affectées à ce dosage, dans les vins, ne conviennent pas dans le cas des extraits. M. Linde propose la suivante :

On concentre 10 gr. d'extrait fluide jusqu'à réduction à 5 gr. ; on dissout dans 50 c. c. d'eau distillée, puis on ajoute peu à peu du sous-acétate de plomb, à cessation de précipité. Au liquide filtré on mêle quelques gouttes d'acide sulfurique dilué ; on y verse alors une solution concentrée d'acide phosphotungstique, tant qu'il y a précipitation. On filtre de nouveau, on lave le filtre, ou neutralise le liquide filtré avec de la lessive de soude et on évapore en consistance de sirop épais. On reprend alors par 30 c. c. d'un mélange à volumes égaux d'éther anhydre et d'alcool absolu, on filtre, on lave avec le même mélange et on évapore le liquide jusqu'à ce qu'il ne perde plus de poids. Le résidu est de la glycérine presque pure. On peut la débarrasser de la matière colorante qu'elle tient dissoute en la chauffant avec du noir animal et évaporant de nouveau. Le plus souvent c'est inutile.

Pour caractériser la glycérine ainsi isolée, M. Linde recommande les réactions d'identité ci-après :

1° Le liquide, faiblement alcalinisé par du carbonate de sodium, est versé sur du borax en poudre : le mélange, porté dans la flamme d'un bec de Bunsen sur un fil de platine, la colore en *vert;*

2° Du papier rouge de tournesol, bleu par immersion dans une solution concentrée de borax, *rougit* au contact de la solution faiblement alcaline de glycérine ;

3° On agite pendant quelque temps : glycérine à caractériser 1 vol., chlorure de benzoïle 1/2 vol., lessive de soude 2 vol. Il se sépare du *benzoate de glycéryle.*

Quantités d'extrait produites par 1 kilogramme des substances ci-après :

DÉNOMINATION.	PARTIES EMPLOYÉES.	VÉHICULES.	PRODUIT. EN GRAMMES.
ABSINTHE.............	Sommités sèches..	Eau bouillante.....	190
ACONIT...............	Feuilles fraîches...	Suc................	40
ANÉMONE PULSATILLE.	Feuilles fraîches...	Suc	27
ARMOISE.............	Feuilles sèches....	Eau bouillante.....	200
AUNÉE...............	Racine sèche......	Eau froide........	213
BARDANE.............	Racine sèche......	Eau froide........	350
BELLADONE...........	Feuilles fraîches...	Suc................	20
BISTORTE	Racine.	Eau froide........	175
BOURRACHE	Feuilles sèches....	Eau bouillante.....	95
CAMOMILLE...........	Fleurs sèches......	Eau bouillante.....	225
CASSE...............	Fruit..	Eau froide........	165
CENTAURÉE..........	Sommités sèches...	Eau bouillante.....	200
CHAMŒDRYS	Sommités sèches..	Eau bouillante.....	250
CHARDON BÉNIT... ...	Feuilles sèches....	Eau bouillante.....	190
CHICORÉE	Feuilles fraîches...	Suc................	24
CHIENDENT..........	Racine sèche......	Eau froide........	92
CIGUË...............	Feuilles fraîches...	Suc dépuré........	30
DIGITALE...........	Feuilles sèches....	Eau bouillante.....	250
DOUCE-AMÈRE.......	Tiges sèches......	Eau froide........	160
FUMETERRE	Feuilles fraîches...	Suc...............	28
GAÏAC...............	Bois râpé.........	Eau (*décoction*)....	82
GENIÈVRE...........	Baies sèches......	Eau tiède......	285
GENTIANE...........	Racine............	Eau froide........	216
JUSQUIAME (*noire*)....	Feuilles fraîches...	Suc	24
LAITUE VIREUSE.....	Feuilles fraîches...	Suc	18
LAITUE CULTIVÉE....	Écorce de la tige..	Suc	16
MONÉSIA............	Écorce sèche......	Eau froide........	200
NERPRUN	Baies.............	Suc	70
OPIUM..............	Suc épaissi........	Eau froide...	490
PATIENCE...........	Racine sèche......	Eau froide........	196
PISSENLIT...........	Feuilles fraîches...	Suc................	26
QUASSIA AMARA......	Bois râpé.........	Eau froide........	25
QUINQUINA CALISAYA..	Écorce	Alcool, puis eau...	154
QUINQUINA HUANUCO..	Écorce	Eau bouillante.....	180
RATANHIA	Racine............	Eau froide........	125
RÉGLISSE...........	Racine sèche......	Eau froide........	200
RÉGLISSE...........	Suc épaissi.......	Eau froide........	630
RHUBARBE..........	Racine............	Eau froide........	400
RHUS RADICANS......	Feuilles fraîches...	Suc................	28
SAPONAIRE..........	Racine et tige......	Eau froide........	300
SÉNÉ......	Feuilles	Eau bouillante.....	250
STRAMOINE...........	Feuilles fraîches...	Suc................	20
SUREAU.............	Baies.............	Suc................	75
TRÈFLE D'EAU........	Feuilles fraîches...	Suc................	22

Le nombre des extraits aqueux est très considérable. On peut les répartir en trois groupes, savoir :

Extraits de sucs de fruits,
Extraits de sucs de plantes,
Extraits aqueux proprement dits.

Lorsqu'on prépare, avec la même substance, un extrait aqueux et un extrait alcoolique, et que le médecin ne désigne pas celui qu'il entend prescrire, le Codex ordonne de *délivrer toujours l'extrait aqueux.*

Chaque plante fournit une proportion d'extrait qui lui est propre et qui varie suivant la nature du traitement employé pour l'obtenir. C'est ce qui ressort du tableau ci-dessus, emprunté au Codex de 1866.

I. — EXTRAITS DE SUCS DE FRUITS.

Les extraits de sucs de fruits sont presque abandonnés aujourd'hui. On les employait fréquemment autrefois, sous les dénominations de *robs*, *sapa*, *myva*, etc.

Leur préparation est uniforme : elle consiste à faire évaporer, au bain-marie, les sucs préalablement clarifiés. Par exception, les sucs de sureau et de nerprun ont besoin d'une macération de 24 heures avec les rafles, pour être suffisamment colorés.

Les premiers pharmacologistes prescrivaient d'ajouter du *miel* à tous les robs. Le *rob diacaryon* de Galien et de Mesué était un médicament très renommé, que l'on préparait en évaporant, dans une capsule, un mélange de 1 p. de miel et de 2 p. de suc de brou de noix vertes. Quelques pharmacopées modernes ont substitué au miel le sucre cristallisable. Cet usage n'est pas général.

EXTRAIT DE BAIES DE NERPRUN.

Rob de Nerprun.

On écrase les baies de nerprun entre les mains; on les laisse pendant 24 heures en macération dans leur propre suc et on les soumet à la presse. Quand le suc a déposé, on le passe à travers un blanchet et on le fait évaporer au bain-marie, en consistance de miel épais.

On prépare de la même manière l'*extrait* ou *rob de sureau.*

Le rob de nerprun est quelquefois employé en pilules, à titre de purgatif. Sa composition est identique à celle du suc dont il est formé (p. 673).

II. — EXTRAITS DE SUCS DE PLANTES.

Ces extraits diffèrent entre eux, suivant qu'on les prépare avec ou sans clarification des sucs par la chaleur. On les nomme *extraits de sucs dépurés*, dans le premier cas, et *extraits de sucs non dépurés*, dans le second.

a. — EXTRAITS DE SUCS NON DÉPURÉS.

Les extraits de sucs non dépurés ne figurent point au Codex et n'offriront bientôt plus qu'un intérêt historique. Ils ont été préconisés par Storck, qui les obtenait en évaporant, sur un feu doux, les sucs non clarifiés des plantes vénéneuses (ciguë, belladone, stramoine, aconit, etc.).

L'agitation continuelle entretenue pendant l'opération donnait au produit une supériorité marquée sur les autres extraits, que l'on préparait alors sans précautions suffisantes. A la vérité, ces extraits sont très odorants et leurs principes sont peu altérés ; mais ils contiennent une forte proportion de chlorophylle et de parenchyme végétal, dont l'inertie diminue la puissance du médicament.

Lorqu'on veut faire des extraits analogues à ceux de Stork, il est avantageux d'adopter le manuel opératoire suivant, proposé par Henry : On contuse les plantes, on les exprime et on filtre le suc à travers une toile serrée, pour séparer les débris végétaux qu'il tient en suspension. On le verse ensuite sur des assiettes, que l'on dispose dans une étuve chauffée entre 36° et 40°. Soubeiran ne recommande cette méthode que pour la préparation de l'extrait de rhus radicans, dont l'élément actif est très fugace ou très altérable par la chaleur. La congélation, suivie de l'évaporation dans le vide, à froid, serait préférable encore.

b. — EXTRAITS DE SUCS DÉPURÉS.

On appelle extraits de sucs dépurés, ceux que l'on obtient en faisant évaporer, au bain-marie, les sucs végétaux clarifiés à l'aide de la chaleur.

Ce procédé enlève aux sucs l'albumine et la chlorophylle qu'ils contiennent, en même temps qu'une faible quantité de principes médicamenteux précipités avec ces substances. La perte légère, portant sur ces derniers éléments, est largement compensée par la soustraction des premiers et l'on peut, malgré l'absence d'expériences précises, admettre cependant que les extraits de sucs dépurés sont plus actifs que les extraits de sucs non dépurés, bien qu'ils aient subi une plus haute température que ceux-ci.

Le Codex prescrit de préparer, avec les sucs dépurés, les extraits des plantes narcotiques, telles que la belladone, la jusquiame, la stramoine, l'aconit, et les extraits de chicorée, de fumeterre, de laitue, de ményanthe, etc. Il est probable que ces extraits offrent des propriétés médicinales supérieures à celles des extraits fournis par les mêmes plantes sèches. Toutefois, il serait utile de comparer ces médicaments, à l'aide d'analyses nombreuses et faites avec exactitude, car, sur ce point, la thérapeutique ne possède pas de documents sérieux.

M. Loret pense que les sucs par expression ne contiennent pas tous les principes actifs des plantes narcotiques. Aussi préfère-t-il préparer leurs extraits avec leurs alcoolatures. Il distille, pour séparer, une quantité d'alcool telle que la chlorophylle se dépose, par refroidissement. Il filtre le liquide sur du noir animal lavé. D'autre part, il traite la matière verte précipitée par de l'alcool à 50°, à la température de 60° ; il filtre la dissolution, il la réunit à la première et il évapore le mélange dans le vide, en consistance d'extrait. M. Loret a dosé, avec M. Calteaux, les alcalis organiques contenus dans les extraits d'alcoolatures, comparativement avec ceux qui existent dans les mêmes extraits obtenus par le procédé du

Codex ; les premiers se sont montrés constamment plus riches que les derniers. On ne peut approuver, toutefois, la filtration sur le noir animal, susceptible de retenir une partie des éléments actifs des alcoolatures.

Sous le nom de *diœthéralyse*, Legrip a fait connaître une méthode d'extraction des sucs végétaux, que l'on pratique ainsi qu'il suit. La plante fraîche, convenablement divisée, est immergée dans l'éther pur, pendant un temps suffisant. L'éther dissout la chlorophylle, pendant qu'au-dessous de lui se réunit le suc disséminé dans les diverses cellules. Il n'y a qu'à le séparer mécaniquement du liquide éthéré. L'évaporation des sucs ainsi obtenus fournit peut-être des extraits actifs; mais il est imposssible d'établir aujourd'hui leur valeur comparative, aucune analyse de ces produits n'ayant été faite.

§ 1. EXTRAIT DE BELLADONE.

Préparation. — On prend des feuilles de belladone, à l'époque de la floraison, on les contuse dans un mortier de marbre et on en exprime le suc à la presse. On soumet ce suc à l'action de la chaleur, jusqu'à ce que l'albumine coagulée forme, avec la chlorophylle, une écume complètement séparée. On passe, on évapore au bain-marie le suc ainsi clarifié, en l'agitant continuellement. Quand il est réduit au tiers de son volume, on le laisse refroidir et on le met à déposer pendant 12 heures. On sépare le dépôt et l'on achève l'opération au bain-marie, de manière à obtenir un extrait *mou* (*Codex*).

Caractères. — L'extrait de belladone est brun verdâtre, très odorant, d'une saveur amère et nauséeuse. Il contient la plupart des principes solubles renfermés dans les cellules de la belladone, entre autres l'atropine, l'hyoscyamine et l'hyoscine, qui en sont les éléments actifs et dont la proportion est supérieure à 2 %, dans les produits bien préparés. On y trouve, en outre, 1 % de choline et 0,6 % d'acide succinique (*Kunz*).

Il doit être très lisse et très homogène. Lorsqu'il est grenu, à la fin de sa préparation, on y ajoute environ 10 % d'alcool à 60°, qui dissout la substance résinoïde séparée et la mélange intimement au reste de l'extrait. On chauffe de nouveau, pour chasser l'alcool et sans cesser d'agiter, afin d'éviter une nouvelle séparation.

Essai. — On peut apprécier, d'une manière approximative, la qualité d'un extrait de belladone, en y constatant la présence de l'atropine, au moyen du procédé suivant:

On dissout 1 gramme d'extrait dans 2 grammes d'eau distillée; on introduit la solution dans un tube bouché, et l'on y ajoute 25 à 30 centigrammes de bicarbonate de potassium pulvérisé. Quand toute effervescence a cessé, on verse sur le mélange 4 ou 5 fois son volume d'*éther pur* à 65°; on bouche exactement le tube et on l'agite, pendant 2 ou 3 minutes, à trois reprises différentes. On laisse déposer, et quand l'éther est redevenu tout à fait limpide, on le décante dans une petite capsule où on le laisse s'évaporer spontanément. Il reste pour résidu quelques centigrammes d'une substance légèrement ambrée, que l'on dissout dans 8 grammes d'eau distillée aiguisée de 2 gouttes d'acide chlorhydrique. La solution est incolore et doit, si l'extrait est bon, posséder les caractères suivants :

1° Elle se trouble fortement au contact de quelques gouttes d'une solution d'iodure double de mercure et de potassium (1).

2° Elle donne un précipité floconneux avec la solution de tannin (2) (*Lepage*).

M. Kordes adopte, pour l'appréciation de cet extrait, la méthode de Dieterich. 2 grammes d'extrait sont triturés avec 3 grammes d'eau et 0^{gr},2 de chaux vive ; on ajoute ensuite au mélange 10 grammes de la même chaux et on épuise *immédiatement* par l'éther. La solution, additionnée de 1 cc. d'eau est évaporée à 30°, jusqu'à réduction à 1^{gr},5. On y verse alors 0^{cc},5 d'alcool faible, puis 10 cc. d'eau, et on titre les alcaloïdes avec l'acide sulfurique centinormal, en prenant pour indicateur la solution d'acide rosolique au centième. En opérant ainsi, M. Kordes a trouvé, en moyenne :

Extrait de feuille................... 2.20 p. 100 d'alcaloïdes.
— de racine................... 2.70

Ces procédés sont applicables à l'essai des extraits d'aconit, de ciguë, de jusquiame, de stramoine, de nicotiane et, en général, à celui de tous les extraits qui contiennent un alcali végétal.

On prépare, comme l'extrait de belladone, les extraits de sucs dépurés de :

Ciguë (feuille),   Laitue vireuse (tige),
Jusquiame (feuille),   Stramoine (feuille).

D'après M. Kordes, l'extrait de feuilles de jusquiame contient de 0,5 à 0,7 % d'alcaloïdes et 0,3 % de choline (*Kunz*) ; il est, sous ce rapport, inférieur à celui des semences de la même plante, qui dose environ 1,35 % d'alcalis organiques. Il en est de même pour les extraits de stramoine, où l'on trouve : feuilles 0,6 à 0,8 %, semences 1,68 à 2,57 % d'alcaloïdes, et pour ceux de ciguë, qui donnent : feuilles 1,08 à 1,79 %, semences 2,49 à 3,25 % d'alcaloïdes (*Kordes*).

Lorsqu'on veut distinguer l'extrait de belladone de celui de jusquiame, on en disssout 3 à 5 gr. dans 50 gr. d'eau bouillante, on ajoute 2 gr. de talc et on filtre au papier mouillé. On lave la solution filtrée, à 2 ou 3 reprises, avec 15 cc. de chloroforme ou d'éther, qu'on évapore au bain-marie. Le résidu de l'évaporation, dissous dans 20 à 30 cc. d'eau chaude, et additionné de quelques gouttes d'ammoniaque prend une teinte *verdâtre*, avec *fluorescence verte*, pour l'extrait de belladone, et *sans fluorescence* pour celui de jusquiame.

(1) Réactif de Mayer, page 373.
(2) Pour obtenir un précipité avec ce réactif, il est indispensable que la liqueur soit *bien neutre*. Dans le cas où la réaction ne se produit pas, on ajoute à la liqueur quelques gouttes d'une solution faible d'un bicarbonate alcalin, qui la rend immédiatement manifeste (*Lepage*).

§ 2 EXTRAIT DE MUGUET (*avec le suc*).

Préparation. — Pour préparer cet extrait, on prend :

Feuilles fraîches de muguet......................	1 partie.
Racines fraîches de muguet.......................	1 —
Tiges et fleurs fraîches de muguet..................	3 —

On contuse les substances dans un mortier de marbre et on les exprime à la presse. On porte à l'ébullition le suc obtenu, pour en séparer l'albumine et la chlorophylle, on filtre et on évapore au bain-marie, en consistance d'extrait mou. On reprend ensuite cet extrait par de l'eau distillée, on filtre et on évapore au bain-marie, jusqu'à consistance d'extrait ferme (*Codex*).

Pharmacologie. — L'extrait de muguet est un succédané de celui de la digitale. Il ralentit les battements du cœur et augmente l'amplitude des pulsations, sans présenter comme la digitale une période dangereuse caractérisée par un arrêt prolongé des contractions cardiaques. Il a pour principes actifs la convallarine et la convallamarine (V. *Poudre de muguet*, p. 613).

§. 3. EXTRAIT DE LAITUE CULTIVÉE.
Thridace.

Préparation. — On prend des écorces fraîches de tiges de laitue cultivée (*Lactuca sativa capitata* L., Synanthérées); on les contuse dans un mortier de marbre et on exprime fortement. On chauffe le suc, pour coaguler l'albumine qu'il renferme, on passe à travers un tissu de laine et on évapore au bain-marie, en consistance d'extrait *ferme* (*Codex*).

Pharmacologie. — La thridace est à peine aromatique et de couleur brune peu foncée. Elle offre une saveur amère et une composition analogue à celle du lactucarium. On la prépare quelquefois avec les tiges tout entières de la laitue, mais c'est à tort, car en mélangeant ainsi le suc laiteux et amer de l'écorce au suc insipide et inerte de l'axe végétal, on enlève à l'extrait le peu de propriétés médicinales qu'il peut avoir.

La thridace est toujours hygrométrique.

III. — EXTRAITS AQUEUX PROPREMENT DITS.

§ 1. ALOÈS.

Préparation. — L'aloès est le suc épaissi des feuilles de plusieurs plantes, appartenant au genre *Aloe* (*A. socotrina* Lam., *vulgaris* Lam., *ferox* Mill., etc., Liliacées), ou un extrait préparé avec les mêmes feuilles. On l'obtient par diverses méthodes :

1º On coupe les feuilles à leur naissance et on les place debout, dans de grands vases où l'on recueille le suc qui s'écoule.

2º On contuse les feuilles, on les exprime, on clarifie par le repos le suc obtenu et on le fait sécher au soleil.

3° On met dans des paniers d'osier les feuilles d'aloès, préalablement coupées en fragments ; on plonge ces paniers dans l'eau bouillante, jusqu'à ce que celle-ci soit saturée, puis on évapore à siccité.

4° On soumet les feuilles d'aloès à la décoction, on clarifie la liqueur par décantation ou par filtration et on la concentre à une douce chaleur.

Caractères. — L'aloès offre différents caractères, suivant son origine et son procédé de préparation. On en distingue trois sortes, dans le commerce : *aloès socotrin*, *aloès Barbade* ou *de la Jamaïque*, *aloès du Cap*.

L'*aloès socotrin* ou *sucotrin* provient des contrées qui avoisinent l'île de Socotora. Il est sec ou mou, transparent (*aloès lucide*) ou opaque (*aloès hépatique*. Celui qui est sec est fragile, d'un rouge hyacinthe, s'il est transparent, de couleur de foie rougeâtre, s'il est opaque. L'odeur en est agréable et analogue à celle de la myrrhe ; sa saveur est très amère, sa cassure est unie et comme glacée. La poudre est d'un *jaune d'or*, complètement soluble dans l'alcool et soluble en partie dans l'eau. C'est le plus estimé, mais il est difficile à trouver dans le commerce.

L'*aloès Barbade* est solide, à peu près opaque, peu fragile et de couleur rougeâtre terne. Il devient presque noir à la longue ; sa cassure est terne et comme grenue. Il possède une odeur assez forte, ressemblant à celle de la myrrhe et tenant aussi de l'odeur d'iode. Il se dissout mieux que les autres dans l'eau froide. Sa poudre est d'un *jaune rougeâtre* sale et incomplètement soluble dans l'alcool. Lorsqu'on le dissout dans l'eau distillée, dans la proportion de 1/100 000, la liqueur prend instantanément une belle teinte d'un *rose violet*, au contact de la teinture d'iode et du chlorure d'or (*Marais*).

L'*aloès du Cap* est l'aloès officinal. Il vient des environs du Cap de Bonne-Espérance, en blocs d'un brun noir, avec reflet verdâtre, à la surface. Vu en masse, il paraît opaque ; mais il est transparent et d'un rouge foncé en lame mince. La cassure en est brillante et vitreuse, la saveur très amère. Son odeur est forte, toute spéciale et peu agréable ; sa poudre est d'un *jaune verdâtre*. Il est moins actif que les deux autres et c'est lui qui doit être délivré habituellement, à moins de prescription contraire. L'iode et le chlorure d'or le colorent faiblement ou même pas du tout.

Les aloès Barbade et socotrin cèdent environ 60 % de principes solubles à l'eau froide. L'aloès du Cap n'en abandonne que 45 %. Tous se dissolvent avec facilité dans l'alcool faible et semblent primitivement formés par une substance neutre, nommée *aloïne*, qui ne se trouve à l'état de pureté que dans la plante et dans l'aloès Barbade.

L'*aloïne* est un glucoside, qui cristallise en petits prismes jaunâtres, peu solubles dans l'eau froide, et un peu plus dans l'alcool froid, très solubles à chaud dans l'eau et dans l'alcool. Sa saveur, d'abord douce, est bientôt excessivement amère. Ses dissolutions aqueuses sont jaunes et deviennent d'un rouge orangé au contact des alcalis. Elles brunissent à froid, au bout de quelques jours, et en quelques minutes, à l'ébullition. L'acide acétique la dissout facilement ; le liquide ne change pas à l'air. Elle fond à 147°. Celle qui n'est pas bien sèche devient d'un rouge brun, par exposition à l'air et à la lumière.

Anhydre, elle a pour formule probable $C^{16}H^{16}O^7$ (*Grœnewold*), mais ses propriétés physiques et chimiques varient un peu dans les divers aloès.

Celle de l'aloès *socotrin* cristallise en petits prismes de couleur pâle, contenant 3 molécules d'eau : $C^{16}H^{16}O^7 + 3H^2O$. Elle fait la substitution avec le chlore et le brome. L'acide azotique la colore à peine, à froid ; à chaud, il la convertit en *acides chrysammique* : $C^7H^2(AzO^2)^2O^2$, *aloétique* $C^{14}H^4(AzO^2)^4O^2$, picrique et oxalique. On la nomme *socaloïne* ou *zanaloïne*.

Dans le produit des *Barbades*, elle prend le nom de *barbaloïne* et cristallise en prismes jaunes, avec une molécule d'eau seulement : $C^{16}H^{16}O^7 + H^2O$. Elle donne : avec le chlore et le brome, des produits analogues à ceux de la socaloïne ; avec l'acide azotique, de l'*acide chrysammique*. Quand on la délaie dans un peu d'acide sulfurique et qu'on ajoute au mélange une goutte d'acide azotique, elle se teinte en *rouge cramoisi*.

On appelle, enfin, *nataloïne*, l'aloïne de l'aloès de *Natal* isolée par Flückiger en 1871. Celle-ci se distingue des deux autres, en ce qu'elle cristallise en écailles rectangulaires, d'un jaune pâle, *anhydres* et peu solubles dans l'alcool. Ses produits de substitution chlorés et bromés diffèrent des précédents et, lorsqu'on la traite par l'acide azotique, elle donne naissance aux acides *picrique* ou *oxalique*. Additionnée d'acide sulfurique, puis d'une goutte d'acide azotique, elle développe une belle coloration *bleue*. Elle a pour composition $C^{16}H^{19}O^7$ (*Trenmann*), ou $C^{24}H^{26}O^{10}$ (*Grœnewold*). Elle ne fond qu'à 210°, en se décomposant. Elle résiste mieux que les autres aloïnes à l'action des alcalis.

L'aloïne présente encore les réactions suivantes :

Une solution aqueuse d'aloïne diluée, mais paraissant encore colorée, prend avec le sulfate ou le chlorure de cuivre une teinte *jaune* prononcée.

Si à une solution aqueuse assez concentrée d'aloïne, on ajoute un sel de cuivre, puis de l'alcool, il se produit une coloration *rouge* intense ; quand la solution est diluée, elle devient d'un *rouge violet*.

La solution d'aloïne traitée par le cuivre donne avec l'acide cyanhydrique *très dilué* une coloration *rouge cerise*.

L'aloïne et les solutions d'aloès, additionnées d'acide cyanhydrique, à chaud, prennent une couleur qui varie du *rouge vif* au *rouge violet* (*Klunge*).

Outre ce principe, les divers aloès contiennent encore : une *matière résineuse*, une *substance amère* soluble dans l'eau, une *huile essentielle*.

Cette dernière est un liquide d'un jaune pâle, dont la densité est 0,863. Elle bout à 269°-271°. Sa saveur et son odeur la rapprochent de l'essence de menthe (*W. Craig*).

Fondu avec la potasse, l'aloès donne des produits multiples, parmi lesquels : l'*acide paraoxybenzoïque*, l'orcine : $C^6H^3(CH^3)(OH)^2 + H^2O$, et l'*acide alorcique* : $C^6H^2(CH^3)^2(OH)CO^2H$. Distillé avec de la chaux vive, il fournit un liquide oléagineux (*aloïsol*), dans lequel on trouve du *xylénol* : $C^6H^3(CH^3)^2OH$, des hydrocarbures et de l'acétone. Sa solution, saturée de chlore, produit de la *quinone tétrachlorée* (*chloranil*) $C^6Cl^4O^2$.

Pharmacologie. — L'aloès est un purgatif énergique, que l'on administre généralement en pilules et sous forme de solution dans l'alcool. Il fait partie d'un très grand nombre de préparations, parmi lesquelles on peut citer : les *pilules ante-cibum*, *écossaises* ou d'*Anderson*, de *Bontius*, de *Morison* et de *Rufus* ; les *grains de santé*, la *teinture d'aloès simple*, l'*élixir de propriété de Paracelse* et les *élixirs de Garus* et *de longue vie*.

Son principe actif est la substance amère que l'eau dissout et non pas l'aloïne. La partie résineuse est également inerte.

L'aloès le plus drastique est celui dont l'extrait aqueux donne, au contact du brome, le plus abondant précipité de *bromaloïne* et qui, également, précipite le plus par le tannin. Ce dernier caractère est d'une très grande valeur (*Kondracki*).

On a proposé l'usage de l'extrait aqueux d'aloès, préparé au moyen de l'eau bouillante. Ce médicament est complètement inutile, car l'aloès lui-même est généralement un extrait et, quand il est pur, il se dissout presque en totalité dans l'eau bouillante.

§ 2. EXTRAIT DE CACHOU.

Préparation. — Pour préparer cet extrait, on prend du cachou concassé, fourni par l'*acacia catechu* Wild. (*Légumineuses*), on le fait infuser, pendant 24 heures, dans 6 fois son poids d'eau bouillante, on passe la liqueur avec expression, on la filtre et on la concentre au bain-marie, jusqu'à consistance d'extrait.

Caractères. — L'extrait de cachou est brun rouge, inodore et d'une saveur faible. Il colore lentement la salive. Il contient, comme le cachou, un tannin particulier, nommé *acide cachoutannique*, de la *catéchine* et des principes bruns dérivés des premiers par altération.

L'*acide cachoutannique* est amorphe, jaunâtre, soluble dans l'eau, l'alcool et l'éther. Ses dissolutions rougissent promptement au contact de l'air ; elles ne précipitent pas l'émétique, mais elles forment un précipité gris verdâtre dans les solutions des sels ferriques. Il donne de la phloroglucine, par hydratation.

La *catéchine* : $C^{21}H^{20}O^9$, cristallise en aiguilles blanches, très déliées, neutres, solubles dans 2 ou 3 p. d'eau bouillante, dans 1133 p. d'eau froide, dans 6 p. d'alcool et dans 8 p. d'éther bouillant. Sa saveur est très faible. Exposées à l'air, en présence des alcalis ou des carbonates alcalins, ses solutions deviennent rouges et contiennent alors les *acides rubinique* et *japonique*. Elle fond à 217° et se décompose à une plus haute température, en produisant de la *pyrocatéchine* ou *orthodiphénol* $C^6H^4(OH)^2$. Bouillie avec l'acide sulfurique dilué, elle se change en *catéchurétine*. La potasse fondante la dédouble en *phloroglucine* et en *acide protocatéchique*.

Pharmacologie. — L'extrait de cachou est un astringent plus actif que le kino. On le prescrit, à l'intérieur, en poudre, en pilules, en tablettes et sous forme de teinture et de sirop. Sa solution aqueuse est quelquefois employée comme topique.

Il offre beaucoup de ressemblance avec l'extrait de ratanhia, dont il se distingue par sa couleur d'un rouge moins vif; cette différence de teinte est plus sensible encore, quand on compare les solutions aqueuses des deux extraits. En outre, les acides minéraux produisent, dans la solution d'extrait de cachou, un précipité *peu volumineux* et la liqueur surnageante reste *trouble*.

§ 3. EXTRAIT DE DIGITALE.

Préparation. — On prépare par infusion l'extrait de digitale (*Digitalis purpurea* L., Scrophulariacées) :

Feuilles sèches de digitale..........................	1000 gr.
Eau distillée bouillante.................	8000

On réduit les feuilles de digitale en poudre grossière, on les fait infuser pendant 12 heures dans 6 fois leur poids d'eau, on passe avec expression à travers une toile et on laisse déposer. On traite le marc de la même manière, avec le reste de l'eau. On concentre au bain-marie la première infusion, on ajoute la seconde, après l'avoir amenée à l'état sirupeux et on évapore en consistance d'extrait *mou* (*Codex*).

Caractères. — Doué d'une couleur verdâtre et d'une saveur très amère, qui est encore sensible dans les solutions au millième, l'extrait de digitale est entièrement soluble dans l'eau. Son odeur est caractéristique. Soubeiran le regarde comme un médicament infidèle, en raison de l'altération que la chaleur fait éprouver à la digitale. Il conseille, en conséquence, d'employer à sa préparation des liqueurs très concentrées, afin d'abréger la durée de l'évaporation. Cet extrait contient les principes actifs de la poudre de digitale (V. *p.* 595).

On prépare de la même manière que l'extrait de digitale ceux de :

Absinthe,	Chardon bénit,
Aconit (feuille),	Chicorée (feuille),
Armoise (feuille),	Fumeterre,
Bourrache (feuille),	Pissenlit (feuille),
Camomille,	Séné (feuille).
Centaurée (petite),	Trèfle d'eau.
Chamœdrys,	(*Codex.*

§ 4. EXTRAIT DE GAÏAC.

Bois de gaïac râpé.......................	1000 gr.
Eau distillée....................................	18000

On fait bouillir le gaïac, pendant 1 heure, dans la moitié de l'eau et on passe à travers une toile. On soumet le résidu à une seconde décoction avec le reste de l'eau, on laisse déposer pendant 12 heures et on évapore au bain-marie les liquides décantés. Lorsque la solution extractive a pris une consistance molle, on y ajoute environ le huitième de son poids d'alcool à 80° ; on mélange exactement et on achève l'évaporation jusqu'en consistance d'extrait ferme (*Codex*).

Pharmacologie. — L'extrait de gaïac est caractérisé par son odeur de vanille et par son peu de solubilité dans l'eau. Les oxydants lui communiquent les mêmes colorations qu'à la résine, dont il est principalement formé (V. *p*. 705).

§ 5. EXTRAIT D'OPIUM.
Extrait thébaïque.

Préparation. — L'extrait d'opium doit être préparé à l'eau froide.

Opium officinal... 1000 gr.
Eau distillée froide... 12000

On divise l'opium en tranches très minces, on les met en contact avec les deux tiers de l'eau et on agite souvent. On laisse macérer pendant 24 heures, on passe et on exprime. Sur le marc on verse le reste de l'eau prescrite, on agite et, après 12 heures de macération, on passe encore avec expression. On réunit les liqueurs, on les filtre et on les évapore au bain-marie, en consistance d'extrait.

On reprend cet extrait par 10 fois son poids d'eau froide ; on laisse reposer, pour séparer les parties insolubles, on filtre et on évapore de nouveau, en consistance *ferme (Codex)*.

Ce procédé, donné par Cornet en 1871, a été adopté sans modification par les pharmacopées publiées depuis cette époque. L'emploi de l'eau froide, qu'il prescrit, a pour avantage d'éviter la dissolution d'une grande quantité de résine. Cette dissolution a lieu cependant, à la faveur des autres principes de l'opium, et c'est pour séparer la résine ainsi introduite dans l'extrait, qu'on soumet celui-ci à un deuxième traitement par l'eau froide. La séparation n'est pas encore complète après cette nouvelle dissolution, mais elle est considérée comme suffisante.

Ménière recommande de ne pas employer à cette opération d'autre eau que l'eau distillée. Il s'est assuré que l'extrait d'opium préparé avec l'eau de la Loire laisse précipiter, avec ses éléments insolubles (albumine, sels calcaires, silice), une proportion notable de morphine, quand on le dissout dans l'alcool. Il estime que cette perte doit être plus forte, si l'on remplace l'eau relativement pure d'un fleuve par celle des puits, qui est fréquemment séléniteuse.

M. Périer trouve même inutile la reprise de l'extrait par l'eau. Il a observé qu'après un quatrième traitement semblable, l'extrait contient encore des principes résineux. Les solutions aqueuses de l'extrait de première concentration ne donnent pas de précipité immédiat notable, si elles sont concentrées ; tandis qu'elles en fournissent, lorsqu'elles sont diluées, d'autant plus qu'elles contiennent plus d'eau. Comme il y a toujours de la morphine et de la codéine, dans le dépôt formé au contact de l'eau froide, M. Périer conclut à la suppression de la deuxième partie de la préparation prescrite par le Codex.

Lepage est du même avis. Il préfère laisser reposer, pendant 24 heures, le produit de la macération, après l'avoir évaporé *au quart de son volume primitif*. Le liquide filtré, est concentré définitivement au bain-marie.

Caractères. — L'extrait d'opium bien préparé offre une consistance presque pilulaire, une couleur brune et une élasticité particulière. Sa saveur est très amère ; son odeur est analogue à celle de l'opium. Il se dissout presque totalement dans l'eau froide et il contient sensiblement 20 p. 100 de morphine, sans préjudice des autres principes solubles de l'opium.

Essai. — Lepage a proposé le procédé suivant, qui est seulement qualificatif :

On met, dans un tube bouché, une solution de 5 centigr. d'extrait dans 4 gr. d'eau distillée, puis on y fait tomber 7 à 8 gouttes d'une solution d'acide iodique au huitième. La liqueur prend rapidement une teinte plus foncée ; au bout de quelques minutes, on y ajoute deux gr. de sulfure de carbone exempt d'acide sulfhydrique, et on agite le mélange pendant quelques instants. On laisse déposer, on décante le liquide qui surnage le sulfure et on lave celui-ci à deux ou trois reprises avec de l'eau distillée. Le sulfure offre alors une couleur rose plus ou moins vive, due à la présence de l'iode mis en liberté par la morphine. On peut rendre l'iode plus sensible, en plongeant dans l'eau chaude le tube qui le renferme ; il se volatilise et vient communiquer une belle teinte bleue à une bande de papier humide et amidonné, que l'on a disposée à l'orifice du tube.

On peut également voir si sa dissolution est colorée en *rouge* par le sesquichlorure de fer (*acide méconique*) et en *bleu* par un mélange de ferricyanure de potassium et du même sel ferrique (*morphine*). Ces réactions qualitatives ne suffisent pas pour édifier sur sa valeur médicinale.

Le seul moyen d'apprécier la qualité d'un extrait d'opium consiste à doser la *morphine* qu'il contient. Cette analyse peut être effectuée exactement comme si l'on opérait sur l'opium lui-même (V. *page* 690).

Si l'on veut, en même temps, déterminer la proportion de la *narcotine*, on dissout 1 gr. d'extrait dans 20 cc. d'eau. A la solution filtrée on ajoute, 10 gr. d'acétate de sodium pulvérisé, puis de l'éther. On agite le mélange ; on décante l'éther, on le renouvelle à plusieurs reprises et on fait évaporer les solutions réunies : la narcotine reste comme résidu et peut être pesée et caractérisée (*Kremel*).

Pharmacologie. — L'extrait d'opium, souvent désigné sous le nom d'*extrait thébaïque*, jouit de toutes les propriétés médicinales de l'opium et, comme lui, il entre dans la composition de médicaments très variés et très nombreux.

Les pharmacologistes anciens et même quelques modernes se sont préoccupés outre mesure de lui enlever ses principes résineux et excitants, ou supposés tels. Pour atteindre ce but, Josse malaxait l'opium sous un filet d'eau froide et rejetait la masse élastique qui lui restait entre les mains; Baumé faisait bouillir la solution d'opium pendant 6 *mois;* Limouzin-Lamothe prescrivait d'y ajouter de la poix-résine; Langelot laissait fermenter l'opium durant 1 mois avec du suc de coings et Deyeux avec de la levure de bière; d'autres le torréfiaient, etc. Ces moyens, très défectueux, à l'exception de celui de Limouzin-Lamothe, parvenaient en effet à débarasser l'opium de ses matières résineuses, mais ils lui enlevaient en même temps ses éléments utiles. Il sont tombés dans l'oubli. Il en est de même de l'extrait privé de narcotine au moyen de l'éther, qui avait été recommandé par Magendie.

§ 6. EXTRAITS DE QUINQUINAS.

A. EXTRAIT DE QUINQUINA GRIS
Extrait mou de quinquina.

Préparation. — 1° On obtient cet extrait par infusion.

Quinquina gris officinal............................ 1000 gr.
Eau distillée bouillante.......................... 12000

On réduit le quinquina en poudre grossière et on le fait infuser pendant 24 heures, dans les deux tiers de l'eau, en agitant le mélange de temps à autre. On passe le liquide à travers une toile, on laisse déposer et on verse sur le marc le tiers d'eau restant, préalablement porté à l'ébullition. On concentre au bain-marie la première infusion; on y ajoute la seconde, après l'avoir réduite séparément à l'état sirupeux et on évapore à consistance d'extrait mou (*Codex*).

2° Au lieu de traiter le quinquina gris directement par l'eau, Soubeiran préfère l'épuiser d'abord par l'alcool. Il conseille de dissoudre ensuite dans l'eau froide l'extrait alcoolique, de filtrer la liqueur et de l'évaporer au bain-marie. Ce procédé fournit un extrait plus riche en alcaloïdes que celui du Codex.

Caractères. — L'extrait de quinquina gris est brun, incomplètement soluble dans l'eau froide. Sa saveur est amère, astringente et aromatique; elle rappelle exactement, du reste, celle du quinquina Huanuco. Ce médicament renferme environ 2 p. 100 de quinine et de cinchonine (*Blondeau*), plus les acides quinique, quinovique et quinotannique, et les autres principes du quinquina gris.

Sa solution aqueuse, additionnée de potasse et d'ammoniaque, prend une couleur *cramoisie* lorsqu'on la chauffe, en y introduisant de l'air par agitation (*Duroy*). Pour que cette coloration se produise, il faut employer une solution d'extrait faite à froid et filtrée; la teinte qu'elle présente après l'expérience est plutôt d'un *rouge brun* que cramoisie (*Lepage*).

B. EXTRAIT SEC DE QUINQUINA.
Sel essentiel de la Garaye.

Préparation. — 1° On délaie, dans de l'eau distillée, l'extrait de quinquina Huanuco, de manière à lui donner la consistance d'un sirop épais;

puis on l'étend uniformément à l'aide d'un pinceau, sur des assiettes de porcelaine, que l'on porte à l'étuve. Aussitôt que l'extrait est parfaitement sec, on le détache des assiettes, dans l'étuve même, en se servant d'un couteau à lame tronquée. On l'enferme promptement dans des flacons de petite capacité, séchés à l'avance et que l'on bouche avec soin (*Codex*).

2° Soubeiran recourt encore à l'extrait alcoolique de quinquina gris, pour préparer l'extrait sec. Il dissout le premier dans le moins d'eau froide possible, il filtre la liqueur et il l'évapore au bain-marie, à consistance de sirop. Le reste de l'évaporation se fait comme ci-dessus.

Caractères. — L'extrait sec de quinquina est très hygrométrique et il offre, à la consistance près, les caractères de l'extrait mou de la même écorce. La composition chimique des deux médicaments est analogue ; si elle présentait quelque différence, ce serait à l'avantage de l'extrait mou, qui a subi moins longtemps que l'autre l'influence de la chaleur.

Le comte de la Garaye est le promoteur de l'usage médical de cet extrait. Il lui donnait le nom tout à fait impropre de *sel essentiel*, et il le préparait au moyen de l'eau froide. Ce procédé, blâmé par Geoffroy en 1738, et depuis par Guibourt et par Soubeiran, n'a pourtant été modifié au formulaire légal qu'en 1866.

C. Extrait de quinquina calisaya.

Préparation. — Pour préparer l'extrait aqueux de quinquina calisaya, on emploie un procédé mixte, qui consiste à lessiver le quinquina avec de l'alcool faible et à traiter par l'eau cette solution préalablement distillée :

Quinquina calisaya en poudre demi-fine............	1000 gr.
Alcool à 60°.................................	6000
Eau distillée froide.........................	1000

On épuise le quinquina par déplacement, au moyen de l'alcool ; on distille la liqueur au bain-marie, pour en retirer toute la partie spiritueuse. On verse l'eau froide sur le résidu de la distillation et on agite le mélange de temps en temps. Après 12 heures, on filtre le liquide et on évapore au bain-marie, en consistance *pilulaire* (*Codex*) (1).

Caractères. — Cet extrait est moins foncé que celui de quinquina gris, d'une saveur beaucoup plus amère et moins aromatique, et d'une astringence moins prononcée. Il se dissout presque totalement dans l'eau froide ; sa solution est précipitée par la solution iodée, par le tannin et, en général, par les réactifs des alcaloïdes. Soubeiran en a retiré 9,3 °/₀ de quinine et de cinchonine, quantité peu élevée, si l'on considère la faible proportion d'extrait que donne le quinquina calisaya. On y trouve, de plus, tous les autres éléments de cette écorce.

Essai. — On vérifie l'identité de l'extrait de quinquina calisaya, en

_____

(1) On prépare de la même manière l'*extrait de quinquina rouge* (*Codex*).

dosant la quinine qu'il contient, par les méthodes employées pour la poudre de quinquina (V. page 619).

Si l'on veut seulement mettre cet alcali en évidence, on dissout, à froid, 1 gr. d'extrait dans 5 gr. d'eau distillée ; on filtre la solution dans un tube, on y ajoute 20 à 30 centigrammes de carbonate acide de potassium, puis 7 à 8 fois son volume d'éther et on agite le mélange. L'éther, décanté, laisse pour résidu de son évaporation spontanée une substance qui, dissoute dans 3 gr. d'eau aiguisée d'acide sulfurique, précipite par l'ammoniaque et qui, traitée successivement par l'eau chlorée et par l'ammoniaque, prend une teinte *verte* très prononcée ; c'est de la quinine (*Lepage*).

Pharmacologie. — Les quatre extraits de quinquina, inscrits au Codex, sont loin d'avoir la même valeur médicinale ; mais leurs propriétés respectives sont en harmonie avec celles des écorces qui les fournissent (V. page 618). L'extrait de quinquina calisaya renferme beaucoup plus de quinine que les autres, surtout que celui du quinquina Huanuco ; l'extrait de quinquina rouge offre sans doute une composition intermédiaire à celle des précédents, mais, comme il est moins usité, il n'a pas été l'objet de recherches nombreuses.

Dans aucun de ces médicaments on ne trouve une proportion d'alcaloïdes correspondante à celle des poudres qui les ont fournis. D'après les analyses de M. Bretet, un quinquina gris très riche, cède à l'eau 25% seulement, et à l'alcool à 60°, 40 °/₀ des alcalis qu'il contient. De plus, ces alcalis ont éprouvé une altération, car leur pouvoir rotatoire, égal à + 231° dans la poudre, est tombé à + 207° en moyenne dans les extraits.

Le formulaire légal impose au pharmacien l'obligation d'avoir toujours dans son officine l'*extrait mou de quinquina gris* et celui de *quinquina calisaya* ; mais il ne dit pas lequel des deux doit être délivré, en l'absence de désignation spéciale. Il semble, cependant, qu'en nommant le premier : *extrait de quinquina*, sans autre désignation, ses auteurs aient voulu le choisir pour l'extrait officinal. Dans le cas d'insuffisance de la prescription médicale, le pharmacien doit s'en rapporter au texte même du Codex et donner l'*extrait mou de quinquina Huanuco*.

Sous la dénomination d'*extrait liquide de quinquina*, M. de Vrij a préconisé un produit obtenu avec un quinquina quelconque, de préférence avec le quinquina rouge des Indes, traité par l'eau acidulée au moyen de l'acide chlorhydrique. La solution, concentrée jusqu'à ce que son poids soit égal à celui du quinquina employé, doit constituer un médicament actif. Mais, sa composition différant notablement de celle des extraits du Codex, par suite de l'intervention de l'acide chlorhydrique, il n'est pas possible de considérer cette solution comme un succédané des préparations légales.

M. Nanning a modifié comme il suit le procédé de M. de Vrij. A l'eau acidulée il ajoute de la glycérine ; il opère la lixiviation après une macération de 24 heures, et il distille dans le vide. Son extrait contient une proportion d'alcaloïdes presque constante, toutes les substances actives du quinquina y sont représentées, tandis que celles qu'il croit susceptibles d'incommoder l'estomac (*cinchocérine*, etc.) en sont éliminées ; enfin l'acide quinotannique n'y est pas altéré. Mais il a, comme le précédent, le défaut d'être acide.

.. On en peut dire autant du produit obtenu par M. Redwood, en précipitant par la soude une solution chlorhydrique de quinquina rouge et en isolant les alcalis impurs, au moyen de l'éther, pour les dissoudre ensuite dans un mélange d'eau, d'alcool et de glycérine.

La pharmacopée américaine dénature moins le quinquina. Son extrait fluide est obtenu en lessivant 100 gr. de quinquina jaune par un mélange d'eau et d'alcool à 90° auquel on ajoute 25 gr. de glycérine, pour la première opération. On met à part les 75 gr. qui s'écoulent en premier lieu, on distille le reste, pour en retirer l'alcool, et on évapore le résidu en consistance d'extrait mou. On dissout cet extrait dans les 75 gr. de liquide réservés et on complète 100 gr. de produit avec de l'alcool à 90° étendu du tiers de son poids d'eau. Cette préparation est rationnelle et peut servir de type aux extraits fluides.

Les extraits de quinquina ont pour incompatibles presque tous les médicaments de nature métallique, à l'exception des sels alcalins. Parmi ces derniers, toutefois, les borates et les salicylates ont aussi la propriété de troubler leurs dissolutions (*Auger*, *Bourget*). Mais on peut empêcher la précipitation occasionnée par le borax en dissolvant tout d'abord l'extrait dans son poids, ou dans le double de son poids de glycérine (*Demandre*).

§ 7. EXTRAIT DE RATANHIA.

Préparation. — On prépare l'extrait de ratanhia par macération :

Racine de ratanhia...............................	1000 gr.
Eau distillée froide...............................	8000

On réduit en poudre grossière la racine de ratanhia et on l'humecte avec 6 fois son poids d'eau froide. Après 12 heures de contact, on passe avec expression. Avec le résidu et le reste de l'eau, on fait une seconde macération. On réunit les liquides, on les laisse déposer, puis, après décantation, on les évapore au bain-marie, en consistance d'extrait mou (*Codex*).

Caractères. — L'extrait de ratanhia présente une couleur d'un rouge brun très foncé ; il est inodore et très astringent. Il colore instantanément la salive et il se dissout presque complètement dans l'eau chaude, mais la liqueur se trouble pendant le refroidissement. Cette solution filtrée, est d'un beau rouge ; elle donne, avec les acides minéraux, un précipité pâle et volumineux, qui se dépose seulement au bout de plusieurs heures et sans décolorer entièrement le liquide (*Lepage*). Les sels ferriques forment un précipité *verdâtre* caractéristique, avec le tannin qui s'y trouve contenu.

. Le composé peu soluble, que l'eau ne peut maintenir en dissolution, est regardé comme un produit d'altération du tannin. Il se dissout avec une facilité remarquable dans la solution de sucre de canne et dans les liqueurs alcalines diluées. ...

M. Ruge a retiré de l'extrait de ratanhia importé d'Amérique une substance cristalline, qu'il nomme *ratanhine*. La ratanhine est peu soluble dans
l'eau, insoluble dans l'alcool et dans l'éther. L'acide azoteux la colore en
violet, l'azotate mercurique en *rose*. Elle se combine aux bases et aux
acides et elle a pour formule $C^{10}H^{13}AzO^3$. Elle semble être un acide
amidé.

Essai. — On substitue quelquefois à l'extrait de ratanhia ceux de
bistorte et de *tormentille*, qui offrent avec lui des analogies marquées, tant
au point de vue des caractères physiques que de la composition.

On reconnaît facilement la fraude au moyen des sels ferriques, qui précipitent en *bleu violet* les solutions d'extraits de tormentille et de bistorte.
De plus, les acides minéraux ne troublent pas immédiatement ces liqueurs.

Lorsqu'on épuise 2 ou 3 gr. d'extrait par l'éther, on lui enlève un peu
d'acide protocatéchique, qui colore en violet le perchlorure de fer. Il faut
filtrer pour avoir une réaction nette.

L'incinération de l'extrait lui-même donne 2,3 % de cendres, contenant
26,3 % de carbonate de potassium (*Kremel*).

Pharmacologie. — L'extrait de ratanhia est un astringent très actif,
que la thérapeutique emploie sous forme de sirop, de pilules, de suppositoires, de pommades, etc. Il est principalement réservé à l'usage interne.

On le préparait autrefois par décoction ; ce procédé éliminait une partie
des principes astringents de la racine de ratanhia, qui se fixaient sur la
partie ligneuse, et il fournissait un produit peu soluble. Il a été remplacé
par l'infusion, sur l'avis de Guibourt, et enfin par la lixiviation, qui est de
beaucoup préférable. On a proposé l'usage d'un extrait alcoolique de
ratanhia, qui n'a pas été adopté.

§ 8. EXTRAIT DE RHUBARBE.

Préparation. — On obtient cet extrait au moyen de la macération :

Rhubarbe choisie et coupée par morceaux.......... 1000 gr.
Eau distillée froide.............................. 8000

On fait macérer la rhubarbe, pendant 24 heures, dans 5 fois son poids
d'eau et on passe avec expression. On filtre et on évapore immédiatement
cette première liqueur en consistance sirupeuse. On délaie le marc avec le
reste de l'eau prescrite et on soumet à la presse. On filtre et on concentre
le produit de cette seconde opération. On réunit les deux liqueurs et on
les évapore en consistance d'extrait *mou* (*Codex*).

Caractères. — Vu en masse, l'extrait de rhubarbe est d'un brun noir ;
mais il paraît jaune foncé par transparence. Il est extrêmement mucilagineux et *très élastique*. Il se dissout intégralement dans l'eau, en
fournissant une liqueur dont la teinte est d'un *jaune d'or*. Les alcalis et
les acides concentrés font passer cette nuance au *rouge* foncé. Les acides
précipitent de sa dissolution de l'acide chrysophanique. Sa composition
chimique est celle de la rhubarbe elle-même (V. p. 625).

Pharmacologie. — Les propriétés purgatives de cet extrait sont un peu plus faibles que celles de la poudre de rhubarbe. Pour se rendre compte de ce fait, il suffit de remarquer que les principes mucilagineux et inertes de la rhubarbe sont bien plus solubles dans l'eau que l'acide chrysophanique, qui est regardé comme la partie active de cette substance. D'un autre côté, la chaleur altère très rapidement cet extrait.

On ne prescrit l'extrait de rhubarbe que sous forme de pilules.

§ 9. EXTRAIT DE SUC DE RÉGLISSE.

On coupe en morceaux le suc de réglisse de Calabre ; on le met sur un diaphragme, dans un vase d'étain, et on ajoute assez d'eau froide pour qu'il en soit couvert. Quand le suc est tout à fait divisé, on soutire la liqueur, on la passe à l'étamine de laine et on évapore au bain-marie, en consistance d'extrait *mou*.

La glycyrrhizine, étant peu soluble dans l'eau froide, doit rester en partie indissoute dans l'opération précédente. On obtiendrait un extrait beaucoup plus sucré, en ajoutant de l'ammoniaque à l'eau chargée de dissoudre le suc de réglisse.

Caractères. — L'extrait de réglisse est noir et doué d'une saveur à la fois âcre et sucrée. Il contient une forte proportion de potasse, car le suc primitif en renferme 21 $\%_{00}$ (*de Luca*). Lorsque celui-ci est falsifié par addition de dextrine, ce principe se retrouve dans l'extrait et abaisse sa richesse en potasse et en glycyrrhizine. Il y a donc lieu d'analyser le suc de Calabre avant de l'employer.

M. Kremel procède au dosage de la glycyrrhizine en dissolvant 5 gr. d'extrait dans 50 cc. d'eau; on filtre, on ajoute 2 à 3 cc. d'acide sulfurique dilué, puis on recueille sur un petit filtre la glycyrrhizine précipitée. On dissout sur le filtre avec de l'ammoniaque, on évapore la solution au bain-marie et on sèche à 100° le résidu que l'on pèse aussitôt. L'extrait a fourni 25,5 % de glycyrrhizine et 10,41 % de cendres contenant 7,80 % de carbonate de potassium.

Suivant M. G. Py, l'extrait sec de réglisse a la composition suivante :

Eau.. ...	11,52
Cendres solubles....................................	3,22
— insolubles...............................	2,46
Extrait alcoolique.................................	72,70
Matières organiques insolubles dans l'alcool à 75°......	10,10
Glycyrrhizate d'ammonium...........................	14,96
Sucre réducteur...................................	18,84
Azote total.......................................	2,08

Essai. — L'extrait sec de réglisse est banal dans le commerce, sous le nom de *Suc de réglisse*, et incessamment falsifié avec des *matières amylacées*, de la *gomme arabique*, de la *gélatine*, de la *poudre de réglisse*, etc.

Le microscope révèle facilement la présence et l'origine de l'*amidon* mêlé au suc de réglisse. On aura soin de ne pas confondre avec leurs congénères les granules amylacés propres à la racine de réglisse.

La *gomme* sera constatée par le précipité *blanc* que donnerait la solution du suc avec un mélange de 3 gouttes de solution de sulfate de cuivre à 10 p. 100 et de 10 cc. de lessive de potasse (D= 1,43), et par le précipité de *gummate de fer* facile à obtenir en neutralisant avec précaution le perchlorure de fer officinal par le carbonate de calcium (ce réactif doit être préparé au moment du besoin et essayé sur une solution étendue de gomme arabique.

Pour déceler la *gélatine*, on dissout le suc dans 10 fois son poids d'eau et on ajoute à la solution un excès d'alcool tel que le liquide final marque 75°. Le précipité obtenu, délayé dans de l'eau tiède et refroidi, donne des précipités très nets avec le tannin, l'acide phospho-molybdique, l'acide picrique, le chlorure mercurique, l'iodure double de mercure et de potassium acidifié, etc.

On peut également contrôler la pureté du suc en dissolvant son extrait alcoolique dans de l'eau tiède et en précipitant la solution par l'acide sulfurique à 1/10. Le précipité, lavé à l'eau acidulée puis à l'eau distillée, est dissous sur le filtre avec de l'ammoniaque concentrée. La solution ammoniacale est évaporée dans une capsule tarée, le résidu est séché à 100° et pesé comme glycyrrhizate d'ammoniaque. Son poids doit représenter environ 15 p. 100 de celui du suc (*G. Py*).

EXTRAIT DE CASSE.

Casse.......................... 1000 gr.
Eau distillée froide........... 1000

On ouvre les fruits et on enlève, au moyen d'une spatule, la pulpe, les semences et les cloisons intérieures. On délaie le tout dans l'eau froide et on passe sans expression à travers une étamine de laine. On lave avec un peu d'eau froide la substance restée sur l'étamine ; on réunit les liqueurs et on les fait évaporer au bain-marie, en consistance d'extrait (*Codex*).

Cet extrait offre une acidité agréable. Il est peu usité aujourd'hui.

EXTRAIT DE GENIÈVRE.

Baies de genièvre récemment séchées..................... 1000 gr.
Eau distillée, à 30°.......... 6000

On contuse légèrement les baies de genièvre dans un mortier de marbre, on les fait macérer dans la moitié de l'eau, pendant 24 heures, et on passe avec une légère expression. On verse la seconde moitié de l'eau sur le marc, on passe après 12 heures de macération et on filtre séparément les liqueurs à travers une étoffe de laine. On concentre au bain-marie la première solution ; on y ajoute la seconde, après l'avoir amenée à l'état sirupeux, et on évapore en consistance d'extrait *mou* (*Codex*).

EXTRAIT DE GENTIANE.

Racine de gentiane.......... 1000 gr.
Eau distillée................ 8000

On réduit la racine en poudre grossière, que l'on humecte avec 5 fois son poids d'eau. Après 12 heures de contact, on passe avec expression. On fait, avec le résidu et le reste de l'eau, une seconde macération ; on réunit les liquides, on les laisse déposer, on les décante, pour les évaporer ensuite au bain-marie, en consistance d'extrait *mou* (*Codex*).

On prépare de la même manière les extraits de :

Racine d'aunée,
— bardane,
— bistorte,
— chiendent,
— patience,
— réglisse,
— saponaire,
Bois de quassia amara,
Tige de douce-amère.

L'extrait de *gentiane* est dépourvu de réaction distinctive des autres extraits amers. M. Kremel propose de le caractériser par sa légère acidité (1 gr. correspond à 0gr,0172 d'acide sulfurique) et par le faible résidu qu'il laisse à l'incinération (3,8 p. 100 au lieu de 12 à 14 p. 100 dans les extraits de petite centaurée, etc.).

L'extrait de *quassia* n'offre pas non plus de réaction spéciale. On peut cependant, au microscope, y apercevoir de petits cristaux prismatiques de quassine. Il a, en outre, donné à M. Kremel 5,47 p. 100 de quassine et 28,80 p. 100 de cendres renfermant 7,19 p. 100 de carbonate de potassium.

EXTRAIT DE MUGUET (*aqueux*).

- Tiges et fleurs de muguet récemment récoltées et desséchées... 3 p.
Feuilles et racines de muguet âa.. 1 —

Les substances étant incisées sont mises à infuser pendant 12 heures dans 6 fois leur poids d'eau distillée. On exprime et on fait, de la même manière, une seconde infusion, dans une même quantité de liquide. On exprime à nouveau. Les liqueurs réunies sont évaporées en consistance d'extrait mou. On dissout cet extrait dans l'eau distillée froide, on filtre et on évapore au bain-marie, en consistance d'extrait ferme.

(*Codex.*)

XI. — GARGARISMES, COLLUTOIRES.

On appelle gargarismes des solutions aqueuses, de nature très diverse que l'on introduit, en qualité de topique, dans la bouche et dans l'arrière-bouche. On les rejette après un contact peu prolongé ; cette précaution est indispensable, surtout lorsque le gargarisme contient des médicaments actifs.

Le véhicule des gargarismes est presque toujours l'eau, quelquefois le lait, le vin ou le vinaigre. On y fait dissoudre fréquemment des sels ou des extraits, infuser des plantes émollientes ou astringentes. Puis on les édulcore avec du miel blanc, ou bien avec un sirop ou un mellite qui, tout en masquant la saveur désagréable du médicament, lui apporte son contingent de propriétés médicinales (*sirop de mûre, sirop d'opium, miel rosat*, etc.).

Les *collutoires* sont des gargarismes d'une consistance sirupeuse ou même plus ferme, dont on badigeonne la cavité buccale au moyen d'un pinceau. On évite, en général, de les avaler, ainsi que les gargarismes proprement dits.

GARGARISME ANTISCORBUTIQUE.

Espèces amères...............	5 gr.
Eau bouillante................	250
Mellite simple................	60
Teinture antiscorbutique......	80

On fait infuser les espèces amères pendant 1 heure ; on passe la liqueur à travers une étamine et on y ajoute le mellite et la teinture antiscorbutique (*Codex de* 1866).

GARGARISME ÉMOLLIENT.

Miel blanc....................	50 p.
Orge mondé...................	5 —
Eau distillée.................	Q. S.

On fait bouillir l'orge, jusqu'à ce qu'il soit crevé, dans assez d'eau pour obtenir 250 gr. de décocté. On passe à l'étamine, on décante, on dissout le miel et on ajoute de l'eau pour compléter 300 gr. de gargarisme.

(*Codex.*)

XII. — GELÉES.

On donne le nom de gelées à des médicaments demi-solides, composés de sucre et d'une substance gélatineuse, qui leur communique une consistance tremblante. Cette substance gélatineuse est tantôt d'origine végétale (*amidon, pectine, mucilage*) et tantôt d'origine animale (*gélatine, colle de poisson*).

Gelées végétales. — Les gelées végétales forment trois groupes distincts, suivant qu'elles ont pour base l'*amidon*, la *pectine* ou la *gélose*.

On prépare les premières, soit avec des matières purement *amylacées*, telles que le sagou et l'arrow-root, soit avec des plantes contenant un principe actif en même temps que l'amidon, telles que le lichen d'Islande, ou avec des produits mucilagineux comme le salep, le carragaheen et la mousse de Corse.

On fait bouillir ces substances dans une quantité d'eau proportionnée à la résistance qu'elles offrent à la dissolution, on y ajoute le sucre et on évapore le liquide en consistance convenable. Ces gelées sont, en général, un peu molles : elles se liquéfient au bout de peu de temps et elles deviennent acides. Le Codex les fait en dissolvant dans l'eau les saccharures, que l'on sucre et que l'on aromatise ensuite. Elles sont peu usitées.

Celles qui contiennent de la *pectine* sont plus fermes et beaucoup moins altérables que les précédentes. Lorsqu'on les prépare avec des fruits succulents (*framboises, groseilles,* etc.), on extrait le suc de ces fruits, en les exposant à une douce chaleur ; on y dissout ensuite le sucre et on concentre rapidement. Si les fruits ont une texture compacte et ne renferment pas de pectine toute formée (*pommes, coings,* etc.), on les fait bouillir avec de l'eau, que l'on chasse ensuite par évaporation, comme on le fait pour les gelées amylacées. Dans les deux cas, l'opération doit être aussi courte que possible ; en la prolongeant, on altère la pectine et on lui enlève la propriété de se prendre en gelée, par le refroidissement.

Braconnot a donné le conseil de préparer les gelées en décomposant, au moyen d'un acide, des pectates solubles. Cette méthode n'est pas usitée. D'ailleurs, les gelées pectiques sont bien plutôt alimentaires que médicinales.

Quant à celles qui renferment de la *gélose*, elles ne font que commencer à être introduites dans l'alimentation et n'ont pas encore pénétré dans l'arsenal thérapeutique ; mais elles pourront peut-être recevoir d'utiles applications.

La *gélose* est un principe mucilagineux, découvert par Payen, dans le *Gehelium corneum* et dans le *Phearia lichenoïdes* et qui existe vraisemblablement dans un certain nombre d'algues. Le commerce la vend, à l'état impur, sous les noms de *mousse de Chine,* de *thao* et de *colle du Japon* ou *algine.*

Elle est peu soluble dans l'eau froide, beaucoup plus soluble dans l'eau chaude, qui l'abandonne à l'état gélatineux, pendant le refroidissement. La solution aqueuse est lévogyre (— 4°,15), mais elle devient dextrogyre (+ 4°,10), sous l'influence de l'action des acides. L'acide nitrique étendu de la moitié de son poids d'eau la convertit en acides mucique et oxalique. Ces propriétés la rattachent aux gommes (*H. Morin*).

M. Porumbaru lui donne pour formule : $C^6H^{10}O^5$. Il a constaté que si on la chauffe à 150°, en vase clos et avec de l'eau, elle se transforme en un corps soluble, lévogyre, hygroscopique et infermentescible, dont la composition est représentée par $C^6H^{12}O^6 + H^2O$.

Gelées animales. — Ces préparations sont encore moins employées que les gelées végétales.

Pendant longtemps on ne s'est servi que de la *corne de cerf,* pour les produire. Cette substance offre l'avantage de ne pas contenir de corps gras et dè fournir, conséquemment, une gélatine peu altérable ; mais pour lui céder ce principe, elle exige une ébullition prolongée avec l'eau.

On obtient bien plus rapidement une gelée, au moyen de la gélatine pure, nommée *grénétine*, ou de la *colle de poisson* (*ichthyocolle*).

La *grénétine* est de la gélatine incolore, préparée en purifiant celle que donnent, par ébullition avec de l'eau à 100°, l'osséine, les cartilages et les peaux de jeunes animaux. Elle est très soluble dans l'eau chaude, insoluble dans l'alcool, dans l'éther et dans l'eau froide, qui se borne à peu près à la gonfler. Son pouvoir rotatoire est : $\alpha_D = -130°$ à la température de 25°. L'acide sulfurique dilué la convertit, à l'ébullition, en glycocolle $AzH^2\text{-}C^2H^3O^2$, en leucine $AzH^2\text{-}(CH^2)^5\text{-}CO^2H$.

L'*ichthyocolle* représente la vessie aérienne de plusieurs esturgeons (*Acipenser huso, sturio, stellatus*), dépouillée de la membrane externe et soumise à la coction. Elle renferme environ 90 p. 100 de gélatine, qu'elle cède très facilement à l'eau tiède. L'eau froide la gonfle rapidement ; additionnée de 1 à 2 millièmes d'acide chlorhydrique, elle la dissout avec facilité. Il suffit de 2 ou 3 centièmes de colle de poisson, suivant la température atmosphérique, pour communiquer à l'eau la consistance d'une gelée.

On doit éviter de la faire bouillir avec l'eau, car alors elle perd sa consistance gélatineuse et elle prend une saveur désagréable.

On sucre et on aromatise les gelées animales comme les gelées végétales. Ces médicaments ont toujours une consistance très ferme ; ils subissent assez promptement la fermentation putride; aussi ne peut-on les préparer qu'au moment du besoin.

Caillot et d'autres après lui ont conseillé de se servir des gelées comme d'excipient pour les médicaments de saveur repoussante, tels que l'huile de foie de morue, le copahu, etc. L'usage de ces gelées ne s'est pas généralisé ; elles ne dissimulent qu'imparfaitement l'odeur et la saveur des substances, qu'on n'y peut d'ailleurs introduire qu'en faible proportion.

GELÉE DE CARRAGAHEEN.

Carragaheen	60 gr.
Sucre blanc	125
Eau de fleur d'oranger	10
— distillée	Q. S.

Le carragaheen, soigneusement lavé à l'eau froide, est mis à bouillir, pendant une demi-heure, dans assez d'eau pour obtenir environ 250 gr. de liquide. On passe avec expression, à travers une étamine, on ajoute le sucre et on réduit à 250 gr. Après quelques instants, on enlève l'écume et on coule dans un pot, où on mélange la gelée avec l'eau de fleur d'oranger. On doit avoir ainsi 250 gr. de gelée (*Codex*).

GELÉE DE CORNE DE CERF.

Corne de cerf râpée	250 gr.
Eau	2000
Sucre blanc	125
Citron	N° 1

On lave la corne de cerf à l'eau tiède et on la fait bouillir dans la quantité d'eau prescrite, jusqu'à ce que la liqueur soit réduite de moitié. On passe avec forte expression ; on ajoute le sucre, le suc du citron exprimé, plus un blanc d'œuf battu avec un peu d'eau. On clarifie le liquide à chaud et on le concentre jusqu'à ce qu'il ait acquis assez de consistance pour se prendre en gelée par le refroidissement. On ajoute alors le reste du citron; après quelques instants on passe à travers une étamine et on reçoit le produit dans un pot de porcelaine, que l'on porte dans un lieu frais (*Codex*).

M. Ferrez recommande de laisser macérer d'abord la corne de cerf dans l'eau acidulée par l'acide chlorhydrique, pendant 10 minutes. Cette précaution réduit beaucoup la durée de l'ébullition et dispense de la clarification au blanc d'œuf.

GELÉE DE LICHEN D'ISLANDE.

Saccharure de lichen d'Islande. 75 gr.
Sucre blanc...................... 75
Eau distillée.................. 150
Eau de fleur d'oranger........ 10

On mélange les trois premières substances et on les fait bouillir, pour réunir l'écume à la surface. On retire du feu et, lorsque l'écume a formé une couche assez résistante, on l'enlève et on coule la gelée dans un pot, où l'on a pesé d'avance l'eau de fleur d'oranger.

Les proportions indiquées ci-dessus doivent produire 250 gr. de gelée.

Quelquefois le médecin prescrit la *gelée de lichen amère.* On la prépare en faisant bouillir, pendant 5 minutes, 5 gr. de lichen non lavé, dans une quantité d'eau suffisante pour obtenir 150 gr. de décocté, que l'on substitue, dans la formule précédente, aux 150 gr. d'eau pure (*Codex*).

GELÉE DE LICHEN AU QUINQUINA.

Saccharure de lichen d'Islande. 75 gr.
Sirop de quinquina............ 110
Eau distillée................. 115

On opère comme il a été dit pour la gelée de lichen.

Les proportions ci-dessus donnent 250 gr. de gelée.

GELÉE DE MOUSSE DE CORSE.

Mousse de Corse............. 30 gr.
Sucre blanc................. 60
Vin blanc................... 60
Colle de poisson............ 5

On lave rapidement la mousse de Corse à l'eau froide et on la fait bouillir pendant 1 heure, dans une quantité d'eau suffisante pour obtenir 200 gr. de liqueur, que l'on passe avec expression. On ajoute le sucre, le vin blanc et la colle de poisson, que l'on a préalablement ramollie, par macération dans 30 gr. d'eau froide. On fait cuire ensuite, en consistance de gelée, on passe à travers une étamine et on porte dans un lieu frais.

Les proportions indiquées ci-dessus doivent fournir 125 gr. de gelée (*Codex*).

XIII. — INJECTIONS, LAVEMENTS.

Les injections sont des médicaments destinés à être introduits à l'aide d'une seringue ou de tout autre appareil, soit dans une cavité du corps, soit sous la peau (*injections hypodermiques*). Celles qui doivent pénétrer dans l'intestin prennent le nom particulier de *lavements*.

On injecte parfois des gaz, par exemple de l'acide carbonique ou de l'hydrogène sulfuré. Le plus souvent on a recours à des liquides.

Les médicaments avec lesquels on prépare les injections sont presque toujours solubles dans l'eau, en tout ou en partie. Le précepte qui doit guider, dans la confection de ces médicaments, est de dissoudre intégralement la substance active. A cet effet, on la traite par le véhicule, soit à froid, soit par infusion ou par décoction, suivant sa solubilité. Parfois cependant, on y fait entrer le sous-nitrate de bismuth, l'amidon, les résines et d'autres produits insolubles. Dans quelques cas particuliers, on provoque même la formation d'un précipité, dont on veut utiliser les propriétés irritantes (*injection iodée*), ou l'effet calmant, en tant qu'enduit insoluble (*injection de Ricord*); etc.

Les notions précises, que l'on possède aujourd'hui sur l'altération des médicaments par les microgermes et sur les dangers que fait courir aux malades la pénétration de ces infiniment petits, obligent à stériliser avec soin les liquides affectés à leur préparation. L'eau doit être distillée deux fois avec un mélange de 2 p. 100 de soude caustique et de permanganate de potassium (*Pohl*) ou, mieux, préparée dans un appareil stérilisateur tel que celui de M. Sorel (fig. 138), où la vapeur produite est surchauffée à haute température. L'eau stérilisée sera conservée dans des flacons chauffés à 150° dans une étuve sèche (fig. 139). Les solutions seront faites dans des mortiers flambés à l'alcool, ou portés à 150° pendant quelques secondes, puis filtrées sur des papiers stérilisés à la même température. Lorsqu'elles seront achevées, il sera nécessaire de les chauffer à à l'autoclave (fig. 140) à 120° ; elles seront alors susceptibles d'une conservation indéfinie. L'ouverture d'un flacon entraîne nécessairement une stérilisation nouvelle, si son contenu n'a pas été complètement employé.

INJECTION DE MORELLE.

Feuilles sèches de morelle...   50 gr.
Eau bouillante...............   1000 gr.
On verse l'eau bouillante sur les feuilles, on laisse infuser pendant 1 heure et on passe la liqueur avec expression à travers une étamine (Codex de 1866).
On prépare de la même manière les injections de :
    Capsule de pavot blanc,
    Feuilles de belladone,
    —   ciguë,
    —   jusquiame,
    —   noyer.

LAVEMENT AVEC L'AMIDON.

Amidon.....................   15 gr.
Eau.......... 500
On délaie l'amidon dans 100 gr. d'eau froide, on fait chauffer le reste du liquide et on y verse peu à peu le mélange de l'amidon et de l'eau, en agitant pendant quelques instants (Codex).

LAVEMENT D'ASA FŒTIDA.

Asa fœtida pulvérisé..........   5 gr.
Décocté de guimauve.........   250
Jaune d'œuf................... Nº 1
On divise l'asa fœtida au moyen du jaune d'œuf et on délaie le tout peu à peu avec le décocté de guimauve (Bouchardat).

LAVEMENT CAMPHRÉ.

Décocté de graine de lin......   500 gr.
Camphre 4
Jaune d'œuf..... .... Nº 1/2
On divise le camphre dans le jaune d'œuf et on émulsionne le tout avec le décocté de guimauve (Soubeiran).

LAVEMENT LAXATIF.

Mellite de mercuriale........   150 gr.
Eau........................   400
                    (Codex).

LAVEMENT LAUDANISÉ.

                                gr.
Décocté de guimauve..........   250.00
Laudanum de Sydenham........   0.60
En ajoutant au décocté de guimauve bouillant, 15 gr. d'amidon préalablement délayé dans l'eau froide, on a le lavement d'amidon laudanisé.

LAVEMENT PURGATIF DES PEINTRES.

Électuaire diaphœnix.........   30 gr.
Poudre de jalap..............   4
Feuilles de séné..............   8
Sirop de nerprun..............   30
Eau bouillante...............   500
On fait infuser le séné et, à la liqueur, on ajoute les autres substances.

XIV. — LOTIONS, FOMENTATIONS.

La dénomination de lotions est incorrectement appliquée aux liquides avec lesquels on lave les surfaces malades. Ces médicaments ne séjournent pas sur les plaies, ce qui les distingue des fomentations, dont l'application se fait ordinairement à l'aide de compresses maintenues à demeure. A l'origine, les fomentations avaient pour objet de réchauffer les parties avec lesquelles on les mettait en contact ; mais, depuis longtemps, on donne le même nom aux solutions froides, que l'on emploie d'une manière analogue. Il en résulte que les termes lotions et fomentations sont devenus à peu près synonymes.

Les lotions et les fomentations sont de nature extrêmement variée. On les prépare avec l'eau pure, avec le lait, avec l'eau vineuse, l'eau vinaigrée

Fig. 138. — Alambic stérilisateur de Sorel.

Fig. 139. — Four de Pasteur pour flamber
les ballons, flacons, pipettes, etc.

Fig. 140. — Autoclave de M. Chamberland pour
stérilisation des liquides dans la vapeur d'eau.

ou l'eau alcoolisée. Ces liquides servent à dissoudre des substances minérales ou à traiter par infusion ou par décoction des plantes de propriétés très diverses, et dont les proportions peuvent être modifiées à l'infini.

FOMENTATION AROMATIQUE.

Espèces aromatiques........... 30 gr.
Eau bouillante................. Q. S.
On fait infuser les espèces aromatiques, pendant une heure, dans une quantité d'eau suffisante pour donner 1 litre d'infusé. On passe et on exprime. On prépare de même la *fomentation avec la fleur de sureau* (*Codex*).

FOMENTATION ÉMOLLIENTE.

Espèces émollientes........... 50 gr.
Eau........................... Q. S.
On fait bouillir les espèces dans l'eau, pendant 10 minutes, en employant la quantité d'eau nécessaire pour qu'il reste 1 litre de décocté. On passe avec expression *Codex*).

FOMENTATION NARCOTIQUE.

Espèces narcotiques........ 50 gr.
Eau bouillante.............. 4000
On laisse infuser pendant 1 heure et on passe à travers une étamine (*Codex de* 1866).

FOMENTATION VINEUSE.

Vin rouge du Midi.......... 1000 gr.
Miel blanc.................. 100
(*Codex de* 1866).

FOMENTATION VINAIGRÉE.

On prépare les fomentations vinaigrées, tantôt avec le vinaigre blanc, tantôt avec le vinaigre rosat ou le vinaigre aromatique, dans la proportion de 1 partie de vinaigre et de 4 parties d'eau (*Codex de* 1866).

XV. — MELLITES.

Les mellites sont des sirops dans lesquels on substitue le miel au sucre de canne.

Préparation. — On prépare les mellites comme les sirops, en observant quelques précautions particulières.

Le miel que l'on emploie doit être très blanc et très pur. Lorsqu'il est de qualité inférieure, il est acide et il contient généralement de la cire, qui trouble les préparations et qu'il est extrêmement difficile d'enlever ensuite, par la clarification. On a proposé de le purifier en le faisant bouillir avec de la craie (*Thierry*), ou avec du carbonate de magnésium (*Sevin*). Deschamps recommande de le tenir au bain-marie, pendant deux heures, et d'en rejeter la partie superficielle et souvent celle qui adhère aux parois du vase où il est renfermé. Lepage croit utile de le faire bouillir avec un sixième de son poids d'eau, sur un feu doux et en écumant exactement, jusqu'à ce qu'il soit revenu à son poids primitif. Toutes ces manipulations peuvent être évitées, quand on choisit le miel avec soin ; Henry et Guibourt ont mis ce fait hors de doute.

La nature chimique des sucres qui composent le miel (V. *page* 662) exige que les mellites soient exposés le moins longtemps possible à une haute température et qu'ils soient préservés du contact des substances alcalines. Le meilleur moyen de les soustraire à l'influence de la chaleur consiste à les préparer avec des liqueurs suffisamment concentrées pour que l'opération s'achève par simple dissolution du miel. Suivant Deschamps, pour transformer en mellite 1 kilogr. de miel, il faut : 240 gr. de solution aqueuse, 290 gr. de solution acide et 320 gr. de solution vineuse ou alcolique. Ces proportions n'ont rien d'absolu, mais elles sont utiles à connaître, à titre de renseignement.

La clarification des mellites est souvent exécutée sans intermédiaire. Lorsqu'elle exige le concours d'un agent spécial, le Codex prescrit de l'effectuer *exclusivement* à l'aide de la pâte de papier. On écume seulement au début et à la fin de l'opération ; autrement on enlèverait une grande partie du miel, sous forme d'écume. Enfin on concentre le produit, jusqu'à ce qu'il marque 1,24 ou 1,25 au densimètre ; la première densité est généralement celle des mellites dont le dissolvant est une liqueur aqueuse ; la seconde convient aux mellites préparés avec des liqueurs acides.

Caractères. — Les mellites offrent les plus grandes analogies avec les sirops. Ils ont pour caractères distinctifs leur saveur, qui trahit habituellement celle du miel, et la manière dont ils se comportent vis-à-vis des réactifs des principes sucrés. Ils brunissent à l'ébullition, en présence des alcalis ; ils réduisent abondamment la liqueur de Fehling ; ils subissent directement la fermentation alcoolique. Cette dernière propriété les rend plus altérables que les sirops.

On prépare les mellites avec des sucs de plantes, des infusés ou des décoctés. Lorsqu'ils ont pour véhicule le vinaigre de vin ou un vinaigre médicinal, ils prennent le nom d'*oxymellites* ou d'*oxymels.*

§ 1. MELLITE DE ROSE ROUGE.
Miel rosat.

Préparation. — 1° On prépare ce mellite par lixiviation :

Roses rouges récemment séchées et pulvérisées....	1000 gr.
Miel blanc..	6000
Alcool à 30°..............	Q. S.

On tasse la poudre dans un appareil à déplacement et on la lessive avec l'alcool, de manière à recueillir 3 litres de teinture. On chasse l'alcool, par évaporation ou par distillation, et on réduit la liqueur à 1500 gr. A ce résidu on ajoute le miel, on porte à l'ébullition, on écume et on filtre au papier (*Codex*).

Ce procédé est le meilleur de tous ceux qui ont été proposés. Toutefois, M. Touflet dit avoir constaté souvent que le mellite se prend en masse, par suite de la cristallisation du dextrose. Pour obvier à cet inconvénient, il propose de remplacer, dans la formule ci-dessus, 2800 gr. de miel par 1360 gr. de sucre blanc, sans modifier le manuel opératoire du Codex. Cette substitution ne paraît pas bien nécessaire, la cristallisation spontanée du mellite n'étant pas si fréquente que le croit M. Touflet.

2° M. Silvio Plevani prépare le miel rosat avec les roses fraîches :

Pétales de roses fraîches............................	125 gr.
Sucre blanc...	50

On contuse les roses avec le sucre, dans un mortier de marbre avec un pilon de bois, et on y ajoute :

Miel blanc...	350 gr.
Eau...	100
Eau distillée de rose.................................	50

Le tout est chauffé au bain-marie, passé avec forte expression, laissé reposer, puis décanté. Le produit offre, dit l'auteur, tous les caractères du mellite de rose de bonne qualité.

Caractères. — Le miel rosat présente une couleur d'un rouge foncé, une agréable odeur de rose, et une saveur légèrement astringente due à la présence du tannin. Les acides avivent sa couleur ; les alcalis la font passer au jaune brunâtre et les sels ferriques au noir. Lorsqu'il est étendu d'eau, il est d'un jaune rougeâtre ; la liqueur mousse fortement par l'agitation ; elle est troublée par la gélatine et par tous les réactifs du tannin.

Essai. — On apprécie la qualité de ce médicament, d'après la consistance que lui communique l'acide sulfurique. On met, dans un flacon, 4 gr. de miel rosat et 4 gouttes d'acide sulfurique ; au bout de 2 minutes, le mélange forme une gelée ferme et transparente, de couleur de framboise, si le mellite a été préparé convenablement (*Patel*).

Cette modification tient à la présence d'un pectate (*Lepage*), que l'acide sulfurique décompose, en mettant l'acide pectique en liberté. Elle est moins complète avec l'acide chlorhydrique et nulle avec l'acide azotique, dans les limites ci-dessus indiquées.

§ 2. MELLITE DE MERCURIALE.
Miel de mercuriale.

Mercuriale sèche.........................	1000 gr.
Miel blanc...............................	1000
Eau distillée............................	1000

Préparation. — On fait infuser la plante pendant douze heures ; on exprime, on passe et on laisse déposer. Avec le liquide décanté, on fait un mellite marquant 1,27 au densimètre. On le clarifie au papier et on passe (*Codex*).

Caractères. — La couleur du mellite de mercuriale non altéré est le brun verdâtre ; sa saveur est légèrement amère. D'après Feneulle, ses propriétés laxatives paraissent dues à un principe amer, non défini.

Il contient également un alcali, nommé *mercurialine* par Reichardt, et qui n'est autre chose que de la *méthylamine*. Les recherches de MM. *E. Schmidt* et *C. Faass* ont mis ce fait hors de doute et tendent à laisser croire, en outre, que l'alcali existe, dans la plante, à l'état de *diméthylamine* et de *triméthylamine*.

§ 3. MELLITE DE SCILLE.
Miel scillitique.

Squames sèches de scille.....................	50 gr.
Eau bouillante...............................	300
Miel blanc...................................	600 :

Préparation. — La scille est employée à l'état sec, dans ce médicament. On la fait infuser dans l'eau, pendant 12 heures, on passe avec expression, on laisse déposer et on décante. Ensuite on ajoute le miel à la liqueur, et on concentre, jusqu'à ce que le mellite bouillant marque 1,26 au densimètre (31° Baumé). On le clarifie à la pâte de papier et on le passe.

On prépare de même le *mellite de bulbe de colchique*.

Caractères. — Le mellite de scille est rosé, inodore, doué de la saveur âcre et amère de la plante qui le fournit.

Les analyses les plus récentes y font admettre la présence des nombreux principes immédiats signalés dans la poudre de scille (V. *page* 630).

MELLITE SIMPLE.
Sirop de miel.

Miel blanc...................... 4000 gr.
Eau distillée................... 1000

On dissout le miel à l'aide de la chaleur et on s'assure, au premier bouillon, que le mellite marque 1,27 au densimètre. On écume alors, on clarifie à la pâte de papier et on passe à travers une étoffe de laine (*Codex*.)

OXYMEL SIMPLE.
Mellite de vinaigre.

Vinaigre blanc............... 500 gr.
Miel blanc.................... 2000

On met ces substances dans une bassine d'argent ou dans une capsule de porcelaine et on les chauffe jusqu'à ce que le mellite bouillant marque 1,26 au densimètre. On le clarifie ensuite à la pâte de papier et on le passe à travers une étamine (*Codex*).

OXYMEL SCILLITIQUE.

Vinaigre scillitique........... 500 gr.
Miel blanc.................... 2000

On opère comme pour l'oxymel simple. On prépare de la même manière l'*oxymel de bulbe de colchique* et les autres oxymellites (*Codex*).

XVI. — MUCILAGES.

On appelle mucilages, des médicaments d'une consistance épaisse et quelquefois gélatiniforme. Ils doivent cette consistance à des principes *gommeux* ou *mucilagineux*, qui sont tantôt dissous, tantôt gonflés seulement par l'eau.

Suivant M. Giraud, ces principes se distinguent nettement des gommes proprement dites et de la gomme adragante ; ils paraissent dus à des modifications plus ou moins profondes de la cellulose, qui affecterait alors des caractères variés.

Ainsi, le mucilage du *lin* précipite l'acétate neutre de plomb et contient 1,50 p. 100 d'azote. Eu égard au phosphate de calcium, que l'on trouve dans ses cendres, on pourrait le considérer comme résultant de l'union de ce phosphate avec une substance mucilagineuse jouant le rôle de principe albuminoïde. Il est insensible à l'action des alcalis concentrés et des acides étendus.

Le mucilage de *coing*, assimilé par Mulder à la pectine, serait un produit complexe, contenant 20 p. 100 de cellulose tenue en dissolution dans 60 p. 100 de cellulose transformée, dont la caractéristique est une dilatation considérable dans l'eau.

Le mucilage de *salep* paraît être dû à la conversion de la matière amylacée en une variété de dextrine susceptible de se gonfler dans l'eau. Cette opinion avait déjà été émise par Schmith.

Quant au mucilage de *fucus*, il a des propriétés chimiques analogues à celles de la gélose de Payen. A l'état de pureté, il ne contient pas d'azote. Maintenu à l'étuve, à 105°, il noircit complètement ; la matière organique est profondément altérée. Si l'on porte la température à 120°, il dégage 1,10 p. 100 d'acide chlorhydrique. Ce poids est équivalent à celui de la magnésie que renferment les fucus et il permet d'admettre, dans ces plantes, la présence du chlorure de magnésium.

Les alcalis concentrés n'attaquent pas le mucilage de fucus. Mais les acides étendus le changent en glucose et en une dextrine particulière.

On emploie les mucilages, en médecine, en qualité d'adoucissants. Ceux qui sont à base de gomme servent, en pharmacie, à préparer les tablettes. Ils subissent tous, rapidement, la fermentation acide et ils deviennent fluides ; aussi la durée de leur préparation doit être courte et leur emploi immédiat.

MUCILAGE DE GOMME ADRAGANTE.

Gomme adragante entière et mondée................. 10 gr.
Eau distillée froide........................... 90

On met la gomme dans un vase de faïence ou de porcelaine, avec la quantité d'eau prescrite. Quand elle est bien gonflée, on passe avec forte expression, à travers une toile serrée, puis on bat le mucilage dans un mortier de marbre, pour le rendre homogène dans toutes ses parties (*Codex*).

Lorsqu'on veut avoir un mucilage extemporané, on remplace la gomme entière par la gomme pulvérisée ; mais il faut compter que le produit sera beaucoup moins consistant que celui du Codex, ainsi que l'a constaté Soubeiran. D'un autre côté, l'opération est difficile à réussir avec la gomme en poudre ; quelle que soit la rapidité avec laquelle on l'agite dans l'eau, il se forme presque toujours des grumeaux, qu'on parvient malaisément à détruire ensuite. Le seul moyen d'éviter cet inconvénient consiste à mélanger à la poudre de gomme la poudre d'une substance non mucilagineuse, telle que le sucre par exemple. On a recours à cet artifice, quand on fait entrer le mucilage de gomme adragante dans un looch ou dans une potion.

On peut préparer un mélange très homogène et de conservation prolongée en délayant 12 gr. de gomme adragante pulvérisée dans 30 gr. d'alcool concentré. Ce mélange est versé dans un flacon de 1 litre, à large ouverture, aux trois quarts plein d'eau, et vivement agité. On achève ensuite de remplir le flacon avec de l'eau (*A. Raes*).

La consistance des mucilages de gomme adragante est toujours beaucoup plus ferme que celle des mucilages de gomme arabique. Pour qu'elle soit maximum, il faut employer la gomme en plaques ; celle qui est vermiculée contient de la pectine et donne un produit mou (*Giraud*).

MUCILAGE DE COING.

Semences de coing............ 1 gr.
Eau distillée tiède............. 10

On laisse en contact pendant 6 heures, en agitant de temps en temps, et on passe avec expression.

On peut aussi le préparer de la manière suivante :

Mucilage de semences de coing desséché...................... 1 gr.
Eau distillée 100
(*Codex*).

Pour obtenir ce mucilage desséché, on prend :

Semences de coing.......... 100 gr.
Eau distillée................. 1500

On laisse macérer pendant 12 heures et on passe sans expression, à travers un linge peu serré. On étend le produit ainsi obtenu sur des assiettes, on le sèche complètement à l'étuve, à 50° au plus, et on l'enferme dans des flacons bien bouchés. Les doses ci-dessus donnent 10 gr. de mucilage sec.

On obtient de la même manière les mucilages de :

Semences de lin,
—   psyllium (*Codex*).

MUCILAGE DE GOMME ARABIQUE.

Poudre de gomme arabique... 100 gr.
Eau distillée froide........... 100

On divise exactement la gomme avec l'eau, dans un mortier de marbre (*Codex*).

On peut également obtenir ce mucilage avec la gomme entière, mais l'opération est alors beaucoup plus longue. Dans les deux cas, il est visqueux et filant et il n'offre pas beaucoup de cohésion. Il sert à préparer les *tablettes de kermès*.

XVII. — PATES.

Les pâtes sont des médicaments d'une consistance ferme et plastique telle qu'elles n'adhèrent pas aux doigts. Elles sont essentiellement composées de sucre et de gomme, dissous tantôt dans de l'eau simple ou aromatisée, tantôt dans de l'eau contenant des principes actifs.

Préparation. — Pour les préparer, on peut suivre deux méthodes différentes.

L'une consiste à dissoudre le sucre et la gomme dans l'eau ou dans le véhicule médicamenteux, et à concentrer la solution, en l'agitant sans cesse jusqu'à la fin de l'opération. Lorsque l'évaporation est terminée, on coule la pâte sur une table de marbre et on l'enferme dans une boîte, après refroidissement.

Dans l'autre procédé, on concentre les liqueurs sans les agiter ; quand elles ont pris une consistance suffisante, on les écume, on les coule dans des moules de fer-blanc et on achève leur dessiccation dans une étuve chauffée à 40°.

Pour prévenir l'adhérence avec le métal, on enduit souvent celui-ci d'une légère couche d'huile. Ce liquide a l'inconvénient de rancir très promptement à la chaleur de l'étuve, et de communiquer une saveur désagréable aux parties avec lesquelles il se trouve en contact, si on ne prend la précaution de l'enlever ensuite avec beaucoup de soin. Robinet préférait recouvrir les moules d'une feuille de papier, qu'il détachait ensuite de la pâte, en l'humectant avec discrétion. M. Chaufard a conseillé d'amalgamer la surface des plaques avec un peu de mercure. Ces deux derniers moyens sont meilleurs que le premier.

Le Codex prescrit d'évaporer au bain-marie les solutions qui doivent fournir les pâtes. Ce procédé est le plus sûr, mais il est fort long. On peut, avec de l'habitude, chauffer les liquides à feu nu, en les surveillant attentivement, pour éviter qu'ils ne brûlent. Au début de l'opération, et si l'ébullition n'est pas violente, la pâte est peu exposée ; il n'en est pas de même à la fin, lorsque la solution est suffisamment épaissie pour adhérer facilement aux parois du vase qui la contient. A cet instant, l'opérateur doit modérer le feu et s'assurer sans cesse, avec la spatule, qu'il n'existe au fond de la bassine aucune portion de pâte en voie de carbonisation.

L'industrie fabrique des appareils perfectionnés chauffés à la vapeur et

Fig. 141. — Machine à cuire les pâtes.

munis d'un agitateur mécanique, au moyen desquels on amène à concentration convenable les solutions gommeuses, sans courir le risque de les brûler. La figure 141 représente un bon modèle de ces appareils.

Lorsqu'on doit introduire dans les pâtes des médicaments ou des substances aromatiques, il est essentiel de ne les ajouter qu'à la fin de l'évaporation ; on empêche ainsi que la chaleur ne les altère ou ne les dissipe.

Caractères. — Les pâtes préparées par la première méthode sont opaques, en raison de l'air disséminé dans leur masse par l'agitation et, quelquefois aussi, par suite de la présence de l'albumine qu'on y ajoute. Elles sont transparentes, au contraire, quand elles ont été abandonnées à elles-mêmes pendant l'évaporation. Dans ce dernier cas, il faut se garder de les sécher dans une étuve fortement chauffée ; une trop haute température troublerait leur limpidité, en les remplissant de petites bulles de vapeur d'eau.

Ces médicaments peuvent être conservés indéfiniment, sans altération ; mais ils se dessèchent assez vite et se recouvrent d'une efflorescence blanchâtre, pendant l'été surtout. Pour leur maintenir une consistance molle, on y incorpore quelquefois du glucose ou de la glycérine. Dans le même

Fig. 142. — Machine à couper les pâtes.

but, on les entoure d'une croûte mince de sucre cristallisé ; elles prennent alors le nom de *pâtes au candi*.

La glycérine semble préférable aux autres agents préventifs de la dessiccation. M. F. Vigier conseille d'en ajouter 25 grammes par kilogramme de gomme employée. Cette dose suffit pour conserver de la souplesse aux pâtes, pendant près d'une année.

On délivre d'ordinaire ces médicaments divisés en rectangles ou en losanges de petites dimensions. Lorsqu'on en doit couper à l'avance une certaine quantité, il est commode de se servir d'une machine dans le genre de celle de la figure 142, dont le débit est considérable, par rapport au travail de la main.

PATE DE GOMME ARABIQUE.

Pâte dite de guimauve.

Gomme arabique blanche..... 1000 gr.
Sucre très blanc............. 1000
Eau distillée................ 1000
Eau de fleur d'oranger....... 100
Blancs d'œuf................. N° 12.

On sépare la gomme de toutes les impuretés qui peuvent adhérer à sa surface, on la lave à deux reprises et on la fait dissoudre dans l'eau, à la chaleur du bain-marie. On passe la dissolution à travers une toile serrée, on la remet sur le feu, on ajoute le sucre cassé et on fait évaporer, en agitant continuellement, jusqu'à consistance de miel très épais.

D'autre part, on bat les blancs d'œuf en neige avec l'eau de fleur d'oranger, on les ajoute par portions à la pâte, que l'on tient sur le feu et que l'on continue d'agiter très vivement, jusqu'à ce qu'elle soit arrivée à une consistance telle, qu'elle n'adhère plus à la main, sur laquelle on l'applique chaude, au moyen de la spatule. On la coule alors sur une table ou dans des boîtes saupoudrées d'amidon et on la conserve dans un mélange de 3 p. d'amidon pour 1 de sucre (*Codex*).

PATE DE JUJUBES.

Jujubes...	500 gr.
Gomme arabique	3000
Sucre blanc.	2000
Eau distillée	3500
Eau de fleur d'oranger	200

On fait infuser les jujubes dans la quantité d'eau prescrite, après les avoir incisées et privées des noyaux; on passe la liqueur sans expression.

D'un autre côté, on lave la gomme dans l'eau froide, à deux reprises; puis, après l'avoir égouttée, on la verse dans l'infusion de jujubes et on la fait dissoudre au bain-marie. On passe la solution à travers une toile serrée, on la remet au bain-marie, on ajoute le sucre cassé par morceaux et, lorsqu'il est dissous, on cesse de remuer. On mélange avec l'eau de fleur d'oranger et on entretient le bain-marie bouillant, pendant 12 heures. Au bout de ce temps, on enlève l'écume épaisse qui s'est formée et on coule la pâte dans des moules de fer-blanc, dont la surface est légèrement enduite d'huile d'olive.

On continue l'évaporation dans une étuve chauffée à 40°. On retourne la pâte dans les moules, aussitôt qu'elle est assez ferme, et on la laisse à l'étuve, jusqu'à ce qu'elle ait acquis la consistance convenable (*Codex*).

PATE DE LICHEN.

Lichen d'Islande privé d'amertume	500 gr.
Gomme arabique..	2500
Sucre blanc	2000
Extrait d'opium	1
Eau distillée	Q. S.

On met le lichen bouillir dans l'eau, on rejette le liquide et on lave le végétal à plusieurs reprises. On le fait bouillir ensuite pendant 1 heure, avec une quantité d'eau suffisante pour obtenir 3000 gr. de décocté, dans lequel on dissout, à la chaleur du bain-marie, la gomme arabique lavée et concassée. On passe avec expression à travers une toile serrée, puis on laisse en repos, jusqu'à ce que la liqueur soit presque froide. On décante, on ajoute le sucre d'abord et, vers la fin de l'opération, l'extrait d'opium dissous dans une petite quantité d'eau. On évapore, en agitant continuellement, en consistance de pâte très ferme, et l'on coule le produit sur un marbre légèrement huilé. Quand la pâte est refroidie, on l'essuie avec soin, pour enlever le peu d'huile qui lui adhère, et on l'enferme dans une boîte.

100 gr. de cette pâte contiennent environ 2 centigr. d'extrait d'opium (*Codex*).

PATE PECTORALE.

	gr.
Espèces pectorales	100.00
Eau	3000.00
Gomme arabique	3000.00
Sucre blanc	2000.00
Eau de laurier-cerise	100.00
Extrait d'opium	1.50

On fait une infusion de fleurs pectorales dans l'eau; on se sert de la colature pour y dissoudre, au bain-marie, la gomme préalablement lavée et égouttée, puis on passe à travers une toile serrée. On ajoute le sucre et l'extrait d'opium dissous dans l'eau de laurier-cerise et on continue l'opération, comme il est dit pour la pâte de jujubes.

100 gr. de cette pâte contiennent environ 2 centigr. d'extrait d'opium (*Codex*).

PATE DE RÉGLISSE BRUNE.

	gr.
Suc de réglisse de calabre....	100.00
Gomme arabique	1500.00
Sucre blanc	1000.00
Eau	2500.00
Extrait d'opium	0.75

On traite le suc de réglisse par l'eau froide, on passe la liqueur au blanchet et on y ajoute la gomme et le sucre, en se conformant aux indications données pour la pâte de lichen.

100 gr. de cette pâte contiennent environ 2 centigr. d'extrait d'opium (*Codex*).

PATE DE RÉGLISSE NOIRE.

Suc de réglisse gommé.

Suc de réglisse de Calabre...	500 gr.
Gomme arabique	3000
Sucre blanc	2000
Eau distillée	3500

On casse le suc de réglisse en petits fragments et on le traite par l'eau froide; on passe au blanchet, sans expression, et on fait dissoudre dans la liqueur la gomme arabique concassée et lavée. On passe à travers une toile serrée, on ajoute le sucre et on termine la pâte à la façon de la pâte de jujubes.

Lorsqu'elle est suffisamment consistante, on la divise avec des ciseaux en bandes minces et étroites, que l'on coupe ensuite transversalement.

On peut à volonté aromatiser cette pâte en incorporant dans la masse ci-dessus, avant de la retirer du feu, 4 gr. de poudre d'iris de Florence, ou en agitant dans un flacon 1 kilogr. de pâte coupée en très petits morceaux, avec 10 gouttes d'essence d'anis étendues de 3 à 4 gr. d'alcool rectifié (*Codex*).

XVIII. — POTIONS.

Les potions sont des préparations magistrales liquides et destinées à l'usage interne, que l'on administre par cuillerées, à des intervalles plus ou moins rapprochés. On y peut introduire presque tous les produits pharmaceutiques.

Autrefois, on appelait spécialement *Juleps,* les potions dont aucune substance insoluble n'altère la limpidité. Cette dénomination est tombée en désuétude.

Préparation. — Les potions offrent une composition tellement variée, qu'il est impossible de tracer des règles embrassant tous les cas de préparation. En général cependant, on y trouve trois éléments, savoir : un *véhicule liquide*, un *sirop* et un *principe actif*. Chacun de ces éléments peut être multiple ; d'autres fois le principe actif est le véhicule ou le sirop, ce qui réduit alors à deux le nombre des composants.

Le *véhicule* est soit de l'eau pure, soit une eau distillée, un infusé, un décocté, et quelquefois du vin ou de l'eau-de-vie. S'il est le produit d'une infusion ou d'une décoction, le médecin indique habituellement la quantité de médicament qu'il doit contenir. En l'absence de prescription spéciale, le Codex fixe ainsi qu'il suit le rapport de la substance au dissolvant :

Feuilles et fleurs............................... ... 2 p. 100
Bois, tiges et racines............................. 4

Le *sirop* peut être destiné seulement à édulcorer la potion (*sirop de sucre*), ou bien il est recherché pour son efficacité propre (*sirop d'éther*, d'*opium*, de *ratanhia*, etc.).

Quand au *principe actif*, il est susceptible d'appartenir à n'importe quel groupe de médicaments. C'est tantôt une poudre, tantôt un sel, un extrait, une teinture, un électuaire, etc.

S'il est *insoluble* dans le véhicule, on le réduit en poudre aussi ténue que possible.

Lorsqu'il est totalement ou partiellement *soluble* dans le véhicule, on le dissout et on filtre la liqueur, à moins qu'il n'y ait intérêt à y conserver les parties insolubles du médicament. La dissolution doit être faite autant que possible à froid, l'action de la chaleur communiquant une saveur particulière à beaucoup de substances et pouvant altérer celles qui sont aromatiques. Cette précaution est également utile, quand on opère sur des extraits imparfaitement solubles, dont les éléments résinoïdes s'agrégeraient sous l'impression de la chaleur et retiendraient dans leur masse une fraction des principes solubles.

Pour faire une potion avec ces produits, on pèse d'abord la substance active et, si elle est soluble, on la dissout dans le véhicule ; on filtre la liqueur, à moins d'indication contraire, et on la mélange au sirop. Quand le médicament est insoluble, on le délaie par trituration, dans le sirop, puis on y ajoute une partie du véhicule. On verse rapidement le contenu du mortier dans un flacon, on lave le mortier avec le reste du véhicule, employé en plusieurs fois, et on mélange le tout en agitant *doucement*, de manière à ne pas produire de mousse à la surface du liquide. Quelquefois on divise la poudre insoluble avec un peu de sucre, pour faciliter sa répartition dans la potion. Souvent aussi on y mélange de la gomme arabique pulvérisée, afin d'augmenter la viscosité du véhicule et de retarder la précipitation du médicament. On délaie dans le sirop d'abord, comme les poudres insolubles, les substances molles, telles que les *pulpes* et les *électuaires*, aussi les teintures chargées de résine. Enfin, les produits volatils ne doivent être introduits dans la potion, qu'au moment où elle est terminée.

Les mêmes préceptes s'appliquent à la préparation des potions qui contiennent plusieurs véhicules, plusieurs sirops ou plusieurs médicaments. Quand elles ne se composent que des deux premiers éléments, il s'agit alors d'un simple mélange, que l'on peut sans inconvénient effectuer dans un ordre quelconque.

Les potions sont pour la plupart très altérables, les sirops, les extraits, les eaux distillées qu'elles renferment étant presque toujours fermentescibles. On ne les prépare qu'au moment du besoin.

Malgré cette précaution, il arrive parfois qu'elles deviennent rapidement filantes, en particulier quand elles contiennent de l'eau de fleur d'oranger. Le meilleur moyen de prévenir cette altération est d'introduire dans la potion un antiseptique, tel que le sirop de Tolu par exemple ; il s'oppose au développement des organismes qui rendent visqueuse l'eau de fleur d'oranger (*Vigier*).

POTION BALSAMIQUE.
Potion de Choppart.

Copahu.........................	50 gr.
Alcool à 80°....................	50
Sirop de baume de Tolu......	50
Eau de menthe poivrée........	100
Alcool nitrique...............	8

On mélange d'abord l'alcool nitrique et l'alcool à 80° ; on y ajoute le copahu et ensuite le sirop et l'eau distillée (*Codex*).

Parisel a cherché à diminuer la saveur désagréable du copahu, en introduisant dans cette potion de l'eau et du sirop de goudron. Voici la formule qu'il a adoptée :

Copahu........................	60 gr.
Sirop de goudron.............	60
Eau de goudron..............	100
Gomme arabique pulvérisée...	15
Alcool nitrique...............	5

On fait une émulsion avec le sirop, la gomme et le copahu, on la délaie dans l'eau de goudron et on y ajoute en dernier lieu l'alcool nitrique,

POTION CALMANTE.
Julep calmant.

Sirop d'opium...............	10 gr.
— fleur d'oranger........	20
Eau distillée de tilleul......	120

(*Codex*).

POTION CORDIALE.

Vin de Banyuls..............	110 gr.
Sirop d'éc. d'orange amère...	40
Teinture de cannelle........	10

(*Codex*).

POTION GOMMEUSE.
Julep gommeux.

Gomme arabique pulv.......	10 gr.
Sirop simple.................	30
Eau de fleur d'oranger........	10
Eau distillée.................	100

On triture la gomme avec le sirop, dans un mortier de marbre, et on ajoute les substances (*Codex*).

POTION PECTORALE.

Infusé de fleurs pectorales....	120 gr.
Sirop de gomme.............	30

(*Codex*).

POTION PURGATIVE DES PEINTRES.

Électuaire diaphœnix........	30 gr.
Poudre de jalap.............	5
Sirop de nerprun........ ...	30
Séné....................,..........	10
Eau bouillante..............	125

On fait infuser le séné dans une quantité d'eau suffisante pour obtenir 125 gr. de li-queur, dans laquelle on délaie les autres substances (*Formulaire des hôpitaux de Paris*).

POTION SIMPLE.

Sirop simple........	30 gr.
Eau de fleur d'oranger.......	20
— distillée................	100

(*Codex*).

XIX. — SACCHARURES.

La dénomination de saccharures a été proposée par Béral, pour désigner des produits pulvérulents, que l'on prépare en évaporant une solution médicamenteuse préalablement additionnée de sucre.

La pharmacopée américaine donne le nom d'*abstraits* à des saccharures préparés comme il suit :

200 gr. de poudre végétale (aconit, belladone, ciguë, etc.), sont imprégnés avec 80 gr. d'alcool à 94° tenant en dissolution 2 gr. d'acide tartrique. On introduit le mélange dans un appareil à déplacement, on le recouvre d'un peu d'alcool et, quand le liquide commence à couler, on ferme le robinet et on laisse macérer pendant 48 heures. On épuise alors la poudre par déplacement, on met en réserve les 170 premiers grammes recueillis et on évapore le reste de manière à le réduire à 30 grammes, à la température de 50° au plus. On réunit alors les deux liquides ; on y mélange 50 gr. de sucre de lait et on dessèche le produit à une température maximum de 50°. On y ajoute ensuite assez de sucre de lait pour obtenir 100 gr. de saccharure, que l'on pulvérise et que l'on conserve dans des flacons bien bouchés.

Les saccharures sont solubles dans l'eau et susceptibles d'un dosage rigoureux. Ils ne sont pas fréquemment employés, bien qu'ils offrent un moyen commode d'administrer certains médicaments.

Dannecy a proposé de se servir, pour préparer les tisanes, de saccharures obtenus en mélangeant à 1200 gr. de sucre, 100 gr. d'extrait dissous dans son poids d'eau. Une cuillerée à bouche de ces saccharures, convenablement desséchés, représente environ 1 gr. d'extrait.

Le même procédé a été appliqué par Dannecy à la préparation de saccharures destinés à remplacer les sirops fermentescibles et que, pour cette raison, il nomme *sirops saccharures* (V. *Sir. d'ipécacuanha*). Sous cette forme, le médicament jouit d'une conservation indéfinie et, pour en faire usage, il suffit de le dissoudre dans une petite quantité d'eau.

Suivant Dorvault, l'emploi des saccharures, dans la fabrication des tablettes, serait un utile perfectionnement. Le Codex prescrit ce procédé pour la préparation des tablettes de lichen.

SACCHARURE D'ACONIT.

Teinture d'aconit.............	60 gr.
Sucre blanc en fragments.....	500

On arrose le sucre avec la teinture, on le sèche à l'étuve et on le pulvérise (*Béral*).

On prépare au moyen du même procédé les saccharures de *belladone, cannelle, castoréum, jusquiame, muscade, myrrhe, quinquina, rhubarbe, safran, etc.*

SACCHARURE DE LICHEN.
Gelée de lichen sèche.

Lichen d'Islande............ 1000 gr.
Sucre blanc................. 1000
Eau distillée............... Q. S.

On lave le lichen, à plusieurs reprises, à l'eau froide, jusqu'à ce qu'il soit privé d'amertume. On le fait bouillir ensuite, pendant 1 heure, dans une quantité suffisante d'eau, puis on passe avec expression à travers une toile.

On laisse reposer pendant quelque temps, on décante, on ajoute le sucre et on évapore au bain-marie, en agitant continuellement, jusqu'à ce que la matière soit en consistance très ferme. On la distribue alors dans des assiettes et on achève sa dessiccation à l'étuve.

On réduit le produit en une poudre fine, que l'on conserve dans des flacons bien bouchés (*Codex*).

On prépare de la même manière, le *saccharure de Carragaheen*, en lavant seulement une fois le carragaheen à l'eau froide.

SACCHARURE D'IPÉCACUANHA.

Extrait d'ipécacuanha repris par
l'eau........................ 13 gr.
Sucre blanc................. 1200

On dissout l'extrait dans l'eau, on verse la solution sur le sucre, on sèche le produit et on le pulvérise.

Chaque cuillerée à bouche de saccharure, pesant 12 gr., renferme 14 centigr. d'extrait et forme, avec une proportion d'eau convenable, une cuillerée de sirop liquide (*Dannecy*).

XX. — SIROPS.

Les sirops sont des solutions médicamenteuses de consistance peu fluide contenant, en général, les deux tiers de leur poids de sucre.

Préparation. — Leur préparation se fait par des procédés très divers et comporte quatre opérations, savoir : la préparation du véhicule actif, la dissolution du sucre dans ce véhicule, la clarification et la cuite du sirop.

a. Préparation du dissolvant. — Les liquides qui forment la partie active des sirops sont tantôt des sucs végétaux, tantôt des eaux distillées, des émulsions ou des solutions d'extraits de plantes, de sels, d'acides, d'alcaloïdes, etc. Ces dernières pouvant être obtenues au moyen de l'eau, de l'alcool, du vin et du vinaigre, on voit quelle variété doivent offrir les procédés qui les fournissent et combien il est impossible de les envisager d'une manière générale. Il n'en est pas de même des autres parties de l'opération.

b. Dissolution du sucre. — Le sucre affecté à la préparation des sirops doit être exclusivement du sucre blanc.

On le dissout à froid ou à chaud. La première méthode est de beaucoup la meilleure, mais elle n'est pas toujours praticable. Lorsqu'on est obligé de faire intervenir la chaleur, il ne faut pas oublier que cet agent colore le sucre et le convertit partiellement en glucose, avec une certaine rapidité (V. *page* 480). En conséquence, lorsqu'on opère avec des liqueurs limpides, on n'élève leur température qu'autant qu'il est nécessaire pour produire la la dissolution du sucre. Mais si ces liqueurs sont très chargées de matières extractives, on ne parvient à les dépouiller des substances qu'elles tiennent en suspension, qu'en clarifiant le sirop.

c. Clarification. — Cette opération est effectuée par l'intermédiaire de l'*albumine*, de la *pâte de papier* ou du *liège* très divisé, et elle est terminée par une *filtration.*

L'*albumine* est l'agent le plus fréquemment employé. Pour s'en servir le Codex prescrit de délayer du blanc d'œuf dans un peu d'eau et de le mélanger au sirop. On porte le tout à l'ébullition ; l'albumine, coagulée, vient nager à la surface du liquide. On évite à ce moment une trop vive ébullition, qui diviserait l'écume dans toute la masse du sirop. Pour le même motif, on ne laisse pas séjourner très longtemps cette écume sur le médicament ; dès qu'elle a pris une consistance convenable, on l'enlève avec une écumoire et on la jette de côté. Enfin, pour isoler les parcelles d'albumine encore en suspension, on passe le sirop à l'étamine ou à la chausse (fig. 143 et 144), aussitôt qu'il est suffisamment rapproché.

Au lieu de mettre la solution d'albumine en contact avec les liqueurs froides, quelques praticiens préfèrent la verser, peu à peu et de haut, dans le sirop en ébullition. Ce moyen ne soutient pas la comparaison avec le

Fig. 143. — Étamine.   Fig 144. — Chausse.

précédent ; il produit une clarification lente et très imparfaite, en raison de la rapidité avec laquelle l'albumine se trouve coagulée sans avoir pu être mélangée au liquide.

Salles conseille d'employer le blanc d'œuf de la manière suivante : on le mélange tout d'abord au liquide et au sucre et, quand le sirop est en ébullition, on l'agite avec l'écumoire, de manière à prévenir la réunion des écumes à sa surface. Celles-ci, constamment maintenues dans le liquide bouillant, acquièrent plus de densité et se déposent ensuite, pendant le refroidissement, au fond du sirop, dont on a soin de ne pas achever la concentration. On les sépare en décantant d'abord, puis en filtrant à la chausse les dernières parties du liquide, et on termine ensuite la préparation du sirop. Ce procédé, très critiquable, est à peu près inusité.

Quelle que soit la méthode employée, la clarification par l'albumine est défectueuse ; elle ne convient pas à la dépuration des sirops qui contiennent de l'alcool, du tannin, de la gomme, du vinaigre ou du miel ; elle laisse toujours dans le liquide une petite quantité d'albumine, qui peut nuire à sa conservation et surtout à sa limpidité ; elle entraîne enfin dans l'écume une partie des principes utiles du médicament. Comme preuve de ce dernier défaut, Magnes-Lahens a démontré qu'elle enlève au sirop de lactucarium opiacé le *septième* du poids de l'extrait de lactucarium qu'il doit contenir.

« La *filtration au papier* donne des résultats bien meilleurs ; mais elle est très lente et ne peut être appliquée qu'aux sirops peu visqueux, tels que ceux que l'on obtient avec les eaux distillées par exemple.

La clarification à la *pâte de papier*, proposée par Desmarets, présente au contraire des avantages que n'affaiblit aucun inconvénient. Elle devrait être adoptée, en principe, pour le traitement de tous les sirops. Les conditions les plus favorables à son succès ont été résumées de la manière suivante par Magnes-Lahens, qui en a fait une étude toute spéciale :

« 1° La clarification par le procédé Desmarets ne peut être effectuée sur un blanchet, elle ne réussit bien que dans une chausse en molleton ;

« 2° La meilleure forme à donner à cette chausse est celle d'un pain de sucre renversé ;

« 3° Sa capacité doit représenter le tiers environ du volume du sirop à clarifier, soit une chausse de 1 litre, pour 3 litres de sirop ;

« 4° Une chausse de 1 litre exige, pour être convenablement feutrée, 3 grammes de papier sans colle ; 1 litre de sirop demande pour sa clarification 1 gr. de papier ;

« 5° Il convient d'employer du papier sans colle blanc et de belle qualité ; le meilleur moyen de le réduire en pâte est de l'agiter vivement, dans une bouteille, avec une partie du véhicule du sirop ;

« 6° La température du sirop à clarifier doit être portée à 35° ou 40° ; à froid, l'opération languit, surtout en hiver ; au voisinage de 100°, le passage du sirop à travers le molleton est si rapide, qu'on a de la peine à remplir la chausse jusqu'au haut ; le feutrage s'opère moins régulièrement et l'évaporation très abondante, qui se produit, change la concentration du médicament (1). Voici, du reste, de quelle manière la clarification doit être dirigée, dans son ensemble :

« Le papier étant divisé dans le sirop et celui-ci ayant une température de 35° à 50°, on dispose au-dessus d'un récipient convenable une chausse représentant, en capacité, le tiers environ du volume du liquide à filtrer ; on introduit rapidement le sirop dans la chausse, de manière à la remplir aussitôt que possible, et on la tient constamment pleine, jusqu'à ce qu'il n'y ait plus de sirop à verser. Lorsque celui-ci s'est écoulé en grande partie et que, par conséquent, le feutrage est à peu près complet (2), on remplit de nouveau la chausse avec le sirop déjà passé et, dès ce moment, on recueille le produit, qui ne laisse rien à désirer ; on maintient la chausse remplie la seconde comme la première fois. En y versant le sirop, on doit diriger le jet dans son centre et non sur ses parois, sous peine de déranger le feutrage et de compromettre la réussite de l'opération. »

_____

(1) On peut éviter cette évaporation, en introduisant la chausse dans un cylindre métallique, qui joint à cet avantage celui de retarder le refroidissement du liquide.

(2) Le feutrage est produit par le dépôt des parcelles très ténues du papier, que chaque gouttelette de sirop dépose contre les parois internes de la chausse, en filtrant à travers ses pores.

L'emploi du *liège* finement divisé a été proposé par M. Wagner, pour les besoins industriels. La filtration est pratiquée de bas en haut; on la dit très satisfaisante. Le même liège, lavé à l'eau pure ou acidulée, peut servir pendant plusieurs semaines.

    a. Cuite. — Il ne suffit pas, qu'un sirop soit parfaitement clarifié, il faut encore qu'il possède le degré de concentration qui lui convient. En général, les sirops doivent être saturés de sucre, c'est-à-dire que le rapport de cette substance à son dissolvant doit être de 2 à 1 ; cependant, ceux dont le véhicule offre une certaine densité, comme les sucs acides et les liqueurs vineuses, n'en comportent qu'une proportion un peu plus faible.

    Quand on les prépare à froid, rien de plus facile que d'établir leur composition d'une manière rigoureuse, le poids des éléments ne devant pas varier pendant l'opération. Mais s'il faut les porter à l'ébullition, afin de les clarifier ou de les concentrer, on est obligé de recourir à des moyens spéciaux, pour apprécier l'instant où leur préparation est terminée. Ces moyens reposent sur l'emploi de la *balance*, du *thermomètre* ou des *aréomètres*.

    Le *thermomètre* doit marquer 105°, dans les sirops convenablement concentrés et bouillants. Cette vérification semble au premier abord plus facile qu'elle ne l'est en réalité. Elle exige l'emploi d'un instrument très long, dès lors peu maniable et dont il est difficile d'apercevoir la graduation, au milieu des vapeurs qui l'entourent. En outre, elle manque presque toujours d'exactitude ; l'écart de 5°, qui existe entre les points d'ébullition de l'eau et des sirops, est trop faible pour qu'une différence légère dans la quantité d'eau que renferme ceux-ci, corresponde à une variation sensible de la température.

    L'usage de la *balance* donne des résultats plus exacts. La plupart des sirops ont pour densité 1,26 à l'ébullition et 1,30 à froid (+ 15°). Par conséquent, 1 litre de sirop bouillant doit peser 1260 grammes, à 105°, et 1300 grammes, après son refroidissement. Cet essai offre dans le premier cas, qui est le seul pratique, des difficultés d'exécution, à raison des changements de densité corrélatifs à l'abaissement rapide de la température du liquide. Aussi n'est-il guère usité.

    Les *aréomètres* conduisent plus vite et plus simplement au but. Le densimètre, recommandé par le Codex, doit marquer 1,26 dans les sirops bouillants et 1,30 dans les mêmes sirops froids. Pour le constater, on prend, dans une éprouvette, du sirop en pleine ébullition et on y plonge aussitôt l'instrument; le chiffre correspondant au point d'affleurement du liquide fait connaître la densité de celui-ci. Toutefois, cette indication n'est exacte qu'autant que la lecture est faite au-dessous du ménisque adhérent au densimètre, c'est-à-dire au niveau réel du liquide. En outre, il est utile de plonger l'instrument et l'éprouvette, pendant quelques secondes, dans le sirop bouillant, pour qu'ils n'augmentent pas sa densité, en abaissant sa température, au moment de l'épreuve.

    L'aréomètre le plus employé en pharmacie est encore le pèse-sirop de Baumé. Son 31me degré équivaut à 1,26 du densimètre et son 36me degré à 1,318 du même instrument. On peut se servir de l'un ou de l'autre de ces aréomètres, mais le densimètre est bien préférable.

Malgré les précautions prises, souvent les sirops se trouvent trop concentrés, au moment où on les retire du feu. Pour les ramener à la densité voulue, on les dilue, par tâtonnements, et rarement on réussit du premier coup. Il en résulte une prolongation de cuisson toujours défavorable à la qualité du produit.

M. A. Baelde a remédié à cet inconvénient, en construisant un aréomètre dont voici la description. La tige de cet instrument porte trois graduations : la colonne centrale reproduit les degrés de Baumé ; de chaque côté se trouve une autre colonne, dont les chiffres, placés en regard de ces degrés, servent à les corriger, à froid ou à chaud, quand ils diffèrent de ceux que l'on veut obtenir. Pour cela, il suffit de multiplier le poids, en *kilogrammes*, du sirop à corriger, par le chiffre en regard du degré qu'il marque : le produit représente, en *grammes*, le poids de l'eau nécessaire pour le ramener à 35°.

Plus simplement encore, on peut prendre le nombre 30 comme point de départ, en opérant ainsi : pour un degré en trop, on multiplie par 30 le poids du sirop, en *kilogrammes*, et l'on a, en grammes, celui de l'eau à ajouter. Pour 2 degrés, on multiplie par 2 fois 30 ; pour 3 degrés, par 3 fois 30, etc.

On peut également faire usage d'un aréomètre ordinaire de Baumé et calculer la quantité d'eau nécessaire pour décuire un sirop, à l'aide de la formule : E=0.033×SD, dans laquelle E représente le poids de l'eau cherché, S celui du sirop, D le nombre de degrés en excès que marque le sirop à l'aréomètre et 0,033 une constante. Soit un sirop pesant 25 kilogrammes et cuit à 37° au lieu de 35° : la formule devient, en remplaçant les lettres par les nombres correspondants :

$$E = 25 \times 0.033 \times 2 = 1^{kil},500.$$

Il faut ajouter au sirop 1^{kil},500 d'eau, pour le ramener à 35° Baumé.

Lorsqu'il est nécessaire de cuire un sirop au delà de 31° Baumé (1,26), la viscosité du liquide devient rapidement telle, qu'il est impossible d'y introduire un aréomètre. On désigne alors les divers degrés de concentration du sirop, d'après la manière dont il coule d'une cuillère ou de l'écumoire, d'après la nature des bulles qu'il forme, quand on souffle à travers l'écumoire, et d'après la consistance qu'il prend, lorsqu'on le jette dans l'eau froide. On exprime ces différents états, en disant que le sirop est cuit, à la *perle*, à la *pellicule*, au *lissé*, à la *nappe*, au *soufflé* ou à la *plume*, au *boulé* ou au *cassé*. Il est rare que le pharmacien ait à faire usage de sirops aussi concentrés et dans lesquels, d'ailleurs, le sucre est toujours plus ou moins altéré. Ces indications ne sont guère utiles qu'aux confiseurs.

Caractères. — Les sirops n'ont d'autre caractère commun que leur viscosité. A part le sucre, dont ils renferment toujours à peu près la même proportion, rien n'est plus varié que leur composition chimique et leurs propriétés organoleptiques, puisqu'on y fait entrer des médicaments empruntés aux trois règnes de la nature.

Lorsqu'ils ont été bien préparés, ils offrent une transparence parfaite, à l'exception de ceux qui contiennent une émulsion. Cette transparence n'est pas directement appréciable dans les sirops très chargés de principes végétaux, dont la teinte foncée ne livre pas passage à la lumière, mais elle doit être manifeste quand on délaie ces médicaments dans une quantité d'eau convenable.

Pharmacologie. — Les sirops sont peut-être les préparations pharmaceutiques le plus employées. Ils doivent leur faveur à la propriété que possède le sucre, de masquer le goût désagréable d'un grand nombre de médicaments et d'aider à leur conservation. Plusieurs d'entre eux ont une action médicinale nulle ou douteuse; d'autres, au contraire, sont très actifs et doivent représenter des solutions rigoureusement titrées.

Il est aussi très important que leur densité soit bien celle que prescrit le Codex ou, en d'autres termes, qu'ils contiennent exactement la quantité de sucre déjà indiquée. S'ils ont une densité plus faible, ils ne tardent pas à entrer en fermentation; ils deviennent acides, dégagent de l'acide carbonique et se recouvrent de moisissures. Lorsque leur densité est trop forte, ils laissent cristalliser l'excès de sucre qui s'y trouve dissous.

Quand on s'aperçoit qu'il commencent à se décomposer, on peut arrêter leur mouvement de fermentation, en les faisant bouillir pendant quelques instants; on y ajoute alors une petite quantité d'eau, pour remplacer celle que dissipe l'ébullition. Mais il ne faut pas croire qu'on puisse ainsi faire disparaître les altérations déjà éprouvées par un sirop; on en prévient seulement la continuation immédiate, ce qui atténue beaucoup l'utilité du moyen. Baumé croyait qu'un sirop ayant subi plusieurs fois cette opération a perdu toute aptitude à fermenter. Cette appréciation n'est pas exacte. Ce qui est plus vrai, c'est que le médicament placé dans ces conditions a perdu tout ou partie de ses propriétés médicinales. On ne peut donc l'employer dans cet état.

Virey a proposé d'ajouter un peu d'alcool aux sirops qui fermentent, pour arrêter leur décomposition. Cette addition, insuffisante alors qu'un sirop est en voie d'altération, peut être plus efficace quand elle porte sur le même médicament récemment préparé. Elle est recommandée par plusieurs praticiens et, pourtant, elle modifie un peu les propriétés des sirops.

D'autres emploient, dans le même but, les teintures alcooliques des substances contenues dans les sirops (*Lahache*), ce qui est encore plus défectueux, puisque cette addition augmente l'énergie des médicaments, sans que le médecin soit prévenu de cette modification.

On peut aussi conserver ces liquides par la méthode d'Appert (*Deschamps*) ou, plus simplement, en les enfermant bouillants dans des bouteilles préalablement chauffées et que l'on bouche aussitôt (*Mialhe*).

Il n'est même pas besoin de ces précautions, pour les sirops que l'on

ne garde pas pendant très longtemps; on peut se contenter de les introduire dans des flacons propres et bien secs, que l'on remplit le plus possible et que l'on bouche avec soin. Lorsqu'ils sont chauds, au moment de
leur mise en bouteilles, ils dégagent un peu de vapeur d'eau, qui se condense sur le bouchon et sur les parois découvertes du goulot. Cette eau
retombe ensuite sur le sirop, décuit sa surface et la prédispose au développement des végétaux microscopiques. Il est facile d'anéantir son
influence, en agitant vivement les flacons, après l'entier refroidissement
du sirop. Deschamps affirme même que cette agitation, renouvelée deux
fois par mois, garantit radicalement les liqueurs de l'envahissement des
moisissures.

Enfin, M. Lachambre donne comme certaine, dans ses résultats, la
méthode qui consiste à coucher, pendant quelques heures, les bouteilles
remplies de sirop, de manière à bien imprégner les bouchons du liquide
sucré. On peut ensuite les redresser impunément; aucune altération ne
se produit.

Mlle Popelin conseille de les enfermer, chauds, dans des fioles de 60 à
125 centimètres cubes au plus, que l'on remplit complètement, y compris
l'espace habituellement réservé au bouchon. Sur le goulot, on dépose
aussitôt une rondelle de papier filtre très épais et débordant légèrement
le goulot. La rondelle s'imprègne de liquide et pénètre un peu dans l'intérieur du goulot, quand le sirop se refroidit. Une légère évaporation se
produit à travers le papier et détermine la formation d'une couche solide
de sucre cristallisé, qui oppose une barrière infranchissable aux germes
de l'atmosphère. Au moment du besoin, on enlève avec un couteau la
rondelle obturatrice.

Il est une altération des sirops contre laquelle on ne possède actuellement aucun remède; cette altération est la conversion graduelle du sucre
de canne en glucose. Très rapide dans les sirops de sucs de fruits acides
et dans le sirop antiscorbutique, cette conversion se fait lentement dans
tous les autres. Hardy a constaté qu'un litre de sirop de sucre contenant
1^{gr},932 de glucose au moment de sa préparation, en renfermait 18^{gr},20
quinze jours plus tard; un litre de sirop de gomme, préparé depuis 6 mois
a fourni à l'analyse 34^{gr},02 de glucose; le sirop de violette en contenait
encore davantage, de même que les sirops ayant éprouvé la fermentation.

Plusieurs pharmacologistes conseillent de donner aux sirops, pendant
l'été, une densité plus forte, en raison de l'augmentation du pouvoir dissolvant de l'eau, par suite de l'élévation de la température. Cette pratique
n'a pas de raison d'être, car on doit toujours conserver les sirops à la cave,
c'est-à-dire dans un lieu dont la température soit à peu près invariable en
toute saison.

On partage habituellement les sirops en deux classes : *Sirops simples*,
Sirops composés, suivant qu'ils contiennent un ou plusieurs médicaments.
Les premiers peuvent être subdivisés, d'après la nature de leur véhicule,
en sirops avec : les *sucs*, les *macérés*, les *infusés*, les *digestés*, les *décoctés*,
les *eaux distillées*, les *extraits*, les *émulsions*, l'*alcool*, les *teintures*, le *vin* et

le *vinaigre*. On groupe les sirops composés, d'après le mode de leur préparation en : sirops par *infusion*, par *digestion* et par *distillation*. Enfin, on place en dehors de ces séries le sirop de sucre, qui ne renferme aucune substance médicinale.

Considérant que l'on administre presque toujours les sirops par cuillerées à bouche, le Codex a établi, sur cette mesure, les proportions de substances actives qu'il y fait entrer.

I. — SIROPS SIMPLES.

SIROP DE SUCRE.

Préparation. — 1° On obtient ce sirop par simple solution, à froid.

> Sucre blanc.................................... 1800 gr.
> Eau distillée................................... 1000

On casse le sucre par morceaux, on le fait dissoudre à froid dans l'eau et on filtre le liquide au papier (*Codex*).

Le sirop marque 1,35 au densimètre.

Le meilleur moyen d'obtenir rapidement la dissolution du sucre consiste à le tenir à la surface de l'eau, sur un diaphragme perforé. Lorsqu'il a complètement disparu, on peut clarifier le sirop par le procédé Desmarets (V. page 846), qui donne des résultats très satisfaisants et beaucoup plus rapides que la filtration au papier. Le produit doit être incolore et entièrement dépourvu d'odeur et de saveur désagréables. Il contient, au moment de sa préparation, un peu de glucose (*Hardy*), dont la proportion augmente à la longue et surtout sous l'influence de la lumière (*Raoult*).

MM. Klein et Dethan ont imaginé un appareil très commode pour préparer rapidement le sirop de sucre à froid (fig. 145). Cet appareil est composé de deux cylindres concentriques : l'un extérieur, A, sert d'enveloppe et porte, vers son tiers inférieur, deux diaphragmes CC', entre lesquels on place de la pâte de papier destinée à clarifier le sirop ; l'autre, B, percé de trous nombreux,

Fig. 145. — Saccharolyseur G. Dethan pour la préparation continue du sirop de sucre, à froid.

est rempli de sucre et reçoit de l'eau en proportion quelconque. Un tube à niveau D, muni d'un flotteur à densité E, indique la quantité de sirop clarifié (à 1,23) dont on peut disposer à un moment donné. On le soutire par le siphon F. On peut avoir toujours ainsi sous la main du sirop de

sucre incolore, d'une densité exacte et ne contenant pas plus de glucose
que le sucre avec lequel il a été préparé.

2° On peut également préparer le sirop de sucre avec le concours de la
chaleur :

Sucre blanc...................................... 1700 gr.
Eau distillée.................................... 1000

On met, dans une bassine, l'eau et le sucre préalablement divisé ; on
porte à l'ébullition, on passe aussitôt et on filtre. Le sirop bouillant
marque 1,26 au densimètre (*Codex*).

La pharmacopée légale a supprimé avec raison la clarification à l'albumine, plus nuisible qu'utile quand on emploie du sucre très blanc.

Caractères. — Obtenu avec le concours de la chaleur, le sirop de
sucre est peu coloré et il présente une légère saveur, qu'on ne trouve pas
au sirop de sucre incolore. Le glucose y existe, en proportion un peu plus
forte que dans le sirop de sucre fait à froid, soit qu'il provienne du sucre
avec lequel on l'a préparé, ou qu'il soit dû à l'action de la chaleur ou de
la lumière sur cette substance.

Essai. — Le sirop de sucre est, dans le commerce, l'objet d'une fraude
constante ; on y mélange, on y substitue même du *sirop de fécule.*

Quand on recherche cette falsification, il ne faut pas oublier que le sirop
de sucre pur contient presque toujours un peu de glucose. Cependant, en
général, ce principe y est en si faible proportion, qu'il ne produit pas des
réactions aussi intenses que le sirop de fécule. En outre, celui-ci est souvent révélé par la dextrine et par le sulfate de calcium qu'il tient en dissolution lorsqu'il n'est pas très pur. On reconnaît la présence de ces divers
éléments au moyen des essais qui suivent :

1° On fait bouillir quelques grammes de sirop suspect avec un peu de
potasse caustique en dissolution. Le sirop pur demeure incolore, tandis
qu'il devient d'un *brun foncé*, s'il est mélangé de glucose. Ce dernier
principe peut, quand cela est nécessaire, être dosé au moyen de la liqueur
cupro-potassique.

2° Quelques gouttes d'une solution d'iode dans l'iodure de potassium
font prendre une teinte *jaune* au sirop de sucre pur et une teinte *rouge* à
celui qui est glucosé. Cette dernière coloration tient à l'action de l'iode
sur la *dextrine* du sirop de fécule ;

3° On met encore la *dextrine* en évidence, en ajoutant au sirop un excès
d'alcool à 90°, qui la coagule ;

4° Lorsqu'on verse, dans le sirop préalablement dilué, une solution
d'oxalate d'ammonium, il se forme un abondant précipité blanc d'oxalate
calcaire, si la liqueur contient du *sulfate de calcium* ;

5° A ces réactifs, il faut joindre l'examen du pouvoir optique du sirop
à essayer. Le sirop de sucre de canne dévie à droite la lumière polarisée ; la déviation passe à gauche, quand on le traite par les acides,
tandis qu'elle ne change pas pour le sirop de glucose. L'industrie fabrique
aujourd'hui du glucose exempt de dextrine et de sulfate calcique, dont on

ne peut accuser la présence que par l'examen polarimétrique et l'action de la potasse.

Pharmacologie. — Le sirop de sucre sert fréquemment à édulcorer les tisanes et les potions, ainsi qu'à préparer un grand nombre de sirops médicamenteux. Pour ce dernier usage, on se sert généralement du sirop préparé à chaud. Il y aurait cependant tout avantage à le remplacer par le sirop fait à froid.

La conservation de ces deux sirops est également facile ; ils ne fermentent pas et, lorsqu'ils ont la densité réglementaire, ils ne sont le siège d'aucun développement cryptogamique.

a. — SIROPS AVEC LES SUCS.

Les sucs avec lesquels on prépare ces sirops appartiennent aux groupes des *sucs acides*, *extractifs*, *gommeux* et *résineux*. Les premiers donnent lieu à quelques observations pratiques, relatives à leur nature chimique et à leur densité.

La densité de ces liquides est telle, en effet, qu'elle ne permet pas le rapport de 2 à 1 entre le sucre et son dissolvant. Pour que le produit ne soit pas trop visqueux, Soubeiran conseille de réduire la proportion du sucre à 1,88 quand on prépare le sirop en vase clos, et à 1,80 lorsqu'on opère dans une bassine à large surface. Page et Leconte veulent plus de précision ; ils prennent la densité du suc à convertir en sirop et ils dissolvent un poids de sucre d'autant plus faible, que cette densité est plus élevée.

Le Codex de 1884 a consacré l'usage de cette précaution ; il indique pour les sirops de sucs de fruits acides (celui de nerprun excepté) les proportions de sucre à dissoudre dans les sucs de densité comprise entre 1,067 et 1,075 (V. *Sirop de groseille*). Pour le sirop de nerprun, on prend parties égales des deux éléments et on concentre la liqueur, afin d'augmenter les propriétés purgatives du médicament.

Manche a constaté que les sucs de fruits contiennent une proportion notable d'acide carbonique, qu'il est utile de chasser par une ébullition préalable. On remplace alors par de l'eau distillée celle qui a été évaporée. Sans cette précaution, une partie du sirop peut être caramélisée, par suite du soulèvement produit par le dégagement de l'acide carbonique, au moment où la viscosité du liquide rend ce dégagement pénible.

Le saccharose contenu dans les sirops de sucs de fruits acides est transformé assez rapidement en glucose, pendant la conservation des sirops ; quelquefois ce dernier cristallise et solidifie complètement la masse liquide. Soubeiran attribue cette métamorphose à l'action des acides. S'appuyant sur les observations de Thinus, il pense que la conversion, très lente à froid, devient manifeste à 60°, qu'elle augmente graduellement jusqu'à 90°, et qu'elle peut devenir complète, si on prolonge l'action de la chaleur. Il recommande, en conséquence, de ne pas chauffer beaucoup les sirops de fruits acides.

Germain et Guibourt professent une opinion contraire. Ils ont établi, expérimentalement, que le glucose se forme en abondance et cristallise presque toujours dans les sirops préparés à basse température, tandis que les mêmes sirops, portés à l'ébullition, sont à l'abri de cet accident. Guibourt a même vu du sirop de groseille un peu trop concentré déposer des cristaux de sucre de canne. Il déduit de ces faits, que la chaleur et les acides ne sont pas les seules causes de la transformation du sucre de canne, et que le rôle principal, dans cette action chimique, appartient à un ferment, que la chaleur peut rendre inactif. Les auteurs du Codex ont adopté ces conclusions, car ils font chauffer jusqu'à l'ébullition les sirops de sucs de fruits acides.

Deux autres procédés ont été proposés pour préparer ces sirops. Le premier s'applique aux fruits succulents, tels que les mûres, les groseilles, les framboises ; il consiste à en extraire le suc en les chauffant directement à feu nu, et à le convertir en sirop, soit immédiatement, soit après l'avoir clarifié par fermentation (*Robinet*). Le second procédé, donné par Mouchon, prescrit de faire macérer les fruits avec le tiers de leur poids de vin rouge, pendant un temps qui varie de 12 à 48 heures, avant d'y dissoudre le sucre. Dans ce dernier cas, l'addition du vin modifie la composition des médicaments ; en outre, les deux méthodes fournissent des produits visqueux et inférieurs à ceux que donne le manuel opératoire du Codex ; c'est donc avec raison que Guibourt et Soubeiran les ont condamnés.

Il faut éviter avec soin de préparer les sirops de sucs de fruits acides dans des vases étamés ; le contact de l'étain leur communiquerait une teinte *violacée* particulière. Les vases de verre ou d'argent conviennent mieux que tous les autres à cette opération ; mais les premiers n'ont pas toujours une capacité suffisante et les seconds se trouvent rarement entre les mains des praticiens. On peut sans inconvénient les remplacer par des bassines de cuivre, qui cèdent au produit trop peu de métal pour altérer sa saveur ou modifier ses propriétés.

§ 1. SIROP DE GOMME.

Préparation. — On prépare ce sirop avec une solution de gomme obtenue à froid.

Gomme blanche lavée	1000 gr.
Eau distillée	4300
Sucre blanc concassé	6700

On fait dissoudre la gomme dans l'eau froide, en agitant de temps en temps, jusqu'à dissolution. On ajoute le sucre et on fait, au bain-marie, un sirop que l'on passe au blanchet (*Codex*).

Ce sirop marque 1,33 au densimètre et contient le douzième de son poids de gomme.

Le lavage préalable de la gomme, conseillé par Robinet, et sa dissolution à froid, recommandée par Vaudin, sont deux précautions importantes à observer, si l'on veut obtenir un sirop très limpide et peu coloré. La suppression de la clarification au blanc d'œuf, autrefois pratiquée, a été provoquée par Magnes-Lahens, qui avait judicieusement observé le trouble qu'elle communique au sirop de gomme. La méthode adoptée par le Codex de 1884 est celle qui donne le plus beau produit.

Caractères. — Le sirop de gomme bien préparé doit être filant, très peu coloré, d'une saveur franche de gomme arabique. Mélangé avec 1/30 de son poids de teinture de gaïac, il se colore en *bleu indigo*, quand la gomme n'a pas été soumise à l'ébullition, et en *bleu de ciel*, lorsque la gomme a été traitée comme l'indique le Codex (*Lepage*). Si on y ajoute un volume d'alcool égal au sien, il se forme un précipité floconneux de gomme arabique, qui se redissout par agitation et qui devient insoluble en présence d'un excès d'alcool.

Essai. — On falsifie le sirop de gomme arabique avec la *gomme adragante* et avec le *sirop de glucose*. Quelquefois on se contente de diminuer la proportion de gomme qu'il doit contenir.

On peut y reconnaître la présence du *sirop de glucose* par les moyens indiqués à l'essai du sirop de sucre (page 852) et par le dosage de la gomme.

La *gomme adragante* peut être accusée soit par la teinture de gaïac, qui ne la colore pas, soit aussi par une analyse. La viscosité qu'elle communique aux liquides étant considérable, on n'en peut employer qu'une très petite quantité à la préparation du sirop; la faiblesse de cette proportion permet seulement de soupçonner la substitution, car elle peut tenir aussi à l'insuffisance du poids de la gomme arabique dissoute dans le médicament. La vérification de ces différentes fraudes entraîne donc le dosage de la gomme arabique.

Le meilleur moyen d'évaluer la quantité de gomme contenue dans le sirop est le suivant :

Dans un vase à saturation, d'une capacité de 150 cc., on pèse 10 gr. de sirop de gomme, que l'on délaie peu à peu avec 100 cc. d'alcool à 85°. On ajoute au mélange 20 gouttes d'acide acétique cristallisable et on agite vivement, avec une baguette de verre. La gomme est aussitôt précipitée. Après 2 ou 3 heures de repos, le liquide est jeté sur un filtre double taré ; il doit filtrer complètement limpide. Quant à la gomme, elle forme un gâteau suffisamment cohérent pour être égoutté.

Lorsqu'elle ne laisse plus couler de liquide, on la dissout dans 7 ou 8 cc. d'eau distillée, à laquelle on mélange ensuite 100 cc. d'alcool à 85° et 20 gouttes d'acide acétique pur. On abandonne au repos, pendant 2 ou 3 heures, on verse le liquide sur le filtre déjà employé, on lave la gomme avec de l'alcool pur, par décantation, puis on la fait tomber sur le filtre, qu'on lave à son tour avec le même alcool. Il n'y a plus qu'à sécher le filtre à l'étuve, puis à l'exposer à l'air libre pendant 24 heures, suivant le conseil de Soubeiran, enfin à le peser.

Cette méthode n'est pas applicable à l'analyse d'un sirop contenant à la fois de la gomme et du glucose du commerce. Mais elle peut servir à reconnaître la falsification du sirop de gomme par ce dernier produit. Quand la substitution a été pratiquée, le sirop se trouble au contact de l'alcool acidulé et laisse précipiter de la dextrine, qui perd en peu d'instants son aspect floconneux et recouvre les parois du vase d'un enduit poisseux caractéristique. La gomme reste toujours agrégée en une masse faiblement adhésive, qui ne change pas d'aspect, même après plusieurs jours.

Lorsque l'essai porte sur un sirop renfermant, en même temps que la gomme, de la dextrine (du sirop de glucose), on peut recourir au procédé suivant, donné par Roussin :

On précipite le sirop par 10 fois son volume d'alcool à 90°, on lave le coagulum, on le recueille et on le dessèche au bain-marie. On en dissout ensuite 1 gr. dans 10 cent. cubes d'eau distillée ; on introduit la liqueur dans un flacon à large ouverture, d'une capacité d'environ 60 cent. cubes, puis on y ajoute : 30 cent. cubes d'alcool à 56°, 4 gouttes de solution officinale de perchlorure de fer et quelques décigrammes de craie pulvérisée. Après une agitation vive de quelques instants, on débouche le flacon, pour donner issue à l'acide carbonique mis en liberté ; on laisse reposer le mélange pendant 3 ou 4 minutes et on le jette sur un filtre.

Si le sirop ne contient pas de dextrine, le liquide filtré ne se troublera pas par l'addition de 8 à 10 fois son volume d'alcool, toute la gomme étant restée sur le filtre, combinée au sesquioxyde de fer. Dans le cas contraire, l'alcool y fera naître un précipité d'autant plus abondant que le sirop renfermera plus de dextrine. On peut le peser.

Pour isoler la gomme de sa combinaison avec l'oxyde ferrique, on dissout dans l'eau aiguisée d'acide chlorhydrique le magma resté sur le filtre ; on précipite la gomme, au moyen de l'alcool à 95°, on la purifie par une dissolution et une précipitation nouvelles et finalement on la dessèche.

La solidification que produit le perchlorure ou le sulfate de sesquioxyde de fer, mis en contact avec le sirop de gomme, peut servir de moyen qualitatif, pour apprécier la pureté de ce dernier médicament. Un sirop qui, dans les conditions ci-dessus, ne devient pas gélatineux au bout de 5 minutes environ, ne contient pas la proportion de gomme nécessaire.

§ 2. SIROP DE BAUME DE TOLU.

Préparation. — 1° La préparation du sirop de baume de Tolu consiste en une digestion, suivie de la dissolution du sucre dans le digesté.

Baume de Tolu sec............................	50 gr.
Eau..	1000
Sucre très blanc............................	Q. S.

On fait digérer le baume avec la moitié de l'eau, pendant 2 heures, au bain-marie couvert et en ayant soin d'agiter fréquemment. Au bout de ce temps, la solution aqueuse, décantée, est remplacée par la seconde moitié de l'eau prescrite, que l'on fait digérer comme il vient d'être dit.

On réunit les produits des deux digestions, on laisse refroidir le mélange et on filtre au papier. On y ajoute ensuite le sucre, dans la proportion de 180 parties p. 100 de liqueur, et on fait, au bain-marie couvert, un sirop par simple solution, que l'on filtre au papier (*Codex*).

La quantité de baume de Tolu, prescrite par les anciennes pharmacopées, était beaucoup plus forte que celle qui est portée au Codex de 1884. On l'a réduite, sans nuire à la qualité du produit, d'après les observations de Deville, Guibourt et Soubeiran, basées sur la faible proportion des principes que l'eau enlève au baume de Tolu. D'autres ont cherché, par des moyens nouveaux, à diminuer encore le poids du baume employé, ou à mieux dissoudre ses éléments. Guibourt et Soubeiran préféraient le *modus faciendi* du Codex à ceux qu'ils ont pu lui comparer. Voici, du reste, afin qu'on puisse les juger théoriquement et pratiquement, les principaux procédés publiés jusqu'à ce jour :

2° Pour faciliter l'épuisement du baume, on a proposé de le triturer avec du sucre et de traiter le mélange par digestion dans l'eau (*Desaybats*) ou dans le sirop du sucre (*Marchand*). Cette méthode donne des résultats incomplets ; le sucre se dissout promptement et les globules résineux se réunissent aussitôt.

3° *Procédé de M. Yvon.* — On divise d'abord du baume de Tolu à l'aide de sable fin et chaud :

Sable fin et lavé.............................. 100 gr.
Baume de Tolu................................ 3

On chauffe le sable dans une capsule, jusqu'à ce qu'on ne puisse plus le tenir entre les doigts. On le verse alors dans un mortier, où se trouve le baume préalablement pulvérisé, puis on mélange vivement. Le baume fond et recouvre chaque grain de sable ; il va sans dire que la température de celui-ci ne doit pas être assez élevée pour altérer le suc résineux, ou pour volatiliser son acide. Pour épuiser ce mélange, on le pulvérise après refroidissement, on le tamise et on le lessive dans une allonge, au moyen d'eau bouillante que l'on fait passer deux ou trois fois de suite sur la poudre balsamique.

350 gr. de cette poudre suffisent pour préparer 1 litre d'eau aromatique, dont l'odeur et la saveur sont plus prononcées que celles de l'eau préparée par digestion.

4° *Procédé de M. Boussaguet.* — Au lieu de sable, M. Boussaguet prend comme agent diviseur la sciure de sapin, lavée à l'eau bouillante et séchée. Il l'imprègne de la solution du baume de Tolu dans l'alcool, et il se sert de ce produit séché (*Tolu pulvérulent*) pour préparer le digesté avec lequel on fera le sirop.

5° *Procédé de M. Duménil.* — L'intérêt qu'il présente réside dans la substitution de l'ouate de coton au sable et à la sciure de bois :

Baume de Tolu sec............................. 140 gr.
Alcool à 90°................................... 80
Ouate blanche................................. 60
Eau... 5000
Sucre blanc................................... 9000

Le baume est dissous dans l'alcool, au bain-marie, en remplaçant le liquide vaporisé. On met alors dans un mortier de marbre, la moitié de l'ouate, on verse dessus la moitié de la solution résineuse et on épiste vivement, jusqu'à parfaite répartition du baume. On opère de même avec l'autre moitié de l'ouate et le reste de la solution alcoolique, puis on sèche le tout à l'air libre. On fait ensuite digérer le produit, pendant 1 h. 1/2 dans 2500 gr. d'eau presque à 100° ; on l'exprime à la main, après refroidissement partiel, et on renouvelle la digestion avec assez d'eau pour que les deux opérations fournissent 5 kil. de digesté de Tolu. La solution, refroidie et filtrée, sert à dissoudre le sucre. Le sirop est très aromatique.

6º *Procédé de M. Malenfant.* — A l'imitation de Baumé, de Planche, de Frémy, etc., plusieurs praticiens conseillent de dissoudre le tolu dans l'alcool et de mêler cette solution à de l'eau, avec ou sans évaporation de l'alcool. Ces procédés s'éloignent beaucoup de celui du Codex.

M. Malenfant affirme cependant, que l'intervention de l'alcool donne un excellent résultat, et il propose la formule suivante :

Teinture de Tolu	250 gr.
Eau	6 litres.
Sucre blanc	10 kilogr.
Blanc d'œuf	Nº 1.

Le blanc d'œuf est battu dans une bassine avec 1 litre d'eau ; on y ajoute le sucre cassé en menus fragments ; sur le sucre, on verse la teinture, puis le reste de l'eau, on mélange et on fait cuire sur un *feu vif le plus promptement possible*, à 1,24 faible. On passe au blanchet, sans écumer, et on filtre au papier. Il est essentiel que l'ébullition soit de courte durée, pour éviter la division de la résine. Ainsi préparé, le sirop se conserve indéfiniment, au dire de l'auteur.

7º *Procédé de M. Latour.* — Sous le nom de sirop *résino-balsamique* de Tolu, M. Latour désigne une préparation contenant le baume de Tolu *tout entier*, à l'état d'émulsion :

Baume de Tolu	100 gr.
Sucre blanc	300
Poudre de gomme du Sénégal	100
Eau	600
Sirop de sucre	2400

On divise avec soin le baume de Tolu, en le triturant dans un mortier de porcelaine avec le sucre et la poudre de gomme. Lorsque le mélange est intime, on le met dans une bassine de cuivre étamé, préalablement chauffée à 100º ; on y ajoute un peu de sirop de sucre bouillant et décuit par la quantité d'eau indiquée, puis on triture avec soin en continuant l'action de la chaleur. Quand le baume est fondu et convenablement émulsionné, on le délaie dans le reste du sirop de sucre bouillant, que l'on verse par fraction. On porte ensuite le mélange à l'ébullition et on le passe à travers une étamine, pour en séparer les impuretés et une petite quantité de résine non divisée.

Ce sirop marque, froid, 35º Baumé ; il contient 1 gr. de baume de Tolu par 30 gr. ; sa saveur est agréable ; il se mêle facilement à l'eau, à laquelle il communique l'aspect laiteux des émulsions. Il est peut-être plus actif que le sirop du Codex, mais il ne peut le suppléer, car il n'a pas la même composition.

8º M. Stephenson pense que le sirop peut être préparé à froid. Il prend :

Baume de Tolu	36 gr.
Sucre pulvérisé	906
Eau	453

Le baume, réduit en poudre par trituration avec 226 gram. de sucre, est mis macérer avec l'eau, pendant 48 heures, dans un flacon que l'on agite souvent. On filtre le liquide et on y dissout le reste du sucre, par lixiviation ou autrement.

9º M. Kaspar professe la même opinion que M. Stephenson, mais il réduit beaucoup la proportion du baume :

Baume de Tolu	5 gr.
Sucre	650
Eau	400

Il triture le baume avec quelques fragments de sucre ; il ajoute le reste du sucre et l'eau, dans un flacon fermé, il agite de temps à autre et il filtre, au bout de 4 à 6 jours. La proportion du baume employée est, dit-il, dix fois plus grande que celle que le sirop peut dissoudre.

Caractères. — Le sirop de baume de Tolu doit être incolore, limpide et très aromatique. Sa saveur est douce et agréable. Il offre une réaction acide au tournesol, en raison de l'acide cinnamique dissous. Il contient tout au plus 0^{gr},05 de baume pour 100 de sirop (*Kaspar*).

Pour le conserver, il faut le tenir dans des flacons pleins et exactement bouchés. Au contact de l'air, il acquiert assez promptement, pendant l'été surtout, une odeur qui rappelle celle du benzène.

M. Malenfant attribue cette odeur à du styrolène, qui serait formé sous l'influence de la digestion prolongée du baume. De là, pour lui, la nécessité de soustraire le plus possible le baume de Tolu à l'action de la chaleur.

M. Lermigeaux a signalé la coloration jaune que prend le sirop de Tolu au contact de l'iodure de potassium ; il l'attribue à l'action du carbonate de potassium contenu dans ce médicament. M. E. Ferrand s'est assuré que l'iodure *pur* produit le même effet et que l'acide cinnamique n'est pas l'agent de sa décomposition ; il doit y avoir, dans la solution du baume, un autre principe beaucoup plus efficace à cet égard.

§ 3. SIROP DE GROSEILLE.

Préparation. — On prend :

Suc de groseille filtré.............................. 1000 gr.
Sucre blanc.. Q. S.

On détermine la densité du suc au moyen du densimètre, puis on calcule la quantité de sucre nécessaire pour préparer le sirop, d'après les indications suivantes :

DENSITÉ DU SUC à + 15°.	POIDS DU SUCRE. pour 1000 gr. de suc.
1.007	1746 gr.
1.014	1692
1.022	1638
1.029	1584
1.036	1530
1.044	1476
1.052	1422
1.060	1368
1.067	1314
1.075	1260

On fait, avec le suc et la quantité de sucre ainsi calculée, dans une bassine d'argent ou de cuivre non étamé, un sirop que l'on passe dès qu'il commence à bouillir (*Codex*).

Caractères. — Ce sirop est d'un rouge vif ; il doit marquer, à froid, 1,33 au densimètre.

Il est souvent remplacé, dans le commerce, par du *sirop d'acide citrique* ou *d'acide tartrique*, coloré au moyen de la *fuchsine*, de l'*orseille* ou du *carmin*. On reconnaît ces substitutions à l'aide des moyens suivants.

Les alcalis communiquent une teinte *pourpre violacée* au véritable sirop de groseille, tandis qu'ils modifient complètement la nuance du sirop teinté par la *fuchsine*.

Pour découvrir l'*orseille*, on met dans un tube bouché quelques grammes de sirop suspect, on y ajoute un excès de chlorure de sodium et on chauffe légèrement. On verse ensuite quelques gouttes d'acide acétique, puis un demi-volume d'éther acétique et l'on agite vivement, pendant quelques instants.

A ce mélange on ajoute un volume d'éther ordinaire égal à celui de l'éther acétique et l'on agite de nouveau. La couche éthérée est enlevée avec une pipette ; le même traitement est renouvelé deux fois, sans omettre l'acidulation, puis on laisse reposer. La liqueur aqueuse, séparée des éthers et de l'excès de sel marin, est chauffée jusqu'à ce qu'elle soit limpide, et observée. Elle a conservé sa *couleur primitive*, si le sirop est pur, l'éther ordinaire ayant précipité la matière colorante de la groseille, d'abord dissoute par l'éther acétique. Elle est *incolore*, ou à peu près, dans le cas de coloration exclusive par l'*orseille*, tandis que les éthers sont devenus d'un *rouge violacé*. Les deux liquides, enfin, offrent une couleur atténuée, lorsque le sirop était coloré par l'orseille et par la groseille tout à la fois (*C. Tanret*).

On reconnaîtrait le *carmin*, en ajoutant au sirop un peu de carbonate de sodium, puis un excès d'acétate de plomb basique : il se produit un précipité d'un *rose rouge*, en présence du carmin, alors que le sirop pur donne un précipité *gris ardoise* (*Labiche*).

Le sirop de groseille est incompatible avec les benzoates, dont il élimine l'acide benzoïque, qui cristallise alors dans le liquide. On est obligé, pour dissoudre les cristaux, d'ajouter au médicament un peu de carbonate de sodium (*Raynaud*).

Tous les sirops de sucs de fruits acides opèrent la même décomposition. Il est bon d'éviter cet inconvénient, la saturation modifiant sensiblement la saveur des sirops acides.

On prépare comme le sirop de groseille ceux de :

Berberis,	Framboise,
Cerise,	Grenade,
Citron,	Mûre,
Coing,	Orange.

§ 4. SIROP DE NERPRUN.

Préparation. — Cette opération comporte l'évaporation d'une quantité de suc presque égale à la moitié de celle qui est mise en œuvre :

Suc de nerprun..	1000 gr.
Sucre blanc................................	1000

On fait chauffer le mélange, jusqu'à ce que le liquide bouillant marque 1,27 au densimètre et l'on passe au blanchet (*Codex*).

Caractères. — Le sirop de nerprun offre une couleur violette tellement foncée, qu'il paraît noir. Étendu d'eau, il est d'un rouge pourpre, encore sensible après dilution dans 200 parties de ce liquide. Sa saveur est amère et désagréable, ce qui en restreint beaucoup l'usage. Pour l'atténuer, Soubeiran prescrivait de le donner sous forme de limonade, édulcorée à l'aide du sirop citrique, dans les proportions suivantes :

```
Sirop de nerprun...........................   30 à  60 gr.
  —   citrique............................       100
Eau......................................       900
```

Indépendamment de ses caractères physiques, on reconnaît ce médicament aux réactions que voici :

L'*ammoniaque* lui communique une teinte *verte*, assez accentuée pour être perceptible dans le sirop étendu de 6000 fois son poids d'eau.

L'*acétate de plomb* et le *sulfate de cuivre* n'y déterminent aucun précipité ; mais, en versant un peu d'ammoniaque dans le mélange, on fait, avec le sel de *plomb*, un précipité *jaune verdâtre*, et un précipité *vert* avec le sel de cuivre.

SIROP DE POINTE D'ASPERGE.

```
Suc d'asperge clarifié à chaud..   1000 gr.
Sucre blanc.................     1800
```
On fait un sirop par solution, au bain-marie couvert, et on le passe à travers une étamine.

On prépare, de la même manière, le *Sirop de cresson* (*Codex*).

SIROP DE TÉRÉBENTHINE.

```
Térébenthine des Vosges.....   100 gr.
Sirop de sucre...............  1000
```

On met ces substances dans un pot de faïence couvert et on les fait digérer au bain-marie, pendant 2 heures, en remuant fréquemment avec une spatule. A la fin de l'opération, on ajoute au mélange une petite quantité d'eau, si cela est nécessaire pour rétablir le poids primitif. On laisse refroidir, afin de séparer plus facilement la térébenthine, et on filtre le sirop au papier (*Codex*).

b. — SIROPS AVEC LES MACÉRÉS.

§ 1. SIROP DE GOUDRON.

Préparation. — 1° Le Codex prescrit, pour ce sirop, une macération de goudron dans de l'eau à 60° :

```
Goudron végétal purifié........................    10 gr.
Sciure de bois de sapin........................    30
Eau distillée..................................  1000
Sucre blanc....................................  Q. S.
```

On divise le goudron avec la sciure de bois, on verse sur le mélange l'eau portée à la température de 60° et on agite de temps à autre. Après deux heures de contact, on filtre le liquide sur le sucre et on fait au bain-marie, en vase clos, un sirop contenant 180 gr. de sucre pour 100 gr. d'eau de goudron (*Codex*).

2° Soubeiran conseille de faire digérer le goudron dans du sirop de sucre :

```
Goudron de pin.............................   10 gr.
Sirop de sucre.............................  400
```

On introduit le tout dans un matras de verre, que l'on chauffe au bain-marie pendant 1 heure, en agitant de temps à autre. On laisse ensuite reposer, on décante pour séparer le sirop de goudron et on filtre.

3° M. Latour a donné une formule de sirop dans laquelle on emploie le goudron *tout entier*, sous forme d'émulsion :

Goudron lavé à l'eau bouillante......................	100 gr.
Sucre blanc...	600
Poudre de gomme du Sénégal.......................	100
Eau...	400
Sirop de sucre..............................	2000

On suit le même manuel opératoire que pour le sirop de baume de Tolu du même auteur (V. page 858). 30 grammes de ce sirop représentent 1 gramme de goudron.

Caractères. — Le sirop de goudron obtenu par le procédé du Codex est acide, aromatique et légèrement amer. L'ammoniaque le brunit un peu ; l'acide azotique lui communique d'abord une couleur *jaune foncée*, qui passe ensuite au *jaune clair* définitif (*Lepage*).

Le produit que donne le procédé de Soubeiran est un peu plus coloré et plus sapide que le précédent; il doit être aussi plus actif.

Quant à celui de M. Latour, c'est une préparation spéciale, qui, par sa composition, s'éloigne du médicament du Codex et ne peut lui être substituée. M. Latour convient, du reste, qu'il n'est pas toujours toléré, s'il n'est mélangé de son poids de sirop de Tolu. Il conseille cependant de s'en servir pour la préparation instantanée de l'eau de goudron ; une cuillerée à café de ce sirop, pour un verre d'eau, ou mieux d'une infusion amère, qui masque parfaitement l'odeur et l'âcreté du goudron.

M. Bretet a proposé l'emploi du *sirop de goudron iodé*, préparé comme il suit :

Eau de goudron (*Lefort*)........................	1000 gr.
Sucre blanc.......................	1800

On fait dissoudre, à froid, le sucre dans l'eau de goudron. On pèse, dans un matras, 1 kilogr. de ce sirop, puis on y ajoute, peu à peu et en agitant, 1 gr. d'iode dissous dans l'alcool. Le mélange est d'abord très brun; il se décolore graduellement et, au bout de 4 à 5 jours, sa teinte n'est guère plus foncée que celle du sirop de goudron ordinaire; on le filtre alors en vase clos. L'iode n'y est sensible ni au goût, ni aux réactifs.

Mialhe, Lefort et M. Latour ont modifié le procédé de M. Bretet de la manière ci-après :

Iode.....	1 gr.
Sucre pulvérisé............	600
Goudron lavé...............................:	33
Eau distillée à 80°................................	400

On triture l'iode rapidement avec le sucre; on incorpore au mélange le goudron et on introduit le tout, avec l'eau, dans un flacon à large ouverture bouché à l'émeri. On agite fréquemment le flacon, jusqu'à refroidissement; on passe le produit à travers une toile, puis on filtre au papier.

Ainsi préparé, le sirop de goudron iodé est limpide, très aromatique et faiblement ambré. Il ne laisse dégager aucune vapeur d'iode.

§ 2. SIROP DE CONSOUDE.

Préparation. — C'est par macération également, qu'il faut traiter la consoude.

Racine sèche de consoude.....................	50 gr.
Eau...	300
Sirop de sucre.................................	1500

On laisse macérer la racine de consoude dans l'eau froide, pendant 12 heures, et on passe sans expression. On ajoute la liqueur au sirop de sucre, on fait évaporer jusqu'à ce que le mélange marque 1,25 au densimètre et on passe (*Codex*).

Il ne faut pas employer de sirop de sucre clarifié à l'albumine pour la préparation de ce médicament, car le tannin qu'il contient serait en partie précipité par l'albumine retenue dans le sirop.

Caractères. — Le sirop de consoude est légèrement *rose* et dénué de saveur propre. Il est mucilagineux, mais bien moins que s'il avait été préparé par infusion. Le tannin qu'il tient en dissolution donne un précipité *vert brunâtre* avec les sels ferriques. Les alcalis et les carbonates alcalins lui communiquent une teinte *jaune*. Ces deux réactions permettent de le caractériser.

SIROP DE GUIMAUVE.	**SIROP DE RHUBARBE.**
Racine sèche de guimauve.... 50 gr.	Rhubarbe..................... 100 gr.
Eau...................... 300	Eau froide.................. 500
Sirop de sucre............. 1500	Sucre....................... Q. S.
On fait macérer la racine de guimauve dans l'eau froide pendant 12 heures, et on passe sans expression. On ajoute la liqueur au sirop de sucre, on concentre le mélange jusqu'à ce qu'il marque 1,25 au densimètre (30° Baumé) et on passe à travers une étamine (*Codex*).	On fait macérer la rhubarbe dans l'eau, pendant 12 heures, on passe avec expression et on filtre. On ajoute alors à 100 p. de liqueur, 190 p. de sucre, que l'on fait dissoudre au bain-marie.
	30 gr. de sirop contiennent les principes solubles de 2 gr. de rhubarbe.

c. — SIROPS AVEC LES INFUSÉS.

SIROP DE VIOLETTE.

Préparation. — 1° On prépare ce sirop par infusion, avec les pétales de violettes fraîches :

Pétales de violette récents et mondés............ ...	1000 gr.
Sucre blanc....................................	3800
Eau distillée..................................	Q. S.

On jette les pétales sur un crible, afin d'en séparer le calice et les onglets. On les met ensuite dans un bain-marie d'étain fin, avec assez d'eau bouillante pour que l'ensemble des pétales et de l'eau pèse 3000 grammes.

Après 12 heures d'infusion, on passe et on exprime, de manière à obtenir 2120 gr. de liqueur. On laisse déposer celle-ci, on la décante, on y ajoute le sucre cassé par morceaux, et on en fait un sirop par simple solution au bain-marie couvert (*Codex*).

2° Le procédé qui précède offre l'inconvénient de ne pouvoir être appliqué que pendant une ou deux saisons. D'après M. Bouillon, on peut le remplacer par le suivant, qui permet d'opérer en tout temps et qui, dit-il, fournit un aussi bon produit :

	gr.
Pétales de violettes séchés avec soin.	20.00
Eau distillée.	1000.00
Acide citrique.	0.05

On fait infuser le tout pendant 4 heures ; on passe à travers une toile lavée à l'eau distillée, on verse un peu d'eau sur le résidu et on exprime, afin d'obtenir 1000 gr. de liquide, dans lequel on fait dissoudre à une douce chaleur 1800 gr. de sucre blanc. Il ne faut recourir à cette méthode que dans les cas d'absolue nécessité.

Il résulte des observations de Guibourt, qu'il faut préférer les violettes cultivées aux fleurs sauvages, les simples aux doubles et celles du printemps à celles de l'automne. Il est convenable aussi de les prendre au commencement de la saison ; leur nuance est alors plus vive.

Soubeiran recommande de les cribler, suivant le conseil de Blondeau, pour en séparer les onglets et les étamines. Mais il ne croit pas utile de les soumettre à un lavage préalable. On pensait, à l'origine, enlever au moyen de ce lavage une matière colorante verdâtre, dont la présence aurait affaibli la teinte bleue des violettes. Huraut ayant démontré que cette couleur est produite par l'action des carbonates terreux, dissous dans l'eau ordinaire, sur le principe bleu des fleurs, il n'y a plus lieu de s'en préoccuper, quand on emploie de l'eau distillée.

Pour la même raison, il est au contraire important de laver à l'eau distillée la toile destinée à filtrer le produit de l'infusion ; sans cette précaution, il peut y rester un peu de lessive alcaline, qui altérerait sensiblement la nuance du sirop.

L'étain semble jouir du pouvoir d'exalter la couleur des violettes ; aussi se sert-on de vases de ce métal pour préparer le sirop qu'elles fournissent. Huraut rattache ce phénomène à l'union d'une petite quantité d'oxyde d'étain avec la matière colorante. Guibourt a fait remarquer que la nature des instruments dans lesquels on opère est sans influence sur la qualité des produits, lorsque les violettes sont récoltées au moment le plus favorable.

Caractères. — Le sirop de violettes est d'un beau bleu violacé ; il possède une saveur et un parfum très prononcés, qui sont les meilleurs indices de sa bonne préparation. Il devient *rouge*, au contact des acides, et *vert* en présence des alcalis. Ces caractères le font employer comme réactif dans les laboratoires.

Il arrive quelquefois qu'il est peu coloré, au moment où l'on termine sa préparation. Pour remédier à cet inconvénient, Baumé prescrivait de l'agiter, après l'avoir laissé refroidir, le contact de l'air lui restituant toute la vivacité de sa couleur. Cette manœuvre, blâmée avec raison par

Guibourt, prédispose le sirop à la fermentation ; l'influence de l'air s'exerce suffisamment, pendant le refroidissement du sirop et pendant son introduction dans les bouteilles.

SIROP DE COQUELICOT.

Pétales secs de coquelicot...	100 gr.
Eau bouillante...............	1500
Sucre blanc..................	Q. S.

On verse l'eau bouillante sur les pétales, on laisse infuser pendant 6 heures en vase clos, on passe avec expression et on filtre. On ajoute ensuite le sucre, dans la proportion de 180 p. pour 100 de colature, on porte rapidement à l'ébullition et on passe (*Codex*).

On prépare de la même manière les sirops des substances suivantes :

Absinthe,
Camomille,
Capillaire du Canada,
Coca,
Douce-amère,
Eucalyptus,
Fumeterre,
Gentiane,
Houblon (cône),
Hysope,
Jaborandi,
Lierre terrestre,
OEillet rouge,
Pêcher,
Pensée sauvage (plante),
Polygala,
Saponaire (racine),
Sassafras,
Tussilage.

SIROP DE MOUSSE DE CORSE.

Mousse de Corse mondée....	200 gr.
Sucre blanc.................	1000
Eau bouillante..............	Q. S.

On verse 500 gr. d'eau bouillante sur la mousse de Corse, on laisse infuser pendant 6 heures et on passe avec expression. On verse sur le marc une nouvelle quantité d'eau bouillante, pouvant fournir, en y comprenant le produit de la première infusion, 530 gr. de colature filtrée, dans laquelle on dissout le sucre, au bain-marie couvert.

On peut éviter de filtrer l'infusé, en l'abandonnant au repos ; on le décante ensuite et on le clarifie avec la pâte de papier (*Codex*).

d. — SIROPS AVEC LES DIGESTÉS.

SIROP DE SALSEPAREILLE.

Préparation. — 1° Le Codex prépare ce sirop avec le produit de la digestion de la salsepareille dans l'eau.

Racine de salsepareille............................	1000 gr.
Sucre blanc.......................................	2000
Eau...	Q. S.

On monde la salsepareille de ses souches, on fend les brins dans le sens de leur longueur, on les coupe en fragments de 2 à 3 centimètres, que l'on crible et dont on pèse 1000 gr.

On fait avec cette substance deux digestions successives et prolongées pendant 12 heures chacune, dans l'eau à 80°, employée en quantité suffisante pour recouvrir chaque fois la salsepareille. On passe le produit de chaque digestion à travers un tamis de crin, on laisse reposer et on décante ; puis on fait évaporer les liqueurs, en commençant par la moins chargée de principes actifs.

Lorsque la totalité du liquide est réduite au poids de 1600 grammes, on clarifie au blanc d'œuf et on passe à travers une étamine de laine. Enfin, on ajoute le sucre et on fait, par coction et clarification, un sirop marquant bouillant 1,27 au densimètre (*Codex*).

Le traitement par digestion a été choisi pour les raisons indiquées à propos de la tisane de salsepareille (V. plus loin). Il est peut-être défectueux ici, en ce qu'il exige l'évaporation d'une assez forte proportion d'eau et, par suite, qu'il entraîne la perte d'une partie notable de la salseparine.

2° A ce procédé, Soubeiran préfère l'emploi de l'extrait alcoolique de salsepareille, proposé par Béral et adopté par le Codex de 1837, et qui donne un sirop plus chargé de salseparine :

Extrait alcoolique de salsepareille.................... 1 gr.
Eau... 10
Sucre... 20

On dissout l'extrait dans l'eau, à la température du bain-marie; on filtre la liqueur bouillante, on ajoute le sucre et on prépare un sirop par simple solution.

Caractères. — Le sirop de salsepareille est d'un brun tellement foncé qu'il paraît noir. Il offre une odeur *sui generis*, une saveur âcre et amère.

Sa propriété caractéristique est de mousser fortement par l'agitation. Une goutte de ce sirop, agitée avec 100 cent. cubes d'eau, donne une mousse épaisse et persistante.

e. — SIROPS AVEC LES DÉCOCTÉS.

SIROP DE GAIAC.

Préparation. — On traite, par décoction, le bois de gaïac préalablement divisé :

Bois de gaïac râpé............................... 300 gr.
Sucre blanc..................................... 1000
Eau.. Q. S.

On fait bouillir le gaïac, à deux reprises et pendant 1 heure chaque fois, dans 3000 gr. d'eau, et l'on passe au travers d'une toile serrée. On réunit les liqueurs, on les concentre, jusqu'à ce qu'elles soient réduites à 600 grammes, et on les laisse refroidir. On filtre ensuite au papier, on ajoute le sucre et on passe lorsque le sirop marque bouillant 1,26 au densimètre (*Codex*).

Caractères. — Ce sirop est un peu trouble, aromatique et d'une saveur âcre très marquée. Il offre, d'ailleurs, les réactions de la résine de gaïac, dissoute à la faveur de la décoction.

SIROP DE LICHEN.

Lichen d'Islande mondé...... 30 gr.
Sucre blanc................ 1000
Eau....................... Q. S.

On lave le lichen à l'eau froide, on le fait bouillir dans l'eau pendant quelques minutes, pour le priver d'une partie de son amertume, et on rejette cette première décoction. On lave de nouveau le lichen à l'eau froide et on le remet sur le feu, avec environ 1 litre d'eau, que l'on maintient à l'ébullition pendant une demi-heure. On passe sans expression ; on ajoute le sucre, on clarifie au papier et on passe de nouveau lorsque le sirop pèse, bouillant, 1,26 au densimètre.

SIROP DE LIMAÇON.

Chair de limaçon des vignes. 200 gr.
Eau...................... 1000
Sucre blanc.............. 1000

On prépare la chair des limaçons en les laissant plongés dans l'eau bouillante, jusqu'à ce qu'ils puissent être retirés facilement de leur coquille. On en rejette la partie noire. On coupe la chair, qu'il faut laver à l'eau froide et faire bouillir dans la quantité d'eau prescrite, jusqu'à évaporation du tiers environ du liquide. On passe, on ajoute le sucre et l'on fait, par coction et clarification, un sirop marquant 1,27 au densimètre (*Codex*).

f. — SIROPS AVEC LES EAUX DISTILLÉES.

SIROP DE FLEUR D'ORANGER.

Préparation. — On pèse séparément :

Eau distillée de fleur d'oranger	1000 gr.
Sucre blanc	1800

On concasse le sucre et on le fait dissoudre, à froid, dans l'eau aromatique. On filtre le sirop au papier (*Codex*).

On prépare de la même manière, avec les eaux distillées, les sirops de :

Anis vert,	Laurier-cerise,
Cannelle,	Menthe poivrée.

g. — SIROPS AVEC LES EXTRAITS.

§ 1. SIROP D'IPÉCACUANHA.

Préparation. — 1° Pour préparer ce sirop on prend.:

Extrait d'ipécacuanha	10 gr.
Alcool à 60°	30
Sucre blanc	630
Eau distillée	340

On dissout l'extrait dans l'alcool, à une douce chaleur, on verse la solution et l'eau distillée sur le sucre concassé, placé dans un matras. On fait dissoudre au bain-marie et on filtre au papier, après refroidissement (*Codex*).

20 grammes de sirop contiennent 20 centigr. d'extrait d'ipécacuanha.

Ce procédé a été donné par Henry et Guibourt, pour remplacer la décoction prescrite par les anciennes pharmacopées. Outre la simplicité d'exécution, il offre encore l'avantage de fournir un sirop très actif, l'alcool épuisant mieux que l'eau la racine d'ipécacuanha. Malheureusement, le produit fermente assez facilement.

2° *Procédé de M. Bertault.* — On obtient un sirop inaltérable en le faisant directement avec la solution alcoolique d'ipécacuanha :

Ipécacuanha en poudre demi-fine	100 gr.
Alcool à 60°	500
Sucre blanc	1600

On traite la poudre par l'alcool, dans un appareil à déplacement ; on distille ensuite la liqueur, pour en retirer l'alcool, on filtre le résidu de la distillation et on y fait dissoudre le sucre à une douce chaleur. Le sirop ne se trouble pas par le refroidissement. Cette formule est bien conçue et elle donne un excellent produit.

M. Delage en a modifié légèrement le manuel opératoire en partant de ce principe, contesté, que la racine d'ipécacuanha fournit 12 % d'extrait. Il diminue beaucoup la proportion de l'alcool, tout en augmentant celle d'ipécacuanha, et il laisse dans le sirop la teinture alcoolique obtenue. Il ne semble pas que ces changements correspondent à des avantages réels.

3° *Procédé de M. Nicot.* — C'est une variante du précédent :

Racine d'ipécacuanha concassée......................	1ᵏ,200
Alcool à 60°..	0 ,360
Eau distillée...	4 ,080
Sucre blanc..	7 ,560

On fait macérer la poudre avec l'alcool, pendant 12 heures, dans un appareil à déplacement. A ce terme on déplace avec l'eau les 360 gr. d'alcool, que l'on met à part, et on continue la lixiviation avec l'eau distillée *froide*, jusqu'à ce qu'on ait obtenu 4.080 gr. de produit. On filtre cette dernière liqueur, on y dissout le sucre, au bain-marie couvert, on laisse refroidir et on ajoute la solution alcoolique, préalablement filtrée. Le sirop est conforme aux prescriptions du Codex.

4° Dannecy s'affranchit de la fermentescibilité du sirop d'ipécacuanha, en le convertissant en saccharure. Voici sa formule :

Extrait d'ipécacuanha repris par l'eau...............	14 gr.
Sucre blanc...	1200

Chaque cuillerée de saccharure, pesant 12 gr., renferme 14 centigrammes d'extrait et forme au moment du besoin, avec une proportion d'eau convenable, une cuillerée de sirop toujours inaltéré.

Caractères. — Le sirop d'ipécacuanha du Codex est de couleur jaune foncée, inodore et un peu amer. Étendu de deux fois son volume d'eau, il donne avec le tannin un volumineux précipité de tannate d'émétine, qui se dépose lentement. Les sels ferriques lui communiquent une teinte d'un *brun verdâtre.*

Essai. — On substitue quelquefois à ce médicament du *sirop d'émétique*, coloré avec un peu de mélasse ou avec tout autre principe colorant. On reconnaît déjà cette fraude à l'absence des caractères propres au sirop d'ipécacuanha. Mais, pour plus de certitude, on délaie 50 gr. du sirop suspect dans 100 gr. d'eau et on y fait passer un courant d'acide sulfhydrique. Il se forme un précipité *jaune orangé* de sulfure d'antimoine, si le sirop contient de l'émétique, tandis qu'il ne se produit aucun trouble dans le sirop d'ipécacuanha pur. M. Yvon indique en outre les moyens analytiques suivants :

1° Dans un tube à essai, on met 5 ou 6 centim. cubes de sirop suspect, 5 à 6 gouttes d'acide chlorhydrique ou azotique et 6 centim. cubes d'eau. Un peu d'iodure de potassium dissous forme un précipité jaune d'iodure d'antimoine, s'il y a de l'émétique.

2° Quand on agite du sirop contenant de l'émétique avec son volume de solution à 1 p. 100 d'iodure d'amidon, l'iodure est *instantanément décoloré*, tandis qu'il faut 2 ou 3 minutes et parfois beaucoup plus longtemps au sirop d'ipécacuanha pur, pour produire cette décoloration.

§ 2. SIROP D'OPIUM.
Sirop thébaïque.

Préparation. — L'extrait d'opium exigeant peu d'eau pour se dissoudre, il suffit de mélanger sa solution au sirop de sucre, pour avoir le sirop d'opium :

Extrait d'opium.. ....   2 gr.
Eau distillée   8
Sirop de sucre.............   990

On fait dissoudre, à froid, l'extrait dans l'eau distillée; on filtre la liqueur et on mêle au sirop, par agitation (*Codex*).

20 gr. de sirop contiennent 4 centigrammes d'extrait d'opium et, conséquemment, 8 milligrammes de morphine.

Caractères. —Le sirop d'opium est d'un jaune rougeâtre et peu coloré. Sa saveur amère et aromatique et son odeur spéciale rappellent celles de l'opium. Il subit assez facilement la fermentation, pendant l'été surtout ; aussi faut-il le conserver dans des flacons de petite capacité, que l'on bouche hermétiquement.

Lorsqu'il a été préparé avec de l'extrait d'opium titré, on doit pouvoir y constater facilement la présence de la morphine, soit au moyen des réactifs généraux des alcaloïdes (V. page 346), soit avec l'acide iodique, qu'elle réduit en mettant l'iode en liberté. Pour cette dernière réaction, Lepage conseille le manuel opératoire suivant :

On agite, avec 80 gr. de sirop d'opium, 8 gouttes d'une solution d'acide iodique au sixième. Le mélange acquiert peu à peu une teinte plus foncée. Au bout de 10 minutes, on y ajoute 30 gr d'eau distillée et 5 gr. de sulfure de carbone bien exempt d'acide sulfhydrique. On secoue vivement le flacon, on décante le liquide, qui surnage le sulfure de carbone, et on lave celui-ci deux fois à l'eau distillée.

Le sulfure doit offrir une teinte légèrement *rose*, due à la présence de l'iode qu'il a dissous. On peut caractériser ce métalloïde, en chauffant le sulfure dans un petit tube, à l'orifice duquel on a placé un papier amidonné légèrement humide : l'iode se volatilise et colore le papier en *bleu foncé*, en se combinant à l'amidon.

Sous le nom de *sirop de Karabé*, Lémery a formulé un sirop d'opium et de succin, dont la composition a été modifiée successivement par toutes les pharmacopées. Le Codex le prépare en mélangeant à 100 gr. de sirop d'opium 50 centigr. de teinture de succin.

§ 3. SIROP DE RATANHIA.

Préparation. — Pour préparer ce médicament, Mouchon recommande d'épuiser la racine de ratanhia par lixiviation avec l'eau d'abord, puis avec l'alcool. Soubeiran et le Codex préfèrent l'emploi de l'extrait :

Extrait de ratanhia.................,....................   25 gr.
Sirop de sucre.......... ....:............   975

On fait dissoudre, à chaud, l'extrait de ratanhia dans le double de son poids d'eau et on ajoute la solution au sirop de sucre bouillant. On maintient le sirop sur le feu, jusqu'à ce qu'il soit ramené au poids de 1000 grammes, et on le passe (*Codex*).

20 grammes de sirop de ratanhia contiennent 50 centigrammes d'extrait.

Caractères. — Ce sirop présente une couleur d'un rouge brun très foncé ; il est inodore ; sa saveur est très astringente. Quelques gouttes suffisent pour communiquer une teinte marquée à une grande quantité d'eau. Les acides font naître dans cette solution un précipité *rouge* floconneux. Les alcalis avivent sa nuance. Les sels ferriques y déterminent un précipité *vert noirâtre*, caractéristique du tannin de ratanhia.

Le *sirop de cachou* peut être confondu avec celui de ratanhia. Il s'en distingue à sa couleur moins rouge, à sa saveur un peu moins astringente et, surtout, à ce qu'il ne fournit pas de précipité avec l'acide chlorhydrique (*Lepage*).

On prépare, comme le sirop de ratanhia, les *sirops de cachou* et *de thridace*.

SIROP DIACODE.

	gr.
Extrait d'opium	0.50
Eau distillée	4.50
Sirop de sucre	995.00

On fait dissoudre l'extrait dans l'eau, on filtre la liqueur et on la mélange au sirop (*Codex*).

20 gr. de ce sirop contiennent 1 centigr. d'extrait d'opium.

Ce sirop remplace le sirop de pavot blanc du Codex de 1837, dont la composition chimique était beaucoup plus sujette à varier.

SIROP DE LACTUCARIUM OPIACÉ.

	gr.
Extrait alcoolique de lactucarium	1.50
Extrait d'opium	0.75
Sucre blanc	2000.00
Acide citrique	0.75
Eau de fleur d'oranger	40.000
Eau distillée	Q. S.

On dissout l'extrait d'opium dans l'eau de fleur d'oranger et on filtre.

D'autre part, on épuise l'extrait de lactucarium par l'eau distillée bouillante ; on laisse refroidir la solution et on la filtre au papier. On dissout le sucre, à chaud, dans cette liqueur, suffisamment étendue d'eau distillée ; on y ajoute l'acide citrique et on clarifie au blanc d'œuf, en ayant soin d'enlever les écumes à mesure qu'elles se produisent. On fait concentrer à 1,25 bouillant (30° Baumé) (*Codex*).

SIROP DE VALÉRIANE.

Extrait de valériane	40 gr.
Eau distillée de valériane	1000
Sucre blanc	1800

On dissout l'extrait dans l'eau distillée, on filtre et on fait avec le sucre un sirop par simple solution, en vase clos, au bain-marie (*Codex*).

SIROP DE PAVOT BLANC.

Extrait de pavot blanc	10 gr.
Alcool à 60°	30
Eau distillée	348
Sucre blanc	630

On dissout à une douce chaleur l'extrait dans l'alcool ; on verse la solution et l'eau distillée sur le sucre préalablement introduit dans un ballon, on fait dissoudre au bain-marie et on filtre après refroidissement (*Codex*).

20 gr. de sirop contiennent 20 centigrammes d'extrait de pavot blanc.

h. — SIROPS AVEC LES ÉMULSIONS

SIROP D'AMANDES.
Sirop d'orgeat.

Préparation. — On obtient ce sirop en dissolvant du sucre dans une émulsion d'amandes. Le Codex le prépare d'après la formule donnée par Boudet :

Amandes douces	500 gr.
— amères	150
Sucre blanc	3000
Eau	1625
Eau distillée de fleur d'oranger	250

On monde les amandes de leur pellicule et on en forme une pâte très
fine, dans un mortier de marbre ou sur une pierre à chocolat, avec
750 gr. de sucre et 125 gr. d'eau. On délaie ensuite la pâte exactement dans
les 1500 gr. d'eau restant et on passe avec expression, à travers une toile
serrée. On ajoute à l'émulsion le reste du sucre grossièrement concassé, on
le fait dissoudre au bain-marie, on y mélange l'eau de fleur d'oranger et
on passe de nouveau à travers une toile. On laisse refroidir le sirop dans

Fig. 146. — Broyeuse mélangeuse pour la confection des produits pâteux.

un vase couvert, puis on l'enferme dans des bouteilles bien sèches, que
l'on bouche hermétiquement et que l'on tient couchées à la cave (*Codex*).

Plusieurs modifications ont été proposées à ce manuel opératoire, dans
le but d'obtenir une division plus parfaite des amandes. Elles ont toutes
été abandonnées, parce qu'elles fournissaient des produits fades et visqueux, en raison de la présence d'une forte proportion du parenchyme
dans l'émulsion.

Il est très important de ne pas exposer le sirop d'orgeat à l'action d'une
chaleur un peu intense, car il contient de l'albumine végétale qui serait
promptement coagulée.

La préparation de la pâte d'amande est longue et pénible, lorsqu'on en
fait une quantité un peu notable. On abrège beaucoup sa durée, en même
temps qu'on assure son homogénéité, en se servant d'une broyeuse mécanique telle que celle de la figure 146.

Pour de très petites quantités, l'instrument représenté figure 147 est

suffisant. Les cylindres broyeurs sont en porcelaine-granit et peuvent
servir à la préparation de tous les produits pâteux, aussi bien qu'à celle
des masses pilulaires, des poudres de semences huileuses et à la granu-
lation des sels métalliques et des corps cristallisés, en général.

Caractères. — Ce sirop est opaque, blanchâtre, légèrement aromatique et d'une saveur d'amandes très prononcée. Lorsqu'on y mélange de
l'eau, il fournit un liquide laiteux bien plus blanc que le sirop lui-même. Il
contient l'huile des amandes émulsionnée à la faveur de l'albumine qui s'y
trouve associée, plus un peu d'essence et environ 3 centigrammes par litre
d'acide cyanhydrique formé aux dépens de l'amygdaline des amandes
amères, en présence de l'eau et
de la synaptase.

Fig. 147. — Autre broyeuse mélangeuse.

Au bout d'un temps très court,
il change d'aspect; l'huile et le
parenchyme se séparent du liquide et viennent se réunir à sa
surface. On peut les diviser de
nouveau, par agitation, mais
l'émulsion n'est pas durable.
Pour augmenter sa stabilité,
Henry et Guibourt ont proposé
de dissoudre, dans la quantité
de sirop ci-dessus, 30 gr. de
gomme arabique pulvérisée.
Cette proportion est insuffisante
pour empêcher le départ de
l'huile ; il n'y a pas lieu de la maintenir dans la formule du sirop. Mais il
est utile de conserver celui-ci dans des bouteilles renversées, suivant le
conseil donné par Germain, ou couchées. La partie de l'émulsion, qui se
sépare se trouvant placée près du fond ou sur la paroi de la bouteille, y
forme une couche moins épaisse que dans le goulot et peut être facilement
mélangée au liquide.

Essai. — Le sirop d'orgeat livré par le commerce est souvent préparé
avec du *sirop de fécule* et ne contient pas autant d'amandes que le sirop du
Codex.

Pour apprécier sa qualité, Lepage l'étend de neuf fois son volume d'eau
et il examine le liquide au lactoscope (V. page 657). L'instrument doit
marquer 43 degrés, quand le sirop est soigneusement fait.

Herbelin a donné une méthode plus sûre, qui vise à la fois les deux
fraudes les plus fréquentes. Elle est basée sur le dosage de l'azote contenu, suivant une proportion de 3,55 p. 100, dans le mélange d'amandes
employé pour préparer le sirop d'orgeat et qui doit être, dès lors, de
40 milligrammes au moins pour 10 grammes de sirop.

Pour vérifier ce titre, on mélange à 20 gr. de sirop, dans une capsule
de porcelaine, 5 gr. de plâtre en poudre, cuit et bien sec puis on dessèche
le tout à une température de 100° à 105°. Le résidu doit peser 18 ou 19 gr.;

il est opaque et facile à pulvériser, quand le sirop est pur ; translucide et pâteux, lorsque le sirop est mélangé de *glucose*. On en prend ensuite un poids correspondant à 10 gr. de sirop, sur lequel on opère le dosage de l'azote.

ı. — SIROPS AVEC L'ALCOOL.

§ 1. SIROP DE BOURGEONS DE PIN.

Préparation. — 1° *Procédé du Codex.* — Identique à celui du sirop d'écorce d'orange.

2° *Procédé de M. Fructus.* — Il a pour objectif la dissolution de l'oléorésine du pin :

Bourgeons de pin	100 gr.
Alcool à 60 centièmes	100
Magnésie calcinée	10
Eau et sucre	Q. S.

On fait macérer les bourgeons dans l'alcool, pendant 6 heures ; on verse sur le macéré 1000 gr. d'eau bouillante et on laisse en contact 6 heures. On filtre la colature au papier et on la porte au poids de 1000 gr., au moyen d'une nouvelle infusion des bourgeons. On filtre et au liquide laiteux on ajoute la magnésie ; on laisse en contact pendant une demi-heure et on filtre. La filtration est parfaitement limpide ; on y dissout le sucre.

Caractères. — Le sirop de bourgeons de pin du Codex est nébuleux. Celui que donne le procédé de M. Fructus est limpide, jaunâtre, doué d'une odeur et d'une saveur térébenthinées très intenses. Il est plus chargé de principes résineux que celui du Codex.

§ 2. SIROP D'ÉCORCE D'ORANGE AMÈRE.

Préparation. — 1° La préparation de ce sirop comporte une macération des écorces d'orange dans l'alcool, suivie d'une infusion :

Écorce sèche d'orange amère	100 gr.
Alcool à 60°	100
Eau distillée	1000
Sucre blanc	Q. S.

On met les écorces d'orange en contact avec l'alcool pendant 12 heures ; on verse dessus l'eau à 80° et on laisse infuser pendant 6 heures. On passe la liqueur avec une légère pression, on la filtre, on y ajoute le sucre dans la proportion de 180 parties pour 100 de colature et on le fait dissoudre, en vase clos, à la chaleur du bain-marie (*Codex*).

2° On obtient un produit infermentescible et offrant une grande analogie avec celui de Laroze, au moyen du procédé suivant :
On fait macérer dans l'alcool les écorces d'orange (1), comme le prescrit le Codex, mais, au lieu d'y verser de l'eau bouillante, on y mélange de l'eau froide et on distille,

(1) Les proportions des substances employées dans ce procédé sont les mêmes que celles du Codex.

pour retirer l'alcool. Dans cet alcoolat on dissout, *à froid*, son poids de sucre. D'un autre côté, on filtre le résidu de la distillation et on y dissout le reste du sucre, à la chaleur du bain-marie. A ce sirop refroidi, on ajoute le sirop préparé avec l'alcoolat et on passe le tout à travers une étamine (*Lemesle*).

3° M. Yvon fait, séparément, une teinture alcoolique et un infusé; de plus il remplace 1/5 des écorces d'orange amère par autant d'écorces d'orange jaune :

> Écorce d'orange amère (rubans)...................... 400 gr.
> Écorce d'orange jaune curaçao (rubans)............... 100

Le tout est concassé grossièrement et macéré, pendant 12 heures, dans 500 gr. d'alcool à 60°.

On retire ensuite la teinture ainsi obtenue, en exprimant légèrement dans un linge, et on la met en réserve (environ 200 gr.).

Sur le marc on verse 5 litres d'eau bouillante et on laisse infuser, en vase clos, environ 6 heures. Avec le liquide exprimé légèrement dans un linge, et 9,500 gr. de sucre, on fait, par simple solution en vase couvert, un sirop que l'on filtre au papier et auquel on ajoute la teinture aromatique préparée en premier lieu.

Si on le préfère, on peut chasser l'alcool, en ajoutant la teinture au sirop, pendant qu'il est encore sur le feu et au moment de le filtrer.

4° M. Virally suit le *modus operandi* du Codex, pour l'obtention de la colature, mais il chauffe cette colature à 80°-85°, pendant 5 minutes, avant de la filtrer. Un coagulum se forme, on l'isole en passant le liquide à la chausse et on achève le sirop comme l'indique le formulaire légal. Le sirop obtenu est très limpide, il n'épaissit pas et il n'est troublé par aucun médicament.

Caractères. — Le sirop d'écorce d'orange est de couleur jaune foncé, très amer et très aromatique. Il est mucilagineux, quand il a été préparé avec des écorces imparfaitement mondées. Il contient une notable proportion de tannin; aussi prend-il une teinte *noire*, au contact des sels ferriques. Les acides et les alcalis minéraux lui communiquent une nuance foncée.

Lorsqu'on mélange, à 10 gr. de sirop, 1 ou 2 gouttes d'acide chlorhydrique concentré, le liquide se prend *instantanément* en une masse gélatineuse assez consistante pour ne pas couler, au bout de quelques minutes. Ce caractère et la couleur intense communiquée par le perchlorure de fer permettent de distinguer le sirop préparé selon le Codex de celui qui, fait avec l'extrait fluide d'écorce d'orange, ne renferme pas de principe pectique solidifiable et dont le tannin est partiellement détruit (*Ch. Patrouillard*). D'autre part, quand on agite 10 cc. de sirop avec de l'éther acétique, et qu'on évapore la solution éthérée, on obtient un résidu contenant de l'*hespéridine*, de l'*isohespéridine* et de l'*aurantiamarine* (*Tanret*), que l'acide sulfurique pur colore en *jaune* accentué.

En raison de cette propriété, tous les acides et même les solutions de phosphate acide, de chlorhydrophosphate et de lactophosphate de chaux coagulent le sirop d'écorce d'orange et sont, par conséquent, incompatibles avec lui. Pour éviter cet inconvénient, M. Leprince recommande la préparation du sirop avec l'extrait alcoolique, et M. Boulanger avec l'eau seule, dont on distille un quart. Le produit distillé est converti, à froid, en sirop par simple solution, tandis que le reste du liquide sert à faire au bain-marie, un sirop que l'on clarifie au papier. Le procédé de M. Virally est supérieur à ces derniers.

Ces préparations peuvent avoir leur raison d'être, dans certains cas, mais elles ne peuvent remplacer celle du Codex, qui est de composition différente.

M. Manseau affirme que la dessiccation des écorces d'orange à 95°, pendant plusieurs jours, permet d'obtenir très rapidement par le procédé du Codex un sirop irréprochable et ne précipitant plus par les acides. La méthode est peut-être bonne, mais le produit est encore différent de celui du formulaire légal.

§ 3. SIROP DE QUINQUINA.

Préparation. — 1° *Procédé de Soubeiran.* On lessive le quinquina Calisaya avec l'alcool faible, on distille et on se sert du résidu de la distillation pour préparer le sirop :

Quinquina Calisaya en poudre demi-fine............	100 gr.
Alcool à 30°...	1000
Sucre blanc......	1000
Eau distillée...	Q. S.

On traite le quinquina par déplacement, au moyen de l'alcool d'abord et ensuite avec l'eau, de manière à obtenir en tout 1000 gr. de colature. On distille au bain-marie, pour retirer l'alcool; on laisse refroidir, on filtre et on reçoit la liqueur sur le sucre concassé. On concentre le sirop à une douce chaleur, jusqu'à ce qu'il reste 1525 gr. de produit (*Codex*).

2° *Procédé de M. de Beck.* — Ce procédé repose sur la lixiviation du quinquina à l'aide du sirop de sucre bouillant :

Quinquina en poudre demi-fine....................	125 gr.
Sirop de sucre..................................	1000
Eau distillée.........................	Q. S.

On délaie le quinquina dans 75 gr. d'eau distillée bouillante, et l'on introduit la pâte dans un appareil à déplacement bouché avec soin. Après 2 heures de macération, on verse sur la masse 350 gr. de sirop de sucre bouillant marquant 30°; on laisse macérer pendant 3 heures, en entourant l'appareil d'un bain de sable ou d'une autre source de chaleur susceptible de maintenir le sirop au voisinage de 100°. On laisse alors écouler le liquide, on le remplace, à deux reprises, par 325 gr. de sirop de sucre bouillant de même densité et, après 3 heures de macération nouvelle, on recueille le sirop. On épuise le résidu avec 400 gr. d'eau distillée bouillante, on réunit toutes les liqueurs et on les évapore à une douce chaleur, de manière à obtenir un sirop pesant 30° Baumé, à l'ébullition.

On peut remplacer les lixiviations par le même nombre de digestions en vase clos, à la température de 90° environ. Néanmoins, M. de Beck regarde la première opération comme la plus favorable. Elle donne un sirop rougeâtre, aromatique et d'une transparence parfaite.

3° *Procédé de M. Saint-Plancat.* — M. Saint-Plancat accuse le procédé du Codex de fournir un sirop contenant à peine le quart de la quinine qui devrait s'y trouver. Il estime que la poudre de quinquina, traitée par l'alcool à 30°, garde au moins le tiers de sa quinine, et que le dépôt séparé par le filtre, après la distillation, en retient encore davantage. Il indique la méthode suivante comme susceptible d'introduire dans le sirop ous les éléments actifs du quinquina :

Quinquina Calisaya pulvérisé.....................	100 gr.
Alcool à 50°...................................	1000
Sucre blanc....................................	1000
Eau...	Q. S.

On épuise le quinquina par déplacement, au moyen de l'alcool d'abord, puis avec l'eau, de manière à obtenir 1000 gr. de colature, que l'on reçoit sur le sucre préalablement concassé et déposé dans le bain-marie d'un alambic. On distille, afin de séparer intégralement l'alcool ; il reste dans l'alambic 1525 gr. de sirop, qui contient les éléments de $0^{gr},28$ % de sulfate de quinine, au lieu de 0,05 que donne celui du Codex. On filtre ce sirop, lorsqu'il se trouble, après refroidissement.

Des observations analogues à celles qui ont servi de base au procédé ci-dessus ont été publiées par MM. Dorvault, Breton et Carles.

Caractères. — Le sirop de quinquina du Codex est peu coloré, jaune rougeâtre, et il présente, quand on l'examine par réflexion, le reflet bleu caractéristique de la quinine. Les alcalis caustiques avivent sa couleur. Il est aromatique et d'une amertume très prononcée. Lorsqu'il est dilué dans deux ou trois fois son volume d'eau, il fournit un précipité *noir* avec les sels ferriques et il se trouble au contact de la solution de tannin et des autres réactifs des alcaloïdes. Suivant Soubeiran, il contient par cuillerée à bouche, 12 centigr. d'alcaloïdes.

Ce médicament ayant une importance réelle, le pharmacien ne doit s'écarter du Codex, pour sa préparation, qu'autant qu'il est bien certain d'obtenir un meilleur produit par une autre méthode. Il faut, dans tous les cas, rejeter d'une manière absolue le sirop préparé avec l'extrait de quinquina, qui est loin de valoir le précédent. Cette infériorité a été démontrée par les analyses de Soubeiran ; elle pouvait d'ailleurs être déduite, *a priori*, des notions acquises sur la nature chimique des extraits. Il importe également d'*éviter* l'intervention des *acides*, qui enrichissent peut-être le sirop d'une plus forte proportion d'alcaloïdes, mais qui ont pour inconvénient d'altérer d'autres principes et de fournir un médicament très différent de celui du Codex.

On prépare le *sirop de quinquina gris Huanuco* comme celui de quinquina Calisaya, mais en employant une quantité double d'écorce, pour la même proportion des autres substances.

j. — SIROPS AVEC LES TEINTURES.

Le Codex a adopté pour les sirops préparés avec les plantes vireuses (aconit, solanées, digitale, etc.) le procédé recommandé par Guilliermond et Martin-Barbet, qui consiste à dissoudre les teintures alcooliques de ces plantes dans du sirop de sucre.

Les sirops obtenus par cette méthode ne fermentent pas, mais ils subissent une altération révélée par l'apparence nébuleuse qu'ils prennent au bout de quelque temps. Il s'en sépare alors une substance d'aspect résineux, que l'on suppose mêlée des éléments actifs des végétaux. J. Regnauld les condamne, en général.

SIROP D'ACONIT.	SIROP DE BELLADONE.
Alcoolature de racine d'aconit. 25 gr.	Teinture de belladone......... 75 gr.
Sirop de sucre............... 975	Sirop de sucre............ 925
On mélange l'alcoolature au sirop froid. 20 gr. de ce sirop contiennent $0^{gr},50$ d'alcoolature de racine d'aconit (*Codex*).	On prépare de la même manière les sirops de *jusquiame* et de *stramoine* (*Codex*).

k. — SIROPS AVEC LE VIN.

Les sirops contenus dans ce groupe sont peu nombreux et d'une utilité contestable. Pour les préparer, Mouchon recommande l'emploi des vins blancs alcoolisés ; il repousse d'une manière absolue les vins sucrés qui n'ont pas, selon lui, le même pouvoir dissolvant que les autres. Le fait peut être vrai, mais les arguments invoqués par Mouchon ne suffisent pas à le démontrer.

Deschamps admet l'usage de tous les vins blancs, pourvu qu'on les alcoolise de telle sorte qu'ils contiennent 14 p. 100 d'alcool.

Le Codex a fait choix du vin de Grenache, qui est suffisament alcoolique pour n'avoir pas besoin d'être additionné. La proportion de sucre que l'on fait entrer dans ces sirops est encore plus faible que celle des sirops de sucs de fruits acides, en raison de la densité du véhicule et de la forte proportion d'alcool qu'il renferme.

SIROP DE QUINQUINA AU VIN.

Extrait mou de quinquina Calisaya	10 gr.
Vin de Grenache	430
Sucre blanc	560

On fait dissoudre l'extrait dans le vin ; on filtre la liqueur et on fait un sirop par simple solution en vase clos et au bain-marie. On passe le sirop lorsqu'il est refroidi. 20 grammes de sirop contiennent 20 centigrammes d'extrait de quinquina (*Codex*).

On prépare de la même manière, mais avec le double d'extrait, le *sirop de quinquina Huanuco au vin.*

SIROP DE QUINQUINA FERRUGINEUX.

Citrate de fer ammoniacal	10 gr.
Eau distillée	20
Sirop de quinquina au vin	970

On fait dissoudre le citrate de fer dans 2 fois son poids d'eau distillée, on filtre la solution et on la mélange au sirop de quinquina (*Codex*).

20 gr. de ce sirop renferment 20 centigr. de sel ferrique.

SIROP DE SAFRAN.

Safran	25 gr.
Vin de Grenache	440 gr.
Sucre blanc	560

On incise le safran et on le fait macérer dans le vin, pendant 24 heures. On exprime ensuite et on traite le marc par une nouvelle quantité de vin suffisante pour produire, avec la colature déjà obtenue, 440 gr. de liquide filtré. Dans ce liquide on dissout le sucre au bain-marie et en vase clos. On passe le sirop lorsqu'il est refroidi (*Codex*).

20 gr. de sirop contiennent les éléments solubles de 50 centigr. de safran.

l. — SIROPS AVEC LE VINAIGRE.

Le nombre des sirops préparés avec le vinaigre est bien restreint aujourd'hui ; le *sirop de vinaigre simple* et le *sirop de vinaigre framboisé* ont seuls pris place au Codex.

Dans ces médicaments, le rapport du sucre à son dissolvant est 1,75 : 1.

Les généralités relatives à la préparation et aux altérations de ces derniers, peuvent s'appliquer aux sirops qui contiennent du vinaigre.

SIROP DE VINAIGRE SIMPLE.

Vinaigre de vin............. 1000 gr.
Sucre blanc...................... 1750
On pulvérise grossièrement le sucre et on
le fait dissoudre à une douce chaleur dans
le vinaigre. On passe ensuite le sirop à l'é-
tamine (*Codex*).

SIROP DE VINAIGRE FRAMBOISÉ.

Sirop de vinaigre............ 100 gr.
Sirop de framboise........... 1000
(*Codex*).

II. SIROPS COMPOSÉS.

a. — SIROPS PAR INFUSION.

§ 1. SIROP ANTISCORBUTIQUE DE PORTAL.

Préparation. — 1° Pour préparer le sirop de Portal, on mélange du
suc de plantes antiscorbutiques avec un infusé de substances amères :

Racines fraîches de raifort.........................	30 gr.
Feuilles de cochléaria....	100
— cresson....	100
Racine de gentiane............................. .	20
— garance...........................	10
Quinquina calisaya.............................	5
Eau distillée.........	550
Sucre blanc.......................................	1180

On contuse, dans un mortier de marbre, le raifort et les autres plantes
fraîches, on en exprime fortement le suc et on le filtre au papier, dans
un lieu frais.

D'autre part, on fait infuser pendant 12 heures, dans la quantité d'eau
prescrite, les racines incisées et l'écorce de quinquina grossièrement
pulvérisée. On passe la liqueur et on la filtre au papier.

On réunit 500 gr. de colature et 120 gr. de sucre filtré, on les place
dans un bain-marie couvert, avec le sucre grossièrement pulvérisé, que
l'on fait dissoudre à une douce chaleur. On passe le sirop lorsqu'il est
refroidi (*Codex*).

2° M. Mordagne divise en deux opérations la préparation du sirop de Portal. La première fournit un sirop de plantes fraîches, destiné à remplacer le suc prescrit par le
Codex ; on ne peut l'exécuter qu'une fois dans l'année, mais elle donne un produit d'une
conservation indéfinie. L'autre opération peut être faite en tout temps ; elle traite les
plantes sèches. Le mélange des deux produits constitue le sirop de Portal. Voici le manuel
opératoire :

A. — SIROP AROMATIQUE.

Cochléaria frais................................	2 kil.
Cresson frais....................................	2
Racine fraîche de raifort........................	600

Les trois substances, contusées dans un mortier de marbre, sont placées ensuite dans
le bain-marie d'un alambic, avec 500 gr. d'alcool. On distille à feu modéré, pour recueillir

400 gr. de liqueur aromatique. On exprime à la presse le résidu, et on filtre le liquide au papier : il doit peser 2400 gr. Dans ce liquide, on fait dissoudre, au bain-marie couvert, 4000 gr. de sucre et, quand le sirop est refroidi, on y ajoute les 400 gr. de liqueur aromatique. Le sirop doit peser 7600 grammes.

B. — SIROP DE PLANTES SÈCHES.

Racine de gentiane............................	20 gr.
— garance................................	10
Quinquina calisaya...........................	5

On fait infuser, pendant 12 heures, dans assez d'eau bouillante pour obtenir 410 gr. d'infusé filtré, dans lequel on dissout, à chaud, 950 gr. de sucre concassé.

Pour terminer le sirop de Portal, on prend alors, au moment du besoin :

Sirop aromatique............................	300 gr.
— de plantes sèches........................	1120

Le mélange représente le médicament formulé au Codex, en ce qui concerne les doses de ses constituants, mais il a une saveur plus forte, par suite de la distillation pratiquée dans la première partie de la préparation. Son avantage est de permettre de préparer, en toute saison, de petites quantités de sirop, et, par suite, d'éviter les pertes qui résultent parfois du défaut d'écoulement d'un produit altérable, lorsqu'il est fait selon les indications du formulaire légal.

Caractères. — Le sirop de Portal est rougeâtre, amer et aromatique. Il ne faut pas le confondre avec le sirop de raifort composé (*sirop antiscorbutique*), dont il diffère beaucoup. On le distingue facilement de ce dernier à sa saveur moins piquante, à l'absence du parfum de la cannelle et des écorces d'orange et à sa neutralité au tournesol.

La formule primitive de ce médicament contenait du sublimé corrosif, qui en a été retranché avec raison par le Codex. Au contact des essences et des principes extractifs du sirop, le chlorure mercurique est promptement sulfuré ou réduit, et par conséquent inerte.

§ 2. SIROP DE RHUBARBE COMPOSÉ.
Sirop de chicorée composé.

Préparation. — On préparait autrefois ce sirop avec la chicorée fraîche. Le Codex prescrit la plante sèche et il suit presque textuellement le manuel opératoire donné par Soubeiran :

Rhubarbe de Chine............................	200 gr.
Racine sèche de chicorée.......................	200
Feuilles sèches de chicorée.....................	300
— — fumeterre...............	100
— — scolopendre..............	100
Baies d'alkékenge.............................	50
Cannelle de Ceylan............................	20
Santal citrin.................................	20
Sucre blanc..................................	3000
Eau distillée.................................	Q. S.

On verse 1000 gr. d'eau à 80° sur la rhubarbe, la cannelle et le santal préalablement divisés, on laisse infuser pendant six heures. On passe avec expression ; le liquide est filtré au papier, dans un endroit frais, et il sert à former un sirop, à froid, avec 180 gr. de sucre pour 100 de colature.

Au résidu de la première infusion on ajoute ensuite les autres substances convenablement divisées, on recouvre le tout de 5000 gr. d'eau bouillante et on laisse infuser pendant douze heures. Le produit est passé avec expression ; avec la solution et le reste du sucre on fait un sirop par coction, qui doit marquer, bouillant, 1,26 au densimètre. On y ajoute le premier sirop, on clarifie à la pâte de papier, puis on passe (*Codex*).

Caractères. — Le sirop de rhubarbe composé est brun, en masse, et jaune quand on le regarde sous une faible épaisseur. Il offre une odeur forte et nauséeuse et une saveur désagréable, dans lesquelles on distingue celles de la rhubarbe et du santal.

Dix gouttes de ce sirop, délayées dans 100 gr. d'eau distillée, donnent une liqueur légèrement jaune, que l'ammoniaque fait passer au *brun rougeâtre* (*Lepage*).

SIROP D'ESPÈCES PECTORALES.

Espèces pectorales...........	100 gr.
Eau bouillante..............	1200
Sucre blanc.................	2000
Eau dist. de fleur d'oranger...	50
Extrait d'opium.............	0.50

On verse l'eau bouillante sur les fleurs et on laisse infuser pendant 6 heures en vase clos. On passe avec expression de manière à recueillir 1000 gr. de colature et on filtre. On ajoute l'eau de fleur d'oranger, dans laquelle on a dissous l'extrait d'opium et on fait avec le sucre, au bain-marie couvert, un sirop par simple solution, que l'on passe à travers une étamine (*Codex*).

SIROP D'IPÉCACUANHA CONCASSÉ.
Sirop de Dessessartz.

Ipécacuanha concassé........	30 gr.
Feuilles de séné.............	100
Serpolet....................	30
Fleurs de coquelicot...	125
Sulfate de magnésium........	100
Vin blanc..................	750
Eau de fleur d'oranger... ...	750
Eau distillée bouillante	3000
Sucre blanc.................	Q. S.

On fait macérer l'ipécacuanha et le séné dans le vin blanc pendant 12 heures ; on passe avec expression et on filtre. On ajoute au résidu le serpolet et le coquelicot et on verse l'eau bouillante sur le tout. On laisse infuser pendant 6 heures, on passe avec expression, on ajoute à la liqueur le sulfate de magnésium et l'eau de fleur d'oranger, puis on filtre. On réunit la liqueur vineuse au produit de l'infusion et on dissout, au bain-marie, le sucre pris dans la proportion de 180 gr. pour 100 gr. de liqueur (*Codex*).

SIROP DES CINQ RACINES.
Sirop diurétique.

Racine d'ache.....	100 gr.
— asperge.............	100
— fenouil	100
— persil....	100
— petit-houx..........	100
Eau distillée bouillante......	3000
Sucre blanc.................	2000

On verse la moitié de l'eau bouillante sur les racines préalablement coupées et dépoudrées ; on laisse infuser pendant 12 heures, en remuant de temps en temps. On passe sans expression et on filtre la liqueur au papier, dans un lieu frais. On fait une seconde infusion des racines avec le reste de l'eau, on passe et on exprime. Avec le produit de cette seconde opération et le sucre, on fait un sirop par coction et clarification. Lorsque le sirop marque bouillant 1,26 au densimètre, on le concentre d'une quantité égale au poids de la première infusion, on le ramène à 1,26 en y mélangeant celle-ci et on passe à travers un blanchet (*Codex*).

b. — **SIROPS PAR DIGESTION.**

SIROP DE SALSEPAREILLE COMPOSÉ.
Sirop de Cuisinier, Sirop sudorifique.

Préparation. — L'opération se compose de trois digestions successives de la salsepareille, au produit desquelles on ajoute un infusé de substances aromatiques et purgatives :

Salsepareille fendue et coupée......................	1000 gr.
Fleurs sèches de bourrache.......	60
— — rose pâle..	60
Feuilles de séné...........................	60
Fruits d'anis vert........................	60
Sucre blanc................................	1000
Miel blanc.............................. ..:........	1000
Eau distillée...................................:	Q. S.

On fait digérer la salsepareille pendant 6 heures, à trois reprises différentes ; on emploie chaque fois de l'eau à 80°, en quantité suffisante pour recouvrir complètement la racine. On recueille à part le produit de la troisième digestion, on le porte à l'ébullition et on le jette sur les autres substances, qu'on laisse infuser pendant 12 heures.

D'autre part, on évapore les premières liqueurs et, lorsqu'elles sont réduites à 500 gr., on y ajoute la colature résultant de l'infusion des autres substances. On continue l'évaporation, jusqu'à ce que la liqueur ne représente plus qu'un poids égal à celui du sucre et du miel réunis (2000 p.), on la clarifie au moyen du blanc d'œuf et on la passe à l'étamine. On ajoute au liquide ainsi obtenu le sucre et le miel et on fait, par coction et clarification, un sirop marquant bouillant 1,25 au densimètre (*Codex*).

Caractères. — Le sirop de salsepareille composé est d'une couleur tellement foncée, qu'elle paraît noire. Sa consistance est plus épaisse que celle des autres sirops. Il offre une saveur aromatique et particulière, dont l'âcreté est due à la présence de la salseparine. Il doit être parfaitement limpide, s'il a été bien préparé, mais on ne peut s'en assurer qu'en le diluant dans un ou deux volumes d'eau. Son caractère distinctif, commun du reste à toutes les préparations de salsepareille, est de mousser fortement par l'agitation. Cette propriété est encore manifeste, quand il est étendu de 10000 fois son poids d'eau (*Soubeiran*).

SIROP DE MOU DE VEAU.

Mou de veau..............	1000 gr.
Dattes.................... ...	150
Jujubes.................., ...	150
Raisins secs........:.	150
Racine de consoude.,.........	50
— réglisse.............	50
Feuilles de pulmonaire.......	150
Eau......................	2000
Sucre blanc.................	2000

On coupe par petits fragments les poumons de veau et on les lave dans l'eau froide On les met avec les autres substances et la quantité d'eau prescrite dans un bain-marie couvert, que l'on tient dans l'eau bouillante, pendant 6 heures. On passe avec expression, on décante la liqueur, on la clarifie au blanc d'œuf, on y ajoute le sucre et on fait, par coction et clarification, un sirop marquant 1,27 au densimètre *Codex*).

c. — **SIROPS PAR DISTILLATION.**

SIROP DE RAIFORT COMPOSÉ.
Sirop antiscorbutique.

Préparation. — 1° On distille du vin blanc sur des plantes de la famille des crucifères, auxquelles on ajoute comme aromates, des écorces d'orange et de la cannelle ; avec le résidu de la distillation, on fait un sirop, que l'on mélange à la liqueur distillée :

Feuilles récentes de cochléaria........................	1000 gr.
— — cresson....................	1000
Racines récentes de raifort......................	1000
Feuilles sèches de ményanthe.....................	100
Écorce d'orange amère...........................	200
Cannelle de Ceylan...........................	50
Vin blanc..	4000
Sucre blanc............................	5000

On contuse les feuilles de cochléaria et de cresson, on incise le raifort, les feuilles de ményanthe, les écorces d'orange amère et on concasse la cannelle. On fait macérer le tout dans le vin blanc, pendant 2 jours, et on distille au bain-marie, pour retirer 1000 gr. de liqueur aromatique, avec laquelle on fait un sirop en vase clos, au bain-marie (sucre 180 p. 100).

On sépare le liquide, par expression, des substances restées dans le bain-marie ; on laisse déposer jusqu'à refroidissement et on décante. On clarifie alors avec l'albumine et on passe au blanchet. Avec la liqueur claire et le reste du sucre on fait, par coction et clarification, un sirop marquant bouillant 1,27 au densimètre, on le passe au blanchet et on mélange à froid les deux sirops (*Codex*).

2° Guibourt a décrit un *modus faciendi* plus simple que celui du Codex et qui donne également un bon résultat.

Au lieu de faire séparément un sirop cuit au boulé, on concentre à 33° Baumé le sirop préparé avec le résidu de la distillation et, quand il est à moitié refroidi, on y mélange le produit distillé.

On peut même abréger la durée de l'évaporation du premier sirop, en ajoutant à la liqueur aromatique son poids de sucre, qui s'y dissout très facilement.

3° Pour éviter le trouble qui se produit inévitablement dans le sirop antiscorbutique du Codex, M. Ferrand conseille de réduire à 1800 gr., par évaporation, le liquide contenu dans le bain-marie ; on y mêle ensuite le produit distillé, puis on abandonne le mélange au repos le plus prolongé possible. Quand la liqueur est claire, on la décante, on la filtre au papier et on y fait dissoudre le sucre à la chaleur du bain-marie.

Cette méthode élimine une partie des huiles essentielles, dont le sucre favorise la dissolution dans le procédé du Codex.

4° Dorvault, adoptant l'opinion de Baumé et de Mouchon, a proposé de préparer le sirop de raifort avec le suc des plantes fraîches. Il conserve les poids indiqués au Codex, sauf celui du vin, qu'il réduit à 1000 gr. Voici comment il opère :

On contuse les plantes fraîches, à l'exception du raifort, on soumet la pulpe à la presse et on filtre le suc à couvert. On contuse à nouveau le résidu de l'expression, en y ajoutant peu à peu le vin blanc, dans lequel on a fait macérer au préalable la cannelle et les écorces d'orange. On exprime le produit et on le filtre dans un entonnoir couvert, comme le premier.

D'autre part, on coupe le raifort en petits tronçons et on le contuse avec 2 fois son poids de sucre, dans un mortier muni de son couvercle.

On introduit dans un matras ce saccharure de raifort, on y ajoute le suc et l'œnolé après en avoir pris le poids, on chauffe au bain-marie pour dissoudre le sucre et on passe rapidement avec expression. On remet le liquide dans le matras avec la quantité de sucre nécessaire pour compléter en poids le double du suc ; on fait dissoudre à froid ou au bain-marie et l'on passe à couvert.

Le sirop que l'on obtient ainsi est moins aromatique que celui du Codex.

5° Magnes-Lahens supprime également la distillation et, de plus, il substitue au vin blanc de l'alcool à 15°. Méhu a fait observer avec raison qu'il n'est pas permis de faire subir aux procédés du Codex des modifications aussi radicales. La même remarque s'applique au *modus faciendi* conseillé par Chapoteaut et Busart, qui remplacent la distillation par une macération dans l'alcool à 95°.

Caractères. — Le sirop antiscorbutique du Codex est *jaune rougeâtre*, quand on le voit par réfraction, et un peu *verdâtre*, lorsqu'on le regarde par réflexion. Il est très aromatique ; sa saveur est forte, amère et piquante ; on y distingue nettement le parfum de la cannelle et celui des écorces d'orange. Il offre, au tournesol, une réaction très acide. Peu de temps après sa préparation, il se trouble, par suite de la coagulation de principes encore indéterminés. En même temps, sa saveur devient moins désagréable.

Ce médicament doit, en grande partie, ses propriétés stimulantes à des essences sulfurées, qui ne préexistent pas dans les plantes, mais qui s'y forment pendant leur macération dans le vin. Au contact de l'alliage d'étain, qui couvre intérieurement l'alambic, et sous l'influence de la chaleur, elles se décomposent partiellement, en produisant des sulfures métalliques, qui donnent une teinte noire à l'appareil, mais qui ne se dissolvent pas dans le sirop (1).

Depuis longtemps, on cherche à introduire l'usage de l'extrait fluide antiscorbutique, pour la préparation du sirop correspondant. Cette tendance est on ne peut plus blâmable ; le sirop antiscorbutique obtenu de cette manière est très inférieur à celui du Codex. Le pharmacien ne doit pas se permettre une semblable substitution. Cette remarque s'applique à tous les sirops en général.

On a donné le nom de *sirop de raifort iodé* au produit que l'on obtient en ajoutant de l'iode au sirop antiscorbutique. Le Codex le prépare comme il suit :

Iode sublimé..	1 gr.
Alcool à 90°...	15
Sirop de raifort composé........................	985

On fait dissoudre l'iode dans l'alcool ; on mélange la solution au sirop. La combinaison est complète au bout de 24 heures.

Au moment du mélange, le sirop est fortement coloré en brun ; il perd

(1) Le contact des essences sulfurées des crucifères noircit le serpentin et, de plus, la désinfection de l'alambic tout entier est fort longue, quand on l'effectue à l'aide de la vapeur d'eau seule. On obtient un résultat plus rapide et plus complet, en mettant, dans l'eau qui doit distiller, de 60 à 100 gr. de carbonate d'ammonium. Le nettoyage ne demande qu'une heure au plus (*Carles*).

cette teinte graduellement, à froid, et très rapidement quand on le chauffe. L'iode y est entièrement insensible aux réactifs. 20 gr. de sirop contiennent 2 centigrammes d'iode.

SIROP D'ÉRYSIMUM COMPOSÉ.

Orge mondé.................	75 gr.
Raisins secs................	75
Racine de réglisse...........	75
Feuilles sèches de bourrache.	100
— de chicorée...	100
Érysimum frais..............	1500
Racines sèches d'aunée.......	100
Capillaire du Canada.........	25
Sommités sèches de romarin.	20
— — stœchas..	20
Anis vert..................	25
Sucre blanc................	2000
Miel blanc	500
Eau distillée...............	6000

On fait bouillir l'orge mondé, dans l'eau, jusqu'à ce qu'il soit bien crevé ; on y ajoute les raisins, la racine de réglisse coupée, les feuilles de bourrache et de chicorée incisées, puis, après quelques instants d'ébullition, on passe et on exprime. On remet la liqueur sur le feu et on la verse bouillante dans un bain-marie d'étain contenant l'érysimum, que l'on a contusé dans un mortier de marbre, et les autres substances convenablement divisées. On laisse infuser pendant 24 heures et on distille à feu nu, pour retirer 250 gr. de liqueur aromatique.

D'autre part, on passe avec expression la liqueur restée dans la cucurbite et on la clarifie au blanc d'œuf. On y ajoute le sucre et le miel et on fait, par coction et clarification, un sirop marquant bouillant 1,29 au densimètre. On laisse refroidir à moitié, on mélange la liqueur distillée et on passe (*Codex*).

XXI. — TABLETTES, PASTILLES.

Les dénominations de tablettes et de pastilles s'appliquent à des médicaments secs et solides, formés de sucre et d'une petite quantité de substance médicamenteuse. Bien que souvent confondues, elles désignent cependant des préparations différentes.

I. — PASTILLES.

Les pastilles ont la forme d'hémisphères aplatis et ne sont composées que de sucre aromatisé avec une essence, avec une eau distillée, ou avec les deux substances à la fois.

Leur préparation est uniforme. Elle consiste à faire avec le sucre et la plus petite quantité d'eau possible une pâte ferme, à laquelle on ajoute l'essence et que l'on chauffe, par fraction et en agitant sans cesse, dans un poêlon à bec. Lorsque la masse est suffisamment ramollie, on la fait couler goutte à goutte sur une table de marbre ou sur une plaque métallique, où elle se fige instantanément.

Le Codex recommande d'employer à cette opération du sucre passé au tamis de crin n° 1 et soigneusement dépoudré au moyen du tamis de soie n° 100. Cette dernière précaution n'est pas absolument nécessaire.

Il est au contraire utile de ne soumettre à l'action de la chaleur qu'une petite quantité de pâte sucrée ; si l'on en chauffait une masse un peu considérable, le sucre finirait par s'altérer et les pastilles seraient moins dures et moins opaques.

Les anciennes pharmacopées contiennent des formules de pastilles composées, dans lesquelles on faisait entrer des poudres végétales ou des sels solubles. On préparait ces pastilles en incorporant les médicaments à du sirop de sucre très cuit et à moitié refroidi. Elles étaient très hygrométriques ; ce défaut en a fait abandonner l'usage.

PASTILLES DE MENTHE.

Essence de menthe poivrée...	5 gr.
Sucre blanc...............	1000
Eau distillée.............	125

On pulvérise le sucre dans un mortier de marbre et on le passe au tamis de crin n° 1. On passe de nouveau le produit à travers un tamis de soie n° 100 et on n'emploie à la préparation des pastilles que la portion de sucre qui n'a pu traverser le dernier tissu; la quantité en doit être de 1000 grammes. On mélange l'essence à cette quantité de sucre et on en fait une pâte ferme au moyen de l'eau. On prend cette pâte par quantité de 120 gr. environ et on la fait chauffer dans un poêlon à bec, en agitant continuellement. Quand la chaleur l'a suffisamment ramollie, on la divise par gouttes, en faisant tomber la matière, à l'aide d'une tige métallique, sur une feuille de fer-blanc. On enlève les pastilles, lorsqu'elles sont refroidies, et on achève leur dessication à l'étuve, à une douce chaleur (*Codex*).

II. — TABLETTES.

Les tablettes se distinguent des pastilles, en ce qu'elles sont complètement plates et qu'elles sont préparées à l'aide d'un mucilage de gomme.

Le mucilage de gomme adragante est le plus habituellement employé ; il est plus ferme et par conséquent plus liant que celui de gomme arabique. Celui-ci est cependant préféré, pour les tablettes de kermès, qui prennent rapidement l'odeur d'acide sulfhydrique, au contact de la gomme adragante. Quelquefois on emploie le mélange des deux gommes.

Le Codex recommande de préparer le mucilage de gomme adragante avec la gomme entière, qu'on laisse macérer, pendant 24 heures, dans 9 fois son poids d'eau froide, en agitant de temps à autre. Soubeiran regardait le rapport de 1 à 8 comme le plus convenable ; celui du Codex est préférable.

Pour faire des tablettes, on prend de ce mucilage une proportion généralement égale au dixième du poids du sucre, mais qui peut varier dans des limites assez étendues, suivant la nature des médicaments qu'on y ajoute. On le passe, avec expression, à travers une toile un peu serrée, qui retient les impuretés de la gomme, et on le bat dans un mortier de marbre, pour le rendre plus homogène. On y incorpore peu à peu une partie du sucre, en continuant à battre le mélange.

D'un autre côté, on réduit en poudre très ténue les substances médicamenteuses et on les mêle à une petite quantité de sucre. On retire alors du mortier la pâte gommeuse encore molle, on la porte sur une table de marbre et on y introduit, *à la main*, le reste du sucre d'abord, et en dernier lieu la poudre composée. Il est important de procéder exactement de cette manière, surtout en ce qui concerne l'addition des substances solubles. Mélangées au mucilage, au début de l'opération, les poudres minérales solubles augmentent sa fluidité et rendent la pâte moins maniable ; les poudres végétales se laissent dépouiller de leurs principes extractifs et fournissent, dans ces conditions, des tablettes beaucoup trop colorées.

L'opération du pétrissage est très importante ; de sa perfection dépend l'aspect des tablettes. Elle est difficile à effectuer à la main, sur un poids un peu notable de pâte. On l'accélère considérablement, en même temps

Fig. 148. — Machine à malaxer la pâte des tablettes.

qu'on la rend irréprochable, en la confiant à l'une des machines inventées à cet effet. Celle qui est figurée p. 871 suffit à une fabrication peu importante. Pour la manipulation de grandes quantités de pâte, il est nécessaire de recourir à des instruments plus puissants, tels que celui de la fig. 148.

Lorsque la pâte est terminée et de consistance convenable, on en prend une partie, que l'on étend en couche mince, au moyen d'un cylindre de bois parfaitement uni, glissant sur deux règles de bois ou de métal, destinées à régulariser l'épaisseur des tablettes. Pour empêcher qu'elle n'adhère à la table, on recouvre celle-ci d'une couche mince d'amidon ou mieux de sucre en poudre. On passe de même un peu de sucre à la surface de la pâte et, lorsqu'elle ne s'allonge plus sous l'effort du rouleau poussé dans toutes les directions, on la découpe avec un emporte-pièce de forme ordinairement ronde ou ovale (*fig* 149).

Les emporte-pièces sont quelquefois formés seulement d'un cylindre métallique un peu conique et coupant à son extrémité la plus étroite. D'autres

Fig. 149. — Emporte-pièces à tablettes.

fois, le cylindre renferme un cachet gravé, qui imprime en creux ou en relief le nom de la substance contenue dans la tablette. Ces instruments ne marquent les tablettes que d'un seul côté. L'industrie dispose de machines ingénieuses, à l'aide desquelles on découpe rapidement un

Fig. 150. — Pastilleuse à pédale.

grand nombre de tablettes, imprimées des deux côtés à la fois. Ces appareils coûteux ne sont pas habituellement entre les mains des pharmaciens, cependant, lorsqu'on fabrique de grandes quantités de tablettes, il est avantageux de recourir à leur intervention. L'une d'elles (fig. 150), dite pastilleuse à pédale, timbre les deux faces du médicament et marche à une allure susceptible de fournir 10 kilogr. de tablettes par jour. Lorsqu'on a besoin d'une production plus importante, on a recours à des machines spéciales, dont le mécanisme, analogue du reste à celui du précédent instrument, est disposé de manière à multiplier le travail et à donner jusqu'à 300 kil. de tablettes dans la journée (fig. 151).

Lorsque les tablettes ont été découpées par l'un des moyens sus-indiqués, elles sont ensuite disposées sur des claies ou sur des toiles fortement tendues entre des châssis et recouvertes de papier. On les abandonne à l'air

Fig. 151. — Machine à fabriquer les tablettes.

libre pendant 13 à 24 heures, puis on achève leur dessiccation dans une étuve dont la température soit peu élevée. En les chauffant trop promptement et surtout trop fortement, on s'expose à les altérer.

Quelques praticiens ont conseillé d'ajouter un peu d'albumine à la masse des tablettes, pour augmenter leur transparence. Ce moyen produit le résultat désiré, mais il provoque la fermentation putride des tablettes, lorsque leur dessiccation languit. L'addition de la gomme arabique au mucilage de gomme adragante offre des avantages analogues et n'a pas le même inconvénient.

Presque toujours on aromatise les tablettes soit en préparant le mucilage avec une eau distillée odorante, soit en mélangeant une essence à la pâte.

Les proportions d'essences conseillées par le Codex sont les suivantes.
pour 1000 gr. de tablettes :

Essence d'anis	1 gr.
— de citron	1
— de menthe poivrée	1
Teinture de vanille	10

Garot a cherché à faire revivre un procédé allemand, à l'aide duquel
on peut, en une heure, communiquer aux tablettes les parfums les plus
variés. Ce procédé consiste à introduire dans un flacon ces produits, bien
secs, avec une petite quantité d'éther, dans lequel on a préalablement
dissous des essences. On agite le flacon de temps en temps, puis on laisse
évaporer l'éther, par une courte exposition à l'air libre. Cette méthode
est très défectueuse ; elle répartit inégalement sur les tablettes, et seulement à leur surface, les huiles essentielles, qu'elle place, en outre, dans
les conditions les plus favorables à leur altération et à leur vaporisation.

Les tablettes peuvent être conservées très longtemps, lorsqu'on a soin
de les préserver de l'humidité ; si l'on néglige cette précaution, elles
présentent bientôt des points transparents, dus à la transformation du
sucre de canne en sucre interverti. Cette altération se manifeste plus
rapidement sur les tablettes qui contiennent des acides.

Le nom de *tabloïdes* a été donné récemment à des tablettes que l'on
obtient en comprimant énergiquement les poudres minérales (V. p. 637).
Ces médicaments, très compacts, sont lentement solubles, ce qui est un
inconvénient lorsqu'on les avale sans les dissoudre préalablement dans la
bouche. M. Dieterich s'est préoccupé de ce défaut et il conseille, pour
l'atténuer, de mêler du sucre en poudre à la substance à comprimer. Le
moyen convient aux tabloïdes de sous-nitrate de bismuth, de carbonate
de lithine ou de magnésie, de quinine et de salol. Il ne suffit pas pour
l'acide salicylique, l'antifébrine, la phénacétine et le sulfonal, qui exigent
une addition de 10 à 25 p. 100 de gomme adragante. Cette addition n'est
même pas susceptible d'assurer la désagrégation des tabloïdes d'acide
salicylique, dans lesquels il est bon de mettre encore 10 p. 100 de bicarbonate de sodium. Lorsqu'il s'agit de poudres végétales, on peut les comprimer seules ou mêlées d'un peu de gomme, à la condition qu'elles soient
aussi ténues que possible.

A la gomme adragante, recommandée par M. Dieterich, il semble utile
de substituer la gomme arabique, beaucoup plus facile à entraîner par les
liquides du tube digestif.

TABLETTES DE BAUME DE TOLU.

Baume de Tolu	50 gr.
Sucre pulvérisé	1000
Gomme adragante	10
Eau distillée	Q. S.

On fait digérer au bain-marie pendant
2 heures, le baume de Tolu avec le double
de son poids d'eau, en ayant soin de remuer souvent. On filtre à chaud. 90 gr. de
la liqueur aromatique servent à préparer
le mucilage avec la gomme adragante.
On fait des tablettes du poids de 1 gr.
(*Codex*).

TABLETTES DE CACHOU.

Cachou pulvérisé	50 gr.
Sucre pulvérisé	400
Mucilage de gomme adragante	50

On prépare avec ces substances des

tablettes du poids de 1 gr., qui contiennent chacune 10 centigr. de cachou (*Codex*).

TABLETTES DE GOMME.

Gomme arabique pulvérisée... 100 gr.
Sucre pulvérisé.............. 900
Eau de fleur d'oranger........ 75

On fait un mucilage avec l'eau aromatique, 75 gr. de gomme arabique et autant de sucre. On ajoute le reste du sucre, que l'on a préalablement mêlé avec le reste de la gomme arabique, et on fait des tablettes du poids de 1 gr. (*Codex*).

TABLETTES DE GUIMAUVE.

Poudre de guimauve......... 100 gr.
Sucre pulvérisé.............. 1000
Mucilage de gomme adragante. 100

On mélange la poudre de guimauve avec son poids de sucre et on passe au tamis de crin. Avec le mucilage et le reste du sucre, on fait une pâte à laquelle on ajoute le mélange précédent.

On fait des tablettes du poids de 1 gr. (*Codex*).

Ces tablettes sont un peu jaunâtres et elles ont la propriété de se colorer légèrement en jaune au contact des alcalis.

TABLETTES D'IPÉCACUANHA.

Ipécacuanha pulvérisé........ 10 gr.
Sucre pulvérisé.............. 990
Gomme adragante............ 8
Eau de fleur d'oranger........ 60

On mélange la poudre d'ipécacuanha avec 4 fois son poids de sucre et on passe au tamis de crin. D'autre part, on fait avec la gomme adragante et l'eau de fleur d'oranger un mucilage, auquel on ajoute d'abord le reste du sucre, puis, sur la fin de l'opération, le mélange de sucre et d'ipécacuanha.

On divise la masse en tablettes du poids de 1 gramme, dont chacune contient 1 centigr. de poudre d'ipécacuanha (*Codex*).

Les tablettes d'ipécacuanha doivent avoir une teinte grise peu accusée. Lorsqu'on soupçonne qu'elles renferment de l'éméti-

que au lieu d'ipécacuanha, on peut rechercher la fraude de la manière suivante :

On dissout plusieurs tablettes, dans un peu d'eau distillée; on filtre la liqueur et on y ajoute un peu d'acide sulfhydrique; elle fournit un précipité *orangé* de sulfure d'antimoine, si elle tient en dissolution de l'émétique, tandis qu'elle ne se trouble pas, quand les tablettes ont été préparées avec l'ipécacuanha.

TABLETTES DE LICHEN.

Saccharure de lichen........ 500 gr.
Sucre pulvérisé.............. 1000
Gomme arabique pulvérisée.. 50
Eau distillée.............. 150

On fait un mucilage avec l'eau et la gomme mélangée préalablement d'un peu de sucre. On y ajoute le saccharure, puis le reste du sucre et, lorsque la pâte est homogène, on la divise en tablettes du poids de 1 gramme (*Codex*).

TABLETTES DE MANNE.

Manne en larmes............ 200 gr.
Sucre pulvérisé.............. 750
Gomme arabique pulvérisée... 50
Eau de fleur d'oranger........ 75

On fait dissoudre à une douce chaleur la manne dans l'eau de fleur d'oranger, on passe la liqueur à travers un linge et on y ajoute la gomme préalablement mêlée à 2 fois son poids de sucre. On incorpore le reste du sucre et on fait des tablettes pesant 1 gramme.

Chaque tablette contient 15 centigr. de manne (*Codex*).

TABLETTES DE MENTHE POIVRÉE.
Tablettes de menthe anglaises.

Sucre pulvérisé.............. 1000 gr.
Essence de menthe rectifiée. 10
Mucilage de gomme adragante. 100

On fait une pâte à la manière ordinaire, avec la précaution de n'ajouter qu'en dernier lieu l'huile essentielle préalablement mêlée à la dixième partie du sucre.

On divise la pâte en tablettes de 1 gr. (*Codex*).

XXII. — TISANES.

On donne le nom de tisanes à des solutions aqueuses faiblement chargées de principes médicamenteux et que l'on administre comme boisson habituelle aux malades.

Préparation. — Pour préparer ces médicaments, on choisit, dans un état de conservation et de pureté convenables, la substance qui doit en faire la base et on la traite, au moyen d'un des procédés suivants, par de l'eau aussi peu calcaire que possible ; l'eau distillée est même toujours préférable à la meilleure eau potable, c'est elle que prescrit avec raison le formulaire légal.

1° *Macération*. La chaleur dissipant ou altérant plus ou moins les composés organiques, il est de principe général qu'on doit éviter son intervention, lorsqu'elle n'est pas indispensable. Il y a certains avantages à faire macérer les produits qui cèdent facilement à l'eau leurs éléments utiles. Dans cette catégorie se trouvent : le quassia, la rhubarbe, le café, le goudron, les médicaments entièrement solubles, comme le miel et la gomme, ou mucilagineux, comme la guimauve, les semences de lin, de coing, etc. Il faut noter, toutefois, que la macération épuise imparfaitement les substances difficilement solubles et que, de plus, les liqueurs qu'elle fournit sont presque toujours très fermentescibles.

2° *Infusion*. Ce procédé est le plus employé. La température à laquelle il porte les médicaments (80° au plus) n'est pas assez élevée pour leur causer une altération profonde, étant donné surtout qu'elle décroît avec rapidité : mais elle est généralement suffisante pour leur enlever la presque totalité de leurs éléments solubles. Il convient à toutes les substances aromatiques, à celles qui sont aisément perméables à l'eau, telles que les feuilles, les fleurs et les écorces minces, enfin à celles qui contiennent, outre leurs principes actifs, des matières amylacées, que l'on veut éviter de dissoudre.

3° *Digestion*. On a rarement recours à cette opération. Les produits auxquels on peut l'appliquer sont ceux qui résistent à l'action dissolvante de l'infusion et qui, cependant, ne doivent pas être traités par décoction. Telle est la salsepareille. La digestion doit être effectuée à une température nécessairement inférieure à celle de l'ébullition de l'eau et, cependant, les modifications qu'elle fait éprouver aux principes médicamenteux ne diffèrent pas beaucoup de celles que produit l'infusion. Elles sont seulement un peu plus étendues, par suite du maintien prolongé d'une température assez élevée.

4° *Décoction*. On réserve la décoction aux substances réfractaires aux autres modes de traitement. C'est, de toutes les méthodes, la plus défectueuse ; mais elle est inévitable pour les produits résineux, comme le gaïac et le jalap, ou amylacés, comme le gruau, l'orge, le riz, le lichen, etc. Elle s'impose encore pour la préparation des tisanes de chiendent, de canne, de mousse perlée, de fruits pectoraux et, en général, de tous les corps dont la texture est compacte. Il faut en excepter cependant les racines astringentes, telles que le ratanhia et la bistorte, dont le tannin forme des combinaisons insolubles avec les principes ligneux et amylacés, sous l'influence de l'ébullition.

Il suffit de l'un de ces procédés pour préparer une tisane avec un seul médicament ou avec plusieurs médicaments de même nature. Mais lorsqu'on veut y faire entrer des substances de composition chimique ou de texture très différente, on est obligé de recourir successivement à plusieurs moyens pour les épuiser. On traite d'abord les produits les moins attaquables, ceux qui exigent, par exemple, l'emploi de la décoction ou de la digestion ; avec la liqueur résultant de cette première opération, on fait une infusion des substances plus faciles à dépouiller de leurs principes solubles ; enfin, dans cette infusion on dissout, à froid, les composés minéraux et tous ceux qui sont très solubles ou qui pourraient agir chimiquement sur les autres principes, si on les faisait chauffer ensemble.

Lorsque les tisanes viennent d'être obtenues, par les méthodes ci-dessus indiquées, elles sont généralement troublées par la présence de débris végétaux et de précipités insolubles, formés pendant le refroidissement du liquide. Il est nécessaire de les clarifier. Pour cela on se borne, la plupart du temps, à les passer à travers une toile. Mais les tisanes d'arnica, de bourrache, de pied-de-chat, de tussilage, etc., ont besoin d'une filtration au papier, pour séparer les aigrettes ou les poils qu'elles tiennent en suspension.

La saveur de ces médicaments est ordinairement peu prononcée ; pourtant on cherche presque toujours à la masquer au moyen du sucre, du miel, des sirops, de la racine de réglisse ou de la glycyrrhizine. Cette dernière substance offre, pour cette application, plusieurs avantages particuliers (V. *pages* 417 et 624). On peut la remplacer par la glyzine.

Pharmacologie. — Les tisanes ont été employées en médecine de toute antiquité. Hippocrate ne prescrivait que la tisane d'orge ; mais depuis, le nombre de ces médicaments est devenu presque illimité ; on en prépare avec la majeure partie des produits simples de la matière médicale. Aussi leur composition est-elle très complexe et très variée. On y trouve tous les principes immédiats des végétaux : gomme, sucre, tannin, acides, alcaloïdes, matières albuminoïdes, amylacées et colorantes, essences, sels minéraux, etc. Cette constitution établit, entre les tisanes et les sucs aqueux, une analogie évidente, qui se poursuit jusque dans leurs altérations. Effectivement, à très peu d'exceptions près, les tisanes ne peuvent être conservées au delà d'un jour ou deux ; elles subissent les fermentations acide, visqueuse, putride, etc., suivant l'espèce des principes qui s'y trouvent dissous. On doit donc les préparer au moment de les employer.

a. — TISANES PAR MACÉRATION.

EAU DE GOUDRON.

Goudron végétal.....................................	5 gr.
Sciure de bois de sapin.............................	15
Eau distillée.......................................	1000

On divise le goudron avec la sciure de sapin et on laisse en contact, pendant 24 heures, en agitant de temps en temps, puis on filtre (*Codex*).

Il est très important de n'employer à cette préparation que de l'eau distillée ou de l'eau de pluie ; les eaux douces et particulièrement les eaux de puits sont fréquemment séléniteuses ; or, en présence du goudron, le sulfate de calcium de ces eaux se trouverait réduit et fournirait de l'hydrogène sulfuré. Il en résulterait une altération notable du médicament.

Guibourt prescrivait de laisser macérer le goudron pendant un mois avec 10 fois son poids d'eau, avant de faire usage du liquide. Cette macération est beaucoup trop prolongée ; tous les pharmacologistes s'accordent à la réduire au moins au tiers.

Lefort conseille même de préparer cette solution en quelques heures, en agitant en vase clos, à plusieurs reprises et avec de l'eau à 60°, le goudron préalablement lavé à l'eau froide. Suivant l'auteur, ce procédé fournit de l'eau de goudron plus chargée que celle du Codex, très aromatique, et contenant environ 2/1000 de principes fixes.

Magnes-Lahens, le premier, a cherché à diminuer la quantité de goudron employée à cette préparation, tout en assurant et en augmentant même la proportion des principes dissous par l'eau. A cet effet, il proposa de diviser le goudron avec du sable blanc ou du charbon de bois pulvérisé, qu'il remplaça plus tard par la sciure de bois de sapin. Ce dernier mode a été adopté par le Codex de 1884.

M. A. Simon reproche à la sciure de sapin d'être d'une propreté douteuse et de communiquer à l'eau de goudron une saveur peu agréable : aux copeaux de sapin et à la sciure de gaïac, recommandés pour remplacer la sciure de sapin, il conseille de substituer les poudres de quinquina épuisées. L'eau préparée avec le goudron au quinquina est parfaitement limpide et légèrement ambrée. Elle a la saveur du goudron, plus une faible amertume, qui modifie avantageusement le goût désagréable du produit. Quand on porte à 27 grammes par litre la proportion du goudron pulvérulent, on obtient une solution saturée de goudron, qui renferme alors 6 grammes p. 1000 d'extrait de goudron et qui ne peut être affectée qu'aux usages externes.

Quel que soit le procédé employé pour la préparer, l'eau de goudron doit être acide, aromatique et un peu amère. La proportion des éléments qu'elle tient en dissolution ne peut être inférieure à 30 centigrammes par litre. Parmi ces éléments, on remarque les acides, les phénols, les résines, l'essence de térébenthine altérée, etc., que contient le goudron. On emploie ce médicament en boisson, en lotion et en injection. Il sert aussi à préparer le sirop de goudron.

Lefort a constaté qu'il dissout environ 1/1000 de son poids d'iode ; la liqueur, rouge d'abord, devient jaune rougeâtre, au bout de 24 heures, et ne présente aucune des réactions caractéristiques de l'iode. Il y a là peut-être un moyen commode d'administrer ce dernier médicament.

Depuis quelques années, on a introduit dans la thérapeutique l'usage de liqueurs de goudron préparées par l'intermédiaire des carbonates alcalins, des alcalis hydratés et des acides. Ces liqueurs, plus chargées que celle du Codex, peuvent avoir des propriétés médicinales utiles, mais c'est une étrange prétention que de vouloir les assimiler au produit du formulaire légal. Leur composition chimique, totalement différente, ne permet pas ce rapprochement. S'il est avantageux de faire ingérer au malade la totalité du goudron, il faut émulsionner cette substance avec la saponine, comme le fait M. Le Bœuf, ou avec le jaune d'œuf, ainsi que l'a proposé M. Adrian. Dans ces conditions, la nature chimique du goudron n'est pas altérée, tandis qu'elle éprouve des modifications fondamentales de la part des acides et des alcalis.

Malheureusement, ces émulsions ont une saveur assez désagréable et ne jouissent pas toutes d'une longue conservation. Pour satisfaire au besoin de préparer extemporanément de l'eau de goudron, créé par la vulgarisation des solutions alcalines de ce médicament, Magnes-Lahens a proposé l'usage de la liqueur suivante, dans laquelle, si le goudron n'est pas intégralement dissous, au moins n'est-il pas dénaturé :

```
Alcool à 67°...........................................  100 gr.
Goudron des Landes...............................    5
Sucre .................................................   15
```

On broie ensemble le sucre et le goudron ; on y ajoute peu à peu l'alcool, en agitant jusqu'à dissolution complète du sucre. Une cuillerée à café de cette solution contient 15 centigrammes d'extrait alcoolique de goudron et suffit pour préparer instantanément un verre d'eau de goudron.

Le D\u02b3 Saint-Marc a proposé l'usage de l'*eau distillée de goudron*, comme hémostatique. On chauffe dans l'alambic : 1 kil. de goudron, 2 kil. de sciure de bois et 12 litres d'eau. On retire 6 litres de produit seulement. Ce médicament est incolore, doué d'une saveur chaude et d'une odeur empyreumatique très prononcée. La dose utile serait de 60 gr. par 24 heures.

TISANE DE GENTIANE.

Racine de gentiane incisée...   5 gr.
Eau distillée froide.... 1000

On fait macérer pendant 4 heures et on filtre.

On prépare de la même manière les tisanes de :

Quassia amara, Simarouba, Rhubarbe.   (*Codex*).

TISANE DE GOMME.

Gomme arabique concassée...   20 gr.
Eau distillée froide.......... 1000

On lave d'abord la gomme, on la fait dissoudre à froid dans l'eau et on passe (*Codex*).

TISANE DE RÉGLISSE.

Réglisse ratissée et incisée...   10 gr.
Eau distillée froide......... 1000

On fait macérer pendant 6 heures et on passe.

On peut préparer instantanément cette tisane, en remplaçant la racine de réglisse par 0\u1d33\u02b3,50 de *glyzine* (glycyrrhizine ammoniacale) (*Codex*).

b. — TISANES PAR INFUSION.

TISANE DE FEUILLES DE BOURRACHE.

Feuilles sèches de bourrache.   10 gr.
Eau distillée bouillante...... 1000

On laisse infuser pendant une demi-heure et on passe.

On prépare de la même manière les tisanes de :

Anis vert,
Armoise,
Buchu,

Capillaire du Canada,
Centaurée (petite),
Chardon bénit,
Chicorée (feuille),
Coca,
Eucalyptus,
Fumeterre,
Guimauve (fleur),
Guimauve (racine),
Houblon (cône),
Jaborandi,

Lierre (terrestre),
Lin (semences),
Maïs (stigmates),
Mauve (fleur),
Pariétaire,
Pensée sauvage,
Polygala de Virginie,
Rose rouge,
Saponaire (feuille),
Scabieuse (feuille),
Thé,
Tilleul (fleur),
Uva ursi,
Valériane,
Violette.

(*Codex*).

On retrouve dans l'*infusé de houblon* une petite quantité des trois résines contenues dans les cônes. Ces résines sont amères, acides et antiseptiques. Elles communiquent ces propriétés à la tisane (*Hayduck*).

L'*Infusé de semence de lin* fait avec de l'eau très peu chaude, offre l'odeur très nette de l'acide cyanhydrique. Préparé avec de l'eau bouillante, il n'a pas cette odeur, le ferment qui provoque la formation de l'acide prussique se trouvant coagulé.

LIMONADE COMMUNE.

Citrons..................:.......... N° 2
Eau distillée bouillante....... 1000 gr.
Sucre....................... 70

On verse l'eau bouillante sur les citrons coupés par tranches et privés de leurs semences ; on laisse infuser pendant 1 heure ; on ajoute le sucre et on passe (*Codex*).

TISANE D'ORANGER.

Fleur d'oranger.............. 5 gr.
Eau distillée bouillante....... 1000

On fait infuser pendant une demi-heure et on passe.

On prépare de la même manière, les tisanes de :

Absinthe,
Bouillon-blanc (fleur),
Bourrache (fleur),

Camomille,
Coquelicot,
Fleurs pectorales,
Hysope,
Mélisse,
Menthe poivrée,
Sauge.
Sureau (fleur),
Tussilage.

Les tisanes d'arnica, de bouillon-blanc, de bourrache et de tussilage doivent être filtrées au papier (*Codex*).

TISANE DE SAFRAN.

                                    gr.
Safran....................... 0.20
Eau distillée bouillante....... 100.00

On fait infuser pendant une demi-heure et on passe (*Codex*).

TISANE DE SAPONAIRE.

Racine de saponaire incisée.. 20 gr.
Eau distillée bouillante...... 1000

On fait infuser pendant 2 heures et on passe.

On prépare, de la même manière, les tisanes de :

Asperge (racine),
Aunée,
Bardane,
Consoude,
Douce-amère,
Fraisier (racine),
Patience,
Pin (bourgeon),
Quinquina,
Ratanhia (*Codex*).

TISANE DE TAMARIN.

Pulpe brute de tamarin...... 20 gr.
Eau distillée bouillante.. ... 1000

On délaie la pulpe de tamarin dans l'eau bouillante, on laisse en contact pendant une heure et on passe à travers une étamine.

Il faut opérer dans un vase d'argent, de faïence ou de porcelaine.

On prépare de même la *tisane de casse* (*Codex*).

c. — **TISANES PAR DIGESTION.**

TISANE DE SALSEPAREILLE.

Racine de salsepareille fendue et coupée............ 50 gr.
Eau.. Q. S.

On fait macérer la salsepareille dans un peu plus d'un litre d'eau froide, pendant 2 heures. On met ensuite le tout sur le feu et, dès que l'ébullition du liquide commence à se produire, on retire le vase et on laisse digérer, pendant 2 heures, dans un endroit chaud. On passe, on laisse déposer, puis on décante, pour avoir 1 litre de tisane (*Codex*).

On ne peut traiter la salsepareille autrement que par ce procédé ; l'infusion ne lui enlève tous ses principes solubles, qu'autant qu'on y emploie de grandes quantités de liquide ; quant à la décoction, elle dissout abondamment l'amidon contenu dans la plante et elle fait perdre une partie de la salseparine, qui se trouve entraînée par la vapeur de l'eau. Il résulte de ce double effet, que la tisane est trouble, visqueuse et pauvre en salseparine, tandis que, préparée par digestion, elle offre des qualités toutes contraires.

La tisane de salsepareille tient en dissolution tous les principes énumérés page 629 (V. *Poudre de salsepareille*).

d. — TISANES PAR DÉCOCTION.

PETIT-LAIT.

Lait de vache pur............................. .... 1000 gr.

On porte le lait à l'ébullition et on y ajoute, par petites portions, une quantité suffisante d'une dissolution faite avec 1 p. d'acide citrique et 8 parties d'eau. Quand le coagulum est bien formé, on passe sans expression. On remet le petit-lait sur le feu, avec un blanc d'œuf, que l'on a d'abord délayé, puis battu avec une petite quantité d'eau. On fait bouillir de nouveau ; on verse un peu d'eau froide, pour baisser le bouillon et, dès que le liquide s'est éclairci, on le filtre sur un papier préalablement lavé à l'eau bouillante (*Codex*).

La préparation du petit-lait est une opération délicate et qui exige de nombreuses précautions, si l'on veut obtenir un produit d'aspect et de saveur irréprochables.

Il faut tout d'abord éviter l'emploi d'un excès d'acide, qui entraînerait un peu de caséine en solution incomplète et troublerait le médicament.

En second lieu, on doit se garder soigneusement d'exprimer le coagulum, que l'on sépare de la partie liquide. Puis, il est utile de laver préalablement à l'eau bouillante le filtre destiné à clarifier cette dernière partie.

Le choix de l'acide est également important. On rejette aujourd'hui le vinaigre, autrefois employé, parce qu'il donne au petit-lait son arome particulier ; l'acide tartrique, parce qu'il provoque la précipitation d'un tartrate calcaire, qui trouble le liquide. On préfère l'acide citrique.

Aux acides on peut, du reste, substituer soit les fleurs du Cynara cardunculus (*Chardonnette*), soit la *présure*.

La *présure* est solide ou liquide.

Solide, c'est la caillette d'un jeune veau, séchée à l'air après avoir été salée et même quelquefois macérée dans la saumure. Quand on veut en faire usage, on en fait tremper un fragment dans 30 fois son poids d'eau tiède, pendant plusieurs heures. La coagulation d'un litre de lait exige environ 30 grammes de ce liquide, soit 1 gramme de présure solide.

La présure *liquide* est le produit que l'on obtient en faisant macérer les caillettes dans de l'eau chargée de sel marin. Diverses formules ont été données pour sa préparation ; en voici une, qui fournit un agent de coagulation extrêmement actif.

On prend des caillettes de veau séchées à l'air, dans le moins de temps possible et depuis au moins trois mois. De ces caillettes on enlève les parties dépourvues de plis et l'on pèse :

Caillette préparée	1000 gr.
Eau pure	1000
Sel marin	50
Alcool à 90 p. 100	100 à 110ᶜᶜ

Le mélange est laissé macérer pendant 5 jours, filtré, puis le liquide est porté au volume de 1 litre, par addition d'une solution contenant 10 p. 100 de sel marin et 8 à 9 p. 100 d'alcool.

Après deux mois de conservation, la présure ainsi préparée coagule 10,000 fois son volume de lait, en 40 minutes et à la température de 35°. Un centimètre cube est donc plus que suffisant pour coaguler 1 litre de lait (*Soxhlet*).

On admettait autrefois que la coagulation du lait, dans ces conditions, est due à la pepsine enlevée à l'estomac du veau. Les travaux les plus récents ont démontré que la pepsine pure n'a point cette propriété.

Ce ne sont pas non plus les acides contenus dans la présure, qui réalisent la séparation de la caséine, car il a été prouvé par Selmi, que le sérum conserve la réaction alcaline jusqu'à la fin de l'opération. La coagulation est produite par un ferment soluble, nommé *chymosine* par Payen, *pexine* par Arthus, *caséase*, etc., et qui est très différent de la pepsine.

Caractères. — Le petit-lait doit être presque incolore, très limpide et dépourvu de saveur acide ou désagréable. Il contient : lactose, chlorures alcalins, phosphates alcalins, calcaire et magnésien, créatine, urée, lécithine, etc.

Celui qui a été préparé avec la présure renferme, en outre, de la caséine qui n'a pas été coagulée ; il est un peu plus coloré et plus riche en principes solides, que celui que l'on obtient avec l'intervention des acides.

TISANE DE CARRAGAHEEN.
Tisane de fucus ou *de mousse perlée.*

Carragaheen	5 gr.
Eau distillée	Q. S.

On lave le fucus à l'eau froide, on le fait bouillir, pendant dix minutes, dans la quantité d'eau suffisante pour obtenir 1 litre de tisane. On passe (*Codex*).

TISANE DE CHIENDENT.

Chiendent coupé	20 gr.
Eau distillée	Q. S.

On fait bouillir le chiendent pendant une demi-heure, dans la quantité d'eau nécessaire pour fournir 1.000 gr. de tisane (*Codex*).

On prépare de même la tisane de *canne de Provence*.

TISANE DE FRUITS PECTORAUX.

Fruits pectoraux	50 gr.

Après avoir privé de leurs noyaux les dattes et les jujubes, on les fait bouillir en même temps que les autres fruits, pendant une demi-heure, dans une quantité d'eau distillée telle qu'il reste un litre de liquide. On passe à travers une étamine (*Codex*).

TISANE DE GAIAC.

Bois de gaïac râpé	50 gr.
Eau distillée	Q. S.

On fait bouillir le bois de gaïac pendant 1 heure, dans une quantité d'eau suffisante pour obtenir 1.000 gr. de tisane. On passe on laisse déposer et on décante (*Codex*).

TISANE DE LICHEN D'ISLANDE.

Lichen d'Islande.............. 10 gr.
Eau........................... Q. V.

On met le lichen et l'eau dans une capsule et on porte à l'ébullition. On jette cette première décoction, qui renferme la presque totalité du principe amer, et on lave le lichen à l'eau froide. On le remet sur le feu avec une nouvelle quantité d'eau, on fait bouillir pendant une demi-heure, de manière à obtenir 1 litre de tisane, et on passe.

Si le médecin veut conserver le principe amer du lichen, il doit l'indiquer d'une manière spéciale (Codex).

La tisane de lichen d'Islande doit son amertume et ses propriétés stimulantes au cétrarin (cétrarine ou acide cétrarique). Ce principe est à peine soluble dans l'eau, plus soluble dans l'éther, mais surtout dans l'alcool.

TISANE D'ORGE.

Orge perlé lavé à l'eau froide... 20 gr.

On fait bouillir l'orge dans une quantité d'eau distillée suffisante, jusqu'à ce qu'il soit bien crevé et que le liquide soit réduit à 1 litre. On passe à travers une étamine claire.

On prépare de la même manière les tisanes de gruau et de riz (Codex).

CHAPITRE XXII

MÉDICAMENTS PRÉPARÉS AVEC L'ALCOOL.

Les produits pharmaceutiques obtenus au moyen de l'alcool sont peu nombreux, le pouvoir dissolvant de ce liquide étant relativement limité. On n'en forme que trois groupes, sous les dénominations de :

Teintures alcooliques,
Alcoolats,
Extraits alcooliques.

1. — TEINTURES ALCOOLIQUES.

On appelle teintures alcooliques, ou *alcoolés*, des solutions médicamenteuses préparées à froid avec l'alcool.

Les substances qu'on y fait entrer sont généralement prises dans le règne végétal ; quelques-unes cependant sont de nature animale ou minérale (*teintures* de *musc*, de *castoréum*, d'*iode*, etc.).

On distingue deux espèces de teintures, suivant qu'elles ont pour base des plantes fraîches ou des plantes sèches. Les premières ont gardé le nom d'*alcoolatures*, qui leur a été donné par Béral ; les autres sont les *teintures* proprement dites.

I. — ALCOOLATURES.

Les alcoolatures ont une origine homœopathique. Hahnemann, leur inventeur, les obtenait en mélangeant au suc des plantes son poids d'alcool rectifié, et en filtrant le tout après 24 heures de macération. Cette méthode a été recommandée par Béral, le propagateur des alcoolatures en France, et par Deschamps. Le Codex a choisi celle de Soubeiran, qui consiste à faire macérer pendant 10 jours, avec l'alcool à 90°, les végétaux préalablement contusés.

Ces médicaments ont pour avantage d'être préparés avec des plantes exemptes de toute altération ; toutefois, le nombre en est restreint. Soubeiran les croit moins actifs que les teintures de substances sèches ; il leur reproche d'offrir un titre alcoolique faible et une composition variable comme la quantité d'eau contenue dans le végétal. Aussi conseille-t-il de préférer les teintures aux alcoolatures, toutes les fois que les plantes ne perdent pas leur efficacité par la dessiccation. Cette appréciation est peut-être vraie, mais elle n'est pas suffisamment étayée pour faire loi. L'analyse chimique seule pourrait en démontrer l'exactitude.

A part l'alcoolature du tubercule de colchique, le Codex de 1866 n'avait enregistré que des formules d'alcoolatures de feuilles et de fleurs. Celui de 1884 admet avec raison les alcoolatures de racines, souvent plus actives que les autres, pour certaines plantes déterminées.

ALCOOLATURE DE DIGITALE.

Feuilles fraîches de digitale pourprée, cueillies au moment de la floraison...................... 1000 gr.
Alcool à 90°................... 1000

Les feuilles de digitale sont contusées et mises à macérer, en vase clos, dans l'alcool. On agite de temps en temps. Après 10 jours de contact, on passe avec expression et on filtre.

On doit préparer de la même manière, les alcoolatures de :

Aconit (feuilles cueillies au moment de la floraison).
Aconit (racine récoltée après la floraison).
Anémone pulsatille (feuilles et fleurs),
Arnica (capitules),
Belladone (feuilles),
    — (racine),
Bryone,
Ciguë (feuilles),
Colchique (bulbes récoltés pendant la floraison),
Colchique (fleurs),
Cresson de Para (capitules),
Drosera (plante entière),
Eucalyptus,
Jusquiame (feuilles),
Stramoine (feuilles).

                        (*Codex*).

ALCOOLATURE VULNÉRAIRE.

Teinture vulnéraire, eau vulnéraire rouge.

Feuilles fraîches d'absinthe..   100 gr.
         —   d'angélique..   100
         —   de basilic....   100
         —   de calament..   100
         —   de fenouil...   100
         —   d'hysope.....   100
         —   de marjolaine.   100
         —   de mélisse...   100
         —   de menthe poivrée.......   100
         —   d'origan   100
         —   de romarin...   100
         —   de rue.......   100
         —   de sarriette..   100
         —   de sauge.....   100
         —   de serpolet..   100
         —   de thym.....   100
Sommités fraîches et fleuries d'hypéricum....   100
         —   de lavande.   100
Alcool à 80°...............   3000

On incise les plantes et on les fait macérer en vase clos dans l'alcool, pendant 10 jours, en agitant de temps en temps ; on passe avec expression et on filtre (*Codex*).

II. — TEINTURES.

Préparation. — Au dix-septième siècle et même encore au dix-huitième siècle, chaque praticien fixait, suivant son caprice, les proportions des substances qui entraient dans la composition des teintures. En 1818, le Codex prescrivit de les préparer toutes avec 4 parties d'alcool pour 1 partie de médicament, à l'exception des teintures d'opium, de succin et de cantharide, qui comportaient une titre plus faible. Ce rapport n'a été modifié qu'en 1866. Le formulaire légal de cette époque, adoptant les conclusions d'un important travail publié en 1845 par Personne, fait épuiser les substances médicamenteuses par 5 fois leur poids d'alcool. On augmente cette quantité pour les produits très solubles ou très actifs, tels que l'iode, le safran, le musc, le castoréum, etc. Mais, sauf dans l'emploi de ces substances, il y a tout avantage à ne pas trop diluer les teintures.

L'alcool destiné à leur préparation doit être très pur (V. *page 454*), mais non pas anhydre. Avant 1866, celui dont on se servait marquait 56, 80 ou 88 degrés centésimaux, suivant la nature des substances à traiter. Depuis cette époque, le Codex fait employer l'alcool à 60°, 80° et 90°. Le premier convient aux médicaments riches en matières extractives (*aloès, arnica, rhubarbe*, etc.), qu'il dissout avec facilité, et le second aux produits chargés d'alcaloïdes, d'huile essentielle, de résine ou de gomme-résine (*cannelle, benjoin, scammonée, noix vomique*, etc.). Quant à l'alcool à 90°, il est réservé aux substances difficilement attaquables par l'alcool faible, et à celles dont on veut dissoudre une forte proportion (*succin, camphre*, etc.).

D'un autre côté, on choisit dans un parfait état de conservation les médicaments qui forment la base des teintures, et on les divise le plus possible. On les épuise ensuite par des procédés appropriés à leur nature chimique.

A l'origine, on exposait au soleil les teintures en macération, afin d'augmenter le pouvoir dissolvant de l'alcool. On a depuis longtemps renoncé à toute intervention de la chaleur, qui prédispose le véhicule à l'acétification et qui en abaisse le titre. Cependant, comme il est d'observation que la nuance des teintures préparées en été est plus foncée que celle des mêmes produits faits pendant l'hiver, Deschamps a proposé d'opérer toujours à une température de + 15° au moins. Le traitement peut être fait par *solution*, par *macération*, par *digestion* ou par *lixiviation*.

a. Solution. — Ce premier procédé ne peut être appliqué qu'aux substances très solubles (*camphre, résines*) ; il est par conséquent, peu généralisé.

b. Macération. — Des trois autres, celui-ci est le plus usité. La durée de la macération est fixée par le Codex à 10 jours, dans la plupart des cas. Ce terme est réduit à huit jours pour la teinture d'opium, et à 5 jours pour les teintures de substances facilement solubles, telles que l'aloès, le cachou, le kino, etc. Quelques praticiens croient bon de prolonger le contact du véhicule avec le médicament pendant 15 au 30 jours, ou même indéfiniment. Ces opinions ne sont pas fondées sur des arguments sérieux.

Une précaution particulière est utile à prendre pour les substances résineuses qui, susceptibles de s'agréger en masse compacte, au fond des flacons, sont par suite exposées à n'être pas complètement dissoutes. Il est avantageux de les enfermer dans un nouet, que l'on suspend à la surface de l'alcool, de manière à l'immerger en partie seulement. La dissolution est alors intégrale et terminée en un temps très court (*A. Poirée* et *G. Trumel*).

c. Digestion. — En France, aucune teinture n'est préparée par digestion, mais ce procédé est en usage dans d'autres pays. M. Dieterich s'est assuré qu'il ne mérite pas d'être recommandé ; les produits qu'il fournit ne sont pas plus chargés que ceux de la macération, ainsi qu'il ressort du tableau suivant, où sont consignés les poids spécifiques de quelques teintures obtenues par les deux méthodes :

	MACÉRATION.	DIGESTION.
Teinture d'absinthe............................	0.910	0.911
— d'écorce d'orange amère..........	0.920	0.920
— de safran........................	0.917	0.917
— de quinquina.................	0.907	0.908
— de quinquina composé...........	0.915	0.915
— . de cascarille....................	0.906	0.906
— de cannelle.....................	0.907	0.908
— de gentiane.....................	0.923	0.924
— d'aconit........................	0.906	0.909
— de valériane....................	0.906	0.906

. La macération, suivie d'une digestion convenablement prolongée, ne donne pas de résultats plus satisfaisants (*Dieterich*).

d. Lixiviation. — Soubeiran et J. Regnauld repoussent la lixiviation, sous prétexte des difficultés d'exécution qu'elle présente. Ils craignent qu'elle ne fournisse des teintures de composition variable et, pour justifier cette exclusion, ils font remarquer que la macération exige moins d'habileté et qu'elle donne des produits plus·exactement comparables entre eux. A l'actif de la lixiviation, Buignet a noté la proportion plus forte des éléments dissous dans les teintures obtenues par cette méthode.

Pour amoindrir la valeur de ce fait, on a dit, non sans raison, qu'il importe peu qu'une teinture soit plus chargée qu'une autre, si elle ne contient pas plus de principes actifs. En outre, les teintures par lixiviation déposent, à la longue, bien plus que les teintures par macération, ce qui nivelle peut-être la différence initiale existant entre ces deux espèces de médicaments. Toutefois, ces motifs ne suffisent pas pour les juger en dernier ressort. Il faudrait pour cela, suivant une remarque faite bien des fois, comparer à l'aide de l'analyse chimique, avant et après la précipitation qui s'y accomplit, les teintures préparées par les deux procédés rivaux. Ce travail est à peine commencé.

Si le doute est encore permis, relativement à la supériorité de la macération sur la lixiviation, il n'en est pas de même pour les autres modes opératoires successivement proposés pour les remplacer. La *macération fractionnée* occasionne une déperdition [notable d'alcool et donne des liqueurs qui se troublent rapidement. La *macération* précédant la *lixiviation* est une précaution inutile, qui n'ajoute rien à la valeur du produit. Enfin la *lixiviation sous pression*, recommandée par Signoret, est plutôt nuisible que favorable à la saturation du dissolvant.

Les préceptes qui précèdent s'appliquent à la préparation des teintures ayant pour base une seule substance médicinale. Lorsqu'on y fait entrer plusieurs médicaments, on ne les traite ensemble qu'autant qu'ils offrent une analogie marquée de texture ou de composition chimique. En dehors de ces conditions, on épuise d'abord par l'alcool les substances les plus réfractaires à son action dissolvante, et dans cette liqueur on introduit ensuite, en plusieurs fois, les produits de plus en plus solubles, suivant la règle commune à toutes les solutions composées.

Pharmacologie. — Les teintures alcooliques étaient fréquemment employées par les anciens médecins, sous les dénominations de *Gouttes*,

Essences, Quintessences, Élixirs, Baumes, etc. Elles sont encore très usitées aujourd'hui. Leur composition est extrêmement complexe et imparfaitement connue ; elles contiennent des huiles essentielles, des résines, des corps gras, des acides et des alcalis végétaux, des matières colorantes, du tannin, quelques sels, des produits extractifs, etc. La constitution des teintures composées est encore plus compliquée, en raison du plus grand nombre des éléments en présence, et des réactions qu'ils exercent les uns sur les autres.

A très peu d'exceptions près, les teintures sont fortement colorées. Elles deviennent généralement laiteuses, quand on les mélange avec l'eau, par suite de la précipitation des substances grasses et résineuses qu'elles tiennent en dissolution.

On les considère souvent, mais à tort, comme susceptibles d'une longue conservation. Elles sont, de même que toutes les liqueurs alcooliques, exposées à subir la fermentation acétique. De plus, elles changent de couleur, quand on les garde pendant quelques mois, et les métamorphoses éprouvées par leurs principes colorants donnent lieu de croire, avec Filhol, que d'autres éléments sont aussi le siège d'altérations profondes. En conséquence, il est prudent de ne pas préparer une trop grande quantité de teintures à la fois, et de préserver ces médicaments de la lumière solaire, qui en activerait la décomposition.

Ch. Ménière, le premier, a étudié au microscope les sédiments qui se déposent dans les teintures alcooliques, et il a deviné l'influence des rayons lumineux sur leur formation. Voici quelques-uns des résultats qu'il a obtenus :

Teinture d'aloès : cristaux d'aloïne, résine jaune, amorphe, sur les parois latérales des flacons.

Teinture d'absinthe : amidon ovoïde, sulfate de calcium, matière grise résineuse.

Teinture de cantharide : matière grasse, cantharidine cristallisée, cristaux indéterminés.

Teinture de colchique : amidon orbiculaire, matière grasse jaune.

Teinture de digitale : matière grasse verte, quelques cristaux blancs en fer de lance, solubles dans un excès d'acide.

Teinture de houblon : précipité jaune, matière cristalline blanche en grande quantité, peut-être du malate de calcium.

Teinture d'ipécacuanha : précipité jaune, sulfate de calcium.

Teinture de jalap : amidon, matière blanche, en général amorphe.

Teinture de jusquiame : hyoscyamine cristallisée (?).

Teinture d'orange : précipité blanc sans amertume, cristaux blancs, aplatis, solubles dans une eau acidulée.

Teinture de pyrèthre : masse cristalline jaune, argentée, insipide, prismatique, colorée en jaune par l'iode ; inuline probablement.

Teinture de rhubarbe : précipité verdâtre, abondant, amidon en partie soluble dans l'alcool ; longues aiguilles, généralement en forme de losange.

Teinture de scille : précipité gris, rose, très amer, âcre, formé de houppes soyeuses radiées ; soluble en partie dans l'alcool.

Teinture de séné : amidon, lamelles affectant toutes les formes géométriques possibles ; quelques cristaux blancs, sel de calcium.

Teinture de stramonium : daturine, en cristaux (?) incolores, tronqués, brillants, octaédriques ; fécule.

Teinture de valériane : précipité noir, très adhérent au filtre ; amidon, matière jaune.

M. Gay a élargi le champ des recherches de ce genre, en ajoutant à l'emploi du microscope celui du spectroscope.

L'examen microscopique a été fait par lui sur des teintures amenées, par évaporation, à l'état sirupeux. Une goutte du produit, déposée sur une lame de verre et recouverte d'un couvre-objet, laisse cristalliser un certain nombre des principes immédiats qu'elle contient, en vingt-quatre ou quarante-huit heures. Dans ces conditions :

La *teinture d'opium* donne : du *sulfate de morphine,* en prismes aciculaires souvent radiés, agissant peu sur la lumière polarisée ; de la *narcotine,* en gros prismes à six pans terminés par une face plane ou, plus souvent, par deux faces obliques striées à leur surface, très actifs sur la lumière polarisée ; de la *codéine,* en prismes à quatre pans terminés par deux faces obliques non striées, peu actifs sur la lumière polarisée ; de la *narcéine,* en aiguilles déliées, sans action sur la lumière polarisée.

L'origine de l'opium employé à faire la teinture influe sensiblement sur le résultat de l'examen microscopique de ce dernier médicament ; les teintures d'opium de Smyrne, d'Égypte et de France donnent surtout des cristaux de *morphine* et de *narcotine* ; celle de l'opium de Perse, de la *narcotine* et de la *codéine* ; celle de l'opium de Malwa, de la *narcéine* et de la *narcotine* ; celle de l'opium de Patna, de la *codéine* et de la *narcotine.*

La *teinture d'aloès* abandonne de l'*aloïne* en aiguilles soyeuses, groupées en houppes radiées et en dendroïdes.

La *teinture de noix vomique* fournit, après un temps assez long, des aiguilles déliées de *strychnine,* disposées en touffes radiées ou sous forme d'arborisations. L'addition d'acide sulfurique accélère la cristallisation : vingt-quatre heures suffisent pour obtenir des prismes aiguillés de sulfate acide de strychnine ; avec l'acide azotique, on a des prismes terminés par deux faces obliques.

La *teinture de quinquina rouge,* évaporée seule, ne donne rien. Étendue d'eau et filtrée, puis additionnée d'acide chlorhydrique, elle laisse déposer, après concentration, de longues aiguilles, isolées ou groupées, et des tables rhombiques aplaties, rayonnant autour d'un centre ou disposées en croix et représentant les *chlorhydrates de quinine* et de *cinchonine.*

En étudiant, au microscope également, les sédiments spontanément abandonnés par les teintures, M. Gay a complété, comme il suit, les données précédemment fournies par Ménière :

Les *teintures d'arnica,* de *belladone,* de *ciguë,* de *jusquiame,* d'*aconit,* de *colchique*, de *scille*, de *valériane* et le *laudanum de Rousseau*, ne laissent déposer aucun principe actif;

La *teinture d'arnica* précipite des cristaux de *sels calcaires*, des grains de *pollen* échinulés et des *poils unicellulaires* rigides, provenant des fleurs de l'arnica;

Le *laudanum de Rousseau* abandonne des cellules de *levure de bière* et des cristaux octaédriques;

La *teinture de digitale* donne des aiguilles de *digitaline* et des *poils pluricellulaires* caractéristiques;

La *teinture de girofle* laisse précipiter des aiguilles soyeuses de *caryophylline;*

Celle de *safran*, des lames rhombiques de *polychroïte;*

Celle de *cannabis*, des cristaux en forme de fer de flèche, unis en groupes étoilés;

La *teinture d'opium* donne un dépôt amorphe *gommo-résineux;* des lames étroites, allongées, planes, atténuées à une extrémité, tronquées à l'autre, et parfois déchiquetées sur leurs bords. Ces deux dépôts sont caractéristiques, mais il n'a pas été possible d'en déterminer la nature.

Les recherches spectroscopiques, exécutées sur les mêmes médicaments, les ont fait classer en deux groupes, suivant qu'ils donnent ou qu'ils ne donnent pas le spectre de la chlorophylle.

A. *Teintures ne donnant pas le spectre de la chlorophylle.* Ce sont celles que fournissent les bois, les écorces, les racines, les résines et les animaux.

1. *Teintures à spectre continu :* teintures d'aloès, d'arnica *(fleur)*, d'asa fœtida, de benjoin, de cannelle de Chine, de gentiane, de girofle, d'iode, de jalap, de musc, d'opium, de quinquina, de rhubarbe, de safran, de scille.

Elles se distinguent les unes des autres par l'étendue de leur spectre normal et par les modifications qu'il éprouve sous l'influence des réactifs (ammoniaque, perchlorure de fer).

Ainsi, sous une épaisseur de 5 millimètres, la *teinture de girofle* présente le même spectre que celle de *l'arnica* sous une épaisseur double.

La *teinture d'opium* offre un spectre différent suivant l'origine de l'opium. Celui de Smyrne donne la teinture la plus colorée. Vue sous une épaisseur de 1 centimètre, elle ne laisse passer que quelque radiations rouge orangé; le spectre s'étend à mesure qu'on diminue l'épaisseur; à 5 millimètres, le rouge, l'orangé, le jaune sont visibles; l'obscurité commence à gauche de la zone E. Les opiums de l'Inde, de Perse, d'Égypte et indigène, fournissent, dans cet ordre, des spectres de plus en plus étendus. Quand on y ajoute quelques gouttes de perchlorure de fer, leur coloration augmente; étendues alors de cinq fois leur volume d'eau, elles présentent des spectres dont les dimensions sont inverses de celles qui viennent d'être citées, pour les mêmes opiums.

2. *Teintures à spectre présentant des bandes d'absorption.* Peu nombreuses; les principales sont les *teintures de valériane* et de *cannelle de Ceylan*. La première donne une bande obscure près de D; la seconde en présente une près de C, qui rappelle celle des teintures à chlorophylle.

B. *Teintures donnant le spectre de la chlorophylle.* Quelques-unes offrent toutes les bandes de la chlorophylle : *jusquiame, digitale, chanvre.* D'autres n'en donnent qu'une partie : *aconit, belladone, houblon, ciguë, séné.* Dans le premier groupe, on n'observe même toutes les bandes qu'avec des alcoolatures récemment préparées ; l'alcoolature ancienne ne donne que la bande I. La teinture peut offrir toutes les bandes, si elle a été récemment préparée avec des feuilles sèches bien conservées ; mais souvent on n'aperçoit que les bandes I et II ; V, VI et VII sont presque toujours confondues en une large bande, qui était la partie le plus réfrangible du spectre (jusquiame). Les teintures et alcoolatures du deuxième groupe ne donnent jamais que la bande I et les bandes V, VI et VII confondues.

M. Cripp a repris l'examen des dépôts fournis par les teintures. Il y a trouvé les substances ci-après :

Teinture de colombo : granules d'amidon, sans trace de colombine.

Teinture de cardamome : tartrate de calcium.

Teinture de quinquina simple : 6,37 p. 100 d'alcaloïdes, dont 3 p. 100 de quinine.

Teinture de quinquina composée : 3,06 p. 100 d'alcaloïdes, principalement de la cinchonine.

Teinture de gentiane : amidon, sucre de gentiane.

Teinture de rhubarbe : acide chrysophanique et oxalate de calcium.

Teinture de girofle préparée depuis dix ans : plus de 1 p. 100 de cristaux de caryophylline.

On divise les teintures en *teintures simples* et en *teintures composées,* suivant qu'elles sont préparées avec un seul ou avec avec plusieurs médicaments.

a. — TEINTURES SIMPLES.

LAUDANUM DE ROUSSEAU.

Préparation. — 1° *Procédé de Baumé.* — On obtient cette teinture en faisant fermenter du miel en présence de l'opium.

Opium de Smyrne....................................	200 gr.
Miel blanc..	600
Eau distillée......................................	3000
Levure de bière fraîche...........................	40
Alcool à 60°......................................	200

On divise l'opium et on le délaie dans l'eau chauffée à 30° ou 40°; on y ajoute le miel, puis la levure de bière. On place le tout dans un matras, que l'on expose à une température constante de 25° à 30°, jusqu'à ce que la fermentation soit complète. On filtre alors la liqueur, on la concentre au bain-marie jusqu'à ce qu'elle soit réduite à 600 grammes, et on laisse refroidir. On y ajoute les 200 grammes d'alcool et on filtre de nouveau, après vingt-quatre heures (*Codex*).

Dans cette opération, le miel se trouve converti en alcool et en acide carbonique, au contact du ferment, et les principes de l'opium se dissolvent avec facilité dans la liqueur alcoolique. L'alcool ajouté au médicament, à la fin de la préparation, est destiné à remplacer celui qui a été chassé par la chaleur. La fermentation ne doit pas être trop prolongée, autrement le liquide se couvrirait de moisissures.

2° L'abbé Rousseau, médecin de Louis XV et inventeur de ce médicament, distillait la solution fermentée ; il obtenait ainsi une liqueur aromatique, qu'il mélangeait ensuite au résidu de la distillation, convenablement concentré.

Le produit fourni par cette méthode est plus odorant que celui du Codex.

Caractères. — Le laudanum de Rousseau offre une couleur brune très foncée, une odeur spéciale et une saveur fortement amère. Il est très fluide, quand la fermentation du miel a été totale ; lorsqu'il est plus ou moins visqueux, on peut être certain qu'il n'a pas été bien préparé.

1 gramme de cette teinture correspond à 25 centigrammes d'*opium*, à 125 milligrammes d'*extrait d'opium* et à 25 milligrammes de *morphine*, lorsqu'on a employé à sa préparation de l'opium au titre légal. Pour vérifier sa valeur médicamenteuse, on procède au dosage de la morphine, en recourant à l'un des moyens indiqués pour l'extraction de cet alcali (p. 369).

M. Hinsdale préfère se servir de la méthode colorimétrique. Il utilise l'action réductrice de la morphine sur le ferricyanure de potassium. A cet effet, il dissout 15 gouttes de perchlorure de fer et $0^{gr},4$ de ferricyanure de potassium dans 500 grammes d'eau. D'un autre côté, il prend du laudanum pur, et ses dilutions avec 25, 50 et 75 p. 100 d'alcool. A 12 centimètres cubes de chacun de ces liquides on ajoute 12 centimètres cubes d'alcool faible ; on a ainsi quatre solutions types. Dans autant de verres disposés sur du papier blanc, on fait tomber une goutte de chaque solution avec un tube effilé de 5 à 6 millimètres de diamètre. On y ajoute 5 centimètres cubes de la solution de ferricyanure puis, au bout d'une minute, 20 centimètres cubes d'eau et on observe *immédiatement* les colorations produites. En opérant de la même manière avec le laudanum à essayer et en comparant les teintes développées à celles des solutions types, on détermine approximativement la richesse du médicament en morphine. La présence du tannin gêne la réaction ; on élimine cet acide avec un sel de fer.

J. Regnauld regrette que le Codex n'ait pas substitué une teinture d'opium convenablement titrée à la bizarre préparation de l'abbé Rousseau. On ne peut qu'être de son avis.

ALCOOL CAMPHRÉ.
Teinture de camphre concentrée.

Camphre..	100 gr.
Alcool à 90°.....................................	900

On fait dissoudre le camphre et on filtre (*Codex*).

Essai. — On peut vérifier la proportion du camphre contenu dans ce médicament en l'examinant au polarimètre, dans un tube de 20 centimètres ;

la déviation qu'il imprime au plan de polarisation doit être de + 9°,6. Elle n'est plus que de + 5°, s'il n'y a que 5 p. 100 de camphre ; et elle se réduit à 1°, pour un quantum de 1 p. 100 de camphre. Chaque degré du polarimètre équivaut à 1 p. 100 de camphre (*Holdermann*).

M. Chastaing a conseillé de prendre la densité du produit et de faire ensuite son examen polarimétrique.

Pour M. Mansier, ces deux moyens sont insuffisants, la dilution de l'alcool, jointe à la diminution du poids du camphre, donnera une densité satisfaisante, et il n'est pas difficile de remplacer le camphre par une substance étrangère ayant même action sur la lumière polarisée. Il vaut mieux doser le camphre de la manière suivante :

On introduit dans un tube gradué : 20 cc. d'eau distillée et 5 gr. d'alcool camphré à titrer, on bouche et on agite vivement jusqu'à ce que le liquide soit limpide. On laisse reposer 2 heures, bouchon en bas. Le tube est alors retourné, bouchon en haut ; le camphre remonte à la surface du liquide, en faisant l'office de filtre. Au bout d'une demi-heure, on remet à nouveau le tube bouchon en bas et, quand le camphre a gagné la partie supérieure, on ouvre et on laisse écouler le liquide. On lave le camphre, dans le tube, par agitation avec 20 cc. d'eau distillée ; on bouche, on retourne, on expulse le liquide comme la première fois et on égoutte le camphre en maintenant le tube à 45°. On verse alors dans le tube 20 gouttes (d'un compte-gouttes donnant 20 gouttes d'eau distillée au gramme) d'une solution de 3 p. d'hydrate de chloral pour 1 p. d'eau distillée. On mélange et, à l'aide d'un tube effilé, on laisse tomber assez d'eau pour avoir un volume total de 3 cent. cubes. On continue d'ajouter la solution de chloral jusqu'à production de la teinte opalescente qui précède la dissolution. L'alcool camphré du Codex exige 65 gouttes de solution de chloral à la température de 15° (non comprises les 20 gouttes servant à liquéfier le camphre). Si on n'opère pas à 15°, on corrige le nombre des gouttes, en ajoutant ou en retranchant du total 1 goutte par 4° en plus ou en moins de 15°. Si, en outre, l'alcool camphré marque 85.7, on peut être certain que le médicament est conforme au Codex.

Dans les mêmes conditions, un alcool camphré à 9, 8, 7, 6, 5, 4 p. 100 de camphre, n'exigerait que 61, 56, 51, 48, 44 et 39 gouttes pour la dissolution du camphre.

EAU-DE-VIE CAMPHRÉE.
Teinture de camphre faible.

Camphre................   100 gr.
Alcool à 100°.............   3900
On dissout et on filtre (*Codex*).

TEINTURE DE CANNELLE.

Cannelle de Ceylan concassée. 100 gr.
Alcool à 80°................   500
On fait macérer en vase clos, pendant 10 jours, en agitant de temps en temps. On passe avec expression et on filtre.

On prépare ainsi les teintures de :

Anis vert,
Asa fœtida,
Badiane,
Baume de Tolu,
Benjoin,
Boldo,
Buchu,
Cascarille,
Cubèbe,
Eucalyptus,
Euphorbe,
Fève de Calabar,
Gingembre,
Girofle,
Gomme ammoniaque,

Hellébore blanc,
Iris,
Matico,
Myrrhe,
Noix vomique,
Orange amère (zeste),
Panama (bois),
Polygala de Virginie,
Pyrèthre (racine),
Résine de gaïac,
Scammonée.

TEINTURE DE CANTHARIDE.

Cantharides grossièrement pulvérisées .... 10 gr.
Alcool à 80° 100
On fait macérer en vase clos, pendant 10 jours, on passe avec expression et on filtre.
On prépare de même les teintures de :
Ambre gris,
Castoréum,
Cochenille,
Musc,
Safran incisé,
Succin,
Vanille (incisée).
La teinture de safran doit être conservée à l'abri de la lumière (*Codex*).

TEINTURE D'ESSENCE DE MENTHE.
Esprit de menthe.

Essence de menthe poivrée..... 2 gr.
Alcool à 90° 98
On prépare, aux mêmes doses, les teintures d'essence de :
Anis vert et ombellifères,
Badiane,
Bergamote,
Cédrat,
Citron,
Genièvre,
Orange,
Oranger (néroli),
Romarin et labiées.
(*Codex*).
Ces teintures sont fréquemment désignées sous le nom d'*esprits*.

TEINTURE D'EXTRAIT D'OPIUM.

Extrait d'opium.............. 10 gr.
Alcool à 60° 120
On dissout l'extrait dans l'alcool, par une

macération suffisamment prolongée, et l'on filtre (*Codex*).

TEINTURE DE GENTIANE.

Racine de gentiane .... 100 gr.
Alcool à 60° 500
On fait macérer pendant 10 jours, en vase clos, on passe avec expression et on filtre.
On prépare de même les teintures de :
Absinthe,
Aconit (feuilles),
— (racine),
Aloès,
Arnica (fleurs),
Belladone (feuilles),
Cachou,
Cascara sagrada,
Chanvre de l'Inde (sommités),
Ciguë (feuilles),
Coca,
Colchique (semences),
Colombo,
Digitale,
Gaïac (bois),
Hamamelis virginica (écorce et feuille),
Hydrastis canadensis (rhizome),
Ipécacuanha,
Jaborandi,
Jalap,
Jusquiame (feuilles),
Kino,
Kola (semence),
Lobélie enflée,
Noix de galle,
Quassia amara,
Quinquina gris,
— jaune,
— rouge,
Ratanhia,
Rhubarbe,
Scille,
Séné (feuilles),
Stramoine (feuilles),
Strophantus Kombé (semence),
Valériane. (*Codex*).
Teinture de quinquina gris. — Lorsqu'elle a été bien préparée, cette teinture doit marquer 49° à l'alcoomètre centésimal, à la température de 15° ; sa densité, à la même température, est égale à 0,945 ; enfin elle doit donner 7 à 8 p. 100 d'extrait sec (*Bayet*).

b. TEINTURES COMPOSÉES.

TEINTURE D'ABSINTHE COMPOSÉE.
Élixir stomachique de Stoughton.

Sommités sèches d'absinthe.... 25 gr.
— — chamædrys. 25
Racine de gentiane............ 25
Écorce d'orange amère........ 25
Rhubarbe choisie............. 25
Aloès du Cap................. 5

Cascarille................... 5 gr.
Alcool à 60° 1000
On fait macérer pendant 10 jours, on passe avec expression et on filtre (*Codex*).

TEINTURE D'ALOÈS COMPOSÉE.
Élixir de longue vie.

Aloès du Cap................. 40 gr.

Racine de gentiane........... 5 gr.
— rhubarbe........,... 5
— zédoaire.......... 5
Safran....... 5
Agaric blanc.............. ... 5
Thériaque...... 5
Alcool à 60°......: 2000

On verse l'alcool sur toutes les substances, convenablement divisées ; on laisse macérer pendant 10 jours, on exprime et on filtre (*Codex*).

10 grammes de cette teinture contiennent 20 centigr. d'aloés.

TEINTURE BALSAMIQUE.
Baume du Commandeur de Permes.

Racine d'angélique... .... 10 gr.
Sommités fleuries d'hypéricum. 20
Alcool à 80°................. 720

On verse l'alcool sur les substances convenablement divisées, on laisse en contact pendant 8 jours. On passe avec forte expression et on ajoute à la liqueur :

Aloès du Cap........... .... 10 gr.
Myrrhe.... 10
Oliban.................... .. 10
Baume de Tolu......./....... 60
Benjoin....................... 60

On fait encore macérer pendant 10 jours et on filtre (*Codex*).

TEINTURE D'ESSENCE DE CITRON COMPOSÉE.
Eau de Cologne.

Essence de Bergamote....... 10 gr.
— Portugal.......... 10
— citron......... 10
— fleur d'oranger.... 2
— romarin......... 2
Alcool à 90°................. 1000

TEINTURE DE GENTIANE ALCALINE.
Élixir amer de Peyrilhe.

Racine de gentiane concassée. 100 gr.
Carbonate de sodium......... 20
Alcool à 60°....... 3000

On fait macérer pendant 10 jours, on passe avec expression et on filtre (*Codex*).

GOUTTES AMÈRES DE BAUMÉ.

Fève Saint-Ignace râpée...... 500 gr.
Carbonate de potassium...... 5
Suie....................... 1
Alcool à 60°.................. 1000

On fait macérer pendant 10 jours, on passe avec expression et on filtre (*Codex*).

TEINTURE DE JALAP COMPOSÉE.
Eau-de-vie allemande.

Racine de jalap.............. 80 gr.
— turbith... 10
Scammonée d'Alep............ 20
Alcool à 60°.................. 960

On fait macérer pendant 10 jours et on filtre (*Codex*).

Cette teinture doit avoir une belle couleur brune et blanchir fortement l'eau. En outre elle doit laisser, à l'évaporation, au moins 3 p. 100 d'extrait sec et friable (*Bayet*).

TEINTURE D'OPIUM CAMPHRÉE.
Élixir parégorique (pharm. de Dublin).

Extrait d'opium.............. . 3 gr.
Acide benzoïque.............. 3
Essence d'anis............... 3
Camphre..................... 3
Alcool à 60°...:............. 650

On laisse macérer pendant 8 jours et on filtre (*Codex*).

1 gr. de cette teinture contient 5 milligrammes d'extrait d'opium.

TEINTURE DE RAIFORT COMPOSÉE.
Teinture antiscorbutique.

Racine fraîche de raifort...... 200 gr.
Semence de moutarde noire... 100
Chlorure d'ammonium..,...... 50
Alcool à 60°.................. 400
Alcoolat de cochléaria composé. 400

On coupe la racine de raifort en tranches très minces, et on pulvérise la graine de moutarde et le chlorure d'ammonium. On fait macérer le tout dans les liquides alcooliques, pendant 10 jours, on passe avec expression et on filtre (*Codex*).

II. — ALCOOLATS.

Les alcoolats sont des solutions alcooliques obtenues par distillation. Ils ont porté d'abord, comme les teintures, les noms de *Gouttes*, *Baumes*, *Élixirs*, *Eaux*, *Quintessences*, *Esprits*, etc.

Préparation. — On les prépare toujours au bain-marie. Le titre de l'alcool qui leur sert de véhicule est calculé proportionnellement à la quantité d'huile essentielle à dissoudre. Il est de 80 degrés centésimaux, pour les alcoolats simples et pour le plus grand nombre des alcoolats composés ; cependant le Codex prescrit l'alcool à 60° pour l'alcoolat vulnéraire.

Les substances médicinales sur lesquelles on fait agir ce liquide sont d'origine végétale, à très peu d'exceptions près. On les emploie fraîches ou sèches. Dans les deux cas, on les soumet à une division préalable, qui facilite l'action du dissolvant. On les place ensuite dans le bain-marie de l'alambic et on les laisse macérer pendant quelques jours avec l'alcool, avant de distiller. Cette précaution est surtout utile quand on opère sur des produits secs ; elle permet au liquide de les pénétrer et d'enlever la totalité de leurs principes volatils.

Pour les alcoolats simples, on ajoute souvent à l'alcool un hydrolat aromatique, dans le but de prévenir la dessiccation des médicaments que l'on distille et, par suite, d'augmenter la suavité du produit.

On a proposé de simplifier la préparation des alcoolats, en substituant aux plantes les essences qu'elles contiennent, prises dans des proportions convenables. Ce procédé est défectueux ; il ne donne pas d'alcoolats identiques à ceux du formulaire légal.

Caractères. — Les alcoolats sont tous incolores et aromatiques. Leur odeur varie suivant la nature des éléments qui les constituent ; en outre, elle est moins agréable au moment de la préparation que plus tard, et quand on a distillé à siccité que lorsqu'il est resté un peu de liquide dans l'alambic. Elle est généralement faible, et elle devient plus prononcée par l'addition de l'eau.

La composition de ces médicaments est plus simple que celle des eaux distillées, en raison de la température relativement basse qui suffit pour volatiliser leur véhicule. On n'y trouve guère que des essences dissoutes dans l'alcool ; toutefois, il existe du carbonate d'ammonium dans l'*esprit volatil aromatique de Sylvius*, de l'acide formique dans l'*eau de magnanimité*, etc.

Ceux qui contiennent peu d'essence (*alcoolats simples, alcoolat vulnéraire*) ne se troublent pas quand on y ajoute de l'eau ; ceux qui, au contraire, en sont très chargés, donnent avec l'eau un mélange laiteux (*alcoolat de mélisse*).

On range les alcoolats en deux groupes : on appelle *alcoolats simples* ceux qui ne renferment qu'une seule substance médicinale, et *alcoolats composés* ceux que l'on prépare avec plusieurs médicaments.

Les altérations qu'ils éprouvent tous, à la longue, résultent de l'action de l'air sur l'alcool et sur les essences (V. *ces médicaments*). On peut retarder leur oxydation en les enfermant dans des flacons pleins et hermétiquement bouchés, que l'on place à l'abri de la lumière.

a. ALCOOLATS SIMPLES.

ALCOOLAT D'ANIS.
Esprit d'anis.

Fruits d'anis.................. 1000 gr.
Alcool à 80°.................. 8000

On laisse macérer pendant 2 jours et on distille au bain-marie, de manière à retirer la presque totalité de l'alcool employé (*Codex de* 1866).

On prépare de la même manière les alcoolats de :

| Carvi, | Fenouil, |
| Coriandre, | |

et ceux des autres fruits d'Ombellifères.

ALCOOLAT DE CANNELLE.
Esprit de cannelle.

Cannelle de Ceylan.......... 1000 gr.
Alcool à 80°................ 8000

On réduit la cannelle en poudre grossière, on la fait macérer dans l'alcool pendant 4 jours et on distille au bain-marie, de manière à retirer toute la partie spiritueuse (*Codex de* 1866).

On prépare de la même manière les alcoolats de :

Badiane,   Girofle, etc.
Genièvre,

ALCOOLAT D'ÉCORCE D'ORANGE.
Esprit d'orange.

Zestes d'orange............. 1000 gr.
Alcool à 80°.... 6000

On fait macérer pendant 2 jours et on distille au bain-marie, de manière à retirer

toute la partie spiritueuse (*Codex de* 1866)

On prépare de même les alcoolats de :

Bergamote,   Citron,
Cédrat,   Fleur d'oranger.

ALCOOLAT DE ROMARIN.
Esprit de romarin.

Feuilles récentes de romarin. 1000 gr.
Alcool à 80°............ 3000
Eau distillée de romarin..... 1000

On fait macérer pendant 4 jours et on distille au bain-marie, jusqu'à ce qu'on ait obtenu :

Alcoolat de romarin......... 2500 gr.

On prépare de la même manière les alcoolats de :

Lavande,   Menthe poivrée.

et ceux de toutes les autres Labiées (*Codex de* 1866).

b. — ALCOOLATS COMPOSÉS.

ALCOOLAT DE COCHLÉARIA.
Esprit ardent de cochléaria.

Feuilles fraîches de cochléaria. 3000 gr.
Racine fraîche de raifort..... 400
Alcool à 80°..... 3500

On contuse d'abord le cochléaria avec le raifort coupé en tranches très minces et on met le tout avec l'alcool dans un bain-marie.

On laisse macérer pendant 2 jours et on recueille, par distillation :

Alcoolat de cochléaria....... 3000 gr.
(*Codex*).

ALCOOLAT DE FIORAVANTI.
Alcoolat de térébenthine composé.
Baume de Fioravanti.

Térébenthine du mélèze..... 500 gr.
Résine élémi.... 100
— tacamaque.......... 100
Succin................... 100
Styrax liquide.............. 100
Galbanum.................. 100
Myrrhe.... 100
Baie de laurier............. 100
Aloès..................... 50
Racine de galanga......... 50
— gingembre....... 50
— zédoaire......... 50
Cannelle de Ceylan......... 50
Girofle................... 50
Muscade.................. 50
Dictame de Crète.......... 50
Alcool a 80°..... 3000

On réduit en poudre grossière les racines, ainsi que la cannelle, les girofles, les muscades et les baies de laurier; on laisse macérer pendant 4 jours dans l'alcool. On ajoute le succin pulvérisé, les résines, les gommes-résines, le styrax et la térébenthine; on laisse encore en contact pendant

2 jours et on distille au bain-marie jusqu'à ce qu'on ait obtenu :

Alcoolat de Fioravanti...... 2500 gr.
(*Codex*).

ALCOOLAT DE GARUS.

Aloès...................... 5 gr.
Myrrhe.... 2
Girofle.................... 5
Muscade.................. 10
Cannelle de Ceylan......... 20
Safran.................... 5
Alcool à 80°... 5000

On fait macérer dans l'alcool pendant 4 jours toutes les substances concassées. On filtre le produit de la macération, on ajoute 1 litre d'eau et on distille au bain-marie toute la partie spiritueuse.

Pour obtenir l'*Élixir de Garus*, on prend :

Alcoolat de Garus........ ... 1000 gr.
Vanille 1
Safran.................... 0.50

On fait macérer pendant 2 jours. D'autre part on prend :

Capillaire du Canada......... 20 gr.
Eau bouillante.............. 500

On fait infuser pendant une demi-heure, on passe avec expression et on ajoute :

Eau de fleur d'oranger...... 200 gr.
Sucre blanc............... 1000

On fait un sirop que l'on mélange au macéré de safran et de vanille dans l'alcoolat, et on filtre au papier (*Codex*).

ALCOOLAT DE MÉLISSE.
Eau de mélisse des Carmes. Eau de mélisse spiritueuse.

Mélisse fraîche en fleur........ 900 gr.
Zeste frais de citron 150
Cannelle de Ceylan.......... 80

Girofle...................... 80 gr.
Muscade.................... 80
Coriandre.................. 40
Racine d'angélique.......... 40
Alcool à 80°................ 5000

On coupe la mélisse et les zestes de citron, on concasse les autres substances, on fait macérer le tout dans l'alcool pendant 4 jours et on distille au bain-marie, pour retirer 4250 gr. d'alcoolat.

On obtient l'*Eau de mélisse jaune* en ajoutant à 1000 gr. d'alcoolat de mélisse 5 gr. de teinture de safran (*Codex*).

La formule primitive et le manuel opératoire de ce médicament sont bien plus compliqués que ceux du formulaire légal actuel, d'après le Codex de 1828, dont voici les indications :

On prépare, séparément, des alcoolats de *substances sèches* : cannelle, girofle, muscade, fruits d'anis et de coriandre, écorce sèche de citron, en faisant macérer pendant 2 jours 96 p. de chacune de ces substances avec 1000 p. d'alcool bien pur, à 22° Baumé.

D'un autre côté, on fait avec les *plantes vertes*, prises au moment où elles sont le plus aromatiques et dans la même proportion que les substances sèches, les alcoolats de : angélique (feuilles et racines), romarin, marjolaine, hysope, thym et sauge.

On distille enfin, toujours suivant les mêmes quantités, de l'alcool et des sommités de mélisse fraîche cueillies au mois de mai, avant la floraison, ou au mois de septembre.

On met ensuite les alcoolats dans trois récipients différents :

1° Alcoolats d'*aromates secs* :

Alcoolat de cannelle............ 3.5 p.
— girofle.............. 3,0
— muscade........... 3,0
— anis 2,0
— coriandre 3,5
— citron............. 0,25

2° Alcoolats de *plantes vertes* :

Alcoolat d'angélique........... 10,0 p.
— romarin.............. 6,0
— marjolaine.......... 7,0
— hysope.............. 8,0
— thym................ 7,0
— sauge............... 15,0

3° Alcoolat de *mélisse* seul.

Dans chacun des récipients on puise les quantités suivantes :

Alcoolats d'aromates secs........ 5 p.
— de plantes fraîches..... 5
— de mélisse simple...... 5,5

A leur mélange on ajoute 1/10 d'eau de fontaine et 1/80 de leur poids de sucre pulvérisé, puis on distille au bain-marie les 4/5 du liquide total. Le produit est très suave.

ALCOOLAT VULNÉRAIRE.

Eau vulnéraire spiritueuse.

Feuilles fraîches d'absinthe... 100 gr.
— angélique.. 100
— basilic..... 100
— calament... 100
— fenouil..... 100
— hysope 100
— marjolaine. 100
— mélisse.... 100
— menthe.... 100
— origan..... 100
— romarin.... 100
— rue........ 100
— sarriette... 100
— sauge...... 100
— serpolet ... 100
— thym....... 100
Sommités fleuries d'hypéricum 100
Fleurs de lavande............ 100
Alcool à 60° 4500

On incise les plantes, on les fait macérer pendant 5 jours dans l'alcool et on distille, jusqu'à ce qu'on ait obtenu :

Alcoolat vulnéraire.......... 3000 gr.
(*Codex*).

III. — EXTRAITS ALCOOLIQUES.

Préparation. — La préparation des extraits alcooliques comprend trois opérations, savoir : le traitement du médicament par l'alcool, la distillation de la liqueur alcoolique et la concentration du résidu.

a. Traitement par l'alcool. — L'alcool qui sert à préparer ces extraits doit être faible (60°), lorsque les substances à épuiser sont riches en principes extractifs (*digitale, ipécacuanha, quinquina, salsepareille, solanées*, etc.). On le prend au titre de 80°, quand il s'agit de dissoudre presque exclusivement des alcaloïdes, des résines ou des essences (*noix vomique, fève du Calabar*, etc.).

Pour épuiser la substance médicamenteuse, on a généralement recours à la macération ou à la lixiviation ; toutefois, on traite par digestion les semences de colchique et de solanées ; la fève du Calabar exige une digestion, suivie d'une lixiviation à l'alcool bouillant.

Lorsque la lixiviation est nécessaire, elle peut être effectuée dans l'appareil de Payen ou dans un de ceux qui ont été imaginés postérieurement par MM. Kopp, Maumené, Cazeneuve et Caillol, Barbier, Guérin, etc. (V. p. 13 à 15).

b. Distillation. — La liqueur alcoolique une fois obtenue est distillée ensuite, *au bain-marie*, pour éviter la perte du dissolvant. Cette opération offre, en outre, l'avantage de concentrer partiellement le liquide à l'abri de l'air.

c. Concentration. — Ce qui reste dans l'alambic est enfin évaporé au bain-marie, avec les précautions indiquées pour les extraits aqueux (*page* 796). Ce dernier liquide est toujours plus ou moins trouble, mais le Codex ne le fait pas filtrer avant la concentration, ce qui, du reste, changerait notablement la composition du produit.

Extraits aqueux repris par l'alcool. — On a conseillé de préparer les extraits alcooliques en traitant par l'alcool les extraits aqueux ; on élimine ainsi les principes qui ne sont solubles que dans l'eau, mais le produit ne ressemble pas à celui que fournit l'action directe de l'alcool sur le médicament. Il ne saurait avoir exactement la même composition, car les éléments solubles dans l'alcool ne peuvent être entraînés par l'eau qu'à la faveur des autres principes auxquels ils sont associés, c'est-à-dire dans une faible mesure. En outre, ce procédé est encore défectueux en ce qu'il livre l'extrait à deux évaporations successives.

La méthode inverse, qui consiste à reprendre par l'eau les extraits alcooliques, n'est en réalité qu'un mode de préparation des extraits aqueux. Comme la précédente, elle donne des extraits également solubles dans l'eau et dans l'alcool, mais elle a l'inconvénient de les exposer plus longtemps à l'influence décomposante de l'air et de la chaleur que les extraits alcooliques.

Extraits d'alcoolatures. — L'usage des extraits que laisse l'évaporation des alcoolatures a été proposé par Pache, de Vienne. Il ne s'est pas généralisé, bien que Schroff affirme que ces extraits sont deux fois plus actifs que les extraits alcooliques ordinaires.

Extraits alcooliques de sucs dépurés. — Enfin, pour préparer les extraits de plantes narcotiques, Fr. Mohr recommande de concentrer à consistance sirupeuse leur suc dépuré par la chaleur, d'y mélanger alors leur poids d'alcool anhydre et d'évaporer la liqueur, après l'avoir filtrée. Guibourt atteste l'efficacité des extraits obtenus par ce moyen.

Caractères. — Les extraits alcooliques sont un peu moins colorés et vraisemblablement moins altérés que les extraits aqueux. Ces qualités tiennent à ce que l'évaporation des liqueurs se fait en grande partie à l'abri de l'air, dans le bain-marie de l'alambic, et à une température plus basse que celle à laquelle ces derniers sont exposés.

Leur composition diffère de celle des extraits aqueux par la présence, en proportion plus élevée, des alcaloïdes, des résines, des essences et des corps gras, et par la diminution des principes extractifs, surtout lorsqu'ils sont préparés avec l'alcool à 80° (V. *Extraits aqueux*).

Pharmacologie. — L'idée d'appliquer l'alcool à la préparation des extraits a été inspirée par le double besoin d'épuiser plus complètement les médicaments de leurs substances actives, et d'éliminer des extraits les éléments plus ou moins inertes que l'eau dissout, tels que les matières extractives, gommeuses, amylacées, etc. Il résulte de ces effets, que les extraits alcooliques offrent, en général, une énergie plus considérable que celle des extraits aqueux. Ces deux espèces de médicaments ne peuvent donc pas se suppléer réciproquement, sous le même poids.

Il est presque toujours facile de conserver les extraits alcooliques ; ils prêtent moins à la fermentation que les extraits aqueux, en raison de leur composition chimique. Néanmoins, il est indispensable de les soustraire au contact de l'air et de l'humidité, aussi de s'assurer fréquemment qu'ils ne sont le siège d'aucun développement cryptogamique.

Le tableau ci-contre, puisé dans la pharmacopée légale de 1866, résume les proportions d'extrait alcoolique fourni par les plantes médicinales les plus importantes.

Quantités d'extrait produites par un kilogramme des substances ci-après :

DÉNOMINATION.	PARTIES EMPLOYÉES.	VÉHICULE.	PRODUIT EN GRAMMES.
Aconit	Feuille sèche	Alcool à 60°	225
Agaric blanc	Substance sèche	— à 60	100
Anémone pulsatille	Feuille sèche	— à 60	200
Belladone	Feuille sèche	— à 60	210
Caïnça	Racine	— à 60	200
Cantharide	Insecte sec	— à 60	200
Ciguë	Feuille sèche	— à 60	240
Ciguë	Semence	— à 60	110
Colchique	Semence	— à 60	97
Colombo	Racine	— à 60	162
Coloquinte	Chair sèche	— à 60	150
Digitale	Feuille sèche	— à 60	300
Fève du Calabar	Semence	— à 80	30
Grenadier	Ec. de racine sèche	— à 60	180
Houblon	Cône sec	— à 60	200
Ipécacuanha	Racine	— à 60	200
Jalap	Racine	— à 90	90
Jusquiame (*noire*)	Feuille sèche	— à 60	280
Jusquiame (*noire*)	Semence	— à 60	160
Narcisse des prés	Fleur sèche	— à 60	200
Noix vomique	Semence	— à 80	106
Pavot blanc	Capsule sèche	— à 60	150
Polygala	Racine	— à 60	160
Quinquina calisaya	Ecorce	— à 60	270
Quinquina huanugo	Ecorce	— à 60	210
Quinquina (*rouge*)	Ecorce	— à 60	250
Rue	Feuille sèche	— à 60	250
Sabine	Feuille sèche	— à 60	190
Safran	Stigmate sec	— à 60	500
Salsepareille	Racine	— à 60	150
Scammonée	Substance sèche	— à 90	750
Stramoine	Feuille sèche	— à 60	210
Stramoine	Semence	— à 60	70
Valériane	Racine sèche	— à 60	180

§ 1. EXTRAIT D'ERGOT DE SEIGLE.
Ergotine.

Préparation. — 1° *Procédé de M. Bonjean.*

Ergot de seigle broyé au moulin.....................	1000 gr.
Eau distillée.......................................	5000
Alcool à 90°.........	Q. S.

L'ergot est introduit dans un appareil à déplacement, avec le double de son poids d'eau. Après 12 heures de contact, on laisse écouler le liquide et on le chauffe au bain-marie, pour obtenir un coagulum que l'on rejette.

Le marc est ensuite épuisé par le reste de l'eau et on évapore ce liquide à consistance sirupeuse. On y ajoute alors la première solution et on met le tout dans un flacon de capacité double ; on y verse de l'alcool à 90°, jusqu'à ce que le liquide commence à perdre sa transparence. On agite le mélange, on le décante et on évapore en consistance d'extrait mou (*Codex*).

2° *Procédé de M. Carles.* — La poudre demi-fine d'ergot de seigle préalablement desséché est traitée par *macération* dans l'eau froide. Le liquide obtenu est ensuite évaporé, jusqu'à ce qu'il marque 24° Baumé, à la température du bain-marie, ou 29° à froid, ou encore jusqu'à ce qu'il pèse le tiers de l'ergot mis en œuvre.

Cet extrait étant entièrement *refroidi* est additionné de 6 fois son poids d'alcool à 90°, et le mélange est abandonné au repos pendant 24 heures. On le jette alors sur un filtre et on concentre le liquide clair, de manière à n'y laisser que 9 à 10 p. 100 d'eau. Un kilogr. d'ergot fournit de 30 à 90 grammes d'extrait.

3° *Procédé de M. Catillon.* — M. Catillon épuise l'ergot par lixiviation, avec 5 fois son poids d'alcool à 72°, dont il chasse les dernières portions, en versant sur la poudre un poids d'eau égal au sien. Le liquide est distillé au bain-marie et le résidu, filtré après refroidissement, est concentré, à la vapeur, en consistance d'extrait ferme.

Le rendement est supérieur à celui des précédentes méthodes ; il dépasse 10 p. 100 du poids de l'ergot.

4° *Procédé de M. Yvon. Extrait fluide.* — L'ergot de seigle étant grossièrement pulvérisé, on lui enlève son huile fixe par un lavage au sulfure de carbone. On le fait sécher à l'air et à l'abri de la lumière, jusqu'à disparition de l'odeur du dissolvant, et on l'épuise *à froid*, par déplacement, avec de l'eau distillée contenant 4 millièmes d'acide tartrique. Le liquide est chauffé, de façon à coaguler les matières albuminoïdes, et concentré au bain-marie, au tiers de son volume. On filtre, après refroidissement, et on fait digérer avec du carbonate de calcium récemment précipité, pour saturer l'acide tartrique. On filtre, on évapore en consistance sirupeuse et on précipite par l'alcool à 90°. Après filtration nouvelle, on décolore par le noir animal lavé, on filtre encore, on dissout une dernière fois dans l'eau distillée et on ajoute à la solution, 0gr15 d'acide salicylique par 100 grammes d'ergot. Avec de l'eau simple et de l'eau de laurier-cerise on complète un poids de liquide égal à celui de l'ergot employé. On laisse reposer pendant quelques jours, dans un endroit frais, et on enferme l'extrait dans de petits flacons.

Ce liquide correspond à son propre poids d'ergot. Il est inaltérable et commode pour les injections hypodermiques.

5° M. Keller a indiqué une méthode de préparation qui diffère de celle de M. Catillon par une addition d'acide chlorhydrique destiné à précipiter la sclérérythrine. On sature ensuite par le carbonate de sodium pur et on ajoute un peu de glycérine, pour maintenir au produit un volume constant, en empêchant toute évaporation.

6° *Procédé de M. Bergenau.* — Il consiste à épuiser l'ergot, additionné de 1/20 de son poids de chlorure de sodium, par déplacement au moyen de l'alcool au cinquième. On évapore la solution jusqu'à ce qu'elle ait le poids de l'ergot employé.

L'extrait de M. Keller est moins coloré, celui de M. Bergenau est plus odorant que les autres; mais aucun ne dépasse en qualité l'extrait fourni par le procédé de M. Catillon, qui semble être le meilleur.

Caractères. — Cet extrait est beaucoup plus actif que celui qu'on prépare avec l'eau seulement. On le désigne habituellement sous le nom impropre d'*ergotine*, qui lui a été donné par Bonjean. Il a pour principe actif l'*ergotinine*, qui se trouve associée à une forte proportion de substances extractives et résineuses, dont la saveur amère et l'odeur de viande rôtie sont caractéristiques.

Sa couleur est le rouge plus ou moins vif. Il est *entièrement soluble dans l'alcool* à 70° et presque entièrement dans l'eau. La solution est rougeâtre, très acide et douée de l'odeur spécifique de l'ergot de seigle.

Pharmacologie. — L'extrait d'ergot de seigle est généralement administré en pilules, plus rarement sous forme de potion. Dissous dans un véhicule approprié, il sert encore à préparer des injections sous-cutanées. A cet effet, Bucquoy et Moutard-Martin le dissolvaient tout d'abord dans la glycérine. L'introduction de ce liquide sous la peau est douloureuse; Bonjean a proposé d'y substituer la solution suivante :

        Ergotine..................................... 1 partie.
        Eau distillée de laurier-cerise.................... 1 —

On fait dissoudre au bain-marie, on laisse reposer pendant 5 jours et on filtre avec soin, sans agiter. On ajoute au liquide un poids de charbon animal lavé égal à celui de l'ergotine employée; après 24 heures de contact, on filtre et on conserve dans des flacons bouchés en verre. La solution équivaut sensiblement à son poids d'ergot de seigle ; elle se conserve indéfiniment.

Pour éviter cette longue manipulation, on peut recourir à l'extrait fluide de M. Yvon.

Les solutions aqueuses d'ergotine et d'ergotinine elle-même sont facilement envahies par des microgermes destructeurs. On ne peut prévenir cette altération qu'en stérilisant les vases où l'on conserve l'ergotine et l'eau dans laquelle on la dissout. L'eau distillée de laurier-cerise et tous les antiseptiques non irritants peuvent aider aussi à la conservation de ces médicaments.

M. Conrad prépare des *cylindres d'ergotine* portatifs, en fondant ensemble de la gélatine et l'extrait d'ergot de seigle. Il divise ensuite le mélange en petits pains contenant chacun 20 centigrammes d'ergotine. Au moment du besoin, on dissout un de ces pains dans la quantité d'eau nécessaire ; la chaleur fournie par la combustion d'une allumette suffit à déterminer la dissolution.

§ 2. EXTRAIT D'EVONYMUS ATRO-PURPUREUS.
Evonymine brune.

Préparation. — Elle est spéciale à cet extrait.

Écorce de racine d'évonymus pulvérisée (tamis n° 70).	1000 gr.
Alcool à 60 centièmes...............................	6 litres.
Sucre de lait pulvérisé.............................	20 gr.

On humecte la poudre avec la moitié de son poids d'alcool et on introduit le mélange dans un appareil à déplacement. Après une macération de vingt-quatre heures, on tasse la masse, on la lessive avec le reste de l'alcool et on déplace l'alcool par l'eau. On distille les liqueurs alcooliques, on filtre le résidu et on l'évapore au bain-marie, à consistance d'extrait mou. On reprend par l'eau distillée, on filtre et on évapore de nouveau, au bain-marie, en consistance d'extrait un peu ferme.

On ajoute alors le sucre de lait, destiné à empêcher la séparation d'une petite quantité de matières grasses et résineuses ; on mélange intimement et on termine la dessiccation à l'étuve.

On pulvérise le produit desséché ; on le renferme dans un flacon bien sec et bouchant hermétiquement (*Codex*).

Caractères. — L'évonymine est un produit brun, amorphe, soluble dans l'eau. Elle se dissout peu dans l'alcool et moins encore dans l'éther. Elle est notablement hygroscopique.

Pharmacologie. — On l'emploie habituellement sous la forme pilulaire, en qualité de purgatif et de cholagogue. Dose : 10 centigrammes, en deux fois. Les effets sont assez énergiques.

§ 3. EXTRAIT D'IPÉCACUANHA.

Préparation. — 1° Le Codex fait préparer cet extrait par lixiviation, au moyen d'alcool à 60°. Sur la poudre, modérément tassée dans l'appareil, on verse une quantité d'alcool suffisante pour assurer son imprégnation totale. Douze heures après, on lessive jusqu'à ce qu'on ait employé un poids d'alcool 6 fois plus fort que celui de l'ipécacuanha. Le liquide est distillé ensuite et le résidu est concentré en consistance d'extrait mou.

2° M. Patel a fait remarquer que le rendement de l'ipécacuanha n'est pas de 20 p. 100, comme l'indique le formulaire légal de 1866, mais de 28 à 30 p. 100, lorsqu'on suit le procédé officiel. Si l'on reprend par l'eau froide le produit alcoolique, on obtient alors le chiffre de 20 p. 100 d'extrait, par le fait de la soustraction de principes réputés inertes par l'auteur (1).

En conséquence et pour éviter des différences marquées dans l'énergie du médicament, M. Patel conseille de dissoudre dans l'eau froide l'extrait du Codex, de filtrer la solution et de l'évaporer en consistance convenable. Lorsqu'on emploiera cet extrait, pour préparer le sirop d'ipécacuanha, il sera nécessaire de réduire de 3 dixièmes la proportion portée au Codex.

Toutes ces observations sont judicieuses ; on devrait filtrer le résidu de la distillation avant de le concentrer.

(1) M. Duboe-Dausse donne comme rendements maxima : pour l'alcool, 32 p. 100 et 16,50 p. 100 pour l'extrait repris par l'eau.

3° *Éméline brune*. — Magendie a recommandé sous ce nom un extrait d'ipécacuanha préparé avec l'alcool à 90°, redissous dans l'eau et amené à l'état *sec*. Ce produit est à peu près abandonné.

Caractères. — Préparé par le procédé du Codex, cet extrait se dissout incomplètement dans l'eau ; en outre il est grenu et il présente une odeur nauséeuse caractéristique, très accusée quand on élève sa température.

Pharmacologie. — Cet extrait ne sert guère qu'à la préparation du sirop d'ipécacuanha. Rarement on le donne en pilules.

EXTRAIT DE BELLADONE (RACINE).

Racine de belladone.......... 1000 gr.
Alcool à 60°.................... 6000
Eau distillée................. Q. S.

Les racines, réduites en poudre grossière, sont mises à digérer, à une douce chaleur, dans la moitié de l'alcool ; on passe avec expression. Le marc est soumis à une deuxième digestion, dans la seconde moitié de l'alcool ; on passe et on filtre les liquides réunis.

On retire l'alcool par distillation et on concentre le résidu au bain-marie. Le produit est ensuite dissous dans 4 fois son poids d'eau distillée froide ; on filtre la solution et on l'évapore, au bain-marie, en consistance pilulaire.

On prépare, de la même manière, les extraits de :

Ciguë (semence),
Colchique (semence),
Jusquiame (semence),
Stramoine (semence). (*Codex*).

C'est à tort que le Codex appelle ces médicaments : *extraits alcooliques*; ce sont de véritables *extraits aqueux*.

On peut distinguer l'extrait de belladone de l'extrait de jusquiame de la manière suivante : On en dissout de 3 à 5 gr. dans 50 gr. d'eau bouillante et on y ajoute 2 gr. de talc ; on filtre au filtre mouillé. La solution est lavée à deux ou trois fois avec 15 cc. de chloroforme ou d'éther, qu'on évapore ensuite au bain-marie. Le résidu, dissous dans 20 à 30 cc. d'eau chaude et additionné de quelques gouttes d'ammoniaque, prend une teinte *verdâtre*, avec fluorescence *verte* pour l'extrait de belladone et *sans* fluorescence pour l'extrait de jusquiame.

EXTRAIT ALCOOLIQUE DE DIGITALE.

Feuilles sèches de digitale.... 1000 gr.
Alcool à 60°.................. 6000

On pulvérise les feuilles de digitale et on introduit la poudre dans un appareil à déplacement. On verse sur cette poudre, modérément tassée, la quantité d'alcool nécessaire pour qu'elle en soit pénétrée dans toutes ses parties ; on ferme l'appareil et on laisse les deux substances en contact pendant 12 heures. Au bout de ce temps, on rend l'écoulement libre et on fait passer successivement sur la digitale la totalité de l'alcool prescrit.

On distille la liqueur alcoolique, pour en retirer toute la partie spiritueuse, et on concentre au bain-marie, en consistance d'extrait mou.

On prépare de la même manière les extraits alcooliques de :

Aconit (racine),
Cascara sagrada,
Chanvre de l'Inde (sommités fleuries),
Coca,
Gelsemium sempervirens (racine),
Grenadier (racine,,
Ipécacuanha,
Jaborandi,
Orme (écorce),
Polygala,
Quinquina gris,
— jaune,
— rouge,
Rue,
Sabine,
Salsepareille,
Valériane.

(*Codex*).

EXTRAIT DE FÈVE DE CALABAR.

Fève de Calabar............. 1000 gr.
Alcool à 80°............... 5000

On réduit les fèves en poudre très ténue ; on fait digérer cette poudre avec 1 litre d'alcool, dans le bain-marie d'un alambic que l'on maintient à une douce chaleur pendant 2 heures environ. Après ce temps, on introduit le mélange dans le cylindre d'un appareil à déplacement. Lorsque le liquide résultant de cette digestion cesse de couler, on verse sur la poudre un deuxième litre d'alcool bouillant et on continue ainsi jusqu'à ce que le liquide passe à peine coloré.

On réunit les solutions et on les distille, de façon à recueillir tout l'alcool ; on achève l'évaporation au bain-marie, en consistance d'extrait.

Il est nécessaire d'agiter sans cesse, vers la fin de l'opération, pour rendre le produit homogène.

1000 gr. de fèves de Calabar fournissent de 25 à 30 gr. d'extrait de consistance pilulaire (*Codex*).

EXTRAIT DE NOIX VOMIQUE.

Noix vomique................ 1000 gr.
Alcool à 80°................... 8000

On réduit la noix vomique en poudre grossière et on la fait macérer, pendant 2 ou 3 jours, dans les 3/4 de l'alcool. On passe avec expression et on filtre. On verse sur le marc le reste de l'alcool prescrit, on laisse macérer de nouveau, on passe, on exprime et on filtre. On réunit les deux liqueurs obtenues et on les soumet à la distillation, pour en retirer toute la partie spiritueuse. On concentre le résidu en consistance d'extrait (*Codex*).

EXTRAIT DE SCILLE.

Squames sèches de scille concassées.................... 1000 gr.
Alcool à 60°....... 8000

On fait macérer pendant 10 jours les squames de scille dans les 3/4 de l'alcool, on passe avec expression et on filtre. On verse sur le marc le reste de l'alcool et, après 3 jours, on exprime de nouveau et on filtre. On réunit les teintures, on les distille au bain-marie, pour en retirer toute la partie spiritueuse, et on évapore en consistance d'extrait mou.

On prépare de la même manière les extraits alcooliques de :

    Cantharide,
    Colombo,
    Coloquinte,
    Houblon (cône),
    Lactucarium,
    Pavot blanc (capsule),
    Safran,   (*Codex*).

M. Dieterich admet que les capsules du pavot blanc contiennent de la morphine, dans la proportion de $0^{gr},032$ p. 100 de leur poids, ce qui, au rendement de 15 p. 100, donne à l'extrait une richesse de $0^{gr},21$ p. 100 de morphine.

M. Hesse pense que l'alcaloïde du pavot blanc n'est pas la morphine ; c'est pour lui la *rhœadine*, qui se distingue de la première par son insolubilité dans la lessive de soude étendue et par la coloration *rouge* que sa dissolution acide prend sous l'influence de la chaleur.

QUINIUM.

Le quinium est un extrait alcoolique de quinquina, que l'on obtient de la manière suivante :

On réunit plusieurs espèces de quinquina, de telle sorte que leur mélange contienne deux fois plus de quinine que de cinchonine ; on ajoute à la poudre la moitié de son poids de chaux éteinte et on épuise le tout avec l'alcool à 90° bouillant. On distille la solution, pour en retirer la plus grande partie de l'alcool, et on évapore le reste à siccité, au bain-marie.

Le quinium doit contenir environ 33 p. 100 d'alcaloïdes. Mais il ne renferme ni acide quinique, ni acide quinotannique, ni la totalité des principes résineux du quinquina. Sa composition ne représente donc pas exactement celle du quinquina, comme on l'a souvent répété.

M. Carles le regarde comme inférieur à l'extrait alcoolique ordinaire de quinquina; il n'a pu en faire cristalliser les alcaloïdes, qui lui ont paru très altérés.

CHAPITRE XXIII

MÉDICAMENTS PRÉPARÉS AVEC LA GLYCÉRINE.

GLYCÉRÉS.

Les préparations pharmaceutiques dont l'excipient est la glycérine ont été introduites par Cap dans la pratique médicale, en 1853. Elles sont tantôt liquides et tantôt demi-solides. Cap nommait les premières *glycérolés* et les autres *glycérats*. Le Codex a conservé ces deux espèces de médicaments, mais il leur applique la dénomination commune de *glycérés*.

Préparation. — Les glycérés *liquides* sont des solutions ou des mélanges opérés avec la glycérine et une ou plusieurs substances médicamenteuses. Ils sont très nombreux et très usités. Leur inaltérabilité et la commodité de leur emploi justifient la faveur dont ils sont l'objet. On les prépare à froid ou à chaud, suivant la nature des produits à traiter.

Pour obtenir les glycérés *solides*, on fait chauffer d'abord la glycérine avec l'amidon, qui se gonfle peu à peu et communique au véhicule une consistance gélatineuse. On incorpore ensuite au glycéré d'amidon ainsi formé les substances actives, préalablement porphyrisées quand elles sont solides, ou dissoutes dans une petite quantité d'eau lorsqu'elles sont solubles.

La formation de l'empois d'amidon n'a pas lieu avec la glycérine anhydre, et elle est très lente avec la glycérine concentrée. Afin de la rendre prompte et certaine, il est utile de commencer par délayer l'amidon dans son poids d'eau, avant de le mélanger à la glycérine. On peut également se servir de glycérine hydratée, marquant par exemple 20° Baumé ; l'opération réussit bien, mais elle est encore plus facile quand on humecte directement l'amidon.

Pharmacologie. — Les glycérés sont destinés à remplacer les médicaments employés comme topiques (pommades, liniments, collyres, collutoires, etc.). Ils ont, sur les produits dont le véhicule est un corps gras, l'avantage d'être solubles dans l'eau, condition favorable au nettoyage des plaies ; de plus, ils sont généralement inaltérables. Toutefois, les glycérés à base d'amidon perdent graduellement leur consistance et finissent par se liquéfier tout à fait, si on les conserve un peu longtemps. Il faut noter aussi que la glycérine pure causant toujours une cuisson prononcée, quand on l'applique sur une surface dénudée, les glycérés participent tous de cette propriété.

Le nombre des formules de glycérés déjà proposées est considérable ; le Codex n'en a inséré que quelques-unes. Elles doivent être considérées seulement comme des types, dont les proportions peuvent être modifiées suivant les besoins.

§ 1. GLYCÉRÉ D'AMIDON.

Préparation. — Ce médicament est préparé à chaud, avec :

Amidon pulvérisé....................................	10 gr.
Glycérine officinale.................................	140

On mélange les deux substances, on les fait chauffer dans une capsule de porcelaine, à une chaleur ménagée, en remuant continuellement avec une spatule, jusqu'à ce que la masse commence à se prendre en gelée (*Codex*).

Le glycéré d'amidon est translucide et de consistance ferme, au moment où il vient d'être préparé. Peu à peu, il absorbe l'humidité atmosphérique, il se liquéfie partiellement et il acquiert une odeur peu agréable. Pour ce motif, on le prépare généralement au moment du besoin.

M. Bultot évite cet inconvénient en opérant de la manière ci-après :

Arrow-root...	2 gr.
Eau distillée.......................................	Q. S.
Glycérine pure.....................................	30 gr.
Gomme adragante pulvérisée......................	0,25

On chauffe à consistance de gelée, en agitant continuellement.

La pharmacopée Néerlandaise formule un glycéré adragant, sans amidon, qu'elle fait préparer en mélangeant à froid, 9 p. de glycérine et 1 p. de gomme adragante pulvérisée.

§ 2. GLYCÉRÉ CALCAIRE.

Chaux hydratée....................................	20 gr.
Glycérine..	100
Eau distillée.......................................	1000

On agite fréquemment le mélange et on le filtre.

On peut, avec ce glycéré, préparer instantanément le liniment calcaire, suivant la formule ci-après :

Huile d'amande douce..............................	100 gr.
Glycéré calcaire...................................	100

On obtient, en agitant ensemble ces deux liquides, un savon calcaire bien consistant, qui, même au bout de plusieurs semaines, n'a rien perdu de son homogénéité et ne s'est pas altéré (*Carles*).

§ 3. GLYCÉRÉ DE SUCRATE DE CHAUX.

Chaux hydratée......................................	200 gr.
Sucre pulvérisé......................	300
Eau...........	2000
Glycérine...	400

On mélange intimement le sucre et la chaux dans un mortier, on y ajoute l'eau par petites portions et on introduit le mélange dans un flacon bouché, que l'on agite à plusieurs reprises. Après un contact de 24 heures, on filtre, on ajoute au sucrate de chaux la glycérine et on réduit le tout à 1 litre, par évaporation.

Le glycéré de sucrate de chaux, ainsi préparé, a pour densité 21,8 à + 15°. Il ne se coagule pas à l'ébullition, mais sa coagulation se produit, si on l'étend de 4 fois son volume d'eau. Quand on l'applique sur la peau, il y forme une sorte de vernis, que la transpiration détache en grumeaux. On le rend plus siccatif, en y dissolvant environ 5 p. 100 de gélatine.

Ce médicament peut servir à préparer le liniment calcaire. Pour cela on prend la solution ci-dessus et, sans la concentrer, on la mélange à une huile végétale dans les proportions suivantes :

Huile d'arachide....................................	200 gr.
Glycéré de sucrate de chaux dilué....................	100

On agite le tout avec soin, dans un flacon à large ouverture (*Latour*).

GLYCÉRÉ D'EXTRAIT DE BELLADONE.

Extrait de belladone............	10 gr.
Glycéré d'amidon..............:.......	90

GLYCÉRÉ DE GOUDRON.

Goudron purifié................	10 gr.
Glycéré d'amidon..............	30

Mêlez avec soin (*Codex*).

On ramollit l'extrait avec une très petite quantité de glycérine et on le mêle avec soin au glycéré d'amidon.

On prépare de la même manière les glycérés d'*extrait de ciguë*, de *jusquiame*, d'*opium*, etc. (*Codex*).

GLYCÉRÉ D'HUILE DE CADE.

Huile de cade..................	50 gr.
Glycéré d'amidon...............	45
Extrait fluide de bois de Panama.	5

On mélange intimement, dans un mortier, l'huile et l'extrait, puis on ajoute peu à peu le glycéré d'amidon, qui doit être de consistance assez épaisse. L'extrait de bois de Panama, dont la proportion doit varier avec celle de l'huile de cade, empêche la séparation de l'huile, qui est inévitable sans son intervention (*E. Lépinois*).

GLYCÉRÉ DE TANNIN.

Tannin	10 gr.
Glycéré d'amidon...............	50

CHAPITRE XXIV

MÉDICAMENTS PRÉPARÉS AVEC L'ÉTHER.

Le pouvoir dissolvant de l'éther étant limité à un petit nombre de substances, ce véhicule ne fournit à la thérapeutique que quelques *teintures* et quelques *extraits*.

En distillant l'éther sur des médicaments aromatiques, Cap préparait, sous le nom d'*éthérats*, des produits analogues aux eaux distillées et aux alcoolats. Guibourt a fait remarquer que l'éther, dont le point d'ébullition est 34°,5, est impropre à se charger, par distillation, des essences, qui ne sont volatiles qu'à une température élevée. Aussi les éthérats, abandonnés par leur inventeur lui-même, n'ont-ils pas été maintenus dans la nomenclature pharmaceutique.

1. — TEINTURES ÉTHÉRÉES.

Éthérolés.

On donne ce nom aux solutions médicamenteuses obtenues au moyen de l'éther.

Préparation. — L'éther que l'on emploie à la préparation des teintures éthérées est l'éther ordinaire. Par exception, l'éther acétique sert à préparer la teinture de cantharide.

L'éther doit être soigneusement rectifié et avoir pour densité 0,758.

On prend, dans un état de siccité parfaite, les substances médicinales dont on veut faire des teintures, et on les épuise par une quantité de dissolvant, qui varie de 5 à 10 fois leur poids.

Le traitement de ces substances *est toujours effectué à froid* :

Par *simple solution*, lorsqu'elles sont très solubles (*camphre, chlorure de fer*, etc.) ;

Par *macération*, quand elles ne se dissolvent que partiellement (*mastic, gommes-résines, castoréum*, etc,) :

Et par *lixiviation*, lorsqu'on agit sur des poudres végétales, dont les principes offrent plus de résistance à l'action de l'éther (*digitale, ciguë, solanées*, etc.).

La lixiviation est particulièrement facile avec les liquides éthérés ; la poudre peut être fortement tassée, sans inconvénient, attendu qu'elle se gonfle à peine ; en outre, on peut chasser exactement l'éther à l'aide de l'eau, sans que les deux liquides se mélangent d'une manière bien sensible. L'appareil à déplacement doit être bouché à l'émeri.

L'opération est généralement rapide ; aussi le Codex recommande-t-il de la faire précéder d'une macération de 12 heures en vase clos, dans le but de mieux dépouiller les plantes de leurs éléments solubles.

Caractères. — Les principes médicamenteux contenus dans les teintures éthérées sont principalement les résines, les corps gras, les essences, les matières colorantes et quelques alcaloïdes. La chlorophylle communique une teinte d'un vert foncé à celles que l'on prépare avec les feuilles des végétaux. Cette teinte s'affaiblit graduellement, quand les teintures se trouvent exposées à la lumière ; si elles sont en même temps soumises au contact de l'air, l'éther est converti peu à peu en acide acétique.

On retarde cette double altération, en plaçant les teintures éthérées dans des flacons exactement pleins et bien bouchés, que l'on conserve à l'abri de la radiation solaire.

TEINTURE ÉTHÉRÉE D'ASA FŒTIDA.

Asa fœtida.................... 100 gr.
Éther alcoolisé à 0,758........ 500
On met ces deux substances dans un flacon à l'émeri ; on fait macérer pendant 10 jours, en ayant soin d'agiter le vase de temps en temps. On filtre ensuite dans un entonnoir couvert et on conserve pour l'usage.
On prépare ainsi la *teinture éthérée de baume de Tolu*, et, en général, les teintures éthérées des résines et des gommes-résines (*Codex*).

TEINTURE ÉTHÉRÉE DE CAMPHRE.

Camphre....................... 10 gr.
Éther à 0,758................. 90
On place le tout dans un flacon ; la dissolution est très rapide (*Codex*).

TEINTURE ÉTHÉRÉE DE CANTHARIDE.

Cantharides pulvérisées....... 10 gr.
Éther acétique............... 100
On opère par lixiviation (*Codex*).

TEINTURE ÉTHÉRÉE DE CASTORÉUM.

Castoréum pulvérisé.......... 10 gr.
Éther à 0,758................ 100
On opère comme pour la teinture éthérée d'asa fœtida (*Codex*).
On prépare de la même manière les teintures éthérées de :
    Ambre gris,
    Musc.

TEINTURE ÉTHÉRÉE DE DIGITALE.

Poudre de feuilles de digitale. 100 gr.
Éther à 0,758................ 500
On traite la poudre de digitale par l'éther, dans un appareil à déplacement ; on renferme ensuite le produit dans un flacon bien bouché (*Codex*).
On prépare de la même manière les teintures éthérées de :
    Belladone (feuille),
    Ciguë (feuille).
    Jusquiame (feuille),
    Valériane.

II. — EXTRAITS ÉTHÉRÉS.

L'éther ne peut pas être utilement appliqué à la préparation d'un grand nombre d'extraits, les principes qu'il est susceptible de dissoudre ne se rencontrant pas en proportion dominante dans tous les médicaments naturels. Les extraits éthérés de fougère mâle, de semen-contra, de garou et de cantharide sont les seuls qui aient été inscrits au Codex.

Pour préparer ces extraits, on épuise la substance, par lixiviation, à l'aide de l'éther pur ; on distille au bain-marie, pour retirer la majeure partie du dissolvant, et on concentre le résidu à consistance convenable.

Le garou exige un traitement particulier : on en fait d'abord un extrait alcoolique, qu'on reprend ensuite par l'éther.

Les éléments dont se composent les extraits éthérés (corps gras, huiles volatiles, etc.) sont pour la plupart altérables, et ils communiquent cet inconvénient aux extraits eux-mêmes. En conséquence, on doit conserver ces médicaments à l'abri du contact de l'air, dans des flacons hermétiquement fermés.

EXTRAIT ÉTHÉRÉ DE FOUGÈRE MALE.

Rhizome de fougère mâle, mondé des parties les plus anciennes et récemment séché. 1000 gr.
Éther rectifié du commerce... 2000

On réduit les rhizomes en poudre demi-fine, on traite la poudre par déplacement, on recueille la liqueur et on la filtre en vase clos. On distille à une très douce chaleur, dans le bain-marie d'un alambic, en se conformant aux précautions indiquées pour la rectification de l'éther, afin d'éviter toute communication entre le feu et le récipient.

On verse le résidu de la distillation dans une capsule, que l'on maintient pendant quelque temps au bain-marie, en agitant continuellement, afin de volatiliser le reste de l'éther. On conserve le produit dans un flacon fermé.

On prépare de la même manière les extraits éthérés de :
Cantharide,
Semen-contra.
(*Codex*).

EXTRAIT ÉTHÉRÉ DE GAROU.

Écorce de garou très divisée. 1000 gr.
Alcool à 80°................. 7000
Éther sulfurique............ 1000

On épuise le garou par déplacement, au moyen de l'alcool, que l'on retire ensuite par distillation. On introduit, dans un flacon bouché à l'émeri, le résidu, puis l'éther, et on agite souvent, pendant 24 heures. On décante la liqueur éthérée, on la soumet à la distillation avec les précautions indiquées pour la rectification de l'éther et on évapore le résidu au bain-marie, jusqu'à ce qu'il ait acquis la consistance d'extrait mou (*Codex.*)

CHAPITRE XXV

MÉDICAMENTS PRÉPARÉS AVEC LES CORPS GRAS.

Les huiles fixes et les corps gras solides servent d'excipient à des préparations pharmaceutiques très variées, que l'on peut ranger en huit groupes, sous les dénominations de :

Cérats,	Onguents,
Écussons,	Pommades,
Emplâtres,	Sparadraps, Papiers,
Huiles médicinales,	Suppositoires.

1. — CÉRATS.

On désigne sous le nom de cérats des médicaments demi-solides, principalement composés de cire et d'huile et contenant souvent, en outre, du blanc de baleine et divers produits pharmaceutiques (poudres, sels, eaux distillées, extraits, teintures, etc.).

Préparation. — La cire blanche et l'huile d'amande sont les éléments ordinaires des cérats. La cire jaune est quelquefois employée, mais par mesure d'économie seulement, car l'opinion qui tend à la considérer comme une substance plus pure que la cire blanche n'est pas fondée.

L'huile d'olive est celle dont se servaient les anciens pharmacologistes ; elle fournit des produits moins blancs, mais aussi moins altérables que les cérats obtenus avec l'huile d'amande.

La préparation de ces médicaments est différente, suivant qu'on l'exécute avec ou sans addition d'eau. Dans le premier cas, on fait dissoudre au bain-marie la cire dans l'huile, et on agite doucement le mélange, jusqu'à ce qu'il soit devenu pâteux.

L'opération est moins simple, quand elle comporte le mélange d'une eau distillée. On chauffe alors l'huile et la cire avec une partie de l'eau et, quand la cire est dissoute, on verse le tout dans un mortier de marbre, où on l'agite sans cesse jusqu'à refroidissement complet. On incorpore ensuite le reste de l'eau, que l'on ajoute *peu à peu* et en continuant d'agiter sans interruption.

Les parties projetées par le mouvement du pilon sur les parois du mortier, se refroidissant très vite, prennent une consistance telle, qu'il devient ensuite difficile de les diviser exactement dans le reste de la substance ; elles forment de petits grumeaux, qu'une trituration prolongée parvient à peine à détruire.

Pour éviter cet inconvénient, on échauffe préalablement le mortier avec de l'eau bouillante et, à l'aide d'une spatule, on détache souvent, pour les réincorporer au mélange avant qu'elles ne soient refroidies, les portions qui se déposent sur les parois. Il est plus sûr encore, surtout lorsqu'on manipule de fortes proportions de corps gras, d'opérer dans un vase métallique, dont la conductibilité pour la chaleur ne permet pas de refroidissement partiel.

Lorsqu'on doit introduire des substances actives dans le cérat simple, on les dissout dans une quantité d'eau aussi faible que possible et, quand elles sont insolubles, on les porphyrise avec soin. Souvent même on se borne à triturer avec le cérat celles qui sont très solubles (extraits, sels déliquescents) ; l'eau contenue dans le premier suffit à dissoudre celles-ci.

Caractères. — Les cérats sont principalement destinés à l'usage externe. Leur consistance est toujours molle.

Ils rancissent promptement, à raison de leur nature chimique et par suite de l'interposition de l'air dans leur masse, pendant la trituration. En éprouvant cette altération, ils deviennent irritants ; aussi doit-on n'en faire qu'une petite quantité à la fois et ne les conserver que pendant un temps assez court.

Ceux qui contiennent de l'eau ne restent homogènes que s'ils ont été préparés avec beaucoup de soin.

CÉRAT DE GALIEN.

Huile d'amande...............	400 gr.
Cire blanche..................	100
Eau distillée de rose..........	300

On chauffe au bain-marie la cire et l'huile, jusqu'à ce que la cire soit liquéfiée. On coule dans un mortier de marbre chauffé, et l'on remue continuellement le mélange. Quand il est presque entièrement refroidi, on y incorpore l'eau de rose, que l'on introduit par petites parties, en agitant continuellement et vivement le cérat (*Codex*).

CÉRAT JAUNE.

Cire jaune....................	100 gr.
Huile d'amande...............	350
Eau.........................	250

On opère comme il vient d'être dit pour le cérat de Galien (*Codex*).

CÉRAT LAUDANISÉ.

Laudanum de Sydenham.......	10 gr.
Cérat de Galien...............	90

On mélange au mortier. (*Codex*).

CÉRAT A LA ROSE.

Pommade pour les lèvres.

	gr.
Huile d'amande...........	100.00
Cire blanche..............	50.00
Carmin n° 40.............	0.50
Essence de rose...........	10 gouttes

On fait liquéfier la cire dans l'huile à une douce chaleur. Quand le mélange est à moitié refroidi, on ajoute le carmin préalablement délayé dans un peu d'huile et, en dernier lieu, l'essence de rose (*Codex*).

CÉRAT SIMPLE.

Huile d'amande...............	800 gr.
Cire blanche..................	100

On fait liquéfier la cire dans l'huile, à la chaleur du bain-marie, on laisse refroidir en partie, en agitant continuellement, et on verse dans un pot (*Codex*).

COLD CREAM.

Huile d'amande.............	215 gr.
Blanc de baleine.............	60
Cire blanche.................	30
Eau distillée de rose........	60
Teinture de benjoin.........	15
Essence de rose.............	10 goutt.

On fait liquéfier la cire et le blanc de baleine dans l'huile à une douce chaleur ; on coule dans un mortier de marbre chauffé, puis on triture jusqu'à refroidissement. On ajoute l'huile volatile de rose et on incorpore par petites doses le mélange de l'eau et de la teinture préalablement passé à travers un linge (*Codex*).

II. — ÉCUSSONS.

Les écussons sont des fragments de sparadrap, de peau blanche ou d'un tissu quelconque, recouverts d'un médicament adhésif, qui est ordinairement un emplâtre, et quelquefois un onguent, un extrait, un électuaire, etc. Ces derniers sont aussi appelés *épithèmes*; tous portent le nom impropre d'*emplâtres*.

On les taille généralement en ellipse ou en rectangle, mais leur forme varie suivant qu'ils doivent être appliqués sur telle ou telle partie du corps.

Pour les façonner, on trace sur la peau ou sur le tissu le contour de l'écusson, ou bien on y applique un moule en métal, en carton ou en papier. On dépose ensuite, sur l'espace ainsi limité, l'emplâtre préalablement ramolli dans l'eau chaude et on l'étale avec la main ou avec une spatule spéciale. On égalise enfin la surface de l'écusson, avec le pouce ou avec un cylindre légèrement mouillé ou huilé, puis on enlève le moule. On a soin qu'il reste toujours une marge libre autour de la substance active.

Quand on prépare un écusson avec un médicament dont l'adhérence est faible ou dont la consistance devient très fluide à la chaleur du corps, on entoure celui-ci d'un cordon étroit d'emplâtre diachylon, qui le maintient sur la peau et l'empêche de couler après son application.

S'il s'agit de faire un écusson d'extrait d'opium, Vidal conseille de dissoudre l'extrait dans la plus petite quantité d'eau possible, d'y ajouter le sixième de son poids de gomme arabique en poudre, et une goutte de glycérine pour chaque écusson. Le mélange est souple et reste tel fort longtemps. M. Ferrand trouve plus simple de faire un mélange à parties égales d'extrait d'opium et d'emplâtre diachylon.

La quantité d'emplâtre nécessaire pour faire un écusson n'est déterminée par aucun formulaire. M. Falières propose de la fixer à 20 centigrammes par centimètre carré, ce qui donne une couche d'une épaisseur moyenne de 2 millimètres.

On applique parfois sur les écussons une feuille de papier de soie imprégnée d'huile, destinée soit à empêcher l'emplâtre de s'attacher à la peau, soit à affaiblir son énergie. D'autres fois, on les saupoudre d'émétique ou de toute autre substance active, que l'on fait adhérer à la surface de l'emplâtre en la frottant sur celle-ci avec un peu d'huile ou d'alcool.

Les écussons les plus usités sont ceux que l'on prépare avec l'emplâtre vésicatoire, l'emplâtre de poix de Bourgogne, la thériaque et l'extrait d'opium. On tend de plus en plus à les remplacer par des sparadraps, dont l'emploi offre cependant moins de sécurité. Les écussons ont, en effet, l'avantage d'être préparés au moment du besoin, avec des substances dont la conservation est plus facile que celle des sparadraps.

Pour éviter la sensation désagréable de rigidité qu'ils présentent habituellement, M. Morgan a proposé de se servir de feuilles minces de caoutchouc, pour y appliquer la masse emplastique. Ce moyen remplit bien le but.

III. — EMPLATRES.

On appelle emplâtres des médicaments solides, de composition variée, caractérisés par une consistance telle, qu'à la chaleur du corps ils se ramollissent sans couler.

Le Codex en distingue deux espèces : il nomme *emplâtres résineux* ceux qui sont formés de corps gras et de résines, et *emplâtres proprement dits* ceux qui ont pour base une combinaison d'oxyde de plomb avec les acides gras.

I. — EMPLATRES RÉSINEUX

Onguents-emplâtres.

Ces emplâtres sont de véritables onguents, contenant une proportion de résine suffisante pour leur communiquer une grande fermeté. Guibourt les désignait sous le nom de *rétinolés solides.*

Préparation. — Leur préparation est identique à celle des onguents, à cela près qu'elle exige toujours l'intervention de la chaleur. On liquéfie les corps gras et les résines, on y ajoute les gommes-résines, puis les autres substances que comporte en outre la formule et, en dernier lieu, les térébenthines et tous les produits aromatiques, qui redoutent l'action de la chaleur.

Chaque médicament doit être incorporé dans un état de division et de pureté convenable : on dissout, dans la plus petite quantité possible d'un liquide approprié, ceux qui sont solubles ; on purifie les résines et les gommes-résines et on pulvérise les autres produits.

Pour répartir uniformément ces derniers dans la masse emplastique, on les fait passer doucement à travers un tamis et on agite vivement le mélange. Soubeiran fait remarquer qu'on ne peut introduire dans un emplâtre plus du huitième de son poids de substance pulvérulente, sans lui faire perdre l'élasticité qu'il doit conserver.

Lorsque le mélange est complet, on le coule dans un vase de faïence ou bien on le laisse refroidir un peu, on le malaxe avec les mains préalablement mouillées, puis on le divise en cylindres peu volumineux (*magdaléons*).

Suivant l'indication de Planche, on prépare aujourd'hui quelques emplâtres résineux, en mélangeant à des extraits le tiers de leur poids de cire et de résine élémi. Ces produits sont plus actifs que les emplâtres ordinaires.

Pharmacologie. — Les emplâtres résineux ont une consistance ferme, qui devient dure quand on les conserve longtemps. Ils se ramollissent au contact de la main ou sous l'impression d'une chaleur peu considérable. Leur composition est variable à l'infini ; mais les résines, dont ils contiennent toujours une proportion élevée, les mettent à l'abri de la plupart des altérations. Il en est cependant quelques-uns dont la surface est, à la longue, envahie par les cryptogames.

Pour les garantir contre cet inconvénient et contre l'action de l'air, si faible qu'elle soit, on les enveloppe d'une feuille d'étain, ou bien on les roule dans le talc ou dans le lycopode, et on renferme tous les magdaléons dans une boîte ou dans un vase de faïence. On les emploie, en général, comme succédanés des onguents.

EMPLATRE VÉSICATOIRE.

Résine élémi..	100 gr.
Huile d'olive..	40
Onguent basilicum..	300
Cire jaune..	400
Cantharides en poudre fine..............................	420

On fait fondre la résine élémi dans l'huile d'olive, on ajoute l'onguent basilicum et la cire jaune et, lorsque la masse est fondue, on incorpore la poudre de cantharide et on agite jusqu'à ce que l'emplâtre commence à se figer. On coule dans un pot et on conserve pour l'usage (*Codex*).

M. Lereboulet conseille de couler les substances fusibles sur les cantharides préalablement placées dans une bassine froide, afin d'éviter l'action de la chaleur sur la cantharidine.

Guibourt professe une opinion contraire. Il faut, dit-il, que le principe vésicant soit dissous dans le corps gras, pour que l'emplâtre ait son maximum d'énergie et, dès lors, on doit tenir le mélange en fusion pendant quelque temps, de manière à rendre certaine cette dissolution.

Dans le même but, Dieterich recommande d'employer toujours la cantharide en poudre très ténue.

EMPLATRE AGGLUTINATIF.
Emplâtre d'André de la Croix.

Poix blanche....................	200 gr.
Résine élémi....................	50
Térébenthine du mélèze.......	25
Huile de laurier..............	25

On fait fondre le tout à une douce chaleur, on passe à travers une toile et on coule dans un pot (*Codex*).

EMPLATRE DE CIGUE.

Galipot......................	940 gr.
Poix blanche................	440
Cire jaune..................	640
Huile de ciguë.............	130
Feuilles vertes de ciguë......	2000
Gomme ammoniaque........	500

On liquéfie dans une bassine de cuivre, sur un feu doux, le galipot, la poix blanche, la cire et l'huile de ciguë; on ajoute les feuilles de ciguë contusées et on continue à chauffer jusqu'à ce que toute l'eau de végétation de la plante soit dissipée. On soumet la matière chaude à l'action d'une forte presse. On fait fondre de nouveau la masse emplastique et on la laisse refroidir lentement, pour donner le temps aux matières étrangères de se déposer et pour permettre de les séparer aisément. Cette séparation étant faite, on mélange la gomme ammo-

niaque à l'emplâtre, en les faisant fondre ensemble, et on coule dans des pots (*Codex*).

EMPLATRE D'EXTRAIT DE CIGUE.

Extrait de semence de ciguë...	90 gr.
Résine élémi purifiée..........	10
Emplâtre diachylon gommé....	20

On fait fondre la résine et l'emplâtre à une douce chaleur et on ajoute l'extrait de ciguë.

On prépare de la même manière les emplâtres avec les extraits de :

Belladone (semence),
Digitale (alcoolique),
Stramoine (semence), etc.

On prépare aussi de la même manière l'emplâtre d'extrait d'opium avec l'extrait aqueux (*Codex*).

EMPLATRE DE GOMME AMMONIAQUE.

Cire jaune	10 gr.
Poix résine..................	10
Térébenthine du mélèze.......	10
Gomme ammoniaque..........	20

On liquéfie le tout et on le coule dans un pot.

EMPLATRE DE POIX DE BOURGOGNE.

Cire jaune....................	1000 gr.
Poix de Bourgogne..........	3000

On liquéfie à une douce chaleur et on passe à travers une toile (*Codex*).

II. — EMPLÂTRES PROPREMENT DITS.

Stéarates.

Les emplâtres proprement dits sont des savons de plomb, auxquels on mélange des médicaments de nature variée.

Préparation. — L'oxyde de plomb qui sert à les préparer est la *litharge*. Le *massicot*, le *minium* et la *céruse* peuvent aussi être employés, mais leur action saponifiante est beaucoup moins rapide et ils donnent des produits plus mous.

Tous les corps gras ne sont pas également propres à la confection des emplâtres. Les huiles siccatives donnent des produits d'abord visqueux, qui ne tardent pas à se dessécher à leur surface. D'autres, comme l'huile de ricin, forment des emplâtres trop durs. L'axonge fournit, au contraire, un emplâtre très mou. Le mélange d'axonge et d'huile d'olive, à parties égales, ne présente aucun de ces défauts; il a été adopté depuis longtemps, par le formulaire légal.

On peut effectuer la saponification *avec* ou *sans* l'intermédiaire de l'eau. Dans le premier cas, la combinaison est lente. On la réalise en chauffant pendant assez longtemps les corps gras avec l'oxyde métallique et de l'eau; grâce à ce liquide, la température du mélange, ne dépassant pas 100°, ne provoque aucune altération des éléments en présence.

Dans le second cas, on porte les corps gras à une température élevée; la chaleur les dédouble en glycérine et en acides, que l'on sature aussitôt par l'addition de la litharge. Les emplâtres que l'on obtient, dans ces conditions, diffèrent beaucoup des précédents, en raison de l'action décomposante exercée par la chaleur sur les produits du dédoublement des matières grasses. On leur donne le nom d'*emplâtres brûlés*.

Pharmacologie. — Indépendamment des substances qu'on y peut ajouter, les emplâtres proprement dits sont formés d'oléate, de stéarate et de palmitate de plomb, lorsqu'on les prépare avec le concours de l'eau.

Les emplâtres brûlés ont une composition beaucoup plus complexe (V. *Emplâtre brun*).

Tous ont une consistance plus ferme encore que celle des emplâtres résineux; aussi adhèrent-ils plus fortement à la peau que ceux-ci. Ces médicaments ont tenu large place dans la thérapeutique ancienne; on en fait bien moins fréquemment usage aujourd'hui.

Pour les conserver, on les roule en magdaléons, comme les emplâtres résineux. Ils sont peu altérables, mais ils durcissent néanmoins à la longue, et il est utile de les placer dans des vases bien fermés.

Tous les médicaments ne sont pas susceptibles d'être incorporés aux emplâtres. L'acide pyrogallique, l'anthrarobine, la chrysarobine, l'acide chrysophanique, etc., décomposent les sels de plomb et ne peuvent y être associés. Pour leur donner la forme emplastique, M. L. Cavaillès mélange à de l'*oléate d'alumine* ceux qui ne sont pas irritants : acide borique, oxyde de zinc, etc. Pour les autres, il prépare un *emplâtre au caoutchouc*, dont voici la formule :

Lanoline... 60 gr.
Solution benzénique de caoutchouc.................. 30

On fait fondre la lanoline, après y avoir intimement mélangé les principes actifs que l'on veut introduire dans l'emplâtre, on y ajoute ensuite la solution de caoutchouc et on chauffe, en agitant, jusqu'à vaporisation complète de la benzine (V. plus loin les formules des emplâtres à l'acide pyrogallique, etc.).

M. Grüning a donné, pour ces emplâtres, des formules beaucoup plus compliquées, dont font partie l'huile minérale et la cire du Japon et qui semblent inférieures à celle qui précède.

§ 1. EMPLATRE SIMPLE.

Préparation. — 1° On prépare cet emplâtre en saponifiant un mélange d'axonge et d'huile d'olive, en présence de l'eau.

Litharge pulvérisée............................ 1000 gr.
Axonge.. 1000
Huile d'olive.................................. 1000
Eau... 2000

On met dans une grande bassine de cuivre l'axonge, l'huile d'olive et l'eau. On fait liquéfier, on ajoute la litharge en la faisant passer à travers un tamis et l'on remue avec une grande spatule de bois, pour obtenir un mélange exact. On tient l'eau en ébullition, tout en agitant continuellement les matières avec la spatule, jusqu'à ce que l'oxyde de plomb ait tout à fait disparu et que la masse ait acquis une couleur blanche uniforme et une consistance solide, ce dont on s'assure en en jetant une petite quantité dans l'eau froide et en la pétrissant entre les doigts. On laisse alors refroidir l'emplâtre jusqu'à ce qu'il soit maniable et, tandis qu'il est encore chaud et mou, on le malaxe, pour en séparer l'eau, et on le roule en magdaléons (*Codex*).

On obtient environ 3150 grammes de produit.

Les métamorphoses chimiques qui s'accomplissent dans cette opération sont faciles à interpréter. Lorsqu'on mélange la litharge aux corps gras en fusion, ceux-ci absorbent de l'eau et se transforment en glycérine et en acides oléique, palmitique et stéarique ; les acides s'emparent aussitôt de l'oxyde de plomb, avec lequel ils forment un oléate, un palmitate et un stéarate métalliques ; la glycérine se dissout dans l'eau, et l'acide carbonique, que contient toujours la litharge, se dégage en produisant le boursouflement que l'on remarque au début. Ce dégagement, et celui de la vapeur d'eau qui persiste pendant toute la durée de l'opération, obligent à faire usage d'une bassine de capacité un peu considérable.

Il faut veiller avec grand soin à ne pas laisser l'eau manquer dans la bassine, autrement la température du mélange s'élèverait rapidement et amènerait sa décomposition. Lorsque cet accident se produit et qu'on s'en aperçoit à temps, on retire le vase du feu et on l'abandonne à un refroidissement partiel, afin d'y pouvoir introduire de l'eau ; sans cette précaution, la vaporisation subite du liquide pourrait causer une projection dangereuse.

2° On peut obtenir l'emplâtre simple en précipitant une solution de savon blanc par l'acétate neutre de plomb.

Savon blanc... 2 gr.
Eau bouillante....................................... 80
Acétate neutre de plomb........................... 1

On dissout séparément l'acétate et le savon dans l'eau bouillante, on mélange les liqueurs et on les agite jusqu'à ce qu'elles se soient éclaircies. On recueille le précipité qui s'est formé, on le lave à l'eau chaude et on le met en magdaléons (*Gélis*).

Caractères. — L'emplâtre simple, préparé avec des substances très pures et par le procédé du Codex, est blanc, ferme et bien lié. Il contient du stéarate, du palmitate et de l'oléate de plomb, de la glycérine et un peu d'oléine non saponifiée.

Suivant Soubeiran, la stéarine et la palmitine sont attaquées les premières par l'oxyde de plomb, et les sels neutres qu'elles fournissent dissolvant un excès de litharge, se convertissent en stéarate et en palmitate basiques. L'acide oléique agit ensuite sur ces composés et leur enlève une partie de leur base. Cette hypothèse permet de concevoir comment l'emplâtre peut être blanc, sans que la totalité des corps gras soit combinée à la litharge.

L'emplâtre obtenu par double décomposition est plus blanc que l'autre, mais il est sec et impropre aux usages pharmaceutiques. S'il était nécessaire de l'utiliser, il faudrait y mélanger un peu d'huile ou d'acide gras (*Gélis*).

L'emplâtre simple du Codex est peu employé seul, mais il sert à préparer tous les emplâtres, à l'exception de celui qu'on nomme improprement *onguent de la mère*.

§ 2. EMPLATRE BRUN.
Onguent de la mère Thècle.

Préparation. — On prépare cet emplâtre en saponifiant divers corps gras, sans l'intermédiaire de l'eau.

Huile d'olive... 1000 gr.
Axonge... 500
Beurre.. 500
Cire jaune.. 500
Suif de mouton.. 500
Litharge en poudre....................................... 500
Poix noire purifiée....................................... 100

On met toutes les matières grasses dans une grande bassine de cuivre et on les chauffe jusqu'à ce qu'elles dégagent des vapeurs. On ajoute alors par parties la litharge pulvérisée, en agitant continuellement avec une spatule de bois. On laisse le mélange sur le feu, en continuant d'agiter, jusqu'à ce qu'il ait pris une couleur d'un brun foncé; alors on ajoute la poix noire purifiée. Quand l'emplâtre est presque refroidi, on le coule dans un pot ou dans des moules garnis de papier (*Codex*).

La saponification des corps gras, dans cette opération, est sollicitée par deux agents différents : la chaleur et la litharge. Il résulte, en effet, des recherches de Bussy et de Le Canu, qu'au moment où l'on fait intervenir l'oxyde de plomb, la chaleur a déjà dédoublé les graisses en acides et en glycérine. La formation du savon plombique est donc immédiate.

D'un autre côté, les acides des différents corps gras, se trouvant soumis à une température de 300° au moins, sont en partie décomposés; ils fournissent de nombreux produits volatils : acide carbonique, acide acétique, acide butyrique, acide sébacique, eau, carbures d'hydrogène, etc. La glycérine donne également naissance à des dérivés, parmi lesquels l'*acroléine* se fait remarquer par l'action irritante qu'elle exerce sur les yeux.

Le dégagement de toutes ces vapeurs soulève la masse emplastique et l'expose à déborder de la bassine. On prévient cet accident en effectuant l'opération dans un vase de grande capacité. Il faut, en outre, éviter soigneusement d'approcher de la bassine un corps enflammé; les carbures d'hydrogène qui s'échappent de celle-ci étant éminemment combustibles, prendraient feu au premier contact et détermineraient l'inflammation de la masse entière.

Caractères. — L'emplâtre brun, nommé à tort *onguent* de la mère, offre une consistance ferme et une couleur d'un brun foncé. Il est formé d'un grand nombre de sels de plomb : stéarate, palmitate, oléate, butyrate, acétate, etc. Il contient aussi les produits qui résultent de l'altération des corps gras et, lorsque l'addition de la litharge a été faite trop promptement, on y trouve du plomb métallique, provenant de la réduction de l'oxyde par les carbures d'hydrogène. Enfin, lorsqu'on n'a pas le soin de n'ajouter la poix noire qu'au moment où l'emplâtre est terminé, il se recouvre d'une efflorescence blanchâtre, que l'on suppose formée d'acétate de plomb.

Cet emplâtre est un topique populaire, dont on utilise les propriétés stimulantes. Il passe pour être moins actif que les onguents.

EMPLATRE A L'ACIDE PYROGALLIQUE.

Acide pyrogallique............	10 gr.
— salicylique..............	5
Emplâtre au caoutchouc.......	85

(*Cavaillès*).

EMPLATRE A L'ANTHRAROBINE.

Anthrarobine...............	10 gr.
Emplâtre au caoutchouc.......	90

(*Cavaillès*).

EMPLATRE DIACHYLON GOMMÉ.

Litharge pulvérisée..........	620 gr.
Axonge....................	620
Huile d'olive.................	620 gr.
Eau........................	1250
Cire jaune..................	120
Poix blanche................	120
Térébenthine du mélèze......	120
Gomme ammoniaque.........	100
Galbanum	100
Essence de térébenthine......	60

On prépare l'emplâtre simple avec la litharge, l'axonge, l'huile d'olive et l'eau, en ayant soin, à la fin de l'opération, de laisser évaporer la plus grande partie de l'eau, afin de conserver la glycérine.

D'autre part, on met au bain-marie, avec quatre fois leur poids d'eau, la gomme ammoniaque et le galbanum concassés, puis l'essence de térébenthine. On agite constamment, jusqu'à ce que les gommes-résines soient émulsionnées aussi complètement que possible, on passe à travers une toile. On fait évaporer cette émulsion, à feu nu, jusqu'a consistance de miel épais. On mélange ce produit à l'emplâtre simple, liquéfié à une douce chaleur, et on y ajoute, après les avoir fait fondre ensemble et passées à travers une toile, la cire jaune, la poix blanche et la térébenthine, en remuant jusqu'à ce que la masse emplastique soit convenablement refroidie. On divise ensuite en magdaléons (*Codex*).

EMPLATRE RÉSOLUTIF.

Emplâtre des quatre fondants.

Emplâtre diachylon gommé... 100 gr.
— ciguë............... 100

Emplâtre de savon............... 100 gr.
— mercuriel............ 100

On liquéfie ensemble ces emplâtres, à une douce chaleur, dans un vase de terre ou de fonte, et on mélange exactement par l'agitation (*Codex*).

EMPLATRE DE SAVON.

Emplâtre simple............ 2000 gr.
Cire blanche................ 100
Savon médicinal.. 125

On fait liquéfier l'emplâtre et la cire, on ajoute le savon, que l'on a préalablement divisé avec un couteau ou avec une râpe, et on incorpore par agitation (*Coaex*).

EMPLATRE DE SAVON CAMPHRÉ.

Emplâtre de savon............ 100 gr.
Camphre pulvérisé............ 1

On mélange exactement (*Codex*).

IV. — HUILES MÉDICINALES.

Elœolés.

On appelle huiles médicinales les solutions que l'on obtient en traitant les médicaments par une huile végétale.

Préparation. — L'huile dont on se sert presque toujours est l'huile d'olive, l'une des moins altérables de celles que fournissent les plantes. Dans certains cas, on la remplace par l'huile d'amande, bien que celle-ci n'offre pas la même résistance à l'oxydation. L'une et l'autre doivent être choisies dans un état de pureté absolue. (V. *pages* 717 et 720).

Les substances médicinales sur lesquelles on les fait agir sont employées soit à l'état *sec*, soit à l'état *frais*.

On épuise les premières par *solution*, par *macération*, ou par *digestion*, suivant leur degré de solubilité.

Les autres ne peuvent être traitées que par *digestion;* elles ne cèdent leurs principes qu'après avoir perdu, sous l'influence prolongée de la chaleur, l'eau de végétation qui s'oppose à la pénétration de l'huile dans leurs cellules.

La digestion des substances *sèches* doit être exécutée à une douce température; on évite ainsi l'altération du véhicule.

Lorsqu'on opère avec des plantes *fraîches*, on peut sans crainte chauffer vivement tout d'abord. Tant qu'il reste de l'eau dans les tissus, ce liquide leur sert de bain-marie et ne permet pas à la température du mélange de s'élever au delà de 100°. Mais, quand approche le moment de la dessiccation, il est indispensable de modérer le feu, autrement le produit serait promptement décomposé. On reconnaît que la dessiccation est complète, à la résistance et à la sonorité qu'offrent les végétaux quand on les frappe avec un instrument rigide, sur les parois de la bassine, et à l'absence de vapeur d'eau à la surface du liquide. On passe alors le tout à travers une toile, on exprime le résidu et on filtre l'huile au papier, après refroidissement. On facilite l'épuisement des plantes, en les contusant avant de les mettre en contact avec l'huile.

On est quelquefois obligé de remplacer les plantes fraîches par les plantes sèches, lorsque, par exemple, une huile médicinale fait défaut à une époque où les premières sont introuvables. La substitution n'offre pas de grands inconvénients ; elle donne même de beaux produits, quand, suivant le conseil d'Engelhart, on imprègne préalablement d'alcool les plantes que l'on doit faire digérer dans l'huile.

D'après les travaux de Lefort, le sulfure de carbone enlève aux végétaux tous les principes dont se chargent les corps gras, et l'on peut préparer rapidement les huiles médicinales, en dissolvant 1 gr. d'*extrait sulfocarbonique* dans 200 gr. d'huile d'olive. Depuis sa publication, cette méthode n'a été l'objet d'aucune observation nouvelle ; elle mérite cependant d'être étudiée.

Caractères. — Les huiles médicinales sont généralement odorantes et colorées, parce qu'elles contiennent des *essences*, de la *chlorophylle* et d'autres principes colorants. On y trouve, en outre, des *matières grasses* étrangères à l'huile elle-même, des *résines* et de petites quantités d'*alcaloïdes*.

La lumière les décolore peu à peu, et le contact de l'air les fait promptement rancir.

Si l'on n'a pas soin de préserver du froid celles qui sont à base d'huile d'olive, la palmitine qu'elles contiennent cristallise. Elle entraîne avec elle une partie de la matière colorante, qu'elle rend alors peu soluble, car on ne peut restituer à l'huile sa couleur primitive, en faisant fondre la margarine à l'aide d'une légère élévation de température.

Pour conserver intactes les huiles médicinales, il faut donc les garantir également de l'air, de la lumière et d'une température trop basse ou trop élevée. On doit, malgré ces précautions, renouveler chaque année celles que l'on ne peut préparer que pendant une saison.

La plupart de ces médicaments ne contiennent qu'une seule substance active ; cependant le *baume Tranquile* est une huile composée, dont l'usage est toujours fréquent.

BAUME TRANQUILE.
Baume du cordelier Tranquile.

Préparation. — 1° La préparation du baume Tranquile se composait autrefois d'une digestion de plantes fraîches, suivie d'une digestion de plantes sèches. Le Codex de 1884 a remplacé la dernière opération par une addition d'huiles essentielles, suivant les conseils de Ménier et de Deschamps :

	gr.
Feuilles fraîches de belladone	200.00
— — jusquiame	200.00
— — morelle	200.00
— — nicotiane	200.00
— — pavot	200.00
— — stramoine	200.00
Huile essentielle d'absinthe	0.50
— — hysope	0.50
— — marjolaine	0.50
— — menthe poivrée	0.50
— — romarin	0.50
— — sauge	0.60
— — thym	0.50
Huile d'olive	500.00

On contuse les plantes vertes, on les met avec l'huile dans une bassine de cuivre et on fait cuire à feu doux, jusqu'à ce que l'eau de végétation soit presque entièrement dissipée. On ménage alors le feu et, quand l'huile a pris une belle couleur verte, on passe avec expression, on décante après repos convenable, on ajoute les huiles essentielles et on filtre (*Codex*).

2° Lorsqu'on est obligé de préparer du baume Tranquile pendant les saisons où sommeille la végétation, on peut, suivant la proposition de Huraut-Moutillard, remplacer les plantes vertes par le quart de leur poids des mêmes plantes sèches. On les humecte avec 6 fois leur poids d'eau, on ajoute l'huile et on fait digérer comme dans le procédé du Codex.

Il est à remarquer que ce procédé convient également à la préparation de tous les médicaments comportant une digestion de plantes fraîches dans un corps gras.

3° Garot a proposé de traiter les plantes du baume Tranquile par la glycérine au lieu d'huile d'olive. Cette modification n'a pas été adoptée.

Caractères. — Le baume Tranquile est un liquide aromatique, d'un vert foncé, que la lumière décolore assez rapidement.

Il contient la chlorophylle, les matières grasses et les huiles volatiles des végétaux qui lui servent de base, plus une petite quantité d'alcaloïdes. La présence de ces derniers principes est facile à constater ; elle met à néant l'affirmation de Deschamps, qui prétend que le baume Tranquile est entièrement dénué de propriétés médicinales.

Essai. — Le baume Tranquile est quelquefois fraudé avec de l'huile colorée en vert au moyen de l'*acétate de cuivre*.

Pour reconnaître cette fraude, on agite le produit suspect avec de l'eau additionnée d'acide tartrique, on décante la liqueur aqueuse et on y verse quelques gouttes de réactif de Mayer (V. *page* 346) ; il se produit un précipité dû à la présence des alcaloïdes, si le médicament est pur, tandis que la liqueur reste limpide dans le cas contraire.

On peut encore incinérer une petite quantité d'huile et chercher dans le résidu la présence du cuivre, au moyen des réactifs.

HUILE DE CAMOMILLE.

Fleurs sèches de camomille romaine	100 gr.
Huile d'olive	1000

On fait digérer pendant 2 heures dans un bain-marie couvert, en agitant de temps en temps. On passe avec expression et on filtre.

On prépare ainsi les huiles de :
   Absinthe,
   Fenugrec,
   Millepertuis,
   Rose pâle.   (Codex).

HUILE DE CAMOMILLE CAMPHRÉE.

Camphre râpé................ 100 gr.
Huile de camomille.......... 900
On dissout et on filtre (Codex).

HUILE CAMPHRÉE.

Camphre râpé................ 100 gr.
Huile d'olive............... 900
On divise le camphre peu à peu dans l'huile et on filtre, quand la dissolution est opérée (Codex).

HUILE DE CANTHARIDE.

Cantharides concassées...... 100 gr.
Huile d'olive............... 1000
On fait digérer au bain-marie, pendant 6 heures, dans un vase fermé, en remuant souvent. On passe avec expression et on filtre (Codex).

HUILE DE CIGUE.

Feuilles fraîches de ciguë.... 1000 gr.
Huile d'olive.............. 2000
On contuse les feuilles de ciguë, on les mélange avec l'huile et on fait bouillir sur un feu doux, jusqu'à ce que l'eau de végétation de la plante soit presque entière-ment dissipée. On retire du feu, on passe avec expression et on filtre.

On prépare de la même manière les huiles de feuilles de :
   Belladone,
   Morelle,
   Stramoine.   (Codex).

HUILE DE JUSQUIAME.

Le Codex la prépare comme l'huile de ciguë.

M. Dieterich préfère la méthode suivante. On tasse, dans un appareil à déplacement :

Jusquiame pulvérisée.......... 100 gr.
On l'imprègne avec un mélange composé de :
   Éther........................ 36 gr.
   Alcool....................... 10
   Ammoniaque.................. 4
Au bout d'une heure, on lessive avec de l'éther. A la solution éthérée on ajoute :
   Huile d'olive................ 500 gr
et on distille, pour retirer l'éther.

L'huile de jusquiame, ainsi obtenue, est d'un beau vert foncé, très odorante, et elle contient 0,158 d'alcaloïdes p. 100 de jusquiame employée ; tandis que, d'après l'auteur, l'huile du Codex français ne renfermerait que 0,028 d'alcaloïdes, pour le même poids de jusquiame.

V. — ONGUENTS.

Rétinolés.

Les onguents diffèrent des pommades en ce qu'ils contiennent une forte proportion de résine. C'est donc à tort que l'on donne ce nom aux pommades mercurielles, rosat, citrine, populéum, de laurier, etc., qui ne sont pas résineuses.

Quelques-uns d'entre eux ont reçu la dénomination de baumes (Baume Chiron, Baume d'Arcœus), qui est également donnée à des pommades (Baume nerval), à des teintures (Baume du Commandeur), à des alcoolats (Baume de Fioravanti), à des liniments (Baume Opodeldoch), etc. Cette confusion regrettable devrait disparaître, mais l'usage la maintient dans le langage pharmaceutique.

Préparation. — Les onguents sont composés de corps gras, de résines, et quelquefois de poudres non liquéfiables, qui doivent être alors aussi divisées que possible.

Lorsque ces substances sont facilement miscibles, on les mélange à froid, par trituration dans un mortier (Onguent digestif, Onguent brun).

Quand elles n'ont pas la même consistance, on les fond à une douce chaleur, ensemble ou séparément, suivant qu'elles ont des points de fusion voisins ou éloignés ; ce cas est le plus général. On passe à travers une toile le produit liquide et on l'agite jusqu'à refroidissement, pour prévenir la séparation de la résine.

Les poudres non liquéfiables ne peuvent être ajoutées qu'à la fin de l'opération. Il en est de même de tous les produits aromatiques.

Pharmacologie. — La consistance des onguents est ordinairement plus ferme que celle des pommades. Leurs propriétés médicinales, dues à des substances presque identiques, sont tellement analogues, qu'on tend à réduire de plus en plus le nombre de ces médicaments. Ceux même qui ont été conservés sont beaucoup moins employés aujourd'hui qu'autrefois.

On les applique sur les plaies, en qualité de stimulants. Ils jouissent d'une assez longue conservation; il est utile, cependant, de les préserver avec soin du contact de l'air, qui les durcit graduellement.

ONGUENT DE STYRAX.

Huile d'olive	150 gr.
Styrax liquide	100
Colophane	180
Résine élémi	100
Cire jaune	100

On liquéfie la colophane, la cire et la résine élémi, à une douce chaleur. On retire la bassine du feu, on ajoute le styrax, puis l'huile. On passe à travers une toile et on remue l'onguent, jusqu'à ce qu'il soit presque entièrement refroidi (*Codex*).

La formule ancienne de cet onguent prescrivait l'huile de noix au lieu de l'huile d'olive; il en résultait que ce médicament était siccatif et qu'on devait rejeter la croûte formée incessamment à sa surface. Le produit du Codex de 1866 n'offre pas cet inconvénient.

ONGUENT D'ALTHÆA.

Huile de fenugrec	800 gr.
Cire jaune	200
Résine jaune	100
Térébenthine du mélèze	100

On liquéfie à une douce chaleur la cire et la résine dans l'huile de fenugrec; on ajoute la térébenthine, on passe à travers une toile et on remue l'onguent jusqu'à ce qu'il soit presque entièrement refroidi (*Codex*).

ONGUENT D'ARCÆUS.
Baume d'Arcœus.

Suif de mouton	200 gr.
Térébenthine du mélèze	150
Résine élémi	150
Axonge	100

On fait liquéfier à une douce chaleur le suif, l'axonge et la résine, puis on ajoute la térébenthine. On passe à travers une toile et on remue le mélange jusqu'à ce qu'il soit presque entièrement refroidi (*Codex*).

ONGUENT BASILICUM.

Poix noire	100 gr.
Colophane	100
Cire jaune	100
Huile d'olive	400

On fait liquéfier à une douce chaleur la poix noire et la colophane; on ajoute ensuite la cire et l'huile. Quand le mélange est fondu, on le passe à travers une toile et on agite l'onguent jusqu'à ce qu'il soit presque entièrement refroidi (*Codex*).

BAUME CHIRON.

Huile d'olive	300 gr.
Térébenthine	60
Cire jaune	80
Orcanette	15

On fait bouillir ensemble, on passe et on ajoute :

Baume du Pérou	10 gr.
Camphre	0.6j

On remue jusqu'à parfait refroidissement (*Dorvault*).

ONGUENT DIGESTIF SIMPLE.

Térébenthine du mélèze	40 gr.
Jaune d'œuf	20
Huile d'olive	10

On mélange dans un mortier le jaune d'œuf et la térébenthine, et on ajoute peu à peu l'huile d'olive (*Codex*).

VI. — POMMADES.

Liparolés.

On appelle pommades les préparations de consistance molle, que l'on obtient en mélangeant des substances médicamenteuses avec des corps gras. Il était d'usage autrefois, et c'est l'origine du terme *pommadé*, d'ajouter du suc de pomme à quelques-unes d'entre elles.

On distingue trois espèces de pommades, suivant qu'elles constituent de *simples mélanges*, des *solutions* ou des *combinaisons chimiques*.

I. — POMMADES PAR SIMPLE MÉLANGE.

Préparation. — Tous les corps gras peuvent servir à la préparation de ces pommades, et même tous les corps visqueux. L'*axonge* est l'excipient qu'on employait autrefois le plus souvent. Aujourd'hui, la vaseline et la lanoline partagent avec elle les faveurs des praticiens. La balance de leurs avantages et de leurs inconvénients n'est pas encore complètement établie.

Au lieu d'axonge simple, on prend, en général, de l'axonge chargée des principes résineux du benjoin ou des bourgeons du peuplier. L'axonge *benzoïnée* est la plus convenable, en raison de sa blancheur parfaite ; l'axonge *populinée*, offrant une teinte verte, ne peut être introduite que dans les pommades colorées. Lorsqu'il est nécessaire d'augmenter la consistance de ces préparations, en été par exemple, on y dissout un peu de cire.

En Autriche et en Allemagne, divers mélanges sont parfois substitués aux excipients simples dont il vient d'être parlé ; on les nomme *épidermine*, *myronine* et *résorbine* ou *aleptine*.

L'*épidermine* contient parties égales de cire blanche, de gomme arabique pulvérisée, de glycérine et d'eau. On triture la gomme avec la cire fondue, dans un mortier chaud ; on y ajoute, bouillant, le mélange d'eau et de glycérine, puis on agite jusqu'à refroidissement.

La *myronine* se compose d'huile de rorqual et de cire de Carnauba, prises en proportions convenables pour obtenir la consistance de la vaseline, et auxquelles on mélange 12 p. 100 d'eau. Ce produit aurait la propriété de dissimuler facilement l'eau et les solutions aqueuses.

La *résorbine* ou *aleptine* résulte de l'association de l'huile d'amande à la cire, à la gélatine, au savon et à la lanoline. Elle se distingue des autres corps gras en ce qu'elle disparaît rapidement dans la peau, par un frottement très léger. On en déduit qu'elle est un bon véhicule pour les médicaments épidermiques.

La règle à suivre pour l'addition des médicaments à l'excipient choisi est celle qui a été déjà indiquée à propos des cérats : on dissout, dans une quantité de liquide aussi faible qu'il est possible, ceux qui sont solubles, et on porphyrise les autres.

On mélange ensuite le tout, dans un mortier ou sur un porphyre. La trituration doit être très prolongée, pour que l'union soit intime ; elle se fait ordinairement à froid ; cependant, quand on prépare une grande quantité de pommade, on abrège la durée de l'opération en ramollissant l'axonge à l'aide de la chaleur.

Dans ce dernier cas, il est avantageux de se servir de l'une des machines ci-contre (fig. 152 à 154), dont le fonctionnement n'a pas besoin d'explication. Celle qui est représentée figure 152 est munie d'un double

Fig. 152. — Machine américaine pour la préparation des pommades.

fond, dans lequel on peut introduire de l'eau chaude ; elle permet d'opérer à une température susceptible de maintenir les corps gras à l'état demi-fluidé, ce qui favorise leur mélange avec les médicaments.

Le *véloporphyre* de M. Giraud, de Dijon, (fig. 153) est un cylindre creux en forme de couronne, s'ouvrant en deux parties égales et porté à l'extrémité d'un axe que l'on peut diriger à volonté verticalement ou horizontalement. Une boule métallique pleine et lourde, dont le diamètre est de 4 millimètres plus faible que celui du cylindre, complète l'appareil. Pour le faire fonctionner, on met l'axe dans la position verticale ; on verse dans la demi-couronne inférieure le mélange des corps gras liquéfiés, puis on y plonge la boule préalablement chauffée au bain-marie. La demi-couronne supérieure est alors ajustée et serrée avec une clé à vis. On fait basculer l'appareil pour lui donner la position qu'il a dans la figure 154, et on le met en mouvement au moyen de la manivelle. Quand l'opération est terminée, on redresse le système et on ouvre la couronne, pour en retirer le médicament.

Pendant la rotation, le boulet exécute un double mouvement : l'un sur lui-même, très rapide et parallèle à celui de la couronne ; l'autre, plus lent, est un mouvement d'oscillation alternative en avant et en arrière. L'intérêt de cet appareil, c'est que le boulet agit sur les substances par toute son étendue à la fois, tandis que dans les instruments ordinaires des laboratoires, le contact est réduit à un point ou à une faible surface du pilon chargé du mélange. Il en résulte une accélération considérable du travail, qui d'autre part est accompli dans des conditions de propreté très avan-

Fig. 153. — Véloporphyre de M. Giraud.   Fig. 154. — Véloporphyre en activité.

tageuses. Le *véloporphyre* sera bientôt, dans les officines, l'auxiliaire indispensable de la préparation des pommades dont le mélange est long et pénible.

Pharmacologie. — Au moment de leur préparation, ces pommades contiennent à l'état de simple mélange tous les éléments qui les composent. Mais il arrive souvent que ces éléments réagissent les uns sur les autres, soit directement, soit après avoir été altérés par le contact de l'air.

C'est ainsi que la pommade iodurée, d'abord très blanche, devient jaune au bout de peu de temps, par suite de la décomposition de l'iodure de potassium et de la mise en liberté de l'iode par les acides que donne l'oxydation de la graisse.

C'est encore en vertu d'une action chimique, dépendant de celle de l'air, que la couleur jaune de la pommade au trisulfure de potassium disparaît graduellement, à mesure que le sulfure se transforme en hyposulfite et en sulfate.

Le Dʳ Unna, de Hambourg, a proposé de substituer aux pommades des topiques de consistance molle ou ferme, auxquels il donne le nom de *Colles médicamenteuses* et dont le but est de réduire la proportion de l'excipient au minimum possible. Ces colles ont pour composition :

	Colle molle.	Colle dure.
Gélatine	15 gr.	30 gr.
Glycérine	25	30
Eau	45	30
Oxyde de zinc	15	10

La colle molle sert à incorporer les médicaments insolubles (céruse, iodoforme, iodure de plomb, etc.), dans la proportion de 5 à 30 p. 100. La colle dure est préférée pour les substances qui mettent obstacle à la solidification de la gélatine (chloral, camphre, chlorure mercurique, etc.) et dont le quantum est toujours beaucoup moins élevé (1 à 2 p. 100).

On applique les colles médicamenteuses au pinceau, après les avoir fluidifiées au bain-marie. Elles forment des enduits faiblement adhésifs, utilisés dans le traitement des affections cutanées.

POMMADE MERCURIELLE.
Onguent mercuriel double, Onguent napolitain.

Préparation. — 1° On obtient cette pommade en triturant ensemble des poids égaux de mercure et d'axonge.

Mercure métallique	500 gr.
Axonge benzoïnée	500

On fait liquéfier l'axonge, on en verse un tiers environ dans une marmite de fonte, que l'on expose à une température modérée, afin de maintenir le corps gras à l'état demi-fluide. On ajoute le mercure peu à peu, en agitant vivement avec un bistortier, jusqu'à ce que le métal soit complètement divisé, puis on ajoute le reste de l'axonge et on remue jusqu'à mélange parfait (*Codex*).

La préparation de la pommade mercurielle par cette méthode est longue et pénible et, depuis Baumé, un grand nombre de praticiens ont cherché à la rendre plus rapide. Voici les principaux procédés proposés dans ce but :

2° Procédé de Guibourt. — A l'époque où Guibourt écrivait sa pharmacopée, on avait déjà cherché à faciliter la division du mercure au moyen de l'*eau* (Dufilo), de l'*huile d'amande* (Dumesnil), de la *pommade oxygénée* (Bertrand), de la *chaleur* (Hernandez), de l'agitation dans une bouteille avec de la *graisse fondue* (Chevalier), du *miel* et du *jaune d'œuf* (Vivie), de la *graisse humide* (Simonin), de la *farine de lin* (Ledoyen), de l'*axonge rance* (Desmarest), du *suif* (Calloud), de la *cire* (Mouchon), de l'*huile de lin*, du *beurre de cacao*, de la *térébenthine*, du *styrax*, de l'*oxyde mercurique*, de la *pommade mercurielle ancienne* (Thiaville), etc.

Guibourt donne la préférence à ce dernier intermédiaire. Il conseille d'en prendre un seizième du poids de la pommade à préparer, d'y éteindre le mercure et de mélanger ensuite avec l'axonge. Pour expliquer la rapidité de l'opération, il suppose que, sous l'influence du frottement, la pommade ancienne, déjà oxydée, se charge d'électricité négative, que le mercure devient électro-positif, et que cette opposition électrique suffit pour accélérer l'extinction du métal.

3° *Procédé de M. Lebœuf.* — Ce procédé repose sur la division du mercure dans une teinture éthérée de benjoin, additionnée d'huile :

Benjoin... 20 gr.
Éther sulfurique....................................... 40

On dissout le benjoin dans l'éther, on filtre la liqueur et on y ajoute :

Huile d'amande..................................... 15 gr.

On pèse alors 1500 grammes de mercure dans un flacon à large ouverture solide, bouché à l'émeri et dont la capacité représente 4 à 5 fois le volume du mercure, puis on y introduit le liquide ci-dessus. On bouche le flacon et on l'agite vivement, en soulevant de temps à autre le bouchon, pour laisser échapper la vapeur d'éther qui s'est formée. Lorsque le mercure est réduit en poussière très ténue, on laisse reposer un instant, on décante la plus grande partie du liquide surnageant et on agite de nouveau le flacon. On obtient ainsi une masse d'un gris cendré, ayant l'apparence et la consistance d'une pommade.

D'un autre côté, on met dans un mortier de marbre environ 750 gr. d'axonge, on y ajoute le mercure divisé, puis l'éther primitivement décanté, avec lequel on lave le flacon vide de mercure, et l'on procède à une trituration énergique.

Après 40 à 60 minutes, l'extinction du mercure est complète ; on mélange alors le reste de l'axonge, et 15 à 20 minutes suffisent pour achever l'opération.

La présence, dans la pommade, d'un corps aussi oxydable que l'éther, est une condition défectueuse.

4° *Procédé de Magnes-Lahens.* — Magnes-Lahens emploie, comme agents diviseurs, l'huile d'amande et le baume du Pérou :

Mercure .... 1000. gr.
Axonge.............. 960
Huile d'amande.................................: 20
Baume du Pérou.................................... 20

On triture ensemble, dans un mortier ou dans un vase de fonte, le mercure, l'huile et le baume du Pérou. Le métal disparaît promptement. Dès que la masse est homogène, on y ajoute 500 grammes seulement d'axonge liquéfiée (une plus forte proportion retarderait l'extinction du métal) et on triture jusqu'à ce que le mercure ait complètement disparu. Ce résultat est ordinairement atteint en moins d'une heure ; on incorpore ensuite à froid le reste de l'axonge, par un battage de quelques minutes.

Ce procédé n'a pas, comme les précédents, l'inconvénient d'introduire dans la pommade des substances déjà altérées, ou susceptibles de hâter son oxydation ; mais il n'est pas aussi efficace que le disait son auteur.

5° Ragot, de Melun, et Vallet, d'Amiens, ont conseillé de verser le mercure sur les corps gras refroidis, au moyen d'un entonnoir terminé par un tube capillaire. La trituration doit être vive et ininterrompue ; lorsqu'on est forcé de la suspendre, on cesse l'écoulement du mercure. De cette manière, on peut, en une heure et demie ou deux heures, préparer deux kilogrammes de pommade mercurielle irréprochable.

Ce procédé est très pratique.

6° Goddefroy indique la vaseline comme un excellent agent de division du mercure. M. Monnet, d'Alger, a confirmé cette assertion ; il emploie parties égales de métal et de vaseline. Son produit est inaltérable, mais il diffère de celui du Codex par sa composition.

7° On en peut dire autant de celui qu'a proposé M. Yvon et dans lequel l'axonge est remplacée par un poids égal de *savon mou*, noir ou blanc. Le savon provoque l'extinction rapide du mercure et donne un produit inaltérable ayant encore pour avantage d'être aussi ferme à 80° qu'à la température ordinaire et d'être facilement enlevé par un lavage à l'eau froide.

8° Moins critiquable est le procédé de M. Jacquemaire, qui consiste à dissoudre dans le mercure 1 millième de son poids de potassium. On verse cet alliage sur l'axonge, préalablement battue et on mélange, vivement. L'auteur affirme que l'extinction du mercure ne demande que 10 minutes. En général, ce délai est insuffisant.

9° M. Passerieux propose un moyen plus simple :

Axonge benzoïnée............................... 100 gr.
Mercure.. 100
Eau chargée d'oxygène................ environ X gouttes.

On met dans un mortier une petite quantité d'axonge avec le mercure, on y ajoute goutte à goutte la solution d'oxygène en remuant continuellement. Le mercure est rapidement éteint, on mélange alors peu à peu le reste du corps gras. Vingt minutes suffisent pour terminer l'opération. Il faut éviter d'ajouter une trop grande quantité de solution d'oxygène et incorporer l'axonge par petites quantités, autrement la pommade serait plus pâle que celle du Codex.

10° La lanoline a été également proposée pour la préparation de la pommade mercurielle ; 25 grammes et 5 grammes de pommade ancienne suffiraient pour éteindre 100 grammes de mercure. En augmentant un peu la dose de lanoline, on obtient un résultat assez satisfaisant. Ce moyen est l'un des meilleurs.

Caractères. — La pommade mercurielle est très dense (D = 1,82 à 1,84), terne et d'un gris foncé ; elle ne laisse apercevoir à la loupe aucun globule métallique, lorsqu'on l'examine soit directement, soit après l'avoir écrasée dans du papier sans colle. Celle qui est faite avec précipitation est brillante, quand on la triture dans l'obscurité (*Righini*) et de couleur plus pâle.

Suivant les recherches de Vogel, de Boullay, de Guibourt et de Soubeiran, le mercure s'y trouve presque totalement à l'état métallique ; la proportion de l'oxyde mercurique qu'on en peut isoler est si faible, que cet oxygène saurait être regardé comme son élément actif.

Essai. — La pommade mercurielle du commerce ne contient pas toujours la proportion de mercure exigée par le Codex ; quelquefois même le métal y est remplacé par de l'*ardoise* pulvérisée, de la *plombagine*, du *bioxyde de manganèse*, etc. L'incinération accuse immédiatement l'une quelconque de ces falsifications.

Pour s'assurer de la nature de la fraude, on traite 10 gr. de pommade par un excès d'éther. Le résidu insoluble dans ce véhicule est le mercure ; il doit être liquide et du poids de 5 gr. environ. S'il est pulvérulent, on le soumet à l'analyse, pour apprécier la nature de la falsification.

L'eau bouillante ou la fusion ne séparent pas complètement le métal de la matière grasse qui l'enveloppe. Mais si l'on ajoute de l'acide sulfurique au mercure qui reste divisé, et si l'on chauffe, le départ est immédiat.

La saponification par une solution alcoolique de potasse a été proposée par MM. Unger et Kremel. Elle doit isoler 5 gr. de mercure pour 10 gr. de pommade.

M. Dieterich préfère chauffer 1 gr. de pommade avec un mélange de 6 gr. d'éther, 5 gr. d'alcool et 6 à 8 gouttes d'acide chlorhydrique. Le résultat est également très bon.

On peut aussi se rendre compte, approximativement, de la pureté de cette pommade, en vérifiant sa densité. Lorsqu'elle est bien préparée, elle s'enfonce dans un mélange, refroidi, de 4 parties d'acide sulfurique à 1,84 et de 1 partie d'eau.

Dans le cas où la pommade contient de la cire, M. Battandier dissout le mercure dans l'acide azotique et il dose, par précipitation au moyen de la potasse, l'oxyde mercurique formé. Ou bien il dissout les corps gras dans huit fois leur poids d'huile d'amande douce, décante leur solution et pèse le mercure préalablement lavé à l'éther et au benzène bouillant.

BAUME NERVAL.

Moelle de bœuf purifiée.......	350 gr.
Huile d'amande..............	100
— de muscade.............	450
Essence de romarin...........	30
— de girofle...........	15
Camphre....................	15
Baume de Tolu..............	30
Alcool à 80º..................	60

On fait liquéfier à une douce chaleur la moelle de bœuf et l'huile de muscade, dans l'huile d'amande ; on passe à travers un linge, au-dessus d'un mortier de marbre chauffé. On triture jusqu'à ce que le mélange ait pris, par refroidissement, la consistance d'une huile épaisse. On ajoute les huiles volatiles, le camphre et la solution, préalablement filtrée, du baume de Tolu dans l'alcool. On mélange exactement (*Codex*).

POMMADE BELLADONÉE.

Extrait de belladone.. ......,..	4 gr.
Eau distillée.................	2
Axonge....................	24

On délaie l'extrait dans l'eau distillée et on incorpore la solution dans l'axonge (*Codex*).

POMMADE ÉPISPASTIQUE VERTE.

Cantharides en poudre fine....	10 gr.
Onguent populéum...........	280
Cire blanche.................	40

On liquéfie la cire à une douce chaleur avec l'onguent populéum ; on ajoute les cantharides et on agite jusqu'à ce que la pommade soit en partie refroidie (*Codex*).

POMMADE DE GOUDRON.

Goudron végétal..............	10 gr.
Axonge......................	90

On mélange au mortier (*Codex*).

POMMADE MERCURIELLE FAIBLE.
Onguent gris.

Pommade mercurielle.........	100 gr.
Axonge benzoïnée.............	300

On mélange avec soin dans un mortier (*Codex*).

II. — POMMADES PAR SOLUTION.

On range dans ce groupe les pommades dans lesquelles l'axonge est employée comme dissolvant.

Préparation. — On les prépare par simple solution (*p. phosphorée, p. camphrée*), par macération (*p. de concombre*), ou par digestion (*p. de garou, p. populéum, p. épispastique jaune*).

Les deux premiers procédés s'appliquent au traitement des substances aromatiques ou très solubles. Le dernier est réservé aux plantes fraîches, qui ne cèdent leurs principes actifs qu'après avoir perdu par la cuisson l'eau dont elles sont imprégnées. On exécute ces préparations avec les précautions indiquées *page 936*.

Pharmacologie. — Les pommades par solution ont la plus grande analogie avec les huiles médicinales. Elles ont les mêmes modes de préparation et une composition chimique semblable. Elles sont donc exposées aux mêmes genres d'altération.

On ne doit pas conserver au delà d'une année celles qui ont pour base les végétaux récents. Les autres rancissent plus rapidement encore, pour la plupart.

POMMADE CAMPHRÉE.

Camphre râpé..................	30 gr.
Cire blanche...................	10
Axonge.......................	90

On liquéfie à une douce chaleur la graisse et la cire ; on y ajoute le camphre, puis on remue jusqu'à ce que celui-ci soit dissous et que la pommade soit en partie refroidie (*Codex*).

POMMADE DE CONCOMBRE.

Axonge.......................	1000 gr.
Graisse de veau.............	600
Baume de Tolu..............	2
Eau distillée de rose.........	10
Suc de concombre...........	1200

On fait fondre les graisses à la chaleur du bain-marie, en y ajoutant le baume de Tolu préalablement dissous dans un peu d'alcool, puis l'eau de rose. Lorsque la graisse est éclaircie, on la décante et on la verse dans une bassine étamée.

On y ajoute alors le premier tiers du suc de concombre, en ayant soin de remuer continuellement pendant 4 heures ; on retire ce premier suc de concombre, avant d'en remettre une nouvelle quantité. On recommence cette même opération avec le second, puis avec le troisième tiers du suc.

On sépare, autant que possible, la graisse du liquide ; on la fait fondre au bain-marie et, après un repos de quelques heures, on enlève l'écume. On retire la pommade, que l'on coule dans des pots, pour la conserver à la cave.

Pour terminer cette pommade, on la ramollit, sans la liquéfier entièrement, dans une bassine étamée ; on la bat avec une spatule de bois, jusqu'à ce qu'elle soit devenue assez légère pour que son volume soit presque doublé (*Codex*).

POMMADE ÉPISPASTIQUE AU GAROU.

Extrait éthéré de garou.......	40 gr.
Axonge.......................	900
Cire blanche..................	100
Alcool à 90°.................	90

On dissout l'extrait dans l'alcool, on ajoute la graisse et la cire et on chauffe modérément, en agitant continuellement, jusqu'à ce que l'alcool soit évaporé. On passe à travers une toile, on verse dans un pot et on remue, jusqu'à ce que la pommade soit en partie refroidie (*Codex*).

Il est important de cesser de chauffer quand l'alcool est complètement évaporé. On reconnaît ce terme à la belle couleur verte et à la limpidité que prend alors la pommade. En prolongeant l'action de la chaleur, on altère le médicament et on lui fait perdre une partie de sa couleur.

On substitue parfois à la pommade au garou un digesté de cantharide dans l'axon-ge, dans l'axonge populinée et verdie avec une plante verte quelconque, ou dans l'axonge ultérieurement additionnée de pommade populéum. On reconnaît ces falsifications aux caractères suivants.

La pommade au garou est verte et douée de l'odeur propre au garou. Triturée avec une lessive alcaline elle prend une couleur d'un *rouge orangé*; avec l'acétate basique de plomb une teinte d'un *jaune citron pâle.* Les mêmes réactifs ajoutés à sa solution éthérée donnent : les alcalis, une coloration *jaune orangée;* par le repos l'éther surnage avec une teinte *verte*, la couche inférieure est *orangée;* l'acétate basique de plomb, un mélange d'un *jaune pâle*, que le repos sépare en deux couches, dont l'inférieure est épaissie.

Le digesté de cantharide dans l'axonge seule n'a aucun de ces caractères. Mêlé de pommade populéum, les alcalis lui communiquent des teintes moins vives, l'acétate de plomb une couleur plus foncée, allant jusqu'au jaune d'iodure de plomb (*Labiche*).

POMMADE ÉPISPASTIQUE JAUNE.

Cantharides concassées......	60 gr.
Axonge.......................	840
Cire jaune....................	120
Curcuma pulvérisé.	4
Essence de citron............	4

On met l'axonge et les cantharides dans un bain-marie et l'on fait digérer pendant 4 heures, en remuant de temps en temps. On passe avec forte expression, à travers une toile. On remet la pommade sur le feu avec la poudre de curcuma, on fait digérer pendant 1 heure et on filtre au papier, à la température de l'eau bouillante. On liquéfie ensuite la cire dans le produit, on agite le mélange jusqu'à ce qu'il soit en partie refroidi, et on y ajoute l'essence de citron (*Codex*).

POMMADE POPULÉUM.
Onguent populéum.

Bourgeons de peuplier récemment séchés..............	800 gr.
Feuilles récentes de pavot...	500
— — de belladone..	500
— — de jusquiame.	500
— — de morelle ...	500
Axonge.......................	4000

On contuse les plantes dans un mortier de marbre, on les met dans une bassine avec l'axonge et on fait digérer sur un feu doux, en agitant, jusqu'à ce que leur eau de végétation soit évaporée. On ajoute alors les bourgeons de peuplier concassés, que l'on fait digérer pendant 24 heures. On passe avec forte expression et on liquéfie de nouveau la pommade, pour la couler dans un pot (*Codex*).

Pour que la pommade soit d'un beau vert et qu'elle présente une odeur franche, Féret conseille d'*agiter le mélange sans interruption*, pendant toute la durée de l'opération. Grâce à cette précaution, qui est imposée par le peu de conductibilité des corps gras, l'eau contenue dans les végétaux est rapidement vaporisée ; de plus, on n'a pas à craindre la carbonisation de ces végétaux, bien que l'on maintienne un feu assez vif sous la bassine.

Il va sans dire que les mêmes recommandations s'appliquent également à la préparation de toutes les pommades et huiles médicinales, dans lesquelles on fait entrer des plantes vertes.

POMMADE DE LAURIER.
Onguent de laurier.

Feuilles fraîches de laurier...   500 gr.
Baies de laurier..............   500
Axonge....................   1000

On contuse les feuilles et les baies de laurier, puis on les fait chauffer avec la graisse sur un feu modéré, jusqu'à ce que toute l'humidité soit dissipée. On passe avec forte expression, on laisse refroidir lentement et on sépare le dépôt. On liquéfie de nouveau la pommade et, quand elle est à moitié refroidie, on la coule dans un pot (*Codex*).

III. — POMMADES PAR COMBINAISON CHIMIQUE.

Les pommades ainsi nommées offrent toutes une décomposition plus ou moins profonde des corps gras qui leur servent d'excipient, par suite de l'action chimique exercée par la substance active, pendant la préparation. Elles sont peu nombreuses ; les seules employées sont : la *pommade nitrique*, la *pommade citrine* et l'*onguent nutritum*.

§ 1. POMMADE CITRINE.
Onguent citrin.

Préparation. — Pour préparer la pommade citrine, on fait un mélange de solution azotique de mercure, d'axonge et d'huile d'olive.

Axonge..   400 gr.
Huile d'olive...   400
Mercure...   40
Acide azotique officinal..............................   80

On dissout le mercure, à froid, dans l'acide nitrique, puis on liquéfie la graisse dans l'huile, à une douce chaleur. Quand les corps gras sont à moitié refroidis, on y verse la solution mercurielle, on agite, pour avoir un mélange exact, et on coule la pommade dans des moules de papier (*Codex*).

La réaction qui se produit dans cette opération est très compliquée. Lorsqu'on verse le mercure dans l'acide nitrique, celui-ci est immédiatement réduit ; l'oxygène qu'il fournit convertit le mercure en oxydes mercureux et mercurique, qui s'unissent à l'excès d'acide ; il se dégage en même temps du bioxyde d'azote, que l'air transforme aussitôt en hypoazotide. La solution contient, en somme : azotate mercureux, azotate mercurique, acide nitrique libre, bioxyde d'azote, hypoazotide et peut-être azotite de mercure.

Quand on mélange cette liqueur aux corps gras, il se forme, aux dépens de ces derniers, de l'*élaïdine*, dont une partie se trouve saponifiée et donne de l'*acide élaïdique*, qui se combine à l'oxyde de mercure (*Boudet*)

Il se produit, en outre, une matière colorante jaune particulière et tous les composés résultant de l'action de l'acide azotique sur les corps gras (Voy. *Pommade nitrique*). On admet aussi que le bioxyde d'azote et l'acide carbonique, engendrés dans cette réaction, réduisent l'azotate de mercure et le changent partiellement en *turbith nitreux*.

Pour que la pommade ait la consistance voulue, il faut que l'huile et l'axonge soient pures. La présence des huiles étrangères, dans l'huile d'olive ; celle de l'eau, de l'alun, de la chaux, etc., dans l'axonge, empêchent la pommade de durcir (*Crouzel*).

M. L. Prunier recommande avec raison de n'y pas introduire de l'huile dépouillée d'une partie de son oléine, comme l'est celle qui fond en dernier lieu après les froids de l'hiver. Celle-ci, riche en palmitine, ne se solidifie pas complètement. En second lieu, M. Prunier verse d'abord, dans la capsule, l'acide azotique, puis le mélange gras fondu et enfin le mercure. Cette manière de procéder évite la déperdition des corps nitreux et donne un produit régulier.

Caractères. — La pommade citrine est un mélange complexe et incomplètement connu, dans lequel se trouvent : de l'*élaïdine*, de l'*élaïdate* et des *azotates de mercure*, une *matière colorante jaune*, de l'*acide azotique libre*, des *produits nitreux*, de l'*huile* et de l'*axonge* non altérées.

Elle doit sa consistance solide à l'élaïdine, sa teinte jaune au turbith nitreux et au principe coloré qui se forme en même temps que l'élaïdine.

Sous l'influence de l'acide et des azotates métalliques qu'elle contient, elle est, longtemps encore après sa préparation, le siège de transformations analogues aux réactions initiales. Il s'y forme une nouvelle proportion d'élaïdine, et il s'échappe du bioxyde d'azote, probablement mélangé d'azote, suivant Boudet.

D'un autre côté, les corps gras poursuivent leur action réductrice sur les azotates mercuriels, puis le turbith nitreux est décomposé à son tour, et la pommade blanchit peu à peu ; elle devient enfin grise, parce que l'oxyde de mercure est réduit en mercure métallique. Avant d'arriver à ce degré d'altération, elle a déjà cessé d'être propre à l'usage médical ; on la rejette dès qu'elle commence à perdre sa couleur jaune.

Pour augmenter la durée de sa conservation, M. de Beck a conseillé de la renfermer dans des flacons de verre noir bouchés à l'émeri.

On emploie cette pommade seule ou mélangée à d'autres substances grasses. Dans ce dernier cas, elle devient grise, par suite de la réduction des sels mercuriels au contact des corps gras non oxydés.

§ 2. POMMADE NITRIQUE.
Pommade oxygénée.

Préparation. — On obtient cette pommade en faisant agir sur l'axonge à une douce chaleur, l'acide nitrique officinal :

Axonge...	500 gr.
Acide nitrique à 1,42.............................	60

On liquéfie l'axonge dans une capsule de porcelaine, on y ajoute l'acide nitrique et on continue de chauffer, en remuant continuellement avec une baguette de verre, jusqu'à ce qu'il commence à se dégager des bulles de gaz nitreux. On retire du feu, on continue d'agiter et, quand la pommade est à moitié refroidie, on la coule dans des moules de papier.

Au contact de l'axonge, l'acide azotique se trouve en partie réduit en hypoazotide, en acide azoteux et en bioxyde d'azote. Ces composés, réagissant sur le corps gras, le convertissent en *acide élaïdique* (V. *page* 316) ; il se forme en même temps de l'eau et des acides nombreux, parmi lesquels on peut citer : les acides carbonique, stéarique, oléique, palmitique, acétique, butyrique, valérique, subérique, etc.

Caractères. — La pommade oxygénée est jaunâtre et d'une odeur nitreuse, quand elle est récemment préparée. La présence de l'acide élaïdique lui communique une consistance ferme, qui augmente à la longue, par suite de l'action de l'acide nitrique non combiné tout d'abord. Lorsque cette action est totale, la pommade blanchit peu à peu et n'offre plus les mêmes propriétés. On doit, en conséquence, l'employer peu de temps après sa préparation.

VII. — SPARADRAPS.

Les sparadraps sont des tissus recouverts sur une de leurs faces, rarement sur les deux, d'une légère couche de substance emplastique. On les désigne sous le nom de *taffetas* ou de *papiers*, quand ils ont été préparés avec une étoffe de soie ou avec du papier.

Préparation. — Pour faire un sparadrap, on choisit un tissu bien uni

Fig. 155. — Sparadrapier.

et on le coupe en bandes beaucoup plus longues que larges, que l'on tend sur des baguettes hérissées de pointes. On verse à l'une des extrémités une petite quantité d'emplâtre liquéfié, que l'on étale le plus régulièrement possible avec un couteau légèrement chauffé. On dépose, de la même manière, une seconde couche d'emplâtre sur la première et on enroule la bande après refroidissement.

Au lieu de couteau, on peut se servir d'un instrument nommé *spara-drapier*, dont il existe plusieurs modèles. Le plus simple se compose d'une table de bois dur portant quatre supports en fer, entre lesquels glisse une lame épaisse du même métal taillée en biseau. On engage la toile sous la lame de fer, que l'on a préalablement soulevée d'une quan-

Fig. 156. — Sparadrapier mécanique.

tité proportionnée à l'épaisseur à donner au sparadrap. Divers praticiens ont proposé de substituer au couteau une auge de capacité variable que l'on remplit d'emplâtre fondu (fig. 155).

Le sparadrapier mécanique (fig. 156), d'un débit continu, permet de fabriquer rapidement des sparadraps de toute largeur et de toute épaisseur en même temps que d'une régularité parfaite.

On n'enduit ordinairement qu'un seul côté du tissu; par exception, la *toile de mai* est couverte sur ses deux faces. Pour la préparer, on plonge des bandes de toile dans l'emplâtre liquéfié, puis on les fait passer entre deux règles de bois rapprochées, afin de les débarrasser de l'excès de substance adhérente.

On prépare les papiers comme les sparadraps, en employant, de préfé-rence au couteau, le sparadrapier, qui réussit mieux dans ce cas spécial. Quelquefois on se borne à imprégner le papier en le passant à la surface du corps gras liquéfié.

Sur certains taffetas, on dépose une solution de colle de poisson au lieu d'emplâtre. On étend alors cette solution au pinceau, on laisse sécher et on recommence plusieurs fois la même opération.

Caractères. — Les sparadraps bien préparés doivent offrir une couche emplastique mince et d'égale épaisseur, dans toute leur étendue. Cette couche doit adhérer fortement au tissu ; il faut, en outre, qu'elle ne soit pas assez molle pour s'attacher au revers de l'étoffe, quand on enroule le sparadrap.

On se sert fréquemment d'un grand nombre d'emplâtres, à l'état de sparadraps. L'usage se répand de plus en plus d'employer sous cette forme l'emplâtre vésicatoire. Il arrive cependant quelquefois que la toile vésicante se dessèche ou qu'elle est envahie par les moisissures (*Myco-derma atramenta*). Dans les deux cas, son énergie se trouve diminuée. Tous les sparadraps subissent le premier de ces accidents, quand on les conserve trop longtemps.

Lorsqu'on a besoin de mettre sous cette forme l'acide chrysophanique, l'acide pyrogallique et tous les médicaments irritants, de même que ceux qui sont susceptibles d'être volatilisés ou décomposés par la chaleur (aristol, iodoforme, etc.). M. Cavaillès conseille de les incorporer à l'em-plâtre de caoutchouc. On délaie la substance active, bien pulvérisée, dans un peu d'huile et on la mélange à la masse de lanoline caoutchoutée, préalablement dissoute dans une quantité suffisante de benzène. On étend le produit avec le sparadrapier, puis on laisse évaporer le dissolvant, à l'air libre. Les sparadraps sont adhésifs et restent souples sans altération. S'il est nécessaire qu'ils soient imperméables à l'air atmosphérique, on les prépare avec de la mousseline antiseptique, sur laquelle on a fixé tout d'abord de la gutta-percha. L'emplâtre fait corps avec la gutta et ne se sépare pas du tissu, dont la souplesse ne laisse rien à désirer.

Ces sparadraps légers, préparés par une méthode différente, avaient reçu du Dr Unna le nom de *Mousselines-emplâtres*. M. Vigier en a modifié la composition, dans le but d'éviter qu'ils ne durcissent avec le temps. Il supprime la feuille de gutta appliquée sur la mousseline par le Dr Unna ; il incorpore le médicament dans un mélange de gutta, de caoutchouc, de vaseline et de benzène, qu'il coule ensuite sur un tissu imperméable rendu aseptique au moyen de la résorcine ou de l'acide borique. Le topique se conserve bien.

SPARADRAP DE CIRE.
Toile de mai.

Cire blanche.................... 200 gr.
Huile d'amande............... 100
Térébenthine du mélèze....... 25

On fait liquéfier les substances au bain-marie et on y plonge entièrement des ban-des de toile fine, longues de 1 mètre envi-ron et larges de 15 centimètres. On retire chacune de ces bandes en la saisissant par deux règles, qui font tomber l'excédent de la masse emplastique.

On lisse ensuite chaque bande au moyen du couteau à sparadrap chauffé (*Codex*).

SPARADRAP DE COLLE DE POISSON.
Taffetas d'Angleterre.

Colle de poisson.............. 50 gr.
Eau......................... 400
Alcool à 60°................. 400

On coupe la colle de poisson en petits morceaux et on la laisse macérer dans la quantité d'eau prescrite, pendant 24 heures. On ajoute l'alcool et on chauffe au bain-marie, dans un vase couvert. Quand la dissolution est opérée, on passe à travers une toile.

D'autre part, on tend sur un châssis des bandes de taffetas noir, rose ou blanc, puis on le recouvre, au moyen d'un pinceau, d'une couche de la liqueur gélatineuse ci-dessus, maintenue à l'état liquide par une douce chaleur. On laisse sécher et on continue à mettre successivement plusieurs couches de la même dissolution, jusqu'à ce que le taffetas soit suffisamment chargé. Lorsqu'il est sec, on le coupe en petites bandes rectangulaires.

On prépare de même la *Baudruche gommée (Codex).*

SPARADRAP DIACHYLON GOMMÉ.

Emplâtre diachylon gommé... Q. S.

On liquéfie l'emplâtre sur un feu doux et on l'étend sur des bandes de toile au moyen d'un couteau de fer ou d'un sparadrapier.

Ce sparadrap doit être renouvelé fréquemment (Codex).

SPARADRAP DIAPALME.

Emplâtre diapalme.......... 1200 gr.
Huile d'olive............... 100
Cire blanche............... 100
Térébenthine du mélèze...... 200

On fait fondre les trois premières substances à une douce chaleur, en agitant continuellement. On ajoute la térébenthine et on étend sous forme de sparadrap (Codex).

SPARADRAP MERCURIEL.

Emplâtre mercuriel.......... 500 gr.
Huile d'olive............... Q. S.

On fait fondre à une douce chaleur, en agitant continuellement, et on étend sur des bandes de toile.

L'addition de l'huile n'est nécessaire qu'autant que l'emplâtre n'est pas récemment préparé, ou que la température est très basse.

On prépare de la même manière les sparadraps avec les emplâtres de :
André de la Croix,
Ciguë,
Cire verte,
Minium ou de Nuremberg. (Codex).

SPARADRAP RÉVULSIF DE THAPSIA.

Cire jaune.................. 420 gr.
Colophane.................. 150

Poix blanche................ 150 gr.
Térébenthine cuite.......... 150
— du mélèze...... 50
Glycérine... 50
Résine de thapsia........... 75

On fait fondre ensemble les 5 premières substances et on les passe à travers un linge. On les entretient liquides sur un feu très doux et on y ajoute la glycérine et la résine de thapsia, obtenue en consistance de miel. Lorsque le mélange est bien homogène, on l'étend sur des bandes de toile, comme on fait pour le sparadrap ordinaire (Codex).

SPARADRAP VÉSICANT.
Toile vésicante.

Cire jaune.................. 250 gr.
Poix noire.................. 250
Colophane.................. 250

On fait fondre à feu nu, on passe à travers une toile, on ajoute à la masse un peu refroidie :

Huile d'olive............... 20 gr.
Glycérine................... 40
Térébenthine du mélèze...... 40

et enfin, en remuant continuellement :

Cantharides en poudre demi-fine......................... 400 gr.

On met le tout au bain-marie, pendant une demi-heure environ, puis on étend cette masse emplastique soit au couteau, soit au sparadrapier, sur des bandes de toile cirée (Codex).

MOUCHES DE MILAN.

Poix blanche................ 50 gr.
Cire jaune.................. 50
Cantharides pulvérisées...... 50
Térébenthine du mélèze...... 10
Essence de lavande.......... 1
— de thym.............. 1

On fait fondre ensemble les deux premières substances ; on met les cantharides et on fait digérer, pendant 2 heures, à la chaleur du bain-marie. On ajoute alors la térébenthine, quand elle est fondue, on retire le vase du feu, en ayant soin de remuer continuellement, jusqu'à ce que la masse soit à demi refroidie. On l'aromatise avec les huiles volatiles.

A moins d'indications spéciales, on délivre la masse emplastique divisée par petites boules aplaties, du poids de 1 gramme, enveloppées dans un morceau de taffetas noir de 6 centimètres de diamètre, replié sur lui-même. On étend l'emplâtre à mesure du besoin (Codex).

PAPIER A CAUTÈRE.

Poix blanche................ 450 gr.
Cire jaune.................. 600
Térébenthine du mélèze...... 100

On fait fondre la poix blanche et la cire ;

on ajoute la térébenthine. On passe, s'il est nécessaire, à travers un linge, et on étend sur des feuilles de papier, à la manière du sparadrap.

On divise ensuite chaque bande en rectangles de 0m,10 sur 0m,06 (*Codex*).

PAPIER ÉPISPASTIQUE.

Suif de mouton	240 gr.
Axonge benzoïnée	300
Cantharides en poudre grossière	100

On fait digérer, pendant deux jours, au bain-marie; on passe avec expression et on filtre à chaud. Cette pommade sert à préparer les trois papiers suivants :

Papier épispastique no 1.

Pommade ci-dessus	300 gr.
Axonge benzoïnée	150
Suif de mouton	100
Cire blanche	60

On fait fondre à une douce chaleur le suif et la cire, et on les mélange avec l'axonge et la pommade.

On prend ensuite des bandes de papier de dimensions convenables et on les enduit d'un seul côté, en les passant l'une après l'autre à la surface de la préparation tenue demi-fluide à l'aide d'une douce chaleur. On laisse refroidir ces bandes de papier préparées et on les divise en rectangles, comme il est dit pour le papier à cautère.

Papier épispastique no 2.

Pommade ci-dessus	450 gr.
Axonge benzoïnée	90
Suif de mouton	60
Cire blanche	60

On opère comme pour le papier no 1.

Papier épispastique no 3.

Pommade ci-dessus	600 gr.
Cire blanche	60

On opère comme pour le papier no 1.
(*Codex*).

PAPIER GOUDRONNÉ.
Emplâtre du pauvre homme.

Colophane	200 gr.
Goudron végétal purifié	200
Cire jaune	100

On fait fondre ensemble ces substances et on étend le mélange en couche mince sur des feuilles de papier, à la manière du sparadrap (*Codex*).

VIII. — SUPPOSITOIRES.

On nomme suppositoires des médicaments solides, de forme conique, que l'on fait pénétrer dans l'intestin.

On les prépare habituellement avec du *beurre de cacao*, du *suif* ou du *savon*, plus rarement avec du *miel* ou avec des *extraits*.

Pour faire des *suppositoires de savon*, on taille en cône, avec un canif, un fragment de savon blanc ou de savon médicinal.

Le *suif* et le *beurre de cacao* doivent être liquéfiés à une douce chaleur et coulés dans des moules de papier ou de carton léger, que l'on enfonce dans du sable ou dans toute autre poudre, afin d'éviter leur déformation. Lorsque les suppositoires sont refroidis, on les retire des moules et on les enveloppe dans une feuille d'étain.

Le *miel* et les *extraits* exigent une plus longue manipulation. Lorsqu'ils doivent être employés seuls, on les concentre au bain-marie, jusqu'à ce qu'ils aient acquis une consistance suffisante pour ne pas adhérer à la main, alors qu'ils sont encore chauds. A ce moment, on leur donne une forme olivaire, en les malaxant entre les doigts, ou bien on les coule dans des moules de papier huilé.

On introduit fréquemment dans les suppositoires des poudres, ou d'autres médicaments insolubles dans les corps gras. Pour les mélanger à ces derniers, on dissout dans le moins d'eau possible ceux qui sont solubles et on porphyrise les autres. On ajoute la poudre ou la solution au corps gras préalablement liquéfié ; on agite vivement le tout dans une capsule ou dans un flacon, puis on le verse dans les moules, lorsqu'il commence à prendre une consistance demi-solide.

Nombre de substances médicamenteuses rendent pénible la préparation des suppositoires, notamment les extraits. Pour en faciliter l'exécution, M. Communeau recommande de dissoudre l'extrait dans un peu de glycérine, d'ajouter la solution au beurre de cacao fondu et d'agiter doucement jusqu'à ce qu'on puisse couler le mélange.

M. Leboutte pulvérise le beurre de cacao, il y incorpore, par trituration, l'extrait ou la poudre qui doit en constituer la partie active, puis une petite

Fig. 157. — Moules en étain nickelé de Segaud.

quantité de savon médicinal et quelques gouttes d'eau. Il obtient un mélange susceptible d'être manipulé comme une masse pilulaire et façonné à la main avec une grande facilité. L'adoption de cette méthode suppose toutefois que la présence du savon soit exempte d'inconvénients.

M. Prothière opère également à froid, mais il ne fait intervenir que quelques gouttes d'huile, pour lier le médicament et le corps gras. Ce moyen est assurément préférable au précédent.

La lanoline aide beaucoup à l'introduction, dans les suppositoires, des

Fig. 158. — Moules Segaud.

extraits et de toutes les substances dissoutes au moyen de l'eau. Un dixième de lanoline suffit pour communiquer au beurre de cacao la faculté d'absorber une forte proportion de liquide aqueux (*L. Broutin*).

Le poids ordinaire d'un suppositoire pour adulte est de 4 grammes, suivant le Codex. Ce chiffre peut être considéré comme un maximum, on le réduit souvent à 3 grammes ; pour les enfants, il n'est que de 1 ou 2 grammes.

Pour donner à ces médicaments une forme très régulière, on peut les couler dans des moules en cuivre ou en bronze nickelé, isolés ou réunis sur un support commun, où ils prennent la forme conique ou ovulaire (fig. 157 et 158).

On les prépare aussi sans recourir à la fusion.

A cet effet M. Berquier se sert d'un moule cylindro-conique, en bronze (fig. 159), dans lequel la masse du suppositoire, exactement mélangée d'avance, est comprimée par un piston actionné par une petite presse.

Un autre appareil, sorte de seau en fonte percé à sa partie inférieure et centrale d'un orifice cylindrique un peu plus étroit que le suppositoire et dans lequel peut descendre un piston sans tige, permet de convertir préalablement le mélange en un magdaléon cylindrique, facile à diviser en parties rigoureusement égales, au moyen d'un compas. Chacune de ces divisions, comprimée ensuite dans le moule conique, fournit un

Fig. 159. — Moules à suppositoires de M. Berquier.

suppositoire d'un poids exact et d'un dosage précis, en admettant que la substance médicamenteuse ait été uniformément répartie dans la masse entière, ce qu'il est facile d'assurer. Dans le cas où l'élément actif est incolore, on peut y mélanger un peu de carmin ; l'œil renseigne alors sur l'homogénéité de la masse et dissipe toute inquiétude.

Sous le nom de *suppositoires capsules*, M. Berquier prépare également, avec du beurre de cacao, des suppositoires creux, à couvercle, pouvant contenir 1 gramme et plus de matière active, solide ou liquide, que l'on introduit en nature ou mélangée à du beurre de cacao. On soude le couvercle, en le pressant sur la capsule, dans le moule précité.

L'usage des suppositoires creux s'est beaucoup généralisé en Angleterre et en Amérique, autant pour l'administration des peptones, extraits de viande ou aliments concentrés, que pour celle des médicaments. Les modèles ci-contre (fig. 160), de grandeur naturelle, peuvent suffire à toutes les indications.

On peut préparer facilement des suppositoires creux de la manière suivante : on coule, à la manière ordinaire, du beurre de cacao dans un moule en papier, au moment où il commence à se figer. On enfonce aussitôt, dans la masse presque solide et le plus profondément possible, un second moule semblable au premier mais plus évasé, que l'on maintient jusqu'à solidification suffisante du beurre. Pour enlever le moule intérieur, on y verse de l'eau chaude ; le beurre fond et coule un peu vers la pointe, qu'il renforce ; le moule s'enlève aisément. On remplit alors la cavité du médicament prescrit et on la ferme en y coulant une couche de beurre de cacao de 3 millimètres d'épaisseur (*P. Cabantous*).

Un suppositoire bien préparé doit présenter les qualités suivantes : 1° Il doit être stérile ; 2° il doit pouvoir être introduit facilement ; 3° le médi-

Fig. 160. — Suppositoires creux.

cament doit être également réparti dans toute sa masse ; 4° ce médicament doit pouvoir être absorbé avec rapidité ; 5° enfin, chaque suppositoire doit renfermer exactement la dose de médicament prescrite.

MM. Lewin et Eschbaum, en formulant ces préceptes, ajoutent que les suppositoires préparés par fusion avec le beurre de cacao ne peuvent guère y satisfaire entièrement. Ils conseillent de recourir à la trituration du beurre avec de l'axonge et le médicament. Quand le mélange est intime, on divise la masse et on donne à chaque fraction la forme d'un suppositoire.

Les mêmes auteurs blâment l'emploi du mélange de *gélatine* et de *glycérine*, qui a été proposé pour remplacer le beurre de cacao.

La gélatine renferme parfois des bases organiques, dont la présence ne peut être regardée comme indifférente à l'organisme. De son côté, la glycérine est irritante pour l'intestin.

Il serait préférable de se servir de poudre *d'agar-agar*, neutralisée par un mélange avec 1 centième de son poids de carbonate acide de sodium. On prend alors :

Poudre d'agar-agar neutralisée.................... 1 partie.
Eau .... 29 —

On introduit le tout dans une fiole, que l'on bouche et qu'on maintient pendant 10 minutes dans l'eau bouillante. Le liquide peut être coulé dans des cornets de papier paraffiné ou vaseliné. Les [médicaments solubles pouvant être dissous dans cette masse, on est sûr de leur égale répartition.

L'*antipyrine* exige une proportion d'agar-agar double de la précédente, si les suppositoires doivent contenir 10 p. 100 de] substance active, et triple, s'ils doivent en renfermer 50 p. 100.

Pour préparer des suppositoires de *tannin*, il n'est pas besoin de chauffer. On mélange au mortier :

Tannin pulvérisé..............................	1 partie.
Agar-agar pulvérisé..........................	2 —

On mélange, on ajoute 7 parties d'eau, on roule la masse, on la divise et on moule mécaniquement.

Le Dr Veslay Gadd administre les extraits de viande peptonisée, par la voie rectale, englobés dans un mélange de gélatine et de glycérine qu'il nomme *glycogélatine* et qu'il prépare en dissolvant au bain-marie, dans 100 grammes de glycérine, 20 grammes de gélatine et 30 grammes d'eau. Le mélange prend l'état solide en se refroidissant; on y incorpore la substance alimentaire par trituration ; en général, 60 centigrammes d'extrait de viande par suppositoire.

SUPPOSITOIRE D'ALOÈS.

	gr.
Aloès en poudre très fine........	0.50
Beurre de cacao..................	4.00

On opère comme pour le suppositoire de beurre de cacao et, lorsque la masse est suffisamment refroidie, on y mélange avec soin l'aloès pulvérisé (*Codex*).

Guibourt conseillait de diviser l'aloès dans deux ou trois fois son poids de lycopode, avant de l'incorporer au corps gras. On peut étendre ce procédé à d'autres substances pulvérulentes.

SUPPOSITOIRE DE BEURRE DE CACAO.

Beurre de cacao................	4 gr.

On fait fondre le corps gras à une douce chaleur et, lorsqu'il est sur le point de se figer, on le coule dans un moule de papier ayant la forme d'un cône allongé.

Lorsque le médecin prescrit l'addition d'un extrait qui ne peut être pulvérisé, on délaie cet extrait avec une quantité d'eau suffisante pour lui donner la consistance sirupeuse et on l'ajoute au beurre de cacao convenablement refroidi. On mélange exactement au moment de couler dans le moule (*Codex*).

SUPPOSITOIRE D'EXTRAIT DE RATANHIA.

Extrait de ratanhia............	1 gr.
Beurre de cacao................	3

Pour un suppositoire, préparé suivant le mode opératoire indiqué pour le suppositoire d'aloès (*Codex*).

La formule suivante est d'une exécution un peu plus longue, mais plus facile ;
On dissout séparément, au bain-marie :

Extrait sec de ratanhia........	10 gr.
Glycérine à 30°................	20
Savon blanc....................	10
Glycérine......................	20

On mélange les deux liquides et on coule.

SUPPOSITOIRE DE GLYCÉRINE.

Glycérine......................	2 gr.
Beurre de cacao................	4

On verse goutte à goutte la glycérine dans le beurre de cacao fondu et on agite jusqu'à ce que le mélange commence à se solidifier, puis on coule. La substitution de 1 gramme de cire blanche à autant de beurre de cacao donne des suppositoires d'une consistance irréprochable. Le savon, la lanoline et l'alcool, conseillés comme intermédiaires sont complètement inutiles.
(*A. Colombat*).

Parfois on se borne à remplir de glycérine des suppositoires creux. Le moyen est bon, mais les suppositoires ainsi préparés sont très fragiles.

Lorsqu'on substitue au beurre de cacao l'huile de coco, on peut y incorporer facilement 50 p. 100 de glycérine, sans que la consistance en souffre.

La gélatine donne un résultat meilleur et elle est fréquemment appliquée à la préparation des suppositoires et des ovules à la glycérine. La proportion employée est presque toujours trop forte ; le mélange ne se ramollit qu'à une température supérieure à 40°; sa liquéfaction dans les organes n'est pas assurée.

M. O. Bouvier a réussi à corriger ce défaut, tout en maintenant au médicament une solidité suffisante, au moyen de la formule ci-après :

	gr.
Gélose sèche	0.05
Gélatine	16.00
Eau distillée	50.00
Glycérine	200.00

On fait macérer la gélose dans l'eau *froide*, pendant quelques heures, jusqu'à ce qu'elle soit blanche et opaque. On porte à 100°, au bain-marie, pour obtenir la dissolution de la gélose; on ajoute la gélatine et on chauffe de nouveau, pour la liquéfier. On verse cette dissolution dans la glycérine, préalablement chauffée à 100°; on élève à 108°-110° la température, que l'on maintient pendant quelques instants pour obtenir une clarification parfaite. On passe à travers une flanelle blanche, lavée à l'eau bouillante, et on reçoit le liquide dans un vase également rincé à l'eau bouillante.

La pâte ainsi obtenue est suffisamment stérilisée; elle se ramollit à 35°, entre en fusion à 37° et se solidifie à 31°. Elle remplit toutes les conditions désirables.

CHAPITRE XXVI

MÉDICAMENTS PRÉPARÉS AVEC LES ESSENCES.

On prépare avec les huiles volatiles deux espèces de médicaments, nommés *myrolés* et *oléosaccharures*.

1. — MYROLÉS.

Henry et Guibourt ont donné le nom de *myrolés* aux solutions médicamenteuses que l'on peut obtenir au moyen des essences.

Ces médicaments sont très peu nombreux et rarement employés. Il n'en saurait être autrement, pour deux raisons : tout d'abord, les essences ont un pouvoir dissolvant limité à un très petit nombre de substances ; en outre, leur activité propre s'oppose à ce qu'elles aient des usages variés. Les myrolés que l'on trouve inscrits dans les anciennes pharmacopées sont les suivants :

Baume de soufre térébenthiné, de Ruland ; solution de soufre lavé dans l'essence de térébenthine ;

Baume de soufre anisé, d'Adrien Mynsicht ; solution de soufre lavé dans l'essence d'anis ;

Baume de soufre benzoïné ; solution de soufre dans l'huile empyreumatique odorante du benjoin ;

Baume de soufre succiné ; solution de soufre dans l'huile empyreumatique de succin ;

Baume de soufre antimonié, de Lémery, que l'on obtient en chauffant du soufre doré d'antimoine avec de l'essence de térébenthine ;

Baume de Vinceguère ; solution d'ambre, de musc et de safran, dans un mélange d'huiles essentielles.

Pour les préparer, on fait digérer les médicaments dans les essences, à une douce chaleur, au bain de sable ou à l'étuve. L'opération est terminée quand le liquide a pris une couleur foncée.

La composition de ces produits n'est pas bien connue. Le Canu suppose, dans ceux qui sont à base de soufre, la présence de l'hydrogène sulfuré. Leur véhicule ayant été exposé pendant longtemps à l'action de la chaleur, doit avoir plus ou moins subi une altération qui ne peut qu'augmenter au contact de l'air ; on doit, en conséquence, renouveler souvent les myrolés et les conserver dans des flacons pleins et bien bouchés.

BAUME DE SOUFRE ANISÉ.

Soufre lavé....................	10 gr.
Essence d'anis.................	48

On liquéfie le soufre, dans un matras, puis on le chauffe à 200°; quand il est devenu pâteux, on immerge le matras dans l'eau froide, on y introduit l'essence, puis on le porte dans l'eau bouillante, où on le maintient pendant une demi-heure. On abandonne ensuite le liquide au repos, pendant 24 heures, et on décante ;Robiquet).

On peut aussi, mais ce procédé est moins bon, faire digérer le soufre dans l'essence, à la chaleur du bain de sable, jusqu'à ce que le liquide ait acquis une belle couleur rouge.

On prépare de même les autres myrolés de soufre.

II — OLÉOSACCHARURES·

Les oléosaccharures sont des mélanges d'huile essentielle et de sucre pulvérisé.

On les prépare, généralement, en triturant ensemble ces deux substances jusqu'à parfait mélange.

Quand l'essence appartient aux fruits des aurantiacées, on frotte ces fruits avec des fragments de sucre, de manière à détacher entièrement le zeste, puis on pulvérise le sucre par une trituration prolongée. Ce procédé fournit un produit plus agréable que le simple mélange du sucre aux huiles volatiles.

Les oléosaccharures contiennent les essences à un état de division tel, qu'elles sont solubles ou faciles à suspendre dans l'eau. Il en résulte aussi que l'oxydation de ces principes est très prompte et que les oléosaccharures perdent leur suavité primitive, au bout de peu de temps. On doit les préparer au moment du besoin.

OLÉOSACCHARURE D'ANIS.

Essence d'anis................ 1 gr.
Sucre blanc................... 20

On triture le tout dans un mortier. On prépare de la même manière les oléosaccharures de carvi, fenouil, menthe, etc. (Codex).

OLÉOSACCHARURE DE CITRON.

Citron récent................. N° 1
Sucre blanc en morceaux....... 10 gr.

On frotte le sucre contre la surface extérieure du citron, pour en détacher toute la partie jaune. On triture ensuite dans un mortier, pour avoir un mélange exact.

On prépare de même les oléosaccharures de bergamole, de cédrat et d'orange (Codex).

CHAPITRE XXVII

MÉDICAMENTS PRÉPARÉS AVEC LE VIN.

Le vin sert à préparer les solutions que l'on désigne sous le nom de *Vins médicinaux*.

Trois espèces de vin concourent à fournir ces médicaments ; ce sont : les *vins blancs*, les *vins rouges* et les *vins sucrés* ou *vins de liqueur*. Chacune de ces espèces présente des qualités particulières, qu'il importe de connaître, pour en faire une application raisonnée dans les opérations pharmaceutiques.

I. — VIN.

Préparation. — Pour faire du *vin blanc*, on exprime le raisin (blanc ou rouge), on reçoit le liquide (*moût*) dans des cuves, où le sucre qu'il contient subit la fermentation alcoolique. On soutire le vin un peu avant l'entière métamorphose du sucre, pour éviter la conversion de l'alcool en acide acétique, et on l'enferme dans des tonneaux. La fermentation se poursuit pendant plusieurs mois encore et provoque le dépôt d'un mélange de crème de tartre, de ferment, de débris de tissus, etc. (*lie*). Quand elle est terminée, on soutire le vin de nouveau et on le soumet à la clarification (*collage*) au moyen de la colle de poisson.

La fabrication du *vin rouge* diffère de la précédente en ce qu'on laisse macérer les enveloppes du raisin avec le liquide fermenté. L'alcool produit dissout alors la matière colorante de l'enveloppe, sur laquelle le suc du fruit était à peu près sans action.

Quant aux *vins de liqueur*, on les prépare avec des raisins très sucrés et en arrêtant la fermentation lorsqu'il reste encore une forte proportion de sucre dans le liquide. Quelquefois on concentre, à l'aide de la chaleur, une partie du vin, que l'on mélange ensuite au reste, pour augmenter sa richesse saccharine.

Caractères. — *Vins blancs*. — Les vins blancs sont à peine colorés, faiblement aromatiques et d'une agréable acidité. Ils contiennent, comme éléments essentiels, en dissolution dans une grande quantité d'eau, de l'*alcool* et du *tartrate acide de potassium*.

On y trouve, en outre, de petites proportions des composés suivants : *aldéhydes, acides acétique, butyrique, succinique, malique* et *œnanthique; tannin; glycérine, chlorure de sodium, sulfate de potassium, tartrate de calcium; matière albuminoïde, matière colorante jaune; éthers œnanthique, caprylique, caprique, isobutylique* et *acétique, huile essentielle*, etc.

Vins rouges. — Les vins rouges se distinguent des vins blancs par leur saveur astringente et par leur coloration, qui est due à la présence d'une matière bleue nommée *œnocyanine (Maumené)*. Ils renferment plus d'*alcool* et de *tannin* que les vins blancs et moins de *crème de tartre*.

Vins sucrés. — Le caractère distinctif des vins de cette catégorie est de tenir en dissolution une proportion notable de *sucre*, que le ferment n'a pas métamorphosé. Ils sont aussi *plus alcooliques* que tous les autres et, par suite, très peu chargés de *crème de tartre*.

Essai. — Les vins destinés aux préparations pharmaceutiques doivent être naturels et d'une pureté irréprochable. On altère souvent ces produits en y mélangeant de l'eau, des vins de qualité inférieure, des matières colorantes, des substances minérales, du sucre, du cidre, etc. Leur essai doit en conséquence porter sur la proportion d'*alcool*, d'éléments fixes

Fig. 161. — Alambic de J. Salleron pour l'essai des vins.

(*extrait*), de crème de tartre, etc., qu'ils renferment. Il comprend, en outre, la recherche des *matières colorantes* étrangères, des *produits minéraux*, du *sucre*, du *cidre*, etc.

a. Alcool. — On détermine rapidement la richesse alcoolique d'un vin en le distillant dans l'appareil de J. Salleron (fig. 161). On en remplit l'éprouvette L jusqu'au trait supérieur *a ;* on le verse ensuite dans le ballon B. On place l'éprouvette sous le serpentin, puis on chauffe. Lorsque le volume du liquide condensé est égal à la moitié de celui qu'on a mis en expérience, on arrête l'opération.

Tout l'alcool se trouve alors dans l'éprouvette. Pour en apprécier la quantité, on complète avec de l'eau le volume primitivement occupé par le vin, et l'on prend, à l'aide d'un aréomètre, le titre alcoométrique du mélange, que l'on corrige ensuite de l'erreur relative à la température.

Dans le cas où l'on doit procéder à de nombreux dosages consécutifs, il est avantageux d'associer plusieurs alambics en batterie (fig. 162). Cette disposition permet d'accélérer notablement les opérations analytiques.

Bien que cette opération ne présente aucune difficulté pratique, elle est parfois délaissée. Un appareil très simple, dont l'idée première appartient à Tabarié, de Montpellier, perfectionné par mademoiselle Vidal et par Malligand, sous le nom d'*ébullioscope*, est fréquemment appliqué aujourd'hui à la détermination du titre alcoolique des vins.

Cet appareil a pour but de remplacer la séparation de l'alcool, par l'observation de la température d'ébullition du liquide. La manœuvre est aisée, mais ses indications n'ont pas toute l'exactitude de celles que donne la distillation.

Effectivement, Salleron a démontré que l'ébullioscope accuse des

Fig. 162. — Batterie d'alambics Salleron.

richesses *trop faibles*, pour les mélanges d'*eau* et d'*alcool pur*, et *trop fortes* pour les *vins*, surtout pour ceux qui sont chargés de matières extractives. Il s'est alors appliqué à en éliminer les causes d'erreur, et il a construit, sur le même principe, un nouvel instrument, nommé *ébulliomètre* (fig. 163), perfectionné par M. Dujardin, et dont voici la description :

Une chaudière *AB*, contenant le liquide à titrer, est enfermée dans l'enveloppe *CB*. Dans la tubulure *T* passe un thermomètre divisé en dixièmes de degrés centigrades, depuis 85° jusqu'à 101°. Un condenseur EF, placé sur la chaudière, prévient la déperdition du liquide vaporisé. Le chauffage est effectué par une lampe L, disposée sous un prolongement horizontal *b* de la chaudière ; l'ébullition est obtenue en moins de sept minutes.

Pour convertir en richesse alcoolique les indications du thermomètre on se sert d'une règle à coulisse (fig. 164), composée d'une réglette médiane, mobile entre deux échelles fixes et reproduisant la graduation des thermomètres, depuis 85° jusqu'à 101°. Les deux échelles fixes sont graduées de 0° à 25°, l'une pour les mélanges d'*eau et d'alcool*, l'autre pour les *vins ordinaires*.

Quand on veut procéder à un essai ébulliométrique, on commence par déterminer la température d'ébullition de l'eau dans l'appareil, en ayant soin de plonger le réservoir du thermomètre dans la vapeur. La température indiquée par ce dernier, 100°,1 par exemple, est notée au moyen de

Fig. 163. — Ébulliomètre de J. Salleron.

Fig. 164.
Règle à coulisse.

la réglette mobile, dont on arrête la division 100,1 en face du trait 0 des échelles fixes, où elle peut être maintenue par l'intermédiaire d'un écrou.

Si l'essai porte sur un mélange d'eau et d'alcool et que le thermomètre marque 90°,7, il suffit de lire la division tracée sur l'échelle de gauche, en regard de 90°,7 ; on trouve 13°,8 pour la richesse alcoolique cherchée.

Dans le cas où le liquide en expérience est du vin, on relève l'indication portée sur l'échelle de droite, à la hauteur du même degré thermométrique 90°,7 : 13°,55 représentent le titre alcoolique du vin essayé.

Le même dosage peut être effectué au moyen du réfractomètre de M. Amagat. Les résultats sont précis et très rapidement obtenus.

Les vins blancs légers renferment généralement de 7 à 12 p. 100 d'alcool ; les vins rouges de Bordeaux et de Bourgogne en contiennent de 8 à 14 p. 100 et, dans les vins sucrés, cette proportion peut s'élever jusqu'à 18 et 20 p. 100. On conçoit d'ailleurs que ces chiffres doivent varier, pour un même vin, suivant l'année qui le fournit et suivant le temps depuis lequel on le conserve.

b. Extrait. — Rien n'est plus variable aussi que la quantité d'éléments fixes tenus en dissolution dans les vins. On admet généralement qu'elle est comprise entre 14 et 25 p. 1000. Cette approximation peut servir à déceler la fraude qui consiste à fabriquer du vin de toutes pièces avec de l'eau, de l'alcool, des matières colorantes, etc.

Pour savoir combien un vin peut fournir d'extrait, on en évapore 5 ou 10 grammes dans une capsule de platine tarée, puis on dessèche le résidu à 100°, jusqu'à ce qu'il ne perde plus de poids par une nouvelle exposition à l'étuve, et on le pèse.

Il est préférable de faire l'évaporation dans le vide ; les éléments solides du vin ne sont pas altérés, la glycérine reste intégralement dans l'extrait et l'opération présente, par suite, plus de garanties d'exactitude. Elle est malheureusement fort longue et on s'est ingénié à la remplacer par des moyens plus rapides.

M. Houdard a construit un aréomètre spécial, nommé par lui *œnobaromètre*, dont les indications, combinées à celles d'un thermomètre et à la détermination du titre alcoolique du vin, donnent assez exactement, dans des tables dressées à cet effet, la proportion d'extrait séché à 100° contenu dans le vin en expérience.

Le réfractomètre de M. Amagat permet également le dosage du même élément, mais, ici, c'est l'extrait réalisé dans le vide qu'on obtient ; il faut le multiplier par 0,8 si l'on veut le transformer en celui que donne l'étuve ou le bain-marie à 100°.

c. Crème de tartre. — Le meilleur procédé de dosage de ce principe, *dans les vins non plâtrés*, a été donné par MM. Berthelot et de Fleurieu On ajoute à 10 cc. de vin, placés dans un petit matras, 20 cc. d'un mélange à volumes égaux d'alcool et d'éther ; on laisse reposer pendant 48 heures. On décante alors le liquide sur un petit filtre, on laisse le précipité dans le matras, avec le liquide éthéro-alcoolique, jusqu'à ce que celui-ci ne soit plus acide ; on jette tous les produits de lavage sur le filtre déjà employé. Cette opération terminée, on introduit le filtre dans le matras, on dissout la crème de tartre avec de l'eau chaude et on en détermine l'acidité avec une liqueur alcaline décinormale, après avoir coloré le liquide avec de la phtaléine ou du tournesol. Au chiffre de crème de tartre calculé, on ajoute 0^{gr},2 par litre, pour le sel entraîné par les lavages.

d. Matières colorantes. — Les substances qui servent à colorer artificiellement les vins rouges sont de plus en plus nombreuses. Les unes sont d'*origine végétale* : mauve, coquelicot, sureau, hièble, troène, phytolaque, orcanette, campêche. fernambouc, etc.

La cochenille est empruntée au *règne animal.* Les autres colorants sont des *dérivés du goudron de houille* : fuchsine, sels et acides sulfoconjugués de rosaniline, dérivés azoïques, phtaléines, etc. La recherche de ces matières colorantes est très délicate et souvent peu concluante ; elle s'appuie sur des réactions plus ou moins caractéristiques, lorsqu'on les considère isolément, mais qui, prises ensemble, donnent certaines garanties de certitude. Voici les moyens le plus souvent employés dans ces essais :

1° On sursature le vin avec l'*ammoniaque*, on y ajoute du *sulfure d'ammonium* et on filtre. Le vin naturel prend, au contact de ces réactifs, une teinte *verte* ; le vin fraudé garde une coloration *bleue, rouge* ou *violette* (*Filhol*).

2° On verse dans le vin suspect un léger excès d'*ammoniaque*, qui· le colore en brun, puis on sature l'alcali avec une solution d'acide tartrique ; le vin naturel reste brun, celui qui renferme une couleur étrangère reprend sa nuance primitive, sous l'influence de l'acide tartrique (*Batilliat*).

3° Le *picrate de potassium* précipite le vin naturel et le colore en *brun sale,* tandis qu'il communique une teinte *pourpre* au vin coloré avec des fleurs de *mauve*, sans troubler sa transparence (*Müller*).

4° On prend des éponges *blanchies* et privées de chaux par l'acide chlorhydrique dilué, puis lavées avec soin ; on les trempe dans le vin ; on les lave ensuite 15 fois dans l'eau pure et on les fait sécher. Après cette manipulation, les éponges sont *incolores*, si le vin est pur, et plus ou moins *bleuâtres*, s'il est coloré avec la *mauve* ou les *baies de myrtille* (*Böttger*).

5° On dialyse un 1/2 litre de vin. Au bout de quelques heures, le liquide extérieur présente une coloration *rouge rose*, quand le vin est naturel, et *jaune* lorsqu'il est teint par les *bois de Campêche* ou de *Fernambouc* (*Romei* et *Sestini*).

6° La *fuchsine* est particulièrement facile à reconnaître. On agite, avec de l'éther, le vin préalablement additionné d'ammoniaque. La fuchsine se dissout dans l'éther, à l'état de combinaison incolore. Et si, dans cette solution soigneusement décantée, on verse un excès d'acide acétique, le liquide se colore en rose ou en rouge, suivant la proportion de la fuchsine dissoute (*Falières*).

7° Pour rechercher les *dérivés basiques du goudron de houille*, on prend 150 cc. de vin, que l'on sature peu à peu par l'eau de baryte, jusqu'à ce que le précipité verdisse. On y ajoute alors 30 cc. d'alcool amylique ou d'éther acétique, on agite et on laisse reposer. Le liquide éthéré ou alcoolique est décanté, puis filtré. Il est coloré en *rose*, en *rouge*, en *jaune*, etc., en présence des dérivés de *rosaniline*, des *phtaléines*, des dérivés *azoïques*, de la *cochenille* et de l'*orseille*. Quelques dérivés sulfoconjugués de rosaniline et plusieurs composés azoïques ne colorent pas le dissolvant alcoolique ou éthéré.

Le dissolvant, coloré ou non, est alors divisé en deux parties.

La première est évaporée rapidement sur une floche de soie décreusée, qui est colorée en *rouge* plus ou moins vif par la *rosaniline* et la *safranine*.

La seconde partie est également évaporée dans une petite capsule de porcelaine. Le résidu, traité par 2 ou 3 gouttes d'acide sulfurique concentré, prend une teinte *jaune*, *verte*, *rouge*, *bleue* ou *violette*, quand elle contient des *dérivés azoïques* ou des *phtaléines* (*Ch. Girard*).

8° L'*alun*, l'*azotate d'étain*, le *bichlorure d'étain*, l'*acétate de plomb* et d'autres réactifs communiquent aux vins rouges des nuances particulières, dont quelques-unes sont caractéristiques. (V. les traités d'analyse.)

e. Substances minérales. — Les composés minéraux, que l'on ajoute au vin, parfois frauduleusement, dans le but de corriger ses qualités défectueuses, sont : les *carbonates alcalins*, le *plâtre*, l'*alun* et, plus rarement, la *litharge*.

Les *carbonates alcalins* sont destinés à effacer les traces de la fermentation acétique du vin. Ils forment, avec l'acide acétique, des combinaisons que l'on trouve dans le produit de l'évaporation du vin à siccité. On peut les en extraire au moyen de l'alcool qui les dissout, et les caractériser avec l'acide sulfurique, qui met leur acide en liberté ou qui le convertit en éther acétique, suivant les conditions de l'expérience.

La recherche du *plâtre* consiste à mélanger 20 cent. cubes de vin et 10 cent. cubes d'une solution de chlorure de baryum contenant, par litre, 4^{gr},781 de chlorure de baryum et 4 gr. d'acide chlorhydrique. S'il précipite encore, par filtration, le vin contient plus de 2 gr. de sulfate de potassium par litre, on le considère comme plâtré. Il est à remarquer, toutefois, que cette supposition n'est fondée que dans le cas où l'analyse a démontré l'absence de l'alun dans le vin.

Pour découvrir l'*alun* on précipite, à l'aide de l'acétate de plomb, les acides tartrique, sulfurique et phosphorique, les matières colorantes, etc. On filtre, on élimine, avec un courant d'hydrogène sulfuré, le plomb resté dissous, on filtre à nouveau et on précipite l'alumine au moyen de l'ammoniaque.

Lorsqu'on veut rechercher la *litharge*, on évapore le vin à siccité, on incinère le produit, après y avoir ajouté un peu de nitre, et on traite le résidu par l'eau aiguisée d'acide azotique. Le plomb se dissout et peut être précipité de la liqueur par ses réactifs.

f. Sucre, mélasse. — On met facilement en évidence les additions de matières sucrées. Pour cela, on évapore une certaine quantité de vin, on épuise le résidu par l'alcool faible, qui dissout le sucre, et on chasse le liquide à la chaleur du bain-marie. On détermine ensuite la nature du résidu, en cherchant à y constater les réactions des sucres.

On peut, plus simplement, déféquer le vin avec l'acétate basique de plomb et vérifier si le liquide filtré réduit le tartrate cupro-potassique et présente les autres caractères des solutions sucrées. De l'essai qualitatif on passe facilement au dosage du principe réducteur, soit avec le même réactif, soit au moyen du polarimètre.

g. Acide salicylique. — On acidule 10 cc. de vin avec une goutte d'acide sulfurique ; on ajoute de l'éther et on agite vivement. On décante l'éther, on le lave plusieurs fois, par agitation avec de l'eau, on le filtre et on l'évapore à sec. Le résidu, délayé dans quelques gouttes d'une solution très diluée de sesquichlorure de fer, développe une belle coloration violette, si le vin a été additionné d'acide salicylique.

h. *Cidre.* — Les vins auxquels on a mélangé du cidre de pomme ou de poire contiennent moins de crème de tartre et plus de tannin que les vins purs. Le dosage de ces deux principes permet donc de constater cette fraude, ou tout au moins de la soupçonner, car d'autres causes peuvent faire varier la proportion des éléments ci-dessus. Pour augmenter la certitude, on concentre le liquide en consistance sirupeuse ; on perçoit alors plus nettement la saveur du cidre et, si l'on chauffe davantage, il se développe une odeur de fruit cuit, qui est caractéristique.

Pharmacologie. — Les vins blancs, rouges et sucrés, sont des agents fréquemment utilisés par la médecine. Ils participent tous des propriétés de l'alcool ; en outre, l'influence de la crème de tartre se fait sentir dans les vins blancs, et celle du tannin dans les vins rouges.

Ces liquides ne peuvent être affectés aux usages médicaux ou pharmaceutiques qu'autant qu'ils jouissent d'une conservation parfaite. Cette condition est facile à réaliser avec les vins sucrés, qui ne subissent ni la fermentation acétique, ni l'envahissement des moisissures. Il en est tout autrement des vins blancs et rouges, qui sont exposés à des altérations multiples.

D'après les recherches de Pasteur, il faut attribuer toutes ces altérations au développement de végétaux microscopiques. On les prévient ordinairement, en soumettant les vins à des *collages* répétés. On clarifie les vins blancs avec la colle de poisson ou la gélatine, et les vins rouges avec le blanc d'œuf. L'alcool des premiers, le tannin des autres coagulent la colle et l'albumine et les précipitent, en même temps que les produits tenus en suspension dans le vin.

Cette opération ne suffit pas toujours à préserver les vins de toute fermentation. Pour les rendre inaltérables, M. de Vergnette-Lamotte a proposé de les exposer pendant quelques jours à un froid de — 9°.

Pasteur conseille de les porter à 65° ou 70°, pendant quelques minutes ; il croit même qu'une température de 45° est suffisante pour les stériliser et il regarde ce procédé comme susceptible d'assurer au vin une conservation indéfinie.

Dans certaines régions, on mélange, dans le même but, du plâtre au moût en fermentation. Le sel calcaire précipite l'acide tartrique à l'état de tartrate de calcium, les produits albuminoïdes et pectiques, et une partie des matières colorantes (*Chancel*). Il se forme en même temps du sulfate de potassium. Un peu de sulfate de calcium entre aussi en dissolution.

Au procédé du plâtrage, qui a pour défaut de modifier la composition du vin, M. Calmettes a proposé de substituer le *tartrage* et M. Hugounenq le *phosphatage*. Le tartrage consiste à mêler à la vendange, dans le pressoir, de l'acide tartrique et du carbonate de calcium, en proportion telle que l'acide soit en très léger excès. Le tartrate calcique formé par leur combinaison entraîne la précipitation des éléments organiques qui troublent le vin et assure sa clarification, sans toucher en rien à sa composition chimique. Le phosphatage opère d'une manière analogue, par l'intermédiaire du phosphate de calcium. Il clarifie très bien le vin, tout en y introduisant un peu d'acide phosphorique. La pratique n'a pas encore adopté couramment ces méthodes.

II. — VINS MÉDICINAUX.

Œnolés.

On appelle vins médicinaux les solutions que l'on obtient en traitant par le vin des substances végétales ou minérales.

Préparation. — La nature du vin avec lequel on prépare chacun d'eux n'est pas chose indifférente.

Le *vin rouge*, contenant plus de tannin que les autres, ne convient pas au traitement des substances métalliques, non plus qu'à celui des plantes dont l'élément actif est un alcaloïde, car tous ces principes forment avec le tannin des composés insolubles.

Le *vin blanc* est préférable dans ces deux cas particuliers, parce qu'il est plus acide et moins astringent.

Enfin, les *vins sucrés*, moins altérables que les précédents, sont naturellement indiqués pour épuiser les matières mucilagineuses et toutes celles dont la conservation est difficile.

Les vins blancs et rouges sont généralement peu alcooliques. Le Codex recommande qu'ils contiennent environ 10 p. 100 d'alcool et il en rehausse le titre en y ajoutant, par litre, 60 grammes d'alcool à 60°. Le vin sucré adopté par le formulaire légal est le vin de Grenache. Il doit contenir environ 15 p. 100 d'alcool.

Deschamps blâme l'addition d'une quantité fixe de ce liquide à des vins qui sont inégalement alcooliques. Il conseille de mélanger à ceux-ci un poids d'alcool pur tel, que chaque vin en renferme exactement 14 p. 100 et, pour aider à la conservation, il y dissout 10 p. 100 de sucre.

Les médicaments qui servent de base aux vins médicinaux ont presque tous une origine *végétale*. On y introduit quelquefois des combinaisons *minérales*, mais les substances *animales* en sont complètement bannies depuis longtemps.

À l'exception des plantes antiscorbutiques, que l'on doit employer *fraîches*, pour éviter la déperdition de leur huile volatile, on prend toutes les autres à l'état *sec*, parce que l'eau de végétation affaiblirait le titre alcoolique du vin et prédisposerait le produit à la fermentation.

Les substances doivent être d'autant plus divisées qu'elles sont moins solubles. On les met en contact, pendant 24 heures, avec l'alcool à 60°, on y ajoute ensuite le vin et on laisse macérer le tout pendant 10 jours.

Lorsqu'on se sert de vin de Grenache, de Malaga ou de Madère, on n'a pas besoin de les additionner d'alcool.

Boullay a recommandé de remplacer la macération par la lixiviation. Cette méthode n'a pas été adoptée par les auteurs du formulaire légal. On peut y recourir, mais seulement lorsqu'il est nécessaire de préparer rapidement un vin avec une plante sèche et non mucilagineuse. M. Barnouvin a démontré, en effet, que les vins obtenus par ce procédé sont fréquemment moins chargés de principes actifs que ceux résultant de la macération et que, de plus, ils sont très altérables; on les conserve difficilement plus de deux mois intacts. A ce terme ils se troublent rapidement, ils se décolorent, et ils s'acidifient presque toujours. Ce mode de préparation doit donc rester l'exception.

Les premiers pharmacologistes préparaient certains vins en faisant macérer des substances médicinales dans le moût du raisin en fermentation. Boinet a conseillé ce procédé pour le vin iodé, mais il n'a pas trouvé d'imitateurs.

Caractères. — Les vins médicinaux sont, pour la plupart, des médicaments de composition très complexe et imparfaitement connue. On y trouve des produits extractifs, sucrés et mucilagineux, des résines, des alcaloïdes, des huiles essentielles, des sels, etc., dissous à la faveur de l'eau, de l'alcool et des acides que contiennent les vins naturels.

Ceux qui ont pour véhicule le Grenache ou le Malaga sont presque inaltérables. Les autres, au contraire, subissent très promptement la fermentation acétique. Aussi est-il indispensable de les soustraire au contact de l'air, pendant et après leur préparation. On doit les enfermer dans des flacons exactement remplis et bien bouchés, que l'on conserve dans un lieu frais. Il s'y forme un dépôt, qui augmente pendant longtemps et dont la nature n'est pas déterminée.

Parmentier remédiait à l'altérabilité des vins médicinaux, en les préparant à mesure des besoins, par un simple mélange d'une teinture alcoolique à du vin naturel. Ce procédé est défectueux; il donne des produits généralement inférieurs à ceux du Codex, le pouvoir dissolvant de l'alcool étant beaucoup moins étendu que celui du vin.

On range les vins médicinaux en deux groupes, suivant qu'ils sont *simples* ou *composés*.

I. — VINS MÉDICINAUX SIMPLES.

VIN DE QUINQUINA.

Préparation. — Le Codex donne, comme officinal, le vin préparé avec le quinquina gris :

Quinquina officinal...............................	50 gr.
Alcool à 60°......................................	60
Vin rouge...	1000

On concasse le quinquina et on le met en contact avec l'alcool pendant 24 heures, dans un vase fermé. On ajoute le vin, on fait macérer pendant 10 jours, en agitant de temps en temps, on passe avec expression et on filtre.

On prépare de la même manière le *vin de quinquina jaune* et le vin de *quinquina rouge*, en employant 25 gr. de l'un ou de l'autre de ces quinquinas, pour les mêmes quantités d'alcool et de vin.

On peut, selon l'indication, substituer le vin blanc au vin rouge, avec les mêmes doses, mais sans addition d'alcool.

On prépare aux mêmes doses, mais sans addition d'alcool, les vins de quinquina au *Grenache*, au *Lunel*, au *Malaga*, au *Madère* et autres vins de liqueur (*Codex*).

Caractères. — Le vin de quinquina offre une amertume prononcée, une saveur et une odeur qui rappellent celles de l'écorce avec laquelle on l'a préparé. Lorsqu'il est fait avec un vin rouge, sa nuance est toujours plus faible que celle du véhicule, dont la matière colorante s'est fixée en partie sur les fibres ligneuses. Il contient, dans tous les cas, des quinates de quinine et de cinchonine, des substances résineuses et extractives, et une petite quantité des autres principes du quinquina.

On admet, d'après les analyses de Garot, que le vin enlève à l'écorce les deux tiers des alcaloïdes qu'elle renferme. Cette proportion est probablement trop élevée, ainsi que M. Schlagdenhauffen l'a démontré pour les vins de quinquina gris. Le tableau suivant résume les faits observés par ce chimiste ; les chiffres se rapportent à 1 litre de vin de quinquina :

NATURE DES VINS.	TITRE ALCOOMÉTRIQ.	EXTRAIT.	CENDRES.	ALCALOIDES. PURS.
Roussillon 1866............	10.40	31.278	3.871	0.620
— 1869............	10.10	28.635	1.965	0.589
Rouge d'Alsace 1869........	10.20	31.140	2.257	0.532
Saint-Julien Médoc........	10.20	31.500	2.355	0.505
Blanc d'Alsace............	10.30	28.514	2.514	0.420
— —	9.00	26.185	2.285	0.390
Collioure............	13.50	109.000	4.900	—

Le quinquina Huanuco avec lequel ont été préparés les vins ci-dessus, contenait 5 p. 100 d'alcaloïdes, soit une proportion de $2^{gr},5$ par litre de vin médicinal. Si l'on compare ce chiffre à celui des analyses de M. Schlagdenhauffen, on voit que le vin le plus riche en alcool n'a pu dissoudre que le quart des alcalis du quinquina, et que le vin blanc n'en a dissous que le sixième. Ce dernier résultat était inattendu ; le vin blanc semble plus propre que les autres à s'emparer des alcaloïdes, en raison de son acidité et de l'absence presque complète du tannin. Cette aptitude est constatée d'ailleurs par d'autres analyses exécutées sur des vins préparés avec le même quinquina, mais sans addition d'alcool :

	Alcaloïdes. par litre.
Roussillon 1886	0.127 gr.
— 1869	0.111
Blanc d'Alsace 1846	0.195

Il ressort de ces recherches, que le principal rôle appartient à l'alcool, dans la dissolution des alcaloïdes du quinquina, et que l'écorce garde encore les 4/5 environ de ces alcaloïdes, après une macération de 10 jours.

Essai. — Le vin de quinquina contenant de la quinine et de la cinchonine, doit se troubler immédiatement, ou au bout de quelques heures, lorsqu'on y ajoute un excès d'ammoniaque ou de tannin.

Pour doser ces alcaloïdes, on évapore à siccité 1 litre de vin, on ajoute au résidu de la chaux éteinte et on traite le mélange comme il a été dit à propos de l'essai du quinquina.

VIN D'ABSINTHE.

Feuilles sèches d'absinthe....	30 gr.
Alcool à 60°	60
Vin blanc	1000

On incise l'absinthe, on la fait macérer pendant 24 heures avec l'alcool, on ajoute le vin, et on laisse en contact pendant 10 jours, en agitant de temps en temps. On passe, on exprime et on filtre.

On prépare de la même manière le vin de *racine d'aunée* (*Codex*).

VIN DE BULBE DE COLCHIQUE

Bulbe frais de colchique.....	100 gr.
Vin de Grenache	1000

On incise les bulbes et on les fait macérer dans le vin, en vase clos, pendant 10 jours, en agitant de temps en temps. On passe avec expression et on filtre (*Codex*).

VIN DE COLOMBO.

Racine de colombo	30 gr.
Vin de Grenache	1000

On réduit la racine en poudre grossière, on la fait macérer dans le vin, en vase clos, pendant 10 jours, en agitant de temps en temps. On passe avec expression et on filtre.

On prépare de même, soit avec le vin blanc, soit avec les vins de liqueur, les vins de :

> Boldo,
> Buchu,
> Eucalyptus.
> Quassia amara.

(*Codex*).

VIN DE GENTIANE.

Racine de gentiane	30 gr.
Alcool à 60°	60
Vin rouge	1000

On incise la racine, on la fait macérer pendant 24 heures dans l'alcool; on ajoute le vin, on laisse en contact pendant 10 jours en agitant de temps en temps. On passe avec expression et on filtre (*Codex*).

Ce vin se décolore rapidement et doit être récemment préparé.

Préparé avec le vin rouge, le vin de gentiane est presque toujours trouble, surtout lorsque le vin est jeune et que la gentiane a été concassée. Cet inconvénient ne se produit jamais avec le vin blanc, qui dès lors devrait être préféré. On peut clarifier le vin de gentiane trouble en l'agitant avec 1 gramme de carbonate de magnésie, par litre, et filtrant aussitôt. Le liquide filtré reste longtemps limpide.

VIN SCILLITIQUE.

Squames sèches de scille.....	60 gr.
Vin de Grenache	1000

On contuse les squames de scille, on les fait macérer pendant 10 jours dans le vin, en agitant de temps en temps. On passe avec expression et on filtre (*Codex*).

On prépare de même les vins de :

> Coca,
> Colchique (semence),
> Rhubarbe.

Le vin de coca peut aussi être préparé avec le vin rouge.

II. — VINS MÉDICINAUX COMPOSÉS.

LAUDANUM DE SYDENHAM.
Vin d'opium composé.

Préparation. — 1º On prépare le laudanum de Sydenham par macération :

Opium officinal divisé............................. .	200 gr.
Safran incisé... ...	100
Cannelle de Ceylan concassée..................	15
Girofles concassés................................	15
Vin de Grenache...................................	1600

On fait macérer le tout en vase clos pendant 15 jours, en agitant de temps en temps. On passe, on exprime fortement et on filtre.

Les quantités ci-dessus donnent environ 1500 grammes de produit (*Codex*).

2º Ce procédé fait macérer en même temps des substances de nature très différente; Guibourt conseille d'opérer méthodiquement, de la manière suivante :

On met macérer le girofle et la cannelle dans la moitié ou dans les trois quarts du vin prescrit, on y ajoute plus tard le safran et on exprime fortement après un contact suffisant. On traite le marc par le reste du vin, on exprime encore, on réunit les deux liqueurs et on y fait dissoudre l'opium. On épuise enfin le résidu de safran au moyen de 200 gr. de vin, dont on se sert ensuite pour laver le marc de l'opium, et pour compléter le poids de 1600 gr. de laudanum.

Cette méthode est très rationnelle; elle donne un produit plus chargé que celui du Codex.

Caractères. — Le laudanum de Sydenham est un liquide dense (D = 1,050 à 1,070), de couleur brune, quand on le voit en masse, jaune sous une faible épaisseur et lorsqu'on le dissout dans l'eau; 1 p. de laudanum communique une teinte jaune manifeste à 50000 p. d'eau (*Soubeiran*). Il présente une saveur très amère et une odeur d'opium, au milieu de laquelle on distingue celle du safran. Il tient en dissolution tous les principes actifs de l'opium.

1 gramme de ce médicament correspond à 125 milligr. d'opium, à 62 milligr. d'extrait et à 12 milligr. de morphine.

Essai. — La valeur du laudanum de Sydenham dépend de la quantité de morphine qu'il contient. Pour l'apprécier, on dose cet alcaloïde par les méthodes que l'on emploie à la recherche du même principe dans l'opium, ou par la méthode colorimétrique de Hinsdale (*V. Laudanum de Rousseau*).

Lorsqu'on veut seulement constater dans ce médicament la présence de la morphine, on en met 24 ou 30 gouttes dans un tube bouché, avec 4 grammes d'eau distillée et 7 à 8 gouttes d'une solution d'acide iodique au 6ᵐᵉ. Au bout de 10 minutes, on ajoute 2 ou 3 grammes de sulfure de carbone et on agite vivement. En présence de la morphine, l'acide iodique se trouve réduit, et l'iode mis en liberté, se dissout dans le sulfure et le colore en rose (*Lepage*).

VIN ANTISCORBUTIQUE.

Racine fraîche de raifort.....	30 gr.
Feuilles fraîches de cochléaria incisées...................	15
— — cresson.......	15
— — trèfle d'eau...	3
Semence de moutarde.......	15
Chlorure d'ammonium.......	7
Alcoolat de cochléaria composé.....................	16
Vin blanc....................	1000

On coupe les racines de raifort en tranches minces, on monde et on incise les feuilles des autres plantes ; on pulvérise les semences de moutarde et on met le tout avec le sel ammoniac dans un vase fermé. On ajoute le vin et l'alcoolat de cochléaria : on laisse macérer pendant 10 jours, en agitant de temps en temps, on passe avec expression et on filtre (*Codex*).

VIN AROMATIQUE.

Alcoolature vulnéraire.......	125 gr.
Vin rouge....................	875
(*Codex*).	

Ce médicament fournit des pansements adhérents aux plaies, après dessiccation. Pour obvier à cet inconvénient, M. Ferrand propose de remplacer une partie du vin par de la glycérine et d'opérer par déplacement :

Espèces aromatiques........	1175 gr.
Alcool à 80°................	1000
Glycérine....................	2625
Vin rouge...................	7375

On place les espèces aromatiques dans un appareil à déplacement, on les arrose de temps en temps avec l'alcool, qu'on laisse macérer pendant 5 jours. On lessive ensuite avec la glycérine additionnée de son poids de vin, puis avec le reste de vin pur ; on exprime enfin et on filtre.

Le vin aromatique ainsi préparé provoque moins que celui du Codex l'adhérence des tissus aux plaies qu'ils recouvrent, mais il ne jouit pas d'une plus longue conservation que celui-ci.

VIN DIURÉTIQUE AMER DE LA CHARITÉ.
Vin amer scillitique.

Racine d'asclépiade...........	15 gr.
— d'angélique...........	15

Squames sèches de scille......	15 gr.
Quinquina gris................	60
Écorce de winter...........	60
Feuilles d'absinthe...........	30
— mélisse.............	30
Baies de genièvre...........	15
Macis........................	15
Écorce fraîche de citron......	15
Alcool à 60°..................	200
Vin blanc....................	4000

On réduit en poudre grossière les racines, les écorces, les feuilles et le macis ; on met le tout dans un matras avec le vin, on fait macérer pendant 10 jours, en agitant de temps en temps. On passe avec expression et on filtre (*Codex*).

VIN DE QUINQUINA COMPOSÉ.

Quinquina Calisaya...........	100 gr.
Écorce d'orange amère........	10
Camomille....................	10
Alcool à 80°...	100
Vin blanc généreux...........	900

On concasse le quinquina, on incise les écorces d'orange et on les fait macérer avec la camomille dans l'alcool et le vin, pendant 10 jours, en agitant de temps en temps. On passe ensuite et on filtre (*Codex de 1866*).

Cette formule est destinée à remplacer celle du *vin de Séguin*, qui est restée inconnue, mais dont la réputation a résisté à l'épreuve du temps.

VIN DE DIGITALE COMPOSÉ DE L'HOTEL-DIEU.
Vin diurétique de Trousseau.

	gr.
Squames de scille.............	7.50
Feuilles sèches de digitale......	5.00
Baies de genièvre.............	75.00
Acétate de potassium sec.... ..	50.00
Alcool à 90°..................	100.00
Vin blanc....................	900.00

On divise les de feuilles digitale, les baies de genièvre et les squames de scille, on les fait macérer dans le vin additionné d'alcool. Après 10 jours de contact en vase clos, on jette sur une toile et on exprime le marc. On dissout ensuite l'acétate de potassium dans le liquide et on filtre au papier (*Codex*).

20 gr. de ce vin correspondent à environ 0gr,10 de digitale et à 1 gr. d'acétate de potassium.

CHAPITRE XXVIII

MÉDICAMENTS PRÉPARÉS AVEC LE VINAIGRE.

On prépare avec le vinaigre des solutions qui portent le nom de *vinaigres médicinaux* ou d'*oxéolés*. Le vinaigre lui-même est employé comme médicament, soit à l'état naturel, soit après avoir été distillé.

I. — VINAIGRE.

Préparation. — On obtient le vinaigre, en exposant le vin à l'action de l'air et d'un ferment spécial (*mycoderma aceti*), dans des tonneaux incomplètement remplis et maintenus à une température de 30° à 35°. Sous l'influence du développement du mycoderme, l'alcool s'oxyde et se convertit en acide acétique (*Pasteur*).

Caractères. — Les *vinaigres de vin* sont seuls usités en médecine, et la préférence est accordée au *vinaigre blanc*. Ce liquide offre une saveur et une odeur caractéristiques, il est légèrement coloré en jaune. Sa composition chimique diffère de celle du vin, principalement en ce que l'alcool se trouve presque totalement converti en acide acétique.

Essai. — Le vinaigre est l'objet de fraudes multiples : on y ajoute de l'*eau*, de l'*acide chlorhydrique*, de l'*acide sulfurique*, de l'*acide azotique*, de l'*acide tartrique*, de l'*alcool amylique*, des *épices*, des *vinaigres de bière* ou *de cidre*.

Eau. — On reconnaît l'addition de l'eau à l'abaissement de la richesse acétique.

Pour évaluer la proportion de l'acide acétique, on a proposé l'usage d'aréomètres donnant le poids spécifique du liquide. Les indications de ces instruments sont souvent fautives, car des causes diverses peuvent faire varier la densité du vinaigre.

Soubeiran conseille la saturation par les carbonates alcalins. D'après ses essais, 100 gr. de vinaigre pur neutralisent 9 à 10 gr. de carbonate de potassium sec, ou 7 à 8 gr. de carbonate de sodium sec. Il est plus facile et plus rapide de faire un dosage acidimétrique du produit.

Sous le nom d'*acétimétrie*, J. Salleron et Réveil ont indiqué un moyen d'essai volumétrique très rapide, consistant à saturer l'acide acétique par une liqueur alcaline titrée, en présence du tournesol comme témoin. On prépare la solution alcaline (*liqueur acétimétrique*) avec les éléments ci-après :

Borate de sodium pur............................	45 gr.
Soude caustique pure............................	11
Eau distillée....................................	1000

On colore la liqueur avec du tournesol et on la filtre. Elle se trouve titrée de telle sorte, que 4 cent. cubes de *liqueur alcalimétrique* de Gay-Lussac en neutralisent exactement 20 cent. cubes.

Pour faire l'essai, on mesure, à l'aide d'une pipette, 4 cent. cubes de vinaigre, que l'on introduit dans un tube gradué (fig. 165). On y verse ensuite goutte à goutte la liqueur acétimétrique, jusqu'à ce que le mélange ait pris une teinte violacée uniforme, indice de la saturation de l'acide. Le chiffre correspondant à l'affleurement du liquide dans l'acétimètre exprime, en centièmes, la richesse du vinaigre en acide acétique pur; c'est-à-dire que si le liquide est au niveau du degré 9, le vinaigre contient, par litre, 90 gr. d'acide acétique pur.

Acide chlorhydrique. — On recherche, au moyen de la distillation, la présence de cet acide. Lorsqu'il existe dans le vinaigre, il passe dans le réci-

Fig. 165. — Acétimètre de J. Salleron et Reveil.

pient avec les premiers produits condensés; on le met en évidence en y ajoutant une solution de nitrate d'argent, qui donne naissance à un précipité blanc de chlorure d'argent, soluble dans l'ammoniaque et insoluble dans les acides.

Acide sulfurique. — Plusieurs moyens permettent de découvrir l'acide sulfurique. Les suivants sont les plus simples :

On chauffe, dans une petite capsule de porcelaine, un peu de vinaigre avec du sucre blanc. Le sucre noircit, s'il y a de l'acide sulfurique (*Runge*).

On concentre le vinaigre à consistance sirupeuse, et on traite le résidu par l'alcool, qui s'empare de l'acide sulfurique libre, sans dissoudre les sulfates que contient normalement le vinaigre. On constate l'identité de l'acide sulfurique au moyen d'un sel de baryum, avec lequel il forme un précipité blanc insoluble dans les acides.

Acide azotique. — On chauffe le vinaigre avec un peu d'indigo. S'il contient de l'acide azotique, l'indigo se décolore. On peut aussi saturer l'acide par le carbonate de potassium et évaporer le liquide à siccité. Le résidu fuse sur un charbon incandescent, s'il renferme du nitrate de potassium.

M. Balzer recherche les acides minéraux précités avec une solution aqueuse très diluée de *violet de méthylaniline*. On verse sur une assiette de porcelaine quelques gouttes de vinaigre, au travers desquelles on promène une baguette de verre, trempée dans la solution du réactif : la teinte violette devient *bleue*, s'il y a mélange d'acide *azotique*, et *verte* en présence des acides *chlorhydrique* et *sulfurique*.

Acide tartrique. — Pour isoler l'acide tartrique, on concentre le vinaigre, on épuise l'extrait par l'alcool, on filtre et on mélange à la liqueur une solution de chlorure de potassium. Il se précipite, par l'agitation, du tartrate acide de potassium, s'il y a de l'acide tartrique libre.

Alcool amylique. — On le reconnaît en distillant le vinaigre préalablement neutralisé par un alcali. Quand il en a été mélangé au liquide mis en fermentation, il y a toujours formation d'acide valérique, dont l'odeur est caractéristique (*Held, Girard*).

Épices. — Dans le cas où une énergie factice aurait été communiquée au vinaigre au moyen du *poivre*, du *gingembre*, du *piment* ou de la *moutarde*, il suffit de saturer l'acide acétique par un alcali, pour reconnaître aussitôt la saveur propre à ces substances.

Vinaigres de bière et *de cidre.* — Ces vinaigres sont caractérisés par l'absence de la crème de tartre. En outre, le *vinaigre de cidre* donne un précipité d'un *vert jaunâtre* avec l'acétate de plomb (*Chevallier*) ; le *vinaigre de bière* fournit presque toujours, quand on y mélange 2 fois son volume d'alcool à 90°, un précipité volumineux de dextrine, reconnaissable à la réduction qu'elle exerce sur la liqueur de Fehling.

Pharmacologie. — Le vinaigre faisait partie de la thérapeutique d'Hippocrate et de Galien. Dioscoride et bien d'autres après lui le regardaient comme un contrepoison de l'opium, de la ciguë et des plantes vénéneuses en général. Les Orientaux l'ont employé pendant longtemps dans le traitement de la peste. On lui prête encore quelquefois des propriétés désinfectantes, dont il est aussi dépourvu que des précédentes.

Les seuls effets médicinaux qu'il puisse produire sont imputables à l'acide acétique. Il est par conséquent diurétique, rafraîchissant, antiseptique et hémostatique. On en fait des tisanes, des lotions, des gargarismes, des mellites, etc.

On a cherché à l'appliquer à la préparation de quelques extraits (*extraits acétiques* d'*opium*, de *cantharide*, etc.), qui ont à peine marqué leur passage dans la matière médicale.

VINAIGRE DISTILLÉ.

Préparation. — Pour obtenir ce médicament, on distille du vinaigre de vin dans une cornue de verre chauffée au bain de sable. On reçoit le produit dans un matras de verre convenablement refroidi, et l'on cesse l'opération lorsqu'on a recueilli une quantité de liquide égale aux trois quarts du vinaigre employé.

On ne peut effectuer cette préparation dans un alambic en cuivre, qui serait attaqué par l'acide acétique.

Au moment où commence la distillation, les vapeurs qui se condensent sont formées d'eau, accompagnée d'une très faible quantité d'acide acétique. Peu à peu, la température s'élève, et l'acide se volatilise en proportion toujours croissante. On arrête l'opération avant d'avoir vaporisé tout le vinaigre ; faute de cette précaution, la chaleur décompose les matières organiques contenues dans ce liquide, et le produit prend une odeur empyreumatique désagréable.

Stein a conseillé de mélanger au vinaigre, avant la distillation, le quart de son poids de sel marin. Le point d'ébullition du liquide s'élève et le produit qui se condense est plus riche en acide acétique.

Caractères. — Le vinaigre distillé est incolore et d'une odeur agréable, lorsqu'il a été bien préparé. Sa composition est simple ; il est formé d'eau, d'acide acétique, d'un peu d'éther acétique, et peut-être de quelques composés résultant de l'altération de l'acide par la chaleur.

Il était autrefois très employé, soit en nature, soit sous forme de vinaigre médicinal. Il servait aussi à préparer les *Gouttes noires*, dans lesquelles il est aujourd'hui remplacé par l'acide acétique.

II. — VINAIGRES MÉDICINAUX.

Oxéolés.

On nomme vinaigres médicinaux les solutions dont le véhicule est le vinaigre de vin.

Préparation. — On prépare ces médicaments par *macération* en observant les précautions indiquées pour les vins médicinaux. On n'emploie que des substances sèches et aussi divisées que possible, qu'on laisse pendant 10 jours en contact avec le dissolvant.

Caractères. — La composition des vinaigres médicinaux se rapproche de celle des œnolés, le pouvoir dissolvant du vinaigre ayant de nombreuses analogies avec celui du vin. On y trouve, en effet, des matières extractives, des alcaloïdes, des résines, des essences, des sels, etc.

Ces médicaments jouissent, en général, d'une assez longue conservation. Quelques-uns, toutefois, sont exposés au développement des moisissures. On proposé de prévenir cet accident au moyen d'une addition d'alcool concentré. Mais ce liquide s'oxyde à la longue, en produisant dans la liqueur des mouvements moléculaires qu'il est bon d'éviter. Il vaut mieux mélanger de suite aux vinaigres de l'acide acétique pur, qui les préserve plus sûrement de toute fermentation ultérieure.

GOUTTES NOIRES ANGLAISES.
Black drops.

Préparation. — Les gouttes noires représentent une solution d'opium dans l'acide acétique, à laquelle on ajoute du sucre, de la muscade et du safran :

Opium officinal	100 gr.
Acide acétique à 1,060	60
Eau distillée	540
Safran	8
Muscade	25
Sucre	50

On divise l'opium, on pulvérise grossièrement les muscades et on incise le safran. On met le tout dans un ballon, avec les trois quarts de l'acide acétique dilué; on fait macérer pendant 10 jours, en agitant de temps en temps. On chauffe au bain-marie pendant une demi-heure, on passe et on exprime fortement. On verse sur le marc le reste de l'acide et, après 24 heures de contact, on exprime de nouveau à la presse. On réunit le liquide écoulé au premier produit, on filtre, on ajoute le sucre et on fait évaporer au bain-marie, jusqu'à réduction à 200 gr. La liqueur refroidie doit marquer environ 1,25 au densimètre (28° Baumé) (*Codex*).

Caractères. — Les gouttes noires forment un liquide visqueux, de couleur noire et tachant en jaune les parois des flacons. Elles ont une légère odeur acétique, qui s'affaiblit graduellement.

1 gr. de ce médicament équivaut à 50 centigr. d'opium, à 25 centigr. d'extrait d'opium, à 5 centigr. de morphine, à 2 gr. de laudanum de Rousseau et à 4 gr. de laudanum de Sydenham.

VINAIGRE ANTISEPTIQUE.
Vinaigre des quatre voleurs.

Grande absinthe	15 gr.
Petite absinthe	15
Menthe poivrée	15
Romarin	15
Rue	15
Sauge	15
Fleurs de lavande	15
Racine d'acore aromatique	2
Cannelle	2
Girofles	2
Muscade	2
Ail	2
Camphre	4
Acide acétique cristallisable	15
Vinaigre blanc	1000

On fait macérer dans le vinaigre pendant 10 jours, toutes les substances convenablement divisées. On passe avec expression, on ajoute le camphre, que l'on a fait dissoudre dans l'acide acétique, et on filtre après quelques heures (*Codex*).

VINAIGRE AROMATIQUE.

Alcoolature vulnéraire	125 gr.
Vinaigre blanc	875

(*Codex*).

VINAIGRE CAMPHRÉ.

Camphre	25 gr.
Acide acétique cristallisable	25
Vinaigre blanc	950

On pulvérise le camphre dans un mortier de porcelaine, à l'aide d'un peu d'acide acétique concentré ; on ajoute le vinaigre peu à peu, on verse le tout dans un flacon bouchant à l'émeri et on agite. On filtre la liqueur après solution complète (*Codex*).

VINAIGRE DE COLCHIQUE.

Bulbe frais de colchique incisé.	200 gr.
Acide acétique cristallisable	20
Vinaigre blanc	980

On fait macérer pendant 8 jours, dans un vase de verre bouché, les bulbes avec le vinaigre et l'acide acétique, en agitant de temps en temps. On passe avec expression et on filtre (*Codex*).

VINAIGRE PHÉNIQUÉ.
Acétolé d'acide phénique.

Acide phénique cristallisé	10 gr.
Acide acétique à 1,060	200
Eau distillée	790

Mêlez et filtrez (*Codex*).

VINAIGRE DE SCILLE.

Squames de scille sèche	100 gr.
Acide acétique cristallisable	20
Vinaigre blanc	980

On pulvérise grossièrement les squames de scille, on les met dans un matras avec le vinaigre et l'acide acétique et on fait macérer pendant 8 jours, en agitant de temps en temps. On passe avec expression et on filtre.

On prépare de même le *vinaigre de rose rouge* ou *vinaigre rosat* (*Codex*).

CHAPITRE XXIX

MÉDICAMENTS PRÉPARÉS AVEC LA BIÈRE.

La bière est un dissolvant dont la médecine fait de moins en moins usage .Mais elle peut, elle-même, être considérée presque comme un médicament. A ce titre, elle mérite d'être décrite, à côté des bières médicinales.

I. — BIÈRE.

Préparation. — La fabrication de la bière comporte quatre opérations distinctes :
a. On humecte de l'orge, pour la faire germer; le développement de l'embryon entraîne la formation d'un ferment nommé *diastase*. On limite la germination, en desséchant l'orge progressivement vers 30° à 35°; le produit, concassé ensuite, porte le nom de *malt*. On le chauffe à une température comprise entre 40° et 200°, suivant la coloration qu'on veut lui communiquer.
h. On délaie le malt dans de l'eau à 30°, dont on élève peu à peu la température à 60°. La diastase agit alors sur l'amidon de l'orge et le transforme en dextrine, puis en glucose.
c. On fait bouillir, avec du houblon, le *moût* résultant de la deuxième opération.
d. Enfin on ajoute au *moût* houblonné refroidi, de la levure de bière, et on l'abandonne à la fermentation. Le glucose se dédouble en alcool et en acide carbonique. Lorsque toute effervescence a cessé, on clarifie la bière au moyen de la colle de poisson ou de carragaheen. La levure dite *basse* donne les meilleures bières.
Pasteur a perfectionné la fabrication de la bière en enseignant à cultiver isolément chacune des levures qui président à sa fermentation et, par suite, à les séparer des ferments de maladie.

Caractères. — La bière est un mélange d'eau et d'alcool (2 à 6 p. 100), contenant de l'acide carbonique, un peu d'acide acétique, du glucose, de la dextrine, des substances albuminoïdes et le principe amer du houblon ; en tout, environ 5 à 7 p. 100 d'éléments solides.

La présence d'un excès d'acide carbonique la rend mousseuse. Son odeur et sa saveur sont caractéristiques et participent de celles du houblon. Sa couleur est d'un jaune plus ou moins foncé suivant la proportion des éléments dissous, c'est-à-dire suivant le degré de concentration qu'on a fait subir au moût. Lorsqu'on la fait bouillir, après y avoir ajouté du sel marin, on perçoit bien plus nettement l'odeur du houblon (*Bolley*).

Ce liquide subit facilement la fermentation acétique. On reconnaît cette altération au goût et à l'aide du tournesol. Pour employer ce réactif, il faut chauffer préalablement la bière, afin d'en chasser l'acide carbonique. Lorsque la fermentation alcoolique du moût n'a pas été suffisante, la bière contient du gluten, qui se décompose peu à peu et lui communique une saveur désagréable.

Pour la conserver longtemps, il faut la coller avec beaucoup de soin et l'enfermer dans des vases exactement bouchés, que l'on place dans un lieu frais.

Essai. — Quand on veut apprécier la qualité d'une bière, on recherche la proportion : d'*alcool*, d'*acide carbonique* et d'*extrait* qu'elle peut fournir, et on s'assure qu'elle ne contient aucune substance étrangère à sa composition normale.

Alcool. — Pour déterminer le titre alcoolique, on distille 200 cc. au moins de bière légèrement alcalinisée par la soude ; on recueille 100 cc. de liquide, que l'on pèse au moyen de l'alcoomètre, et on prend la moitié du titre alcoolique indiqué par l'instrument.

Acide carbonique. — On fait bouillir la bière dans un matras et on dirige les vapeurs dans une solution de chlorure de calcium ammoniacal. Il se forme un précipité de carbonate de calcium, qu'on lave avec soin et qu'on calcine ensuite à une chaleur modérée. Le poids du résidu donne, par le calcul, celui de l'acide carbonique.

Extrait. — On évapore à siccité, au bain-marie, 10 gr. de bière, dans une capsule de platine tarée. On dessèche l'extrait à 100° et on le pèse.

Substances étrangères. — La fraude substitue souvent au houblon la *strychnine*, la *salicine*, l'*acide picrique*, l'*écorce de buis*, l'*absinthe*, le *quassia*, la *gentiane* ou d'autres plantes amères. On ajoute parfois à la bière des *carbonates alcalins*, pour saturer l'acide acétique provenant de son altération. Enfin, on la colore artificiellement avec du *caramel*, du *suc de réglisse*, de la *chicorée torréfiée*, etc.

On reconnaît : la *salicine*, la *strychnine* et tous les *alcaloïdes*, en traitant l'extrait de bière par l'éther pur, en présence de la potasse caustique, évaporant la solution et faisant agir sur le résidu les réactifs convenables ;

L'*acide picrique*, avec la laine, qu'il teint en jaune, ou au moyen de l'acétate de plomb, qui décolore la bière normale et lui enlève son amertume, ce qu'il ne produit pas sur la bière additionnée d'acide picrique ;

Les *carbonates alcalins*, en incinérant l'extrait et recherchant, dans les cendres, la présence de ces composés ;

Le *caramel*, avec le tannin, qui ne modifie pas sa couleur, tandis qu'il précipite celle de la bière normale ;

L'*acide salicylique*, par le procédé décrit à propos du vin (v. p. 969).

II. — BIÈRES MÉDICINALES.

Brutolés.

On nomme bières médicinales les solutions dont le véhicule est la bière.

Préparation. — On les prépare en laissant macérer les substances dans un vase fermé, pendant trois ou quatre jours seulement, avec de la bière contenant au moins 5 p. 100 d'alcool.

On a proposé de mettre les médicaments en contact avec le moût en fermentation. Ce procédé mériterait d'être comparé au précédent, sous le rapport des résultats.

Caractères. — La composition des bières médicinales est moins complexe que celle des solutions vineuses ou vinaigrées. La bière étant peu alcoolique, dissout bien les matières mucilagineuses et extractives, et faiblement les alcaloïdes, les résines et les huiles essentielles.

On prépare ces médicaments à mesure du besoin, car il est impossible de conserver, au delà de quelques jours, ceux qui ont pour dissolvant les bières actuellement livrées par l'industrie.

Deschamps et plusieurs autres praticiens ont conseillé de les alcooliser, pour éloigner leur fermentation. Le Codex n'a pas admis cette addition, qui change notablement la nature du produit.

BIÈRE ANTISCORBUTIQUE.
Sapinette.

Bourgeons de sapin secs....... 30 gr.
Feuilles récentes de cochléaria. 30
Racine fraîche de raifort....... 60

Bière récente................. 2000 gr.

On introduit le tout dans un matras et on laisse macérer pendant 4 jours, en agitant de temps en temps. On passe avec expression et on filtre (*Codex*).

CHAPITRE XXX

PILULES.

Les pilules sont des médicaments de consistance demi-dure, caractérisés par leur forme sphérique. On en distingue quatre genres, sous les dénominations de *Pilules, Bols, Granules, Dragées.*

I. — PILULES, BOLS.

On nomme *pilules proprement dites* celles dont le volume est peu considérable ; leur poids maximum est environ de 50 centigrammes.

Les *bols* ne diffèrent des pilules que par un poids plus élevé. On est souvent obligé de leur donner une forme ovoïde, pour que le malade puisse les avaler plus aisément.

Préparation. — Une masse pilulaire se compose de deux éléments : la *substance active* et l'*excipient* destiné à lui donner la consistance convenable.

La *substance active* est un médicament quelconque (*poudre, sel, extrait, huile, essence,* etc.) ; cependant la forme pilulaire convient surtout aux produits insolubles et à ceux dont on cherche à dissimuler la saveur désagréable. Elle est défectueuse pour les sels déliquescents, qui tendent sans cesse à se liquéfier en absorbant l'humidité de l'air.

L'*excipient* est de nature variée, suivant le rôle qu'il doit jouer dans les pilules. On le prend *solide*, quand il faut durcir des substances molles ; on le choisit *liquide* ou *demi-liquide*, lorsqu'il s'agit de lier des substances pulvérulentes.

Les excipients *solides* le plus employés sont : les *poudres de guimauve* et de *réglisse*, l'*amidon*, la *gomme arabique*, la *gomme adragante*, la *mie de pain*, le *sucre*. Souvent on remplace ces produits inertes par des poudres douées de propriétés médicinales.

De tous ces excipients, la *poudre de guimauve* est celui qui absorbe le plus d'humidité ; mais elle a l'inconvénient de communiquer aux masses pilulaires une élasticité qui rend leur division difficile. La *poudre de réglisse* est moins mucilagineuse et plus convenable, dans la plupart des cas. Quant aux *gommes*, on ne les emploie qu'en très petite quantité et le plus rarement possible ; les pilules qui en contiennent une forte proportion prennent, en séchant, une dureté très grande, qui nuit à leur division dans le tube digestif.

Quelques médicaments ont des excipients spéciaux : le *savon* est celui des corps gras et des résines, la *magnésie* celui des térébenthines (V. *Copahu*, p. 697), du goudron, de la créosote (*Diéterich*) ; la poudre de *suc de réglisse* celui de la *créosote*, du *gaïacol*, de l'eucalyptol, du terpinol (*Kolto*) ; le *noir animal* celui des phénols, de l'huile de croton, etc. (*Violé*), l'*argile* et le *kaolin*, ceux du goudron (*Ivanoff*), et des substances minérales réductibles : acide chromique, nitrate d'argent, permanganates, etc. ; suivant Soubeiran, le *phosphate de calcium* est le meilleur excipient de la pommade mercurielle.

Parmi les excipients *liquides*, les *sirops*, le *miel*, la *glycérine*, les *conserves* et les *extraits* sont les plus usités.

Le *miel* doit être préféré à tous les autres ; le sucre incristallisable qu'il contient conserve aux pilules une certaine mollesse, qui facilite leur désagrégation dans l'estomac et, par suite, leur action médicinale.

Lorsqu'on le remplace par un *extrait*, il faut éviter d'introduire celui-ci

Fig. 166. — Pilulier.

en trop grande quantité dans les pilules, s'il possède une énergie un peu considérable.

La *glycérine* a été proposée à diverses reprises, pour préserver les pilules de la dessiccation. Quelques gouttes, ajoutées à une masse pilulaire, lui conservent indéfiniment la consistance qu'elle offrait au moment de sa préparation. M. Vigier, frappé des avantages qu'elle présente, a proposé d'en généraliser l'usage dans la confection des masses pilulaires.

On emploie encore l'*huile*, pour diviser le savon ; l'*alcool concentré* ou les *essences*, pour ramollir les résines ; l'*alcool faible* ou l'*eau chaude*, pour dissoudre les gommes-résines.

Pour préparer une masse pilulaire, on se sert d'un mortier de fer, lorsqu'on opère sur une grande quantité de substance et que celle-ci n'est pas susceptible d'attaquer le métal. On choisit un mortier de marbre ou de porcelaine dans les autres cas. On peut même manipuler sur une plaque de verre ou de marbre, avec une lame de fer, d'argent ou d'ivoire, lorsqu'il est utile de ne pas perdre une parcelle de médicament.

On mélange d'abord les substances actives, par une trituration prolongée, puis on ajoute peu à peu l'excipient, jusqu'à ce que la masse offre une consistance ferme et n'adhère ni aux doigts, ni au mortier. On l'épiste encore longtemps, pour être sûr qu'elle représente un mélange intime et, lorsque sa coupe est bien homogène, on la transforme aussitôt en pilules, ou bien on l'enferme dans un vase bouché avec soin, pour la conserver. Les machines à broyer représentées (p. 871 et 872), accélèrent considérablement la préparation des masses pilulaires.

La division de ces masses est effectuée au moyen d'un instrument

Fig. 167. — Pilulier Viel.

spécial, nommé *pilulier* (fig. 166), qui se compose de deux pièces en bois portant chacune une lame métallique, dans laquelle on a creusé des cannelures égales et parallèles. On porte, sur la plus grande de ces deux pièces, une portion de la masse; on en forme, en la faisant glisser sous la main, un cylindre aussi parfait que possible, que l'on coupe ensuite en parties exactement semblables, en le comprimant entre les deux plaques cannelées. Il ne reste plus qu'à rouler les pilules entre les doigts, pour leur donner la forme sphérique. On peut abréger cette dernière partie de l'opération, en arrondissant les pilules à l'aide du pilulier. Pour cela, on appuie légèrement la plaque

Fig. 168. — Pilulier automatique.

Fig. 169. — Disque à rouler les pilules, de Vial.

mobile sur le cylindre de pâte et on lui imprime un rapide mouvement de va-et-vient; les pilules se trouvent] ainsi coupées et roulées à la fois; on perfectionne à la main celles dont la forme est un peu défectueuse.

Viel obtient le même résultat très promptement, au moyen d'un pilulier à cannelures circulaires (fig. 167), dont une moitié se meut sur l'autre moitié. Son appareil a été, depuis, imité et perfectionné; on trouve aujourd'hui dans le commerce le modèle très commode représenté fig. 168.

Lorsqu'on veut donner aux pilules une grande régularité, on les fait tourner entre deux disques de bois, suivant la méthode indiquée par Giordano. Plusieurs appareils de ce genre ont été proposés. Celui de M. Vial s'applique aux pilules de toute grosseur et fonctionne à la main. Il est formé d'un plateau de bois à bord élevé (fig. 169), sur lequel on dépose un anneau de même nature, destiné à recevoir les pilules. On presse légèrement sur celles-ci, avec un disque que l'on promène circulairement sur le plateau. En très peu de temps, on leur donne une forme sphérique irréprochable. Le travail offre plus de régularité quand on l'exécute avec un disque à mouvement automatique (fig. 170).

Les pilules, devant être généralement molles, ne tarderaient pas à se souder, si on ne plaçait, dans la boîte qui les contient, une poudre susceptible d'absorber l'humidité de leur surface, telle que l'amidon, la poudre de réglisse ou mieux encore le lycopode. Cette précaution

Fig. 170. — Disque mécanique pour rouler les pilules.   Fig. 171. — Boîte à argenter les pilules.

ne suffit pas à préserver certaines pilules de l'influence des agents atmosphériques. Pour y parvenir et pour atténuer la saveur ou l'odeur désagréable de quelques-uns de ces médicaments on les recouvre d'une enveloppe plus ou moins imperméable, à l'aide d'un des moyens suivants.

Le premier procédé connu a été inventé par les Arabes. Il consiste à déposer, à la surface des pilules, une couche mince d'or ou d'argent. Pour l'exécuter, lorsqu'on opère sur un petit nombre de pilules, on les jette après les avoir enduites d'un peu de sirop si elles sont trop dures, dans une boîte sphérique en bois (fig. 171) contenant des feuilles d'or ou d'argent, puis on communique à la boîte un mouvement circulaire très rapide. L'enveloppe est d'autant plus brillante que les pilules sont plus dures et que la couche métallique est plus mince. Mais, quel que soit le soin apporté à sa confection, elle est toujours poreuse ; elle réussit bien à retarder la désagrégation des pilules dans les voies digestives, mais non à les protéger efficacement contre l'action de l'air. C'est, en somme, une pratique peu avantageuse.

On obtient un résultat meilleur en versant sur les pilules une solution éthérée de baume de Tolu (*Blancard*), ou de mastic (*Soubeiran*). On répartit uniformément le liquide, par l'agitation, et on laisse sécher les pilules à l'air libre, sur une assiette de porcelaine ou sur une plaque de fer-blanc amalgamé. La couche résineuse ne présente aucune solution de continuité, lorsque le liquide qui l'a fournie était peu concentré (1 p. de résine pour 3 p. d'éther).

Garot a préconisé un moyen peut-être supérieur encore au précédent, mais d'une plus longue exécution et dont voici le manuel opératoire : on dissout, au bain-marie, 100 gr. de gélatine dans 10 ou 12 gr. d'eau ; on plonge successivement, dans cette solution maintenue liquide, les pilules préalablement fixées sur des épingles de fer longues et déliées, puis on fait tourner vivement les épingles entre les doigts, jusqu'à ce que la gélatine soit en partie solidifiée. On enfonce alors l'extrémité libre de l'épingle

Fig. 172. — Appareil pour enrober les pilules.

dans une planche de liège et on laisse refroidir les pilules. Pour achever l'opération, on chauffe légèrement l'épingle en son milieu, à la flamme d'une lampe à alcool ou d'un petit bec de gaz ; la gélatine qui entoure la pointe de l'épingle se ramollit et comble le vide produit par le retrait de celle-ci. Si l'on juge que la première couche de gélatine soit insuffisante, on en met une seconde, de la même manière.

Ce travail peut être accompli beaucoup plus rapidement au moyen de l'instrument représenté ci-contre (fig. 172). Les pointes sur lesquelles on pique les pilules sont portées par un cylindre, mobile autour d'un axe horizontal. La solution destinée à la recouvrir est contenue dans un auget que l'on peut plonger dans l'eau chaude s'il est nécessaire, afin de maintenir la solution suffisamment fluide. Il suffit de superposer l'auget et le cylindre et de faire faire à celui-ci une révolution complète pour immerger successivement toutes les pilules qu'il porte. On active ensuite la solidification de la couche protectrice en imprimant au cylindre un mouvement de rotation continu.

Au lieu de se servir d'épingles, Deschamps trouve plus commode de verser dans la main un peu de solution gélatineuse faiblement alcoolisée et d'y rouler les pilules, que l'on fait sécher ensuite dans une capsule de papier huilé ou de fer-blanc. D'autres praticiens ajoutent à la gélatine du savon et de la gomme arabique, qui augmentent sa solubilité.

On a proposé encore de recouvrir les pilules de collodion (*Durden*), de caséine dissoute dans l'ammoniaque (*Joseau*), de saccharure de lin (*Calloud*), etc. Ces moyens sont inférieurs aux précédents.

Le Dr Ceppi a fondé sur l'insolubilité du salol dans le suc gastrique un procédé d'enrobage destiné à protéger les pilules, jusqu'à leur arrivée dans l'instestin. Voici la formule donnée à cet effet par M. Yvon :

Salol..	4 gr.
Tannin...	1
Éther à 56°...	20

On vernit les pilules avec cette solution, dont on répète l'application autant de fois qu'il est nécessaire pour les garantir efficacement.

M. Suchomel se contente de faire fondre le salol à basse température (40° à 42°) et d'y plonger les pilules préalablement fixées sur des aiguilles.

Fig 173. — Machine Palau à fabriquer les pilules.

Elles prennent l'apparence de pilules dragéifiées. Elles doivent être livrées entre des feuilles de ouate, pour éviter que leur enveloppe ne soit brisée, et conservées en un lieu frais.

Le beurre de cacao paraît préférable à tous les autres enduits. Pour en recouvrir les pilules, on le fait fondre à une douce chaleur, dans une capsule à fond plat ou dans une assiette ; on y roule vivement les pilules, que l'on jette ensuite dans une assez grande quantité de poudre d'amidon. Il faut agiter et laisser refroidir dans ces conditions. Le beurre de cacao forme, à la surface des pilules, une couche imperméable, qui ne se gerce pas, même quand la pilule se déforme (*Ditten*).

Toutes les opérations ci-dessus décrites se font à la main, lorsqu'on ne prépare qu'une petite quantité de pilules. Mais il est nécessaire de recourir à des procédés plus expéditifs, quand il s'agit de satisfaire aux besoins d'une importante fabrication. Les machines ci-contre (fig. 173 à 175) résolvent ce problème d'une manière satisfaisante. Voici comment elles fonctionnent :

La masse pilulaire est fabriquée avec toutes les précautions indispensables pour qu'elle soit homogène. Lorsqu'elle est prête, l'ouvrier la convertit en galettes, à l'aide du rouleau de boulanger, puis il la découpe

Fig. 174. — Machine Nègre à fabriquer les pilules.

en morceaux rectangulaires. Les rectangles sont ensuite laminés entre deux cylindres cannelés ; ceux-ci, tournant sous l'action d'une manivelle, entraînent la pâte et la découpent en magdaléons longs et minces, qui sont aussitôt placés dans la poudre de lycopode, pour les préserver de toute adhérence entre eux.

L'ouvrier prend alors un de ces magdaléons et il l'engage dans une longue rainure. Emporté par la machine, le magdaléon est d'abord aplati sous forme de ruban, puis transformé de nouveau en cylindre, en passant entre deux galets horizontaux cannelés ; enfin, après avoir été découpé en fragments de longueur toujours égale, il s'engage dans la partie principale de la machine.

Cette dernière pièce est formée de deux disques en cuivre portant, suivant la grosseur à donner à la pilule, huit ou douze cannelures hémisphériques, dont les parties pleines s'adaptent exactement les unes sur les autres. Le disque inférieur est fixe, tandis que le supérieur, animé d'un mouvement de rotation, découpe la portion de magdaléon engagée

Fig. 175. — Machine Derriey à fabriquer les pilules.

entre les disques en huit ou douze petits morceaux qui, entraînés eux-mêmes par la rotation du disque, sont roulés en pilules absolument sphériques.

Les pilules terminées s'échappent de la machine par un orifice ménagé dans le disque inférieur fixe. De grosseur et de poids constants, elles contiennent forcément la même quantité de principe actif. En outre, elles sont préparées avec une rapidité extrême : un ouvrier habile peut fabriquer de 80 000 à 100 000 pilules dans une journée.

Quand ce travail est achevé, on recouvre le noyau ainsi obtenu, soit d'une légère couche d'argent, soit de sucre, soit d'un vernis quelconque, pour le préserver de l'action de l'humidité de l'air.

L'*argenture* est obtenue dans des sphères creuses, en verre ou en métal poli, nommées *argenteuses* (fig. 176). Les pilules, recouvertes d'une légère couche de vernis gras, sont introduites dans l'argenteuse, en même temps que des rognures d'argent. Sous l'influence des frottements et du mouvement régulier de rotation de l'appareil, elles prennent d'abord une couleur mate, puis, peu à peu, un poli comparable à celui d'une glace. Il faut, en moyenne, de 7 à 8 heures pour arriver à ce résultat, et 4 à 9 grammes d'argent suffisent pour argenter 1 kilogramme de pilules.

L'usage devient de plus en plus général d'imprimer sur les pilules le

Fig. 176. — Machine à argenter les pilules.

Fig. 177. — Machine à timbrer les pilules.

nom du médicament essentiel qu'elles contiennent et, souvent, celui du praticien qui les a préparées. Des machines très perfectionnées (fig. 177) satisfont aisément à ce nouveau besoin. Elles impriment la surface des pilules avec une grande netteté, mais seulement sur un enrobage spécial.

Plusieurs praticiens ont eu la pensée de séparer, dans les pilules, les divers éléments médicamenteux qui les composent, soit parce qu'ils sont incompatibles (*Le Couppey*), soit dans l'espoir de distribuer successivement à l'estomac et à l'intestin les substances qu'on y veut faire agir isolément (*Dr Granville*), ou pour réaliser dans l'estomac la formation de composés très altérables, dont l'intégrité préalable serait ainsi assurée (*Tisy*). Pour atteindre ce but, on dispose les médicaments en couches concentriques, entre lesquelles on interpose une enveloppe de sucre. Ce *modus faciendi* peut rendre parfois des services.

On peut conserver pendant très longtemps les pilules dont les éléments ne semblent pas susceptibles d'agir les uns sur les autres. Toutefois, la chimie n'ayant pas toujours le secret des mouvements moléculaires qu'éprouvent les médicaments en contact, il est prudent de renouveler de temps en temps ces préparations.

II. — GRANULES.

Sous la dénomination de granules, on désigne généralement des pilules d'un petit volume, recouvertes d'un mélange de sucre et d'amidon.

L'industrie les prépare en arrosant avec une solution alcoolique médicinale des graines de pavot enrobées de sucre (*nonpareille*), que l'on fait sécher et que l'on enveloppe d'une nouvelle couche de sucre et d amidon.

Ce procédé ne permet pas de répartir uniformément la substance active dans chaque granule, l'imprégnation de la nonpareille s'effectuant d'une manière très inégale. Il est condamné par tous les pharmacologistes et, néanmoins, il est toujours appliqué à la préparation d'un grand nombre de granules, dont l'emploi ne présente aucune sécurité.

A ces médicaments infidèles, le Codex substitue, sous le même nom, des pilules dont l'excipient est le sucre de lait. Cette méthode, bien exécutée, fournit des produits exactement titrés, condition très importante. puisqu'on n'y fait entrer que les substances les plus énergiques, les alcaloïdes en particulier.

Pour assurer la rigueur de leur dosage, deux moyens sont employés. Dans l'un, on pulvérise l'alcaloïde avec 1 ou 2 gr. de sucre de lait ; lorsque le mélange est bien intime, on y ajoute peu à peu le reste du sucre, puis la gomme, et on triture longuement le produit. Le passage de la poudre à travers un tamis peu serré, réitéré deux fois, est le plus sûr moyen de répartir uniformément dans toute la masse la substance active. Une trace d'une matière colorante inoffensive, telle que le carmin, permet encore de juger du degré de perfection du mélange. Le second procédé consiste à dissoudre l'alcaloïde dans l'alcool et à verser la dissolution sur un peu de sucre de lait. On chauffe au bain-marie, pour chasser l'alcool ; on fait tomber le produit dans un mortier de porcelaine et on procède à son mélange au reste de la poudre prescrite, en se conformant minutieusement aux précautions qui viennent d'être indiquées pour la première méthode. Il ne reste plus qu'à faire avec le sirop de sucre une pâte ferme, que l'on divise ensuite en granules très réguliers.

M. Sermant a donné une autre forme aux granules. Il dissout dans l'eau distillée, d'abord le principe actif, puis un mélange de gomme et de sucre en proportion convenable pour communiquer au liquide une grande viscosité. Il introduit cette solution dans un appareil formé de tubes exactement calibrés, d'où elle s'échappe en gouttes du poids de 5 centigrammes. Au contact de l'air, ces gouttes se solidifient et prennent une forme globulaire légèrement aplatie (*gouttes perlées*).

M. A. Petit, redoutant l'inexactitude de dosage et la difficulté d'absorption des granules, a proposé de les remplacer par des solutions titrées, qu'il nomme *glycéro-alcoolés* et qu'il prépare comme il suit :

Glycérine (D = 1.250 à 15°)........................ 833 gr.
Eau distillée... 147
Alcool à 95° : Q. S. pour obtenir, à 15°............ 1 litre.

Un centimètre cube de ce liquide pèse 1 gramme et correspond à 50 gouttes. Il a comme avantages ; une conservation indéfinie, une évaporation peu sensible, par suite de la viscosité du liquide, une solubilité complète, même s'il est étendu d'eau.

On peut préparer avec son intermédiaire des solutions au millième de digitaline cristallisée, de nitrate d'aconitine, de strophantine et de tous les autres principes immédiats doués d'une grande activité, dont il est facile d'administrer ensuite une fraction de milligramme atténuée jusqu'au cinquantième au besoin.

III. — DRAGÉES.

Les dragées médicinales sont des pilules recouvertes de sucre par le moyen suivant :

On place les pilules dans une large bassine étamée suspendue par ses anses, au moyen d'une corde; on les humecte avec la plus petite quantité possible d'une solution faible de gomme, et on les agite, pour les mouiller toutes de la même manière. On ajoute ensuite du sucre pulvérisé, on secoue de nouveau la bassine en divers sens, pour faire adhérer le sucre sur toute la surface des pilules et on dessèche la croûte ainsi obtenue, en plaçant les dragées dans une étuve à 25°. On répète trois ou quatre fois la même manipulation et, en dernier lieu, on agite les dragées très longtemps dans la bassine, pour les glacer extérieurement.

L'opération va plus vite; si l'on se sert d'une bassine sphérique en cuivre (fig. 178), tournant sur elle-même avec une vitesse de 50 à 60 tours et plus à la minute. On porte la bassine à la température de 60° à 70°, en la chauffant à la vapeur ou à l'aide d'un bec de gaz, suivant les dimensions de l'appareil. On verse lentement sur les pilules, à divers intervalles et chaque fois en remuant le mélange avec la main, du sirop de sucre très concentré ; l'eau du sirop s'évapore graduel-

Fig. 178. — Bassine à dragéifier les pilules.

lement, abandonnant, sur chaque noyau, une couche mince de sucre, qui va sans cesse en augmentant et le convertit en dragée. Une disposition

particulière (fig. 179) permet d'entretenir autour de la bassine une circulation de vapeur, que l'on règle à volonté.

Le seul reproche que l'on puisse faire à ce procédé est de n'être pas
à la portée de tous les praticiens, en ce qu'il n'est applicable que
lorsqu'il s'agit de préparer une grande quantité de dragées (5 kilogr.
au moins). Magnes-Lahens l'a modifié, de manière à le faire servir à
l'enrobage d'un petit nombre de pilules. Voici son manuel opératoire :

On roule rapidement les pilules, à la main, dans un mucilage léger de
gomme arabique étendu en couche mince sur une soucoupe ; dès qu'elles

Fig. 179. — Nouvelle machine à dragéifier.

sont mouillées de toutes parts, on les fait glisser dans un moule à pâte
saupoudré d'un mélange de 9 p. de sucre et de 1 p. de gomme arabique.
On les agite, jusqu'à ce qu'elles soient complètement revêtues de poudre
et on les chauffe, pendant 8 ou 10 minutes, d'abord doucement et plus
vivement ensuite, en leur imprimant un mouvement circulaire continuel.
Quand elles sont refroidies, on les soumet à un deuxième, puis à un troisième enrobage, qui est généralement suffisant.

Le sucre, ainsi déposé à la surface des pilules, les protège très efficacement contre l'action de l'air atmosphérique. Aussi l'usage s'est-il
répandu de mettre sous forme de dragées les pilules d'iodure ou de carbonate ferreux et toutes celles dont l'élément actif redoute le contact de
l'oxygène.

PILULES D'ALOÈS.

Aloès pulvérisé................ 1 gr.
Miel........................ Q. S.
Pour dix pilules (Codex).
Chaque pilule contient 10 centigrammes d'aloès.

PILULES D'ALOÈS ET DE GOMME-GUTTE.

Pilules écossaises. Pilules d'Anderson.

	gr.
Aloès pulvérisé................	1.00
Gomme-gutte pulvérisée..........	1.00
Essence d'anis.................	0.10
Miel blanc....................	Q.S.

Pour 10 pilules. Chacune contient 10 centigr. d'aloès et autant de gomme-gutte (*Codex*).

PILULES D'ALOÈS ET DE SAVON.

Aloès pulvérisé................ 1 gr.
Savon médicinal............... 1
Pour 10 pilules contenant chacune 10 centigr. d'aloès (*Codex*).

PILULES ANTE CIBUM.

	gr.
Aloès pulvérisé..............	1.00
Extrait de quinquina..........	0.50
Cannelle pulvérisée...........	0.20
Miel.........................	Q.S.

Pour 10 pilules (*Codex*).
Chaque pilule contient 10 centigrammes d'aloès et 5 centigr. d'extrait de quinquina.

PILULES DE BONTIUS.

Aloès pulvérisé.............. 1 gr.
Gomme-gutte.................. 1
Gomme ammoniaque........... 4
Vinaigre blanc............... 6
On dissout dans le vinaigre, à l'aide de la chaleur, les trois premières substances, grossièrement pulvérisées. On passe avec expression, puis on évapore le mélange au bain-marie, en consistance pilulaire. On en fait ensuite des pilules du poids de 20 centigrammes (*Codex*).

PILULES DE COLOQUINTE COMPOSÉES.

	gr.
Aloès pulvérisé................	0.50
Coloquinte pulvérisée..........	0.50
Scammonée pulvérisée..........	0.50
Essence de girofle.............	0.50
Miel.........................	Q.S.

Pour 10 pilules (*Codex*).
Ces pilules remplacent les anciennes *pilules catholiques de Rudius, panchymagogues, cochées mineures*, etc.

PILULES DE COPAHU.

Copahu....................... 10 gr.
Hydrocarbonate de magnésium. Q. S.
On forme une masse homogène, que l'on divise en 40 pilules.
Ces pilules doivent être recouvertes d'une couche de gélatine, ou enrobées dans du sucre, sous forme de dragées (*Codex*).

PILULES DE CYNOGLOSSE.

Extrait d'opium...............	10 gr.
Poudre de sem. de jusquiame..	10
— d'écorce de racine de cynoglosse.............	10
— de myrrhe.............	15
— d'oliban..............	12
— de safran.............	4
— de castoréum.........	4
Mellite simple................	35

On dissout, au bain-marie, l'extrait d'opium dans la mellite, on y ajoute, dans un mortier de fer, toutes les poudres préalablement mélangées, et on forme du tout une masse homogène que l'on conserve dans un vase fermé. On la divise ordinairement en pilules de 20 centigrammes (*Codex*).
Chaque pilule contient 2 centigr. d'extrait d'opium et autant de poudre de semence de jusquiame.

PILULES DE TÉRÉBENTHINE.

Térébenthine du sapin argenté... 2 gr.
Hydrocarbonate de magnésium.. 2
On mélange exactement, on laisse en contact jusqu'à ce que la pâte ait pris une consistance pilulaire et on divise en 10 pilules (*Codex*).
Chaque pilule contient 20 centigr. de térébenthine.

PILULES DE TÉRÉBENTHINE CUITE.

Térébenthine du sapin argenté. 100 gr.
On place la résine dans une bassine de cuivre bien étamé ; on y ajoute 2 ou 3 litres d'eau pure et on fait bouillir, jusqu'à ce qu'une portion de substance, jetée dans l'eau froide, y prenne une consistance plastique dure. On conserve la térébenthine cuite dans un pot.
Pour la transformer en pilules, on la ramollit avec de l'eau chaude, et on en forme des pilules de 30 centigrammes, que l'on conserve sous l'eau ou roulées dans la poudre d'amidon (*Codex*).

CHAPITRE XXXI

CAPSULES, CACHETS MÉDICAMENTEUX

I. — CAPSULES.

Les capsules sont des enveloppes gélatineuses, ovoïdes, destinées à être remplies de médicaments liquides, dont on veut dissimuler l'odeur et la saveur. Lorsqu'on leur donne une forme sphérique, elles prennent le nom de *perles* ou de *globules*.

Préparation. — L'invention des capsules est due à Mothes et remonte à 1838. On les préparait d'abord avec de la baudruche enduite de gélatine ; puis, la fabrication se perfectionnant, on les forma d'un mélange de gomme, de gélatine et de sucre, que l'on emploie encore actuellement. La composition de ce mélange est ordinairement la suivante :

```
Gélatine incolore........  ............................   25 gr.
Glycérine...........  ............................   10
Sucre  pulvérisé...................................    8
Eau distillée.............,...................   environ.  45
```

On fait dissoudre toutes les substances dans l'eau, à la chaleur du bain-marie. On plonge dans cette solution de petites olives de fer étamé, légèrement huilées et fixées sur un plateau au moyen d'une tige mince (fig. 180).

Fig. 180. — Mandrins métalliques pour la fabrication des capsules.

Au bout de quelques instants, on retire le plateau et on lui imprime un mouvement circulaire en tous sens, jusqu'à ce que la matière gélatineuse soit un peu refroidie ; puis on porte le plateau dans une étuve très légèrement chauffée.

Lorsque la capsule est assez sèche, on la retire par un brusque mouvement de traction et on coupe avec des ciseaux tout ce qui excède l'olive.

Pour procéder au remplissage, on dispose les capsules sur des supports de bois percés de trous, et on y introduit le liquide avec une burette à bec effilé. Quand la substance offre une consistance très épaisse, comme le copahu par exemple, on la chauffe au bain-marie, pour la rendre plus fluide.

On ferme ensuite l'ouverture de chaque capsule, au moyen d'un pinceau de blaireau enduit de solution gélatineuse chaude; puis, pour rendre plus

Fig. 181. — Capsulateur Viel.

unie la partie supérieure des capsules, on les plonge de nouveau, jusqu'au quart environ de leur longueur, dans la solution gélatineuse, et on les laisse sécher à l'air ou dans une étuve très légèrement chauffée (*Codex*).

On prépare les *perles* ou *globules* au moyen d'ingénieux appareils, dont le premier a été inventé par Viel et perfectionné, plus tard, par Thévenot. Dans ces appareils (fig. 181 et 182), on enferme les liquides entre deux bandes gélatineuses très minces, que l'on découpe et que l'on soude par leurs bords, en les comprimant fortement, au moyen de deux plaques métalliques creusées de cavités hémisphériques superposées.

Les feuilles de gélatine sont fabriquées avec une grande perfection dans l'appareil ci-contre (fig. 183). La solution gélatineuse, maintenue tiède dans un entonnoir à double enveloppe, tombe sur des plaques métalliques amalgamées et passe sous une râclette, qui la transforme en une pellicule d'égalité mathématique.

MM. Lehuby et Mézery fabriquent, avec le mucilage de carragaheen, des étuis formés de deux pièces, qui s'emboîtent exactement l'une dans l'autre. On peut, avec ces capsules,

Fig. 182. — Machine presse
pour la fabrication des perles et des capsules.

Fig. 183.—Machine à fabriquer les feuilles de gélatine
pour perles et capsules.

administrer les médicaments solides aussi bien que ceux qui sont liquides. On les remplit au moment du besoin.

II. — CACHETS MÉDICAMENTEUX.

Depuis longtemps, on a pris l'habitude d'envelopper dans du pain azyme les médicaments dont la saveur est désagréable. Au début, on se bornait à ramollir avec de l'eau une feuille de pain azyme, dans laquelle on enfermait ensuite la poudre à dissimuler. Plus tard, quelques praticiens tentèrent de remplacer cette feuille, dans des cas particuliers, par deux disques de la même substance, dont les bords étaient collés au pinceau. C'était un premier pas dans une voie qui ne devait conduire que bien plus tard à un résultat pratique.

En 1853, A. Guilliermond réalisa un progrès réel sur les essais primitifs. Il proposa d'insérer les pilules, préalablement écrasées, entre deux rondelles de pain azyme, larges de deux centimètres, creuses au centre et dont les bords aplatis étaient soudés par pression, après avoir été légèrement humectés. A cette nouvelle forme pharmaceutique il donna le nom d'*énazymes*.

Bien que susceptibles d'applications utiles et nombreuses, les énazymes ne se propagèrent point. Mais l'idée était lancée. Elle fut reprise, en 1872, par Limousin, qui la perfectionna, avec la collaboration de Toiray, et qui changea le nom d'énazymes en celui de *cachets médicamenteux*, dont l'usage s'est rapidement généralisé quelques années après.

En 1876, M. Digne fit breveter sous le nom d'*expéditif* un instru-

Fig. 184.

Fig. 185.

Fig. 186.

Fig. 187.

Fig. 184 à 187. — Expéditif Digne.

ment très commode pour la préparation des cachets médicamenteux.

L'*expéditif* (fig. 184, grandeur naturelle) se compose d'un raccord J, vissé sur une cloche B, à laquelle on peut substituer d'autres pièces semblables, mais de grandeur différente.

A est une cloche légère s'appuyant au-dessous contre la monture B, par un bord plat traversé par les pointes B′B′. Une tige K, surmontée d'un bouton D et terminée inférieurement par une embase E, glisse dans le raccord J.

L'embase porte sur un écrou I, à tête fendue, se vissant plus ou moins sur l'extrémité d'une tige C, implantée à vis sur la cloche A et autour de laquelle s'enroule un ressort à boudin H.

En appuyant sur le bouton D, la tige K pousse la tige C, par suite la cloche A dont le bord inférieur glisse le long des pointes B et leur fait lâcher ce qu'elles avaient saisi d'abord.

Les accessoires de l'appareil sont : des rondelles de caoutchouc et une cuvette contenant un feutre mouilleur.

Pour faire des cachets avec cet instrument, on place les capsules sur les rondelles de caoutchouc de la même dimension, leur face concave en dessus. On les remplit et on dispose en regard du côté convexe les capsules destinées à former couvercle.

On visse le raccord de l'appareil sur la cloche et, pour procéder à la capsulation, il faut opérer de la manière suivante :

1° Saisir l'appareil par la virole du milieu (fig. 185) et apposer l'embase de la cloche sur les capsules convexes, que l'on pique en appuyant légèrement.

2° Les porter, ainsi fixées, sur le mouilleur. Par la pression, sur la poignée de l'appareil, humecter les bords des capsules.

3° Prenant de nouveau l'instrument par la virole, enlever les capsules mouillées, en exécutant un petit mouvement tournant.

4° Les porter sur celles qui contiennent les médicaments à capsuler; une pression sur la poignée (fig. 186) en collera solidement les bords.

5° Par la pression de l'index sur la poignée de l'expéditif (fig. 187), déposer à leur place les cachets achevés.

Les capsules qui servaient primitivement à la préparation des cachets, au moyen de l'expéditif, étaient obtenues par estampage du pain azyme. Il résultait de cette méthode qu'elles ne pouvaient offrir qu'une concavité très faible et que le centre de cette concavité se trouvait notablement aminci, ce qui présentait plus d'un inconvénient. M. Digne a réussi à corriger ce double défaut en coulant la pâte des azymes dans des moules spéciaux, qui peuvent recevoir dès lors toute la profondeur dont on a besoin. Les capsules ainsi fabriquées ont, en outre, plus de souplesse et d'élasticité que les premières. M. Digne désigne sous le nom de capsules souples *concaves*, celles qui ont une faible épaisseur (fig. 188 à 190), et sous le nom de capsules souples *hyperconcaves*, celles dont la contenance est deux fois plus considérable (fig. 191 à 194). Enfin, il nomme *capelliformes* de nouveaux cachets d'une grande capacité (fig. 195), qu'on prépare aussi aisément que les précédents, avec le *compresso-cacheteur* représenté fig. 184 à 187. Cet appareil est composé d'un cylindre creux, en métal, dans lequel coulisse un cylindre de buis. L'orifice du cylindre métallique, appuie sur le cachet, le saisit sans le déformer, et celui-ci tient soulevé le cylindre de buis pendant qu'on humecte l'énazyme et qu'on en soude les bords. Il suffit de pousser ensuite le bouton, pour chasser le cachet. Le cylindre de buis peut servir à comprimer la poudre, dans les cachets ; mais il est préférable d'employer à cet effet le compresso-doseur imaginé par M. Digne, pour doser les poudres tout en diminuant leur volume.

Le *compresso-doseur* (fig. 196 à 198), est principalement constitué par un cylindre C, dans lequel se meut un piston P, placé sous la dépendance de

Fig. 188.　　　　Fig. 189.　　　　Fig. 190.

Fig. 191.　　Fig. 192.　　Fig. 193.　　Fig. 194.

Fig. 188 à 194. — Cachets Digne.

Fig. 195. — Cachets capelliformes.

Fig. 196.

Fig. 197.　　　　　　　　Fig. 198.

Fig. 196 à 198. — Compresso-cacheteur Digne.

la tige B et qui réduit là poudre au moindre volume possible. Lorsque l'instrument est réglé, pour une dose donnée d'un médicament, on le fixe en cette position au moyen d'un contre-écrou, qui en assure l'immobilité en même temps qu'il garantit la régularité du dosage, quel que soit le nombre

Fig. 199.

Fig. 200.

Fig. 201.

Fig. 202.

Fig. 203.

Fig. 204.

Fig. 205.

Fig. 199 à 205. — Compresso-doseur Digne.

des cachets à préparer. Le fonctionnement de cet appareil est analogue à celui de l'expéditif.

L'expéditif était à peine connu, qu'il fut copié en Allemagne, en France et en Amérique. L'imitation qui eut le plus de succès, en France, fut celle à laquelle Limousin donna le nom de *cacheteur.*

Le *cacheteur* se compose :

1° D'une planchette (fig. 206) portant plusieurs cavités circulaires, percées au centre d'un trou également circulaire et présentant à leur pourtour

Fig. 206.

Fig. 207.

Fig. 208.

Fig. 209

Fig. 210.

Fig. 211.

Fig. 212.

Fig. 213.

Fig. 214.

Fig. 206 à 214. — Cacheteur Limousin.

des parties plates, destinées à servir d'assise ou de point d'appui aux bords des enveloppes de pain azyme ;

2° D'un système de deux cachets accolés (fig. 207), dont l'un en bois noir ou en palissandre est destiné à mouiller les enveloppes, tandis que l'autre, en bois blanc ou en buis, sert à les coller par pression ;

3° D'un petit entonnoir en étain (fig. 208), qui présente à sa base un rebord intérieur circulaire, de même largeur que la partie sur laquelle s'appuie la calotte destinée à recevoir la poudre. Grâce à cette disposition, le médicament se trouve forcément déposé au centre du cachet, sans pouvoir s'éparpiller;

4 D'un récipient en porcelaine, encastré dans la planchette et représenté à gauche dans la fig. 209. Ce godet offre une saillie intérieure, qui retient un disque en feutre ou en drap, que l'on imprègne d'un peu d'eau.

Pour faire fonctionner l'instrument, on procède comme il suit :

1° Après avoir placé le cachet vide sur la portée d'une des cavités de la planchette, on y verse la poudre au moyen de l'entonnoir (fig. 208, 209) dans

Fig. 215.

Fig. 216.

Fig. 217.

Fig. 218.

Fig. 219.

Fig. 220.

Fig. 215 à 220. — Cachets Limousin.

lequel on peut la tasser légèrement avec un petit cylindre en bois un peu concave.

2° On porte le cachet en palissandre, qui fait office de mouilleur, sur le feutre imbibé d'eau et, quand il est convenablement humecté, on mouille les bords de la calotte qui doit servir de couvercle, en la maintenant avec l'une des mains, tandis qu'avec l'autre on fait tourner légèrement l'instrument à la surface (fig. 210). Il faut faire en sorte qu'il n'y ait point excès d'humidité, pour obtenir un cachet à bord bien dressé.

3° On dépose cette calotte humectée dans la cavité de la planchette, sur celle qui contient la poudre (fig. 212).

4° On applique alors le cachet en buis dans cette cavité (fig. 213) et il suffit d'exercer une certaine pression, en le faisant tourner légèrement, pour souder immédiatement les deux enveloppes.

5° Enfin, on introduit l'index dans la partie perforée de la planchette pour faire sortir le cachet terminé (fig. 214).

Outre les cachets ci-dessus décrits, Limousin fabriquait des *cachets-cuillère*, dont la forme ovale et les dimensions permettent de les employer à l'administration des huiles médicinales.

Ces cachets sont formés d'une calotte creuse (fig. 215), que l'on dépose dans le cacheteur représenté (fig. 218), pour la remplir du médicament.

Fig. 221. — Appareil Ceyte servant à verser la poudre.

Un fragment ovale de pain azyme (fig. 216), humecté sur ses bords avec un pinceau, est déposé sur la calotte remplie d'huile, à laquelle on la soude par une pression légère du couvercle placé auprès (fig. 217), ce qui donne le cachet (fig. 220).

Ce couvercle est creux et de même capacité que le cacheteur, d'où le

Fig. 222. — Appareil Ceyte disposé sur la boîte.

moyen de doubler le volume du cachet-cuillère. A cet effet, on dispose dans l'appareil une deuxième calotte creuse, que l'on remplit comme la première et que l'on ferme en y appliquant le bord plat d'un cachet déjà préparé comme il vient d'être dit (fig. 215).

Pour ingurgiter le cachet-cuillère, il suffit de le tremper pendant quelques secondes dans un

Fig. 223. — Caoutchouc servant à mouiller.

Fig. 224. — Tube spécial pour le collage des cachets.

liquide quelconque et de l'avaler avec une gorgée de ce liquide.

On peut de cette manière prendre, sans percevoir leur goût, les huiles de ricin, de foie de morue, etc., aussi la viande crue et les poudres qu'il est nécessaire de prescrire à dose élevée.

M. A. Ceyte a inventé un nouvel appareil cacheteur, le *rapide*, qui permet, dit-il, de faire 20 cachets en cinq minutes.

Cet appareil est de la plus grande simplicité, d'un maniement commode et surtout expéditif. Les cachets sont remplis de poudre par série de dix à la fois, au moyen d'une plaque métallique nickelée, partagée en 10 intervalles égaux, dans lesquels on divise la poudre aussi exactement qu'on le ferait pour confectionner de petits paquets (fig. 221). La poudre, versée ensuite dans les cachets, tombe toujours au milieu sans jamais se répandre sur les bords (fig. 222). Elle se tasse dans les 10 cachets à la fois et reste au milieu.

Le collage des cachets est opéré au moyen d'un tube spécial qui prend le cachet sur le caoutchouc (fig. 223) sans le piquer, l'y humecte d'eau et le colle avec précision sur celui qui contient la poudre (fig. 224).

Par ce procédé, il est impossible que le bord du cachet soit déformé.

La fabrication des enveloppes qui servent à confectionner les cachets exige le secours d'une machine analogue à celle avec laquelle on obtient les gaufres. La pâte, préparée à l'avance, est étendue sur des moules spéciaux et soumise à l'action d'un feu de charbon ou de gaz assez vif. La feuille d'azyme qu'on en retire porte un certain nombre de cachets, qu'on découpe au moyen d'une machine disposée à cet effet. Ces cachets peuvent ensuite recevoir une inscription imprimée, sous une autre machine d'invention toute récente.

CHAPITRE XXXII

LINIMENTS.

On nomme liniments des médicaments généralement liquides, quelquefois de consistance ferme, dont on se sert en applications topiques sur la peau.

Préparation. — Le véhicule des liniments est presque toujours une huile médicinale ou une liqueur alcoolique. Dans ce véhicule on introduit, oit par dissolution, soit par simple mélange, des médicaments de toute nature (*extraits*, *poudres*, *sels*, *alcaloïdes*, etc.), qu'on traite à froid ou à chaud, suivant leurs propriétés.

Les substances insolubles dans le liquide s'en séparent plus ou moins rapidement après leur mélange. Deschamps a proposé de retarder leur précipitation, dans les liniments à base huileuse, en délayant dans l'huile un dixième de son poids de cérat simple. Cette addition a reçu l'approbation des auteurs du Codex de 1884. Elle est peu usitée.

LINIMENT EXCITANT.

Alcoolat de Fioravanti..........	40 gr.
Huile d'amande................	40
Alcool camphré................	15
Ammoniaque....................	5

LINIMENT DE ROSEN.

Beurre de muscade............	5 gr.
Essence de girofle............	5
Alcoolat de genièvre..........	90

On triture dans un mortier le beurre de muscade et l'essence de girofle ; on ajoute ensuite peu á peu l'alcoolat de genièvre (*Codex*).

La préparation de ce liniment, assez longue lorsqu'on suit ce modus faciendi, devient très facile, si l'on ajoute au mélange 1 gramme d'huile de ricin (*Vigier*).

LINIMENT SAVONNEUX.

Teinture de savon............	50 gr.

Huile d'amande................	5 gr.
Alcool à 80°..................	45
	(*Codex*).

LINIMENT SAVONNEUX CAMPHRÉ.

Teinture de savon............	50 gr.
Huile d'amande................	5
Alcoolat camphré.............	45
	(*Codex*).

LINIMENT SAVONNEUX OPIACÉ.

Huile d'amande................	90 gr.
Savon pulvérisé..............	5
Teinture d'opium..............	5

On triture le savon avec l'huile d'amande ; on verse ce mélange dans un flacon contenant la teinture d'opium et on agite.

LINIMENT TÉRÉBENTHINÉ.

Huile de camomille............	50 gr.
Essence de térébenthine	50

CHAPITRE XXXIII

FUMIGATIONS.

On entend par fumigation la production d'un gaz ou d'une vapeur, que l'on utilise soit comme topique, soit comme agent destructeur des substances infectes ou des microgermes nuisibles.

Les fumigations désinfectantes sont principalement faites avec le *chlore*, les *acides nitreux* où *sulfureux* et l'aldéhyde formique. Il a été dit, à propos de ces médicaments, comment on peut les préparer et quel est le degré de confiance qu'ils méritent, en tant que purificateurs de l'air.

Les fumigations destinées à servir de topique sur une partie du corps où sur le corps tout entier, peuvent être *sèches* ou *humides*.

Fig. 225. — Flacon pour fumigations.

On fait une fumigation *sèche*, toutes les fois qu'on projette sur une plaque métallique chauffée, ou sur un charbon incandescent, du sulfure de mercure, du benjoin, de l'encens, ou toute autre substance solide.

Pour obtenir une fumigation *humide*, on fait bouillir de l'eau, seule ou en présence de médicaments susceptibles de fournir des produits volatils, tels que les plantes aromatiques par exemple.

On désigne, sous le nom d'*inhalations*, les fumigations qui ont pour objet d'introduire un gaz ou une vapeur dans les voies pulmonaires. On les exécute facilement en plaçant la substance à volatiliser (*iode*, *goudron*, *alcool*, *éther*, *essence*, etc.) dans un flacon dont l'ouverture porte deux tubes (fig. 225). L'un de ces deux tubes est droit et destiné à laisser pénétrer l'air atmosphérique, l'autre est coudé, on le met dans la bouche pour aspirer l'air qui sort du flacon. Il est bon de tailler en biseau l'extrémité du dernier tube, afin d'empêcher les liquides qui s'y condensent de remonter dans la bouche, pendant l'aspiration.

Lorsque la substance dont on recherche les vapeurs est liquide, on y fait pénétrer le tube droit, pour mieux saturer l'air qui traverse le flacon. Quand elle est solide, on descend le tube soit à sa surface, soit au fond du flacon, suivant son degré de volatilité.

On a fréquemment recours aujourd'hui aux inhalations gazeuses, particulièrement à celle de l'oxygène. Ces inhalations sont rendues très faciles par l'emploi de l'*inhalateur gazomètre* de M. Perrouin, dont les figures 226 et 227 font suffisamment comprendre le mécanisme. Les principaux avantages de cet appareil sont : de supprimer l'odeur et les poussières que donnent les poches de caoutchouc jusqu'ici employées au même usage ;

Fig. 226 et 227. — Inhalateur gazomètre de Perrouin.

d'offrir une imperméabilité aussi bien qu'une solidité plus grandes ; d'assurer le lavage parfait des gaz, leur dosage et la faculté de les mélanger dans des proportions rigoureusement déterminées.

On peut enfin considérer comme des fumigations les vapeurs que produit la combustion des cigarettes médicamenteuses, et les brouillards que l'on obtient en pulvérisant des solutions ou des eaux minérales.

CIGARETTES DE BELLADONE.

Feuilles sèches de belladone.... Q. V.

On incise les feuilles et on les introduit à l'aide d'un moule spécial, dans des enveloppes de papier à cigarettes.

Chaque cigarette doit contenir 1 gr. de feuille.

On prépare de la même manière les cigarettes de :

Digitale,
Eucalyptus,
Jusquiame,
Nicotiane,
Stramoine, etc.   (*Codex*).

CLOUS FUMANTS.

Benjoin........................ 80 gr.
Baume de Tolu............... 20
Santal citrin................... 20
Charbon végétal............. 500
Nitrate de potassium.......... 40
Mucilage de gomme adragante. Q. S.

On réduit en poudre chacune des substances ; on les mélange exactement et on les transforme, au moyen du mucilage, en une pâte ferme, que l'on divise en petits cônes de 3 centimètres environ de hauteur, en donnant à leur base la forme d'un trépied (*Codex*).

CHAPITRE XXXIV

COTONS ET TISSUS MÉDICAMENTEUX.

Les besoins de la chirurgie moderne ont fait naître un groupe de médicaments antiseptiques, destinés à servir d'objets de pansement et dont les principaux, parmi ceux qui sont susceptibles d'être préparés par le pharmacien, sont les *cotons médicamenteux* et les *gazes médicamenteuses*.

I. — COTONS MÉDICAMENTEUX.

On nomme ainsi des fragments de coton cardé ou tissé, qui ont été imprégnés d'une solution médicamenteuse et séchés. On les prépare comme les gazes médicamenteuses, avec du coton cardé ou tissé rendu hydrophile.

COTON HYDROPHILE

Préparation. — On immerge, pendant quelques instants, le coton cardé du commerce dans de l'eau bouillante légèrement alcalinisée par la soude ou la potasse. On exprime et on plonge ensuite dans un soluté aqueux de chlorure de chaux à 5 p. 100. Après un contact de quelques minutes, on exprime de nouveau le coton, on le rince à l'eau pure, puis à l'eau très légèrement acidulée par l'acide chlorhydrique. On fait sécher après un dernier lavage à l'eau pure, prolongé jusqu'à ce que le coton, essoré, puis comprimé sur une feuille de tournesol bleu, ne la rougisse plus. Le coton tissé, soumis aux mêmes traitements, acquiert des propriétés semblables (*Codex*).

Essai. — Le coton hydrophile doit être blanc ; un flocon, que l'on dépose à la surface de l'eau, doit s'imbiber spontanément de ce liquide.

Un flocon de coton hydrophile imprégné d'eau distillée, abandonné pendant une heure, puis exprimé, doit fournir un liquide neutre et ne se troublant pas par l'addition d'oxalate d'ammonium et de nitrate d'argent (*Codex*).

II. — GAZES MÉDICAMENTEUSES.

Ce sont des tissus de coton très légers, qu'on a pénétrés d'une préparation pharmaceutique.

A les préparer on emploie la variété de gaze mousseline connue sous le nom de *blanc chiffon*, tissée sur une largeur de 0^m,70. Elle sera blanche, non apprêtée et surtout non amidonnée. Elle devra en outre, suivant l'usage auquel on la destine, répondre à la parité soit de onze fils en chaîne sur onze fils de trame, soit de 15 fils en chaîne sur 15 fils de trame, au centimètre carré. Après purification, le mètre linéaire, sur la largeur de 0^m,70 et sous tension normale, devra peser de 20 à 22 grammes, dans le premier cas, et de 30 à 32 grammes dans le second.

Purification. — La gaze doit être purifiée avant d'être imprégnée de médicament. A cet effet, on l'immerge dans de l'eau à 80°, on agite de temps à autre et on exprime. On la plonge alors dans de l'eau froide, où on la laisse pendant 24 heures. On la retire, puis, après nouvelle expression, on l'immerge dans une solution d'hypochlorite de sodium d'une densité de 1,015. Après une demi-heure de contact, on prend la gaze et on la lave à grande eau, jusqu'à ce que l'eau qu'elle abandonne par expression soit dépourvue d'action décolorante sur le papier de tournesol. On exprime alors de nouveau et on plonge la gaze, pendant une demi-heure, dans de l'eau renfermant un vingtième de son poids d'acide chlorhydrique. Au bout de ce temps, on retire le tissu et on le lave à grande eau. Lorsque toute réaction acide a disparu, la gaze, comprimée sur une feuille de tournesol bleu, ne modifiant plus la couleur de celui-ci, on l'exprime une dernière fois et on fait sécher (*Codex*).

§ 1. — GAZE BORIQUÉE.

Acide borique pulvérisé..................................	1000 gr.
Térébenthine fine..................................	100
Alcool à 90 centièmes..................................	18900
Gaze préparée..................................	Q. S.

Faites dissoudre l'acide et la térébenthine dans l'alcool, au bain-marie ; laissez refroidir, et opérez comme pour la gaze phéniquée.

1 kilogramme de gaze, après immersion dans le soluté ci-dessus et expression, doit retenir 2^kgr,200 de liquide. La masse, humide, doit par conséquent peser environ 3^kgr,200.

La gaze contient environ 10 p. 100 de son poids d'acide borique (*Codex*).

§ 2. — GAZE IODOFORMÉE.

Éther à 56°..................................	1350 gr.
Alcool à 90 centièmes..................................	396
Huile de ricin..................................	4
Iodoforme..................................	110
Gaze préparée, bien privée d'amidon..................	1000

Dissolvez l'iodoforme dans le mélange éthéro-alcoolique et ajoutez l'huile de ricin. Roulez la gaze sur un cylindre en bois, que vous disposerez dans une cuve émaillée munie d'un couvercle présentant une fente longitudinale. Versez ensuite le soluté iodoformique, lentement et en malaxant, de façon à imbiber la gaze d'une manière uniforme. Engagez ensuite dans la fente du couvercle l'extrémité libre de la gaze et étirez lentement ; coupez-la au fur à mesure que vous la déroulez, en morceaux de 1 à 2 mètres de longueur, ou même davantage ; secouez doucement pour activer l'évaporation du dissolvant. Achevez ensuite la dessiccation à une température de 25° à 30°, dans une étuve obscure ou munie de carreaux jaunes, pour éviter l'action réductrice de la lumière. Roulez ensuite chaque morceau et enveloppez-le dans du papier parchemin.

Si la quantité de liquide était insuffisante pour imbiber uniformément la gaze, on pourrait ajouter au soluté iodoformique quantité nécessaire du mélange éthéro-alcoolique préparé dans les proportions indiquées ci-dessus.

Toutes ces opérations doivent être faites dans un endroit largement ventilé et dans des conditions propres à éloigner tout danger de combustion de l'éther.

La gaze ainsi préparée renferme environ 10 p. 100 de son poids d'iodoforme (*Codex*).

§ 3. — GAZE PHÉNIQUÉE.

Phénol cristallisé...................................	1000 gr.
Alcool à 90 centièmes............................	13500
Térébenthine fine.................................	500
Gaze préparée....................................	Q. S.

Disposez la gaze coupée en bandes de 1 mètre ou de 2 mètres, et pliée en plusieurs doubles, sur une grille placée au fond d'une cuve émaillée, à robinet. Versez le soluté ci-dessus, en quantité suffisante pour immerger complètement le tout et couvrez la cuve. La gaze étant régulièrement mouillée, soutirez le liquide en excès, lequel sert pour une opération suivante. Exprimez légèrement la gaze.

1 kilogramme de gaze doit, après immersion dans le soluté ci-dessus et expression, retenir 1^{kgr},650 de liquide ; la masse humide doit, par conséquent, peser 2^{kgr},650 environ.

Étendez la gaze et séchez-la à l'étuve, à une température de 25°-30° ; roulez chaque bande et enveloppez-la dans du papier parchemin.

La gaze phéniquée contient environ 10 p. 100 en poids de phénol (*Codex*).

§ 4. — GAZE AU SALICYLATE DE PHÉNOL.

Salicylate de phénol............................	1000 gr.
Alcool à 90 centièmes...........................	13500
Térébenthine fine.................................	500
Gaze préparée...................................	Q. S.

Opérez comme pour la gaze phéniquée.

1 kilogramme de gaze, après immersion dans le soluté ci-dessus et expression, doit retenir 1^{kgr},650 de liquide ; la masse humide doit donc peser environ 2^{kgr},650.

Séchez à l'étuve, à une température de 20°-25°.

Ainsi préparée, la gaze renferme environ 10 p. 100 en poids de salicylate de phénol (*Codex*).

§ 5. — GAZE AU SUBLIMÉ CORROSIF.

Chlorure mercurique..............................	10 gr.
Alcool à 90 centièmes............................	14490
Térébenthine fine................................	500
Gaze préparée...................................	Q. S.

Opérez comme pour la gaze phéniquée.

1 kilogramme de gaze, après immersion dans le soluté ci-dessus et expression, doit retenir 1^{kgr},500 de liquide; par suite, la masse humide doit peser environ 2^{kgr},500.

La gaze contient environ un millième de son poids de sublimé corrosif (*Codex*).

§ 6. — PAPIER AU CHLORURE MERCURIQUE ET AU CHLORURE DE SODIUM.
Papier au sublimé corrosif et au chlorure de sodium.

Chlorure mercurique..............................	5 gr.
Chlorure de sodium pur...........................	5
Eau distillée....................................	15

Pour imbiber 20 feuilles.

Dissolvez le chlorure mercurique et le chlorure de sodium dans la quantité prescrite d'eau distillée, et filtrez.

Prenez du papier à filtrer, lavez-le soigneusement d'abord avec de l'eau renfermant un millième de son poids d'acide chlorhydrique, puis avec de l'eau pure, et faites sécher. Découpez ensuite en petites feuilles rectangulaires que vous imbiberez, une à une, avec 25 gouttes normales du soluté de chlorure mercurique et de chlorure de sodium.

Faites sécher à l'étuve à 30°.

Chaque feuille est destinée à donner, par immersion dans un litre d'eau, un soluté bleu contenant 25 centigrammes de chlorure mercurique ; à cet effet, elle doit porter, en outre de l'étiquette rouge réglementaire, la suscription suivante, écrite au *carmin d'indigo soluble* :

Sublimé corrosif : vingt-cinq centigrammes.
POISON.
Dose pour un litre d'eau.

On doit conserver ce papier à l'abri de la lumière et de l'humidité (*Codex*).

CHAPITRE XXXV

SÉRUMS THÉRAPEUTIQUES.

Le traitement des maladies infectieuses par la transfusion du sérum sanguin d'animaux préalablement rendus réfractaires était à peine inauguré, qu'il s'emparait de la faveur universelle. Dix-huit de ces affections paraissent aujourd'hui susceptibles d'être ainsi combattues et le nombre ne peut manquer d'en augmenter, dans un avenir prochain.

Le principe de la méthode a été établi par Maurice Raynaud, dont les recherches ont montré, en 1877, que le sang et la lymphe des bovidés vaccinés contre le cowpox, injectés à des sujets de même espèce, les préservent de cette maladie. En 1884, Rondeau tenta de traiter par du sang de chien un mouton inoculé du charbon. Puis, Richet et Héricourt ayant constaté (1888) que le sang des chiens vaccinés contre le *Streptococcus pyosepticus* protège contre ce microbe les lapins auxquels on l'injecte, ont prévu la généralisation de cette propriété. Ce sont les véritables promoteurs de l'hémothérapie, dont l'efficacité a été affirmée après eux par d'autres expérimentateurs, mais dont le règne a été de courte durée.

En 1890 effectivement, M. Ch. Bouchard a démontré que le sérum est la partie active du sang des animaux vaccinés. La thérapeutique, abandonnant alors l'hémothérapie, s'est aussitôt engagée dans la voie nouvelle ; ce sont les sérums qu'elle emploie exclusivement aujourd'hui.

On a bien proposé de les remplacer par le lait des animaux vaccinés ; mais on y a renoncé, parce que son efficacité est dix fois plus faible que celle des sérums. L'œuf de poule vaccinée contre le choléra contient aussi des antitoxines, dont le siège est dans l'albumen, suivant Sclavo, et dans le vitellus, d'après Klemperer. On n'a pas encore cherché à en tirer parti. Les sérums ont été essayés, au contraire, dans les conditions les plus variées.

Erlich, le premier, a vacciné des animaux avec l'*abrine*, le poison du Jéquirity du Brésil, et avec la *ricine*, la toxalbumine du ricin. Leur sérum, injecté, permet à l'organisme qui le reçoit une tolérance très marquée à l'égard des deux toxiques.

Ajello a, de même, provoqué un accroissement de résistance notable contre le chlorure mercurique et la nicotine, au moyen de sérums d'animaux inoculés avec ces substances.

On peut citer encore : Fubini, qui a obtenu un succès analogue contre la morphine ; Contejean, contre l'action anticoagulante de la peptone ; Ch. Bouchard, contre l'effet nuisible des sels de potassium.

Les résultats ont été meilleurs encore dans la lutte contre les venins, où Fraser, Kauffmann, Phisalix et Bertrand, ont complètement réussi, en se servant de sérums d'animaux immunisés par des venins atténués au moyen du chauffage ou d'un mélange avec des hypochlorites ou du chlorure d'or.

Mais les applications qui excitent le plus l'intérêt, actuellement, sont celles qui visent la tuberculose, la diphtérie, le tétanos; la fièvre puerpérale et toutes les maladies infectieuses graves. Bien que la route soit à peine frayée, des résultats importants se dégagent nettement des travaux accomplis pendant ces dernières années. Il y a lieu de les résumer.

Le sérum normal des animaux n'est point inerte. Mairet et Bosc ont prouvé qu'il est offensif, et ils en ont même évalué la toxicité. Celui des animaux naturellement réfractaires à certaines maladies jouit de la même propriété, mais, contrairement à ce qu'on avait espéré, il n'est presque pas curatif.

Pour entraver la marche des infections, il faut recourir au sérum des animaux vaccinés. Ceux-ci sont à la fois bactéricides et toxinicides. Ils sont bactéricides parce que, suivant Metchnikoff, ce sont des stimulants des cellules phagocytaires, qui englobent les microbes nuisibles et les détruisent par une véritable digestion. Pour expliquer qu'ils sont toxinicides, Behring admet qu'ils contiennent une antitoxine, véritable antidote neutralisant ou anéantissant le poison origine de la maladie. D'autres, parmi lesquels l'école française presque tout entière, ne croient pas à cette neutralisation. Ils supposent que l'antitoxine exerce une action spéciale sur les cellules et, par un processus inconnu, leur communique une résistance dont la toxine ne peut triompher.

La plupart du temps, les divers sérums ont des propriétés spécifiques. Il en est, toutefois, dont l'action s'étend à plusieurs microgermes distincts et en même temps à des venins. Leurs effets prophylactiques sont presque toujours plus marqués que leurs vertus thérapeutiques. Introduits dans l'organisme, ils ne lui confèrent malheureusement qu'une immunité passagère, à renouveler fréquemment, si on veut qu'elle persiste. Mais leur emploi présente, sur la vaccination par les microbes, l'avantage de produire une action immédiate. Il a pris un essor considérable, depuis la remarquable découverte de Behring et Kitasato, concernant la curabilité du tétanos et de la diphtérie (1890).

Les sérums sanguins, naturels et thérapeutiques, étant délivrés et pouvant parfois être préparés par les pharmaciens, quelques explications sur la manière dont on les obtient sont ici à leur place.

I. — SÉRUM NORMAL.

On utilise journellement le sérum sanguin naturel, pour la culture des microbes dont on veut déterminer l'identité. Sa préparation peut être effectuée de plusieurs manières.

1° *Procédé Nocard-Roux*. — L'opérateur doit avoir sous la main : une canule métallique à pointe mousse et biseautée, insérée par ses deux extrémités dans un tube de caoutchouc d'une longueur approximative de 50 centimètres et stérilisée à 110°; des flacons à large ouverture, fermés par une feuille de papier sans colle, sur laquelle on place un cône de papier solidement attaché au goulot des flacons, le tout préalablement stérilisé à la même température de 110°; un bistouri, des ciseaux, des pinces anatomiques, des baguettes de verre, des fils à ligature, en parfait état de propreté, enfin, une lampe à alcool allumée.

On met à nu la jugulaire ou, mieux, la carotide de l'animal qui doit fournir le sang. On en stérilise la surface en la frottant avec une baguette de verre fortement chauffée à la lampe à alcool et on y pratique une petite ouverture, avec le bistouri flambé un instant dans la flamme de l'alcool. La canule, également flambée, est placée aussitôt dans cette ouverture, en même temps qu'on fait pénétrer l'extrémité libre du caoutchouc à travers le papier dans le flacon stérilisé; après avoir enlevé le cône de papier qui le recouvrait. Lorsque le premier flacon est plein, on supprime l'arrivée du sang, en pressant le caoutchouc entre les doigts, et on procède au remplissage des autres, en prenant les mêmes précautions. Un aide remet le cône de papier sur chacun d'eux dès qu'il est plein. L'opération terminée, on ligature l'artère et on retire la canule.

Les flacons se trouvent ainsi remplis de sang complètement aseptique. On les laisse en repos dans un lieu frais, pendant 48 heures. A ce terme, le caillot a subi sa rétraction maximum. On découvre avec précaution l'un des flacons et, sans atteindre le caillot, on aspire le sérum dans des pipettes Chamberland stérilisées (fig. 228), dont on a flambé la pointe au moment de la plonger dans le liquide. On scelle ensuite cette pointe à la lampe et on met la pipette de côté, pendant vingt-quatre ou trente-six heures, afin de permettre aux globules sanguins en suspension de se déposer.

Lorsque cette série d'opérations a été bien exécutée, le sérum recueilli est entièrement stérile et il peut être indéfiniment conservé dans les pipettes.

2° *Procédé de Koch.* — Il diffère du précédent en ce que le sang n'étant point recueilli aseptiquement, il faut stériliser ensuite le sérum qui en provient.

On saigne l'animal sans précautions particulières; on reçoit le sang dans de larges bocaux, fermés par un couvercle en verre et stérilisés d'avance, qu'on met reposer durant quarante-huit heures, dans un lieu aussi frais que possible; une glacière est préférable à tout autre endroit. Lorsque le sérum est bien séparé du caillot, on en remplit des pipettes Chamberland stérilisées, qu'on ferme aussitôt à la lampe et qu'on chauffe, pendant une heure, à une température exactement comprise entre 58° et 60° au maximum. On renouvelle ce chauffage dix à douze jours de suite, en lui donnant la même durée. Au bout de ce temps, le sérum doit être stérile.

3° *Procédé de M. Miquel.* — Il est plus simple et plus court que les précédents. Il consiste à laisser le sang se coaguler spontanément, à égoutter les caillots sanguins dans un vase entouré de glace fondante, pendant quarante-huit heures, et à filtrer le sérum écoulé à travers des filtres de porcelaine, à la température de 40° à 50° au plus, dans un appareil où l'on puisse faire un vide correspondant à 60 ou 70 centimètres de mercure. La filtration est très rapide. On distribue le produit dans des pipettes stérilisées, ainsi qu'il a été dit déjà.

Coagulation. — Lorsqu'on doit utiliser le sérum naturel, il faut s'assurer d'abord qu'il est bien stérilisé; en second lieu, il faut le coaguler.

Fig. 228. — Ballon pipette Chamberland.

Fig. 229. — Support incliné.

Pour constater qu'il est exempt de germes développables, on prend les pipettes qui le contiennent, on en flambe la pointe à la lampe à alcool, on la coupe avec une pince également flambée, puis on fait couler le sérum

Fig. 230. — Étuve pour coaguler le sérum.

dans des tubes à essai de 15 millimètres de diamètre, sur 15 centimètres de longueur, que l'on remplit au quart seulement et que l'on obture avec un peu de coton hydrophile. On chauffe ces tubes, pendant deux jours, dans une étuve marquant 37°; le liquide ne se trouble pas, s'il a été bien stérilisé ; dans le cas contraire, il doit être rejeté.

Les tubes qui renferment du sérum pur sont alors disposés sur des supports spéciaux (fig. 229), qui les maintiennent dans une position presque horizontale, et chauffés au voisinage de 65°, soit à l'aide de la vapeur d'eau, soit dans des étuves disposées à cet effet (fig. 230 et 231) de manière à solidifier les albuminoïdes en dissolution. La durée de la coagulation est de trente à cinquante minutes, rarement plus. On s'arrête dès que le sérum présente une teinte ambrée, tout en restant demi-transparent. Si la température s'élevait notablement au-dessus du point indiqué, le sérum deviendrait opaque et même les albuminoïdes pourraient, en se contractant, se séparer du liquide, qui deviendrait alors impropre à servir de milieu de culture.

Pour conserver le sérum intact, il faut se garder de déboucher les tubes et les placer, après les avoir enveloppés de papier, dans un lieu où ils ne soient exposés ni à une élévation de température notable, ni à des vibrations répétées.

Fig. 231. — Étuve pour coaguler le sérum, du Dr D'Arsonval.

II. — SÉRUMS THÉRAPEUTIQUES.

§ 1. SÉRUM ANTIDIPHTÉRIQUE.

Employé pour la première fois par Carl Frænkel, puis par Behring (1890), ce sérum n'est entré dans la thérapeutique journalière, que depuis les travaux de MM. Roux et Martin.

Préparation. — On cultive le bacille diphtérique virulent dans du bouillon alcalin, peptonisé à 2 p. 100 et stérilisé, que l'on tient à la température de 37°, sous une faible épaisseur, dans des vases plats (vases de Fernbach, fig. 232, adoptés par le Dr Roux), où l'on fait circuler un courant d'air humide. Au bout de trois ou quatre semaines au plus, le liquide est suffisamment chargé de toxine pour être utilisé. On le filtre à la bougie de porcelaine et on le conserve à l'abri de la lumière et à la température ordinaire, dans des flacons pleins et bien bouchés.

Pour immuniser les animaux avec cette solution de toxine, il est nécessaire d'atténuer sa virulence. On y parvient, soit en la chauffant à 70°

(*Frœnkel*), soit en y mélangeant du trichlorure d'iode (*Behring*), ou le tiers de son volume de liqueur de Gram (1), quelques instants avant de l'employer. On injecte sous la peau de petites doses de ce mélange, à intervalles de quelques jours et pendant plusieurs semaines. On augmente alors la toxine iodée, jusqu'à ce qu'on puisse l'employer pure, sans provoquer d'accident. Les chiens fournissent un sérum très actif (*Bardach* et *Aronson*). Les moutons, les chèvres plus encore (*Behring*), et les vaches (*Roux* et *Nocard*) sont très sensibles au poison diphtérique. Le cheval est, de tous les grands animaux, le plus facile à immuniser. C'est celui qu'il faut préférer, pour la préparation du sérum antidiphtérique. On entretient les propriétés

Fig. 232. — Ballons de culture Fernbach-Roux.

antitoxiques de son sérum, soit en lui faisant, tous les vingt jours l'injection intra-cellulaire d'une forte proportion de toxine (300 à 500 cc.), soit plutôt en multipliant les injections de quantités plus faibles.

Quand ce sérum a pris son maximum d'activité, on le soustrait à l'animal, comme il a été dit plus haut; on l'introduit dans des pipettes Chamberland stérilisées, avec lesquelles on remplit entièrement des flacons de 20 centimètres cubes environ, bien stérilisés aussi. On met dans le liquide un petit fragment de camphre fondu et l'on garde à l'obscurité. Il se conserve très bien ainsi (*Roux* et *Martin*).

Un cheval de taille moyenne peut donner, une fois par mois, environ deux litres de sérum antidiphtérique, possédant un pouvoir préventif supérieur à 50 000, c'est-à-dire pouvant protéger 50 000 fois son poids d'animal vivant contre la toxine de la diphtérie.

§ 2. SÉRUM ANTISTREPTOCOCCIQUE.

Obtenu par MM. Marmoreck et Roger.

Préparation. — Le meilleur milieu de culture du streptocoque de l'érysipèle et de la fièvre puerpérale est un mélange de deux parties de sérum humain et d'une partie de bouillon de bœuf peptonisé à 1 p. 100, ou d'une partie de sérosité d'ascite ou de pleurésie et de deux parties de bouillon de bœuf (ce dernier mélange est moins bon que le premier).

Le sérum d'âne est celui qui se rapproche le plus du sérum humain. Celui de cheval vient ensuite. Tous deux doivent être employés dans la proportion de deux parties de sérum pour une partie de bouillon. Ces

(1)   *Liqueur de Gram :*
        Iode... 1 gramme.
        Iodure de potassium............................ 2 —
        Eau distillée...................................... 300 —

milieux sont excellents pour conserver au streptocoque sa virulence, mais ils ne l'augmentent point. Lorsqu'on veut l'accroître, on inocule le microbe à la souris d'abord, puis au lapin, chez lequel il prend une activité de plus en plus redoutable. Mais on ne la conserve qu'à la condition de continuer sans cesse les passages, en injectant à un nouveau lapin le sang de celui qui meurt.

L'immunisation des grands animaux par le streptocoque est des plus lentes. Il a fallu cinq mois à une ânesse et à un poney femelle, dix mois à un mouton, pour fournir un sérum actif. Lorsque l'animal est parvenu au degré d'immunisation voulu, il ne faut le saigner que trois à quatre semaines après la disparition de la fièvre. Pendant la période de réaction, le sang, ensemencé, ne donne pas de culture de streptocoque, mais il est toxique. A partir de la troisième semaine, le sang n'est plus toxique. Toutefois, il ne doit être recueilli, pour l'usage, qu'au bout de quatre semaines au moins. Il manifeste alors un pouvoir préventif et curatif réel, mais faible. Il a néanmoins donné des résultats encourageants, dans les maladies qui relèvent de la multiplication du streptocoque.

Sa stérilisation et sa mise en œuvre sont pratiquées exactement suivant les préceptes déjà posés.

§ 3. SÉRUM ANTITÉTANIQUE.

Préparé pour la première fois par MM. Behring et Kitasato.

Préparation. — Le bacille tétanique est anaérobie; il craint l'air et la lumière. Pour favoriser l'élaboration de sa toxine, il faut le cultiver dans du bouillon animal maintenu dans le vide ou dans une atmosphère de gaz azote ou hydrogène, à la température de 38° à 39°. Le liquide se trouble, devient alcalin, dégage de l'acide carbonique mêlé d'un peu d'hydrocarbures et produit un principe odorant caractéristique. La fermentation s'arrête du quinzième au dix-huitième jour.

Avec cette solution d'antitoxine, additionnée de trichlorure d'iode ou de liqueur de Gram, on rend peu à peu réfractaire au tétanos des animaux, dont le sérum sanguin est alors susceptible de communiquer cette immunité aux autres animaux et à l'homme.

L'activité du sérum antitétanique est prodigieuse : 1 centimètre cube peut préserver 1000 kilogrammes de souris contre une dose de toxine tétanique sûrement mortelle.

§ 4. SÉRUMS DIVERS.

D'autres sérums thérapeutiques ont été proposés et employés avec des fortunes diverses. Parmi eux il y a lieu de citer : les sérums anticancéreux (*Richet* et *Héricourt*), anticharbonneux, antisyphilitique (*Richet* et *Héricourt*), antituberculeux (*Marajliano*), et ceux de la fièvre typhoïde, de la fièvre jaune, de la suppuration, etc. Leur obtention et leur inoculation sont analogues à celles dont il vient d'être question.

ERRATA ET ADDENDA

Page 114 :

Au lieu de : $BaO^2H^2 + SO^4H^2 = SO^4Ba + H^2O^2$,
Lisez : $BaO^2 + SO^4H^2 = SO^4Ba + H^2O^2$.

Page 142 :

Au lieu de : $(PO^4)^2Ca^3 + 6HFl = 3CaFl^2 + PO^4H^3$,
Lisez : $(PO^4)^2Ca^3 + 6HFl = 3CaFl^2 + 2PO^4H^3$.

Page 148 :

Au lieu de : $2SO^2{<}^{OH}_{OAzO} + SO^2 + 2H^2O = 2SO^2{<}^{OH}_{OH} + 2AzO$,

Lisez : $2SO^2{<}^{OH}_{OAzO} + SO^2 + 2H^2O = 3SO^2{<}^{OH}_{OH} + 2AzO$.

Page 339 :

Au lieu de : $C^{30}H^{26}O^7 + 2O^2 = 2C^{14}H^5(CH^3)(O^3)(OH)^2 + 2H^2O$,
Lisez : $C^{30}H^{26}O^7 + 2O^2 = 2C^{14}H^5(CH^3)(O^2)(OH)^2 + 3H^2O$.

Page 401 : *Azotate de pilocarpine.*
Au lieu de : $AzO^2H.C^{11}H^{16}Az^2O^2$,
Lisez : $AzO^3H.C^{11}H^{16}Az^2O^2$.

Page 415 : *Gallate basique de bismuth.*

Au lieu de : $C^6H^2{<}^{(OH)^3}_{CO^2B}{<}^{OH}_{OH}$,

Lisez : $C^6H^2{<}^{(OH)^3}_{CO^2Bi}{<}^{OH}_{OH}$.

Page 538. — *Théorie de la préparation de l'éther ordinaire*, par M. L. Prunier.

Si l'explication généralement acceptée était exacte, l'acide sulfurique, entièrement régénéré, éthérifierait une quantité indéfinie d'alcool. Il n'en est point ainsi. Un dégagement d'acide sulfureux apparaît entre 130° et 140°; puis une fraction de l'acide sulfurique, une fois suffisamment hydraté, n'entre plus en réaction. Ces deux causes limitent le pouvoir éthérifiant d'une quantité donnée d'acide sulfurique. Si, d'autre part, on remarque que l'acide éthylsulfurique forme, au moins passagèrement, du sulfate neutre d'éthyle, instable à la température où l'on porte le mélange, il suffit, pour tout expliquer, d'admettre les faits suivants :

L'acide sulfovinique, produit en premier lieu, se dédouble en acide sulfurique anhydre et en alcool éthylique :

$$SO^2{<}^{OH}_{OC^2H^5} = SO^3 + C^2H^5.OH$$

Ac. sulfovinique.   Alcool.

L'anhydride sulfurique s'unit à l'alcool éthylique pour former de l'*acide iséthionique* $C^2H^4\big<{}^{OH}_{SO^3H}$, plus stable que l'acide éthylsulfurique, puis son éther éthylique $C^2H^4\big<{}^{OH}_{SO^3C^2H^5}$.

Cet éther est instable; il se dédouble à 140°, en acide sulfureux et en alcool éthylique (*Marja-Mazurowska*). En outre, il donne avec l'alcool éthylique de l'oxyde d'éthyle, en même temps qu'il régénère l'acide iséthionique :

$$C^2H^4\big<{}^{OH}_{SO^3C^2H^5} + C^2H^5OH = C^2H^5 - O - C^2H^5 + C^2H^4\big<{}^{OH}_{SO^3H}.$$

Iséthionate d'éthyle.   Acide iséthionique.

ce qui complète le cycle des transformations.

Cette interprétation est confirmée par la fabrication actuelle de l'éther, à l'étranger, par les acides sulfonés aromatiques. D'après Krafft, si on fait arriver de l'alcool dans de l'acide benzène monosulfonique, on a d'abord l'éther éthylique de cet acide :

$$C^6H^5 - SO^3H + C^2H^5OH = H^2O + C^6H^5 - SO^3C^2H^5$$

Ac. benzène sulfonique.   Benz. sulfonate d'éthyle.

puis de l'oxyde d'éthyle et de l'acide benzène sulfonique :

$$C^6H^5 - SO^3C^2H^5 + C^2H^5OH = C^2H^5 - O - C^2H^5 + C^6H^5 - SO^3H.$$

Benz. sulfonate d'éthyle.   Éther.   Ac. benzène sulfonique.

Au lieu du renouvellement incessant de l'acide sulfonique libre, il paraît donc préférable de supposer que l'alcool éthylique agit principalement sur les deux éthers sulfuriques, et surtout sur leurs produits de décomposition, les dérivés sulfonés acide et neutre qui constituent en grande partie les résidus.

Page 557 :

Au lieu de $C^6H^4\big<{}^{SO^3Na}_{SO^3Na} + 2NaOH = 2SO^3K^2 + C^6H^4\big<{}^{OH}_{OH}$,

Lisez : $C^6H^4\big<{}^{SO^3Na}_{SO^3Na} + 2NaOH = 2SO^3Na^2 + C^6H^4\big<{}^{OH}_{OH}$.

Page 711. — *Résine de thapsia.*

La thérapeutique est redevable de ce médicament au Dr Reboulleau, qui a indiqué, en 1865, le moyen de l'extraire de l'écorce de la racine du thapsia et qui a proposé de l'utiliser à l'état d'emplâtre. Ch. Le Perdriel a vulgarisé son usage, en lui donnant la forme de sparadrap, sous laquelle il est encore employé aujourd'hui.

Page 851. — *Légende de la Fig. 145 :*

Au lieu de : Sacchaloryseur G. Dethan,

Lisez : Saccharolyseur G. Dethan.

Page 880 :

Au lieu de : Sirop d'ipécacuanha concassé,

Lisez : Sirop d'ipécacuanha composé.

TABLE ALPHABÉTIQUE

3661-97. — CORBEIL. Imprimerie ÉD. CRÉTÉ.

www.ingramcontent.com/pod-product-compliance
Lightning Source LLC
Chambersburg PA
CBHW060707220326
41598CB00020B/2008